纵隔、肺疾病临床与影像解析

主 编 张 嵩

科 学 出 版 社
北 京

内 容 简 介

本书结合作者的临床经验和本领域的新进展，全面、系统、详细介绍了纵隔和肺疾病的临床表现和影像特点，疾病为本、影像为辅，突出疾病和影像的本质联系，侧重影像的诊断和鉴别诊断。每种疾病详细阐述了病因、临床和影像表现、诊断、鉴别诊断、治疗等内容，并辅以大量病例进行解析和说明，理论联系实际、体现临床思维，实用性很强。

本书适合呼吸科医师、影像科医师、全科医师、临床医学研究生及相关人员阅读参考。

图书在版编目(CIP)数据

纵隔、肺疾病临床与影像解析/张嵩主编. —北京：科学出版社，2018.12

ISBN 978-7-03-059467-9

Ⅰ.①纵… Ⅱ.①张… Ⅲ.①纵隔疾病-影象诊断 ②肺疾病-影象诊断

Ⅳ.①R816.4

中国版本图书馆 CIP 数据核字(2018)第 255450 号

责任编辑：程晓红 / 责任校对：郭瑞芝

责任印制：赵 博 / 封面设计：吴朝洪

科学出版社 出版

北京东黄城根北街 16 号

邮政编码：100717

http://www.sciencep.com

涿州市般润文化传播有限公司印刷

科学出版社发行 各地新华书店经销

*

2018 年 12 月第 一 版 开本：889×1194 1/16

2025 年 1 月第三次印刷 印张：47

字数：1492 000 千字

定价：258.00 元

(如有印装质量问题，我社负责调换)

主编简介

张嵩，山东大学附属省立医院呼吸科副主任医师、博士。现任中国医师协会呼吸医师分会呼吸放射工作委员会委员，山东省医师协会睡眠医师分会副主任委员，山东省医学会呼吸分会青年委员。先后以第一作者发表 SCI 论著 4 篇、核心期刊论著 30 余篇。主持省级科研课题 2 项，参与多项国家级科研课题。主编《胸部疑难病例影像解析》《肺部疾病临床与影像解析》。

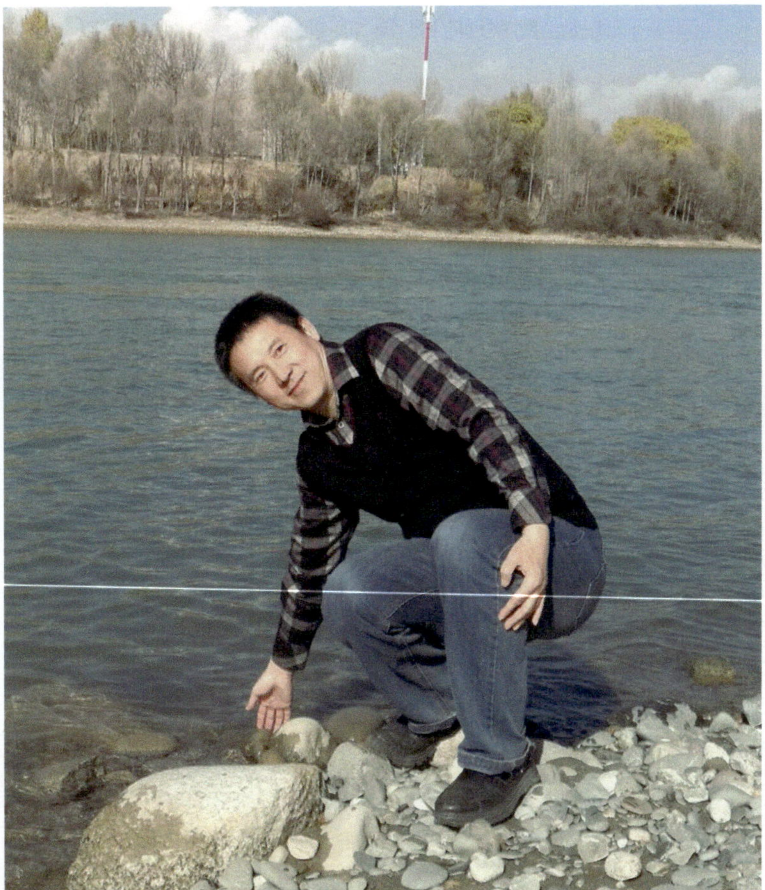

守　护

陈　篁

你平稳的呼吸是黎明的芬芳
你有力的心跳是清晨的鸟鸣
且让第一缕阳光唤醒大地
且让一袭白衣在风里飞扬

且将我的理想闪耀在漫漫医路
且将我的汗水挥洒在锦瑟年华
且让我的疲惫换你清澈的眼眸
且让我的无眠换你明媚的笑容

且将你的手放在我的掌心
且将你的伤痛坦诚展现
且让心灵与心灵相见
且让信任融入彼此的灵魂

我守护在生命的起点
我守护在生命的终点
这十里杏林就是我的战场啊
这里，有我追寻的一切
生命、希望和明天

陈篁，上海市浦东新区人民医院感染科主治医师，出版诗集《医路初心》

编著者名单

主　编	张　嵩	山东大学附属省立医院呼吸科
副主编	王红梅	山东大学附属省立医院妇产科
	韩　华	锦州医科大学附属第三医院放射科
编　委	张　嵩	山东大学附属省立医院呼吸科
	王红梅	山东大学附属省立医院妇产科
	韩　华	锦州医科大学附属第三医院放射科
	王秀峰	哈尔滨市胸科医院影像科
	邢士刚	临沂市中心医院呼吸科
	陈　红	海南医学院第一附属医院放射科
	陶宗贵	莱芜市人民医院影像科
	赵婷婷	山东省胸科医院呼吸三科
	王　洁	福州肺科医院影像科
	李　宇	首都医科大学附属北京安贞医院影像科
	赵湘红	郑州市中心医院影像科
	姜晓玲	中国人民解放军第八十八医院病理科
	王桂兰	中山市博爱医院小儿呼吸科

前　言

影像学在临床的应用非常广泛，为各系统疾病的诊断提供了科学和直观的依据。但影像学诊断有其局限性，需密切结合临床资料及疾病动态变化进行综合分析，这样才能提高诊治水平，减少误诊概率。笔者于2015年、2018年分别主编了《胸部疑难病例影像解析》和《肺部疾病临床与影像解析》，两本书出版后因其实用性得到了广大临床医生的认可，特别是第二本书借助平台和网络的传播，在本专业领域产生了一定的口碑，得到了专业人员的肯定，这对笔者来说是一个极大的鼓励。为了更全面地认识和理解肺部疾病的诊断和鉴别诊断，笔者又主编了《纵隔、肺疾病临床与影像解析》一书。本书秉承《肺部疾病临床与影像解析》的风格和体例，疾病为本、影像为辅，突出疾病和影像的本质联系，侧重影像的诊断和鉴别诊断。所选病例少数来自笔者在临床工作中遇到的典型病例，大部分病例为兄弟单位同行提供的精选样本，以期能够重点突出疾病特征。同时配以大量影像、病理、病原学图片，希望在自我完善和学习过程中为呼吸科及相关学科的医生在疾病诊治中略尽绵薄之力。

本书内容均为笔者个人观点，不代表各病例提供单位观点。由于成书时间较紧，编写任务重，书中若存在不足之处，恳请同道及读者不吝赐教。本书在编写过程中得到了兄弟单位同行的大力支持，在此表示诚挚谢意。

山东大学附属省立医院呼吸科　张　嵩

2018年7月

目 录

第1章

征　象

第一节　晕　征

晕征(halo sign)是指胸部CT上表现为围绕结节或肿块的略低于肿块密度而又高于肺实质密度的环形磨玻璃影。任何使肺实变、远端气腔内空气含量减少而又不使肺泡全部闭塞的因素都可产生磨玻璃影。晕征最早用于描述局灶性侵袭性肺曲霉病病灶周围出血的征象,被认为是肺部真菌感染的特异性影像表现。但此后报道显示,晕征还可以见于其他肺部疾病,如病毒性肺炎、肺癌、肉芽肿性多血管炎等。晕征中磨玻璃影通常和结节出血相关,这些结节出血的机制包括出血性梗死、血管炎、神经血管的脆性、支气管动脉瘘及坏死等。磨玻璃影还可由肿瘤或炎症成分浸润周围肺实质引起。

一、感染性疾病

1. 真菌　许多真菌感染性疾病,包括侵袭性念珠菌病、肺曲霉病、毛霉病、隐球菌病和球孢子菌病等,影像学均可表现为伴出血的肺结节。

(1)肺念珠菌病:肺念珠菌病合并慢性基础疾病的比例较高,晕征出现的组织病理为肺出血性梗死、肺泡内炎性渗出、出血等多种改变,其晕征的出现往往伴随着明显的临床症状,如高热、咯血等。由肺外感染灶经血液循环播散至肺部的继发性肺念珠菌病,以微脓肿、血管炎、感染性血栓及出血性梗死为肺内的主要病变,在CT图像中也可出现晕征。有免疫能力的病人因感染而形成出血性结节者不多见。

(2)肺曲霉病:晕征是血管侵袭性肺曲霉病较具特征性的早期CT征象,组织病理学上的特点是曲霉侵入血管并导致血栓形成,继而发生出血性肺梗死,在病变周围出现肺泡腔内少量积血。中央坏死区相当于高分辨率CT(HRCT)上的结节影(图1-1-1),磨玻璃样密度的晕征为出血环绕在结节周围形成的红色的环(图1-1-2)。晕征被认为是肺曲霉病的早期证据,高峰期为病变的第5天,在免疫缺陷病人特别是血液系统疾病病人中强烈提示肺曲霉感染。晕征不仅作为早期诊断曲霉感染的提示,也是活性曲霉存在的标志。当病人中性粒细胞减少症恢复后,另一与侵袭性肺曲霉病相关的空气新月征和空洞影可出现在疾病的后期(图1-1-3～图1-1-6)。

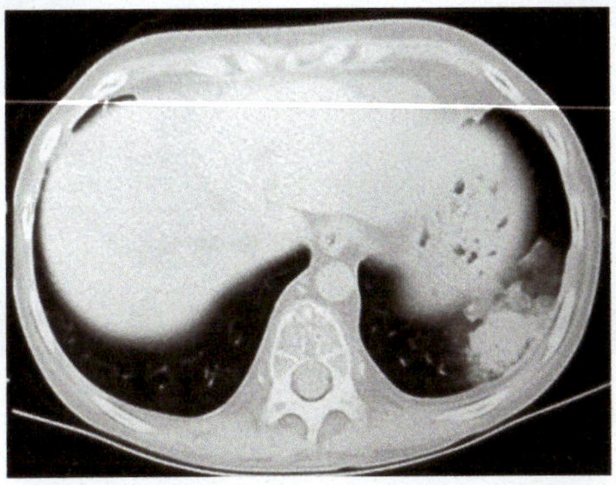

图1-1-1　男,8岁。再生障碍性贫血,异基因单倍型造血(干细胞移植术后7个月。左肺下叶结节影,周围可见晕征)

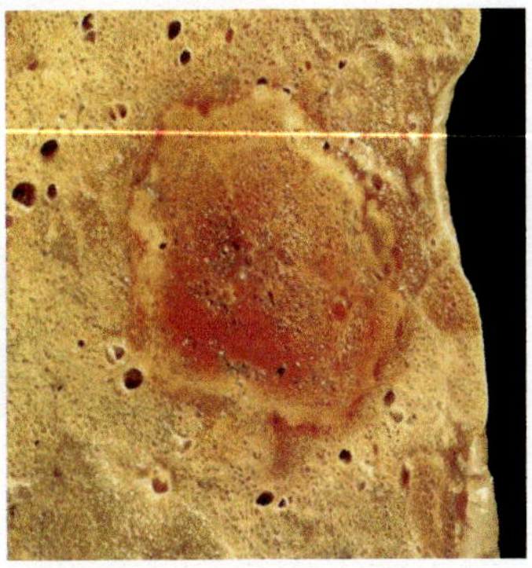

图1-1-2　病理表现

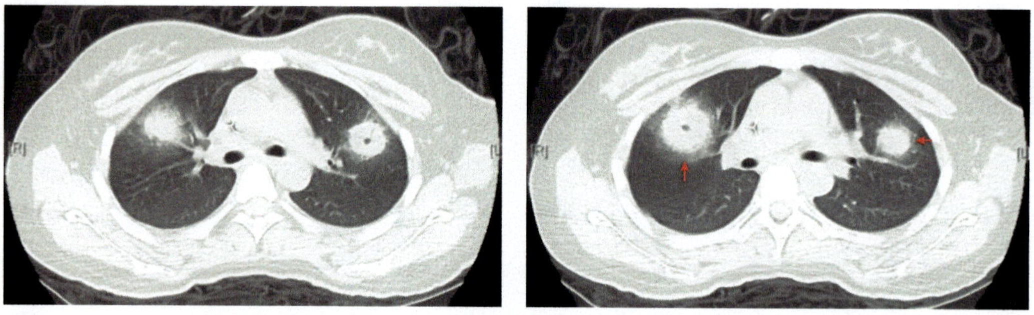

图 1-1-3 女，14 岁。发现急性髓系白血病 M4 型 3 个月，异基因单倍型造血干细胞移植术后 10 天。双肺上叶结节影，周围可见晕征（红箭）。结节中心可见空洞影（2015-10-23）

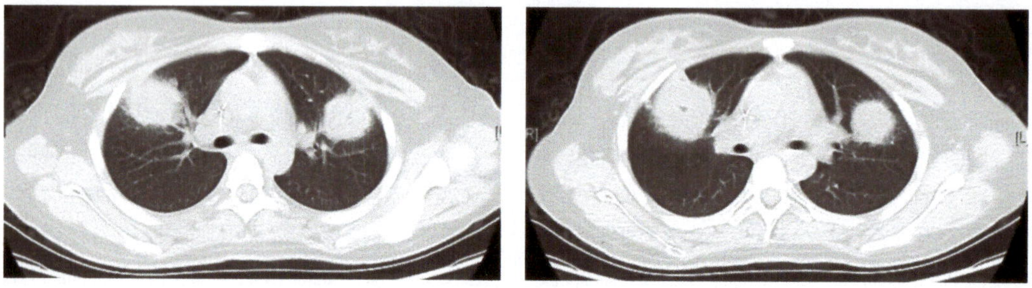

图 1-1-4 伏立康唑治疗 10 天后，结节较前增大，周围晕征消失（2015-11-02）

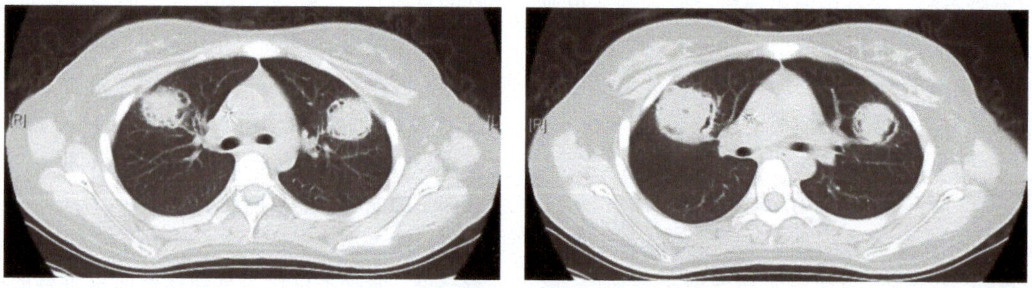

图 1-1-5 继续治疗 10 天后出现空气新月征（2015-11-12）

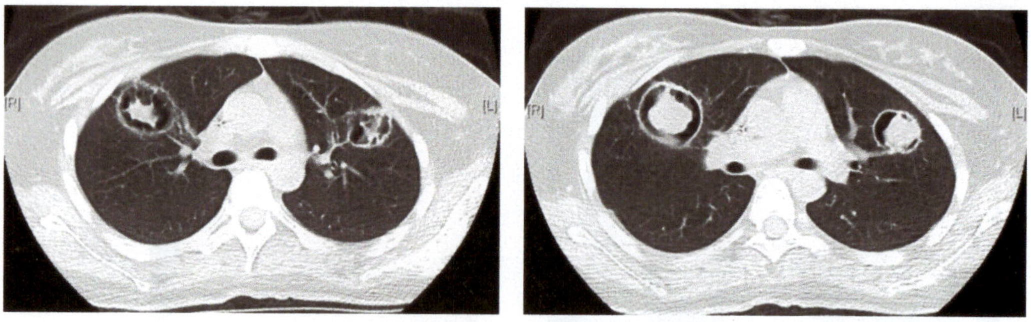

图 1-1-6 空气新月征明显，向空洞性病变演变（2015-11-26）

（3）肺毛霉病：毛霉病是一种严重的、常致命的机会性感染，多见于免疫损害、糖尿病或肾病的病人。毛霉病的组织病理学特征为有直角分支的无分隔宽菌丝侵入组织并有侵犯血管的倾向，大多有肺血管血栓形成及梗死。CT 表现为带晕的结节，短期内发展为空洞型病变为肺毛霉菌感染的共同特点（图 1-1-7）。

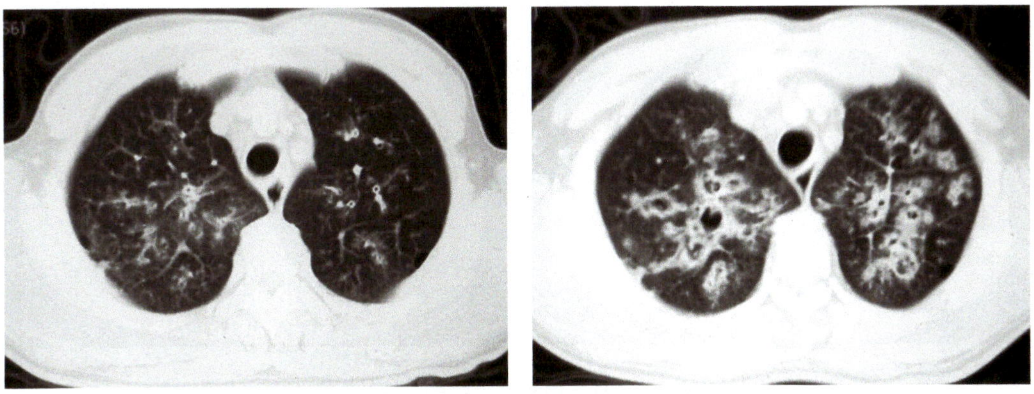

图 1-1-7　男，45 岁。病变前后相差 1 周，迅速进展为多发空洞影，部分小结节周围可见晕征

(4)肺隐球菌病：是主要由隐球菌经呼吸道侵入肺部而导致的一种急性、亚急性或慢性深部真菌感染性疾病。以胸膜下孤立性结节或多发结节伴肿块多见，边界多较清楚，可见分叶和毛刺，结节或肿块部分呈融合趋势，病灶周围可有晕征，晕征的出现是肉芽肿周围炎性浸润的表现，而非血管浸润导致出血所致(图 1-1-8～图 1-1-10)。由于隐球菌荚膜物质能够抑制中性粒细胞的趋向性和吞噬作用，因此，这种炎性反应出现较少，导致晕征在肺隐球菌病中的出现率较低。对应的临床症状较轻，甚至可无任何临床症状。晕征对于肺隐球菌病和肺癌的鉴别亦可提供参考意义。胸膜下肺隐球菌病易发生胸膜反应，但发生胸膜凹陷征者少见。

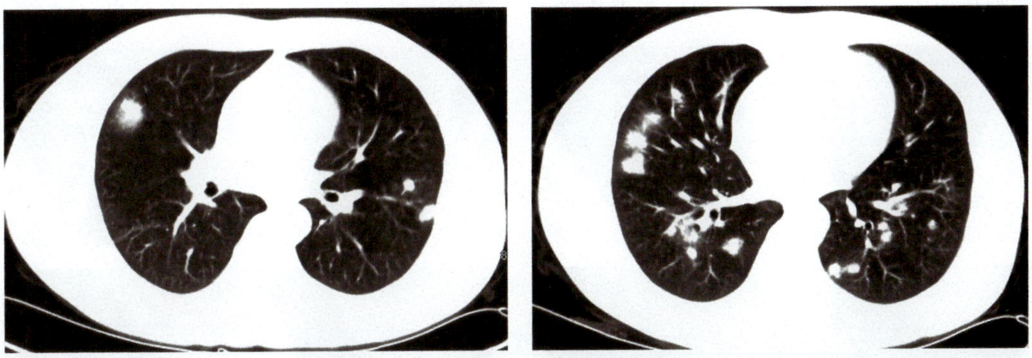

图 1-1-8　男，43 岁。体检发现双肺阴影 40 余天。双肺多发结节，部分结节周围可见晕征(2008-01-25)

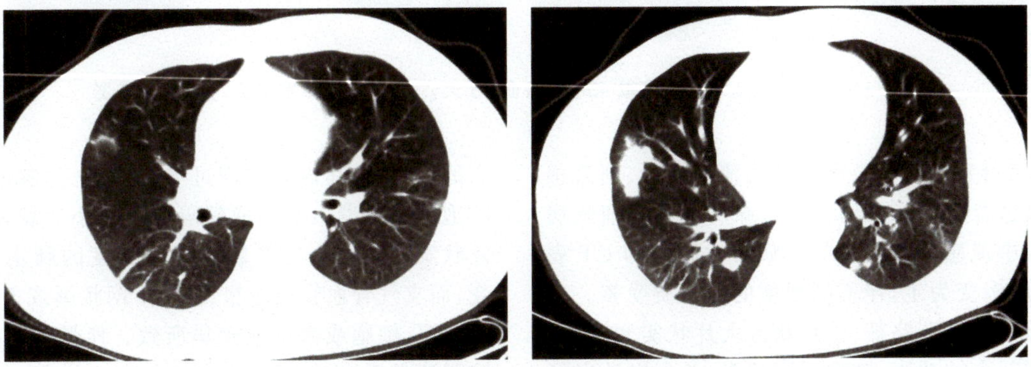

图 1-1-9　1 个月后病变较前吸收，右肺中叶多发结节融合(2008-02-25)

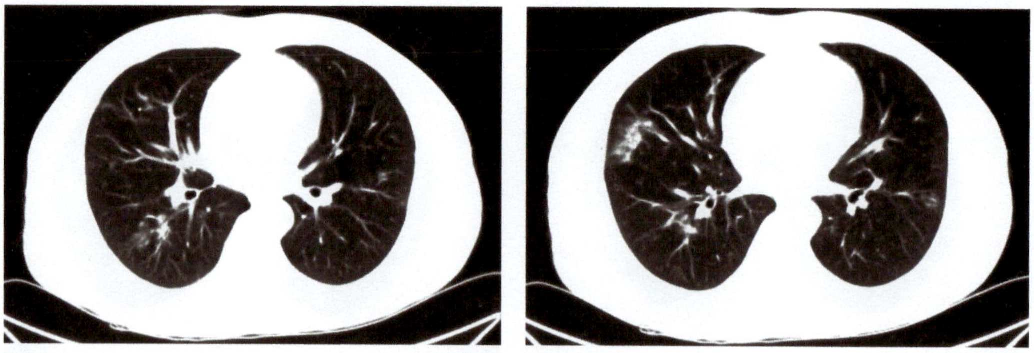

图 1-1-10　3 个月后病变进一步吸收(2008-05-13)

(5)球孢子菌病：是由双相粗球孢子菌所引起的感染性疾病，主要流行于美国西南部地区、墨西哥部分地区及中美洲和南美洲。由于旅游造成人口的流动，有时在非流行区也可出现球孢子菌病。球孢子菌病在自然界以菌丝型存在，并分隔成段，形成有传染性的关节孢子，称为关节菌丝型；在人及动物组织内则形成厚壁球形的小球体，称孢子囊，产生内生孢子，称为孢子型；两者在一定条件下可互相转化。人体往往由于吸入含粗球孢子菌孢子的尘埃而被感染，其易患因素为高龄、在流行区居住或旅行、免疫抑制状态(包括艾滋病)、妊娠及可接触到球孢子菌污染物的职业。病理表现为化脓性炎症与肉芽肿相互交替的变化，在不同阶段或同一部位可见不同的组织反应。该病影像学特征缺乏特异性，主要为单发或者多发结节、团块影或实变渗出影，右肺多于左肺，下叶多于中上叶(图 1-1-11)。球孢子菌病的抗真菌治疗疗程较长，免疫功能正常者的球孢子菌病通常要求治疗 6 个月至 1 年，免疫功能抑制者的球孢子菌病通常要求治疗数年。

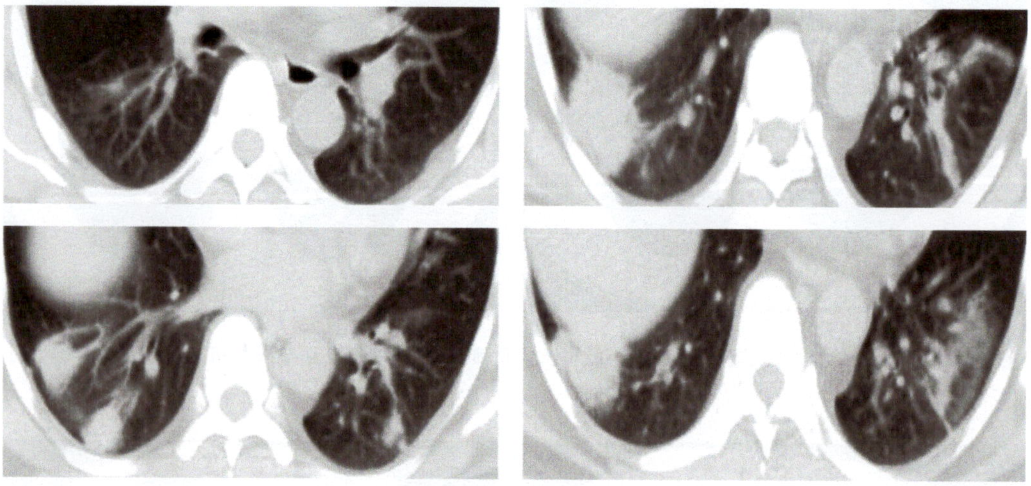

图 1-1-11　男，45 岁。发热、咳嗽 45 天，咯血 15 天。双肺下叶多发实变、条索、结节影

2. 病毒性肺炎　主要致病原为流感病毒、副流感病毒、呼吸道合胞病毒、冠状病毒、腺病毒及巨细胞病毒等，成人中流感病毒最常见。病毒性肺炎的 CT 表现以肺间质病变为主，伴不同程度的肺实质受累。主要为磨玻璃影、碎石路征、小片状或大片状实变影、支气管充气征、小结节影、胸膜下网状影、条索影及支气管血管束增粗等(图 1-1-12)。磨玻璃影为肺内密度增高的模糊影，其内肺纹理可见，病理上为肺泡壁肿胀、肺泡腔少量渗出及肺泡间隔炎症。小片状模糊影、大片状实变影或小结节影为不同程度的肺实质炎性改变，而支气管血管束增粗、胸膜下网状影或条索影为间质增厚、细胞或渗出液聚集所致。伴晕征的结节及胸腔积液者均不多见。

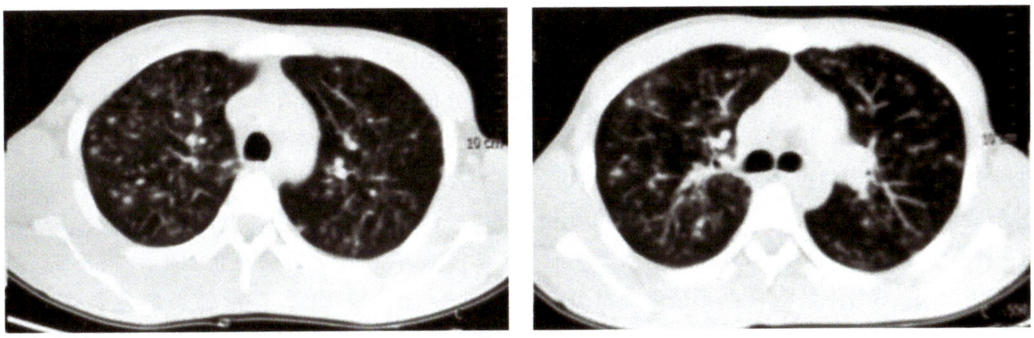

图 1-1-12　男，22 岁。发热 3 天。水痘带状疱疹病毒性肺炎。双肺多发结节，周围晕征明显

（武汉市肺科医院呼吸科　杨澄清　提供）

3. 肺结核　结核病的基本病理变化为①渗出为主的病变：表现为充血、水肿与白细胞浸润。早期渗出性病变中有中性粒细胞，之后逐渐被单核细胞（吞噬细胞）所代替。在大单核细胞内可见到吞入的结核菌。渗出性病变通常出现在结核炎症的早期或病灶恶化时，亦可见于浆膜结核。当病情好转时，渗出性病变可完全消散吸收。②增生为主的病变：当大单核细胞吞噬并消化了结核菌后，结核菌的磷脂成分使大单核细胞形态变大而扁平，类似上皮细胞，称类上皮细胞。类上皮细胞聚集成团，中央可出现郎罕巨细胞。后者可将结核菌抗原的信息传递给淋巴细胞，在其外围常有较多的淋巴细胞，形成典型的结核结节，为结核病的特征性病变。结核结节中通常不易找到结核菌。增生为主的病变多发生在菌量较少、人体细胞介导免疫占优势的情况下。③变质为主的病变（干酪样坏死）：常发生在渗出或增生性病变的基础上。若机体抵抗力降低、菌量过多、变态反应强烈，渗出性病变中结核菌战胜巨噬细胞后不断繁殖，使细胞浑浊、肿胀后，发生脂肪变性，溶解碎裂，直至细胞坏死。炎症细胞死后释放蛋白溶解酶，使组织溶解坏死，形成凝固性坏死。因含多量脂质，使病灶在肉眼观察下呈黄灰色，质松而脆，状似干酪，故名干酪样坏死。磨玻璃影是肺泡炎性渗出导致肺泡腔内密度增高所形成，肺结核作为一种特异性炎症，主要以干酪、增生改变为主，肺泡内炎性渗出较少，较少形成磨玻璃灶（图 1-1-13）。部分结核病人在 CT 图像上表现为单发结节伴晕征（图 1-1-14）。

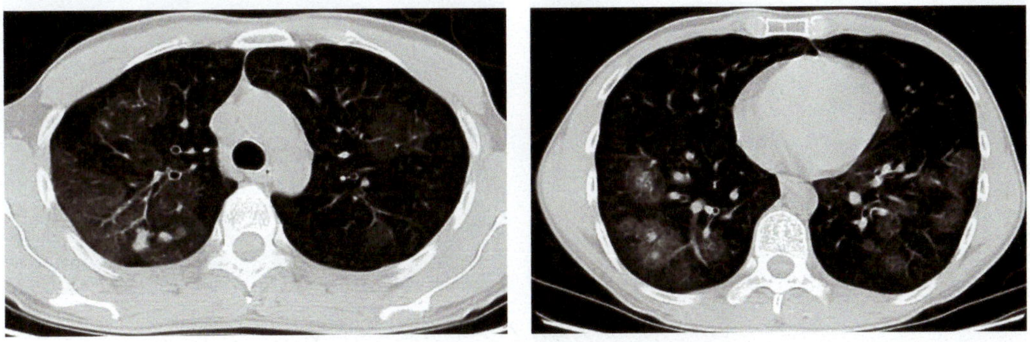

图 1-1-13　男，34 岁。双肺多发结节、磨玻璃影

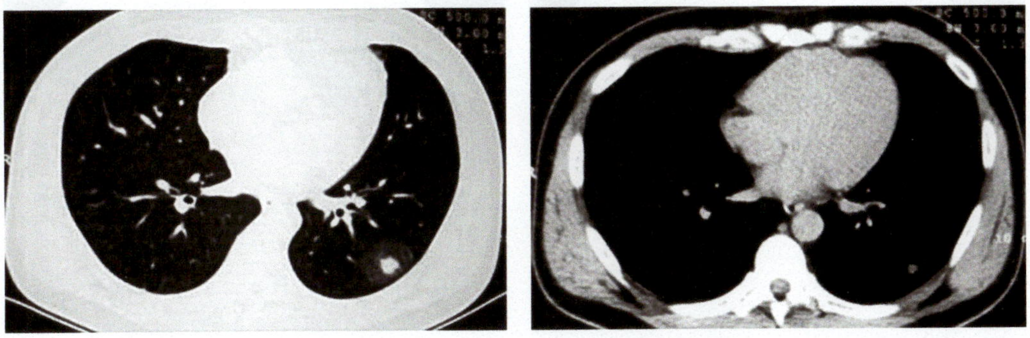

图 1-1-14　男，38 岁。左肺下叶胸膜下结节伴晕征

4. 细菌感染　机化性肺炎、球形肺炎等也可表现为有晕征的肺结节，晕征反映了肺泡内的炎性渗出、纤维性渗出、纤维性改变及在肺泡间隔和支气管血管旁间质中的慢性炎性细胞浸润，抗感染治疗后可消失。

机化性肺炎指肺部的炎症由于多种因素未得到彻底治疗，而导致病变不吸收或吸收延迟，是多因素导致的肺组织损伤后的一种非特异性的病理反应，其病理学以炎性细胞浸润、间质纤维组织及成纤维细胞增生，形成肉芽组织充满肺泡腔为特点(图 1-1-15、图 1-1-16)。2002 年 Beasley 等在急性肺损伤病人病理研究中发现，部分急性肺损伤病人的主要病理表现为肺泡腔内纤维素形成及机化的疏松结缔组织，无弥漫性肺泡损伤常见的典型透明膜形成，不伴明显的嗜酸细胞浸润，无肉芽肿形成，病变呈片状分布，不能归入已知的急性肺损伤病理类型，称其为急性纤维素性机化性肺炎(AFOP)。影像学显示 AFOP 主要表现为两肺弥漫性分布且多位于靠两肺基底部的磨玻璃影、斑片状实变影、网状影，少数可伴有晕轮的结节影(图 1-1-17)，最后进展为大片实变影，伴有支气管充气征。

球形肺炎是肺部急性炎症的一种特殊类型，影像学表现多为孤立的椭圆形、圆形、楔形或方形病灶(图 1-1-18、图 1-1-19)。球形肺炎的主要病理特征是炎性渗出及水肿，并通过肺泡间孔向四周扩散，形成各径线大致相等的炎性病灶。病变位置、形态随炎症吸收而发生变化，大部分病变抗炎治疗后常可完全吸收，少数病人因肺泡内的纤维蛋白吸收不完全，可出现大量的纤维组织增生，进而导致其发生机化性肺炎。

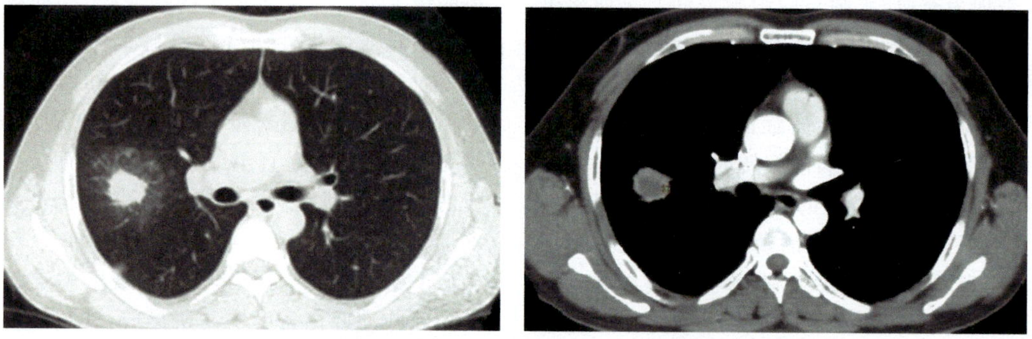

图 1-1-15　男，42 岁。咳嗽、咳痰 2 个月。机化性肺炎并脓肿形成

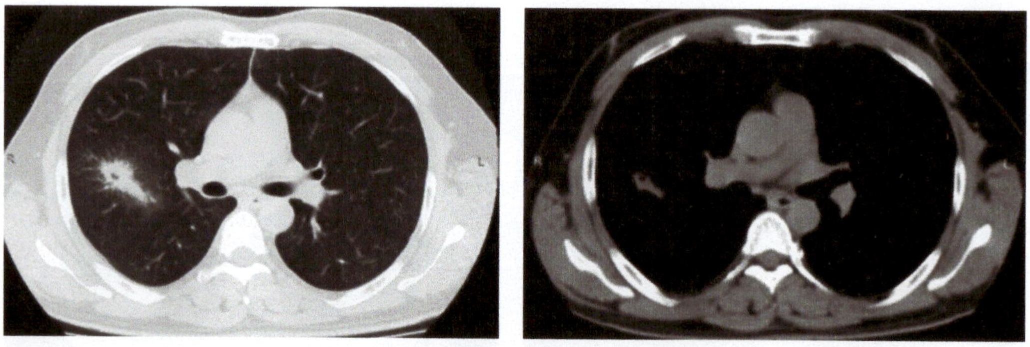

图 1-1-16　抗炎治疗 21 天后病变有所吸收

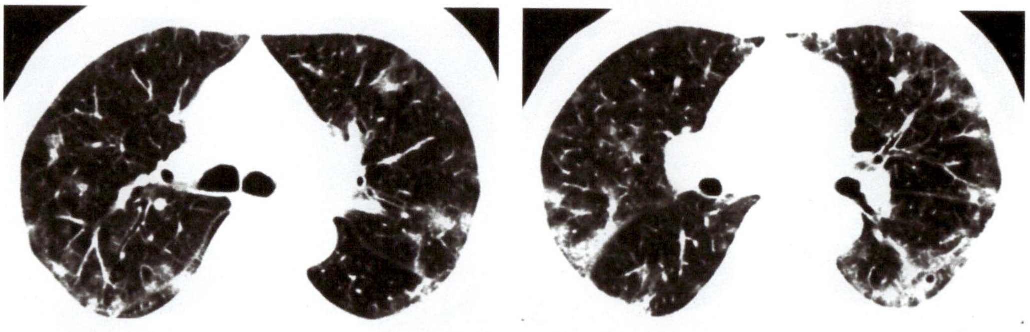

图 1-1-17　男，73 岁。发热伴咳痰 3 天。双肺胸膜下多发斑片、结节、网状影

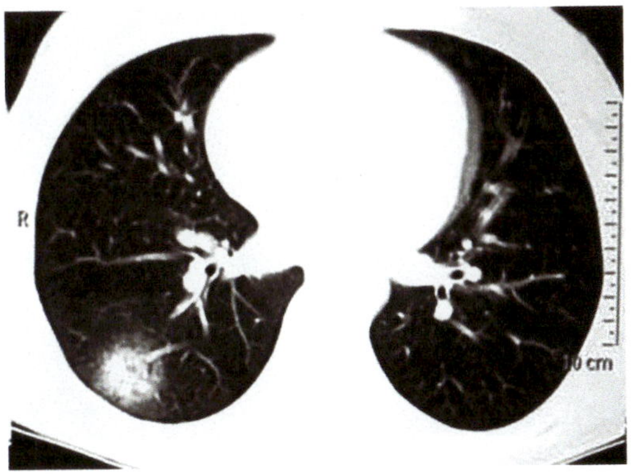

图 1-1-18 女，19 岁。球形肺炎

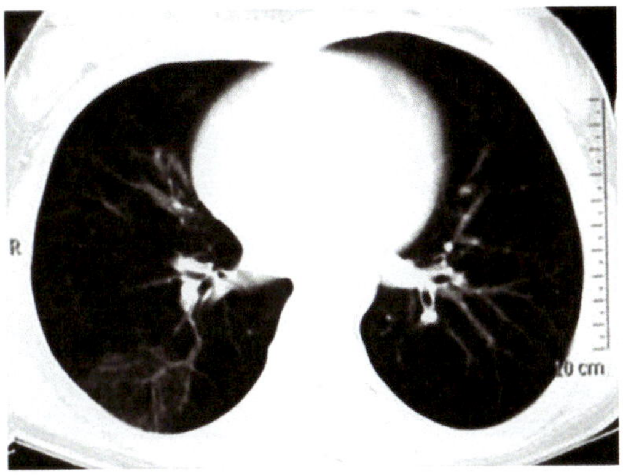

图 1-1-19 抗炎治疗 18 天后右下肺病变明显吸收

二、肿瘤性疾病

结节伴磨玻璃样阴影可代表肿瘤细胞浸润，多见于肺腺癌、其他原发肺癌、淋巴瘤和转移性肺肿瘤。早期肺腺癌常表现为单发结节伴磨玻璃样改变，其形成是由于肿瘤细胞呈伏壁式生长，肿瘤通过肺泡壁扩散到远端气腔，肺泡壁增厚，但肺泡腔未完全闭塞，被黏液和细胞碎片充填（图 1-1-20）。肺腺癌的晕征也可由出血所致（图 1-1-21）。淋巴瘤或移植后淋巴细胞增生性疾病的晕征代表周围间质被较低密度的肿瘤细胞浸润。肿块性病变周围的磨玻璃样晕征及支气管充气征有助于肺淋巴瘤与其他肺内肿块的鉴别（图 1-1-22）。来自于富血管肿瘤的转移瘤如血管肉瘤、绒毛膜癌、Kaposi 肉瘤、骨肉瘤和黑色素瘤等亦能显示晕征，主要是肿瘤周围新生组织的脆性增加所导致的出血。肺血管肉瘤原发罕见，转移性多见，多数表现为咯血症状，少数可出现自发性气胸、纵隔积气或肺出血。原发性肿瘤可以是孤立性单结节，也可以是多结节性病变，转移性肺血管肉瘤最常见的 CT 表现为多结节性实性病变，病灶中央密度高，边缘呈磨玻璃样改变，病变大小不定，可以呈较小的结节，也可以见到较大的结节累及纵隔或胸壁（图 1-1-23）。也有病人表现为多发薄壁囊性变，这种囊性变往往伴有肺内出血性改变（图 1-1-24）。绒毛膜癌肺转移的影像特点为瘤细胞栓子到达肺部后滞留、浸润、生长、破坏、出血、炎症等的表现。CT 典型表现为胸膜下单发或多发类圆形结节影及肺外周病变（图 1-1-25）。转移灶的影像早期可表现为不规则的小片状影或磨玻璃样影，逐渐增密、增粗，形成边缘不光滑的结节或肿块影，可伴出血，此时边缘毛糙，周围出现晕征、铺路石征等。随着 β-hCG 水平的变化，最终发展为边缘较为光滑、密度均一的结节或肿块影，可有空洞，肺门或纵隔淋巴结常无肿大。硬化性肺细胞瘤是起源于肺泡Ⅱ型上皮细胞的良性肿瘤，晕征伴空气半月征同时发生可被认为是硬化性肺细胞瘤特征性表现。晕征病理可能为肿瘤出血导致病灶周围肺泡内可见红细胞及含铁血黄素沉着（图 1-1-26）。

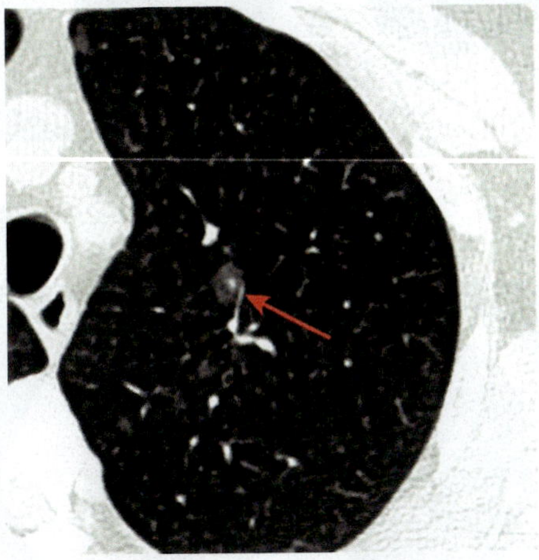

图 1-1-20 男，53 岁。微浸润腺癌

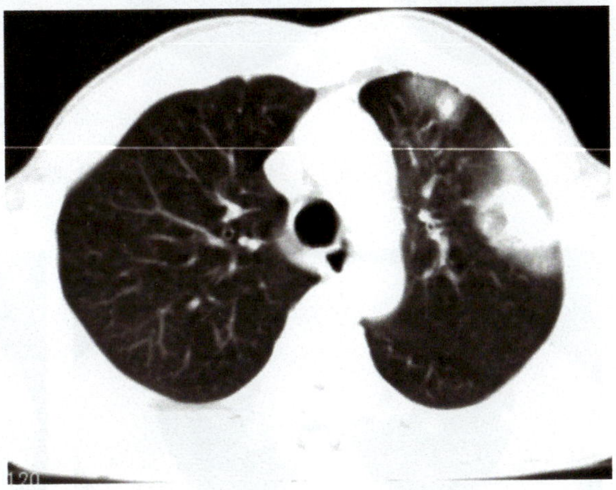

图 1-1-21 男，46 岁。肺腺癌。咳嗽、胸痛、痰中带血 3 天

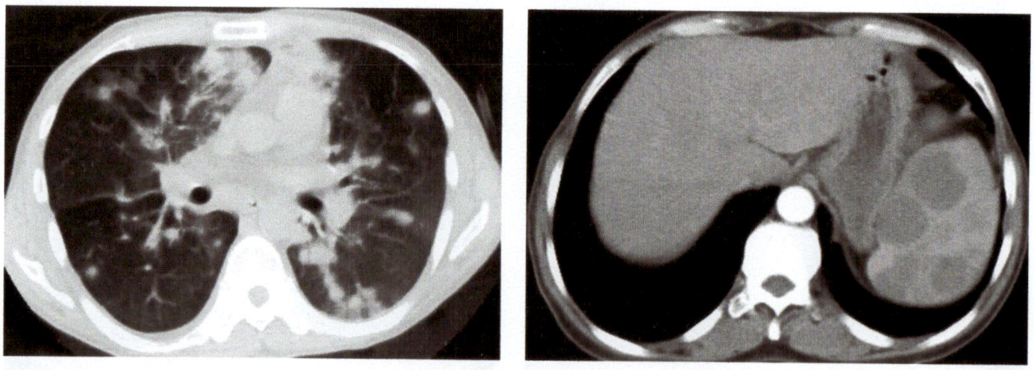

图 1-1-22　男，22 岁。发热 1 周。肺、脾淋巴瘤

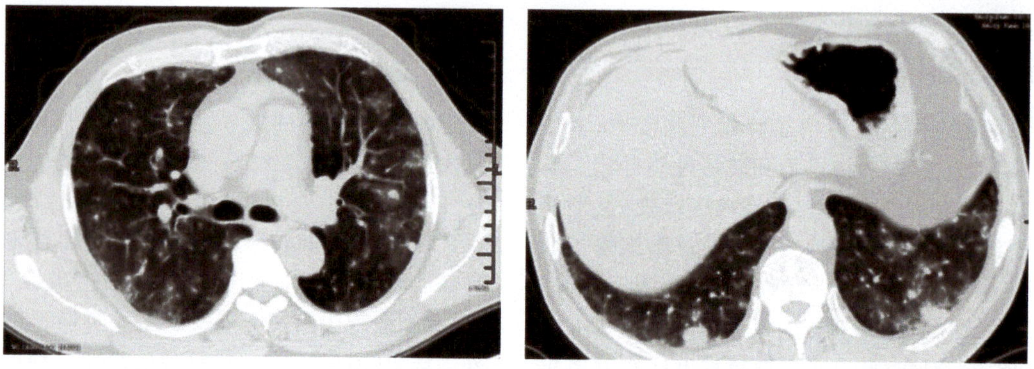

图 1-1-23　男，57 岁。查体发现两肺多发结节 1 月余

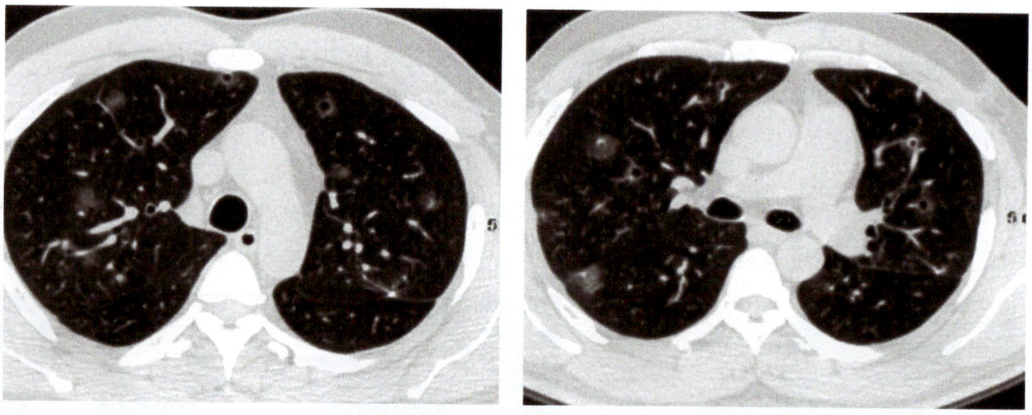

图 1-1-24　男，38 岁。咳嗽、咳痰、痰中带血、胸痛 10 个月

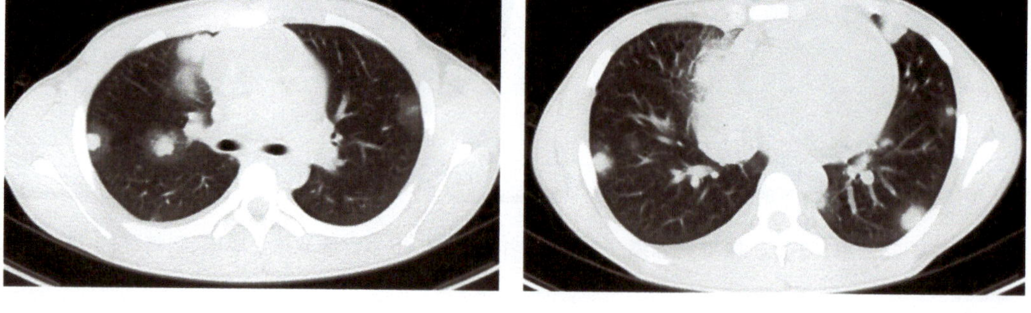

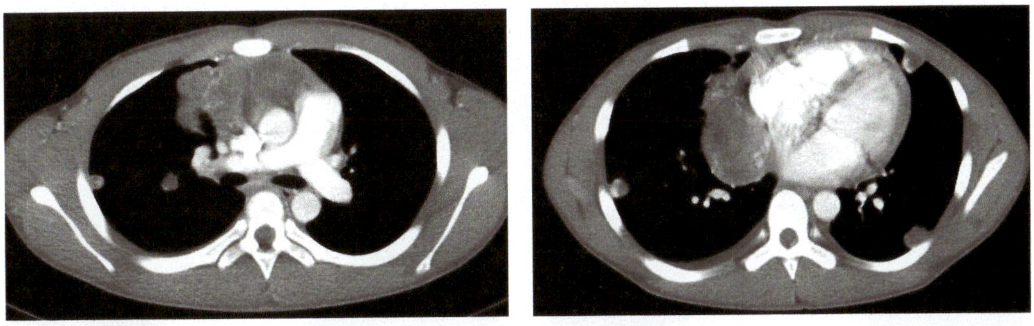

图 1-1-25　男，12 岁。纵隔绒毛膜癌肺转移

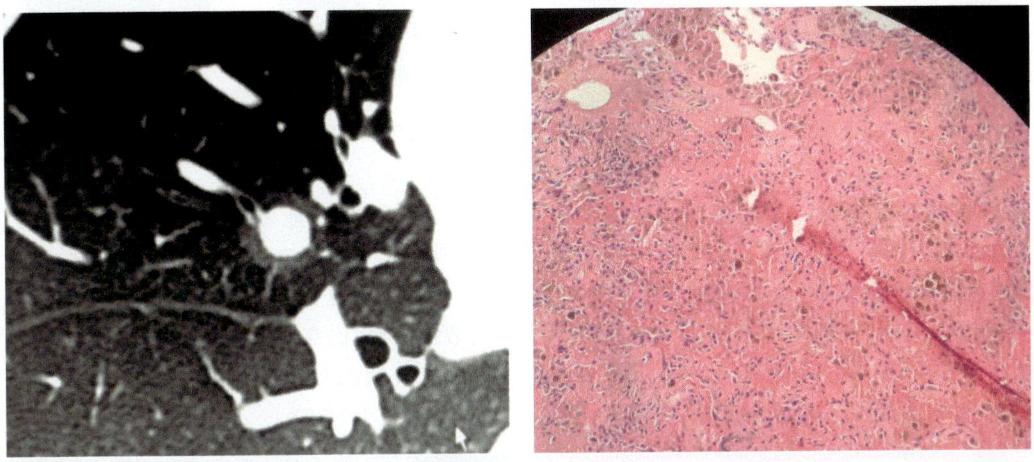

图 1-1-26　女，40 岁。硬化性肺细胞瘤。病理示病变周围可见棕黄色的含铁血黄素

三、非感染性、非肿瘤性疾病

1. 嗜酸粒细胞性肺病　是指以气道和(或)肺实质嗜酸粒细胞增多为特征的一组异质性临床疾病，伴有或不伴有外周血嗜酸粒细胞增多。包括寄生虫感染(如血吸虫)、单纯肺嗜酸粒细胞增多症(Löffler 综合征)或特发性高嗜酸粒细胞综合征等。在 CT 上可显示晕征，为嗜酸粒细胞与其他炎性细胞的肺浸润所致。肺吸虫病所致晕征为肺吸虫在肺部不断移行所引起的过敏性炎症反应和肺组织的出血性病灶(图 1-1-27、图 1-1-28)。

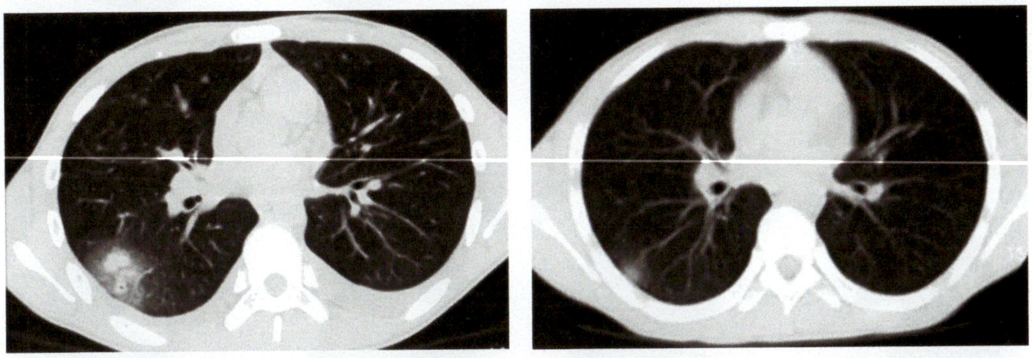

图 1-1-27　男，15 岁。肺吸虫病。右肺下叶结节、空洞影，周围晕征明显

图 1-1-28　经吡喹酮治疗后，病灶较前明显吸收

2. 子宫内膜异位症　是指有活力的、雌激素敏感的子宫内膜样腺体和间质出现在子宫内膜以外部位所致的炎症反应。肺部子宫内膜异位症病人在月经出血时可见出血性肺结节(图 1-1-29)。诊断要点：①生育期女性，与

月经周期有关的临床症状(如周期性的咯血、胸痛、自发性气胸和胸膜渗出等);②咯血通常发生在月经前后数天内;③既往有痛经、引流产、分娩、宫腔操作和盆腔手术等病史;④影像学表现为类似肺炎的渗出性病变或轮廓清楚的肺内结节、胸腔积液、薄壁囊肿(腔)或肺大疱等征象,有的出现支气管阻塞和周围肺不张。如相同肺段在2次经期间出现类似肺内改变,而经期后肺内无异常发现或咯血停止,在排除其他肺部疾病后,可确诊。

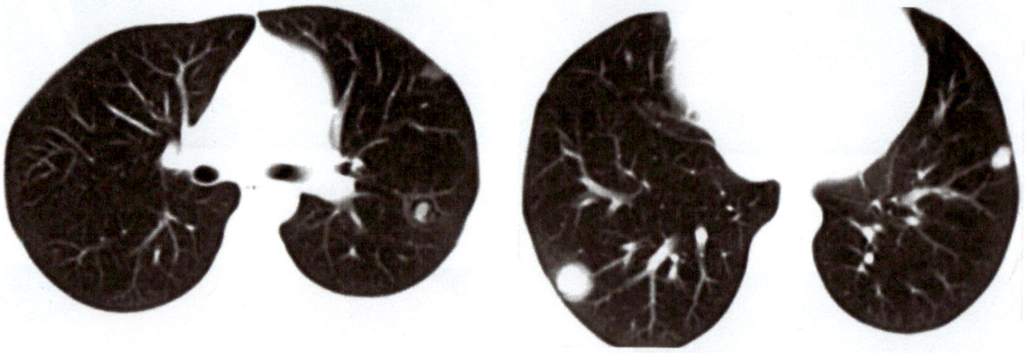

图 1-1-29 女,28岁。咳嗽、咳痰4月余。双肺多发结节,部分结节周围可见晕征

3. 外源性过敏性肺泡炎 是易感个体反复吸入各种抗原性有机物质所引起的一组免疫性非IgE介导的弥漫性间质性和肺泡性疾病。CT表现多种多样,与暴露于抗原环境的时间、抗原浓度及病人对抗原变态反应的个体差异有关(图1-1-30、图1-1-31)。

4. 肉芽肿性多血管炎 经典的肉芽肿性多血管炎组织病理学特征表现为肉芽肿、局灶性坏死和血管炎三联征,其主要病变部位包括小动脉、静脉及毛细血管,偶亦可累及大动脉。炎性肉芽肿在影像上表现为结节或肿块,肉芽肿易坏死形成空洞;血管周围出血或炎细胞浸润在肺部形成斑片状浸润灶、在结节周围出现晕征(图1-1-32)。

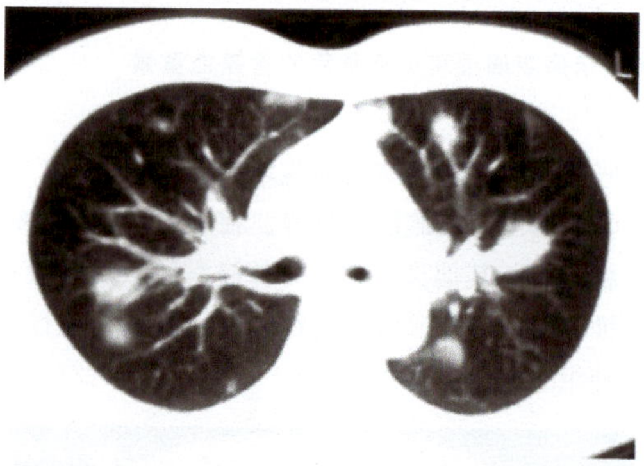

图 1-1-30 女,51岁。与宠物犬密切接触1年余。双肺多发结节影

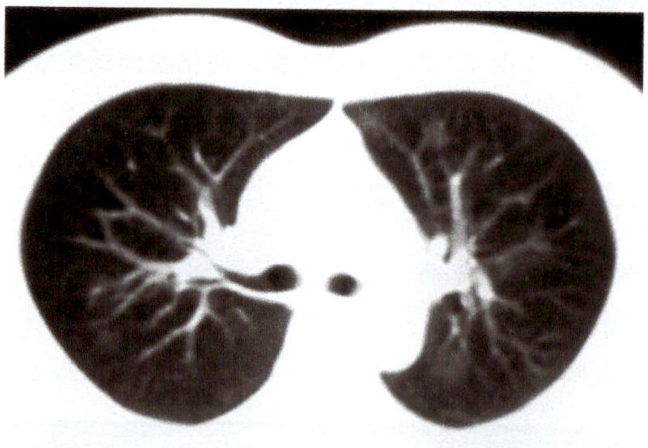

图 1-1-31 激素治疗1周后病变消失

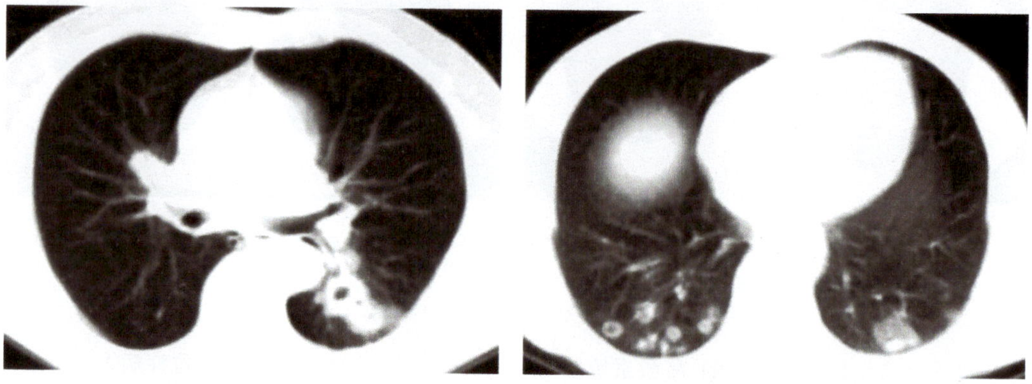

图 1-1-32 男,72岁。发热、咳嗽、胸闷2个月。双肺多发结节、空洞影

5. 结节病　肺内浸润的 CT 表现多样，主要表现有结节影、小斑片影、磨玻璃影、条索影等。肺内的磨玻璃密度影在病理上代表广泛肺泡间质的无数细小肉芽肿和活动性肺泡炎。

第二节　反晕征

反晕征（reversed halo sign，RHS）在胸部 CT 上表现为中心密度减低的磨玻璃密度影，周围为新月形或环形高密度影，可与晕征（病灶中心为高密度，周围为新月形或环形磨玻璃密度影）区别。Voloudaki 等 1996 年最早报道 RHS 见于隐源性机化性肺炎（cryptogenic organizing pneumonia，COP），并认为其是 COP 的特征性表现。但是随后的研究发现 RHS 可见于真菌、结核、结节病、肺癌、肺梗死等多种感染性和非感染性疾病，缺乏特异性。对于可出现 RHS 的临床疾病，学者多以非感染性非肿瘤性疾病、感染性疾病、肿瘤性疾病划分。

一、非感染非肿瘤性疾病

1. COP　病理特点是片状分布的肉芽组织（表现为成纤维细胞和肌成纤维细胞嵌入疏松结缔组织），可出现在空腔的末梢如肺泡、肺泡管和细支气管；还有不同数量在间质和空腔中浸润的单核细胞和巨噬细胞。1996 年 Voloudaki 等报道了 2 例经病理证实的 COP 病人的影像存在 RHS，中心的低密度区是肺泡间隔的炎性渗出和细胞碎片，周围的高密度影为肺泡管内的机化性炎症。Zompatori 等将同样的征象描述为环珊瑚岛征，因为它像热带被浅水环绕的环礁湖。2003 年 Kim 等发现 19％的 COP 病人的胸部 CT 影像具有反晕征，并正式将这特殊的征象命名为 RHS，其厚度至少 2mm。RHS 最常见于 COP（图 1-2-1、图 1-2-2），若影像学同时出现 RHS 与其他条索状、斑片状实变影，对 COP 影像学的诊断有较大把握（图 1-2-3）。COP 的 RHS 可为单发，也可为多发。有或无 RHS 的 COP 病人的临床过程并无明显差异，提示 RHS 的存在只有助于诊断，对于临床预后的判断则没有意义。

机化性肺炎（OP）分为 COP 和继发性 OP，继发性 OP 的原因多种多样，包括感染性、医源性、药物滥用及自身免疫性疾病。COP 和继发性 OP 均可出现 RHS，区别两者还需结合其他资料。有学者提出，临床初诊为结缔组织病的女性病人，同时肺部影像可见 RHS，则可能不需要过多创伤性手段即可诊断结缔组织病相关的间质性肺病，尤其是 OP。

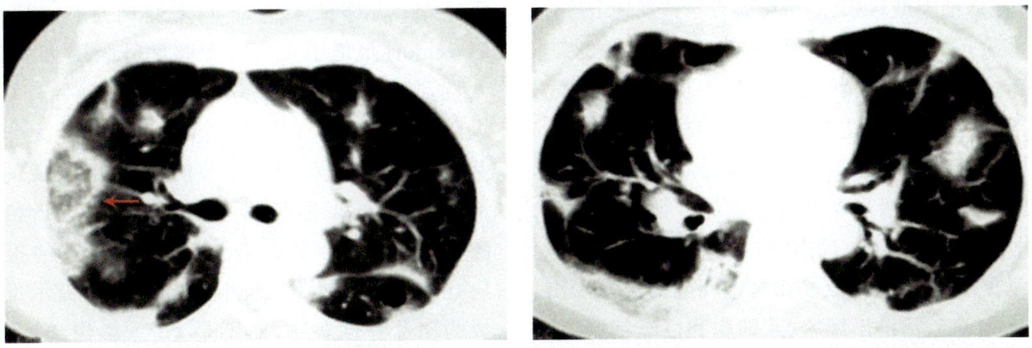

图 1-2-1　女，54 岁。咳嗽、胸闷、胸痛 1 个月。胸部 CT 示双肺散在多发斑片、实变影，沿胸膜下和支气管周围分布，部分见支气管充气征，反晕征明显（红箭）

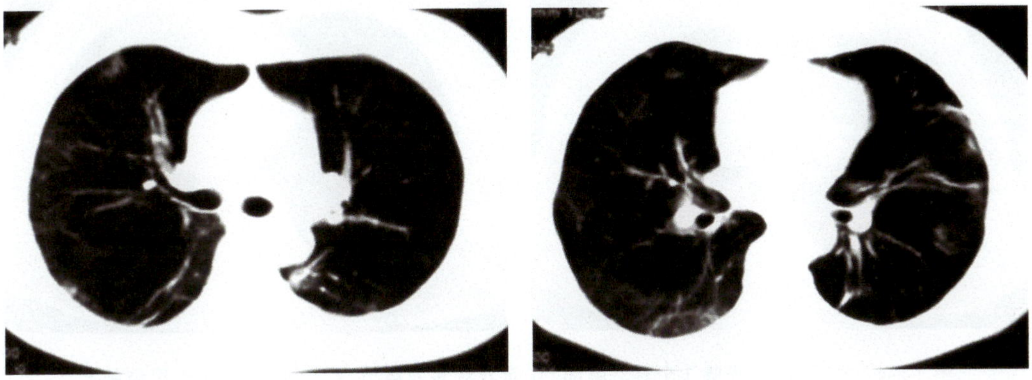

图 1-2-2　上述病例经激素治疗 2 个月后病变明显吸收

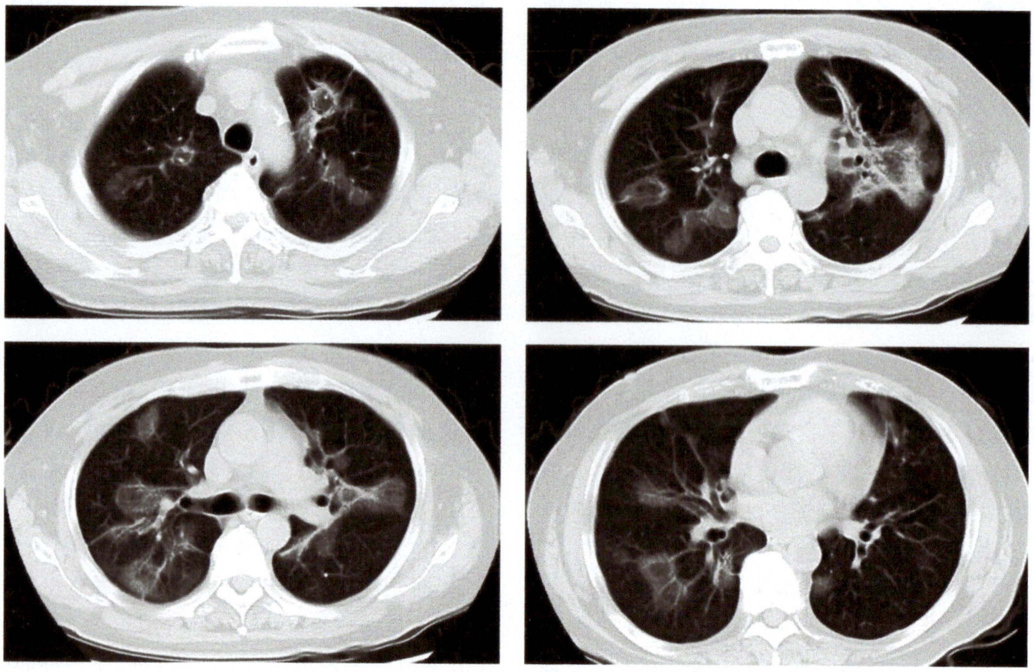

图 1-2-3 男，61 岁。双肺多发反晕征并伴磨玻璃、条索影

2. 非特异性间质性肺炎(NSIP) 最初由 Katzenstein 和 Fiorelli 于 1994 年首次提出，组织学特征包括不同程度的间质炎症和纤维化，可分为富细胞型和纤维化型，后者预后较差。在富细胞型 NSIP 病例中偶有报道发现 RHS。NSIP 的肺部表现多在中叶及下叶，最常见表现为磨玻璃密度灶改变，多表现为网格状间质性改变及牵拉性支气管扩张，蜂窝肺及实变影也可见到。2007 年日本学者 Ueda 首先报道了 1 例存在 RHS 的 NSIP。2011 年，Hong 等报道了 1 例 52 岁非吸烟女性有干燥综合征和局限型系统性硬化症基础疾病的 NSIP 病人胸部 CT 表现有 RHS，该文章提出 RHS 的形成是由肺泡间隔的炎性渗出构成，其渗出细胞包括淋巴细胞、浆细胞和巨噬细胞，偶尔包括 Masson 小体和机化性炎症。

3. 结节病 RHS 作为结节病的不典型表现(图 1-2-4、图 1-2-5)分别由 Kumazoe 和 Marchiori 进行了报道。Kumazoe 在整个 RHS 的病灶中均发现粟粒样小结节，病理证实为非干酪性肉芽肿，无 OP 表现。Marchiori 报道了 1 例有干咳和呼吸困难症状的 44 岁女性，其胸部 CT 显示双肺多发 RHS，且有双侧肺门及纵隔淋巴结肿大，开胸肺活检病理提示为非干酪性肉芽肿，与结节病相符。结节病中 RHS 形成的机制仍不清楚，Kumazoe 推测其可能是继发性 OP 和(或)非干酪性肉芽肿炎。Kumazoe 和 Marchiori 的报道均发现病灶中有多发小结节，小结节的出现提示反晕征的组成为肉芽肿性病变，而不是 OP。影像学上 RHS 和微小结节同时存在时，鉴别诊断需考虑结节病可能。

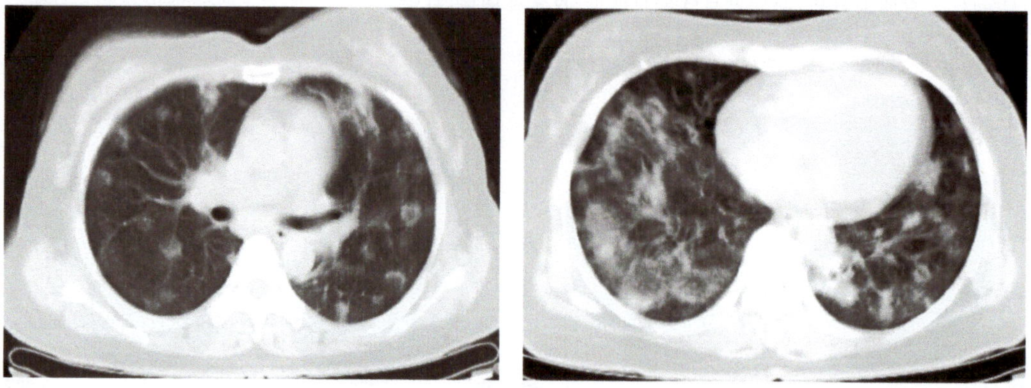

图 1-2-4 女，68 岁。干咳 1 个月。胸部 CT 示双肺多发结节、磨玻璃影，纵隔淋巴结肿大

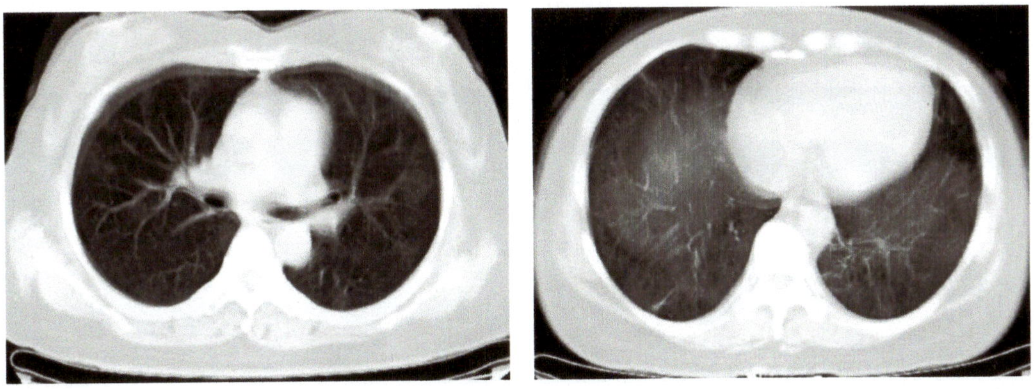

图 1-2-5　淋巴结穿刺活检证实为结节病，激素治疗后病变明显吸收

4. 肉芽肿性多血管炎（GPA）　经典的 GPA 组织病理学特征表现为肉芽肿、局灶性坏死和血管炎三联征，主要侵犯上、下呼吸道和肾脏。肺部单发或多发结节和肿块是 GPA 最常见的影像表现，以双下肺、胸膜下多见，多呈圆形或类圆形，一般无深分叶，边缘清楚或模糊，部分可见长短毛刺、晕征和滋养血管征。浸润性阴影亦较为常见，常与结节或肿块影同时出现，包括实变影及磨玻璃影。实变影内可见支气管充气征，常呈游走性改变。少数病例可见 RHS(图 1-2-6)，可能与局灶性出血周围机化性肺炎反应有关。其 RHS 的形成机制可能是空洞形成之前的过渡阶段，类似于侵袭性真菌性肺炎。

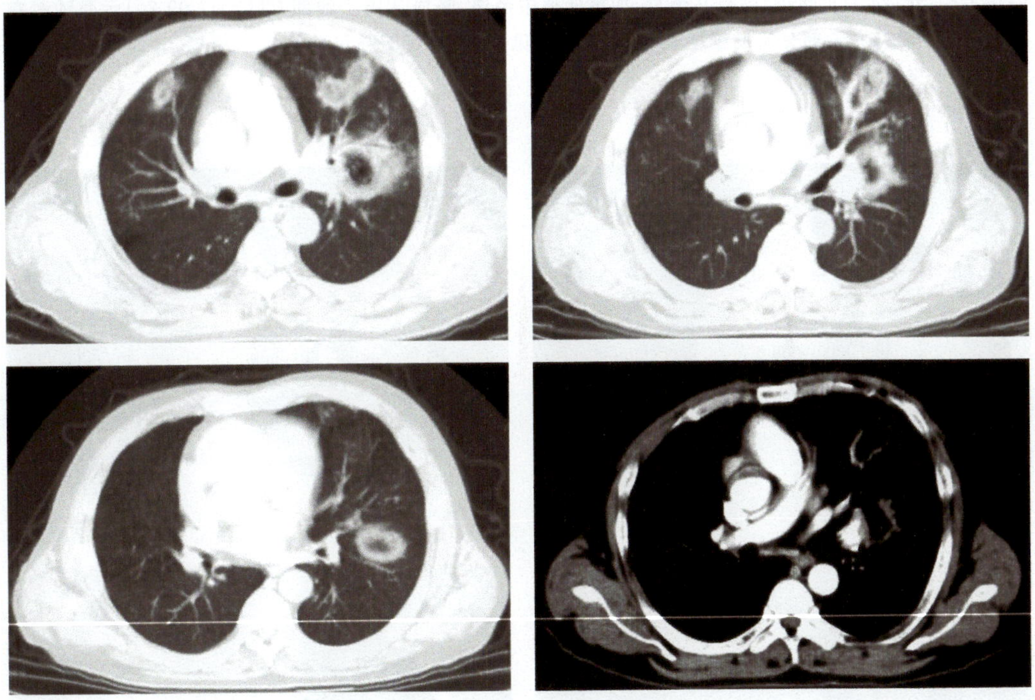

图 1-2-6　男，49 岁。发热、咳嗽 20 天，双眼眼球突出，左眼视力下降 3 天。鼻窦 CT 示鼻旁窦炎。胸部 CT 示两肺多发病变，以左肺为著，可见反晕征、支气管充气征，并可见滋养血管征，增强扫描病灶边缘强化

5. 显微镜下多血管炎（MPA）　是一种主要累及小血管的系统性坏死性血管炎，可侵犯肾脏、皮肤和肺等脏器的小动脉、微动脉、毛细血管和小静脉，常表现为坏死性肾小球肾炎和肺毛细血管炎。MPA 常见的临床表现是肺泡出血、咯血、痰中带血和贫血，部分病人可有肺部大出血。MPA 的胸部影像学亦有不同表现，文献报道以两肺弥漫性磨玻璃影为主，主要是弥漫性肺泡出血导致，亦有以蜂窝、牵拉性支气管扩张、网

格影等肺纤维化表现为主的影像学特点，RHS 为 MPA 罕见表现(图 1-2-7、图 1-2-8)。该病自然病程进展较快，死亡高峰集中在 1 年内尤其是在诊断明确的 1～3 个月。

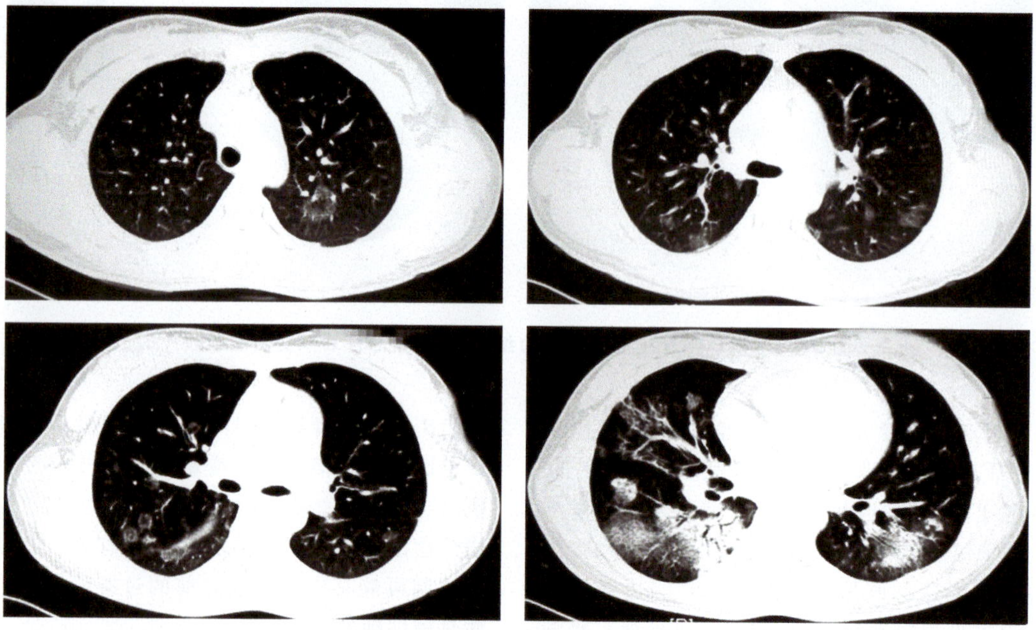

图 1-2-7　女，24 岁。咳嗽、咳痰 9 个月，加重伴痰中带血、咯血 2 周。胸部 CT(2012-09-20)示两肺散在磨玻璃影，部分呈反晕征表现，右肺中叶见条索影，双下肺见片状实变阴影，其内可见支气管充气征

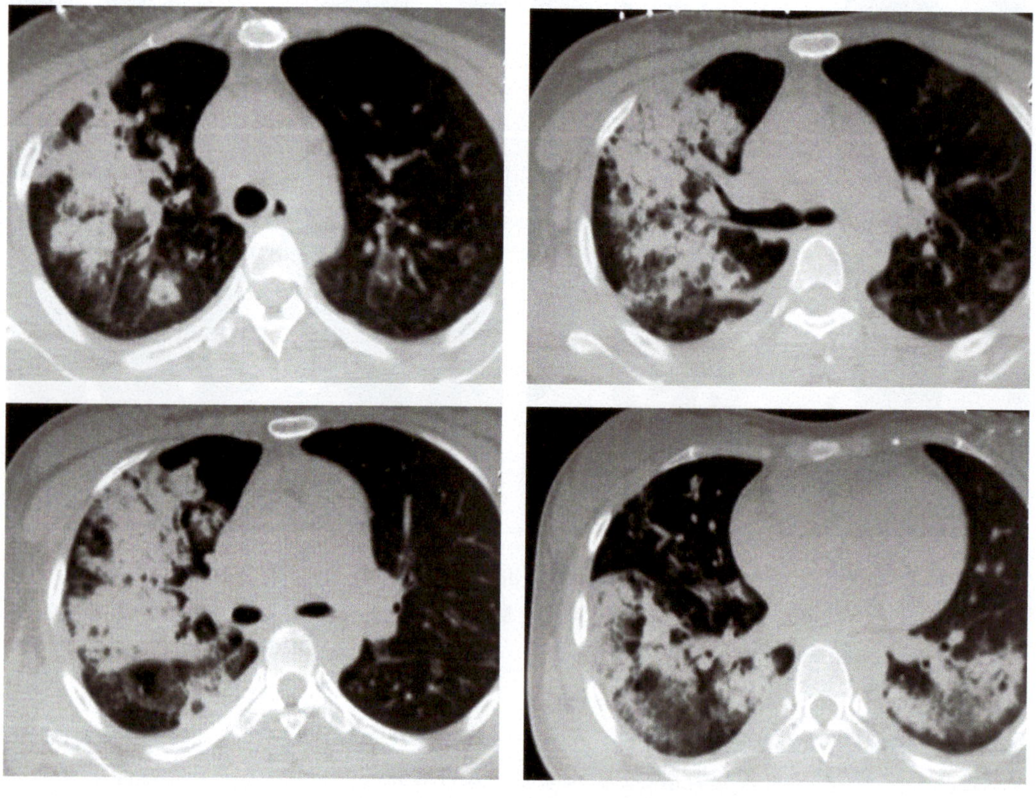

图 1-2-8　5 天后肺内病灶较前明显进展(2012-09-25)

6. 肺栓塞(PE) 肺血管栓塞之后肺野外围胸膜下会有缺血梗死灶,发病率为10%~30%。梗死灶多表现为不规则形和地图形,胸膜下的楔形密度增高影对肺梗死的诊断缺乏特异性。部分PE病人可表现为RHS,多为椭圆形而非楔形或四角形病灶,可能是一种向肺梗死演变的过渡阶段,可与空洞同时形成或先于其发生(图1-2-9)。病理表现为病变中央为坏死水肿的肺组织,外周为环绕的出血带。另外,肺恶性肿瘤所致动脉瘤栓亦可造成肺梗死,表现为RHS(图1-2-10)。

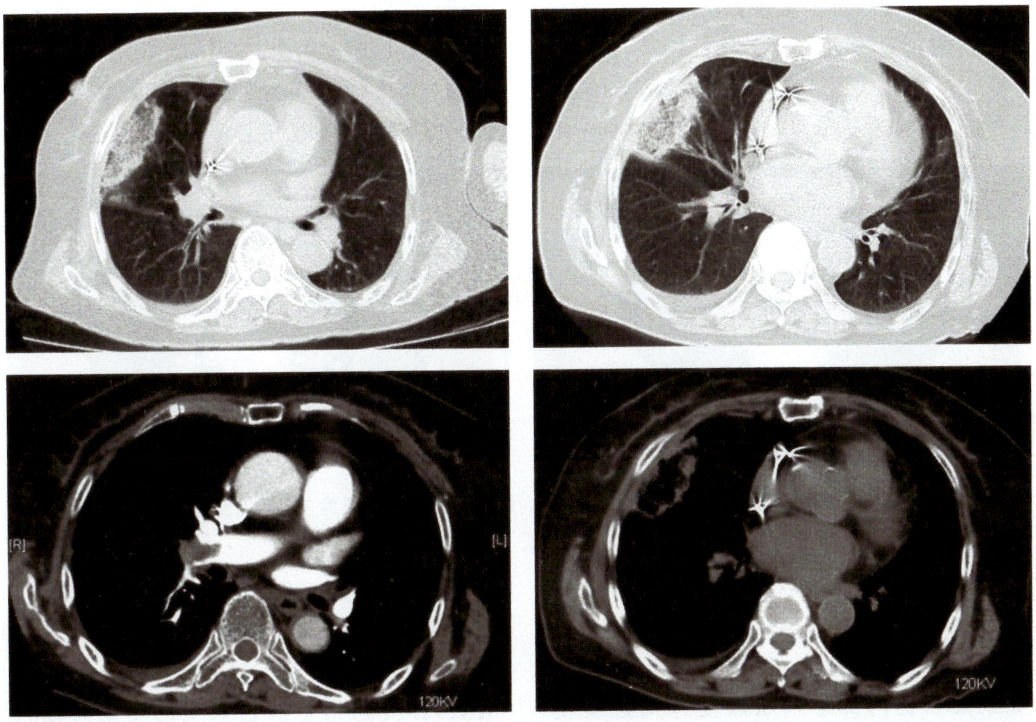

图 1-2-9 女,79岁。右肺动脉栓塞并胸膜下反晕征表现

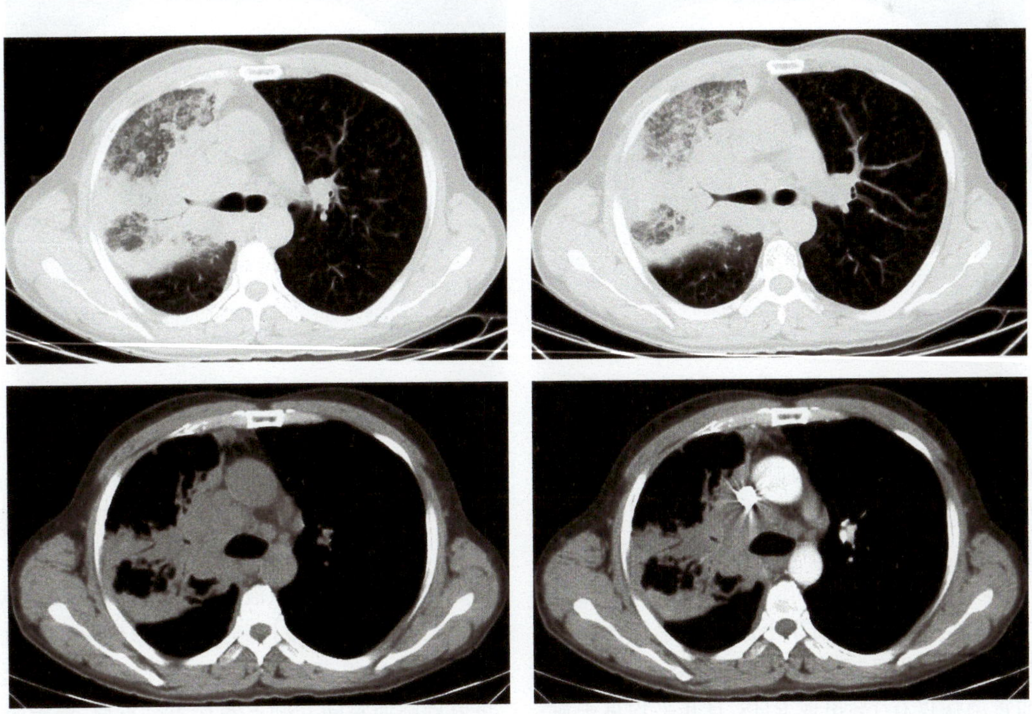
图 1-2-10 男,56岁。小细胞癌伴远端大片的肺梗死(增强后病灶无强化提示梗死),反晕征

二、感染性疾病

1. 肺结核　感染性疾病有 RHS 者绝大多数(96%)为肺部真菌和结核分枝杆菌感染。以 RHS 为主要 CT 表现的肺结核主要发生于年轻病人，临床症状较轻，结核典型中毒症状如发热、盗汗相对少见；CT 显示病灶主要分布于上肺，合并空洞较少，但可有小叶中心结节、树芽征并存(图 1-2-11)。痰液及气管镜检查阳性率低，肺穿刺活检可见肉芽肿性病变，发现抗酸染色阳性细菌，此类病人及时抗结核治疗预后良好。所有肺结核病人 RHS 的外壁均由密集小结节围绕组成(nodular walls)，同时 83%的肺结核病人 RHS 中心的磨玻璃影中可见多发小结节，提示活动性肉芽肿疾病，而 COP 病人 RHS 均未见上述征象。免疫状态好的病人更容易形成 RHS，RHS 的出现提示活动性肺结核。此外，结节病也可出现上述外周壁结节和中心磨玻璃影内部小结节的 RHS，但大多同时伴有双侧对称性肺门和纵隔淋巴结肿大及肺内淋巴管周围分布的间质结节，有助于与肺结核进行鉴别。

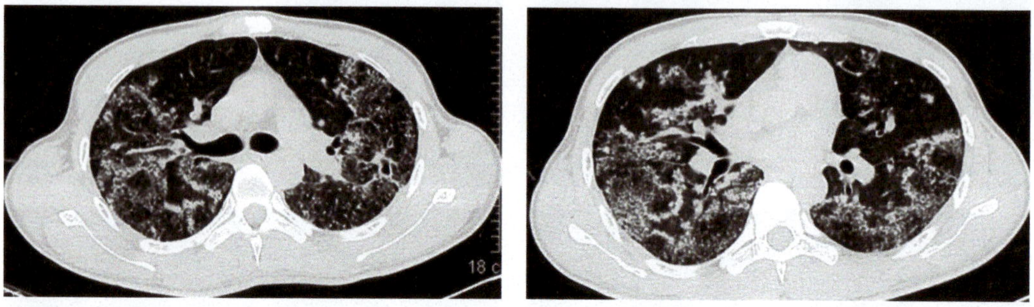

图 1-2-11　男，24 岁。慢性刺激性咳嗽 2 个月。肺结核，以反晕征为主，可见空洞、结节、树芽征

2. 侵袭性真菌感染　肺部真菌感染，包括毛霉、曲霉、副球孢子菌、隐球菌和组织胞浆菌，甚至肺孢子菌等均可出现 RHS。毛霉和曲霉最常见，约占 93%。如果反晕征内部呈网状改变且周边实变影更厚，则提示侵袭性肺毛霉和曲霉感染。RHS 易发生在侵袭性真菌性感染的早期阶段，并且相比于其他菌属更常见于毛霉菌感染。组织病理学证实，侵袭性真菌感染中 RHS 的发生机制可能与肺梗死有关，亦可能是空洞性病变的早期阶段(图 1-2-12、图 1-2-13)。

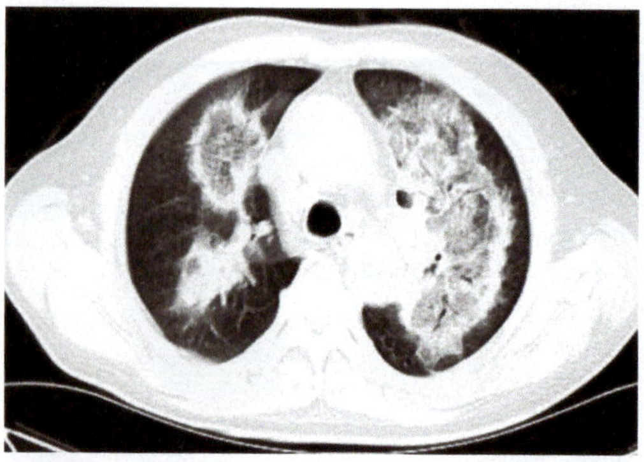

图 1-2-12　侵袭性肺曲霉病，双肺多发反晕征

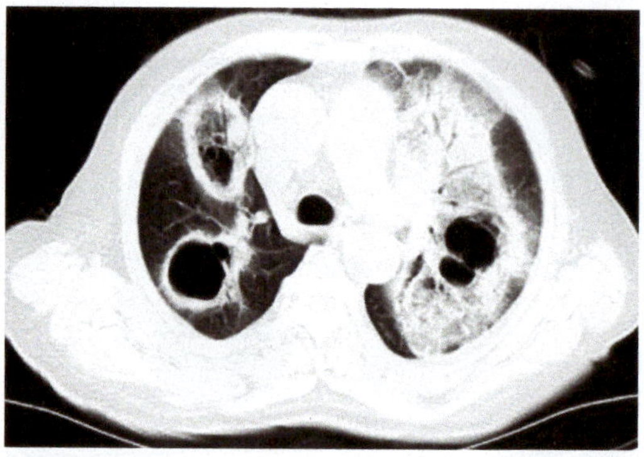

图 1-2-13　6 天后部分演变为空洞性病变

毛霉菌 RHS 的中心区域为肺泡间隔的凝固性坏死或肺实质炎性浸润，同时肺泡腔仍然存在；周围环形高密度影从内到外组成三联体结构：液化、实变和机化，OP 是常见病理表现。毛霉菌的晕征和 RHS 最终可进展为中心型空洞。虽然临床上肺毛霉感染比曲霉更少见，但 Wahba 等发现 19%的肺毛霉感染有 RHS，而侵袭性肺曲霉菌病仅有 1%出现 RHS，且几乎均见于血液系统疾病干细胞移植或化疗后粒细胞缺乏病人。在一项纳入 752 例因急性髓细胞或淋巴细胞白血病接受化疗的病人中，有 16 例确诊为肺毛霉病。在疾病的第 1 周，16 例病人中有 15 例(94%)观察到 RHS，1 周以后出现多发结节和胸腔积液机会较多(6%和 12%vs. 64%和 55%)。在严重免疫抑制病人的影像学检查中如果出现 RHS 则高度提示毛霉感染(图 1-2-14～图 1-2-16)。及早鉴别肺曲霉病和肺毛霉病十分重要，因为两者的治疗药物不同，早期正确治疗可显著改善其预后。

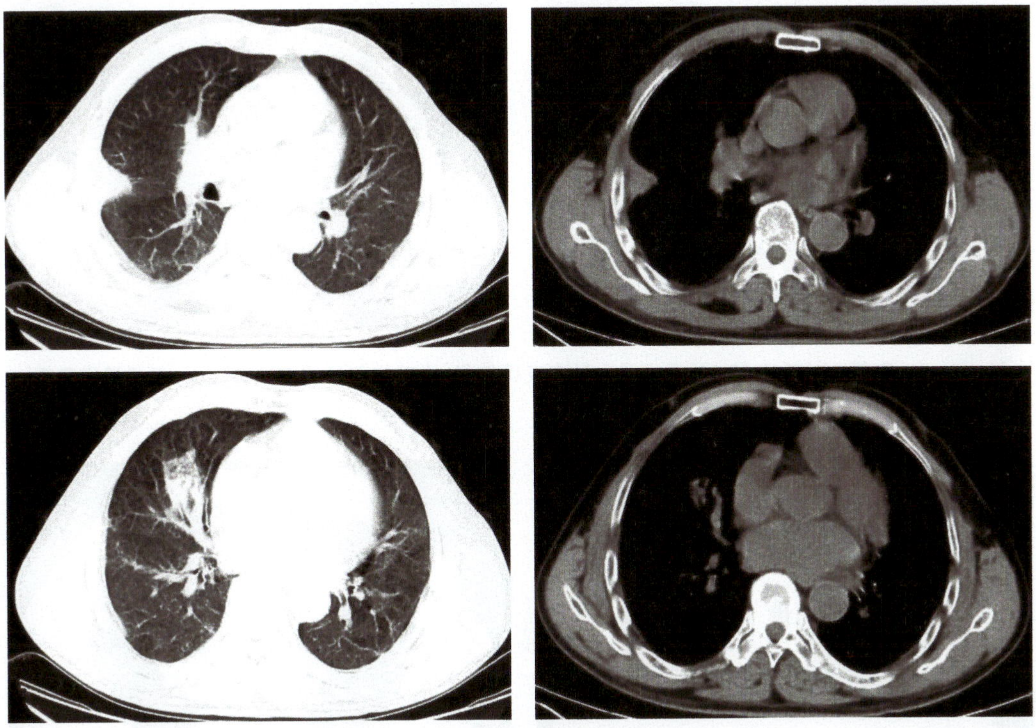

图 1-2-14　男,62 岁。骨髓增生异常综合征转急性髓细胞白血病,发热 1 天。血常规:WBC 1.00×10^9/L,N% 34.1%。胸部 CT(2016-08-05)示右肺中叶外侧段胸膜下楔形影,右肺中叶内侧段斑片、实变影,内见支气管充气征

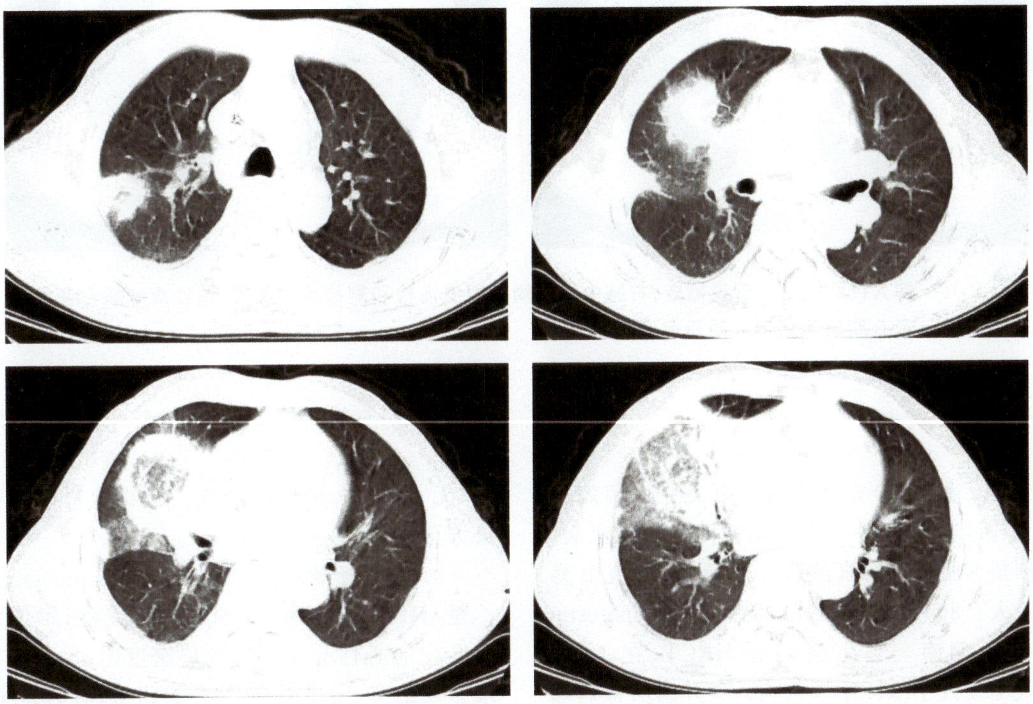

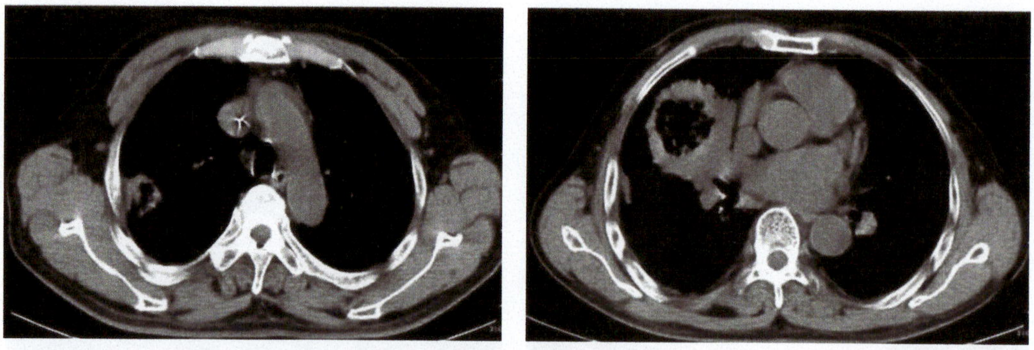

图 1-2-15　胸部 CT(2016-08-11)示右肺上叶多发团块影，中叶内侧段病变较前增大，呈反晕征表现

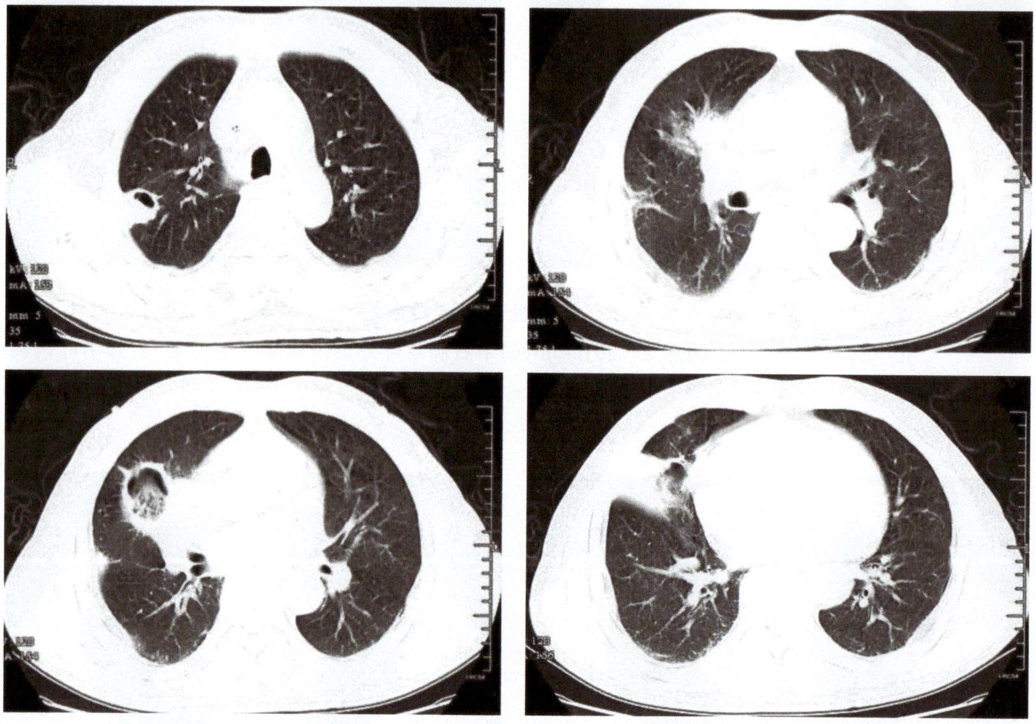

图 1-2-16　病人行纤维支气管镜检查，右肺中叶内侧段内支活检和刷检均为毛霉，泊沙康唑联合两性霉素 B 脂质体治疗 8 周后病变吸收明显

(杭州市第一人民医院呼吸科　叶　健　提供)

3. 地方性(流行性)真菌感染　南美芽生菌病是由副球孢子菌引起的一种慢性化脓性肉芽肿性疾病，是拉丁美洲最常见的流行真菌病，巴西最多见，尤其易发于农场工人。80%的病例有肺部感染。Gasparettot 等分析了 148 例南美芽生菌病的 HRCT，在 15 例(10%)病人中发现了 RHS。3 例病人的开胸活检病理显示，RHS 中心的磨玻璃密度影主要为炎性浸润，包括巨噬细胞、淋巴细胞、浆细胞和巨细胞，主要位于肺泡间隔；外周的高密度影为肺泡内致密、均质的炎性浸润，无 OP 和大量出血表现。组织胞浆菌和隐球菌感染亦可见 RHS。

4. 肺孢子菌肺炎(pneumocystis pneumonia，PCP)是 AIDS 病人最常见的肺部并发症，影像学特征是双肺门向心性分布的磨玻璃密度影，也可表现为单发或多发结节、团块影，或实变渗出影，右肺多于左肺，下叶多于中上叶。Otera 等首先报道了 1 例 32 岁男性 AIDS 合并 PCP 病人的 HRCT，在其双肺上叶发现了 RHS，该例病人的病理学证实外周环形结构被肺泡的炎性渗出包绕，无间质性肺炎表现，亦无大量出血与OP表现。病人应用复方新诺明治疗 20 天后，症状明显缓解，复查胸部 CT，胸部病变吸收，RHS 消失，残留囊性病灶。该作者还指出 PCP 与南美芽生菌病有相似的病理学和生物学特性，两者出现 RHS 的机制可能是相同的，推测其可能与宿主的免疫反应或真菌病的生物特性有关。

5. 细菌性肺炎 RHS 已在多种细菌性肺炎中被发现，包括肺炎链球菌肺炎、金黄色葡萄球菌肺炎（图 1-2-17、图 1-2-18）、军团菌肺炎等。RHS 多出现在细菌感染过程的后期，即疾病好转阶段（图 1-2-19、图 1-2-20）。与侵袭性真菌感染不同，RHS 的出现并不有助于治疗手段的选择。细菌性肺炎是引起 OP 的原因之一，免疫正常的病人中发现 RHS 可能是细菌感染引发的继发性肺炎，而非原发细菌感染的直接表现。

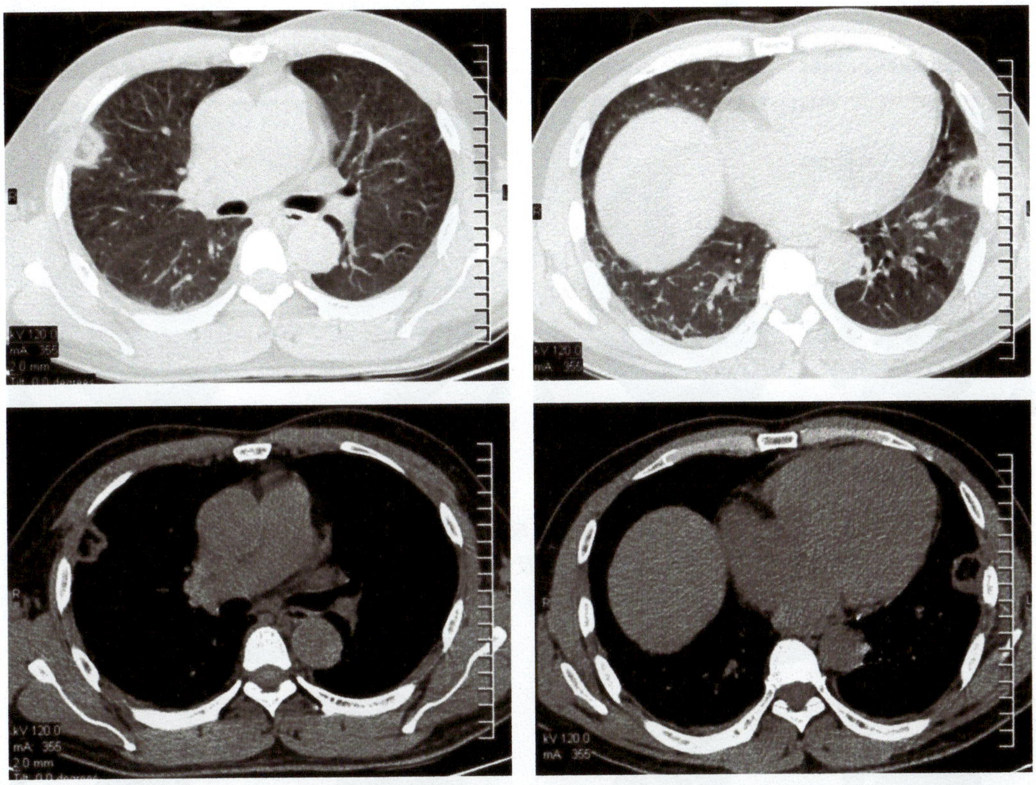

图 1-2-17 男，46 岁。甲氧西林敏感金黄色葡萄球菌肺炎。双肺胸膜下多发反晕征(2013-02-16)

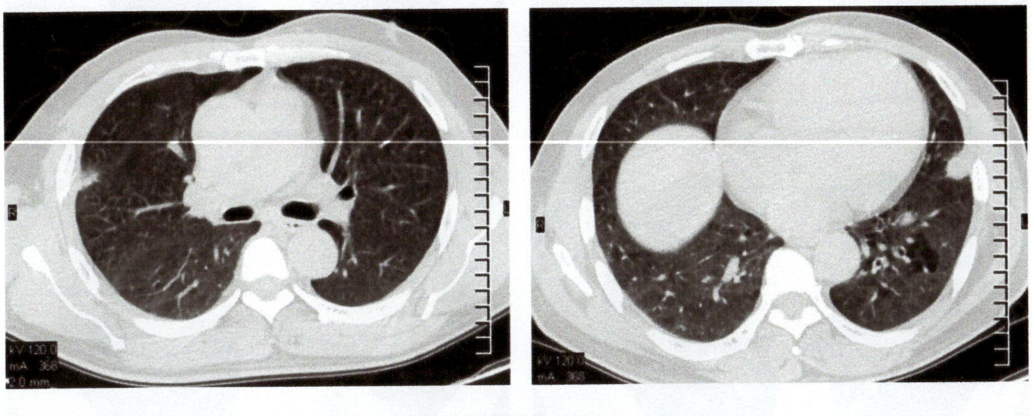

图 1-2-18 经治疗后病变较前吸收(2013-03-14)

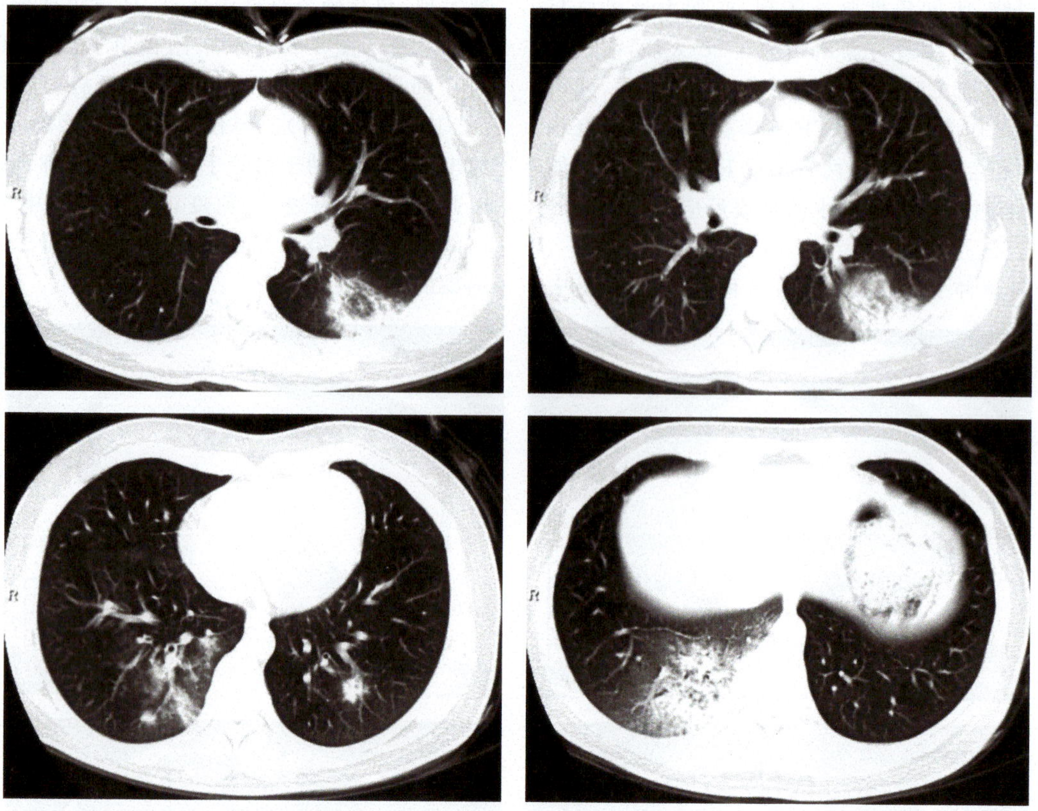

图 1-2-19　女，35 岁。发热半个月，干咳 10 天。肺炎衣原体肺炎。胸部 CT 示双肺多发实变、结节影，病变周围渗出明显，左肺下叶病变可见反晕征和支气管充气征

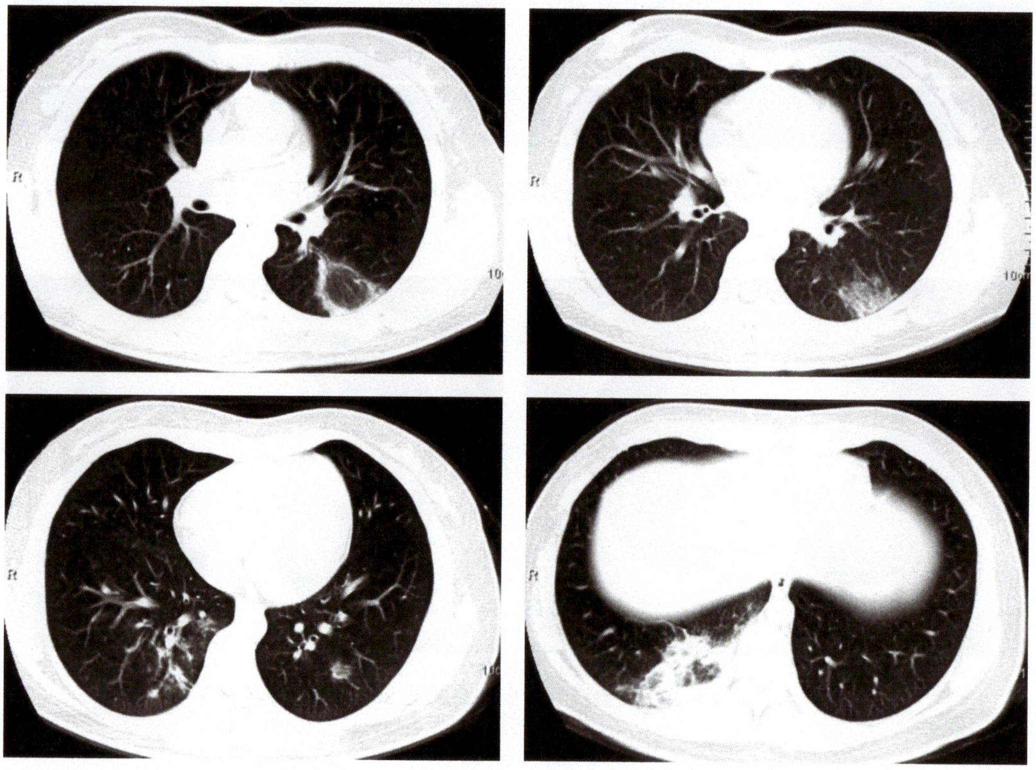

图 1-2-20　大环内酯类药物治疗 1 周后病变有所吸收，左下肺病变壁变薄，右下肺病变出现新的反晕征

三、肿瘤性疾病

1. 淋巴瘤样肉芽肿(LYG)　1972 年由 Liebow 首先描述,是一种由 EBV 感染引起的非典型 B 细胞混合大量反应性 T 细胞和组织细胞所组成的结外血管中心性和血管破坏性淋巴组织增生性疾病。典型的 LYG 具有组织学三联征:包括血管中心性多形性淋巴样细胞浸润、血管炎和肉芽肿病变。12%～47%的病人可进展为淋巴瘤。LYG 影像学缺乏特征性,以支气管血管周围、胸膜下及双肺下叶周边多发结节影最多见(80%),结节大小一般不超过 1cm,结节易坏死形成空洞,结节周围可有磨玻璃样晕征,有时也可见单发结节影、片状密度增高影、薄壁的囊状阴影或弥漫性浸润影。肺门、纵隔淋巴结肿大少见,可见胸腔积液和气胸。Benamore 等首先报道了 1 例病理证实为Ⅰ级 LYG 的 52 岁女性病人,其影像由较典型的结节灶进展为 RHS。病理证实 RHS 中心的气腔内充满水肿液和泡沫组织细胞,未发现坏死成分;而外周部分为血管中心性淋巴样细胞浸润,主要由小淋巴细胞和组织细胞组成,浆细胞偶见,局部区域有血管破坏。

2. 肺腺癌　在 CT 上表现为结节、肿块影。结节包括实性结节、纯磨玻璃结节或混合密度磨玻璃结节。结节中的磨玻璃密度影可能与肿瘤生长缓慢有关,病理上倾向于肿瘤细胞沿肺泡壁鳞屑样生长,以原位腺癌和鳞屑样腺癌多见。当磨玻璃密度灶出现于病变中心时可表现为 RHS(图 1-2-21)。

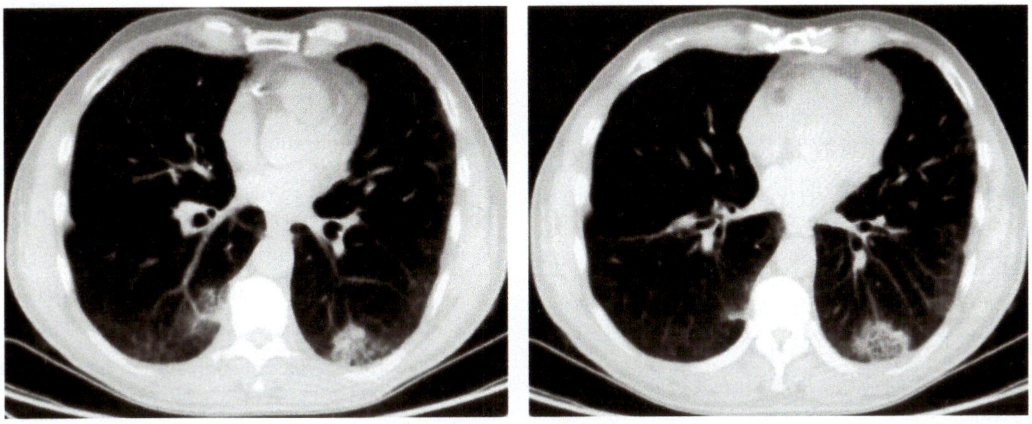

图 1-2-21　男,59 岁。左下肺混合磨玻璃密度影,可见反晕征,穿刺病理为黏液腺癌

3. 肺转移瘤　典型 CT 表现为双肺多发、大小不一的类圆形结节灶,以外周分布为主。少见表现包括空洞、钙化、晕征及气道播散等。RHS 也是肺转移瘤的不典型表现之一(图 1-2-22、图 1-2-23),部分与化疗有关。

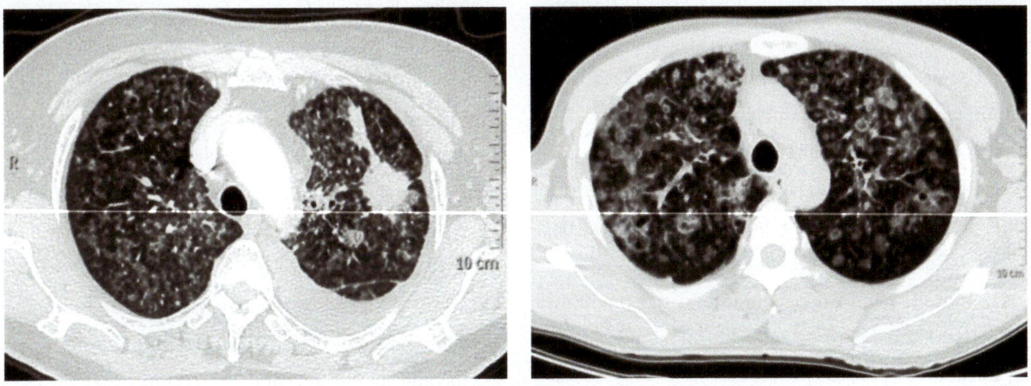

图 1-2-22　腺癌磨玻璃样肺转移,部分表现为反晕征

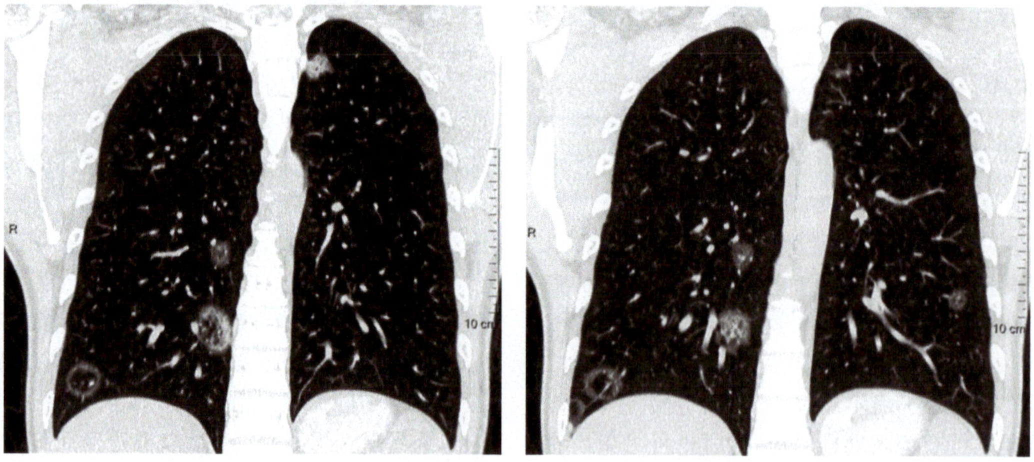

图 1-2-23　右侧眼眶腺样囊性癌术后 4 年，双肺转移

总之，RHS 可见于多种疾病，以 COP 及肺结核和肺真菌病（毛霉感染）最为常见。尽管 RHS 征象相对缺乏特异性，但相关临床资料和其他的 CT 征象有时可帮助缩小诊断范围。RHS 的形态不同，其临床意义亦不同。例如，RHS 的壁上或壁内可见结节灶，多提示肉芽肿性疾病如肺结核或结节病而不是 OP；免疫功能缺陷病人肺部 CT 发现 RHS 病灶时需考虑感染性疾病。通过掌握 RHS 不同的临床表现和病因学有助于避免误诊及不必要的活检，并能引导进行正确、及时的临床治疗。

参 考 文 献

Benamore RE，Weisbrod GL，Hwang DM，et al. Reversed halo sign in lymphomatoid granulomatosis. Br J Radiol，2007，80：e162-166.

Gasparetto EL，Escuissato DL，Davaus T，et al. Reversed halo sign in pulmonary paracoccidioidomycosis. AJR Am J Roentgenol，2005，184(6)：1932-1934.

Hong SH，Kang EY，Shin BK，et al. Reversed halo sign on thin-section CT in a patient with non-specific interstitial pneumonia. Br J Radiol，2011，84(1001)：e103-105.

Katzenstein AL，Fiorelli RF. Nonspecific interstitial pneumonia/fibrosis. Histologic features and clinical significance. Am J Surg Pathol，1994，18(2)：136-147.

Kim SJ，Lee KS，Ryu YH，et al. Reversed halo sign on high-resolution CT of cryptogenic organizing pneumonia：diagnostic implications. AJR Am J Roentgenol，2003，180(5)：1251-1254.

Kumazoe H，Matsunaga K，Nagata N，et al. "Reversed halo sign" of high-resolution computed tomography in pulmonary sarcoidosis. J Thorac Imaging，2009，24(1)：66-68.

Marchiori E，Zanetti G，Mano CM，et al. The reversed halo sign：another atypical manifestation of sarcoidosis. Korean J Radiol，2010，11(2)：251-252.

Otera H，Tada K，Sakurai T，et al. Reversed halo sign in pneumocystis pneumonia：a case report. BMC Med Imaging，2010，10：26.

Ueda S，Inoue R，Tanaka K，et al. A case of nonspecific interstitial pneumonia with reversed halo sign on chest HRCT. Nihon Kokyuki Gakkai Zasshi，2007，45：248-252.

Voloudaki AE，Bouros DE，Froudarakis ME，et al. Crescentic and ring-shaped opacities：CT features in two cases of bronchiolitis obliterans organizing pneumonia (BOOP). Acta Radiol，1996，37(6)：889-892.

WahbaH，Truong MT，Lei X，et al. Reversed halo sign in invasive pulmonary fungal infections. Clin Infect Dis，2008，46(11)：1733-1737.

Yousem SA. The surgical pathology of pulmonary infarcts：diagnostic confusion with granulomatous disease，vasculitis，and neoplasia. Mod Path，2009，22：679-685.

第三节　弥漫性囊性肺疾病

囊性肺疾病（cystic lung disease）是指肺实质内圆形薄壁含气低密度囊状影，边缘与正常肺组织界线清晰，壁厚一般＜2mm。病理证实囊壁由上皮细胞和（或）纤维组织构成。弥漫性囊性肺疾病（diffuse cystic lung disease,DCLD)影像学以肺实质内弥漫出现多个囊腔病变为特征性表现,这些囊状影通常壁厚薄不一、直径大小不等,一般无气-液平面或固体存在。

一、DCLD 的诊断流程

2015 年的《美国呼吸与危重症杂志》(AJRCCM)提出了关于 DCLD 的专家共识,2016 年的 *Chest* 进一步提出了关于 DCLD 的诊断流程。DCLD 首先需要与肺部囊性病变很类似的一系列病变鉴别,包括肺气肿(未见明确的囊壁)、蜂窝肺(成簇的囊泡影融合而成,多位于胸膜下)、囊性支气管扩张(常可看到液平面)、肺部空洞(壁厚>2mm,大多>4mm;常见于肺部斑片实变区域中)等。其次,需要明确肺部囊性病变在肺内的分布位置,若位于胸膜下,则以肺气肿、蜂窝肺、肺大疱多见;DCLD 的病灶多位于肺实质内。再者,明确肺内囊性病变是单发还是多发,单发性肺内囊性病变,以肺大疱、支气管囊肿多见;DCLD 定义为肺实质内多发囊泡影。最后,针对弥漫(多发)的肺内囊泡影,需明确是否伴有其他肺部影像学异常:①无其他伴随的肺部阴影:常见于淋巴管平滑肌瘤病(LAM)、朗格汉斯细胞组织细胞增生症(LCH)、BHD 综合征(Birt-Hogg-Dubé syndrome)、气管支气管乳头状瘤病、某些感染、支气管肺癌和肺内转移癌等;②合并肺部多发结节影:常见于淋巴细胞性间质性肺炎(LIP)、肺朗格汉斯细胞组织细胞增生症(PLCH)、肺轻链沉积病、肺淀粉样变等;③合并肺内磨玻璃影:常见于肺孢子菌肺炎(PCP)、脱屑性间质性肺炎(DIP)。DCLD 伴有的影像学表现为临床及影像学的鉴别诊断提供了重要的帮助,缩小了鉴别诊断的范围。

根据疾病的发病机制,DCLD 可分为肿瘤性、先天性或遗传性、淋巴增殖性、感染性、间质性、吸烟相关性、其他疾病及类囊性病变等(表 1-3-1)。

表 1-3-1　弥漫性囊性肺疾病的临床分类

1. **肿瘤性疾病**	地方性真菌病,特别是球孢子菌病
LAM-散发或与结节性硬化相关	肺吸虫病
LCH,非 LCH 如 Erdheim-Chester 病	5. **肺间质性疾病**
其他原发或转移性肿瘤,如肉瘤、腺癌、胸膜肺母细胞瘤等	过敏性肺炎
2. **遗传性或先天性疾病**	脱屑性间质性肺炎
BHD 综合征	6. **吸烟相关性疾病**
Proteus 综合征、神经纤维瘤病、先天性结缔组织发育不良综合征	PLCH
先天性肺气道畸形、支气管肺发育异常	呼吸性细支气管炎
3. **淋巴增殖性疾病**	脱屑性间质性肺炎
LIP	7. **其他**
滤泡性细支气管炎	创伤后假性肺囊肿
干燥综合征	外源性脂质性肺炎
淀粉样变	高 IgE 综合征
轻链沉积病	8. **类囊性病变**
4. **感染性疾病**	肺气肿
耶氏肺孢子菌肺炎	α_1-抗胰蛋白酶缺乏症
葡萄球菌肺炎	支气管扩张
复发性呼吸道乳头状瘤病	肺间质性疾病终末期蜂窝肺

二、类囊性肺病变的影像学特征

病人胸部 CT 检查可发现肺部异常含气透亮影改变,这些病变可能为肺囊性病变,也可能为同样呈透亮影表现的类囊性病变,如肺空洞、小叶中央型肺气肿、囊性支气管扩张及蜂窝肺等。因此,在诊断为肺囊性病变前需首先排除这些类囊性病变。

1. 囊腔(cyst)　病理学表现是任何圆形局限性空腔,周围环绕以不同厚度的上皮和纤维性壁。X 线或 CT 扫描表现为圆形透光区或低衰减区,与正常肺组织边界清楚。囊壁厚度不等,常为薄壁(<2mm),不伴有肺气肿。囊腔常含空气,但偶尔含有液体或固体物质。囊腔经常被用来描述 LAM 或 LCH 病例中增大的薄壁气腔,在终末期肺纤维化病例中可见厚壁蜂窝样改

变。囊腔也可见于大疱、肺气囊、蜂窝肺。

2. 空洞(cavity) 肺空洞是指不同原因引起的肺实质坏死、液化,坏死物经支气管排出而形成的肺组织缺损,影像学表现为有完整壁的肺内环形透光区,常伴有气-液平面。与肺囊性病变相比,空洞的壁相对较厚,通常>4 mm。通常,肺空洞性病变继发于原发性支气管肿瘤、肺转移瘤、肉芽肿性多血管炎或类风湿关节炎引起的血管炎,以及各种肺部感染,如细菌性肺脓肿、肺结核和包括侵袭性肺曲霉病在内的真菌性肺炎等。

3. 肺气肿(emphysema) 是指终末细支气管远端(呼吸性细支气管、肺泡管、肺泡囊和肺泡)的气道弹性减退、充气过度、肺容积增大和(或)同时伴有气道壁破坏的病理状态。按累及肺小叶的部位,可将肺气肿分为小叶中央型、全小叶型和介于两者之间的混合型三类。小叶中央型肺气肿(centrilobular emphysema)最常见,主要累及呼吸性细支气管,几乎只见于吸烟病人。早期病人胸部 HRCT 主要表现为位于肺小叶中心的不规则圆形低密度衰减区,直径可达 1cm,上叶多发,通常无壁或壁不明确。另外,由于相邻受损肺泡的间隔形成类似的壁,从而表现为呈多边形的类囊腔样改变。当病变进一步进展,破坏区相互融合,肺血管纹理逐渐稀疏,为严重肺气肿特有的表现。由于肺气肿病变位于肺小叶中心,病人病变中央可见血管影,为次级肺小叶内的肺动脉分支(图 1-3-1);而肺囊状病变的血管影消失或见于病变周边。全小叶型肺气肿(panlobular emphysema)累及整个肺远端单位,这种类型的肺气肿在西方国家常见于 α_1-抗胰蛋白酶缺乏病人,也可见于吸烟、年老或吸毒病人。全小叶型肺气肿的 HRCT 表现与小叶中央型相类似,但病变呈弥漫性分布,或肺下叶损害更严重(图 1-3-2)。

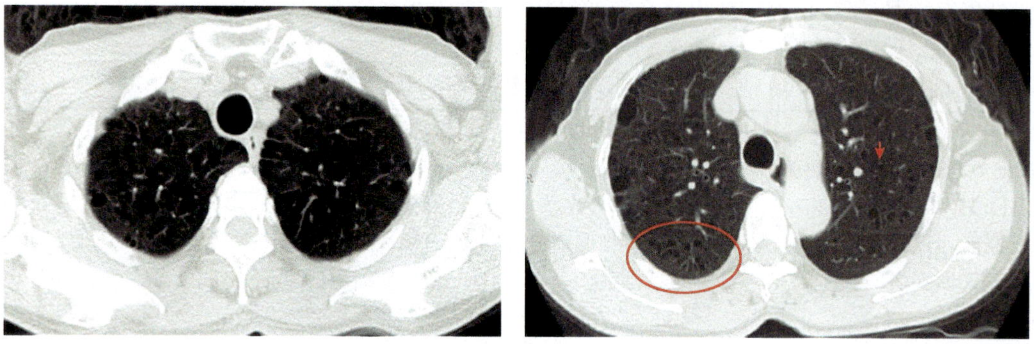

图 1-3-1 男,68 岁。小叶中央型肺气肿,气肿中央可见血管影(红箭)和呈多边形的类囊腔样改变(红圈)

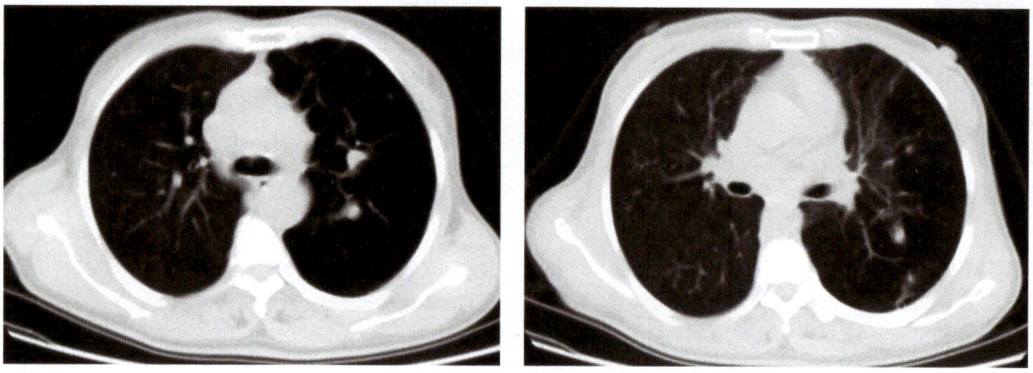

图 1-3-2 女,53 岁。左肺全小叶型肺气肿、肺大疱

4. α_1-抗胰蛋白酶缺乏症 正常人血清中含有一种抑制蛋白酶活性的重要物质 α_1-抗胰蛋白酶(α_1-antitrypsin,α_1-AT)。α_1-AT 为肝脏合成的一种糖蛋白,由一条 400 个左右氨基酸的肽链及 4 条糖链构成,基因位于 14q32.1,为常染色体上的复等位基因,全长约 12.3kb,含有 7 个外显子(A~G)、6 个内含子(Ⅰ~Ⅵ)。α_1-AT 不仅存在于血浆中,还广泛分布于尿液、唾液、支气管分泌物、泪液、脑脊液、羊水、初乳中,以及某些组织细胞的胞质中。α_1-AT 能抑制血清中大约 90% 的胰蛋白酶、血纤维蛋白溶酶、激肽释放酶、胶原酶、凝血酶和弹性蛋白酶等的活性。弹性蛋白酶可作用于肺泡壁的弹性蛋白及其组织的结构蛋白而造成组

织损害。因而 α_1-AT 的主要生理功能是保护下呼吸道及其他组织免受弹性蛋白酶的损伤。

α_1-AT 缺乏症是以婴儿期出现胆汁淤积性黄疸、进行性肝功能损害和青年期后出现肺气肿为主要临床表现的一种常染色体隐性遗传性疾病，其特征是血清中 α_1-AT 水平下降，常有家族发病史。突变型最初在北欧、高加索人种中发现，之后传遍欧洲，又由于移民传至美国和其他国家。在成年人，大多数 α_1-AT 缺乏症病人以突出的门静脉高压症为首发表现，病人常死于上消化道出血和(或)肝昏迷，由 α_1-AT 缺乏导致肝硬化病人，肝脏肿瘤发病率很高，以起源于肝细胞者居多，部分起源于胆管。肺气肿(图 1-3-3)多发生于 30～40 岁的成人，PiZZ 纯合子发生慢性阻塞性肺气肿的可达 70%～80%。病人出现呼吸困难、咳喘、弥漫性肺气肿及桶状胸。叩诊为过清音；重者可出现杵状指(趾)、生长发育障碍等。

该病预后较差，30%～50%的病人死于进行性肝脏损害或肝硬化，肝衰竭多发生于肝硬化 5～15 年以后。近年来亦有报道 PiZZ 型病人于新生儿期出现肝炎症状后，临床和化验检查完全恢复正常，仅肝活检有轻度或中度肝硬化的病理改变。血清 α_1-AT 降低的人，都可能发生肺气肿。但杂合子 PiMS 和 PiMZ 型的病人，若能避免吸烟、尘埃等环境因素影响，即使肺部已出现肺气肿的病理改变，亦可无临床症状或症状极轻，存活年龄与正常人一样。

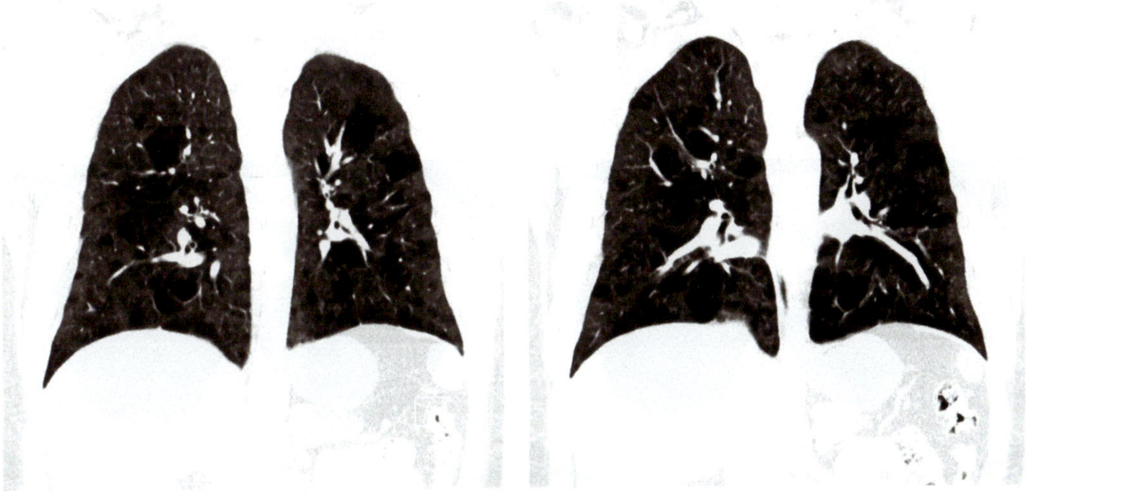

图 1-3-3　男，30 岁。α_1-AT 缺乏症。咳嗽就诊

5. 囊性支气管扩张(cystic bronchiectasis)　支气管扩张是指支气管异常和持久扩张。大多支气管扩张主要继发于反复肺部感染，也可见于一些遗传性疾病(如囊性纤维化、纤毛运动障碍综合征)、先天性疾病(如软骨缺陷)及免疫缺陷性疾病等。当支气管扩张程度较严重时可呈囊状支气管扩张，胸部 HRCT 表现为多发囊状阴影，有明确的壁，壁厚明显。胸部 HRCT 重建见囊状影沿支气管树分布，并与支气管相连。支气管扩张通常还伴有气体潴留、支气管壁增厚等气道表现，常有印戒征的表现，合并感染时还可见气-液平面，扩张纡曲时可见分支状影。根据以上影像学特点，可与肺囊性病变相鉴别。

6. 蜂窝肺(honeycombing)　病理学表现是破坏和纤维化的肺组织中，含有大量的具有纤维厚壁的囊性空腔，腺泡结构完全消失，代表各种肺部疾病的晚期阶段。HRCT 表现为成簇囊状气腔，直径为 3mm 至 1cm，偶尔也可达到 2.5cm，多层发生，以肺的周围部和胸膜下为著，囊壁清晰，厚 1～3mm，内衬化生的支气管上皮。蜂窝倾向于拥有共同的壁。蜂窝肺多见于特发性肺间质纤维化，也可见于呼吸性细支气管炎并间质性肺病、脱屑性间质性肺炎及淋巴细胞性间质性肺炎等疾病。

三、胸膜下区囊性病变

胸膜下区囊性病变以间隔旁肺气肿、肺大疱、肺疱、蜂窝肺多见。

1. 间隔旁肺气肿(paraseptal emphysema)　这种亚型的肺气肿累及远端肺泡，包括肺泡管和肺泡囊，是胸膜下区和支气管血管树周围区域由完整小叶间隔分隔的低密度灶。这种囊肿离散、薄壁、多发，直径为几毫米到 1cm 不等，与蜂窝肺不同，肺结构得到很好的保留。间隔旁肺气肿中囊的融合导致肺大疱形成(图 1-3-4)。

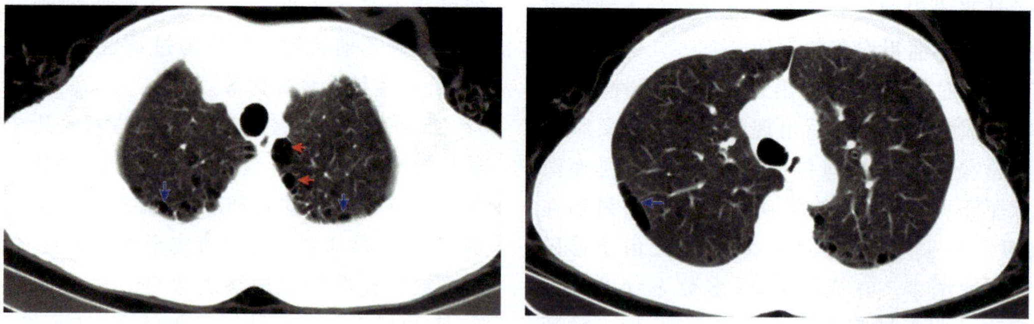

图 1-3-4　男，34 岁。间隔旁肺气肿（蓝箭），部分融合成肺大疱（红箭）

2. 肺大疱（bulla）、肺疱（bleb）　肺大疱是圆形，直径 1cm 或以上局灶性的透亮影或密度衰减区，围绕以薄壁，壁厚一般不超过 1mm（图 1-3-5），通常伴有邻近肺组织的肺气肿，可由间隔旁肺气肿的囊合并而成。肺大疱可以随着时间增大，挤压正常的肺组织导致“消失肺”综合征（图 1-3-6）。原发性肺大疱疾病可见于 Ehlers-Danlos 综合征（先天性结缔组织发育不全综合征）或马方综合征病人。肺疱是脏层胸膜内或胸膜下肺内小的含气腔，常发生于肺尖，直径不大于 1cm。由于疱（bleb）与大疱（bulla）的大小界定临床意义不大，临床多用大疱统一描述。

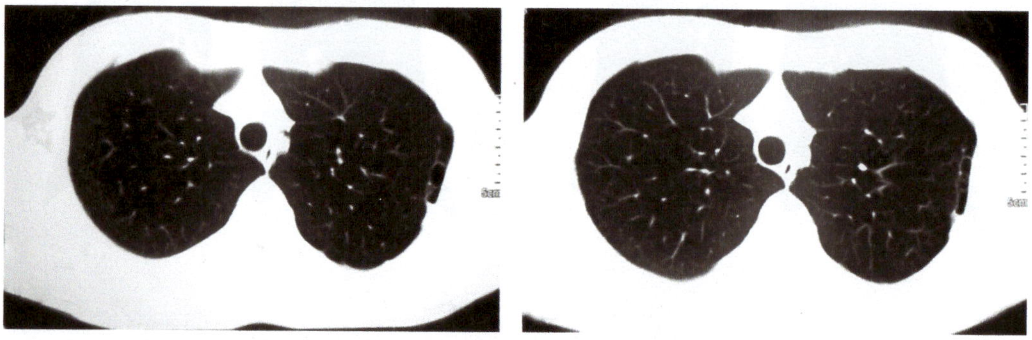

图 1-3-5　男，26 岁。左侧肺大疱

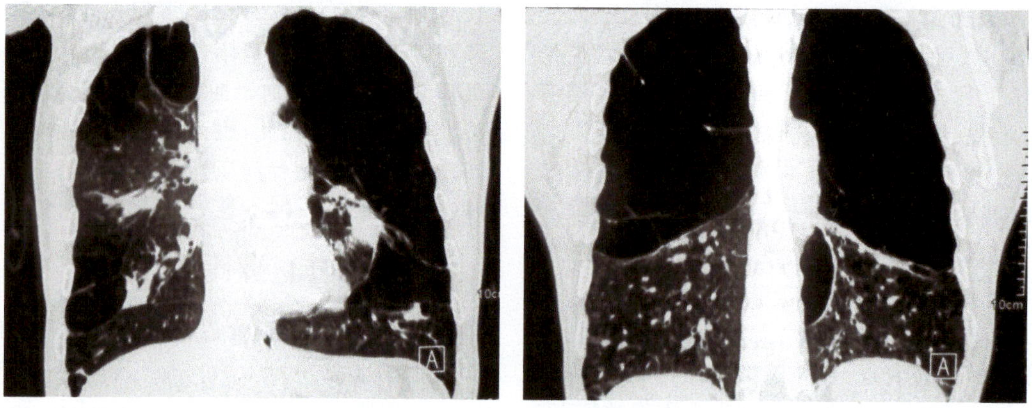

图 1-3-6　男，43 岁。双肺巨大肺大疱

四、肺实质中单发/偶发囊性病变

肺实质中单发/偶发囊性病变包括偶发囊肿、肺气囊、支气管囊肿。

1. 偶发囊肿（incidental cyst）　在无症状个体胸部 CT 扫描研究中，在 75 岁以上的病人中，25%会发现有囊肿存在，几乎从来不引起症状。这些囊肿在吸烟者和非吸烟者中同样普遍，各叶分布均匀，平均 10mm 大小，提示它们可能代表正常衰老的一部分(图 1-3-7)。单一的囊肿亦可能是既往感染或创伤的遗留物。

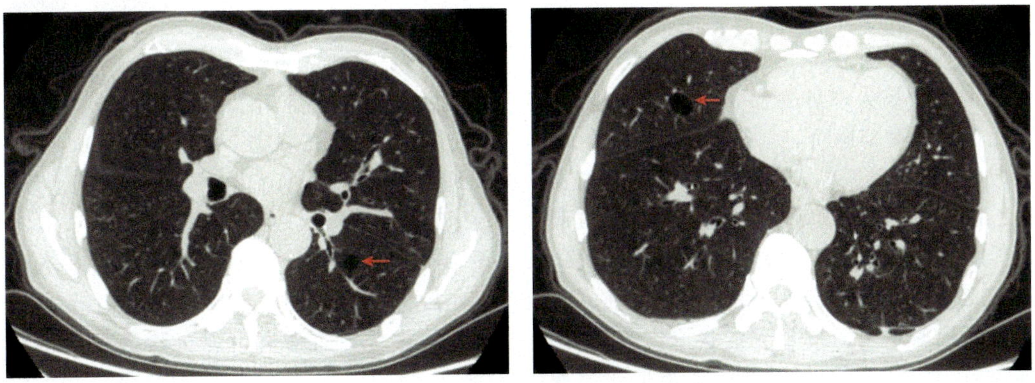

图 1-3-7　男，75 岁。双肺偶发囊肿

2. 肺气囊(pneumatocele)　是肺部暂时性的薄壁充气空间，常由于急性肺炎、外伤或吸入烃类液体所导致，通常是一过性的。发病机制是支气管壁局部坏死和气道活瓣性阻塞的综合作用，气体进入相邻支气管间质组织而形成。影像学表现为肺内近圆形的薄壁气腔。肺气囊常在数周或数月后自行消退。

3. 支气管囊肿(bronchogenic cyst)　来自于肺发育过程中支气管树的异常萌芽，通常表现为中纵隔的肿块，在 1/3 的病例中也可表现为下肺叶肺实质内的包块，通常由液体充填，肺实质内的气体充填的支气管囊肿罕见。CT 扫描表现为边界清楚的囊样病变，水样或软组织密度(图 1-3-8)。

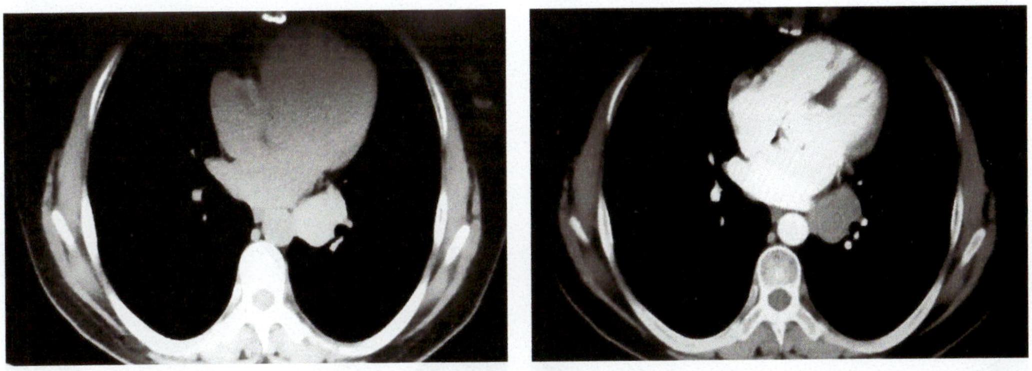

图 1-3-8　女，51 岁。左肺门类圆形光滑肿块，增强扫描无明显强化

五、弥漫性囊性肺疾病

1. 肿瘤性疾病

(1)淋巴管平滑肌瘤病(LAM)：是一种好发于育龄期女性的罕见多系统疾病，以未成熟平滑肌细胞(LAM 细胞)在终末细支气管、淋巴管、小血管周围异常增生为病理特点，并导致肺囊肿形成、轴向淋巴管出现充满液体的囊状结构(即淋巴管平滑肌瘤)和通常见于肾脏的良性血管平滑肌脂肪瘤为特征。LAM 可分为两类：散发的 LAM(S-LAM)和合并有结节性硬化症(TSC)的 LAM (TSC-LAM)。TSC 在新生儿中的发病率为 1/5800，而 S-LAM 在女性中的发病率估计为 3～7.8/10 000。肺淋巴管平滑肌瘤病(PLAM)发生在超过 30%的女性 TSC 病人，且随着病人年龄的增长而增多(40 岁以上病人中的出现率高达 80%)。PLAM 发生在 10%～15%的男性 TSC 病人，男性 TSC 病人的 LAM 似乎病情较轻。S-LAM 几乎均为女性病人，与 S-LAM 相比较，TSC-LAM 女性在确诊时的年龄较轻且肺功能较少受损。

LAM 的平均诊断年龄为 35 岁，极少数病例可以发生在青春期之前和 80 岁以后。病人从发病到确诊 LAM 的平均时长为 2～6 年，预期寿命的差异可达数十年。PLAM临床上以进行性呼吸困难(超过70%)、咳嗽、咳痰、咯血、反复气胸(近50%,通常为复发性)、乳糜胸、胸痛为主要表现,大部分首发症状为自发气胸或者反复气胸,这可能与小气道平滑肌细胞增生阻塞远端气道及淋巴管破裂有关,也可表现为淋巴结肿大及心包积液等。少数病人以肺外症状为首发表现,主要包括腹腔内出血或腹部肿块,后者多因淋巴结肿大、淋巴管阻塞(淋巴管平滑肌瘤)和(或)血管平滑肌脂肪瘤引起。LAM属囊性肿瘤,主要发生在腹部、腹膜后和盆腔,且在LAM病人中的发生率可高达10%。这类肿瘤具有独特的影像学表现,肿瘤大小可在一天内发生变化。淋巴管平滑肌瘤可无症状或出现恶心、腹胀或疼痛、外周水肿、泌尿系统症状,或类似于急腹症。血管平滑肌脂肪瘤是主要发生在肾脏的良性肿瘤,其在TSC-LAM病人和S-LAM病人中的发生率分别高达100%和50%。TSC-LAM病人肺外症状较S-LAM常见,包括神经系统症状、皮肤改变、肾血管肌脂瘤等。

LAM胸部CT典型的表现为双肺弥漫均匀分布的大小不等的薄壁囊腔,病变无明显区域限制性及倾向性,囊腔直径数毫米至数厘米不等,壁厚<2mm,而囊腔间隔肺组织大多正常。血管位于囊腔周围,不位于中央(图1-3-9)。囊腔形成机制可能为:细支气管壁平滑肌细胞增生,逐步导致小气道狭窄、空气潴留、肺泡扩大呈囊状、肺泡壁或小叶间隔增厚,进而形成薄壁囊腔;平滑肌细胞产生弹性蛋白酶,破坏肺间质胶原和弹力蛋白,导致肺泡壁破坏融合成囊腔。早期囊腔较小,随病情发展囊腔增大,数量增多(图1-3-10)。晚期囊腔可见融合,几乎完全代替了正常肺实质,形成肺间质纤维化(图1-3-11)。由于小叶间隔增厚,淋巴管水肿,双肺可呈网状改变,此征象多见于双肺下叶基底段,肺尖报道少见(图1-3-12)。部分病人伴有纵隔淋巴结肿大、气胸(图1-3-13)、胸腔积液(图1-3-14)、胸导管扩张等。如肺内出现斑片影则提示感染或出血(图1-3-15)。

LAM病人最常见的肺功能异常是气流阻塞和肺扩散能力下降,但接近30%病人的肺功能测试为正常。有超过60%的病人存在气流阻塞,存在肺扩散能力下降的病人则高达80%。25%~30%LAM病人的气流阻塞是可逆性的。此外,肺一氧化碳弥散量(DL-CO)和1秒用力呼气量(FEV_1)已被证明与病人经CT、LAM组织学评分和运动试验评估的疾病严重程度相关。

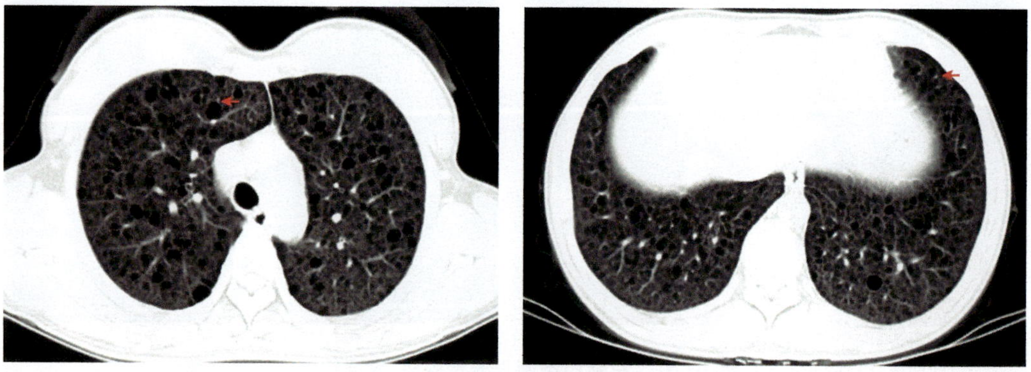

图1-3-9 女,40岁。双肺随机分布大小不等薄壁囊性病变,囊间肺组织正常,血管位于囊腔周围(红箭)

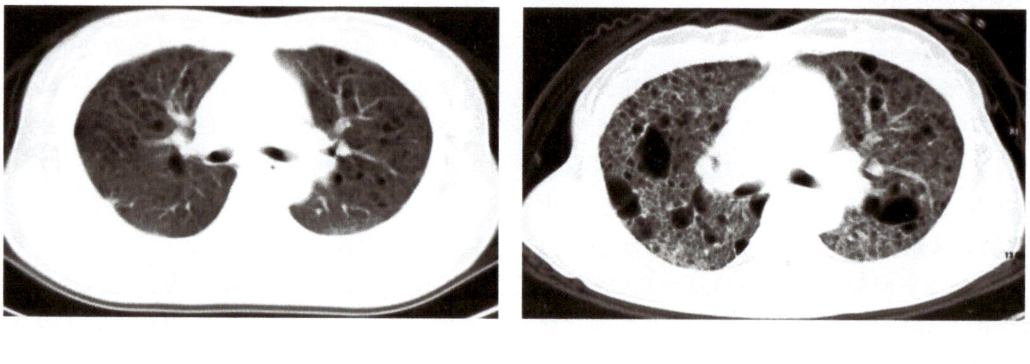

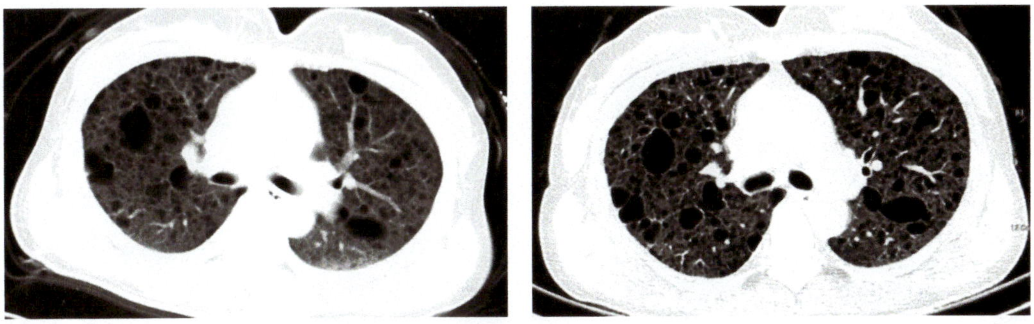

图 1-3-10　女，32 岁。活动后气促 4 年，有右侧气胸史（2008-01-12），肺压缩 70%。4 年来囊腔较前增大，数量增多（时间分别为 2008-03-11、2012-02-07、2013-02-20、2014-08-11）

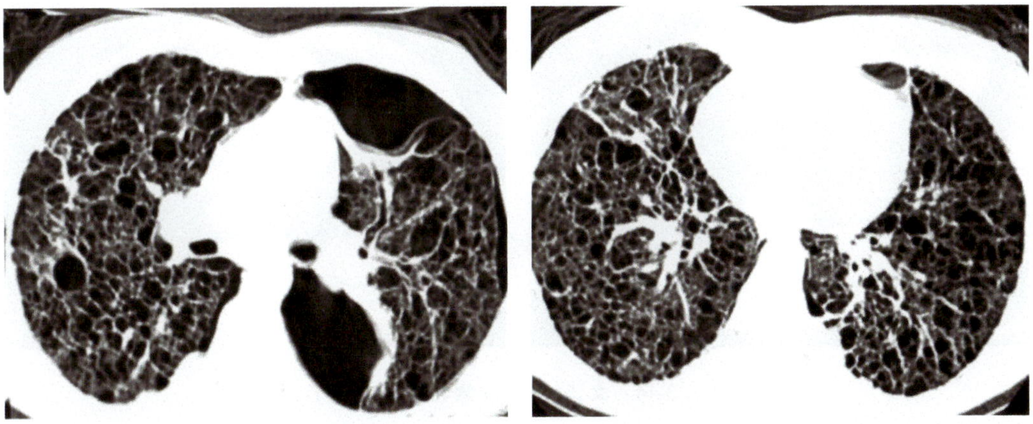

图 1-3-11　女，43 岁。确诊 PLAM 5 年。左侧气胸，肺间质纤维化

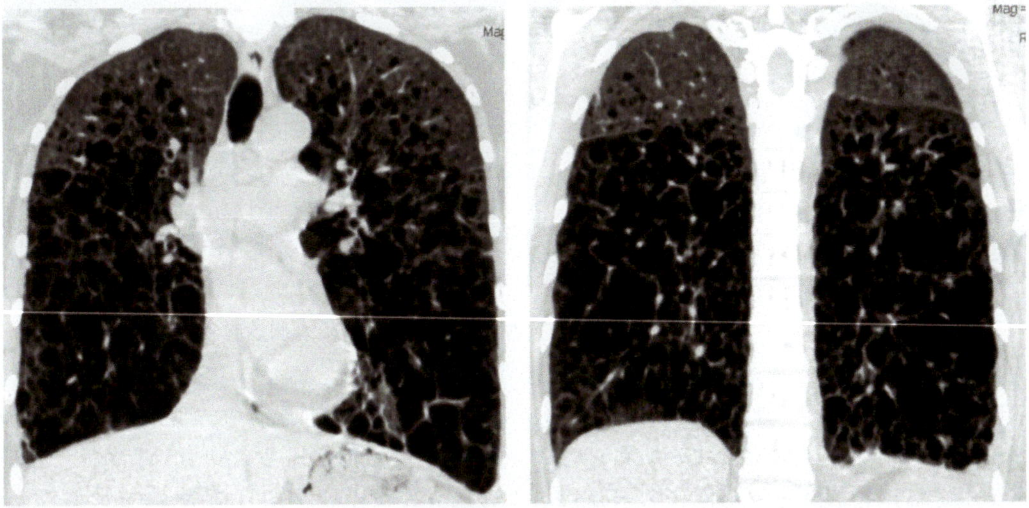

图 1-3-12　女，47 岁。PLAM。双肺网状改变，下肺为主

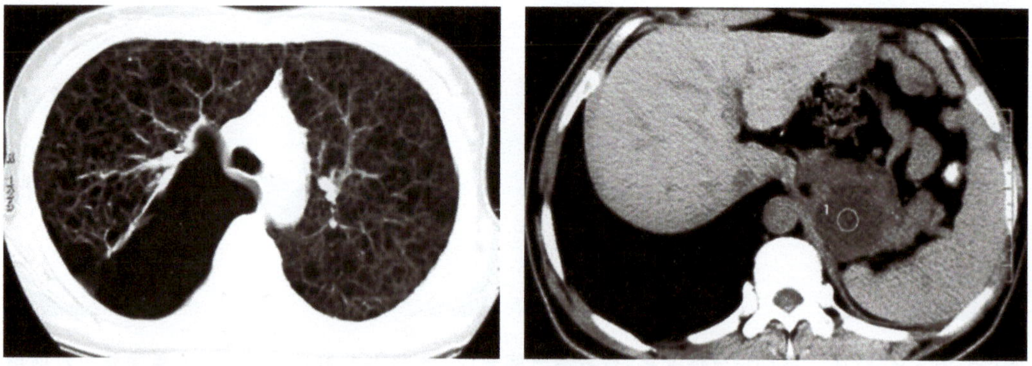

图 1-3-13　女,36 岁。左.PLAM 合并右侧气胸;右.腹腔淋巴结肿大、液化

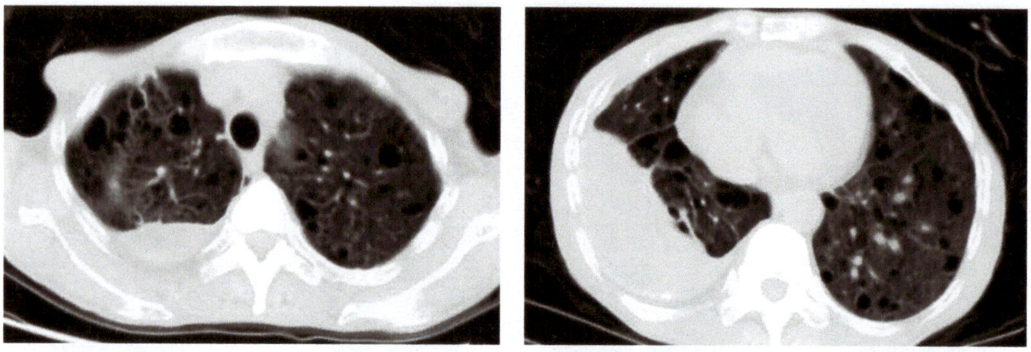

图 1-3-14　女,51 岁。左侧乳糜胸(包裹)

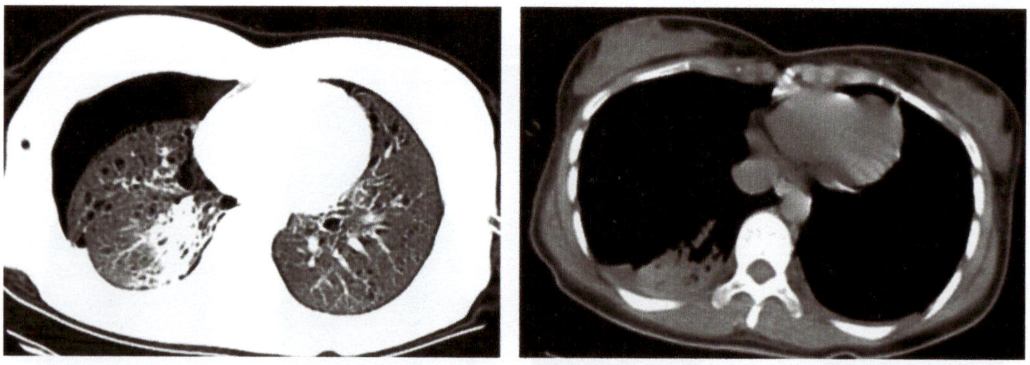

图 1-3-15　女,24 岁。PLAM 合并右侧气胸、右下肺炎、右侧胸腔积液

LAM 具有两种特征性损害:囊性病变和由不成熟的平滑肌细胞和血管周上皮样细胞(LAM 细胞)增殖形成的多发结节。这两种病变可以不同比例共存,但这种情况在早期 LAM 病人可能不明显。当在正常肌肉结构外发生典型的不成熟平滑肌细胞和上皮样细胞增殖时,结合囊性改变,常规 HE 染色结合足够的临床和影像信息在绝大多数病人中能诊断 LAM。平滑肌肌动蛋白、结蛋白和 HMB45 免疫组化检查对诊断是重要的辅助手段。对于经支气管镜肺活检组织标本,HMB45 特别有价值。在罕见情况下,HMB45 染色阴性但仍有特征性损害支持 LAM 诊断。对于这样的病例,结合临床和 HRCT 结果对增加诊断把握非常关键。大约 50%的病例雌激素和(或)孕激素受体免疫组化检查阳性。

LAM 的确诊依靠病史、胸部 HRCT 和组织病理学检查。2010 年欧洲呼吸协会拟定的 LAM 诊断标准为①确诊 LAM:具有特征性或符合性胸部 HRCT 表现,肺活组织检查符合 LAM 的病理诊断标准;具有特征性胸部 HRCT 表现，同时具有以下任何 1 项：肾血管肌脂瘤、胸腔或腹腔乳糜积液、淋巴管平滑肌瘤或淋巴结受累及确诊或拟诊的 TSC。②拟诊 LAM：具有特征性胸部 HRCT 表现并符合 LAM 的临床病史，或具有符合性胸部 HRCT 表现，同时具有以下任何 1 项：肾血管肌脂瘤、胸腔或腹腔乳糜积液。③疑诊 LAM：仅具有特征性或符合性胸部 HRCT 表现，但缺乏其他证据。

符合性 LAM 的临床特点包括气胸[尤其多发和(或)双侧的]和(或)符合 LAM 的肺功能改变。上述 LAM 定义的诊断标准只限于女性。LAM 的 HRCT 的特征性改变是多个(>10)薄壁圆形界线清楚的含气囊性病变。肺容积正常或增加，并且没有其他显著肺部受累，如肺间质病变。但 TSC 病人会出现多发灶性微结节，肺泡细胞增生。如 HRCT 只有数个(>2 和 ≤10)上述的囊性病变，考虑为符合肺部 LAM。

另外，2016 年美国胸科协会与日本呼吸学会联合发布的 LAM 诊断与治疗的指南中，推荐血清血管内皮生长因子-D(VEGF-D)>800pg/ml 可以用于 LAM 的诊断，推荐用于肺部出现弥漫囊性病变的疑似 LAM 病人。

出现以下情况时需进一步排除 LAM 诊断：非吸烟中青年女性出现气胸；>18 岁无症状的女性 TSC 病人；偶然发现的血管肌脂瘤、淋巴管肌瘤、肺囊腔、难解释的乳糜胸、乳糜性腹水；不典型的女性慢性阻塞性肺疾病、哮喘病人出现难以解释的进行性呼吸困难。

预后方面，以呼吸困难为表现特征、体重下降、需要氧疗、存在可逆性气流阻塞、血清 VEGF-D 升高者预后较差；以气胸为表现特征、诊断时年龄较大、诊断时 FEV_1、DLCO 较高者预后较好。

(2)朗格汉斯细胞组织细胞增生症(LCH)：是以大量朗格汉斯细胞增生、浸润和肉芽肿形成，导致器官功能障碍为特征的一组疾病。LCH 通常累及的器官包括骨骼(特别是颅骨和中轴骨)、肺脏、中枢神经系统(特别是下丘脑区域)及皮肤。根据受累器官数目的多少，LCH 可以分为两大类：单器官受累和多系统受累。前者通常仅伴有单个器官的受累(如肺、骨、皮肤)，多见于成人，预后较好；后者大多累及多个系统，好发于儿童，预后较差。

大约 28%的病人病变仅局限在肺组织，即 PLCH。PLCH 好发年龄 20～40 岁，与吸烟显著相关，90%的成年 PLCH 有吸烟或既往吸烟或吸二手烟史。PLCH 肺组织病理以朗格汉斯细胞增生和浸润为特征，形成双肺多发的细支气管旁间质结节和囊腔。PLCH 是朗格汉斯细胞仅累及肺脏或者是肺脏作为多系统受累的其中一个器官的疾病，其发展经过和预后不同于多个系统受累的 LCH。许多 LCH 被认为是克隆性的和肿瘤性的，但成人 PLCH 可能代表一种反应性的朗格汉斯细胞增生。

PLCH 分布以中上肺野为主，肋膈角区很少累及(图 1-3-16)，这与吸烟相关性疾病如呼吸性细支气管炎相关间质性肺疾病(RB-ILD)在肺组织中分布相一致。结节是 PLCH 早期阶段典型征象。小结节影可弥漫分布于小叶内、支气管血管束旁及小叶间隔旁等，以肺外围为主，边缘模糊、不规则，直径一般小于 1cm。随着时间的推移，结节发生退变，随后可出现空洞，最

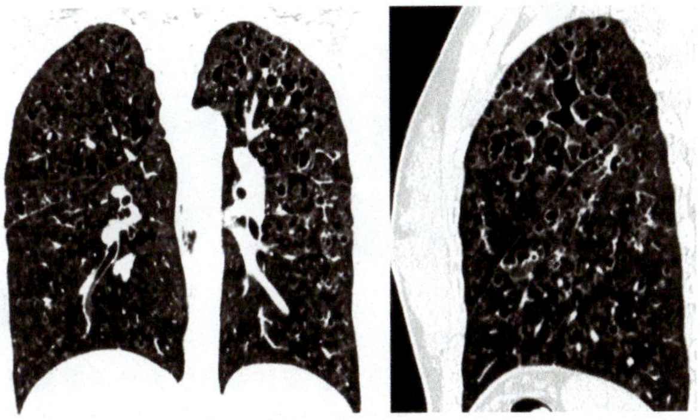

图 1-3-16　女，25 岁。双肺多发气囊影，以中上肺野分布为主

后可演变为囊腔。结节与囊腔常同时存在(图 1-3-17)。囊腔对于 PLCH 的诊断和鉴别诊断具有重要意义。几乎所有病人的 HRCT 可出现直径<1cm 的囊腔，多呈圆形，也可不规则，呈分支状、两叶或三叶形。囊壁<2mm，厚薄不一，部分囊壁呈点状结节增厚或棘状突起样改变，甚至部分囊壁在 CT 上观察不清，囊腔一旦形成将持续存在(图 1-3-18)。终末期疾病的特点是肺过度充气及广泛的囊腔，形成网状纤维化或终末期肺气肿(图 1-3-19)。无数的囊样病变汇聚和肺间质纤维化形成蜂窝样改变，约 25%的病人由于胸膜下囊腔破裂导致自发性气胸，累及双侧并且可以反复发作，成为难治性气胸。此时仅凭影像与其他原因引起的肺气肿和肺纤维化区分则非常困难。PLCH 的 CT 表现还可合并其他改变，包括磨玻璃样渗出影、线条样阴影等。偶见胸腔积液和肺门、纵隔淋巴结肿大。磨玻璃样渗出影在病理上反映的是呼吸性细支气管炎的存在和脱屑性间质性肺炎改变。

PLCH 的诊断不应只关注影像上结节、囊腔样病变，还应注意：吸烟或既往吸烟伴不明确的肺上叶浸润；自发性或反复气胸；皮疹或尿崩症伴肺部浸润(图 1-3-20)。

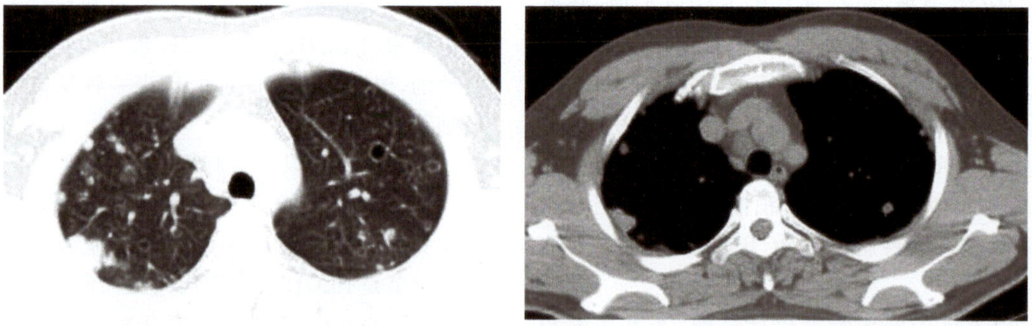

图 1-3-17　男，32 岁。双肺多发结节、囊腔影，部分结节内见空洞，纵隔淋巴结肿大

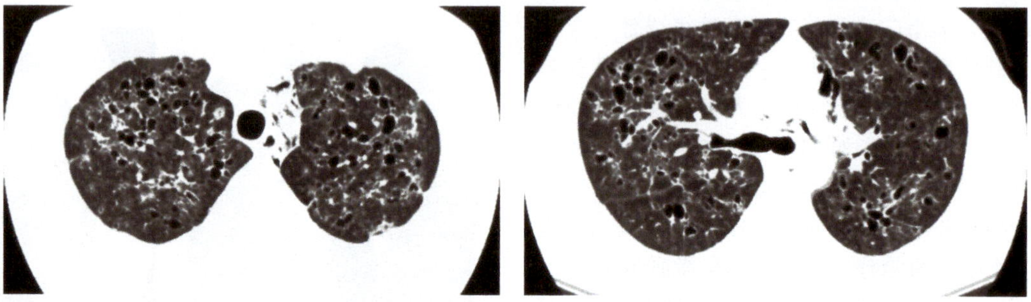

图 1-3-18　男，39 岁。双肺弥漫性大小不等囊样影、结节样影、网状影，以双上中肺、支气管血管束周围分布为著，囊壁薄，形状不规则，部分可见呈双叶状，纵隔可见气肿

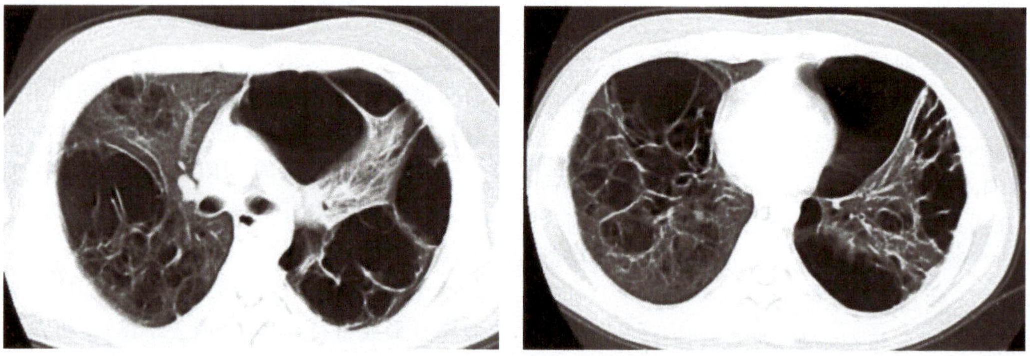

图 1-3-19　男，34 岁。既往有 2 次气胸史。双肺多发大小不等薄壁囊腔，部分融合成巨大肺大疱，双肺纤维化

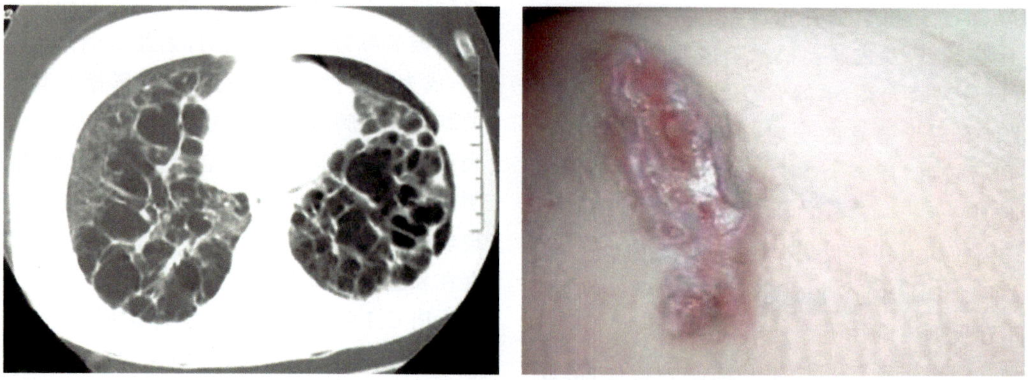

图 1-3-20　男，23 岁。反复发作气胸，有尿崩症病史。右腋下皮肤红色肉芽样改变，双肺多发囊状影，左侧气胸

PLCH 的治疗主要包括 3 点：①戒烟，并避免吸入二手烟。早期通过积极治疗和戒烟，肺内病变可有所吸收，晚期并发气胸时治疗和戒烟已无效果。②药物治疗，包括化疗。对于病情进展和有症状的病人，通常给予激素治疗，激素治疗可能对疾病早期结节为主的病人有效，但对于进展期以囊性病变为主的病人无效。化学治疗药物可用于激素治疗无效或多系统受累的进展期病人，包括长春碱、甲氨蝶呤、环磷酰胺、依托泊苷及氟脱氧核苷等。氟脱氧核苷是一种嘌呤糖苷类似物，用于治疗囊性病变为主的病人时，呼吸困难和肺功能都有改善。③评估及治疗并发症，包括气胸、低氧性呼吸衰竭、尿崩症和继发性肺动脉高压。对于小的气胸可以采取保守治疗，但对于复发性气胸和大的气胸，则应该考虑行胸膜固定术。晚期重症病人可考虑行肺移植，但可复发，其移植后的生存率与其他疾病相当。

该病预后差异较大，约 50％的病人可自然缓解或经治疗缓解，部分病人预后差，其原因与以下因素有关：年龄太大或太小、多系统累及、全身症状时间延长、影像学上可见广泛囊腔形成和蜂窝肺、弥散功能严重下降、使用激素治疗时间延长、发生肺动脉高压等。呼吸衰竭和（或）肺动脉高压是这类病人的主要死因。

（3）其他原发或转移性肿瘤

1）原发性肺癌：出现空洞较常见，有时也表现为薄壁囊腔。肺癌可起源于囊性空腔。典型薄壁囊腔性肺癌的影像学特点为单发多见，壁薄，卫星灶少见，囊壁厚薄不均，内壁凹凸不平且附有壁结节。追踪复查可见囊壁增厚，囊内附壁结节增大，实性成分增多，囊腔外围表现胸膜凹陷征等（图 1-3-21）。放、化疗亦可导致囊性改变（图 1-3-22、图 1-3-23）。

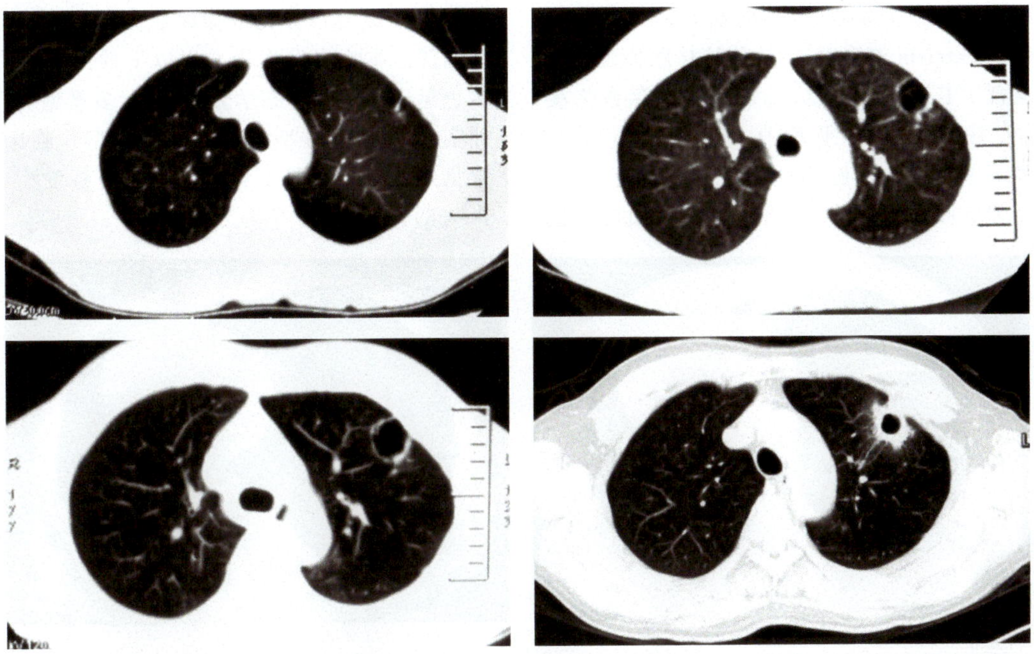

图 1-3-21　男，61 岁。Ⅲ型囊腔性肺腺癌演变过程，时间顺序为 2011-11-21、2016-04-25、2017-02-17、2017-03-05

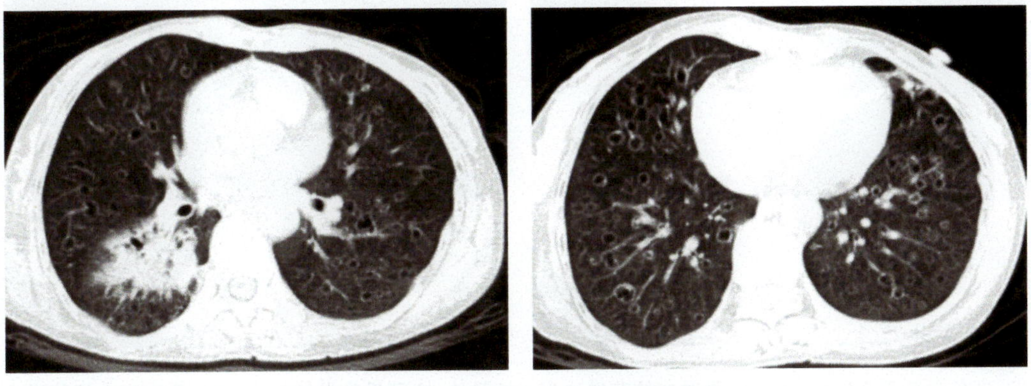

图 1-3-22　女，49 岁。右肺癌伴双肺转移

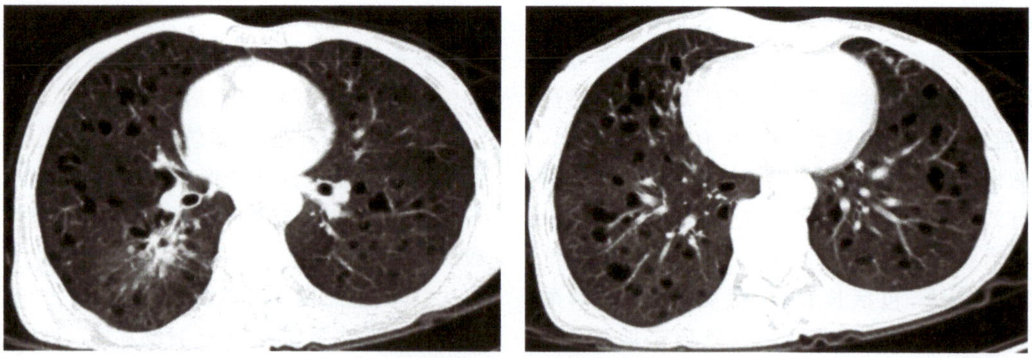

图 1-3-23 病人化疗 2 周期后，病变较前缩小，转移灶呈囊腔样改变

2）转移性肿瘤肺囊性病变：偶尔可见于转移性肿瘤，在某些情况下，空洞壁可因为球阀机制充气变薄，使它们成为真正的囊性病变，更常见于肉瘤和间充质肿瘤的肺转移。Hoag 等通过对 153 例合并气胸的不同类型肉瘤病人的研究发现，25％的病人存在囊性或空洞性改变。Tateishi 等观察了 24 例转移性肺血管肉瘤病人的胸部 CT 发现，21％（5/24）的病人存在弥漫性囊性肺疾病（DCLD），平均直径为 46mm（8～71mm）。所有 5 例病人的肺囊性病变均进展为气胸，且囊腔直径和壁厚均有所增加。子宫内膜间质肉瘤也能导致 LAM 样的囊性肺转移，滑膜肉瘤囊性肺转移也有报道。MALT 淋巴瘤较少发生 DCLD。

3）胸膜肺母细胞瘤（PPB）：是一种只含有原始间叶成分而没有原始上皮成分的囊性和（或）实性肉瘤，原始间叶成分可分化成横纹肌肉瘤、软骨肉瘤或脂肪肉瘤等。本病多发生于 6 岁以下的儿童和婴幼儿，偶尔也见于成人。形态学分为 3 型：多囊型（Ⅰ型）、多囊伴实性结节型（Ⅱ型）及实体型（Ⅲ型），临床上以Ⅱ型常见（图 1-3-24、图 1-3-25），Ⅰ型最易发生 DCLD（图 1-3-26）。

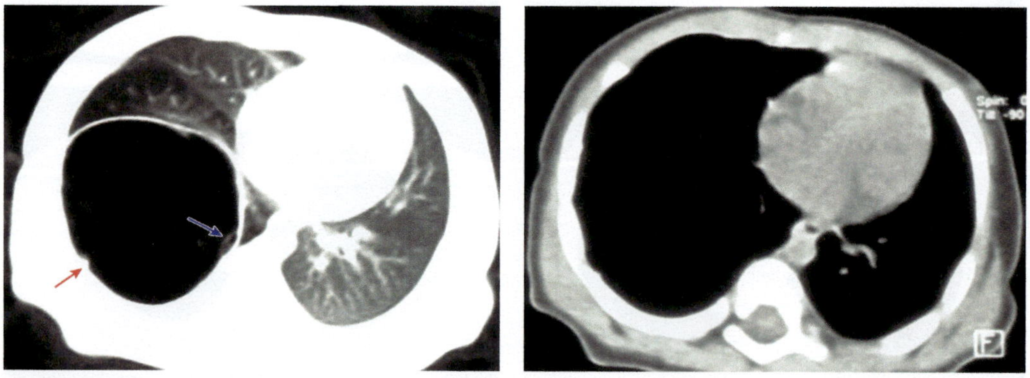

图 1-3-24 男，3 岁。PPBⅡ型。2 年前胸部 CT 示右肺下叶一较大囊肿，可见结节影（红箭），囊中有囊（蓝箭）

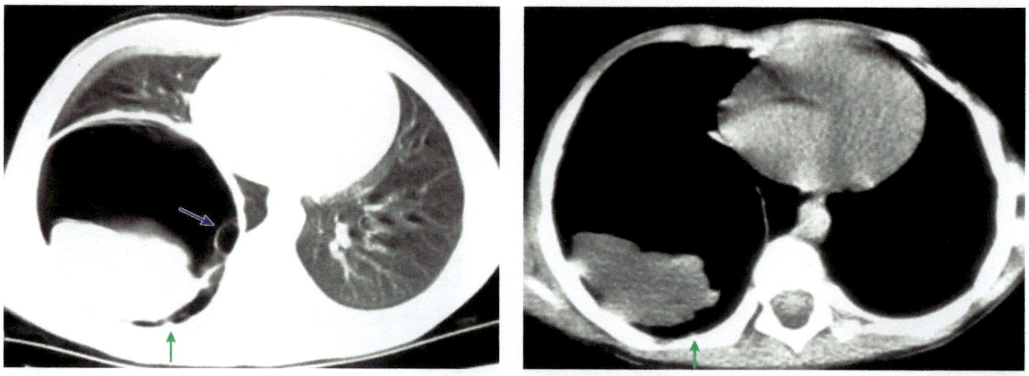

图 1-3-25 2 年后胸部 CT 示右肺下叶囊肿内结节进展为实性肿块，亦可见新发结节（绿箭），囊中囊亦较前增大（蓝箭）

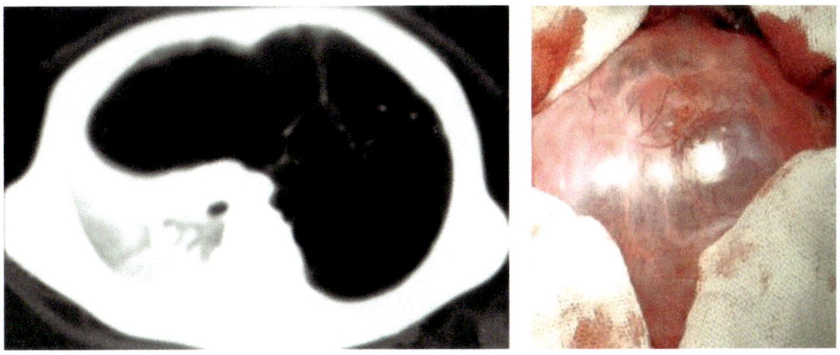

图 1-3-26　女，2 岁。PPB Ⅰ型。1 年前有气胸史

2. 遗传性或先天性疾病

(1)BHD 综合征：是一种常染色体显性遗传病(图 1-3-27、图 1-3-28)，特征性表现为皮肤纤维毛囊瘤、肺多发囊样病变、自发性气胸和肾癌。目前认为其发病机制主要为卵泡刺激素(follicin)相关基因表达缺陷所致的中胚层发育异常。Follicin 是一种肿瘤抑制蛋白，高度表达于肺间质细胞、肺泡Ⅰ型上皮细胞、肾脏及皮肤等组织。mTOR 通路亦参与了 BHD 综合征的发生。

BHD 综合征病人可无症状，绝大多数病人可出现皮疹，病理学证实为纤维毛囊瘤。BHD 综合征除了典型的皮肤表现外，大约 80% 的 BHD 综合征病人患肺部可出现弥漫性囊状阴影，其中 25%～38% 有自发性气胸病史，气胸复发率则高达 75%，但肺囊性改变一般不会导致肺功能恶化。BHD 综合征病人气胸的发生率是正常人群的 32 倍，是成年人的 50 倍。15%～30% 的 BHD 综合征病人并发肾脏肿瘤。

BHD 综合征病人胸部 HRCT 扫描最常见的典型表现为多个圆形或椭圆形的囊状阴影，没有 LAM 那么多发，大小显著不等，这些囊状阴影常与肺动脉和静脉相邻，主要分布于肺基底部外周区域或沿着纵隔分布，可与常见于上肺的肺大疱鉴别，受累部分肺实质基本正常。TSC-LAM 病人病变也可累及肺部、皮肤和肾脏，但 TSC-LAM 病人常合并有中枢神经系统症状，且 HRCT 显示肺部囊腔病变位于肺实质内，可与 BHD 综合征相鉴别。

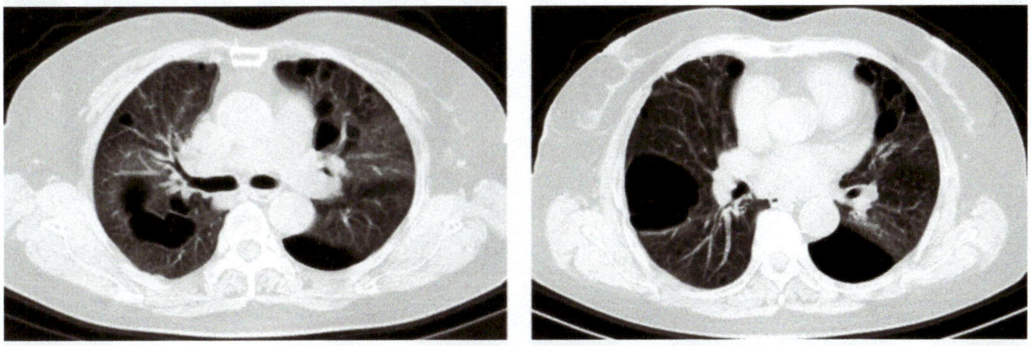

图 1-3-27　母亲，BHD 综合征

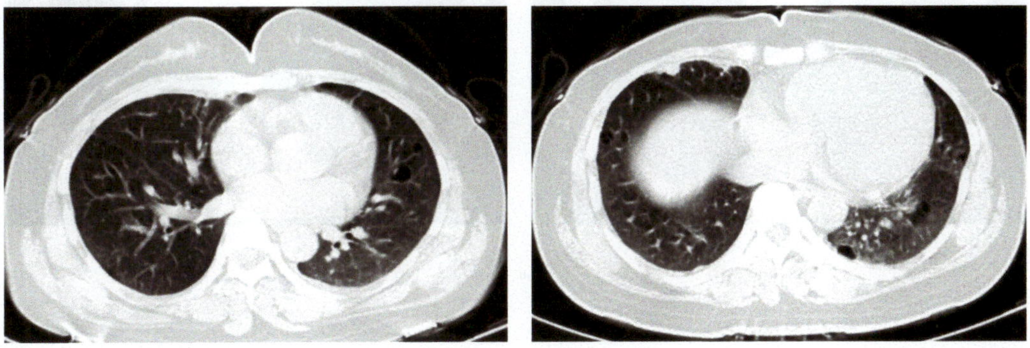

图 1-3-28　女儿，BHD 综合征

确诊肺部BHD综合征的诊断标准：①特征性或符合性的肺部HRCT表现，皮疹病理活检为纤维毛囊瘤或毛盘状瘤；② 特征性或符合性的肺部HRCT表现，一级或二级亲属确诊BHD综合征；③特征性或符合性的肺部HRCT表现，确诊的肾脏嫌色细胞肿瘤或是嗜酸细胞肿瘤；④ 特征性或符合性的肺部HRCT表现，BHD基因阳性。拟诊肺部BHD综合征的诊断标准：①特征性的肺部HRCT表现，除外结节性硬化、LAM，有气胸或家族气胸史；②符合性的肺部HRCT表现，除外结节性硬化、LAM，并符合以下之一：家族性或个人肾脏肿瘤史；皮肤血管纤维瘤；肾脏血管肌脂瘤。

该病目前尚无统一的治疗方案。良性皮肤病变不需治疗。肺囊腔进展情况不明(有报道长期可无变化)，但肺功能保留，典型者不会导致呼吸衰竭。气胸首发后复发率高，建议行胸膜固定术(同LAM)。因气胸风险，谨慎建议避免潜水。航空旅行一般是安全的，但有旅行结束后迟发型气胸的报道。不鼓励吸烟。强烈建议预防接种肺炎球菌疫苗及流感疫苗。BHD综合征病人存在发生或复发肾肿瘤的危险，需筛查肾肿瘤(MRI、CT)，每3年评估，终身随访。本病相关肾癌一般惰性，恰当治疗很少出现转移。BHD综合征中肾肿瘤最好采用肾部分切除术。根据Pavlovich的经验：肿瘤直径＜3.0cm行随诊观察，多发或肿瘤直径＞3.0cm者采用肾部分切除术，双侧多发性肿瘤可于双肾切除后行肾移植。

(2)神经纤维瘤病(neurofibromatosis，NF)：是一种良性的周围神经疾病，属于常染色体显性遗传病。其组织学上起源于周围神经鞘神经内膜的结缔组织。它常累及起源于外胚层和中胚层的器官，如神经系统、骨骼、眼和皮肤等，是常见的神经皮肤综合征之一。1988年美国国立卫生研究院(NIH)提议将NF分为两型：神经纤维瘤病Ⅰ型(NF-Ⅰ)，又称周围型神经纤维瘤病，常伴有骨骼、肌肉方面的改变如脊柱侧弯和后凸畸形；神经纤维瘤病Ⅱ型(NF-Ⅱ)，是一种常染色体显性遗传性斑痣性错构瘤病，由22号染色体上基因突变引起，典型的影像学表现为双侧前庭神经鞘瘤、多发性脑膜瘤和脊髓室管膜瘤。

NF胸部受累可以表现为胸部肿瘤和间质性肺病。少数情况下，可与多发肺部囊性病变相关。影像学常表现为肺大疱，以双上肺为主(图1-3-29)；亦可表现为肺气肿、肺囊肿、磨玻璃影和网状影(图1-3-30)。本病有恶变可能，治疗以手术为主。

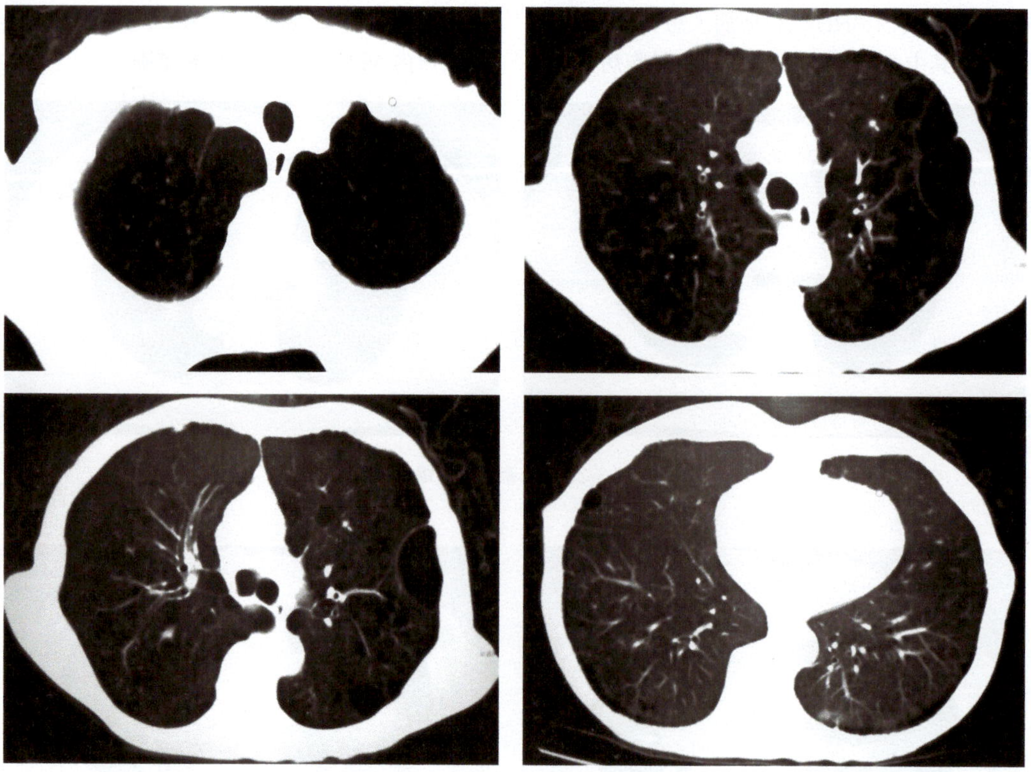

图1-3-29　男，60岁。双肺肺气肿、肺大疱

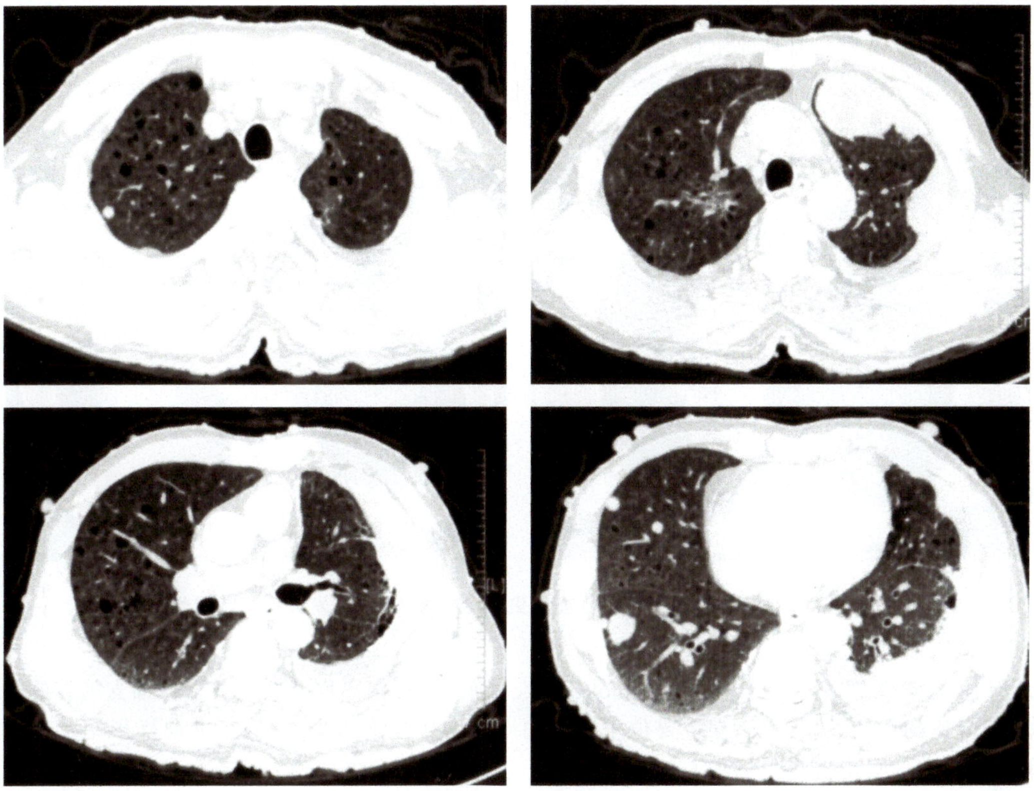

图 1-3-30　**男,60 岁。双肺多发结节、肿块、囊腔影,左侧胸腔积液,皮肤表面多发带蒂肿物**

3. 淋巴增殖性疾病

(1)淋巴细胞性间质性肺炎(lymphocytic interstitial pneumonia,LIP):是一种病变局限于肺的良性淋巴细胞增生性疾病,其组织学特征为细支气管周围及肺间质内弥漫性或多灶性淋巴细胞、浆细胞和组织细胞浸润。肺间质及其毗邻的小血管、支气管常受累,肺泡间隔亦可受累,可出现灶性结节状淋巴细胞聚集,形成良好的淋巴样生发中心,常常可以看见反应性的淋巴滤泡。典型者无或仅有少量纤维化改变。可以发现非坏死性肉芽肿。部分病人可完全康复,也可能进展为呼吸衰竭和间质纤维化。虽然病变初始累及的部位为间质,但气体交换空间可继发地被浸润间质的细胞、含蛋白的液体及巨噬细胞所填充。特发性 LIP 罕见,常继发于结缔组织病(干燥综合征、类风湿关节炎、系统性红斑狼疮)、免疫抑制状态(如 HIV 感染和普通变异性免疫缺陷病)、感染、药物暴露和同种异体造血干细胞移植,其他较少见的疾病包括 Castleman 病和淋巴细胞异常增生性疾病。

LIP 病人女性居多,男女发病比例为 1∶2,40～60 岁好发。发病隐匿,常表现为进行性加重的干咳和气促,一些病人可因疾病快速进展而导致呼吸衰竭。其他一些相关症状包括关节痛、发热等。体检双肺底部可闻及湿啰音。实验室检查可发现多克隆丙种球蛋白血症及类风湿因子阳性。约 80% 的 LIP 病人呈血清蛋白异常,表现对 γ-球蛋白的多克隆性升高,或表现为对 IgG 或 IgM 的单克隆性升高。在出现单克隆免疫球蛋白病或低丙种球蛋白血症的病人,淋巴增殖性恶性肿瘤的风险增高。肺功能检查常提示病人存在限制性肺通气功能减退、肺一氧化碳弥散量下降及不同程度的缺氧。支气管肺泡灌洗液可发现淋巴细胞和浆细胞。

LIP 病人的胸部 HRCT 囊状阴影特点为沿支气管血管束周围间质分布的薄壁囊腔样改变(68%～82%),平均直径 6.4mm(1～30mm),通常累及不到 10% 的肺组织。肺内囊腔样改变通常为双侧性,散在分布或以下肺为主,数量相对较少,大小不一(图 1-3-31)。其他胸部 HRCT 表现包括双肺磨玻璃影、边界不清的小叶中央型结节(100%)、支气管血管束增厚、小叶间隔增厚,可见纵隔和肺门淋巴结肿大,实变影、纤维病变比较少见。LIP 有在肿胀的淋巴间质周围病变更为严重的倾向,包括支气管血管束、胸膜面和小叶间隔。因此,支气管血管束增厚和小叶间隔增厚很常见。磨玻璃密度影是本病的典型征象,反映出组织学上的弥漫性间质炎症。小叶中心结节也很常见,归因于细支气管周围间质的炎症浸润。血管周围囊变和磨玻璃密度影两种征象相结合，高度提示 LIP。血管周围蜂窝肺少见，蜂窝肺通常在原来发生换气空间异常的区域内。LIP 的恶性转变罕见，但当出现实变、磨玻璃影，尤其范围增大时，应当活检。

类固醇免疫抑制或细胞毒疗法可能对该病有效。LIP 病人淋巴瘤的风险增加 5%。5 年死亡率为 33%～50%。死亡病例与呼吸衰竭、进行性肺纤维化或淋巴瘤有关。

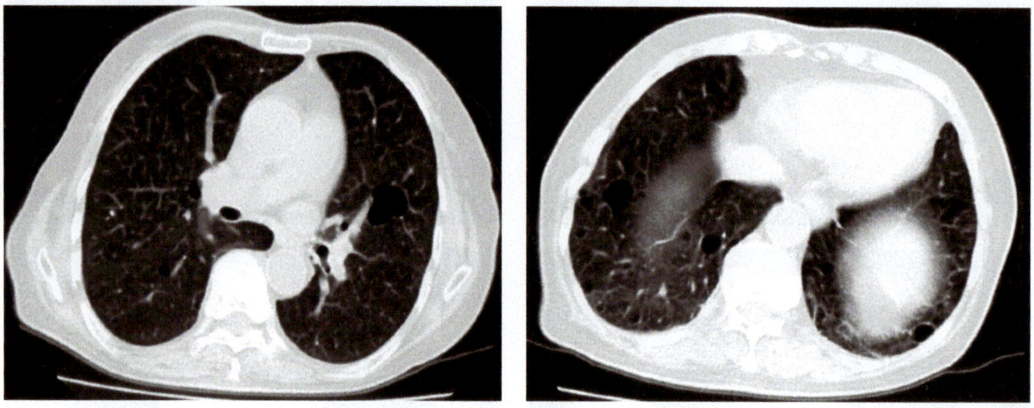

图 1-3-31 女，77 岁。干燥综合征病史 10 余年。双肺多发大小不等囊性影

(2)滤泡性细支气管炎(follicular bronchiolitis，FB)：是一种不常见的小气道疾病，病变主要位于细支气管，病理上以细支气管壁伴有生发中心的淋巴滤泡增生为主要特征。Stephan 于 1947 年首次描述了增厚的细支气管周围伴淋巴滤泡形成，1973 年，Bienenstock 等详细描述了肺内淋巴组织的解剖分布，即沿支气管树、小叶间隔和胸膜下分布；当这些淋巴组织受到刺激时，可发生细支气管周围淋巴滤泡多克隆样增生，称为 FB。这种反应性淋巴滤泡位于细支气管和小动脉之间，使得细支气管管腔受压，也可以侵犯或阻塞细支气管管腔。

FB 的病因及发病机制尚未完全清楚，分为特发性和继发性，推测与未知抗原或潜伏性感染导致的气道高反应性有关。继发性多与自身免疫性疾病、获得性免疫缺陷综合征、气道中心性炎症、囊性肺纤维化及支气管哮喘等有关，尤其与类风湿关节炎和干燥综合征存在一定的相关性。

FB 发病率低，各年龄段均可发病，成年病人多见，男女发病率无明显差异。部分病人无症状，有症状者主要表现为咳嗽、不同程度的呼吸困难，可伴发热、咯血、胸痛、体重下降，可有爆裂音、低氧血症及呼吸性碱中毒。继发性 FB 同时有原发疾病的临床表现。FB 病人的肺功能表现多样，可出现不同程度的弥散性、限制性、阻塞性或混合性通气功能障碍，提示肺功能对诊断 FB 不具有特异性。

FB 的主要影像学特点为双肺弥漫分布的小结节，结节多为直径 1～12mm 的小叶中心性结节，可伴随细支气管周围结节和磨玻璃影，多位于细支气管血管周围。小叶中心性结节反映了在细支气管的间隙中淋巴样增生滤泡的聚集，而磨玻璃样影则反映了邻近肺泡壁的累及。部分病人可有囊状影、支气管扩张、支气管壁增厚及肺气肿，偶有小叶间隔增厚及支气管血管周围实变等，没有马赛克灌注、胸腔积液及蜂窝样改变。FB 和 LIP 囊性病变发病机制包括血管阻塞导致的局部缺血、阻塞后细支气管扩张或淋巴组织压迫细支气管导致的活瓣样效应。

FB 确诊需依赖病理，主要表现为细支气管周围淋巴及淋巴组织增生形成淋巴滤泡围绕，管腔可有扩张或闭塞，可见管腔内黏液堵塞，管壁增厚，有大量淋巴细胞、浆细胞浸润，常伴有周围肺泡的细支气管上皮化生。炎症细胞可以蔓延至周围的肺泡间隔，但病变主体位于气道周围，病灶间可见正常的肺组织。少数病人除 FB 外，同时有机化性肺炎、非特异性间质性肺炎或普通型间质性肺炎(UIP)等。该病需与 LIP 鉴别。两者形态上有许多相似之处，引起的原因也有重叠，但淋巴组织增生的范围和分布有所不同。FB 为局灶性，增生的淋巴细胞形成淋巴滤泡围绕细支气管并局限在其周围。而 LIP 为弥漫性，增生的淋巴细胞和浆细胞弥漫性浸润于支气管血管束周围和肺泡间隔中，也可以看到淋巴滤泡形成。文献报道 FB 可发展为 LIP，而 LIP 经过治疗后也可转变为 FB，两者之间有重叠，可以互相转换。

目前对 FB 的治疗存在争议，继发性 FB 主要治疗原发性疾病。对于原因不明的 FB，文献报道糖皮质激素等可能对呼吸道症状有改善作用，但长期疗效不确切。有报道长期使用红霉素治疗，可以有效治疗风湿性关节炎所致的FB，并指出这是利用大环内酯类药物的免疫调节作用而不是抗菌作用。如上述药物使用效果不佳，也可以选用其他细胞毒药物，如硫唑嘌呤和甲氨蝶呤等。一般认为FB病人预后较好。

(3)干燥综合征(Sjögren's syndrome，SS)：是主要累及外分泌腺的慢性自身免疫病，由于淋巴细胞浸润外分泌腺(主要为泪腺、唾液腺)，破坏腺体正常结构，造成口干、眼干、猖獗龋齿、腮腺肿大等主要临床表现，可同时累及多个器官和系统，其他容易受累的脏器还有关节、肺、肾脏、脉管系统等。本病分为原发性SS(pSS)和继发性SS两类。前者指不具有另一诊断明确的结缔组织病的SS。后者指继发于另一种已诊断明确的结缔组织病，如系统性红斑狼疮、类风湿关节炎、系统性硬化病、多发性肌炎及皮肌炎等的SS。

SS肺部受累的病理学基础是大量密集的淋巴细胞浸润和间质纤维化，病理类型有UIP、NSIP、LIP、OP、非干酪样肉芽肿、FB等，最主要的病理学类型是NSIP和LIP。SS肺部X线及HRCT 58%～90%的SS有HRCT异常，表现是非特异性的，常见改变是磨玻璃样变、网状改变、结节样改变及肺囊性病变，其中囊性病变占12%～46%。SS囊性病变的特点是随机分布，有内部结构(PLCH和LAM罕见)，常含偏心血管，平均大小为16mm(3～52mm)。SS囊性改变也可继发于淀粉样变。

(4)淀粉样变(amyloidosis)：是以病变组织细胞外淀粉样蛋白沉积为特点的一组表现各异的临床综合征。依据淀粉样纤维丝形成的前体蛋白类型，可将淀粉样变性分为原发性淀粉样变(AL型淀粉样变或免疫球蛋白轻链淀粉样变)、继发性淀粉样变(AA型淀粉样变或反应性淀粉样变)、遗传性淀粉样变等主要类型。原发性淀粉样变病因不清，可能与遗传有关；继发性淀粉样变可继发于慢性感染(结核、麻风、梅毒等)、慢性炎症(类风湿关节炎等)、肿瘤(淋巴瘤、多发性骨髓瘤等)。诊断依靠病理：HE染色见均质嗜伊红物质沉积，刚果红染色阳性，在偏光显微镜下呈黄绿二色性双折光体。部分淀粉样变病例也存在骨化及钙化，与气管支气管骨化鉴别主要依靠刚果红染色结果。

局限性肺部淀粉样变典型的表现是肺部多发结节，可以伴有空洞，亦可见磨玻璃影、小叶间隔增厚、气腔实变，DCLD罕见(图1-3-32)，且很少发生在没有SS或淋巴增生性疾病病人中。DCLD的发生机制可能为周围炎症或淀粉样物质沉积导致气道狭窄，从而引起球阀现象；淀粉样物质沉积导致缺血，破坏毛细血管，进而破坏肺泡壁，形成囊腔。

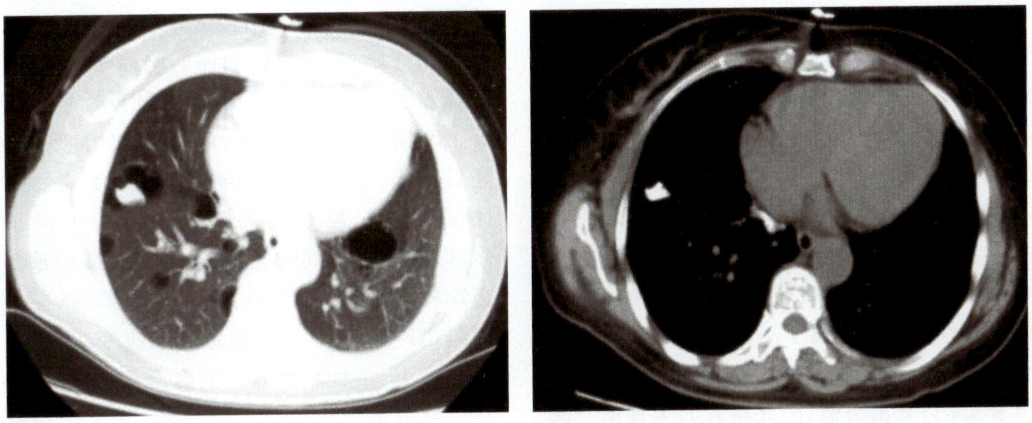

图1-3-32 女，54岁。干燥综合征并淀粉样变。胸部CT可见囊性病变和钙化

(5)轻链沉积病(light-chain deposition disease，LCDD)：1976年由Randall等首先报道，是一种由浆细胞异常增生所导致的单克隆免疫球蛋白在全身组织中沉积的系统性疾病，几乎均有肾脏受累。LCDD沉积的轻链片段80%是κ链，而淀粉样变则以λ链为主。其轻链沉积呈颗粒状而非纤维样或β片层结构，不能结合刚果红和硫黄素；以轻链的恒区为主，典型的单克隆轻链免疫荧光呈强阳性。

LCDD是一个全身性疾病，多中年起病，无明显性别差异，75%的LCDD与潜在的浆细胞失衡有关，可合并多发性骨髓瘤、巨球蛋白血症和B细胞淋巴瘤等。由于轻链在肾小球中滤过，在肾小管进行重吸收并被小管中的溶酶体酶分解，因此肾脏受累最为常见，包括蛋白尿、血尿、水肿和高血压等。除严重的肾损害外，血液系统损害也尤为显著，表现为贫血发生率较高，但平均血红蛋白下降多为轻度。肝脏临床表现一般较轻，常无症状，仅表现肝酶升高或肝大。心脏受累可有心力衰竭、心律失常等，约20% LCDD病人死于心力衰竭，心室纤颤等严重心律失常也可致死。肺部受累主要表现为胸闷、气短等，可发展为呼吸衰竭。肺功能检查示弥散性/混合性通气功能障碍。其他部位如皮肤、骨骼、胃肠道、神经系统等受累亦不少见。

LCDD 影像学常表现为结节和囊性病变（图 1-3-33）。囊性病变被认为是 κ 链沉积于肺泡壁、小气道、血管，进而导致气肿样改变及小气道扩张所致。囊性病变多弥漫分布，可为多发小圆形薄壁囊腔（类似 LAM）或伴结节阴影的大囊腔（类似 PLCH），囊腔平均直径为 10mm（4～20mm）。结节为不规则、多发，可双侧或单侧分布；也可见到片状实变影。

针对原发性 LCDD 的治疗，国内外尚无统一的标准和指南。有效的抗浆细胞治疗可以较好地控制病人病情进展并延长其生存时间。目前多采用一线联合化疗和（或）自体造血干细胞移植。常用的一线联合化疗方案包括以硼替佐米为主的 VCD/VD 方案、以沙利度胺为主的 TD/TCD 方案和以左旋苯丙氨酸氮芥为主的 MD 方案等。

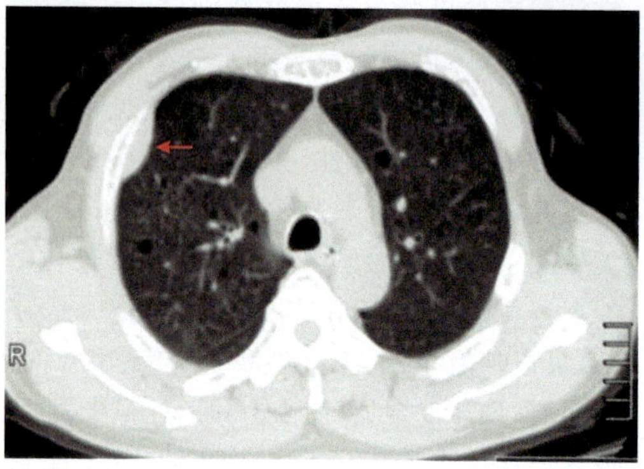

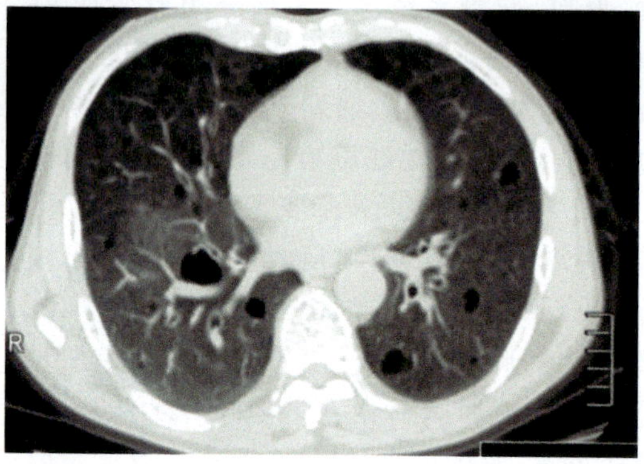

图 1-3-33　男，62 岁。多发骨髓瘤（红箭）并 LCDD。胸部 CT 示双肺多发大小不等囊状影

4. 感染性疾病

（1）肺孢子菌肺炎（pneumocystis pneumonia，PCP）：肺孢子菌于 1909 年和 1910 年分别由 Chagas 和 Carini 在感染锥虫的豚鼠和大鼠肺组织中发现。1912 年，Carinii 夫妇认为这些是寄生于鼠体的一种新寄生虫，命名为卡氏肺孢子虫（*Pneumocystis Carinii*）。1952 年，病理学家 Vanck 和 Jirovec 报道这种浆细胞肺炎与早产和营养不良有关，证明该菌对人有致病力。1988 年以前，按其形态、超微结构、生物学某些特性及对抗菌药的敏感性等将其归属于一种致病力较弱的孢子虫纲原虫。1988 年，Edman 和 Stringer 发现肺孢子菌的核糖体 RNA 与真菌类似，因此将其归为真菌。起初认为引起肺孢子菌肺炎的病原菌是卡氏肺孢子菌，但在 2002 年通过对其 rRNA 基因序列进行研究后发现，耶氏肺孢子菌（*Pneumocystis jirovecii*）才是肺孢子菌肺炎真正的致病菌，而前者只能引起豚鼠发病。

PCP 的影像学表现形式多样，主要以两肺间质性和肺泡性改变为主，肺尖及肺底少有累及。早期为渗出期，病变由肺门区向肺野辐射发展，表现为两肺多发对称性的弥漫斑点状、粟粒状阴影，边界清楚。病变进展，浸润融合，形成以肺门为中心双侧对称的弥漫性磨玻璃样改变，与肺水肿相似，但心脏大小正常，采用积极的对症治疗后，大多数病变可吸收消失。磨玻璃密度影的形成与肺泡腔内充填大量孢子菌菌体及泡沫样嗜酸性液体相一致。中、晚期为实变期，可见明显的支气管充气征，病灶自肺门向两侧肺间质浸润，由中肺向下肺发展，周围透亮度增加，两肺外周可呈典型的月弓征。晚期为肺纤维化期，双肺小叶间隔明显增厚，肺叶呈纤维状、条索状、网状改变，HRCT 病灶显示为碎石路征样改变，是 PCP 的特征表现之一，该征象出现表示肺泡、肺间质同时受累，是病变进展的重要表现。磨玻璃样影、网织结节影、斑片实变影、碎石路征和小叶间隔增厚是 PCP 常见的影像学改变，多表现为一种以影像为主、多种影像并存的弥漫性肺浸润。

部分肺组织代偿性肺气肿，甚至出现肺气囊。肺气囊是 PCP 较常见的影像学特征，多见于晚期，10%～34%以 DLCD 为主要表现，双侧、多发、弥漫分布或以上叶为主，大小及壁厚不一，也可发展到整个肺实质，其由于肺实质的破坏而形成。肺气囊见于 56% 的 HIV 阳性病人和 3%的 HIV 阴性病人。PCP 经治疗后，囊腔可完全消失（图 1-3-34～图 1-3-36）。当咳嗽等引起肺内压增高时，肺气囊破裂引起自发性气胸、纵隔及皮下气肿。在肺内磨玻璃密度影中出现大小不等、数量不一的肺气囊或气胸则强烈提示 PCP。部分病人可见单发或多发小结节或空洞影；亦可有胸腔积液及心包积液、肺门和纵隔淋巴结肿大等。

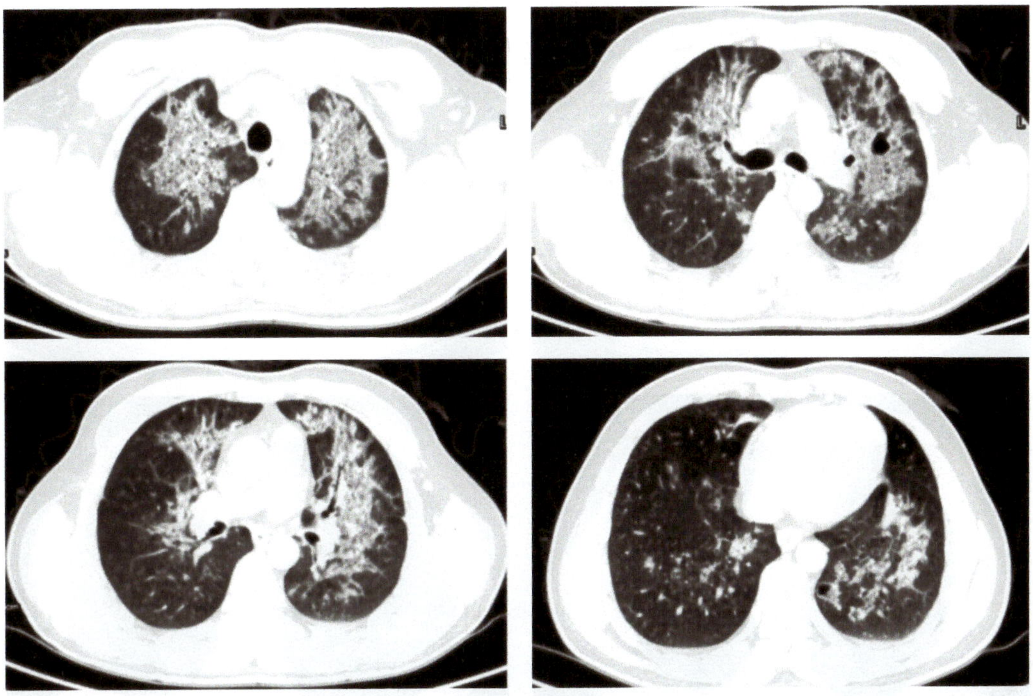

图 1-3-34　男，40 岁。HIV 阳性。双肺向心性分布磨玻璃影，内见散在气囊影(2017-09-23)

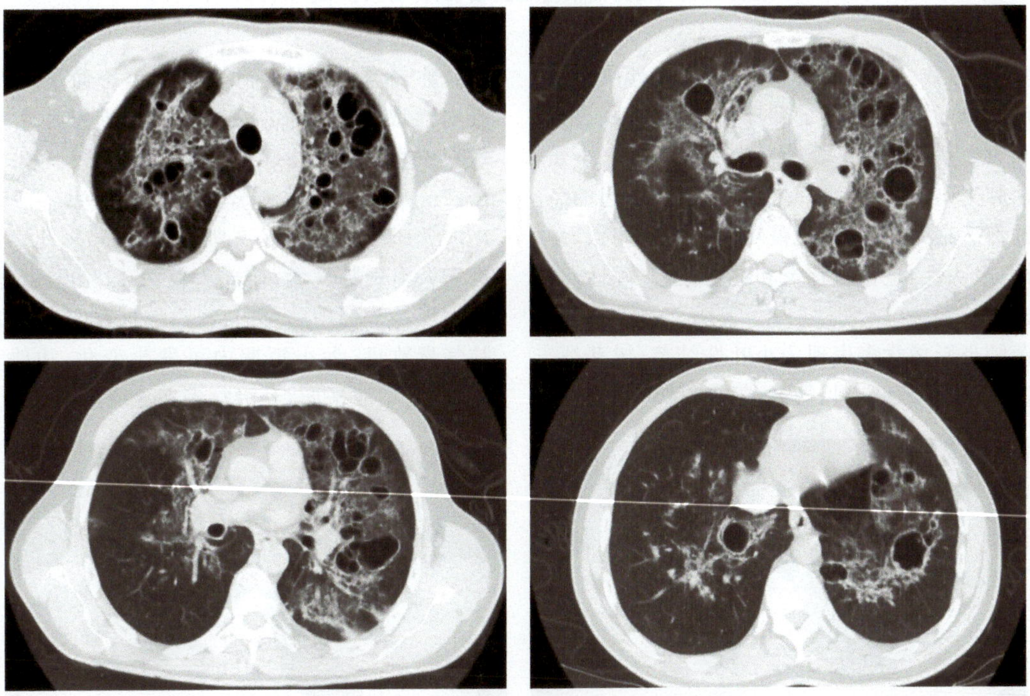

图 1-3-35　双肺气囊影较前明显增多(2017-10-09)

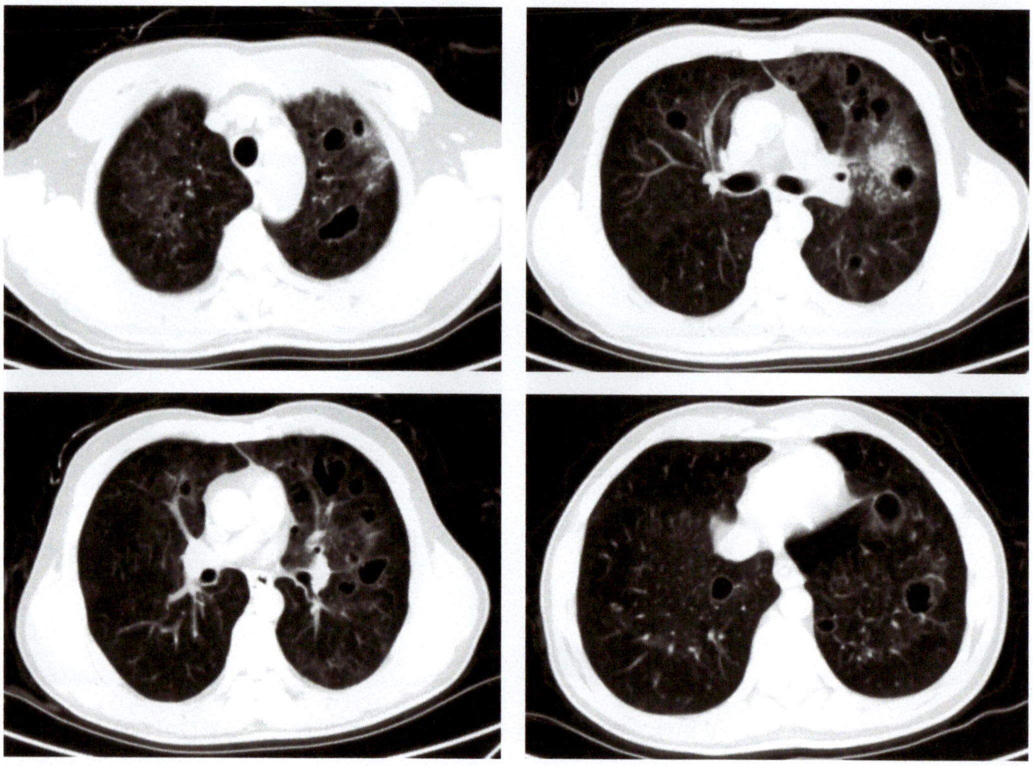

图 1-3-36　**复方新诺明治疗后病变明显吸收，囊腔减少、缩小(2017-11-17)**

(2)葡萄球菌肺炎：葡萄球菌为需氧或兼性厌氧革兰阳性球菌，常见的有金黄色葡萄球菌(金葡菌)、表皮葡萄球菌和腐生葡萄球菌。金葡菌致病性最强。金黄色葡萄球菌肺炎(金葡菌肺炎)是由金葡菌所引起的急性化脓性肺部感染，常发生于免疫功能受损的病人，主要为原发性(吸入性)金葡菌肺炎和继发性(血源性)金葡菌肺炎。

金葡菌肺炎影像学多表现为小叶性结节、树芽征、肺实变、大小不等结节、空洞、气囊、气胸、脓胸、脓气胸等。肺气囊为金葡菌肺炎的典型影像学表现，是支气管周围脓肿使终末细支气管和肺泡发生坏死，当与支气管相通后坏死物质排空形成的直径 1～2.5cm、壁厚 1～2mm、圆形或类圆形薄壁空腔，多发者似蜂窝肺(图 1-3-37～图 1-3-40)。文献报道约 50％儿童金葡菌肺炎病人出现肺气囊，而成人仅约 15％出现。肺气囊早期出现是金葡菌肺炎的特征，亦可在发病后 1 周出现。肺气囊数目、大小短期内可发生变化，边缘清晰或模糊，内可见液平面，经治疗多在 6 周内消失。

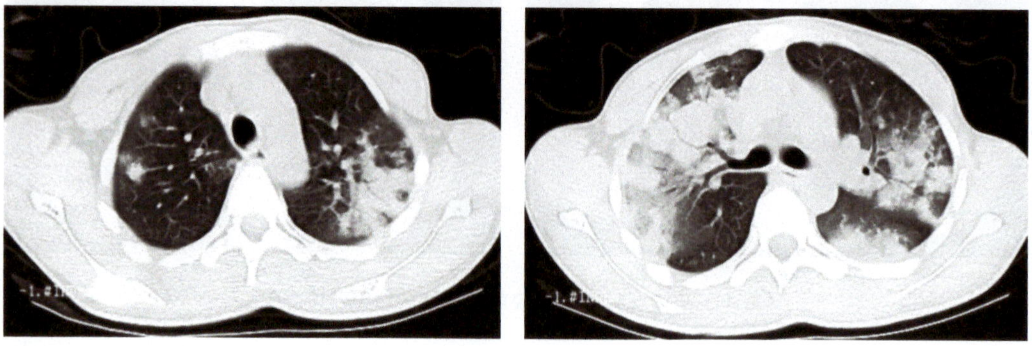

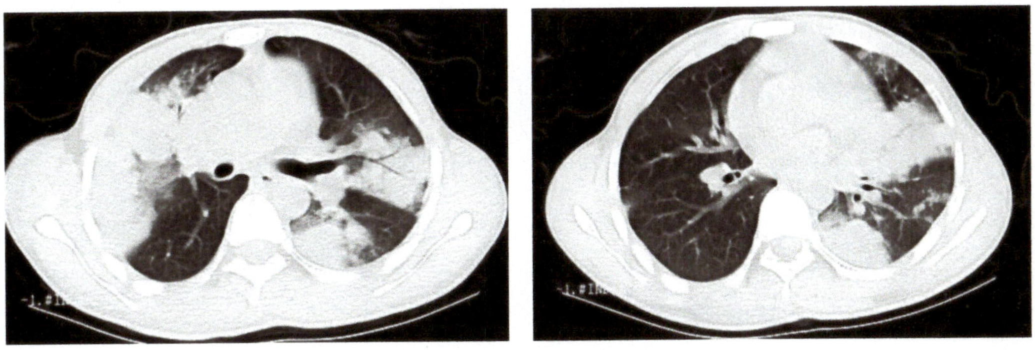

图 1-3-37　男，16 岁。咳嗽、咳痰 4 天，发热 2 天。双肺多发斑片、实变影(2017-12-30)

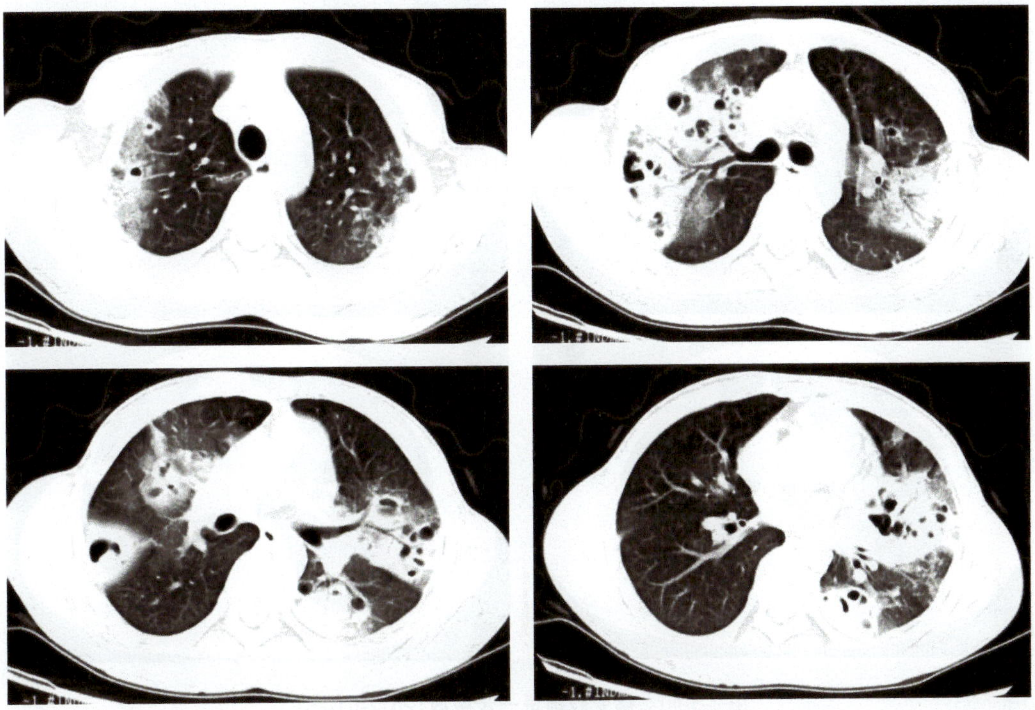

图 1-3-38　痰培养和血培养证实为甲氧西林敏感金葡菌。双肺实变、空洞影，左侧胸腔积液(2017-01-04)

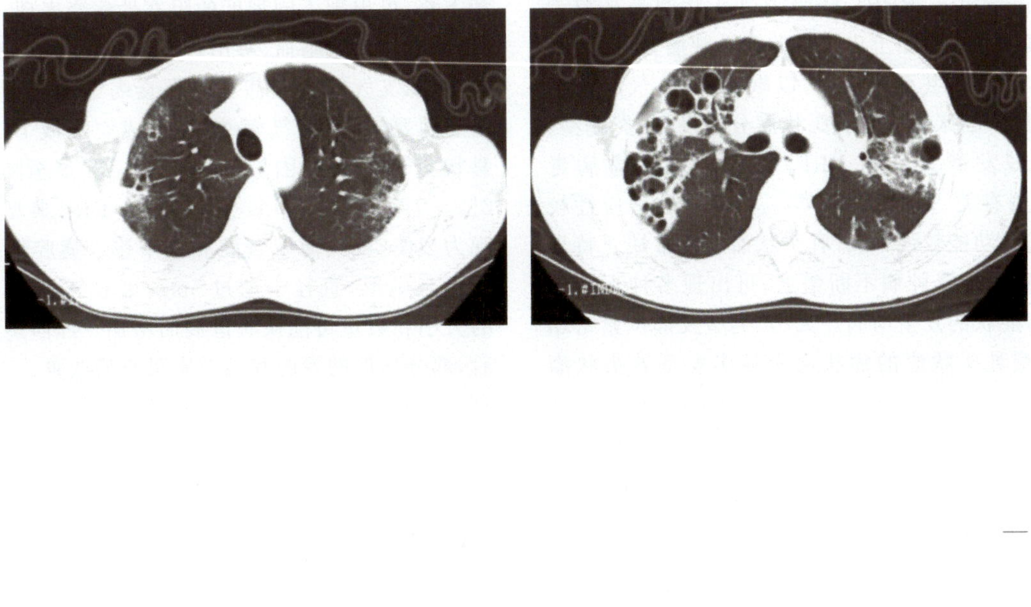

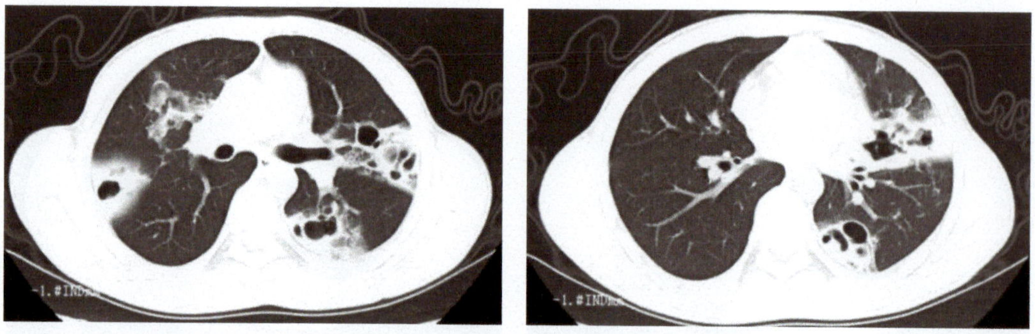

图 1-3-39 双肺多发空洞、气囊影，较前吸收(2017-01-12)

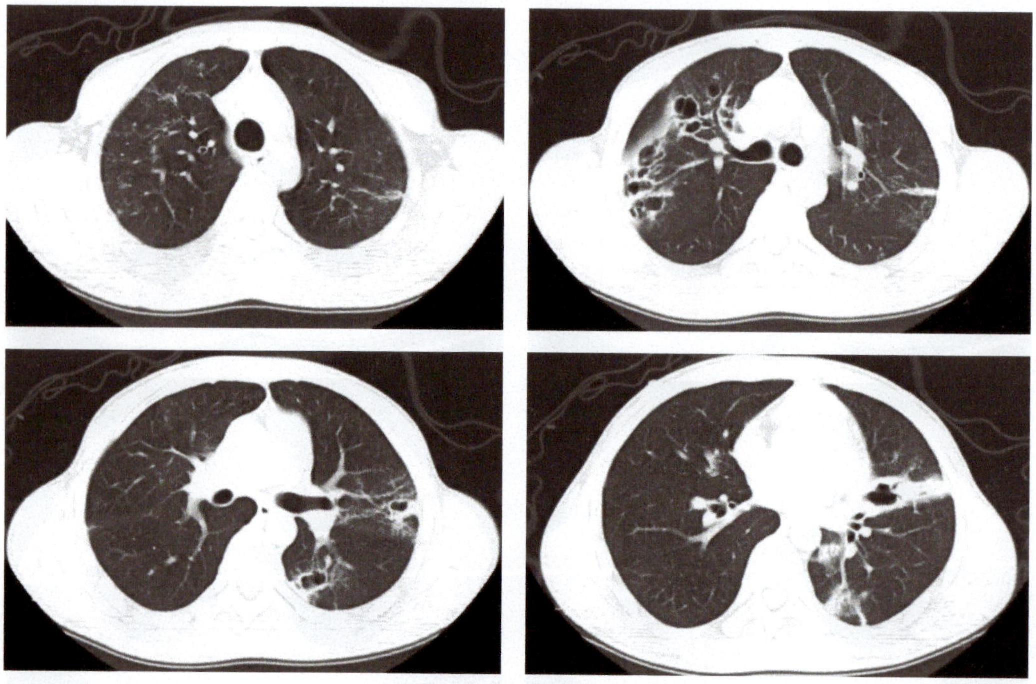

图 1-3-40 病变较前进一步吸收(2017-01-25)

(3)复发性呼吸道乳头状瘤病(recurrent respiratory papillomatosis，RRP)：呼吸道乳头状瘤是来源于气管、支气管黏膜表面上皮细胞的良性肿瘤，可累及喉部、气管、支气管，甚至肺实质，以喉部多见，气管或远端气道少见。临床上气管乳头状瘤分单发型、炎症型、多发型。多发型又称为RRP，与人乳头状瘤病毒(HPV)感染有关，多见于青少年。因气管腔适应性较大，通气代偿功能较强，气管乳头状瘤早期常缺乏特异性临床表现。随着肿瘤不断增大，可出现多种不同的症状，临床症状的发生与病灶大小、类型及部位紧密相关。单发型乳头状瘤的症状通常较多发型乳头状瘤轻，且大部分病灶位于气管内。随着病变范围的扩大和下移，可出现不同程度的阻塞性病变表现，如出现声嘶、咳嗽、咳痰、咯血、咳出坏死物、反复发生的肺炎、呼吸困难、支气管哮喘甚至呼吸衰竭等多种表现。由于肿瘤阻塞气管、支气管腔，可形成空洞或DCLD，类似囊状支气管扩张(图1-3-41)。RRP扩展至肺部者仅占2%～5%，但与DCLD关系密切。RRP典型的肺部表现为多发空洞、薄壁囊腔和结节影。囊腔形态为圆形或不规则形，直径不超过5cm，可有气-液平面。囊腔的大小和数量可随疾病进展而增加。经西多福韦治疗后，部分病例的囊腔和结节影可有所改善。

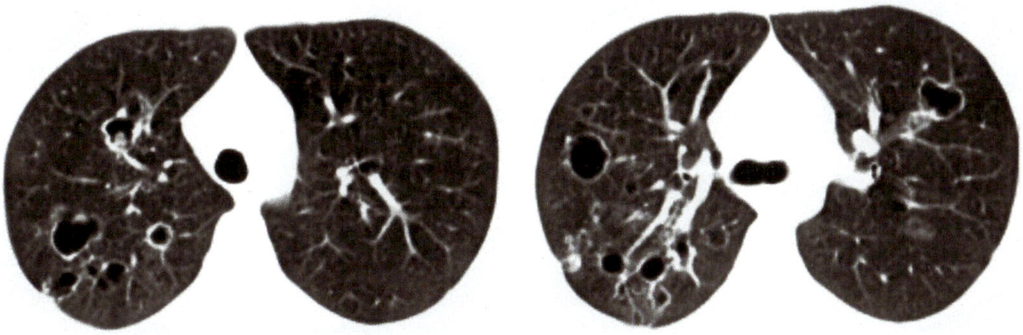

图 1-3-41　**男，22 岁。有喉乳头状瘤病史。双侧多发薄壁气囊，形态不规则。镜检：支气管肺多发乳头状瘤伴囊状气腔**

(4)肺吸虫病(paragonimiasis)：是由卫氏和斯氏并殖吸虫在宿主肺部寄生或体内各脏器间移行引起的一种重要的食源性人兽共患蠕虫病。人和动物(犬、猫、猪和野生动物)是肺吸虫的终宿主，人因生食、腌食、醉食或半生食含囊蚴的溪蟹或喇蛄，以及生食含蚴虫的转续宿主肉，或饮用生水而感染。

肺脏是并殖吸虫最易侵犯的脏器，病变主要由幼虫、成虫移行定居而产生的机械损伤及其代谢产物等抗原物质产生的免疫反应而引起。肺内病变呈炎性反应，中性粒细胞和嗜酸粒细胞浸润，肺组织被破坏，形成脓肿和囊肿，周围有纤维包膜，囊内含胆固醇结晶、夏科-莱登结晶、虫卵等。囊内多数只有 1 个成虫，一处形成囊肿，移行至另一处，再构成新的囊肿，囊之间有隧道。胸膜、心包膜纤维素性或浆液纤维素性炎症可因长久纤维化导致胸膜的粘连及心包缩窄；虫体在肺内死亡或者移行到别处，囊腔则逐渐被肉芽组织填充，变为瘢痕结节，日后可出现钙化。

肺吸虫病影像学所见病变部位和形态具有多样性，病变可游走，以中、下肺野多见。早期(组织破坏期或出血期)为 1～2cm 大小云絮状、边缘模糊、密度不均匀、圆形或椭圆形浸润阴影，病灶位置变迁较多，反映肺吸虫在肺部不断移行所引起的过敏性炎症反应和肺组织的出血性病灶。组织反应期(囊肿期)表现为在片状或结节状阴影中见数个蜂窝状小透明区，单房或多房，炎性浸润灶内不规则囊状影为其特征性征象(图 1-3-42)。囊肿形成是由于虫体阻塞小动脉或静脉引起缺血性梗死所致。可见于 15%～100%的肺吸虫病例。纤维瘢痕期(愈合期)可见空洞、结节、钙化影。三期表现常同时存在，如病灶中出现肺吸虫在肺内移行形成隧道征表现则较有特异性。多数肺吸虫病胸部影像学表现以胸腔积液为主，且胸腔积液可早于肺内表现。亦有液-气胸和气胸，甚至肿块影。

肺吸虫病治疗首选药物为吡喹酮，疗效好，副作用小，其主要作用是使虫体肌肉强直性收缩及瘫痪、外皮肿胀、变性及坏死，最后导致虫体死亡，有效率达 90%以上。

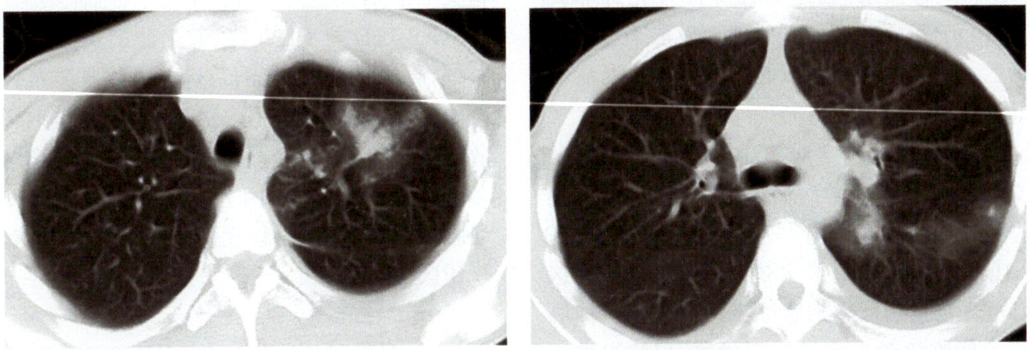

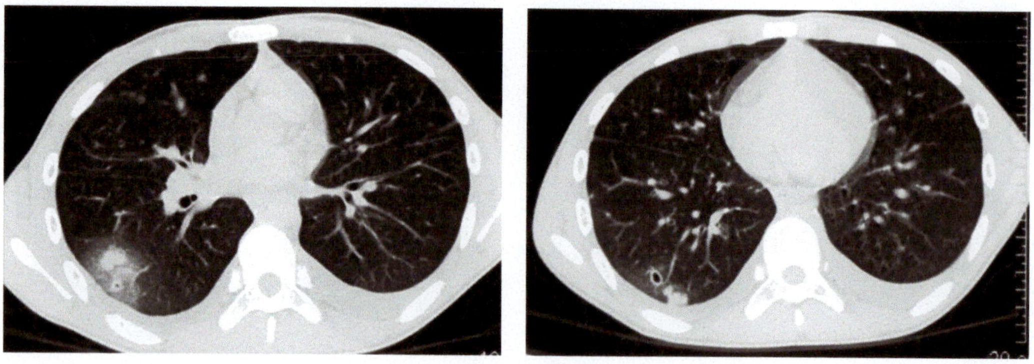

图 1-3-42　男，15 岁。阵发性咳嗽 4 个月。左肺上叶、右肺下叶散在斑片样、结节状高密度影，结节周围可见磨玻璃样改变，病变周围见多个空洞、囊状影，壁光整，双侧少量胸腔积液

5. 吸烟相关性疾病　呼吸性细支气管炎（RB）相关间质性肺疾病及脱屑性间质性肺炎（DIP）体现了一种难以划分的吸烟相关性肺损伤，它们在临床、影像乃至组织学表现上都有明显的重叠。在吸烟者，RB 无症状且多偶然被发现。有些吸烟成瘾的病人可出现间质性肺疾病（ILD），导致明显的肺部症状和影像学改变，这类病例常称作 RB-ILD。尽管与吸烟有明确的关系，但 RB-ILD 被归类为特发性间质性肺炎。DIP 代表着 RB-ILD 的终极状态，且通常是与吸烟有关，尽管 DIP 也发生在非吸烟者各种不同的病变中，如肺感染、有机粉尘暴露、药物反应，甚至见于二手烟吸入者。DIP 病人的吸烟率（60%～90%）低于 RB 和 RB-ILD 病人。

大部分 RB-ILD 和吸烟相关 DIP 病人年龄为 40～50 岁。RB-ILD 病人的平均吸烟为 30 包/年，而单纯 DIP 病人的平均吸烟则较少，为 18 包/年。男性病人是女性病人的 2 倍。症状包括逐渐出现的气促和干咳，有时可出现低氧血症。这两种病人预后都较好，病变在戒烟后得到改善，戒烟是最重要的治疗手段。尚无死于 RB-ILD 的报道，且进展性肺纤维化并非此病的特点。但 DIP 可因肺间质纤维化而发展至呼吸衰竭并最终死亡，尤其是持续吸烟的病人。DIP 发病后 10 年的总体远期生存率约为 70%。

RB 及 RB-ILD 在组织学活检中都表现出相同的呼吸性细支气管炎的组织学病变，特点为管腔内堆集着含色素的巨噬细胞且包围着呼吸性细支气管。DIP 被看作 RB-ILD 更广泛和更严重的类型，肺大部分区域的肺泡内被含色素的巨噬细胞弥漫地填充。虽然肺间质因轻度的纤维化和炎症浸润而增厚，但肺泡壁的结构保持完整。蜂窝肺改变轻微或无。值得一提的是，“脱屑性间质性肺炎”一词被认为并不恰当，因为以前认为该病是由于Ⅱ型肺泡上皮细胞脱落所致，但后来已经被否定。该病曾考虑更名为肺泡巨噬细胞肺炎，然而由于该病非常罕见，故保留了脱屑性间质性肺炎的说法。

RB-ILD 病人最常见的 CT 表现为小叶中心小磨玻璃结节，散在磨玻璃影，以及支气管壁增厚。小叶中心结节反映了堆集在呼吸性细支气管内及环绕在换气空间周围的巨噬细胞。病灶大多呈弥漫分布。肺叶内可见散在的低密度区，意味着小气道病变和空气潴留。鉴于大多数病人有长期吸烟史，同时合并小叶中心性肺气肿很常见。当病人戒烟后，RB-ILD 的 CT 表现可发生可逆性转变。

磨玻璃影是 DIP 的特征性表现，出现在所有病例的 CT 上。病变多发生在中下肺，以外周带为主。磨玻璃影可呈散在的斑片影或均匀成片。少数病人病变弥漫而均匀一致。与组织学对应，磨玻璃影反映的是肺泡内巨噬细胞的堆集和肺泡间隔增厚。网状影的出现意味着纤维化，通常局限在肺底部。发生蜂窝肺的病例不足 1/3。边缘清晰的囊状影可出现在磨玻璃影区域内，且通常为薄壁、圆形，直径小于 2cm。在吸烟相关 DIP 病人也可见肺气肿。

RB-ILD 与 DIP 两者最主要的不同点是疾病的分布，前者为小叶中心分布，后者为弥漫分布。小叶中心性结节在 DIP 不常见。在 RB-ILD，磨玻璃影通常更为散在，边界更不清楚，分布范围局限。尽管两者之间在影像上有所区别，但两者被认为都是吸烟所致的巨噬细胞相关病变，可出现在同一活检标本中，有时并不能互相区分。

6. 其他

（1）创伤后假性肺囊肿：为外伤导致肺泡壁及间质撕裂进而形成的囊腔，多位于肺外带、肋骨骨折附近，周围肺野可见范围不等的肺挫伤，可伴发肋骨骨折、气胸或液-气胸等胸部损伤。影像学特点为大小不等、单发或多发囊肿，呈圆形、卵圆形或不规则形（图 1-3-

43)。多数创伤性假性肺囊肿经保守治疗后囊肿多可吸收消失，少数可残留条索影及斑片影，极少数可合并感染、支气管胸膜瘘等。

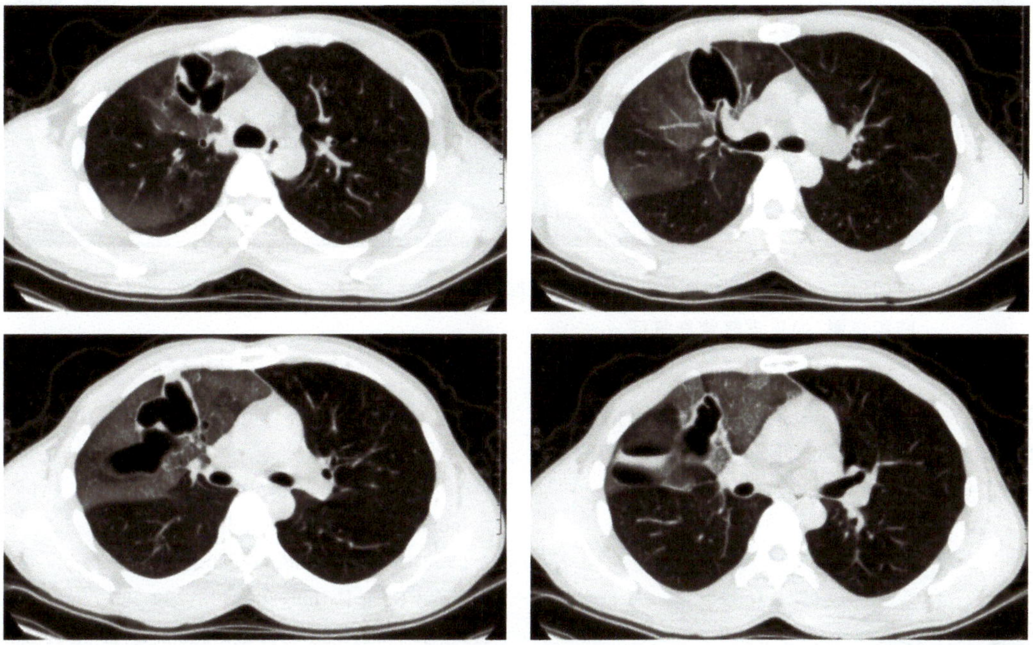

图 1-3-43 男，35 岁。有胸部撞击史 1 天。右肺上叶、中叶可见不规则囊状影，其内壁见结节影及周围磨玻璃状渗出影，部分可见气-液平面

(2)高 IgE 综合征：又称 Job 综合征，是以血清 IgE 浓度显著增高为特征的免疫缺陷综合征，主要为中性粒细胞趋化功能及巨噬细胞吞噬功能障碍。此病较为少见，多数病例表现为常染色体显性遗传，少数表现为常染色体隐性遗传。初步探讨与传导通路 STAT3 转录因子有关。该病确切病因尚未明确，多在婴幼儿期发病，可持续终身。男女发病率大致相等，发作无明显季节性，常无明确的过敏史，部分病人可有家族史。

高 IgE 综合征的重要特征是多发皮肤、鼻窦、肺部感染，血清 IgE 水平明显增高，大于正常值 10 倍以上，一般大于 2000U/ml。可有 T 淋巴细胞亚类减少，Th/Ts 比例增高。外周血象多有嗜酸性细胞增多，感染时白细胞及中性粒细胞比例增高。红细胞沉降率可长期增快，可能与伴有慢性炎症有关。此病病人常合并骨骼及牙齿发育问题，可有骨代谢异常、成骨不全和病理性骨折。其皮肤表现常为冷脓肿性质皮损，通常不伴有发热等症状。肺部感染最常见致病菌为金黄色葡萄球菌和流感嗜血杆菌。由于反复发作肺炎、肺脓肿，肺内可见多发肺气囊形成(图 1-3-44)。临床预后差异大，囊腔可自发缓解，或发展为气胸、脓胸。治疗主要以对症治疗为主。

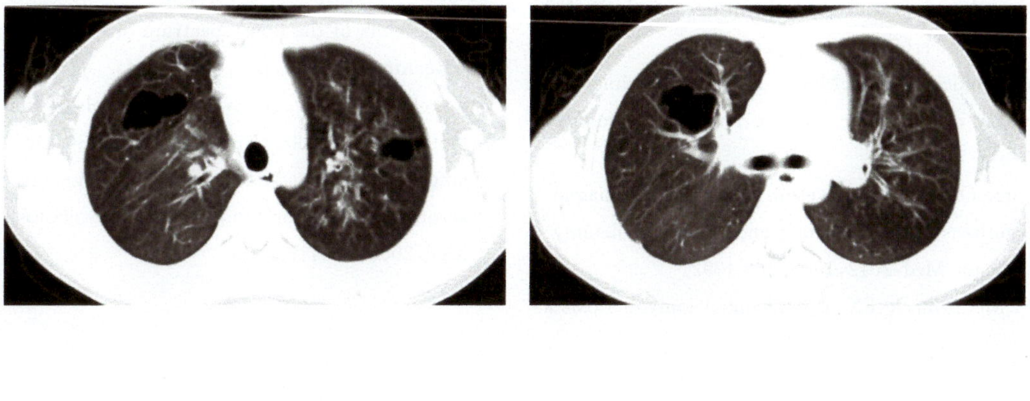

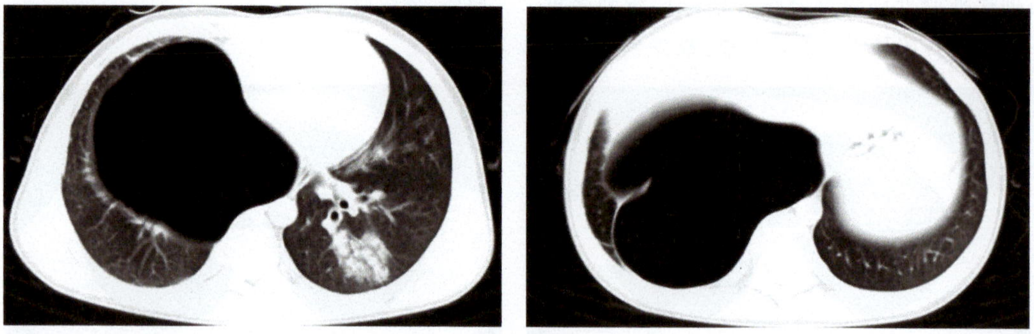

图 1-3-44 男,9岁。全身红斑丘疹伴瘙痒8年余,再发伴发热5天。双肺多发气囊影,边缘光整;左下肺实变影,内见支气管充气征

DCLC是呼吸内科常见影像学表现,疾病谱相对较广,结合其本身及囊腔周围的不同表现,对疾病的早期诊断及早期治疗起到重要的辅助作用。

参考文献

Abrams J, Talcott J, Corson JM. Pulmonary metastases in patients with low-grade endometrial stromal sarcoma. Clinicopathologic findings with immunohistochemical characterization. Am J Surg Pathol, 1989, 13: 133-140.

Aubry MC, Myers JL, Colby TV, et al. Endometrial stromal sarcoma metastatic to the lung: a detailed analysis of 16 patients. Am J Surg Pathol, 2002, 26: 440-449.

Baqir M, Vassallo R, Maldonado F, et al. Utility of bronchoscopy in pulmonary Langerhans cell histiocytosis. J Bronchology Interv Pulmonol, 2013, 20: 309-312.

Chew KM, Clarke MJ, Dubey N, et al. Nodular pulmonary amyloidosis with unusual, widespread lung cysts. Singapore Med J, 2013, 54: e97-e99.

Crino PB, Nathanson KL, Henske EP. The tuberous sclerosis complex. N Engl J Med, 2006, 355: 1345-1356.

Guinee DG Jr. Update on nonneoplastic pulmonary lymphoproliferative disorders and related entities. Arch Pathol Lab Med, 2010, 134: 691-701.

Hansell DM, Bankier AA, MacMahon H, et al. Fleischner Society: glossary of terms for thoracic imaging. Radiology, 2008, 246: 697-722.

Harari S, Torre O, Cassandro R, et al. Bronchoscopic diagnosis of Langerhans cell histiocytosis and lymphangioleiomyomatosis. Respir Med, 2012, 106: 1286-1292.

Henske EP, McCormack FX. Lymphangioleiomyomatosis-a wolf in sheep's clothing. J Clin Invest, 2012, 122: 3807-3816.

Hill DA, Jarzembowski JA, Priest JR, et al. Type I pleuropulmonary blastoma: pathology and biology study of 51 cases from the international pleuropulmonary blastoma registry. Am J Surg Pathol, 2008, 32: 282-295.

Hoag JB, Sherman M, Fasihuddin Q, et al. A comprehensive review of spontaneous pneumothorax complicating sarcoma. Chest, 2010, 138: 510-518.

Jeong YJ, Lee KS, Chung MP, et al. Amyloidosis and lymphoproliferative disease in Sjögren syndrome: thin-section computed tomography findings and histopathologic comparisons. J Comput Assist Tomogr, 2004, 28: 776-781.

Kunogi M, Kurihara M, Ikegami TS, et al. Clinical and genetic spectrum of Birt-Hogg-Dube syndrome patients in whom pneumothorax and/or multiple lung cysts are the presenting feature. J Med Genet, 2010, 47: 281-287.

Randall RE, Williamson WC Jr, Mullinax F, et al. Manifestations of systemic light chain deposition. Am J Med, 1976, 60: 293-299.

Ryu JH, Tian X, Baqir M, et al. Diffuse cystic lung diseases. Front Med, 2013, 7: 316-327.

Tateishi U, Hasegawa T, Kusumoto M, et al. Metastatic angiosarcoma of the lung: spectrum of CT findings. AJR Am J Roentgenol, 2003, 180: 1671-1674.

Traweek T, Rotter AJ, Swartz W, et al. Cystic pulmonary metastatic sarcoma. Cancer, 1990, 65: 1805-1811.

Young LR, Inoue Y, McCormack FX. Diagnostic potential of serum VEGF-D for lymphangioleiomyomatosis. N Engl J Med, 2008, 358: 199-200.

第2章

先天性、遗传性肺疾病

第一节　肺叶间裂变异

肺叶间裂是各个肺叶间分界的重要标志，是评价肺疾病分布的基础。通常左肺分为上叶和下叶，右肺分为上、中、下3叶。肺叶间裂的变异表现为水平裂缺如或不全和以斜裂为分界的上下肺叶之间或多或少的融合。肺叶间裂的变异类型包括肺叶间裂不全、肺叶间裂缺如和额外肺裂。

肺叶间裂不全是最常见的变异。在解剖上，肺裂多到达不了胸膜或肺门处。其中，水平裂的不完全是由于肺叶之间的胸膜反折处未达到肺门，而斜裂的不完全是由于相邻的肺叶之间融合所形成。

肺叶间裂的缺如较少见，且经常伴有气管和血管的变异。肺叶间裂缺如并不意味着肺叶的缺如，只表示肺叶的融合。如右水平裂的缺如并不表示着中叶的缺如，而意味着中叶和上叶融合，即右肺和正常左肺一样，只有上叶和下叶，这样的右肺称为“两叶肺”(图2-1-1)。左斜裂的缺如则表示左肺的上叶和下叶融合。

支气管异构是指两侧支气管和相应肺叶解剖对称，可单独发生也可与其他变异同时发生，尤其是先天性心脏病。在内脏对称位中，右侧异构是指双侧均呈右侧样改变，而左侧异构是指双侧均呈左侧样改变。右侧异构(以前称为无脾综合征)，典型表现为右侧支气管异构、双侧右心房、无脾脏、中线肝和位置多变的胃。左侧异构(以前称为多脾综合征或Ivemark综合征)，通常表现为左侧支气管异构、双侧左心房、多脾脏、中线肝和位置多变的胃。但是这些畸形并不是同时出现，支气管位置并不总是与心房和腹部脏器位置一致。因此，双侧主支气管可能均为右主支气管(合并水平肝、无脾)(图2-1-2)或左主支气管结构(并发多脾)。

额外肺裂经常出现在支气管肺段的分界处，与肺段分界线一致的额外裂，可以看作肺段的独立分离。奇叶(azygos lobe)是最常见的额外肺裂，是胸部静脉最常见的先天性异常改变的结果，发生率约为1%，为一侧肺尖部发生的额外肺叶，多见于右肺。在胚胎血管发育过程中，奇静脉弓不随心脏大血管在纵隔内下降，而是游离于肺内并连同胸膜下行，此时奇静脉连同胸膜在肺叶内侧形成一条深的切迹，称为奇静脉裂。由于奇静脉位于壁层胸膜之外，所以奇静脉裂是由2层壁层及2层脏层胸膜组成。右肺上叶的内侧部分与右上叶被胸膜分开，由于奇静脉位置异常而称为奇叶，其血供来自右肺上叶尖后段(图2-1-3)。正位胸部X线上可见奇裂呈弧形细条索状影，起始于右肺尖锁骨内缘2～3cm处，在右肺尖起点胸膜反折处可显示1个小的三角形尖状突起，由肺尖部向内、下走行达肺门上方，终点止于右肺根部，呈倒置逗点状影，此逗点状影系奇静脉断面的垂直投影(图2-1-4)。典型CT图像上可显示走行变异的奇静脉，在较高位置汇入上腔静脉，并可见奇静脉压迫胸腔而形成的奇裂和奇叶，奇裂呈现连续多层边界清晰、略向外凸的细弧线状，从脊柱旁一直延伸至前侧胸壁(图2-1-5)。奇裂和椎体、纵隔围成的三角形含气组织即为奇叶(图2-1-6)。肺奇叶形成的临床意义仍不明确，其本身不会引起临床症状，如无其他合并疾病则无须治疗。

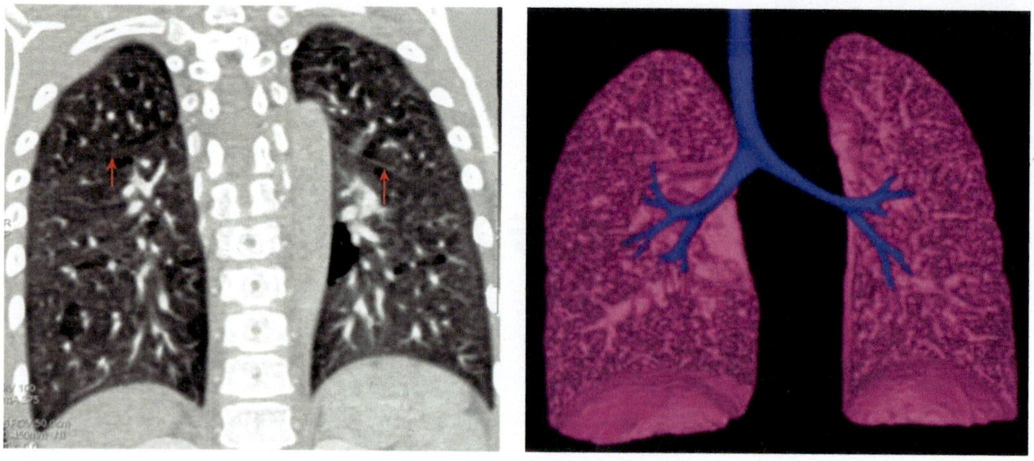

图 2-1-1　女,6 岁。双两叶肺

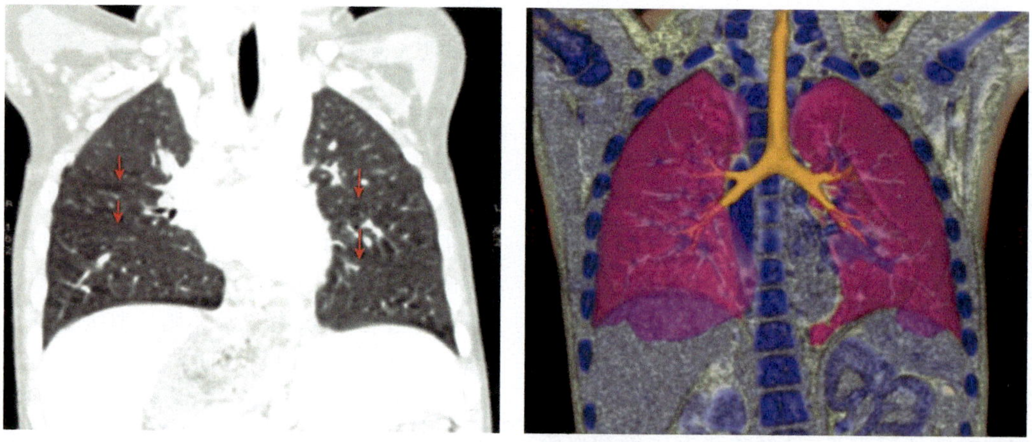

图 2-1-2　女,3 岁。双三叶肺

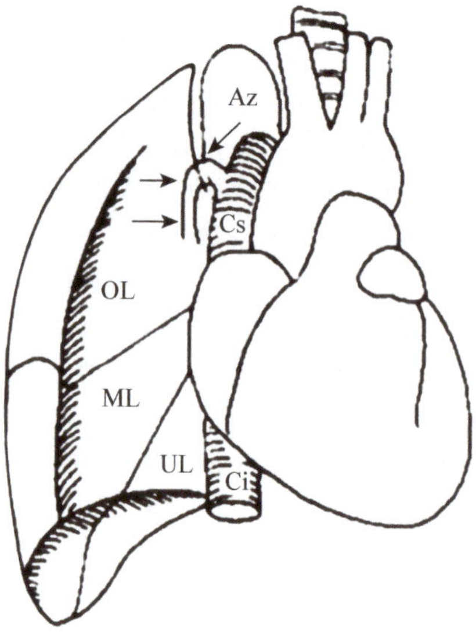

图 2-1-3　奇叶示意图。箭头所指为奇静脉。Cs:上腔静脉;Ci:下腔静脉;Az:奇叶;OL:上叶;ML:中叶;UL:下叶

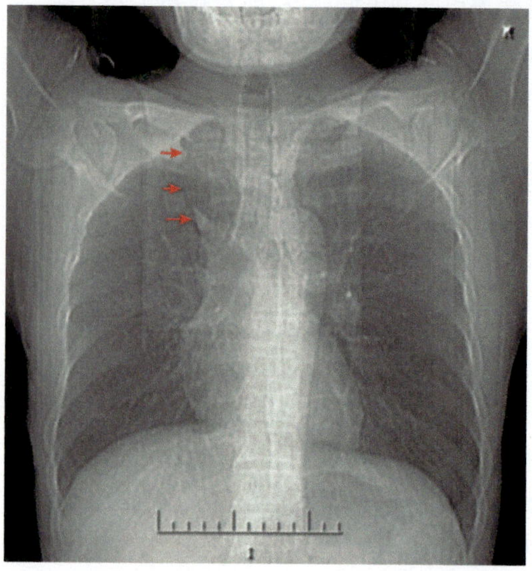

图 2-1-4　男,52 岁。胸部 X 线示奇裂呈弧形细条索状影

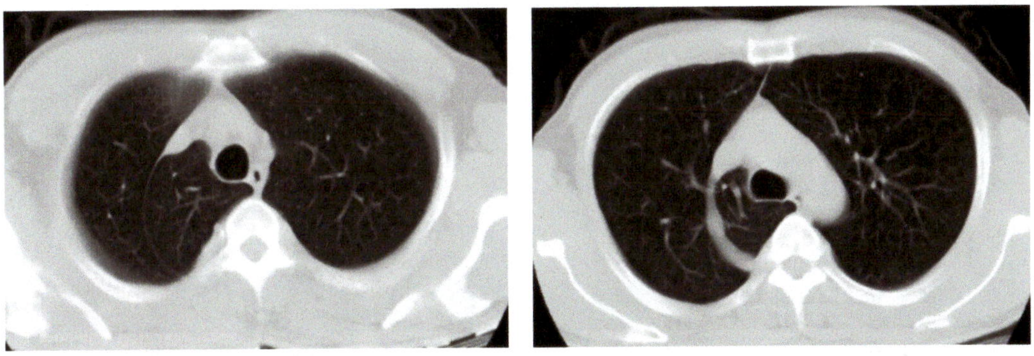

图 2-1-5 胸部 CT 示肺内"C"形条状阴影，为奇静脉弓，奇静脉走行于其内，与椎体、纵隔围成三角形含气组织(奇叶)，奇静脉向前延伸，从椎旁区引流入上腔静脉

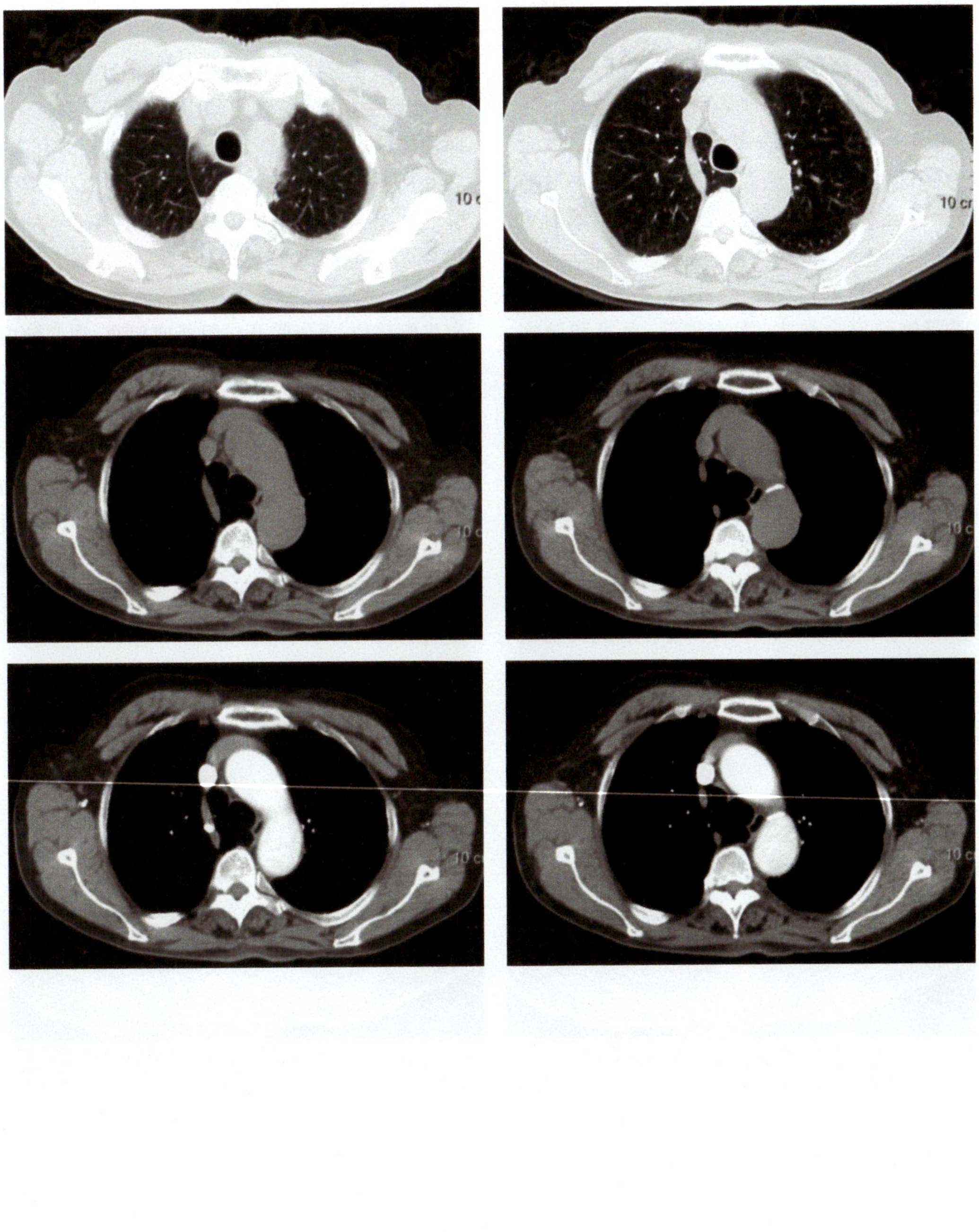

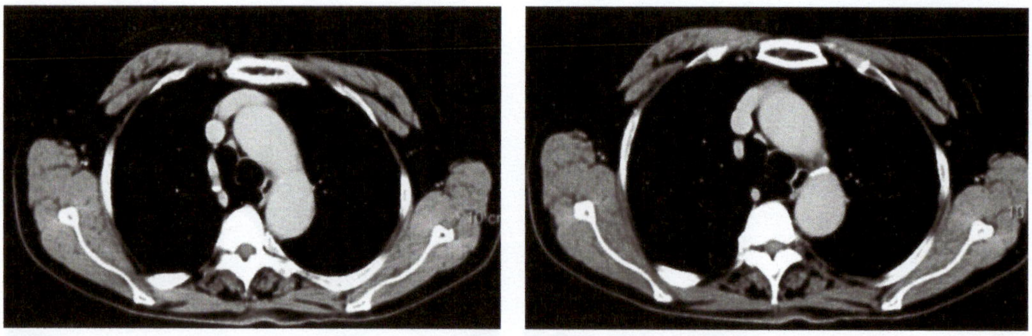

图 2-1-6 男，72 岁。右肺奇叶，奇静脉供血，汇入上腔静脉，静脉期强化明显

第二节 先天性肺发育不全

先天性肺发育不全属于胚胎期发育障碍，一般认为是胚芽原生质或胚质先天性缺陷引起的肺血管或呼吸器官的严重发育障碍。本病多为单侧性，常累及全肺，以左侧为多，但发生于右侧者常伴有同侧肺动脉畸形和异常静脉引流，并可合并其他先天性畸形，预后更差，病死率高。

根据病理改变分为 3 个类型：①肺未发育（图 2-2-1），一侧或双侧肺完全缺失，无支气管、血管和肺实质，健侧支气管是气管的直接延续，无主支气管和隆突；②肺发育不全，只有残留支气管形成的盲端，无供应的血管和肺实质；③肺发育不良（图 2-2-2）：支气管、血管和肺泡存在，但其大小减小和数量减少。

先天性肺发育不全病人临床表现常无明显特异性，多表现为反复肺部感染、胸闷、气促，也可无明显症状、体征，于体检过程中发现。体检时胸廓可不对称，患侧无呼吸音，继发感染可有血象升高。本病较为有意义的辅助检查为影像学和支气管镜检查。患侧一般早期胸廓正常，随着生长发育，健侧肺组织膨胀充填患侧胸廓，纵隔向患侧移位。若胸部 X 线发现一侧肺部有高密度影，或肺叶呈不规则囊状透亮影，无正常肺纹理，健侧肺代偿性肺气肿，纵隔及心脏向患侧移位，则考虑本病可能，行 CT 检查可进一步明确本病。典型 CT 表现为患侧肺体积缩小，密度增高，胸廓大小和形态可基本对称，纵隔及心影向患侧移位，支气管开口阻断或狭窄，病变肺内可有囊状透光区存在。对侧正常肺代偿性肺气肿，过度膨胀的肺经胸骨后疝入对侧胸腔（纵隔疝），可同时显示半椎体畸形，此征对诊断很有价值。纤维支气管镜检查可见病变侧主支气管、分叶支气管狭窄或阻塞，相应肺动脉发育细小或缺如，常伴肺炎或支气管扩张。本病的预后取决于肺部畸形情况及伴随的其他先天性异常类型，合并感染时应积极给予抗感染治疗，对于内科治疗无效或效果较差的病人可行手术治疗。

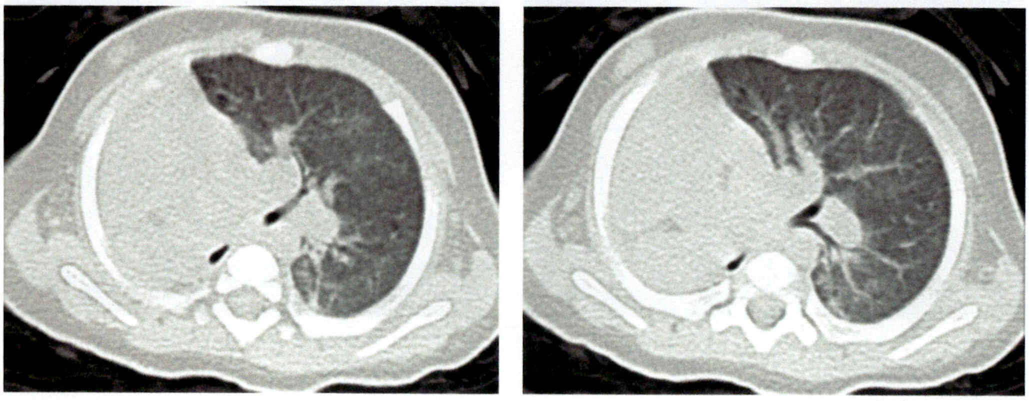

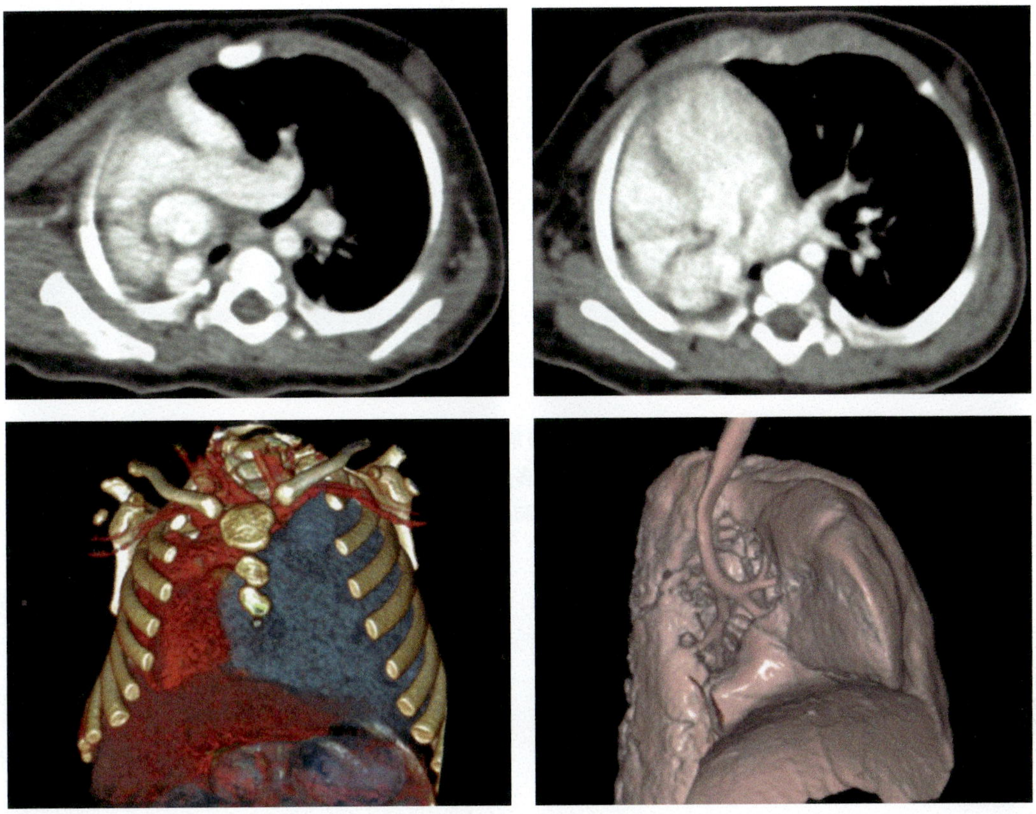

图 2-2-1　女，6 月龄。右侧胸廓塌陷，右侧胸腔未见正常肺组织影，右主支气管缺如，右侧肺动脉缺如，左肺动脉相应代偿性增粗，纵隔疝入右侧胸腔，占满整个右侧胸腔

（中山市博爱医院小儿呼吸科　王桂兰　提供）

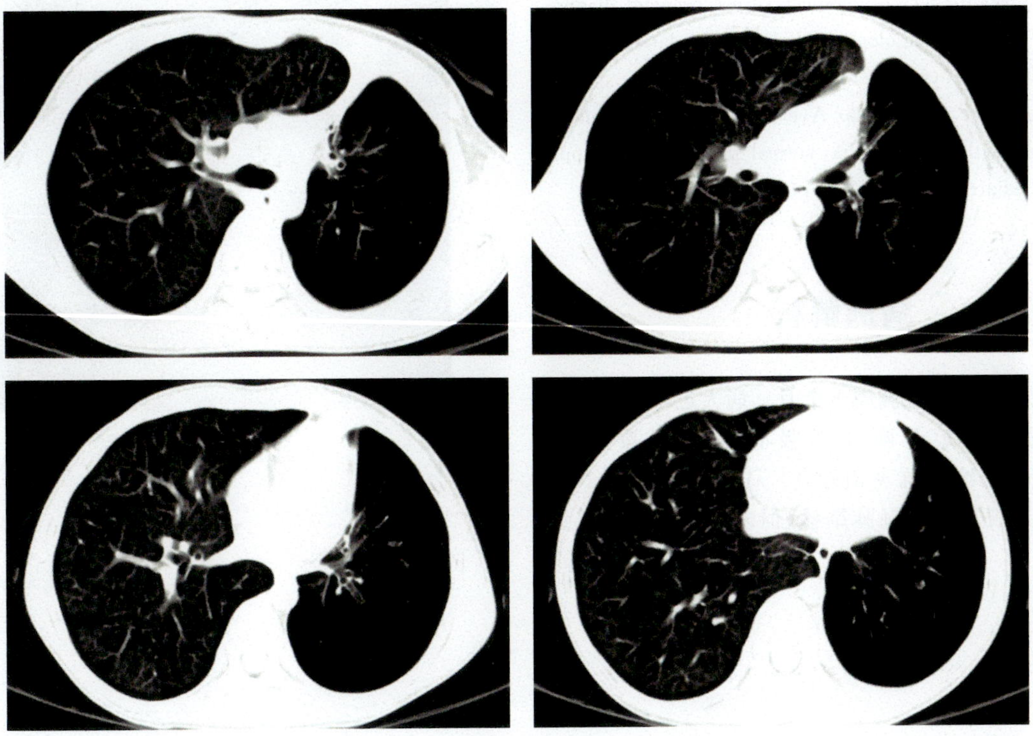

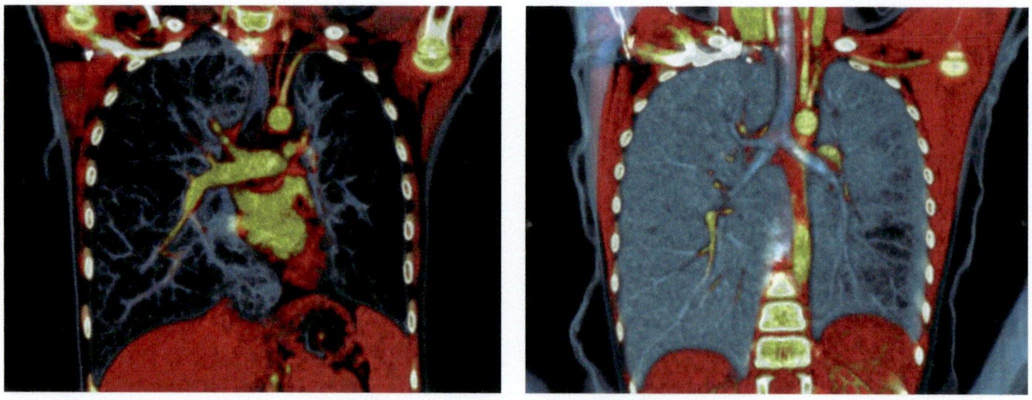

图 2-2-2 男，19 岁。胸部 CT 和三维重建示左上肺前段和舌段肺不张，余部代偿性肺气肿，其内血管纹理稀疏，纵隔左移；右肺血管纹理增粗增多，右肺含气不均，见局限性异常透亮区；左肺动脉及其各级分支细小，左肺静脉细小，考虑左肺发育不良

（中山市博爱医院小儿呼吸科　王桂兰　提供）

参考文献

Aghabiklooei A, Goodarzi P, Kariminejad MH. Lung hypoplasia and its associated major congenital abnormalities in perinatal death: an autopsy study of 850 cases. Indian J Pediatr, 2009, 76(11): 1137-1140.

Biyyam DR, Chapman T, Ferguson MR, et al. Congenital lung abnormalities: embryologic features, prenatal diagnosis, and postnatal radiologic-pathologic correlation. Radiographics, 2010, 30(6): 1721-1738.

Eroglu A, Alper F, Turkyilmaz A, et al. Pulmonary agenesis associated with dextrocardia, sternal defects, and ectopic kidney. Pediatr Pulmonol, 2005, 40(6): 547-549.

病例解析

女，65 岁。咳嗽、胸闷 1 个月。病人近 1 个月来咳嗽、咳少量白黏痰，伴胸闷、呼吸不畅。院外按“左肺炎、右肺不张”给予抗炎治疗 10 天，效果欠佳。2004 年曾胸部透视检查怀疑肺结核，但未行诊治。否认结核病密切接触史。

胸片：纵隔向右侧移位，右侧未见明显肺组织（图 2-2-3）。

胸部 CT：纵隔及心脏右移，右肺密度增高，容积缩小，充气不良，伴多发性囊状影，左侧代偿性肺气肿，纵隔内可见钙化（图 2-2-4）。

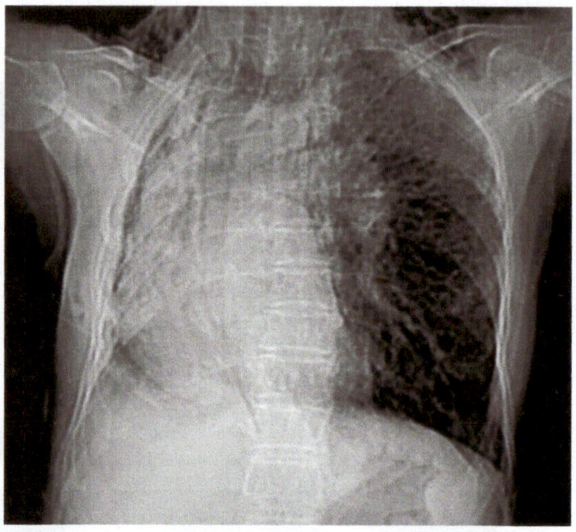

图 2-2-3 胸部 X 线

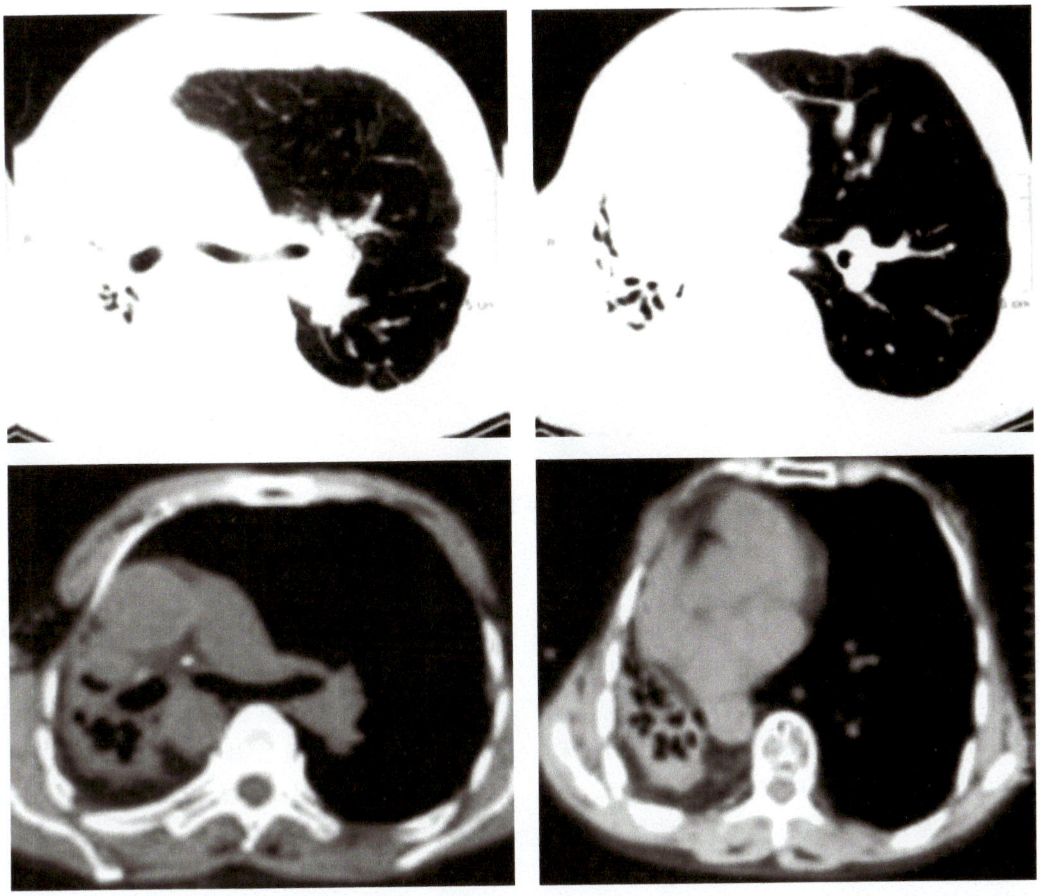

图 2-2-4　胸部 CT

【诊断】　右侧先天性肺发育不全。

【诊断依据】　老年女性，既往体健。该影像学主要是先天性肺发育不全和肺结核的鉴别。病人右肺容积明显缩小，肺组织无新、老病灶并存，无钙化，邻近胸膜无增厚，无胸腔积液，同侧胸廓发育良好，皮下脂肪、肌肉饱满，无胸廓塌陷、肌肉萎缩。对侧肺野清晰，代偿性肺气肿，无明显播散灶，结合病人无结核病史和结核中毒症状，首先考虑先天性肺发育不全。病人行 CTPA 检查示右肺动脉变窄、缺如(图 2-2-5)。纤维支气管镜检查见右肺中下叶开口良好，右肺上叶开口处呈盲端(图 2-2-6)。经纤维支气管镜灌洗液培养无致病菌生长，浓缩集菌抗酸杆菌检测阴性，经纤维支气管镜刷片细胞学检查见部分纤毛柱状细胞，未见癌细胞。确诊为先天性右肺发育不全。经抗感染等对症治疗，症状好转后出院。

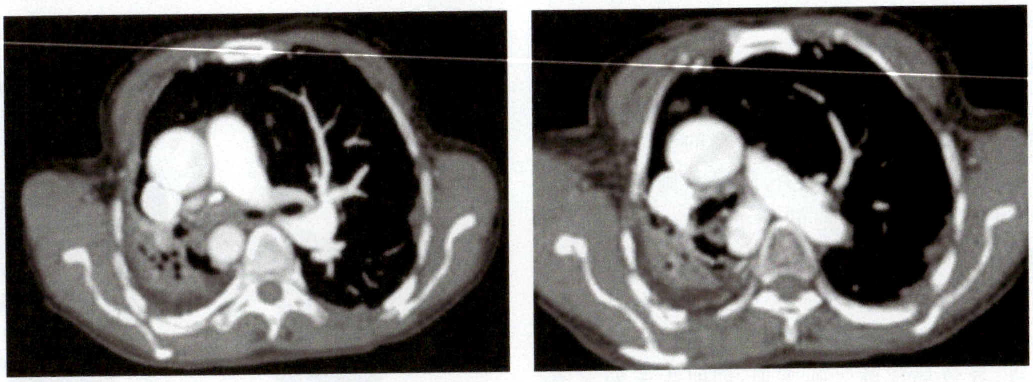

图 2-2-5　CTPA 检查示右肺动脉变窄、缺如

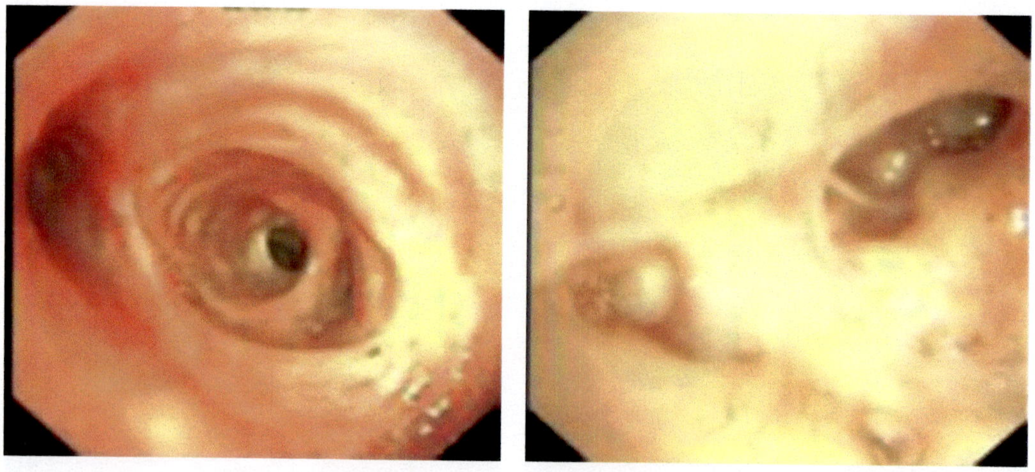

图 2-2-6 纤维支气管镜检查见右肺中下叶开口良好，右肺上叶开口处呈盲端

【分析】 先天性肺发育不全多见于新生儿及儿童，成人少见。本例病人既往体健，症状也相对较轻，长期误诊原因与临床医生缺乏诊断经验，忽视支气管畸形等少见疾病有关。病人右肺病变明显，与临床表现明显不符；右肺呈实变，体积明显缩小，未见有含气肺组织存在；右肺各叶段支气管虽存在，但分支支气管细小，部分呈残端闭塞；右肺动脉纤细，发育不良；以上特点符合先天性右肺发育不全。一侧肺不发育或发育不全的病人，在母体内时由于两侧胸腔内压力的不均等，纵隔、心脏大血管已经移位到患侧，出生后，两侧胸腔压力均衡。双侧胸廓对称或近乎对称，患侧肋间隙不变窄为单侧肺不发育或发育不全的重要征象。先天性肺发育不全通过胸部CT、纤维支气管镜及肺血管造影等检查可明确诊断，应提高本病认识，及时诊断，为临床提供有力依据。

（中国人民解放军第八十八医院呼吸内科 田 磊 提供）

第三节 先天性支气管闭锁

先天性支气管闭锁（congenital bronchial atresia，CBA）是一种以段或亚段支气管先天性闭塞为主的少见畸形，Ramsay 等在 1953 年首次报道。

一、发病机制

胚胎第 4 周支气管开始衍生，段支气管在第 5 周，亚段支气管在第 6 周也能显示，至 15 周支气管完成衍化，同时肺泡也在第 5～15 周正常发育。此期间支气管局部血管中断导致胚胎中支气管芽停止发育，局部形成闭锁或狭窄，闭锁远端的支气管和肺组织发育正常，但肺泡数量减少，肺组织则通过肺泡间的 Kohn 孔、支气管与肺泡间的 Lanbert 管及细支气管间 Martin 小管等通道进行侧支通气，从邻近正常肺段获得气体，由于呼气时侧支通气量比吸气时明显减少，形成活瓣样结构，肺泡内逐渐产生了过量气体的存留，导致局部肺气肿表现；同时先天发育原因还使该肺段肺泡数比常人少，却占据较大的肺容积，致肺泡大于正常而呈气肿状态。此外，该肺段通气不足使含氧量低，致血管收缩，加之可能伴发肺段动脉发育不良，表现为局部血流灌注不足及肺气肿（图 2-3-1）。闭锁支气管远端的气道继续分泌黏液，导致黏液聚集，引起支气管扩张和黏液栓形成，内可有感染和气-液平面存在（图 2-3-2）。基本病理改变包括段、亚段支气管局部闭锁形成黏液嵌塞性囊肿和远侧或邻近肺组织肺气肿改变（图 2-3-3）。

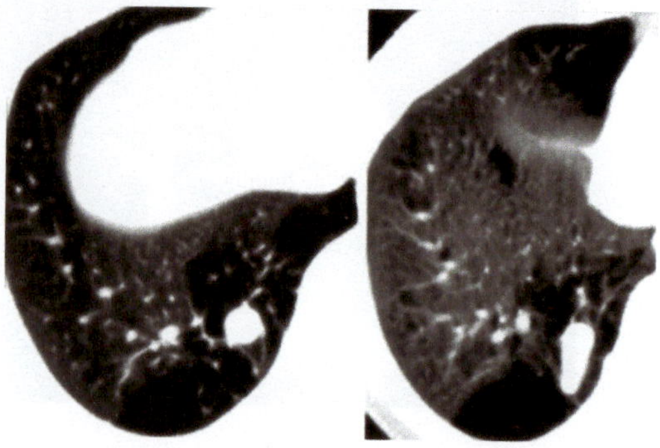

图 2-3-1 病变周围大片肺气肿

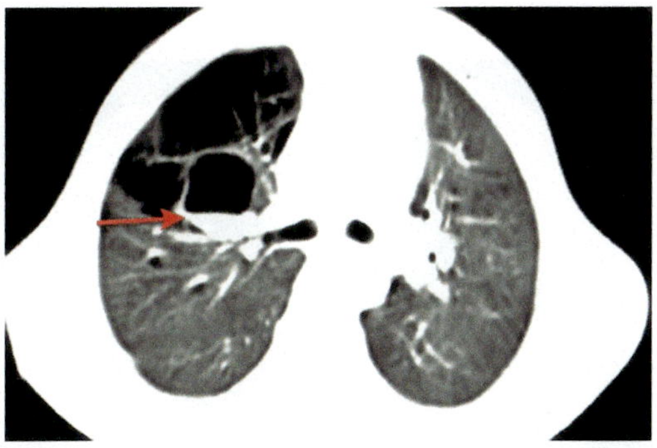

图 2-3-2　囊状高密度影，内可见气-液平面(红箭)

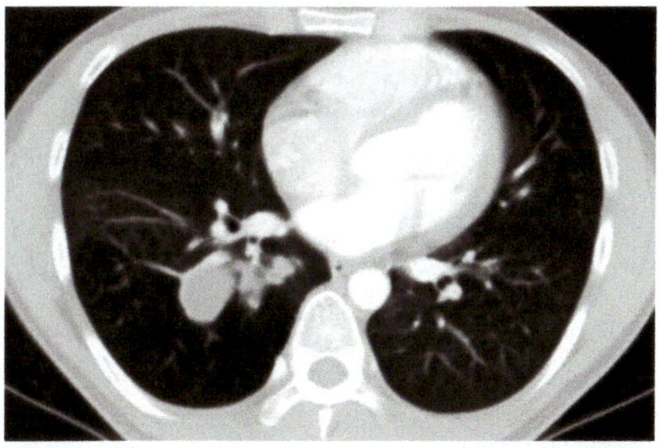

图 2-3-3　黏液嵌塞性囊肿和肺气肿改变

二、临床表现

由于病变局限，肺功能一般不受影响，病人多无症状或者轻微咳嗽、咳痰、呼吸困难、咯血等，多数在20～30 岁体检时才被偶然发现。

三、影像学表现

先天性支气管闭锁的典型影像学征象为支气管黏液栓、与黏液栓相连续的含气腔隙及周围肺气肿改变。黏液栓在 X 线胸部平片上可位于肺门而类似于肺门肿块，也可位于肺野外周。黏液栓的 CT 表现为沿支气管树分布的铸型结构，呈“V”形、“Y”形、结节状或树枝样阴影(图 2-3-4)。多层螺旋 CT(MSCT)应用多平面重组、CT 仿真支气管内镜等三维后处理技术可进一步观察支气管开口、黏液栓的形态及其与支气管、血管的关系。黏液栓多为水样密度，蛋白含量较高时可类似软组织密度，但增强扫描均无强化(图 2-3-5)。病变周围伴或不伴有肺气肿表现，这与闭锁发生部位有关，发生于段支气管多有气肿改变(图 2-3-6)，发生于亚段支气管多无肺气肿。此外，病变肺组织血管纹理减少、变细，气肿与周围正常肺组织分界清楚，均为先天性支气管闭锁的诊断提供了重要依据(图 2-3-7)。MRI 检查显示囊肿内黏液的特征性信号，对囊肿定性诊断有重要价值，在 T_2WI 上囊肿呈高信号，表明其内容物为液体，T_1WI 上呈高信号则提示囊肿内蛋白质成分较多。

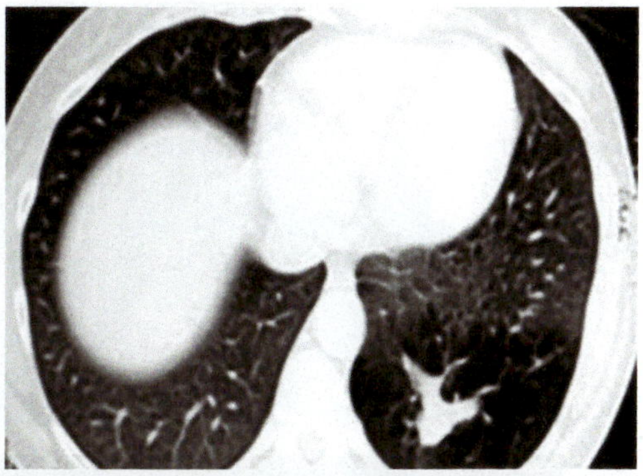

图 2-3-4　分叉状黏液栓，有伴随血管、周围肺气肿

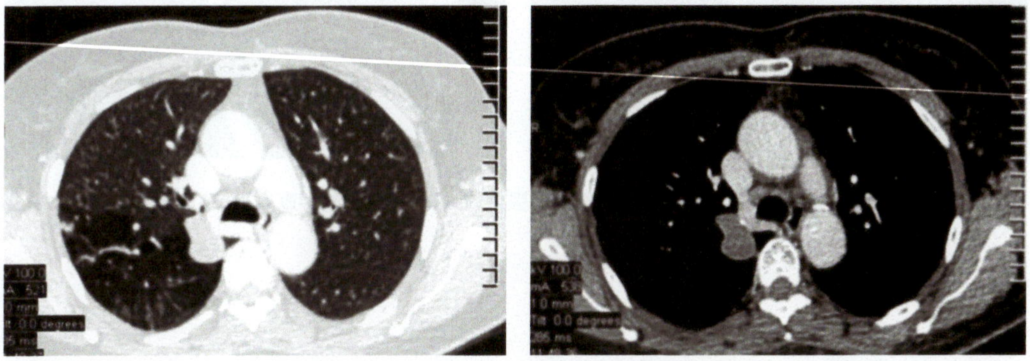

图 2-3-5　女，56 岁。咳嗽 3 个月。右肺黏液性囊性病变，增强扫描不强化，周围代偿性肺气肿

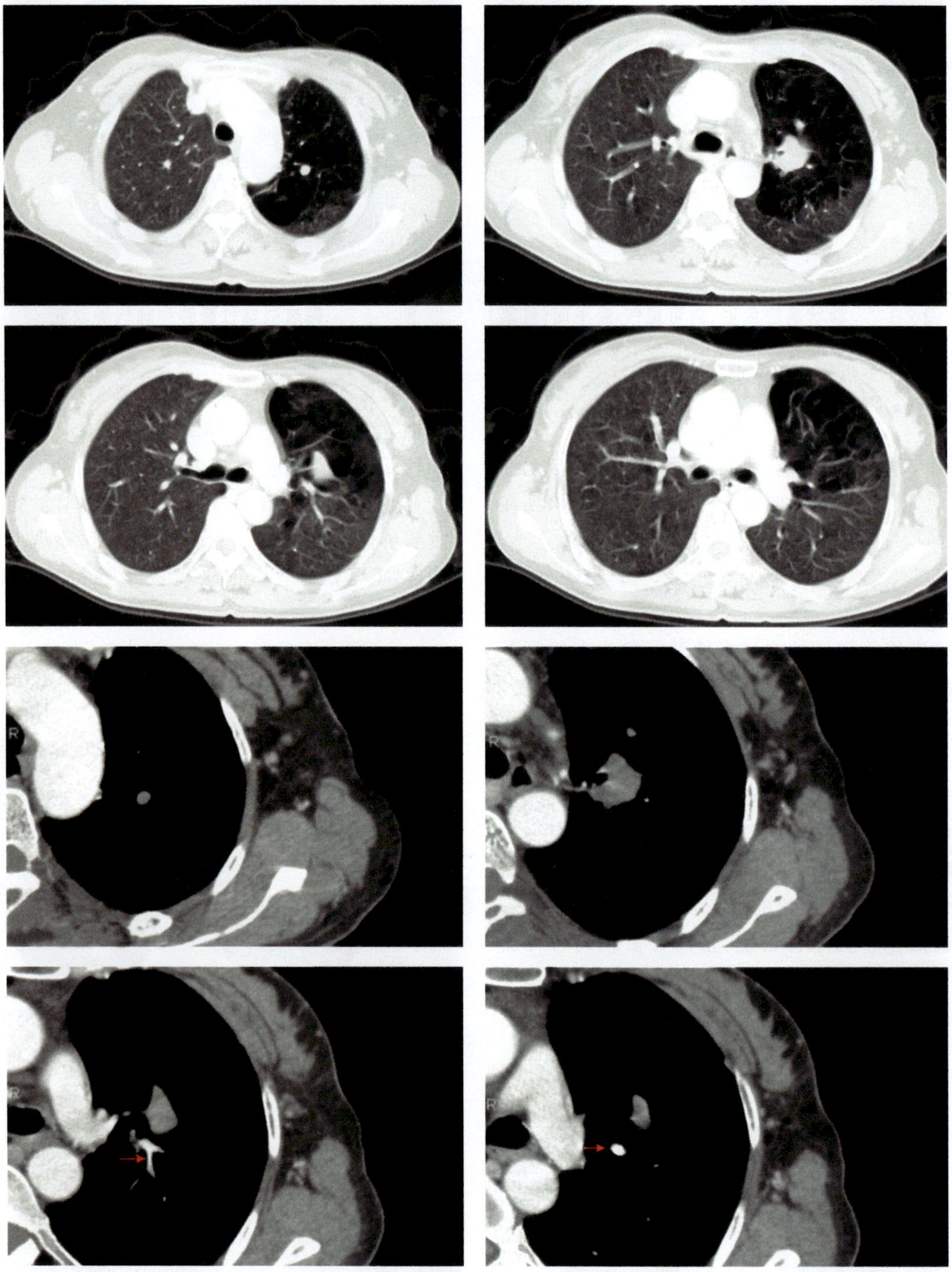

图 2-3-6 女，44 岁。左肺上叶黏液嵌塞性囊肿，增强扫描不强化，邻近肺组织肺气肿改变，病变边缘可见强化血管影（红箭）

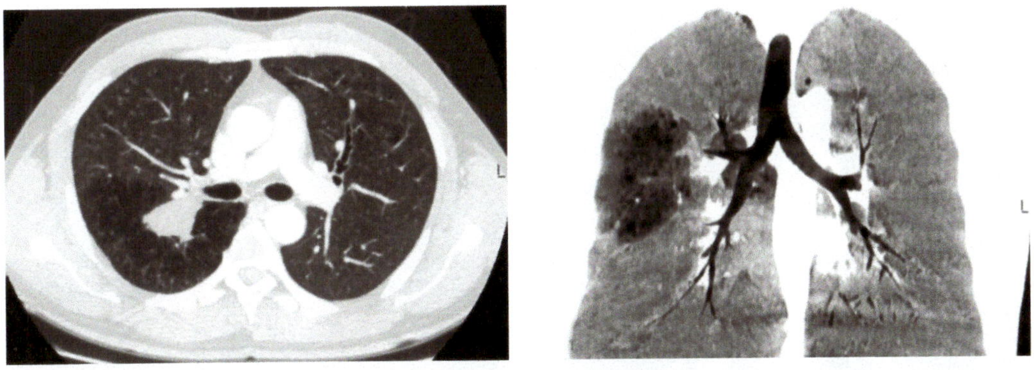

图 2-3-7　男，34 岁。右肺上叶后段先天性支气管闭锁，病变肺组织血管纹理减少、变细，气肿与周围正常肺组织分界清楚

四、鉴别诊断

先天性支气管闭锁应与肺内型支气管囊肿、肺癌继发支气管黏液嵌塞、肺动静脉畸形等疾病鉴别。肺内型支气管囊肿多为光滑的圆形囊肿或空腔，与本病不仅在形态学上有所差异，而且支气管囊肿不伴有邻近肺气肿改变可供鉴别。肺癌继发局限性黏液嵌塞多在肿瘤远端，并不出现如同本病显示的单个巨大分支类圆形肿块，结合原发肿瘤的存在较易鉴别。肺动静脉畸形虽在 CT 平扫时容易与本病混淆，但增强 CT 检查可见畸形血管明显强化而确定诊断。

五、治疗

先天性支气管闭锁治疗方法分为保守治疗和手术治疗。保守治疗须定期胸部 X 线片随访。病人有反复发作的严重肺部感染症状或不能去除的恶性病变则需手术治疗，多选择胸腔镜局部切除等微创手术。

参考文献

Beigelman C，Howarth NR，Chartrand-Lefebvre C，et al. Congenital anomalies of tracheobronchial branching patterns：spiral CT aspects in adults. Eur Radiol，1998，8(1)：79-85.

Meng RL，Jensik RJ，FaberLP，et al. Bronchial atresia. Ann Thorac Surg，1978，25(3)：184-192.

Ramsay BH，Byron FX. Mucocele，congenital bronchiectasis，and bronchiogenic cyst. J Thorac Surg，1953，26(1)：21-30.

Wang Y，Dai W，Sun Y，et al. Congenital Bronchial Atresia：Diagnosis and Treatment. Int J Med Sci，2012，9(3)：207-212.

病例解析

1. 病例 1：男，37 岁。胸闷不适数年。

胸部 CT：左肺上叶肺门旁椭圆形影，密度均匀，边缘清楚，增强扫描无强化，周围肺纹理稀疏（图 2-3-8）。

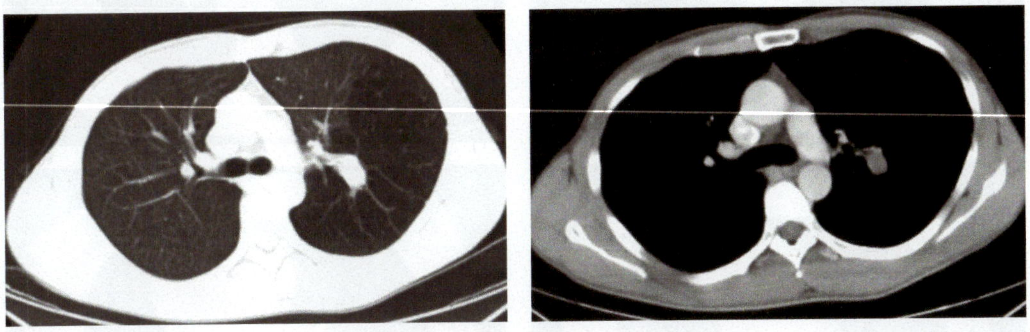

图 2-3-8　胸部 CT1

【诊断】　先天性支气管闭锁。

【诊断依据】　青年男性，症状轻微，影像学见低密度肿块影，增强病灶无明显强化，周围局限性肺气肿表现，气肿与周围正常肺组织分界清楚，首先考虑先天性支气管闭锁。CT 重建见病变肺组织血管纹理纤细、稀疏（图 2-3-9），支持该诊断。

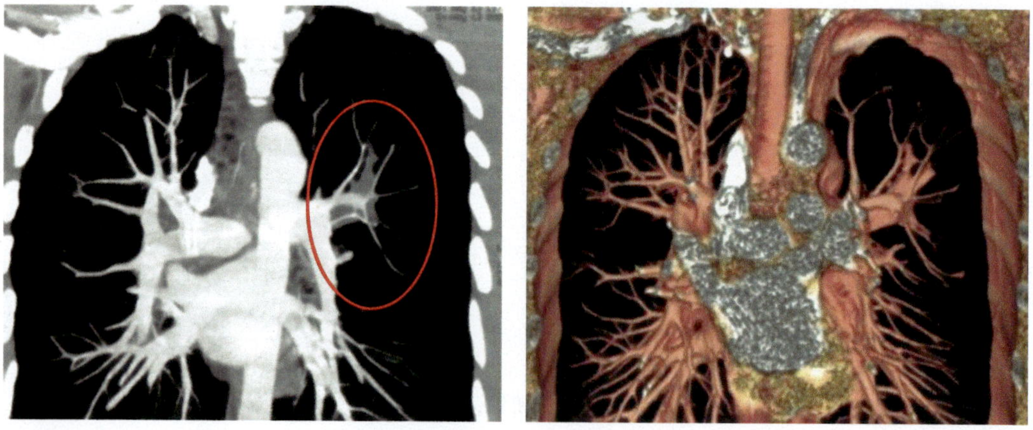

图 2-3-9　CT 重建见病变肺组织血管纹理较对侧纤细、稀疏(红圈)

2. 病例 2:女,50 岁。胸闷 3 年。

胸部 CT:右肺上叶后段不规则影,密度均匀,边缘清楚,增强扫描无强化,周围肺纹理稀疏(图 2-3-10)。

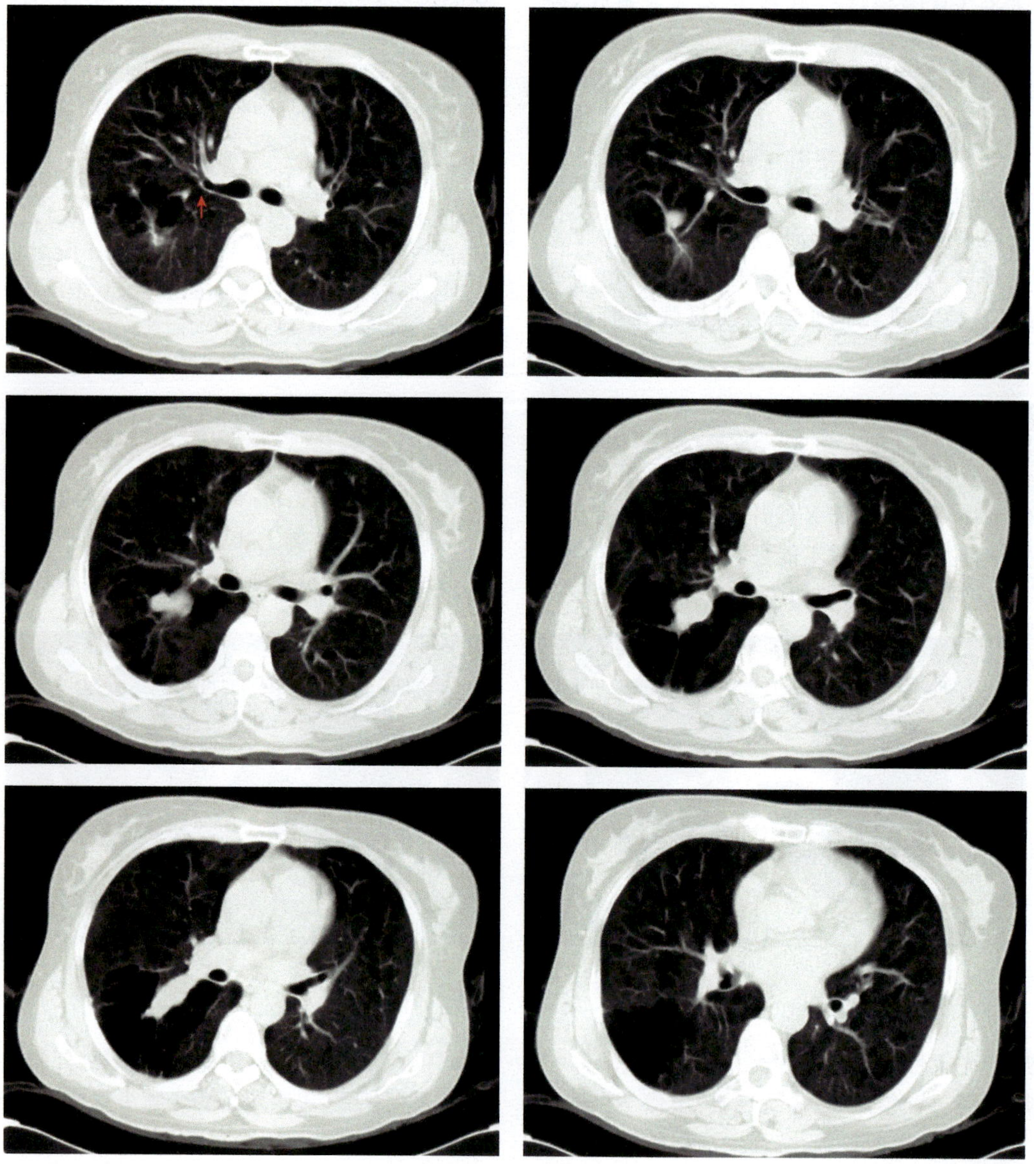

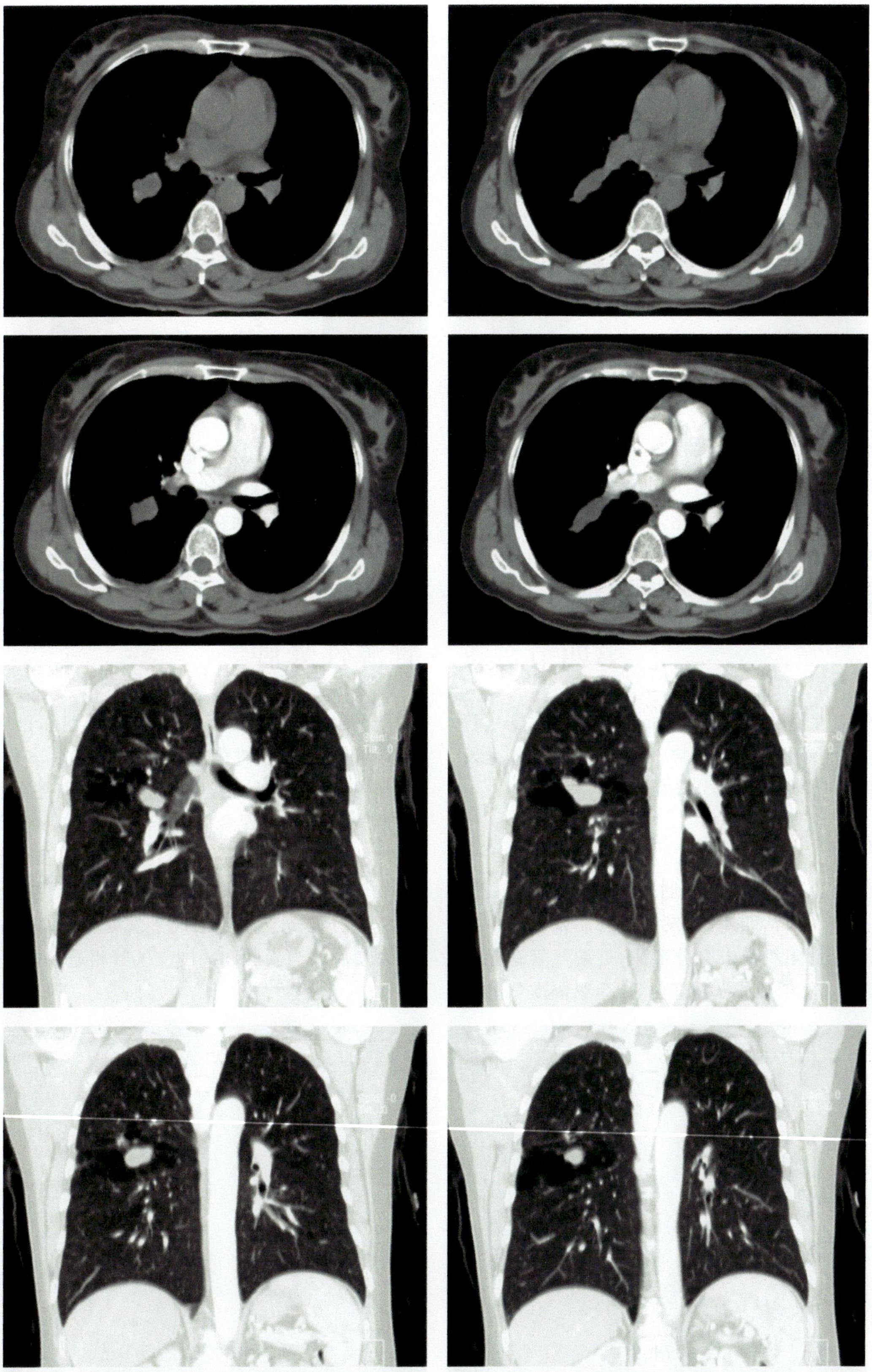

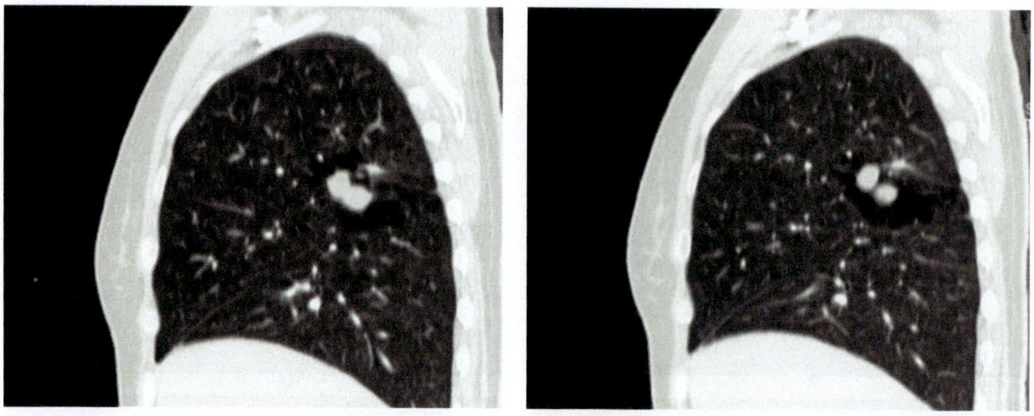

图 2-3-10　胸部 CT2

【诊断】 先天性支气管闭锁。

【诊断依据】 中年女性，症状轻微，影像学见低密度肿块影，增强病灶无明显强化，右肺上叶后段支气管未见显示（图 2-3-10 红箭），相应血管稀疏，周围局限性肺气肿表现，气肿与周围正常肺组织分界清楚，首先考虑先天性支气管闭锁。肿块形状多变，重建似有分离，考虑为黏液栓聚集所致。支气管囊肿多为光滑的圆形囊肿或空腔，与本病在形态学上有所差异，且不伴有邻近肺气肿改变，可资鉴别。

第四节　支气管源性囊肿

支气管源性囊肿（bronchogenic cyst），简称支气管囊肿，是先天性肺胚芽发育异常，部分支气管树停止发育，并与邻近正常气道组织分离所致。

一、发病机制

支气管囊肿通常发生在胚胎发育的第 26～40 天，即支气管发育的最活跃期，若发生于胚胎发育早期阶段（4 周以前），肺组织尚未充分形成，近端气管芽生异常，则该囊肿多位于肺外纵隔部位，成为纵隔支气管囊肿；若发生于胚胎发育后期阶段，肺组织已充分发育，远端气管-支气管树芽生异常，则该囊肿多位于肺内成为肺内支气管囊肿；若气管芽生远离胸腔至其他部位，则形成异位支气管囊肿，可异位于椎管内（图 2-4-1）、颅内、心脏、胸壁（图 2-4-2）、腹腔、颈部及皮下等部位，基本位于躯干及头颈部等近中线区域。如不发育的支气管部分已分支则可形成多发囊肿，尚未分支则形成单发囊肿。当囊肿和周围支气管相通可成为含气囊肿或液-气囊肿。

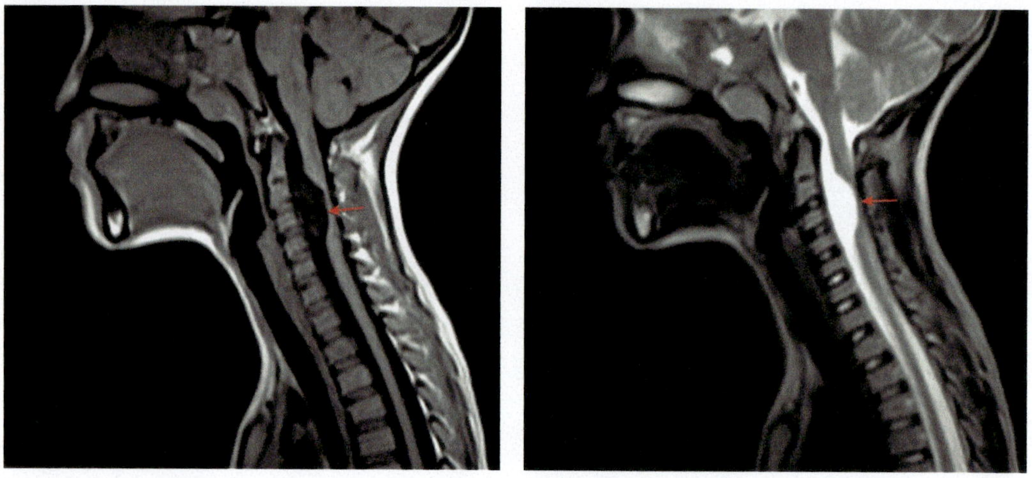

图 2-4-1　女，9 岁。C_2～C_4 硬脊膜下支气管囊肿（红箭），MRI T_2WI 图像（B）显示为液体均匀高信号

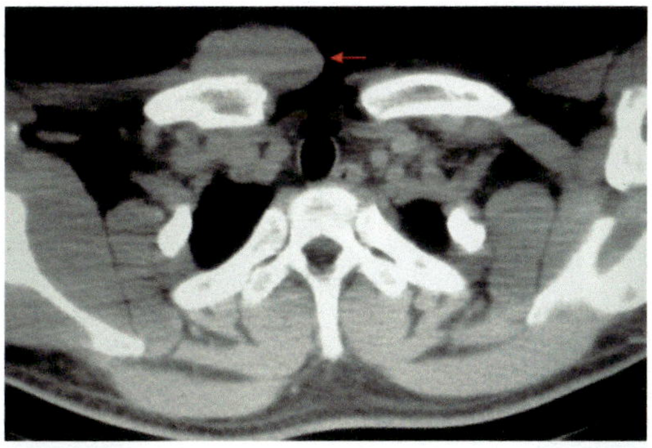
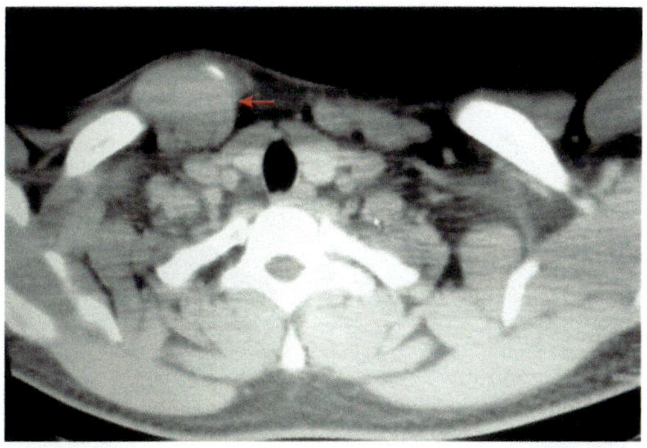

图 2-4-2　男，21 岁。发现右前胸壁包块 18 年。右前胸壁可触及一 6cm×4cm×3cm 包块，质软，活动度可，边界清，无压痛。B 超检查：皮下约 0.35cm 处见一大小约 6.5cm×1.9cm×4.7cm 无回声光团，形态不规则，边界清，内可见密集光点回声。CT 检查示右前胸壁皮下见类圆形软组织密度肿块影，边界清晰，密度均匀，CT 值约 70HU。手术所见：包块为褐色囊性组织，质软，包膜完整

二、病理

支气管囊肿内层被覆以假复层纤毛柱状上皮（图 2-4-3、图 2-4-4），部分区域内覆单层立方上皮和单层扁平上皮。囊壁可含有软骨、黏液腺、少许平滑肌和大量弹性纤维、结缔组织等支气管黏膜成分。继发感染者囊壁各层组织中可见中性粒细胞和淋巴细胞浸润。

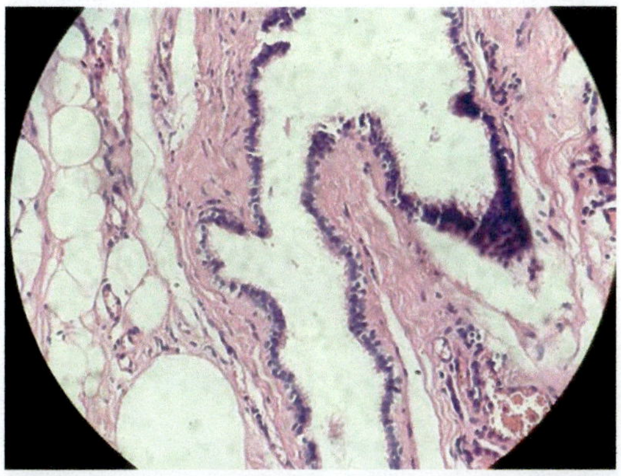

图 2-4-3　支气管囊肿，假复层纤毛柱状上皮明显，囊壁薄，周围见脂肪组织

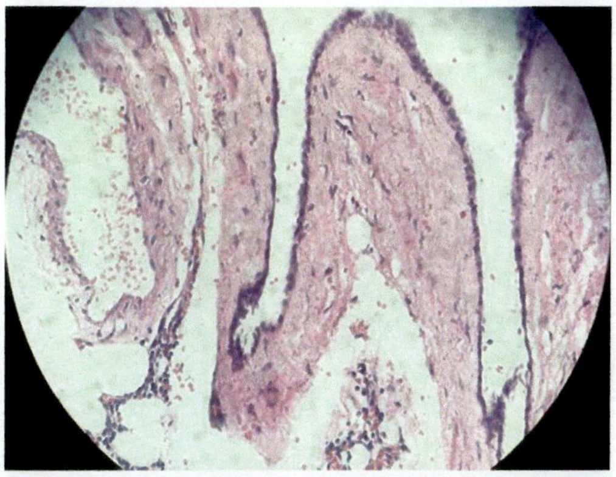

图 2-4-4　支气管囊肿，内衬假复层纤毛柱状上皮，周围有薄壁小血管和淋巴组织

（舟山市肺癌研究中心　王兆宇　提供）

三、影像学表现

肺内型支气管囊肿亦即肺囊肿，可单发，亦可多发，典型支气管肺囊肿 CT 表现为长轴与支气管走行方向较一致的类圆形或分叶状均匀密度影，边缘光滑，囊壁厚薄均匀（图 2-4-5、图 2-4-6）。随囊内容物成分不同，支气管囊肿的密度可由水样密度（CT 值 0～20HU）到高密度（CT 值 80～90HU），引起 CT 值增高的主要原因有囊液高蛋白含量、出血和钙乳。与支气管相通囊肿的内容物可以咳出，形成含气或含气液的囊肿，且易合并感染（图 2-4-7）。反复感染可刺激囊壁上的平滑肌和弹性纤维增生、肉芽肿和炎性假瘤形成，导致囊壁增厚和不规则改变，囊肿周围出现纤维条索影和斑片状实变影，甚至形成软组织肿块，此时诊断困难。部分病例软组织影呈分叶征，与肺癌相似，但肿块内囊性病变体积仍占大部分，而且与软组织分界清楚，如果囊肿合并出血或囊肿内蛋白质含量较高时，则 CT 值增高，容易和肺实质肿瘤混淆。当囊肿内充填气体时，囊壁菲薄（图 2-4-8）。

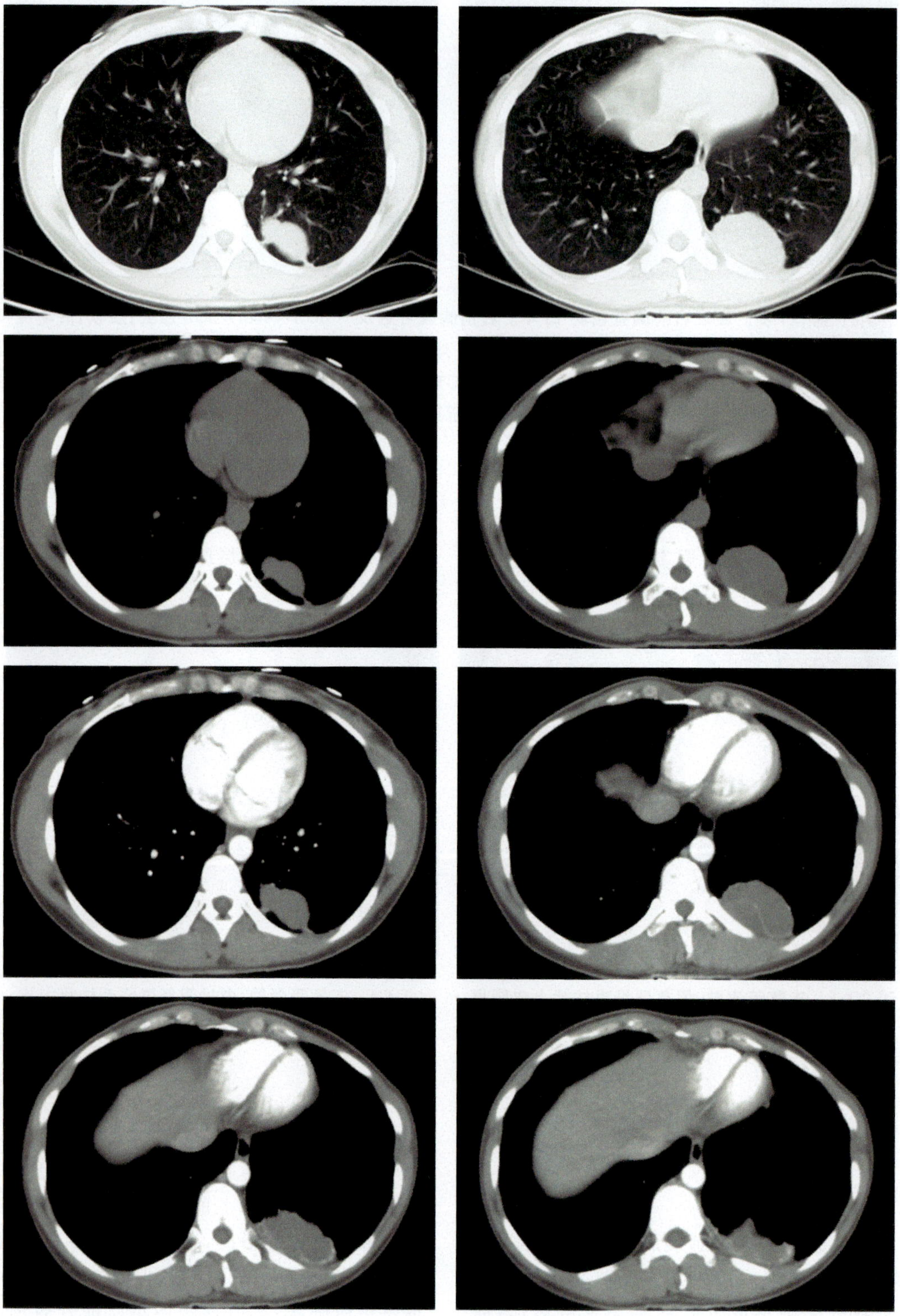

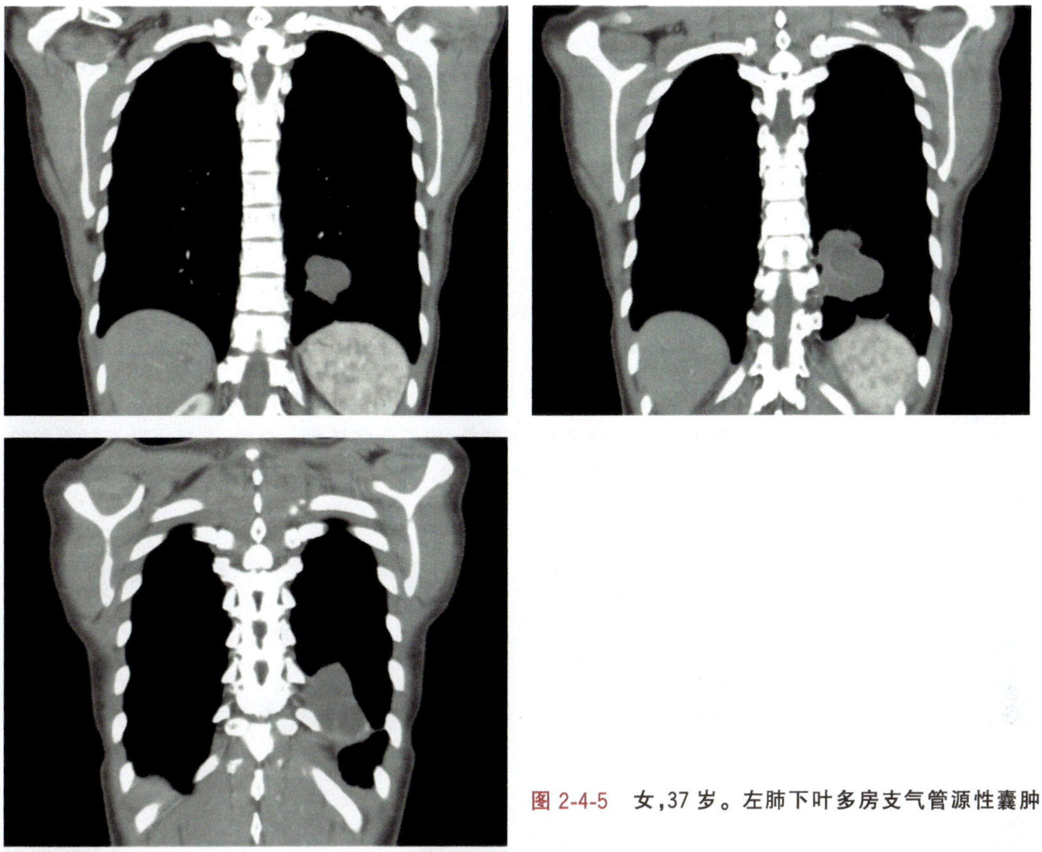

图 2-4-5　女，37 岁。左肺下叶多房支气管源性囊肿

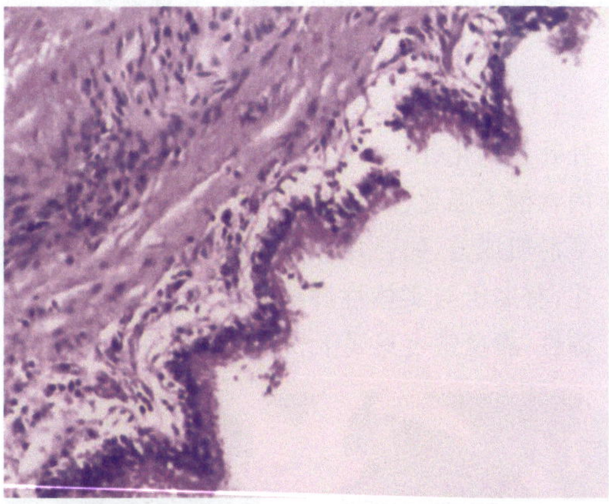

图 2-4-6　手术大体标本：左肺下叶多房性囊性肿物，5cm × 4cm × 4cm，内容物为淡黄色黏稠物，壁厚 0. 1～0. 3cm。病理：（左肺下叶）囊肿，内衬纤毛柱状上皮，周围见大量炎细胞浸润、组织细胞及多核巨细胞反应

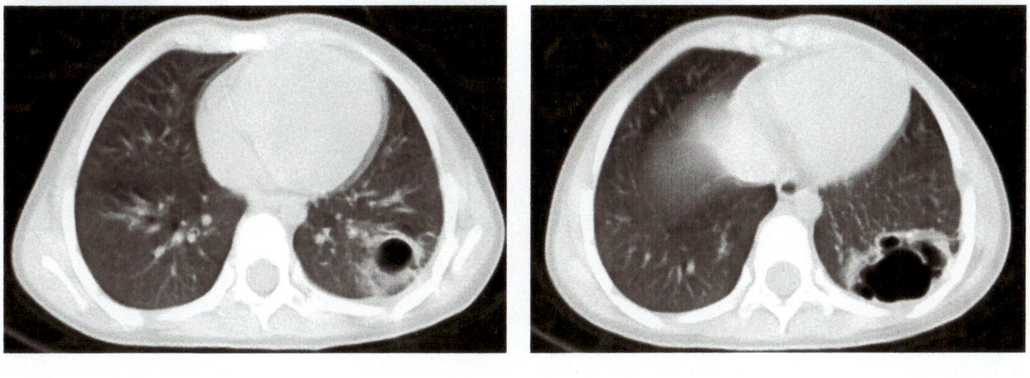

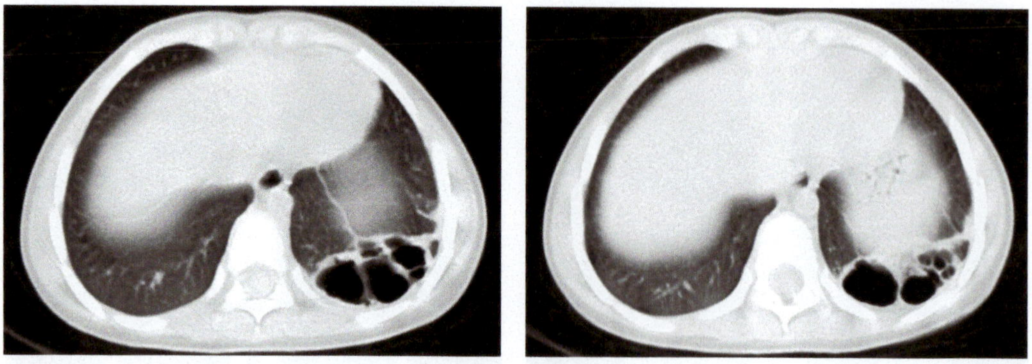

图 2-4-7　女，5 岁。咳脓痰，痰中带暗红色血块 2 个月，低热 10 余天。左肺下叶肺囊肿伴感染。手术大体标本：左肺下叶肿物 3cm×2cm×2cm，淡黄色，中央液化坏死。病理：左肺下叶支气管源性囊肿，其腔内见渗出物、出血及急慢性炎细胞浸润，伴管腔周围大量泡沫样组织细胞增生

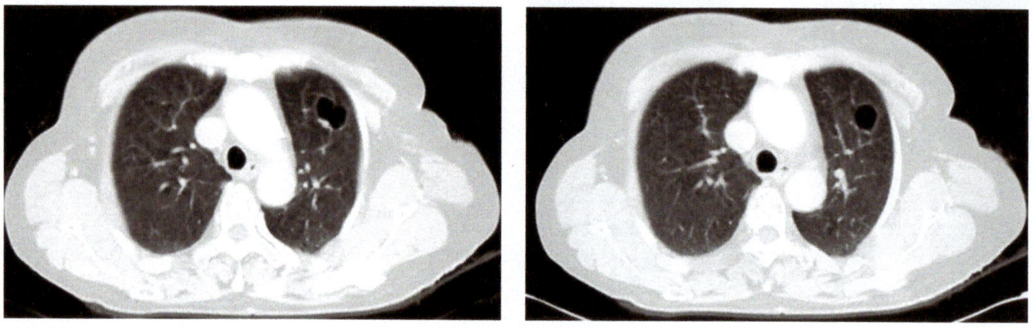

图 2-4-8　女，61 岁。左肺上叶支气管源性囊肿。囊肿直径约 1cm，切面多囊状，内壁光滑

纵隔支气管囊肿一般均为含液囊肿，可发生于纵隔的任何部位(图 2-4-9)，但多位于中纵隔，好发于气管、主支气管和肺门大支气管附近，以气管右旁区域(图 2-4-10)及气管隆突下区最多见，前纵隔(图 2-4-11)、后纵隔(图 2-4-12)亦可见，多数不与气道相通。典型者表现为突向肺野的薄壁、单房性、类圆形或椭圆形囊性占位(图 2-4-13)，边缘光滑，密度均匀，与大血管分界清楚，囊肿可有分叶及钙化(图 2-4-14)。增强扫描部分囊壁轻度强化而内含液不强化(图 2-4-15)。囊壁可强化是由于囊壁含有平滑肌成分，如合并感染、肉芽组织增生，囊壁可增厚、强化，有助于与实体性肿瘤相鉴别。由于病变的支气管起源性，囊壁常可见属于气管壁的骨性成分。

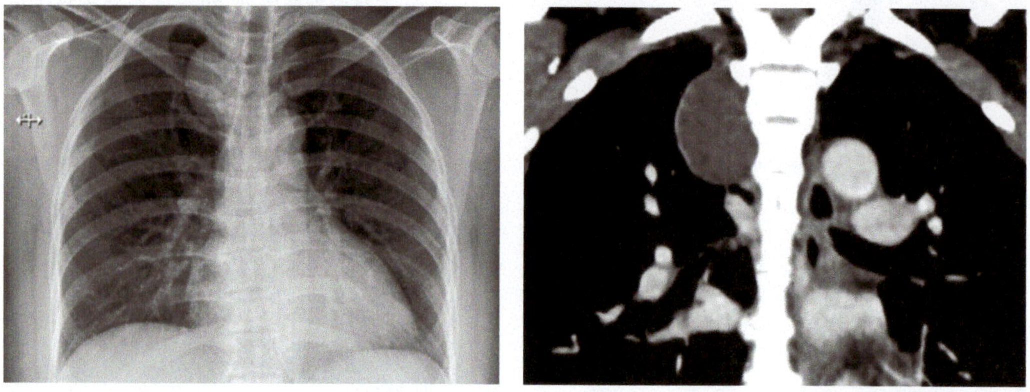

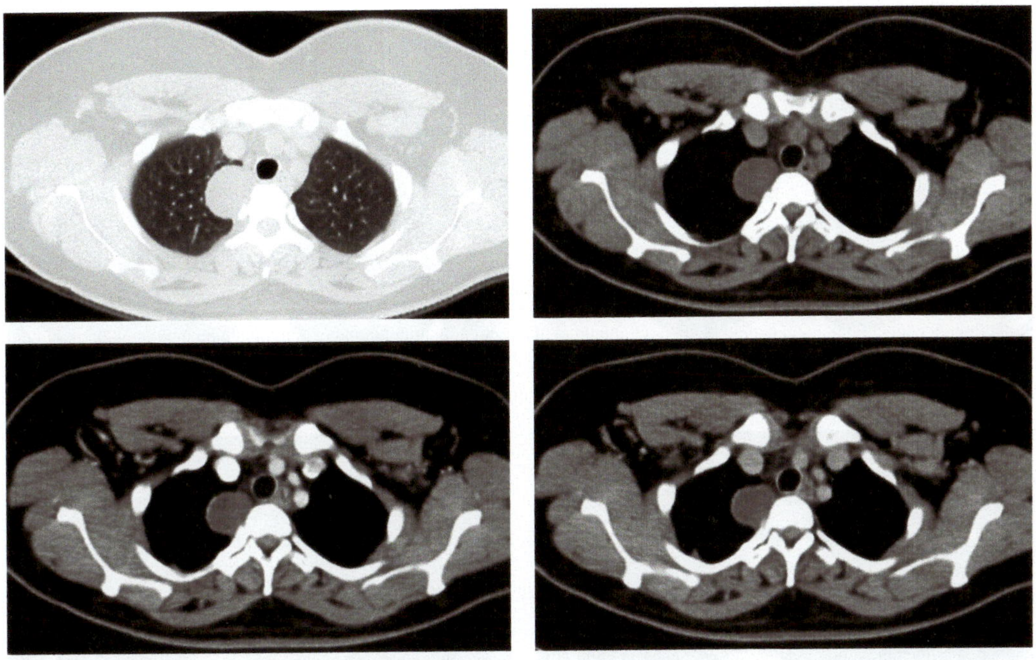

图 2-4-9　女，39 岁。右后上纵隔支气管囊肿，CT 值 8HU，增强扫描无强化

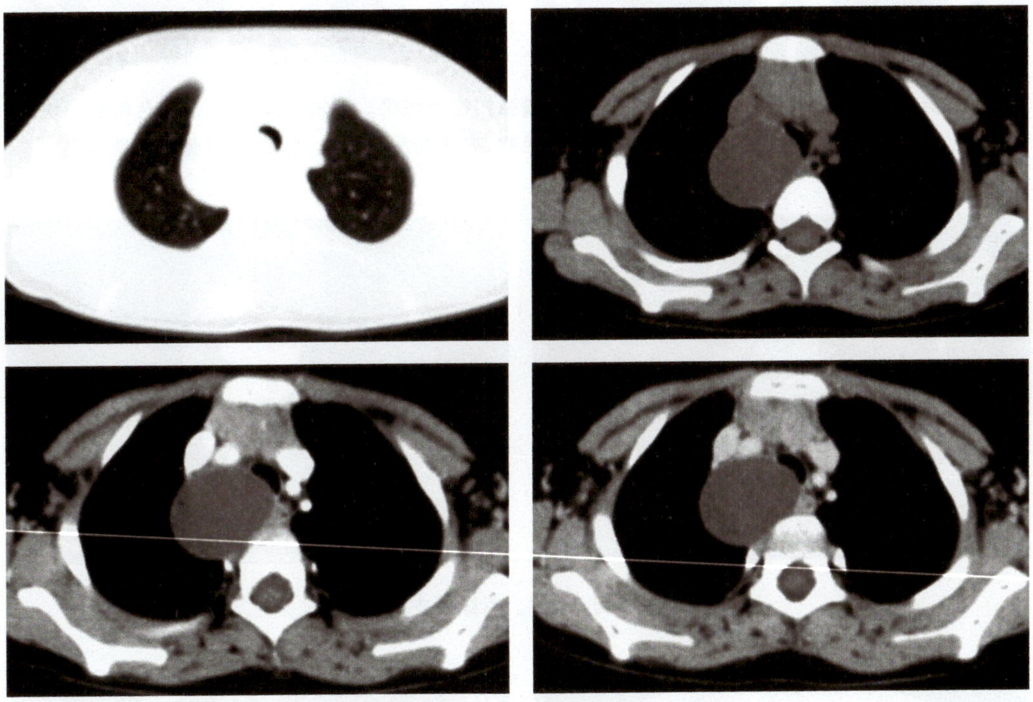

图 2-4-10　男，3 岁。气管右旁支气管囊肿

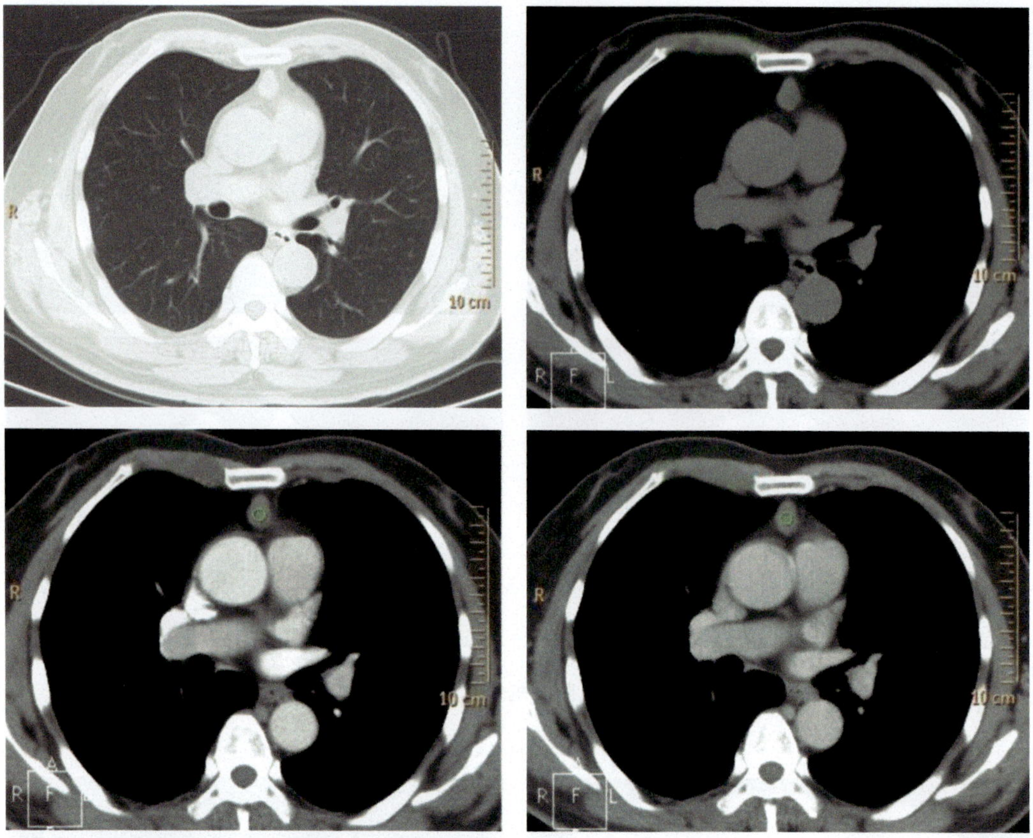

图 2-4-11 男，58 岁。前纵隔近中线处椭圆形占位，增强扫描无强化。手术大体标本：淡黄色组织一块，肿物体积 3cm×2cm×1.8cm，囊性，内含乳白色物，内壁光滑，壁薄。病理：支气管源性囊肿

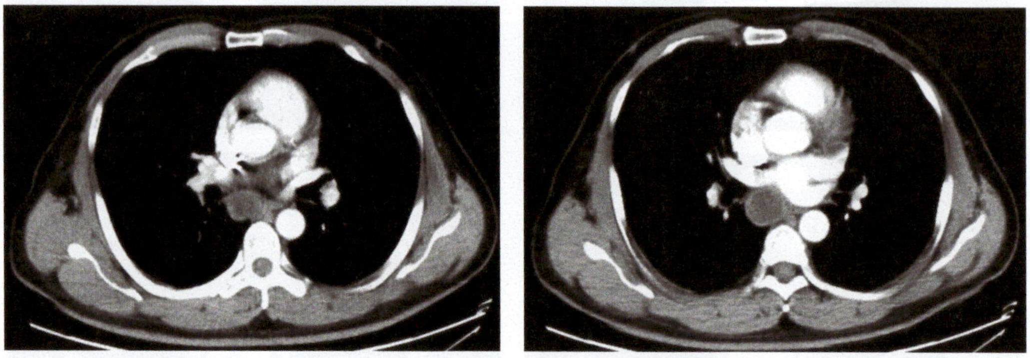

图 2-4-12 男，47 岁。后纵隔支气管囊肿

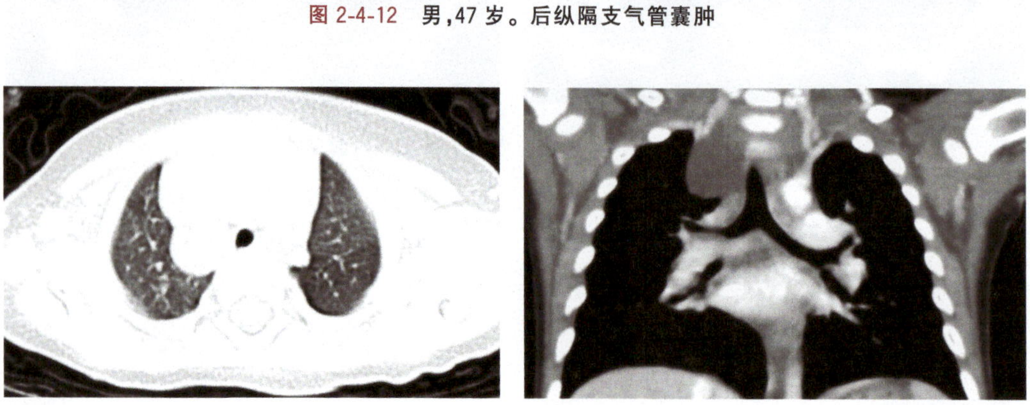

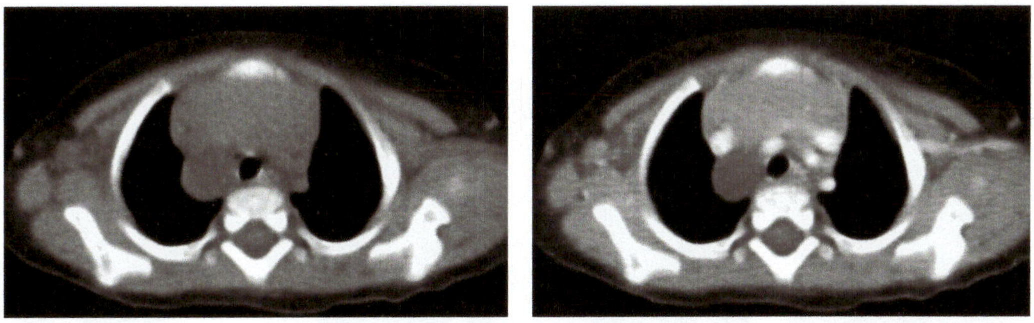

图 2-4-13　男，7 月龄。反复咳嗽 4 个月。右上中纵隔内气管旁可见一囊状低密度影，大小约 18mm×17mm，CT 值约 4HU，增强扫描未见强化

（中山市博爱医院小儿呼吸科　王桂兰　提供）

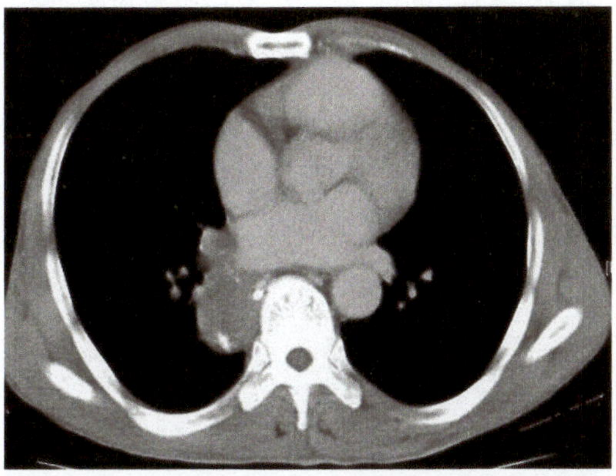

图 2-4-14　男，30 岁。右后纵隔支气管囊肿，内见钙化

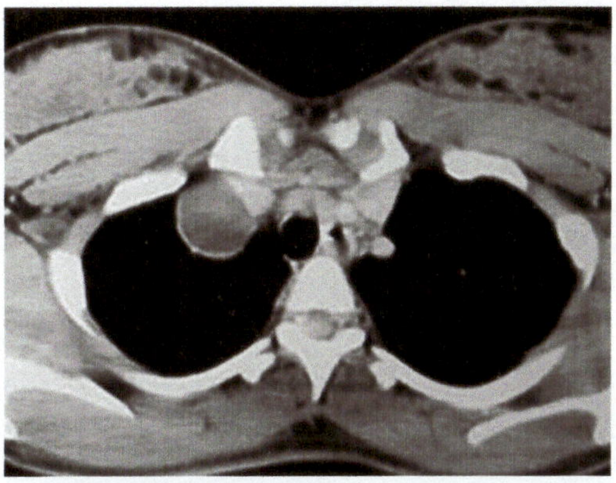

图 2-4-15　女，20 岁。右前纵隔支气管囊肿，囊壁强化

四、临床表现

纵隔支气管囊肿临床症状与囊肿大小和器官受压程度有关，如压迫气管可出现喘鸣、呼吸困难、阻塞性肺炎或肺不张。压迫上腔静脉致上腔静脉阻塞综合征，压迫食管致吞咽困难，压迫喉返神经致声音嘶哑。

五、治疗

支气管囊肿虽为良性病变，但随着囊肿增大，可反复继发感染和出血，或压迫周围组织器官，严重者影响心肺功能。支气管囊肿亦可发生恶变，机制尚不清楚，长期合并感染可能是一个重要因素。故应尽早行手术治疗。

参 考 文 献

Govaerts K, Van Eyken P, Verswijvel G, et al. A bronchogenic cyst, presenting as a retroperitoneal cystic mass. Rare Tumors, 2012, 4(1): e13.

Limaem F, Ayadi-Kaddour A, Djilani H, et al. Pulmonary and mediastinal bronchogenic cysts: a clinicopathologic study of 33 cases. Lung, 2008, 186(1): 55-61.

Liu HS, Li SQ, Cao ZL, et al. Clinical features and treatment of bronchogenic cyst in adults. Chin Med Sci J, 2009, 24(1): 60-63.

Nakagawa M, Hara M, Oshima H, et al. Pleural bronchogenic cysts: imaging findings. J Thorac Imaging, 2008, 23(4): 284-288.

病例解析

1. 病例 1：男，43 岁。查体发现纵隔占位 3 天。

胸部 CT：前上纵隔类圆形软组织密度影，边界清楚，密度均匀，周围脂肪间隙清晰，增强扫描无强化（图 2-4-16）。

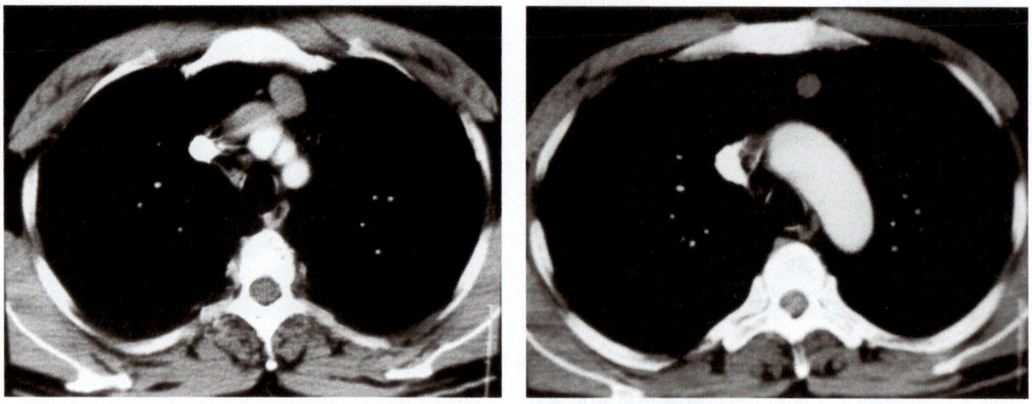

图 2-4-16 胸部 CT1

【诊断】 支气管囊肿。

【诊断依据】 病人手术见病变位于前上纵隔，略偏左，囊性，界清，钝性分离后完整切除(图 2-4-17)，术后病理为支气管囊肿(图 2-4-18)。

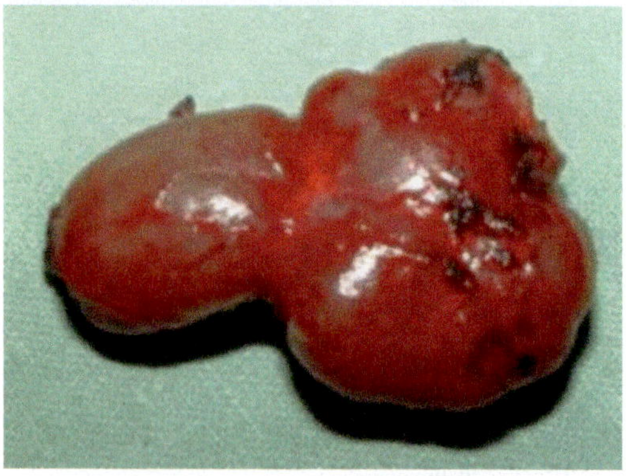

图 2-4-17 术后大体标本

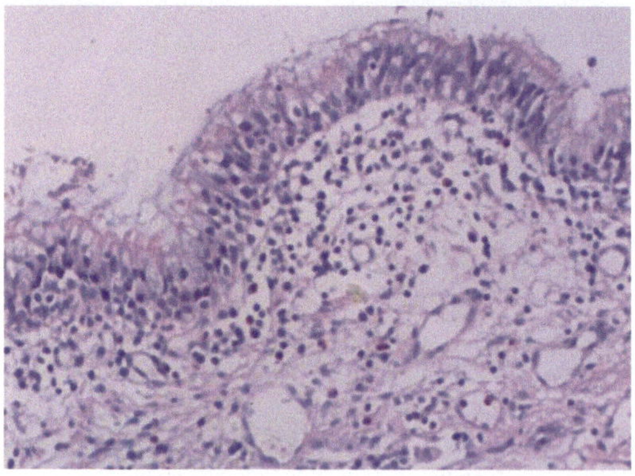

图 2-4-18 表面被覆假复层纤毛柱状上皮，黏膜下见散在淋巴细胞及嗜酸粒细胞浸润

【分析】 支气管囊肿是指先天性的呼吸系统发育异常引起的一种囊性肿物，按发病部位分为肺内型、纵隔型和异位型，异位型罕见，可发生于颈部、脑部、硬脊膜、腹腔等。前上纵隔支气管囊肿多位于纵隔正中，这与支气管囊肿好发于躯干近中线区域的特点相符。本病多见于青、中年，男性发病率高于女性。病人临床主要症状与肿块大小和器官受压程度有关，如病灶较小时可无症状，本例符合。纵隔支气管囊肿一般均为含液性，其囊壁可分泌黏液，囊内密度一般高于其他纵隔囊肿，CT 值大多＞20HU 甚至超过 60HU。前纵隔支气管囊肿需与以下疾病鉴别，①纵隔囊性畸胎瘤：多位于前纵隔，囊内脂肪、钙化、软组织等多种混杂密度影有助于定性诊断。②胸腺囊肿：病灶常位于前上纵隔中线处，囊肿与周围组织脂肪间隙清晰，对周围结构无浸润，增强扫描后无强化，囊肿壁有胸腺组织，此为诊断胸腺囊肿的依据，术前与支气管囊肿较难鉴别。③胸腺瘤囊变：前上纵隔胸腺瘤常见，一些胸腺肿瘤也可表现为广泛的囊性变，多见于化疗前后，发展至一定程度可产生较大的单房或多房囊肿，病变大小和密度可作为两者鉴别的参考。

2. 病例 2：女，57 岁。咳嗽、咳痰、痰中带血 10 天。

胸部 CT：右肺门椭圆形病变，边界光滑清晰，增强扫描无明显强化(图 2-4-19)。

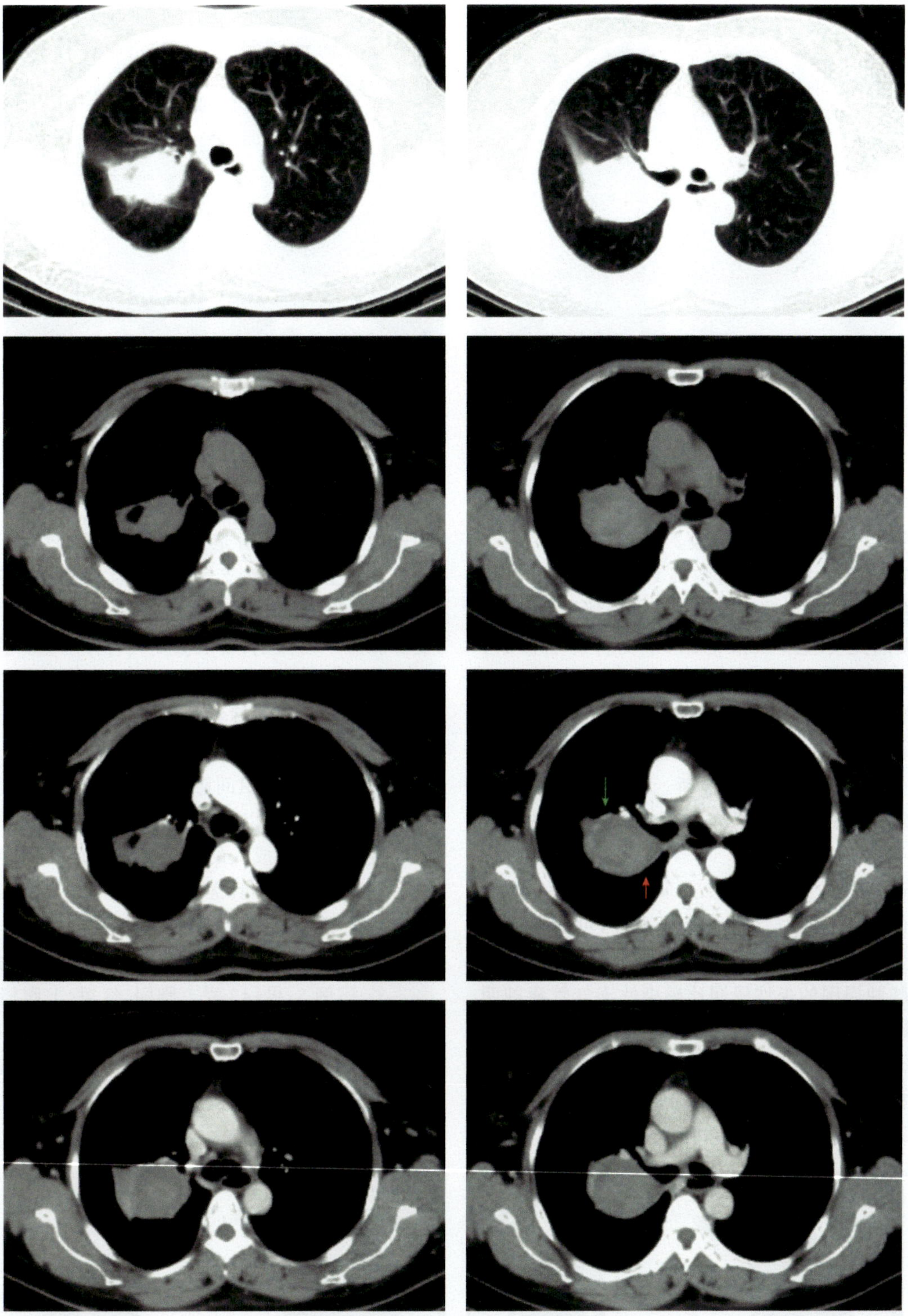

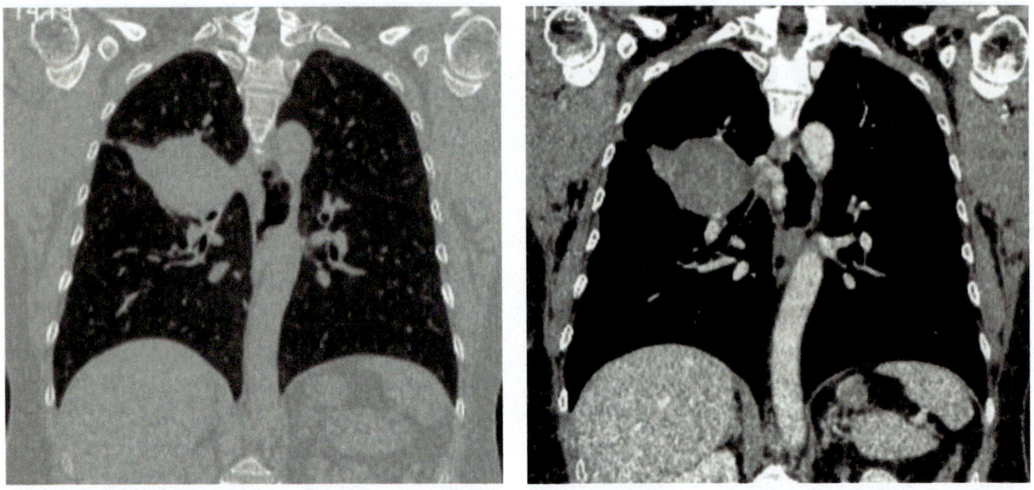

图 2-4-19　胸部 CT2

【诊断】 支气管囊肿并感染。

【诊断依据】 中年女性，胸部 CT 示右肺门椭圆形病变，边缘光滑，无明显分叶、毛刺，邻近气管管腔通畅，纵隔无明显肿大淋巴结，不支持肺癌诊断；增强扫描可见贴边血管（图 2-4-19 绿箭），但强化不明显，不符合类癌和硬化性肺细胞瘤诊断。病变可见薄层囊壁（图 2-4-19 红箭），结合右肺门为支气管囊肿好发部位，首先考虑该诊断。病变外缘可见不张，考虑支气管囊肿合并阻塞性炎症所致，最终病理证实该诊断。

【分析】 纵隔支气管囊肿大多位于隆突附近，通过蒂与一侧支气管相连。通常为孤立性，可因对周围结构的压力产生症状。感染后囊壁增厚，需与肺脓肿鉴别。肺脓肿周围的炎性浸润比感染性支气管囊肿明显，腔内液体一般较多，肺脓肿壁也较厚。急性肺脓肿治疗及时者可完全吸收，而先天性支气管囊肿在感染吸收后囊壁不会消失。但囊肿与周围肺组织可有粘连，使其形态不规则，特别在贴近胸膜处更明显，可成为密度浓密、边缘清楚的阴影，累及胸膜时可致其增厚。临床上，先天性支气管囊肿伴感染症状较轻，无典型大量脓臭痰；反复感染者，囊壁纤维化，其表现与慢性肺脓肿不易区别；若引流支气管伴阻塞，可形成张力性囊肿，囊肿极度增大，囊壁变薄，甚至可形成纵隔疝。

中纵隔是支气管囊肿的好发部位，CT 上还须与囊性淋巴管瘤或心包囊肿相鉴别。囊性淋巴管瘤多与颈部相连，并有沿组织间隙蔓延的趋势。心包囊肿多发生于心包反折处，以宽基底或狭蒂附于心包，常位于右心肋膈处。一些成人的纵隔支气管囊肿可长到很大而没有症状。囊肿小且无症状者可不给予治疗，张力性囊肿且反复感染者可考虑手术切除。

（河北省邢台市临西县人民医院　徐玉波　提供）

3. 病例 3：男，49 岁。胸闷、气短、上腹痛 4 天。

胸部 CT：左肺下叶后基底段类圆形肿块，主体部分为软组织密度，增强实质无明显强化，囊壁较薄，可见强化。病变内可见多发斑点状钙化。邻近胸膜增厚（图 2-4-20）。

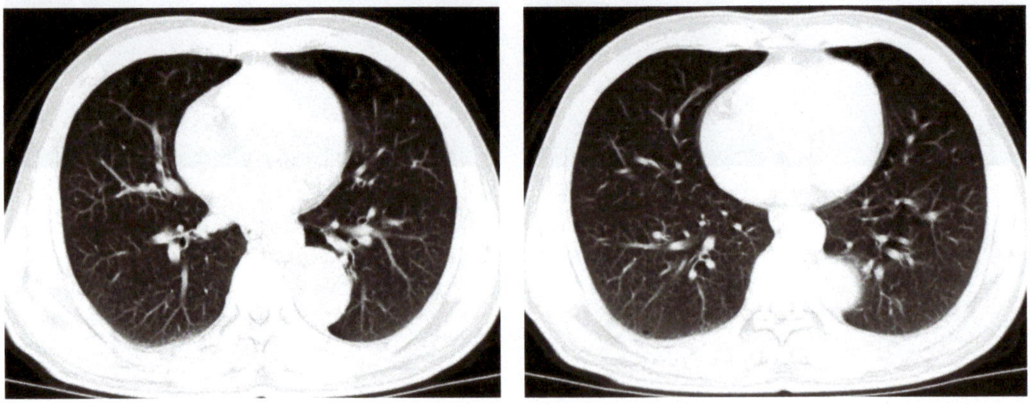

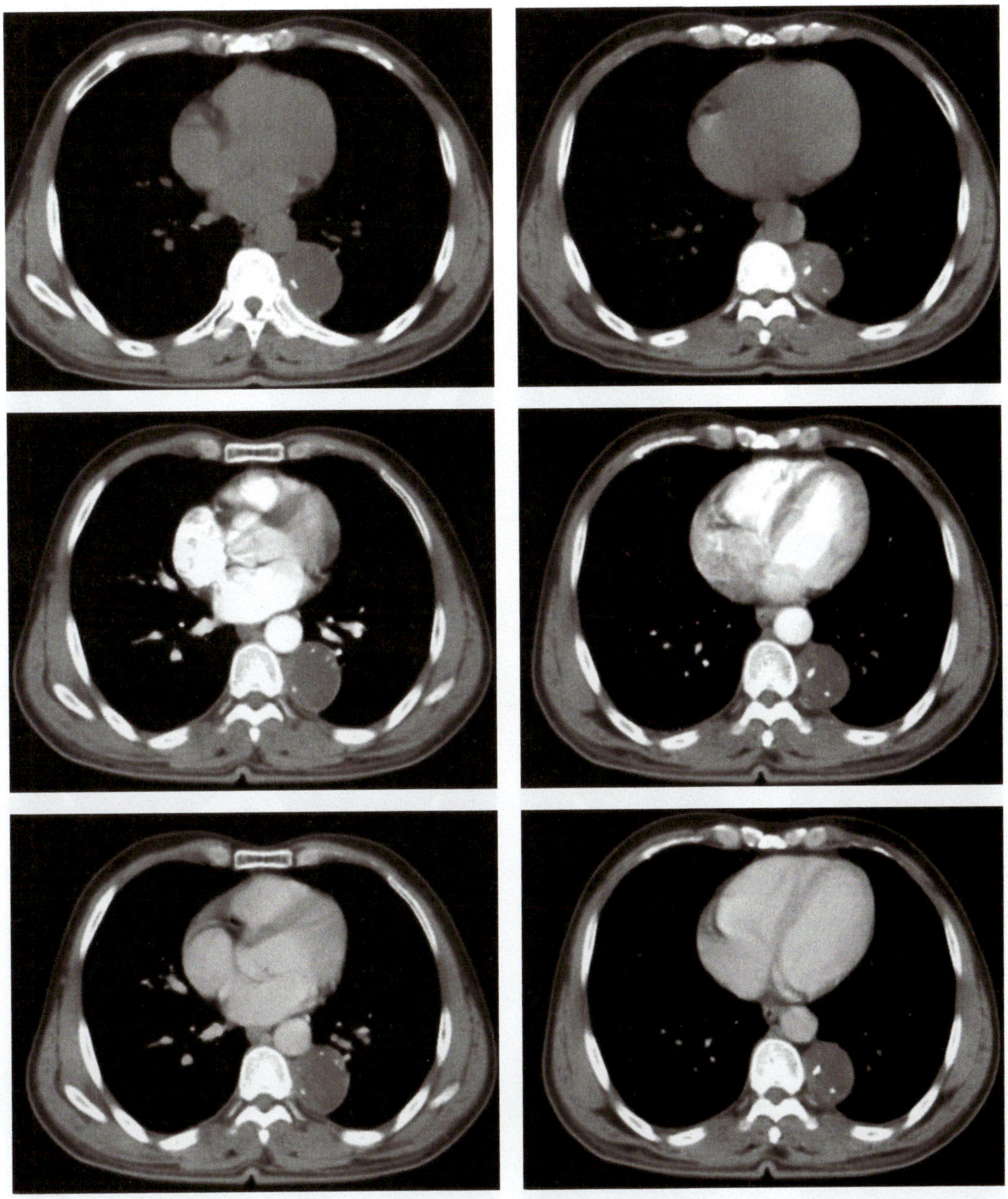

图 2-4-20　**胸部 CT3**

【诊断】 支气管囊肿。

【诊断依据】 病变位于后纵隔，边缘清楚，囊壁较薄，无壁结节，囊内容物无强化，囊壁可见强化，病变内可见散在钙化，首先考虑该诊断。病人术后病理为纵隔支气管囊肿伴钙化。

【分析】 后纵隔支气管囊肿较罕见，无特异性症状，多为查体时发现，术前确诊比较困难，应与常见的后纵隔病变如神经源性肿瘤、食管囊肿、畸胎瘤及胸膜来源的间皮瘤、孤立性纤维瘤等鉴别。神经源性肿瘤的神经鞘瘤和神经纤维瘤多位于脊柱旁沟，呈类圆形或哑铃状，有包膜，邻近骨质吸收或破坏，多有椎间孔改变，钙化少见；节神经细胞瘤多沿脊柱纵行，儿童多见。食管囊肿多贴近食管生长，囊肿较大时可压迫食管，食管造影可见食管壁凹入，较少合并感染，一般囊壁较薄。畸胎瘤典型特征是由多种密度不同的组织成分组成，脂-液平面及囊中囊极具特点，囊性纵隔畸胎瘤的囊壁通常较纵隔其他囊性病变厚，并且厚度不甚均匀。间皮瘤和孤立性纤维瘤多起源于胸膜，脊柱旁少见，多有强化。总之，发生于后纵隔的囊性均匀肿块，CT 增强扫描囊壁强化，而无椎间孔扩大及邻近骨质吸收破坏等征象时，应考虑支气管囊肿可能，最终确诊有赖于病理检查。

（河南省南阳市中心医院 CT 室　郭广春　提供）

4. 病例 4：女，45 岁。查体发现左后纵隔占位。

胸部 CT：左肺下叶脊柱旁类圆形软组织密度肿块，增强扫描动脉期、静脉期均无明显强化，囊壁较薄，轻度强化（图 2-4-21）。

MRI：T_{11}～T_{12} 椎体左旁见类圆形长 T_1、长 T_2 信号影，压脂序列呈高信号，DWI 未见明显信号影，增强扫描未见明显强化（图 2-4-22～图 2-4-24）。

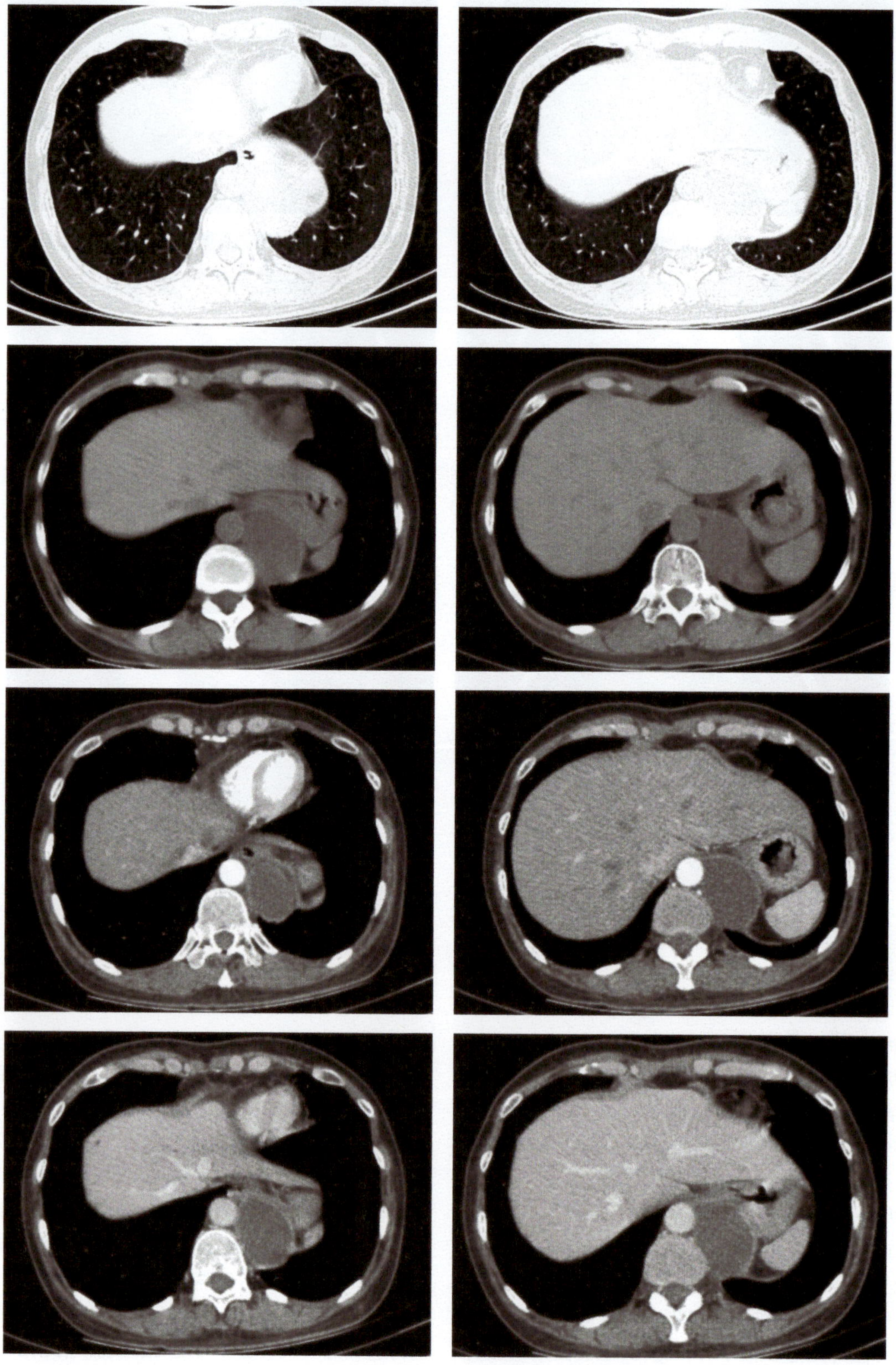

图 2-4-21　胸部 CT4

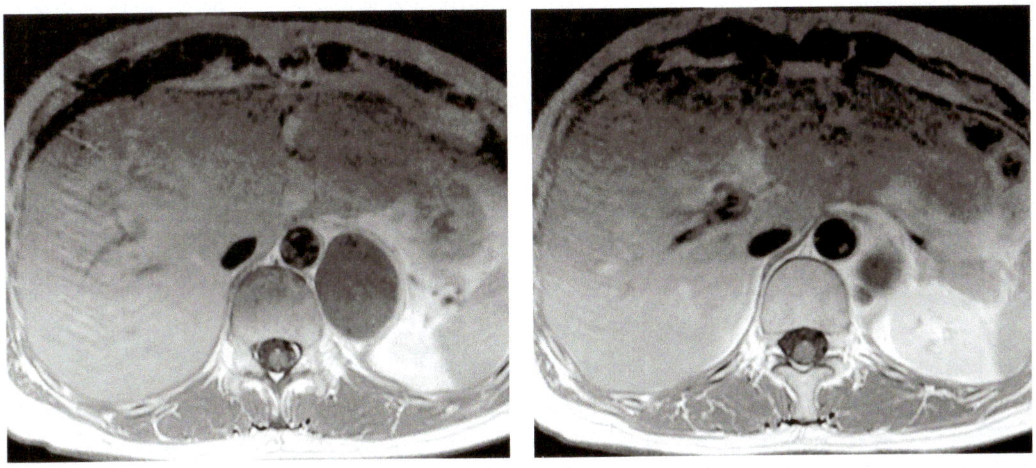

图 2-4-22　T_1 信号

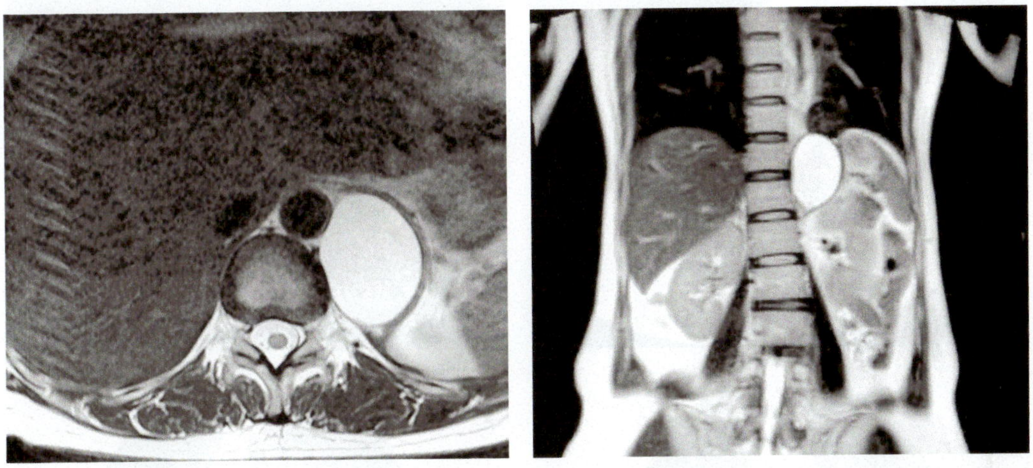

图 2-4-23　T_2 信号

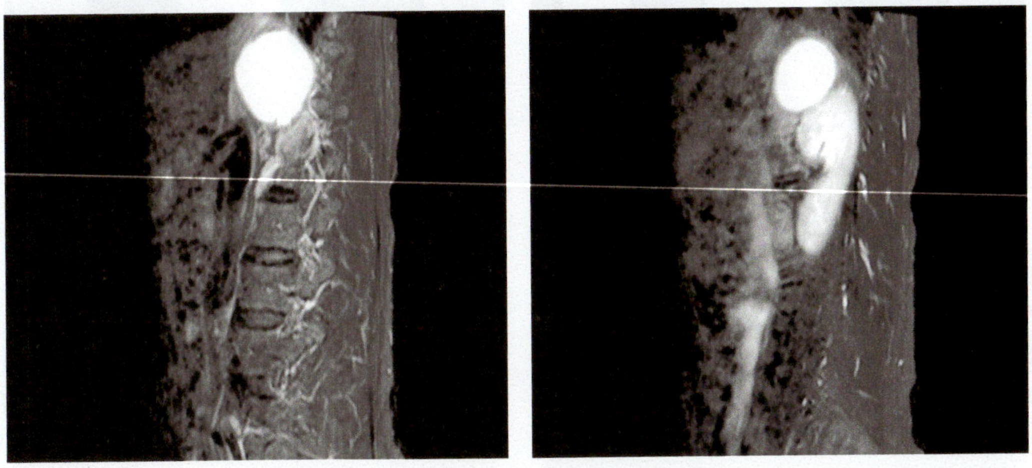

图 2-4-24　压脂序列

【诊断】 支气管囊肿。

【诊断依据】 病人胸部CT示病变位于后纵隔脊柱旁，边缘清楚，囊壁较薄，囊内容物无强化，囊壁轻度强化；MRI示 T_1 和 T_2 均为长信号影，首先考虑该诊断。病人术后大体标本为囊壁样组织，体积4.7cm×2.3cm×1.3cm，壁厚0.2～0.3cm。病理：囊壁被覆以纤毛柱状上皮，上皮下可见软骨及纤维结缔组织，局部钙化，组织形态学符合支气管囊肿。

【分析】 支气管囊肿约占原发性纵隔肿瘤的10%，可发生在纵隔的任何部位，其中90%位于中纵隔和上纵隔。典型的纵隔支气管囊肿CT表现是圆形或椭圆形密度均匀、大小不等及边缘清晰的肿块影，后纵隔支气管囊肿常呈“泪滴”状或梭形改变，CT值近似水密度。对于CT不能显示肿块囊性性质的病例，MRI可有重要价值。尽管 T_1 加权成像的信号由于囊性液体内含成分不同而表现各异，可呈低、等、高信号，但肿块的囊性性质可通过 T_2 加权图像上高信号得到证实。囊内容物为水样液体时，T_1WI图像显示呈均匀低信号，而 T_2WI图像显示均匀高信号；囊内含有大量蛋白成分时，T_1WI和 T_2WI图像均呈高信号；囊肿继发出血或感染时，T_1WI和 T_2WI图像上信号不均匀，有时可见气-液平面。支气管囊肿CT上密度较高时，需与纵隔实性肿块鉴别，MRI可进一步证实囊性性质，防止误诊。

（郑州市中心医院影像科　赵湘红　提供）

5. 病例5：男，24岁。右侧胸痛1小时。

胸部CT（2017-02-23）：右肺中叶多发囊状影，周围可见磨玻璃状渗出影（图2-4-25）。

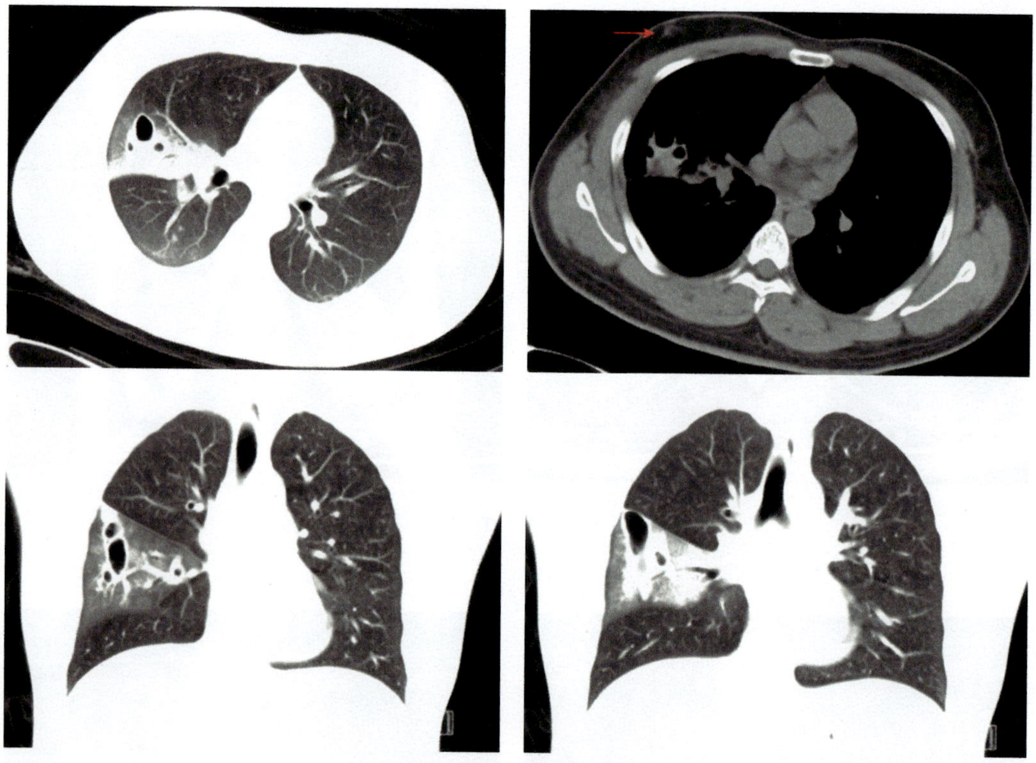

图2-4-25　胸部CT5

【诊断】 外伤性假性肺囊肿。

【诊断依据】 病变整体为囊实性病变，囊壁厚薄一致，光滑，无液平面，不考虑坏死所致；病变多形，不支持真菌或肿瘤样疾病。病变周围为磨玻璃影，受制于叶裂，提示出血可能。病人为青年男性，病史较短，右侧胸壁有高密度影（图2-4-25红箭），首先考虑外力因素所致出血，牵拉所致肺囊肿。追问病史，病人1小时前骑摩托车摔倒，右侧身体着地，最终诊断为外伤性假性肺囊肿。2017年3月31日（图2-4-26）和2017年4月10日（图2-4-27）复查胸部CT病变逐渐吸收。

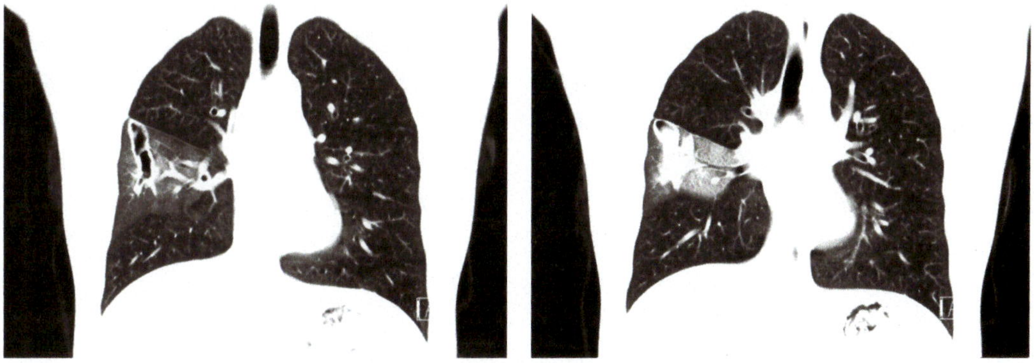

图 2-4-26　**囊腔较前缩小(2017-03-31)**

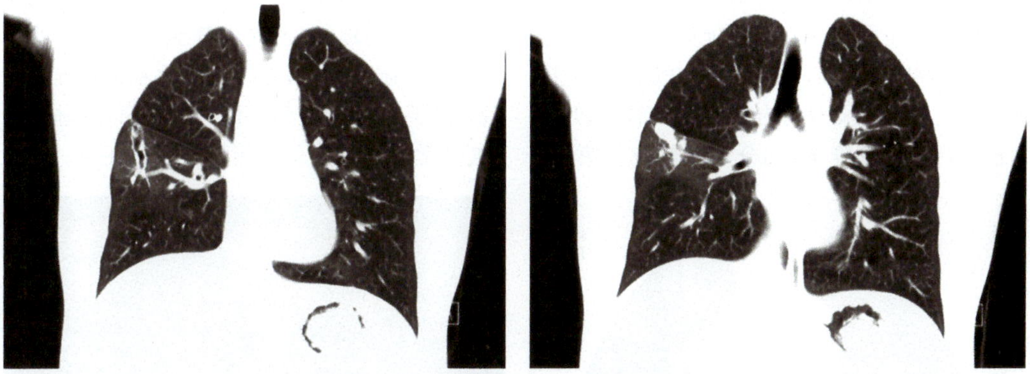

图 2-4-27　**病变明显吸收(2017-04-10)**

【分析】　外伤性肺囊肿是胸部闭合性创伤所致的一种急性空腔性损伤，常常合并肺挫裂伤、液气胸、血气胸及肋骨骨折等其他损伤性病变。外伤性肺囊肿因囊壁在镜下无真性囊肿结构，故为一假性囊肿。形成机制：胸部钝性损伤时的外来冲力袭击胸部，胸壁撞击肺组织，高压冲击波后随即产生一种负压波，使肺组织又撞击胸壁，碰撞的结果使肺泡及肺间质发生撕裂，小支气管和小血管破裂、出血，肺泡与血管间屏障被破坏，当血液溢出或气体逸出进入撕裂带中，在肺组织的弹性回缩力作用下，就形成外伤性肺囊肿。肺囊肿分 3 型：空腔型、囊肿型、气液囊肿型。3 种类型可相互转化，由于肺组织的撕裂，加上周围肺组织的弹力回缩，裂缝内进入空气则表现为肺气囊肿；如伴有末梢小血管破裂血液进入，则表现为气液囊肿；裂隙完全为血液充填，则表现为液性囊肿(图 2-4-28、图 2-4-29)。

外伤性肺囊肿 CT 表现为外伤侧和(或)对侧肺外围胸膜下 1 个或多个、单房或多房类圆形或不规则形薄壁囊腔，周围常伴有云絮状肺挫裂伤。囊腔内壁多

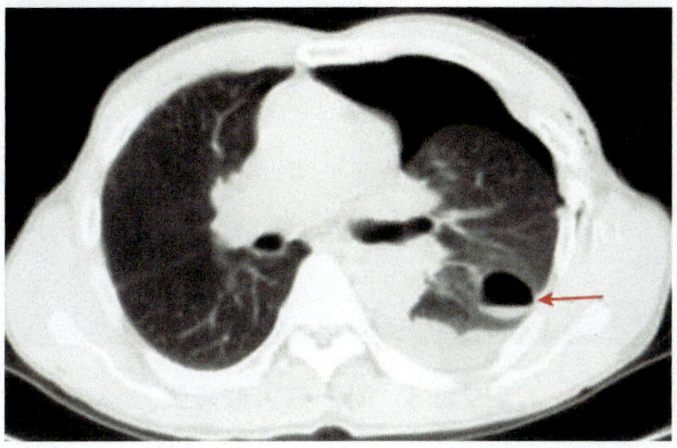

图 2-4-28　**男，69 岁。外伤后左侧液气胸并单个气液囊肿**

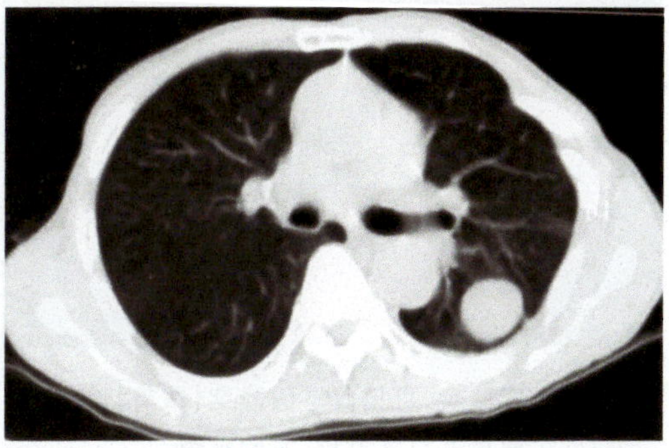

图 2-4-29　**1 个月后液气胸消失，气液囊肿变为液性囊肿**

光滑，腔内可不含有液体呈空腔型，表现为多发小含气囊腔或大小不等含气囊腔，也可表现为多房性交通性含气囊腔，多呈薄壁囊腔；或含部分液体为液气型囊肿，其表现为气囊及液体并存，个别可见液平面；液体多者充满囊腔，呈边界较清楚的椭圆形或类圆形高密度影。外伤性肺囊肿结合外伤史诊断不难，尤其是胸部外伤病人肺部出现囊状透光区，周围肺野出现挫伤、气胸或液气胸、肋骨骨折等，且囊肿多位于挫伤肺组织的中心及附近；囊肿的形态、大小及囊壁在短时间内变化较大，此时需考虑外伤性假性肺囊肿的诊断。多数外伤性肺假性囊肿经保守治疗后囊肿多可吸收消失，少数可残留条索状影及斑片状影；极少数可合并感染、支气管胸膜瘘等。对短期观察（3～4 周）后肺囊肿无变化或继续者，可行手术治疗。

（河南科技大学第三附属医院影像科　武　君　提供）

第五节　支气管桥

支气管桥（bridging bronchus，BB）是一种罕见的先天性气管分支异常，1976 年由 Gonzalez-Crussi 等首次报道，右侧多见，是左主支气管中段延伸的一个支气管跨过纵隔供应右肺中叶和下叶，而起自气管的右主支气管仅连接右上叶。桥支气管自左主支气管中段发生的位置常被误认为气管隆突，此分叉一般位于第 6、7 胸椎水平，低于正常隆突水平（第 4、5 胸椎），分叉的夹角为钝角，明显大于正常隆突分叉角度（图 2-5-1～图 2-5-3）。左主支气管至桥支气管分出前距离较长，一般超过 2cm，支气管桥的左主支气管一般向左倾斜，并易伴先天性均一的气道狭窄，右肺上叶的右主支气管常被误认为是右侧气管性支气管。

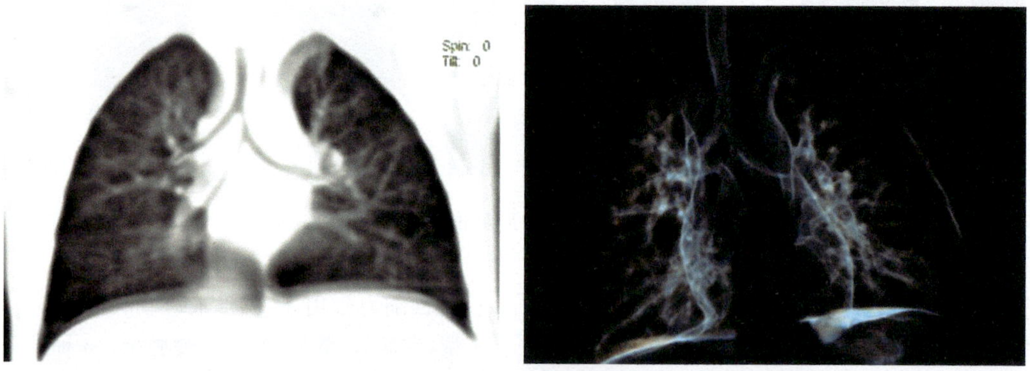

图 2-5-1　女，2 岁。右上叶支气管直接起自主气管，桥支气管显示变窄

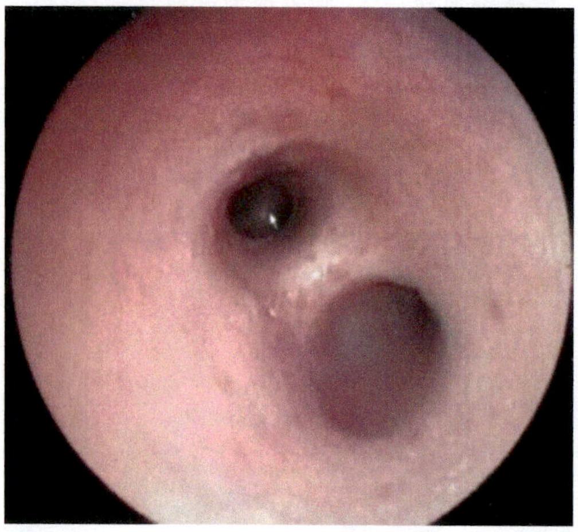

图 2-5-2　真隆突，可见其下假隆突（白箭），双侧主气管开口不对称，左侧狭窄

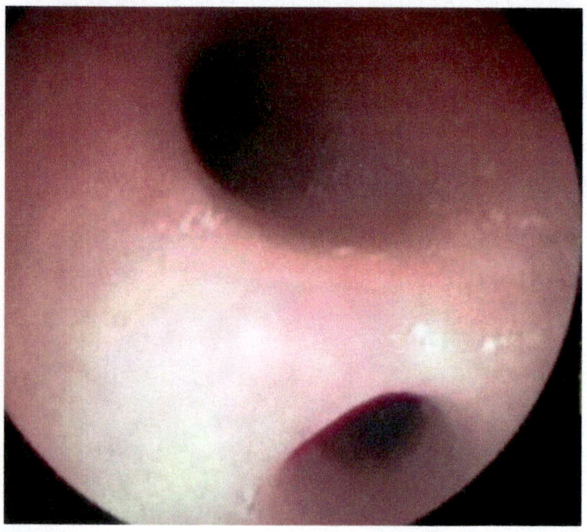

图 2-5-3　同一病人假隆突

（中山市博爱医院小儿呼吸科　王桂兰　提供）

一、分型

Wells 法将正常隆突平面存在右肺支气管分支的支气管桥畸形称为Ⅰ型(即 Gonzalez-Crussi 等发现的支气管桥畸形)(图 2-5-4);正常隆突位置右肺支气管分支缺如(或以憩室方式存在)的支气管桥畸形称为Ⅱ型(图 2-5-5)。支气管桥可以单发,但绝大部分伴有心脏及大血管畸形,常常合并有肺动脉吊带畸形(是一种罕见的先天性心血管畸形,又名迷走左肺动脉,左肺动脉起源于右肺动脉,经气管与食管之间,并环绕右侧主支气管和气管远端,到达左肺门,在气管远端与主支气管近端形成吊带,常合并气管下段、右主支气管和食管不同程度的压迫,图 2-5-6、图 2-5-7)、先天性心脏病、先天性气管环、肛门闭锁及胆道缺如等畸形。

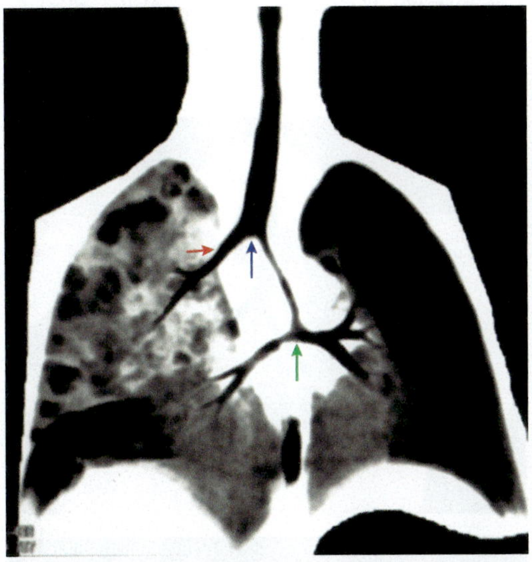

图 2-5-4　右主支气管起自隆突(蓝箭),仅供应右肺上叶(红箭),中间支气管起自左侧主支气管,形成假性气管分叉(绿箭)

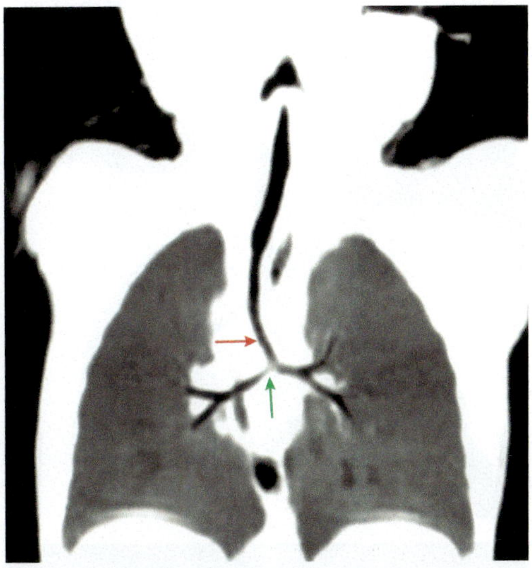

图 2-5-5　隆突平面无右肺支气管分支,气管下段狭窄并向左侧倾斜(红箭),假隆突分叉角为钝角(绿箭)

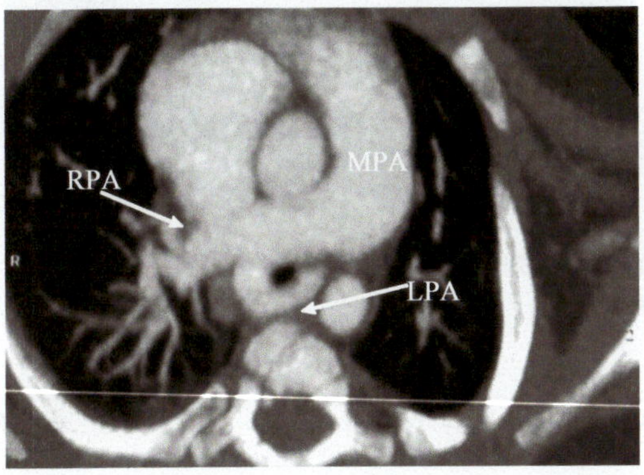

图 2-5-6　女,6 月龄。肺动脉吊带畸形。左肺动脉起自右肺动脉近段上后壁,包绕主支气管至左肺门内

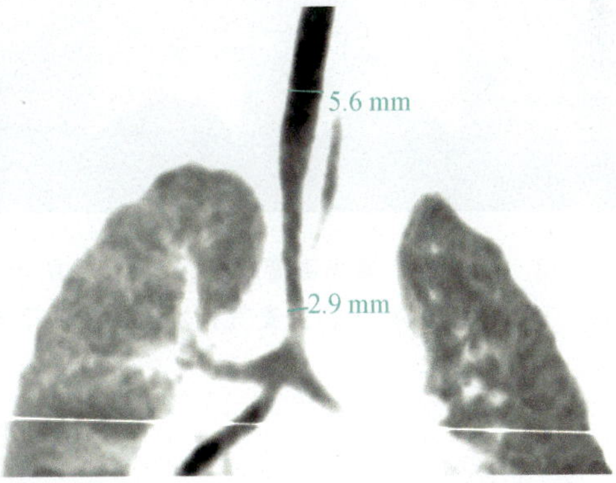

图 2-5-7　长段气管狭窄

(首都医科大学附属北京安贞医院影像科　李　宇　提供)

二、临床表现

支气管桥患儿约 90%可在出生后不久即因气管和(或)左主支气管狭窄而出现明显的呼吸道症状,最常见的表现是气促、喘鸣、三凹征及咳嗽,严重者可有呼吸困难、发绀、窒息和呼吸暂停等,可引起意识丧失、抽搐甚至死亡。伴支气管狭窄时,可出现上叶肺气肿或肺过度膨胀。临床对于反复出现的肺炎及细小支气管炎、呼气性呼吸困难、不明原因呼气性喘鸣、吞咽困难等表现,经一般抗感染、平喘等治疗效果不佳的患

儿，应高度警惕有无支气管桥的可能，尽早行相关检查，提高早期诊断的准确率，避免误诊和漏诊，这对尽早制订治疗方案，降低病死率具有重要意义。

三、诊断

以往诊断气管、支气管疾病的方法有支气管镜和支气管造影，其中支气管镜一直被认为是诊断气管、支气管疾病的金标准，但部分病人难以耐受这两种检查，小儿尤甚。MSCT 以薄层扫描及强大的后处理功能为支气管桥的诊断提供了新的途径。MSCT 的三维重组能良好地显示气管及两侧主支气管的形态，也能直观地显示复杂变异、周围组织结构关系，从而弥补横断面扫描图像对气管支气管树整体结构观察的不足，如气道狭窄的长度，周围血管组织等对气管、支气管的纵向压迫等(图 2-5-8)。多普勒超声心动图是早期诊断肺动脉吊带的首选方法，具有无创、可重复性等优点；另外，超声心动图还可以同时诊断有无合并心内畸形。

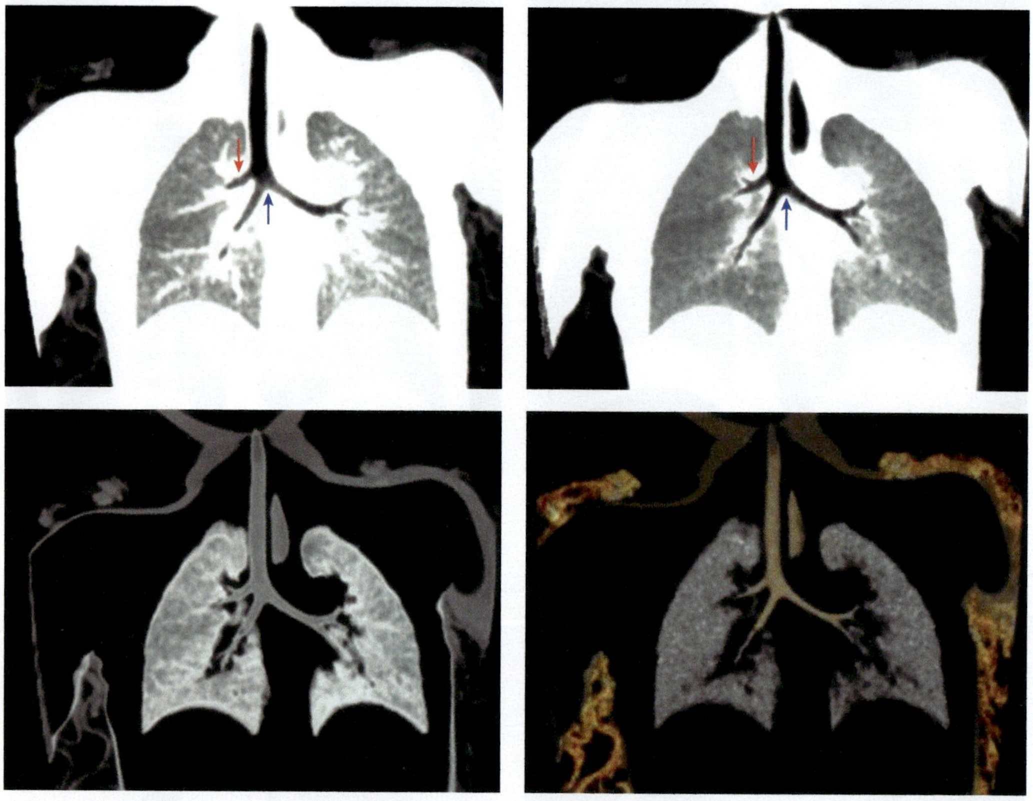

图 2-5-8　男，1 岁。最小密度投影，红色箭头所示为真性隆突处发出的右上叶支气管；蓝色箭头所示为假性隆突，由左主支气管发出的右中下支气管

（首都医科大学附属北京安贞医院影像科　李　宇　提供）

参考文献

Altman KW, Wetmore RF, Marsh RR. Congenital airway abnormalities in patients requiring hospitalization. Arch Otolaryngol Head Neck Surg, 1999, 125: 525-528.

Baden W, Schaefer J, Kumpf M, et al. Comparison of imaging techniques in the diagnosis of bridging bronchus. Eur Respir J, 2008, 31: 1125-1131.

Gonzalez-Crussi F, Padilla LM, Miller JK, et al. "Bridging bronchus. "A previously undescribed airway anomaly. Am J Dis Child, 1976, 130: 1015-1018.

病例解析

男，3 月龄。咳嗽、气喘 3 天。患儿 3 天前不明原因咳嗽，伴有喘憋。出生后因“肛门闭锁”手术治疗。

近 2 个月曾因咳、喘住院治疗 2 次。

胸部 CT：先天性气管发育异常，肠管扩张（图 2-5-9）。

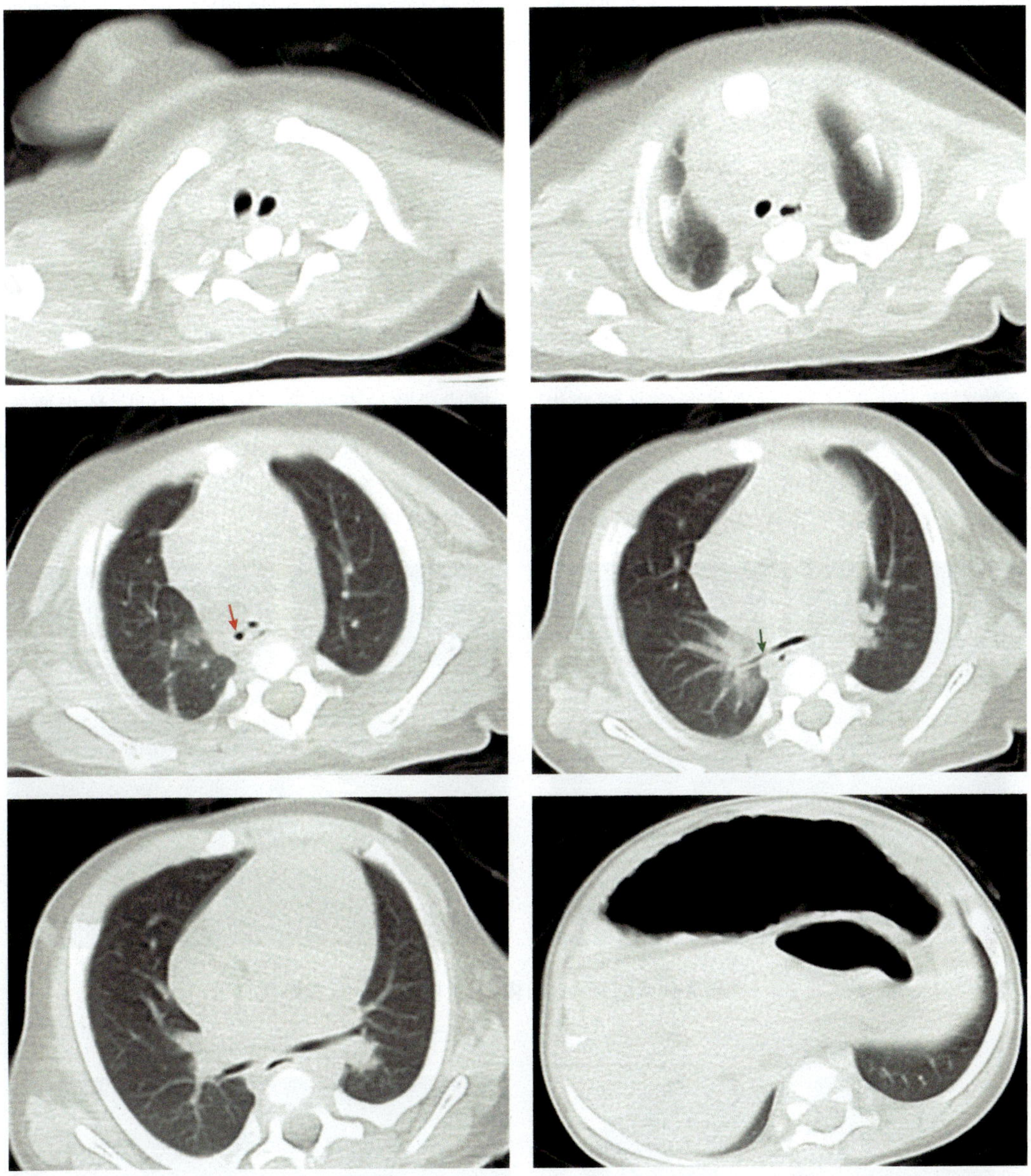

图 2-5-9　胸部 CT

【诊断】　支气管桥。

【诊断依据】　3 月龄婴儿，有肛门闭锁病史，出生后即咳嗽、气喘，胸部 CT 示气管狭窄，隆突位置分出右上叶支气管（图 2-5-9 红箭），右中下支气管与左主支气管相连（图 2-5-9 绿箭），首先考虑支气管桥诊断，并行气道重建证实该诊断（图 2-5-10）。

【分析】　正常情况下，支气管分叉位于第 4～5 胸椎（T_4～T_5）之间水平。双侧肺的支气管与肺动脉的位置关系并不相同。右侧上叶支气管位于右侧肺动脉后下方，而左主支气管先从左侧肺动脉下方穿过，然后

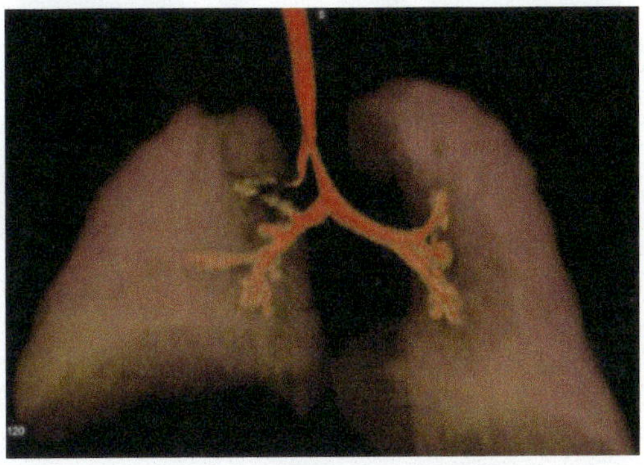

图 2-5-10　支气管桥

发出左肺上叶支气管。CT是诊断桥支畸形非常好的检查手段，特别是在发现相关的气管支气管狭窄或其他畸形方面。Ⅰ型支气管桥需与异位气管分支进行鉴别，因为在某些情况下，右侧气管分支完全异位可能会和Ⅰ型桥支表现类似，右侧气管分支从起始向下直径逐渐变细。但是在右侧气管分支时，气管分叉仍在（T_4～T_5）水平，而支气管桥的假性气管分叉位于（T_6～T_7）水平。而且，气管分叉的角度有助于两者鉴别：异位气管分支畸形时，分叉角度正常，但是假性气管分叉的角度增大，呈倒"T"形。CT无法诊断是否有气管或支气管软骨环缺失，所以在有狭窄时还需要支气管镜检查。

（山东省德州市人民医院放射科　李子浩　提供）

第六节　气管性支气管

气管性支气管（tracheal bronchus）是一种比较少见的先天支气管变异，1785年Sandifort首先描述其为起源于气管的右肺上叶支气管，后来将此定义演变为支气管起源于气管、隆突或主支气管的异常支气管，多位于距隆突2cm以内。其发生率为0.1%～2%，双侧均可发生，右侧多见。根据气管性支气管是否移位分为两型，即移位型和额外型。移位型较常见（图2-6-1、图2-6-2），是指原正常起源气管隆突的上叶支气管的叶或段移位至气管。额外型少见，是指原支气管开口及其分支正常，在气管壁额外起源一气管性支气管，多余的气管性支气管可以供应肺实质，或为盲端形成气管憩室（图2-6-3）。

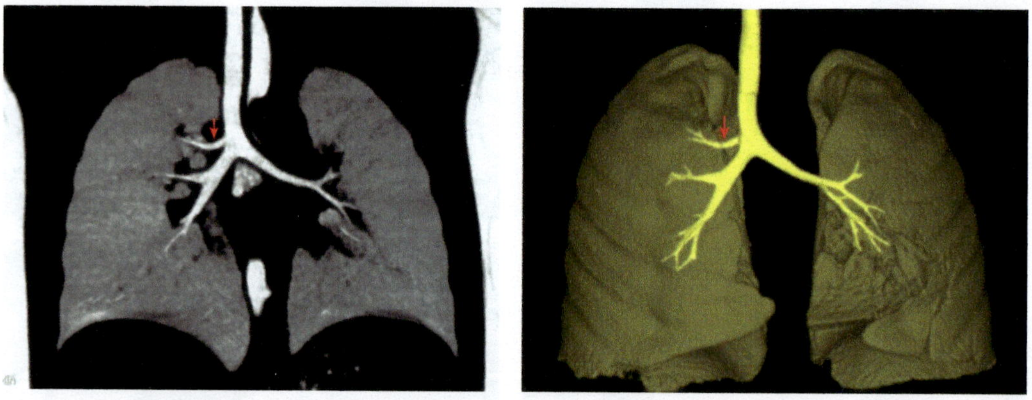

图2-6-1　气管性支气管VR图像，右上叶支气管直接源自气管

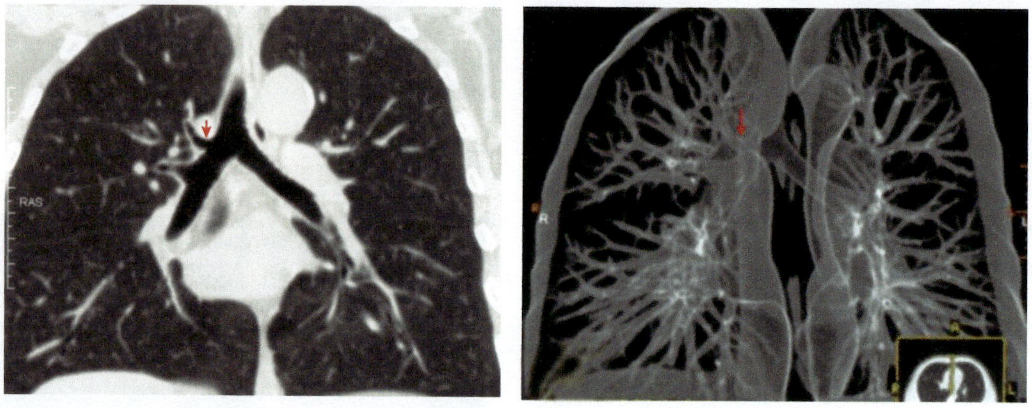

A　　B

图2-6-2　气管性支气管

A. 冠状面重组图像；B. VR图像

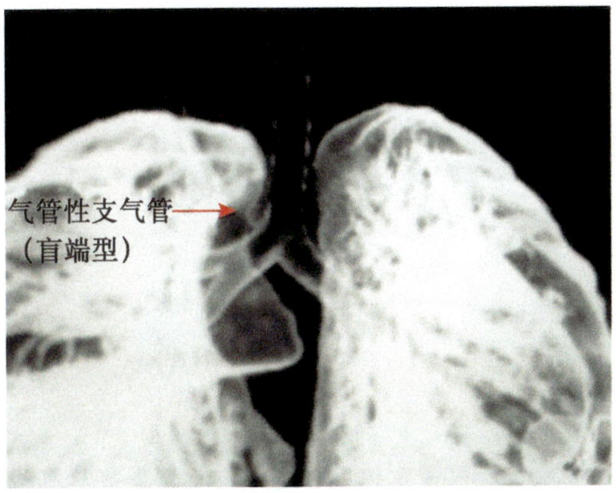

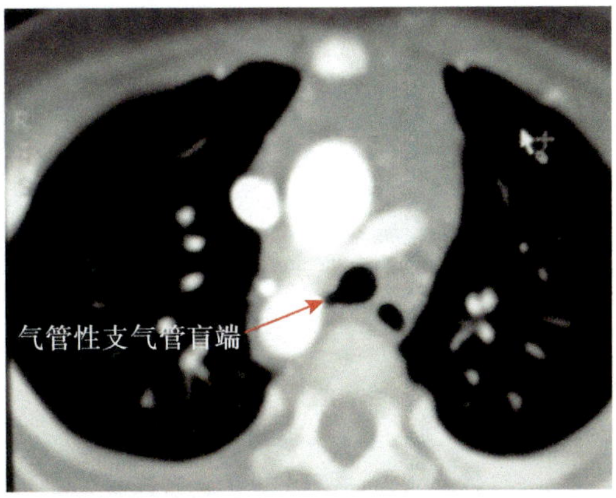

图 2-6-3　**气管性支气管，盲端形成气管憩室**

一、发病机制

目前该病发病机制尚不明了，主要有 3 种学说：复位学说、迁移学说、选择学说。复位学说指明异常支气管是由发育起点在收缩过程中，系统 1 个或多个原始部分受抑制的结果；迁移学说阐述了异常分支具有从其原始位点向另一个新的支气管位点甚至气管位点移动或迁移的能力；选择学说则是依赖于诱导机制的存在，指出一旦具有活性的支气管间质移位到其他地方，支气管将在此继续发育形成异常分支。

二、临床表现

气管性支气管临床表现多样，有的无症状，因其他疾病行胸部 CT 或支气管镜检查意外发现。多数报道认为气管性支气管可致反复咳嗽、喘息、呼吸困难或持续、反复右上叶肺炎、肺不张、肺气肿等。常伴其他呼吸道内外畸形，如先天性喉软骨发育不良、气管支气管狭窄、气管支气管软化、先天性心脏病、食管闭锁、气管食管瘘等。

三、诊断

纤维支气管镜检查是诊断先天性气管畸形的金标准(图 2-6-4)，纤维支气管镜能比较直观地观察喉及 3～5 级气道的病变，特别是能动态观察呼吸时气管壁运动情况，直观地看到异常支气管的起源。但对于伴发气管严重狭窄时，纤维支气管镜只能看到近端而无法了解病变长度及远侧情况。多层螺旋 CT 在病人自然呼吸状态下可获得清晰的诊断图像。通过后处理工作站进行多平面重建(主要为冠状面)(multiplanar reformation，MPR)和容积重组技术(volume rendering technique，VRT)可清楚显示分支异常支气管，表现为气管旁有自内上向外下行的含气的支气管影，仿真内镜(VE)可见隆突上方气管壁有异常开口。

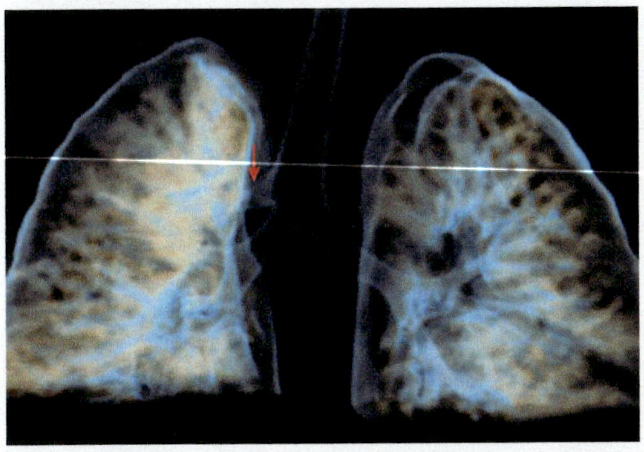
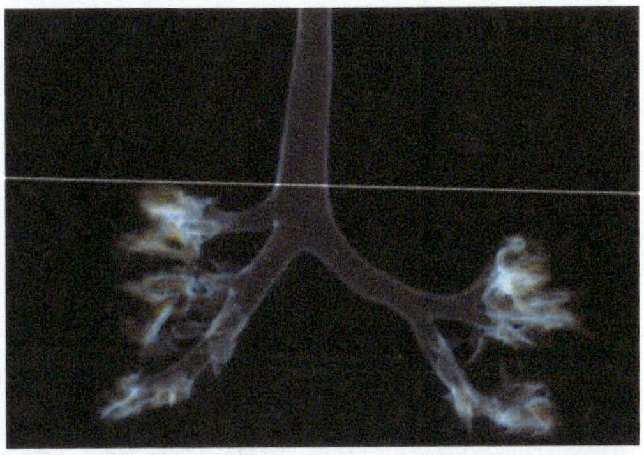

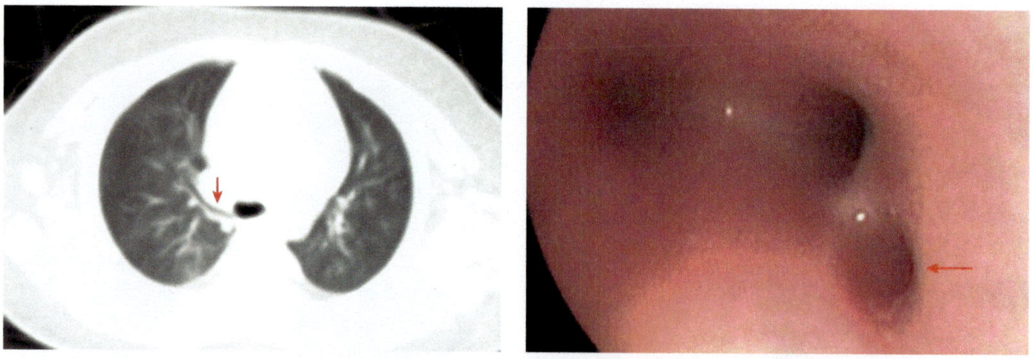

图 2-6-4　男，7 月龄。咳嗽 20 天。右侧移位型气管性支气管。气道重建见右上叶支气管直接从气管发出，气道无狭窄。气管镜示右上叶开口位于气管隆突上方（红箭），见白色稀薄分泌物涌堵

（中山市博爱医院小儿呼吸科　王桂兰　提供）

四、治疗

气管性支气管的治疗取决于症状的严重程度，部分患儿可采取保守治疗（药物治疗），但在有持续或反复喘息、右上肺炎、肺不张、肺气肿而药物治疗效果欠佳时，建议尽早行纤维支气管镜灌洗治疗，清除异常开口处的分泌物，这对于临床治疗可起到关键的作用，病情反复发作时还可考虑手术切除异常的支气管及其肺叶和支气管扩张成形术等。此外，该类病人行气管插管时应注意插管位置，不要插管过深，以免引起肺不张及肺部感染等。

参考文献

Dave MH，Gerher A，Baily M，et al. The prevalence of tracheal bronchus in pediatric patients undergoing rigid bronchooscopy. J Bronchology Interv Pulmonol，2014，21(1)：26-31.

Dolittle AM，Mair EA. Tracheal bronchus：classification，endoscopic analysis，and airway management. Otolaryngol Head Neck Surg，2002，126(3)：240-243.

Lee DK，Kim YM，Kim HZ，et al. Right upper lobe tracheal bronchus：anesthetic challenge in one-lung ventilated patients-A report of three cases. Korean J Anesthesiol，2013，64(5)：448-450.

病例解析

1. 病例 1：患儿，4 月龄。咳喘 3 天。查体：呼吸急促，口周微绀，可见鼻翼扇动及三凹征，听诊双肺闻及大量喘鸣音。

胸部 CT：左肺容积缩小，纵隔左移，气管右侧见异常开口，左肺炎性改变（图 2-6-5）。

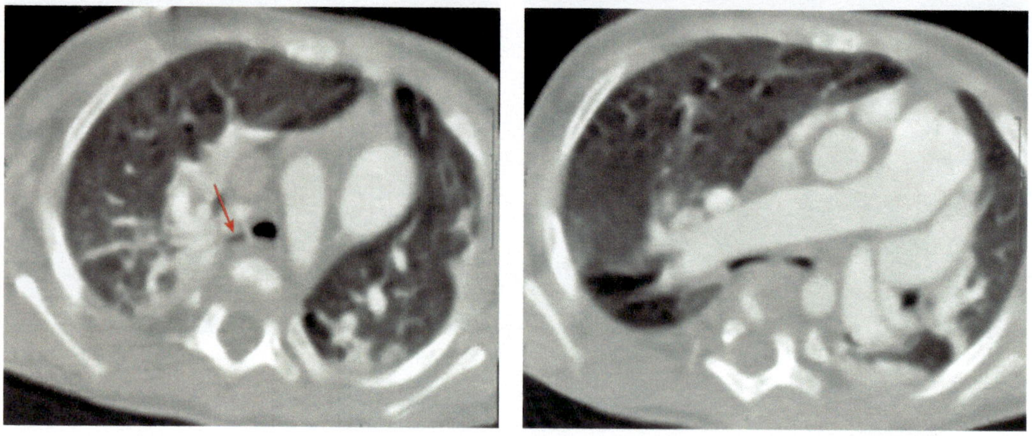

图 2-6-5　胸部 CT1

【诊断】 气管性支气管并左肺炎。

【诊断依据】 4 月龄患儿，咳喘明显。胸部 CT 示隆突上气管右侧见异常开口(图 2-6-5 红箭)，考虑气管性支气管可能。行冠状面重建(图 2-6-6)和 VR 技术(图 2-6-7)证实为气管性支气管合并左肺炎，右侧肺气肿。

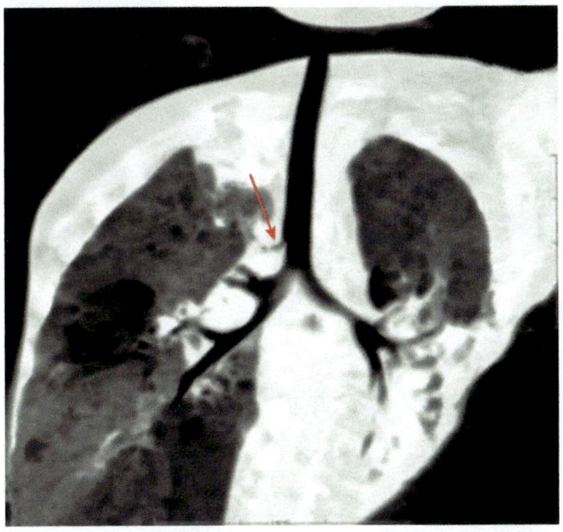

图 2-6-6　冠状面重建图像

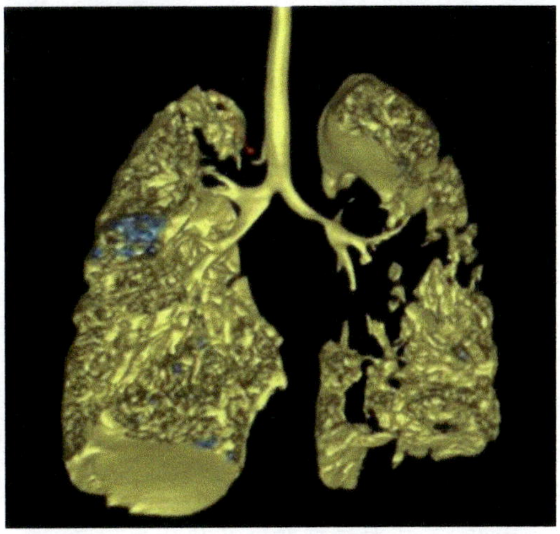

图 2-6-7　VR 图像

【分析】 气管和支气管在胚胎期第 4 周和喉部同时开始发育，在此期孕妇受多种因素影响，可发生先天性支气管起源异常。气管性支气管是在原始喉气管隆突的远端，偶有气管的分支异常，致迷走的肺段或肺叶支气管直接开口于气管，称为气管性支气管。气管性支气管绝大多数位于右侧且开口往往较小，与气管形成锐角，故易致分泌物引流不畅而引起堵塞，从而造成反复右上肺炎、肺不张或肺气肿。因此，在临床上遇到反复咳嗽、喘息，持续或反复右上叶肺炎、肺不张、肺气肿等，尤其合并有先天性喉喘鸣、气管支气管软化、气管支气管狭窄、先天性心脏病、食管闭锁、气管食管瘘等畸形时，要考虑到气管性支气管存在的可能。

(山东省德州市人民医院放射科　李子浩　提供)

2. 病例 2：男，75 岁。咯血 1 天。

胸部 CT：气管右侧见异常开口，双肺炎性改变(图 2-6-8)。

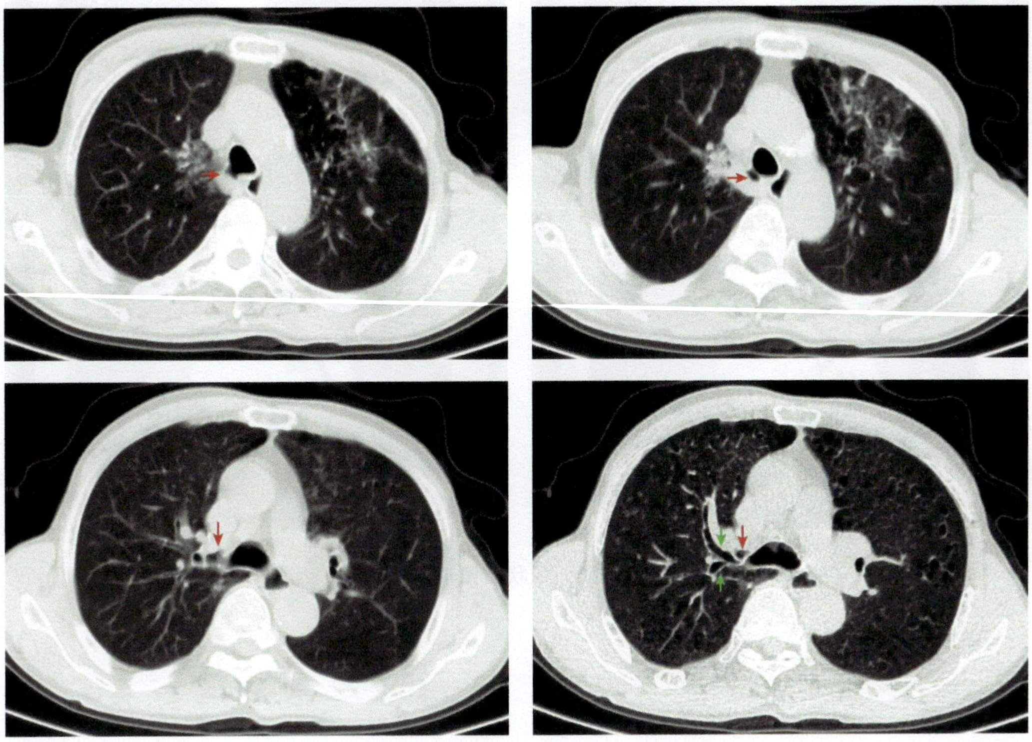

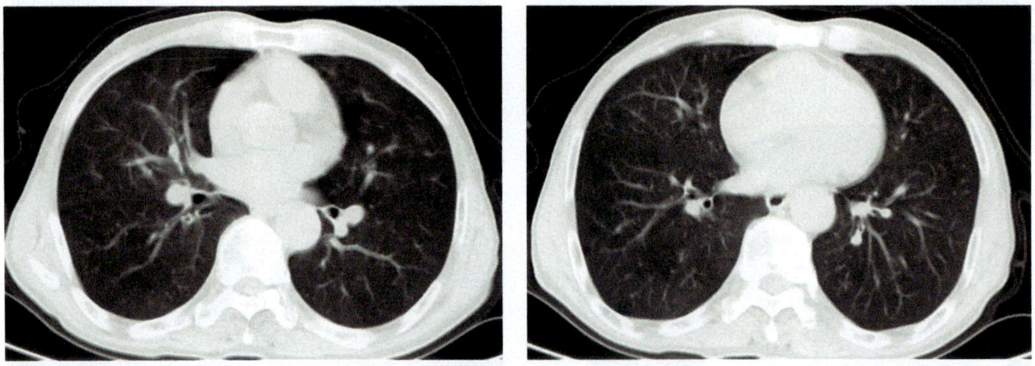

图 2-6-8 胸部 CT2

【诊断】 气管性支气管并双肺炎。

【诊断依据】 胸部 CT 示气管右侧异常开口(图 2-6-8 红箭),与气管相通,位于隆突之上,右肺上叶(图 2-6-8 绿箭)、中叶、下叶支气管开口及其分支正常,考虑气管性支气管可能。冠状面重组(图 2-6-9)见隆突上气管右侧异常开口(图 2-6-9 红箭),右肺上叶(图 2-6-9 绿箭)开口正常,可见斜裂(图 2-6-9 蓝箭)和水平裂(图 2-6-9 白箭)。结合 VR 图像(图 2-6-10),证实为额外型气管性支气管合并双肺炎。

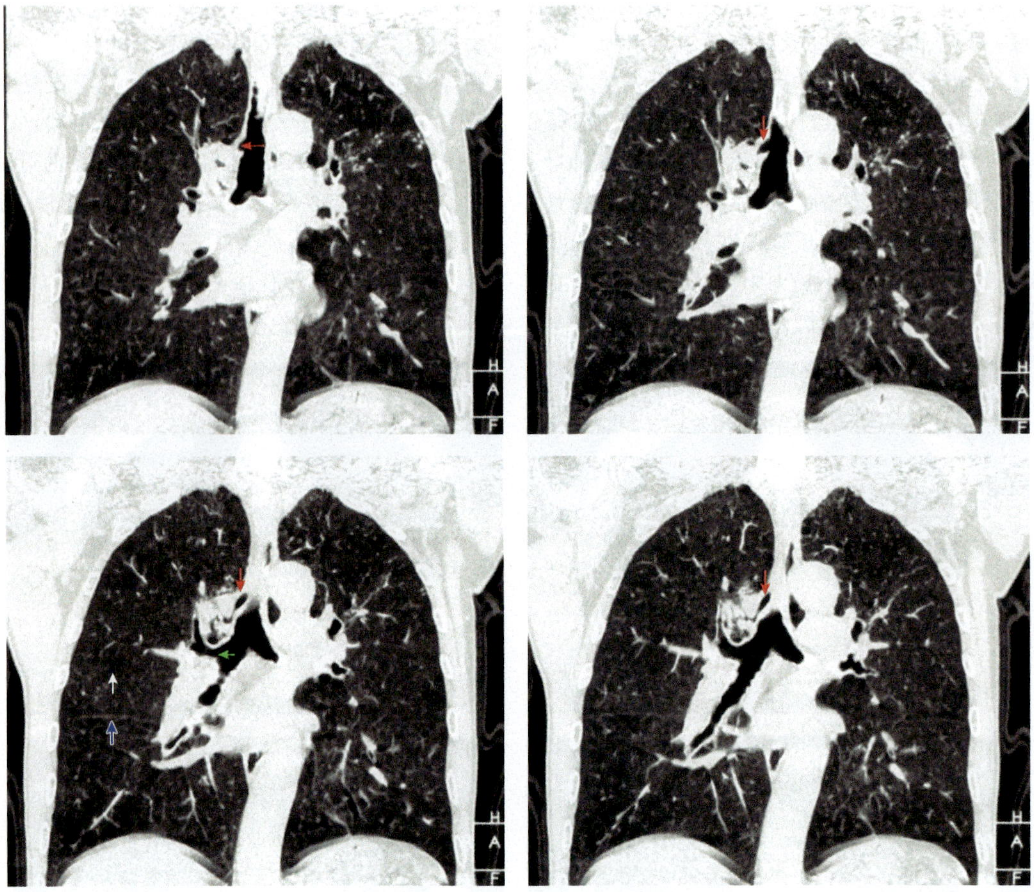

图 2-6-9 冠状面重建图像

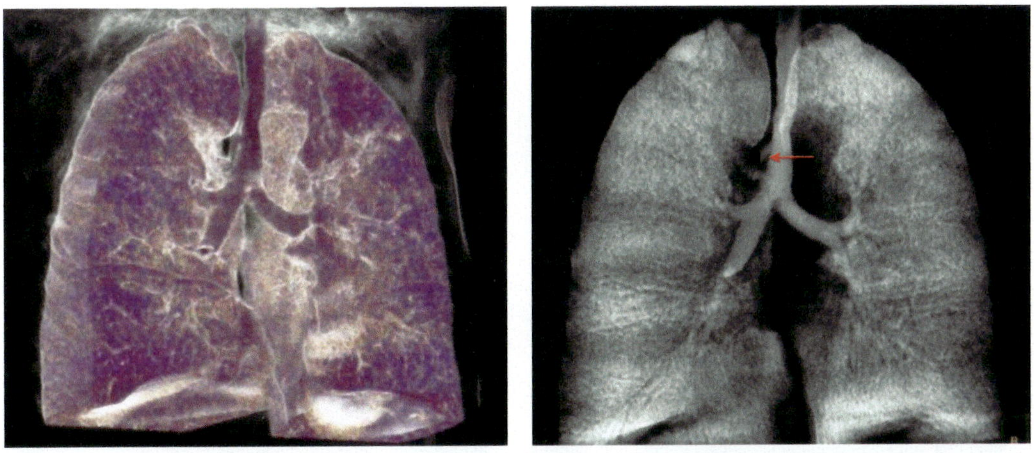

图 2-6-10　VR 图像

【分析】 Sandifort 首次在 1785 年使用气管分支畸形来描述一个直接起源于气管的右肺上叶支气管。后来有学者将这个概念扩展为任何起源于气管或主支气管并直接进入上叶肺的气管分支畸形。直接起源于气管的支气管畸形在进行气管插管时有较大的风险，会因管腔阻塞而导致肺叶或肺段的不张或呼吸衰竭。

右侧气管分支畸形成人发生率为 0.1%～1.3%，儿童发生率为 1.5%～2%。特殊情况下，儿童右侧气管分支畸形的发生率可达 78%，这些情况包括唐氏综合征，胸廓、前肠或肺部畸形，气管狭窄和其他气管支气管畸形。

右侧气管分支可以对整个右肺上叶、1～2 个肺段、一个亚肺段或亚亚肺段进行通气。异位的气管分支最少可以对上段肺的一部分进行通气。当整个右肺上叶支气管被右侧气管分支所替代时，该分支常被称为猪支气管，因为这与猪的正常解剖相似。当气管分支畸形为重复性畸形时，由畸形支气管通气的肺组织称为气管肺叶，多有额外叶间裂，可以区分。可在肺叶内或肺叶外，与肺奇叶无关，肺奇叶的假叶间裂由奇静脉造成。若气管分支完全取代右肺上叶支气管，右侧主支气管可能会有狭窄，这可能是在胎儿时期，右肺上叶支气管缺如引起右侧主支气管发育不全导致。左侧气管分支畸形通常与右侧气管分支畸形相关，形成真正的双侧气管分支畸形，而不是气管右侧异构时的双侧右气管分支畸形。左侧气管分支开口处通常位于右侧气管分支对侧。双侧气管分支与下游气管直径变窄有相关性。

（安庆市太湖县人民医院影像科　周海琼　提供）

第七节　气管憩室

气管憩室是不同病因导致气管和支气管黏膜通过气管软骨间或管腔后壁肌层薄弱处向外形成囊状膨出的一种气管发育畸形，可以是先天性的，也可以是后天出现的，管壁弹性纤维及肌纤维的缺损是其潜在因素。1838 年 Rokitansky 首先报道本症，以单发性多见（图 2-7-1、图 2-7-2），多发性气管憩室罕见（图 2-7-3）。

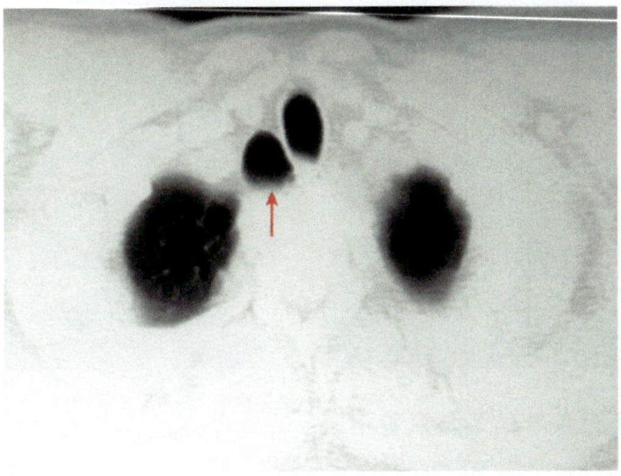

图 2-7-1　气管旁憩室

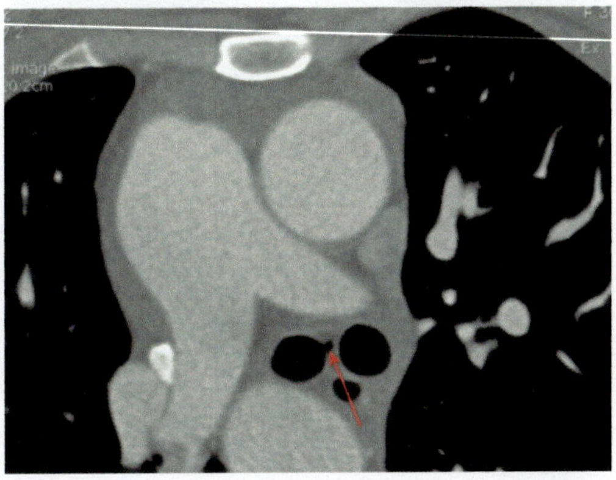

图 2-7-2　支气管旁憩室与右主支气管相通

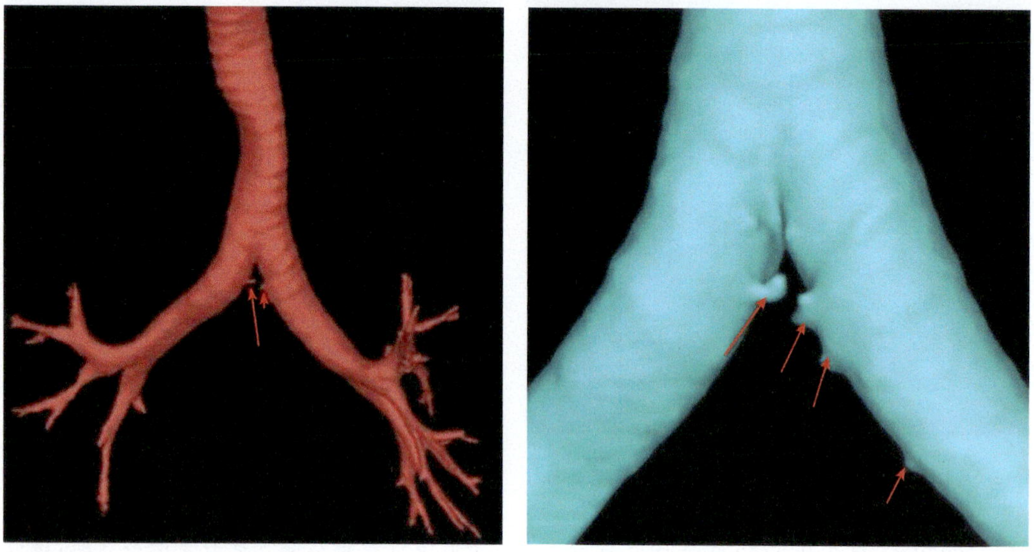

图 2-7-3 多发性气管憩室

一、病理

气管憩室的组织学结构是由复层纤毛柱状上皮、平滑肌、软骨三种成分组成，可发生于气管壁薄弱的任何部位，多位于胸廓入口平面，绝大多数憩室紧贴或靠近相应平面的右侧区域，因为气管左后方有食管支撑，右侧软骨与膜部交界处解剖结构薄弱，当气管内压改变时软骨与膜部相对运动过大，可促进憩室的形成。

二、类型

60％以上的气管憩室为先天性憩室，为真性憩室，一般位于声门下 4～5cm，几乎都位于气管右旁，包含正常气管壁的结构，多由于胚胎期支气管不完全发育的残余性突起或局部气管软骨环、软骨间膜的异常发育和薄弱导致气管黏膜、黏膜下层透过肌层等向外突出形成憩室(图 2-7-4)。

后天性憩室是由于气管内压的慢性增加或气管壁的损伤造成的。气管憩室也是气管食管瘘修复术后的并发症之一。后天性气管憩室仅由气管黏膜组成，内衬呼吸上皮细胞，不含平滑肌、软骨等其他成分，多为宽开口，可沿气管各处发生。多分为后天挤压型和后天牵引型两型。后天挤压型的形成因素包括气道发育薄弱和气腔内压力升高，如肺气肿及慢性、剧烈咳嗽等；后天牵引型则是由于局部淋巴腺炎等的粘连和牵拉所致。

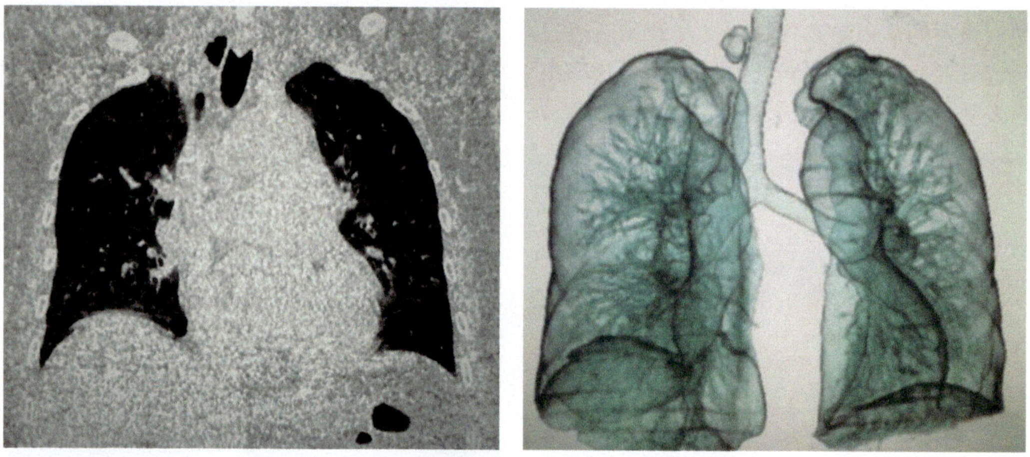

图 2-7-4 气管右侧憩室，通过狭窄的颈与气管相通

三、临床表现

气管憩室容易造成气管内分泌物潴留，分泌物可以溢出至气管支气管树，并且影响下呼吸道的分泌物清除机制。大多数气管憩室无症状，偶尔被发现；在部分病例中由于呼吸道分泌物的聚集会导致感染的复发和咳嗽；喘鸣或气管支气管炎反复发作常见；吞咽困难、吞咽疼痛和窒息的症状也有所描述。气管憩室可能是造成气管插管困难的潜在原因，是反复咳嗽和呼吸道感染的罕见原因。

四、影像学表现

气管憩室大小差异很大，大多数小于 1cm，形状主要表现为气管旁不规则囊腔或囊状含气空腔（图 2-7-5）。气管憩室胸部 CT 表现为气管旁不规则低密度含气囊腔，外壁菲薄、外缘光滑，与周围组织分界清楚，内缘光整或不整，囊内可有皱襞样结构或分隔状改变，合并感染时，其囊腔内可有液体或出现液平面。CT 值与气管腔内气体密度一致，连续薄层扫描可发现低密度影与气管间有粗细长短不一的管道相通，该征象具有特征性，可明确诊断气管憩室。交通管可为 1 条或多条，也可呈小孔状或多发筛孔状。胸部 CT 检查不但能够提高检出率，而且能够对整个憩室及其与气管、支气管的沟通情况进行观察。

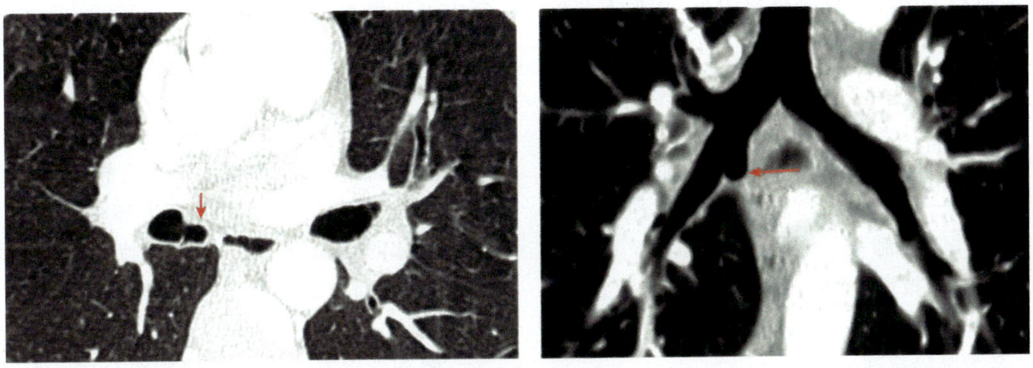

图 2-7-5　右主支气管内侧气管憩室（红箭）

五、治疗

无症状的憩室不需治疗。对于有症状的憩室可以经颈部切除或内镜激光手术或外科处理。大多数治疗气管憩室的经验是来自气管食管瘘修补术后形成的憩室。目前，没有足够的证据推荐任何一种治疗模式。

参考文献

McAdams HP, Gordon DS, White CS. Apical lung hernia: radiologic findings in six cases. AJR, 1996, 167(4): 927-930.

Saito W, Kobayashi H, Motoyoshi K. A case of tracheo-bronchial diverticula. J Brochololgy Interv pulmonol, 2003, 10(1): 48-50.

病例解析

男，67 岁。声音嘶哑 14 年，夜间阵发性呼吸困难 1 周，气促 3 天。

胸部 CT：气管右旁见含气低密度腔与气管相通，两肺上叶纹理间透亮度增加（图 2-7-6）。

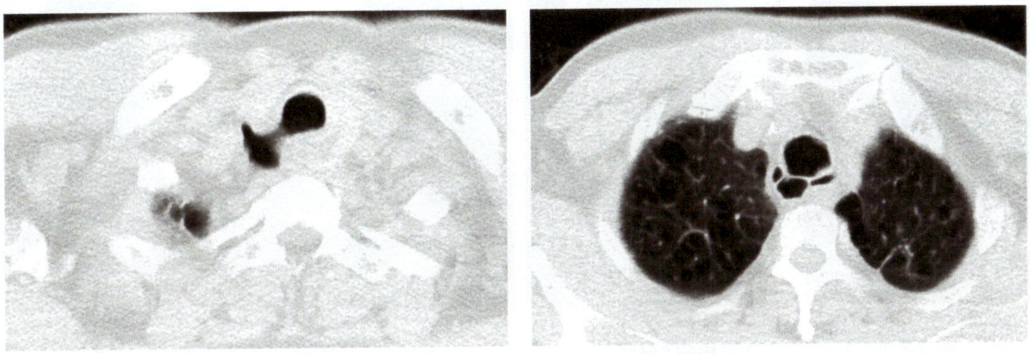

图 2-7-6　胸部 CT

【诊断】 气管憩室。

【诊断依据】 胸廓入口气管右后旁可见一充气管腔与气管相通，充气管腔管壁与气管相仿，较下层面可见充气管腔闭锁，与食管不相通，首先考虑气管憩室。病人年龄较大，病史较长，影像学示肺气肿、肺大疱，提示为后天挤压型气管憩室。病人行支气管镜检查见气管声门下方约 1cm 右后壁见 3 个憩室样改变，较大者约 0.7cm×0.7cm×0.6cm，基底光滑，证实该诊断。

【分析】 气管憩室尸检的总体发病率约为 1%，最近的影像学研究表明其发病率可能高达 2%～3.7%。气管憩室可与气管相通，若未相通，则为气管旁含气囊肿。气管憩室需与以下疾病作鉴别，①支气管囊肿：大部分位于中纵隔气管隆突附近，几乎不与气管相通，为水样密度。气管憩室内一般为气体密度，与气管相通，内壁有皱襞样结构及分隔状改变。②颈部皮下气肿：是由于外伤或肺部及胸膜病变致胸膜破裂气体进入颈部肌肉间隙所致，多为散在形态不一的气体阴影，临床表现具有特征性，触诊时有“握雪”样声音出现，多有外伤史，并伴有气胸和纵隔气肿等征象。③肺尖疝：是肺组织突出于胸膜外的良性病变，常呈“山峰”样，其底部与肺组织相连，一般与气管距离较远，多数不难鉴别。④食管憩室：为食管壁局部向外膨出的袋性结构，幕状憩室颈口宽大，呈由食管向外垂直突出；囊袋状憩室主要表现为向下垂突的盲袋，上端有细蒂样的颈部与食管相连，内有狭小颈口与之相通，囊袋内可见钡剂或食物存留。

第八节 肺隔离症

肺隔离症（pulmonary sequestration，PS），又称支气管肺隔离症，是一种先天性肺发育畸形，占肺部疾病的 0.15%～6.4%，占肺切除病例的 1.1%～1.8%。1777 年 Huber 首次报道 1 例由主动脉供血的肺囊肿，1861 年 Rokitansky 称此为附属肺叶，1946 年 Peyce 最终将本病命名为肺隔离症。

一、解剖和分型

PS 主要病理改变是胚胎时期的一部分肺组织与主体肺组织分离开来单独发育，形成无呼吸功能的肺部囊性或实性肿块，不接受肺动脉分支的血液，仅接受异常的体循环动脉供血，供血动脉多数为胸主动脉和腹主动脉，大多数为单一异常血管供应（图 2-8-1），部分病人可有多支异常供应血管（图 2-8-2），这些异常动脉壁的结构与主动脉相似，含较多的弹性纤维组织，压力较高，极易发生粥样硬化。引流静脉可为下腔静脉、下肺静脉、奇静脉或半奇静脉等体循环静脉。由于来自主动脉的血液含氧量与来自肺动脉的血液完全不同，使该段肺组织的肺功能无法正常进行，因而发育不全，无肺功能。

解剖学以有无完整脏层胸膜分隔为标准，分为叶内型肺隔离症（intralobar pulmonary sequestration，ILS）和叶外型肺隔离症（extralobar pulmonary sequestration，ELS）（图 2-8-3），少数为混合型。绝大部分位于下叶后基底段，尤以左下叶后基底段多见，偶尔也会发生在其他肺野或肺外区域（图 2-8-4），多为单发，偶可多发。ILS 与正常肺组织被同一胸膜包裹，可与支气管相通或不相通，约占 75%。ELS 有独立的脏层胸膜包裹，与正常肺组织完全隔开，与支气管不相通，是确切的先天性疾病，较ILS少见（图2-8-5）。ILS的异

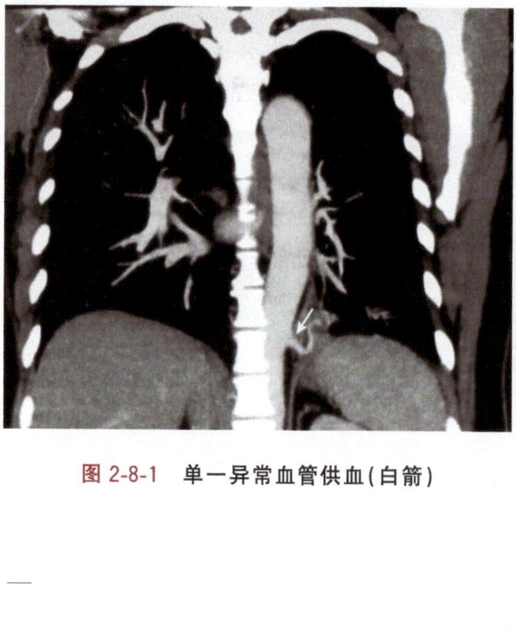

图 2-8-1 单一异常血管供血（白箭）

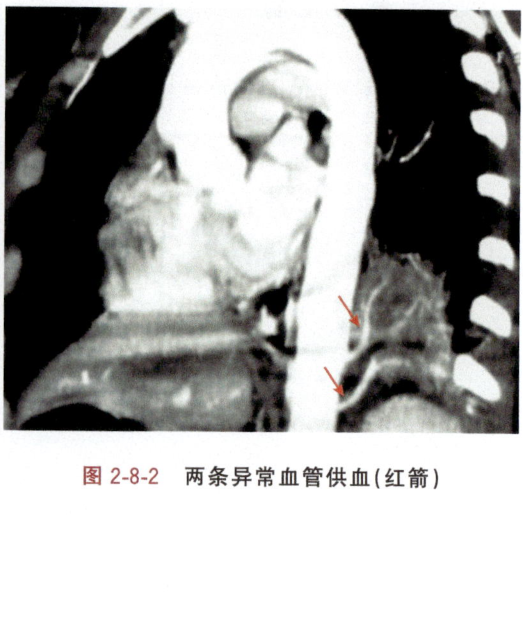

图 2-8-2 两条异常血管供血（红箭）

常供血动脉大部分来自胸主动脉，少数为腹主动脉及其分支，供血动脉一般较粗，95%经同侧肺静脉引流至左心房，有 5%的病例经半奇静脉-奇静脉系统引流至肋间静脉或上腔静脉达右心房。ELS 的供血动脉来自于腹主动脉（图 2-8-6），尚有来自于胃左动脉、脾动脉等，通常较细，回流通过下腔静脉、门静脉、奇静脉或半奇静脉进入循环系统。

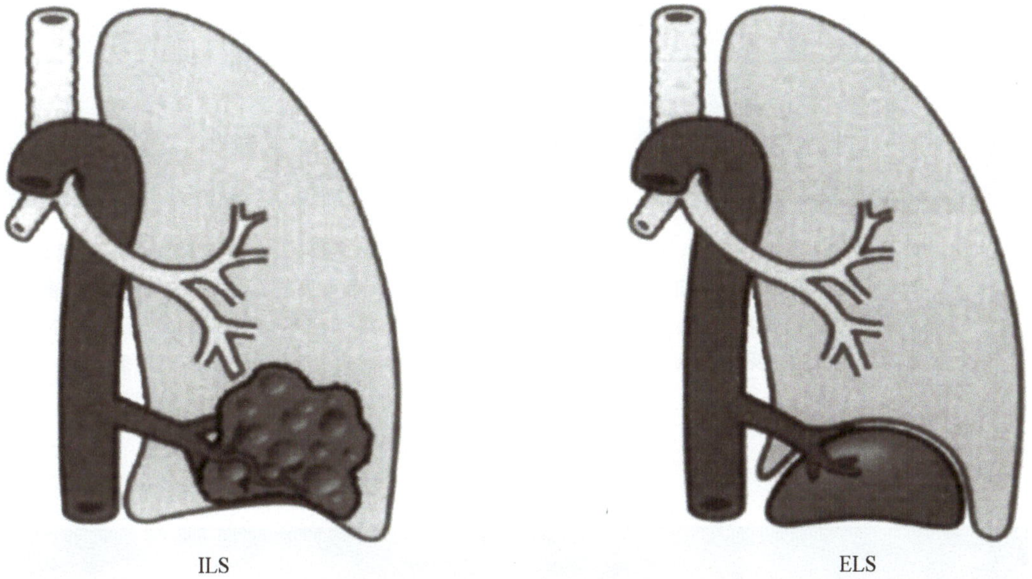

图 2-8-3　肺隔离症示意图

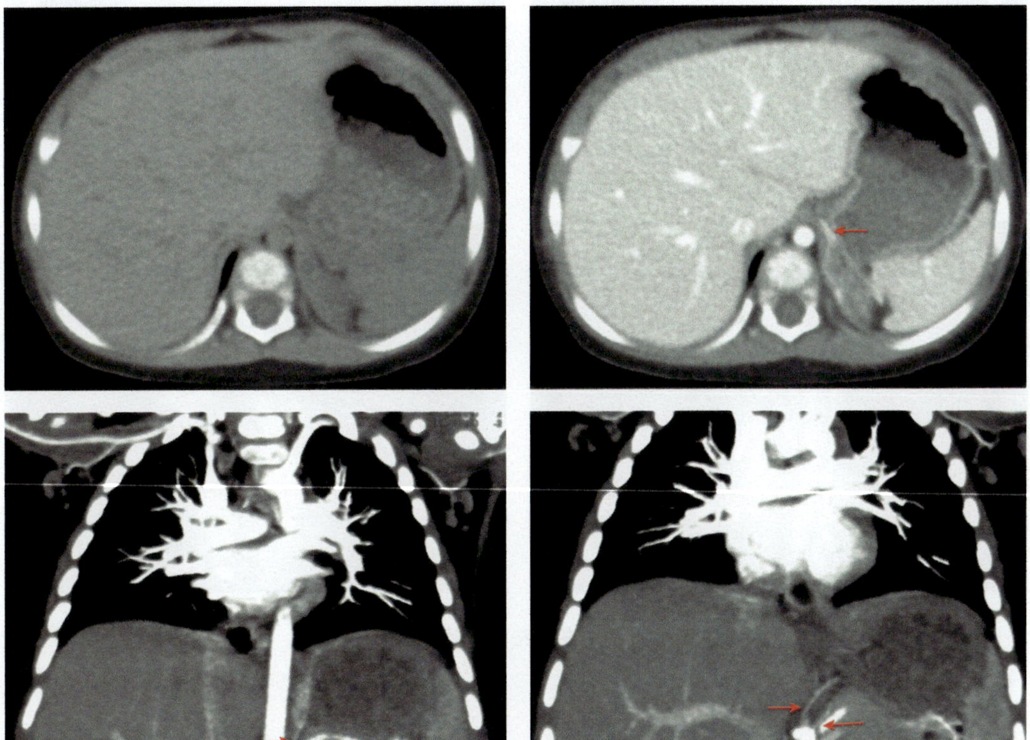

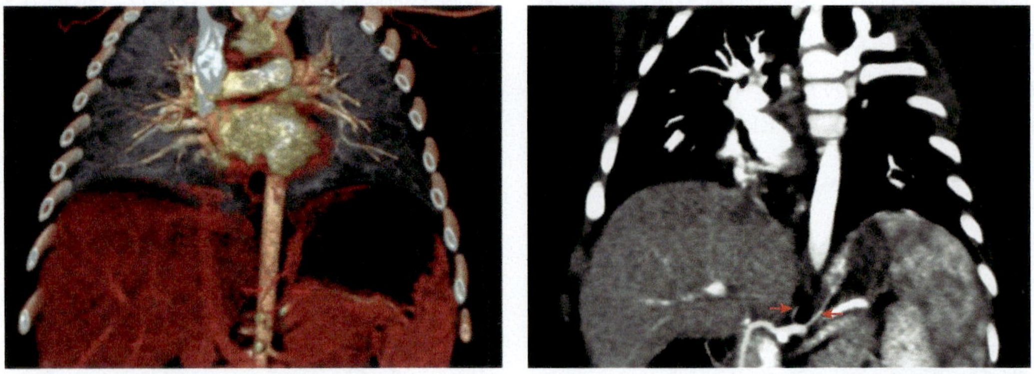

图 2-8-4 女，9 月龄。咳嗽半个月，发热半天。查体：双肺呼吸音粗，可闻及少许痰鸣音。既往有肺隔离症病史。胸部螺旋平扫＋增强三维重建：左膈下腹膜后可见一团块状影，呈软组织密度，CT 值约 35HU，边界清楚，大小约 12mm×29mm，增强扫描病变不均匀明显强化，由腹腔干供血。双侧胸腔未见明显肺隔离症；双肺未见异常。结合病史，符合膈下型肺隔离症

（中山市博爱医院小儿呼吸科　王桂兰　提供）

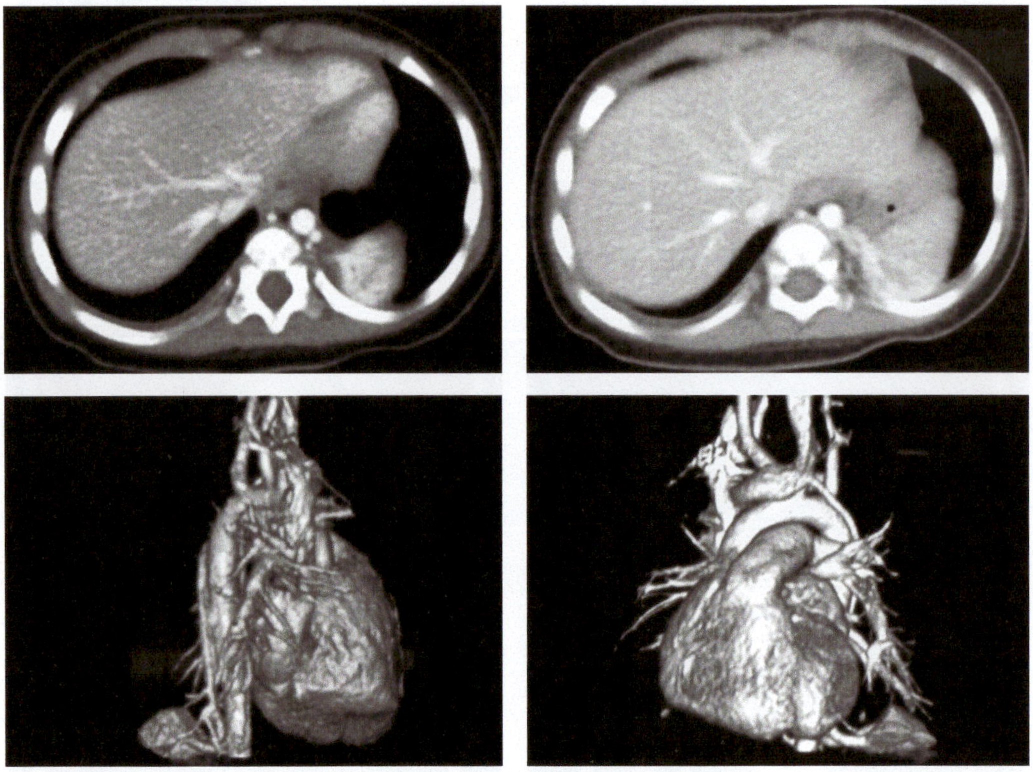

图 2-8-5 男，1 岁。左下肺叶外型肺隔离症

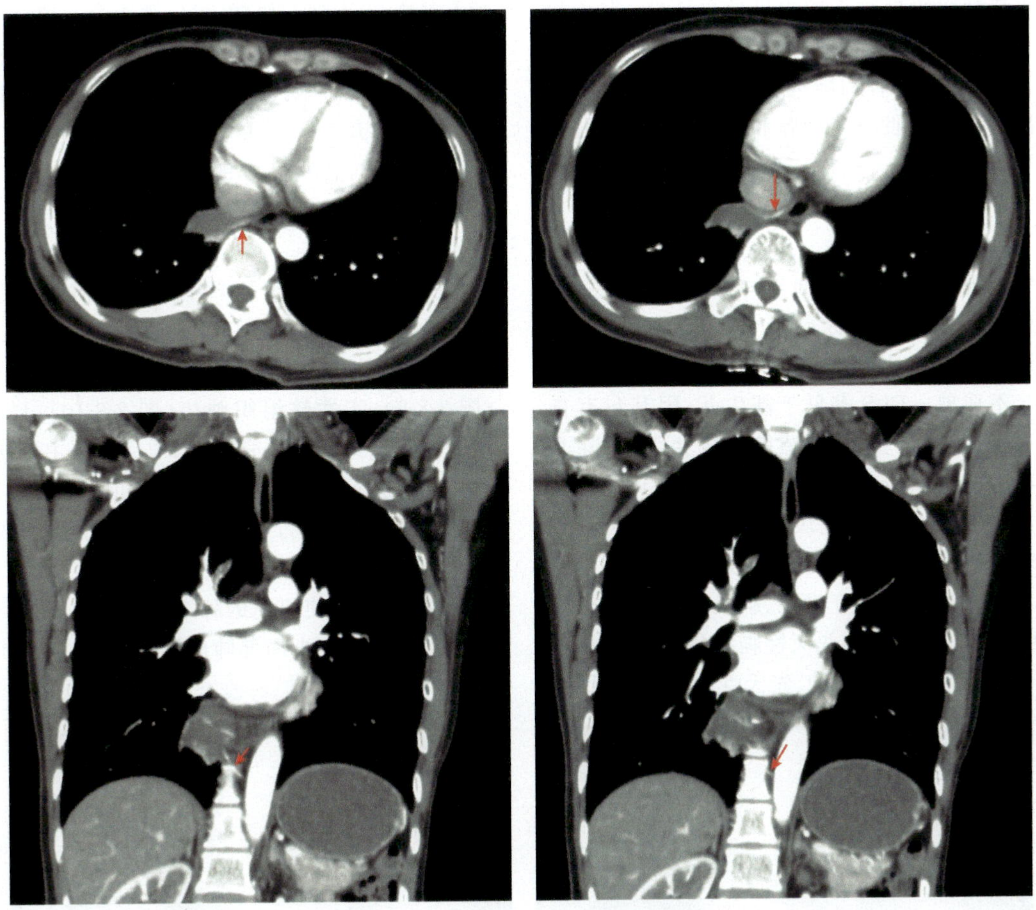

图 2-8-6　女，53 岁。胸部 CT 示右肺下叶心隔区实变影，腹主动脉供血（红箭）

（温州医科大学附属二院影像科　陈旺强　提供）

二、发病机制

肺隔离症的发生机制不清，常见有副肺芽学说、Pryce 的牵引学说、异常动脉和肺囊肿同时存在学说、Smith 的血管发育不全学说。Pryce 的牵引学说受到普遍认同，它认为在胚胎初期的原肠及肺芽周围，有许多内脏毛细血管与背主动脉相连，当肺组织发生脱离时，这些相连的血管即逐渐衰退吸收。由于某种因素，发生血管残存时，就成为主动脉的异常分支动脉，牵引一部分胚胎肺组织，使部分不具有肺功能的肺组织与主体肺分离且单纯发育，形成肺隔离症。此部分肺组织与正常支气管和肺动脉隔离开，由异常动脉供应血液。在胚胎早期肺组织与原肠发生脱离时受到牵引，副肺芽位于胸膜内，则形成 ILS，在脱离后受到牵引的异常肺芽出现在胸膜形成后，则成为 ELS。但牵引学说并不能解释所有的肺隔离症，有少数肺隔离症没有异常动脉，或有异常动脉而无隔离肺。现在人们从基因水平研究认为在肺形成过程中同源盒基因（*Hoxb-5*）对正常气道形成起关键性作用，肺隔离症与 *Hoxb-5* 蛋白的异常表达有关。因体循环比肺循环压力大得多，隔离的肺组织会发生纤维性改变或囊性改变，形成大小不等的单个或多个囊肿。

三、ILS 特点

ILS 主要临床病理学特征为肺黏膜的慢性炎症，肺组织纤维化、囊变，因与支气管有正常或病理性通道，局部易反复发生感染，临床表现为咳嗽、咳痰、胸痛、发热和咯血等，咯血除与感染相关外，还可能由体循环系统压力较高所致。病灶较大，压迫邻近正常肺组织时，可出现胸闷、气短。严重者还可出现全身中毒症状，与肺脓肿症状相似。感染时囊腔内为脓液，常与支气管或邻近肺组织的气管交通。超过 50% 的病例在 20 岁后才会出现症状，故有学者认为 ILS 为获得性而非先天性肺疾病。

镜下隔离肺组织可有不同程度的肺不张、炎症和纤维化。支气管腔内有纤毛柱状上皮,管壁有小软骨片和平滑肌,部分支气管和肺泡扩张形成囊腔及支气管扩张。血管结构为肌型体动脉和静脉,没有肺内弹力肌型动脉。

四、ELS 特点

ELS 完全被胸膜包盖,切面呈海绵状、黑褐色,伴不规则排列的血管,通常在标本的一端更为显著,镜下呈正常肺组织无规律地异常排列,气管数量很少,实质组织常发育不成熟。ELS 多见于新生儿,因其包有自己的胸膜,且不与支气管相通,感染的机会很少,除非与消化道相通,可长期无症状。因此,如没有其他明显的畸形,ELS 只是一软组织包块,可毫无症状地存活到成年。ELS 多位于下部胸腔的下叶与膈肌之间,邻近正常肺组织,左侧多见,也可位于膈下、膈肌内、心包或纵隔内。常合并其他先天畸形,以先天性膈疝最为常见,约占 30%,其他有先天性支气管囊肿、先天性食管支气管瘘、肺不发育、先天性心脏病、异位胰腺及心包、结肠等脏器畸形等。如与消化道相通也可见反复呼吸道感染、乏力、呼吸困难等,晚期甚至可出现充血性心力衰竭。60% 合并同侧膈膨升,30% 合并左侧膈疝,50% 在尸检、查体或检查其他疾病时意外发现,90% 在左肺。

五、影像学表现

肺隔离症多位于肺下叶的脊柱旁沟,以左侧多见,其下缘常与膈面相连。CT 检查可表现为:单房(图 2-8-7)或多房囊性肿块(图 2-8-8);囊实性混合型肿块(图 2-8-9);实性软组织肿块(图 2-8-10);局部肺叶内增多、增粗、紊乱的血管结构,增强后与主动脉同步、明显强化(图 2-8-11)。隔离肺内亦可表现为局限性肺气肿、肺血管分布走行异常,未见其他结构和成分,考虑为特殊的肺气肿性肺隔离症(图 2-8-12)。该型可能是由于侧支通气,使隔离的肺组织通气良好,而无明确的囊、实性影,表现为局部肺血管增多、紊乱伴扩张、纡曲(图 2-8-13)。

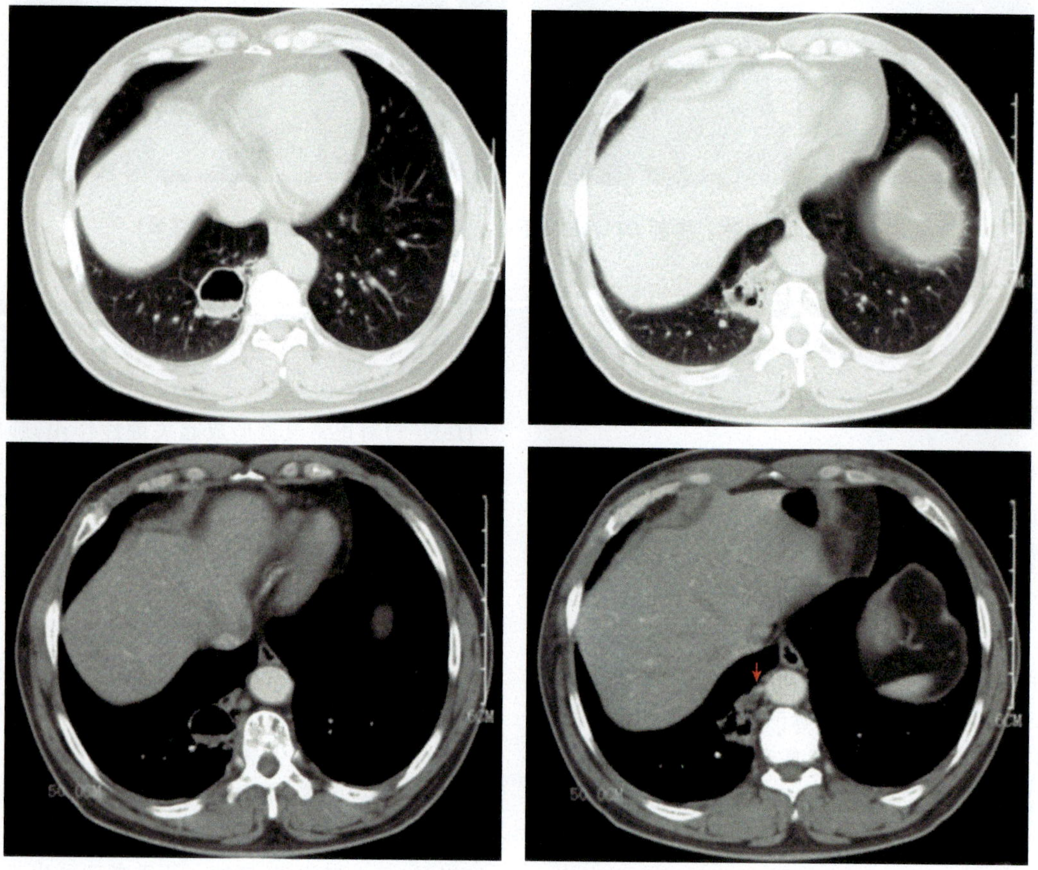

图 2-8-7 **男,61 岁。单发囊肿型叶内型肺隔离症。增强 CT 可见从降主动脉分出血管进入右下肺病灶(红箭)**

(宁波市第二医院呼吸科 邹俊勇 提供)

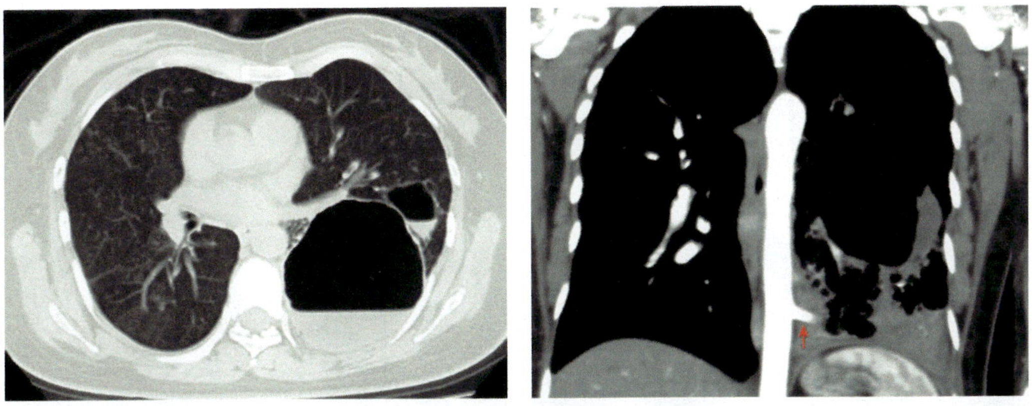

图 2-8-8　**多发囊肿型叶内型肺隔离症**

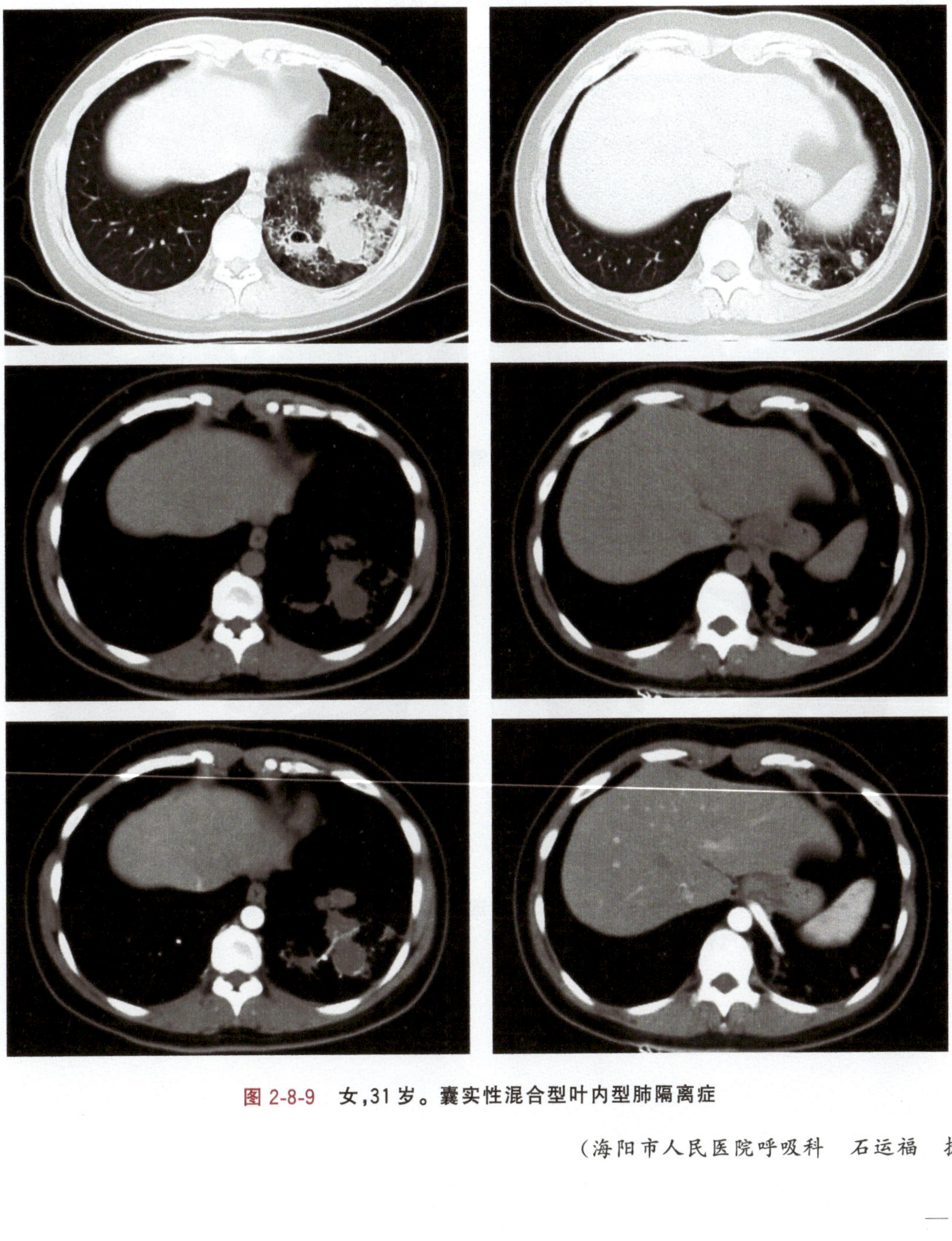

图 2-8-9　**女，31 岁。囊实性混合型叶内型肺隔离症**

（海阳市人民医院呼吸科　石运福　提供）

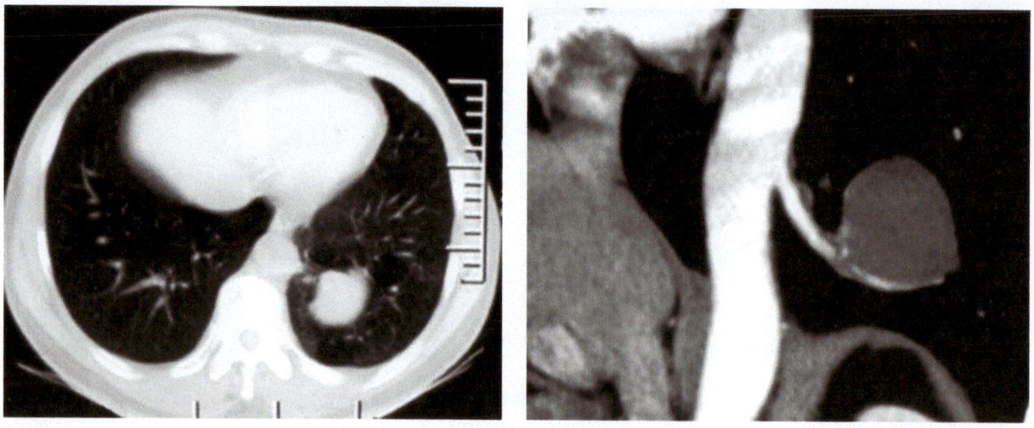

图 2-8-10　男，67 岁。咳嗽 1 个月。实性软组织肿块型叶内型肺隔离症

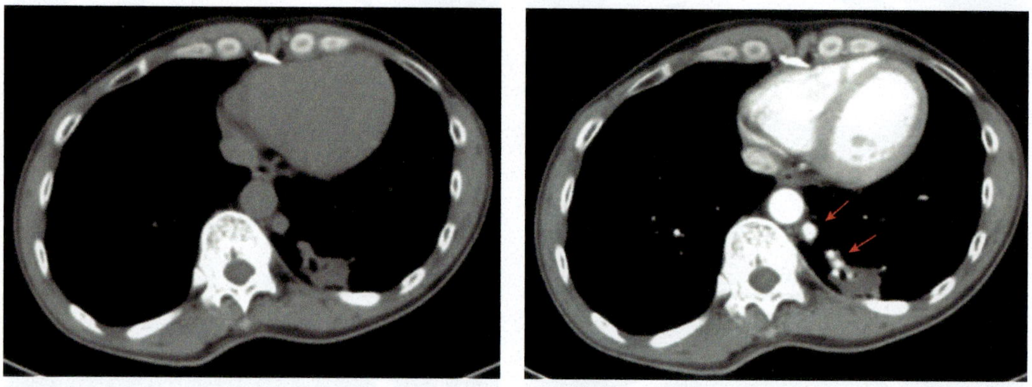

图 2-8-11　男，46 岁。病变内血管增强后与主动脉同步、明显强化

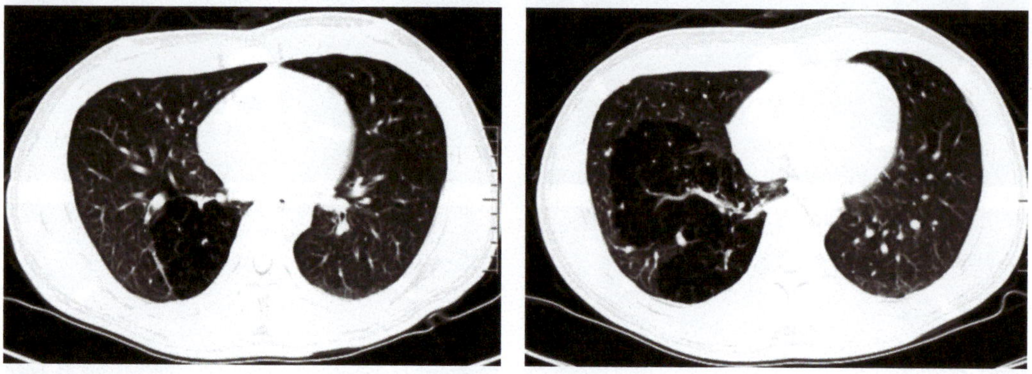

图 2-8-12　男，25 岁。右肺下叶后基底段见大片状透亮区，其内可见由胸主动脉分支供血动脉，周围肺动静脉及支气管受压移位

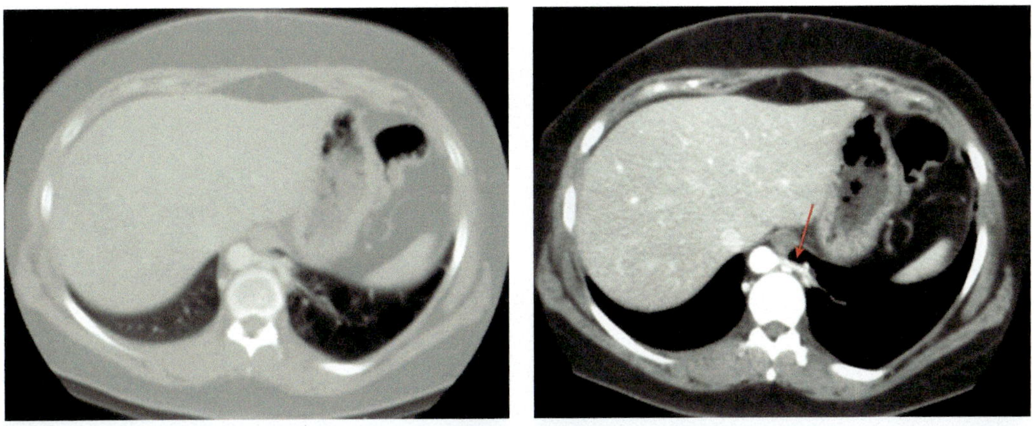

图 2-8-13　女，29 岁。左下肺局部肺气肿，血管纹理增多、紊乱，可见明显的体循环动脉供血，未见明显肿块影

肺隔离症囊性肿块边缘清楚锐利(图 2-8-14)，无感染时呈薄壁空洞状，感染后囊腔内有液平面(图 2-8-15)，囊腔随空气进入量的多少可大可小，本来边缘较清的囊壁出现模糊增厚和附近肺组织的炎性浸润(图 2-8-16)。实质性肿块可呈圆形或卵圆形(图 2-8-17)，甚至可有分叶状边缘，一般实质性肿块很少伴有继发感染(图 2-8-18)。增强扫描，囊性肿块囊壁可明显强化或不强化，囊内液性成分不强化(图 2-8-19)。囊实性肿块表现为实性软组织成分有较明显强化，而囊性部分无强化。实性肿块表现为软组织密度，可有明显强化(图 2-8-20)。增强扫描发现病灶有异常供血动脉可明确诊断。绝大多数肺隔离症边缘显示条状阴影，病灶与胸主动脉间脂肪间隙存在(图 2-8-21)，内缘多光滑，外缘可不规则(图 2-8-22)，感染时，周边会出现渗出性改变，部分可能会导致局部胸膜增厚(图 2-8-23)。少数实性肿块型形态不规整(图 2-8-24)，呈珊瑚状，多有尖角突起，边缘多光滑，肿块密度不均匀，较具特异性。部分病例可见钙化(图 2-8-25)。

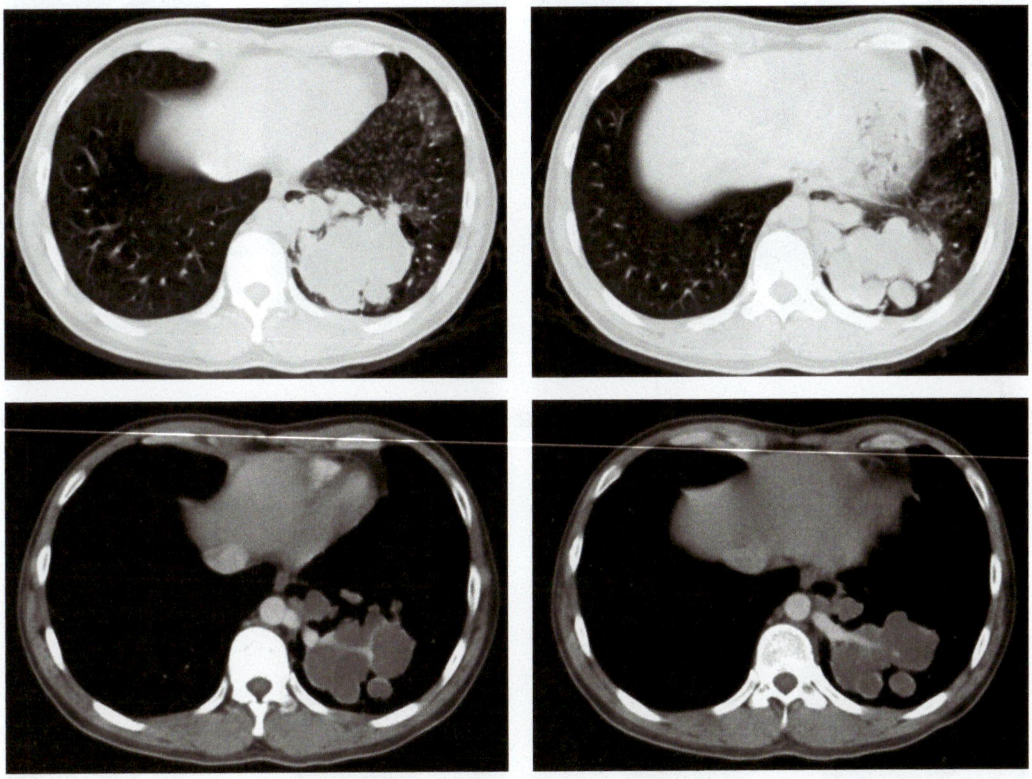

图 2-8-14　男，30 岁。左肺下叶多发囊性影，降主动脉供血，病变边界清楚

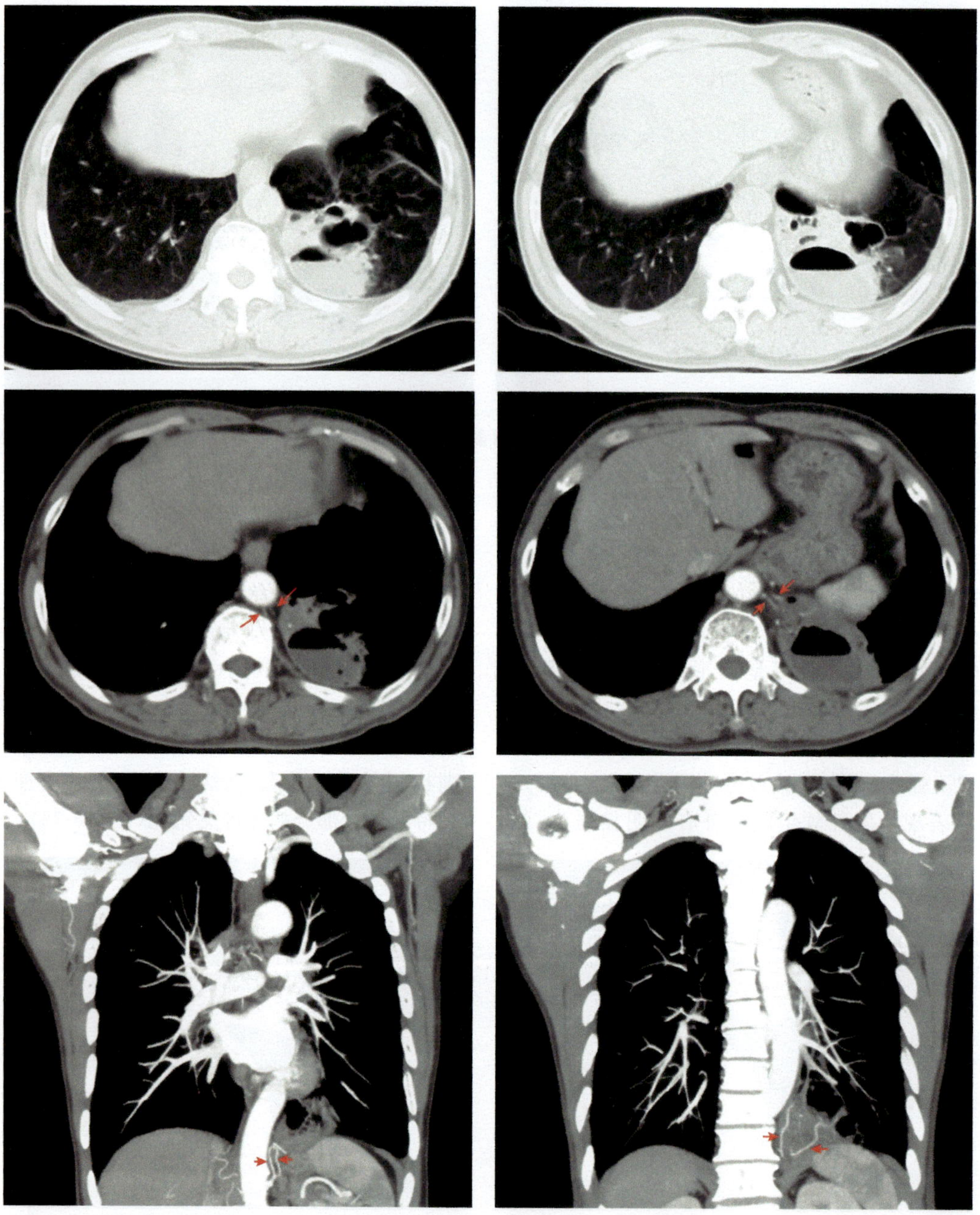

图 2-8-15　男,62 岁。咯血 10 天。左肺下叶肺隔离症并感染,增强扫描和重建见 2 条异常血管供血(红箭)

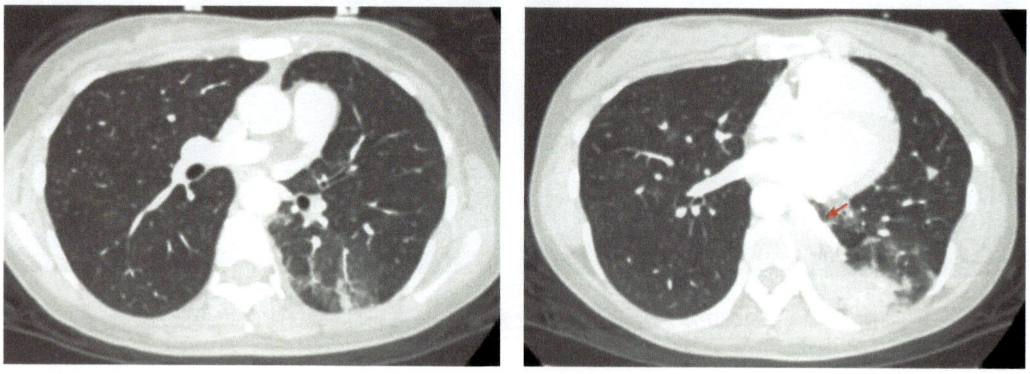

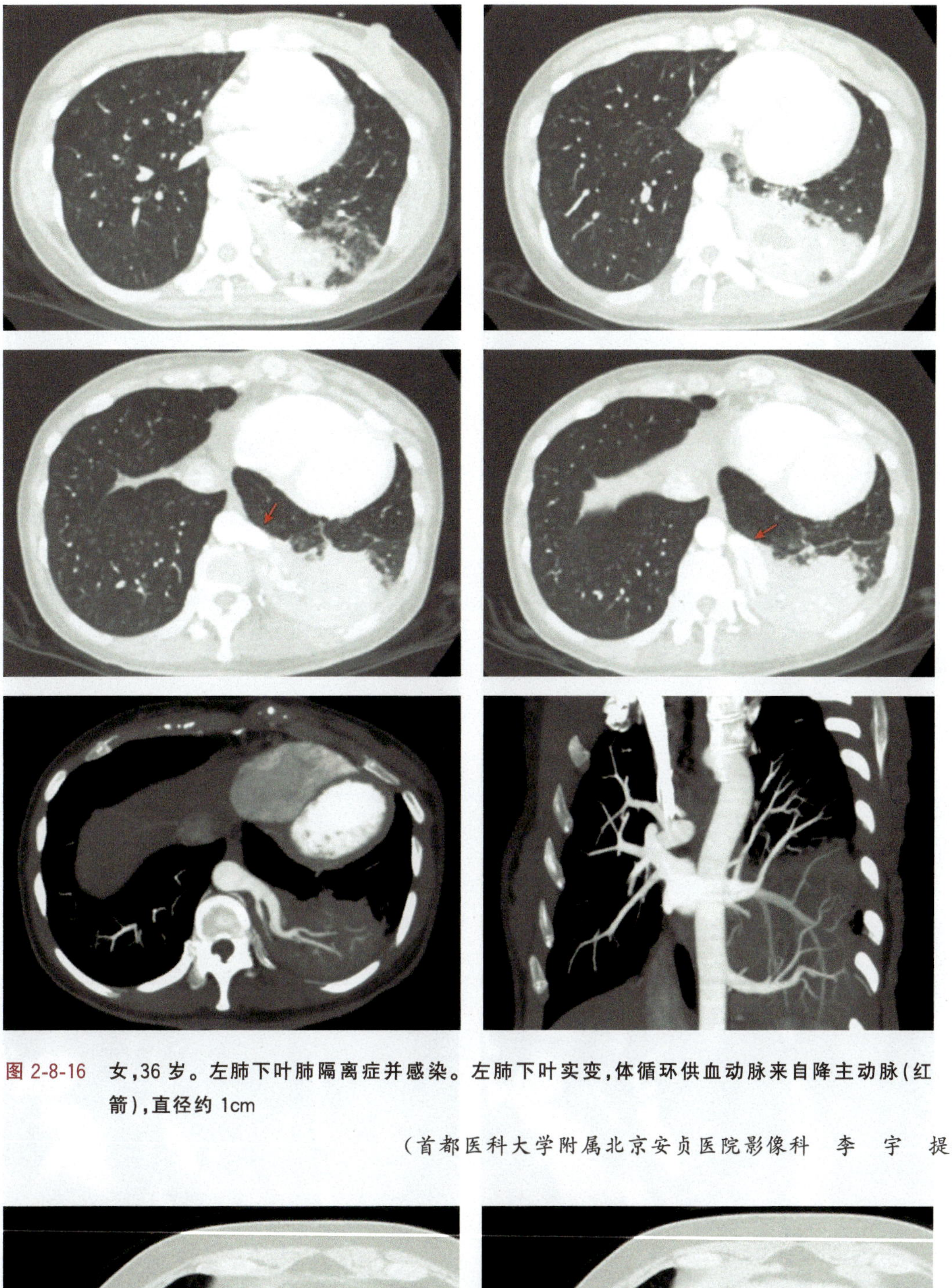

图 2-8-16　**女，36 岁。左肺下叶肺隔离症并感染。左肺下叶实变，体循环供血动脉来自降主动脉（红箭），直径约 1cm**

（首都医科大学附属北京安贞医院影像科　李　宇　提供）

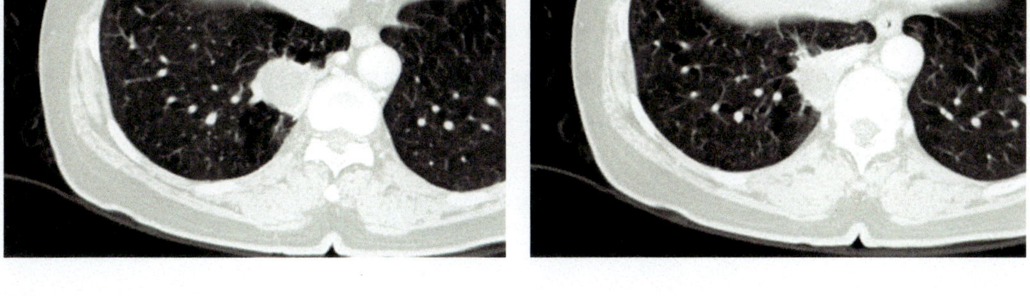

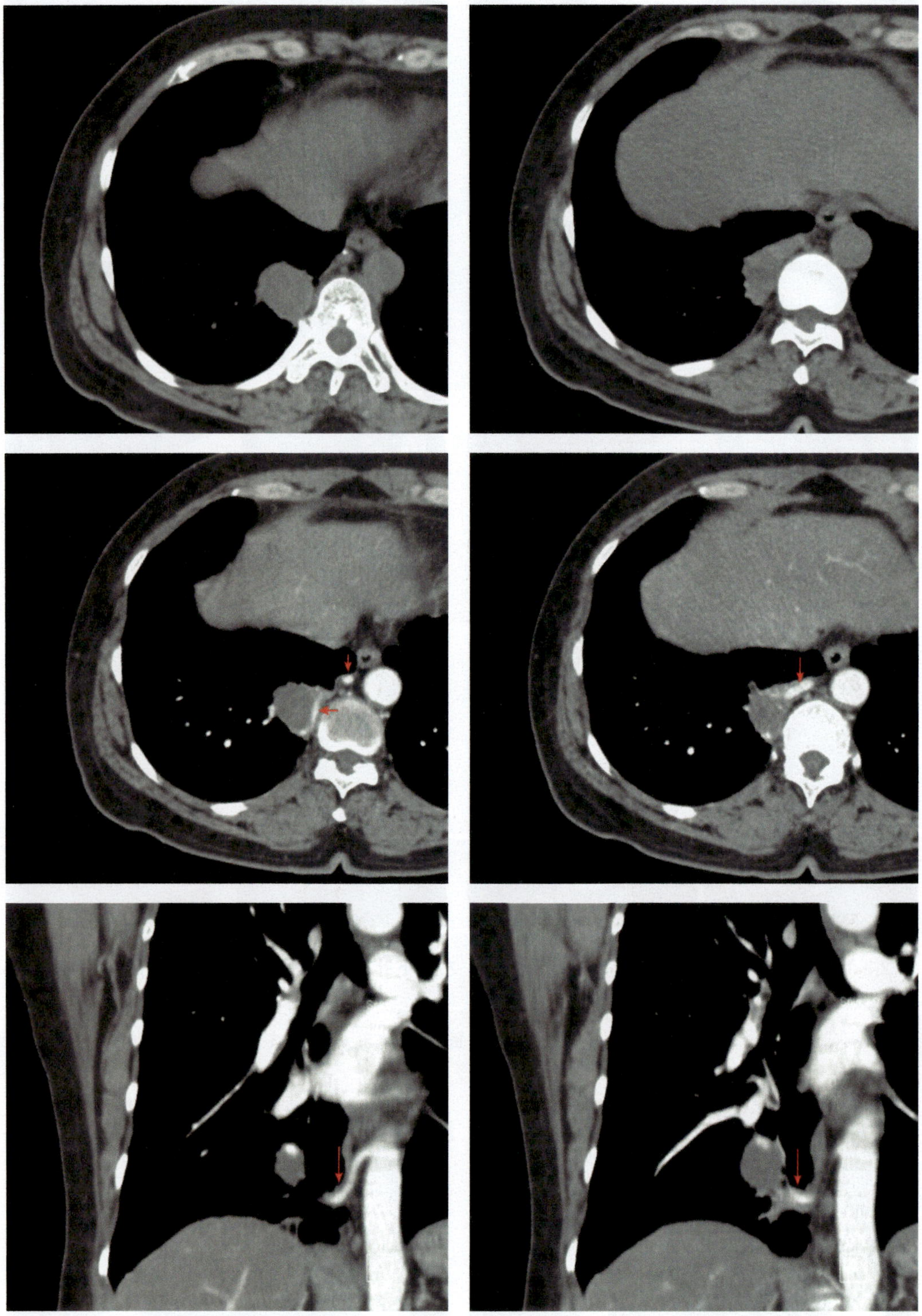

图 2-8-17　女，55 岁。胸痛数天。右肺下叶椭圆形肿块影，增强扫描不强化，见异常降总动脉供血（红箭）

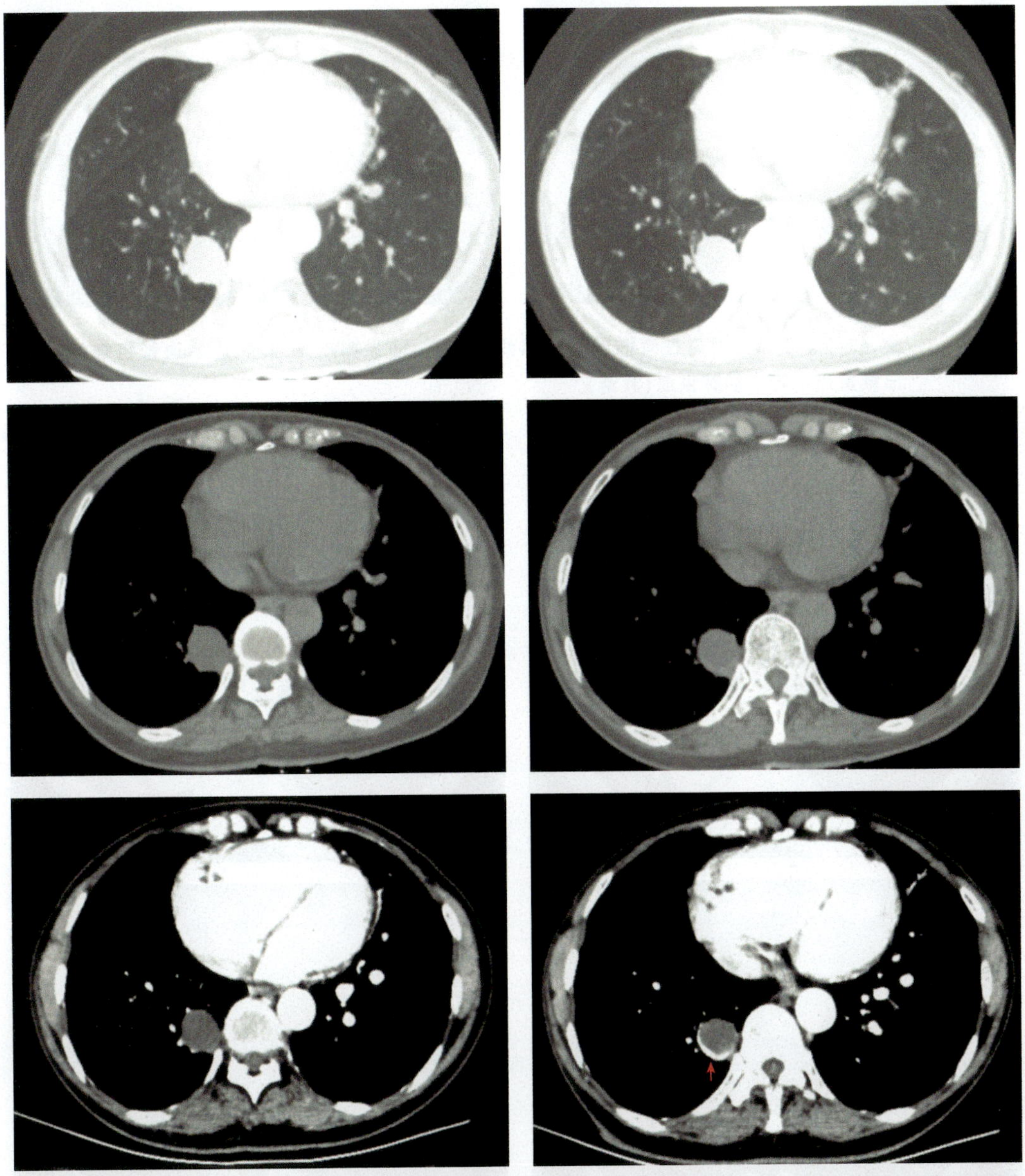

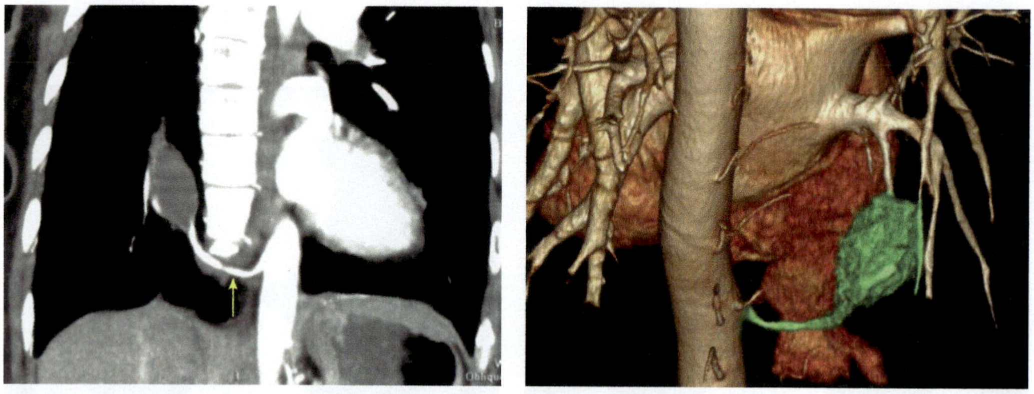

图 2-8-18　女，49 岁。右肺下叶脊柱旁椭圆形软组织密度影，增强扫描无强化，边缘血管包绕（红箭），三维重建示降主动脉供血（黄箭）

（重庆市北碚中医院影像科　苏　杨　提供）

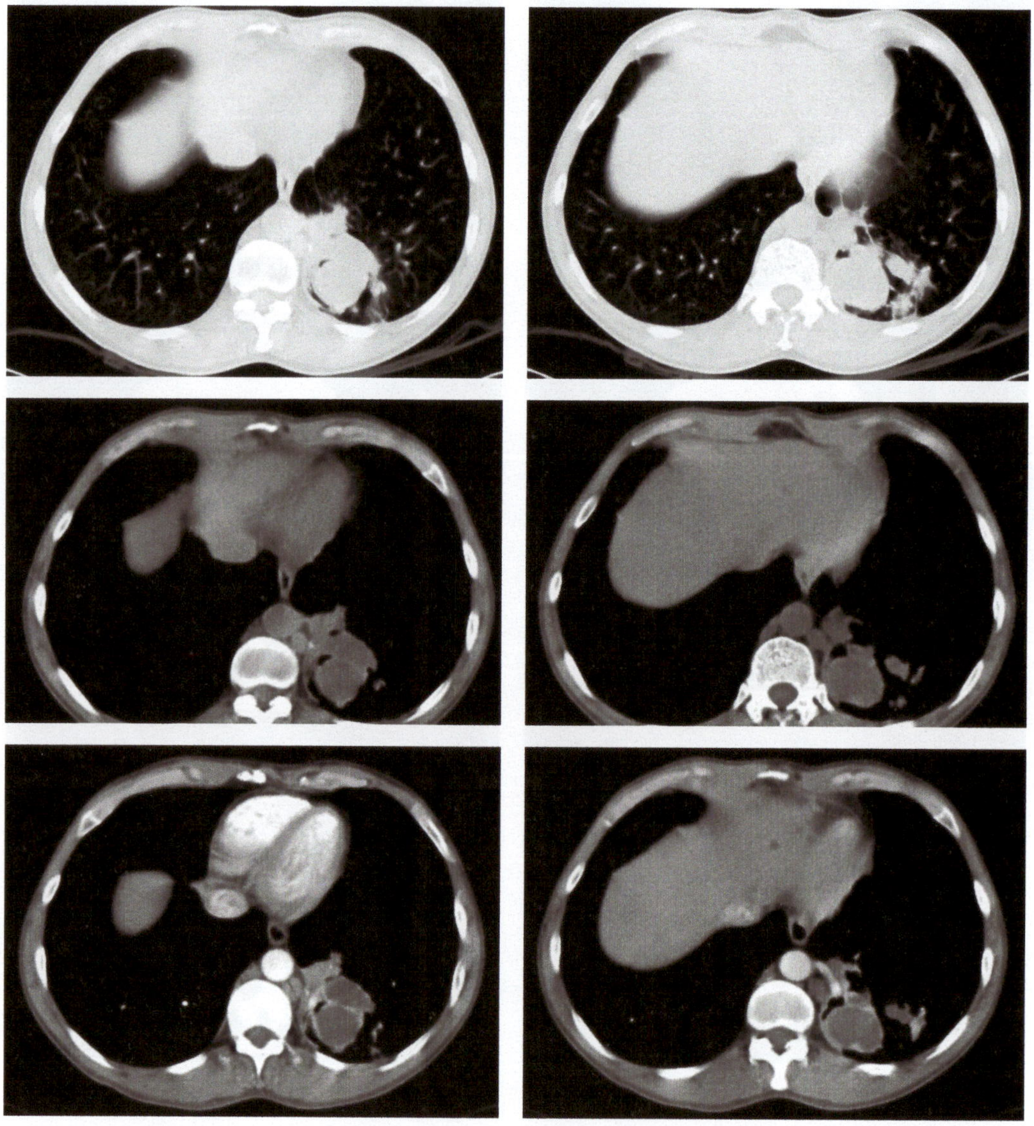

图 2-8-19　男，44 岁。左侧胸痛 20 余天。左肺下叶多发囊性肿块，增强扫描见异常供血血管，内容物不强化，囊壁强化明显

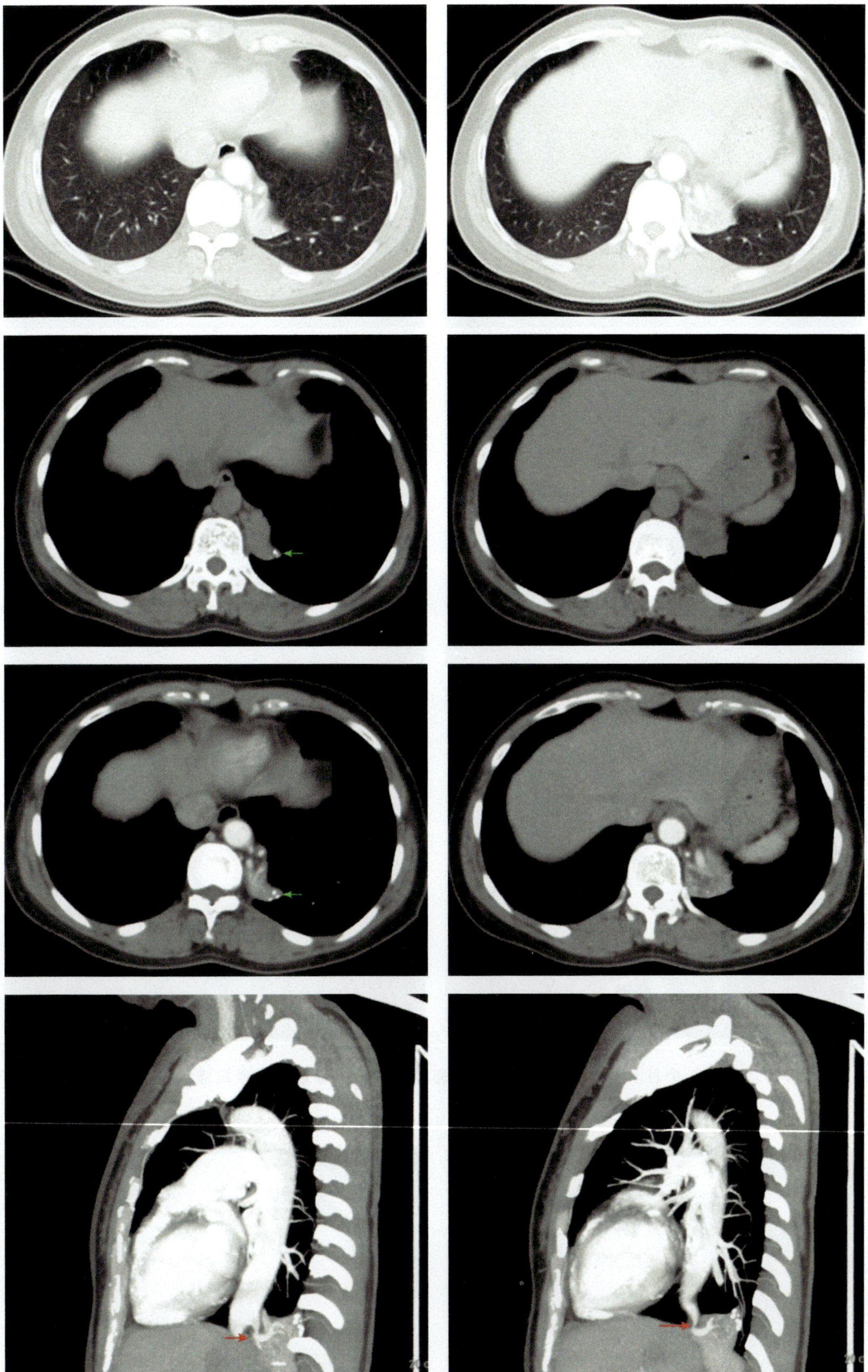

图 2-8-20　女，34 岁。左侧季肋部疼痛不适 3 月余。左肺下叶实性病变，内见低密度区，边缘见多发钙化(绿箭)，增强扫描强化明显，低密度区不强化，见粗大异常供血动脉，重建显示来源于降主动脉(红箭)。手术病理：(左肺)肺隔离症

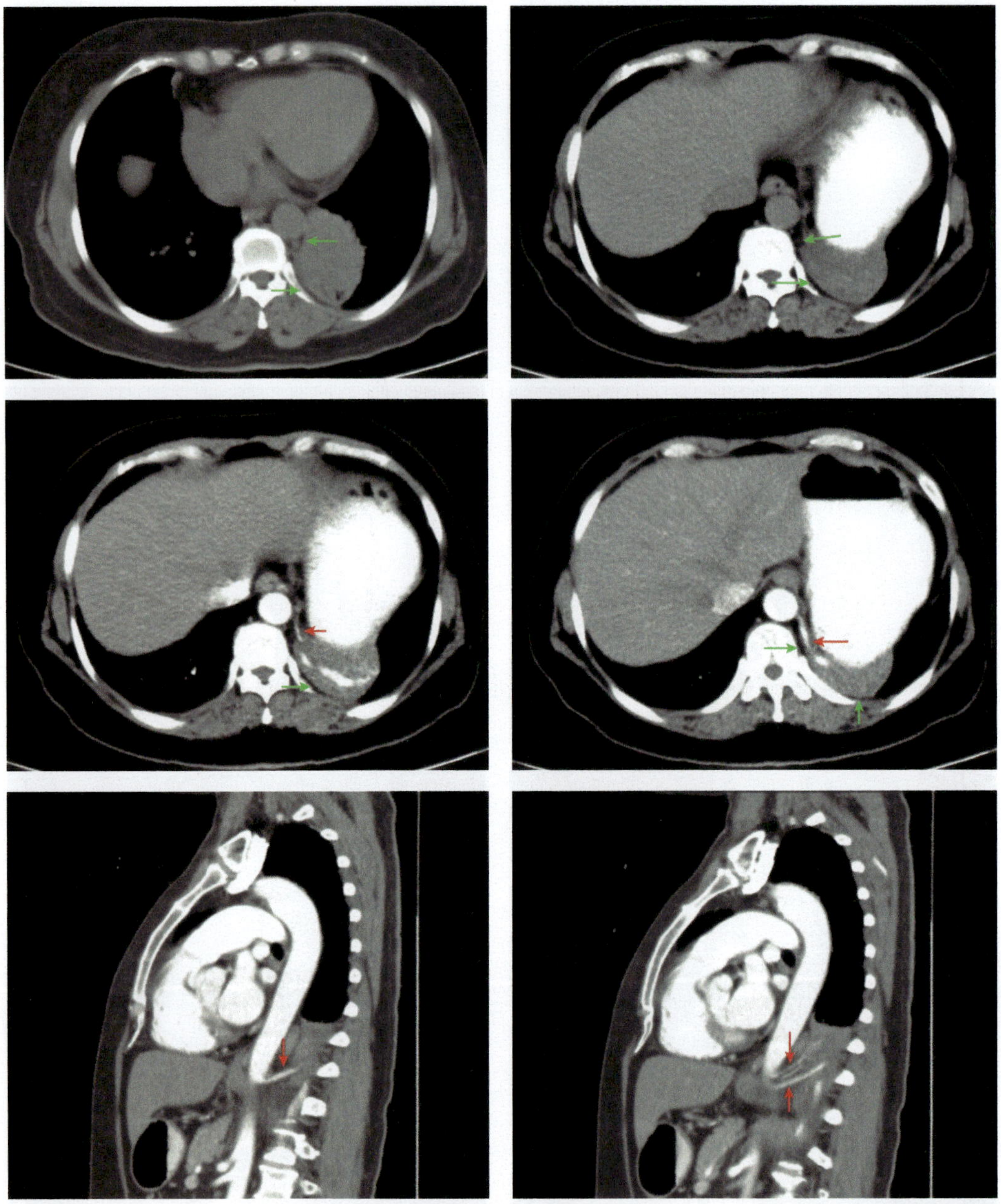

图 2-8-21　女，58 岁。发热 1 个月。左肺下叶椭圆形肿块影，边界清楚（绿箭），增强扫描和重建见异常供血血管（红箭）

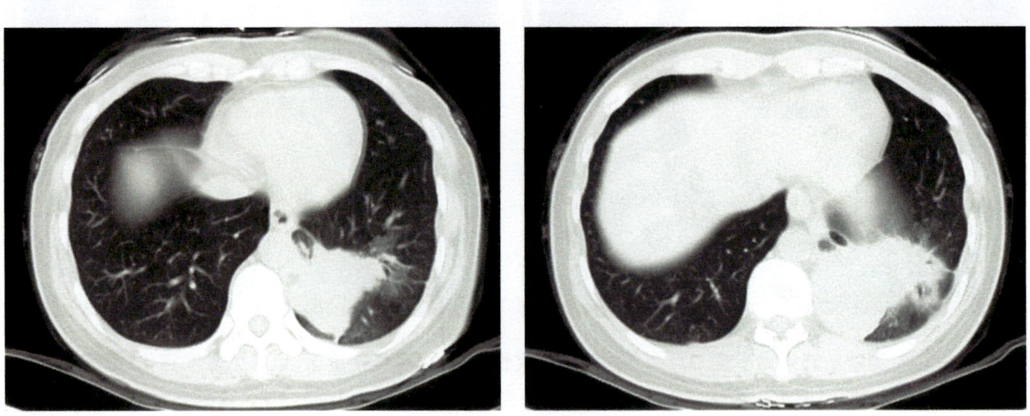

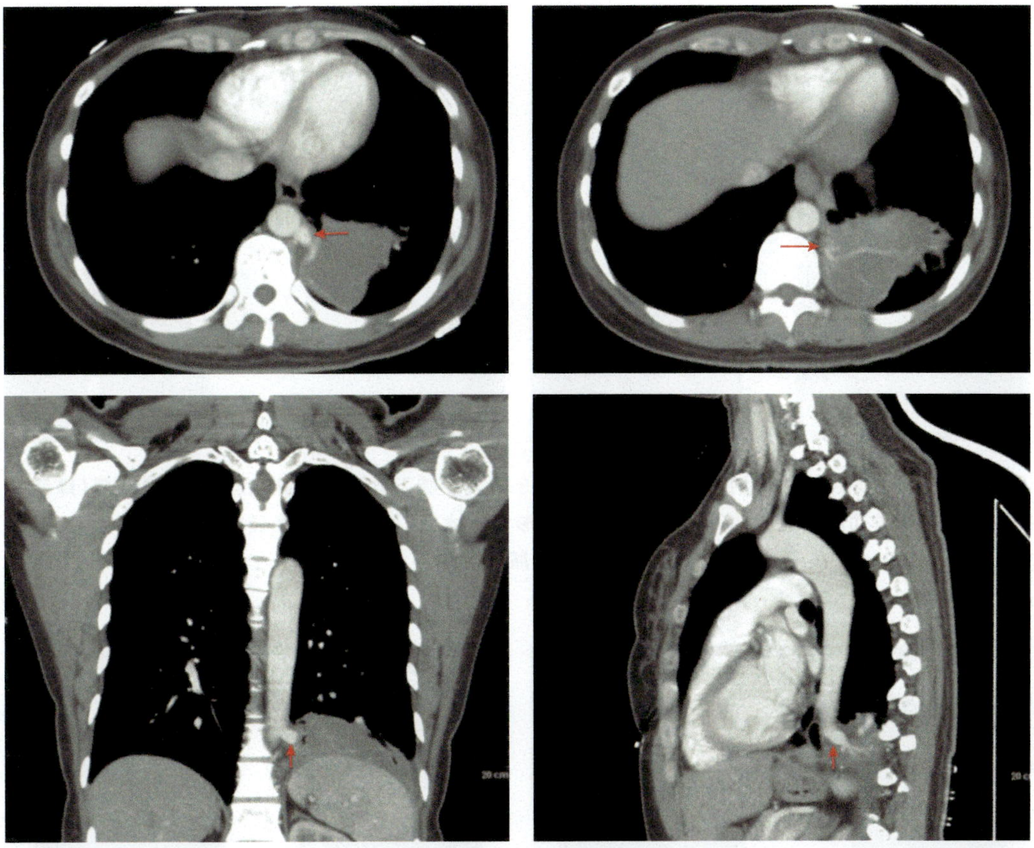

图 2-8-22　女，30 岁。胸部不适 5 年余。左肺下叶肿块影，内缘光滑，外缘不规则，增强扫描和重建见异常供血血管（红箭）

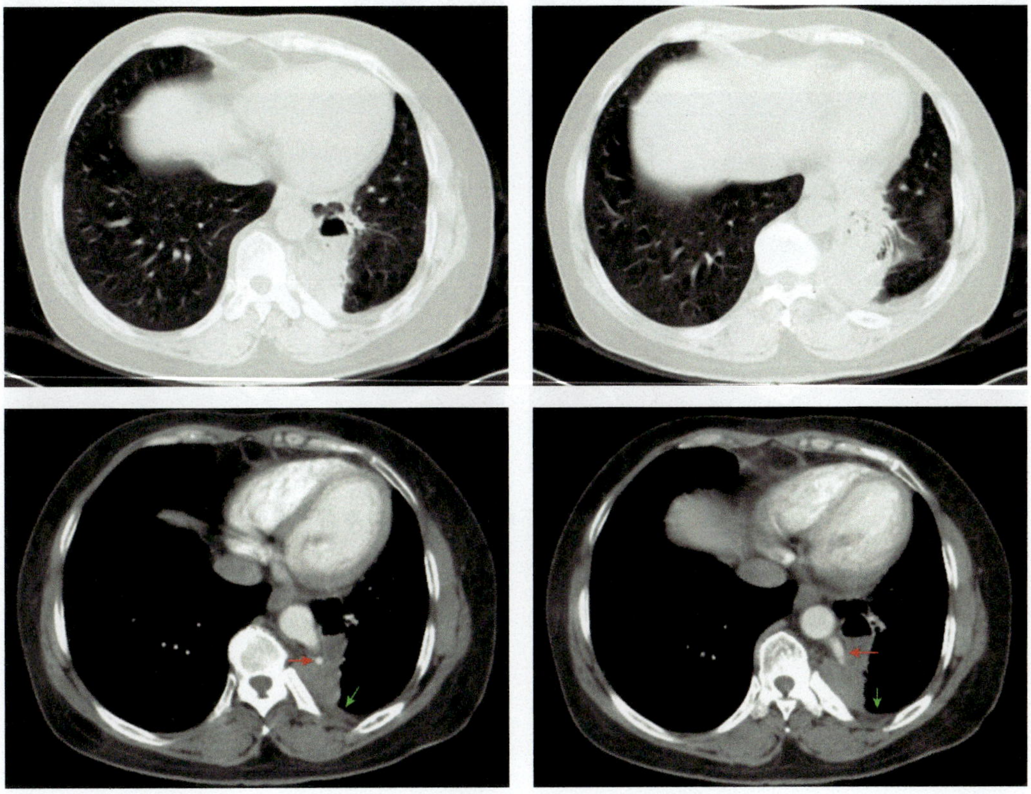

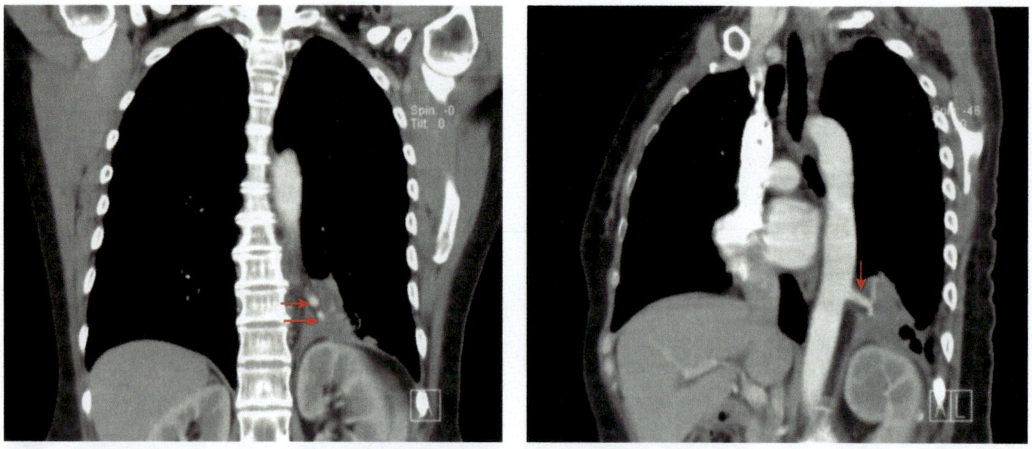

图 2-8-23　女，50 岁。左季肋部疼痛半年余，咳嗽 3 天。左肺下叶囊实性肿块，邻近胸膜增厚（绿箭），异常动脉供血（红箭）。行左肺下叶楔形切除术，切面见囊腔，直径约 2cm，内壁光滑，壁厚 0.1cm。病理：（左肺下叶）肺隔离症，伴脓肿形成

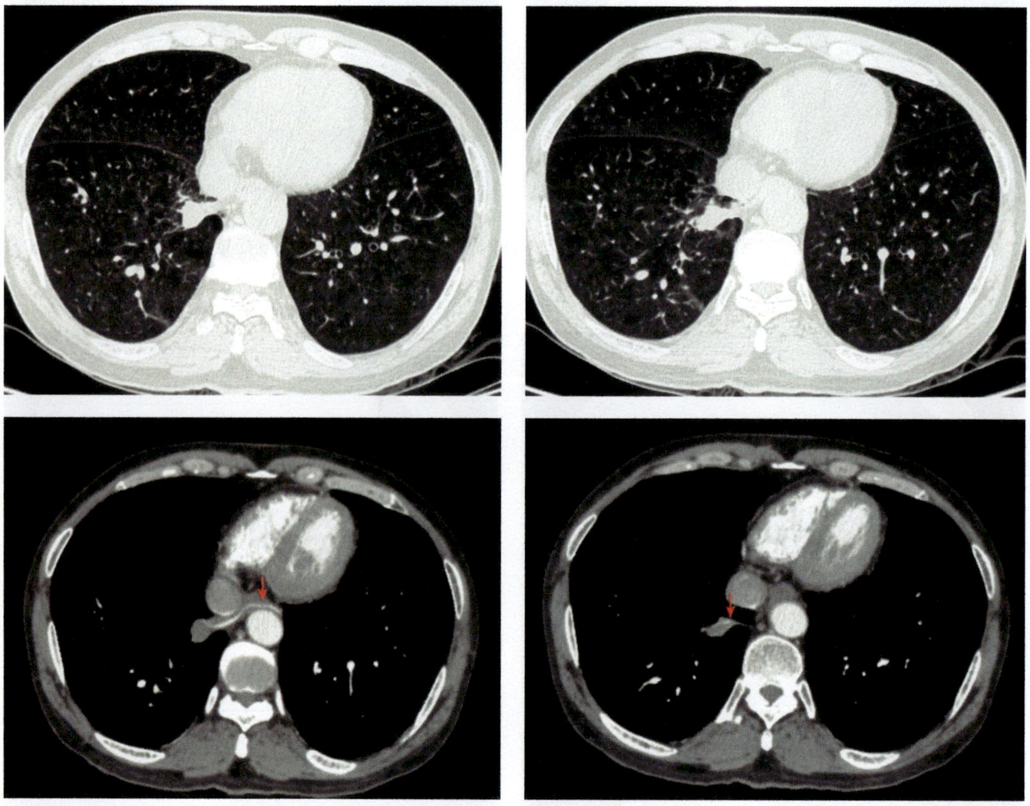

图 2-8-24　男，61 岁。右下肺隔离症，病变形态不规则

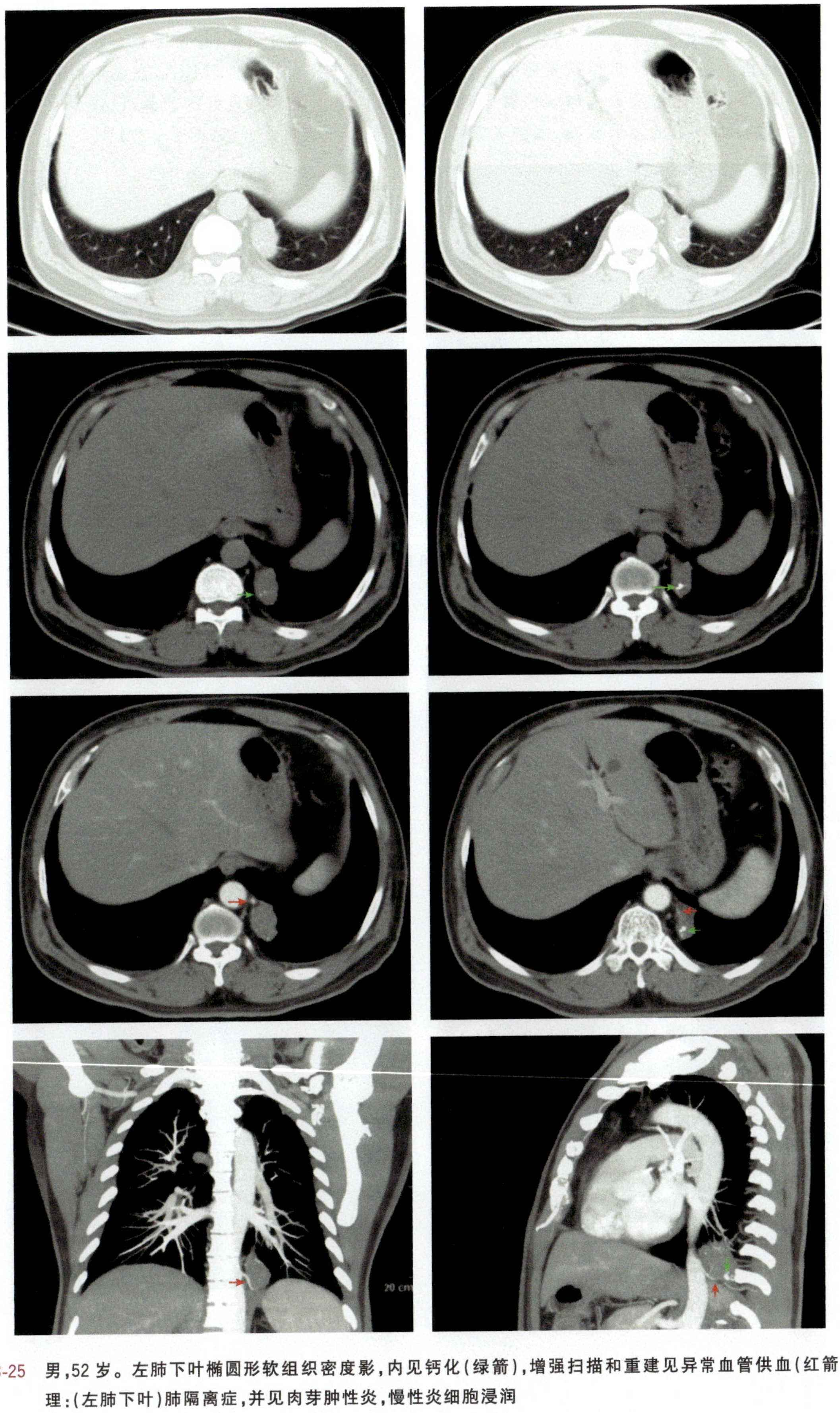

图 2-8-25　男，52 岁。左肺下叶椭圆形软组织密度影，内见钙化（绿箭），增强扫描和重建见异常血管供血（红箭）。病理：（左肺下叶）肺隔离症，并见肉芽肿性炎，慢性炎细胞浸润

六、诊断

选择性动脉造影检查是诊断肺隔离症的金标准(图 2-8-26)，但数字减影血管造影术(DSA)属于有创性检查，随着影像检查技术的发展成熟，多普勒超声、MRI 常能在产前诊断；出生后螺旋 CT 及 MRI 可清楚显示异常供血动脉，螺旋 CT、CT 血管造影(CTA)和 MRI、MR 血管成像(MRA)在显示血管和肺实质改变方面显示出非常良好的前景，已逐步取代选择性动脉造影，成为首选方法(图 2-8-27)。

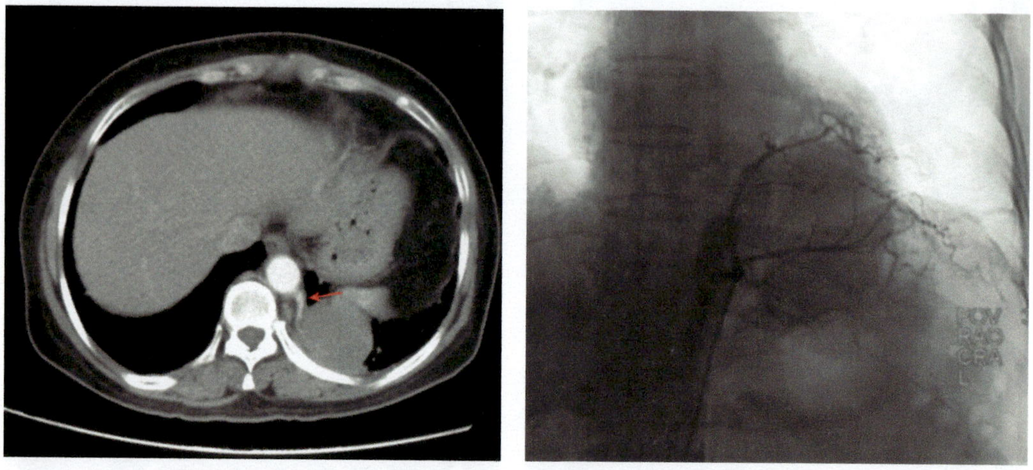

图 2-8-26　女，47 岁。胸部 CT 和 DSA 检查证实为左下肺肺隔离症

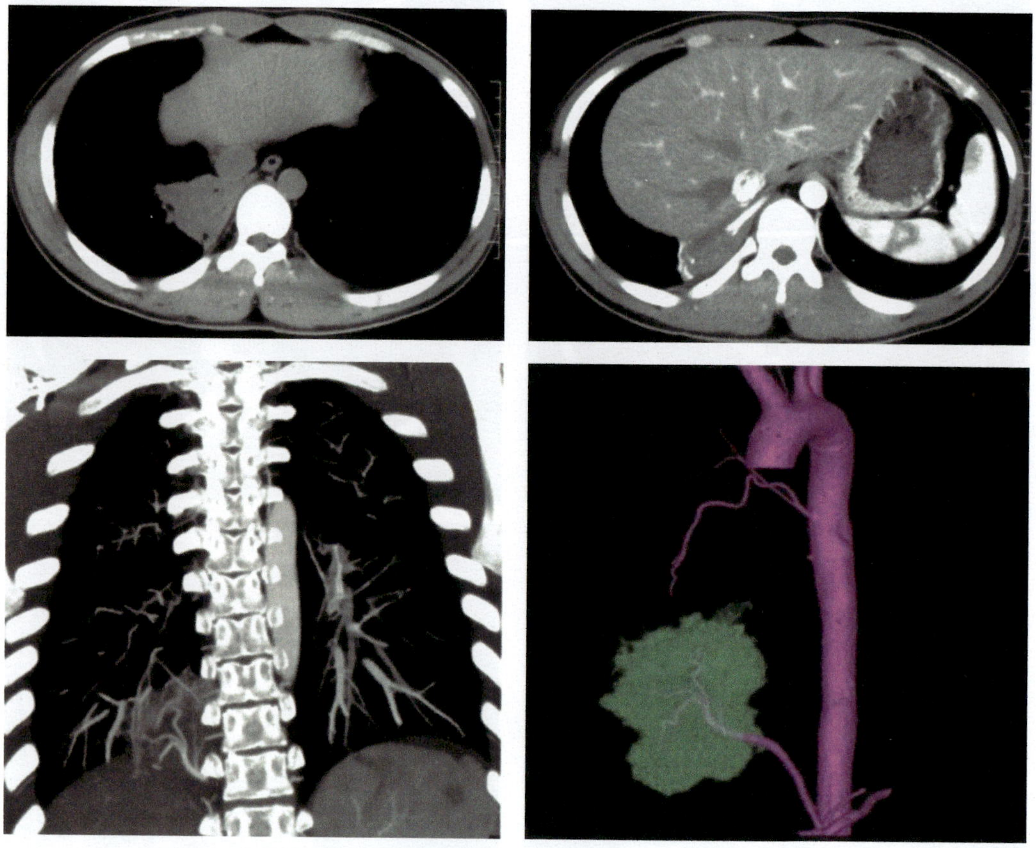

图 2-8-27　男，23 岁。胸部 CT 和 CTA 重组证实为右下肺肺隔离症

七、治疗

因为肺隔离症的病人容易出现病原体反复感染，造成胸腔的粘连，甚至出现咯血等症状，严重的咯血会对病人的生命安全造成威胁，也有一部分病人会有恶变的可能，所以诊断明确后应积极进行手术治疗。术前控制感染，感染控制 1～2 周后可手术并需了解病变的大小、形态、供血程度和供血动脉的位置、数目、走行及静脉的引流，以有效避免术中血管受累引起的大出血。对于叶内型肺隔离症，应选择肺叶切除的方式，而对于叶外型肺隔离症的病人，可以单纯切除隔离肺组织。随着胸腔镜技术的快速发展，胸腔镜辅助微创肺叶切除有其独特的优势，不仅创伤小而且恢复快，可以明显减轻病人的疼痛，缩短恢复的时间。近年来，随着微创介入治疗技术的飞速发展，介入栓塞异常供血动脉成为治疗肺隔离症的一种新方法，通过栓塞供血动脉而使隔离的肺组织缺血、变性、萎缩，炎症逐步消散、吸收，最终机化，消除感染源头，避免感染反复发作，尤其适用于新生儿、儿童及一些内科治疗无效的急症大咯血病人。

参 考 文 献

Clements BS, Warner JO. Pulmonary sequestration and related congenital bronchopulmonary-vascular malformations: nomenclature and classification based on anatomical and embryological considerations. Thorax 1987, 42 (6): 401-408.

Gonzalez D, Garcia J, Fieira E, et al. Video-assisted thoracoscopic lobectomy in the treatment of intralobar pulmonary sequestration. Interact Cardiovasc Thorac Surg 2011, 12(1): 77-79.

Laurie Bernard Stover, Sara M. Marchese, Torsion of an extralobar pulmonary sequestration: A rare cause of acute chest &flank pain in an adolescent. The Journal of Ped Surg Case Reports, 2014, 2: 322-324.

Lima M, Gargano T, Ruggeri G, et al. Clinical spectrum and management of congenital pulmonary cystic lesions. Pediatr Med Chir, 2008, 30: 79-88.

Yucel O, Gurkok S, Gozubuyuk A, et al. Diagnosis and surgical treatment of pulmonary sequestration. Thorac Cardiovasc Surg, 2008, 56: 154-157.

病例解析

1. 病例 1：女，9 岁。发热，咳嗽 5 天，发现右下肺囊肿 4 天。

胸部 CT：右下肺多发囊性病灶，增强扫描囊性病变不强化，囊壁强化，降主动脉供血(图 2-8-28)。

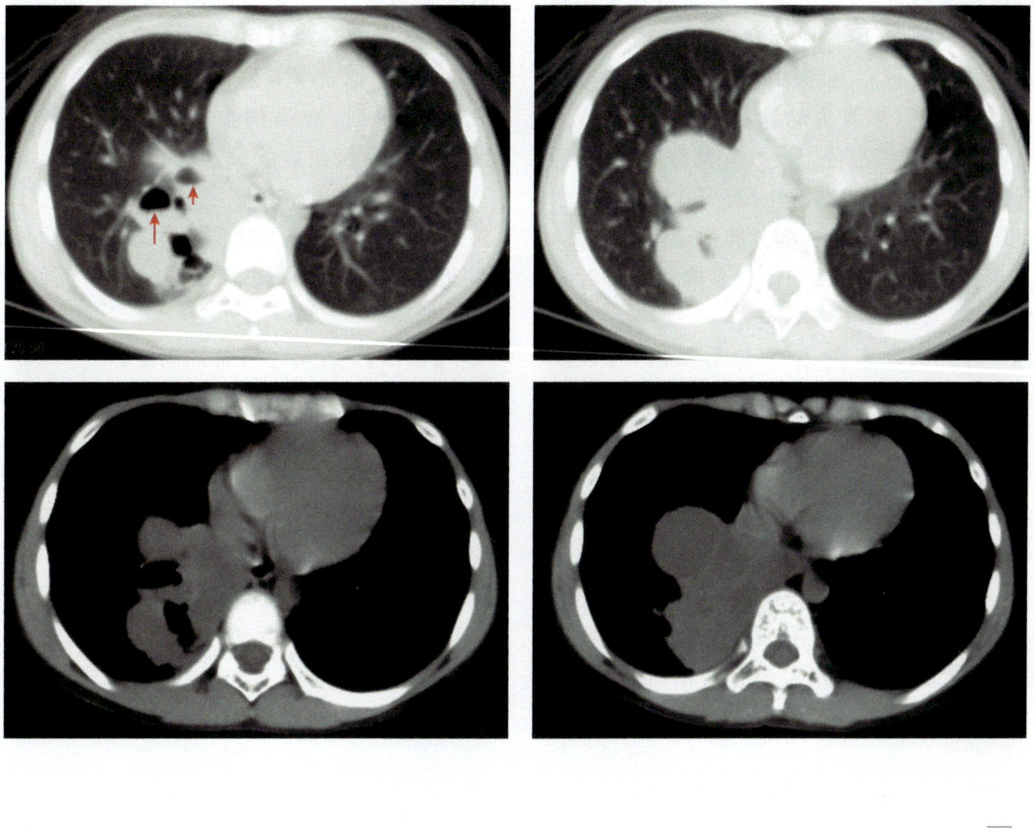

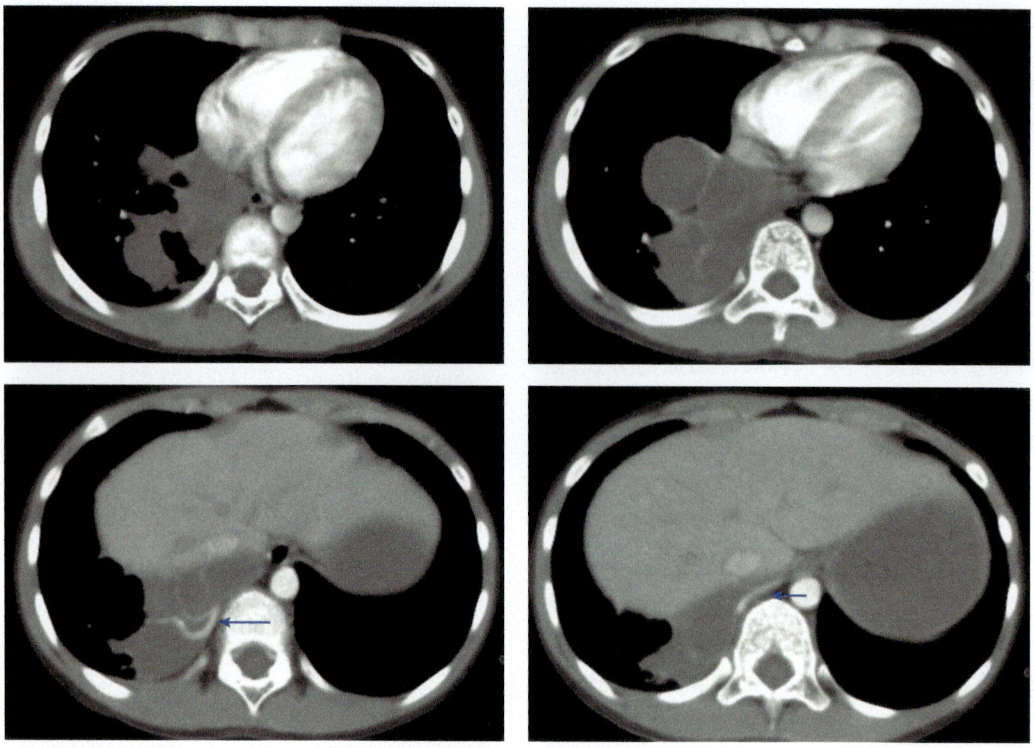

图 2-8-28 胸部 CT1

【诊断】 右肺下叶肺隔离症。

【诊断依据】 右肺下叶后基底段多发大小不等囊状影，边缘光滑，较大囊腔内见液平(图 2-8-28 红箭)，增强扫描囊性病变不强化，囊壁强化，可见从降主动脉分出血管进入右下肺病灶(图 2-8-28 蓝箭)，考虑右肺下叶肺隔离症。病人行右下肺肺叶切除术，探查见右下肺韧带内异常动脉(来源主动脉，直径约 4mm)，术后病检：(右下肺)肺组织部分细支气管及肺泡扩张，形成大小不等的囊腔，间质纤维增生，有充血、出血及水肿，多量急慢性炎症细胞浸润，部分肺泡壁糜烂坏死，肺泡腔内见炎性渗出物，结合临床符合隔离肺肺叶合并炎症改变。

【分析】 肺隔离症多在 20 岁以后发病，男性多于女性，左侧多于右侧，绝大多数病变位于下肺内基底段和后基底段。该病临床表现缺乏特异性，症状轻重往往与肺囊腔大小、是否合并感染有关，少数病例可反复发作、持续存在，临床上极易误诊为肺囊肿合并感染、肺脓肿、支气管扩张、周围型肺癌、肺错构瘤等。囊性肺隔离症需与肺囊肿或肺脓肿鉴别。前者以多发囊腔为主，囊壁不规则，无张力，可有气-液平面。继发感染后囊腔大小有变化，但长期不消退，同一部位反复感染是其特点；囊腔充满液体时呈肿块状；增强薄层扫描或 CTA 和血管造影可见异常供血动脉。肺脓肿多见于上叶后段或下叶背段，亦可呈囊状，壁一般较厚，周围炎性渗出和临床症状明显，抗感染治疗后可消失。肺囊肿呈散在分布，常为单发，壁薄光滑，位于正常肺组织之中，若为多房，间隔较细，增强扫描无强化，无好发恒定部位，无异常单独供血血管，较易鉴别。

2. 病例 2：男，25 岁。左胸不适 1 周。

胸部 CT：左肺下叶多发类圆形、梭形高密度影，边界清楚，形态规则，周围可见肺气肿及纹理紊乱(图 2-8-29)。

【诊断】 左肺下叶肺隔离症。

【诊断依据】 青年男性，左肺下叶多发高密度影，病变周围可见局限代偿肺气肿表现，提示为先天性疾病，病变边界清楚、形态规则、大小相似，不符合动静脉畸形诊断；病变多发，呈指套样改变，不支持支气管闭锁诊断，首先考虑肺隔离症可能。病人行 CTA 检查(图 2-8-30)见降主动脉一粗大分支供应左下肺病变(白箭)，引流静脉汇入左下肺静脉(图 2-8-30 绿箭)，诊断为肺隔离症。

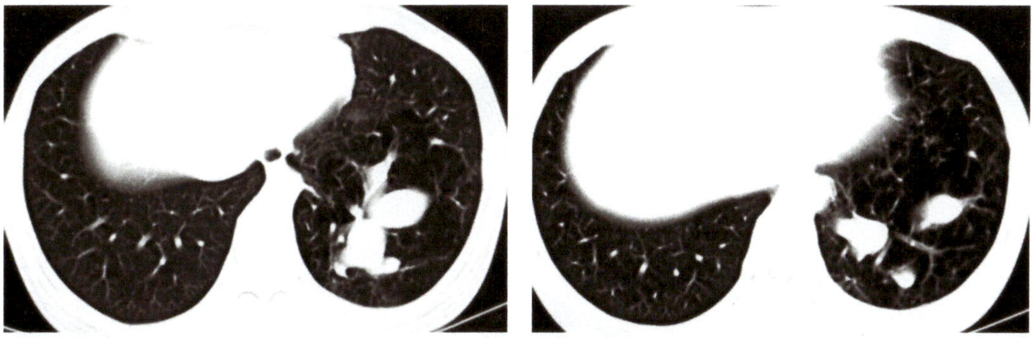

图 2-8-29　胸部 CT2

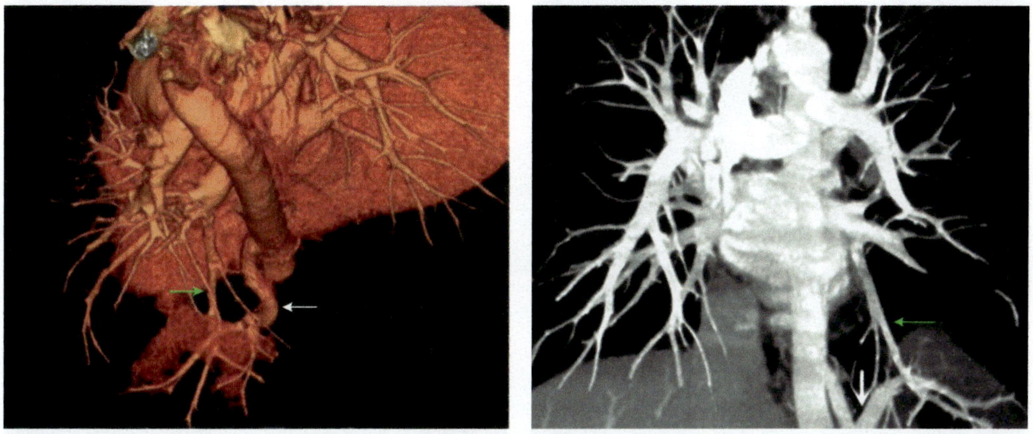

图 2-8-30　CTA 影像

【分析】 实性肺隔离症需与肺癌、神经源性肿瘤、肺动静脉畸形鉴别。肺癌有分叶、毛刺、血管集束征、胸膜凹陷征等特征性的 CT 表现。单纯肿块型肺隔离症多无上述征象，周围多有肺气肿和肺纹理紊乱等表现。神经源性肿瘤相邻椎体及椎间孔多有骨质改变，有时病灶内可见到脂肪成分及点状钙化灶，密度多较均匀，增强扫描呈中等程度强化。肺动静脉畸形 CT 平扫是可见肿块状软组织肿块影，增强扫描可见纡曲成团的血管影。

3. 病例 3：女，8 天。因“胎龄 36^{+1} 周，气促 21 小时”入院。患儿系 G_9P_3，单胎妊娠，因宫口不开行剖宫产出生，出生体重 2550g，出生后 Apgar 评分 9 分，患儿 21 小时前(出生后不久)出现气促，收住新生儿科。

胸部 CT：左侧胸腔见团块状稍低密度占位，可见起源于腹主动脉的供血血管，左肺下叶受压，含气不良，右肺上叶支气管起源于隆突上方，左肺动脉起始段较对侧纤细，肺动脉与主动脉间未见异常连接血管影，肺、主动脉起始正常，心脏大血管未见异常(图 2-8-31)。

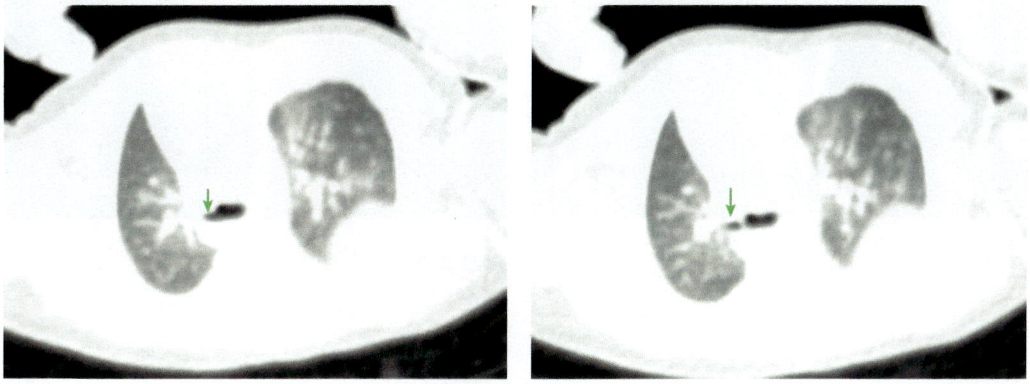

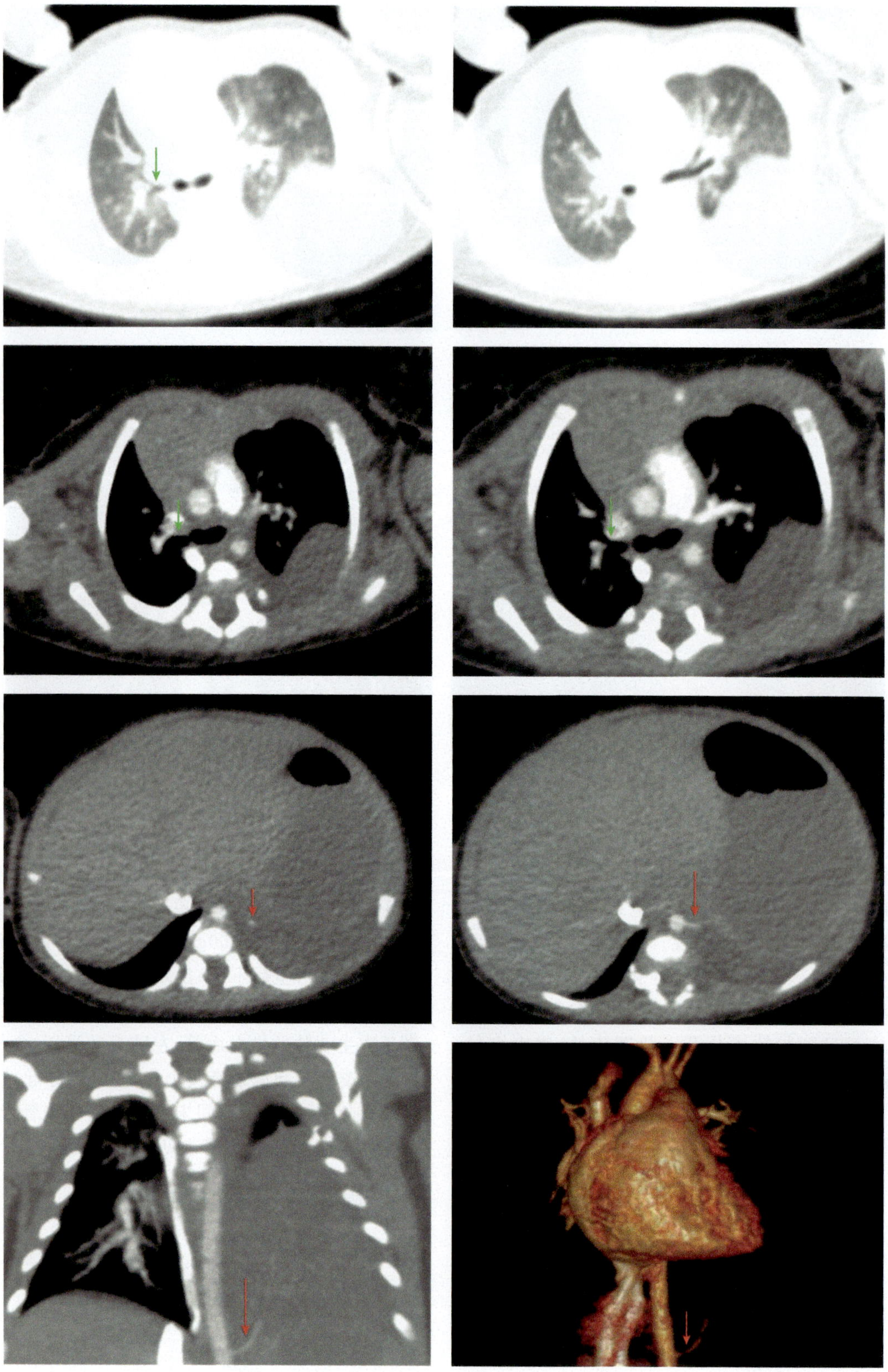

图 2-8-31 胸部 CT3

【诊断】 叶外型肺隔离症；右侧气管性支气管。

【诊断依据】 足月新生儿，有右侧气管性支气管（图 2-8-31 绿箭），左肺可见团块影，病变内无气体，边缘清楚，异常供血血管起源于膈下（图 2-8-31 红箭），来源于腹主动脉，符合叶外型肺隔离症、右侧气管性支气管诊断。

【分析】 叶外型肺隔离症是一个由其本身胸膜包裹隔离的畸形肺组织，较叶内型少见。约 90%发生于左肺底，与左膈相邻。通常动脉血供来源于腹主动脉，几乎都经体循环静脉引流（下腔静脉、奇静脉、半奇静脉或门静脉），并产生左向右分流。位于膈肌内或紧邻膈肌下方的腹腔内者少见。叶外型肺隔离症常于婴儿期被偶然发现，表现为肿块样病变，与叶内型不同，叶外型少见发生感染，常伴发先天畸形，尤其是膈肌异常和同侧肺发育不良。由于有完整的胸膜包裹，叶外型支气管肺隔离症很少发生感染。X 线平片和 CT 上，叶外型支气管肺隔离症表现为边界清楚的肿块，内不含气体（与叶内型不同），密度多均匀，也可见含液囊性区域（图 2-8-32）。CT 可显示异常供血动脉，否则需要主动脉造影来诊断。

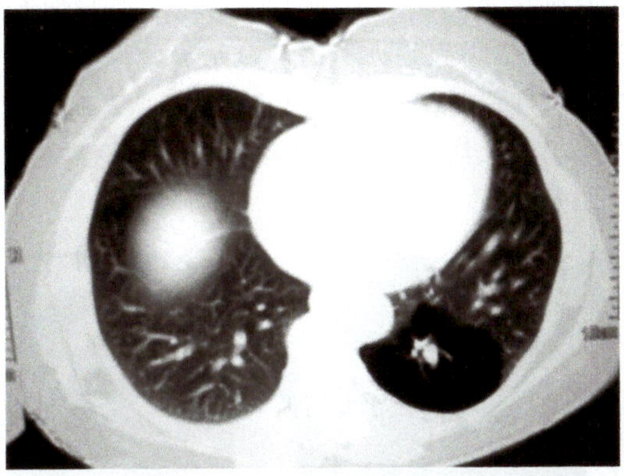

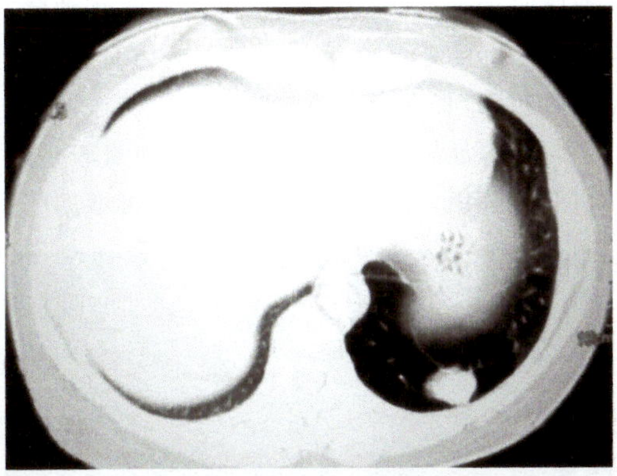

图 2-8-32　女，46 岁，间断胸痛 6 个月。术中左肺下叶可见一独立肺段，位于下叶外，苍白色，中间有囊肿样肿物，囊壁薄，厚 0.1cm，囊内有红褐色胶冻样物，病理为囊肿性支气管扩张，结合临床考虑为叶外型肺隔离症

（温州医科大学附属二院影像科　陈旺强　提供）

第九节　异常体动脉供血正常左肺下叶基底段

异常体动脉供血正常左肺下叶基底段含义为起源于降主动脉的异常动脉供应下肺基底段，而基底段支气管树和肺实质正常，同时基底段肺动脉缺如或狭窄（大部分缺如，为完全型；部分狭窄，为不完全型）；因 95%以上累及左下肺，故因此命名。

一、发病机制

该病病因尚未明确，可能与胚胎期在主肺动脉发育前供应肺胚芽的原始主动脉分支退化不全有关。在胚胎发育 4 周时，气管及左右主支气管出现，肺芽这时由系统性毛细血管及原始支气管动脉供血，这些供血血管和原始背主动脉有许多交通支。到胚胎发育第 5 周时，叶支气管出现，这时丛状血管（肺动脉）出现并长入肺芽。第 6 周时出现段支气管，该期原始支气管动脉将逐渐退化，肺动脉则逐渐取代原始支气管动脉。如在该阶段出现肺缺血或其他因素可使肺和原始支气管动脉出现持续或再次建立交通，这时就可能出现异常体动脉发自降主动脉后供应正常肺组织，此部位肺动脉发育不良，而支气管、肺组织的发育未受影响。在病理上该病主要表现为支气管及受累肺实质正常，但肺泡内可明显充血伴含铁血黄素沉积；异常体动脉管壁增厚，可伴玻璃样变性及粥样硬化等改变。

该病曾被命名为“叶内型肺隔离症”（Pryce Ⅰ型）、“无肺隔离症的肺异常体动脉化”“迷走动脉供应左肺”“体动脉供应正常左下肺基底段”或“异常体动脉供应正常左下肺基底段”等。异常体动脉供血正常左肺下叶是否归类于肺隔离症尚存争议。近年来越来越多的学者认为异常体动脉供血正常左肺下叶与真正的肺隔离症明显不同：该病基底段支气管分布是正常的，而肺隔离症的隔离肺组织与正常支气管不相连。考虑到本病通常只累及左下叶肺基底段，其中的体动脉为异常动脉，故称“异常体动脉供血正常左下肺叶基底段”更为确切。

二、临床表现

本病血流动力学改变主要是受累肺组织毛细血管

压力及肺静脉压力增高。但毛细血管及肺静脉压力增高程度主要取决于左向左分流量的大小，即异常体动脉开口管径大小。当异常体动脉进入肺下叶，与肺动脉本身压力相差不大时则不会出现毛细血管和肺静脉压力增高，病人往往无症状或症状轻微。当异常体动脉开口管径较大，即可出现肺组织毛细血管压力和肺静脉压力增高，如压力增高的毛细血管和(或)肺小静脉破裂则可出现咯血，较大静脉破裂可出现大咯血；持续的肺静脉压力增高，可导致左心房扩张，进而引起左心功能不全，出现咳嗽，呼吸困难，胸痛等症状。虽然异常体动脉与基底段静脉间无直接交通，肺实质和支气管发育正常，但若异常动脉较粗大，其供应左肺下叶基底段的血液就较多，肺充血明显，容易导致肺泡内出血且出血量较多。该病体动脉供应的肺组织充血，体循环的高压可增加肺血管床的压力和左心负荷，同时也增加肺循环量和压力而增加右心负荷，导致各种临床症候群。

三、影像学表现

该病在胸部X线平片上表现为左下肺野心影后与降主动脉相连的血管样阴影，但缺乏特异性诊断。DSA是诊断异常体动脉供血正常左肺下叶的金标准，但DSA为有创性检查，且费用高。核素肺灌注扫描可显示左肺下叶基底段灌注下降，能间接提示本病，但未能直接显示异常血管，相对于CTA及DSA，其诊断特异性不高。

CT增强扫描不仅可显示异常体动脉供血左肺下叶基底段肺实质的情况，MPR及VRT重建还能更明确、直观、清晰地显示肺动脉的情况和异常体动脉的起始及走行(图2-9-1)。

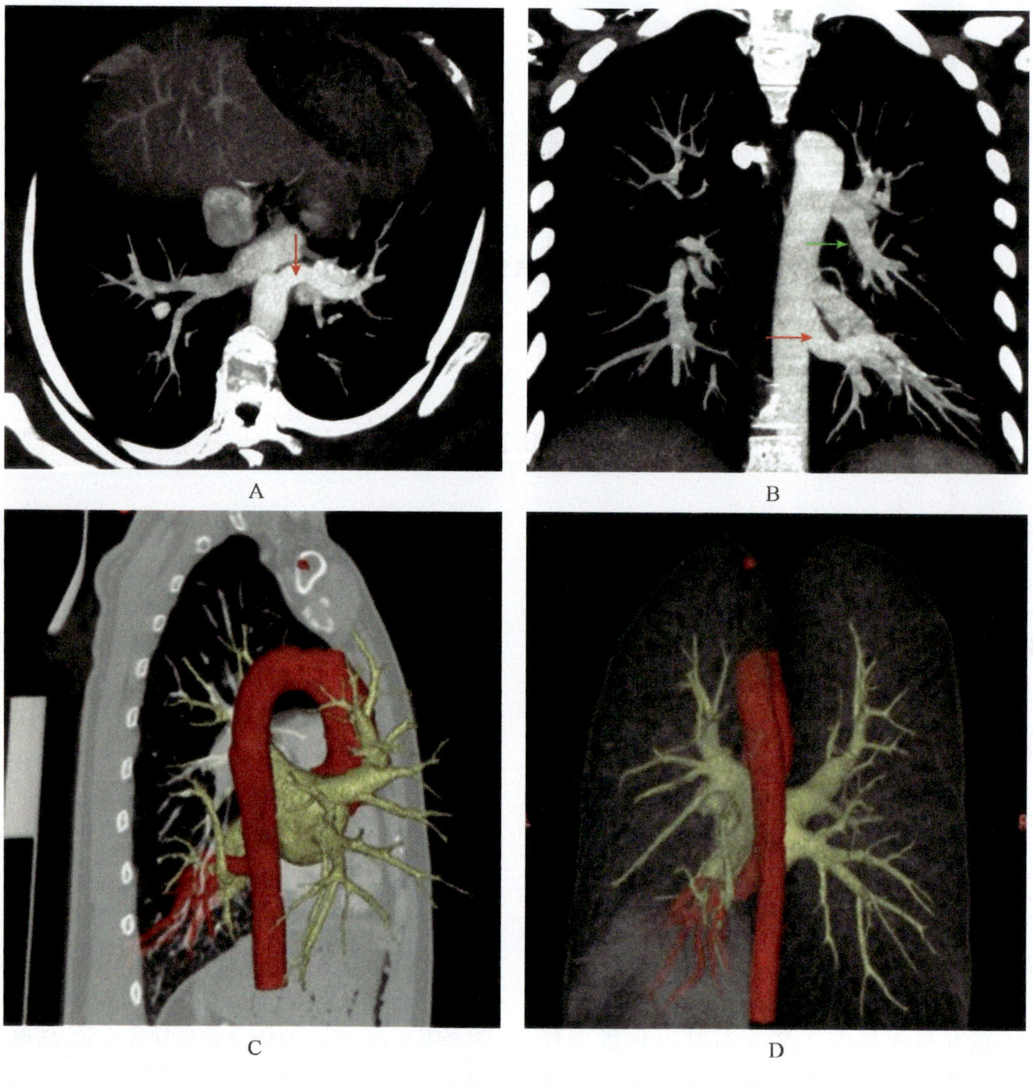

图2-9-1 A、B. 示异常体动脉供血正常左肺下叶(红箭)。B. 可见正常肺动脉(绿箭)。C、D. 重建显示肺动脉(黄色)和体动脉(红色)供血，左下肺动脉缺如

(福建省石狮市医院影像科　李伟瞳　提供)

CT 显示左肺下叶基底段体积缩小，密度稍增高，呈磨玻璃影，支气管树走行、分布正常（图 2-9-2）。基底段体积缩小及密度增高的原因可能是肺充血导致肺泡膨胀不良及肺泡内出血。该病 CT 无实变病灶及肿块，病理亦无炎症改变，因此病人无咳痰及发热。而肺隔离症病人多数有咳嗽、咳痰及发热，胸片和 CT 均多表现为实变病灶或肿块，病理提示炎症改变。因此，异常体动脉供血正常左肺下叶在症状、病理及影像等方面均有别于肺隔离症。CT 增强扫描可确诊异常体动脉供血正常左肺下叶，主要表现为起源于胸主动脉的粗大血管供血正常左肺下叶，左肺下叶支气管发育正常，左下肺动脉在背段动脉起始部远侧幼小甚至缺如（图 2-9-3）。

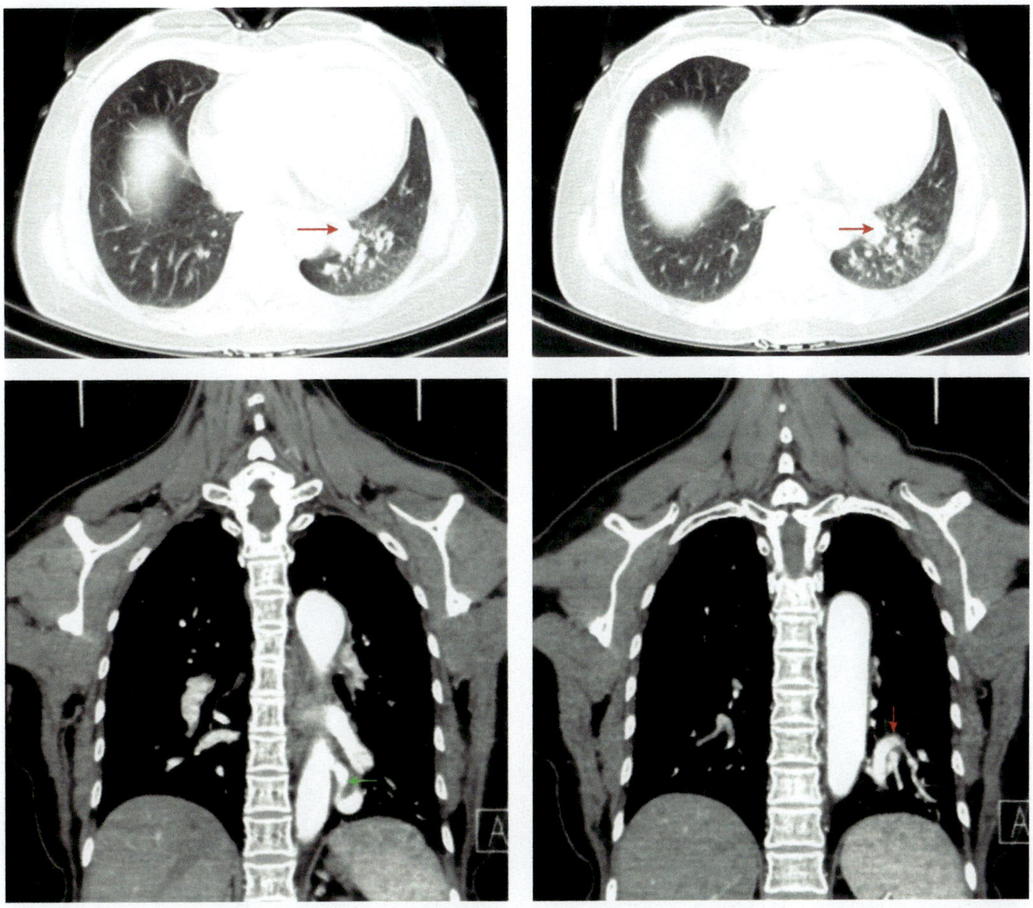

图 2-9-2　女，53 岁。胸部 CT 示左肺下叶基底段体积缩小，支气管树走行、分布正常，血管影增多，见异常增粗血管影（红箭），重建示异常增粗血管影来源于降主动脉（绿箭）

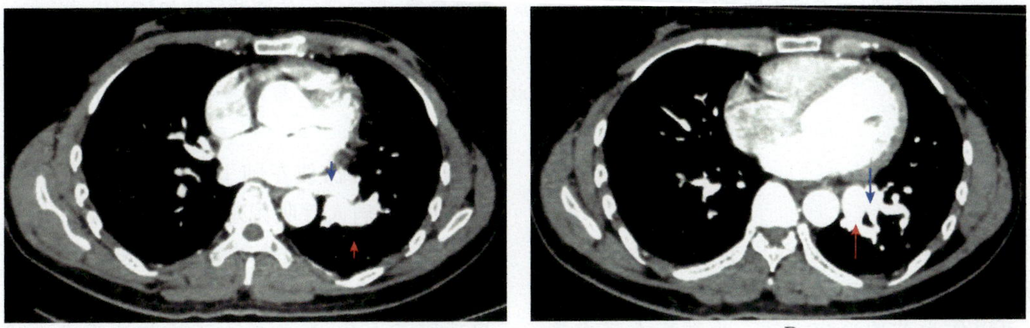

A　　　　B

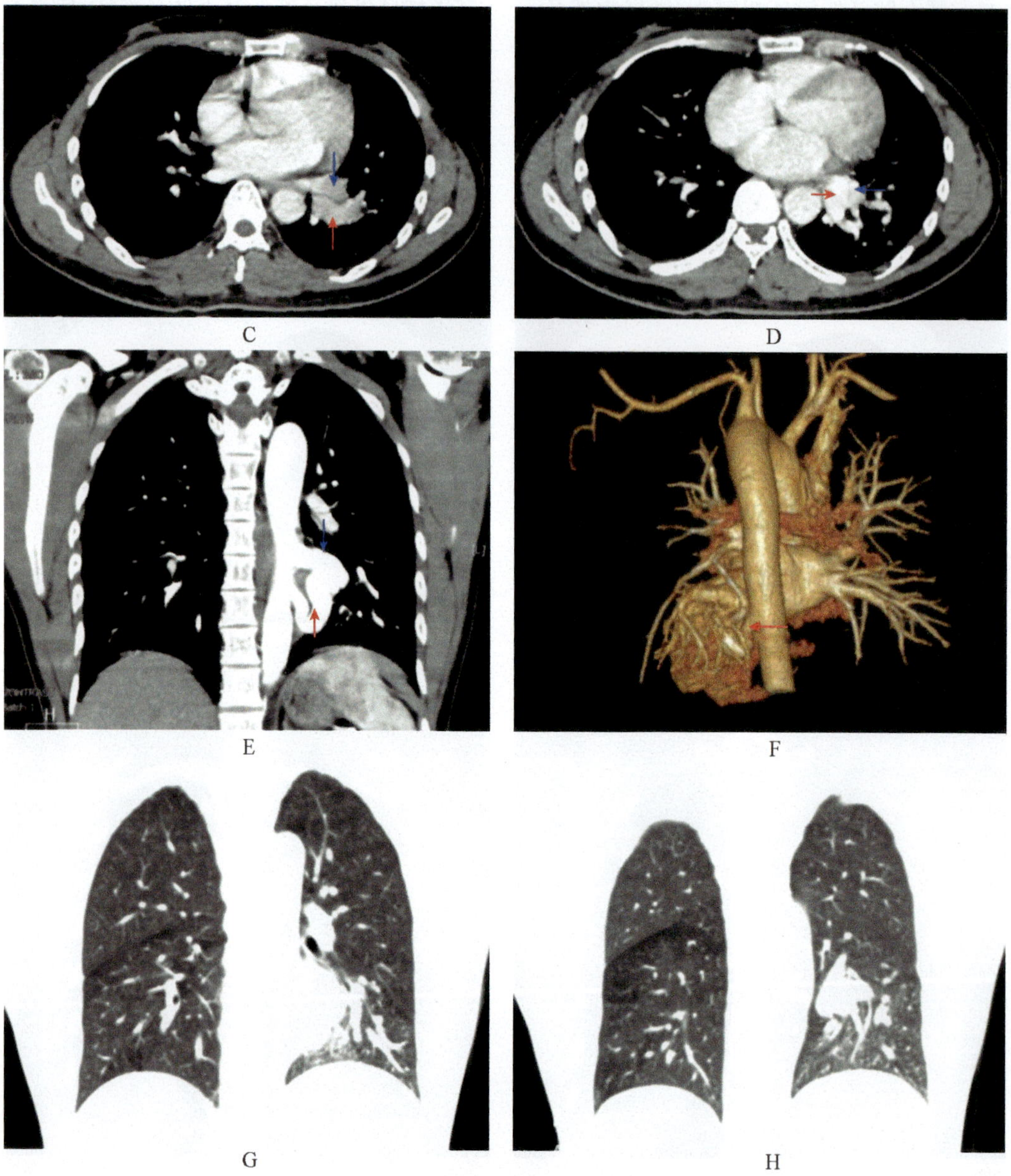

图 2-9-3　男，32 岁。反复咳嗽、咯血 20 余天。CT 增强扫描示左肺下叶基底段见粗大的异常供血动脉（红箭）及引流的肺静脉（蓝箭），其强化程度于动脉期（A、B）及静脉期（C、D）与同层面胸主动脉一致。多平面重建可见起自胸主动脉的异常供血动脉及引流的肺静脉（E、F）；多平面重建（肺窗）示左肺下叶基底段支气管发育正常，走行自然，与之伴行的肺动脉缺如（G、H）

（解放军福州总医院呼吸与危重医学科　叶　嘉　提供）

四、治疗

目前对本病的治疗主要是外科手术，包括左肺下叶或基底段切除术，胸腔镜下肺下叶切除术操作简单，创伤较小，可以作为首选治疗方法。少数病人行血管介入栓塞异常体动脉及肺动脉与异常体动脉吻合术。血管吻合术是将异常动脉和肺动脉吻合，解决供应区域左向左分流，使左肺下叶基底段重新获得肺循环供血，可改善病人呼吸困难、咯血等症状。但由于异常动脉因长期受高压血流冲击，血管壁功能有不同程度受损，血管吻合后血流灌注不佳。Hirai 等认为此术可能只适用于小儿，目前成人不推荐该手术方式。血管介入栓塞异常体动脉相当于人工造成受累区域肺栓塞，有文献报道应用介入栓塞治疗异常体动脉供血左肺下叶取得满意的临床疗效，但介入栓塞术后会引起胸痛、肺梗死及脓肿并发症等。对于分流量小，症状轻的病人，血管介入具有创伤小、保留病人肺通气功能等优势。对于部分无症状病人，如异常体动脉管径小且胸部 CT 未观察到因肺淤血引起的磨玻璃样改变，则暂时无须进行手术或介入等进一步治疗，可长期随访观察。

参考文献

Abe T, Mori K, Shiigai M, et al. Systemic arterial supply to the normal basal segments of the left lower lobe of the lung-treatment by coil embolization and a literature review. Cardiovasc Intervent Radiol 2011, 34 (Suppl 2): 117-121.

Akiba T, Marushima H, Kamiya N, et al. Anomalous systemic arterial supply to the basal segments of the lung with three aberrant arteries. Gen Thorac Cardiovasc Surg, 2012, 60 (2): 118-121.

Higuchi M, Chida M, Muto A, et al. Anomalous systemic arterial supply to the basal segments of the lung. Fukushima J Med Sci, 2013, 59(2): 93-96.

Kim TS, Lee KS, Im JG, et al. Systemic arterial supply to the normal basal segments of the left lower lobe: radiographic and CT findings in 11 patients. J Thorac Imaging, 2002, 17: 34-39.

Marcela M, Parm N. A case of systemic arterial supply to the right lower lobe of the lung: imaging findings and review of the literature. J Radiol Case Rep, 2014, 8(3): 9-15.

Qin J, Huang SH, Yan RH, et al. CT findings of anomalous systemic artery to the left lower lobe: comparison with pulmonary sequestration in the left lower lobe. Clin Radiol, 2014, 69(12): e485-e490.

Sheung-Fat Ko, Shu-Hang Ng, Tze-Yu Lee, et al. Anomalous systemic arterialization to normal basal segments of the left lower lobe: helical CT and CTA findings. Comput Assist Tomogr, 2000, 24(6): 971-976.

病例解析

1. 病例 1：男，51 岁。无症状，体检就诊。

胸部 CT：左肺下叶体积缩小，支气管分布正常，其内血管增多，走行正常，未见杂乱、纡曲的血管影；增强后，见降主动脉发出异常粗大血管供血左肺下叶（图 2-9-4）。

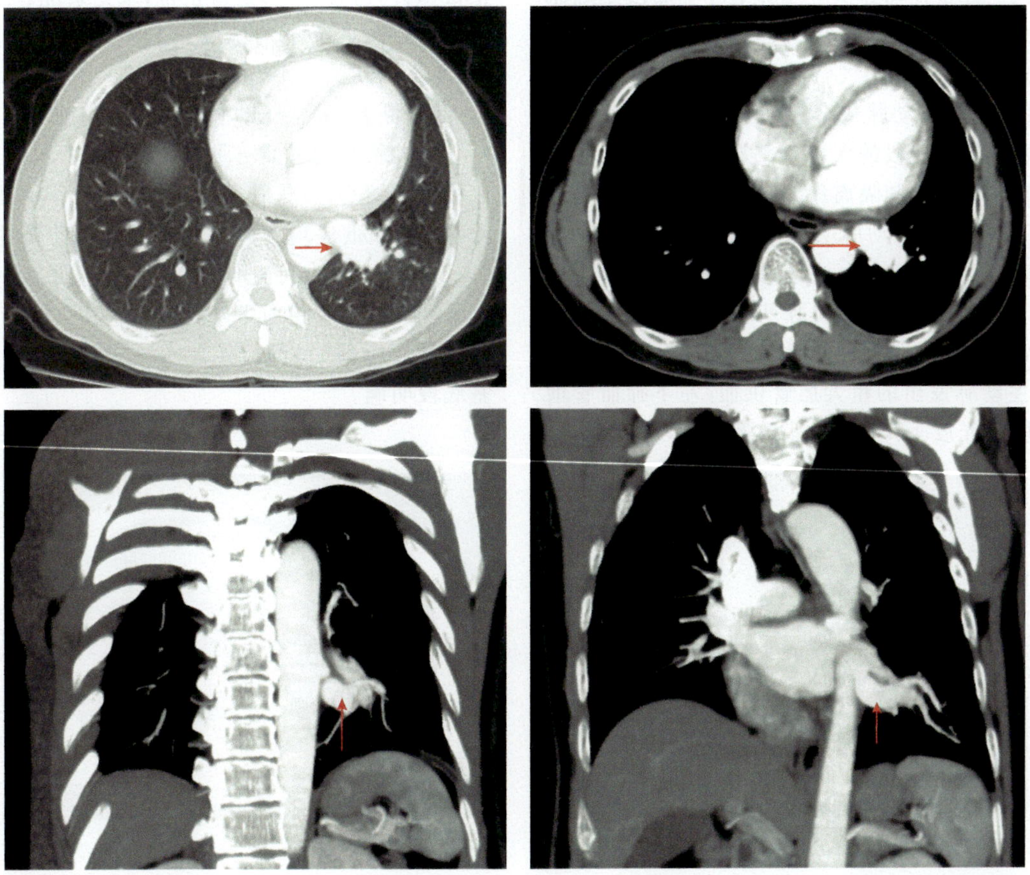

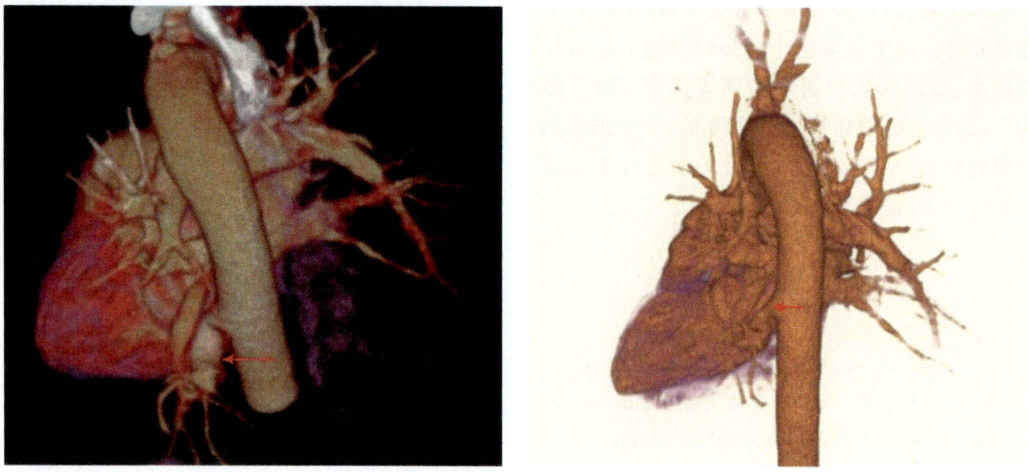

图 2-9-4 胸部 CT1

【诊断】 异常体动脉供血正常左肺下叶基底段。

【诊断依据】 中年男性，查体发现血管异常。胸部 CT 示左肺下叶基底段体积缩小，支气管通畅、走行自然，未见明显感染灶；增强 CT 和重建均示异常体动脉起源于降主动脉(图 2-9-4 红箭)，供血于左肺下叶基底段，未见动静脉瘘。诊断异常体动脉供血正常左肺下叶基底段明确。

【分析】 异常体动脉供应左肺下叶基底段是临床上少见的先天性血管畸形，它由起源于降主动脉的异常分支供应，具有正常支气管和肺组织的左肺下叶基底段，而其相应的肺动脉狭窄或缺如。异常体动脉供血正常左肺下叶基底段的大部分临床及 CT 表现有别于肺隔离症。相对于肺隔离症，肺部感染少见，而咯血多见。CT 表现为供血动脉明显大于肺隔离症的供血动脉，左肺下叶支气管通畅，左下肺基底段支气管旁无肺动脉分支伴行，即左下肺动脉基底段分支未发育或发育不良，这是本病诊断的关键点。左肺下叶基底段完全由降主动脉发出的粗大血管供血，左下肺血管增多、增粗，肺透光度下降(血流量显著增多)；左下肺动脉主干细小(血流量减少)；肺静脉发育正常。肺隔离症的 CT 表现供血动脉较细小，下叶支气管与隔离肺不相连，隔离肺呈囊性、实性或囊实性病变。

(贵港市中西医结合骨科医院放射科 冼新源 提供)

2. 病例 2：男，32 岁。既往体健。

胸部 CT：左下叶体积缩小，密度增高，支气管分布正常，其内血管增多，走行正常，未见杂乱、纡曲的血管影；增强后，见降主动脉发出异常粗大血管供血左下叶，左下肺动脉细小(图 2-9-5)。

【诊断】 异常体动脉供血正常左肺下叶基底段。

【诊断依据】 青年男性，胸部 CT 示左肺下叶基底段体积缩小，支气管通畅、走行自然，其内血管增多，增强 CT 和重建均示异常体动脉起源于降主动脉(图 2-9-5 红箭)，其上可见伴行的肺静脉(图 2-9-5 蓝箭)，左下叶肺动脉仅供应下叶背段(图 2-9-5 绿箭)，基底段肺动脉完全缺如，诊断异常体动脉供血正常左肺下叶基底段明确。

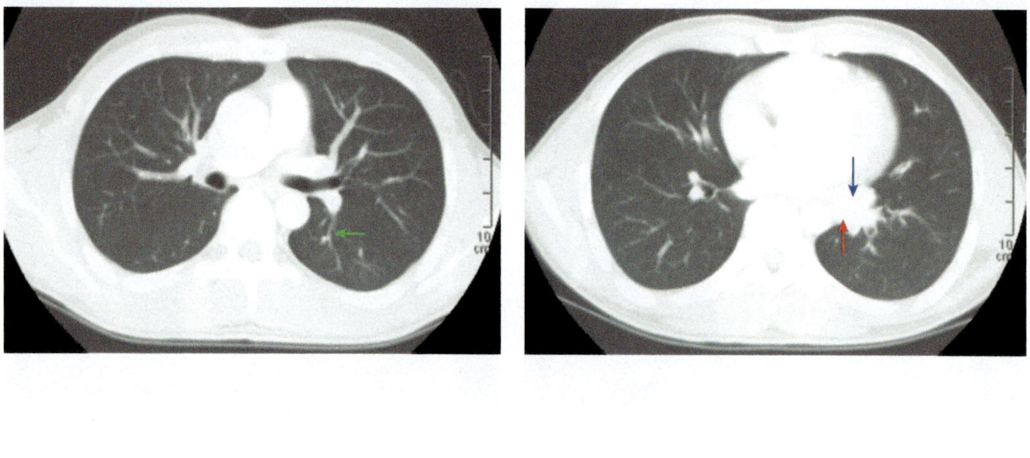

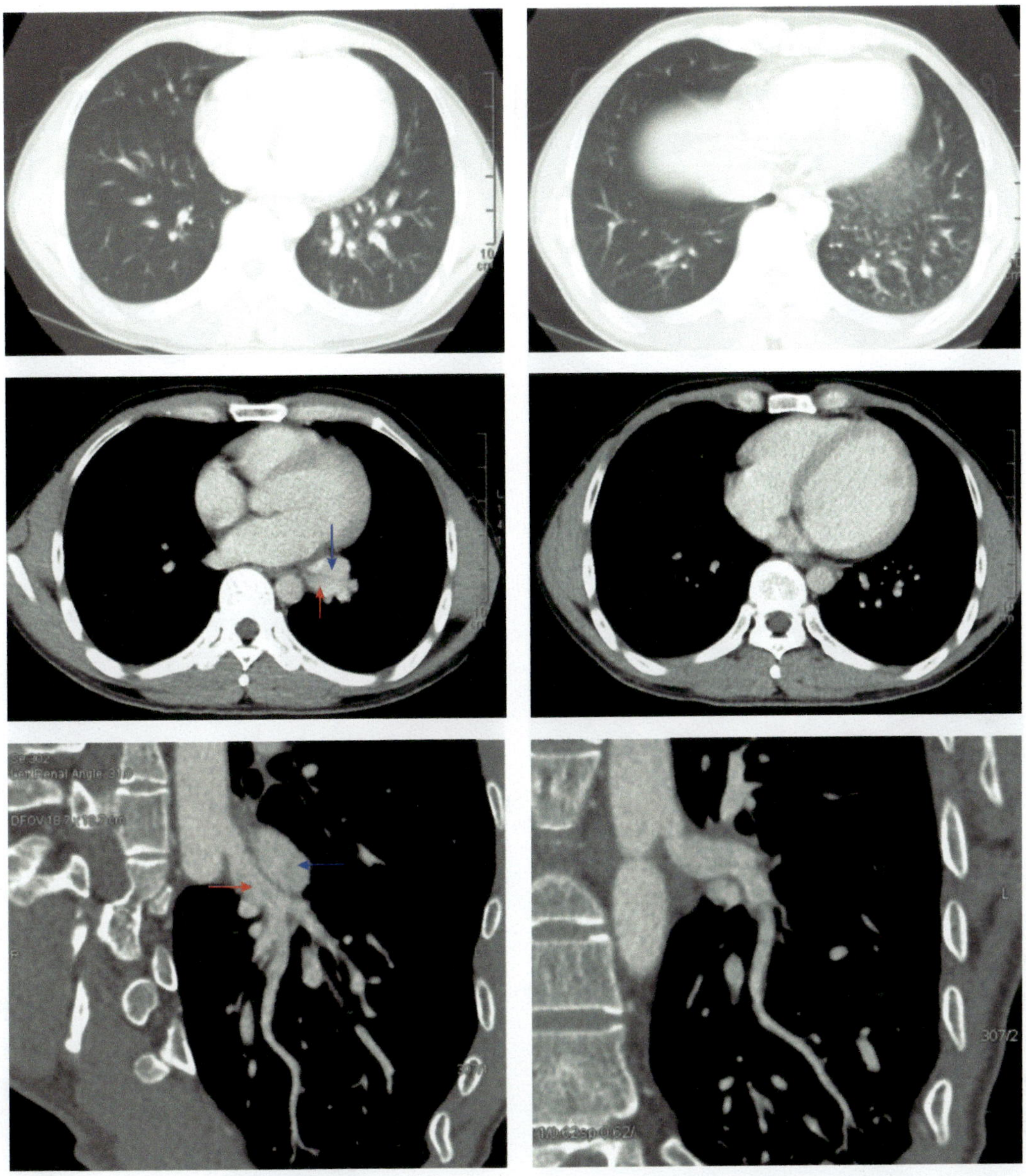

图 2-9-5　胸部 CT2

【分析】 1946 年 Pryce 将异常体动脉供应正常肺组织分为 3 种类型，Type Ⅰ型：异常体动脉供应具有正常支气管的肺组织；Type Ⅱ型：异常体动脉供应隔离的肺组织及其周围的正常肺组织；Type Ⅲ型：异常体动脉供应隔离肺组织。Type Ⅰ型即为异常体动脉供应正常左下肺基底段。多数病人可无临床症状，少数病人因咯血或呼吸困难就诊。儿童及婴儿可有心脏杂音、心脏扩大、心力衰竭、呼吸急促及进食困难等表现。咯血主要与血管破裂导致出血有关，异常体动脉血管内长期高压可导致血管壁动脉粥样硬化、内膜增生等病理变化，这些变化最终会导致动脉破裂引起不同程度的咯血。此外，血液由异常体动脉流入正常肺组织，形成了左-左分流，从而产生心力衰竭等症状。

本病需与以下疾病鉴别，①肺段隔离症：局部受累肺组织呈实性或囊实性肿块，不与支气管相通，且异常的体循环供血动脉比较细小。②肺动静脉畸形：供血动脉与引流静脉之间有扩张的血管团。③支气管 Dieulafoy 病：是指穿行于支气管黏膜下扩张或畸形的动脉，其异常支气管动脉绝大多数来源于胸主动脉，但从胸主动脉发出的异常支气管动脉不供应肺组织，且异常动脉在胸主动脉开口直径小、位置高，胸部增强 CT 对显示异常支气管动脉价值有限，往往需要病理或支气管动脉造影明确。

（深圳市龙华区人民医院呼吸科　卓超洲　提供）

3. 病例 3:男,26 岁。咳嗽、咳痰、痰中带血 1 年余。胸部 CT:左下叶体积缩小,密度增高,支气管分布正常,其内血管增多,走行正常,增强后,见降主动脉发出异常粗大血管供血左下叶(图 2-9-6)。

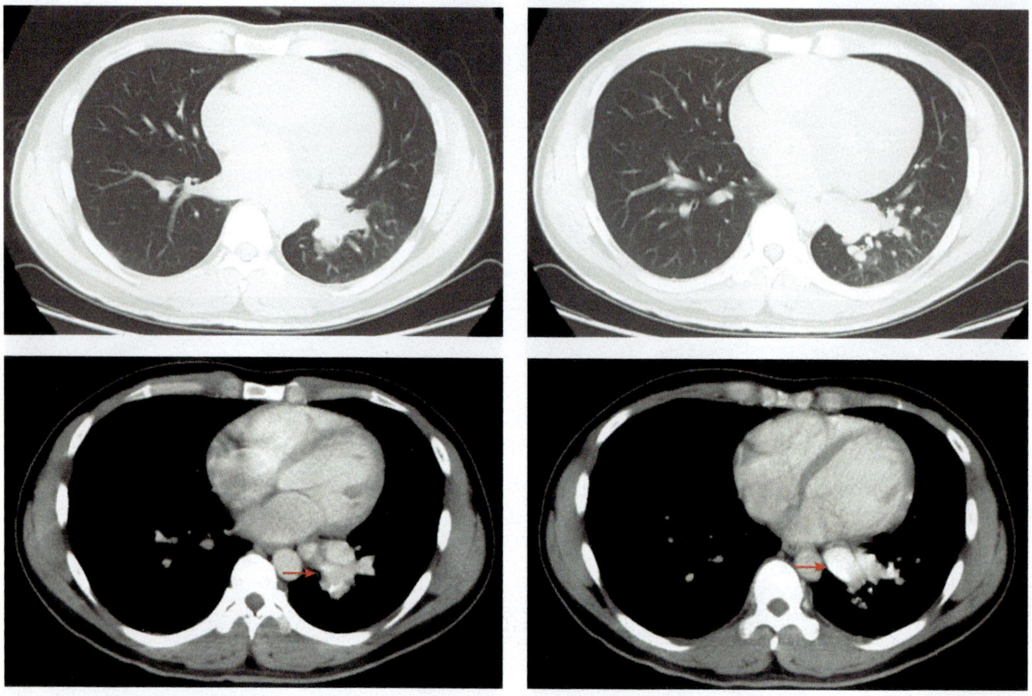

图 2-9-6　胸部 CT3

【诊断】　异常体动脉供血正常左肺下叶基底段。

【诊断依据】　青年男性,胸部 CT 示左肺下叶基底段体积缩小,支气管通畅、走行自然,内见斑片磨玻璃影,增强 CT 示异常体动脉起源于降主动脉(图 2-9-6 红箭)。胸主动脉 DSA 示异常动脉起源于降主动脉,供血于左肺下叶基底段,未见动静脉瘘(图 2-9-7)。静脉期示左肺下叶基底段血液通过左下肺静脉注入左心房(图 2-9-8)。异常体动脉供血正常左肺下叶基底段诊断明确。病人行 DSA 下异常体动脉栓塞术,术后 8 天复查,血管充盈可(图 2-9-9)。术后 22 天第二次行 DSA,并支架置入(图 2-9-10)。术后 10 天复查示部分血管呈低密度影,远端肺梗死,同侧少量胸腔积液(图 2-9-11),病人疗效可,出院。术后半年复查,局部血管栓塞、肺梗死及胸腔积液吸收(图 2-9-12),治疗效果良好。

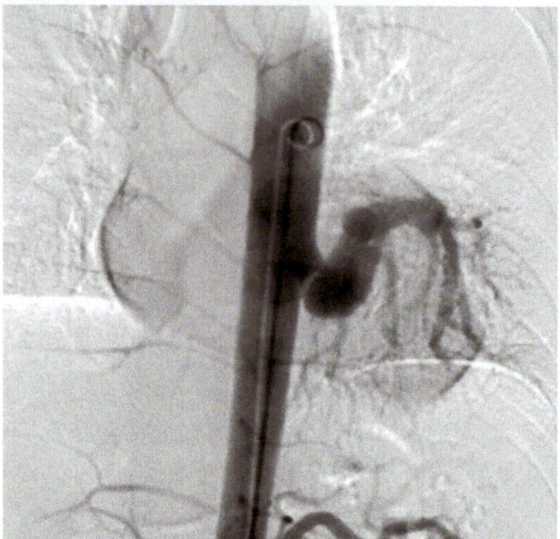

图 2-9-7　动脉造影示异常动脉起源于降主动脉

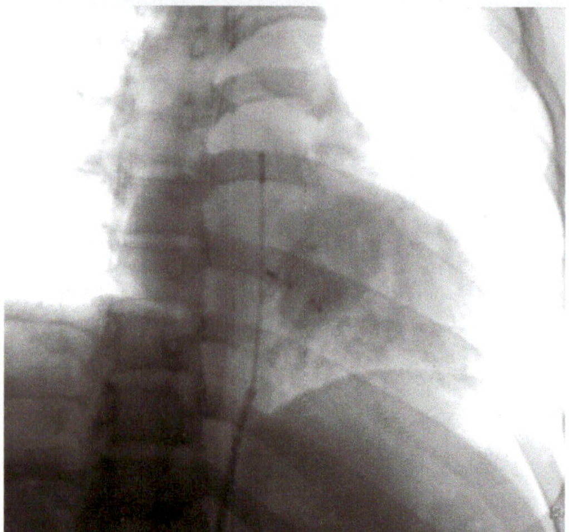

图 2-9-8　静脉期示左肺下叶基底段血液通过左下肺静脉注入左心房

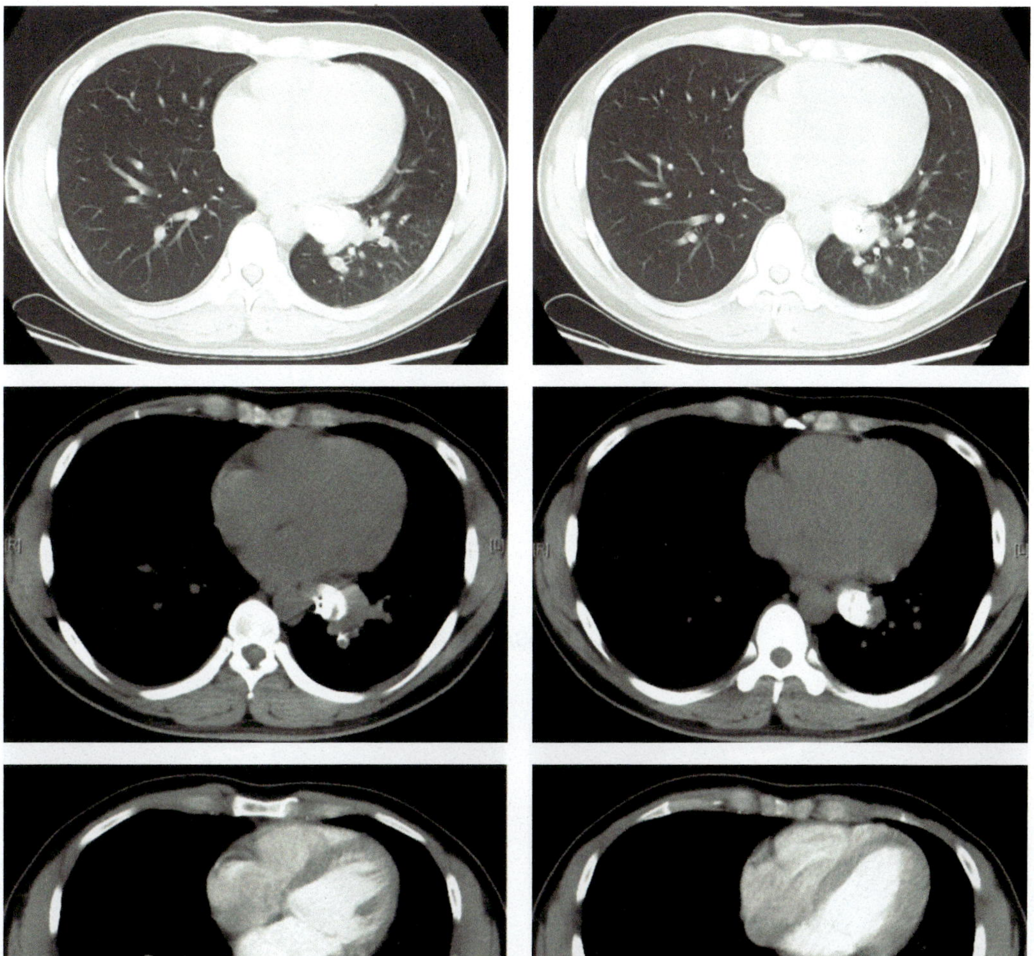

图 2-9-9　DSA 下异常体动脉栓塞术后 8 天主动脉 CTA 检查

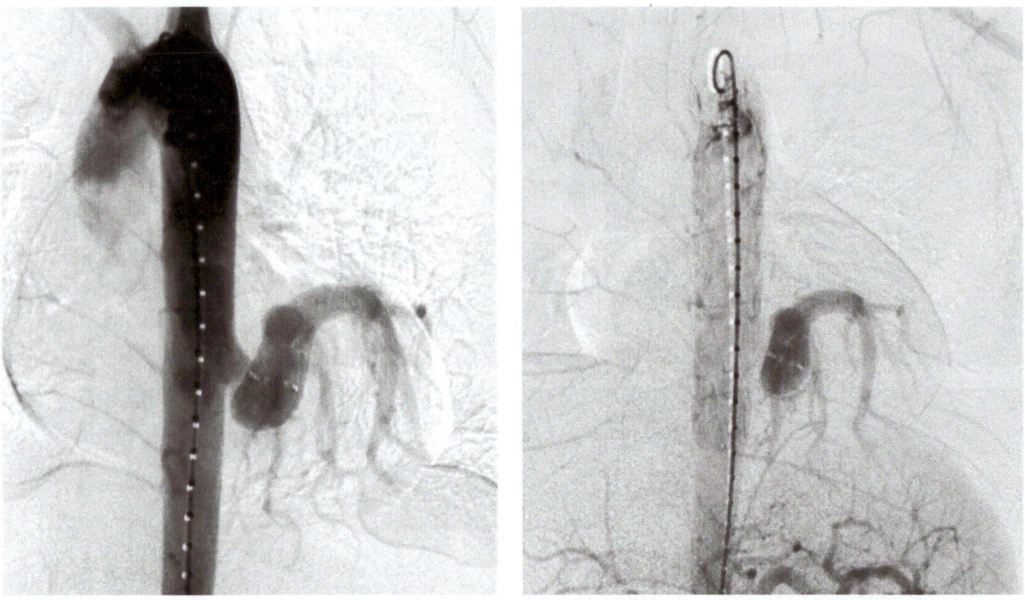

图 2-9-10　DSA 下支架置入

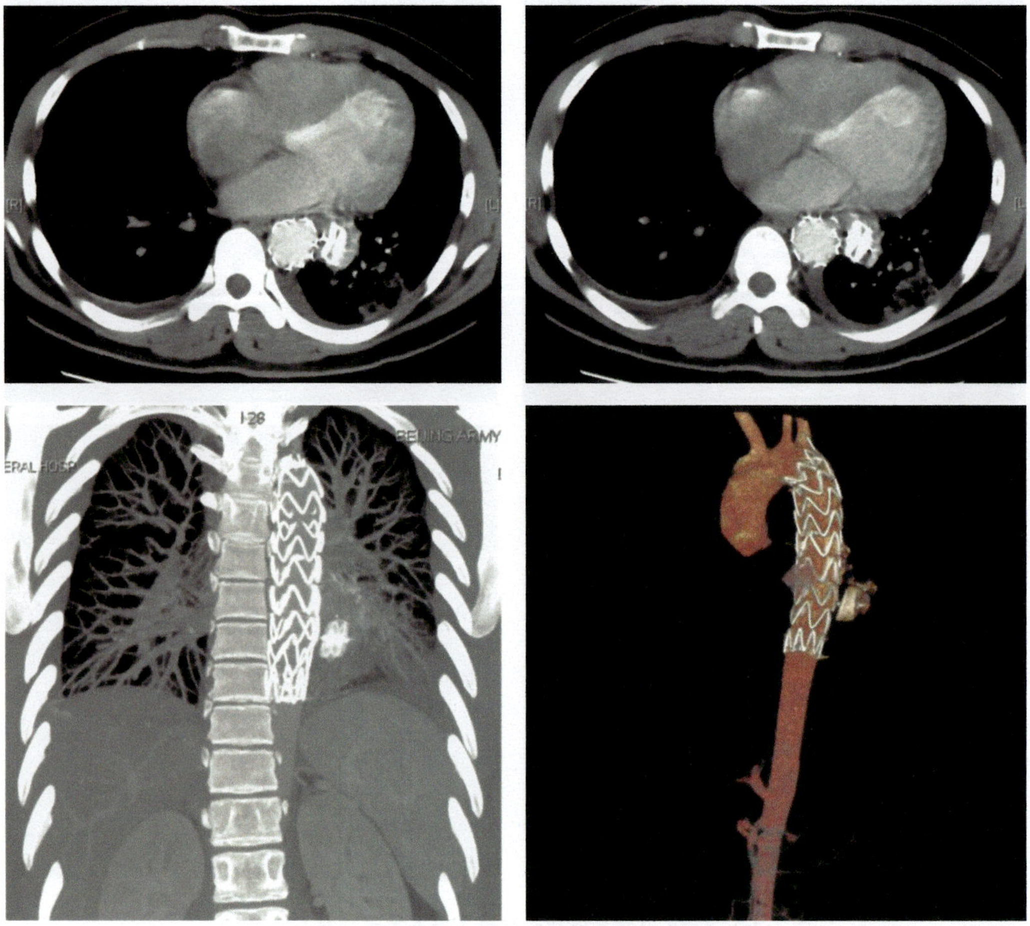

图 2-9-11　支架置入术后 10 天，主动脉 CTA 复查

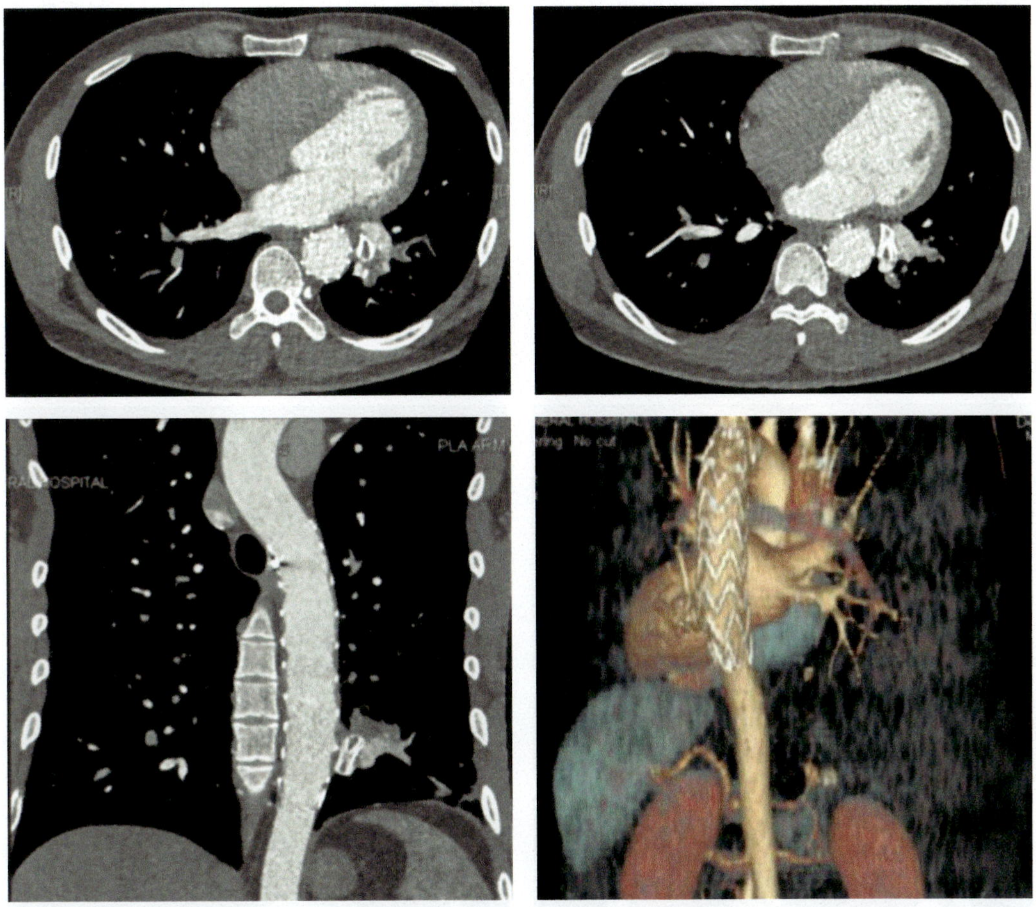

图 2-9-12　**术后半年复查，异常血管封堵良好**

【分析】　目前，对于所有存在异常体动脉供应肺组织的病人，肺段及肺叶切除为常用的治疗手段。近几年，经导管动脉栓塞术（transcatheter arterial embolization，TAE）作为一种新的治疗方法应用于异常体动脉供应正常肺组织的病人中。1998 年，Brühlmann 等首次应用 TAE 对 1 例不完全型异常体动脉供血下肺基底段病例进行成功治疗。2011 年，Singhi 等更是将 TAE 成功应用在婴儿病人中。该方法临床疗效可，术后肺组织密度恢复正常，症状消失。TAE 治疗本病目的主要是纠正局部血流动力学以减轻异常体动脉高压对肺血管床的压力，校正左-左分流以减轻心脏负荷，同时尽量减少对靶器官的影响。目前主干栓塞的栓塞物主要包括各种弹簧圈、可脱性球囊、血管封堵器和 Amplatzer 血管栓塞物（AVP）。通常情况下，栓塞后的肺段可接收来自肺动脉或支气管动脉的血液供应而不会出现明显症状。

（莱阳市第二人民医院影像科　王俊豪　提供）

第十节　肺动静脉畸形

肺动静脉畸形（pulmonary arteriovenous malformations，PAVM）又称肺动静脉瘘（pulmonary arteriovenous fistula，PAVF），是肺动脉和静脉直接交通形成的短路，肺动脉的血液没有经过肺泡气体交换直接流入肺静脉，回至左心并进入体循环，形成病理性动静脉分流，使动脉氧分压、血氧饱和度和动脉血氧含量皆有不同程度的下降，导致病人出现一系列的临床症状。也有文献指出，血管畸形包括动静脉畸形和动静脉瘘，动静脉畸形有增粗的供血动脉、畸形血管团和纡曲扩张的引流静脉。正常情况下，造影时动脉和静脉之间的毛细血管表现为均匀一致的染色，看不见血管。动静脉畸形时造影可见动脉和静脉之间的毛细血管非常粗大、粗细不均、排列紊乱、纡曲形成血管团。如果动脉没有经过毛细血管直接回流到静脉称为动静脉瘘。1897 年 Churton 首先在尸检中发现并描述此病，称为多发性肺动脉瘤，1939 年 Smith 和 Horton 借助心血管造影技术首次发表了PAVM病人的临床诊断报告。

一、发病机制

PAVM是肺毛细血管的一种发育异常。在胚胎发育过程中肺芽周围的静脉丛与第6对主动脉弓衍生来的肺动脉树相吻合。随着胚胎的发育，此处的血管床出现血管间隔，形成肺毛细血管，于是将肺芽水平的原始动静脉丛分隔开，一旦上述血管间隔的形成发生障碍，肺毛细血管的发育不完全或退化，肺动脉支直接与肺静脉支相通，形成肺动脉静脉之间的短路，在肺动脉压力作用下异常血管团逐渐扩张形成血管瘤改变，后期则发展为扩大的动脉，经过只有非薄壁的动脉瘤囊直接进入扩大的静脉。根据输入血管的来源分为两种类型：肺动脉和肺静脉直接交通；体循环与肺循环直接交通。

二、分类

PAVM可分囊型和弥漫型。囊型瘘管部形成纡曲的团状血管瘤囊，瘤壁厚薄不均，又分为单纯型和复杂型。

单纯型为1支供血动脉与1支或2支引流静脉直接相通，瘤囊无分隔。此型病例可单发（图2-10-1）或

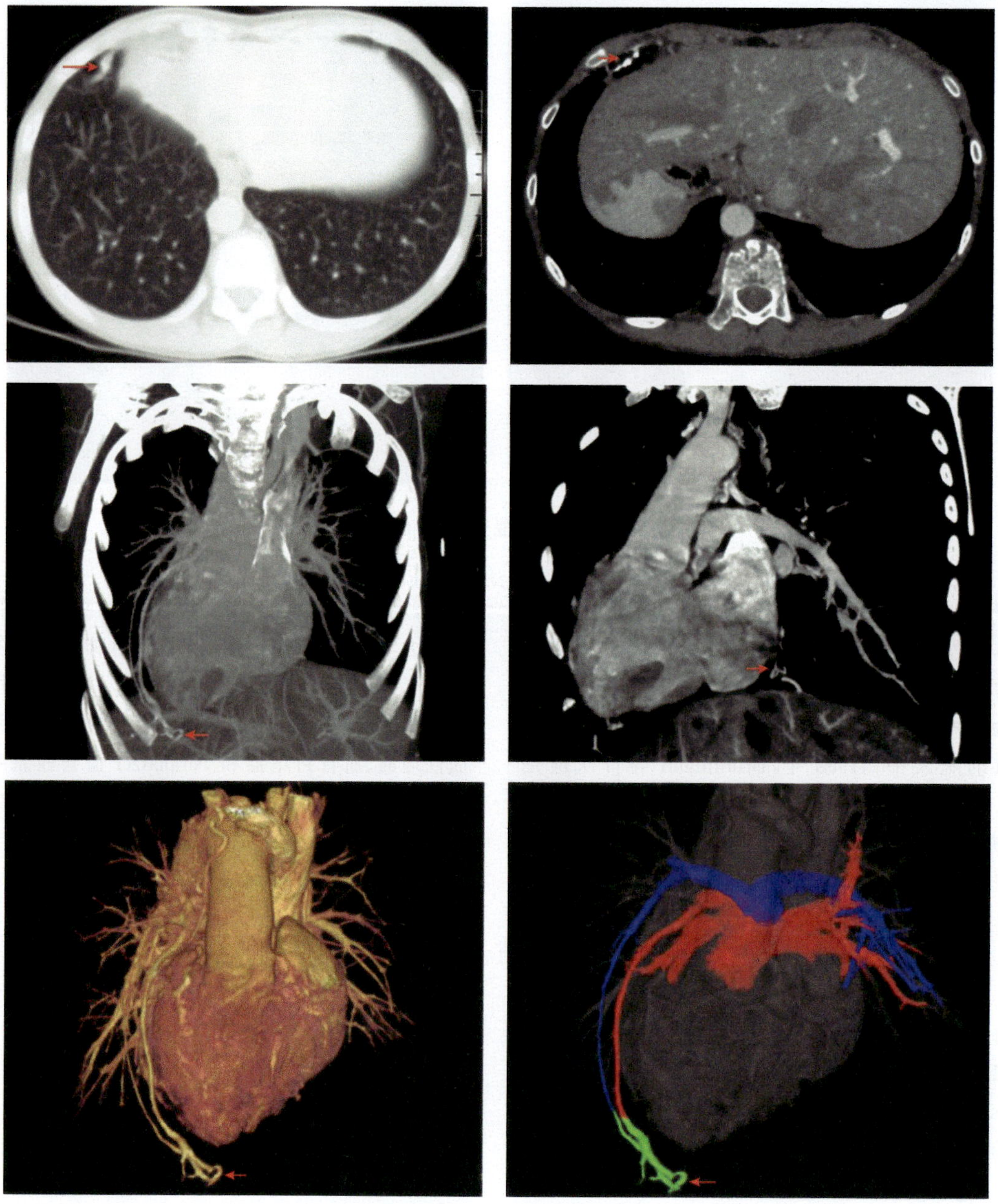

图2-10-1 男，13岁。右位心、肺动脉狭窄、先天性心脏病、右下肺单发动静脉畸形（红箭）

（山东省德州市人民医院放射科 李子浩 提供）

多发(图 2-10-2),病灶单发占 2/3,多发占 1/3,少数病变可位于双侧肺(图 2-10-3),大多位于下叶,以胸膜下居多。瘤囊常经过数月或数年缓慢增大,也可迅速增大。

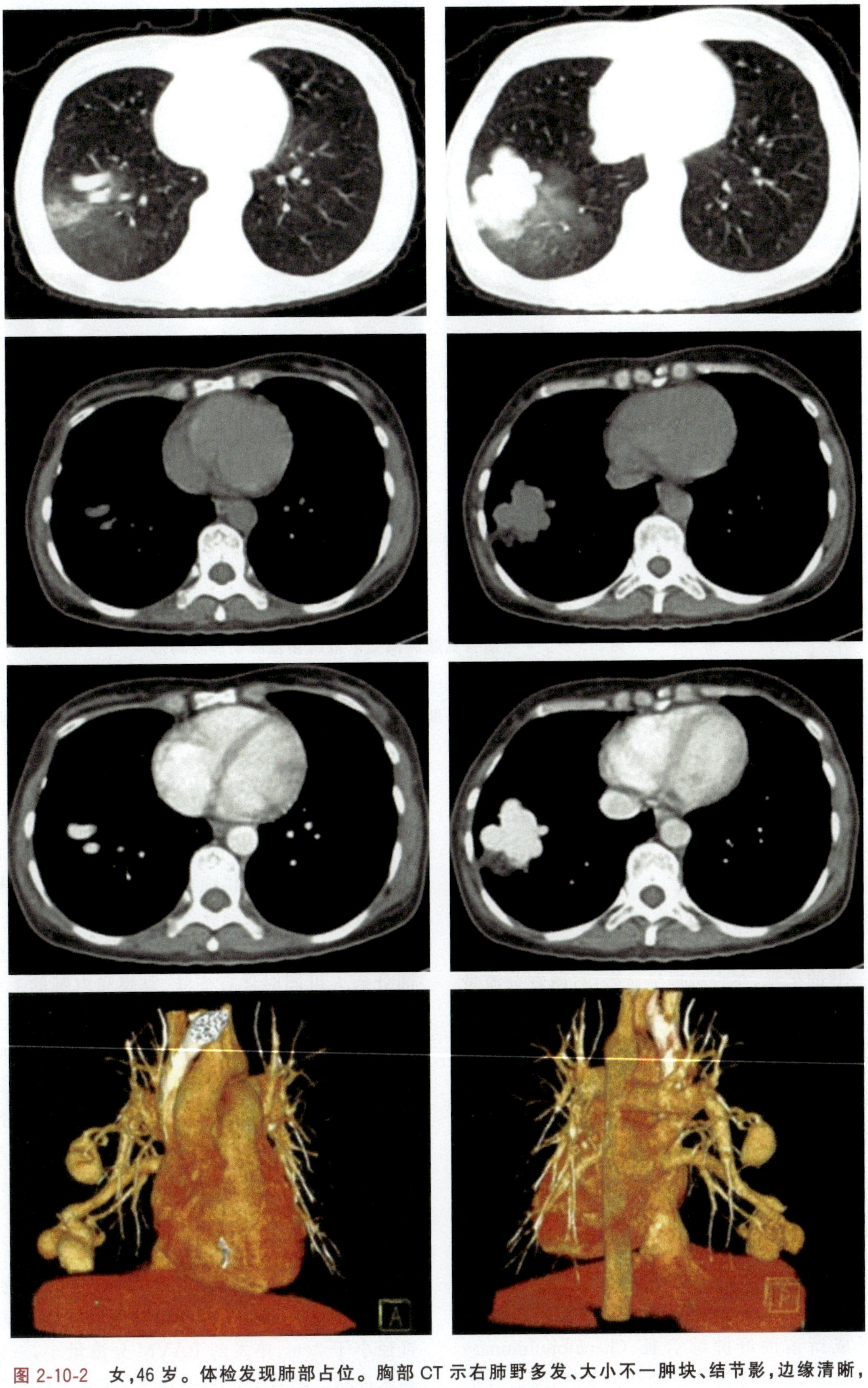

图 2-10-2 女,46 岁。体检发现肺部占位。胸部 CT 示右肺野多发、大小不一肿块、结节影,边缘清晰,增强后明显强化,重建示右肺多发肺动静脉畸形

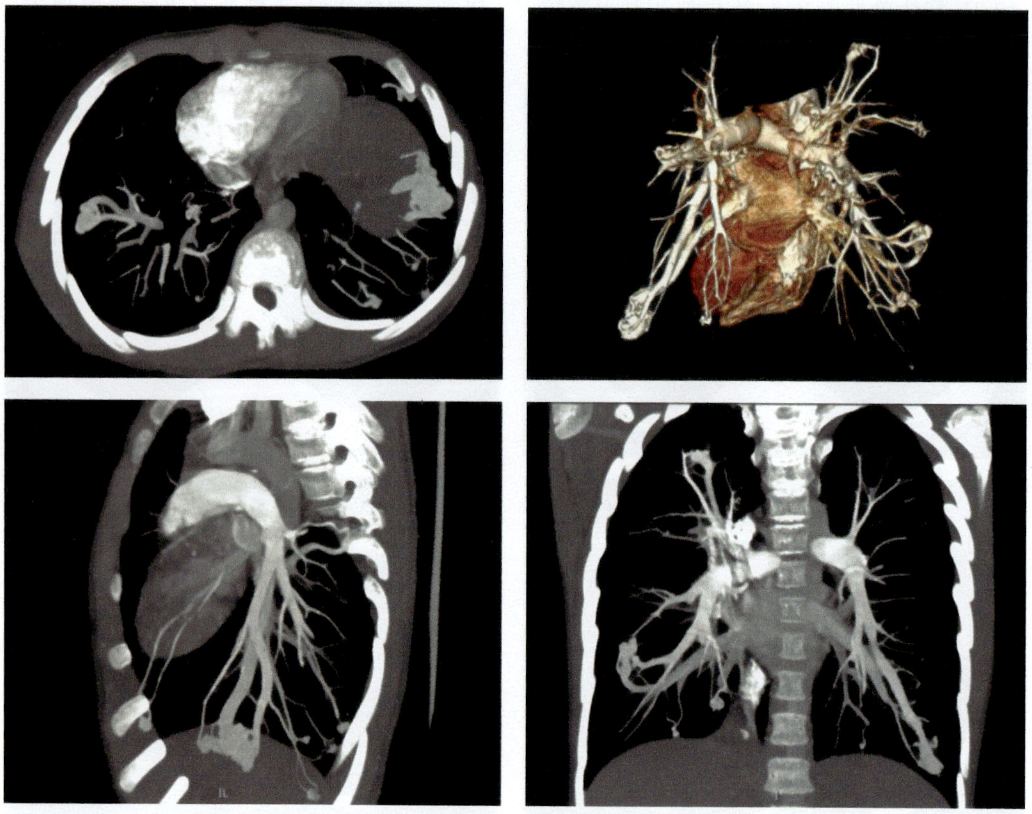

图 2-10-3　男，13 岁。4 年前有脑脓肿病史。双肺多发肺动静脉畸形

（首都医科大学附属北京安贞医院影像科　李　宇　提供）

复杂型为 2 支或 2 支以上的肺段动脉通过畸形血管团与一支或数支肺段静脉相交通，瘤囊常有分隔。该型右向左分流量较大，临床上肺内杂音和缺血缺氧体征较明显。

弥漫型可局限于 1 个肺叶或遍及两肺，以两肺散在分布的多发性微小动静脉瘘为特征，无瘤囊形成，多伴有肺外静脉的扩张，左心房提早显影，右向左分流量在这三种类型中最大。弥漫型 PAVM 可分为先天性和获得性两种。先天性病人主要是因为胚胎时期中胚叶血管发育不全而形成动静脉短路，出生后病变处于潜伏状态，在肺动脉压力的作用下逐步显现，大多数病人和遗传性出血性毛细血管扩张症（hereditary haemorrhagic telangiectasia，HHT）相关。临床上表现为反复鼻出血、皮肤黏膜毛细血管扩张和内脏动静脉畸形等三联征。获得性病人主要与肝硬化等有关，肝功能不全致多种扩血管物质增加和缩血管物质减少，进而使肺毛细血管床在毛细血管及其前血管水平广泛扩张，从而形成所谓的肝肺综合征（hepatopulmonary syndrome，HPS），临床表现为基础肝脏疾病、肺血管扩张、严重低氧血症等三联征。

80%～90%的 PAVM 是单纯型，95%的 PAVM 由肺动脉供血，其余的由体循环动脉供血或两者同时供血。参与体循环供血的动脉包括胸主动脉、内乳动脉、肋间动脉、冠状动脉等异常分支。

PAVM 大多为先天性，少数为后天性。先天性的部分病人可同时伴有皮肤、黏膜和内脏的毛细血管扩张症，即 HHT（又称 Rendu-Osler-Weber 病）。后天性可继发于肝硬化、外伤、肿瘤、二尖瓣狭窄、血吸虫病、系统性淀粉样变性和肺部慢性炎症及介入诊疗后等，其基础为上述各种原因所致的肺动静脉短路。此外，妊娠可导致 PAVM 的生长速度加快，引发相关的并发症。

三、临床表现

PAVM 病人多见于青壮年，好发部位为右下肺。临床症状取决于肺动脉畸形的分流程度及病理变化。直径小于 2cm、单发的 PAVM 分流量小，一般不引起临床症状。随着分流量的增大，肺动脉血液未经毛细血管氧合而直接进入肺静脉，导致体动脉血氧饱和度降低，病人可出现心悸、气短、头晕、乏力等，以劳力性呼吸困难最为常见。右向左分流量较大，超过20%～30%时可出现发绀及杵状指(趾)。肺动静脉的异常结构早期常处于潜伏状态，而后在肺动脉压力作用下病变逐渐发展扩大，瘤壁亦有相应的继发退行性改变。病变血管壁易破裂导致咯血或者胸腔积血引起胸痛、发热等，继而可形成局限性含铁血黄素沉着症。低氧血症也可引起神经症状，可有头痛、头晕，严重时可有复视、感觉异常；伴有 HHT 病人可有鼻、胃肠道、泌尿生殖道出血；肝肺综合征病人可有厌食等消化道症状。此外由于长期缺氧，体内红细胞代偿性增多及缺少正常毛细血管的过滤作用，导致异位血栓形成，可并发脑栓塞、脑脓肿等严重并发症，表现为抽搐、言语障碍及偏瘫等。若不治疗，约 25%病人会症状加重，其中 50%最终会死于并发症。

体征上常有发绀和杵状指(趾)，PAVM 病灶邻近胸壁的病例约 50%可听到传导性血管杂音。血管杂音吸气时增强，呼气时减弱，与吸气时肺血流量增加有关。伴 HHT 病人可见皮肤黏膜毛细血管扩张，表现为颜面部、甲床下及躯干皮肤黏膜红色血管痣，压之不褪色。肝肺综合征病人可有肝硬化的体征，如蜘蛛痣、肝掌、肝脾大等。病人也可由体检发现，无任何临床症状及体征。

四、影像学表现

PAVM 好发于两肺中(舌)下叶，因肺动脉与静脉不经过毛细血管床直接相通形成短路，病变血管壁肌层发育不良、缺乏弹性纤维，加之肺动脉压力促使病变血管进行性扩张呈瘤状，其 CT 表现主要为肺内大小不等的软组织密度结节或肿块影，病变形态多样，呈结节状(图 2-10-4)、逗点状(图 2-10-5)、麻花状(图 2-10-6)、蚯蚓状(图 2-10-7)，葫芦状，少数为类圆形斑块灶(图 2-10-8)。多数位于胸膜下(图 2-10-9)，部分靠近肺门(图 2-10-10)。增强扫描动脉期病灶与相邻大血管呈同步强化，部分肺动脉血液因为 PAVM 的引流直接进入肺静脉致左心房早显影，且病灶内对比剂排空延迟，至主动脉显影后仍然持续显影，显影密度高于邻近心脏密度时，则表明肺动静脉之间存在血管性短路。静脉期仍呈高密度，与肺静脉及心室呈等密度强化，病灶周围可见扭曲增粗的回流静脉和相对细小的供血动脉。多层螺旋 CT 和 VR 重组三维重建可以清晰显示供血动脉、囊状扩大的畸形血管团及引流静脉(图 2-10-11)。MRI 检查显示，由于流空效应，肺动静脉瘘内的血液表现为低信号，梯度回波快速成像技术，其内血流表现为高信号。如果肺动静脉瘘内血流缓慢，T_1WI 呈中等信号，信号不均匀，T_2WI 表现为高信号。

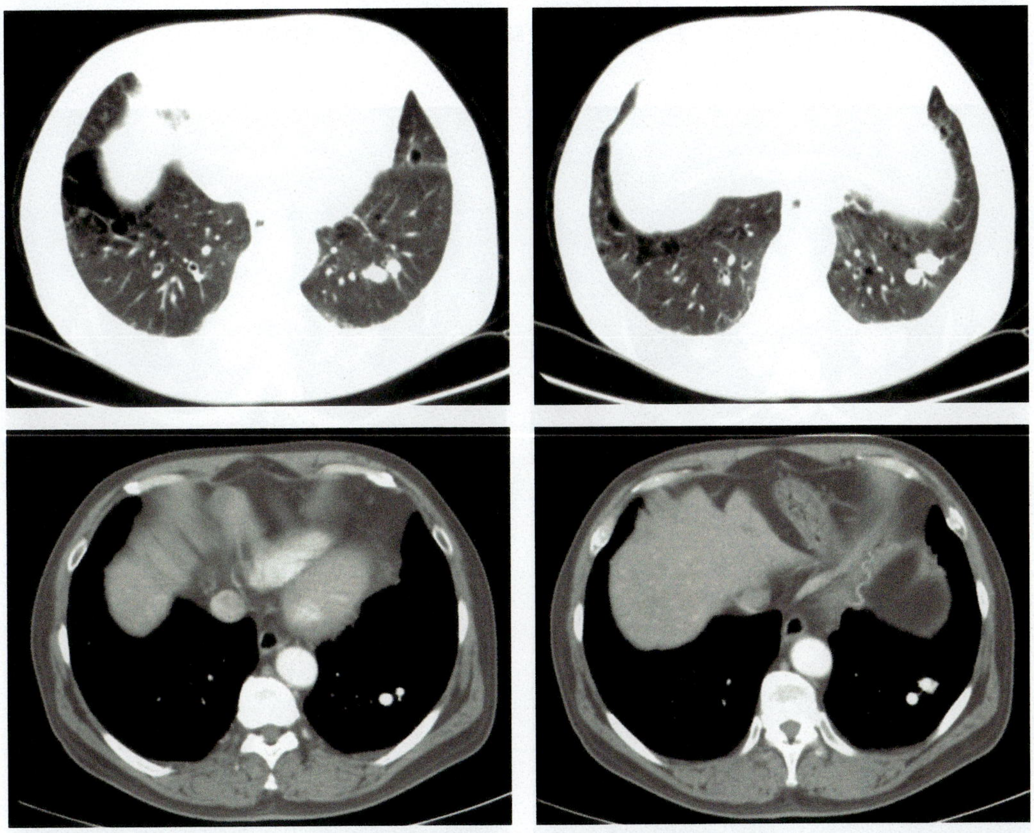

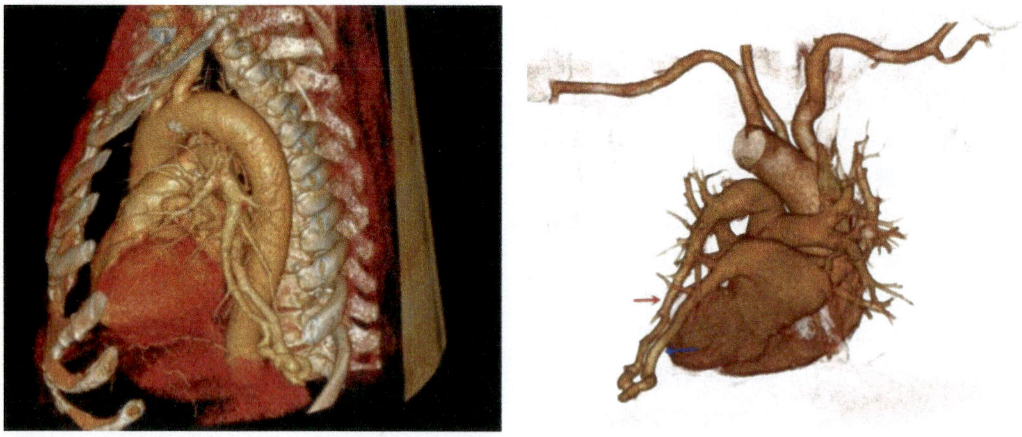

图 2-10-4　男，60 岁。左肺下叶结节影，强化明显，重建示供血肺动脉（红箭）和引流肺静脉（蓝箭）直接交通

（陕西省核工业 215 医院影像科　刘尼军　提供）

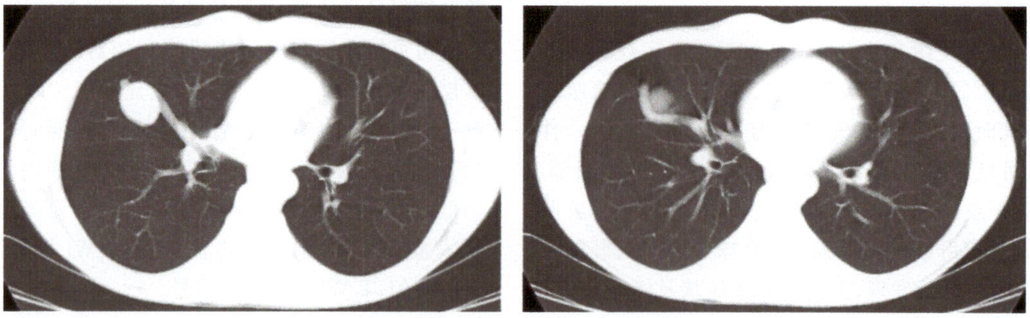

图 2-10-5　右肺中叶外侧段肺动静脉畸形，呈逗点样改变

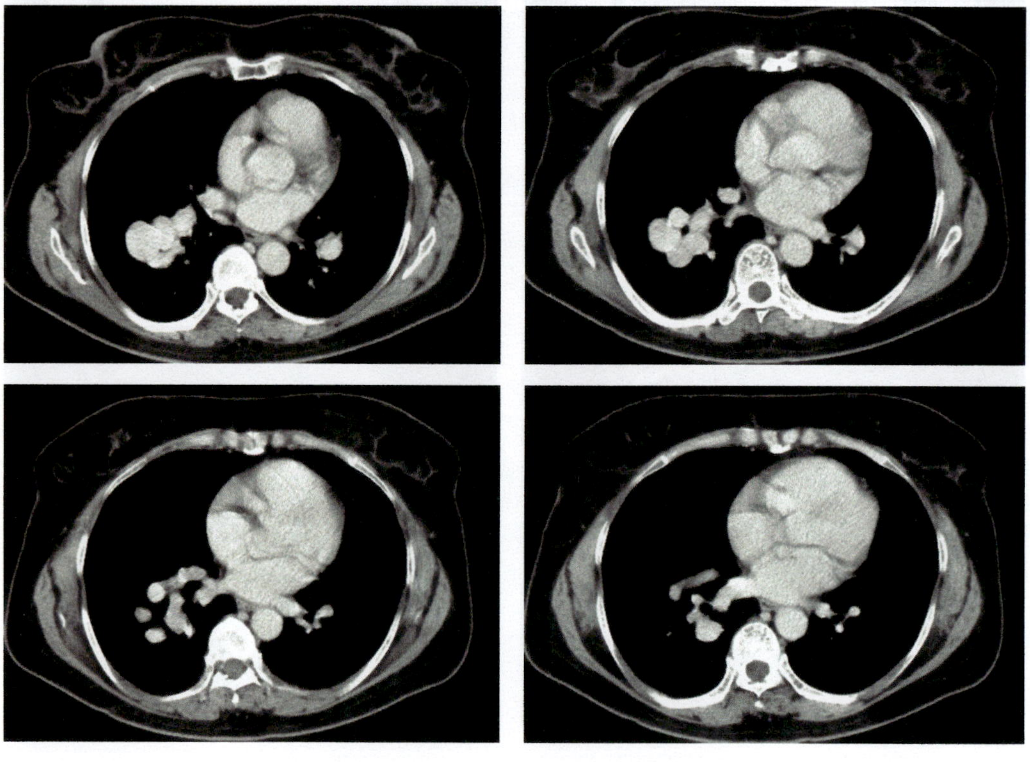

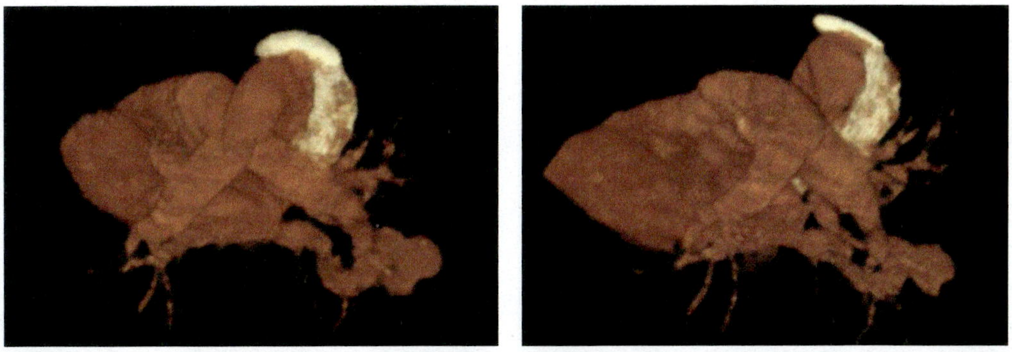

图 2-10-6　女，40 岁。右肺下叶肺动静脉畸形，呈麻花样改变

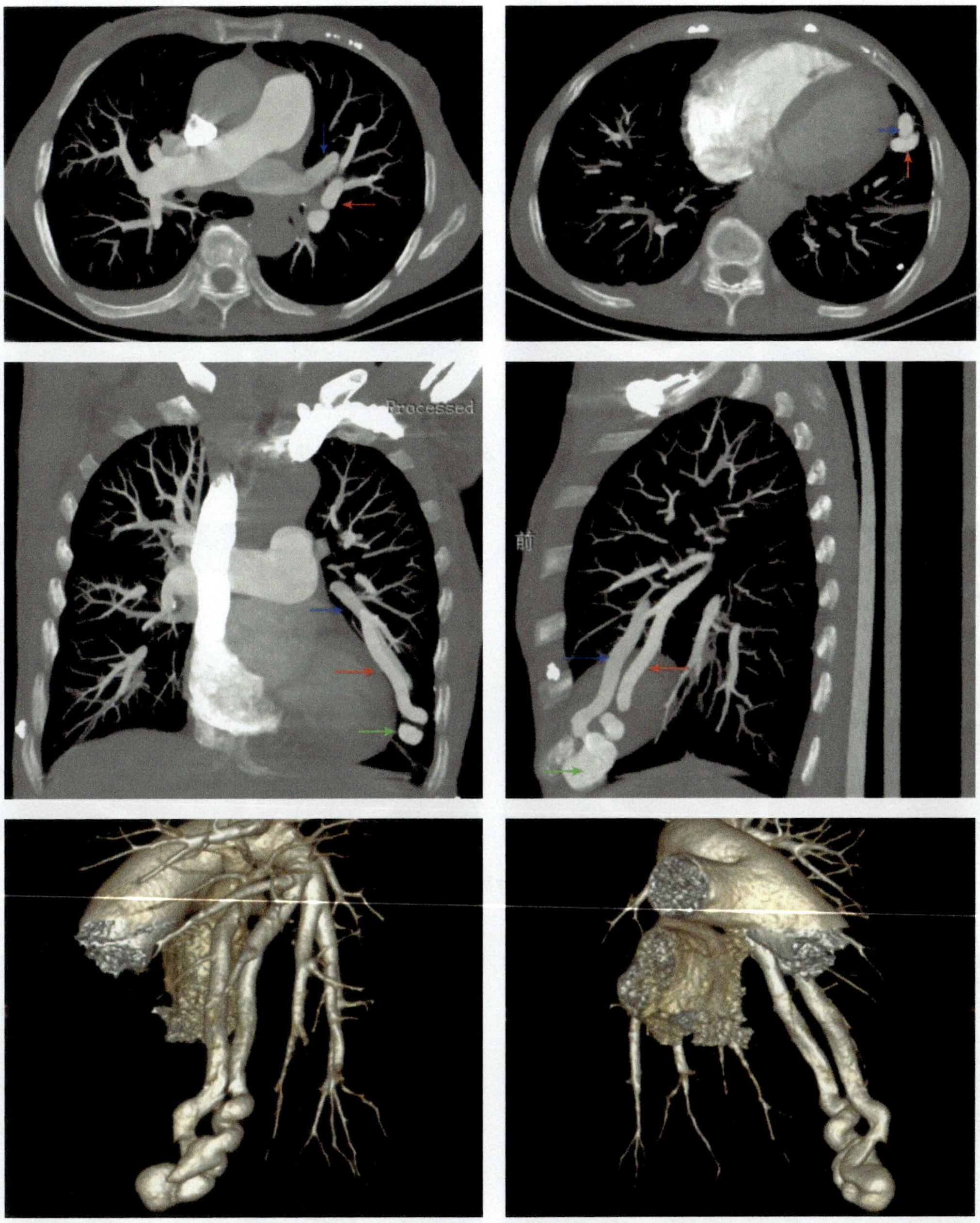

图 2-10-7　女，71 岁。左肺下叶肺动静脉畸形，呈蚯蚓样外观。重建示瘤囊（绿箭）、供血肺动脉（红箭）及引流肺静脉（蓝箭）

（滨州市沾化区人民医院呼吸科　郑云爱　提供）

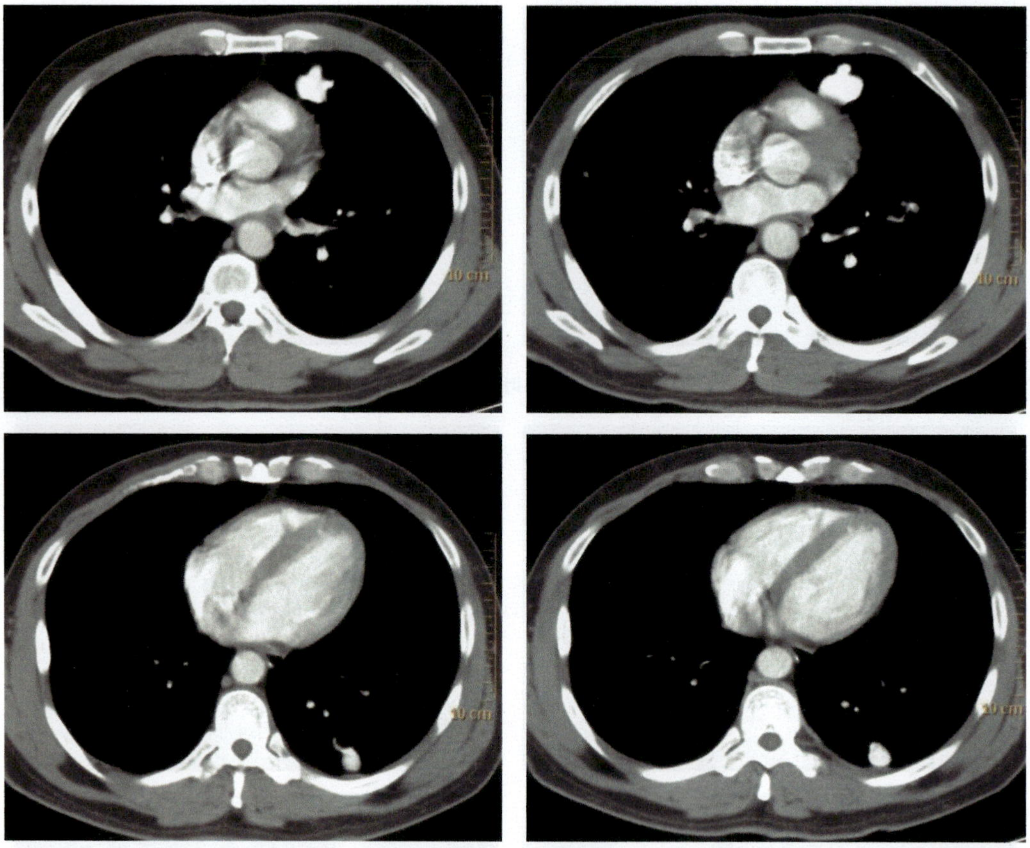

图 2-10-8　男，44 岁。左肺多发类圆形团块影

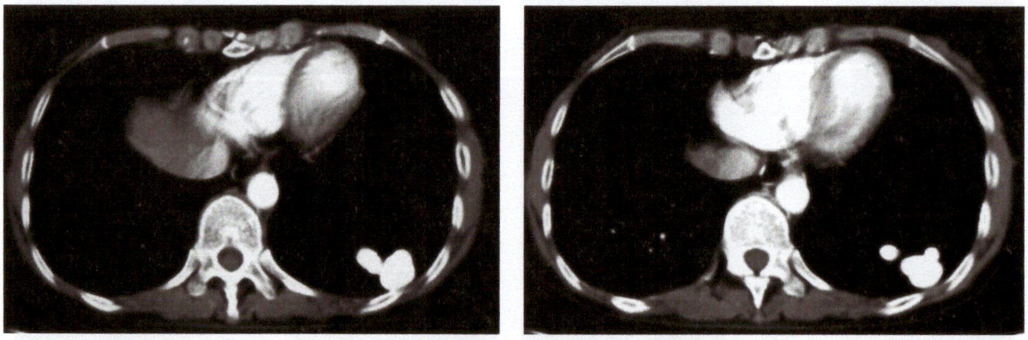

图 2-10-9　左肺下叶胸膜下肺动静脉畸形

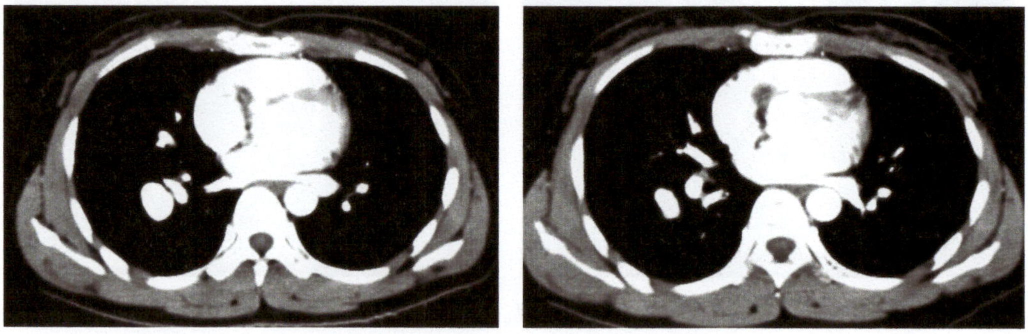

图 2-10-10　男，34 岁。间断右胸闷伴隐痛 3 年余，加重 2 周。右肺下叶肺门侧肺动静脉畸形

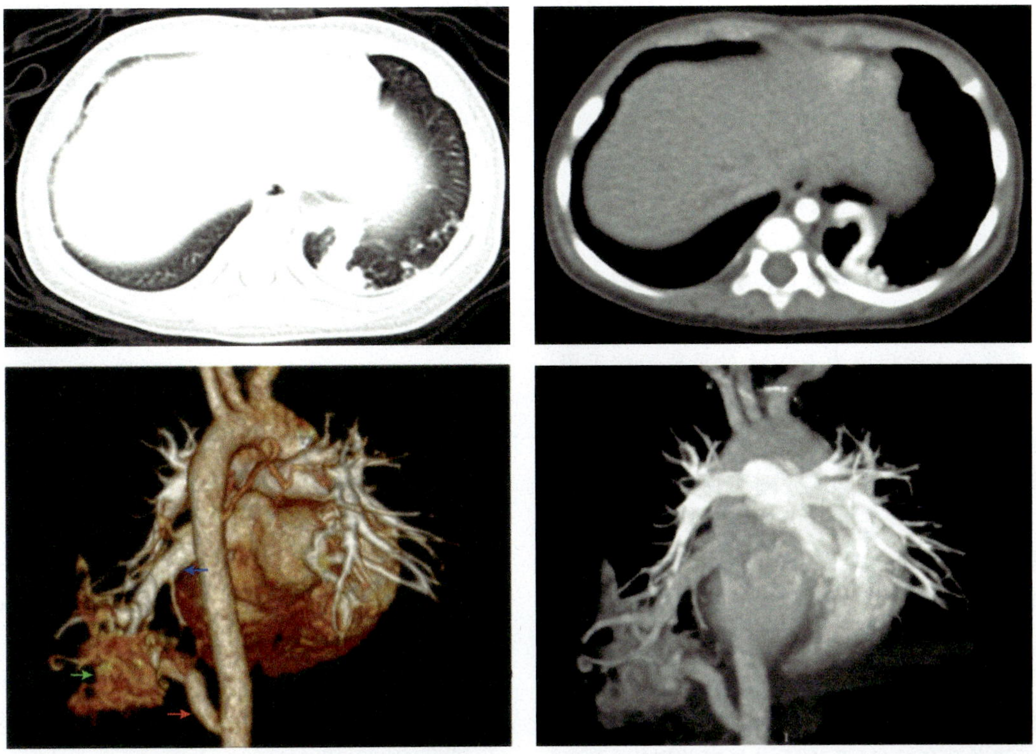

图 2-10-11　**男，6 月龄。咳嗽半个月，查体：双肺呼吸音粗，可闻及痰鸣音及喘鸣音。增强扫描示左下肺异常表现，拟体循环与肺循环交通（单纯型）。三维重建示左肺下叶内基底段脊柱旁病灶，增强扫描局部结节样明显强化，外形走行扭曲呈管状；见供血动脉（红箭）-畸形血管团（绿箭）-引流静脉（蓝箭），供血动脉来源于降主动脉一异常分支血管，引流肺静脉粗大，引流入左心房**

（中山市博爱医院小儿呼吸科　王桂兰　提供）

五、诊断

PAVM 的诊断除依靠临床表现及辅助检查外，主要依赖于各种影像学检查，主要包括胸部 X 线片、胸部 CT、磁共振血管造影及选择性肺动脉造影等。选择性肺动脉数字减影血管造影（DSA）是 PAVM 诊断的金标准，可观察病变的部位、数目、供血动脉和引流静脉数目、形态及血流动力学特点（图 2-10-12）。但 DSA 检查费时、价格昂贵且损伤性大，有 2%～4%的并发症（如插管造成血管痉挛、动脉斑块脱落等）。多层螺旋 CT 和三维肺血管成像具有较高的时间分辨力和空间分辨力，可以从各个角度显示 PAVM 的空间解剖关系和病理特征，对 PAVM 的影像诊断和介入治疗后的随访复查具有重要价值，已取代常规血管造影，成为 PAVM 的首选检查方法。

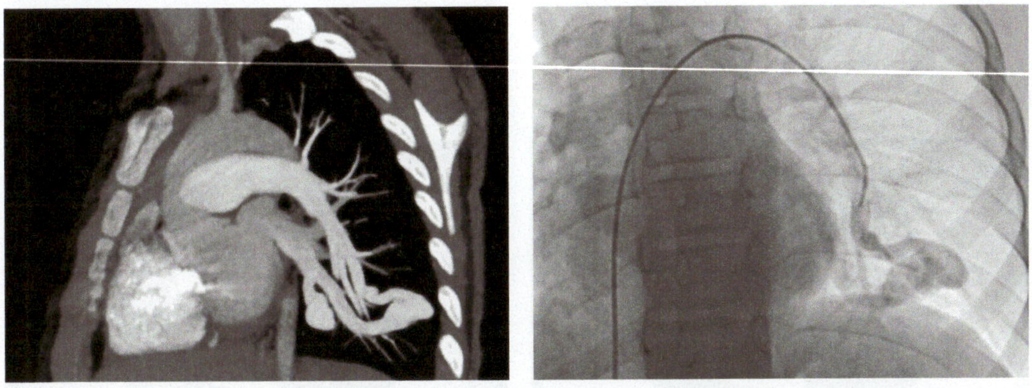

图 2-10-12　**男，12 岁。活动后胸闷气短。肺动静脉畸形，三维重建和肺动脉 DSA 证实**

（首都医科大学附属北京安贞医院影像科　李　宇　提供）

六、治疗

未治疗的 PAVM 并发症发生率高达 50%，孕妇发生率更高。PAVM 的治疗关键是闭塞或切除畸形的血管团及瘘口，减少动静脉间的分流，从而减少缺氧或咯血症状，同时预防并发症。治疗方法有肺叶、肺段的手术切除和介入栓塞治疗。PAVM 可采用手术切除肺叶或肺段，但手术创伤大，如为双侧多发的 PAVM 则手术受到严重限制，从 1977 年 Porstmann 首次报道 PAVM 行介入栓塞治疗以来，目前介入治疗成为 PAVM 的重要治疗手段。介入治疗 PAVM 较手术治疗操作简便、创伤小、并发症少、疗效确切，更重要的是在解除症状的同时可以最大限度地保留具有功能的脏器组织。大部分简单型或者复杂型 PAVM 通过栓塞治疗都可以达到完全栓塞，彻底改善原有的症状。而对于部分复杂型的 PAVM 病人介入治疗也可以改善病人症状，达到姑息治疗、提高病人生活质量的目的。目前所用栓塞材料有颗粒栓塞剂、明胶海绵颗粒栓塞剂或聚乙烯醇颗粒栓塞剂(polyvinyl alcohol，PVA)、弹簧圈、可脱落球囊、封堵器、液体栓塞剂异丁基-2-氰基丙烯酸酯(NCBA)及乙烯-乙烯醇共聚物(Onyx)等，栓塞材料的选择应根据病变血管的情况及术者对各种栓塞材料应用的熟练程度进行，总的原则是在达到完全永久栓塞的同时尽量保存正常肺组织，减少术后严重并发症的发生。

参考文献

Almeida F，Moreau S，Revel MP，et al. Late presentation of a traumatic pulmonary arteriovenous malformations. Rev Mal Respir，2004，21：131-135.

Brillet PY，Dumont P，Bouaziz N，et al. Pulmonary arteriovenous malformation treated with embolotherapy：systemic collateral supply at multidetector CT angiography after 2-20-year followup. Radiology，2007 Jan，242(1)：267-276.

Faughnan ME，Palda VA，Garcia-Tsao G，et al. International guidelines for the diagnosis and management of hereditary haemorrhagic telangiectasia. J Med Genet，2011，48：73-87.

Hirai N，Toyota N，Hieda M，et al. Endovascular therapy of pulmonary arteriovenous malformations：Utility of 16-detector-row computed tomography pulmonary angiography as a pre-embolization surve. J Comput Assist Tomogr，2006，30(2)：238-243.

Kazim H，Ramaswamy NR，Kinney TB. Management of Pulmonary Arteriovenous Malformations in Hereditary Hemorrhagic Telangiectasia Patients. Semin Intervent Radiol，2013，30：408-412.

Khurshid I. Downie GH. Pulmonary arteriovenous malformation. Postgrad Med J，2002，78：191-197.

Lacombe P，Lacout A，Marcy PY，et al. Diagnosis and treatment of pulmonary arteriovenous malformations in hereditary hemorrhagic telangiectasia：An overview. Diagnostic and Interventional Imaging，2013，94，835-848.

Porstmann W. Therapeutic embolization of pulmonary arteriovenous fistula by catheter technique//Kelp O，ed. Current concepts in pediatric radiology. Berlin：Springer，1977：23-31.

Post MC，van Gent MW，Snijder RJ，et al. Pulmonary arteriovenous malformations and migraine：a new vision. Respiration，2008，76(2)：228-233.

Remy J，Remy-Jardin M，Wattinne L，et al. Pulmonary arteriovenous malformations：evaluation with CT of the chest before and after treatment. Radiology，1992，182(3)：809-816.

病例解析

1. 病例 1：女，62 岁。咳嗽、咳痰 20 余天。病人 20 天前无明显诱因出现咳嗽，呈阵发性，以夜间为甚。咳痰，痰少色白，不易咳出。咳嗽剧烈时感胸闷、呼吸困难及左侧头痛，痰咳出后自觉缓解。给予阿奇霉素、泼尼松、棕色合剂等药物治疗，症状无改善。既往有高血压病史 2 年，长期服用替米沙坦降压治疗，血压较正常。10 年前曾患脑血栓。

胸部 CT：右下肺背段结节条状影，增强和三维重建示右下肺动静脉畸形(图 2-10-13)。

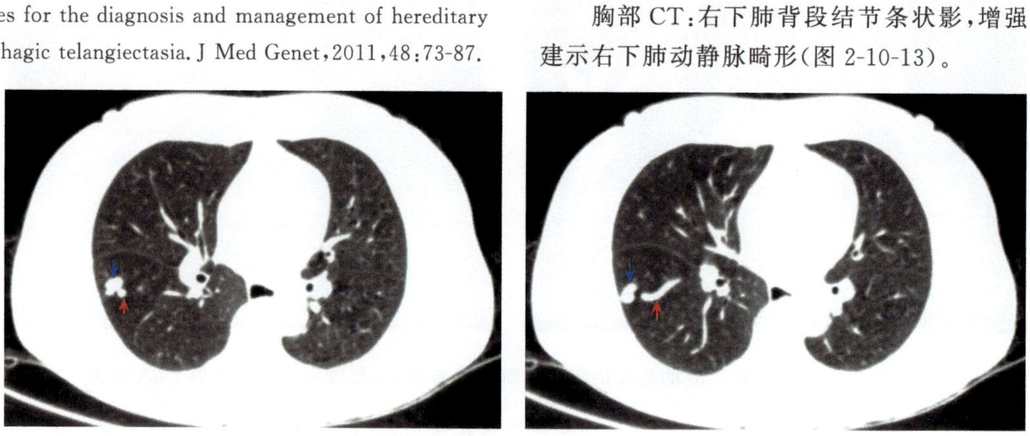

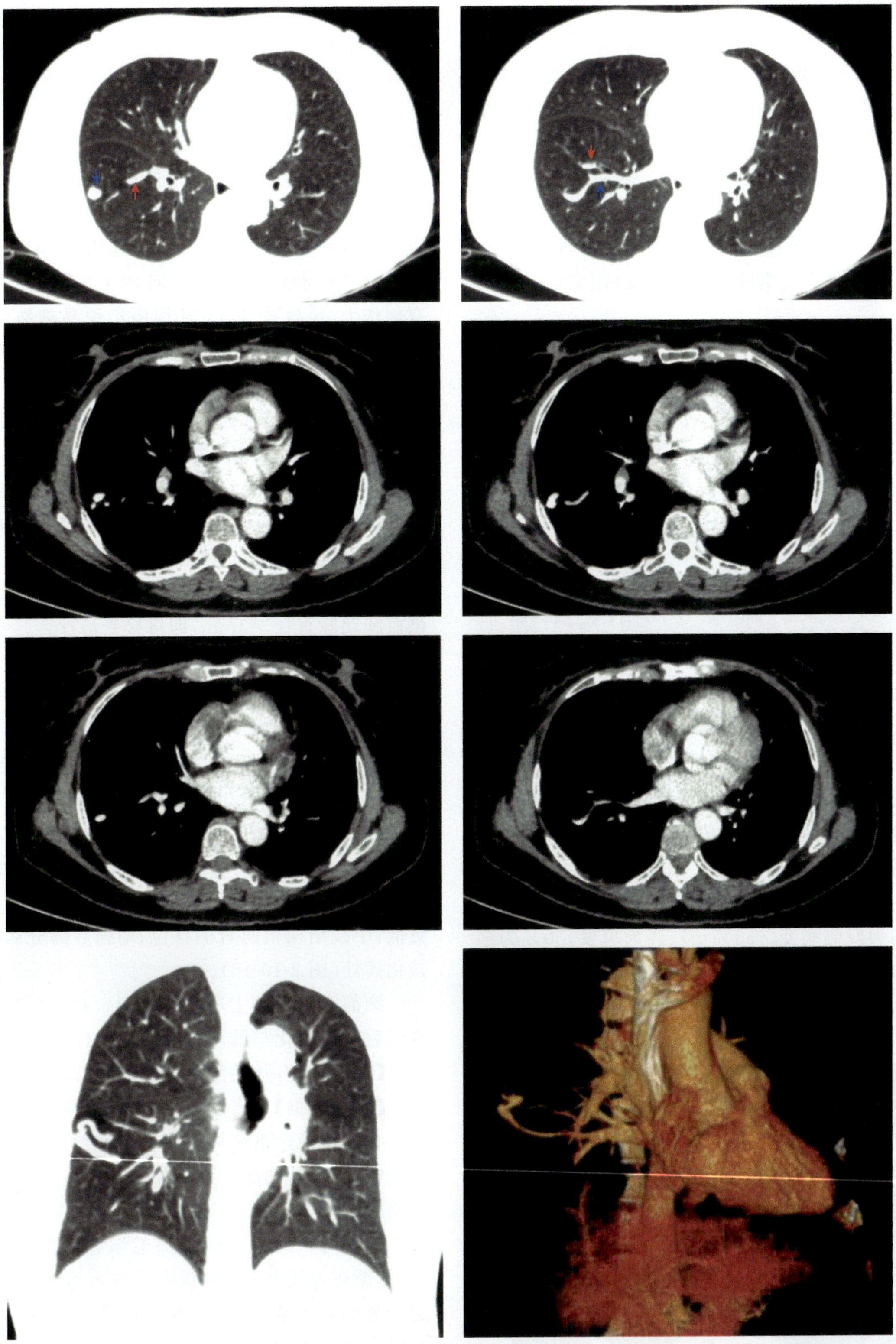

图 2-10-13　胸部 CT1

【诊断】 右下肺动静脉畸形。

【诊断依据】 胸部CT增强和三维重建示右肺下叶背段肺动脉明显增粗、纡曲（图2-10-13红箭），并与明显增粗的右下肺静脉（图2-10-13蓝箭）异常沟通，增粗的右下肺静脉流入右心房，右下肺动静脉畸形诊断明确。胸腔镜下见右胸腔无明显粘连，右下外周可触及异常血管搏动，考虑右下肺动静脉畸形，行右下肺叶楔形切除术。术后病理：细支气管扩张，内含渗出液，血管管腔扩大，符合血管畸形病理改变（图2-10-14）。

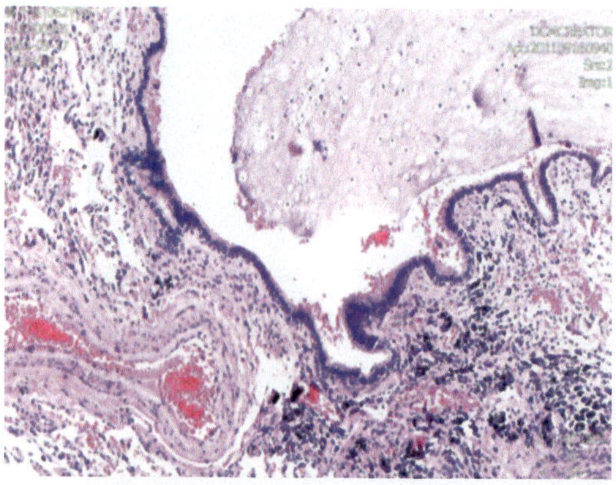

图2-10-14 细支气管扩张，内含渗出液，血管管腔扩大，符合血管畸形病理改变

【分析】 肺动静脉畸形，又称肺动静脉瘘、肺血管瘤、肺动静脉瘤、肺血管错构瘤等，是动脉和静脉的异常连接，供血动脉、畸形血管团、引流静脉构成PAVM的病理特征（图2-10-15）。PAVM多为单侧病变，仅8%～10%为双侧病变。50%～75%为单发，30%为多发性。单发病变最多见于左肺的下叶，多发病变多见于双下肺，双侧同时受累的占8%～20%。PAVM的形成发展包括3个主要过程：①毛细血管后微静脉扩张，淋巴细胞和单核细胞炎性浸润；②小动脉扩张，小动脉通过受累的毛细血管床与扩张的小静脉相连接；③毛细血管床消失，小静脉逐渐扩张并与纡曲的动脉相连接。

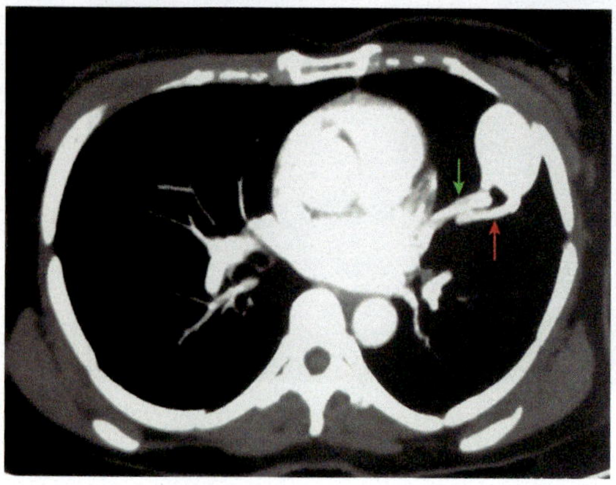

图2-10-15 PAVM的三个组成部分：输入动脉（左肺动脉主干，红箭）、引流静脉（至左心房，绿箭）及血管囊或纡曲扩张血管

CT上病变通常表现为结节状不透光区，典型的供氧动脉和引流静脉呈管状结构位于结节影的内侧。通常不需要对比剂就可确诊，而PAVM注入对比剂时通常显著强化，但很小的PAVM或PAVM栓塞则不能显示。既往外科手术如肺叶切除术、楔形肺段切除术或血管结扎术是治疗PAVM的主要方法。外科手术有创伤大、风险高、PAVM周围组织易破裂出血、损失部分肺功能的缺点。介入栓塞治疗PAVM效果可靠、操作相对简单、可多次分期治疗，且术后并发症较传统外科手术少，可最大限度地保留正常肺组织及其功能，对部位局限的PAVM可达到完全栓塞的目的。对于多发弥漫型肺小PAVM，可进行部分有效栓塞，起到姑息治疗的作用，现已逐渐取代外科手术成为治疗PAVM的首选方法。目前认为，若病人存在临床症状或X线胸片提示病灶直径＞2cm，CT检查提示PAVM供血肺动脉直径＞3mm，即可接受治疗。

（解放军福州总医院呼吸与危重医学科 叶 嘉 提供）

2. 病例2：女，17岁。头痛20天，发热伴呕吐2天。查体：神清，颈稍有抵抗，杵状指，四肢活动自如，肌力正常，双侧Babinski征、Gordon征阳性。辅助检查：血常规：WBC 14.81×10^{9}/L、RBC 6.64×10^{12}/L、血红蛋白206.1g/L；红细胞沉降率160mm/h。

颅脑CT：右颞叶大片低密度阴影，中心部位密度更低，中线结构稍向对侧移位；增强后部分病灶见环形强化病灶（图2-10-16）。

胸部CT：右肺上叶条带状影，与肺血管关系紧密，增强后病灶强化与肺动静脉相一致（图2-10-17）。

【诊断】 右肺动静脉畸形继发右颞叶脑脓肿。

【诊断依据】 青少年女性，有头痛、发热、呕吐症状。查体示神经系统体征阳性。颅脑CT示右颞叶大片低密度阴影，胸部CT示右肺上叶血管增粗，上述诊断明确。

【分析】 PAVM因肺部毛细血管滤过作用消失，肺、体循环直接交通，病原体可侵入组织导致感染，引起严重的并发症，最常见是异位栓塞导致的神经系统并发症（30%），多见于弥漫型，包括偏头痛、短暂性脑缺血发作、脑卒中、脑脓肿、癫痫发作等。其他的并发症：贫血、咯血、血胸、肺动脉高压、矛盾性栓塞、感染性心内膜炎、红细胞增多症等。脑脓肿是PAVM最严重的神经系统并发症，相当多的病人以脑脓肿为主要表现，甚至是唯一表现。1932年Reading通过尸检首次

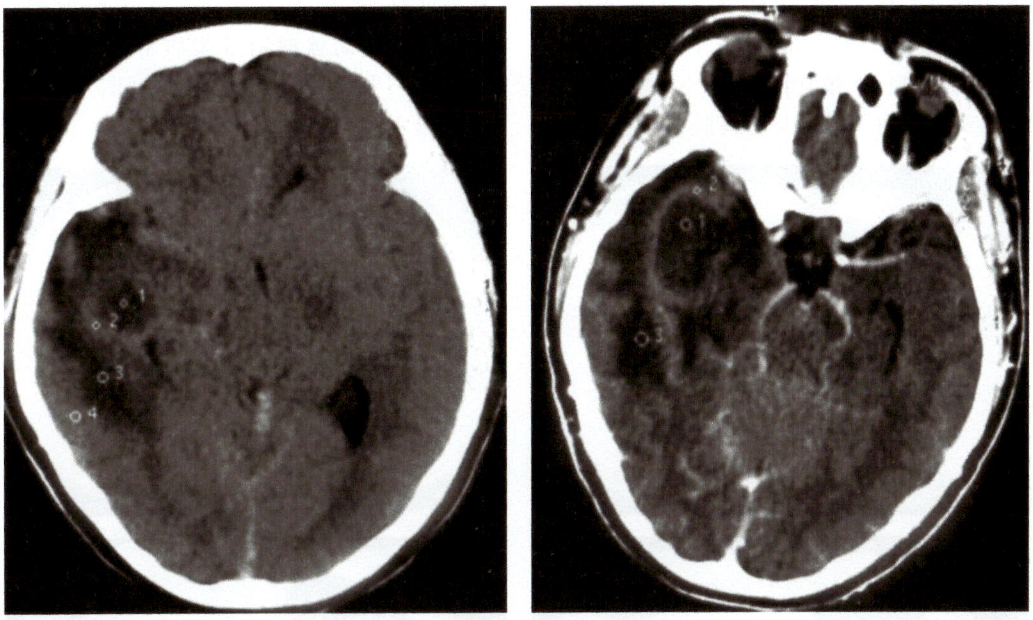

图 2-10-16　颅脑 CT

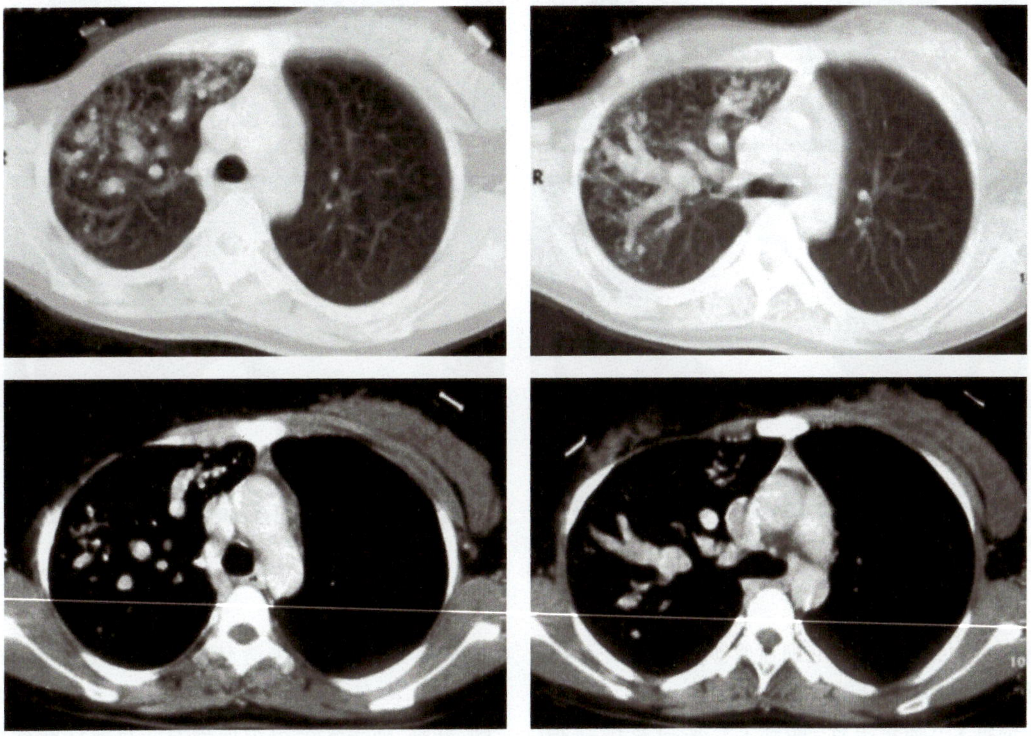

图 2-10-17　胸部 CT2

报道合并脑脓肿的病例，文献报道弥漫性 PAVM 病人脑脓肿的发生率高达 38%，是普通人群的 1000 倍。并发于 PAVM 的脑脓肿如不能去除肺内异常分流，多反复出现，相当多的病人复发次数在 2 次以上。PAVM 可行手术及介入治疗，目前首推介入治疗。

本例提示我们应提高对 PAVM 及其并发症的认识及警惕性，遇到脑脓肿病人应想到 PAVM 的可能，避免误诊及漏诊，一经确诊及时治疗，防止并发症的发生。

(深圳市龙岗区人民医院影像科　向子云　提供)

3. 病例3：男，83岁。反复咯血30多年。全身皮肤多发扩张血管，瘀斑。儿子58岁死于主动脉瘤破裂。女儿全身多发瘀斑、扩张血管影，月经量多，贫血。

胸部CT：双下肺血管增粗，近胸膜多发类圆形高密度结节（红箭），并可见多发纡曲的肺血管，肝脏增强扫描动脉期示肝实质密度增高，并可见肝静脉（图2-10-18绿箭）和门静脉（图2-10-18蓝箭）提前显影。

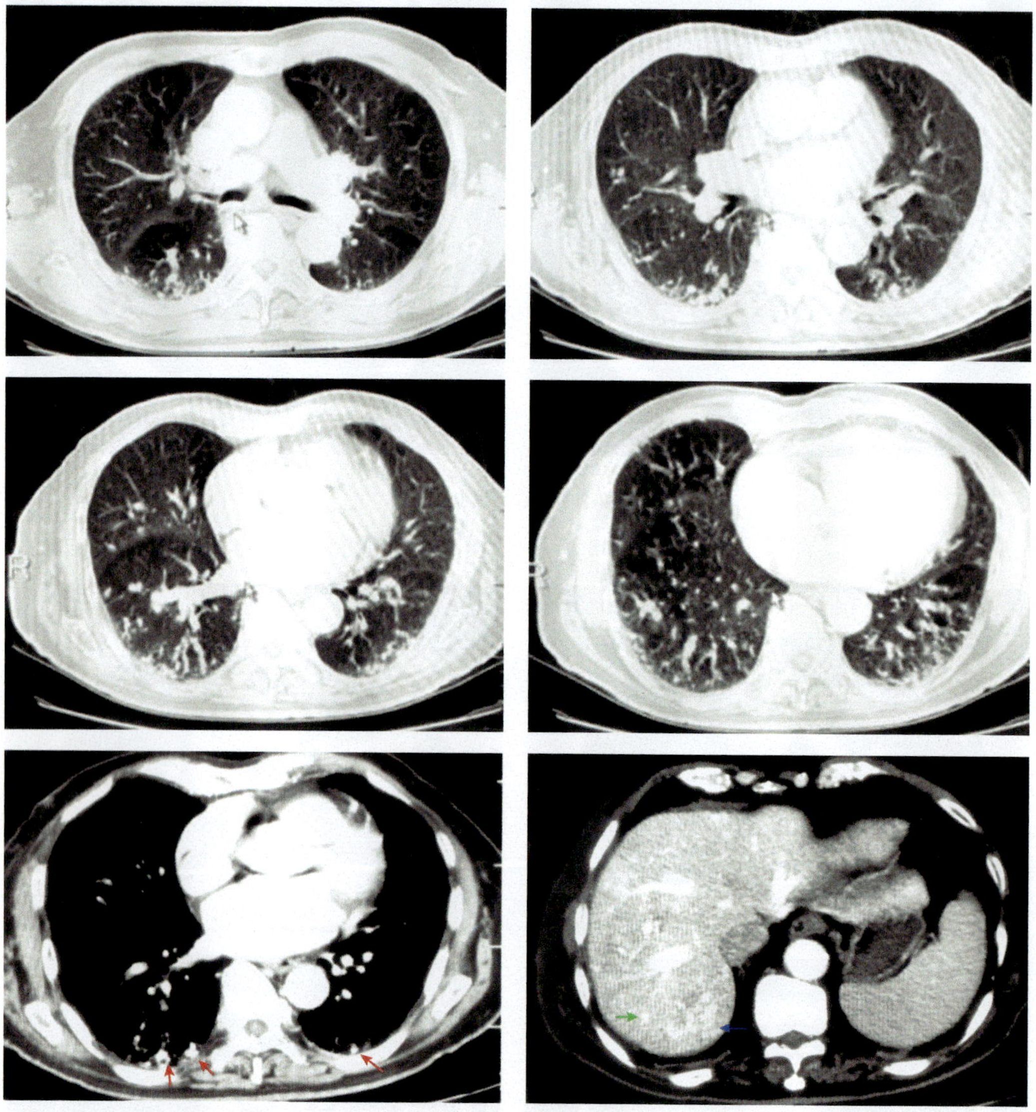

图 2-10-18 胸部 CT3

【诊断】 遗传性出血性毛细血管扩张症合并弥漫性肺动静脉畸形及肝血管畸形。

【诊断依据】 老年男性，胸部CT平扫及增强扫描示双肺下叶多发类圆形结节，边界光整，增强扫描和肺血管同步强化，为多发肺动静脉瘘形成，诊断为弥漫性肺动静脉畸形。肝脏强化CT示动脉期肝实质异常强化，肝静脉与门静脉提前显影，由此间接征象可推断病人存在肝动脉-肝静脉血管畸形。结合病人症状和家族史，支持上述诊断。

【分析】 遗传性出血性毛细血管扩张症（HHT）是一种常染色体显性遗传性疾病，发病率为10～20/100 000，多在20～30岁发病，可累及皮肤、黏膜、消化道、肺、肝脏、脑等多个组织或器官。目前诊断标准：①反复发作的自发性鼻出血；②皮肤、黏膜毛细血管扩张，常见特征性部位为嘴唇、口腔、鼻腔及手指；③内脏损害，可伴有出血的胃肠道毛细血管扩张、PAVM、肝脏动静脉畸形、脑动静脉畸形、脊髓动静脉畸形；④家族史，直系亲属中至少1人已被确诊为HHT；符合以上3项者可确诊，符合2项者为可疑或可能，少于2条者暂不考虑HHT。本例结合临床表现、影像检查结果及相关病史及家族史，符合 HHT 的诊断标准。

Faughnan 等认为 HHT 病人的 PAVM 可分为离散型和弥漫型（5%～7%）。弥漫型 PAVM 可分为 3 型：弥漫性亚段型，至少一个肺叶的亚段肺动脉参与病变；弥漫性肺段型，至少一个肺叶的肺段动脉参与病变；弥漫性肺段/亚段混合型，至少一个肺叶的肺段动脉和亚段肺动脉参与病变。PAVM 症状包括低氧血症、咯血及神经系统症状，且更多见于弥漫型病变，弥漫型亚段病变更易发生异位栓塞。

动静脉血管畸形是 HHT 的一种血管损伤形式，可累及几乎所有内脏器官，常见的受累器官包括肺、脑和肝脏，其中 PAVM 最为常见。针对弥漫性 PAVM，栓塞治疗可以有效改善病人的缺氧症状及减少并发症的发生。而对于肝动脉畸形，临床主要的治疗在于对症治疗，其目的在于减少分流和控制症状，最有效的治疗方法即肝移植。目前病人肝动脉畸形的并发症并不明确，临床应密切观察，必要时需利用肝动脉栓塞或肝动脉结扎的方法减轻病人肝动脉压力。

（韶关市曲江区人民医院影像科　潘军平　提供）

4. 病例 4：女，46 岁。突发言语不清、右上肢无力 27 小时。病人 14 年前因肺部感染行胸部 CT 检查提示左肺动静脉畸形，直径 2～3cm，未进一步诊治。查体：构音障碍，右上肢肌力Ⅳ级，双侧 Babinski 征（+），美国国立卫生院卒中量表（NIHSS）评分 2 分。心脏彩色多普勒超声示二尖瓣、三尖瓣轻度反流；颈部动脉超声及四肢动静脉超声检查未见异常；甲状腺超声示右侧结节性甲状腺肿。头颅 MRI 示双侧额叶、左侧顶叶及放射冠、右侧颞叶内侧多发梗死病灶。

胸部 X 线片示左肺结节，符合动静脉畸形；肺部 CTA 示：肺动脉期可见双侧胸腔内（双肺门水平、近胸壁处）类圆形对比剂充填影，边缘光滑，强化程度与同层面血管相当。经颅多普勒超声（TCD 发泡试验）示平静呼吸下及 Valsalva 动作下静脉注射激活生理盐水 5 秒后双侧大脑中动脉（MCA）可见栓子帘，考虑存在右向左分流。

肺部 CTA：双肺上叶见类圆形结节影，表面光滑，增强扫描后可见与肺动静脉相通，大者位于左肺上叶，约 3.1cm×2.3cm（图 2-10-19）。

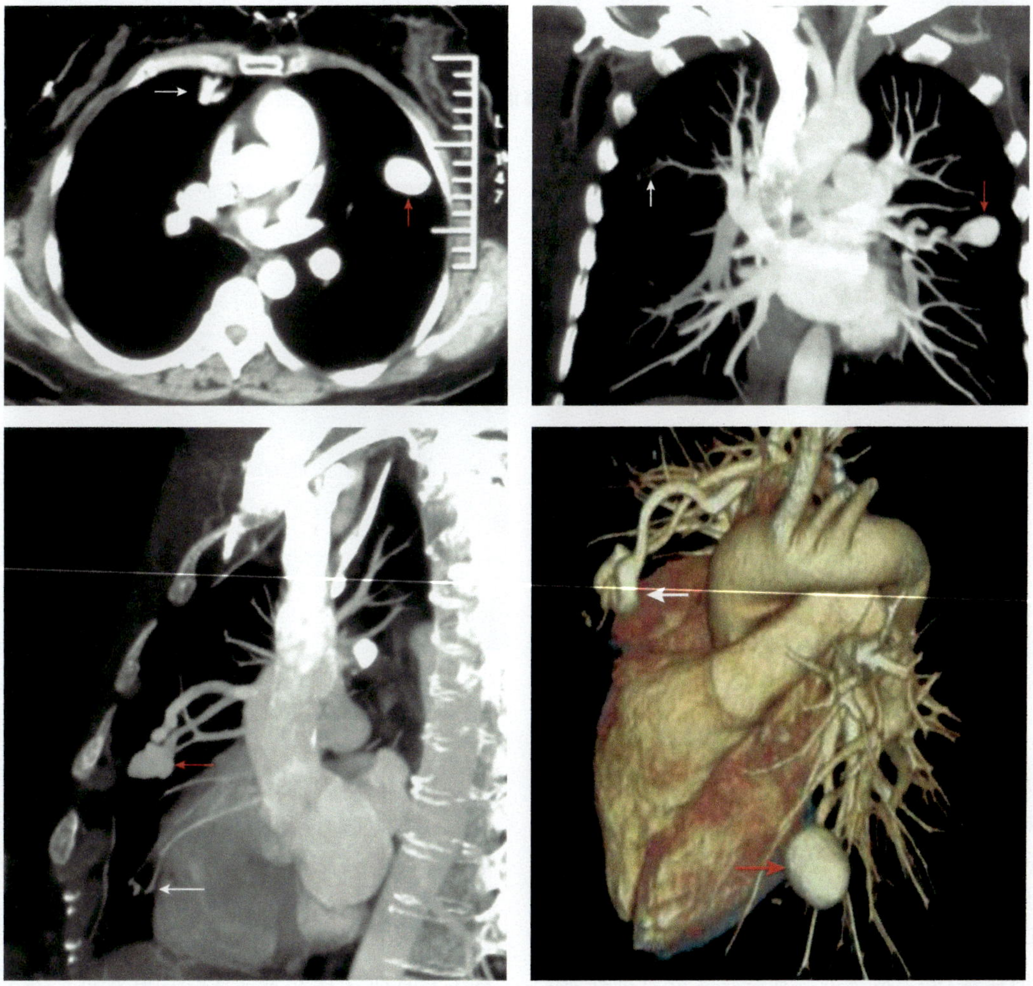

图 2-10-19　胸部 CTA

【诊断】 肺动静脉畸形至脑梗死。

【诊断依据】 中年女性，有肺动静脉畸形病史 14 年。肺部 CTA 示双肺上叶见类圆形结节影，左肺结节(图 2-10-9 红箭)较右肺结节(图 2-10-9 白箭)大，肺动静脉畸形诊断明确。病人突发言语不清、右上肢无力，头颅 MRI 示双侧额叶、左侧顶叶及放射冠、右侧颞叶内侧多发梗死病灶，肺动静脉畸形至脑梗死诊断明确。给予依达拉奉、低分子肝素、瑞舒伐他汀等药物对症治疗，病人恢复良好，NIHSS 评分 0 分。行肺血管造影及栓塞术，术中于左右肺各见一动静脉畸形，行弹簧圈栓塞术，术后造影示弹簧圈位置稳定，病灶内未见血供，左肺中野病灶明显缩小(图 2-10-20)。术后第 2 天复查 TCD 发泡试验，推泡后，见微量微泡信号。术后 3 个月复查胸片示左中肺野类椭圆形高密度病灶较栓塞术前缩小，密度减低(图 2-10-21、图 2-10-22)。病人口服达比加群、瑞舒伐他汀治疗，随访 1 年无复发，改良 Rankin 量表(mRS)评分 0 级，复查 TCD 发泡试验，推泡后，未见微量微泡信号。

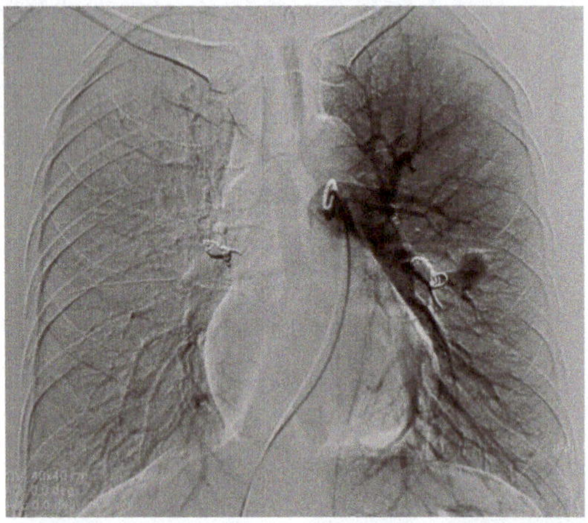

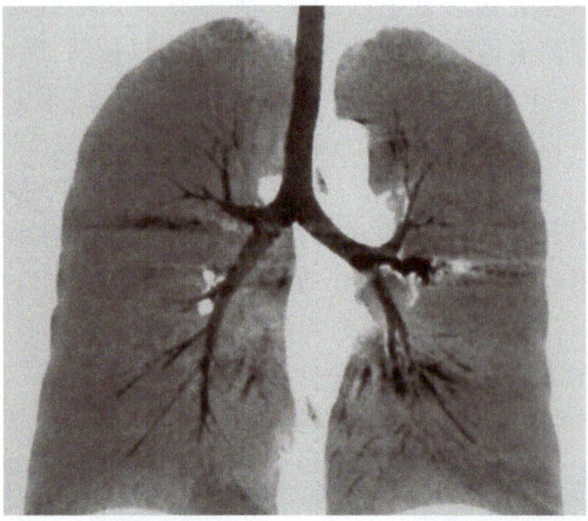

图 2-10-20 DSA 介入栓塞治疗后，左肺中野病灶缩小

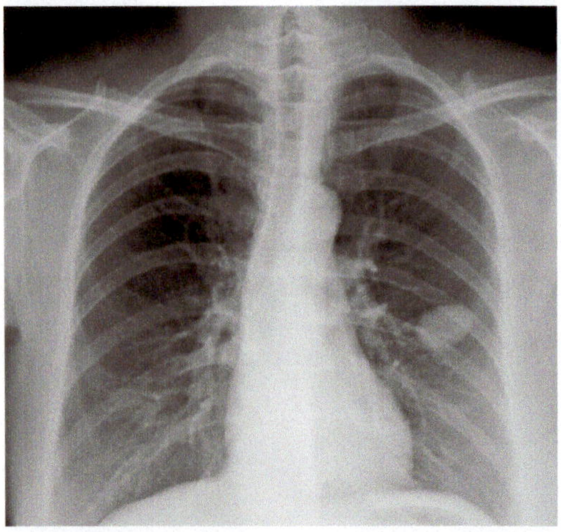

图 2-10-21 栓塞术前

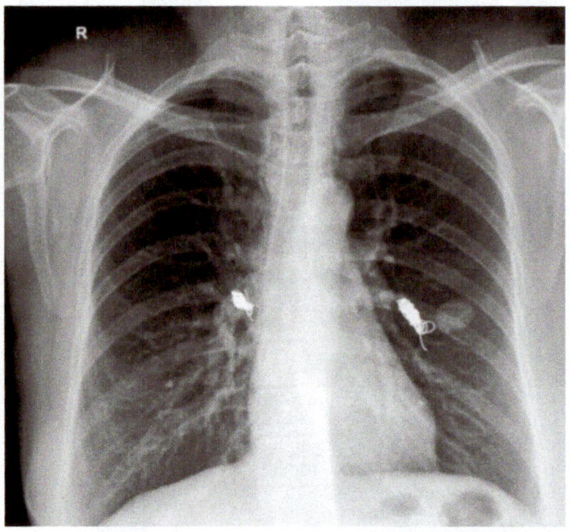

图 2-10-22 栓塞术后 3 个月，病灶缩小

【分析】 PAVM 病人可无症状或表现为低氧血症、矛盾性栓塞、脑脓肿或大量咯血。矛盾性栓塞是指静脉血栓从右向左分流进入体循环。PAVM 致矛盾性栓塞是脑梗死的主要潜在病因。Nakamura 等认为 PAVM 导致脑矛盾性栓塞有 3 种机制：①瘘管内血栓形成导致的栓塞；②下肢深静脉血栓栓子导致的栓塞；③红细胞增多症引起的血栓或栓塞。该例血常规正常，未找到深静脉血栓存在的证据，经检查也未发现其他栓子来源。本例经检查，排除脑动脉粥样硬化、心源性栓塞、动脉炎性病变、血液系统疾病、凝血功能障碍及内分泌代谢等可能的病因，且 14 年前因肺部感染行肺 CT 时即发现左侧 PAVM，但未进一步诊治，随着

PAVM 内血流动力学变化，PAVM 体积逐渐增大，最终出现矛盾性栓塞，结合影像学检查，临床诊断为 PAVM 致脑梗死明确。治疗 PAVM 旨在完全闭塞畸形血管，消除或减少右向左的血液分流，提高血氧饱和度及预防并发症的发生。随着介入放射学的发展，栓塞技术、栓塞材料的不断提高与完善，介入治疗已成为治疗 PAVM 的主要方法。

（山东省千佛山医院神经内科 贺 燕 提供）

第十一节 Kartagener 综合征

Kartagener 综合征（Kartagener syndrome，KS）是一种少见的常染色体隐性遗传病，属于原发性纤毛运动障碍（primary ciliary dyskinesia，PCD）中的一种亚型，约占 PCD 的 50%，由支气管扩张-内脏转位-鼻窦炎三联征组成（图 2-11-1），如只具备前两项者则称为不完全型。少数病人可能同时存在生殖系统和耳蜗纤毛功能不全导致不孕症和传导性耳聋，但其发生率相对低，未被列入诊断基本条件。Siewert 于 1904 年首先报道 1 例支气管扩张伴内脏反位的病例。1933 年 Kartagener 首次提出此三联征是一种先天性综合征，因此以其名字命名。

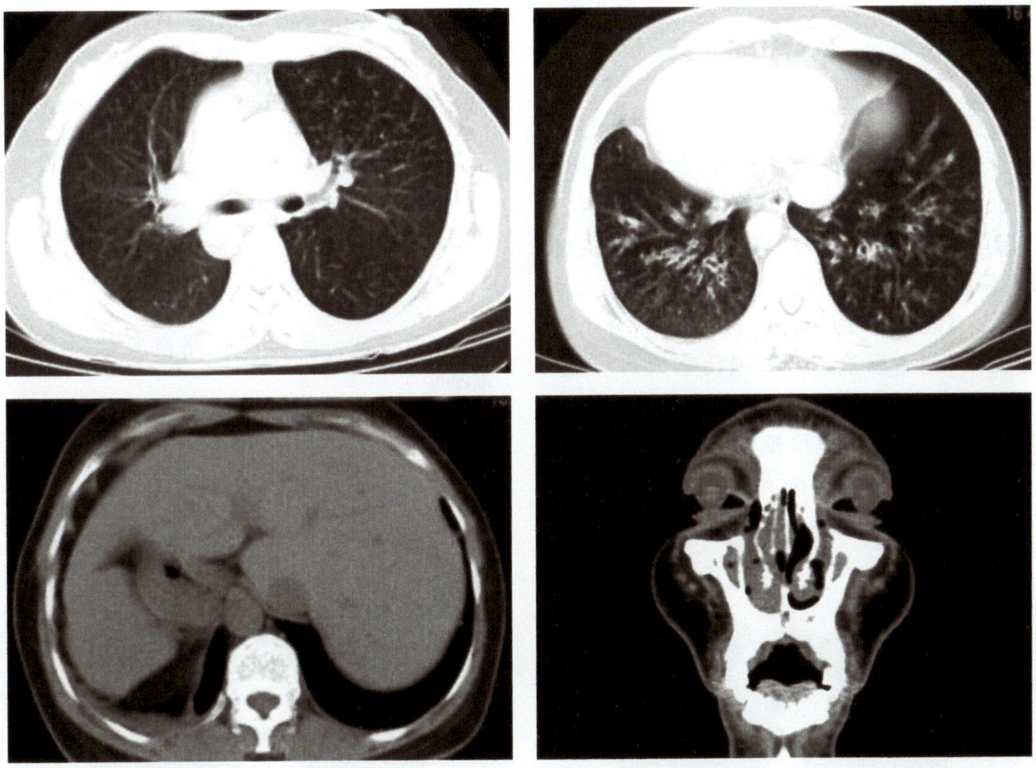

图 2-11-1 女，42 岁。双下肺支气管扩张，内脏转位。鼻窦 CT 示鼻窦炎

一、病因

该病病因一直未明，直到 1975 年，Pedersen 等在 1 例不育男性中首先发现并揭示了其不育是精子不动伴超微结构异常所致。1976 年 Afzelius 等对 4 例精子不动的病人进行研究，发现其中 3 例合并支气管炎和鼻窦炎，电子显微镜证实了其精子与呼吸道纤毛均有超微结构异常，导致纤毛不动，称为纤毛不动症。1977 年，Eliasson 等发现具有先天性纤毛异常的病人不一定具有包括内脏反位在内的三联征，将 KS 更名为不动纤毛综合征（ICS），提出大约 50% 的 ICS 病人可有内脏反位。1981 年 Sleigh 等发现纤毛并非完全不动，而是运动出现异常，导致分泌物不能有效排出，引起支气管扩张，因此将这类先天性疾病称为 PCD。PCD 指的是所有先天性纤毛运动障碍，若 PCD 病人同时具有脏器转位（主要是右位心），则称为 Kartagener 综合征。

二、临床表现

该综合征多见于 30 岁以下成人，在血缘关系家族结婚人群中有 20%～30% 的高发生率，同胞发生率达 7%～9%，男女发病无显著差异。由于呼吸道黏膜纤毛运动能力减低、清除功能障碍，不能及时排出呼吸道分泌物，导致细菌、真菌、病毒等生长，容易发生呼吸道感染，且症状反复，支气管壁结构破坏，最终引起支气管扩张，出现咳嗽、咳脓痰、咯血等症状。中耳及鼻咽部纤毛异常，可引起中耳炎、鼻旁窦炎。如果胚胎发育阶段纤毛运动障碍，不能正常摆动，可引起内脏转位。精子尾部鞭毛运动障碍可导致不育症，精子数量可正常。

三、治疗

Kartagener 综合征目前尚无根治方法，且无有效的促进纤毛清除功能恢复的药物，故主要是对症治疗，包括药物治疗和手术治疗。接受规律的抗生素及祛痰治疗，体位引流及适当的运动有利于痰液排出，必要时借助纤维支气管镜促进痰液的排出，预防支气管扩张。手术治疗主要包括慢性鼻窦炎、慢性中耳炎、不育及某些伴有严重心肺结构和功能异常的病人，如反复支气管扩张大咯血病灶局限于一个段/叶者，可行肺段/叶切除。其他通过鼓膜置管、鼓膜修补术、鼻内镜手术、肺叶移植等也可以取得良好的治疗效果。现代研究发现，20 多个蛋白与纤毛相关，如果编码这些蛋白的基因缺陷，或者编码组装蛋白的基因突变，可导致纤毛结构的失常，从而引起 PCD 的相关症状。近年，分子遗传学的迅速发展，使基因治疗某些遗传病成为可能。PCD 是一种单基因遗传疾病，基础研究已经确定了该病的多个突变位点，可采用原位校正缺陷基因或在基因组内插入一个功能基因的方法治疗。

参考文献

Djakow JI，Svobodova T，Hrach K. Effectiveness of sequencing selected exons of DNAH5 and DNAH11 in diagnosis of primary ciliary dyskinesia. Pediatr Pulmonol，2012，47(9)：864-875.

Lobo LJ，Zariwala MA，Noone PG. Ciliary dyskinesias：primary ciliary dyskinesia in adults. Eur Respir Mon，2011，(52)：130-149.

Mahut B，Escudier E，De Blic，et al. Impairment of nitric oxide output of conducting airways in primary ciliary dyskinesia. Pediatr Pulmonol，2006(41)：158.

Sommer JU，Schafer K，Omran H，et al. ENT manifestation in patients with primary ciliary dyskinesia：prevalence and significance of otorhinolaryngologic comorbidities. Eur Arch Otorhinolaryngol，2004，114(2)：555-576.

病例解析

女，35 岁。反复咳嗽、咯血多年，本人和姨妈均有不孕史。

胸部 CT：右位心，支气管扩张，内脏转位；鼻窦炎、筛窦炎和上颌窦炎（图 2-11-2）。

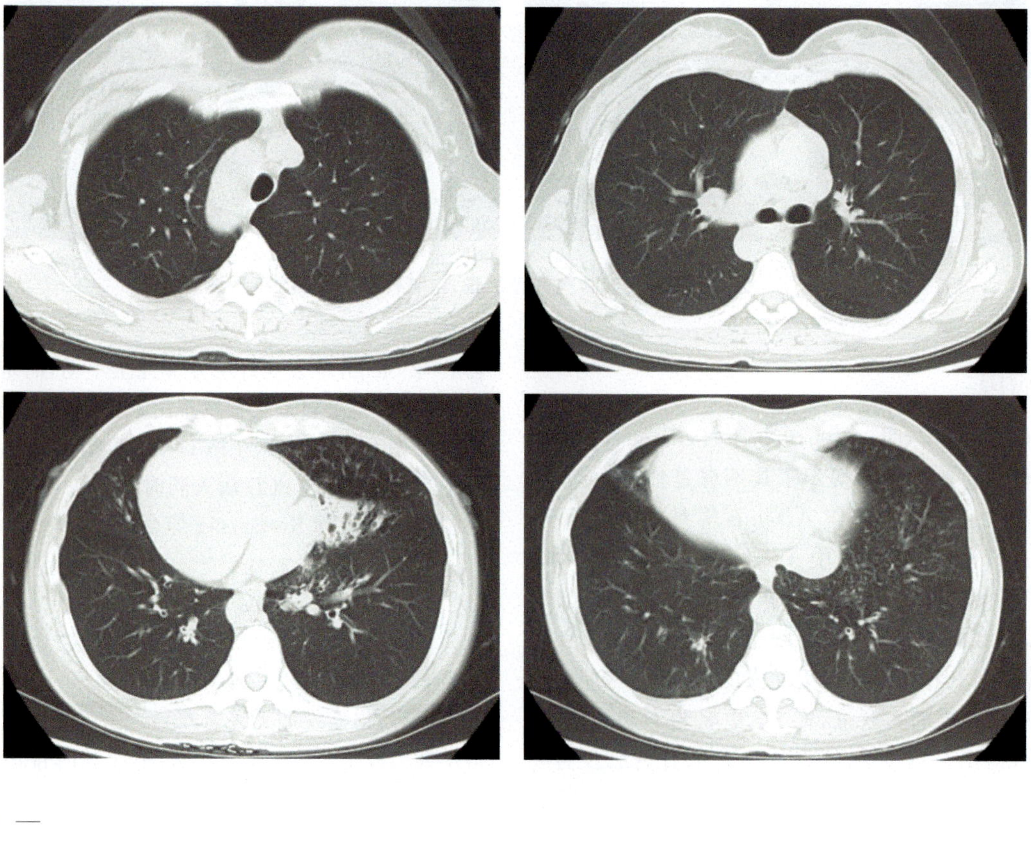

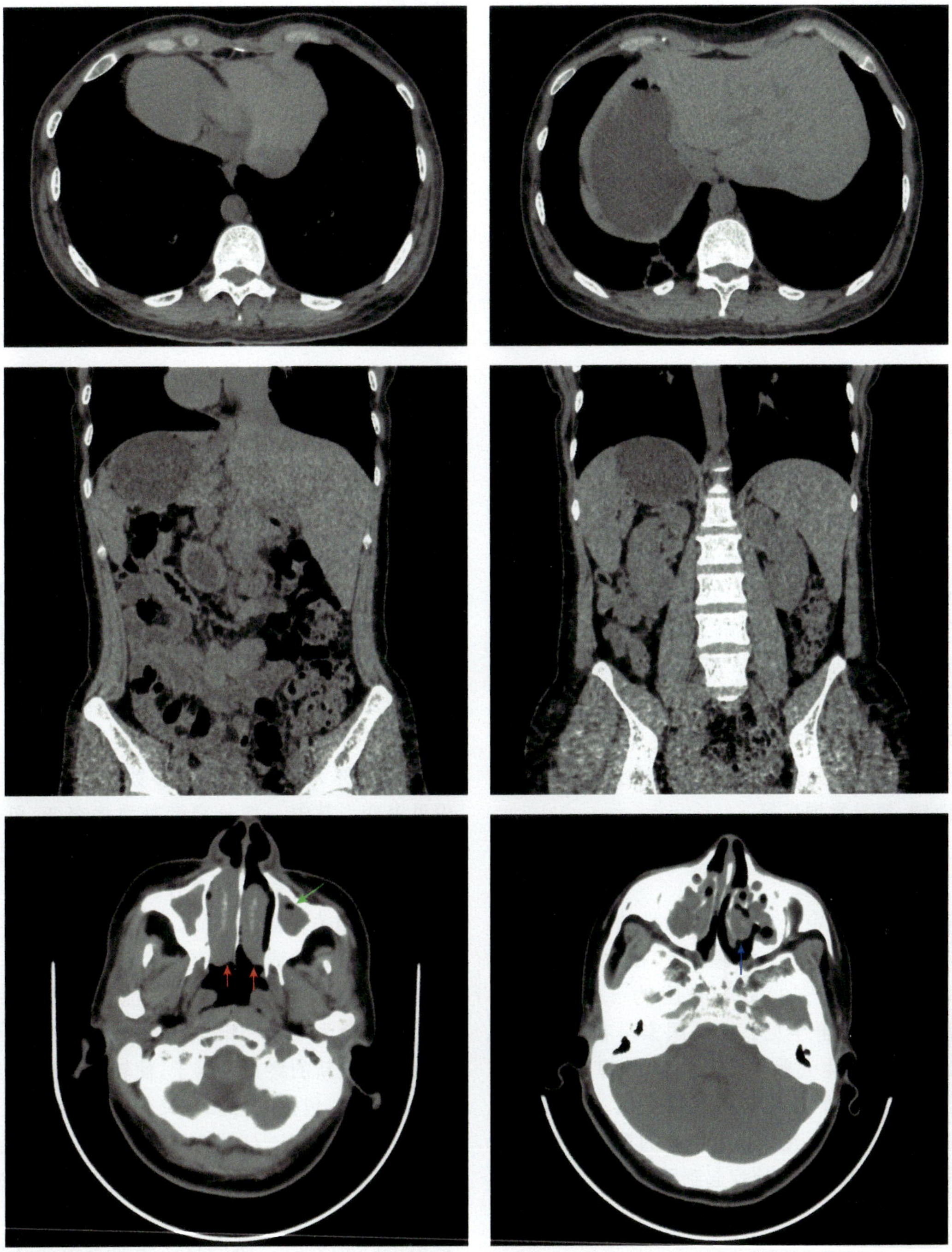

图 2-11-2　胸部 CT

【诊断】　Kartagener 综合征。

【诊断依据】　青年女性，有不孕家族史，胸部 CT 示右位心，双肺支气管扩张；腹部 CT 示双侧膈肌基本持平，左侧膈下脏器密度较高，右侧膈下可见气体密度影，提示内脏完全转位；颅脑 CT 示上颌窦炎（图 2-11-2 绿箭）、下鼻甲肥大（图 2-11-2 红箭）和筛窦炎（图 2-11-2 蓝箭），Kartagener 综合征诊断成立。

【分析】　Kartagener 综合征由三联征组成：内脏转位、支气管扩张、慢性鼻旁窦炎或鼻息肉。Kartagener 综合征病理基础为纤毛结构或功能异常，如动力臂缺失、轮辐缺陷、微小管排列异常等，由于纤毛广泛存在于呼吸道、中耳、输卵管、输精管、精子鞭毛及脑、脊髓室管膜等组织器官中，所以 Kartagener 综合征易伴有传导性耳聋、异位妊娠、不孕不育、输卵管畸形、输精管畸形及脑积水等，同时易合并先天性心脏病、腭裂、肾脏畸形、食管反流、胰腺功能不全、肛门闭锁、双侧颈肋、嗅觉缺损、智力障碍、胸腺瘤、类风湿关节炎、地中海热、结核感染及汗液试验阳性等。临床表现为反复上、下呼吸道感染，少数不孕不育。本例病人即有不孕病史。胸部CT是发现本病支气管扩张最有效的办法。常表现为囊状、柱状扩张，以两肺下叶最常见，可见印戒征、轨道征、蜂窝征等征象。慢性鼻旁窦炎CT表现为窦腔密度增高、窦壁增厚、窦腔缩小及鼻甲肥大、鼻息肉等征象。典型肺功能改变是用力呼气流量(FEF_{25}、FEF_{75})、1秒用力呼气容积(FEV_1)降低。Kartagener综合征临床诊断并不困难，一旦发现长期慢性咳嗽、咳痰的年轻病人，首先行肺部CT明确有无支气管扩张和内脏转位，进一步明确有无鼻窦炎，出现典型三联征即可诊断本病。有研究认为鼻黏膜活检是一种简便可行的手段，鼻黏膜活检或支气管镜取支气管黏膜上皮在电镜下观察纤毛数目及结构异常可确诊。对于确诊病例应做的进一步检查，包括肺功能检查、听力和眼底检查、肾脏结构和功能检查、食管24小时pH测定，如有精神运动障碍或其他神经系统表现应进行头颅CT或MRI检查。

（烟台毓璜顶医院呼吸科　于鹏飞　提供）

第十二节　囊性纤维化

囊性纤维化(cystic fibrosis，CF)是一种外分泌腺功能紊乱的常染色体隐性遗传性疾病，系由囊性纤维化跨膜调节因子(cystic fibrosis transmembrane conductance regulator，*CFTR*)基因突变致其编码的CFTR蛋白功能缺陷所致。CF病人都是纯合子，接受了来自双亲的两条有缺陷的*CFTR*基因的染色体，这意味着两个杂合子的后代有1/4的可能性成为病人。本病主要发生在儿童，死亡率高，中位生存期短。临床表现为慢性阻塞性肺疾病、胰腺功能不全及汗腺受累所致的汗液钠、氯异常增高等。

一、流行病学

CF是高加索人群中最常见的致命性遗传疾病，每25个欧洲人血统中就有一个是携带者，在欧洲新生儿的发病率为1/(2000～3000)，美国为1/(2000～3500)，非洲及亚裔人群罕见。欧美国家早在1985年就开始对CF实行新生儿筛查，在美国CF基金会、欧洲CF协会等组织的推动下，现今已在美国、英国等实现了全面的新生儿筛查，建立了多中心的观察队列，这对于CF病人的早发现和早治疗起到了积极作用。

二、CFTR的结构与功能

早在1989年Rommens等便已成功克隆并鉴定了*CFTR*基因。*CFTR*基因位于人类7号常染色体q31.2的长臂上，主要编码含有1480个氨基酸的CFTR蛋白。CFTR蛋白属于三磷腺苷结合蛋白家族，并且是唯一的环磷腺苷依赖的离子通道蛋白成员。由2个跨膜结构域(TMD1/TMD2)、2个核苷酸结构域(NBD1/NBD2)和1个调控域组成。CFTR在外分泌腺导管上皮细胞的顶膜上表达，主要决定氯离子、碳酸氢根等的转运。正常情况下，*CFTR*基因编码生成CFTR，经过了转录、翻译、折叠和组装、运输及表达于细胞表面等过程。其合成、结构及功能的异常可导致CF病人的外分泌腺功能障碍，水、氯离子、碳酸氢盐等在CFTR通道跨膜转运受到影响，上皮细胞中氯离子和水分泌的减少，最终造成细胞外分泌液含水减少，含盐量升高，黏液堆积，阻塞一些器官(如呼吸道、胰腺等外分泌器官)的管腔，堆积的黏液使细菌得以寄生，造成感染及炎性反应，形成不同的CF症状。

*CFTR*基因已有2000多个突变被报道，这些突变中仅有10%为常见突变，大多数突变为发生率很低的少见突变。其中一部分突变是致病突变，可导致典型CF表现，另外一些突变，并不引起典型CF表现，仅与轻微病变或单个系统病变有关，称为CFTR相关疾病或CFTR相关代谢综合征。不同突变种类可造成个体严重程度不同的症状。

依据CFTR合成、结构、功能的异常可以将*CFTR*基因突变分为6类。第Ⅰ类突变：蛋白合成异常。此类突变产生新的终止密码子，使转录过早中止，造成蛋白合成缺陷，包括各种无义突变、移码突变及剪切位点突变，如*W1282X*、*G542X*、*R553X*。第Ⅱ类突变：影响CFTR的翻译过程，使肽链不能正常地折叠，在内质网中发生降解。大多数的CF为此类突变，如*F508del*、*N1303K*、*P574H*。第Ⅲ类突变：CFTR的调节区受到破坏，使之不能正常开启，而失去离子通道的功能，包括*G551D*、*G551S*、*G1349D*、*S1255P*。第Ⅳ类突变：影响氯离子通道的传导性或对离子的选择性，使氯离子转运率降低，包括*R117H*、*R334W*、*R347P*、*P547H*。第Ⅴ类突变：影响RNA剪接，产生正常转录子的同时也产生异常的转录子，致使具有正常功能的CFTR减少。第Ⅵ类突变：造成CFTR在细胞膜顶部结构不稳，常向羟基端方向断裂，包括*432delTC*、*Gln1412X*、*4279insA*。

32种突变检测可覆盖90%以上的高加索人，西方国家最常见的突变为 *F508del*，即第 10 外显子第 1653～1655 位碱基对缺失了 1 个编码肽链第 508 位苯丙氨酸的密码子。但 *F508del* 不是亚洲人的主要突变。*G542X* 和 *N1303K* 等与严重的 CF 表型相关联并且表现出高外显率。

三、临床表现

CF 的共同表现是氯化钠不能被重吸收，汗水中有盐味。该病可累及呼吸、消化、内分泌、生殖等多个系统，其临床表现随年龄的不同而有所不同。新生儿期主要表现为胎粪性肠梗阻、持续黄疸、肠闭锁等；婴儿期主要为发育不良、金黄色葡萄球菌肺炎等；儿童期主要表现为远端肠梗阻、慢性鼻窦炎或鼻息肉、慢性胰腺炎、肝病等；青年期和成年期主要为支气管扩张、咯血、门静脉高压症、变应性支气管肺曲霉病、无精症等。除此之外，在任何年龄都可能出现杵状指、咸味皮肤、咳嗽、咳痰、呼吸道分泌物铜绿假单胞菌的分离、低氯性代谢性碱中毒等。CF 主要被认为是一种慢性病，呼吸道感染是其发病的主要原因。其中以肺及气道纤维化表现尤为突出，并且是大多数 CF 病人最终因肺功能障碍及呼吸衰竭死亡的原因。

四、诊断

CF 的诊断必须满足以下 2 个条件：①至少有一个内脏系统有 CF 的临床表现。②CFTR 失活的证据（包括以下任一条）：a. 汗液中氯离子浓度≥60mmol/L（两次测量）；b. 父母均携带 *CFTR* 等位突变基因；c. 异常的鼻电位差。

2017 年囊性纤维化基金会（CFF）发布的 CF 诊断指南降低了用于指示疑似诊断 CF 的汗液氯化物浓度的阈值。汗液氯化物的正常范围为 10～20mmol/L，在所有年龄中，阈值从既往推荐的 40mmol/L 降至 30mmol/L。既往研究人员认为 40mmol/L 提示 CFTR 无效，但研究人员降低阈值，因为氯化物浓度在 30～39 mmol/L 的病人也确诊为 CF。因此，汗液氯化物浓度高于 30mmol/L 应进一步评估，包括扩展 *CFTR* 基因分析和（或）CFTR 功能性分析，以确诊或排除 CF 诊断。

五、治疗

肺功能的损伤程度是 CF 病人的致命因素。1 秒用力呼气容积（FEV_1）已广泛用于肺功能的无创监测，且是肺疾病临床试验的常用终点。CFTR 蛋白通道功能障碍时肺上皮细胞表面覆盖的呼吸道表面液体含水量减少并产生黏稠的分泌物。黏液纤毛系统不能有效地清除堵塞气道的黏液，导致肺部慢性炎症及感染、气道损害，最终发展为呼吸衰竭和早期死亡。所以，可以考虑气管再水合的方法，即吸入能将水分汲取到液体层的物质。人重组 DNA 酶能够溶解 CF 病人黏液中大量的 DNA，从而使肺部黏液的黏稠度降低，有利于黏液的清除。2013 年指南强烈推荐长期吸入阿法链道酶用于 6 岁及以上 CF 病人来改善肺功能、提高生活质量及降低急性加重发病率。甘露醇吸入干粉可以有效地提高 CF 病人肺功能及降低急性加重恶化率。此外，甘露醇吸入干粉的安全性和耐受性都非常好。甘露醇吸入干粉作为一种有助于水化囊性纤维化分泌物的渗透剂在治疗 CF 病人展现了良好的前景。其他的化痰措施，如吸入或口服的 N-乙酰半胱氨酸、吸入的谷胱甘肽治疗 CF 病人的疗效并不明确，指南不作推荐。

CF 病人肺部内黏稠的分泌物堵塞气道，纤毛清除系统受损，致使反复或持续的支气管感染。铜绿假单胞菌是气道内最常见的定植菌，同时铜绿假单胞菌感染症状也是最严重的，一般经验性选用针对该病原菌的抗生素。2013 年更新的指南中，对于 6 岁及以上肺部功能较差且持续铜绿假单胞菌感染的 CF 病人，继续强烈推荐长期吸入的妥布霉素来改善肺功能、提高生活质量及降低急性加重发生率。吸入氨曲南是指南中新增的一种治疗感染铜绿假单胞菌 CF 病人的治疗手段。肺部感染治疗中雾化吸入左氧氟沙星和阿米卡星脂质体制剂在临床实验中已被证实其安全性和有效性。

由于胰腺外分泌功能受到影响的 CF 病人的营养状况通常较差，因此营养管理也是其综合治疗中的一个关键环节。营养支持的主要干预措施包括胰酶替代疗法，以减少胰腺功能不全所造成的吸收障碍；为补偿粪便营养丢失及饮食摄入减少，给予高能量饮食；积极维生素/矿物质补充。

随着现代医学的发展，CF 病人的中位生存期从 1938 年首次发现该病时的低于 2 年，稳步提升至 41.1 年。大部分病人最终因肺衰竭而死亡，肺移植手术是目前唯一可以延迟的办法，移植手术后 1 年存活率是 80%，5 年存活率是 55%。目前大部分专家使用肺功能作为预测肺移植不良预后和肺移植准入门槛的指标，一般将 $FEV_1 \leqslant 30\%$ 作为推荐肺移植的基准。目前的国际指南也推荐联用除肺功能外的其他指标，如肺动脉高压来选择合理的肺移植受者。肺动脉压力越高，肺移植对 CF 病人的预后改善作用越明显，并且肺动脉压力≥30mmHg 可能为一个合适的受者筛选阈值。但研究者们同时也认为，很难选择一种单一的客观指标作为预测 CF 病人预后，而肺功能仍然是临床管理 CF 病人的重要参考指标。其他因素，如年龄、身高、肺功能是否急剧下降、换气功能缺陷、长期辅助通气家庭抗菌治疗及住院情况等也可以影响病人的预后。

目前，基因靶向治疗正蓬勃兴起，根据基因突变方式的不同，不同的新药正被研究和应用。PCT124(Ataluren)在结构上与氨基糖苷类抗生素相似，但并没有该类抗生素的化学性质。PCT124 阻止新出现的终止密码子信号而不影响正常终止密码子，因此 *CFTR* 基因能够编码功能正常的蛋白，主要适用于Ⅰ类突变病人。Lumacaftor(VX-809)是一种 CFTR 蛋白矫正器，适用于Ⅱ类突变中的双拷贝 *F508del* 突变类型。*F508del* 类突变病人约占 CF 病人的 90%。Lumacaftor 通过保护 F508del 突变携带者的 CFTR 蛋白，使其免遭降解来发挥作用。2012 年 12 月 3 日，加拿大卫生部批准 Kalydeco(Ivacaftor)作为第一个根本性治疗 CF 的药物，针对 6 岁及以上的 CFTR 单拷贝 *G551D* 突变的病人，约占 CF 病人的 4%。本药通过延长 CFTR 通道开放时间，加速细胞表面氯化物的转运，使损坏或丢失的 CFTR 蛋白恢复正常功能，安全性和耐受性良好，可实质性和持续性改善 FEV_1 占预测值百分比、生活质量、营养及 CF 病人因特异性 *CFTR* 突变导致的病情反复发作。2017 年，美国食品药品监督管理局(FDA)批准 Kalydeco 用于治疗 2 岁及以上年龄病人，适用于基于临床和(或)体外(辅助)数据对药物治疗有一种敏感 *CFTR* 基因突变的病人，使其由治疗 10 种突变增加到 33 种。Kalydeco 的常见不良反应有头痛；上呼吸道感染(普通感冒)，包括喉咙痛、鼻腔或鼻窦充血或流鼻涕；胃(腹部)疼痛；腹泻；皮疹；恶心；头晕。Kalydeco 与转氨酶升高及儿科白内障等风险相关。Kalydeco 与强效 CYP3A 诱导剂(如利福平、贯叶连翘)一起使用，可以大幅减少 Kalydeco 的暴露量，这样可能会降低 Kalydeco 的有效性，因此不建议与该类药物同服。2015 年 7 月 2 日，美国 FDA 和欧盟批准了以 Kalydeco 和 Lumacaftor 为主要成分的药物 Orkambi 治疗 CF，Lumacaftor 保护 *F508del* 突变携带者的 CFTR 蛋白使其顺利到达上皮细胞表面，Ivacaftor 增加通道开放时间、促进氯离子的运输。该药旨在治疗有 2 个拷贝 *F508del* 突变的 12 岁及以上年龄 CF 病人，携带 2 个拷贝的突变基因(遗传自父母)是造成 CF 的原因，约占美国 CF 病人的 50%。临床试验显示该组合可以改善而不仅是维持这种突变病人的肺功能。目前，临床上一批靶向 CFTR 突变基因治疗新药正在研发中，给 CF 病人带来了新的希望。

参考文献

Delatycki MB, Burke J, Christie L, et al. Human genetics society of australasia position statement: population-based carrier screening for cystic fibrosis. Twin Research and Human Genetics, 2014, 17(6): 578-583.

Derichs N. Targeting a genetic defect: cystic fibrosis transmembrane conductance regulator modulators in cystic fibrosis. European Respiratory Review, 2013, 22 (127): 58-65.

Kirk KL, Wang W. A unified view of cystic fibrosis transmembrane conductance regulator (CFTR) gating: combining the allosterism of a ligand-gated channel with the enzymatic activity of an ATP-binding cassette (ABC) transporter. Biol Chem, 2011, 286(15): 12813-12819.

Paranjape SM, Mogayzel PJJr. Cystic fibrosis. Pediatr Rev, 2014, 35(5): 194-205.

Riordan J R, Rommens J M, Kerem B, et al. Identification of the cystic fibrosis gene: cloning and characterization of complementary DNA. Science, 1989, 245 (4922): 1066-1073.

Rogan MP, Stoltz DA, Hornick DB. Cystic fibrosis transmembrane conductance regulator intracellular processing, trafficking, and opportunities for mutation-specific treatment. Chest, 2011, 139(6): 1480-1490.

病例解析

1. 病例 1：男，17 岁。反复咳嗽 2 月余。颈部活动时感轻度疼痛，四肢关节轻度疼痛、无力。

胸部 CT：双肺弥漫磨玻璃影，双上肺为主多发大小不等囊状影(图 2-12-1)。

【诊断】 肺囊性纤维化。

【诊断依据】 肺内多发囊状影，双上肺明显，右肺中叶，左肺下叶支气管扩张，左肺下叶可见马赛克征，伴空气潴留，为小气道受累表现(图 2-12-1 红箭)。鉴于病人年轻，肺部毁损严重，首先考虑肺囊性纤维化。病人汗液试验测定结果：氯离子 99mmol/L。外院检测 *CFTR* 突变，诊断明确。

【分析】 CF 的诊断主要依据汗液氯离子浓度测定结合家族史和临床表现。2 次以上汗液测试阳性，结合典型的临床表现、CF 阳性家族史，诊断即可成立，如发现 *CFTR* 突变基因则可确诊。CF 肺受损后其分泌物的清除受损主要影响上肺，因为上肺叶的淋巴清

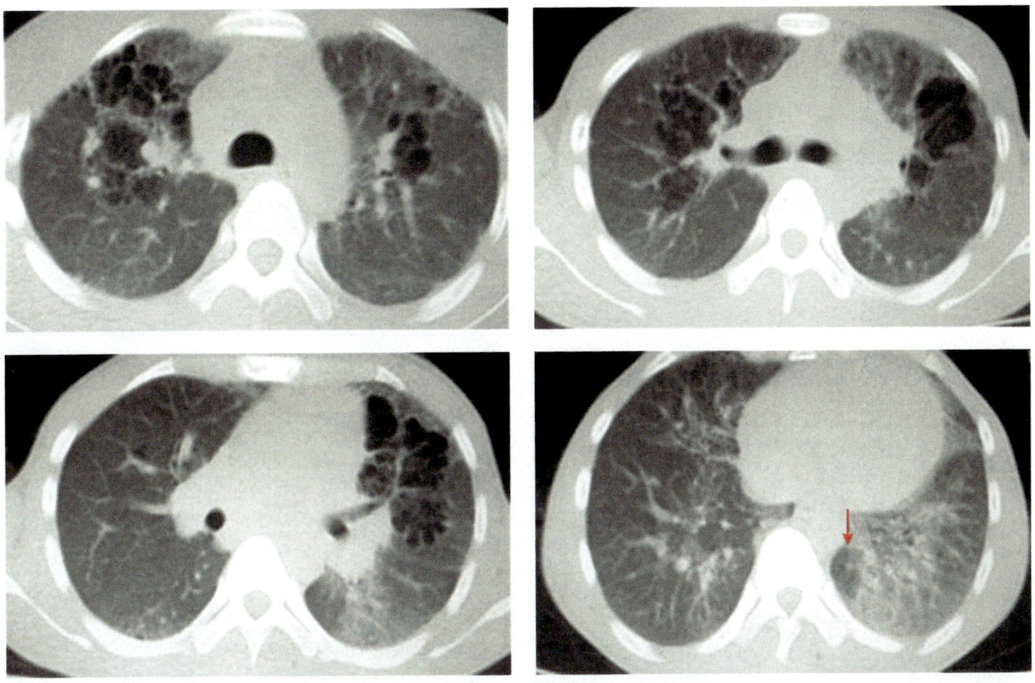

图 2-12-1　胸部 CT1

扫功能远不及下肺叶，这种发现可能就是吸入性疾病和淋巴管周为主的疾病易于发于上肺的原因，同时上肺叶肺血流典型的重力性分布及较短的气道路径也是其助力成分。同时，增加的呼吸过程提高了双肺下叶的淋巴清扫能力。上肺优势型的特征在许多病例中均可见到，如 CF、结节病、硅肺和其他肺尘埃沉着病、变应性支气管肺曲霉病和结核病等，弥漫分布也较为常见。

CF 是上肺优势型支气管扩张最常见的、最具有破坏力的先天性疾病。炎性介质在 CF 的肺实质破坏中起着很重要的作用。气道上皮细胞是白介素-8 的来源，而白介素-8 是肺内的中性粒细胞的趋化因子，中性粒细胞包含蛋白水解酶，这些酶在宿主防御时释放脱颗粒。然而，在中性粒细胞坏死后，大量的蛋白水解酶泄漏，更多的抗蛋白水解酶抵制消化重要的蛋白质结构，如弹性蛋白和纤维连接蛋白这样的结构蛋白。这样的结果是形成支气管扩张和支气管软化。肺 CF 的典型 CT 表现：①支气管扩张、支气管壁增厚，病变部位可广泛分布于两肺各叶，但以两肺上叶多见，病变以累及第 5、6 级支气管为主，尤其见于右肺上叶，支气管壁增厚既可发生于扩张的支气管，也可发生于非扩张的支气管，常为轻度增厚，管壁内外比较光滑；②支气管黏液栓，由于黏液分泌物潴留在支气管内，依据黏液存留的支气管走向不同而形态各异，多呈圆形、椭圆形、管状或尖端指向肺门的“V”形或“Y”形高密度阴影，密度均匀，边缘光滑锐利，增强扫描无强化；③斑片状阴影，表现为感染性支气管肺炎或亚段肺不张，呈 1～3cm 大小不等的斑片状高密度影，肺上叶常见或肺上叶病灶较多；④马赛克征，为小气道受累的一种表现，由于阻塞的支气管和细支气管继发空气潴留，所以常常能看到马赛克低灌注，吸气相及呼气相相对比显示更为清晰；⑤两肺弥漫性气肿，表现为肺野密度低而不均，在不同病例程度轻重不一，婴儿或儿童病人多见；⑥薄壁含气囊腔，因支气管扩张、气肿性肺大疱及间质性气囊肿，可形成大小不一囊腔，主要分布在两肺上部。本例属典型肺部影像改变。

2．病例 2：女，29 岁。咳嗽、咳痰、气喘 29 年，加重半年。病人出生后即咳嗽、咳痰，多为白痰，憋喘明显，伴长期腹泻、低钾、乏力等症状。曾诊断为囊性纤维化，给予抗炎、补胰酶、止泻、补钾等对症治疗，近半年上述症状加重。病人有囊性纤维化遗传病家族史。入院后查血钾波动于 1.91～2.63mmol/L。查体：两肺广布湿啰音。痰培养：铜绿假单胞菌，痰找结核菌未见；真菌培养：阴性。有先天性鼻窦炎病史，9 年前已手术治疗，有慢性胰腺炎病史。

胸部 CT：双肺多发囊状、柱状、静脉曲张状支气管扩张影，管壁增厚，部分见印戒征、液平面、树芽征、指套征（图 2-12-2）。

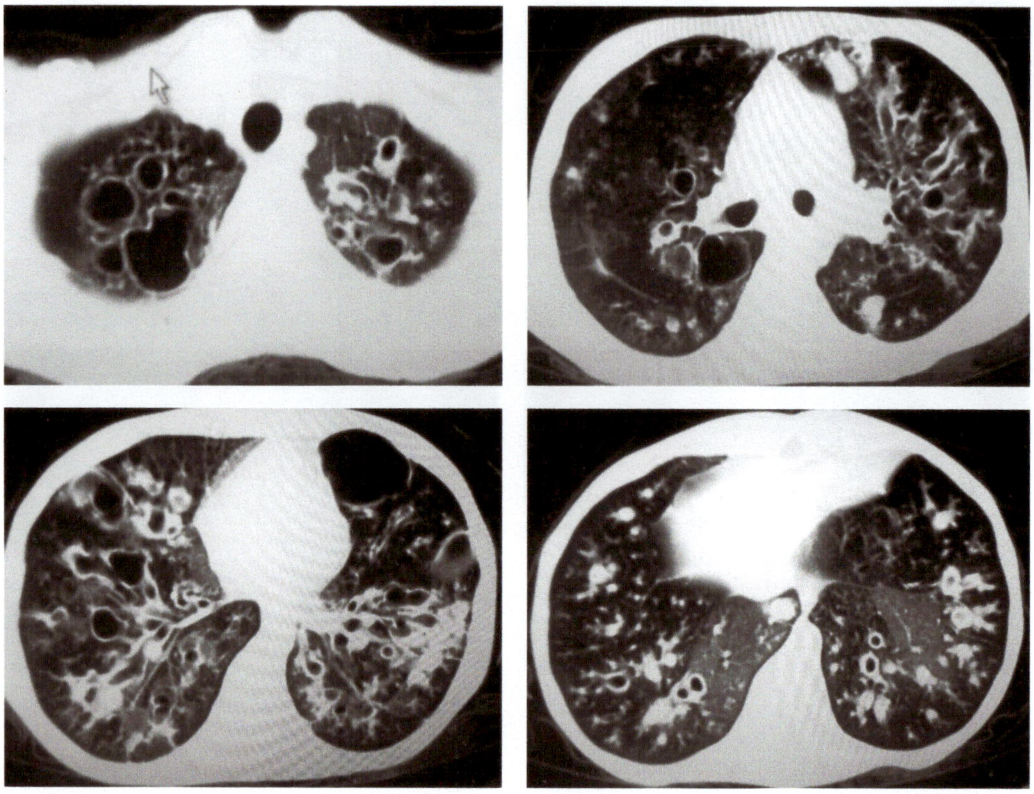

图 2-12-2 胸部 CT2

【诊断】 囊性纤维化。

【诊断依据】 年轻女性，出生后既有咳嗽、咳痰、气喘症状，伴长期腹泻、低钾，胸部 CT 示支气管扩张，有先天性鼻窦炎和慢性胰腺炎病史，有囊性纤维化家族史，诊断明确。

【分析】 CF 表现为多脏器受累，在胰腺，胰酶排出的通道受阻，引起消化不良、脂肪泻和脂溶性维生素(维生素 A、维生素 D、维生素 E、维生素 K)缺乏；此外，慢性胰腺炎也会导致内分泌功能受损而引起糖尿病。在生殖系统，精子不能被输精管排出，引起不育；女性病人由于宫颈分泌物黏稠导致生育能力下降；当然，在胆道、肠道、鼻窦等也都有类似的情况。在肺部，黏稠的分泌物堵塞支气管，引起反复支气管感染和气道阻塞症状，黏膜上皮纤毛活动受抑制，黏液引流不畅逐渐引起支气管扩张和呼吸衰竭。对有慢性腹泻尤其是脂肪泻的可疑 CF 病人，同时行胰腺功能检查，如粪便中见到脂肪滴且胰蛋白酶降低或阴性则提示胰腺功能不全，可拟诊为 CF。

CF 病人肺部病变的主要发病机制是由于气道黏液-纤毛清除系统被破坏。由于 CFTR 功能障碍改变了气道表面及腺体的生理功能，使得水分泌减少而重吸收增加，导致气道黏液毯脱水、干燥而变得黏稠，纤毛受压而不能正常摆动。这些黏稠分泌物堵塞支气管及继发性感染，是肺部病变的主要病理基础。反复的肺部感染及其诱发的炎性反应造成支气管扩张及阻塞性损伤，逐渐引起肺部广泛纤维化和阻塞性肺气肿。在以上病理基础上导致阻塞性和限制性混合的通气功能障碍，通气与血流比例失调及弥散功能障碍引发肺功能进行性恶化，最终导致呼吸衰竭，同时肺循环阻力增加，引起肺动脉高压和肺源性心脏病。因此，预防及减慢肺功能恶化在 CF 治疗中占有重要的地位。

3. 病例 3：女，18 岁。反复咳嗽、咳痰 10 余年，再发 5 天。病人 10 年前无明显诱因出现咳嗽，咳黄痰，多次按支气管扩张治疗后好转。5 天前再次出现咳嗽，咳黄痰，较平时增多，给予头孢哌酮/舒巴坦针抗感染治疗，症状好转。查体：双肺呼吸音粗，可闻及少许湿啰音。

胸部 CT：双肺支气管扩张，以中上肺野为主，树芽征明显(图 2-12-3)。

腹部 CT：胰腺体积缩小，实质呈菊花状改变，大量脂肪浸润(图 2-12-4)。

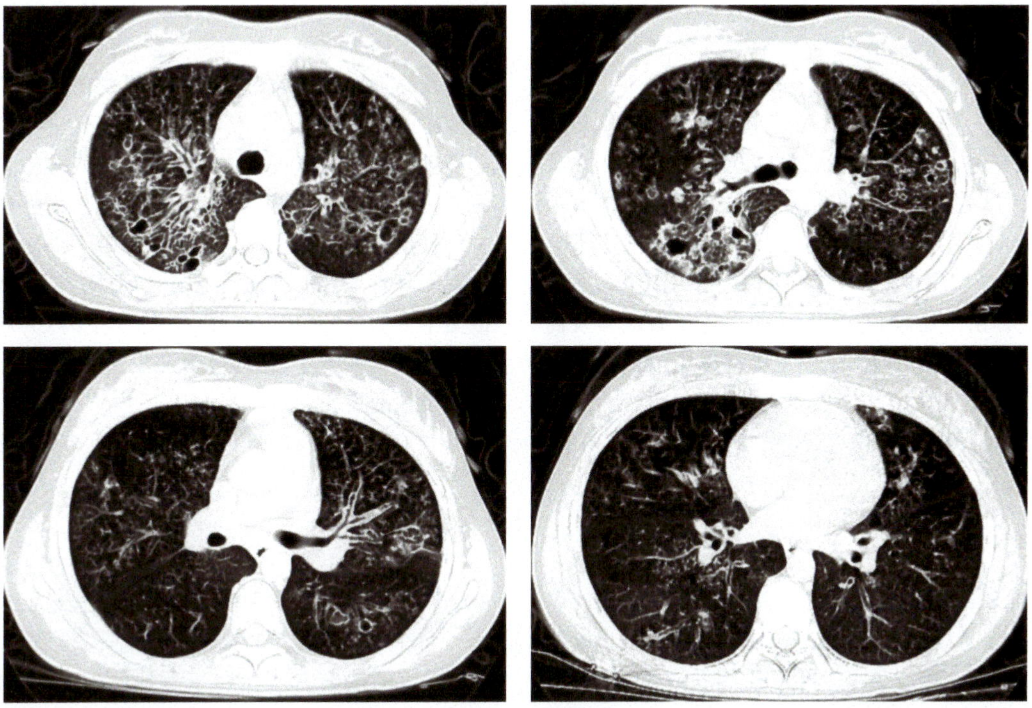

图 2-12-3　**胸部 CT3**

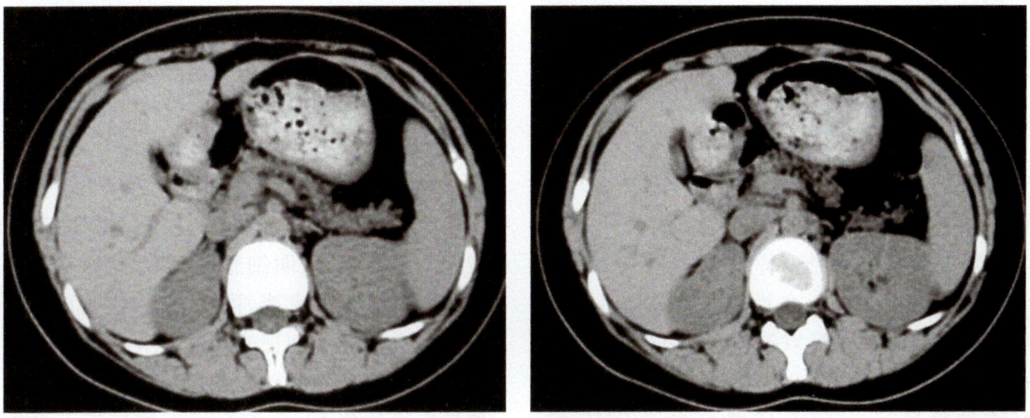

图 2-12-4　**腹部 CT**

【诊断】 囊性纤维化。

【诊断依据】 年轻女性，支气管扩张病史 10 余年，胰腺萎缩、脂肪化，首先考虑该诊断。病人汗液试验和 *CFTR* 突变检测均阳性，诊断明确。

【分析】 CF 的经典诊断三要素是异常汗液氯离子测试结果、肺和胰腺疾病的表现。很轻微的 CF 直到成年后才能诊断，频繁的肺部感染是支持诊断的依据，唯一具有决定性意义的治疗就是肺移植，这受限于捐赠者肺的效能。胰腺 CF 的临床表现差异很大，轻者可无任何症状，重者则可出现严重的营养不良，这可能与胰腺 CF 早期改变或和基因突变的数量及突变类型有关。胰腺的 CFTR 受损，引起胰腺导管上皮跨膜离子转运紊乱。当氯离子分泌缺陷时 Cl^-/HCO_3^- 交换被抑制，浓缩的分泌液阻塞导管，早期引起导管扩张，随后引起腺泡细胞变性和继发的胰腺纤维化。CF 病人胰腺异常的特征性表现为脂肪沉积和胰腺纤维化，大致可分为 4 型：①胰腺完全脂肪化，最常见。胰腺增大呈分叶状改变，密度与脂肪组织类似，内部可散在分布细微的分隔。②胰腺组织部分被脂肪替代，表现为胰腺局部或弥漫性萎缩，内部可见类似脂肪密度的病灶，偶尔可见点状钙化灶。③胰腺仅表现为萎缩，内部没有脂肪组织替代。④胰腺囊肿样变，由于黏稠分泌液阻塞胰管，使之明显扩张。表现为胰腺轮廓缩小伴形态不规则，有大小不等的囊肿形成。胰腺实质密度增高，残存点状钙化散在分布。

CF作为一种已知基因明确的单基因遗传病，基因检测在其诊断中有至关重要的作用。在患儿临床表现不典型、汗液试验阴性或临界值时，可以通过*CFTR*基因检测明确诊断。由于CF发病率较低，临床表现多不典型，汗液试验开展相对较少，基因检测对于中国CF病人更加有意义。由于亚裔CF病人临床表现没有欧美及高加索人典型，多因支气管扩张、反复肺部感染或由于近亲婚配而其子女出现典型临床表现时，才引起重视。其胰腺功能异常出现频率不高，家族史常阴性，合并ABPA(25%)多见，而欧美病人仅为10%。且亚裔*CFTR*基因突变谱不同于欧美及高加索人种，因此，可能构成不同于欧美及高加索人种的大量潜在的原发突变和CF病人群。基因检测方法包括对已知的特异性突变进行检测及进行*CFTR*全基因测序两种。目前特定突变的检测多为高加索人种中的常见突变，而既往关于中国人种的*CFTR*突变的报道多为少见突变，使用欧美*CFTR*常见突变组成的突变筛查平台很难发现中国的CF病人，后者几乎均为欧美罕见的突变*G970D*。因此，对于中国CF病人应选择*CFTR*全基因测序，这样可帮助找到少见突变，甚至还可能发现新的突变。

（乐清市人民医院呼吸科　李云雷　提供）

第十三节　BHD综合征

1977年Birt、Hogg和Dubé首次报道了BHD综合征(Birt-Hogg-Dubé syndrome)，是一种临床上较罕见的常染色体显性遗传病，相关基因位于常染色体17p11.2，含有14个外显子并编码含有579个氨基酸的卵泡刺激素(Folliculin，FLCN)蛋白。典型临床表现为皮肤多发性纤维毛囊瘤、肺囊肿、自发性气胸和双侧多发肾细胞癌，甚至还可出现直肠息肉、直肠癌、卵巢囊肿、视网膜瘢痕等改变。

一、发病机制

其遗传学基础是*FLCN*基因的缺失突变。*FLCN*是一种抑癌基因，编码FLCN蛋白，高度表达于肺间质细胞、肺泡Ⅰ型上皮细胞、肾脏及皮肤等组织，*FLCN*经过突变和自发性杂合性缺失(loss of heterozygosity，LOH)双重打击后双等位基因失活是导致肿瘤发生的根本原因。

另有研究结果显示，mTOR通路参与了BHD综合征的发生。mTOR蛋白是存在于胞质中的一种丝-苏氨酸蛋白激酶，参与调节肿瘤细胞分裂、血管生长和细胞新陈代谢。mTOR主要受两条信号通路调节，即LKB1-AMPK-mTOR和PI3K-Akt-mTOR信号通路。AMPK是细胞能量代谢的主要调节蛋白，激活时细胞内蛋白合成减少，细胞增殖受抑；PI3K-Akt-mTOR信号通路与细胞生长、增殖密切相关。*FLCN*基因的突变可激活这两条信号通路，进而导致肿瘤发生。

二、临床表现

BHD综合征好发年龄为30～50岁，且病情随年龄增长逐渐进展。目前在全世界范围内总共有大约430个家族聚集性的BHD病例，几乎全为欧洲或美国人。每个BHD病例的染色体和基因检测均发现*FLCN*基因的缺失突变。在东部地区(包括日本)最早的诊断始于2002年，亚洲人难于诊断的原因之一是很少出现皮肤症状。BHD综合征绝大部分病人存在纤维滤泡增殖等皮肤良性病变，首诊的原因多为面部、颈部和上身躯干部位出现小的白色或正常肤色的丘疹，这些皮肤的病损可随着时间而进展，少数因肾肿瘤首诊。此类肾癌通常表现为双侧、多发，侵袭性较低，发生率达15%～30%。肾癌是BHD综合征病人的主要死因，因此肾癌在此综合征中占主要地位，常见的组织学类型为嫌色细胞癌、嫌色细胞和嗜酸瘤细胞混合癌、嗜酸粒细胞腺瘤、透明细胞癌、乳头状肾癌。不同的组织学类型可见于同家族，同一病人，甚至同一肾脏。如果家族中有人经病理证实患纤维毛囊瘤(临床上多在10岁以后出现)，同时伴有*FLCN*基因变异，那么这个家族都有可能患BHD综合征。如果病人没有皮肤纤维毛囊瘤，但往往有*FLCN*基因的变异，或是仅有*FLCN*单倍体的遗传。部分病人可在肾肿瘤发生后出现皮肤表现，所以即使临床无皮肤改变而有嗜酸或嫌色细胞瘤也可诊断为BHD综合征。对于临床表现不典型病例需检测*FLCN*基因或有明确家族史才能最终确诊。

BHD综合征除了典型的皮肤表现外，约80%的BHD综合征病人肺部可出现弥漫性囊状阴影，其中25%～38%有自发性气胸病史，气胸复发率高达75%，但肺囊肿一般不会导致肺功能恶化，这些损害通常发生在20岁以后。气胸的发生可能与气压变化(如空中旅行)有关，且常有延迟的临床表现。BHD综合征病人气胸的发病率是正常人群的32倍，是成年人的50倍。

三、影像学表现

BHD综合征病人胸部 HRCT 扫描最常见的典型表现为多个圆形或椭圆形的囊状阴影(图 2-13-1、图 2-13-2),大小显著不等,这些囊状阴影常与肺动脉和静脉相邻,主要分布于肺基底部外周区域或沿着纵隔分布。病理表现为典型的肺气肿样改变,大部分(88%)囊腔与小叶间隔相邻,14%的囊腔内含小叶间隔组成的内容物(此点可与肺大疱鉴别),囊腔多不与气道相通,受累部分肺实质基本正常。

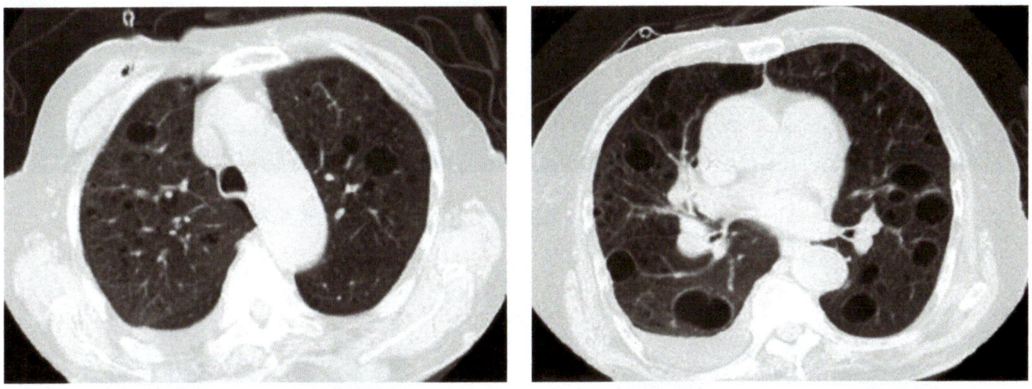

图 2-13-1　母亲,86 岁。有气胸发作史,无气胸时无明显症状。双肺多发大小不等囊状影

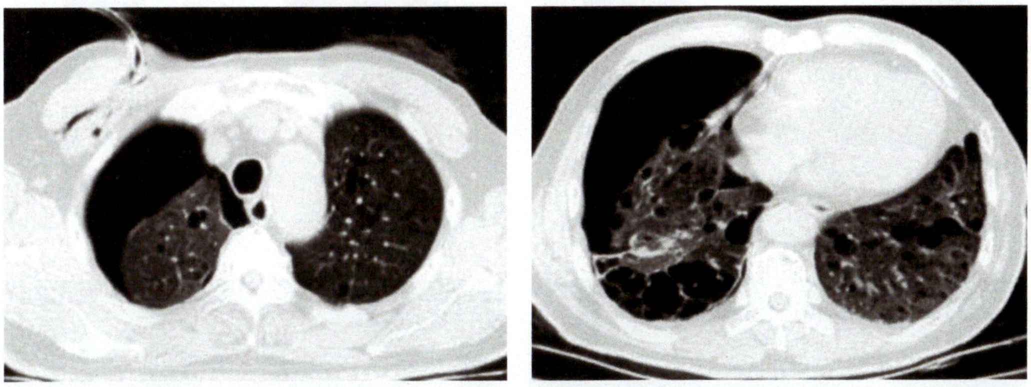

图 2-13-2　儿子,62 岁。右侧气胸,双肺多发大小不等囊状影

四、诊断

BHD综合征的诊断标准是至少发现 5～10 个纤维毛囊瘤,且至少一个纤维毛囊瘤要经过免疫组化确诊。然而在实际的临床诊断中,部分 *FLCN* 基因变异的病人未出现皮肤病变,而是表现为肺囊肿、自发性气胸及双侧多发肾细胞癌等症状,因此 BHD 综合征的诊断应当综合考虑临床症状与基因检测结果(图 2-13-3、图 2-13-4)。

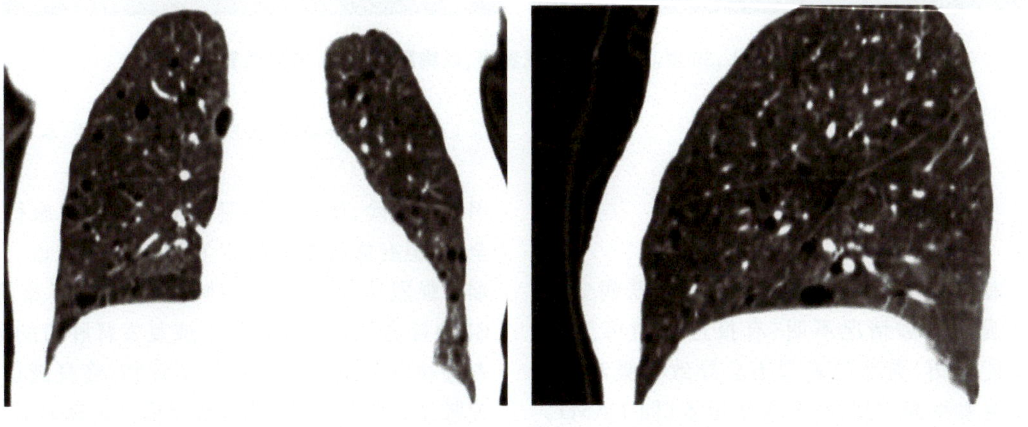

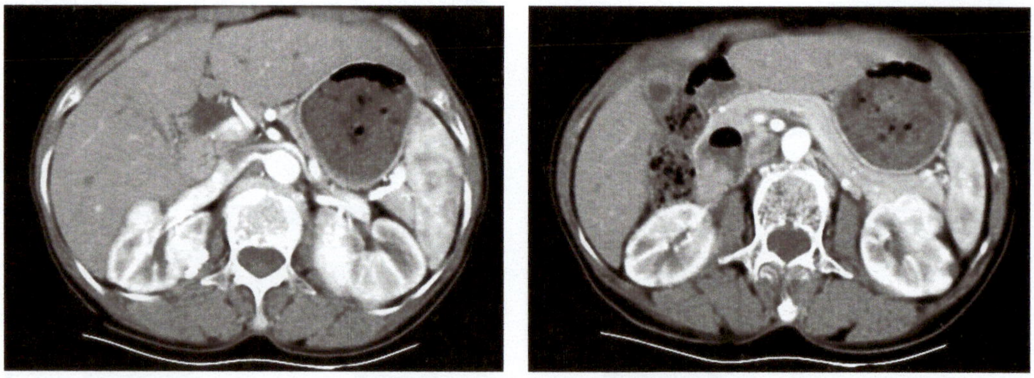

图 2-13-3　母亲，75 岁。双肺多发气囊影，肾脏血管肌脂瘤

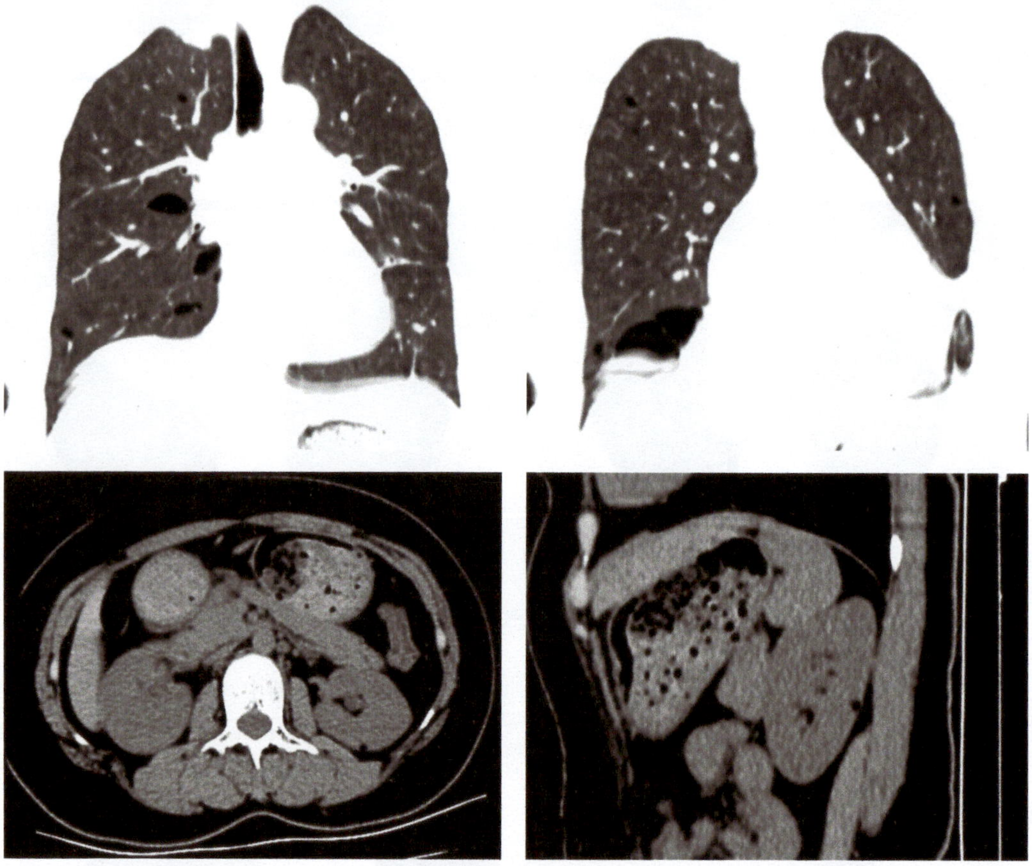

图 2-13-4　女儿，39 岁。双肺多发气囊影，以胸膜下为主，肾脏血管肌脂瘤

（江西省泰和县中医院放射科　罗　军　提供）

五、治疗

该病目前尚无统一的治疗方案。良性皮肤病变不需治疗。肺囊腔进展情况不明（有报道长期可无变化），但肺功能保留，典型的表现不会导致呼吸衰竭。气胸首发后复发率高，建议行胸膜固定术（同 LAM）。因气胸风险，谨慎建议避免潜水。航空旅行一般是安全的，但有旅行结束后迟发型气胸的报道。不鼓励吸烟。强烈建议预防接种肺炎球菌疫苗及流感疫苗。BHD 综合征病人存在发生或复发肾肿瘤的危险，需筛查肾肿瘤（MRI，CT），每 3 年评估，终身随访。本病相关肾癌一般惰性，恰当地治疗很少出现转移。BHD 综

合征中肾肿瘤最好采用肾部分切除术。根据 Pavlovich 的经验：肿瘤直径＜3.0cm 行随诊观察，多发或肿瘤直径＞3.0cm 者采用肾部分切除术，双侧多发性肿瘤可行双肾切除后行肾移植。

六、预后

BHD 综合征病人预后情况常取决于是否继发肾癌、自发性气胸等并发症。另外，有吸烟病史的 BHD 综合征病人病变累及肺部时其临床表现较不吸烟病人严重。

参考文献

Birt AR, Hogg GR, Dube WJ. Hereditary multiple fibrofolliculomas with trichodiscomas and acrochordons. Arch Dermatol, 1977, 113(12): 1674-1677.

Boris RS, Benhammou J, Merino M, et al. The impact of germline BHD mutation on histological concordance and clinical treatment of patients with bilateral renal masses and known unilateral oncocytoma. J Urol, 2011, 185 (6): 2050-2055.

Pavlovich CP, Grubb RL 3rd, Hurley K, et al. Evaluation and management of renal tumors in the Birt-Hogg-Dubé syndrome. J Urol, 2005, 173(5): 1482-1486.

Toro JR, Glenn G, Duray P, et al. Birt-Hogg-Dube syndrome: a novel marker of kidney neoplasia. Arch Dermatol, 1999, 135(10): 195-202.

Verine J, Pluvinage A, Bousquet G, et al. Hereditary renal cancer syndromes: an update of a systematic review. Eur Urol, 2010, 58 (5): 701-710.

病例解析

女，51 岁。咳嗽、咳痰伴咽部不适 45 天。病人 45 天前无明显诱因出现咳嗽、咳黄痰，伴有咽部不适、鼻塞及流黄涕。自服左氧氟沙星片 3 天，之后口服阿奇霉素片 3 天，症状无明显减轻。后输注左氧氟沙星 4 天，咽部不适有所好转，鼻塞、流涕症状消失，但仍有咳嗽、咳痰，咳白色黏痰。病人自幼体弱，易感冒。36 岁时因突发气胸入院，并在随后几年反复出现气胸。50 岁时行右肺肺大疱切除术。皮肤有多发纤维毛囊瘤，甲状腺 B 超示多发小结节。家族史：病人母亲、大姨和大姨的女儿均有双侧肺囊肿病史。病人母亲死于肾脏恶性肿瘤。

胸部 CT：右肺下叶基底段见斑片状密度增高影，增强扫描边缘呈明显不均质强化，内见无强化低密度区，周围呈片状磨玻璃密度影；双肺透光不均，双肺多发囊状影，以左下肺为著；右肺中叶见纤维条索影。右肺门见多个肿大淋巴结（图 2-13-5）。

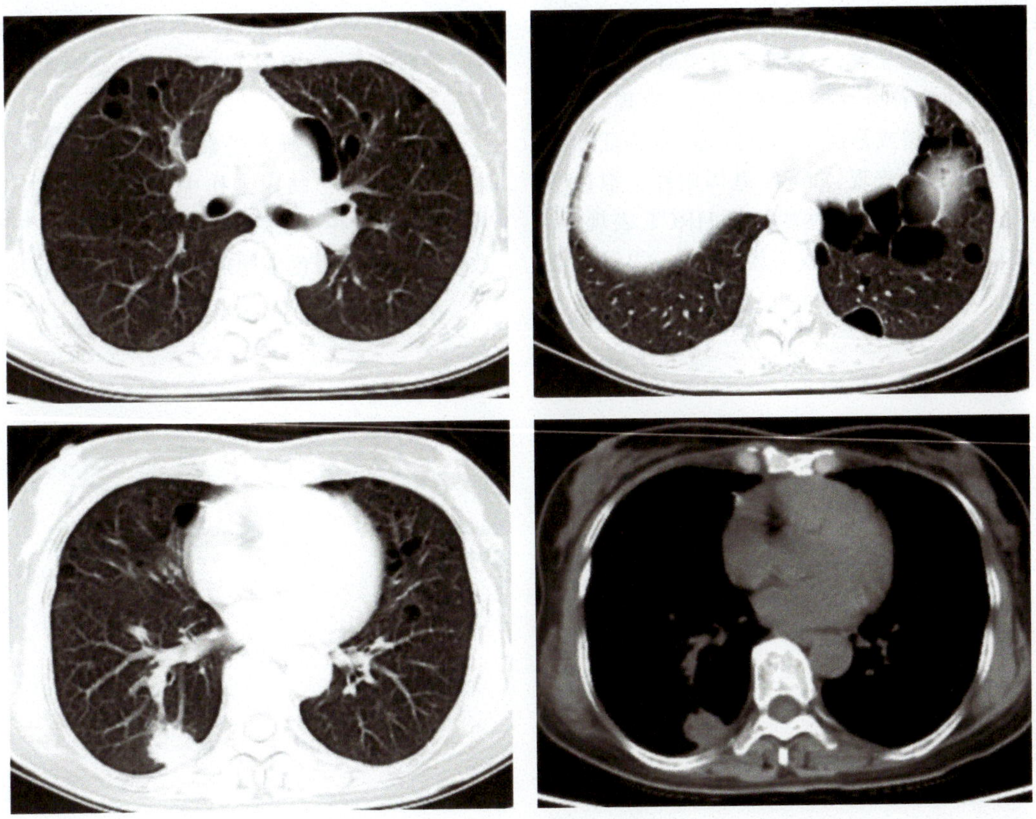

图 2-13-5　胸部 CT

【诊断】 BHD综合征。

【诊断依据】 中老年女性，双肺多发肺囊肿，颜面、颈部有多发纤维毛囊瘤(图2-13-6)，结合病人有明显家族史，首先考虑BHD综合征。右肺结节穿刺活检示肺组织广泛坏死，边缘纤维组织显著增生伴大量慢性炎细胞浸润，少许肺泡上皮萎缩塌陷，伴轻度不典型增生，考虑炎性病变，未见明显肿瘤细胞。免疫组化：CD3(+)、CD20(+)、CEA(−)、Ki-67(+)(淋巴细胞)。病人行*FLCN*基因全外显子突变检测示：Exon 1检测到的突变位点在转录起始位点上游299bp，在5′UTR区域；Intron 8检测到的突变位点位于cDNA剪切位点周围36bp；Intron 9检测到的突变位点位于cDNA剪切位点附近6bp；Exon 14检测到的突变位点c.2297 T>C，该突变造成了苯丙氨酸到丝氨酸的转变(p.Phe766Ser)。

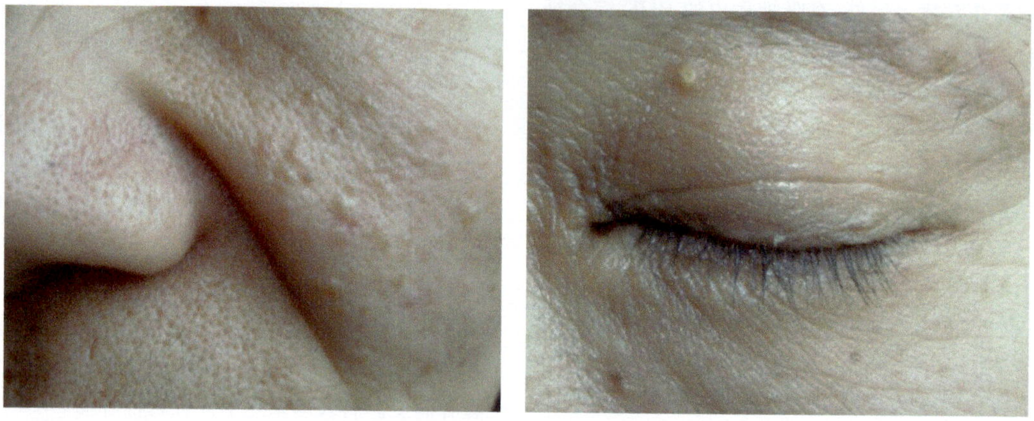

图2-13-6 颜面、颈部有多发纤维毛囊瘤

【分析】 BHD综合征临床罕见，国内报道较少，可能与临床认识不足导致漏诊有关。确诊肺部BHD的诊断标准：①特征性或符合性的肺部HRCT表现，皮疹病理活检为纤维毛囊瘤或毛盘状瘤；②特征性或符合性的肺部HRCT表现，一级或二级亲属确诊BHD综合征；③特征性或符合性的肺部HRCT表现，确诊的肾脏嫌色细胞肿瘤或是嗜酸细胞肿瘤；④特征性或符合性的肺部HRCT表现，*FLCN*基因阳性。拟诊肺部BHD的诊断标准：①特征性的肺部HRCT表现，除外结节性硬化、LAM，有气胸或家族气胸史；②符合性的肺部HRCT表现，除外结节性硬化、LAM，并符合以下之一：家族性或个人肾脏肿瘤史；皮肤血管纤维瘤；肾脏血管肌脂瘤。*FLCN*基因有140余种形式的基因突变，其中9号外显子突变与肺部囊性病变有关，而且9号外显子和12号外显子突变导致的肺部囊性病变囊泡较大。

BHD综合征肺部受累不会进展为呼吸衰竭，可定期评估肺功能。临床工作中遇到多发肾肿瘤、肾癌家族史、肾癌合并皮肤病变、肺囊肿、自发性气胸、肾病理改变为嗜酸或嫌色细胞瘤者应考虑该病可能。

第3章

间质性肺疾病

大多数脏器的实质是上皮成分，间质只是起支持连接功能的结缔组织。与多数器官不同，肺的主要功能是进行气体交换，能够行使这种功能的部分称为肺实质，即终末细支气管以下部分，包括呼吸性细支气管、肺泡管、肺泡囊和肺泡中的真性肺间质及肺泡上皮和毛细血管内皮细胞。真性肺间质是指肺泡上皮细胞和毛细血管内皮细胞之间的细胞、基质成分（有学者认为血管内皮也是间质成分）（图 3-0-1～图 3-0-4）。细胞成分包括内皮细胞、血管周细胞、纤维细胞、成纤维细胞、肌纤维母细胞（肌样成纤维细胞）及少量平滑肌细胞和幼稚的间叶细胞，还有单核巨噬细胞、少量淋巴细胞及肥大细胞。细胞外基质包括胶原纤维、弹力纤维、网状纤维及基底膜样物质，主要组成物质有纤维连接蛋白、糖蛋白、层粘连蛋白及硫酸肝素等物质。

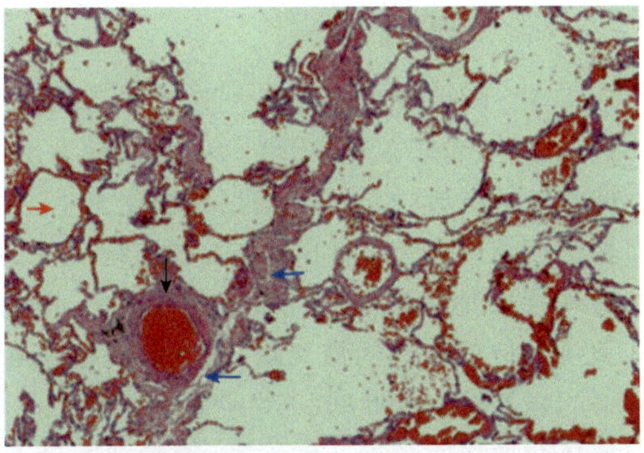

图 3-0-1　肺泡-毛细血管-肺间质结构图，毛细血管位于肺泡（红箭）周围，可见小叶间隔（蓝箭）和小肺静脉（黑箭）

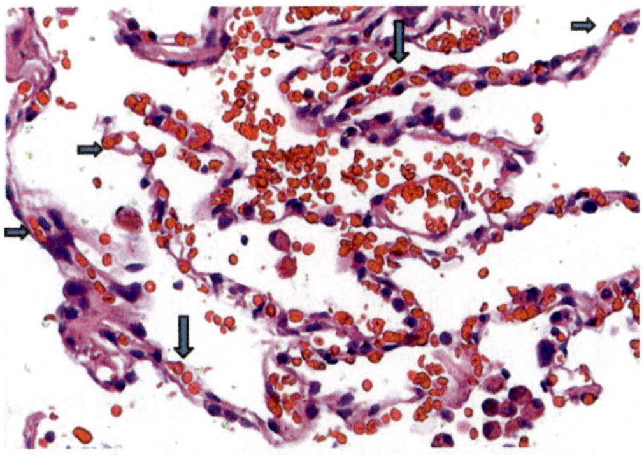

图 3-0-2　毛细血管位于肺泡间隔内（蓝箭）

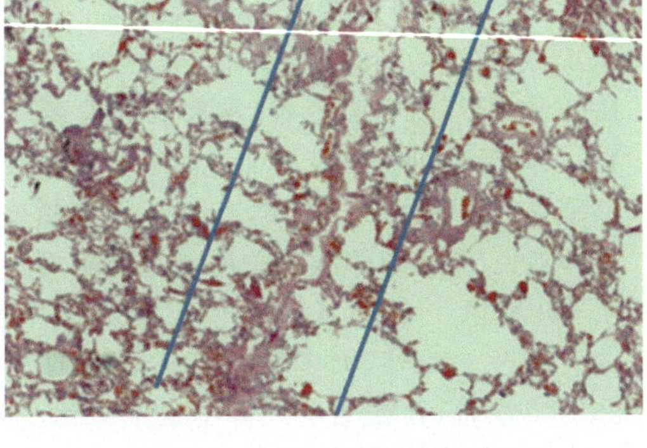

图 3-0-3　小叶间隔示意图

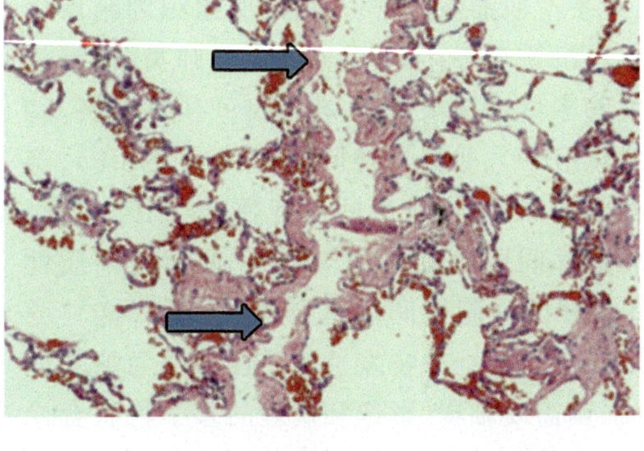

图 3-0-4　小叶间隔中央疏松含水（蓝箭）

（舟山市肺癌研究中心　王兆宇　提供）

间质性肺疾病(interstitial lung disease,ILD)是以弥漫性肺实质、肺泡炎症和间质纤维化为基本病理改变的一组疾病,由于其病变弥漫于双肺,并不仅限于肺的间质,也被称为弥漫性肺实质性疾病(diffuse parenchymal lung disease,DPLD),主要侵犯周边的肺组织,如肺泡、肺泡壁、肺泡管、肺泡间隔、细支气管和微小血管及肺间质部位。组织损伤最开始的位置在肺间质,肺间质为肺内支持结构,包括支气管、血管、淋巴管及肺内所有间隙内结缔组织。ILD的典型临床表现包括渐进性劳力性气促、干咳、双下肺闻及吸气末细小的Velcro啰音、杵状指,最终可导致严重的双肺纤维化(蜂窝肺)及呼吸衰竭。

一、ILD的分类

ILD的病因较多,迄今为止,已有200多种。传统上ILD按其病因可分为已明确病因和未明确病因两大类,前者约占35%,后者约占65%。已明确病因包括药物原因引起损伤、吸入性原因引起损伤、微生物感染、潜在的结缔组织病、职业或环境因素暴露(如石棉、毒性药物和辐射)及放射性原因引起的损伤等;未明确病因包括结节病、特发性肺间质纤维化、组织细胞增多症和胶原血管疾病的肺部损害等。

ILD的分类相当复杂,这反映了其潜在病因及组织病理学方面的多样性。虽然大部分的ILD都是以不同程度的肺间质炎症或纤维化为特征,但也有一些间质性肺疾病,如脱屑性间质性肺炎、肺泡蛋白沉积症等,主要表现为肺泡内的异常物质充盈。约10%的ILD是不可分类的。目前多采用2002年美国胸科学会(ATS)和欧洲呼吸病学会(ERS)推荐的间质性肺病和特发性间质性肺炎的分类方法,包括:①已知原因的ILD,如药物及与结缔组织病相关和与环境相关的ILD等;②肉芽肿性间质性肺病,如结节病、外源过敏性肺泡炎等;③罕见的但具有临床病理学特征的间质性肺病,如淋巴管平滑肌瘤病,朗格汉斯细胞组织细胞增生症和肺泡蛋白沉积症等;④特发性间质性肺炎,根据临床相对的发病率可进一步分为:普通型间质性肺炎/特发性肺纤维化(IPF)、非特异性间质性肺炎(NSIP)、隐源性机化性肺炎(COP)、急性间质性肺炎(AIP)、呼吸性细支气管炎并间质性肺病(RB-ILD)、脱屑性间质性肺炎(DIP)和淋巴细胞性间质性肺炎(LIP)。这一分类法的关键在于上述七种特发性间质性肺炎为独立的疾病,同时强调需要临床、影像和病理的多学科联合诊断,与单纯依靠病理学诊断有明显差异,因为病理学诊断无法区分特发性和有病因的间质性肺炎。

2013年美国胸科学会和欧洲呼吸病学会对特发性间质性肺炎的分类进行了重新修订。这次新分类把特发性间质性肺炎分为主要的、罕见的和不可分类三个大类,主要的类型包括IPF、特发性NSIP、RB-ILD、DIP、COP和AIP;罕见的类型包括特发性LIP和特发性胸膜肺弹力纤维增生症。同时对不可分类的特发性间质性肺炎这一类型做了明确界定。不可分类的特发性间质性肺炎的原因为:①不充分的临床、影像和病理资料;②临床、影像和病理表现出现明显不一致。临床、影像和病理表现出现明显不一致包括下列几种情况:①治疗前后的影像学和组织学表现呈不同类型的变化(如原诊断为DIP的病人经激素治疗后活检病理显示仅残留NSIP);② 可能为新的疾病或已知疾病的不常见变异型、不符合现行美国胸部学会/欧洲呼吸学会分类法中任何一种类型的特征(如机化性肺炎并发纤维化的变异型);③ 多次HRCT和(或)病理表现认为是特发性间质性肺炎。另外,对主要的类型根据临床过程又分为慢性纤维性特发性间质性肺炎(包括IPF、特发性NSIP)、吸烟相关的特发性间质性肺炎(包括RB-ILD和DIP)和急性/亚急性特发性间质性肺炎(COP和AIP)。

二、发病机制

ILD的发病机制尚不十分清楚,有些间质性肺疾病(如结节病),在病理学上以炎症表现为主;而另一些间质性肺疾病(如IPF),则以纤维化为主,并伴有肺结构的广泛扭曲和肺容积的减少。传统理论认为该病的病理特点是炎症所致的损伤和纤维化,即炎症细胞和免疫效应细胞在间质聚集,诱发肺泡壁血管和气道损伤和修复纤维的形成,进而导致肺实质的不可逆重建,气体交换功能受损。近年来,随着细胞分子生物学技术水平的发展,有研究证实多种细胞因子介导的细胞间相互作用在肺泡炎和纤维化过程中有重要作用。

三、临床表现

ILD最典型的症状为呼吸困难。某些ILD(如COP或AIP)的呼吸困难,可以快速出现;但更多类型ILD(如IPF)的呼吸困难,常表现为隐袭性出现的进程,且发展时间往往超过1年。年龄对于疾病类型的鉴别也有重要意义。例如,有些ILD(包括外源性过敏性肺泡炎、结缔组织病相关间质性肺疾病),主要发生于50岁以下的病人。而IPF的发病年龄大多为60～70岁。此外,大多数结节病病人的发病年龄为25～40岁,但其在老年人群中也不罕见。例如,日本的一项研究就曾发现,结节病的发病呈双峰分布,约30%的病人是在50岁以后发病。咳嗽是ILD的常见症状,且常表现为干咳,并可因胃食管反流的存在而加剧(反流本身也被认为是 ILD 的发病因素之一)。病人可能会感到全身不适、身体欠佳,这在那些存在潜在结缔组织疾病和血管炎的病人及一些结节病病人中更为明显。此外,病人还可能存在与结缔组织病相关的症状,包括雷诺现象、干燥症状(眼睛干涩、吞咽困难)、指端硬化、关节痛等。咯血是 ILD 的少见症状,其出现常提示病人存在感染、肺栓塞、肿瘤或肺血管炎等并发症。吸烟不仅与 IPF 相关,其与 RB-ILD 及罕见的 ILD(如朗格汉斯细胞组织细胞增生症及 DIP)等也存在关联;此外,吸烟还容易造成 ILD 与肺气肿的共存。

有回顾性研究发现,胃食管反流病与肺纤维化的发病机制有关;并提示反流所致的反复误吸可能会导致 ILD 的发生或加重。所以,对 ILD 病人,应仔细询问其有无胃食管反流病的症状,包括其非酸反流等。

四、影像学表现

HRCT 对 ILD 的诊断主要是根据具体的肺部解剖结构异常及分布。从影像学结合组织病理学特点可将 ILD 分为 5 类:①以肺泡炎和间质纤维化为主的间质性疾病;②以肺泡充填为主的实质性疾病;③以肺血管受累为主的肺血管炎和肉芽肿性病变;④以淋巴细胞增殖为特征的类淋巴组织增生性疾病;⑤以肺结构破坏和气道扩张为主的囊性肺疾病。一般而言,肺部疾病的 HRCT 表现可以分为 4 类,包括网状阴影、结节影、肺密度增高影和肺密度减低影。

1. 网状阴影　网状阴影是由于以液体或纤维组织构成的肺间质纤维网增生,或细胞浸润所导致肺的网状阴影密度增高。包括:

(1)肺小叶间隔增厚:肺小叶有特定的大小和形状。由于增厚的肺小叶间隔可以勾勒出肺小叶的边缘,因而可辨认出肺小叶间隔增厚。在肺外周,增厚的间隔长 1～2cm,常延伸至胸膜表面(图 3-0-5);在肺野中央区,增厚的间隔可以勾勒出直径为 1～2.5cm、呈多边形的肺小叶(图 3-0-6)。

肺小叶间隔增厚在 HRCT 上大致表现 3 种形态:光滑、结节状和不规则增厚。光滑增厚最常见的原因是流体静压性间质性肺水肿(图 3-0-7),较少见的原因包括肺癌淋巴管炎、淋巴瘤、白血病、嗜酸细胞性肉芽肿性多血管炎、急性肺排斥反应、先天性淋巴管扩张和 Niemann-Pick综合征等。癌性淋巴管炎约50%为光滑

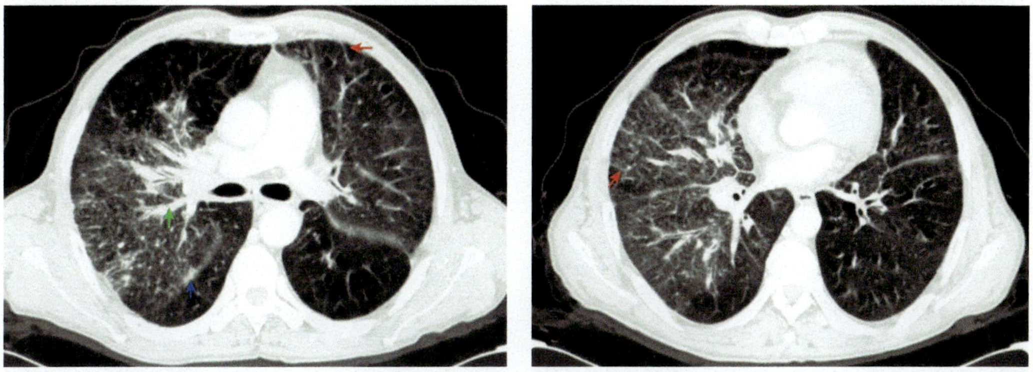

图 3-0-5　男,53 岁。结节病。双肺多发微小结节影,沿支气管血管束(绿箭)、叶间裂(蓝箭)、胸膜下分布,小叶间隔增厚,呈串珠样,延伸至胸膜表面(红箭)

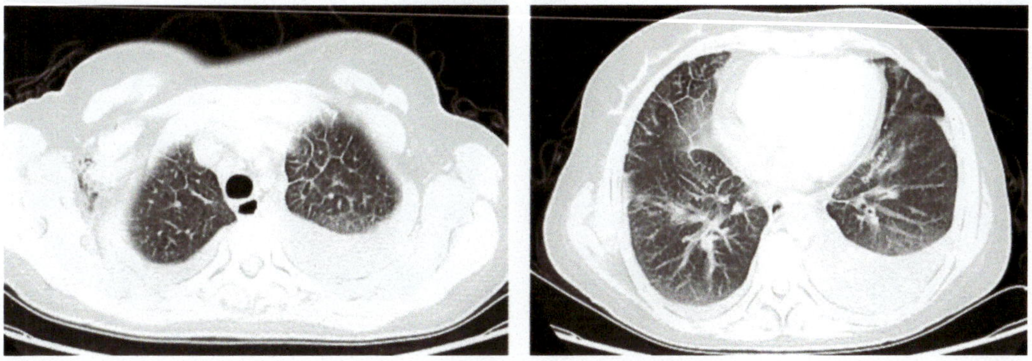

图 3-0-6　女,50 岁。胃腺癌肺转移并癌性淋巴管炎,小叶间隔增厚,增厚的间隔勾勒出肺小叶大小和形状

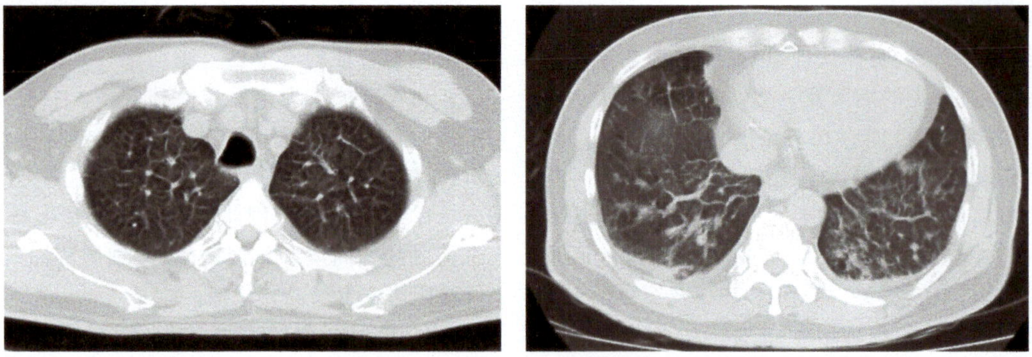

图 3-0-7　男,55 岁。胸闷、心悸 2 年,加重 1 天。心源性间质性肺水肿,小叶间隔光滑增厚,双侧胸腔积液,心影增大

增厚。引起广泛间隔增厚的疾病通常是双侧对称性。局灶光滑间隔增厚常见于邻近的胸膜炎症,尤其见于脓胸和胸膜固定术后、淋巴细胞性间质性肺炎和特发性支气管扩张症。支气管扩张症病人小叶间隔增厚可因淋巴管引流受损所致,而且间隔线增厚与支气管扩张症的严重程度相关。结节状增厚多见癌性淋巴管炎(图 3-0-8)、结节病、矽肺等。更少见的原因包括淋巴瘤、卡波西肉瘤、白血病和淀粉样变性。不规则增厚多为间质纤维化所致,以特发性肺纤维化或其他原因所致的普通型间质性肺炎多见。

(2)蜂窝状阴影:在 HRCT 上,蜂窝状阴影形成厚壁、充气的囊,通常直径为 3～10mm(可更大或更小),多位于胸膜下,肺门周围肺组织较少累及(图 3-0-9)。当出现广泛蜂窝状阴影时,可以形成多层次的囊,有囊壁共用的特点,此点可与胸膜下间隔旁型肺气肿鉴别。

(3)非特异性网状结构:在浸润性或炎性肺疾病病人中,不伴有牵拉性支气管扩张的网状结构,代表轻度纤维化,或可见磨玻璃样影、结节及其他表现(图 3-0-10)。

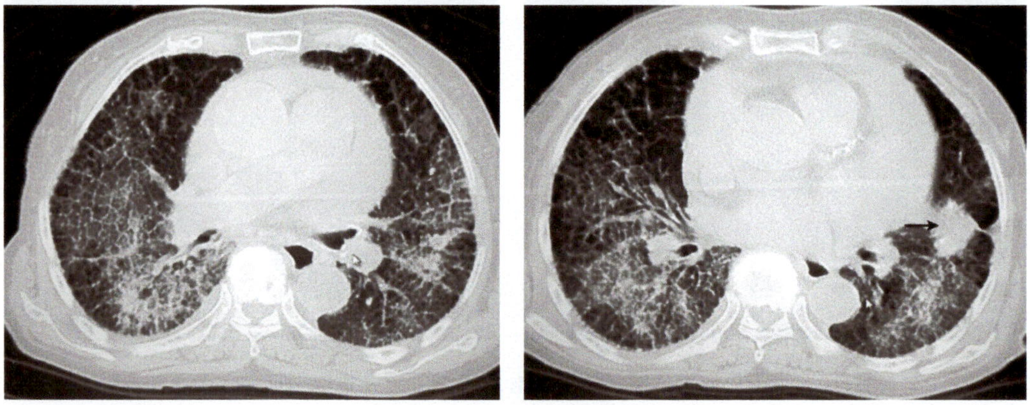

图 3-0-8　女,83 岁。左肺腺癌(黑箭)并癌性淋巴管炎,小叶间隔结节样增厚

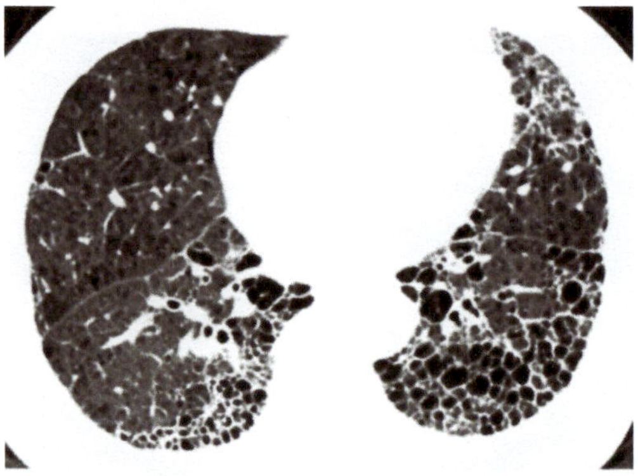

图 3-0-9　IPF,蜂窝肺

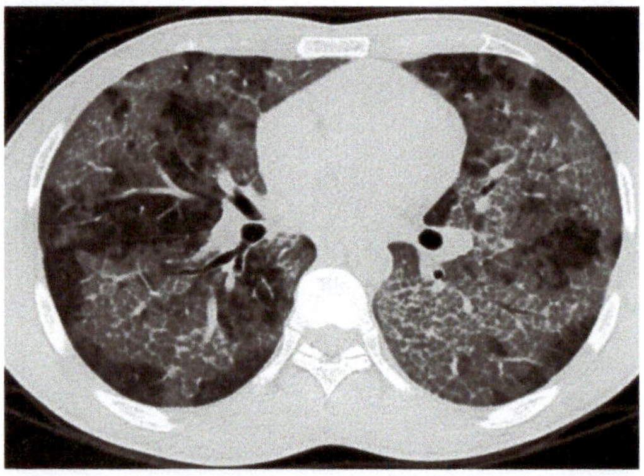

图 3-0-10　肺泡蛋白沉积症 HRCT 显示双肺伴有磨玻璃样影的细网状结构,代表间质性浸润,而非纤维化

(4) 牵拉性支气管扩张：支气管往往不十分规则，或表现为软木塞或螺丝状。不存在蜂窝肺时，牵拉性支气管扩张对纤维化的诊断非常有帮助。

2. 结节影　肺内结节性病变的病理表现多种多样，不同途径来源(如气道、血管、淋巴管和肺内原发等)的病灶可分布于肺间质、肺实质、小气道壁或随机分布。病变性质可为肿瘤性、感染性、出血性、肉芽肿性、过敏性、肺尘埃沉着病、结缔组织病、特发性等。常见气腔来源的疾病包括肺尘埃沉着病、外源性过敏性肺泡炎、弥漫性肺泡出血等；淋巴道来源的疾病包括结节病、癌性淋巴管炎等；气道本身的疾病包括各种细支气管炎、支气管播散性肺结核、真菌感染、囊性肺纤维化等；血道来源的疾病包括血行转移瘤、血行播散型肺结核、真菌感染等；原发性病变主要为结节型肺腺癌等。其他疾病包括肺朗格汉斯细胞组织细胞增生症、淀粉样变性等少见疾病。

弥漫结节的鉴别诊断主要根据结节的大小、形态和分布特点而定。通常将结节分为直径＜1cm 小结节和直径≥1cm 大结节。小结节影有三种分布方式：淋巴管周围分布、随机分布和小叶中心分布。淋巴管周围分布位于支气管血管周围间质、小叶间隔、胸膜下，见于癌性淋巴管播散、结节病、肺尘埃沉着病等。随机分布是广泛均匀分布，一般两侧对称，又称血行分布，胸膜下不突出，见于血源性肺转移瘤、急性粟粒型肺结核和真菌感染。小叶中心分布常与胸膜面、叶间裂或小叶间隔有数毫米距离，不与小叶间隔、胸膜相连。由于小叶的大小相似，往往均匀分布，结节边界清楚或模糊，或表现为小结节组成的花环状阴影。当结节表现为小叶中心型分布时，树芽征常见，多见于扩张和充满液体的小叶中心型细支气管。大结节影可以是小结节融合或弥漫性浸润性肺病中的结节灶，常见于结节病、矽肺等。

3. 肺密度增高影　肺密度增高可分为实变或磨玻璃样影。实变使肺密度增高，肺血管显示不清，可出现支气管充气征。实变的鉴别诊断主要是根据症状的持续时间。有急性症状的包括肺炎、肺水肿、肺出血、急性肺损伤等，这些病人最有可能形成肺内的实变。在有慢性症状的病人中，最常见的原因包括慢性嗜酸粒细胞性肺炎、机化性肺炎、间质性肺炎等。磨玻璃密度是指均匀薄雾状的透光减低区，其内血管影及支气管可见。磨玻璃影的鉴别诊断主要根据其出现的部位、范围、边界、伴随征象、动态变化及临床资料综合考虑。当磨玻璃影分布于肺的外周，伴有间质增厚、纤维化时多见于以间质为主的病变，如间质性肺炎、结缔组织性疾病；当病灶分布在中心部或以中心部分布为主，并伴有小叶中心结节、腺泡结节时，应考虑为以气腔充填为主的实质性疾病，如外源性过敏性肺泡炎、肺出血等；当磨玻璃影呈梯度曲线变化时，应考虑为肺水肿、肺挫伤等；当磨玻璃影表现为马赛克样改变时，应考虑为段及段以下肺动脉栓塞、慢性阻塞性肺疾病及肺泡蛋白沉积症等。当磨玻璃影伴有小叶中心结节、树芽征及较广泛的间质纤维化且无蜂窝影时，应考虑病毒性肺炎，尤其是巨细胞病毒性肺炎。在急性症状的病人中，磨玻璃样影可见于肺水肿、出血、肺炎、病毒性肺炎、弥漫性肺泡损伤、急性间质性肺炎、外源性过敏性肺泡炎等。在亚急性或慢性症状的病人中，磨玻璃样影通常见于 NSIP、DIP、外源性过敏性肺泡炎、肺泡蛋白沉积症、结节病、类脂性肺炎等。磨玻璃密度的出现常提示病变处于活动性或病变的早期阶段，对指导临床治疗具有十分重要的意义。多种疾病进一步发展将表现为肺实变影。

4. 肺密度减低影　肺密度减低提示肺内含气量过多、肺结构破坏、肺内潜在腔隙扩大及纤维化等。肺密度降低的区域可能代表肺气肿、马赛克灌注或空气潴留(呼气相扫描)。肺气肿主要包括小叶中心型肺气肿(图 3-0-11)，无壁的局部透亮区，通常以上叶为主；全小叶型肺气肿(图 3-0-12)，大面积低密度区，通常弥漫性分布，伴有血管变细；间隔旁肺气肿，胸膜下以小叶间隔为界的透亮区或胸膜下肺大疱，通常以上叶为主。

5. 囊性肺疾病　主要包括淋巴管平滑肌瘤病和朗格汉斯细胞组织细胞增生症，通常以多发的含气囊性病变为主要表现，囊壁薄，厚度可达数毫米。

6. 马赛克灌注征　指在异常肺灌注和局部肺血容量减少病人中，HRCT 上有时可见到片状肺密度降低区。正常人的肺实质可存在一定程度的密度不均匀，多达 20％的正常病例在吸气时可以出现轻微的马赛克表现。其有两种病理基础：小气道的狭窄导致部分肺组织过度通气(空气潴留)；血管的闭塞或变细致相应区域血流减少。血管来源病变区域肺动脉较正常变细、稀疏(图 3-0-13)；气道来源反差明显，而血管源性在吸气相和呼气相对比几乎没有差异。

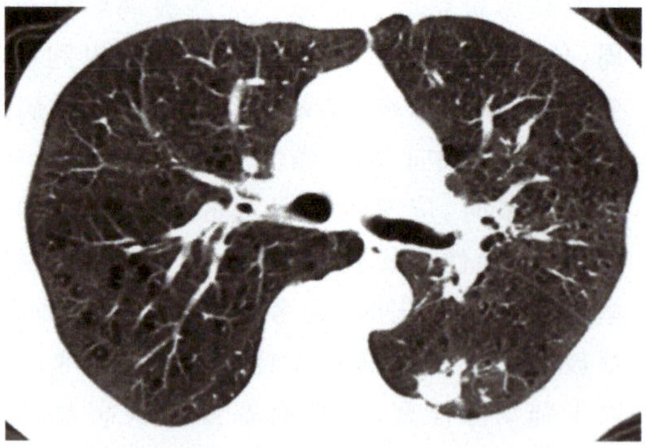

图 3-0-11　小叶中心型肺气肿，呼吸性细支气管扩张，肺泡囊、肺泡管和肺泡未受累，其内可见血管影

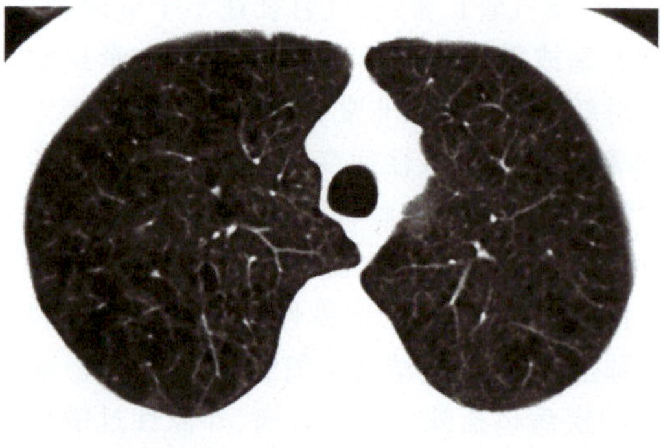

图 3-0-12　全小叶型肺气肿，累及肺小叶所有结构

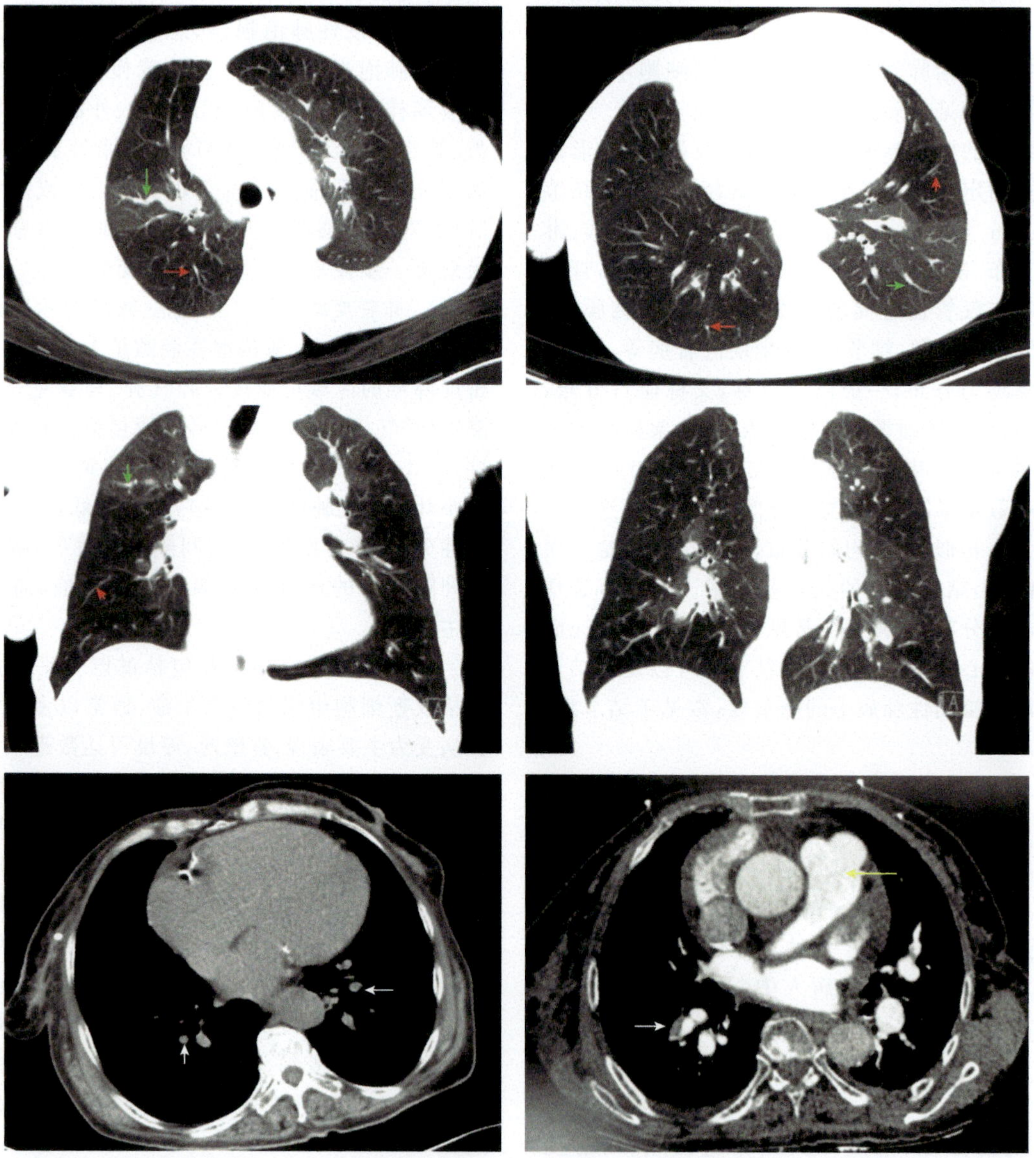

图 3-0-13　女，76 岁。慢性血栓性肺动脉高压所致的马赛克征。胸部 CT 显示由血管阻塞所致的呈段和亚段分布的大片低密度区，与之相邻的密度增高区代表了局域性的过度灌注。在密度减低区内，肺动脉的段和亚段分支（红箭）与高密度区内的分支（绿箭）比较为相对减少和变细，肺动脉增粗（黄箭），增强扫描见血管栓塞（白箭）

五、治疗

ILD的治疗没有统一的方案，根据ILD病人的病因及病理等特征，应采取综合性和个体化治疗。ILD的治疗目标为阻止疾病的发展，延长病人生存率，预防急性加重，减轻病人症状。对于病因明确的ILD病人，首先必须去除病因和诱因，并根据原发病的不同给予相应治疗后，再根据情况行综合治疗。ILD的治疗方式有药物治疗和非药物治疗，药物可联合使用或单独应用，具体剂量和疗程应根据病人情况决定。大多数ILD病理特征主要包括弥漫性肺泡炎、肺实质炎症和肺间质纤维化等，因此，抗炎和抗纤维化为ILD的主要治疗方式。目前还无任何治疗手段可以确切逆转或改变炎症及损伤的过程。目前临床上主要应用激素和免疫抑制剂，还包括抗氧化剂、抗纤维化药物、免疫调节剂、抗凝药、中成药等。同时，遗传学和基因组学是一种改进的ILD新治疗方法，可显著减轻症状和恢复病人的生活质量，该疗法诱发不良反应的风险最小，可以减轻药物治疗的不良反应。

参考文献

American Thoracic Society; European Respiratory Society. American Thoracic Society/European Respiratory Society International Multidisciplinary Consensus Classification of the Idiopathic Interstitial Pneumonias. This joint statement of the American Thoracic Society(ATS), and the European Respiratory Society(ERS) was adopted by the ATS board of directorst June 2001 and by the ERS Executive Committee, June 2001. Am J Respir Crit Care Med, 2002, 165(2): 277-304.

Dreher M, Ekkernkamp E, Schmoor C, et al. Pulmonary rehabilitation and noninvasive ventilation in patients with hypercapnic interstitial lung disease. Respiration, 2015, 89(3): 208-213.

Kotloff RM, Thabut G. Lung transplantation. Am J Respir Crit Care Med, 2011, 184(2): 159-171.

Raghu G, Collard HR, Egan JJ, et al. An official ATS/ERS/JRS/ALAT statement: idiopathic pulmonary fibrosis: evidence-based guidelines for diagnosis and management. Am J Respir Crit Care Med, 2011, 183(6): 788-824.

Ryerson CJ, Cayou C, Topp F, et al. Pulmonary rehabilitation improves long-term outcomes in interstitial lung desease: a prospective cohort study. Respir Med, 2014, 108(1): 203-210.

Ryerson CJ, Garvey C, Collard HR. Pulmonary rehabilitation for interstitial lung disease. Chest, 2010, 138(1): 240-241.

Travis WD, Costabel U, Hansell DM, et al: An Official American Thoracic Society/European Respiratory Society Statement: Update of the International Multidisciplinary Classification of the Idiopathic Interstitial Pneumonias. Am J Respir Crit Care Med, 2013, 188(6): 733-748.

病例解析

1. 病例1：女，29岁。干咳、气促4个月。查体：双下肺可闻及爆裂音。辅助检查：肺功能，限制性通气障碍；支气管镜刷检见少量多核巨细胞和坏死细胞，肺泡灌洗液巨噬细胞42%，吞噬细胞13%，上皮细胞7%，中性粒细胞4%，淋巴细胞12%，嗜酸粒细胞22%，可见较多多核巨细胞。有长期金属粉尘（主要是钨）接触史。

胸部CT：双肺下叶磨玻璃影，部分呈蜂窝样改变（图3-0-14）。

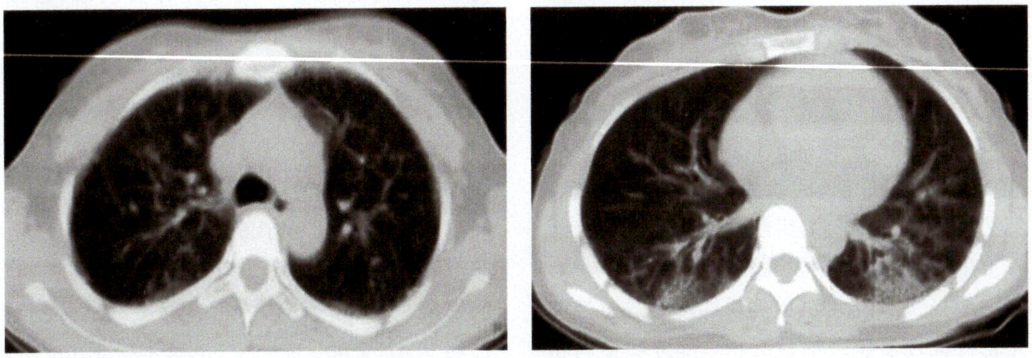

图 3-0-14 胸部 CT1

【诊断】 硬金属致巨细胞间质性肺炎。

【诊断依据】 青年女性，干咳，气促，查体双下肺可闻及爆裂音，肺功能示限制性通气障碍，支气管镜下刷检和灌洗均见多核巨细胞，胸部CT示间质性肺炎表现，且有长期金属粉尘（主要是钨）接触史，首先考虑硬金属致巨细胞间质性肺炎。病人肺组织活检呈慢性炎症改变伴纤维组织增生，肺泡腔内见大小不等多核巨细胞。综合考虑该诊断成立。

【分析】 硬金属是指高温高压下烧结的一种或多种金属的碳化物，金属元素主要为钨、钴、钽、镍等，这种混合性金属碳（合金）具有很强的硬度，且具有耐压、耐磨、耐高温、抗腐蚀的性质，常作为钻头、切割、打磨刨光模具等应用于各个行业，俗称人造金刚石。接触或吸入这种合金粉尘引起呼吸系统症状、肺功能损害和影像学弥漫性肺病变，称为硬金属尘肺。能引起相关肺疾病的硬金属主要是含有钴、钨等金属合金，其中钴的作用最明显。Liebow等于1969年首先描述一种肺泡腔内大量具有活跃吞噬功能的多核巨细胞沉积、伴有明显的间质淋巴细胞浸润的特征性组织学改变的肺病变，称为巨细胞性间质肺炎（giant cell interstitial pneumonia，GIP）。GIP的病因及分类归属还有待进一步研究，绝大多数GIP是硬金属尘肺，但硬金属尘肺未必表现为GIP。GIP病程进展缓慢，临床表现和胸部影像学并无特异性。主要的临床表现为咳嗽、气短和活动后呼吸困难，少数病人有职业性哮喘。肺功能检查早期可以正常或轻度限制性通气功能障碍；中、晚期病人肺部出现明显的纤维化改变时，表现为严重的限制性通气功能障碍和弥散功能降低。GIP的HRCT表现为两肺磨玻璃影、实变影、弥漫性的小结节影、广泛的网状影和牵拉性支气管扩张。网状阴影、牵拉性支气管扩张和类似囊状阴影提示病程晚期。以上影像学改变与炎症细胞浸润、肺泡腔内巨噬细胞和多核巨细胞聚集、肺间质纤维化有关。GIP组织学特点为脱屑性间质性肺炎样反应，即在肺泡腔内有巨噬细胞和大量的多核巨细胞聚集；多核巨细胞位于肺泡腔内，内可见被吞噬的炎症细胞。病变以围绕支气管周围的间质最明显。

目前硬金属尘肺的诊断标准包括：① 硬金属粉尘的接触史；② 临床有咳嗽、咳痰、活动后呼吸困难等症状；③ 影像学表现为间质性肺疾病，组织学表现为巨细胞间质性肺疾病；④在肺组织标本中发现相应的硬金属成分。但是有相当部分硬金属肺尘埃沉着病早期主要是急性肺损伤改变，并无特征性多核巨细胞沉积。部分硬金属粉尘具有血浆可溶性，不易在肺组织内积聚，仅小部分病人的肺组织活检中能检测出钴等硬金属成分，组织中未能检测到硬金属，不能否定硬金属肺尘埃沉着病的诊断。有学者认为在肺泡灌洗液细胞涂片见多核巨细胞聚集，结合其特定的职业史，也足以正确诊断GIP。

GIP的治疗包括脱离接触金属粉尘工作和（或）使用糖皮质激素。病人在脱离原工作环境后，未使用糖皮质激素，其临床症状能改善和缓解，但再次接触金属粉尘工作可引起复发。糖皮质激素治疗后病人的临床症状缓解和胸部影像学异常改善，甚至完全吸收，但如演变成晚期蜂窝肺，糖皮质激素无效。

2. 病例2：女，55岁。左肺癌靶向治疗后1个月，喘憋、呼吸困难2天。病人2016-11-21体检发现左肺占位，未系统检查及治疗，病程中无明显咳嗽、咳痰，仅自觉乏力逐渐加重。2017-07-26左上肺病变活检病理示腺癌，以腺泡状和实性生长方式为主。分子病理检测示表皮生长因子受体（*EGFR*）基因突变（21外显子点突变，突变类型可能为2573T＞G突变型）。*EGFR*基因18外显子、19外显子及20外显子突变检测均未见扩增曲线。2017-08-09 PET/CT检查示左肺门高代谢肿块，远端阻塞性肺改变，符合肺癌表现；双肺弥漫性分布粟粒状小结节，伴高代谢，考虑为转移可能；双颌下、双颈部、双锁骨、纵隔（1、2R、4L区）、左肺门高代谢淋巴结，倾向转移；纵隔部分淋巴结密度稍高，需与炎性淋巴结相鉴别；T_8、T_{10}、T_{12}椎体、左骶髂关节、左坐骨转移。1个月前（2017-08-29）开始口服吉非替尼治疗。2天前无明显诱因出现发热，体温最高达38℃，伴咳嗽、咳脓性黄痰，自服布洛芬及头孢吡肟治疗，症状缓解不佳，于2017-09-28入院诊治。

胸部CT（2017-07-12）：左肺门肿块影，双肺多发粟粒样结节影（图3-0-15A、B）。胸部CT（2017-09-28）：双肺向心性分布高密度影（图3-0-15C～F）。

【诊断】 吉非替尼所致药物性间质性肺炎。

【诊断依据】 老年女性，有肿瘤靶向药物服用史，应用1个月后出现发热、咳嗽、咳脓性黄痰等症状，胸部CT示向心性分布间质性肺炎表现，诊断明确。入院查体：T 36.8℃，一般状态极差，呼吸急促，双肺呼吸音粗，散在干、湿啰音。辅助检查：血常规：白细胞8.36×10^9/L、N% 71.52%；血气分析：pH 7.46、$PaCO_2$ 26.8mmHg、PaO_2 45.3mmHg；血生化：谷丙转氨酶83.6U/L↑、谷草转氨酶54.7U/L↑、谷氨酰转肽酶104U/L↑、钠126mmol/L↓。病人为肿瘤晚期，咳嗽、咳黄痰，合并Ⅰ型呼吸衰竭、药物性间质性肺炎，病情危重，给予吸氧、纠正电解质紊乱、哌拉西林/他唑巴坦3.375g q8h抗感染、地塞米松10mg等对症治疗。3天后病人咳嗽、咳痰明显好转，时有喘憋，心慌，低钠血症得到纠正。1个月后复查胸部CT（2017-10-23）示病变较前吸收（图3-0-16）。

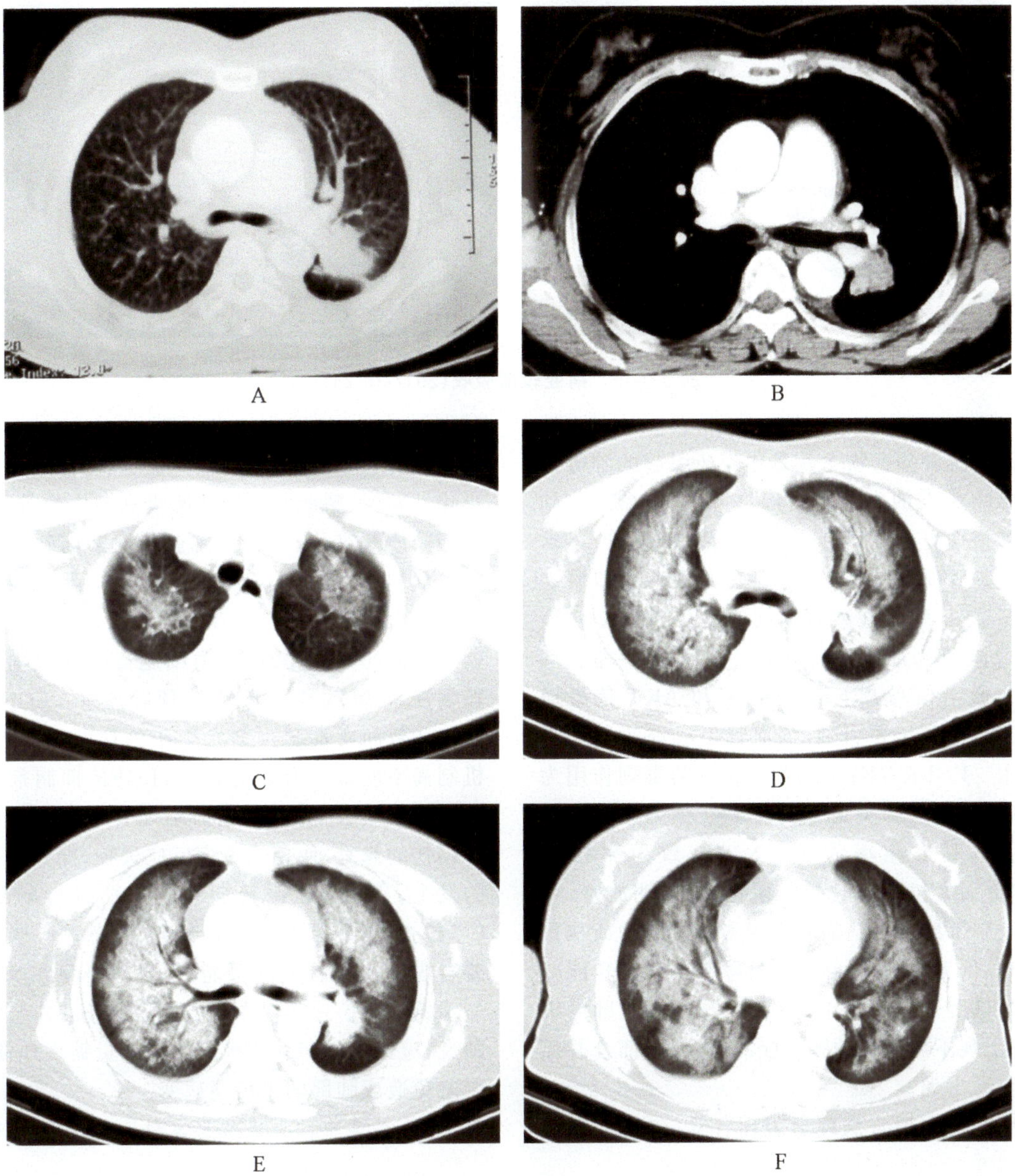

图 3-0-15　胸部 CT2

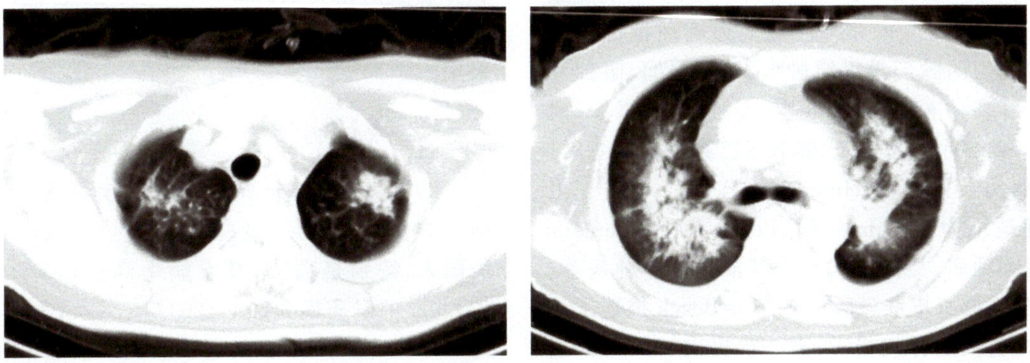

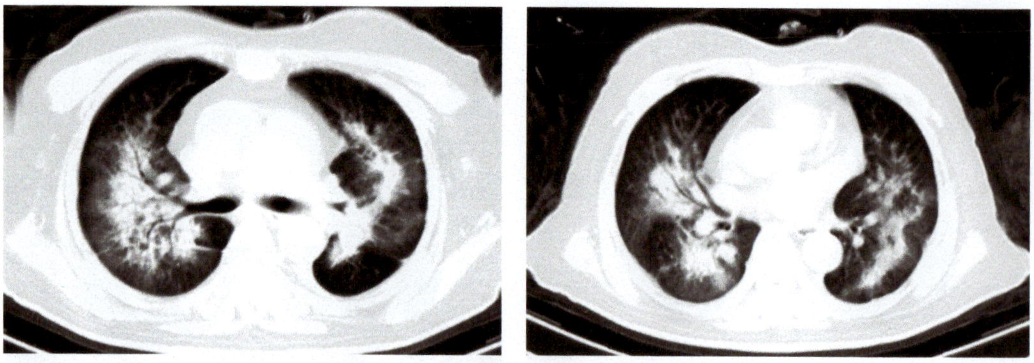

图 3-0-16　病变较前吸收(2017-10-23)

【分析】 抗肿瘤药物尤其是化疗药引起的肺毒性反应严重影响病人的生存质量,甚至危及生命。抗肿瘤药相关肺损伤可涉及气道、胸膜、纵隔、肺血管,最常见的肺毒性是间质性肺疾病。吉非替尼是一种口服表皮生长因子受体-酪氨酸激酶抑制剂(EGFR-TKI),该类药物通过阻断癌细胞内表皮生长因子受体-酪氨酸激酶磷酸化激活信号及下游 MAPK 和 AKT 信号通路,促进凋亡、遏制增殖、抗肿瘤血管生成等达到抑制肿瘤的作用。EGFR-TKI 类药物最常见的毒副作用为皮疹和腹泻,间质性肺炎是 EGFR-TKI 少见但极为严重的并发症,其发生率为 2%～3%,致死率接近 0.3%。加重因素包括同时或曾用化疗、前期放疗、有肺基础病及肺部感染等。临床表现为新发作的或加重的呼吸困难、低氧血症、限制性通气障碍及弥散功能减低及无明显诱因下出现胸片新发渗出影。一旦肺纤维化形成,将出现不可逆性的肺功能减退,有肺部合并症的病人更容易出现。

药物引起的肺损害病理学表现各异,包括弥漫性肺泡损害、非特异性间质性肺炎、闭塞性细支气管炎伴机化性肺炎、嗜酸粒细胞性肺炎和肺出血等,典型改变为肺间质纤维化,伴炎性细胞浸润。药物性间质性肺炎发病机制可能为药物的细胞毒作用,也可能为过敏反应。由过敏反应引起者发病较快,数日或数周发病,如及时停药,预后较好。由细胞毒性反应引起者发病较缓慢,常需数月甚至数年,预后较差。EGFR-TKI 类药物所致间质性肺炎多发生于治疗的 4 周内,其发生机制尚不明确。有研究认为,EGFR 抑制剂在抑制肿瘤组织 EGFR 的同时,也抑制气管上皮细胞的生长及其损伤的修复,使免疫炎症反应失控,导致间质性肺炎的发生。因此,在服药期间应定期进行胸部 X 线和 CT 检查,出现原因不明的咳嗽、气急等呼吸道症状时要考虑间质性肺炎的可能,须立即停药并及时进行进一步的检查。一旦确诊为 EGFR-TKI 引起的间质性肺炎,应避免用药并积极应用高剂量糖皮质激素治疗,以避免造成肺部的不可逆病变。

(哈尔滨市胸科医院影像科　王秀峰　提供)

第一节　结节病

结节病(sarcoidosis)是一种病因不明、多系统受累的以非干酪样坏死性肉芽肿性病变为病理特征的疾病,主要表现为两肺门淋巴结肿大、肺部浸润、眼部和皮肤病变,肝、脾、淋巴结、唾液腺、心脏、神经系统、肌肉和骨骼等器官也可以累及,肺和淋巴系统最常受累。

结节病由英国医生 Hutchison 于 1877 年首先报道,曾一度被称为 Mortimer 病、Boeck 病、Schaumann 病、鲍氏肉芽肿病、类肉瘤病及良性淋巴肉芽肿病等。至 19 世纪末,挪威皮肤科医生 Caeser Boeck 描述了一例多发良性的肉瘤样皮损,并第一次提出“Sarkoid”这个词,也是第一次从病理的角度描述了结节病的肉芽肿性改变。随后一系列累及肺部、巩膜、骨、淋巴结、腮和鼻黏膜的相关病例被报道,提示这是个多系统累及的疾病。直至 1940 年,结节病这一病名方被广泛采用。

一、流行病学

结节病发病呈世界性分布,欧美发病率较高,寒冷地区多于热带地区,最高发病率见于北欧国家和非裔美国人,特别是瑞典,其发病率高达(55～64)/10 万人,北欧的发病率为(18～20)/10 万人,美国的发病率为(11～40)/10 万人,亚洲和非洲的发病率较低,日本的发病率最低。就人种而论,黑色人种的发病率最高,白色人种次之,黄色人种较低。女性患病率略高于男性，好发年龄 50 岁以下，高峰年龄为 20～40 岁。

二、发病机制

结节病的病因和发病机制尚不清楚，与感染、免疫、遗传易感性和环境因素有关。

有研究认为分枝杆菌、痤疮丙酸杆菌、伯氏疏螺旋体和病毒等感染是结节病的病因之一，但未获确切结论。

该疾病通常为散发，但 3.6%～9.6%的病人表现出家族聚集性。结节病可发生于同一家族的成员，兄弟姐妹的发病率较该病人父母的更高，提示该疾病可能为隐性遗传。在同卵双胞胎中，如果一方患有结节病，另一方发病风险可增加 80 倍，提示遗传因素在结节病发生中起重要作用。人类白细胞抗原（HLA）与结节病的遗传易感性有一定关系，HLA-B8 和急性结节病相关。全基因组筛查中发现 2 个基因位点和结节病相关，一是在德国白种人中，位于染色体 3p 和 6p；另一个是在美国黑种人，位于染色体 5p 和 5q。嗜乳脂蛋白样 2 基因（*BTNL2*）也是结节病的候选易患基因。结节病易患基因 HLA-DOB1 和暴露工作环境中的水渍或湿度高相关。

对于易感者而言，结节病是一种与职业和环境抗原暴露相关的疾病，包括暴露于燃烧植物（烧草灶、壁炉）、植物花粉、金属颗粒（铍、铝、钛和锆等）、材料、潮湿及发霉环境等。职业暴露所致的结节病死亡风险存在明显性别和种族差异。与无职业暴露的女性相比较，涉及金属加工、医疗保健、教学、销售、银行和管理者等职业暴露女性的死亡风险显著升高。与女性和黑种人相比较，男性和白种人与特定职业暴露有关的结节病相关死亡风险更高。

多种失调的免疫细胞、因子可能参与结节病的发生，如在结节病病人的外周血和支气管肺泡灌洗液（BALF）中发现显著增多的 Th17 细胞、BALF 中发现 $CD4^+$ T 细胞自发性释放白细胞介素-2（IL-2）、病变肉芽组织中发现大量 B 细胞浸润等。结节病病人外周血中存在免疫复合物及免疫球蛋白增高，同时对结核菌素不产生反应，因此，多数人认为细胞免疫和体液免疫功能紊乱是结节病的重要发病机制。细胞免疫方面研究发现，病人外周血中的 T 细胞总数降低，对外来抗原刺激性下降。抑制性 T 细胞（$CD8^+$）数量增加，而辅助性 T 细胞（$CD4^+$）数量降低，出现外周血中 CD4/CD8 比值降低的现象。结节病病人体内存在外周减弱而肺内增强的细胞反应。不同组织的细胞学研究都证实了结节病受累器官存在大量聚集的 T 细胞。正常肺泡的大部分细胞是巨噬细胞，只有不足 10%是淋巴细胞，这些细胞处于静止状态，在某种（某些）致结节病抗原的刺激下，肺泡内巨噬细胞被激活。被激活的巨噬细胞释放多种因子，如 IL-1，IL-1 是一种很强的淋巴因子，可促使 $CD4^+$ 辅助 T 细胞向病变活动部位移行，并促使其增生和分裂。$CD4^+$ 辅助 T 细胞分泌细胞因子，包括 IL-2、单核细胞趋化因子（MCF）、单核细胞移行抑制因子（MIF）等，趋化并聚集其他炎症细胞，形成了结节病早期以 T 细胞、单核细胞和巨噬细胞等炎性细胞或免疫效应细胞浸润为主的肺泡炎。IL-1 亦可使 T 细胞表面的 IL-2 受体暴露，并促使 T 细胞释放 IL-2，IL-2 则刺激 B 细胞，以多克隆的形式产生免疫球蛋白，临床上可见高 γ-球蛋白血症。结节病中免疫反应的产生伴随着原始 T 细胞向 Th1 型细胞极化的过程，随着细胞的募集、增殖和分化等一系列行为的产生，病变继续进展，肺泡炎的细胞成分不断减少，巨噬细胞衍生的上皮样细胞逐渐增多，并在其分泌的肉芽肿刺激因子的作用下逐渐形成典型的非干酪性肉芽肿。T 细胞的激活引起 TNF-α、IFN-γ 和 IL-2 的分泌增加，形成 Th1 细胞极化的免疫反应。细胞因子 TNF-α、IFN-γ 是目前被认为参与结节病炎症反应的最重要的炎症因子，针对 TNF-γ 的单克隆抗体也被用于结节病治疗的相关研究中并获益。同时，已有文献报道 Th1 细胞参与的免疫反应中的细胞因子、趋化因子与结节病的相关性，但大部分因子的具体作用机制还不明确。在结节病后期，巨噬细胞释放的纤维结合蛋白吸收大量的成纤维细胞，使其和细胞外基质黏附，巨噬细胞所分泌的成纤维细胞生长因子，促使成纤维细胞数增加；与此同时，周围的炎症和免疫效应细胞进一步减少以至消失，最后导致广泛的纤维化。

结节病病人体液免疫异常表现为循环中免疫复合物增加，血清免疫球蛋白增加，甚至出现自身抗体的现象。B 细胞活化因子（BAFF）是促进 B 细胞成熟和分化的重要因子，在结节病病人的血清中，BAFF 的表达增高，可启动自动激活 B 细胞的选择缺陷，继而异常地分泌自身抗体。30%～60%的结节病病人检测有抗核抗体 ANA 阳性，提示结节病与自身免疫性疾病及 B 细胞成熟、功能异常与疾病发病的可能关系。

总之，结节病是未知抗原与机体细胞免疫和体液免疫功能相互抗衡的结果，由于个体的差异（年龄、性别、种族、遗传因素和激素）和机体免疫反应的调节作用，视其产生的促进因子和拮抗因子之间的失衡状态，决定肉芽肿的发展和消退，表现出结节病的不同的病理状态和自然缓解的趋势。

三、病理

结节病累及多个器官和组织，病理缺乏特异性。

病理过程分3个阶段：肺泡炎阶段、非干酪性肉芽肿形成阶段、间质纤维化阶段。初发阶段：单核细胞、巨噬细胞和淋巴细胞广泛浸润的肺泡炎，累及肺泡壁和间质。肉芽肿阶段：肺泡壁内淋巴细胞和淋巴结组织内的淋巴细胞被激活，成为激活的T淋巴细胞。其细胞释放出单核细胞趋化因子，吸引血行中的单核细胞在局部形成肉芽肿。肺泡炎和肉芽肿可自行消散。慢性阶段：肉芽肿周围的成纤维细胞胶原化和玻璃样变，成为非特异性纤维化。非干酪性类上皮肉芽肿(图3-1-1)是结节病的病理学特征。这些肉芽肿由被单核细胞、淋巴细胞和成纤维细胞包围的巨噬细胞、组织细胞及多形核巨细胞组成(图3-1-2)，一般无中性粒细胞浸润，巨噬细胞内可见包涵体，如苏曼小体、双折光的结晶和星状小体(图3-1-3)。可见于支气管、细支气管和血管周围，也可见于小叶间和胸膜下。结节病的肉芽肿可以保持数月甚至数年的新鲜状态，不发生明显改变，也可吸收消散或被纤维化所取代。纤维组织最早见于肉芽肿周围，之后发展成向心型，以至完全取代肉芽肿结构。

结节病和结核在组织学上形态类似，但两者略有不同之处。结节病的结节内有大量上皮样细胞，淋巴细胞较少，而且掺杂排列；结核的结节中上皮样细胞周围有明显的淋巴细胞浸润。结节病的结节内有血管，因此，很少发生坏死或仅有轻度坏死；结核的结节中无血管，故可有较明显的干酪样坏死(图3-1-4)。结节病的结节中可见丰富的网织纤维；结核的结节中无网织纤维，结节周围的网织纤维大多也被破坏。结节病的表面上皮可正常或萎缩，而结核的表面上皮一般为溃疡或增生，上皮萎缩者较少见。

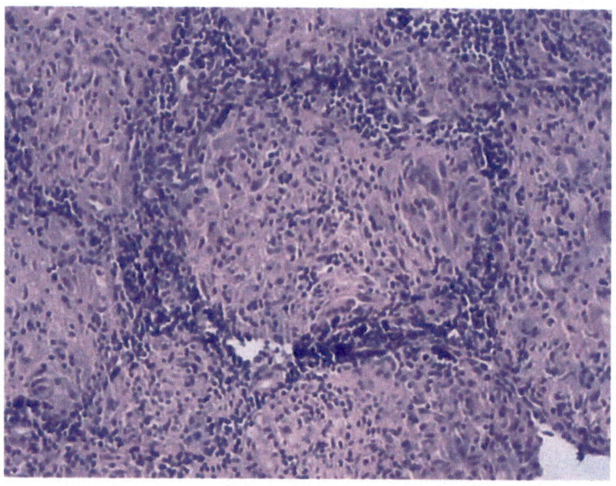

图3-1-1 非坏死性肉芽肿，部分融合

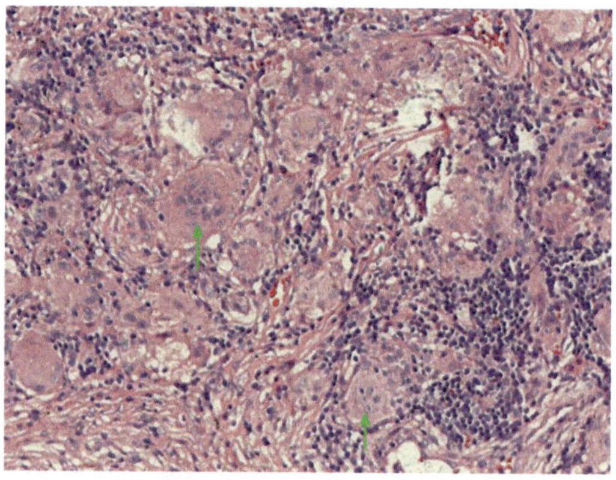

图3-1-2 非坏死性肉芽肿，内见多核巨细胞(绿箭)

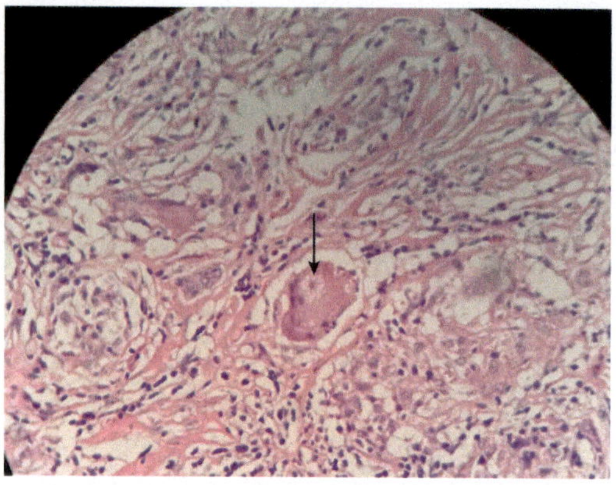

图3-1-3 巨噬细胞内见星状小体

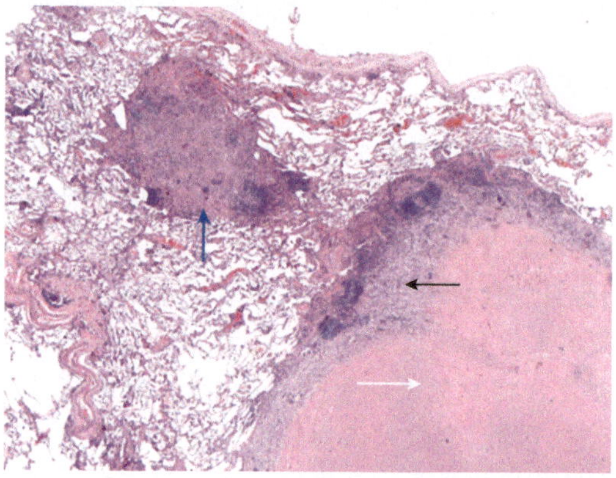

图3-1-4 肺组织内见干酪样坏死性肉芽肿(白箭)，周围见淋巴细胞(黑箭)，外周可见卫星灶(蓝箭)

(舟山市肺癌研究中心 王兆宇 提供)

四、临床表现

结节病临床表现多样，可累及全身器官。疾病谱可从无症状至危及生命。全身症状以乏力、疼痛和发热多见。发热主要以低热为主，个别病人会出现高热。现在逐渐认识到疼痛和疲劳是结节病的主要并发症。疼痛也许是关节炎、肌肉病变(结节病本身或者激素诱发)、小纤维神经病变或者纤维肌病等的表现。约有 70%的病人有疲劳的感觉，这也是影响病人生活质量的主要原因。引起疲劳感的原因很多，包括炎症、药物治疗及并发症。结节病和睡眠紊乱有关，在接诊有疲劳症状的病人时推荐安排做睡眠检查。结节病病人通常伴有肌肉力量和运动耐量的下降。免疫抑制药物治疗通常不会改善病人疲劳的症状，反而会导致无法区别究竟是疾病还是药物产生了疲劳的症状。

90%的结节病以肺部受累为主要表现，以呼吸困难和干咳最为常见，无论治疗与否，间断的急性发作都会导致肺功能的下降和症状的加重。肺纤维化是结节病病人死亡的危险因素。与普通人群比较，结节病合并肺纤维化时生存率明显下降。结节病引起的肺纤维化通常缓慢进展，但也可出现呼吸衰竭、肺动脉高压和咯血，危及生命。结节病病人中肺动脉高压的发生率为 5%～20%，出现肺动脉高压是病人死亡的危险因素。结节病病人肺动脉高压的病理生理学改变并未完全阐明，可能是由于肺实质受损、低氧血症、肺静脉高压和血管反应性共同作用所引起。从组织学上说，普遍认为结节病相关的肺动脉高压是由肺实质纤维化引起的肺血管床破坏和闭塞所致。但是，即使无明显的肺纤维化，结节病病人也会出现肺动脉高压。高龄、肺纤维化、肺功能受损尤其弥散功能下降及存在结节病所致的左心舒张功能不全，都与结节病相关性肺动脉高压的发病率增高有关。结节病病人从发生肺动脉高压到死亡或者肺移植的中位生存期是 5.3 年。在发生肺纤维化和肺部病变进展的病人中肺动脉高压更常见，也可以发生在没有肺部病变的病人身上，甚至更加严重。结节病和肺曲霉病存在一定相关性。研究表明，11.3%的肺纤维化结节病病人合并肺曲霉病，而 3%～12%的慢性肺曲霉病病人合并结节病，但具体机制仍不明确。

结节病病人中约 50%存在肺外器官受累。皮肤受累仅次于肺，可达 20%～35%，表现为结节性红斑、皮下结节(多见于面颈部、肩部或四肢)、冻疮样狼疮、丘疹、斑疹等。若出现 Lofgren 综合征(伴有皮肤结节性红斑、发热、双侧肺门淋巴结肿大及多关节炎)和 Heerfordt 综合征(同时出现慢性发热、腮腺肿胀、葡萄膜炎、面神经麻痹)对结节病具有诊断价值。结节病眼部受累占 20%～25%，可影响眼和其附属器的各个部位，如眼部血管、神经炎、眼外肌肉、眼眶壁、泪腺及眼周皮肤。结节病单独累及眼眶少见，且通常只累及泪腺，双侧同时累及多见。泪腺外病变非常少见，包括视神经和(或)神经鞘、眼外肌、眼睑和眶膈前软组织。眼眶内结节病好发于 50 岁以上妇女，最常见的临床表现为葡萄膜炎及慢性泪囊炎。约 5%的结节病病人存在有症状的心脏受累，20%～25%存在无症状的心脏受累，可引起传导障碍及室性心律失常，在病人出现不明原因的心律失常、心脏传导异常、气短或晕厥时，应考虑到结节病的可能。15%病人累及中枢神经系统，5%有神经症状。脑神经功能障碍和尿崩症是最常见的神经系统结节病的临床表现。2%～10%病人合并高钙血症和高尿钙症，最终可导致肾钙化或肾衰竭。如果结节病累及下丘脑及垂体，则会发生隐匿性糖尿病。结节病亦可累及骨、关节、骨骼肌腱和腱鞘等，发生率为 10%～20%，以侵犯大关节为主，表现为单发性或多发性关节炎。结节病及相应的治疗过程中都有发生骨质疏松和骨折的风险。对于长期服用激素的病人推荐常规进行骨质疏松的预防，需要谨慎地评价结节病导致的骨骼病变。

五、影像学表现

依据胸部 X 线或 CT 等影像学表现，通常将结节病分为 5 期：0 期，胸片正常；Ⅰ期，双侧肺门淋巴结肿大，而肺部无异常；Ⅱ期，双侧肺门淋巴结肿大伴肺部浸润；Ⅲ期，仅有肺实质浸润，不伴有肺门淋巴结肿大；Ⅳ期，不可逆肺纤维化伴肺实质扭曲或肺大疱。

肺结节病的 CT 表现以肺门及纵隔淋巴结肿大最为常见，发生于 75%～80%的病人中，典型表现为双肺门对称性淋巴结肿大合并纵隔淋巴结肿大(图 3-1-5)，部分以纵隔淋巴结肿大为主。纵隔淋巴结肿大以隆突下、气管前腔静脉后间隙及主动脉弓旁淋巴结肿大最常见(图 3-1-6)，肿大的淋巴结很少压迫静脉与大血管，一般不引起气管狭窄。前纵隔(图 3-1-7)及后纵隔肿大淋巴结相对少见。增强后肿大淋巴结呈中等度以上均匀强化，边界清楚，融合少见。不典型者可以表现为伴或不伴纵隔淋巴结增大的一侧肺门淋巴结增大(右侧多见)(图 3-1-8)及仅有纵隔淋巴结增大而无肺门淋巴结增大，多见于 50 岁以上的病人，可能是结节病的初始阶段，或为淋巴结自行消退、复发等。增大的淋巴结最终可以钙化，发病 5 年后钙化见于 3% 的病人，发病 10 年钙化见于 20% 的病人（图 3-1-9）。钙化可没有固定形状，或呈点状、爆米花样、蛋壳样（图 3-1-10）。结节病钙化倾向于双侧，而结核往往是单侧。因此，当双侧肺门及纵隔出现结节样钙化时，结节病的可能性大于结核。

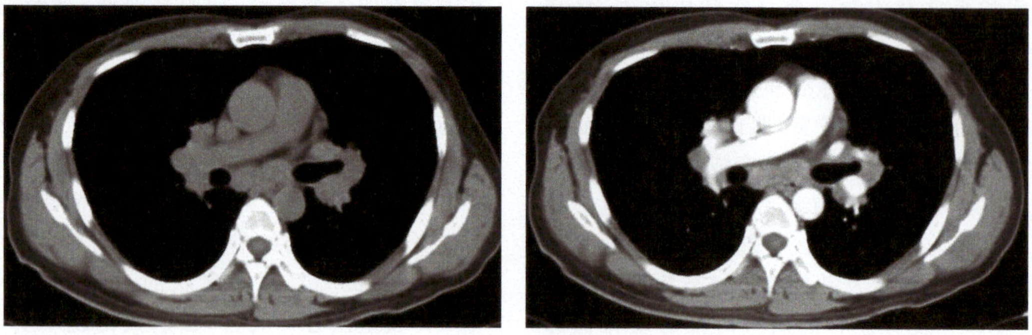

图 3-1-5　男，45 岁。肺门及纵隔淋巴结肿大，均匀强化

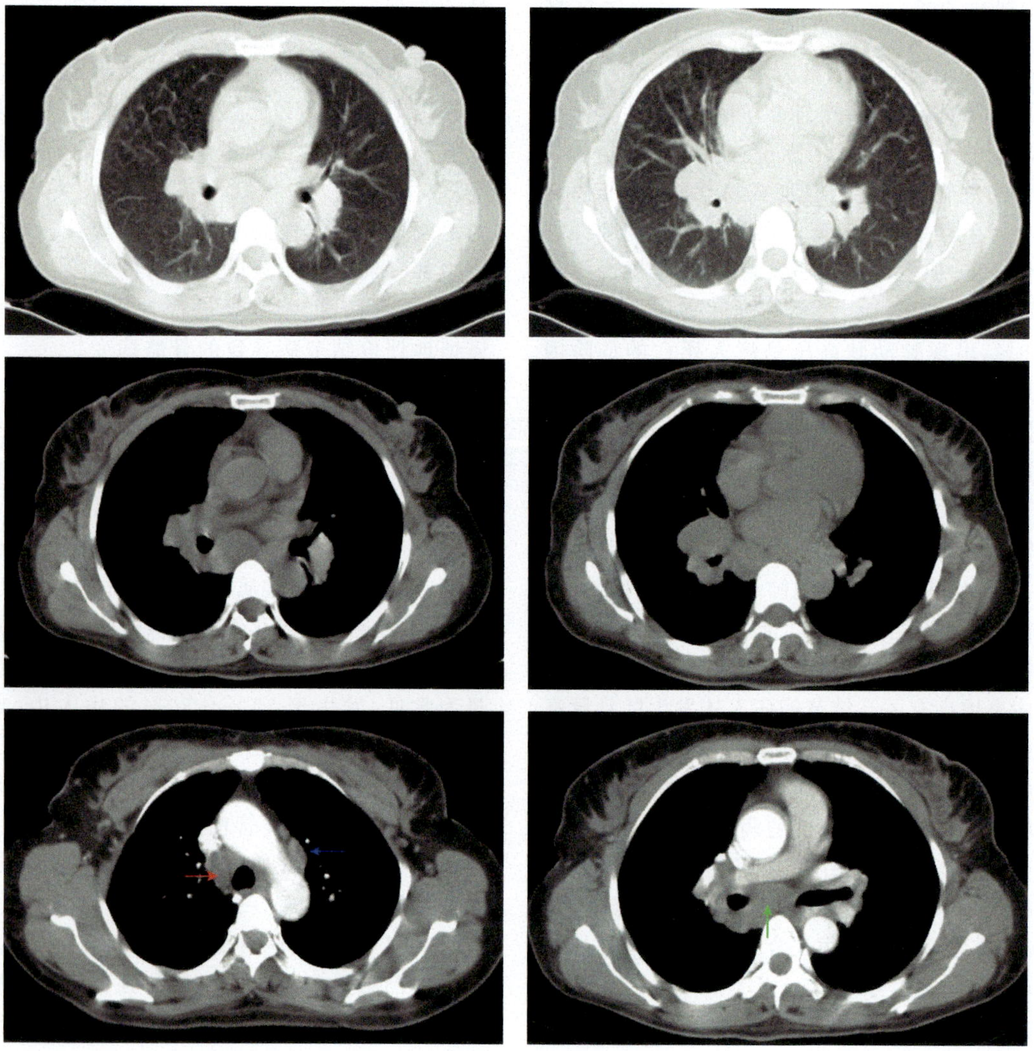

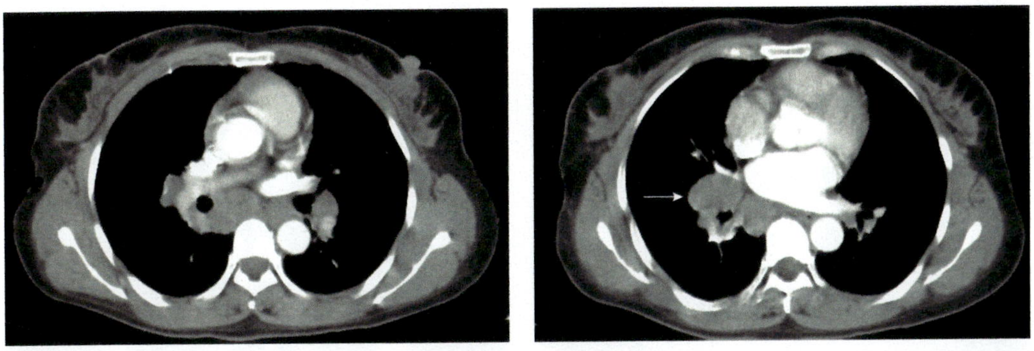

图 3-1-6　女，47 岁。有粉尘接触史，咳嗽、憋气 10 个月。肺门（白箭）、隆突下（绿箭）、气管前腔静脉后间隙（红箭）及主动脉弓旁（蓝箭）淋巴结肿大

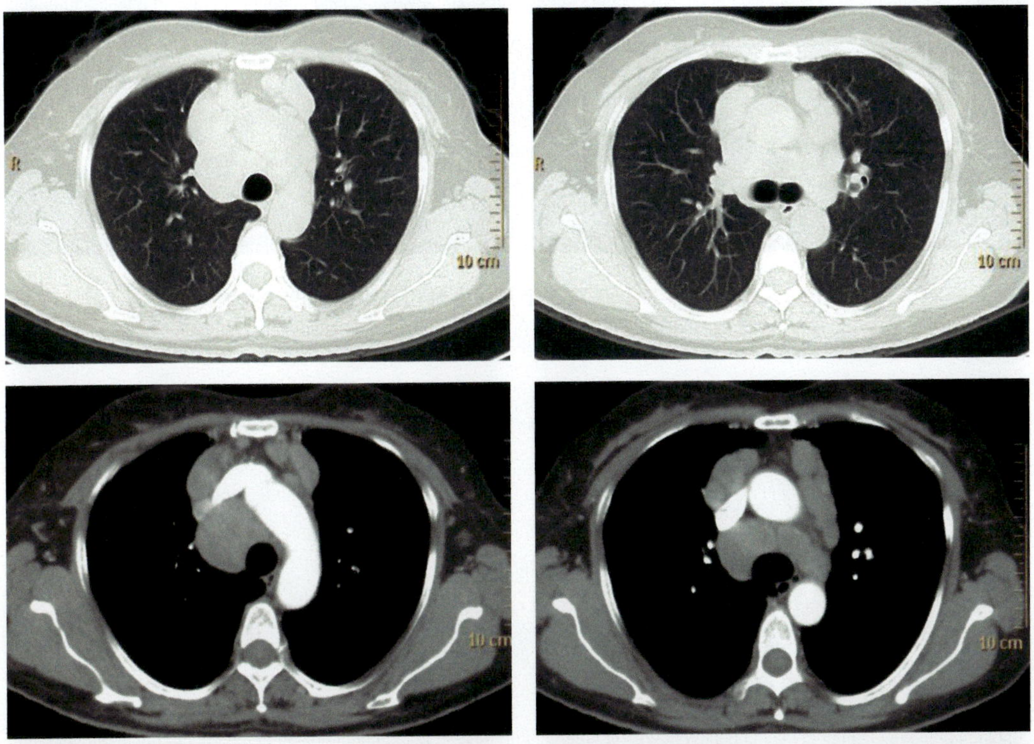

图 3-1-7　女，51 岁。前、中纵隔对称性淋巴结肿大

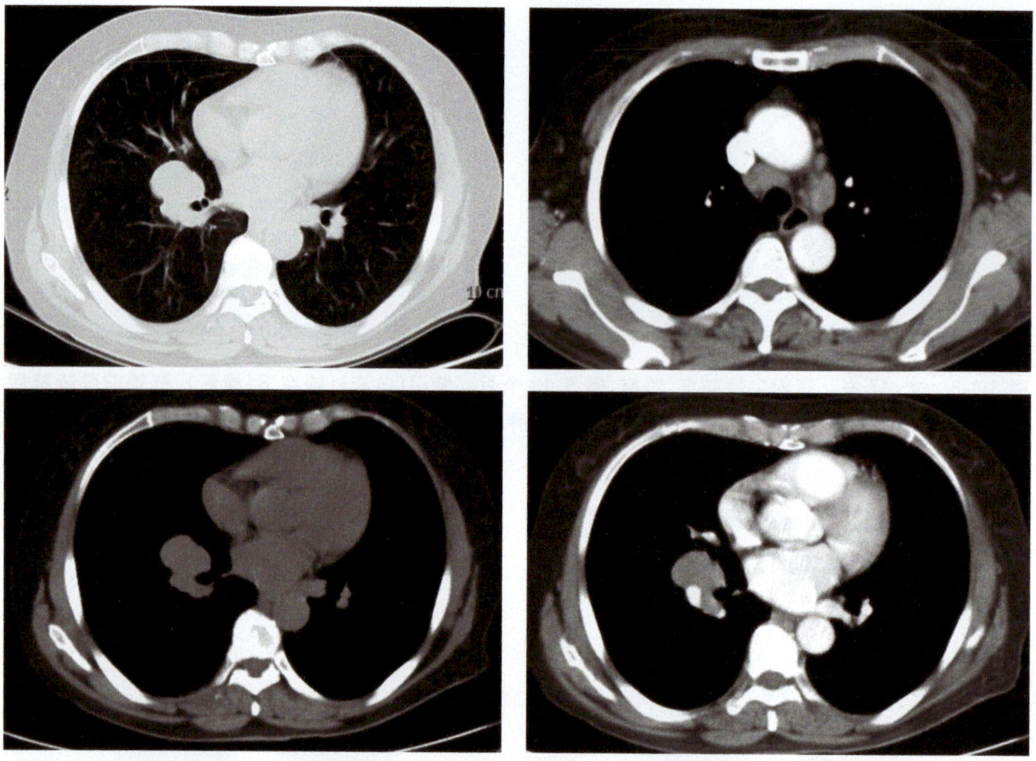

图 3-1-8　女，67 岁。干咳 3 个月。右肺门及纵隔淋巴结肿大

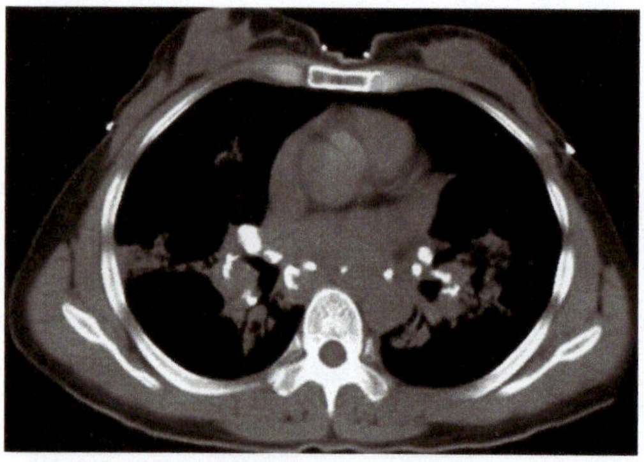

图 3-1-9　女，43 岁。胸痛、右颈部淋巴结肿大 15 年，纵隔淋巴结多发钙化

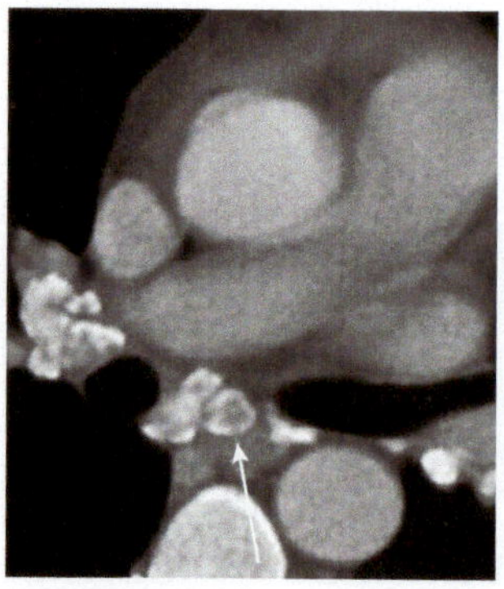

图 3-1-10　肺门、纵隔淋巴结蛋壳样钙化

结节病需与其他原因所致淋巴结肿大相鉴别，①淋巴结转移：常有原发恶性肿瘤病史，为纵隔淋巴结肿大较常见的原因（图 3-1-11），常呈单侧非对称性分布，淋巴结大小不一，相互融合，一般以气管前血管后间隙及主肺动脉窗淋巴结肿大较明显，也可合并前纵隔及双肺门淋巴结肿大，增强扫描可有轻度不均匀强化或仅有边缘强化，中心区域可坏死不强化（图 3-1-12），部分病人伴肺内转移性结节及癌性淋巴管炎（图 3-1-13）。②淋巴瘤：胸内淋巴瘤以霍奇金淋巴瘤较多见，影像学表现为前、中纵隔多发淋巴结肿大，以血管前间隙和气管前血管后间隙最常见，常与颈部周围淋巴结、两侧纵隔淋巴结及肺门淋巴结肿大同时存在（图 3-1-14）。最常见的强化方式为均匀轻、中度强化且相互融合，部分淋巴结内可发生囊变，可压迫周围大血管，形成血管淹没征，此为淋巴瘤特征表现。大多数淋巴瘤对放、化疗敏感，病灶可于短期内明显缩小甚至完全消失。结节病以双肺门及中纵隔淋巴结肿大为主，且淋巴结强化较明显，边界清晰，不融合，两者较容易鉴别。③淋巴结结核：纵隔淋巴结结核常见于气管旁淋巴结，伴同侧肺门淋巴结肿大，增强后淋巴结呈边缘环形强化，中心干酪坏死不强化(图 3-1-15)；大部分病人伴有肺内结核灶；一般情况下，结核的淋巴结直径显著小于结节病。④矽肺：淋巴结肿大也为双侧性，淋巴结内常有粉末状钙化，蛋壳样钙化较有特征，两侧肺纹理增粗、肺间质增厚，肺内有多发性矽结节影，结合职业史不难诊断(图 3-1-16)。

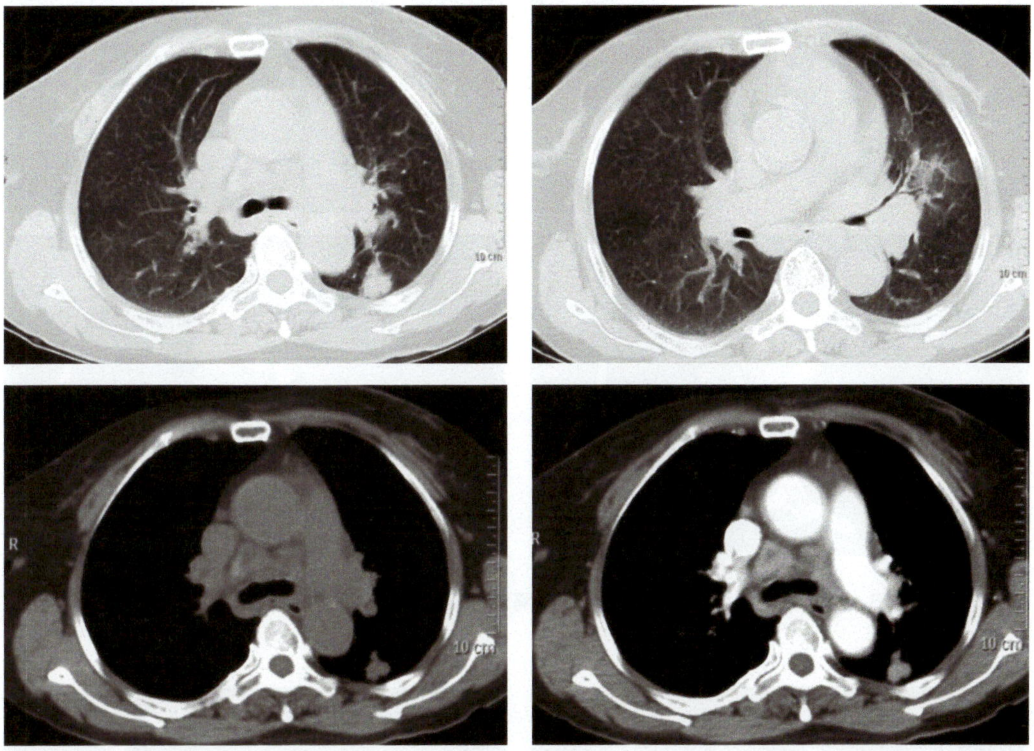

图 3-1-11　女，66 岁。咳嗽 2 月余，发现颈部包块 1 月余。左肺乳头状腺癌伴纵隔淋巴结转移，淋巴结内见坏死

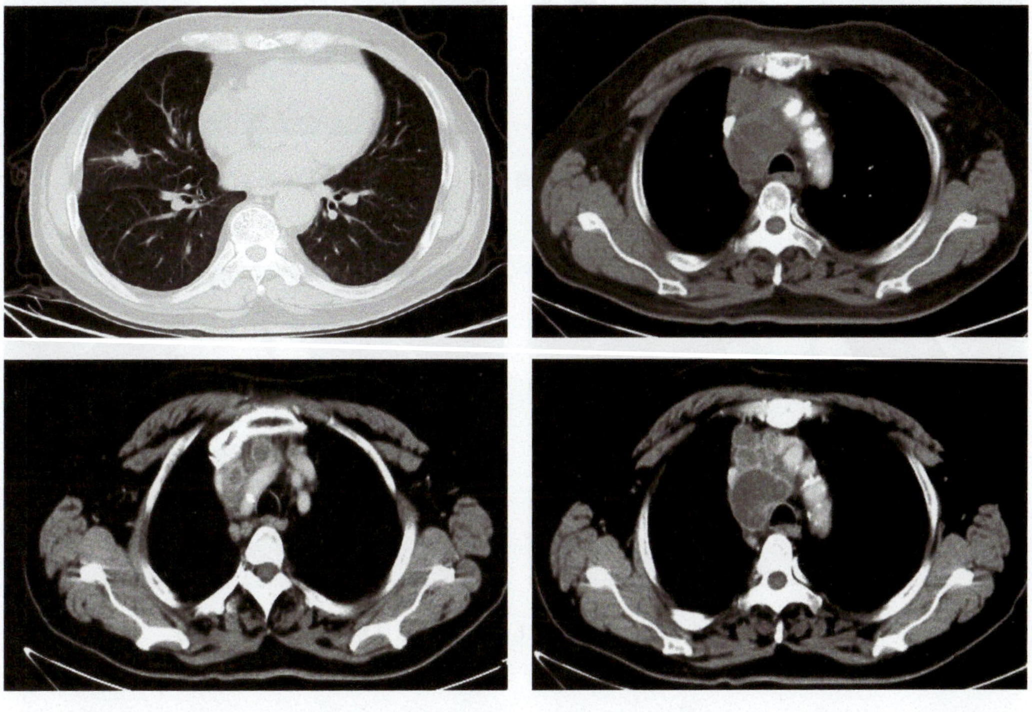

图 3-1-12　右肺小细胞肺癌并纵隔淋巴结转移，增强扫描动脉期见淋巴结融合，呈冰冻纵隔，中心区域为坏死区；静脉期见环形强化，坏死区无强化

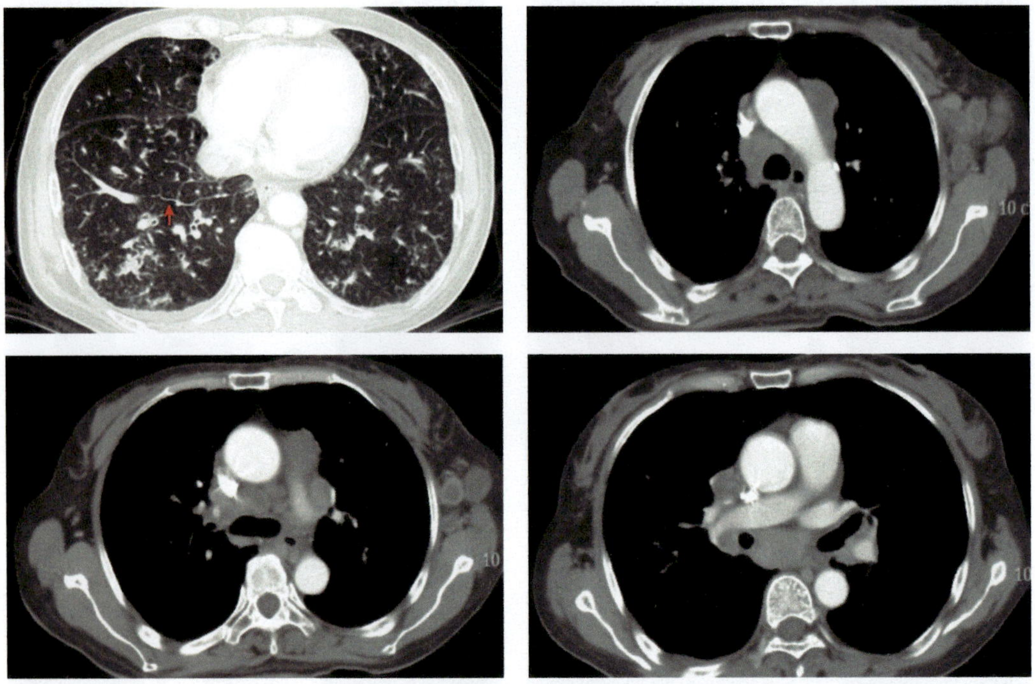

图 3-1-13　女，61 岁。胃癌伴腋窝、纵隔淋巴结转移，肺内癌性淋巴管炎(红箭)

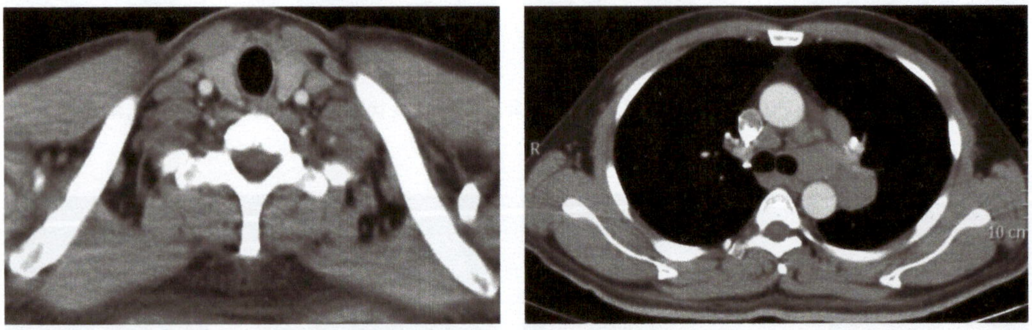

图 3-1-14　男，45 岁。经典型霍奇金淋巴瘤，颈部、纵隔淋巴结肿大

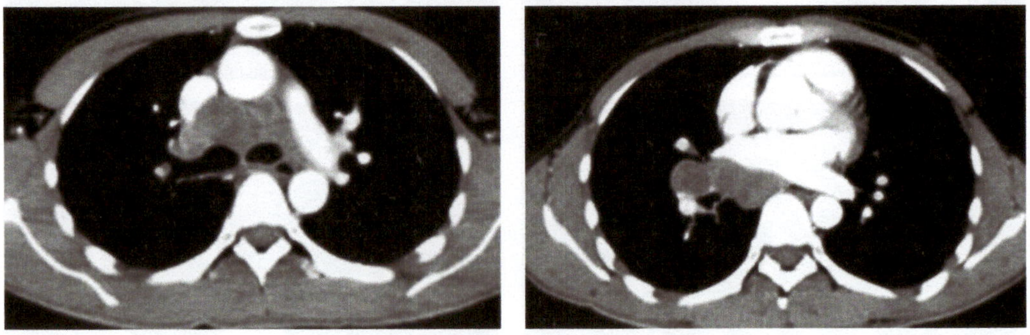

图 3-1-15　男，25 岁。咳嗽、咳痰 1 个月。淋巴结结核，环形强化明显

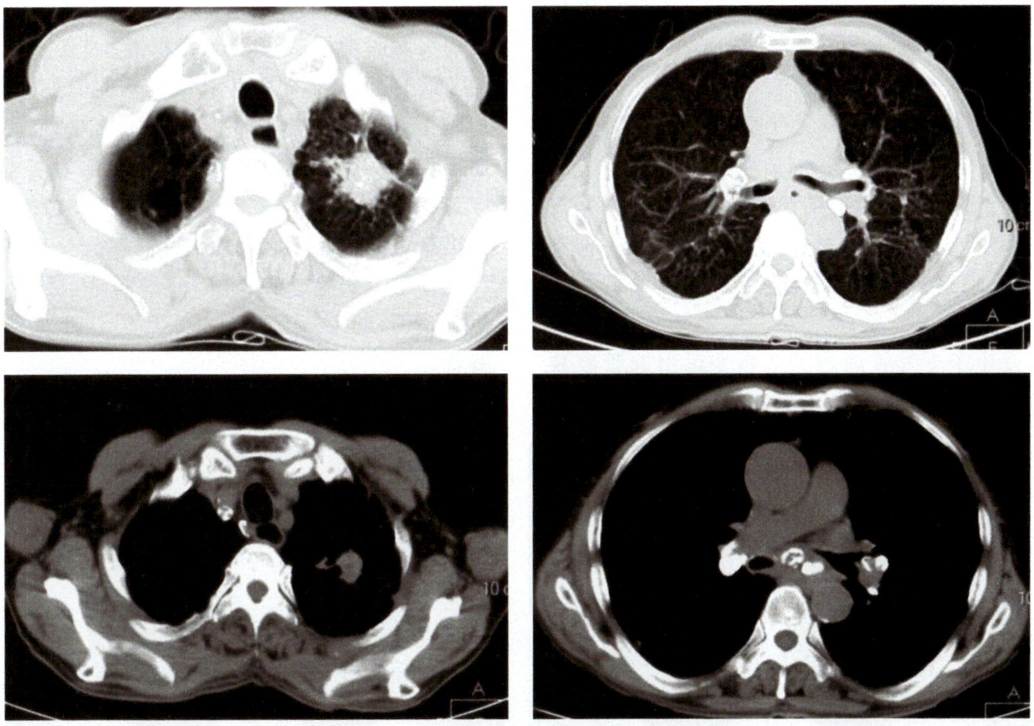

图 3-1-16　男，73 岁。近期咳嗽、胸闷，曾在采石场工作 20 多年。纵隔淋巴结钙化

结节病病人肺部受累多同时或晚于肺门及纵隔淋巴结病变，合并肺内浸润时增大淋巴结多不同程度缩小。结节病肺内浸润的 CT 表现多样，主要表现有结节影、小斑片影、磨玻璃影、条索影等。具体如下：

1. 多发结节影　微结节病变的淋巴管周围分布是肺部改变最常见的形式，为肉芽肿的聚集。肉芽肿结节可分布在肺内，也可分布在支气管及血管周围间质中，即沿支气管血管束或小叶间隔胸膜下的淋巴管周围分布(图 3-1-17)，导致正常的支气管血管束增粗，小叶间隔、叶间裂(图 3-1-18)和胸膜不均匀增厚，可呈现特殊的串珠样改变。结节上中肺多见，大小不一，以 2～5mm 多见，有时也可见到大结节(图 3-1-19)，直径 5～20mm。结节样肉芽肿以微结节病变开始，随着时间的推移，这些微结节病变可以融合形成较大病变(图 3-1-20)。

2. 斑片、磨玻璃影　表现为肺内散在分布的小斑片状、磨玻璃样高密度影，其内可见支气管充气征，多发生在肺泡炎阶段(图 3-1-21)。病变可发生在两肺各叶，两上叶病变多，也可仅局限于一侧肺上叶。病变可弥漫状似肺水肿，有时病变位于肺周围并可从肺尖延伸到横膈。肺内的磨玻璃密度影在病理上代表广泛肺泡间质的无数细小肉芽肿和活动性肺泡炎。单纯磨玻璃影表现少见，通常伴随其他部位沿血管和淋巴管分布的微-小结节影。一处病灶吸收，另一处可出现新病灶，病灶可在短时间吸收，或在治疗后吸收、好转，病程越短者越易吸收，该征象预后相对较好，但也有部分不能吸收，提示已有纤维化，因此，斑片磨玻璃影可作为病变活动性及治疗反应的一个指标。

3. 实变影　随着疾病进展，片状阴影进展融合为大片状气腔实变阴影，其内可见支气管充气征(图 3-1-22)，由肺门向外周放射状分布。实变影边缘不规则，在实变影边缘或其他部位通常伴有微-小结节影，当合并纵隔淋巴结增大或多发结节时高度提示本病可能，此病变大多可逆，但也可以演变为纤维化，不可逆。

4. 团块影　团块为大于 3cm 的致密影，为肉芽肿结节进一步融合而成(图 3-1-23)，以中上肺野分布为主，围绕支气管、血管周围，可单发也可多发，边缘毛糙不规则，有时可见支气管充气征，偶可见空洞及钙化，与肺门相连，类似矽肺病人肺纤维化影像表现。

5. 肺纤维化　20%～25%的肺结节病病人可出现肺纤维化，发生在腺泡结节部位，晚期肉芽肿周围形成纤维包膜，陈旧性肉芽肿周围部发生纤维化，中心部可残存少数巨细胞。早期 CT 表现为沿支气管血管束分布的不规则线状影和外周小叶间隔增厚形成的多边形结构，继发表现有支气管扭曲、牵拉性支气管扩张和结构扭曲(叶间裂和支气管血管束移位)、弥漫性线样影、周围蜂窝状改变等(图 3-1-24)。

纤维化呈片状分布，以中上肺为著。广泛的间质纤维化可造成肺动脉高压和右心衰竭，影像可见主肺动脉突出，右或左肺动脉增宽，右心室增大和周围血管透过度减低。进展期纤维囊性变与其他原因引起的肺纤维化鉴别困难。

6. 空气潴留　几乎所有的结节病病人在CT呼气相上均可出现空气潴留，这是由于细支气管周围肉芽肿引起的小气道狭窄所致，CT影像表现为肺小叶性局限性低密度区。

另外，发生于支气管内的结节病变可引起管腔狭窄、闭塞，相应区域肺组织出现阻塞性肺炎或肺不张。胸膜病变在CT影像上少见，发生率为2%～4%，主要表现为胸膜增厚或少量胸腔积液。4%～32%的肺内结节病合并气胸，常发生在结节病的晚期，其原因可能为脏层胸膜上的坏死性肉芽肿病灶导致胸膜破裂，进而出现气胸。尽管结节病的病理特征为非干酪坏死样肉芽肿，但在少数病例中仍可发现坏死或空洞样病变，其机制可能为密集成簇的肉芽肿性病变出现局部缺血坏死。结节病除了肺、淋巴结浸润外，还可侵及皮肤、眼、脾(图3-1-25)、肝(图3-1-26)、心脏及神经系统等器官。

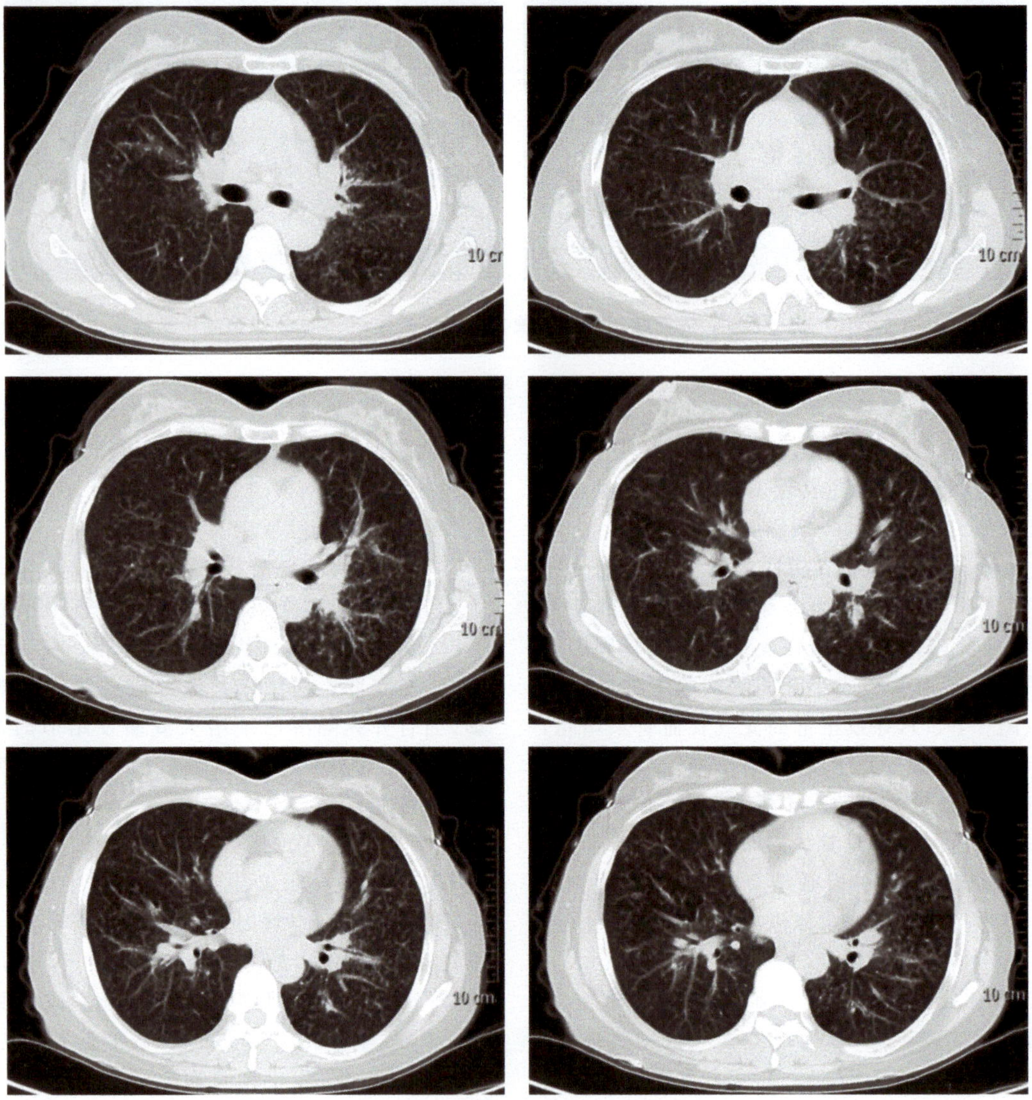

图3-1-17　女，50岁。咳嗽、干咳4个月。双肺弥漫性微小结节影，沿支气管血管束或胸膜下分布，呈串珠样改变，叶间裂见小结节影，纵隔淋巴结肿大

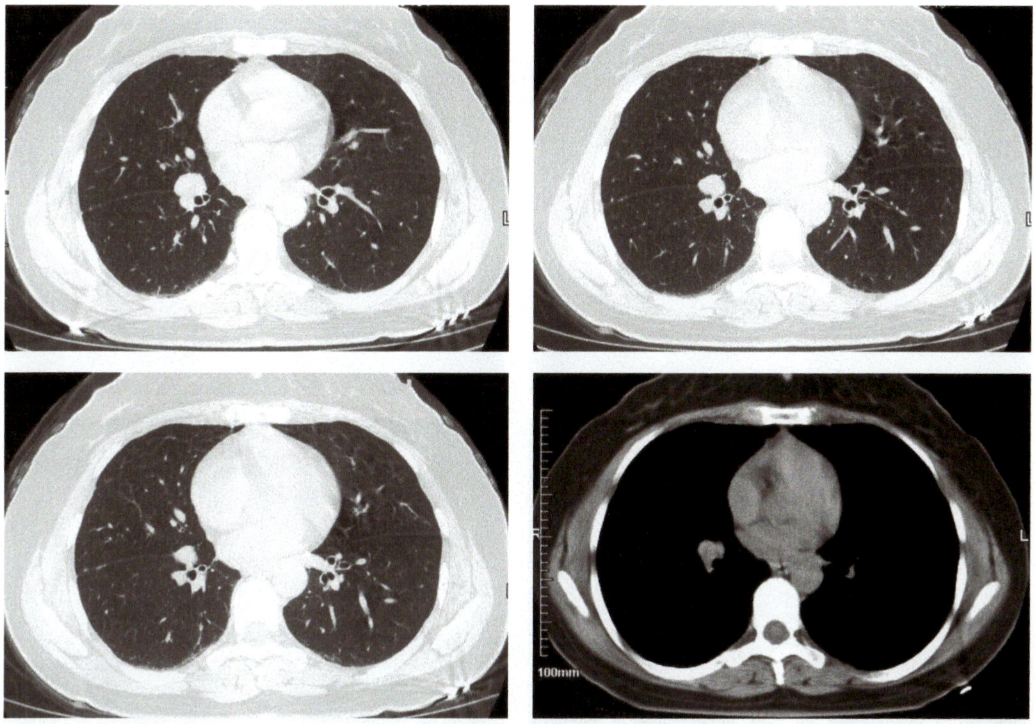

图 3-1-18　**女，48 岁。右肺门淋巴结肿大，右斜裂多发结节影**

（代县人民医院 CT 室　张　峰　提供）

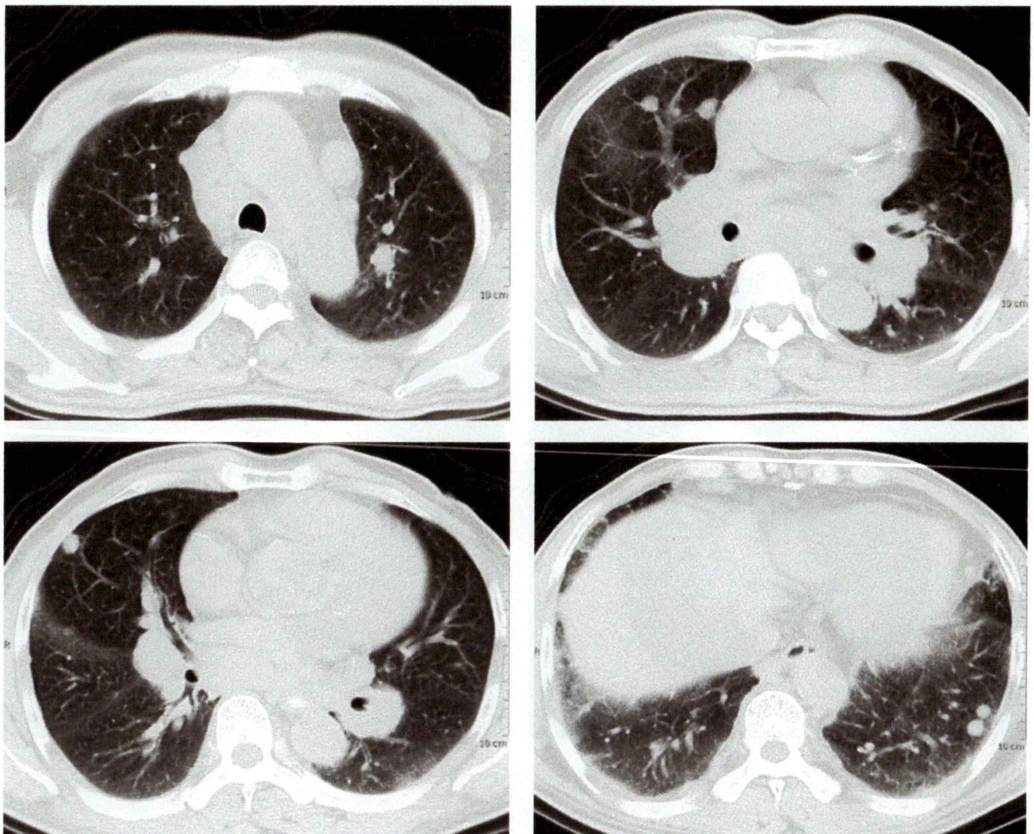

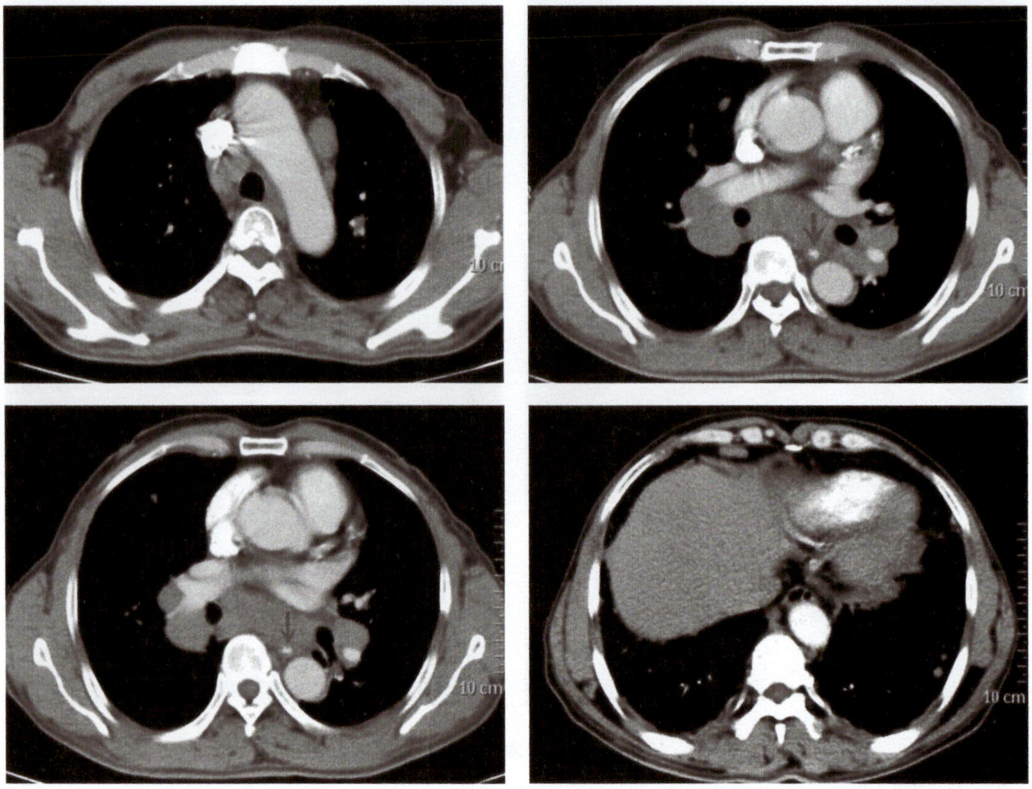

图 3-1-19　男，60 岁。咳嗽 2 个月。肺门、纵隔淋巴结肿大，可见钙化淋巴结（黑箭），肺内多发大结节、间质改变

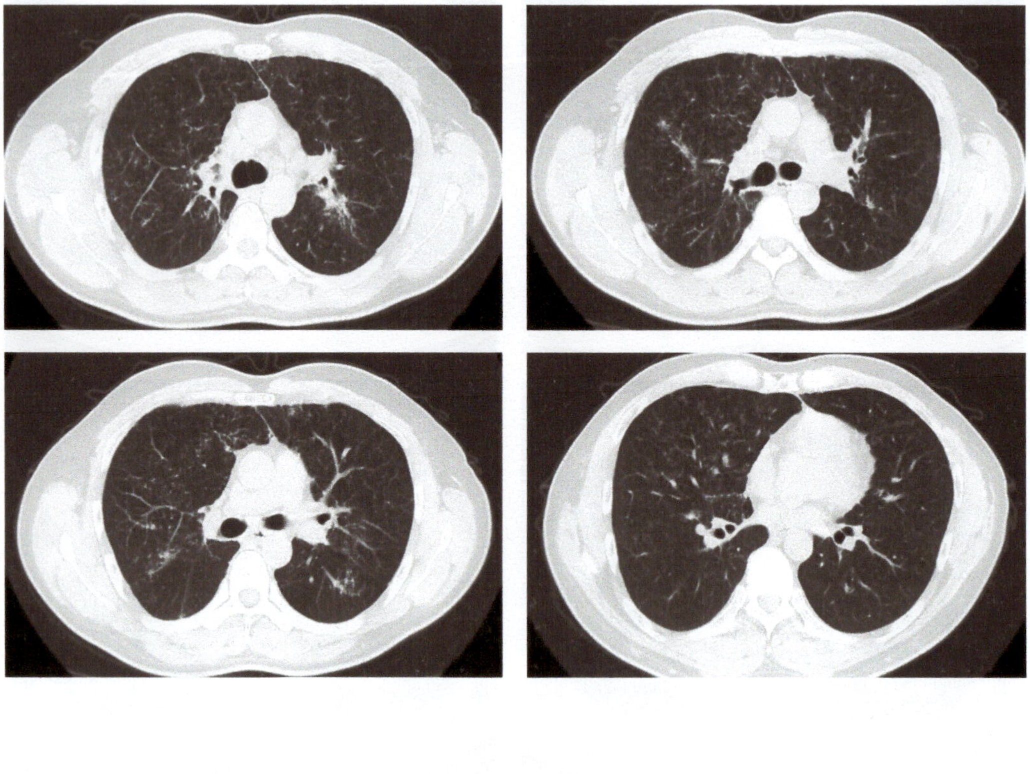

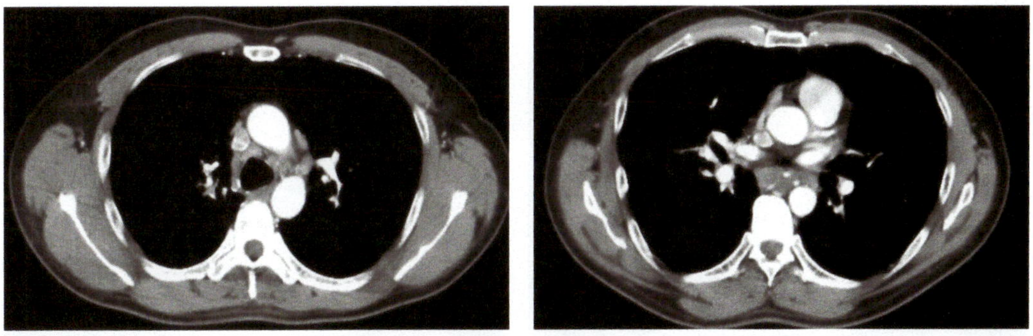

图 3-1-20　女，46 岁。双肺弥漫性小结节影，部分融合，纵隔淋巴结肿大

（莱芜市人民医院影像科　陶宗贵　提供）

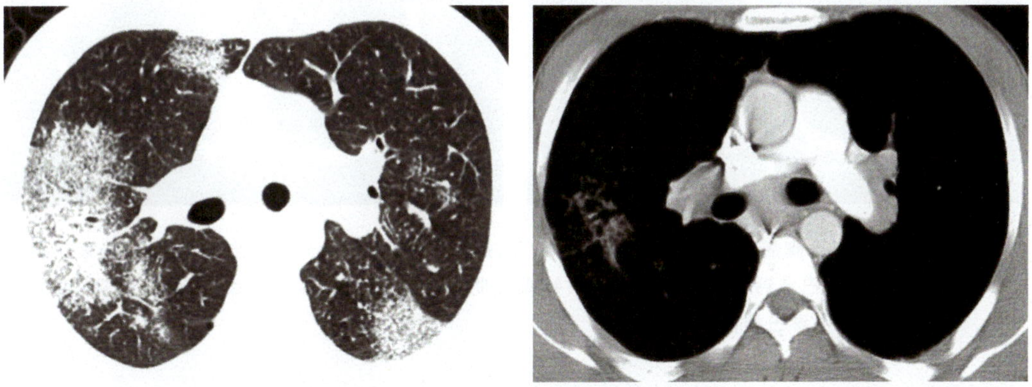

图 3-1-21　男，29 岁。胸部疼痛不适。双肺多发磨玻璃影，外周分布为主，叶间裂可见微-小结节影，肺门、纵隔淋巴结肿大

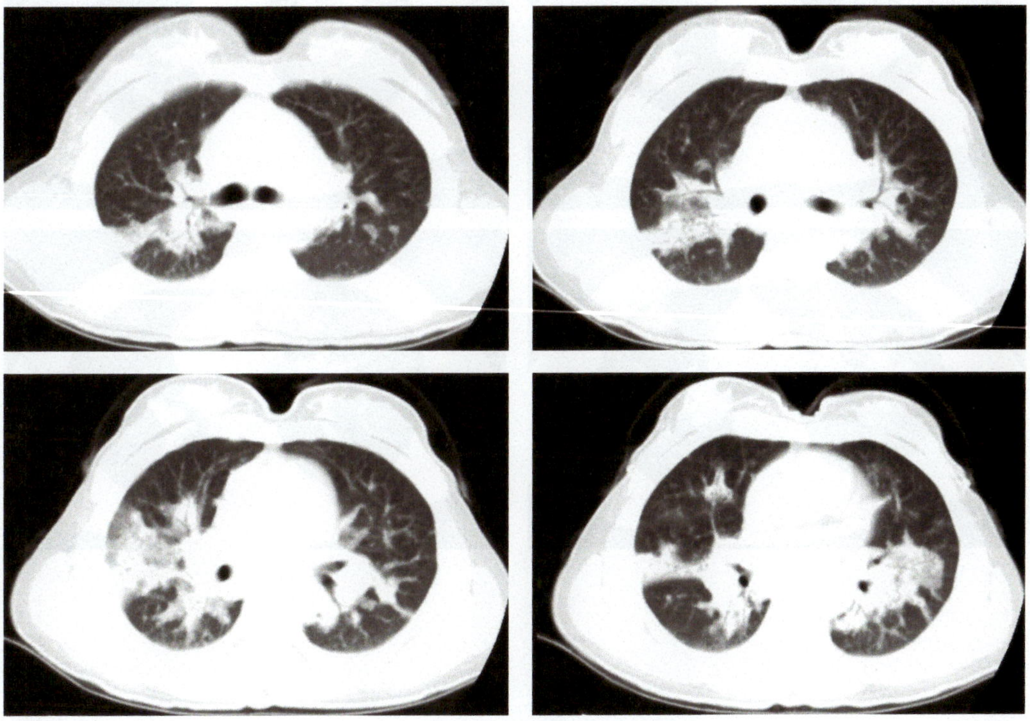

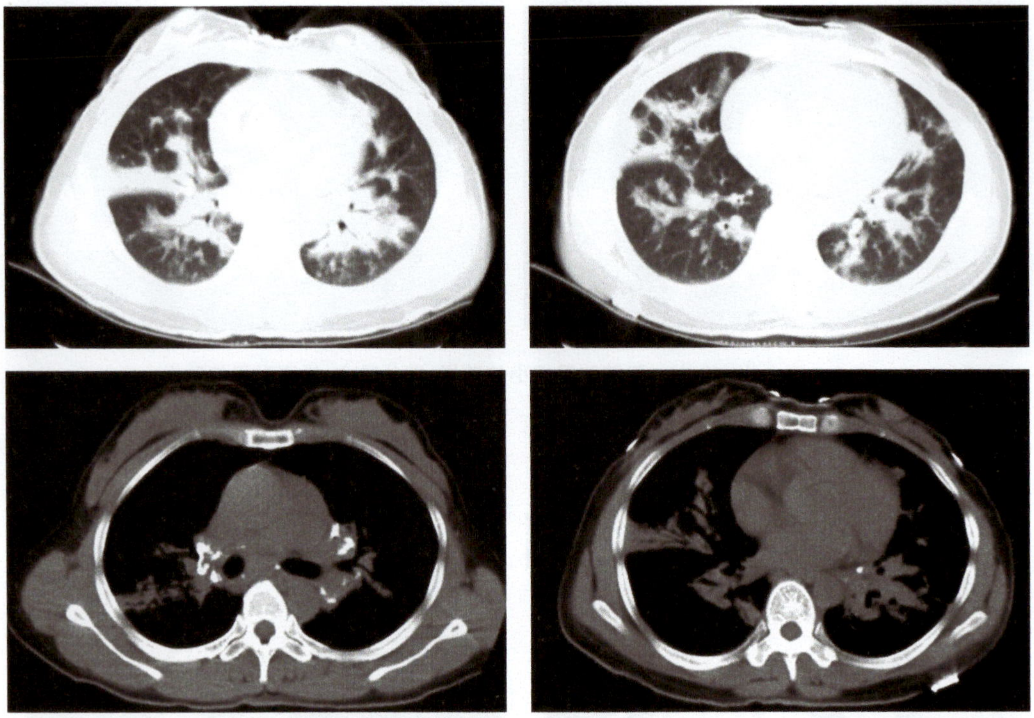

图 3-1-22　女，43 岁。胸痛、右颈部淋巴结肿大 15 年，胸闷 5 年，加重 6 天。两肺多发斑片、条索状病灶伴纵隔淋巴结钙化。右锁骨上肿块针吸细胞学示淋巴结肉芽肿性病变，活检病理：结节病(右锁骨上淋巴结)

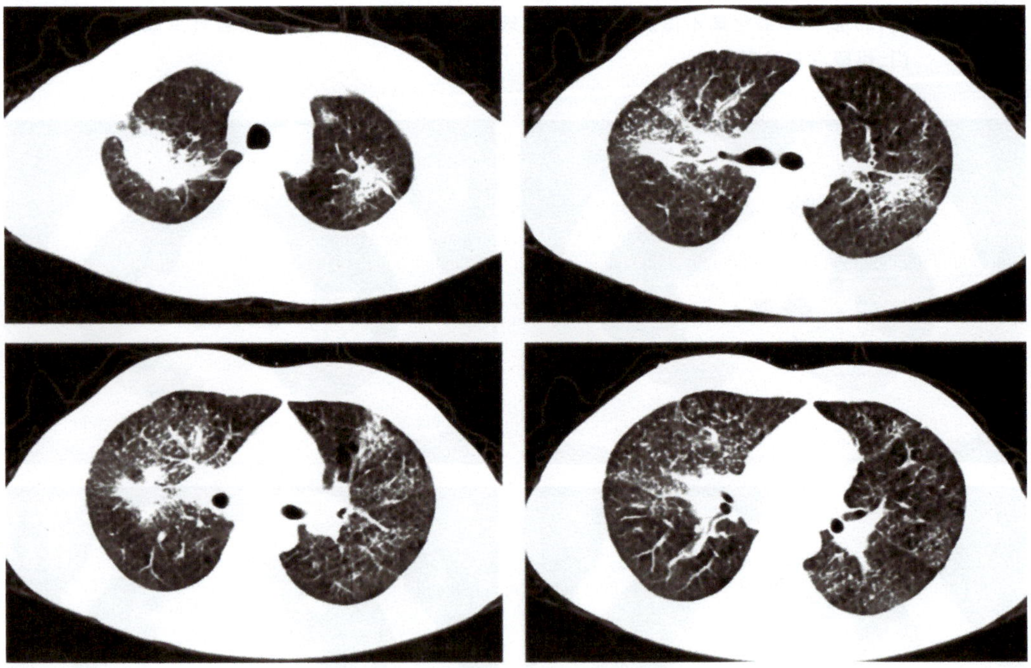

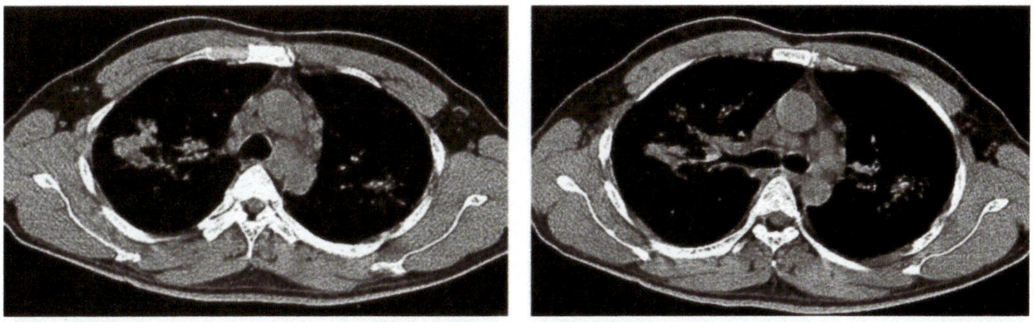

图 3-1-23　男，39 岁。咳嗽、喘息 2 个月。双肺多发团块影，内可见支气管充气征，支气管血管束明显增粗，小叶间隔增厚，周围可见小结节影

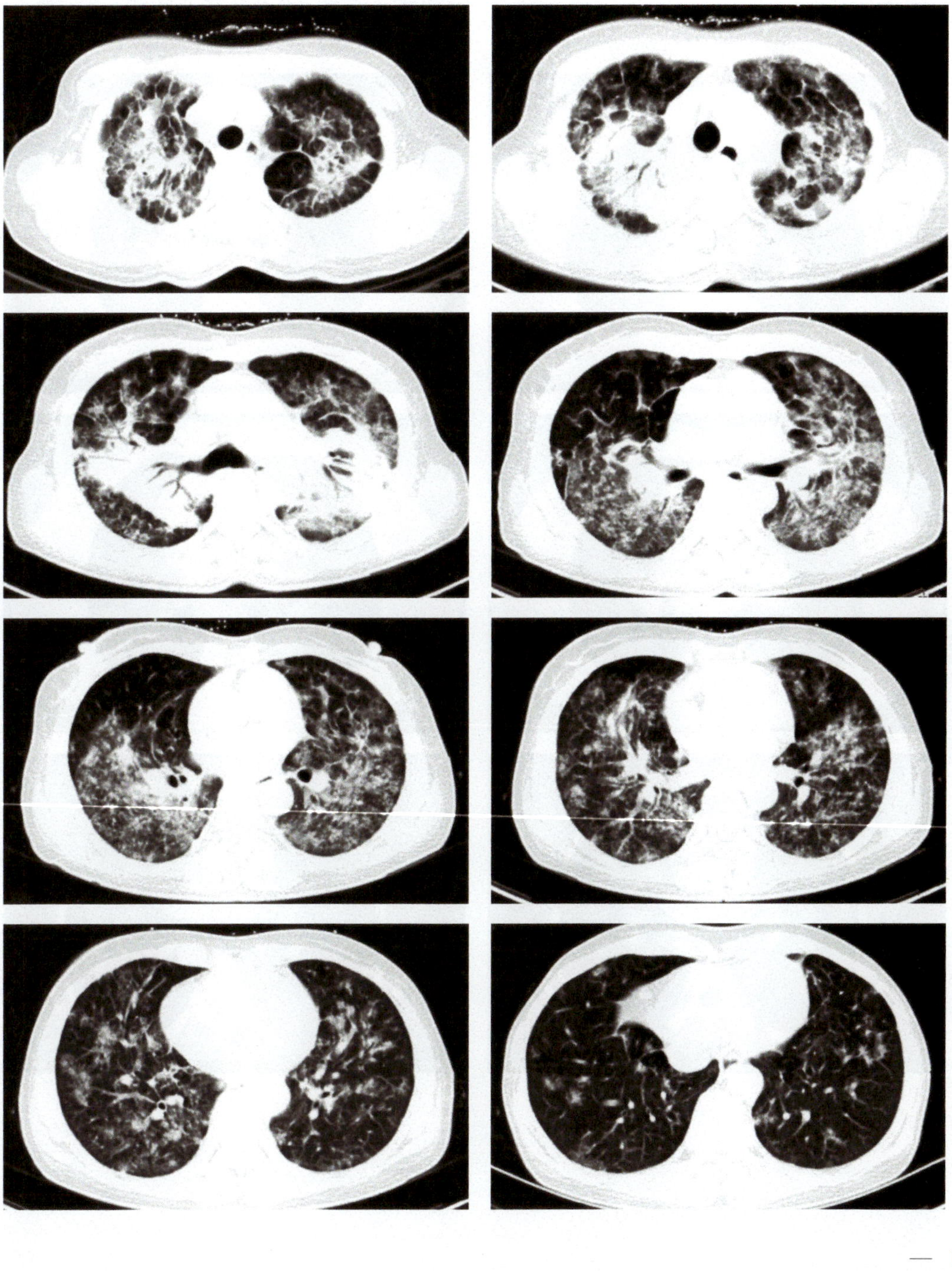

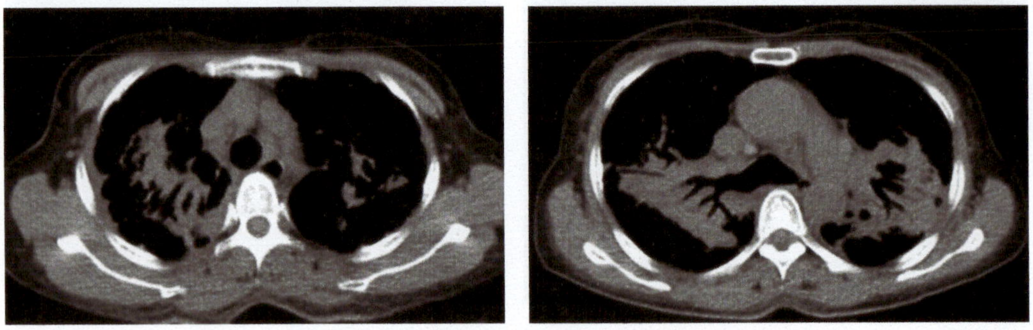

图 3-1-24　女，55 岁。咳嗽、咳痰 2 个月。双肺弥漫性斑片、实变、纤维条索影，支气管扭曲、扩张，以中上肺为著

（济宁市第一人民医院呼吸科　刘　冰　提供）

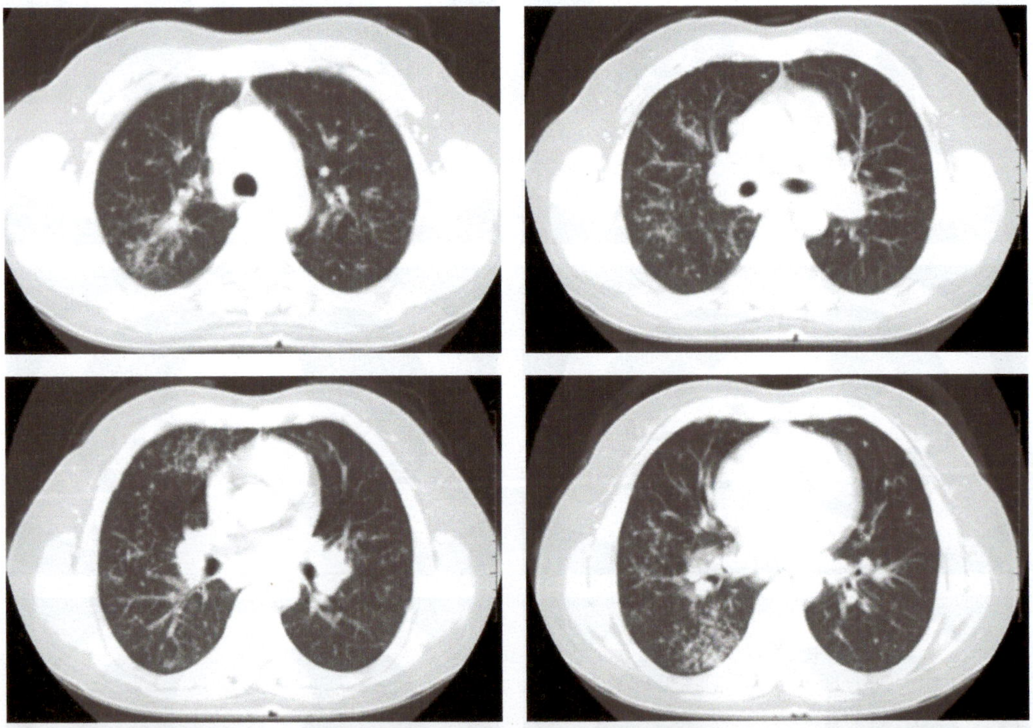

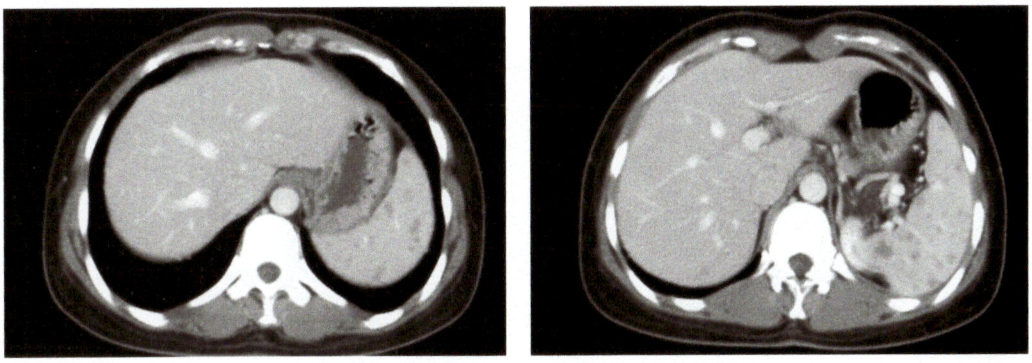

图 3-1-25　女，50 岁。双肺弥漫性微小结节影，沿支气管血管束或胸膜下分布，叶间裂见小结节影，肺门、纵隔淋巴结肿大，脾脏受累

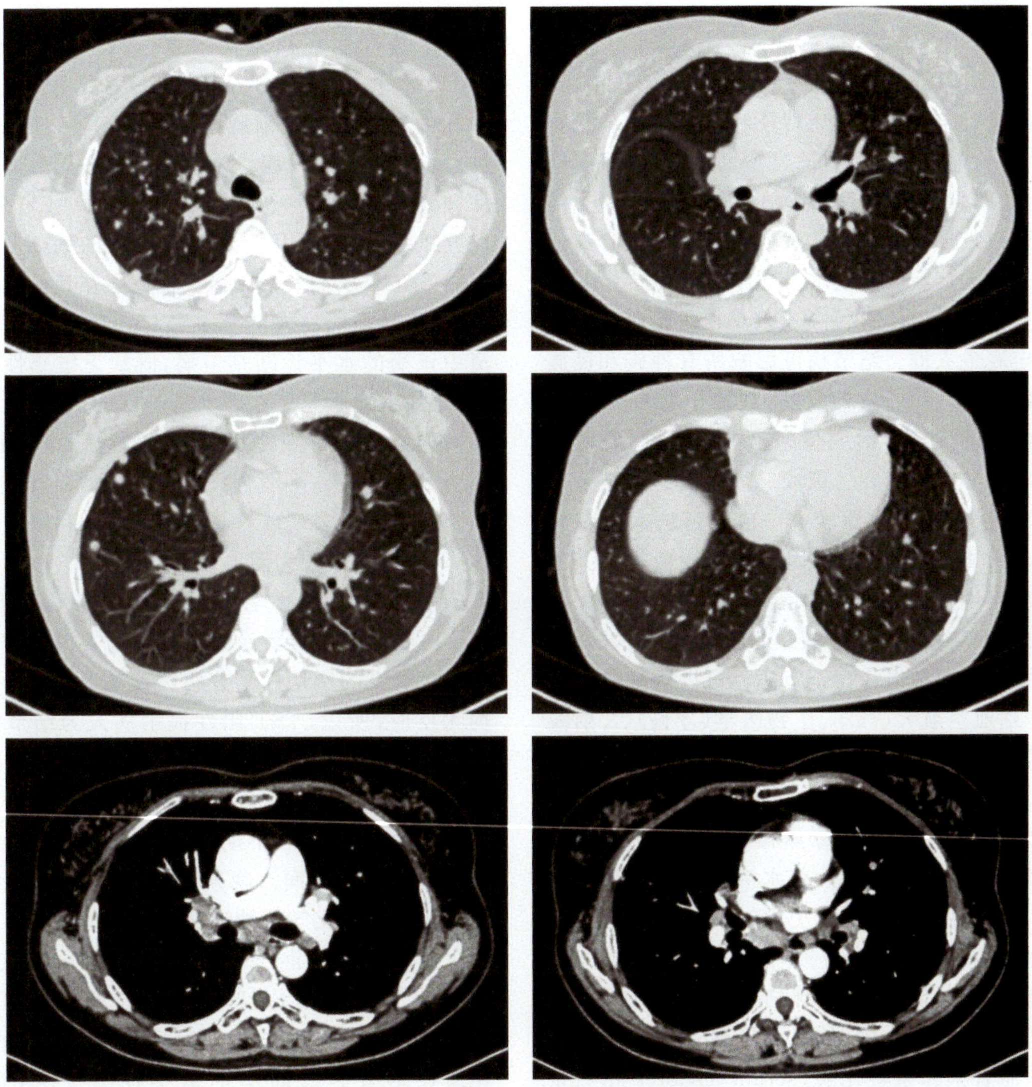

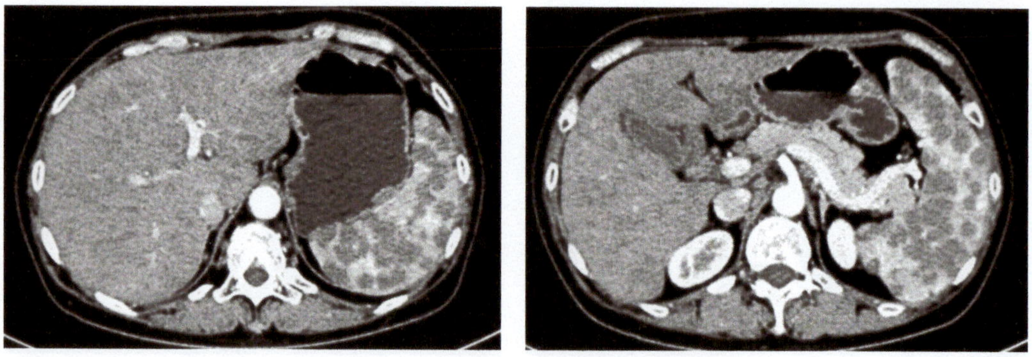

图 3-1-26 女，56 岁。胸闷 10 天。双肺、肝、脾多发低密度结节，肺门、纵隔淋巴结肿大

（济宁医学院附属医院呼吸科 蒋胜华 提供）

六、诊断

由于缺乏确定诊断的临床特征和完善的确诊检查方法，结节病目前仍属一种排除性诊断。因此，只有谨慎进行临床、影像学及病理学评估才能明确诊断。结节病几乎可以以任何方式影响任何器官。但也有高达50%的病人并无症状。症状本身并不足以支持结节病的诊断。首先可根据年龄、种族、职业和非职业暴露及家族史确定高危人群。结节病可影响所有种族和民族的人群，病人大多在 50 岁前发病，高峰年龄为 20～39 岁。如果病人的发病年龄明显超出上述范围，应考虑为其他诊断。非吸烟者和一级或二级亲属患有结节病者，发生结节病的相对风险较高。应了解病人的综合性环境暴露和职业性暴露史，因为它可能会提示其他的诊断。应查询病人有无可引起肉芽肿性疾病的无机微粒暴露史，如二氧化硅、硅酸盐，尤其是铍等。高达40%的慢性铍病可被误诊为结节病。可以接触铍的行业很多，包括航空航天、汽车、生物医学（牙科）、X 射线管制造、国防、电信等行业。有机生物气溶胶的环境暴露也不容忽视，因为外源性过敏性肺泡炎是其必须排除的重要鉴别诊断。与此类暴露相关的重要临床线索有鸟类接触（包括羽毛枕头）、热水浴缸和真菌接触史等。最后，感染性病原体暴露史（特别是肺结核）和真菌性地方病区域旅行史，也应被问及。

除了临床评估研究，初始评估还应包括一系列的辅助检查。结节病病人中，约 1/3 出现贫血或白细胞减少，血清血管紧张素转化酶（serum angiotensin converting enzyme，SACE）和红细胞沉降率在活动期多升高，另一个反应疾病活动的征象是尿钙增高和血钙增高。结节病病人中有 40%～62%会出现尿钙增高，高钙血症虽然不算普遍，依然有 5%～8%的发生率。稳定期血清球蛋白可增高。急、慢性结节病病人出现 SACE 水平升高的比例分别为 60%和 10%。SACE 是一种由肉芽肿上皮细胞产生的酶，其活性是全身肉芽肿总负荷的直观反应。结节病病理实质为非干酪样肉芽肿，故结节病病人血清及 BALF 中 ACE 活性增高。研究显示，SACE 用于诊断结节病的敏感性为 36%。虽然 SACE 水平大于 2 倍正常上限在其他疾病病人中罕见，而且在癌症或淋巴瘤病人中也不常见，但仅靠血清中该酶的水平诊断结节病，既缺乏敏感性也无特异性；再加上血管紧张素转换酶基因的多态性、结节病在一般人群和无特别症状病人中的患病率较低等因素，使得 SACE 活性不适合作为结节病的筛查试验。结节病肺功能异常多表现为弥散功能降低和限制性通气功能障碍，偶尔表现为阻塞性通气功能障碍，且有气流阻塞的病人较非阻塞者预后差。结核菌素皮肤试验（TST）应考虑作为新诊断结节病病人的检查之一。因为几乎所有的活动性结节病病人对于纯化蛋白衍生物均无反应，所以，TST 阳性提示病人为结节病之外的其他疾病。在结节病的致病机制中，Ⅳ型变态反应中的细胞免疫占据着主导地位。肺结节的实质是非干酪样肉芽肿，该肉芽肿早期主要为 T 淋巴辅助细胞和 T 淋巴抑制细胞浸润。晚期则为 T 淋巴辅助细胞及巨噬细胞浸润。支气管肺泡灌洗有助于以淋巴细胞增多为主或出现 CD4 淋巴细胞和 CD4/CD8 比重>1 的病人的确诊。通常以 BALF 淋巴细胞大于 28%或 CD4/CD8 比值大于 3.5 作为活动期结节病的指标，该比值在结节病诊断中的敏感性为 60%，特异性为 90%～95%。值得注意的是，在结节病活动期 CD^{+} T 细胞升高占据主导地位，然而进入非活动期时则 $CD8^{+}$ T 细胞占据优势。

虽然经组织学证实肉芽肿的存在对于结节病的诊

断是必要的，但组织学检查本身并不足以做出有把握的结节病诊断。因为有很多肉芽肿性炎性疾病需与结节病性肉芽肿进行鉴别。其中，结核、非典型分枝杆菌感染、布鲁菌病、组织胞浆菌病、肺孢子菌肺炎、原发性胆汁性肝硬化、克罗恩病、巨细胞病毒性心肌炎、外源性过敏性肺泡炎、霍奇金和非霍奇金淋巴瘤、文身、异物性肉芽肿(慢性铍病、钛、铝等)、类风湿结节、药物反应性肉芽肿等，尤其需注意区分。经临床评估后选择的常见组织活检部位为皮肤、淋巴结和肺。

七、治疗

组织病理学上，肺结节病大体可经历肺泡炎、肉芽肿及纤维化 3 个阶段。然而，并非所有结节病肉芽肿都依次经历这 3 个阶段，部分肉芽肿形成后可自行消散，部分却可持续存在甚至进展为肺纤维化。因为结节病本身的多样性，其治疗也因人而异，从完全不需要治疗到需要使用各种药物，包括激素、细胞毒药物及生物制剂等。尽管近年来对于结节病发生机制上的认识有了很大的进展，仍然缺乏以证据为基础的治疗原则及使病人长期获益的治疗方案。

约 50%的结节病病人无须特殊治疗，可于 2 年内自行缓解，其余病人多数可于 5 年内缓解，故病情稳定、无症状的病人不需治疗。约 90%的 0 期和Ⅰ期病人可自行缓解，Ⅱ期病人有 70%自行缓解，Ⅲ期病人中仅有 20%可自行缓解。Ⅰ期病人病变的自然吸收比Ⅱ、Ⅲ期更好，病变完全消失者也多见于Ⅰ期，故Ⅰ期多不给予激素治疗。对于无症状且肺功能正常的Ⅱ期病人，不必立即给予激素治疗，可观察胸部 HRCT 及肺功能动态变化，如病情进展给予激素治疗，如病变有吸收迹象，肺功能维持正常，提示有自限可能。胸内Ⅱ、Ⅲ期和症状明显的Ⅰ期结节病或累及胸外重要器官(如心脏、神经系统、眼)的病人，需用糖皮质激素治疗；对有症状且有影像学和(或)肺功能下降[用力活量/肺(FVC)或弥散功能较基础值下降>15%]的病人应采取治疗措施。

糖皮质激素为目前治疗结节病的首选药物。对于肺部结节病而言，许多指南推荐的初始激素剂量都在 20～40mg/d。然而，最佳的剂量范围尚未确定。肺部结节病治疗的起效时间通常在治疗 3～4 周以后。通过观察病人的反应，可以每 3～4 周减少一次剂量，逐步将激素用量下降到维持水平。大多数专家将泼尼松减少至 10mg 或以下视为治疗目标。肺部结节病的最佳疗程目前还不清楚，但通常认为最近发作的病人(<5 年)至少需要治疗 6 个月，目前推荐治疗时长应至少持续 12～18 个月。病情较重的病人起始应给予较大剂量的激素(甲泼尼龙 1～5 mg/kg) 静脉用药 1～2 周，然后改为口服，逐渐减量，维持至少 2 年，并保持随访。

吸入糖皮质激素(ICS)仅用于气道黏膜受累的结节病病人，尤其伴有气道高反应或持续咳嗽病人。ICS 可获得较高的肺组织局部浓度而减少全身给药的副作用，但在肺结节病中的应用也是疗效各异。疾病初期不推荐使用 ICS，ICS 可作为轻症病人口服激素治疗的替代治疗或用来治疗结节病病人的咳嗽症状和气道高反应性。有的病例经过 3 个月治疗或更长时间无明显变化，这可能与淋巴结内肉芽肿纤维化有关。也有人认为可能与淋巴结缺血、营养不良致玻璃样变性有关。

当应用糖皮质激素治疗无临床疗效或生理指标的改变；激素使用带来的严重不良反应，如体重增加、骨质疏松或无法控制的糖尿病；病人无法将激素用量减至 10mg/d 以下时，可替代性使用免疫抑制剂治疗肺结节病。大量的免疫抑制剂包括甲氨蝶呤、硫唑嘌呤、来氟米特、抗疟疾药物、依那西普和英夫利昔单抗在肺部和系统性结节病的应用已经被研究。

甲氨蝶呤是一种抗代谢物质，通过抑制叶酸还原酶来发挥作用。结节病中应用甲氨蝶呤的益处与其免疫调节和抗炎特性有关，对多器官受累的结节病，包括肺、眼、皮肤和神经系统受累有一定疗效，为首选的二线治疗药物。推荐的起始剂量为 7.5mg/周(同时服用叶酸)，随后每 2 周增加 2.5mg，以达到 15mg/周的剂量。甲氨蝶呤会产生不少毒副作用，包括肝损害、骨髓抑制和肺炎等。对于应用甲氨蝶呤有胃肠道反应的病人，可以考虑分次给药或改为肠胃外方式给药。为了监测药物的不良反应，治疗的第 1 个月每 2 周进行血细胞计数，随后每月进行 1 次，连续 3 个月。务必让育龄期妇女知晓甲氨蝶呤治疗有致胎儿畸形的风险，建议采用有效的避孕手段，在服药期间避免妊娠。结节病中甲氨蝶呤的最佳疗程尚未明确，但初次治疗，疗效较好的病人可以使用较长疗程，用药时间可达 1 年。

硫唑嘌呤是嘌呤抑制剂，通过抑制细胞增殖所必需的嘌呤合成，从而抑制 B 淋巴细胞和 T 淋巴细胞的增殖。当激素不足以完全控制疾病和(或)有严重副作用时可替代激素或减少激素用量。硫唑嘌呤与甲氨蝶呤有相似的疗效和毒副作用，并更容易导致机会性致病菌的感染，因此硫唑嘌呤主要用于甲氨蝶呤治疗存在禁忌证或治疗失败的结节病病人。约 50%对甲氨蝶呤治疗没有反应的病人，给予硫唑嘌呤治疗可获明显效果。成人硫唑嘌呤起始剂量通常为 50mg/d。每 2～3 周增加 25mg/d，可减少胃肠道副作用。维持剂量通常是 2mg/kg，最大的剂量为 200mg/d。有肾功能不全和(或)白细胞减少症等副作用时须调整剂量。通常在给药后 2～4 个月后显示出疗效，目前暂无明确疗程，但研究表明，硫唑嘌呤的用药时间可达 1 年。硫唑嘌呤的主要副作用包括血液、胃肠、肝毒性、过敏综合征，存在致癌和致畸的风险，其中胃肠道反应、皮疹、发热等最为常见。应定期检查血常规、肝功能以监测药物毒性。

来氟米特的活性代谢产物通过抑制环氧合酶-2(COX-2)的表达实现抗炎作用，并通过对嘧啶合成关键酶——二氢乳清酸脱氢酶的抑制，干扰细胞周期进程，阻止激活的淋巴细胞增殖。此外来氟米特还可抑制 TNF-α 信号通路，从而发挥免疫抑制作用。研究发现，慢性结节病病人对该药耐受性良好，该药不仅疗效与甲氨蝶呤相似，而且毒性更小。此外，该药治疗眼部结节病(82%)和肺结节病(75%)的疗效无差异。来氟米特的初始剂量通常是 20mg/d，如出现毒性反应，剂量可减至 10 mg/d。由于该药半衰期很长(一般 14 天)，需要很长时间来实现稳态水平，有学者建议给予负荷剂量 100mg/d，连续 3 天，但由于副作用发生率较高，至今很少应用。有研究在类风湿关节炎治疗中证明，来氟米特与甲氨蝶呤相比，副作用相对较小，因肝毒性停药病人在来氟米特治疗组仅为甲氨蝶呤治疗组的 50%。来氟米特最常见的副作用包括恶心、腹泻、腹痛、皮疹、脱发和周围神经病变，1%～10%病人发生贫血。

抗疟疾药物奎宁和羟氯喹可通过多种机制发挥抗炎作用，包括阻断对抗原递呈所必需的溶酶体酸化，以及 Toll 样受体活性。奎宁比羟氯喹更有效，但是毒性也更大，因此羟氯喹使用更广泛。抗疟药物主要用于治疗皮肤结节病和高钙血症。抗疟药物发挥作用需时较长，最好与糖皮质激素一同使用。使用抗疟药物时建议每 6～12 个月进行 1 次眼睛检查，力争在出现不可逆的视觉损害前发现其毒性作用。另一些不良反应包括恶心和肌肉病变。

肿瘤坏死因子(TNF)是肉芽肿性炎症的关键调节因子。抗 TNF 的单克隆抗体已被广泛应用于结节病的治疗，常用的包括英夫利昔单抗和阿木达单抗。

在结节病治疗中，英夫利昔单抗是研究最多的抗 TNF 抗体。英夫利昔单抗是一种嵌合了人鼠肿瘤坏死因子受体的拮抗剂，可以和 TNF-α 可溶性跨膜成分特异性结合，阻断表达 TNF-α 的淋巴细胞的活性并诱导其凋亡。英夫利昔单抗通过抑制巨噬细胞分泌 TNF-α 起到治疗结节病肉芽肿的作用，已被列为复发性或者严重结节病病人的用药。研究发现，英夫利昔单抗可明显改善肺外结节病病人的症状，尤其对冻疮样狼疮和神经系统结节病可能有效，数周即显示出疗效。此外，该疗法能够为难治性结节病病人争取等待肺移植的时间，可作为肺移植病人术前的准备药物。英夫利昔单抗治疗结节病的首次剂量是 3～5 mg/kg，并于第 2、6 周各应用 1 次，之后每 6 周应用 1 次，并根据病人的反应调整维持剂量的间隔时间。接受英夫利昔单抗的病人病程多较长，停用容易复发。英夫利昔单抗的副作用主要是过敏反应，一旦发生应永久停药。其他的副作用包括白细胞减少症和免疫抑制，重新激活潜伏的结核感染等。英夫利昔单抗还可能会导致充血性心力衰竭恶化，禁用于 3 级或 4 级心力衰竭的病人。此药物似乎与恶性肿瘤，尤其是淋巴瘤的风险增加有关，但仍有争议。该药物用于结节病的具体疗程尚不明确。

阿木达单抗是一种全人源化的 TNF 单克隆抗体，其优势在于可以皮下给药并且发生过敏反应的概率更低。阿木达单抗对于未控制的结节病似乎更有效。与英夫利昔单抗相比，阿木达单抗似乎起效更快。阿达木单抗通常需要较高的剂量(如每周 40mg 皮下注射)，治疗时间较长。

利妥昔单抗是一类靶向 B 淋巴细胞特异性蛋白 CD20 的单克隆抗体。近期研究发现 B 淋巴细胞在结节病的发病过程中也起着至关重要的作用，利妥昔单抗已被成功地应用于眼部结节病的治疗，并可明显减少糖皮质激素用量。

治疗结节病大致分为两个步骤：何时开始治疗及如何治疗。而如何治疗又部分地影响着开始治疗的时机。有两个需要治疗的指征：出现重要器官的损害，尤其是不可逆的损害；以及病情已经严重到影响病人的生活质量。另一些对治疗决策有影响的因素还包括疾病的长期性、预后、病变的范围、严重程度及疾病活动的证据。一些结节病的非炎症性影响，如肺动脉高压和疲劳，需要新的非免疫抑制剂的治疗方案。能够治疗结节病的免疫抑制剂种类还在不断增长，激素的作用在逐步降低。在结节病治疗的管理中，应该努力逐步减少免疫抑制剂的用量。结节病的治疗依然是一大难题，该病欧洲病人严重程度轻于北美病人，且大部分病人的疾病具有自限性。在获得足够多的证据之前，传统的免疫抑制剂及后续的生物疗法仍是肺结节病治疗的主流。

八、预后和复发

近 2/3 的结节病病人病程自限、预后良好，但仍有约 50%病人存在轻度、永久性器官功能损害，约 10%呈慢性进行性发展，肺、心脏和中枢神经系统受累是主要死因。直接死亡原因是呼吸衰竭和(或)肺动脉高压。受到医疗条件不同、疾病的严重程度、患病地点及病人的年龄、种族、性别等影响，结节病的病死率为 1%～8%。本病死亡率在非西班牙裔黑种人、女性及年龄大于 55 岁病人中最高。在美国和欧洲,死亡原因最多的是结节病累及肺,而在日本 70%病人为心脏系统受累及所致。结节病也是肺栓塞的高危因素,也增加了淋巴瘤的发生率。结节病的死亡率在过去的 10 年里持续增长。生存率不同的原因也许和结节病在不同器官的表现不同及复发率不同有关。

复发是结节病治疗难点之一,急性病人停药后复发的概率为 14%～74%,慢性病人这一概率为 75%,且目前没有可靠的预测复发的方法。复发多发生在减药过程中或停药 2～6 个月内,也有 20%发生在停药 1 年后,10%发生在停药 2 年后,对于停药 1 年后复发的病人可称为晚期复发,国外报道最长者在结节病缓解后 12 年复发。因此,对结节病病人长期随访观察极为重要。当复发出现时,再使用足够剂量的原方案依然足以控制炎症反应。

目前尚无可靠的临床和辅助指标可以提示结节病复发,虽然红细胞分布宽度增加可提示结节病进展,在治疗开始时,PET 发现淋巴结的 SUV_{max}＞6.0 或血清 sIL-2R＞400pg/ml 都能预测结节病的复发。有研究发现在下列几种情况下结节病易复发:①美国黑色人种激素治疗后复发率明显高于美国白色人种;②初发症状表现为骨骼肌受累的更容易出现复发,起病时表现为无症状的病人更倾向于自愈;③伴有肺外受累的病人更容易出现复发;④接受激素治疗的病人复发率高于未接受激素治疗的病人,可能原因为激素治疗组病情较自愈组重。

参 考 文 献

Baughman RP, Culver DA, Judson MA. A concise review of pulmonary sarcoidosis. Am J Respir Crit Care Med, 2011, 183:573-581.

Cherry N, Beach J, Burstyn I, et al. Genetic susceptibility to beryllium: a case-referent study of men and women of working age with sarcoidosis or other chronic lung disease. Occup Environ Med, 2015, 72:21-27.

Criado E, Sanchez M, Ramirez J, et al. Pulmonary sarcoidosis: typical and atypical manifestations at high-resolution CT with pathologic correlation. Radiographics, 2010, 30:1567-1586.

Greco FG, Spagnolo P, Muri M, et al. The value of chest radiograph and computed tomography in pulmonary sarcoidosis. Sarcoidosis Vasc Diffuse Lung Dis, 2014, 31:108-116.

Iliaz S, Iliaz R, Ortakoylu G, et al. Value of neutrophil/lymphocyte ratio in the differential diagnosis of sarcoidosis and tuberculosis. Ann Thorac Med, 2014, 9:232-235.

Israel-Biet D, Valeyre D. Diagnosis of pulmonary sareoidosis. Curr Opin Pulm Med, 2013, 19(5):510-515.

Jamilloux Y, Valeyre D, Lortholary O, et al. The spectrum of opportunistic diseases complicating sarcoidosis. Autoimmun Rev, 2014, 14:64-74.

Nazarullah A, Nilson R, Maselli DJ, et al. Incidence and aetiologies of pulmonary granulomatous inflammation: a decade of experience. Respirology, 2015, 20:115-121.

Polverosi R, Russo R, Coran A, et al. Typical and atypical pattern of pulmonary sarcoidosis at high-resolution CT: relation to clinical evolution and therapeutic procedures. Radiol Med, 2014, 119:384-392.

Valeyre D, Nunes H, Bernaudin JF. Advanced pulmonary sarcoidosis. Curr Opin Pulm Med, 2014, 20:488-495.

Ziora D, Jastrzebski D, Tabus L. Advances in diagnosis of pulmonary sarcoidosis. Pneumonol Alergol Pol, 2012, 80(4):355-364.

病例解析

1. 病例 1:男,50 岁。咳嗽、胸痛 1 周。

胸部 CT:双肺弥漫性分布粟粒样结节影,支气管血管束明显增粗,肺门及纵隔内见多发淋巴结肿大(图 3-1-27)。

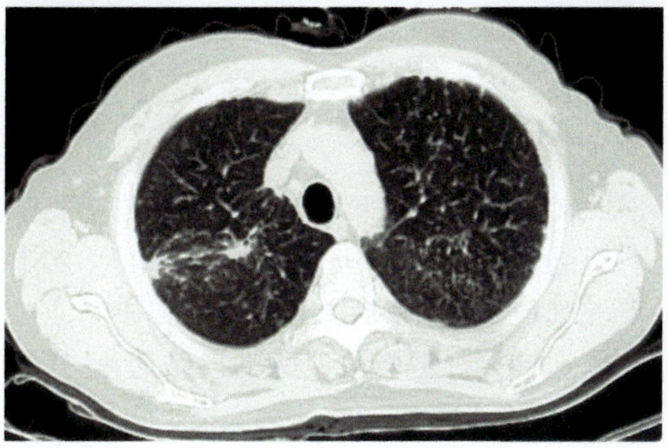

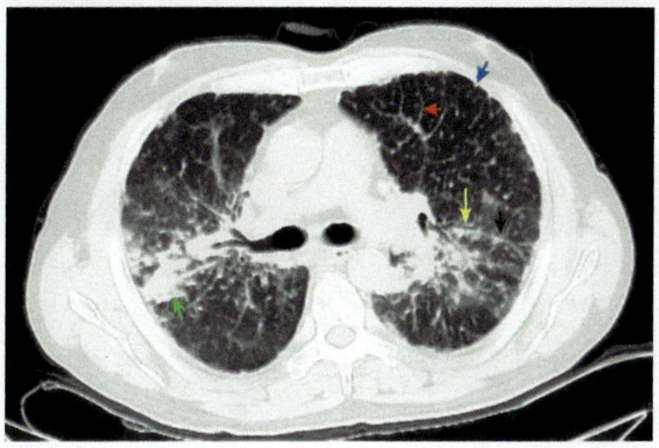

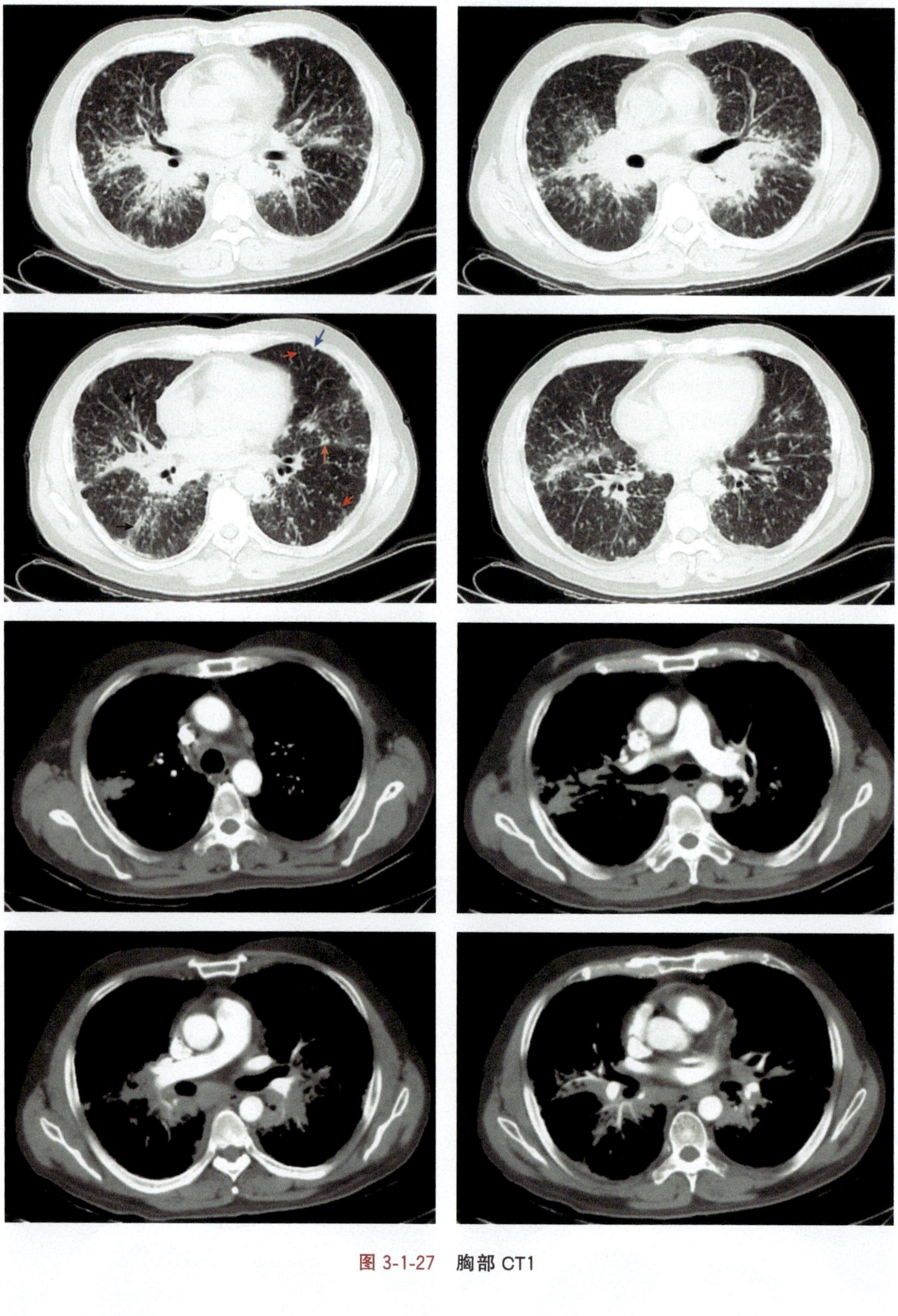

图 3-1-27 胸部 CT1

【诊断】 结节病Ⅱ期。

【诊断依据】 中年男性，咳嗽、胸痛，胸部 CT 示两肺门增大，支气管血管束明显增粗，双肺弥漫性分布粟粒样结节影，以中上野为主，结节轮廓较清楚，沿支气管血管束（图 3-1-27 黑箭）、胸膜下（图 3-1-27 蓝箭）和叶间裂（图 3-1-27 橙箭）分布，小叶间隔增厚（图 3-1-27 红箭），呈网状改变，肺门及纵隔淋巴结肿大，无融合趋势，右肺上叶可见实变影（图 3-1-27 绿箭），支气管充气征明显（图 3-1-27 黄箭），以上特点支持结节病诊断。病人行左侧腹股沟淋巴结活检，病理示组织结构破坏，有大小较一致的多个类上皮细胞灶，其中有多核巨细胞，个别多核巨细胞内可见草酸钙结晶及星状小体、舒曼小体，结节中未见明显坏死，边界清楚，组织改变为淋巴结肉芽肿性病变，符合结节病。左腋下淋巴结活检，病理可见弥漫分布的肉芽肿结节，未见明显坏死，结节边界清楚。特殊染色：抗酸(－)、六胺银(－)、PAS(－)、Ag(＋)。免疫组化：ACE(＋)，组织改变为肺肉芽肿性病变。结合特殊染色及免疫组化，符合结节病。左主支气管送检支气管黏膜组织，部分黏膜脱落，黏膜下可见数个类上皮细胞灶，边界尚清，有少量淋巴细胞，组织改变符合支气管肉芽肿性病变，考虑为结节病。

【分析】 诊断肺部结节病最可靠的影像学征象是对称性肺门淋巴结肿大伴纵隔淋巴结肿大，增强扫描淋巴结呈均匀强化且不融合是其特点；小结节以淋巴管周围分布(沿支气管血管束、叶裂分布)为主，为结节病典型影像学表现形式。此外，结节病临床症状与影像表现不相称，即临床症状较轻，而影像表现明显，大多对激素治疗有效，本例完全符合。肺癌性淋巴管炎也可使支气管血管束、小叶间隔出现串珠状增厚，但癌性淋巴管炎的小结节影多为光滑小圆形，结节病的小结节可为不规则形，有聚拢趋势，同时结节病的纤维病变可造成肺结构的变形。以上影像特征提示肺部结节病的诊断，最终确诊依赖活检病理。

2. 病例 2：男，56 岁。干咳 3 个月。

胸部 CT：双肺弥漫性分布粟粒影，散在大结节影，肺门、纵隔淋巴结肿大(图 3-1-28)。

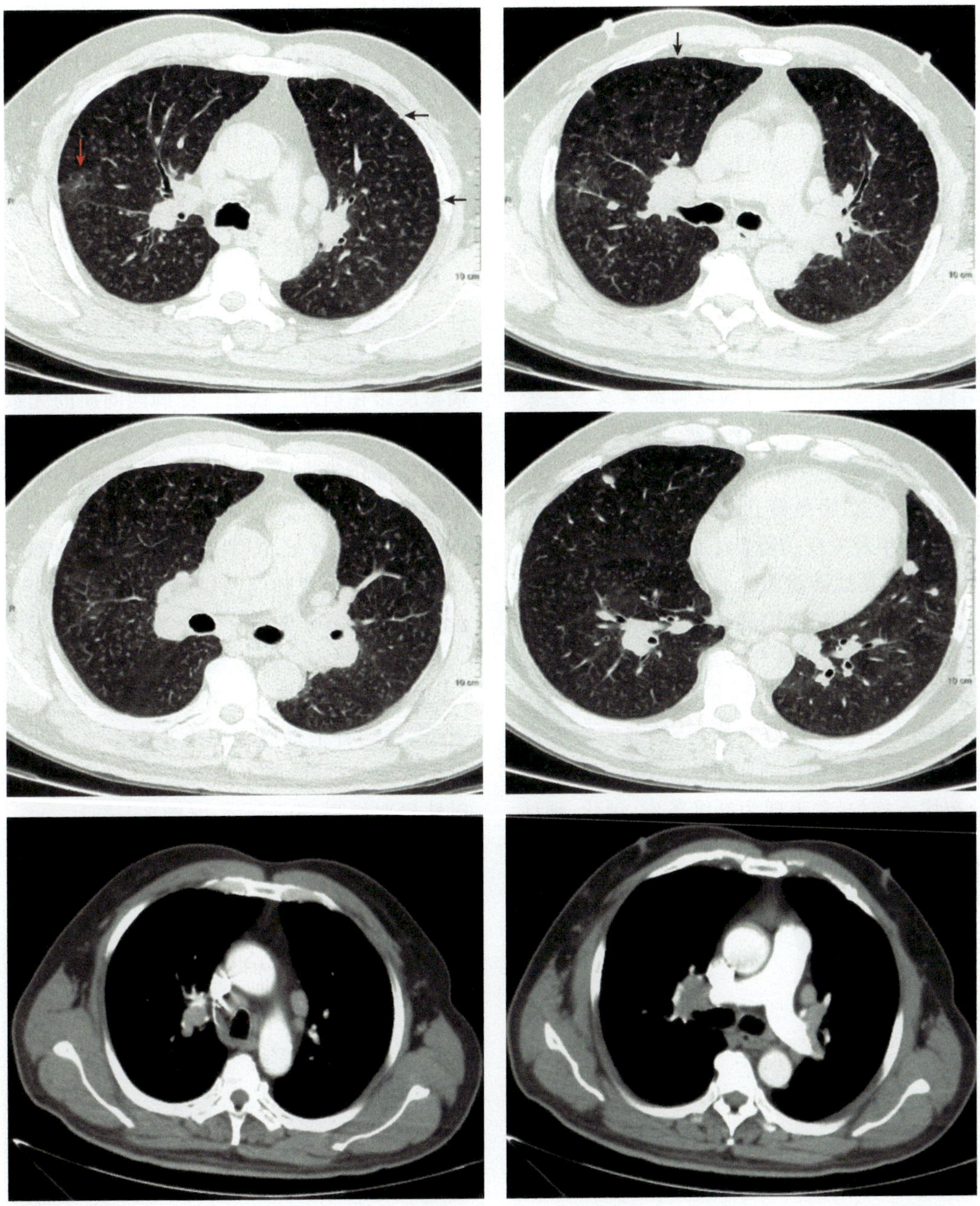

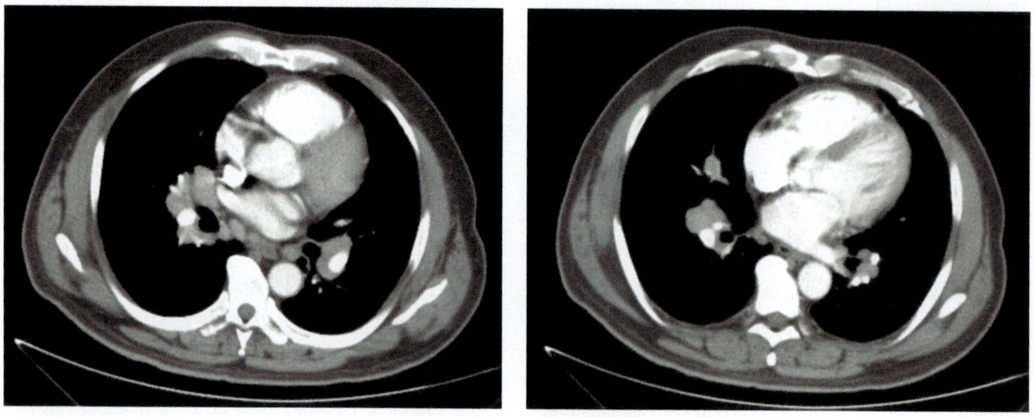

图 3-1-28 胸部 CT2

【诊断】 结节病Ⅱ期。

【诊断依据】 中年男性，以干咳为主。胸部 CT 示双肺弥漫性分布粟粒影，中上肺野多见，胸膜下（图 3-1-28 黑箭）、斜裂亦可见小结节影，中叶、舌叶可见数个结节影，右肺上叶可见磨玻璃、条索影（图 3-1-28 红箭），肺门、纵隔淋巴结对称性肿大，首先考虑结节病可能。病人行淋巴结活检，病理示肉芽肿性病变，未见干酪样坏死，诊断为结节病。

【分析】 以粟粒样结节为主要表现的结节病需与粟粒性肺结核鉴别。90％的结节病以肺部累及为主要表现，20～40 岁多见，极少见于青少年，临床症状轻或无，以呼吸困难和干咳最为常见，其他症状包括发热、咳痰、胸闷、胸痛、气急、咯血等。急性粟粒性肺结核好发于婴幼儿、青少年及免疫功能低下的人群，是由于大量的结核杆菌从原发灶破溃进入血液，随血流播散引起的结果。急性粟粒性肺结核的临床表现多样，多有发热甚至高热、咳嗽、乏力、盗汗等结核中毒症状。急性粟粒性肺结核的小结节为随机分布，在 CT 上的典型表现是结节的大小、密度、分布均匀，结节的边界清楚或者模糊；亚急性或者慢性的粟粒性肺结核表现为大小、密度、分布均不均匀，常表现为纤维条索、钙化、硬结灶等多种性质的病灶共存。肺内多形性病灶的存在是结核与结节病鉴别的重要线索之一。结节病的小结节以中上肺野分布多见，主要在支气管血管束周围或胸膜下分布，境界相对清晰，可有多个小结节融合成较大形态不规则的结节；以小叶中心分布为主的结节，境界相对模糊，形态不规则。粟粒性肺结核累及叶间裂和沿胸膜下分布少见。典型结节病一般都伴有对称性肺门、纵隔淋巴结肿大，肺结核肺门淋巴结肿大多为单侧。

本例右肺上叶尚可见磨玻璃、条索影，肺内的磨玻璃密度影在病理上代表广泛肺泡间质的无数细小肉芽肿和活动性肺泡炎。单纯磨玻璃影表现少见，通常伴随其他部位沿血管和淋巴管分布的微-小结节影。本例影像完全符合。

3. 病例 3：女，40 岁。体检发现双肺结节 10 天。

胸部 CT：双肺门及纵隔多发肿大淋巴结，双肺胸膜下多发结节灶。

PET/CT 示：右侧锁骨区、左锁骨上、纵隔、双肺门，双侧多个叶、段、亚段支气管旁，右侧内乳区、膈上中组、右侧臀上动脉多发大小不一的淋巴结伴异常放射性浓聚，双肺胸膜下多发类结节影及条索影，部分放射性摄取增高，SUV_{max} 3.0（图 3-1-29）。

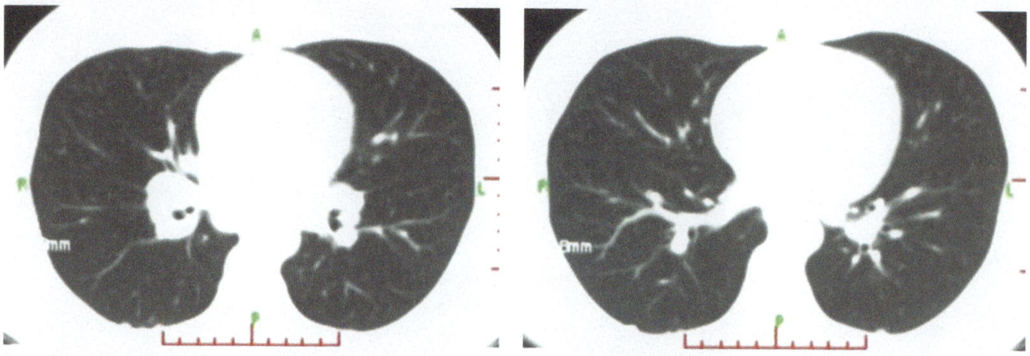

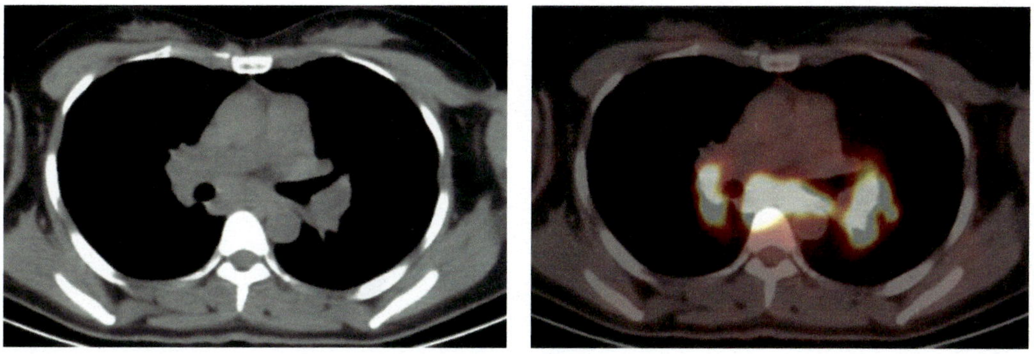

图 3-1-29　胸部 CT3

【诊断】 结节病。

【诊断依据】 病人行纵隔淋巴结超声支气管镜穿刺，活检病理示出血渗出组织内见少许挤压的细胞，免疫组化显示为淋巴细胞，考虑结节病。免疫组化：LCA（＋），Ki-67（＋）（个别＋），CKpan（－），TTF-1（－），Syn（－），CgA（－），CK5/6（－），CK7（－）。

【分析】 ^{18}F-FDG 不仅可以反映肿瘤细胞的葡萄糖代谢水平，还可以被炎症细胞如淋巴细胞、巨噬细胞等摄取。结节病肉芽肿聚集了大量炎症细胞，而炎症细胞葡萄糖代谢率较高，因此肉芽肿病灶对^{18}F-FDG 摄取率较高，可以采用^{18}F-FDG PET/CT 对其与正常组织进行区分。PET/CT 能有效显示结节病病人的肺部炎症和纵隔淋巴结肿大，发现隐匿的病变部位，对结节病病人疾病的分级、疾病活动程度及治疗结果的评估都十分有价值。另外，结节病是一种多系统、多器官受累的全身性疾病，而 PET/CT 是一种进行全身扫描的技术，所以其还可以发现除胸部以外的结节病变，如腹腔、腹膜后肿大淋巴结，肝脾等其他脏器的受累，以及眼睛、皮肤的肉芽肿结节等。

由于 PET/CT 只能显示代谢增高的组织，因此其阳性结果需要与淋巴瘤、肿瘤相鉴别，特别是有无结节病-淋巴瘤综合征的可能（结节病与淋巴瘤共存）。PET 对结节病的诊断和鉴别诊断的价值并不明显优于多排螺旋 CT。^{18}F-FDG PET/CT 是一种功能影像，SUV_{max} 值能反映结节病的活动性，对评估病灶活动性具有特殊价值，^{18}F-FDG-PET 的摄取活性可作为严重和顽固性肺结节病病人治疗反应的预测因子。对于症状持续并且肺部影像学有纤维化的病人，PET 是一项指导治疗的有力工具，因为有一些病人，即使 HRCT 提示出现了肺纤维化，PET 上依然会反映出可逆性的改变。

4. 病例 4：女，54 岁。干咳 4 个月。

胸部 CT：双肺多发斑片实变、条索状密度增高影，双肺上叶较明显，部分病变可见支气管充气征，双肺门及纵隔见多发肿大淋巴结，隆突下淋巴结可见钙化，增强扫描，淋巴结均匀强化，平扫 CT 值 47HU，强化后 CT 值 107HU（图 3-1-30）。

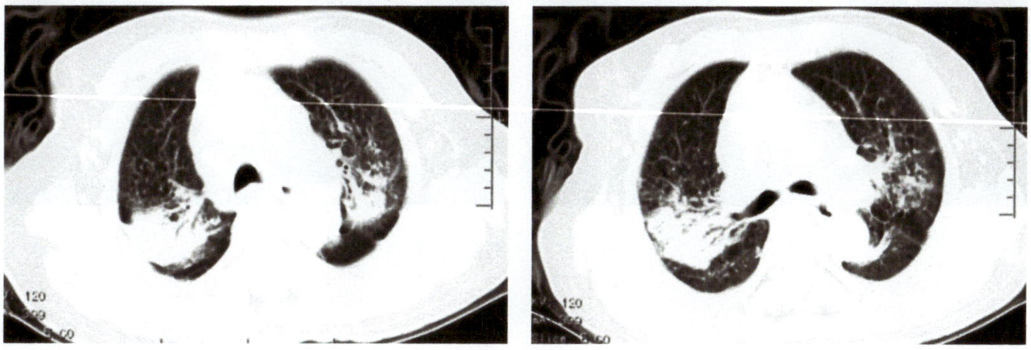

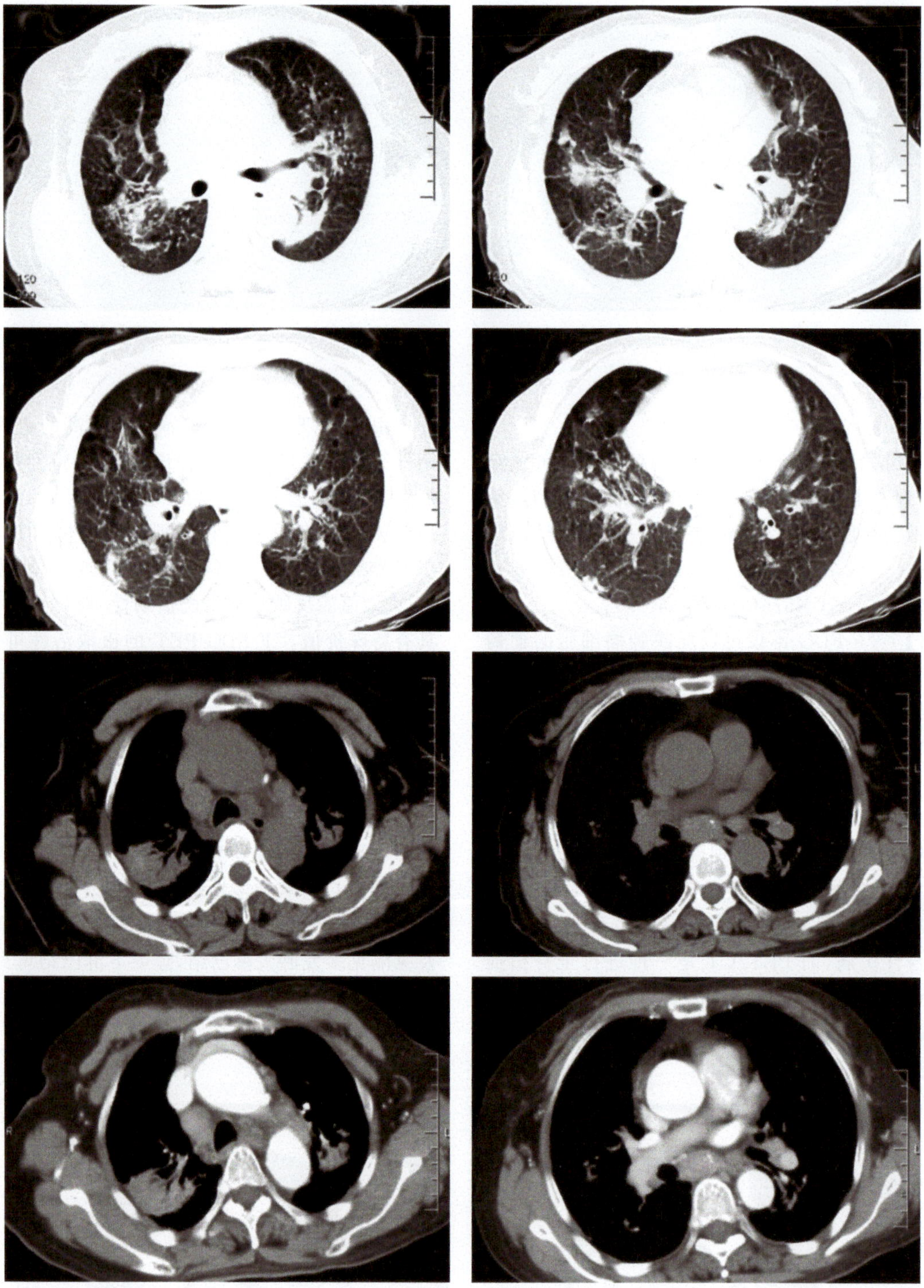

图 3-1-30 胸部 CT4

【诊断】 结节病。

【诊断依据】 中年女性，双肺对称性分布大结节影，周围可见小结节影，明显间质改变，需考虑结节病和肺尘埃沉着病诊断。后者一般有明确的粉尘接触史，其结节团块多位于双上肺，呈对称分布，病变直径多＞3cm，呈倒“八”字形，边缘多不规则，僵直，病灶内钙化多见，周围多见纤维增殖病灶，肺门、纵隔淋巴结亦见增大，但钙化常见。本例无明显职业病史，团块影内见明显支气管充气征，肺门、纵隔淋巴结肿大明显且均匀强化，不支持肺尘埃沉着病诊断而支持结节病诊断，并经穿刺病理证实。

【分析】 结节病肉芽肿融合后可形成大片状或肿块样的实变区，一般见于双侧中上肺野，可呈多灶性、双侧性分布，位于肺门周围和肺外周，边缘较齐整而形成锐利的尖角样改变。可有或没有支气管充气征，但很少见到空洞形成（＜3%）。结节病片样实变反应是众多微小结节(腺泡和间质)融合汇聚压迫周围正常肺泡或者侵蚀肺泡腔，是结节病侵犯肺泡和腺泡的一种形式。结节病激素治疗后斑片实变影一般短期有较明显吸收。结节病肺内的这种团块状或斑片状阴影很少孤立出现，同时会在病灶周围或肺内其他区域伴发有沿淋巴管分布的小结节影。这些肿块类似于进行性大块纤维化，尽管这些病变在结节病比较典型，但也见于其它疾病(铍中毒、结核、滑石肺)，应考虑与之鉴别诊断。

(枣庄市峄城区人民医院呼吸科 张 蕾 提供)

5. 病例 5：女，40 岁。低热、干咳 1 个月。最高体温 37.4℃。

胸部 CT：双肺多发结节影，肺门、纵隔淋巴结肿大(图 3-1-31)。

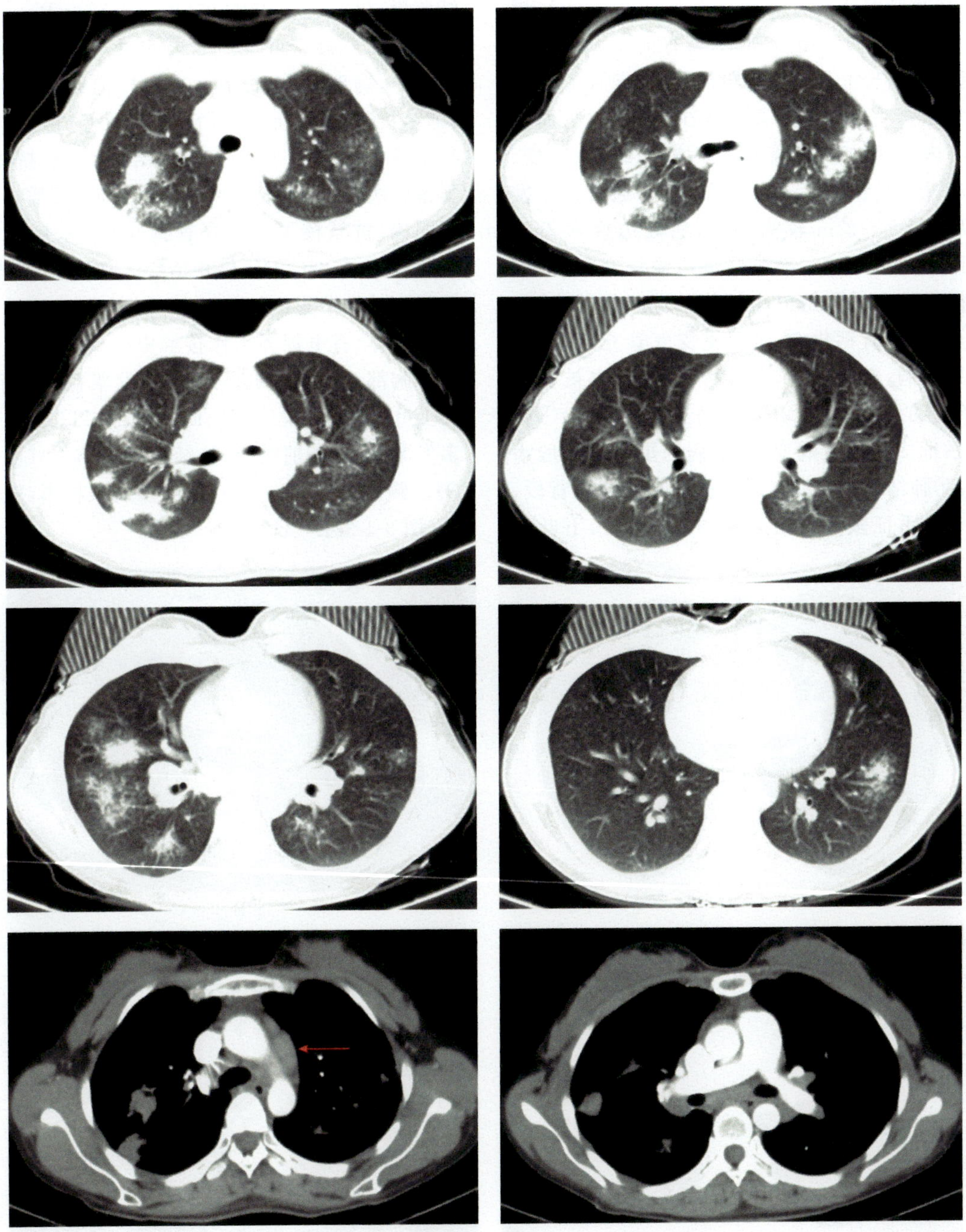

图 3-1-31 胸部 CT5

【诊断】 结节病。

【诊断依据】 中年女性，胸部CT示双肺弥漫性分布结节、团块影，沿支气管血管束和叶间裂分布，以中上肺野分布为主，部分结节内可见支气管充气征，部分融合成大结节影，表现为星系征。肺门、纵隔淋巴结肿大，可见狭长淋巴结(图3-1-31红箭)，提示为良性病变。结合病人低热、干咳症状，支持结节病诊断。经气管淋巴结活检病理示慢性肉芽肿性炎，考虑结节病。激素治疗后病变吸收。

【分析】 星系征最初是用来描述肺结节病的征象，是由许多小结节簇状分布构成大结节(>1cm)，周围由众多小结节样的卫星灶围绕，具有向中心融合趋势，形如星系。病理上是肉芽肿更加集中，向中心而不是外周聚集融合为团块。星系征较少单一出现，而是合并其他肺内改变，如支气管血管束增粗、结节、实变、团块、磨玻璃影、线状影等。结节病星系征通常为多发性病变，以直径1～3cm较为常见，病灶边缘多不规则，部分可见锯齿样改变，部分结节边缘较光滑，部分病灶边缘模糊。大结节是由小结节融合而成，因此密度比较实，但较少有钙化，有的可见支气管充气征，部分病变内见空洞，空洞壁比较光整。星系征也被视为活动性肺结核的征象，以下几点有助于两者鉴别：①肺结核的星系征多为单发病变，结节病的星系征一般为多发病变；②肺结核星系征多发生在上叶及下叶背段，结节病结节星系征多发生在上叶、中叶、舌段，下叶发生率较少；③结节病星系征通常合并肺门、纵隔淋巴结对称性增大，结核星系征较少合并纵隔淋巴结肿大；④肺内合并有树芽征等结核相关征象时提示结核，而结节病一般不伴有树芽征。另外，激素治疗结节病后星系征吸收快，治疗效果明显，而肺结核需通过正规抗结核治疗，吸收周期长。

(哈尔滨市胸科医院影像科　王秀峰　提供)

6. 病例6：女，54岁。间断咳嗽3年余。病人于2014年无明显诱因下出现咳嗽，病初有较多黄痰，偶觉胸闷，时有乏力、盗汗，胸部CT示双肺多发粟粒样结节影，以右肺上叶为主(图3-1-32A、B)。行支气管镜检查示右肺上叶支气管开口处可见黏膜隆起，触之易出血，病理提示：右上肺上皮样肉芽肿性炎，考虑为“肺结核”。予以抗结核治疗。辅助检查(2014-08-27)：红细胞沉降率沉30mm/h；抗结核LAM抗体阳性；痰集菌3次，一次为阳性，一次5条/300视野。肺结核诊断明确，抗结核1年后复查胸部CT示病变较前明显吸收(图3-1-32C、D)，停止治疗。现复查胸部CT仍示两肺斑片结节影(图3-1-32E～H)，入院诊治。曾从事棉纺工作，有电焊类工作接触史。

胸部CT(2014-05)：双肺多发粟粒样结节影，以右肺上叶为主(图3-1-32A、B)。胸部CT(2015-04)：双肺多发粟粒影，较前吸收(抗结核疗程结束)(图3-1-32C、D)。胸部CT(2016-04)：双肺多发粟粒影，较前明显进展(图3-1-32E～H)。

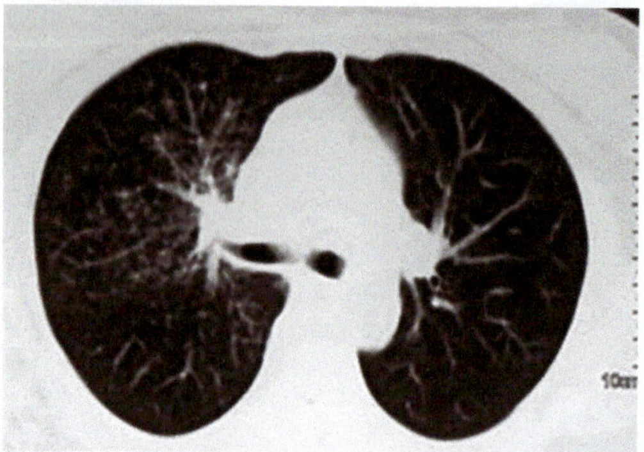
A

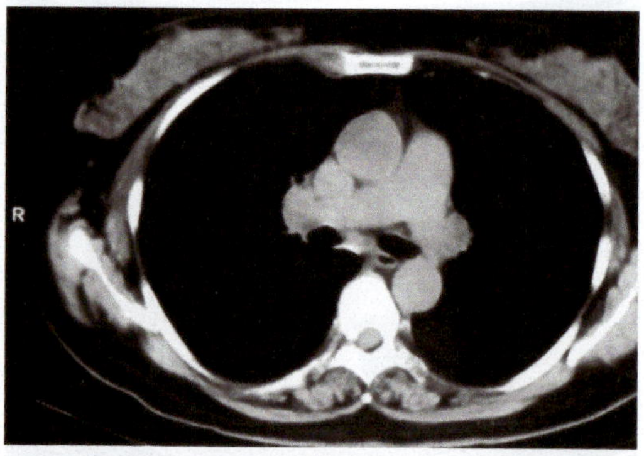
B

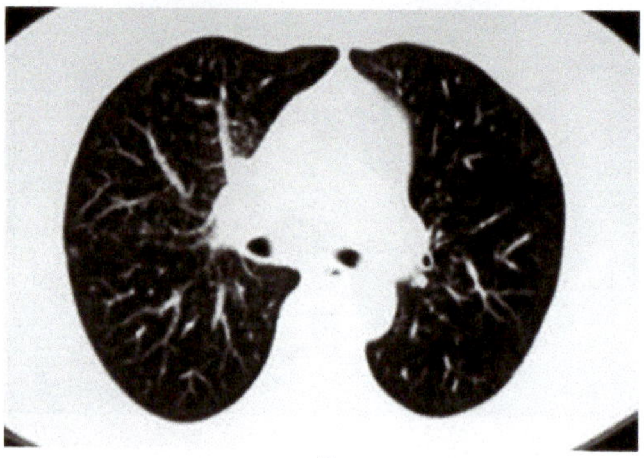
C

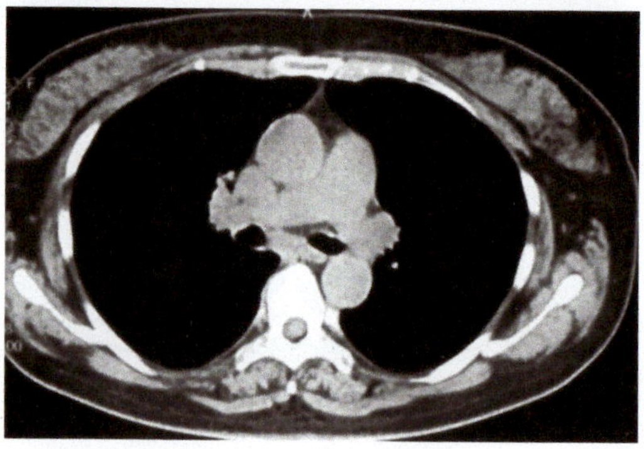
D

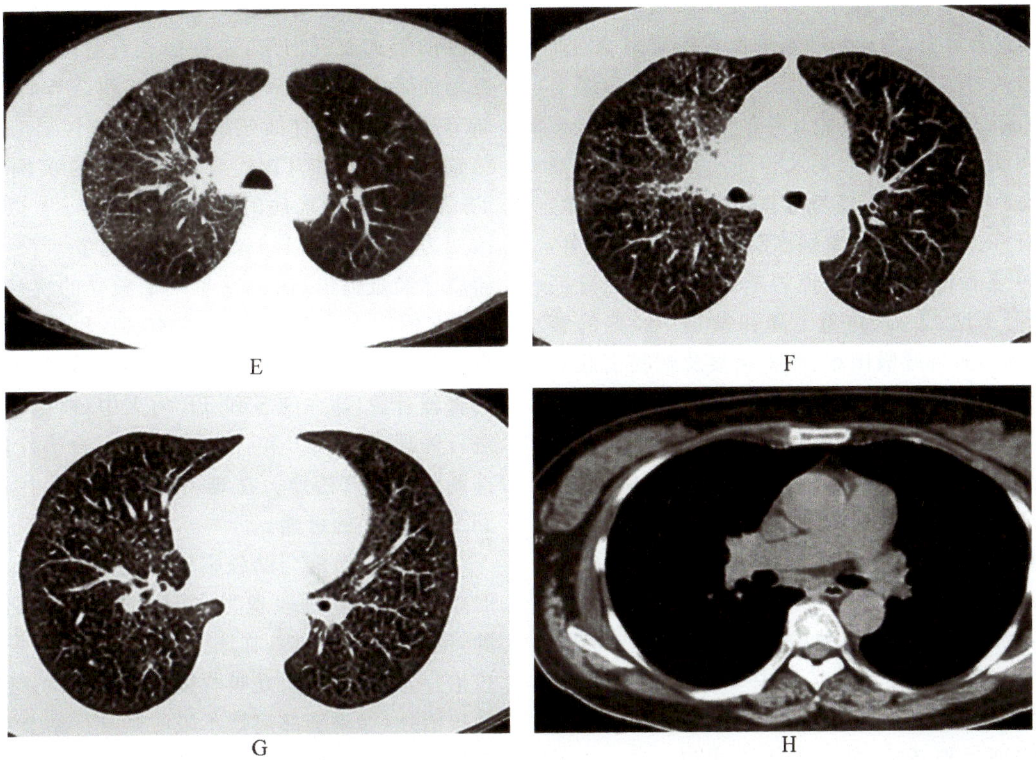

图 3-1-32　胸部 CT6

【诊断】　粟粒性肺结核合并结节病。

【诊断依据】　中年女性，既往有肺结核病史，抗结核治疗有效。停用抗结核药物 1 年后，病变较前进展，为双肺多发粟粒样结节影，沿支气管血管束、小叶间隔和胸膜下分布，以中上肺野为主，纵隔、肺门淋巴结肿大，影像符合结节病诊断。查血清血管紧张素转化酶（ACE）166.50U/L（5～52U/L）；气管镜检查见左主支气管下段黄白色小结节，活检病理示多灶非坏死性肉芽肿病灶及多核巨细胞反应，特殊染色（抗酸、PAS、AB-PAS、GMS）均未见明确病原体。结合症状、影像、ACE 升高明显和非坏死性肉芽肿病理，考虑结节病可能性大，予以激素治疗 1 个月后病变明显吸收（图 3-1-33）。

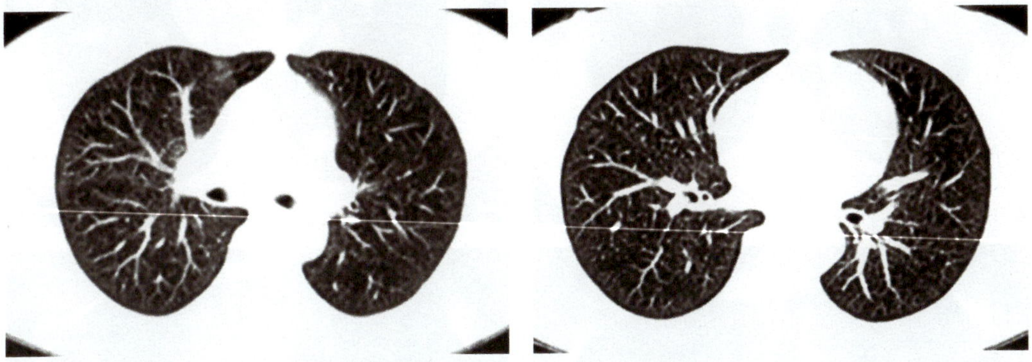

图 3-1-33　激素治疗 1 个月后病变明显吸收

【分析】　非坏死性上皮样肉芽肿是结节病的标志性病理表现。目前认为是一种未识别的抗原激活 Th1 细胞免疫反应，从而导致上皮样肉芽肿的形成。由于肺、眼和皮肤最常与环境接触，因此也是结节病最好发的部位。诊断结节病需要 3 步：①临床及影像学表现符合结节病；②病灶部位病理见到非坏死性肉芽肿；③排除其他可引起肉芽肿的疾病。结节病辅助检查可有高钙血症和 ACE 升高。巨噬细胞分泌 1，25-$(OH)_2$ 维生素 D 可引起骨的重吸收和小肠对钙的吸收，因此，肉芽肿性疾病可引起非甲状旁腺素依赖的高钙血症。40％～80％的结节病病人 ACE 升高，但不特异。ACE 是高表达在内皮细胞表面的膜整合蛋白，尤其是肺毛细血管内皮细胞。血 ACE 升高被认为与肉芽肿中的上皮样细胞分泌 ACE 有关，因此其他肉芽肿性疾病也会升高。

结核和结节病是可同时累及肺部及其他器官的慢性肉芽肿性疾病。由于结核与结节病在临床、影像学、病理学上有许多重叠之处，鉴别诊断较难。在临床上，大部分结核或者结节病都表现为非特异性的全身症状，包括全身不适、乏力、体重下降和发热。经典的肺部表现，包括劳累性呼吸困难、咳嗽和累及胸膜引起的胸痛，在两种疾病中都可见到。结节病被认为是由一种难以降解的持续存在的抗原引起机体免疫反应而导致的综合征。由于分枝杆菌的细胞膜富含脂质成分，持续存在于巨噬细胞的溶酶体内，其中许多糖脂蛋白难以被降解，故成为诱发结节病的重要抗原，由此可见，结核与结节病显然有着密切的联系。分子生物学研究发现：在结节病的肉芽肿中，约 30% 伴有分枝杆菌核酸阳性，新发的结节病病人中 48% 有分枝杆菌 DNA 阳性。这提示结核分枝杆菌是结核和结节病的一个共同病理生理环节，甚至有人提出以 1.14×10^{3} 拷贝/ml 基因组为界值区分结节病和结核。免疫学研究发现：结核和结节病病人都出现升高的促炎因子，包括 TNF-α、IL-6 等，结节病病人体内存在有针对结核特异性的 RD1 和 Ag85 抗原的抗体，总的反应性为 44.4%～60%，提示结核可能是结节病的一个诱因，结节病病人可能也有结核，只是以一种更良性的、较少侵袭性的形式表现出来，这些病人有更强的免疫反应来控制的感染。有学者提出把结核和结节病分为四种：结节病(S)、结节样结核病(ST)、结核性结节病(TS)和结核(TB)。S 和 TB 代表两种单纯的疾病，而 ST 和 TS 则代表两种疾病的混合型。其中 ST 以结节病样改变为主，而 TS 以结核样的改变为主。TS 早在 1960 年就已经被提出，认为它是一个独立的疾病，可包括：有 TB 的病人出现 S；同时患有 TB 和 S 的病人；之前有 S 的病人之后出现 TB。根据这个分类，或许对病人的管理有益，即在纯 S 和 TB 病人中，根据相应的指南进行处理，但在 ST 和 TS 中，则应联合治疗，包括免疫抑制和抗结核治疗。在难治性 S 或 TB 中，应该考虑到 TS 或 ST 的可能。

总之，结节病与结核临床表现复杂多样，病理上有时难以鉴别，病理表现为非干酪样坏死的上皮样肉芽肿，也不能排除结核，临床上难以鉴别时可先给予抗结核治疗，如果肺部病灶吸收则支持肺结核诊断，继续抗结核治疗，如果肺部病灶不吸收则支持结节病，再给予糖皮质激素治疗，并且严密观察治疗效果。

(南京市公共卫生医疗中心　曾　谊　提供)

7. 病例 7：女，26 岁。咳嗽 10 个月，发热伴胸痛 2 周。

胸部 CT(2016-04-19)：双肺多发实变、结节影，肺门、纵隔淋巴结肿大(图 3-1-34)。

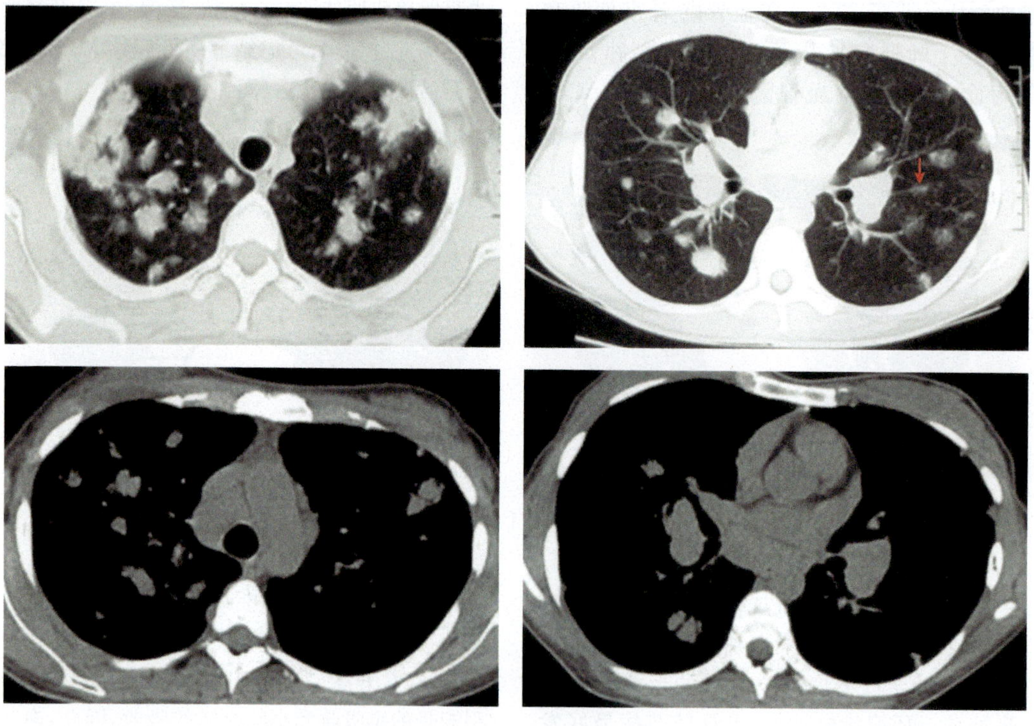

图 3-1-34　胸部 CT7

【诊断】 结节病。

【诊断依据】 青年女性，双肺多发结节、斑片、实变影，实变内可见支气管充气征，病变沿支气管血管束分布，首先考虑肉芽肿性病变。该例叶间胸膜受累(图 3-1-34 红箭)，叶间胸膜受累多见于结节病、肺腺癌和肺尘埃沉着病。肺腺癌多有原发病，斜裂受累多为结节样改变，结节数目多超过 6 个，本例不符。尘肺多有职业病史，多为小结节影，实变影少见，本例亦不符。该例影像以大结节和实变为主，符合结节病表现。病人行 CT 引导下左上肺穿刺活检，病理：慢性肉芽肿性炎，未见明确坏死，抗酸染色(－)，PAS(－)。病人拒绝行胸腔镜活检明确诊断，给予泼尼松 40mg qd，咳嗽症状逐渐好转，激素规律减量，每周减 5mg，减至 20mg qd 维持 1 个月，后每 2 周减少 2.5mg 至 10mg qd 维持。复查胸部 CT 病变明显吸收(图 3-1-35)。

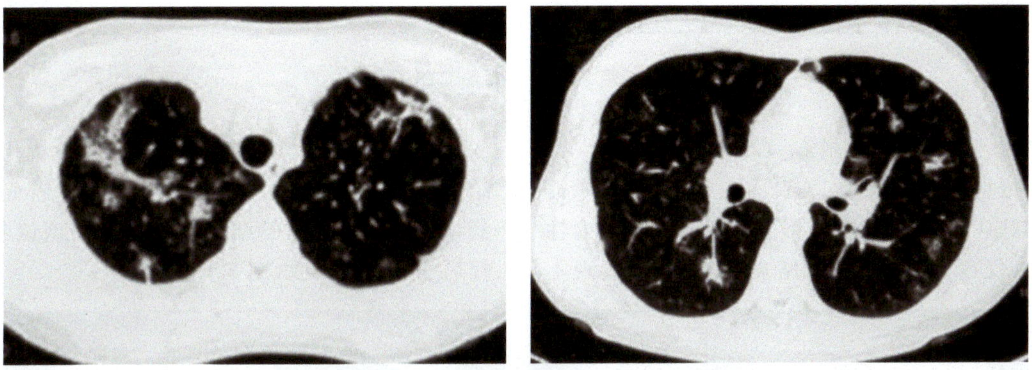

图 3-1-35　病人经激素治疗后病变吸收

【分析】 结节病的诊断需要临床、影像及病理相结合综合判断，同时还要排除其他原因引起的肉芽肿性疾病。肺是结节病最常累及的脏器，肺结节病的 CT 典型表现为双侧肺门淋巴结对称性肿大伴或不伴纵隔淋巴结肿大，肺内表现为沿淋巴管分布的微结节，双侧对称，上、中肺野显著；不典型表现包括单侧或孤立淋巴结肿大、肺内实变影、肿块影、磨玻璃密度影、网状影、纤维化改变等，这些表现可见于多种疾病，不具有特异性。

结节病病程不一，50％的病人 2 年内能自行缓解，还有一些病例 5 年内能缓解，一般超过 5 年的结节病病人很难得到缓解。一般将病程＜2 年的结节病称为急性型；≥3～5 年的称为慢性型。难治性结节病一般指的是治疗过程中仍然进展的结节病。结节病治疗仅为针对肉芽肿的进展以避免造成不良后果，结节病治疗过程中最需要关注的是症状的缓解、肺纤维化、肺动脉高压及生活质量的下降。目前临床上对结节病是否需要治疗取决于三个危险因素：主要器官出现功能障碍或不可逆的损害；致死性的进展；持续存在的影响日常活动的症状。有强烈治疗指征的结节病包括心脏、神经系统、肾、眼睛受累及高血钙。结节病病人最主要死因是肺纤维化。

(北京世纪坛医院呼吸科　薛新颖　提供)

8. 病例 8：女，68 岁。干咳 1 个月。

胸部 CT：双肺多发结节、磨玻璃影，纵隔淋巴结肿大(图 3-1-36)。

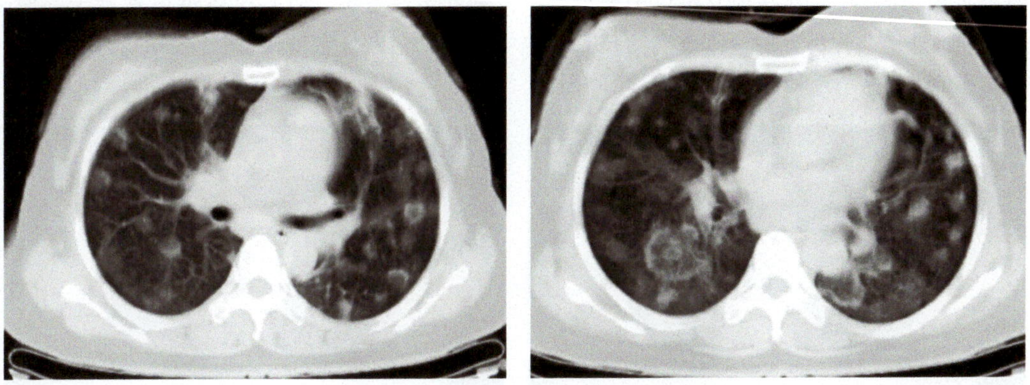

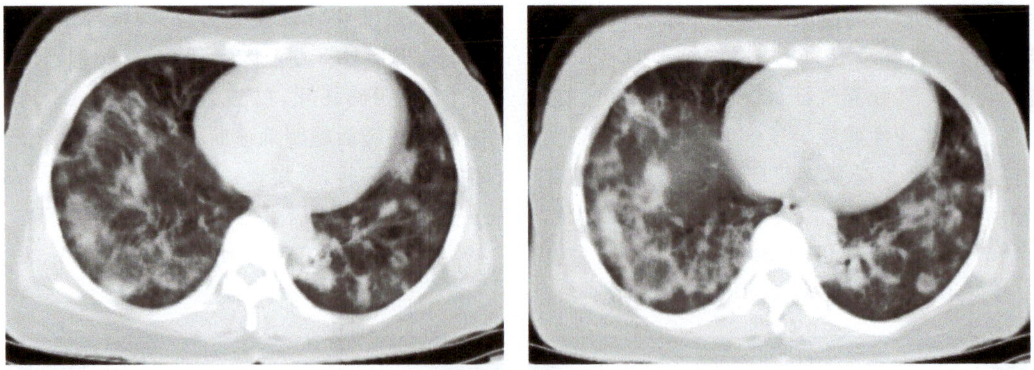

图 3-1-36　胸部 CT8

【诊断】 结节病。

【诊断依据】 老年女性，双肺多发结节影，反晕征明显，右下肺病变有聚集趋势，影像表现不符合肿瘤性病变。病人仅有干咳，无发热、咯血症状，临床表现不支持感染性疾病。病人影像符合隐源性机化性肺炎或结节病表现，结合病人纵隔淋巴结肿大，首先考虑结节病诊断。病人行淋巴结穿刺活检证实该诊断，激素治疗后病变明显吸收(图 3-1-37)。

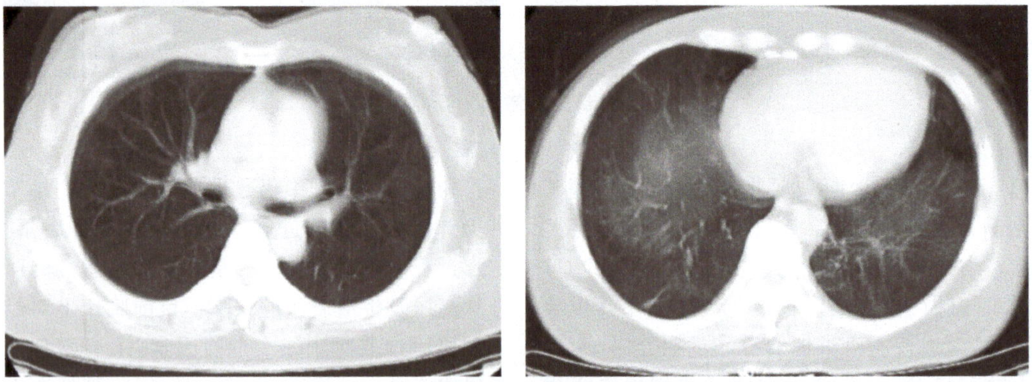

图 3-1-37　激素治疗后病变吸收

【分析】 反晕征最早发现于隐源性机化性肺炎，此后在感染性疾病(副球孢子菌病、肺结核、毛霉病、曲霉病等)和非感染性疾病(肉芽肿性多血管炎、淋巴瘤样肉芽肿病和肺癌等)中均有发现。因此，反晕征被视为可在多种疾病中出现的非特异性的征象。反晕征也是结节病的少见影像表现，既往认为其组成为继发性机化性肺炎和(或)非干酪样肉芽肿。结节病的反晕征周围可有小结节存在，提示反晕征的组成为肉芽肿性病变，而不是机化性肺炎。影像学上反晕征和微小结节同时存在时，鉴别诊断需考虑结节病可能。

9. 病例 9：男，44 岁。胸部不适 3 年，干咳 1 年。

胸部 CT：左肺上叶斑片、实变影，双肺沿支气管血管束走行微小结节影，叶间裂、胸膜下见结节影，双肺散在大结节影，肺门、纵隔淋巴结肿大。增强扫描肝、脾内见多发低密度区(图 3-1-38)。

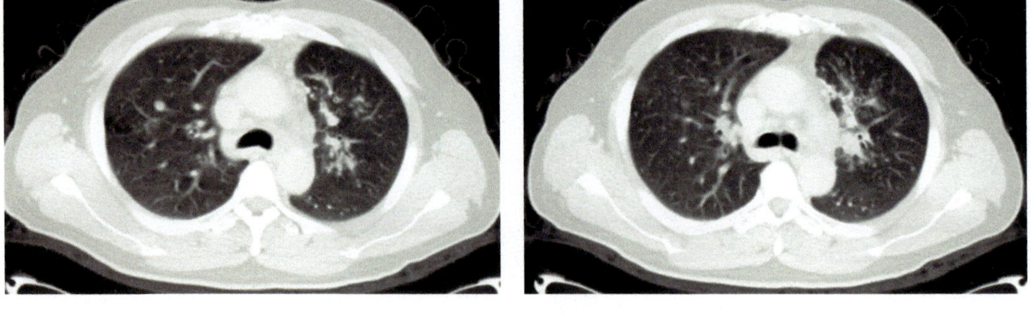

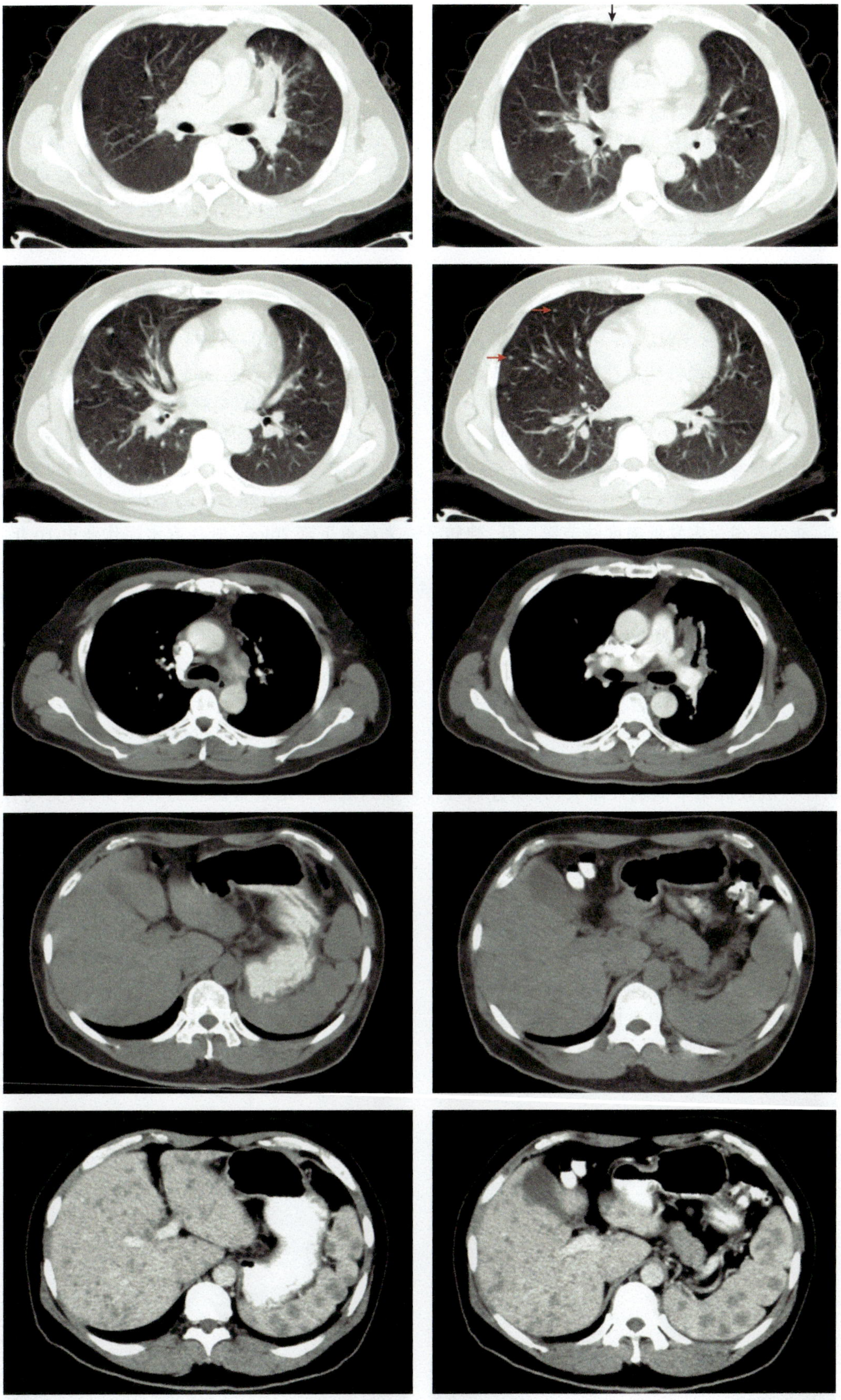

图 3-1-38　胸部 CT9

【诊断】 结节病多脏器受累(肺、纵隔淋巴结、肝、脾)。

【诊断依据】 中年男性,双肺沿支气管血管束走行微小结节影,叶间裂、胸膜下(图 3-1-38 黑箭)见结节影,双肺散在大小不等结节影(图 3-1-38 红箭),肺门、纵隔淋巴结肿大,腹部平扫未见明显异常,增强扫描肝、脾内见多发低密度区,边界清晰,考虑结节病多脏器受累,经左颈部淋巴结活检证实。

【分析】 结节病是一种原因不明的系统性疾病,全身各系统均可受累,以胸部最常见,高达 90%,同时累及肺、纵隔、肝、脾者较少见。结节病肝、脾受累在 CT 上最常见的表现为弥漫性均质性肿大,少数表现为肝、脾内多发低密度结节影。

肝脏结节病的病理特点为病变部位非干酪样肉芽肿形成,肉芽肿多弥漫分布,以汇管区为重。肝结节病的最常见影像表现为肝脏增大,常伴有脾大,肝、脾轮廓常不规则,亦可表现为多发低密度结节影。肝、脾转移瘤为单发或多发,以类圆形多见,增强扫描后边缘强化,典型者呈“牛眼征”。本例肝小结节呈弥漫性分布,形态不规则,与转移瘤有所差异。

脾结节病多为全身结节病的局部改变,但有时也可孤立发生于脾脏。脾结节病通常是无症状的,少数病人有腹痛或血液学异常。脾结节病 CT 上形态多为类圆形、类椭圆形或结节样,多为散在多发,少见孤立性病灶。病灶一般较肝结节病病灶略大,大部分病灶为 1～2cm,巨大局灶性结节罕见。病灶平扫为低密度或显示不清,结节通常缺乏血供,增强扫描表现为轻、中度强化,但低于强化的正常脾实质,从而使病灶显示更清楚。脾脏本身常可见肿大。单纯脾结节病的影像表现应与脾脏转移瘤、淋巴瘤等相鉴别。脾转移瘤多有原发肿瘤病史,其边界多欠清晰。脾淋巴瘤中的弥漫浸润型和粟粒结节型增强扫描后可有不均匀强化;多发肿块型病灶大小为 2～10cm;巨块型表现为脾脏巨大占位性病变,增强后肿块呈均匀或不均匀强化,正常脾组织可完全消失或仅少许残留。脾结节病的影像学表现缺乏特异性,如 CT 表现为脾大合并多发轻、中度强化灶,应考虑结节病的可能,有必要补充胸部 CT 扫描详查。

肝脾结节病确诊的主要方法仍需活检和腹部探查。对于肝结节病,糖皮质激素可缓解症状、改善肝功能指标、减少肝内肉芽肿的数量,但对门脉高压及肝纤维化无作用,且不能阻止疾病的进展。脾结节病的治疗目前仍以激素治疗为主,单纯脾结节病可考虑脾切除。

10. 病例 10:男,44 岁。反复咳嗽、咳痰、气促 2 年,加重 2 个月。病人 2 年前开始反复咳嗽,胸部 CT 检查诊断“肺腺癌、粟粒性肺结核待排”,予以抗结核治疗 9 个月,症状无明显好转。之后自服中药(具体不详)仍无改善,并出现气促、食欲下降和腹股沟淋巴结肿大。2 个月前纤支镜检查未查到结核杆菌。发病以来体重下降 20kg。既往有水泥作业史 10 年。查体:锁骨上窝、左右腋窝、双侧腹股沟分别可扪及黄豆大小淋巴结,质软,活动度好,无压痛。双肺呼吸音粗,右中下肺可闻少许湿啰音。辅助检查:血常规正常;尿常规:RBC(+++)、WBC(+);红细胞沉降率 42mm/h;血 ACE 116U/L↑。

胸部 CT(2 年前):两肺弥漫性粟粒样结节影,肺门、纵隔淋巴结肿大(图 3-1-39A、B)。胸部 CT(2 年后):双肺纤维条索影及斑片实变影,支气管充气征明显,纵隔淋巴结肿大不明显(图 3-1-39C～F)。

【诊断】 结节病。

【诊断依据】 中年男性,有咳嗽、咳痰、气促症状,胸部 CT 示双肺多发粟粒样结节并肺门纵隔淋巴结肿大,锁骨上窝、左右腋窝、双侧腹股沟分别可扪及黄豆大小淋巴结,血 ACE 升高明显,症状、影像学和辅助检查支持结节病Ⅱ期诊断。病人抗结核治疗无效,纤维支气管镜检查未查到结核杆菌,可除外结核诊断。2 年时间症状无明显好转,且有加重趋势,胸部CT示双

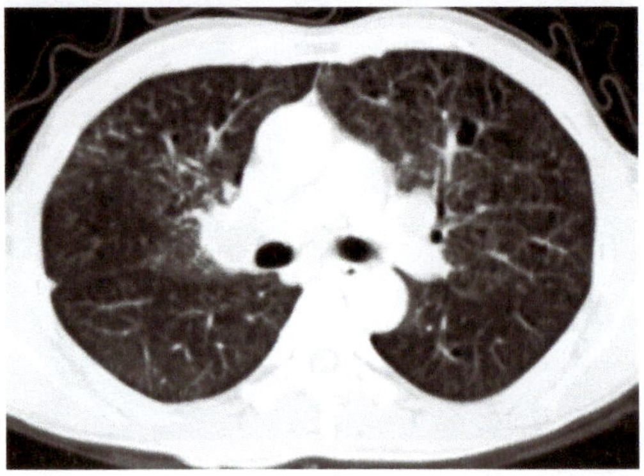

A

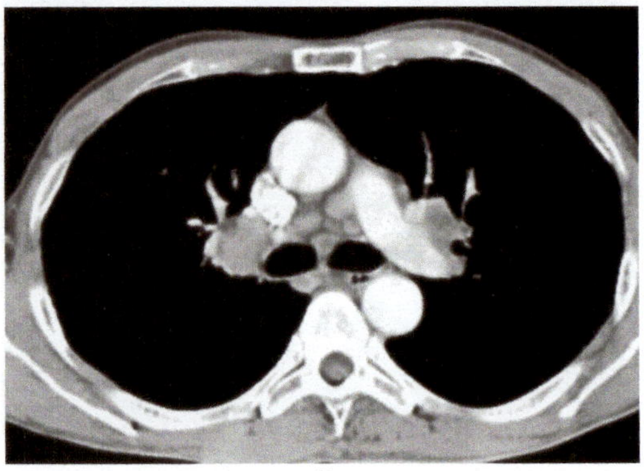

B

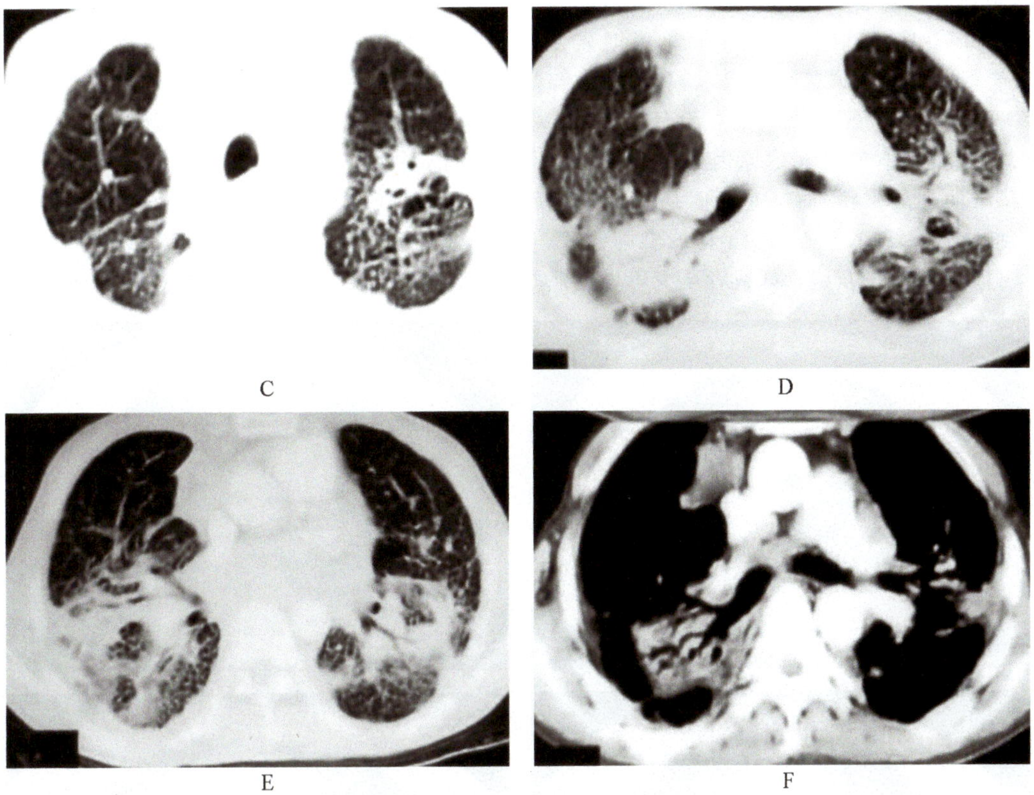

图 3-1-39　胸部 CT10

肺多发实变、空洞及纤维条索影，纵隔淋巴结较前明显缩小，符合Ⅲ～Ⅳ期结节病表现。病人虽有职业病史，但病变进展较快，以实变和纤维化为主，纵隔淋巴结明显缩小，不符合肺尖埃沉着病表现。病人行左腹股沟淋巴结活检，病理见大量结节样结构，由类上皮细胞构成，可见多核巨细胞，中间无干酪样坏死，诊断为结节病。给予激素治疗后病变明显好转(图 3-1-40)。

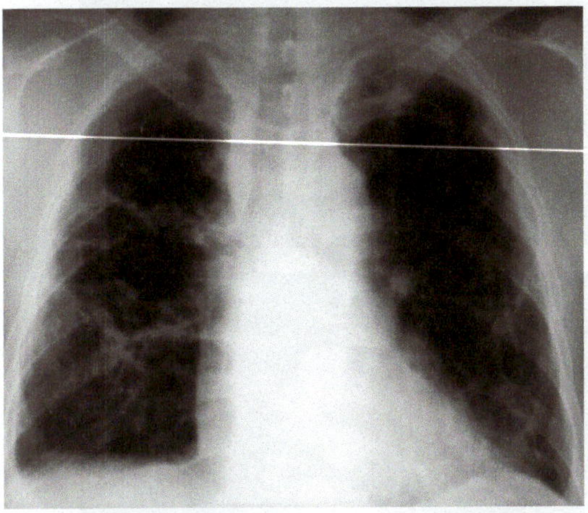

图 3-1-40　胸部 X 线片示激素治疗后病变明显吸收

【分析】　结节病病人出现严重的肺部纤维化和肺部囊性病变时，可以考虑为进展型肺结节病(APS)。APS 最初的临床表现：呼吸困难、慢性咳嗽、咳痰、咯血，极少数病人偶然查体发现。病人查体可有爆裂音、喘鸣音和杵状指。APS 的 CT 表现包括自肺门向外发散的线状斑片影，肺门的位置异常，肺容积缩小，尤其是上叶后段可以出现支气管扩张和小叶间隔变型。最典型的 CT 表现包括中央型支气管血管扭曲，伴或者不伴有两侧上叶的团块影，通常会导致气流受限。蜂窝肺这一特征性表现可以在 30％的病例见到，与 UIP 不同，APS 的病变以上叶和肺门周围为主，并且有形成更大直径囊腔的趋势，导致严重的限制性通气功能障碍和肺一氧化碳弥散能力(DLCO)受损。这些影像学表现并不重叠，提示可能是不同的病因导致的。纤维化的征象可以单独出现或者伴随着持续存在的肺部小结节一起，同时肺门肿块也许是纤维化、肉芽肿或者两者共同作用导致的。85％的 APS 病人进行 PDG-PET 扫描可以发现阳性的肺部炎性病变。CT 扫描上出现的空腔多是纤维囊性病变形成的。CT 可以测量肺动脉的直径，尽管这不是预测肺动脉压力的精确指标。增强 CT 扫描可以提供肺动静脉扭曲的证据及诊断肺栓塞。这有助于判断肺动脉高压出现的机制，如肿大的淋巴结压迫中央肺血管，或者肺血管栓塞导致肺动脉扩张，伴随有广泛的小叶间隔扭曲、增厚，有时候还会出现磨玻璃影。APS病人急性加重很频繁，通常与结节病暴发、额外的细菌感染（尤其是对于有支气管扩张的病人）、支气管痉挛或者其他原因有关。肺纤维化、肺动脉高压的进展很慢，曲霉感染时病人会有咯血，有时候会出现大面积的左心功能不全或者肺栓塞。很大一部分病人对治疗的反应良好或者至少可以使病情稳定。如果出现难治性肺动脉高压、慢性呼吸困难及大量的咯血，病人的生存率就会下降，发生意外的风险则大大提高。

11. 病例11：女，54岁。喘憋11个月，加重伴左侧胸痛1个月。

胸部CT：双肺弥漫性微小结节影，沿支气管血管束或胸膜下分布，叶间裂见小结节影，肺门、纵隔淋巴结肿大，增强扫描强化明显，双侧胸腔积液（图3-1-41）。

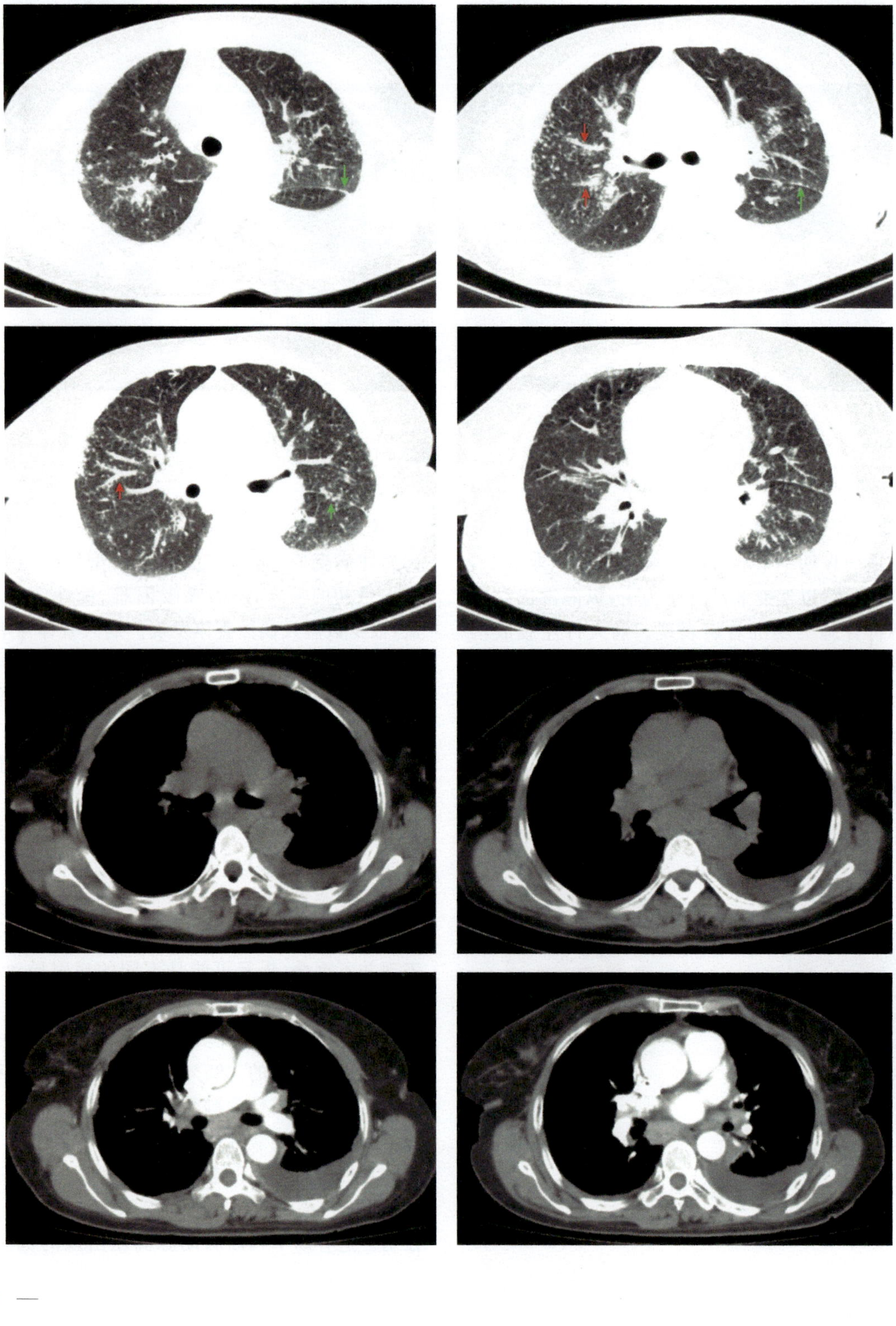

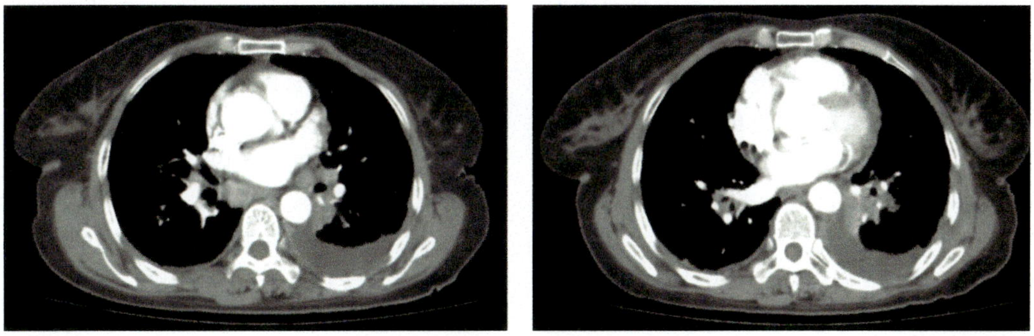

图 3-1-41 胸部 CT11

【诊断】 结节病。

【诊断依据】 中年女性，喘憋伴左侧胸痛，胸部CT示双肺弥漫性微小结节影，沿支气管血管束（图3-1-41 红箭）或胸膜下分布，叶间裂见小结节影（图3-1-41 绿箭），小叶间隔增厚（图 3-1-41 白箭），肺门、纵隔淋巴结肿大，增强扫描强化明显，双侧胸腔积液，左侧明显，首先考虑结节病。辅助检查：血气分析（未吸氧状态下）：pH 7.41、PCO_2 42mmHg、PO_2 65 mmHg；胸腔积液常规：黄色半透明液体、李凡他试验阳性、细胞数 3100 个/mm^3、白细胞计数 1103 个/mm^3、淋巴细胞百分比 94%；胸腔积液生化：ADA 224U/L、LDH122U/L；PPD 阴性。于 2016-12-08 行内科胸腔镜检查（图 3-1-42），病理回报：（左侧胸部）胸膜活检组织，其间可见肉芽肿性炎，部分区域慢性炎细胞浸润，局部间皮细胞增生。外院病理科会诊：（左胸膜壁层活检）纤维组织间有多个肉芽肿性病灶，未见干酪样坏死，组织边缘部分间皮细胞增生，结节病不除外。北京某医院会诊结果：肉芽肿性炎，首先考虑结节病。免疫组化：抗酸染色（－），网织（提示纤维组织增生）。行气管镜下肺泡灌洗，灌洗液送检 T 细胞亚群，结果回报：$CD3^+$ T 细胞占淋巴细胞的比例 90%，$CD3^+$ $CD4^+$ Th/$CD3^+$ $CD8^+$ Ts 0.6。血 ACE 80.47U/L（22～62U/L），综合考虑，诊断为结节病。予以口服泼尼松片 30mg/d，病人病情好转出院。

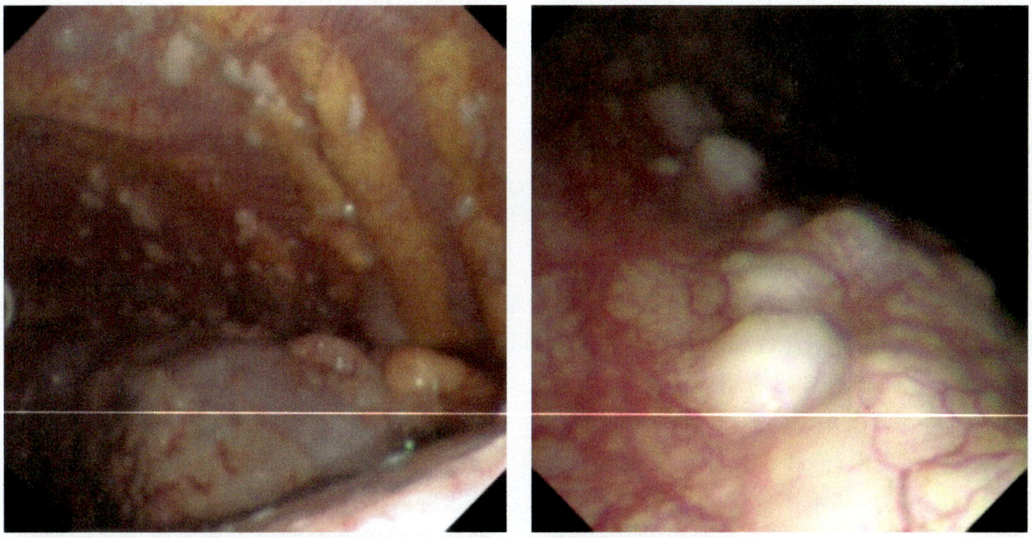

图 3-1-42 胸腔镜检查见脏、壁层及膈胸膜多发白红色结节，无明显融合

【分析】 结节病胸膜受累最早由 Schaumann 等在 1933 年发现并报道。Flammang 等首先报道了 2 例经纤维支气管镜及胸膜活检确诊为结节病的病例，并首次提出胸膜肺结节病概念。胸膜肺结节病（pleuropulmonary sarcoidosis，PPS）即结节病胸膜受累，临床多表现为胸腔积液、气胸、胸膜增厚、胸膜结节等。但不是所有的结节病病人均得到彻底检查以明确是否有胸膜受累，且不是所有结节病病人的胸腔积液均与结节病有关。PPS 中胸膜增厚最常见，胸膜小结节也较常见，两者常同时存在，其发生机制为壁层胸膜肉芽肿性

病变，胸腔积液较少见。PPS胸腔积液量为小量到中等量，以渗出液为主，少数个案报道为血性胸腔积液和漏出性胸腔积液。双侧胸腔均可受累，以右侧受累较常见。胸腔积液的细胞组分以淋巴细胞为主，个别病人可出现白细胞总数增高。此外，胸腔积液的腺苷脱氨酶(ADA)通常＜30U/L，这有助于与结核性胸膜炎相鉴别。

结节病胸腔积液的发病机制可能为结节病直接侵犯胸膜，由于炎症的作用使毛细血管通透性增加产生胸腔积液。还有学者认为纵隔内巨大的淋巴结导致上腔静脉阻塞，以及结节病引起支气管狭窄、肺不张也是产生胸腔积液的原因。当淋巴管及小血管受累并破裂后可出现乳糜胸、血胸。有学者推断胸腔积液往往出现于结节病胸膜病变的早期，随着病程进展，胸膜增厚及气胸的发生率将增加。

PPS病人的临床表现不特异，可以从无症状到出现严重的呼吸困难及胸膜性胸痛。PPS胸腔积液极易被误诊肿瘤或结核性胸膜炎，目前尚无通过胸腔积液化验检查可直接诊断结节病的证据，主要用于排除肿瘤和结核的诊断。结节病可累及多系统，因此诊断时不应局限于肺部检查，浅表淋巴结、皮下结节都可作为诊断的切入点。PPS确诊依赖于胸膜活检，胸膜上见到病理提示非干酪性肉芽肿病变，抗酸染色阴性并除外恶性肿瘤，可确定诊断。内、外科胸腔镜技术的推广大大提高了PPS诊断的阳性率，并能够为细菌学检查提供足够的组织标本。

结节病胸膜病变的内镜下表现与常见的结核性胸膜炎及恶性胸膜疾病不同。结核性胸膜炎在镜下多表现为壁层胸膜及膈胸膜上弥漫分布的、大小均匀的白色或淡黄色粟粒样小结节，胸膜广泛水肿，胸膜粘连及胸膜增厚常见。恶性胸膜疾病的镜下表现不一。肺腺癌胸膜转移常表现为局部苔藓样的胸膜病变，其上多覆盖白色坏死物，周围组织充血水肿，受累部位胸膜增厚，肿块或结节样病变较少。肺鳞癌及小细胞癌胸膜转移常表现为多发或单发的肿块样病变。病灶常有坏死物附着，周围胸膜可正常或仅有轻度充血水肿。结节病镜下表现为胸膜多发或单发的大小不等结节，粘连少见(图3-1-42)。PPS病人好发年龄为30～50岁，男性略多于女性，为54%，这与结节病病人整体上女性多见不同。结节病胸膜病变引起的胸腔积液对于糖皮质激素治疗反应较好，但可复发，胸膜增厚常不可逆。

(河北省保定市第一医院呼吸内科　戎雪冰　提供)

第二节　肺水肿

正常稳态情况下，液体和胶体源源不断地从肺微循环流动到肺间质，这些物质经淋巴管回流至血液。肺水肿(pulmonary edema)是指某种原因引起肺内组织液的生成和回流平衡失调，使大量组织液在很短时间内不能被肺淋巴和肺静脉系统吸收，从肺毛细血管内外渗，积聚在肺泡、肺间质和细小支气管内，从而造成的肺通气与换气功能严重障碍。主要包括两大类：渗透性(通透性)肺水肿和静水压性肺水肿。

正常肺毛细血管和肺泡之间的压力是平衡的，主要原因是：①肺毛细血管压高于肺泡压，使肺毛细血管液不断少量渗入肺间质内，但肺泡有极低的肺泡上皮渗透压和肺泡上皮张力，使水不能进入肺泡而聚积；②胶体渗透压使毛细血管内水分不易漏出；③淋巴系统强大的吸收运输功能，可不断地引流间质中的液体，还能吸收蛋白质。所以，正常肺毛细血管内皮结构保证肺是“干燥”的，只有当肺毛细血管渗透压大于正常10倍以上时，才可能出现失代偿，发生肺水肿。

以下生理机制会拮抗肺水肿的进展，①淋巴回流增加：是液体的滤过增加导致组织间隙静水压和淋巴回流增加来移除液体。但由于淋巴管汇入静脉系统，静脉压的增高也会限制淋巴液回流。②组织间隙胶体渗透压降低：增加的淋巴回流带走组织间隙的白蛋白，从而降低组织胶体渗透压(胶体缓冲)。淋巴回流的增加和组织液白蛋白的稀释降低了胶体渗透压，从而增加了毛细血管和组织间隙的胶体渗透压梯度，有利于将水保留在毛细血管内。③间质的高顺应性：高的间质顺应性可以使大量的液体(300～400ml)留滞在组织间隙而不引起间质压力的增高。

一、病理分类

从病理上，肺水肿可分为间质性肺水肿和肺泡性肺水肿两类，两者同时存在，且以某一类为主。肺内水肿液最初积聚在肺泡毛细血管间的间隔中，而后流向肺泡管以上疏松的肺间质腔，包括肺小血管与小气道周围及肺小叶间隔、支气管和血管周围及胸膜下结缔组织，此阶段为间质性肺水肿。若间质内液体过多，张力增高，可导致液体进入肺泡内，形成肺泡性肺水肿。肺泡性肺水肿是指过多的液体聚集在终末气腔内(如肺泡腔、肺泡囊、肺泡导管及呼吸性细支气管内)，一般病史比较短。

解剖学可见肺表面呈苍白色，湿重明显增加，切面有大量液体渗出，镜下可见广泛的肺充血，间质间隙、肺泡和细支气管内充满含有蛋白质的液体，肺泡内有透明膜形成，有时可见间质出血和肺泡出血，肺毛细血管内可见微血栓形成，亦可见灶性肺不张。

二、发病机制

发生肺水肿时，多余的水首先进入间质再进入肺泡，这是由于 Starling 机制失衡所致。肺水肿以发病机制为基础可分为：

1. *渗透性肺水肿*　主要是由于肺毛细血管内皮和(或)肺泡上皮通透性增高导致液体和蛋白质进入肺泡腔和间质中，水肿液含高浓度蛋白质，甚至含纤维蛋白原。通透性增高的机制可能是物理、化学或生物学因子直接或间接改变了上述内皮或上皮的结构，致不能通过的大分子得以通过，本来小量通过的得以较大量通过，从而改变了微血管内外胶体渗透压关系。通透性增高后，微血管内的蛋白和液体渗入间质，当积聚超过淋巴回流的代偿时，就出现间质性肺水肿。继而肺泡上皮结构发生变化，蛋白质和液体渗入肺泡而出现肺泡水肿。

微血管壁通透性增高可能与某些化学介质，如组胺、缓激肽，前列腺素和蛋白水解酶等的作用有关。血小板、中性粒细胞和肥大细胞释放的溶酶，也均能提高其通透性。白细胞释出的自由基也是造成内皮损伤的重要因素。白细胞和肥大细胞释放的组胺样物质，能使内皮细胞收缩蛋白发生收缩，导致相邻细胞间出现较大裂隙。

渗透性肺水肿多见于吸入毒气、细菌或病毒性肺炎、吸入性肺炎、吸入火灾烟雾、成人呼吸窘迫综合征、免疫反应(如药物特应性)等，也称肺泡中毒性水肿。渗透性肺水肿概括起来可以分为两大类：急性肺损伤和急性呼吸窘迫综合征。主要表现为急性呼吸困难，双肺渗出影，难以纠正的低氧血症，以及无左心衰竭征象。

2. *流体静压性肺水肿*　此类肺水肿是毛细血管流体静压增高所引起，故又称血液动力性肺水肿。毛细血管静水压驱动着液体流出脉管系统至毛细血管周围间质，而毛细血管周围间质静水压阻碍着液体流出脉管系统。正常肺毛细血管流体静压平均为 0.933kPa(7mmHg)，当增至 3.33～4.00kPa(25～30mmHg)时，因淋巴回流代偿性增多，故仍不致出现水肿；只有当急骤上升超过此水平，才能引起间质性水肿并继而发展成为肺泡水肿。肺毛细血管流体静压过高，有可能使内皮被过度牵张而致破裂，或引起内皮细胞连接部裂隙增大，出现继发性通透性增高，但一般要达到 6.67kPa(50mmHg)才有可能出现这种情况。

流体静压性肺水肿又分心源性肺水肿和非心源性血流动力性肺水肿。心源性肺水肿见于左心衰竭或二尖瓣狭窄。左心衰竭或左心房流出道受阻，引起左心房压力升高，进一步导致肺静脉压力增高。非心源性肺水肿见于肺静脉阻塞或狭窄、肾脏疾病、肝衰竭、过量输液或体循环血转移致肺循环等。肺静脉高压很少由本身肺静脉狭窄所致，如先天性或获得性静脉闭塞性病、纤维性纵隔炎。急性和慢性肾病变，伴或不伴尿毒症，都可能和急性肺水肿相关。肝硬化或急性肝衰竭或肝移植术后发生肺水肿频率较高。在没有潜在心脏疾病者中，大量静脉输液也能够诱发肺水肿。临床上，输液过量、输液或输血过多过快，使血容量过度或过快地增加，致肺毛细血管静水压增高而发生肺水肿，又称为静脉淤血综合征，常见于创伤、失血或休克病人应用大量、快速静脉补液支持循环功能者。这些病人出现肺水肿是毛细血管压力增加、血管内皮细胞通透性增加和血浆渗透压降低综合因素所致。

3. *血浆胶体渗透压下降*　血浆胶体渗透压是由溶质的胶质成分产生的胶体渗透压，是防止血管内液体外渗的主要因素。当血浆总蛋白为 70g/L 而白蛋白与球蛋白的比值正常时，胶体渗透压为 3.33～4.00kPa(25～30mmHg)，血浆胶体渗透压过低，可使血管内液体渗入肺间质和肺泡内。犬的实验证明，当血浆胶体渗透压降至 2.00kPa(15mmHg)就可发生肺水肿；无左心衰竭的病人，在血浆蛋白减少的条件下，只需中度体液负荷(大量输液)就足以引起肺水肿；临床给休克病人输入大量晶体溶液容易引起肺水肿，与血浆蛋白被稀释有很大关系。引起血浆胶体渗透压下降的常见疾病：肝肾疾病引起低蛋白血症；蛋白丢失性肠病；皮肤病或营养不良性疾病所致的低蛋白血症。

4. *淋巴管功能不全*　间质的液体沿着血管和气道旁的间隙向肺门流动。多余的滤出液由肺淋巴系统清除。淋巴管通过胸导管流入全身静脉系统。淋巴回流的出现是因为越接近肺门时，间质的静水压越呈负值；呼吸周期中的周期性外部挤压，加上淋巴管中存在的单向阀和淋巴管自身的蠕动收缩进一步促进淋巴流动。淋巴管功能正常时代偿能力很大，淋巴引流量可以增加到正常水平的 10 倍以上，只有当肺毛细血管滤出液体量超过淋巴引流的代偿能力时，或因病理状态致淋巴功能障碍而减少引流量，或淋巴功能不能发挥代偿能力时，才会导致肺水肿形成。例如，在矽肺时由于慢性闭塞性淋巴管炎，阻碍了淋巴回流，在这种条件下，肺毛细血管压力只需升到 2.00～3.33kPa(15～

25mmHg)，就足以引起肺水肿。

三、临床表现

肺水肿发生前病人可有心悸、不安、血压升高、失眠等症状。间质性肺水肿发生后，病人出现夜间阵发性呼吸困难、端坐呼吸，由于水肿位于肺间质，听诊可为阴性。严重者两肺可闻及干啰音或哮鸣音，为肺间质水肿导致压力增高，细小支气管受压变窄及缺氧而致支气管痉挛所致。肺泡性肺水肿典型表现为严重气急、端坐呼吸和水泡样啰音，一般伴有咳嗽，咳大量泡沫样痰或粉红色血样痰，听诊双肺有湿啰音。心源性者，可有心率快速，心律失常，心尖部第一心音减弱，可听到病理性第三心音和第四心音。肺水肿如不及时纠正，短时间内大量血浆外渗，导致血容量短期内迅速减少，出现低血容量性休克，同时由于心肌收缩力明显减弱，引起心源性休克，出现呼吸急促、血压下降、皮肤湿冷、少尿或无尿等休克表现，伴神志、意识改变。最终往往因心肺功能衰竭而死亡。有些肺水肿发生比较隐匿，症状比较轻，主要表现为活动后气促。慢性左心衰竭病人在胸部X线片表现为广泛肺水肿表现时，临床症状仍可以表现得很轻微。

四、影像学表现

由于毛细血管位于肺间质内，所以液体向肺间质腔内漏出成为肺水肿第一阶段。影像学上，肺水肿间质期的X线表现主要为肺血管纹理模糊、增多，肺门阴影不清，肺透光度降低，肺小叶间隔增宽，两下肺肋膈角区可见与胸膜垂直横向走行的Kerley B线，偶见上肺呈弧形斜向肺门较Kerley B线长的Kerley A线(图3-2-1)。肺泡性肺水肿通常发生在跨膜压差大于25mmHg的情况下。尽管间质性肺水肿先于肺泡性肺水肿，但在胸部影像学上两者表现通常同步。肺泡性肺水肿主要表现为腺泡状致密阴影，以肺门或下肺野为主，呈不规则相互融合的模糊阴影，弥漫分布或局限于一侧或一叶，或从肺门两侧向外扩展逐渐变淡成典型的蝴蝶状阴影(图3-2-2)，即蝶翼征或肺门蝴蝶影。蝶翼征常见于严重心力衰竭，如急性二尖瓣关闭不全(乳头肌断裂或大面积心肌梗死)或肾衰竭。有时可伴少量胸腔积液，但肺含量增加30%以上才可出现上述表现。

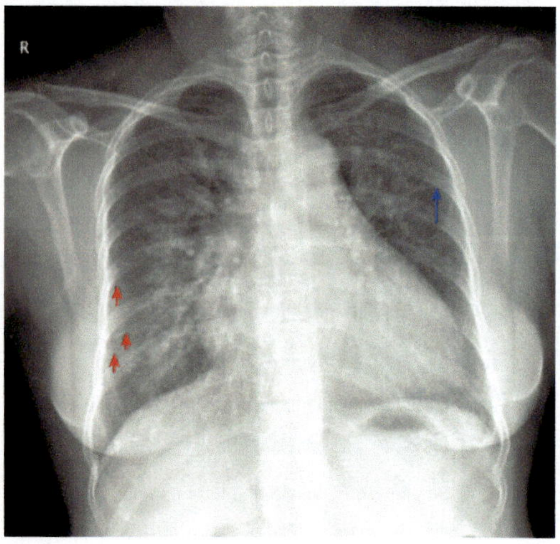

图3-2-1 间质性肺水肿，可见Kerley B线(红箭)和Kerley A线(蓝箭)

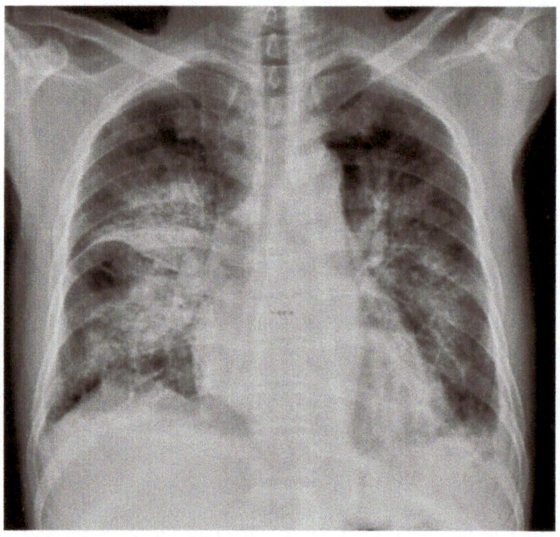

图3-2-2 肺泡性肺水肿，蝶翼征

间质性肺水肿CT表现：①肺纹理和肺门阴影边缘模糊，肺血管重新分布。肺上野血管增粗增多，下肺野血管变细，与正常比呈上下逆转，称为肺血管重新分布。通常双上肺静脉管径达到伴行动脉的1倍以上。这种表现可以证实肺静脉高压的存在，且早于其他肺水肿表现。②支气管袖口征：支气管轴位投影可见管壁环形厚度增宽、边缘模糊(图3-2-3)。③间隔线阴影及磨玻璃影：间隔线阴影病理基础是小叶间隔水肿，小叶间隔呈对称性均匀光滑性增厚(图3-2-4)。急性肺水肿时，间隔线阴影可较快发生，治疗后很快消失；二尖瓣狭窄病人反复及较长时间有间质性肺水肿者，由于肺间质纤维化及含铁血黄素沉着，间隔线为非可逆的。④常合并心影增大、心包及胸腔积液。

肺泡性肺水肿CT表现：①肺泡实变阴影，早期呈结节状阴影，为0.5～1cm大小，边缘模糊，很快融合成斑片或大片状阴影，有含气支气管影像，密度均匀(图3-2-5、图

3-2-6）。②分布和形态呈多样性，可呈中央型、弥漫型和局限型。中央型肺水肿呈大片状模糊阴影聚集于以肺门为中心的肺野内中带，两侧较对称，密度以肺门区最深，向外逐渐变淡，像蝴蝶的两翼，而纵隔阴影似蝴蝶的体部，故称为蝶翼征（图 3-2-7、图 3-2-8）。肺尖、肺底和肺野外侧边缘部一般不受侵犯，边界清晰。这种特殊的分布和形态是肺泡型肺水肿的典型表现，但并不多见，常见于尿毒症等非心源性肺水肿。弥散型肺水肿两肺广泛分布着大小不一、边缘模糊、密度较淡的阴影，常融合成片，分布不很对称，肺尖和肺野边缘部分少受侵犯。局限性肺水肿可见于一侧或一叶，多见于右侧，除片状阴影外，还可呈一个或数个较大的圆形阴影，轮廓清楚酷似肿瘤（图 3-2-9、图 3-2-10）。③肺水肿最初发生在肺下部、内侧及后部，很快向肺上部、外侧及前部发展，病变常在数小时内有显著变化。④胸腔积液较常见，多为少量积液，呈双侧性。⑤心影增大。

无论是急性间质性肺水肿或是肺泡性肺水肿，及时正确治疗后水肿均会很快消失，大部分病例影像学的吸收仅需 3 天（图 3-2-11、图 3-2-12）。另外，左心衰竭肺水肿病人合并纵隔淋巴结肿大和不透明纵隔脂肪的概率明显升高，心力衰竭纠正后该表现可完全吸收（图 3-2-13、图 3-2-14）。

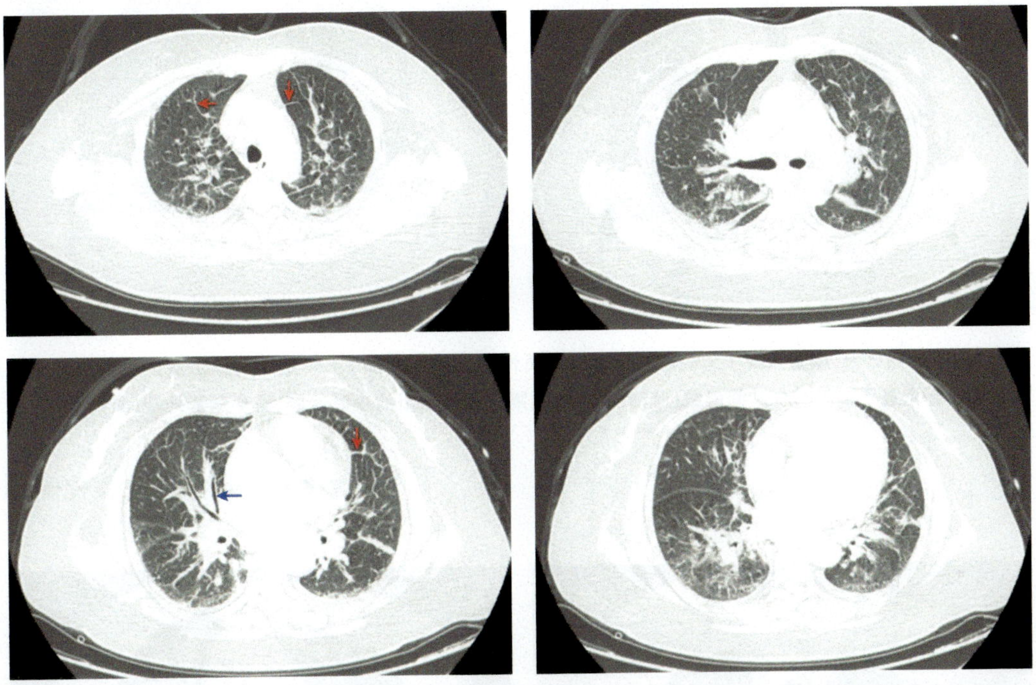

图 3-2-3　女，58 岁。心源性间质性肺水肿。小叶间隔光滑增厚（红箭），支气管袖口征明显（蓝箭），双侧胸腔积液

（长沙市第一医院呼吸科　姜迪譞　提供）

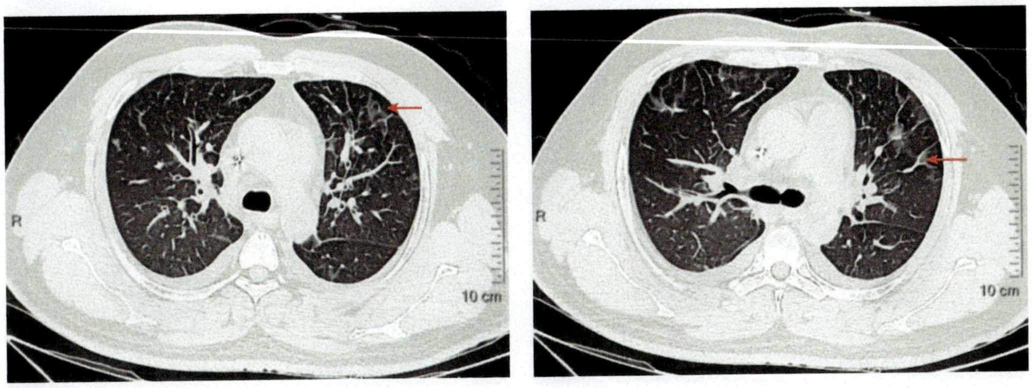

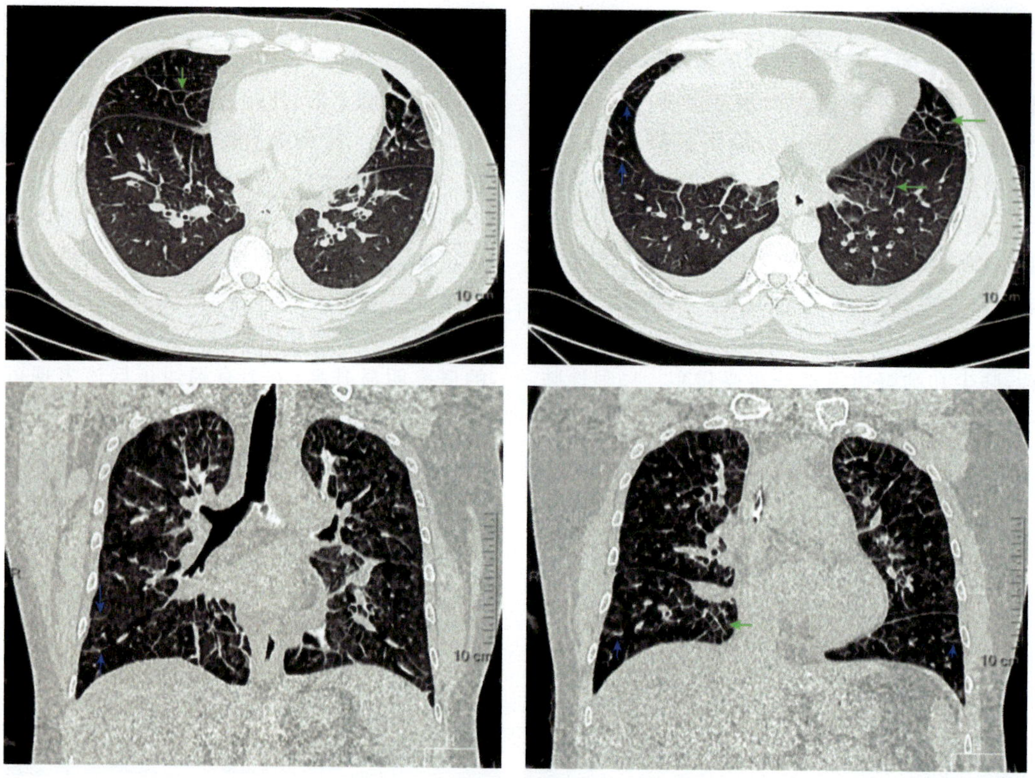

图 3-2-4 男，40 岁。发热 3 天，尿量减少 1 天。急性肾衰竭间质性肺水肿。胸部 CT 和重建均显示双上肺弥漫分布磨玻璃影（红箭）、下肺野垂直于胸膜的小叶间隔线（蓝箭）和小叶间隔增厚勾勒出的小叶轮廓，呈多角形外观（绿箭）

（北京怀柔医院影像科　梁俊福　提供）

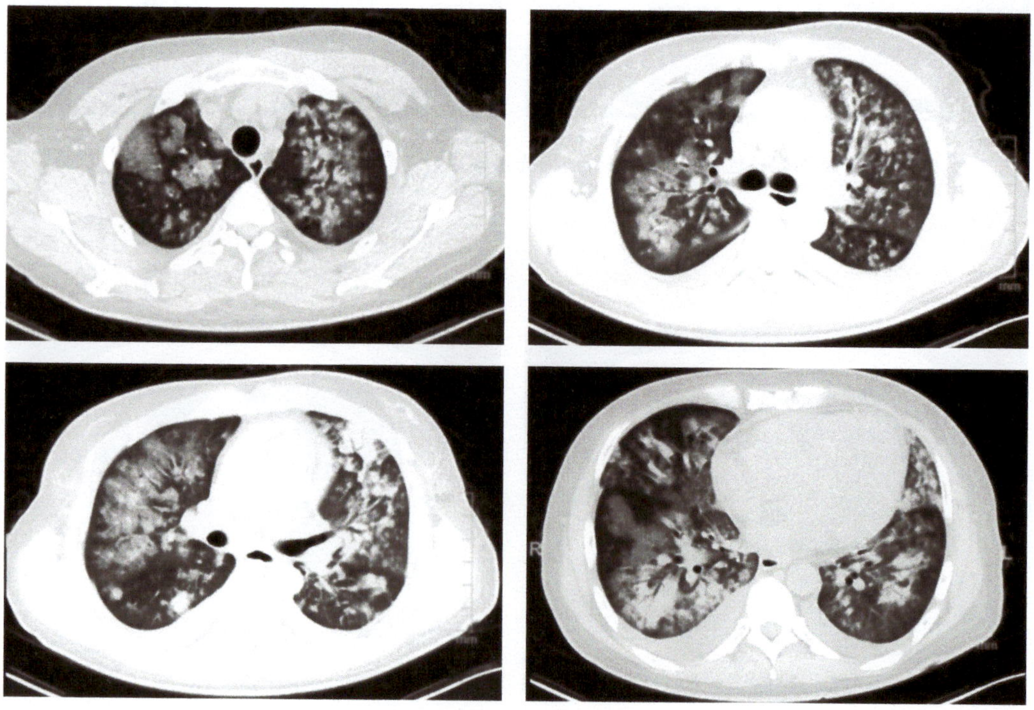

图 3-2-5 男，46 岁。双下肢水肿 4 个月。心、肾功能不全。双肺向心性肺部结节、实变、磨玻璃影，双侧胸腔积液

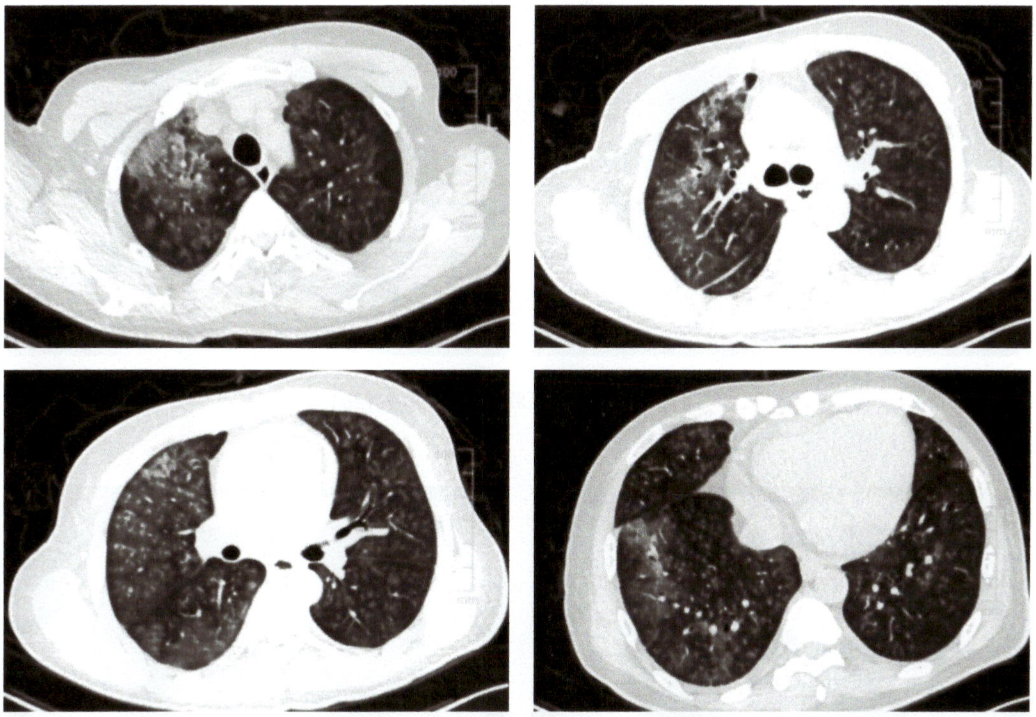

图 3-2-6　利尿治疗 4 天后，病变有所吸收，胸腔积液减少

（上海市第九人民医院呼吸内科　甘丽杏　提供）

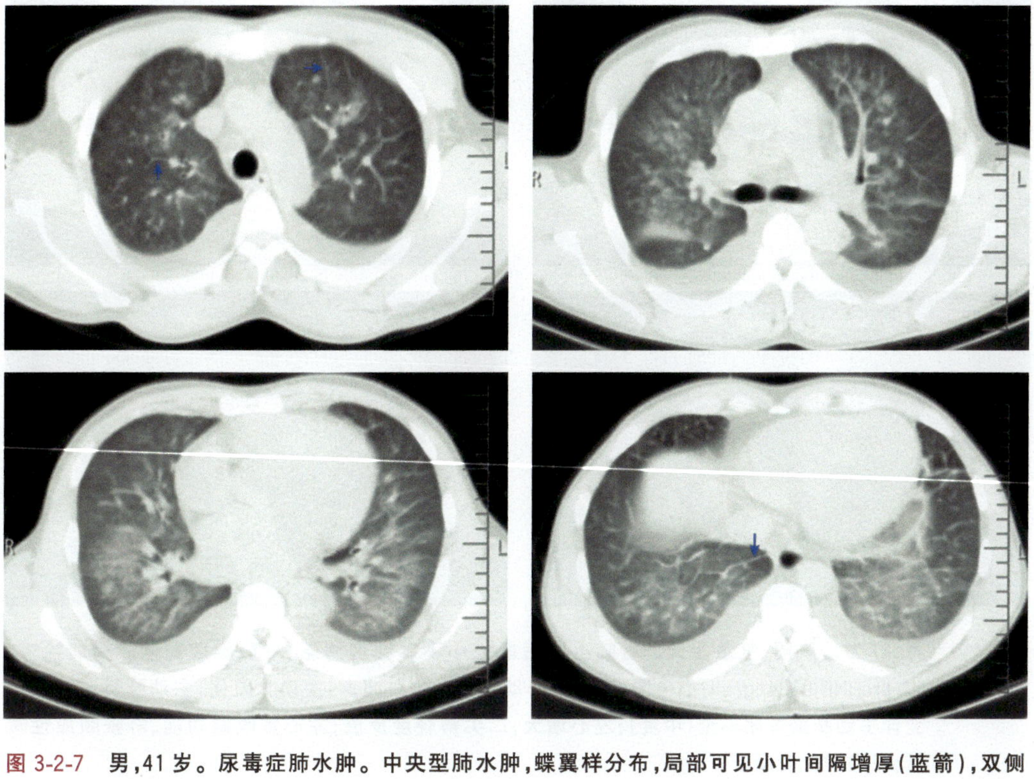

图 3-2-7　男，41 岁。尿毒症肺水肿。中央型肺水肿，蝶翼样分布，局部可见小叶间隔增厚（蓝箭），双侧胸腔积液（2017-11-29）

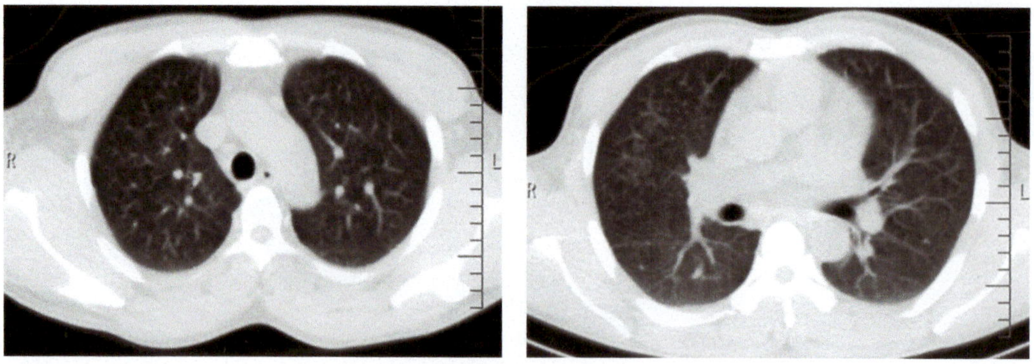

图 3-2-8　病人经透析治疗后，肺水肿消失(2017-12-07)

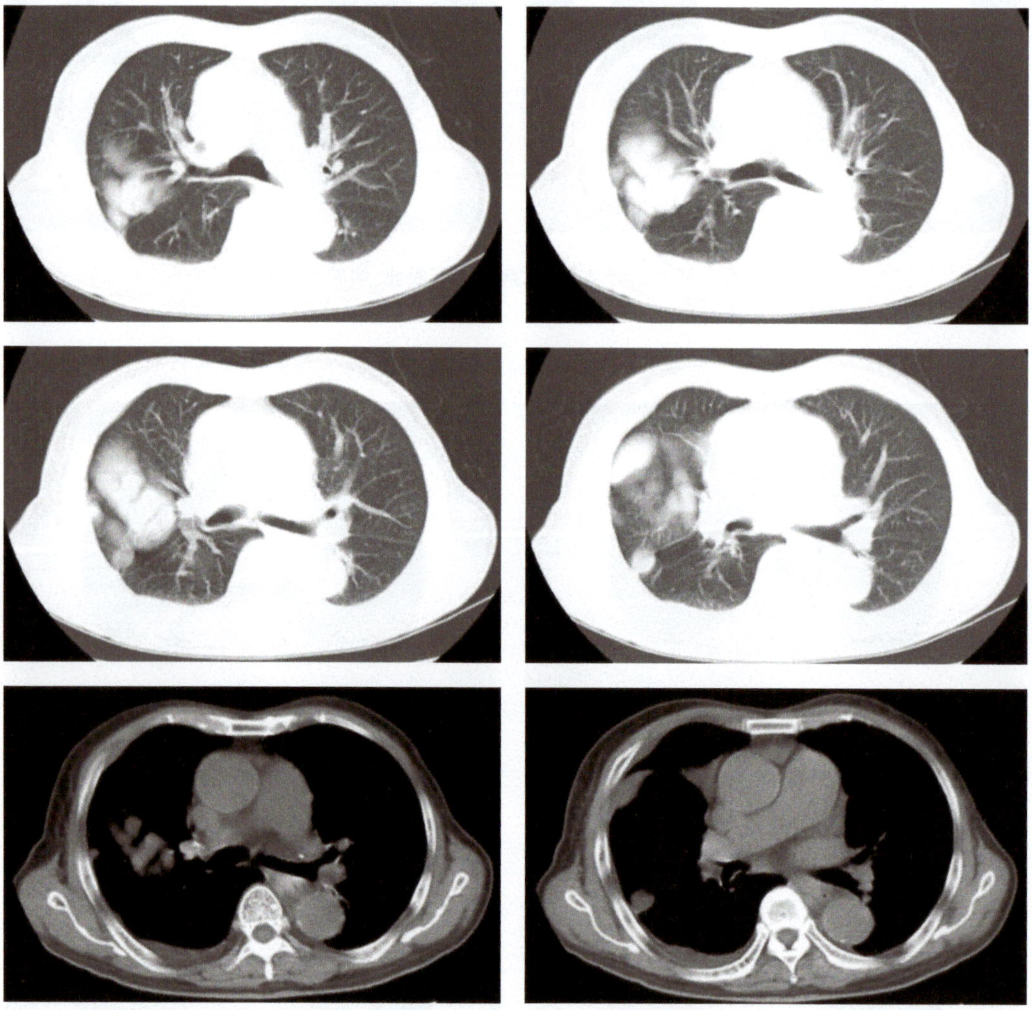

图 3-2-9　男，87 岁。胸闷、气急 3 天。右肺上叶后段大小不等圆形阴影，右侧胸腔积液。辅助检查：NT-proBNP 9634pg/ml；心电图：室上性心动过速。心脏超声：主动脉硬化，主动脉瓣退行性改变伴主动脉瓣关闭不全(中度)；左心增大，二尖瓣轻度反流；左心室收缩功能、舒张顺应性减低；三尖瓣轻度反流

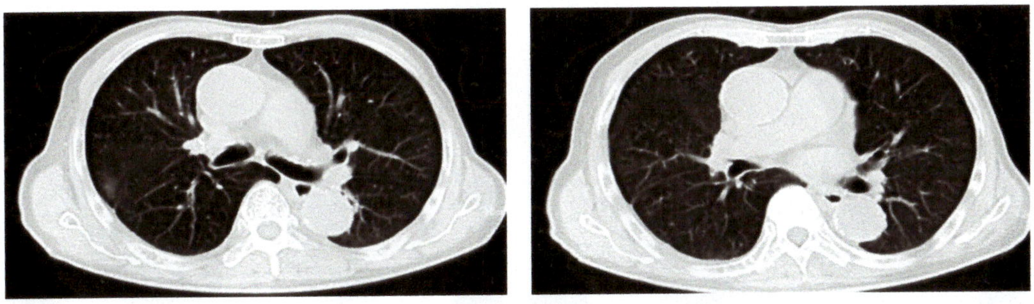

图 3-2-10　利尿治疗 6 天，肺水肿和胸腔积液吸收

（浙江省立同德医院呼吸科　李国平　提供）

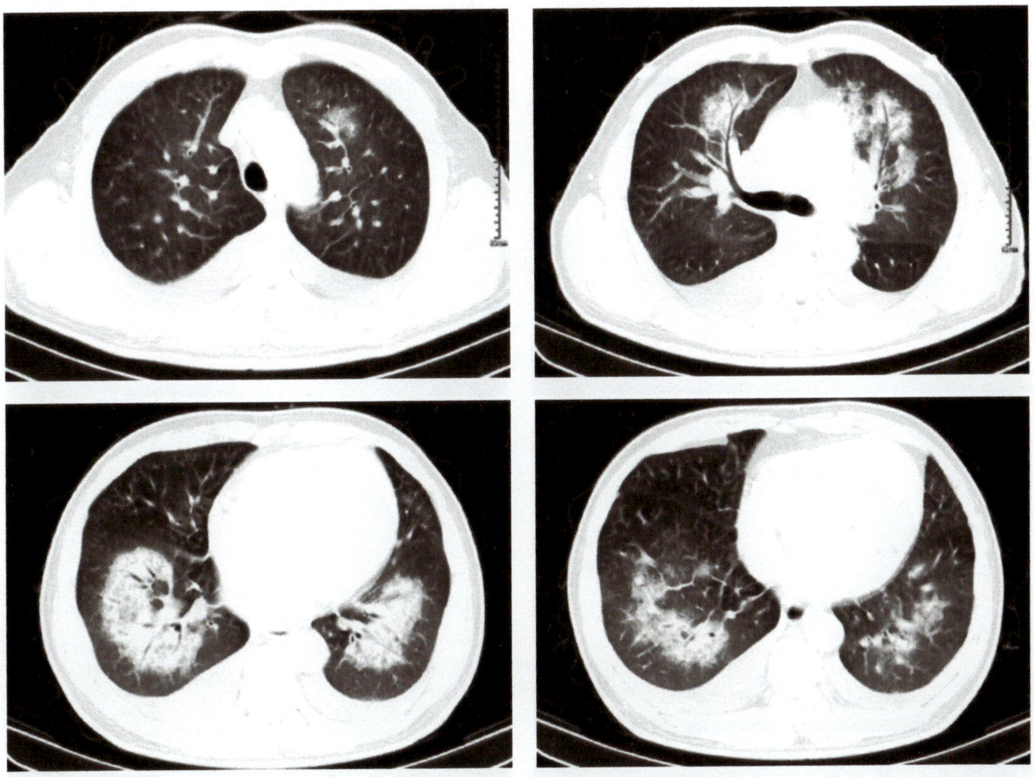

图 3-2-11　男，45 岁。有烟雾吸入史。双肺向心性分布实变影和磨玻璃影，以下肺为主，小叶间隔增厚，双侧胸腔积液（2017-11-21）

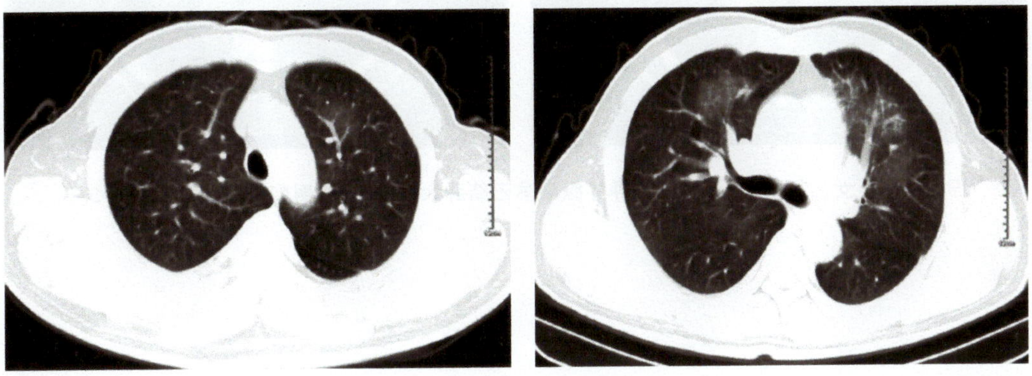

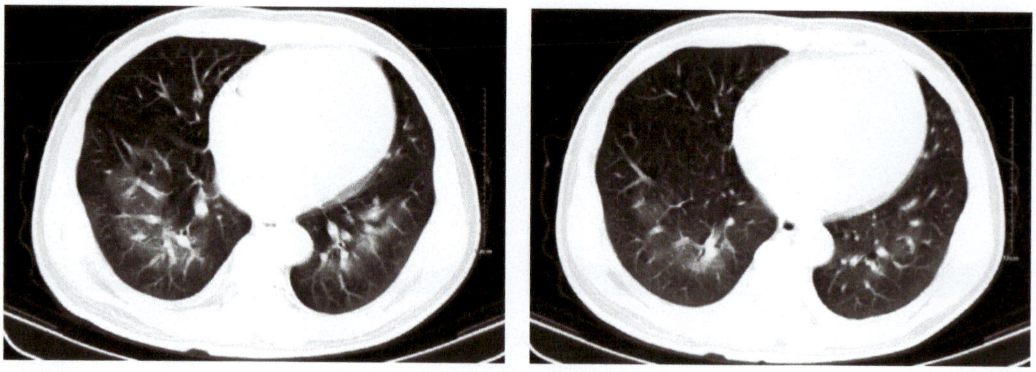

图 3-2-12　2 天后病变明显吸收(2017-11-23)

（山海关中铁山桥集团医院放射科　吴志涛　提供）

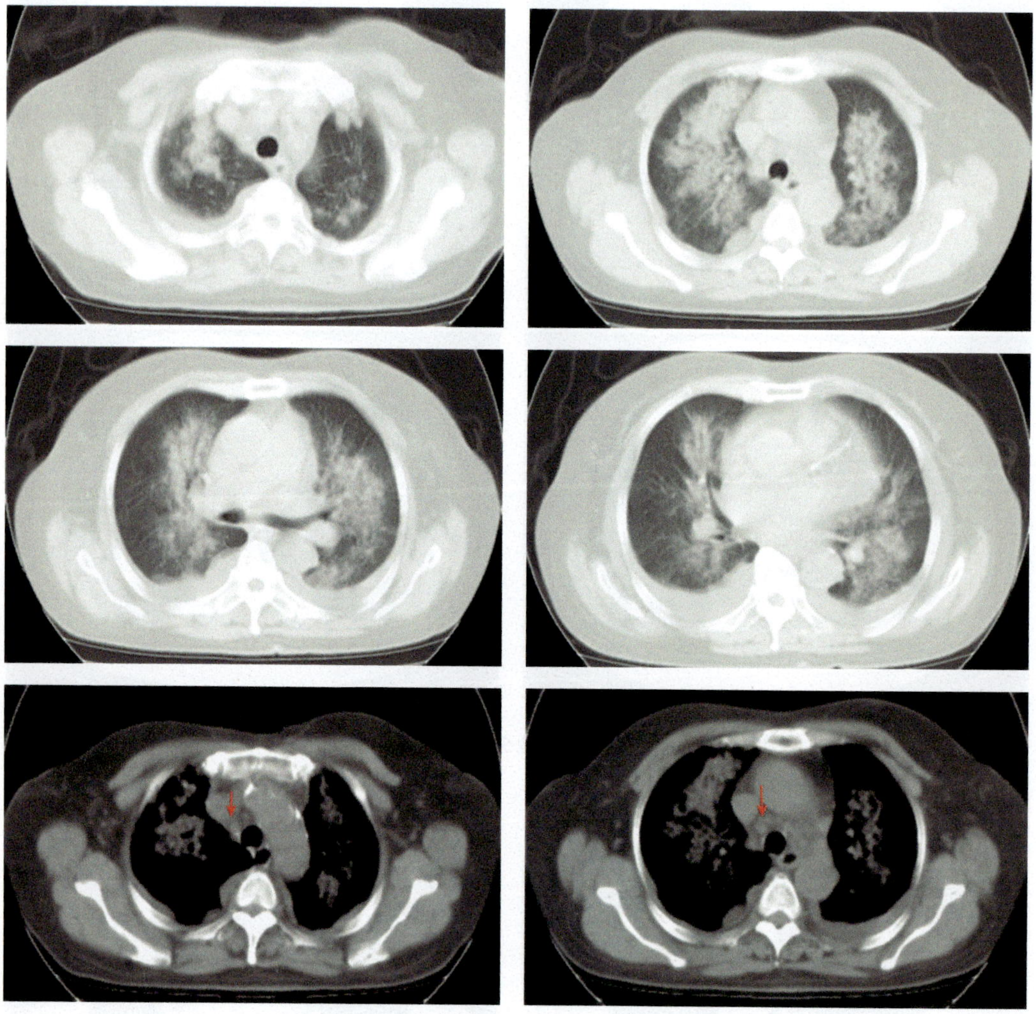

图 3-2-13　女，53 岁。心源性肺水肿并纵隔淋巴结肿大(红箭)，双侧胸腔积液(2006-12-27)

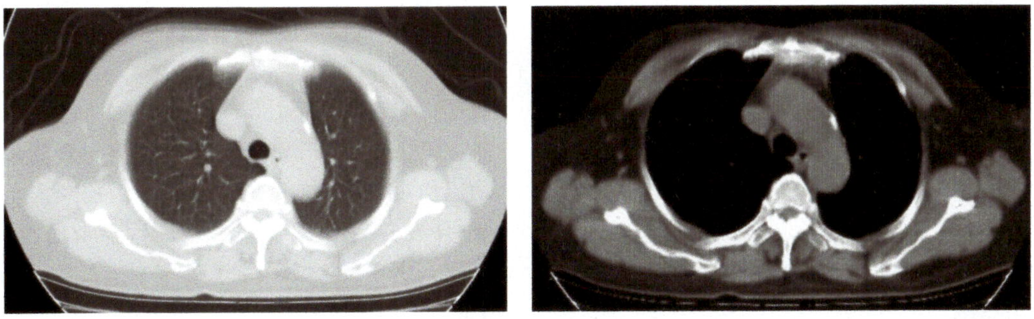

图 3-2-14　对症治疗 6 天后，肺部阴影消失，纵隔淋巴结缩小(2007-01-02)

（金乡县人民医院呼吸科　丁雁启　提供）

五、鉴别诊断

渗透性肺水肿和流体静压性(心源性)肺水肿很容易从临床和影像学来区别。渗透性肺水肿最具特征性影像学表现为外周分布为主的斑片状渗出影，伴有支气管充气征，无小叶间隔增厚和胸腔积液。流体静压性肺水肿的影像学特征包括心影增大、肺血重新分布、水肿渗出影以肺门分布为主，伴有小叶间隔增厚和胸腔积液。

急性间质性肺水肿需与病毒性肺炎、肺孢子菌肺炎及支原体肺炎等鉴别，三者均可有发热和干咳的病史。慢性间质性肺水肿应与以下疾病鉴别，①癌性淋巴管炎：其小叶间隔及叶间裂结节样增厚，呈串珠样改变，通常与肺门和(或)纵隔淋巴结肿大同时存在；②白血病肺间质浸润：表现为肺纹理增多紊乱，小叶间隔线状或结节状增厚，支气管血管束不规则增粗，可合并小结节或粟粒结节等网织结节阴影；③结节病：肺间质浸润，特征性地沿支气管血管束、小叶间隔和胸膜下分布，呈串珠样改变；④慢性间质性肺炎：磨玻璃影是间质纤维化形成和(或)肺泡炎的表现，小叶间隔呈结节状或不规则状增厚。慢性间质性肺水肿的小叶间隔多为对称性均匀光滑性增厚，是与以上疾病的主要鉴别点。

肺泡性肺水肿需与肺泡蛋白沉积症、肺炎和外源性过敏性肺泡炎鉴别。肺泡蛋白沉积症胸部 CT 表现为双肺弥漫性磨玻璃密度影、铺路石征和地图样改变。各种肺炎常有一定的发病诱因及发病过程，当影像表现为片状高密度影时，密度往往较肺水肿病灶稍高，无肺静脉增粗，不伴有小叶间隔的增厚，其广泛的磨玻璃影内可见多发的小叶中心结节和腺泡结节，使肺内气腔充气状态异常，吸收较肺水肿病灶缓慢，痰细菌学多阳性，抗炎治疗有效。肺水肿形成的磨玻璃影为血管外体液量增加所致，急性肺泡性肺水肿经临床积极治疗 2～3 天内病变阴影有明显改变。外源性过敏性肺泡炎多有过敏原接触史，激素治疗有效。

六、治疗

肺水肿的一般治疗包括：改善通气和氧的供应以改善低氧血症，对于低氧状况严重且药物治疗效果不明显的病人，及时给予气管插管机械通气治疗；纠正酸碱平衡紊乱；利尿或在输入高分子溶液时加用利尿药，以减轻或解除肺水肿；保持病人镇静，采取措施预防和控制感染。

在准确判断基础上针对发病机制采取以下措施，①对抗肺毛细血管高压：针对病因解除流体静压增高。例如，对心源性肺水肿病人改善心肌收缩力；对高血压引起的左心衰竭予以降压；对血容量过多的肺充血者解除肺充血(如给予外周血管舒张药使血液转移到体循环)。②对抗通透性增高：除解除病因外，选用降低通透性的药物，如抗炎或免疫抑制药(类固醇或非类固醇抗炎药物等)。③持续性血液净化是近年广泛开展的技术，其作用是清除体内大量毒素及细胞因子，甚至通过超滤作用清除体内多余的液体进而减少血管外肺水肿。

参考文献

Jackson RM, Russel WJ, Veal CF. Endogeneous and exogeneous catalase in reoxygenation lung injury. J Appl Physiol, 1992, 72(3): 858-864.

Kasmani R, Irani F, Okoli K, et al. Reexpansion pulmonary edema following thoracentesis. CMAJ, 2010, 182 (18): 2000-2002.

Rodrigues AL, Lopes CE, RomaneliM T, et al. Reexpansion

Pulmonary Edema in Children. Rev Paul Pediatr,2013,31(3):411-415.

Sohara Y. Reexpansion pulmonary edema. Ann Thorac Cardiovasc Surg,2008,14: 205-209.

Szpilman D. Near-drowning and drowning classification: a proposa to stratifymortality based on the analysis of 1 831 cases. Chest,1997,112(3): 660-665.

Wong KT. Emerging and re-emerging epidemic encephalitis: a tale of two viruses. Neuropathol Appl Neurobiol,2000,26(4) : 313-318.

Yerram P,Karuparthi P R,Misra M. Fluid overload and acute kidney injury. Hemodial Int, 2010, 14 (4) : 348-354.

病例解析

1. 病例1:男,70岁。胸闷、憋喘2个月,加重伴发热2天。病人2个月前无明显诱因出现胸闷、憋喘,活动后加重,伴有咳嗽、咳白痰。2天前病人上述症状加重,伴发热,体温不超过37.7℃,于当地医院治疗(具体用药及剂量不详),效果欠佳,入院治疗。查体:T38.2℃,P112次/分,R23次/分,BP 112/63mmHg,双肺呼吸音低、可闻及湿啰音。

胸部CT:双肺向心性分布高密度影,双侧胸腔积液(图3-2-15)。

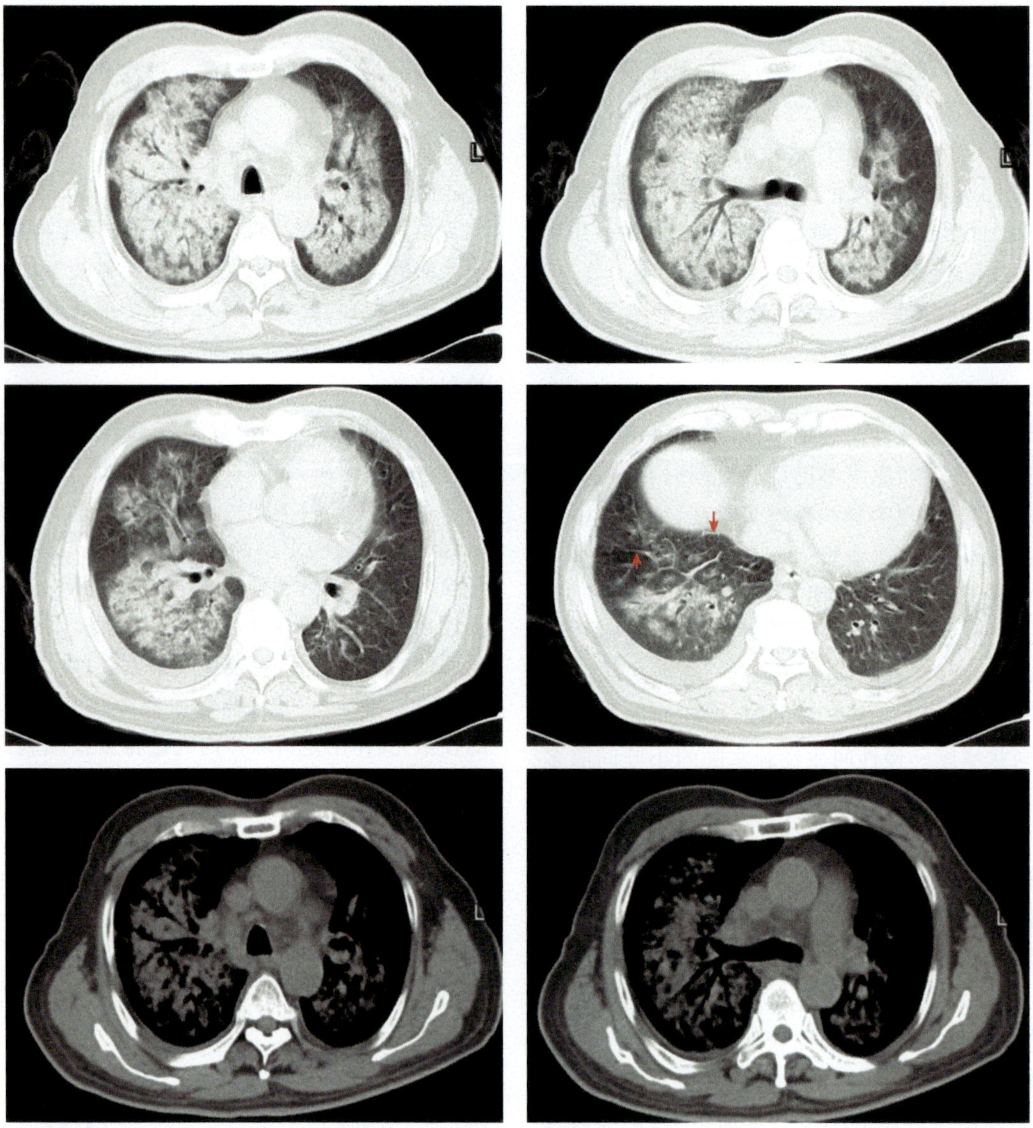

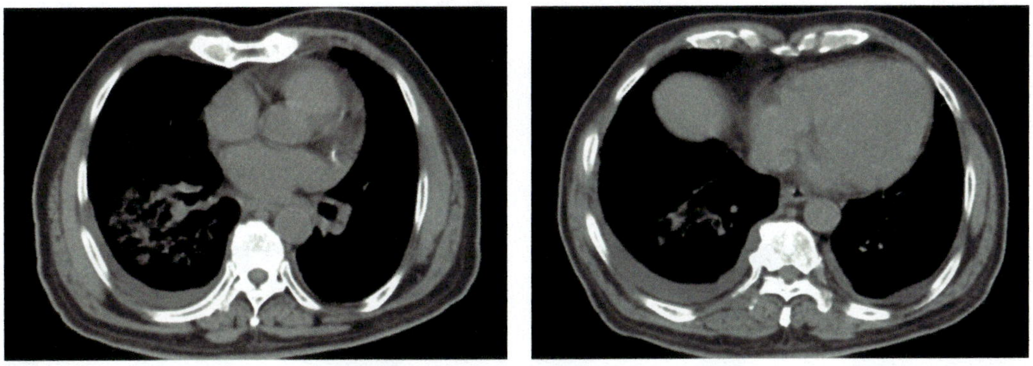

图 3-2-15　胸部 CT1

【诊断】　心源性肺水肿。

【诊断依据】　老年男性，胸闷憋喘，胸部 CT 示双肺弥漫性分布高密度影，多位于内带，向心性分布，双侧胸腔积液，小叶间隔增厚(红箭)，考虑肺水肿可能。病人心脏超声示射血分数 42%，肺动脉收缩压约 66mmHg，节段性室壁运动不良，二尖瓣中、重度反流，三尖瓣轻度反流，肺动脉高压(中度)，左心室收缩功能减低。心电图：窦性心动过速、房性期前收缩、ST 段压低。辅助检查：白蛋白正常；N 端脑钠肽前体 3890pg/ml。左心功能不全、心源性肺水肿诊断明确，予以吸氧，呋塞米 20mg iv qd，4 天后复查胸部 CT，病变完全吸收(图 3-2-16)。

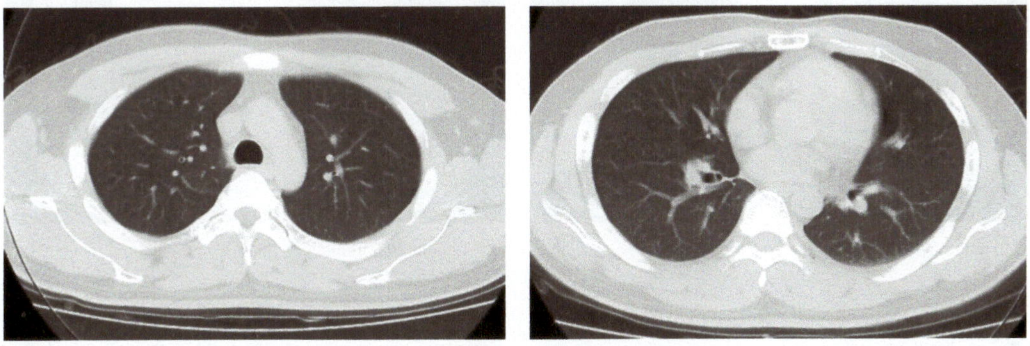

图 3-2-16　对症治疗后，肺部阴影消失

【分析】　心源性肺水肿是由左心衰竭或二尖瓣狭窄所致的一种临床常见的肺水肿，主要表现为呼吸困难、发绀、咳嗽、咳粉红色泡沫痰，肺部满布干啰音，两肺底广泛湿啰音。风湿性心脏瓣膜病、高血压性心脏病、冠心病、心肌梗死、先天性心血管畸形等为常见的病因。左心衰竭时，由于左心室排血不足或左心房排血受阻，导致左心房压增高，肺毛细血管静水压随之上升，液体通过肺毛细血管壁滤出形成肺水肿；二尖瓣狭窄由于血流进入左心室受阻，引起左心房压增高，形成慢性间质性肺水肿；感染、重度劳动、心动过速及妊娠等因素亦可使二尖瓣狭窄，诱发急性肺泡性肺水肿。

心源性肺水肿的 CT 表现大致分为间质性肺水肿和肺泡性肺水肿两种表现。间质性肺水肿的 CT 表现：以肺纹理及肺门血管增粗、模糊，肺部小叶间隔线、胸膜下线出现，支气管血管束增粗、增多，纤细网纹影增多及磨玻璃状影像改变为主，临床多见于左心室射血分数正常的心力衰竭病人。而肺泡性肺水肿的 CT 表现多见磨玻璃样肺泡渗出性密度增高影，随着渗出物中细胞成分的增多，肺部 CT 表现为密度逐渐增高的薄纱样、云雾状片状渗出影，典型表现为以肺门为中心的蝶翼样片状密度增高影，同时多伴有心影增大、心胸比例的增加、冠状血管钙化，临床多见于左心室射血分数减低的心力衰竭病人。肺水肿最初发生在肺下部、内侧及后部，很快向肺上部、外侧及前部发展，病变常在数小时内有显著变化，病人改变体位数小时后实变位置也随之改变，可提示诊断。心源性胸腔积液是心力衰竭时胸膜毛细血管压增高等因素引起，多为漏出性胸腔积液。积液以少至中量居多，双侧多于单侧，右侧多于左侧。肺泡性肺水肿的出现并不意味着间质性肺水肿的消失，因为广泛肺实变可掩盖间质性病变的网影，间质性肺水肿与肺泡性肺水肿常同时存在，此时肺内影像呈铺路石样改变。本例影像即为间质性肺水肿与肺泡性肺水肿共存表现。

（金乡县人民医院呼吸科　丁雁启　提供）

2. 病例2：女，48岁。咳嗽、发热3天。病人3天前受凉后出现咳嗽、咳白痰，发热，最高体温达38.8℃，伴畏寒、寒战，全身酸痛感，鼻塞、流涕，头晕、恶心，呕吐少许胃内容物，胸闷、气促，未处理。因症状无缓解，于2018-01-11入院诊治。既往有心律失常（室性期前收缩、室性心动过速）病史10余年，近期未服药。

胸部CT（2018-01-11）：小叶间隔增厚，心影略增大（图3-2-17）。

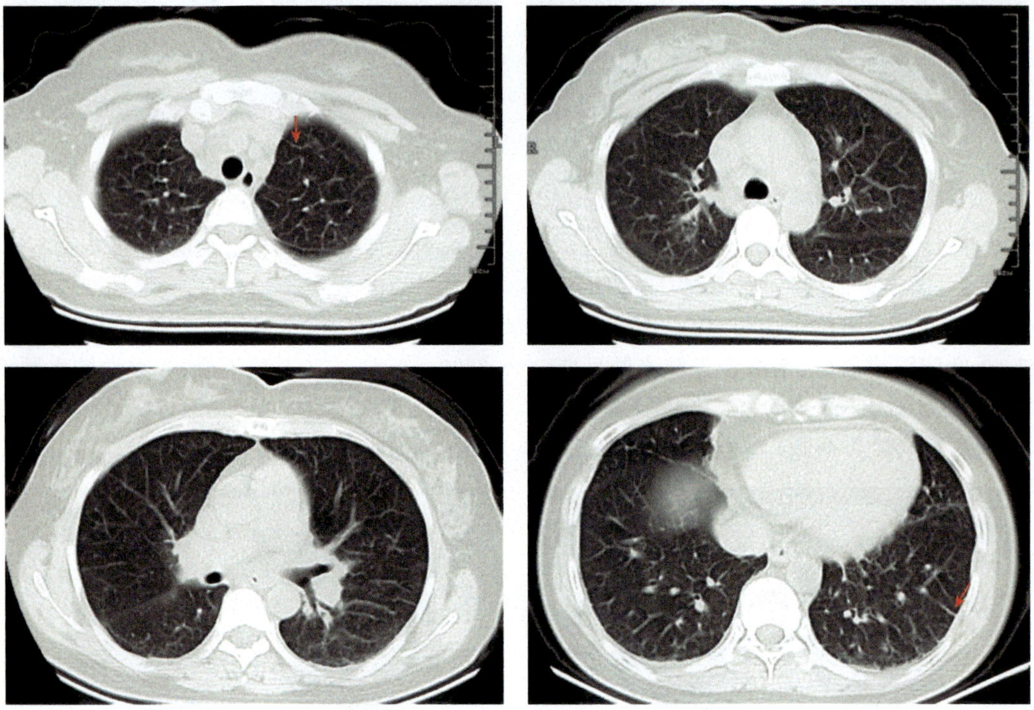

图3-2-17　胸部CT2

【诊断】　心源性肺水肿。

【诊断依据】　中年女性，既往有心律失常（室性期前收缩、室性心动过速）病史10余年，近期咳嗽、发热，胸部CT无感染征象，见小叶间隔增厚（图3-2-17红箭），心影略增大，符合间质性肺水肿影像学特征。查体：T 36.3℃，BP 91/56mmHg。两肺呼吸音粗，未闻及啰音。入院后给予抗感染、祛痰、抗休克、抗心力衰竭、维持电解质平衡等对症治疗。辅助检查：B型尿钠肽定量测定（BNP）：1003.2pg/nl；心电图示窦性心动过速，T波改变。心脏超声提示左心室舒张功能减退，二尖瓣轻、中度反流，三尖瓣轻度反流，肺动脉收缩压45mmHg。复查胸部CT（2018-01-12）示小叶间隔增厚，较前明显进展，双侧胸腔积液伴两下肺组织膨胀不全，心包腔少量积液，心影略增大（图3-2-18）。综合考虑，符合左心室射血分数正常心力衰竭所致心源性肺水肿。病人经对症治疗后病情明显缓解，复查胸部CT，病变完全吸收（图3-2-19）。

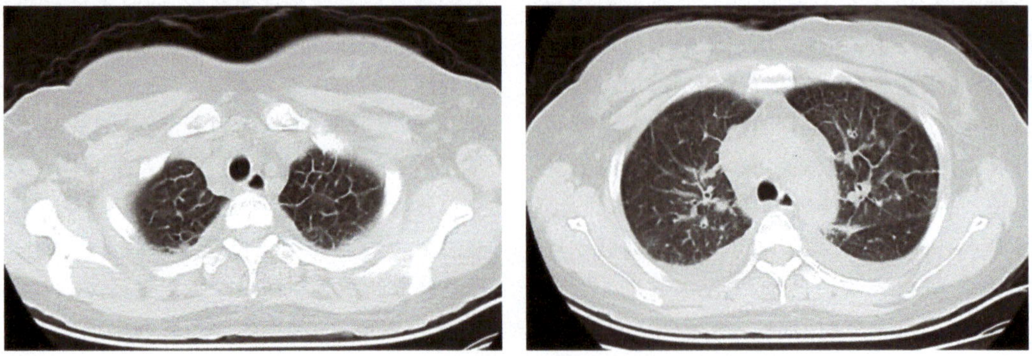

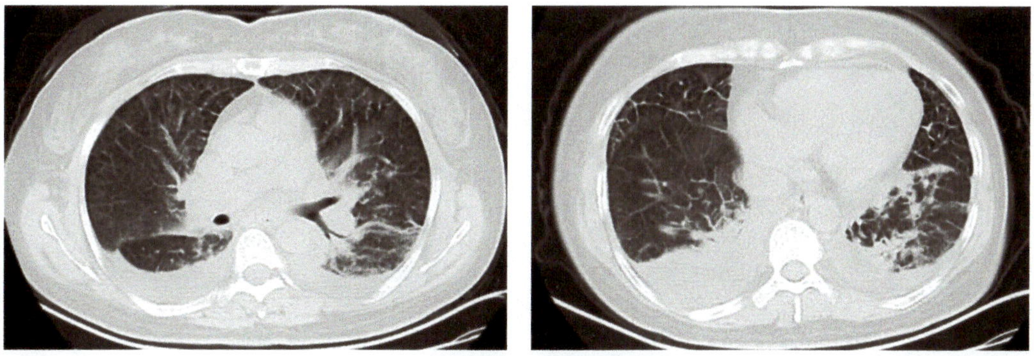

图 3-2-18　**小叶间隔增厚，双侧胸腔积液，少量心包积液，心影略增大（2018-01-12）**

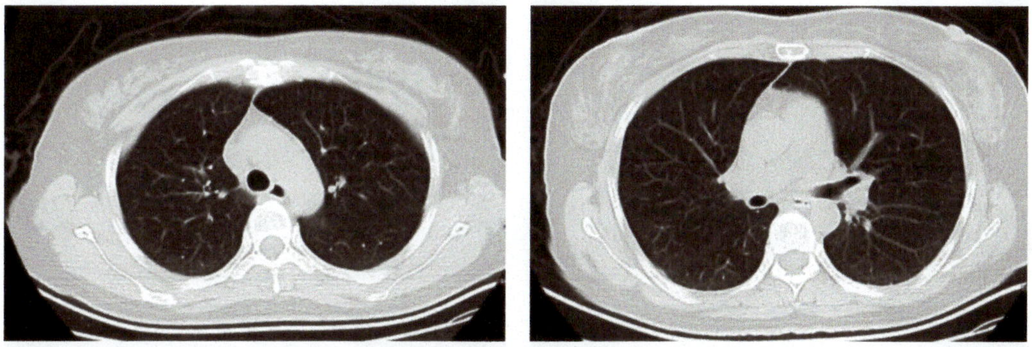

图 3-2-19　**病变完全吸收（2018-01-21）**

【分析】　毛细血管静水压增加或毛细血管胶体渗透压降低导致了液体从毛细血管向肺间质组织渗透（流体静脉压性肺水肿）。间质内大量液体集聚导致间质水肿，如液体量超过了间质的储存能力，水肿可进一步发展至肺泡腔内，形成肺泡性肺水肿。肺间质本身可以分为两部分，肺泡间隔腔和支气管血管束、小叶间隔腔。尽管肺泡腔占了所有间质腔的大部分，但其顺应性低，液体更易集聚于支气管血管束和小叶间隔间的结缔组织。在发展成肺泡水肿之前，水肿液积聚于肺间质组织内，这时影像学表现正常或下肺野或肺门模糊影。影像学异常的严重程度和肺毛细血管楔压相关，但肺毛细血管楔压和肺水肿影像学表现有时间上的差异。因为液体转运到血管外间隙需要一定时间。通常心影增大，但是有时候心影大小也可以正常，如近期心肌梗死、冠状动脉供血不足或限制型心肌病。间质性肺水肿的另一个证据是肺门周围肺野支气管壁增厚。在没有慢性气道疾病的情况下，如慢性阻塞性肺疾病或哮喘，支气管壁厚度不超过 1mm。如果液体积聚在其周围间质组织内，支气管轮廓增厚，其边缘也变得模糊。经积极治疗肺水肿后，这些影像学表现可以在几个小时内迅速消失。本例为典型间质性肺水肿影像表现，影像 1 天内明显进展提示临床诊断的重要性。

间质性肺水肿胸部 CT 最常见的表现为小叶间隔增厚和磨玻璃样阴影。除了间质静脉明显突出所致的局灶性结节样改变，小叶间隔增厚通常光滑而均匀。肺泡性肺水肿表现为磨玻璃阴影和实变影，其分布和间质性肺水肿相近，主要以肺门和重力相关区域为主。

（嵊州市人民医院放射科　刘义平　孙少良　提供）

3. 病例 3：男，68 岁。受凉后咳嗽、咳痰、憋闷 1 周。既往有高血压、冠心病病史。查体：双下肺可闻及湿啰音。辅助检查：血常规正常；心脏射血分数降低，BNP 增高。抗炎、利尿治疗 1 周后症状明显好转，复查胸部 B 超双侧胸腔积液消失。

胸部 CT：左肺见斑片状影，右肺多发大小不等、密度浓淡不一结节影，心脏横径明显增大，双下肺小叶间隔增厚，双侧胸腔积液（图 3-2-20）。

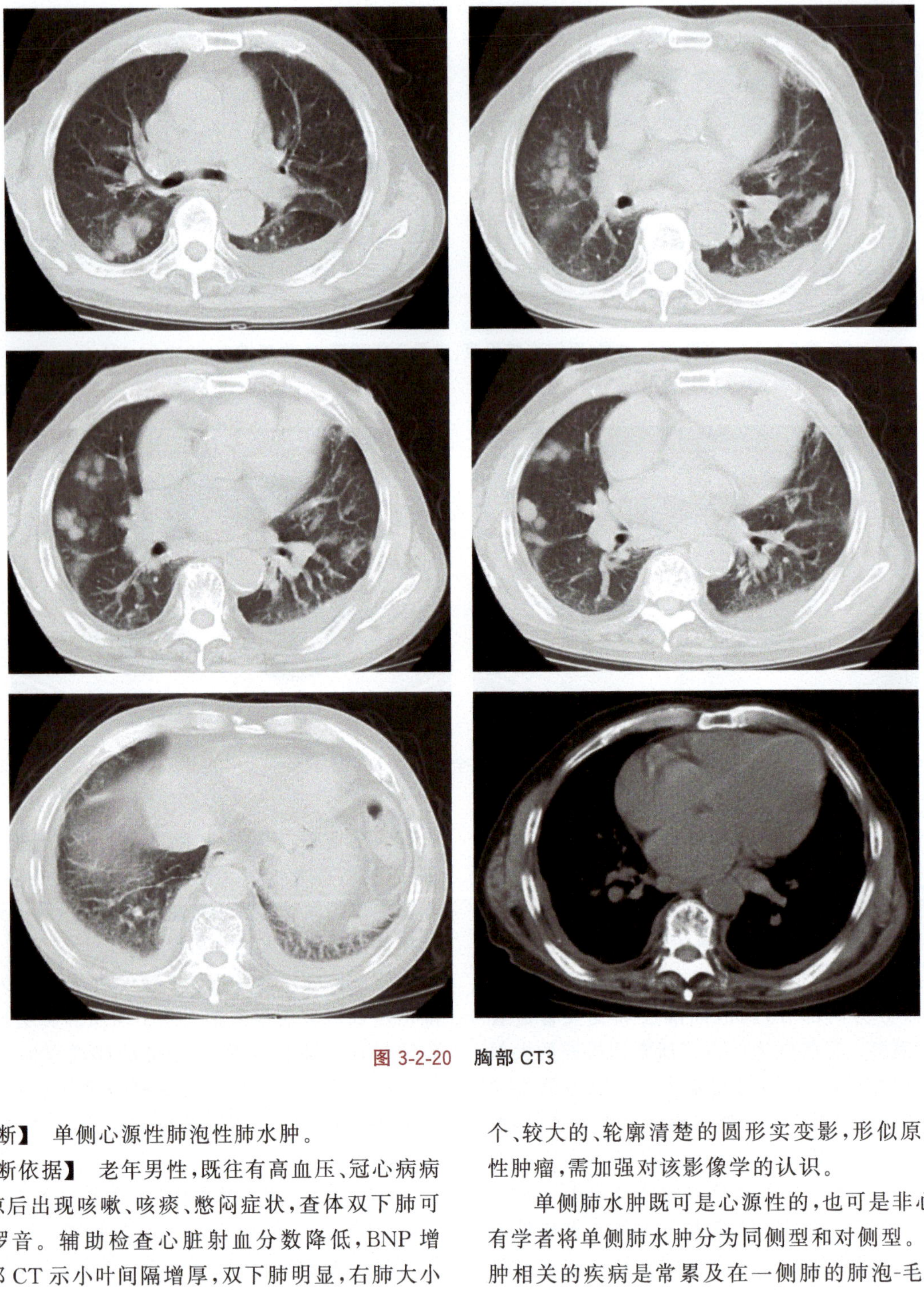

图 3-2-20 胸部 CT3

【诊断】 单侧心源性肺泡性肺水肿。

【诊断依据】 老年男性，既往有高血压、冠心病病史。受凉后出现咳嗽、咳痰、憋闷症状，查体双下肺可闻及湿啰音。辅助检查心脏射血分数降低，BNP 增高。胸部 CT 示小叶间隔增厚，双下肺明显，右肺大小不等结节影，纵隔窗无显影，提示非实性病变，心脏增大，双侧胸腔积液，支持心源性肺水肿，特别是肺泡性肺水肿诊断。病人经抗炎、利尿治疗 1 周后症状好转，胸腔积液消失，支持该诊断。

【分析】 肺泡性肺水肿表现多样，本例为单侧肺泡性肺水肿，影像学较特殊，表现为病变局限于单侧或局限于一叶，总是位于右侧，而且以右下肺野较为多见，多数表现为大片状均匀实变影，少数可为一个或几个、较大的、轮廓清楚的圆形实变影，形似原发或转移性肿瘤，需加强对该影像学的认识。

单侧肺水肿既可是心源性的，也可是非心源性的。有学者将单侧肺水肿分为同侧型和对侧型。同侧肺水肿相关的疾病是常累及在一侧肺的肺泡-毛细血管膜的急性改变，对侧肺水肿发生于有灌注损害的对侧。同侧心源性肺水肿的原因：肺依赖综合征（肺源性左心衰竭）、单侧静脉栓塞性疾病（二尖瓣狭窄伴肺静脉血栓形成）、过多的低渗盐的单侧注入、急性二尖瓣反流伴单向喷射回流或肺静脉压升高等。对侧肺水肿的原因有肺动脉先天性缺失或发育不全、肺动脉灌流减少或缺乏、肺血栓栓塞、肺动脉瘤、Valsalva 窦房结动脉瘤破裂等。非心源性同侧肺水肿可以由以下原因引起:肺复张后肺水肿、单侧吸入性肺炎、肺挫伤、主支气管闭塞;非心源性对侧肺水肿可由肺叶切除或肺切除术、单侧去神经支配引起。单侧肺水肿最常见的原因包括心力衰竭病人的体位、由于腱索或乳头肌断裂发生的急性二尖瓣反流(图 3-2-21)、肺复张和单侧灌注缺损。二尖瓣反流是最重要的病因,可手术纠正。非心源性单侧肺水肿需要纠正原发病和病人的通气支持,直到肺泡-毛细血管膜的完整性恢复。

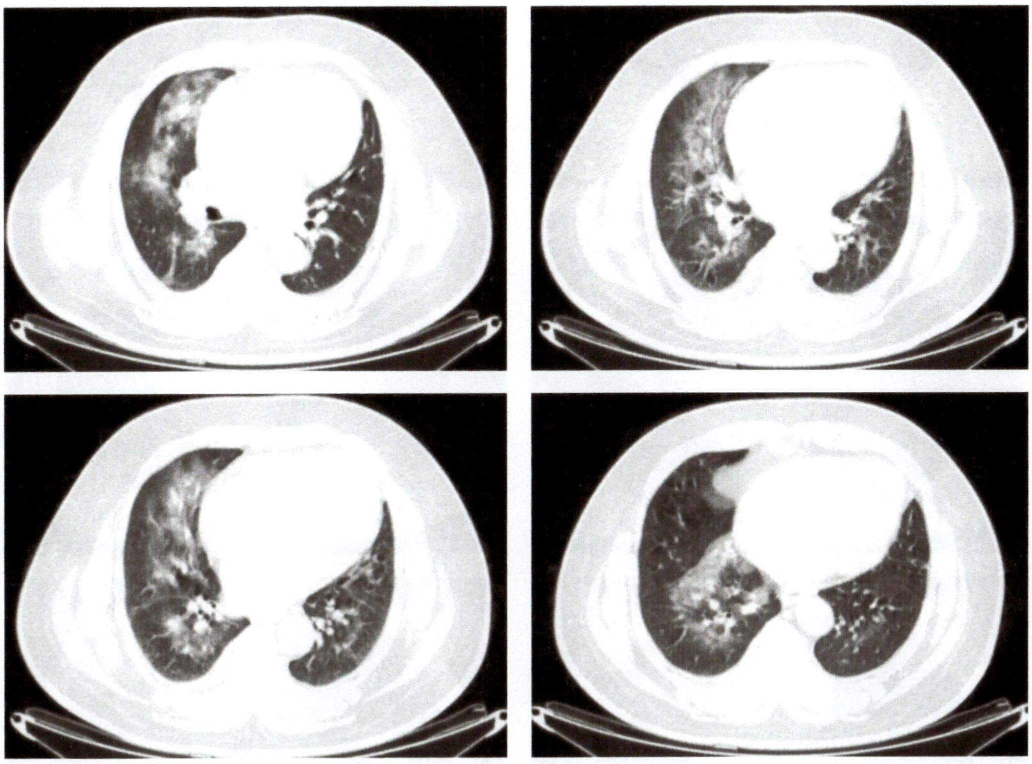

图 3-2-21　女,42 岁。二尖瓣中重度关闭不全(后叶腱索断裂伴脱垂)导致单侧肺水肿

(温州市中医院呼吸科　刘　刚　提供)
(连云港市第一人民医院呼吸科　温　燕　提供)

4. 病例 4:女,77 岁。突发意识障碍 4 小时。病人 4 小时前上厕所过程中突发意识障碍,无呕吐、抽搐等症状,约 40 分钟后自行清醒,诉头痛,自服治疗鼻窦炎药物,服药后病人出现呕吐 1 次,非喷射性,为胃内容物,量较少,无呕血,随即再次出现意识障碍,就诊于当地医院急诊科,测 SpO_2 低,立即行气管插管、球囊面罩辅助呼吸,SpO_2 维持在 80%左右。查体:T 36.0℃,P 159 次/分,R 38 次/分,BP 117/84mmHg,SpO_2 72%,口唇、甲床发绀,呼吸急促,吸痰见大量粉红色泡沫痰,双肺呼吸音清,双肺布满湿啰音及痰鸣音。神经系统:神志呈中昏迷,GCS 评分(睁眼 1 分,言语 T 分,运动 3 分),记忆力、计算力、定向力无法检查,双侧瞳孔等圆等大,直径约 2.0mm,光反射迟钝,伸舌无法检查,口角无歪斜,颈软,四肢肌力无法检查,肌张力稍高,痛温觉无法检查,双侧肱二头肌反射、肱三头肌反射、桡骨膜反射(++),膝腱反射、跟腱反射(++),指鼻试验、轮替试验、跟-膝-胫试验无法检查,双侧 Babinski 征阳性,Kernig 征、Brudzinski 征(−)。

胸部 CT:双肺多发斑片、实变影,下肺明显,小叶间隔增厚(图 3-2-22)。

【诊断】　神经源性肺水肿。

【诊断依据】　老年女性,突发意识障碍,吸痰见大量粉红色泡沫痰,双肺呼吸音清,双肺布满湿啰音及痰鸣音。胸部 CT 示双肺多发斑片、实变影,下肺明显,小叶间隔增厚,上肺明显,提示肺水肿诊断。病人无原发性心、肺、肾等疾病,故考虑神经源性肺水肿可能,行颅脑 CT 检查示颅内动脉瘤破裂出血,诊断明确。病人虽经积极治疗,仍于发病 7 小时后死亡。

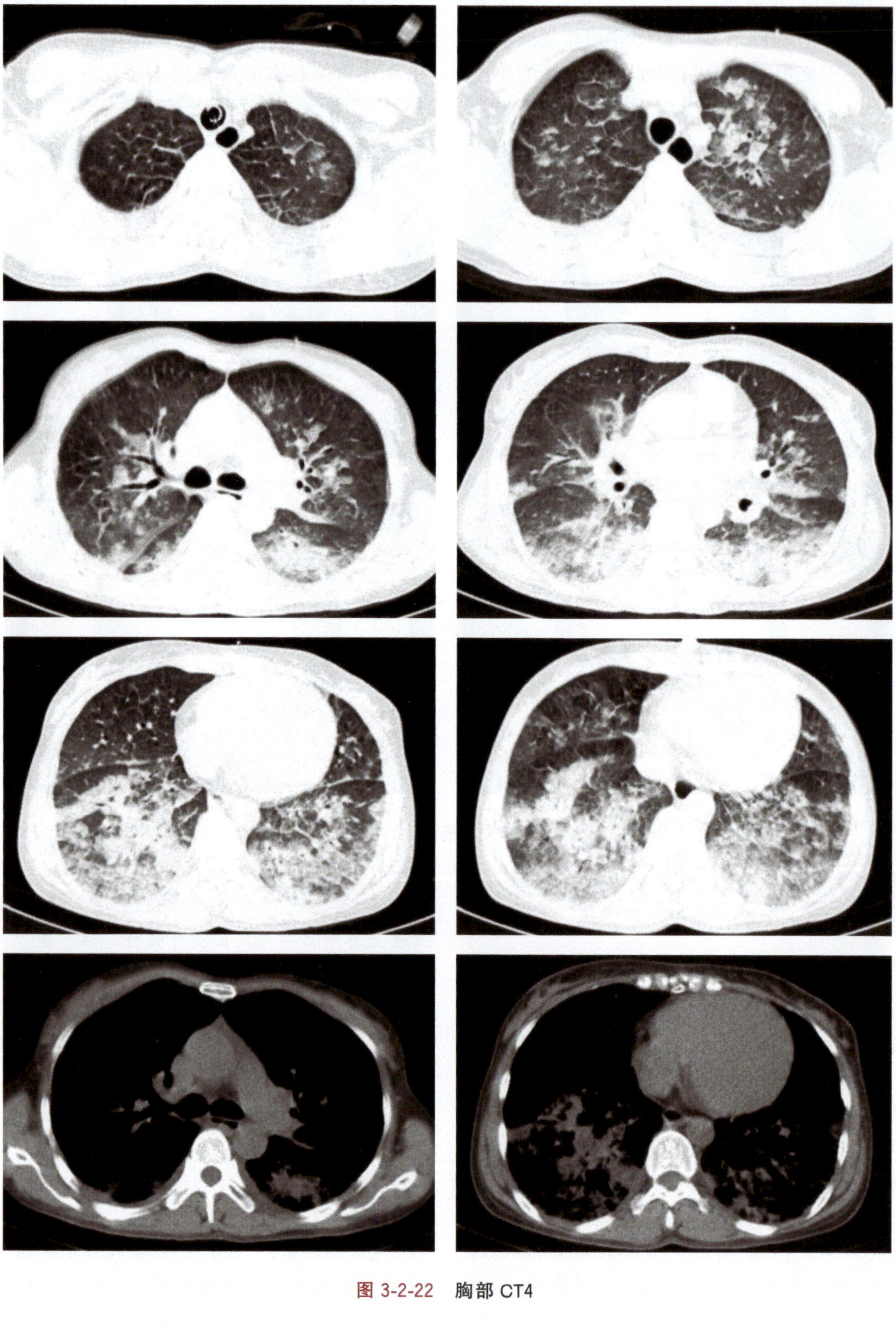

图 3-2-22　胸部 CT4

【分析】　神经源性肺水肿（neurogenic pulmonary edema，NPE）是指在无原发性心、肺和肾疾病情况下，由于颅脑损伤或中枢神经系统其他疾病引起突发性颅内压增高，从而导致急性肺水肿，又称脑源性肺水肿、中枢性肺水肿。

NPE 的发生不是单一因素造成的，而是一个复杂的病理生理过程，与中枢神经系统损伤后神经因素、体液因素、生物活性因子等多方面的改变有关。目前认为，NPE 的发病存在两个可能的机制。其一为血流动力学学说，其二为肺血管通透性学说。血流动力学学说认为，大量儿茶酚胺释放入血后，出现体循环、肺循环血管收缩，血压异常升高。而体循环特别是容量血管的强烈收缩，导致循环血容量增多，并转移至肺循环，而且引发肺循环血液向低压处充盈，使肺静水压的升高，并导致内皮细胞损伤，通透性增加，进而引起肺水肿。然而，临床上可观察到有些 NPE 病人的血压正常，颅内压升高，提示存在神经系统直接作用于肺部所致的 NPE，即肺血管通透性学说。该学说认为，一方面，颅内压力的升高使得大量交感神经兴奋，可直接损伤肺部（肺毛细血管床富含 α、β-肾上腺素能受体），从而导致肺部通气及血液灌注的不匹配，导致氧合障碍。另一方面，脑组织损伤继发激活并释放大量细胞因子，使得肺毛细血管通透性增加，也导致肺水肿发生。

常见易导致 NPE 的中枢神经系统病变包括急性开放或闭合性颅脑损伤；严重颅内出血；蛛网膜下腔出血；自发性脑出血；脑肿瘤；药物过量；癫痫（主要是癫痫持续状态）；急性脑水肿；肠道病毒 71 型（EV-71）感染合并严重中枢神经系统病变，如脑干脑炎、无菌性脑膜炎，特别是脑干脑炎，易合并 NPE，是造成 5 岁以下儿童 EV-71 感染致手足口病死亡的主要原因。目前大多数 NPE 的数据来源于蛛网膜下腔出血的病人。蛛网膜下腔出血伴发 NPE 的临床诊断的发病率大概在 20%～30%，而尸检证实的发病率在 70%～80%。在一项脑死亡供体的研究中，NPE 的发病率为 13%～18%，大致能代表 NPE 的总体发病率。

NPE 有两种临床亚型，急性型和慢性型。急性型在神经系统受损后数分钟至数小时发病，常见的发病时间为 30～60 分钟。而慢性型则多在神经系统受损后 12～24 小时内发病。在急性型中的爆发型同样出现上述临床症状，但更加凶险，病情进展极为迅速，缺乏有效治疗手段，因此死亡率极高。总体而言，NPE 的死亡率超过了 50%，尤其是爆发型 NPE，其死亡率为 60%～100%。然而，NPE 病人的死亡可能是原发性的中枢神经系统损伤，而非呼吸衰竭导致，所以准确的死亡率目前仍不清楚。NPE 的诊断需要与心源性、呼吸源性（如吸入性肺炎）肺水肿等相鉴别。然而，临床上常出现心源性或呼吸源性肺水肿的病因与 NPE 的病因同时存在，导致三者之间鉴别困难。

NPE 成人诊断标准：①既往无心肺疾病，发病前无心功能不全表现，颅脑损伤或病变后突然出现呼吸窘迫、血性泡沫痰、双肺湿啰音，胸部影像学检查可见云雾状阴影；② 无过量、过快输液，多数病人出现肺水肿前有血压增高、心率加快等前期表现；③呼吸＞30 次/分；④ 血气分析 PaO_2 ＜ 8.0kPa（60.0mmHg），$PaCO_2$ ＞5.7kPa（42.5mmHg）。

NPE 临床表现以急性呼吸困难及进行性低氧血症为突出特征。早期仅表现为烦躁、心率增快、血压升高及呼吸急促等异常表现。胸部 X 线检查常无明显异常或仅有双肺纹理增粗模糊，早期诊断较困难。当出现较典型临床表现，如发绀、呼吸窘迫、双肺满布湿啰音、粉红色泡沫痰、严重低氧血症及肺部 X 线见大片浸润影，血气分析有严重的 PaO_2 下降和 $PaCO_2$ 升高，可肯定诊断，但此时抢救成功率极低。

NPE 早期发现是抢救成功的关键。目前 NPE 的治疗原则主要包括两个方面，治疗中枢神经系统原发病，降低颅内压，减少交感神经兴奋和肺水肿的支持治疗。原发病的治疗在 NPE 治疗中具有关键作用。及时治疗如脑外伤、蛛网膜下腔出血或延髓病变等，缓解或降低高颅压及脑组织水肿，是治疗的基础。容量管理是肺水肿治疗中的一个重要方面，包括血管活性药物、利尿药物和液体支持等。但有时减少血容量的措施又与治疗原发神经系统损伤所需的充分脑灌注相冲突。实时床旁肺部超声能够定量监测肺间质液体的变化，指导 ICU 医生的容量管理治疗，已日益被接受。经肺热稀释技术（PICCO）也已在临床上广泛应用，通过计算各项血流动力学的变量，能够帮助我们区别静水压力升高的 NPE 和渗透性增加的 NPE。通气管理是支持治疗中另一个重要方面。一般认为，为缓解低氧血症和高碳酸血症，提倡及时气管插管，予以呼吸机辅助呼吸。不同于急性呼吸窘迫综合征（ARDS）的小潮气量和允许性高碳酸血症的通气策略，对于 NPE 病人而言，通常维持正常的动脉二氧化碳分压（35～40mmHg）。过度通气（动脉二氧化碳分压 32～34mmHg）能够短暂减低颅内压水平，但可使脑血流量减少，不提倡长期维持。通过适当的呼气末正压通气（PEEP）和吸入氧浓度的调节通常能有效缓解 NPE 病人的低氧血症。虽然增加 PEEP 对改善肺部和脑组织的氧代谢均有积极作用，但过高的 PEEP 会导致颅内压升高，降低平均动脉压，而影响脑组织灌注。经不同研究证实 PEEP 在 15cmH_2O 以下时，不会对中枢神经系统静脉回流造成影响。此外，保持 PEEP 低于病人的颅内压水平及使用血管活性药物等治疗控制平均动脉压在正常水平，可抵消 PEEP 对颅内压及脑灌注的不良影响。皮质类固醇在某些神经系统疾病（如脑肿瘤、多发性硬化）中有效，但对于其他疾病没有明显效果，甚至有害（如创伤性颅脑损伤），因此并不能得到广泛应用。

（广西中医药大学第一附属医院心胸外科 赵德发 提供）

5. 病例 5：男，30 岁。咳嗽、咳痰伴发热 3 天，双肺闻及干、湿啰音。

胸部X线片：双肺斑片状密度增高影，双中下肺野内中带明显（图3-2-23）。

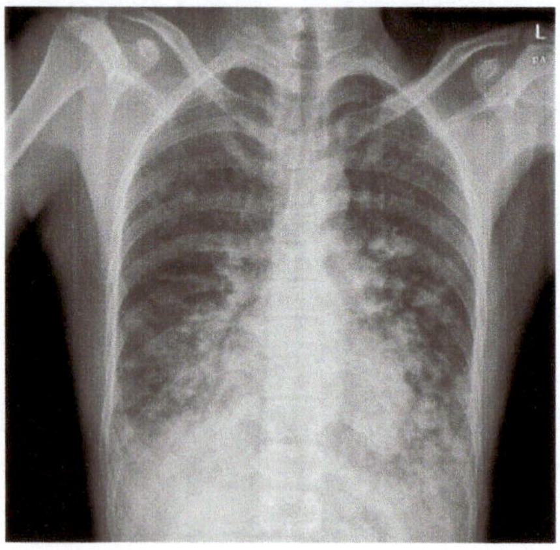

图3-2-23 胸部X线片

胸部CT：双肺多发斑片状、气腔结节、磨玻璃影和实变影，部分融合成片，边缘模糊，中下肺为著（图3-2-24）。

【诊断】 高原肺水肿。

【诊断依据】 青年男性，双肺多发病变，以腺泡样结节、磨玻璃样改变为主，病变边缘模糊，向心性分布，内中带明显，肺窗、纵隔窗病变相差较大，提示病变以渗出为主，不支持社区获得性肺炎诊断。病史较短，症状轻，影像重，心脏未见明显增大，需考虑非心源性肺水肿可能。追问病史，病人居住在海拔2000多米地区，有上呼吸道感染病史，具体治疗及效果不详，后去海拔4000多米地区，途中出现胸闷、气紧症状。病人入院后5小时复查胸部X线片，双肺病变部分吸收（图3-2-25），经吸氧、利尿、激素等治疗，入院后23小时复查，双肺病变明显吸收（图3-2-26）。4天后好转出院。

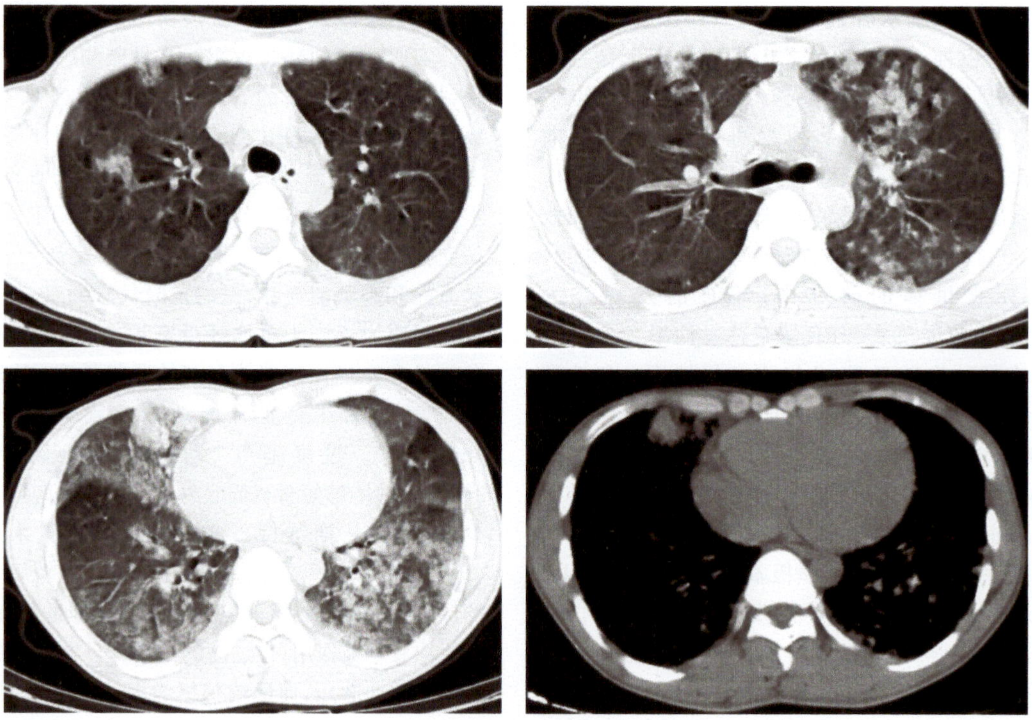

图3-2-24 胸部CT5

【分析】 高原肺水肿是指短时间内由平原地区到达海拔超过2500m高原后，病人受缺氧影响，肺动脉压力急剧上升，肺循环阻力增加，促使肺血管中的液体渗透至肺间质或者是肺泡中，导致水肿的发生。该病于1894年因法国一位医生攀登海拔4800m的高山死亡而被认识。1898年由Mosso首次完整地描述了该病的临床和尸检表现。高原肺水肿是一种非心源性肺水肿，一般情况下在海拔2500m时发病率约是0.01%，当海拔增加到3600m时发病率上升到1.9%，当海拔达到4300m时发病率达到2.5%～5%。随着海拔高度升高，发病率呈明显的上升趋势，一些对高原环境敏感、患有心肺疾病和曾经患过高原肺水肿的人发病率可>50%，且患有呼吸道感染特别是流感的人处在较高海拔时也极易诱发高原肺水肿。

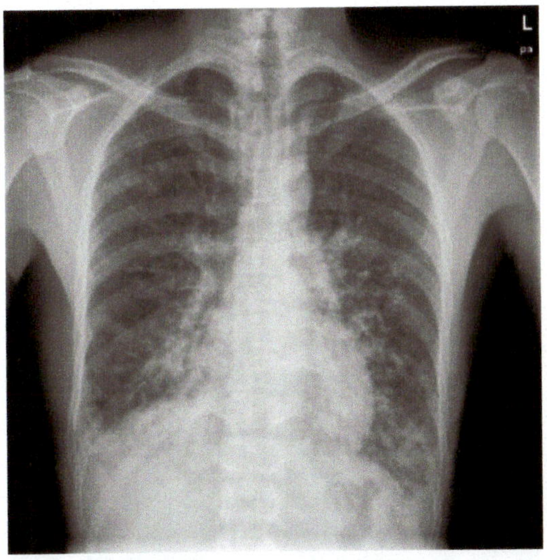

图 3-2-25　双肺斑片状密度增高影，较前吸收

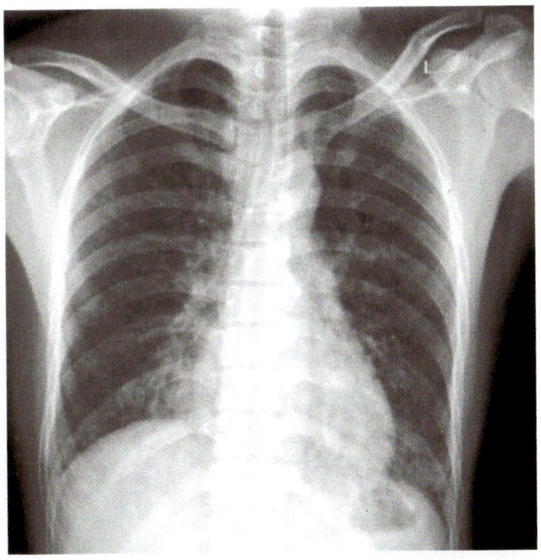

图 3-2-26　病变基本吸收

高原肺水肿具有发病急、发展快等特点，对病人身体健康造成极大的威胁，属于高海拔死亡的最主要原因。海拔越高，大气中的氧分压越低。大气与肺泡中氧分压差随着海拔高度的增加而缩小，使肺泡气体交换、血液携氧和结合氧在组织中释放的速度均受影响，导致机体供氧不足，产生缺氧现象，而缺氧可损伤肺泡上皮组织，致使吸收功能下降。由于低氧性肺血管收缩不均一而引起的肺部毛细血管内压升高、炎性反应致内皮细胞通透性障碍、肺泡液体清除功能受抑制，以上综合因素造成肺水肿。

随着社会经济的发展，进入高原地区的人越来越多，其发病率与在高原上升速度、到达高度、个人的敏感程度、寒冷、体力消耗等因素有关。年轻而未适应高原环境者或已适应的居民从低地旅居数周后重返高原者均较易发病，高原适应者迅速上升到更高地区时也会发病，曾发病者常易再发。不管是初次还是重返高原地区的人，于到达高原 1～7 天内均可发病，一般情况下，通过飞机进入高原地区的病人，在 3 天内发病，以头痛、无法平卧、咳粉红色或白色泡沫痰、呼吸困难等为主要临床症状，少数病例有胸痛、腹胀和腹痛等症状。眼底检查可见视网膜静脉曲张、动脉痉挛、视盘充血，出现散在性点状或火焰状出血斑。体格检查出现心动过速和呼吸急促，听诊出现非对称性分布的啰音。心电图表现：电轴右偏，右束支传导阻滞，右心室高电压，右心房增大。血流动力学显示，肺动脉高压和肺血管阻力增加，而肺动脉楔压、心排血量、全身动脉压降低。

高原肺水肿的影像表现多种多样，早期以肺间质异常为主，进展期和稳定期以肺实质病变为主，中下肺野为甚，客观地反映了肺水肿是由肺间质开始逐渐向肺实质累及的过程。高原肺水肿的处理原则在于早期发现，严格卧床休息及充分给氧，若能在短时间内送到低地则病情迅速好转，如病情不宜长途运送则应就地积极抢救，包括持续给氧、利尿、肾上腺皮质激素、吗啡、阿托品、四肢轮流缚止血带、血管扩张剂、呼吸中枢兴奋剂及消泡剂等，对初进高原者应注意体格检查，分阶段登高，逐步适应，避免精神紧张或过度体力劳动，注意防寒。目前认为进入高原前的低氧预适应和阶梯式上升是预防急性高原病最稳妥、最安全的方法，可显著降低高原肺水肿的发生率。一般建议初入高原者如需进＞4000m 时，一般应在 2500～3000m 处停留 2～3 天，然后每天上升的速度不宜超过 600～900m。

6. 病例 6：女，26 岁。溺水 1 天。病人 1 天前游泳时出现溺水，救生员救至岸上时发现其心搏、呼吸停止，遂予以双人心肺复苏，约 5 分钟后呼吸、心搏、意识恢复，溺水 2 小时后送至医院就诊。诉头晕、乏力，偶有恶心、咳嗽。查体：生命体征平稳，双肺呼吸音粗，可闻及湿啰音。

胸部 CT：双肺弥漫性斑片影，重力性分布，溺水后改变(图 3-2-27)。

颅脑 CT：未见异常。

【诊断】 溺水性肺水肿。

【诊断依据】 病人有溺水史，胸部 CT 示肺水肿表现，溺水性肺水肿诊断明确。予以抗炎、平喘、保肝、保护心肺功能等对症治疗，2 天后复查胸部 CT 病变明显吸收(图 3-2-28)，治疗 1 周后病人完全好转出院(图 3-2-29)。

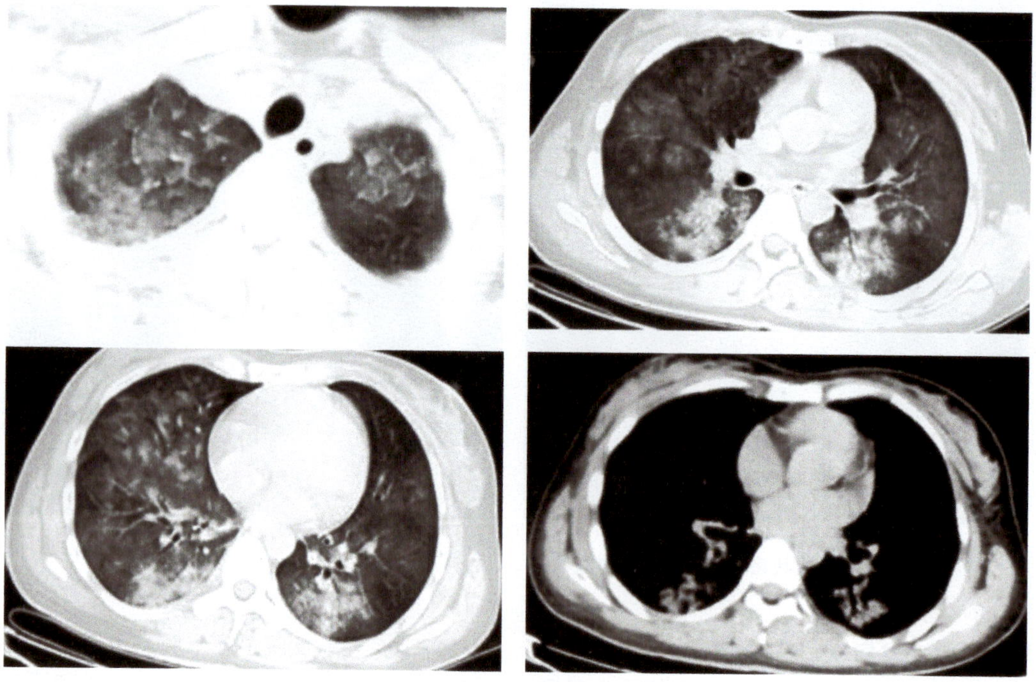

图 3-2-27 胸部 CT6

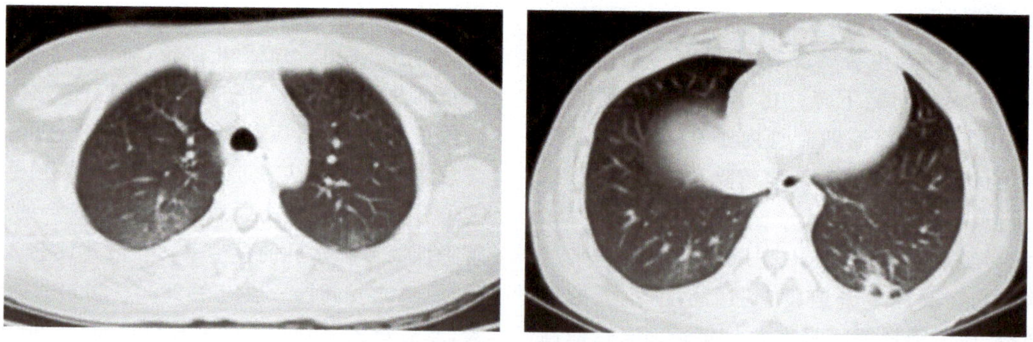

图 3-2-28 病变较前明显吸收，左肺下叶条索影

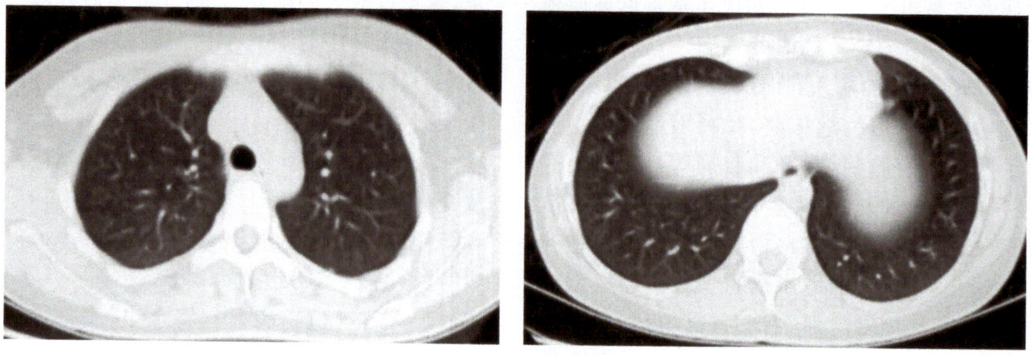

图 3-2-29 病变完全吸收

【分析】 溺水肺是指溺水情况下，大量水进入呼吸道和肺泡所引起的肺部疾病，其主要病理改变包括肺出血、肺水肿吸入物所引起的一系列继发性改变。溺水性肺水肿指淡水和海水淹溺所致的肺水肿，缺氧是溺水性肺水肿产生的根本因素。无论肺内水量多少，亦或是吸入海水还是淡水，从临床的角度并没有实质性区别，这几种情况共同之处都是缺氧。人在溺水后为防止水进入呼吸道而本能屏气，但在严重缺氧下无法坚持屏气时被迫呼吸时，水将直接灌注入气管、肺内，致使气管、支气管、肺泡等组织表面被水覆盖，大量吸入低渗淡水后很快通过肺泡-毛细血管膜进入血液循环，使血容量突然增高，若心肌功能发生障碍，左心室不能负担血容量增加所需的负荷时，可诱发肺水肿；淡水对肺泡表面活性物质的冲洗和损伤，肺泡表面活性物质减少，引起肺微血管损伤，毛细血管通透性增加，导致肺水肿；淡水直接导致肺泡上皮肿胀亦可导致肺水肿；水中有形成分的吸入对肺泡毛细血管壁的直接破坏亦可促成肺水肿。肺水肿的严重程度与吸入量有关。吸入污水尚可导致吸入性肺炎，并可演变发展为 ARDS。淡水特别是污水中细菌、真菌含量较多，及时抗感染治疗，密切观察病情和影像学变化，有助于正确诊断和治疗。

（莱阳市第二人民医院影像科　王俊豪　提供）

7. 病例 7：男，36 岁。自幼智力障碍、胸廓畸形。病人在海边游玩不慎落水，落水时间约分 2 分钟。救起时意识丧失，颜面、肢端发绀，现场胸腹部按压等急救后，从口腔、鼻腔有大量海水溢出，意识逐步恢复。入院 SpO_2 70%。经无创正压通气，血氧改善。查体：血压正常，神志模糊，呼吸浅促，口唇发绀，双下肺少许湿啰音，无干啰音。心率 96 次/分，律齐，无杂音。辅助检查：血常规示白细胞轻度升高。血气分析示 Ⅰ 型呼吸衰竭。肾功能正常，肝功能轻度损害。

胸部 CT：双上肺后段及双下肺对称分布的片状模糊影，其内可见支气管气相；左侧胸廓大于右侧，脊柱侧弯；纵隔内未见明显肿大淋巴结（图 3-2-30）。

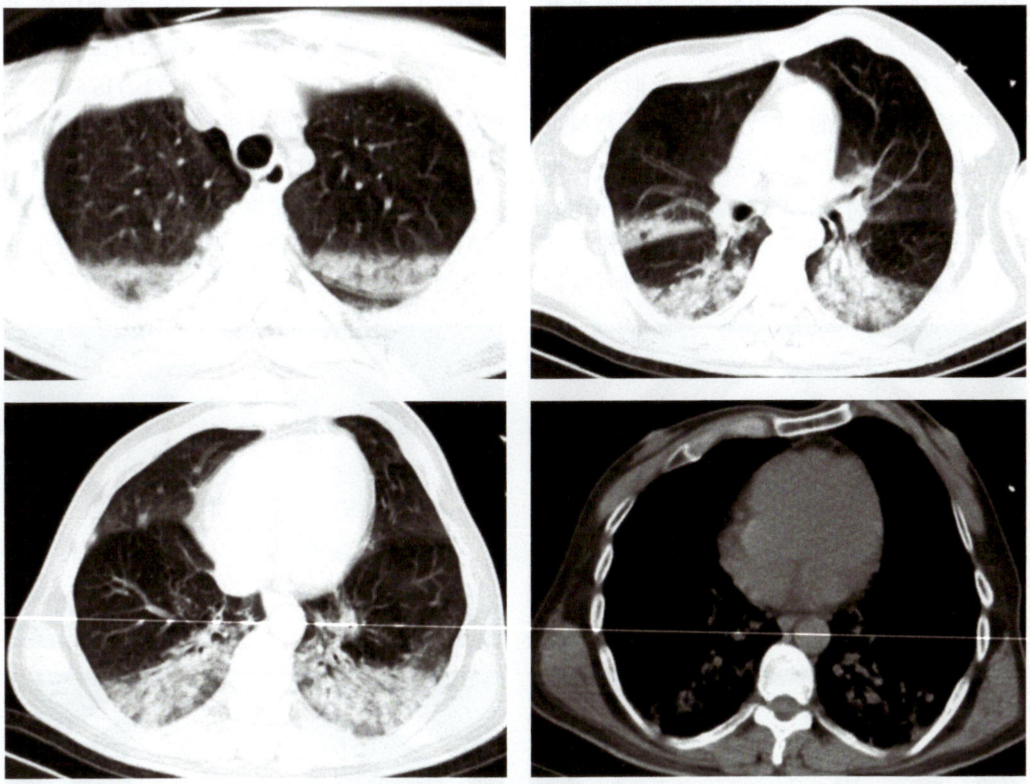

图 3-2-30　胸部 CT7

【诊断】 溺水性肺水肿。

【诊断依据】 病人有溺水史，双肺多叶分布的片絮状影，均位于下垂部位，分布以各肺叶的后段为主，前缘相对较平，考虑与吸入时体位为仰卧有关。病人心影大小正常，溺水性肺水肿诊断明确。

【分析】 在游泳训练、近海养殖、渔业捕捞时，海水淹溺时有发生。由于海水和淡水渗透压的不同，两者引起的肺损伤的病理生理机制并不相同，海水淹溺引起的肺水肿、低氧血症和炎症反应比淡水淹溺引起的更严重，其抢救难度较大。低氧血症和酸中毒是海水淹溺性肺水肿的主要病理生理变化，组织病理学发现海水淹溺后残留于肺内的海水可直接导致Ⅱ型肺泡上皮细胞的损伤。由于海水约含3.5%氯化钠及大量钙盐和镁盐，因此具有的高钠、高渗特性及化学刺激性作用，在肺组织和血液、组织液之间产生了极大的浓度梯度，大量的水吸入肺泡，钠、氯等离子则迅速进入血液和组织液，形成高钠、高氯和高渗血症，导致高渗性脱水。海水淹溺肺水肿既不属于单纯流体静压性肺水肿，又不属于单纯渗透性肺水肿，属于混合型肺水肿。海水被吸入肺内首先引起肺泡腔水肿，继而海水渗入肺间质引起肺间质水肿，此为原发性海水淹溺肺水肿。由于海水的高渗作用和(或)肺毛细血管的通透性增加，使肺毛细血管内的液体转移至肺间质增多，进一步发展为继发性海水淹溺肺水肿。

海水淹溺者病情与淹溺时间长短、吸入海水的量、是否有呼吸心搏停止及是否及时恢复都有很大关系。海水淹溺后海水的残留及其继发性淹溺可以导致肺通气和换气功能障碍，低氧血症和代谢性酸中毒是海水淹溺肺损伤的结果，也是加重海水淹溺后肺损伤的继发性原因及呼吸窘迫综合征发生的主要原因。及时纠正低氧血症和酸中毒是救治成功的关键，而机械通气是纠正低氧血症最有效的手段，故海水淹溺病人的救治应以机械通气为主。高压氧可以治疗海水淹溺肺损伤，并预防呼吸窘迫综合征的发生，原因可能是高压氧能迅速提高动脉血氧分压，使血液内物理溶解的氧显著增加，减轻肺损伤。糖皮质激素可刺激肺泡Ⅱ型上皮细胞产生和释放肺泡表面活性物质，抗毒素、抗炎症、降低微血管通透性、减少渗出等，对海水淹溺有多方面治疗作用。山莨菪碱可稳定细胞膜及溶酶体膜，抑制白细胞聚集及多种体液因子的释放，降低血管通透性，改善微循环，抑制支气管腺体分泌，解除平滑肌痉挛，并有抗休克的作用，明显改善海水淹溺肺损伤病人的肺水肿和缺氧状况，从而减轻肺损伤程度，为抢救海水淹溺肺水肿的首选药物。盐酸纳洛酮是阿片受体的特异拮抗剂，能竞争性阻断并取代阿片样物质与受体的结合，能缓解呼吸抑制，对抗内啡肽抑制前列腺素和儿茶酚胺的作用，与山莨菪碱合用在动物实验中疗效显著。

本例病人溺水时间较短，抢救及时，虽有Ⅰ型呼吸衰竭，但经短暂的无创正压通气支持后，临床症状缓解，呼吸功能与血气指标均改善，进一步说明，如无禁忌，无创通气适应于所有海水淹溺性呼吸衰竭。

8. 病例8：男，58岁。咳嗽、咳痰5天。咳嗽，以干咳为主，偶有铁锈色痰。青霉素治疗无明显缓解。平卧时有胸闷感。既往有肝硬化、肝移植、糖尿病、慢性肾功能不全病史。辅助检查：血常规示白细胞 11.34×10^9/L、N% 80.6%、红细胞 1.76×10^{12}/L、Hb 61.3g/L；红细胞沉降率 135mm/L；白蛋白 25.7g/L；尿素氮 68mmol/L。

胸部CT(2018-01-31)：双肺弥漫性向心性分布大片状磨玻璃影、实变混合影，可见支气管充气征，双下肺可见小叶间隔增厚。双侧胸腔、斜裂见液性密度影(图3-2-31)。

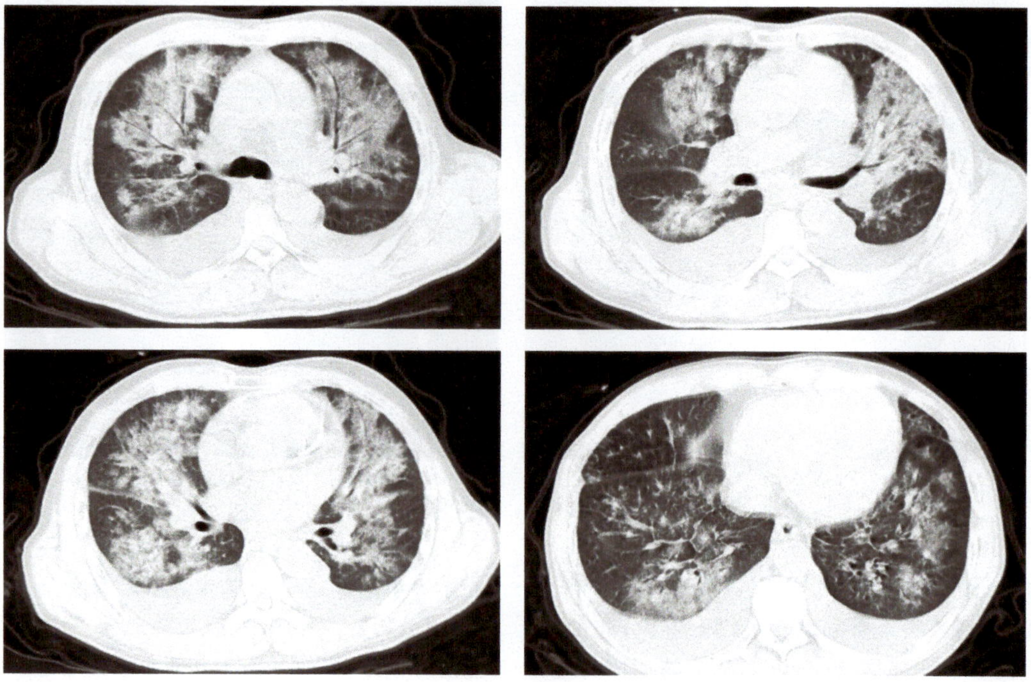

图 3-2-31 胸部CT8

【诊断】 尿毒症肺水肿。

【诊断依据】 双肺向心性分布磨玻璃、实变混合影，需考虑肺孢子菌肺炎（PCP）、巨细胞病毒性肺炎（CMV）、外源性过敏性肺泡炎（EAA）、肺水肿、弥漫性肺泡出血等。病人无咯血病史，弥漫性肺泡出血及其相关疾病可不考虑；急性起病，影像不符合 EAA 特点；因病人有肝移植病史，故 PCP、CMV 需考虑。病变广泛而呈向心性分布，未累及肺尖和肺底部，单从影像学考虑还是比较符合 PCP 的。病人血常规白细胞升高而淋巴细胞降低，也支持 PCP 诊断。但 HIV 阴性病人多有明显低氧血症，病人病情多迅速进展而死亡；PCP 较少合并胸腔积液，且病人乳酸脱氢酶（LDH）不高，无明显气囊影，不支持 PCP 诊断。CMV 多有微小结节影，本例不明显。病人有铁锈色痰，能平卧，查体无心力衰竭表现，心源性肺水肿不考虑。病人有慢性肾功能不全病史，低蛋白血症明显，正细胞正色素性贫血，尿素氮明显升高，故首先考虑尿毒症肺水肿。病人行透析治疗，6 天后复查胸部 CT，肺部阴影消失（图 3-2-32）。

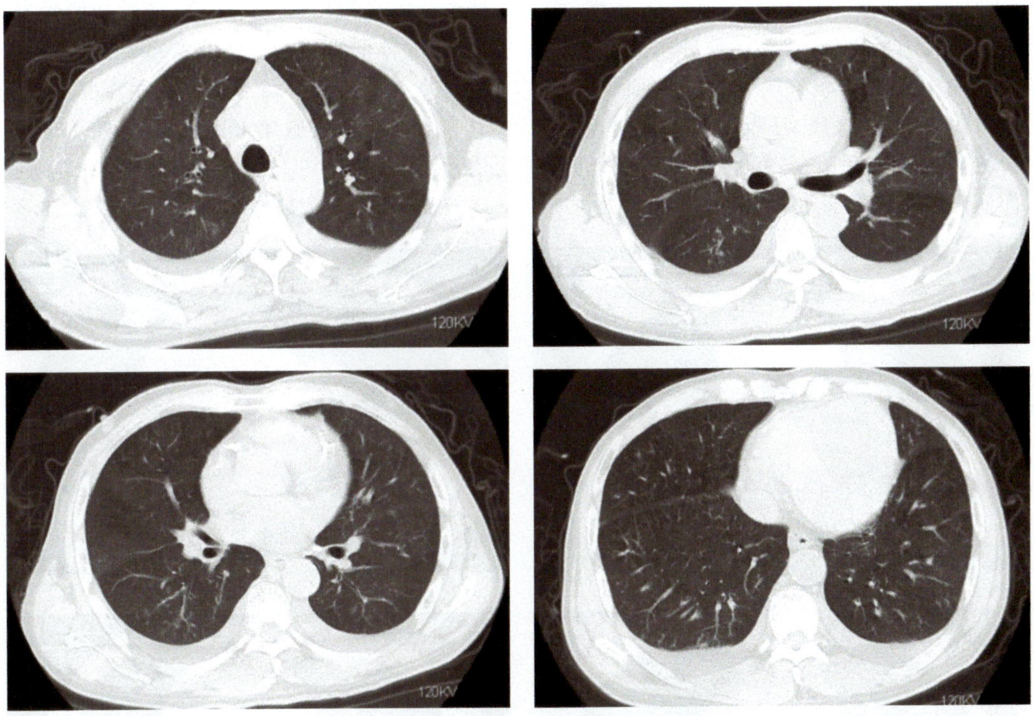

图 3-2-32　**肺部阴影基本吸收（2018-02-06）**

【分析】 尿毒症肺水肿又称尿毒症肺、尿毒症肺炎，是一种独特的肺水肿，在尿毒症病人中可达 40%～80%，是终末期肾病常见的肺部病变。1934 年 Roubier 和 Planchu 首次报道其影像学改变，是尿毒症时因毒素等引起的肺部非感染性炎症。病理上以肺泡内纤维素渗出、透明膜形成和肺泡出血为主要特征，晚期可机化形成弥漫性间质性肺水肿，病变不可逆转。大量蛋白尿、营养不良、合并贫血等可诱发本病。

尿毒症肺水肿产生的原因较为复杂，由多种因素引起。其发生主要与以下因素有关，①肺泡毛细血管通透性增加：尿毒症时血中尿素氮、肌酐或小分子胍类物质特别是甲基胍、酚类和吲哚等代谢产物蓄积，使肺泡毛细血管弥漫受损、通透性增加，使富含蛋白质的液体外渗至肺间质和肺泡引起肺损害。另外，慢性肾小球肾炎所致的尿毒症，可使肺毛细血管基底膜发生免疫性损伤，亦可造成其通透性的改变，引起肺损害。②容量负荷增加：肾衰竭时由于肾小球滤过率下降，水钠潴留，容量负荷过多而致肺水肿。③左心功能不全：尿毒症时常发生心肌功能障碍，左心功能不全可引起肺水肿和肺顺应性下降。④氧自由基增多：尿毒症时由于残存肾单位减少，肌酐代谢和易感染等因素使氧自由基产生增多；由于病人全身抗氧化能力显著下降，不能迅速有效清除这些超氧阴离子，导致在清除异物同时加剧组织损伤。⑤细胞因子和黏附分子作用：血透时使用生物相容性较差的膜可激活补体，致白细胞聚集于肺微循环，释放各种溶酶体酶造成肺损害。

尿毒症肺水肿按照病程阶段可分为肺淤血期（或肺静脉高压期）、肺间质水肿期、肺泡性肺水肿期及肺纤维化期。影像学表现复杂多样，缺乏特异性，典型者可呈蝶翼状。病变累及范围广，多累及双肺；多种表现同时存在，常为2种或2种以上的病变同时合并；多数病人肺部症状与影像学征象不一致且较轻微，以咳嗽、咳痰、咯血和呼吸困难为主，少数病人出现发热；部分病人伴有心影异常（心影增大甚至典型的烧瓶样改变），可能是由于尿毒症病人的中毒性心肌损害、继发性高血压及心包积液等所致。尿毒症肺水肿肺部病灶的动态变化快，短期内有显著的增多或吸收，经正规治疗可以好转，尤其是经透析治疗后消失更快。

尿毒症性肺水肿的临床表现与心源性肺水肿不同。早期尿毒症肺水肿多无症状或仅有轻微咳嗽、胸闷，除呼吸音粗外无明显阳性体征；即使肺水肿已很严重，病人多表现为中度咳嗽和咳痰、气促等症状，肺部啰音较少，少数病人咳嗽、咳痰、呼吸困难症状明显；多能平卧，仅少数病人端坐呼吸；虽可并发肺出血，但咯血者甚少，即使出现亦多属少量。

尿毒症肺水肿的治疗以排除蓄积的毒性代谢产物为主要目的，同时排除过多的水钠，减轻心脏负荷，以进一步改善肺组织充血和水肿。在未开展透析前，死于尿毒症的病人50%有尿毒症肺水肿，自血透和腹透开展以来，尿毒症肺水肿的发生率明显呈下降趋势。尿毒症肺水肿不仅见于透析前的尿毒症病人，也常见于接受透析治疗的病人，主要与透析不充分相关。早期充分血液透析可预防其发生，降低病死率。此外，低蛋白血症使胶体渗透压下降，加重水钠潴留，贫血又可导致一氧化氮传递能力下降，使肺功能受损，因此纠正贫血、改善低蛋白血症亦非常重要。

9. 病例9：男，23岁。误服百草枯除草剂15ml。

胸部CT（误服第3天）：双肺磨玻璃影，双下肺斑片、结节影（图3-2-33A、B）。胸部CT（误吸第5天）：病变较前进展，双侧胸腔积液（图3-2-33C、D）。

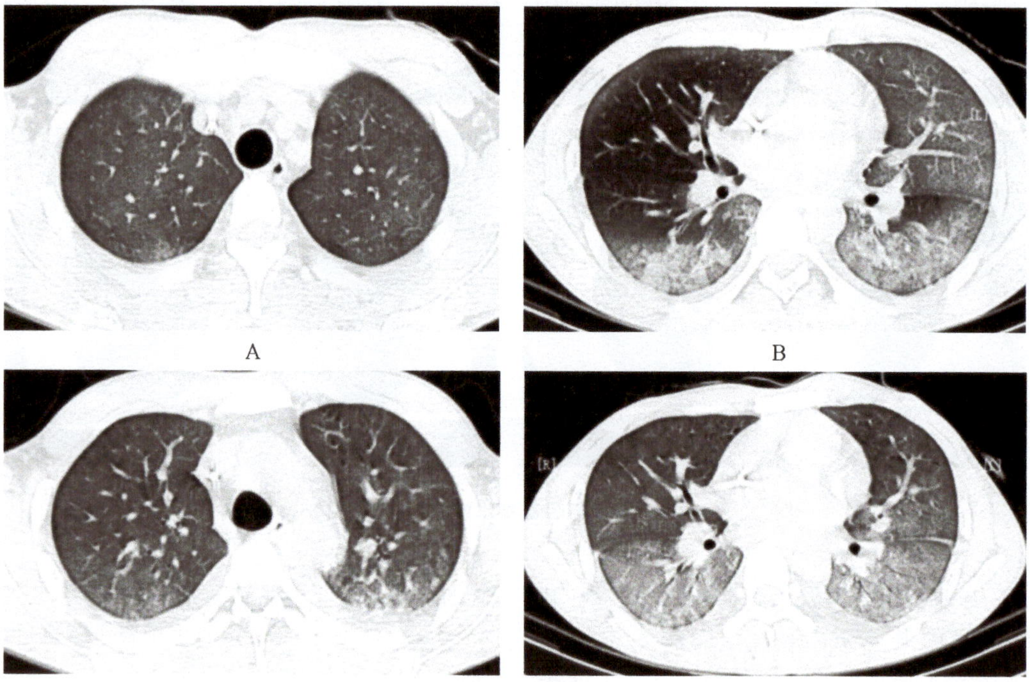

A　B　C　D

图3-2-33　胸部CT9

【诊断】　百草枯中毒肺水肿。

【诊断依据】　病人有误服百草枯病史，误服3天后胸部CT示肺水肿表现，误服5天后病变较前明显进展，诊断明确。病人入院后给予洗胃、灌肠、补液、利尿、血液净化等对症处理；予以大量激素抗炎、抑制肺纤维化及补充维生素C、复合辅酶抗自由基、减轻肺损害；抑酸护胃、护肝、修复口腔黏膜、营养支持等治疗。经上述治疗18天后病情趋于稳定。

【分析】　百草枯是一种高效的毒性很强的有机杂环类接触性除草剂。它对动物和人的毒性很高，如应用程序不当、误服或自杀性服用均可造成中毒。百草枯中毒病程变化迅速，病死率很高，目前尚无特效解毒剂。早在1966年就已有人指出百草枯对动物的毒性。同一种动物对百草枯的反应有明显的个体差异。百草枯可经皮肤、呼吸道和消化道吸收。百草枯本身并无挥发性，因此，一般不易被呼吸道吸入而引发中毒。皮肤与百草枯接触，尤其是长时间暴露在百草枯环境或短时间内接触到高浓度的百草枯，则易导致全身性中毒。口服是引发百草枯中毒的主要途径，口服吸收率为 5%～15%，2 小时即可达到血浆浓度峰值；15～20 小时后毒物浓度开始缓慢下降。百草枯主要在肺组织中存留时间最长且浓度最高，其次是肌肉组织。由于百草枯不与血浆蛋白结合，而且不被代谢，所以 2 小时内大部分百草枯都经肾脏排出体外。百草枯口服后吸收快，一旦进入人体，迅速使胃肠、肺、肾、肝、心、脑等多个器官受损，病变主要发生在肺，故又称百草枯肺，多预后不良，皮肤或吸入者相对预后较好。空腹摄入该化合物时，毒性作用最为严重。成人服 3g（即 20% 浓度口服液 15ml）即可致命，急性呼吸窘迫综合征是百草枯中毒最主要的病死原因。

百草枯在体内产生大量氧自由基，损害多种组织，尤其肺组织，影响生物氧化磷酸化，使能量合成减少，引起细胞衰竭。百草枯选择性作用于肺，有研究表明，百草枯肺内浓度可达血液浓度的 10～90 倍，染毒后 5～7 小时达到峰值；存留时间也较久，这可能与肺内富含黏多糖和卵磷脂有关。百草枯由肺泡Ⅰ、Ⅱ型细胞主动转运、摄取，由 NADPH 辅助的单电子还原为自由基，其与分子氧形成阳离子及超氧阴离子，经超氧化物歧化酶歧化形成过氧化氢，进一步形成羟自由基，以此诱导脂质过氧化反应，导致细胞抗氧化酶系耗竭，使膜脂质失去保护作用，从而引起肺部的一系列病理变化：肺泡壁的完整性被破坏，肺间质内胶原合成增加，胶原代谢失衡并异常沉积；肺泡腔部分或完全融合，并通过纤维素等物质与间质的结缔组织相连接，最终造成肺泡壁及胸膜增厚、局灶性肺不张、肺间质纤维化；肺泡毛细血管膜损伤，Ⅰ、Ⅱ型肺泡细胞肿胀、变性、坏死，表面活性物质的产生被抑制，进而导致严重的肺淤血、肺水肿、肺组织感染、肺内弥漫性血管内凝血和肺透明膜形成等一系列呼吸窘迫综合征的病理改变，最终使病人呼吸衰竭。生存期超过 1 周的病人肺泡内渗出物机化、单核细胞浸润、肺泡上皮及间质细胞增生，结果发生广泛的肺间质纤维化，形成蜂窝肺及细支气管扩张。

口服百草枯后，其毒副作用首先侵害消化道，如口、咽部及食管黏膜，并产生恶心、呕吐、腹痛、腹泻及口咽部出血等，重者引起胃肠穿孔。其次是呼吸系统反应，较消化道症状更重，如胸腹胀满、气短、咳嗽及呼吸急促，甚至急性呼吸窘迫综合征。此外，百草枯中毒还会引起其他多种脏器损伤，如肝肾衰竭、肾小管肾炎及膀胱炎等。

百草枯中毒所致肺部诸多征象是一个连续的过程，表现为肺的Ⅰ型和Ⅱ型肺泡上皮细胞受侵害后出现的肺泡炎、肺水肿及炎性细胞浸润和增生的过程。胸部 CT 表现呈现肺渗出-实变-纤维化的典型过程（图 3-2-34～图 3-2-39），具有相对的分期特征性：中毒早期（2 天以内），部分病人胸部无明显变化，部分病人肺部表现为肺纹理增多、肺磨玻璃样密度影及肺实变等，部分病人肺泡内充满液体，含纤维蛋白及巨噬细胞；中毒程度严重者，早期即以渗出性病变及肺实变为主。中期（3～14 天）呈持续加重、变化连续的过程，无明显界线可分，以广泛磨玻璃密度、肺实变、渗出性病变、肺间质改变为主，此期胸部的影像学变化相对最明显，肺气肿、胸腔积液、气胸、心包积液、纵隔气肿均可存在，并提示病人病情凶险，死亡率高，与转归密切相关。中后期（15～28 天），此期胸部 CT 改变不显著，主要以前期病变的演变为主，肺间质改变、蜂窝状改变、磨玻璃密度影、肺气肿均广泛存在，并可见纤维条索和硬化结节。

百草枯中毒目前无特效的治疗方法，彻底清除体内药物残留是救治成功的关键，包括阻止毒物吸收、加速毒物排泄和减轻毒物对组织的损害。经皮肤吸收者应将病人迅速带离中毒现场，使用肥皂水、清水等反复冲洗受污染皮肤，阻止皮肤继续吸收毒物。经口摄入后，应立即采用洗胃、灌肠、催吐、导泻等方法，迅速清除消化道内的毒物，可使用漂白土混悬液或者活性炭混悬液进行洗胃。漂白土可重复使用，直到粪便呈土

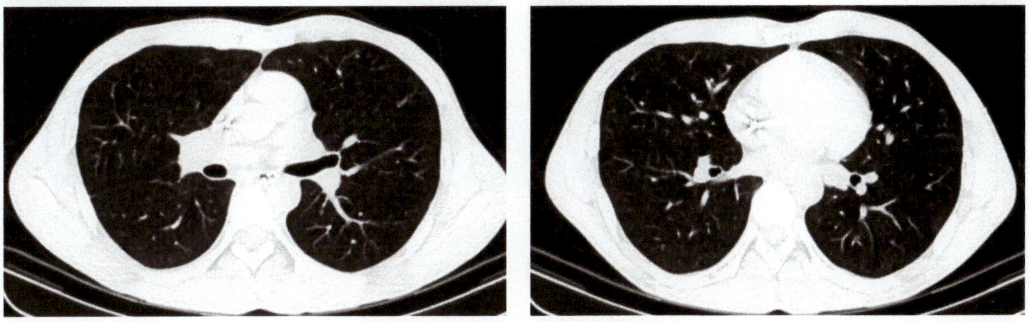

图 3-2-34　百草枯中毒第 1 天

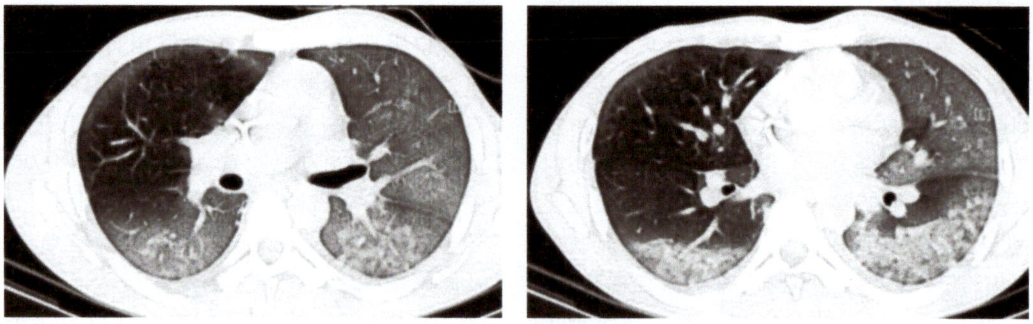

图 3-2-35　百草枯中毒第 3 天

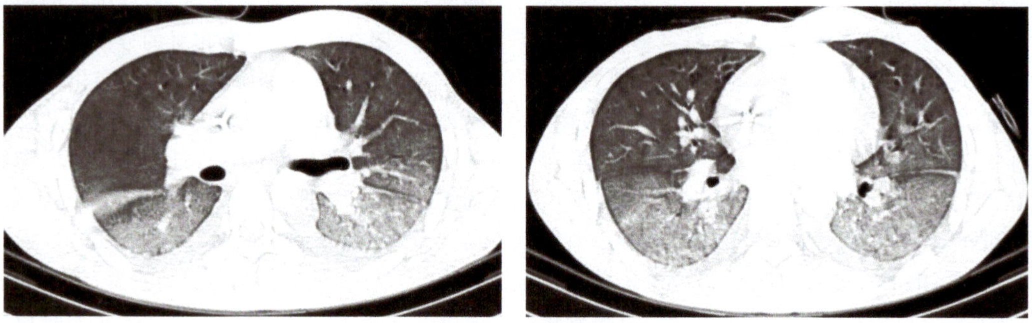

图 3-2-36　百草枯中毒第 5 天

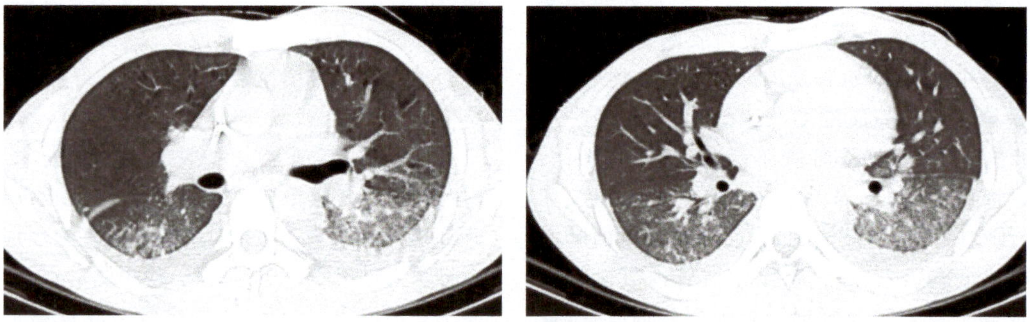

图 3-2-37　百草枯中毒第 8 天

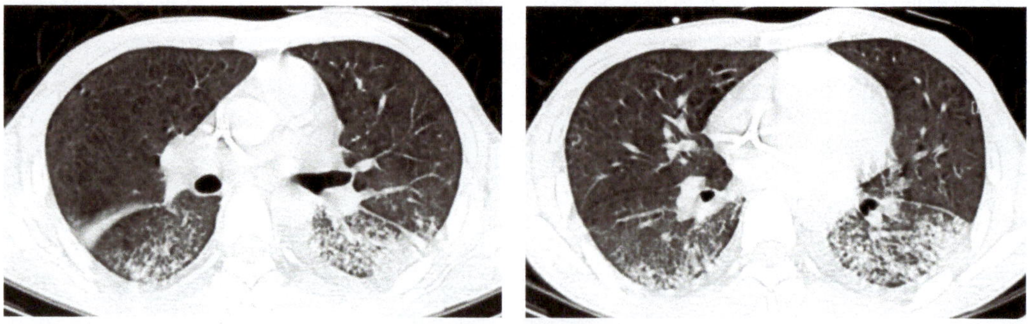

图 3-2-38　百草枯中毒第 12 天

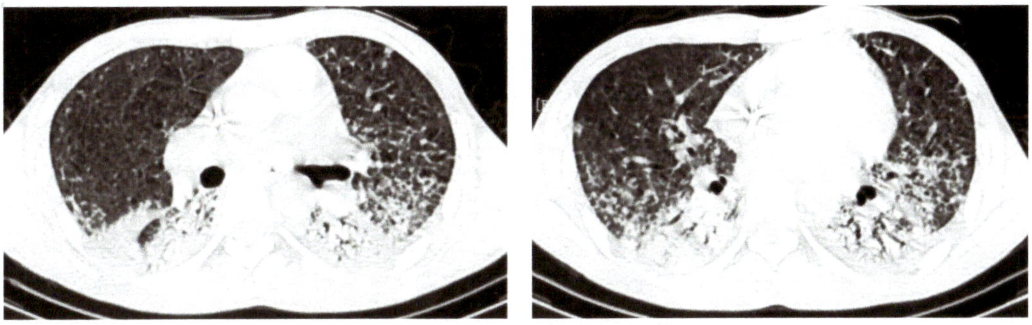

图 3-2-39　百草枯中毒第 18 天

黄色，以彻底清除胃肠道残存的百草枯。百草枯主要通过肾排出，所以在病人身体状况允许下使用利尿剂，保证尿量，有助于百草枯通过肾排出体外。百草枯中毒早期，需适当补液，维持适当的循环血量与尿量，有利于保护肾功能，促进百草枯经肾排泄。血液净化是清除血液循环中毒物的常用措施。早期血液净化可减少血中毒物向组织扩散，减轻器官损害。血液净化的主要方式有血液灌流、血液透析、血浆置换、血液滤过等。血液灌流主要维持内环境稳定，而血液透析主要清除血液中毒物，两者联合净化治疗，可最大程度清除体内毒物，维护机体内环境稳定，保护重要脏器功能。百草枯的早期中毒机制是炎症反应，因此，激素和免疫抑制剂被广泛运用于临床。激素治疗可明显减缓病人肺部病变，抑制肺损伤和纤维化，改善预后。百草枯中毒引起氧化还原反应导致急性肺损伤，而抗氧化剂能够清除氧自由基，从而减轻肺损伤。目前临床上常用的抗氧化剂主要有维生素 C、维生素 E、还原型谷胱甘肽、N-乙酰半胱氨酸等。近年来，以依达拉奉、乌司他丁等为代表的新型抗氧化剂也开始运用于百草枯中毒的救治。肺移植是解决百草枯中毒病人肺纤维化的唯一方法。但是，由于涉及肺供体少、术后康复等问题，百草枯中毒病人病情进展迅速，常在获得肺移植前病人就已经死亡。因此，肺移植应用范围有限。一般认为供氧可使氧自由基生成增多而加重肺损伤，故不主张氧疗，但当动脉血氧分压低于 5.3kPa（40mmHg）时，可氧气吸入治疗。

（郑州市中心医院影像科　赵湘红　提供）

10. 病例 10：患儿，因发热 2 天，皮疹 1 天，呼吸困难 10 小时入院。查体：T 38.5℃，R 65 次/分，P 190 次/分，BP 105/60mmHg，神志清，反应差，双眼不能闭合，双侧瞳孔等大等圆，右眼内斜视，双眼凝视，口周发绀，颈无抵抗，双肺可闻及细小湿啰音，腹部平软，肝肋下 3cm，双下肢肌张力低下，病理反射阴性，脑膜刺激征阴性。四肢冰凉，手、足及臀部可见皮疹。咽拭子结果示 EV-71 阳性。入院血常规：WBC 21.19×10^9/L、N% 85%；心肌酶：CK-MB 267U/L、CK 3427U/L；末梢血糖 15.4mmol/L；血气分析：pH 7.32、PCO_2 32.7mmHg、PO_2 78.2mmHg；心电图示窦性心动过速。

胸片：两肺渗出性病变，进行性加重（图 3-2-40～图 3-2-42）。

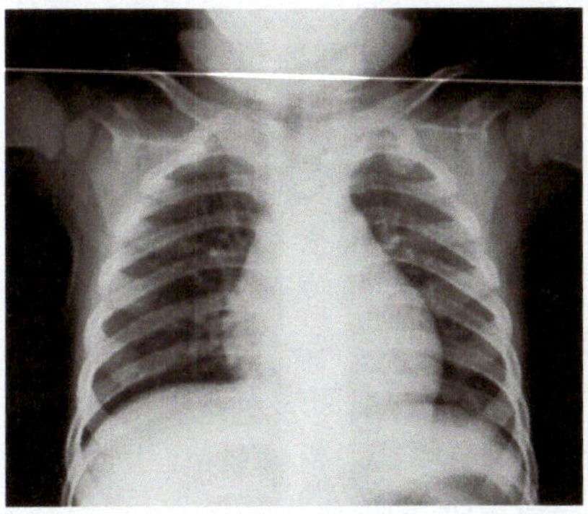

图 3-2-40　呼吸困难前 4 小时

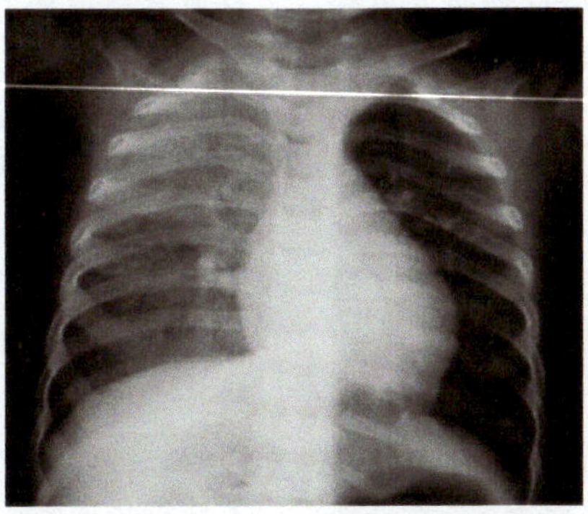

图 3-2-41　呼吸困难后

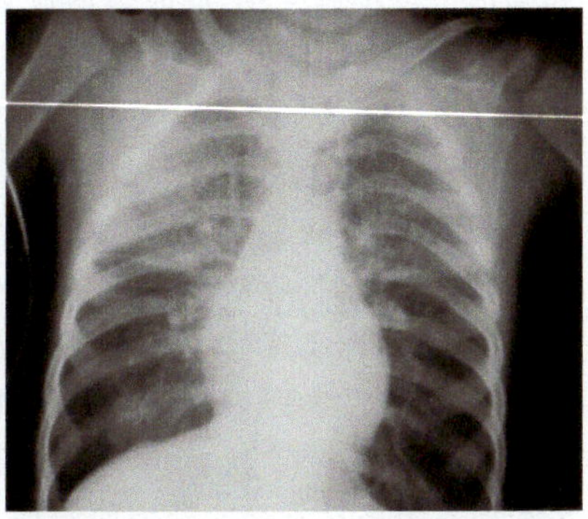

图 3-2-42　呼吸困难 10 小时

【诊断】 手足口病并神经源性肺水肿。

【诊断依据】 患儿，手足口病诊断明确，现呼吸困难，胸部影像短时间内由正常发展为右肺弥漫性病变影、双肺弥漫性病变影，上肺明显，提示神经源性肺水肿可能。入院后快速静脉滴注甘露醇，同时气管插管，可见气管内有血性分泌物，呼吸机辅助通气后 SpO_2 98%，大剂量甲泼尼龙、丙种球蛋白对症治疗，入院 1 小时后患儿血压逐渐升至 135/105mmHg，入院 5 小时血压正常，心率达 220 次/分，四肢仍冰凉，静脉滴注白蛋白、血浆，间断给予山莨菪碱，抢救 12 小时后患儿心率下降、四肢转暖，生命体征渐平稳。

【分析】 手足口病是一种以发热和手、足、口部皮疹为临床特征的急性传染病，多发生于学龄前儿童，尤以 3 岁以下年龄组发病率最高，主要由柯萨奇病毒 A 组 16 型(CoxA16)和 EV-71 引起，可经多种途径传播。EV-71 是一种高度嗜神经肠道病毒，可经粪、口和(或)呼吸道飞沫传播，亦可由于接触病人皮肤、黏膜的疱疹液而感染。与 CoxA16 感染相比，EV-71 急性感染更易引起手足口病合并中枢神经系统损害。

多数 EV-71 感染者的临床症状轻微，主要表现为发热和手、足、口腔等部位的皮疹或疱疹，重症病人可出现无菌性脑膜炎、脑炎、急性弛缓性麻痹、急性肺水肿和心肌炎等，病情进展迅速者可发生死亡。EV-71 感染重症病人多死于肺水肿或出血，且肺水肿为神经源性，仅在此类病人的脊髓和脑部发现炎症反应，在肺和心脏并未发现病毒颗粒或炎症反应。EV-71 感染导致的重症手足口病病人发生 NPE 的发病机制：①病人颅内压急剧升高，脑血流灌注减少，交感神经兴奋，从而释放大量儿茶酚胺，使得全身血管收缩、血管阻力增加，因此较多体循环血液进入阻力更低的肺循环内，导致左心负荷过大、肺毛细血管压力增高，渗透压平衡被破坏；②肺血容量急剧增加使得肺毛细血管内皮细胞和肺泡上皮细胞受损，同时体内血管活性物质大量释放使血管通透性增大，因此大量血浆蛋白外渗、进一步加重肺水肿。

NPE 病人的临床表现极不典型，主要为突然发生的呼吸困难、胸痛、恶心、呕吐、无力。相关检查可发现病人有呼吸急促、心动过速、双侧肺底啰音、呼吸窘迫或衰竭、咳血性痰甚至咯血、低氧血症、血压升高、心率降低、神志紊乱和颈静脉压正常的肺水肿。尤其值得注意的是，NPE 病人无或极少有炎症征象出现。胸部 X 线检查为最具有诊断价值的影像学检查，主要表现为双肺广泛的高密度浸润影。由于在脑损伤后的较短时间内 NPE 即可发生并且进展迅速，尤其是 3 岁以下的患儿可能会在短期内发展为危重病例，对疾病的预后可产生重要影响，因此及时干预可显著降低病死率。

11. 病例 11：男，48 岁。突发胸闷、憋气 6 天。病人 6 天前清晨起床后无明显诱因突发胸闷、憋气，活动后或平卧后较明显，坐位或俯卧位缓解，偶伴有右侧胸痛。胸部 X 线片示右侧液气胸(图 3-2-43)。查体：右肺呼吸音减低，叩诊鼓音，未闻及干湿啰音。行右侧胸腔闭式引流，引流管通畅，引流瓶可见少许气体溢出。治疗期间病人诉胸闷明显，右肺呼吸音仍减低明显，引流瓶中无气泡溢出，于置管后 2 小时给予负压吸引促进肺复张，保持引流瓶中少许气泡溢出，避免引流过快。病人自诉胸闷症状有所好转。置管 5 小时后病人突发喘憋，不能平卧，咳大量粉红色泡沫痰，伴有咳嗽、大汗，有濒死感，伴有右侧胸痛。查体：T 37.4℃，P 132 次/分，R 44 次/分，BP 132/78mmHg，SpO_2 75%，喘憋貌，端坐位，双肺呼吸音粗，可闻及湿啰音，右肺呼吸音减低。

结合病人病史，考虑病人为复张性肺水肿可能。继续给予病人吸氧，保持呼吸道通畅，并给予呋塞米 40mg 静脉注射，补液并控制液体入量及对症支持治疗，急行床边胸部 X 线片示(图 3-2-44)：右肺复张性肺水肿。经对症处理约 35 分钟后病人症状逐渐减轻，可平卧，咳嗽、咳痰明显减轻，仍有右侧胸痛。心电监护：P 122 次/分，BP 99/83mmHg，$SpO_2$85%～90%。查体：右肺呼吸音低，左肺呼吸音粗，未闻及干、湿啰音。夜间病人病情较平稳，无明显胸闷、憋气，可平卧，仍有右侧胸痛，较前减轻。次日早 7 时心电监护：P 100 次/分，BP 112/80mmHg，SpO_2 95%左右。病人经过治疗，病情明显好转，2 天后再次复查胸部 X 线片(图 3-2-45)，并胸部 CT，右肺完全复张，好转出院。

【分析】 复张性肺水肿(reexpansion pulmonary edema，RPE)指继发于各种原因所致肺萎陷之后，在肺急速复张时或复张后，使肺毛细血管壁完整性受损导致血管内液体外移进入肺泡内，产生的急性非心源性单侧肺水肿，多见于大量气胸或胸腔积液压迫肺组织且快速排气、排液或胸腔负压引流后，也可见于胸内巨大肿瘤摘除或腹腔镜、胸腔镜手术麻醉后肺复张时。抽气或抽液的速度过快是 RPE 发生最主要的原因。RPE 的发生率与肺萎陷的时间、肺萎陷的程度、肺复张的速度和使肺复张的负压等有关。肺被压缩的时间越长，发生 RPE 的概率越大。本例病人右肺被压缩时间较长，6 天后才给予胸腔闭式引流，因气体引流效果不佳行负压吸引，导致 RPE 的发生。

【诊断】 复张性肺水肿。

【诊断依据】 中年男性，突发右侧液气胸，行胸腔闭式引流后症状好转，后又加重。

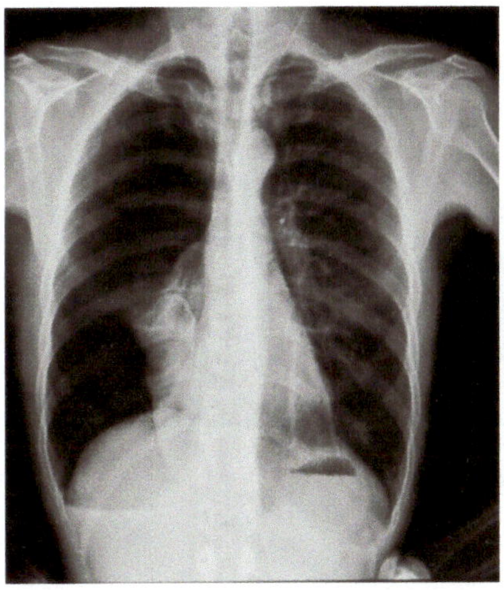

图 3-2-43　**右侧液气胸**

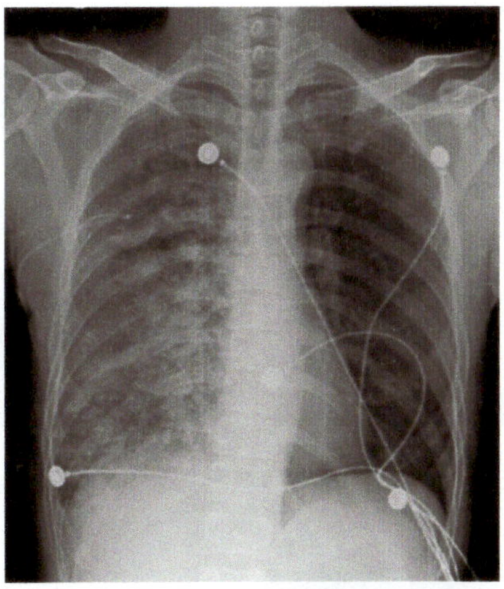

图 3-2-44　**右肺磨玻璃密度影**

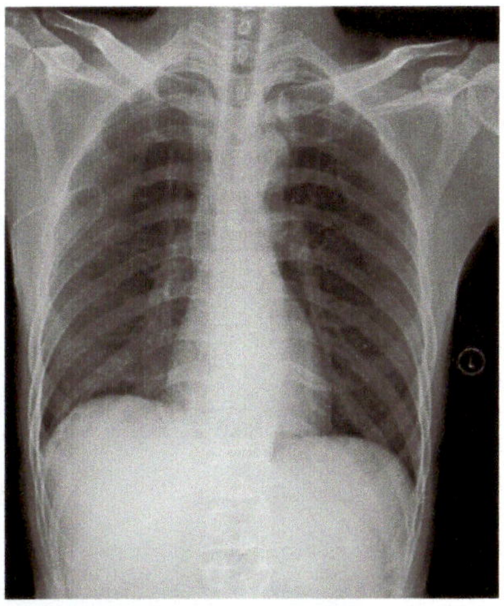

图 3-2-45　**病变完全吸收**

RPE 确切发病机制尚有争议，目前认为是多种因素相互作用的结果。发病机制可能为：①肺萎陷后致肺组织缺氧，复张肺血管过度伸展造成毛细血管内皮细胞机械性损伤，都可引起肺毛细血管的完整性受损而导致其通透性增加；②肺快速复张时，胸腔内负压增加使肺毛细血管与肺泡及间质之间的压差增加，致毛细血管内液体漏出；③肺萎陷后肺泡表面活性物质减少，活性亦减少，使肺泡表面张力增高，肺复张时需要更大的负压，引起肺毛细血管内液体外渗而形成肺水肿；④肺复张时发生炎症反应，所产生的炎症因子使毛细血管床的通透性增加；⑤纵隔迅速复位牵拉，刺激心脏和血液的重新分布，造成循环功能紊乱；⑥牵拉血管撕裂与再灌注损伤。

RPE 多为单侧发病（图 3-2-46～图 3-2-49），若未能及时发现加以干预也有可能累及对侧肺而发展为双侧（图 3-2-50）。多数病人会在 1 小时内发作，24 小时内所有的病人都会出现临床症状，剧烈的咳嗽往往预示着 RPE 的发生。临床特点为突发起病，阵发性干咳，胸闷，继之气急、烦躁、发绀，咳大量白色或粉红色泡沫痰，严重者出现昏迷或休克，复张侧湿啰音可由肺中下部向上波及全肺，心率>100 次/分。呼吸困难和心动过速由于机体严重缺氧所致。此时氧疗常无效，因为血液经过充满液体的肺泡根本得不到气体的交换。根据大量排气或排液后出现的典型的临床症状、体征和影像学表现，不难得出 RPE 的诊断。RPE 发生率较少，然而一旦发生其危害严重，甚至引起病人死亡。自 1853 年首例 RPE 报道以来，其病死率可达 20%。

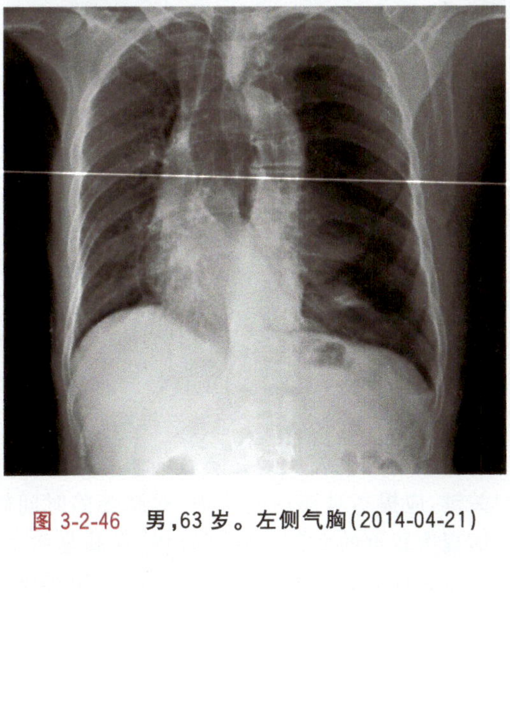

图 3-2-46　**男，63 岁。左侧气胸（2014-04-21）**

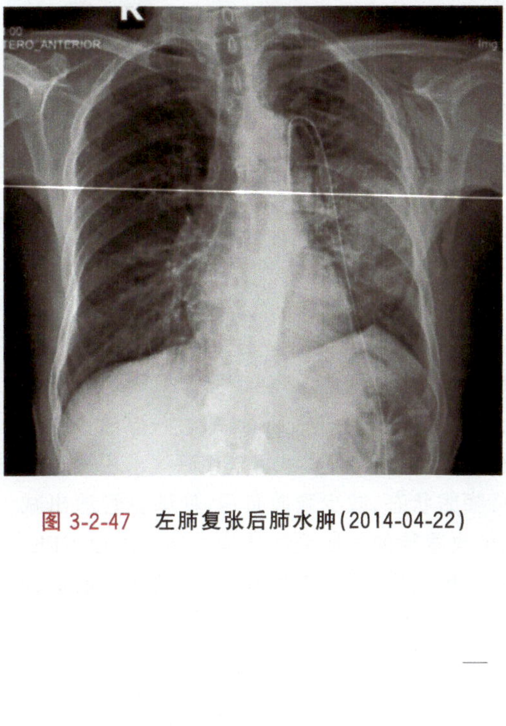

图 3-2-47　**左肺复张后肺水肿（2014-04-22）**

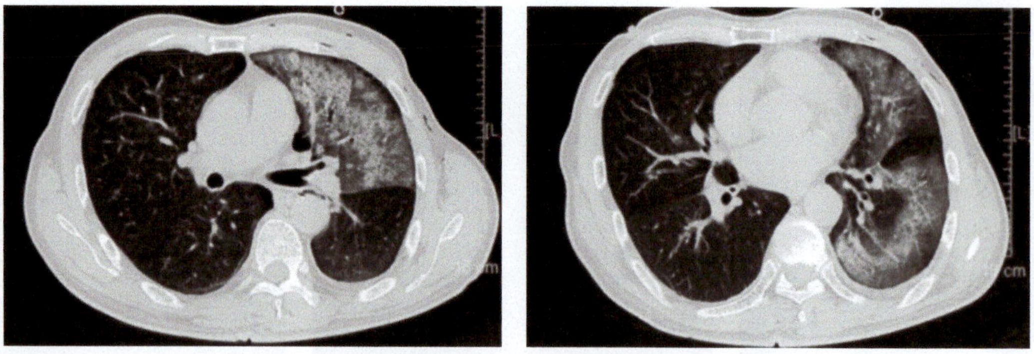

图 3-2-48　左肺复张后肺水肿表现(2014-04-24)

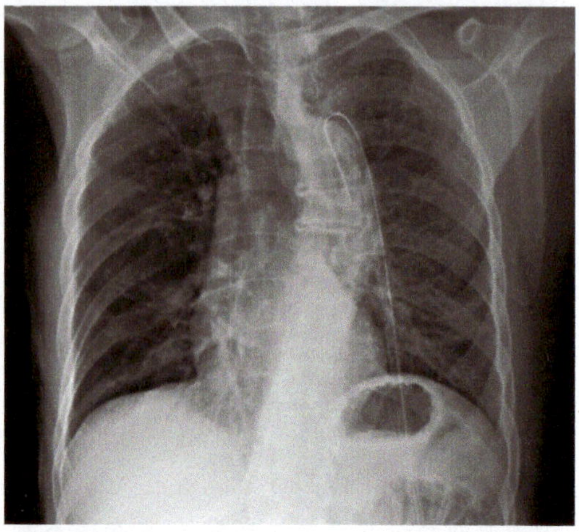

图 3-2-49　左肺病变吸收(2014-04-26)

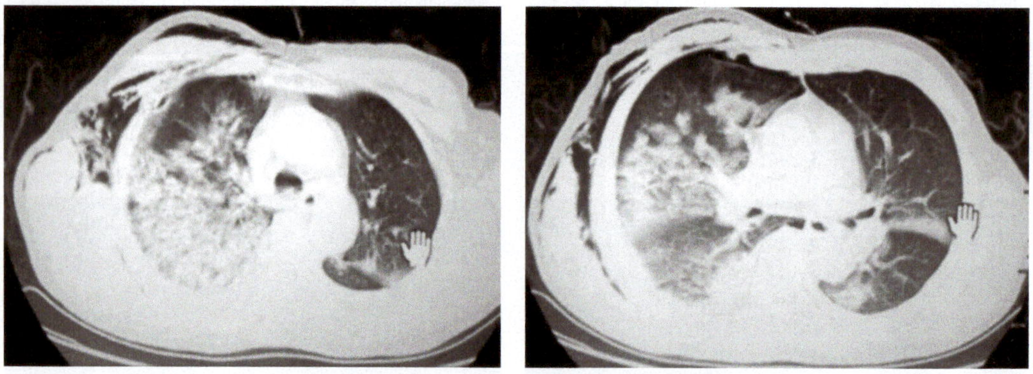

图 3-2-50　气胸后复张性肺水肿，累及对侧肺

（滨州医学院附属医院呼吸科　毕月阳　提供）

发生 RPE 后，治疗方案主要是支持治疗，纠正有效循环血容量不足和低氧血症。轻者可以采用鼻导管或面罩吸氧。若单纯吸氧无法改善低氧血症，应尽快行气管插管进行机械通气，通气模式可选用呼气末正压通气使肺泡维持膨胀状态，减少胸腔负压，使肺血管渗出减少，同时也可改善肺的气体交换功能。一经确诊 RPE，即应尽早应用糖皮质激素，理由在于糖皮质激素能增强肺毛细血管的稳定性。在维持循环稳定的前提下，可适度保持体液负平衡，有利于减轻肺水肿，视循环情况而决定是否应用强心利尿血管活性药物的治疗。

RPE 是继发于肺萎陷后的快速复张，因此预防是关键，应提高对该病的认识，对肺萎陷时间较长、肺压缩程度较重的病例应特别警惕，在肺复张 4 小时内应严密观察。对于大量胸腔积液或气胸需要穿刺抽液、放气的病人，抽液、放气的速度不宜过快，避免胸膜腔内高负压出现。提倡采用胸膜压力监测，不超过 -20mmHg 为宜。胸腔穿刺抽液抽气时，应密切注视病人情况，如有明显不适或持续性咳嗽应立即停止操作或向胸腔内注入空气 100ml，以助于防止肺水肿的发生或发展。在肺复张期间要防止输液过多，过快。对于单肺手术的病人，术后应给予较小的压力以使塌陷肺缓慢复张，同时也应避免强负压吸引。

第三节　肺泡蛋白沉积症

肺泡蛋白沉积症（pulmonary alveolar proteinosis，PAP）是病因未明的肺部疾病，1958 年由病理学家 Rosen 首先报道，病理基础以肺泡和终末支气管内充满过碘酸雪夫（periodic acid-Schiff，PAS）染色阳性的不可溶性的富磷脂蛋白物质为特征。大量蛋白样物质在肺泡内积聚，导致限制性通气功能障碍和弥散降低，临床表现主要为进行性气促、低氧血症，进一步发展可导致呼吸衰竭甚至死亡。

一、流行病学

本病在区域及人种间无明显分布差异，可发生于任何年龄，但以 20～50 岁多见，男性发病率较女性高 2～4 倍。有吸烟史、粉尘或有害气体接触史或合并其他自身免疫病的人更易罹患该疾病。近 2/3 病人有吸烟史，85%的男性病人有吸烟史，这可以解释男女发病比例的差距，而在不吸烟的病人中，男女之比为 1∶1。

二、病因和发病机制

PAP 目前病因不明，可能与感染因素、免疫缺陷状态、肺表面活性物质生成过多或转化异常、肺泡巨噬细胞功能缺陷或对吸入有害气体或粉尘的损伤反应、粒细胞-巨噬细胞集落刺激因子（GM-CSF）基因缺乏及产生 GM-CSF 抗体有关。对 PAP 肺泡内蓄积的物质进行研究发现，其化学组分与功能正常的肺泡表面活性物质完全相同，因此推测 PAP 的发病是因为表面活性物质的自身稳态失衡。

肺泡表面活性物质由表面活性蛋白（SP）和磷脂（主要为卵磷脂）组成，可以降低肺泡表面张力，防止呼气末肺泡塌陷，并参与抗感染防御过程。肺泡表面活性物质由Ⅱ型肺泡上皮细胞合成和分泌，主要由肺泡巨噬细胞清除和降解。表面活性物质合成、分泌异常或清除功能受损均可导致肺泡腔内活性物质沉积。*SP* 基因突变可使分泌出的表面活性物质的质和量发生改变，从而导致活性物质功能异常和清除下降。未分泌出的表面活性物质积聚在Ⅱ型肺泡上皮细胞内会产生细胞毒作用，细胞病变可能参与肺间质性疾病的病理生理过程。许多研究证实，PAP 病人的肺泡表面活性物质的合成、分泌及重吸收均正常，而只是肺泡巨噬细胞的分解障碍，导致了表面活性物质的蓄积。

GM-CSF 是一种造血细胞生长刺激因子，除了能刺激骨髓细胞及其干细胞的增殖、分化外，还有调节成熟细胞的作用，能促进肺泡巨噬细胞成熟分化，发挥其清除肺泡表面活性物质、宿主防御和自然免疫的作用，在保持肺内表面活性物质的平衡中起着十分重要的作用。肺泡巨噬细胞的核内转录因子 1（PU-1）是控制 GM-CSF 在肺泡巨噬细胞中表达的主要转录因子。对转基因小鼠的研究发现，PU-1 敲除可导致小鼠肺泡蛋白沉积，通过转基因技术在肺组织重构 GM-CSF 表达可使基因敲除小鼠肺泡内沉积的磷脂蛋白样物质消失，由此可见 GM-CSF 在调节表面活性蛋白中的重要作用。GM-CSF 受体缺陷或产生 GM-CSF 抗体均可导致 PAP。临床上 90% 的病例均是由机体产生 GM-CSF 抗体引起，故有些研究者认为 PAP 是一种自身免疫疾病，这种类型 PAP 又称为自身免疫性 PAP。

根据发病机制的不同，临床上将 PAP 分为三类：先天性、自身免疫性和继发性，三者共同点在于肺泡巨噬细胞清除表面活性物质功能下降。

先天性 PAP 非常少见，约占 2%，为常染色体隐性遗传疾病，主要发生在婴幼儿，通常由 *SP*、*GM-CSF* 受体基因突变引起。SP 主要有 4 种：*SP-A*、*SP-B*、*SP-C* 和 *SP-D*，与其相关的基因为 *SFTPA*、*SFTPB*、*SFTPC* 和 *SFTPD*。SP 基因 *SFTPB*、*SFTPC* 突变，如 *SFTPB* 的纯合子发生框架转移，导致 SP-B mRNA 不稳定，使 SP-B 蛋白水平降低，而且使 SP-C 的蛋白合成不稳定，可以导致不同程度的间质细胞浸润和Ⅱ型肺泡上皮增生，同时肺泡内积聚嗜酸性颗粒状脂蛋白物质。GM-CSF 受体是细胞因子受体家族-Ⅰ的成员，由 α 和 β 链组成，α 链是配体特异性结合部位，β 链起到信号传感作用，编码它们的基因分别为 *CSF2RA* 和 *CSF2RB*。*CSF2RA* 和 *CSF2RB* 突变可使 GM-CSF 受体表达缺陷，阻断 GM-CSF 的信号转导，导致巨噬细胞对 SP 清除下降，肺泡内沉积 PAS 染色阳性的脂蛋白物质而无间质细胞浸润，这些病人肺泡和血清中 GM-CSF 均升高而 GM-CSF 抗体为阴性。另外，基因缺陷性疾病赖氨酸尿性蛋白耐受不良是一种少见疾病，由于氨基酰转运蛋白基因 *SLC7A7* 位点的突变，导致细胞膜运送氨基二羧酸功能障碍，出现多系统的异常表现，如造血功能的异常，而 PAP 在这种疾病中合并出现的比例也很高。

自身免疫性 PAP 也称原发性、特发性或获得性 PAP，无家族史，占 PAP 的 90%，主要影响成人，通常为 GM-CSF 抗体阻断了肺泡巨噬细胞的激活导致的自身免疫性疾病。自身免疫性 PAP 病人 GM-CSF 抗体（IgG）浓度增高，GM-CSF 抗体与 GM-CSF 具有高亲和力，特异性结合后阻断了 GM-CSF 功能的发挥，导致肺泡巨噬细胞功能改变，使 SP 清除下降，抵抗感染的能力也下降。同时，中性粒细胞和淋巴细胞的功能也受限，从而可以解释一些继发于 PAP 的机会性感染。最新研究显示，将病人体内 GM-CSF 自身抗体转入灵长类动物体内，可使肺泡巨噬细胞 PU-1 和过氧化物酶体增殖物激活受体 γ mRNA 表达减少，巨噬细胞增大，呈泡沫状，其内和肺泡腔内充满富含磷脂的蛋白样物质，血清中 SP-D 升高，同时中性粒细胞功能障碍，从而更加支持 GM-CSF 抗体在自身免疫性 PAP 发病机制中的重要作用。

继发性 PAP 占 5%～10%，指继发于血液系统恶性肿瘤及其他导致病人免疫功能严重低下的疾病或吸入无机矿物质或化学物质导致的 PAP（图 3-3-1），包括①继发于血液系统疾病的 PAP：最常见的为骨髓增生异常综合征和急性粒细胞性白血病，其他的还有急性淋巴细胞白血病、淋巴瘤和骨髓瘤，机制可能为肺泡巨噬细胞数量减少或功能异常，清除表面活性物质所致的功能障碍所致。②免疫缺陷性疾病也常并发 PAP，如重度联合免疫缺陷症、丙种球蛋白缺乏症、胸腺发育不全，或者医源性免疫抑制剂的大量应用，如接受器官移植的病人。PAP 与机会性感染有关，包括奴卡菌、肺孢子菌，不动杆菌、曲霉、枝孢霉菌、结核分枝杆菌和非结核分枝杆菌感染。③继发于吸入某些无机矿物质或化学物质的 PAP：如矿物颗粒（石英粉、云母粉、水泥、白陶土）、金属颗粒（铝、钛、铟、锡），甚至一些有机物如植物纤维素等。

在日本的多中心研究中，继发于血液系统疾病或免疫缺陷的 PAP 病人 GM-CSF 抗体阴性，其发病可能与巨噬细胞上 GM-CSF 受体表达缺陷无法有效清除 SP 有关，在治疗原发病后受体表达可升至正常。有报道继发于吸入无机矿物质铟、锡的 PAP 病人 GM-CSF 抗体为阳性，这预示着一些继发性 PAP 也是 GM-CSF 抗体相关性的，而一些吸入性的毒物可能为自身免疫性疾病的诱发因素。

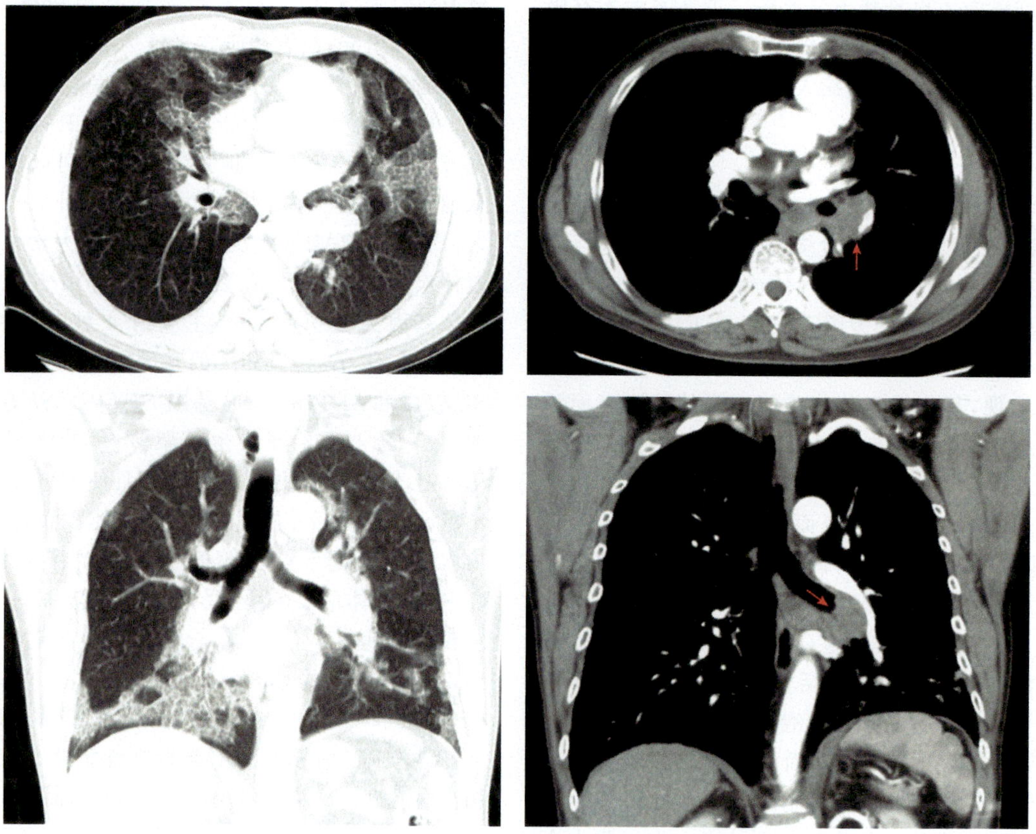

图 3-3-1 男，59 岁。有煤矿井下工作史 5 年。左肺下叶小细胞肺癌（红箭）并 PAP

（枣庄市立医院呼吸科 万国峰 提供）

三、临床表现

该病发病隐袭，约 1/3 病人无症状。主要临床表现是反复咳嗽和进行性加重的劳力性呼吸困难，轻咳，多无痰，少数可有白色泡沫样黏液痰，有时见块状、胶冻状或管型咳出，继发感染时，痰量增多（可呈脓性）。少见的症状包括发热、胸痛、疲劳、咯血和呼吸窘迫等。查体呼吸音往往正常，有时尽管胸部影像学检查表现为大片浸润影，但肺部听诊仍可正常。重症者有杵状指、发绀等缺氧表现。如果出现发热或听诊闻及湿啰音，应考虑肺内合并炎症，约 13％的 PAP 病人合并肺部感染。这种风险的增加可能与巨噬细胞功能障碍或肺泡内蛋白样物质为微生物生长提供很好的生长基质有关。PAP 病人并发肺部感染多是机会感染，其致病菌包括奴卡菌、念珠菌、隐球菌、曲霉、巨细胞病毒、结核及非结核分枝杆菌、组织胞浆菌、耶氏肺孢子菌和肺炎链球菌等。这些感染可以是全身播散性的，原因为循环内的自身抗体抵消了 GM-CSF 的活性。尽管存在巨噬细胞和中性粒细胞功能障碍，但 PAP 病人出现微生物感染还是相对少见的。PAP 临床表现无特异性，肺部病变重而体征相对较轻，极易误诊为其他间质性肺疾病而延误治疗。

四、影像学表现

胸部 X 线片是诊断本病的初级筛选方法，表现为与病理特征一致的两肺广泛性肺泡腔填塞，两肺广泛肺泡实变，显示为散在的粟粒状或颗粒状阴影，轮廓模糊，随病变进展融合形成不规则、斑片状、轮廓模糊的阴影，双肺病变广泛且较对称，部分病例在融合的阴影中伴有小点的透亮区，后者代表未实变而呈代偿性肺气肿的肺泡。不少病例病变分布以中央部位较多，自肺门向外放射，形成蝶翼征，并可见支气管充气征，类似肺水肿，但无心脏增大表现。部分病例经过数月或数年阴影可逐渐消失，这可能反映了疾病的一种自然病程。致密的实变影，特别是伴有空洞形成的，提示合并肺炎。

胸部 CT 表现：

1. *磨玻璃影*　肺部弥漫性分布的斑片状或大片状磨玻璃影，与正常肺组织分界清楚，呈地图样分布（图 3-3-2）。其形成原因为小叶间隔这一物理屏障将受累与非受累肺组织清楚分开，同时限制肺泡内物质在次级小叶间扩散，使病变边缘形成多角形、弧形或直线形（图 3-3-3）。

2. *铺路石征*　弥漫性磨玻璃影或实变影中见小叶间隔增厚，增厚的间隔形成的线状阴影将弥漫性磨玻璃影分割成多边、三角或四边形，状似铺路石征（crazy-paving appearance）（图 3-3-4）。病理基础是淋巴细胞和巨噬细胞浸润及水肿导致的小叶间隔增厚所致，小叶间隔增厚的密度高于实变区肺泡蛋白样物质密度，故网状影仅见于磨玻璃影中，与病理学上间质水肿、小血管扩张充血一致，而非纤维组织增生。铺路石征的放射学鉴别诊断是非常广泛的，包括左心衰竭、肺炎（特别是肺孢子菌肺炎）、肺泡出血、支气管肺癌、癌性淋巴管炎、弥漫性肺泡损伤（成人呼吸窘迫综合征）、辐射或药物诱导性肺炎、外源性过敏性肺泡炎和肺静脉闭塞病等。

3. *实变影*　中、晚期 PAP 随着肺泡内蛋白样物质的增多，病灶密度增高，此时可出现小结节影、斑片状影或大叶性肺炎样等肺实变样改变（图 3-3-5）。部分实变区内可见支气管充气征（图 3-3-6），可以表现为细小支气管充气征象，也可以仅见较大支气管充气征象，该征象的出现提示肺腺泡实变。部分肺泡实变融合成密度较高的斑片影，部分肺泡实变与含气肺泡混杂并存，在实变区内可见蜂窝样透光区。

肺泡蛋白沉积本身不会破坏肺泡组织，不影响胸膜，无炎症表现（除非继发感染），也没有纤维化，故不伴有空洞形成、蜂窝改变、淋巴结肿大、胸腔积液和明显的实变区等。该病病变分布无特定区域，多数以肺门为中心向外分布，呈蝶翼状分布，而肋膈角、基底部胸膜下和肺尖处病变比较少（图 3-3-7）。少数自身免疫性 PAP 病人的病变以胸膜下及肺外周分布为主（图 3-3-8），或病灶相对较少，病变形态呈非典型表现（图 3-3-9）。自身免疫性 PAP 胸部 HRCT 主要表现为弥漫性小结节影及网状阴影少见，但在某些职业相关的继发性 PAP 可见弥漫性小结节影，如大量粉尘吸入引起的 PAP，铺路石征背景中可见弥漫的小结节阴影（图 3-3-10、图 3-3-11）。少数 PAP 病例的 CT 图像上可以看到轻度的牵拉性支气管扩张和局限性叶裂扭曲。气道牵拉、叶裂扭曲变形和增高的肺部阴影是潜在的肺间质纤维化所致，光镜可以发现纤维化肺泡壁和小叶间隔纤维化的证据。纤维化的小叶间隔甚至可以表现为胸膜表面的牵拉或收缩征象。在 PAP 影像表现中，地图样分布、肺水肿样改变和铺路石征多见于早期，而双肺实变和间质纤维化表现多见于晚期。

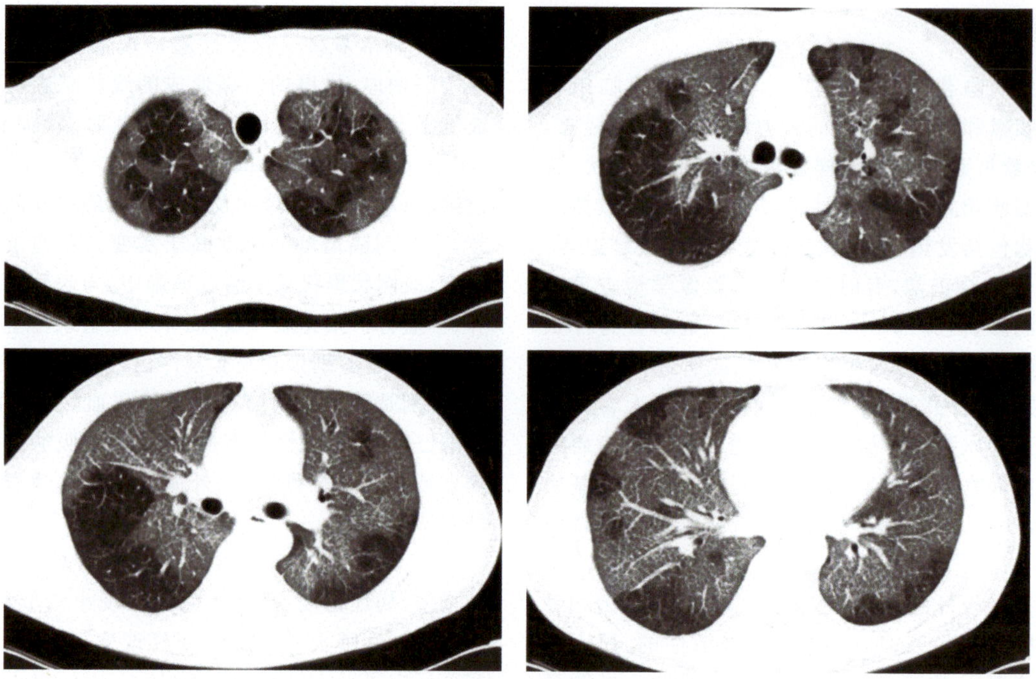

图 3-3-2 女,43 岁。气促 1 个月。双肺磨玻璃影,小叶间隔增厚,地图样分布

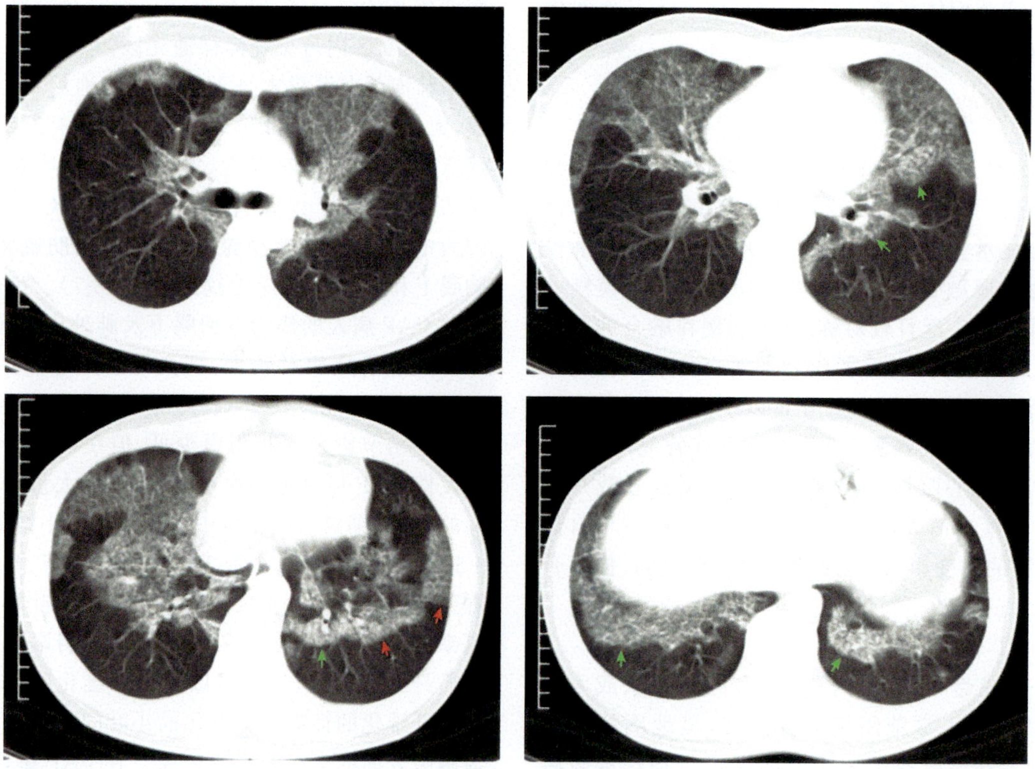

图 3-3-3 男,33 岁。双肺磨玻璃影,病变边缘为弧形(绿箭)或直线形(红箭),与正常肺组织界线清楚,呈地图样改变

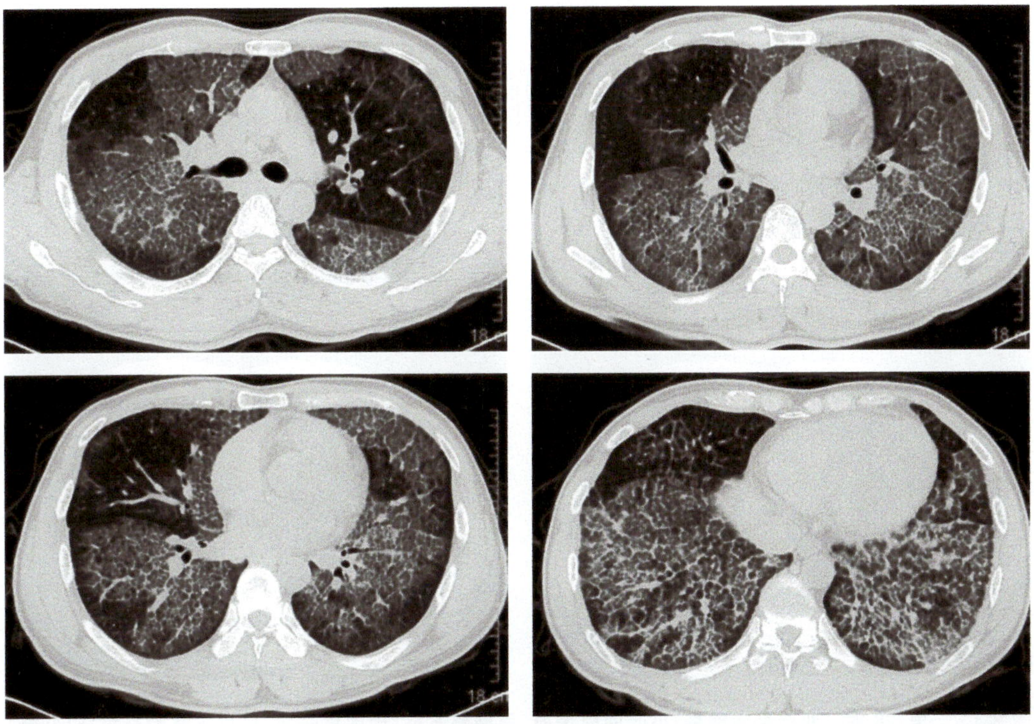

图 3-3-4　男，41 岁。双肺磨玻璃影，小叶间隔增厚，呈铺路石征，地图样分布

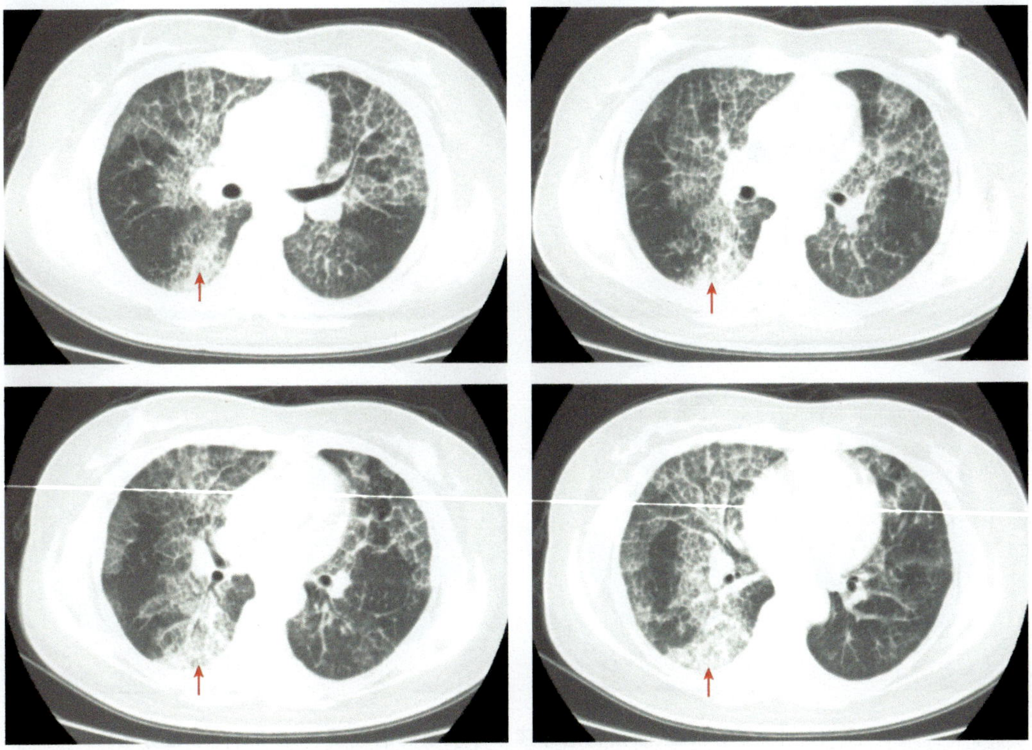

图 3-3-5　女，52 岁。咳嗽、咳痰伴胸闷、气短 1 年，加重 1 周。双肺磨玻璃影，小叶间隔增厚，地图样分布，部分病灶实变(红箭)

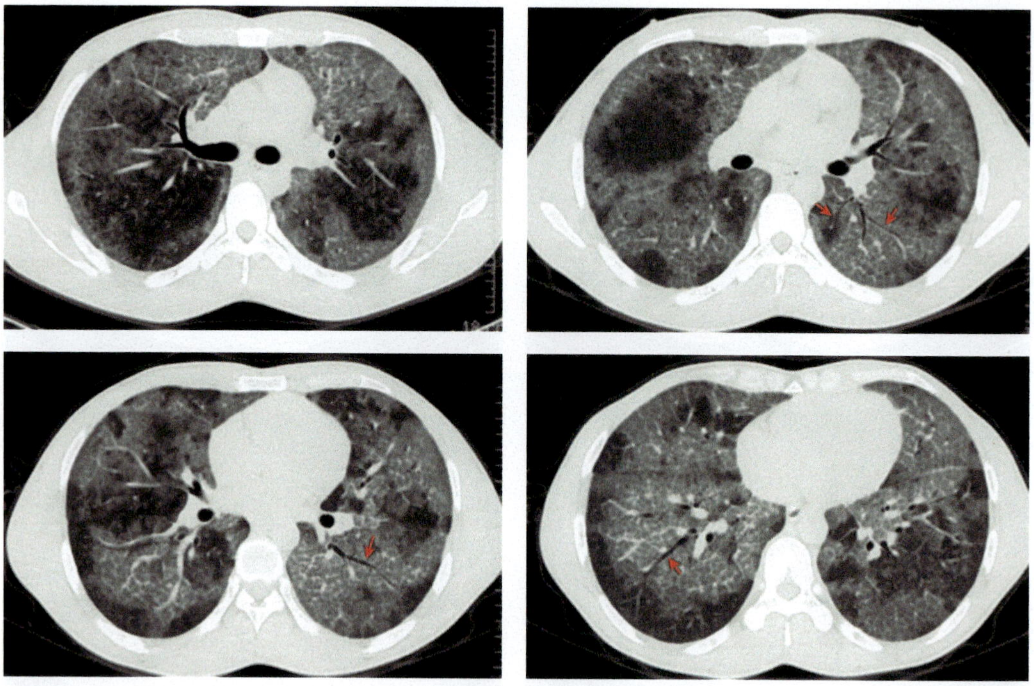

图 3-3-6　男，26 岁。双肺磨玻璃影，小叶间隔增厚，呈铺路石征，地图样分布，可见支气管充气征（红箭）

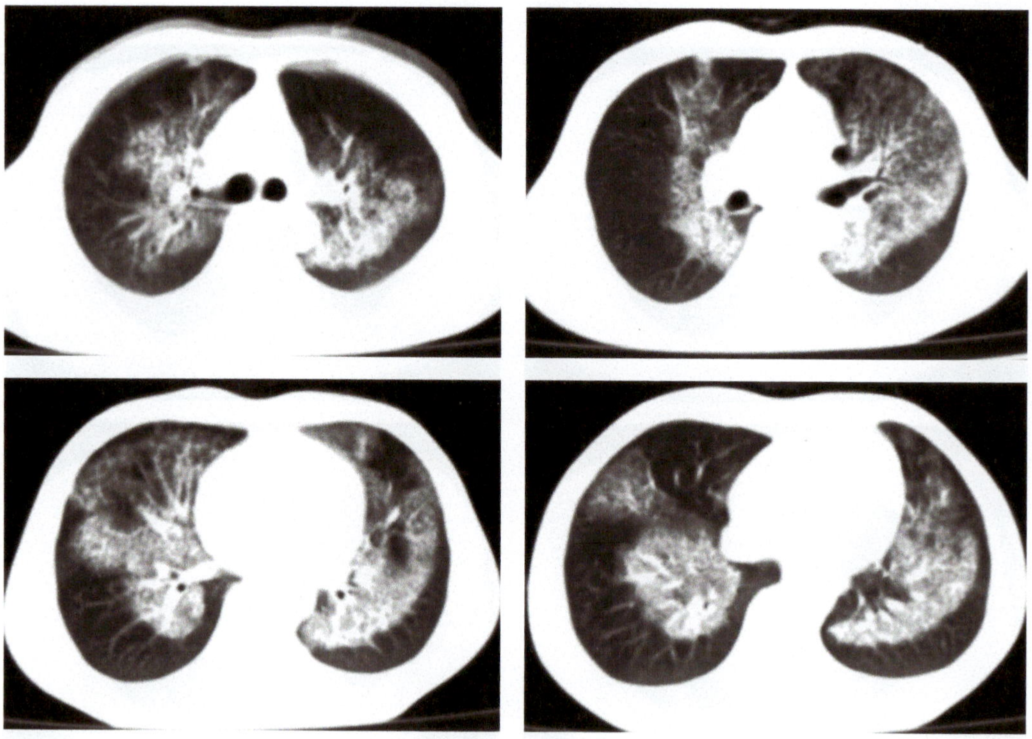

图 3-3-7　女，54 岁。咳嗽、咳白色泡沫痰半年。双肺磨玻璃、实变影，向心性分布

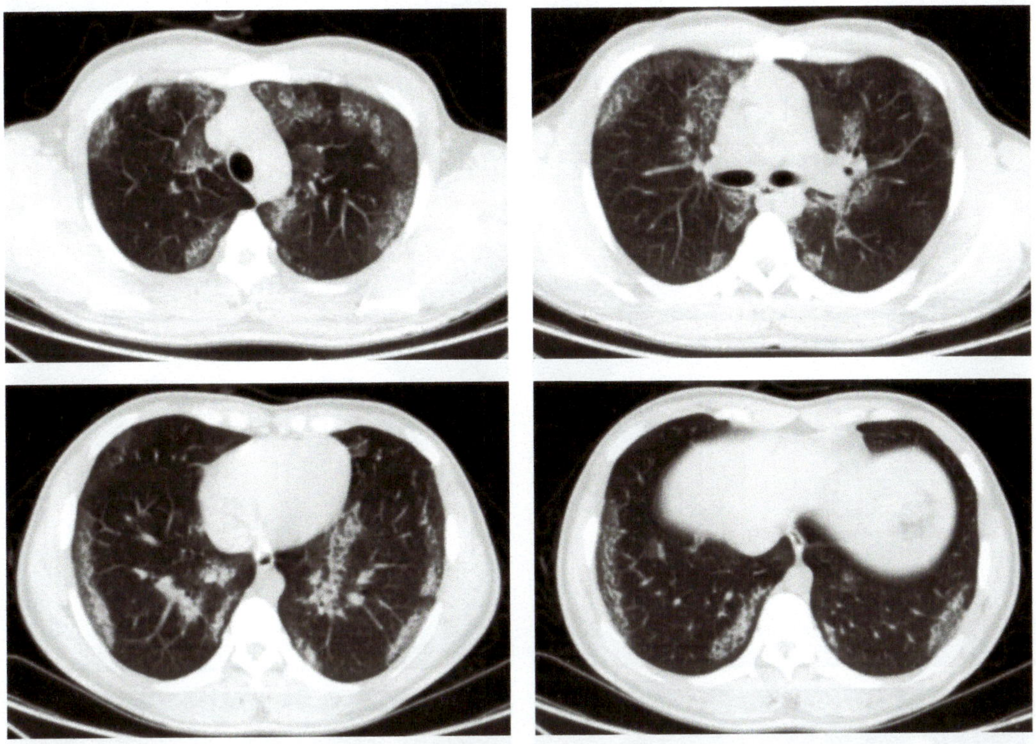

图 3-3-8　男,26 岁。活动后气短 10 天。双肺磨玻璃影,胸膜下分布为主

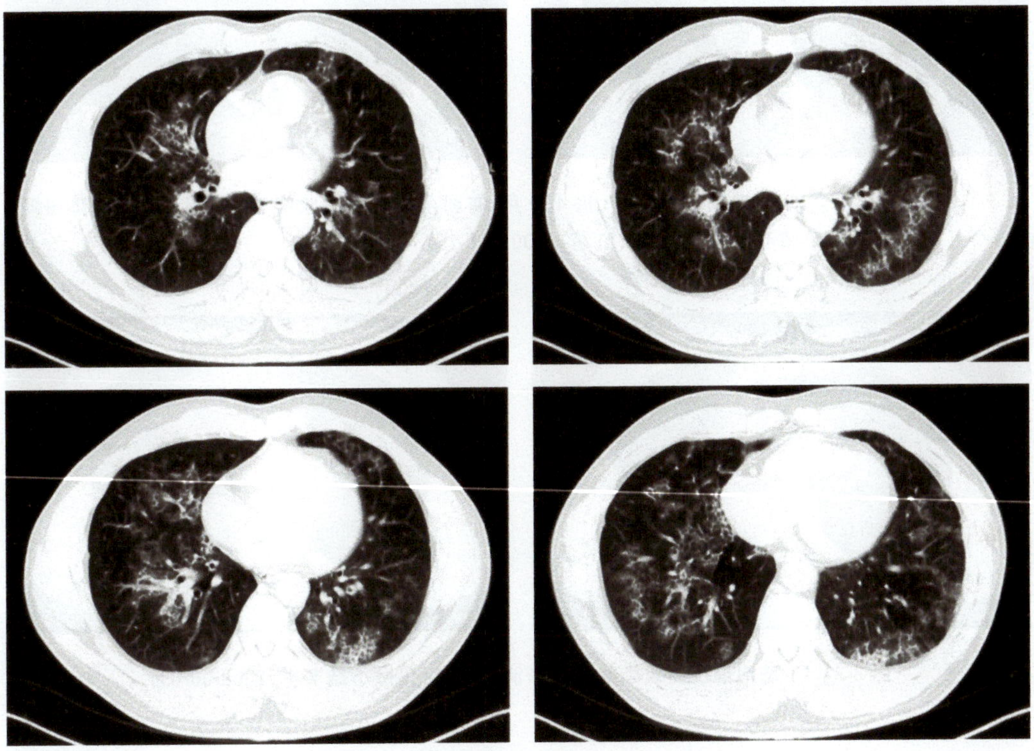

图 3-3-9　男。47 岁。双肺散在磨玻璃影,局部见铺路石征

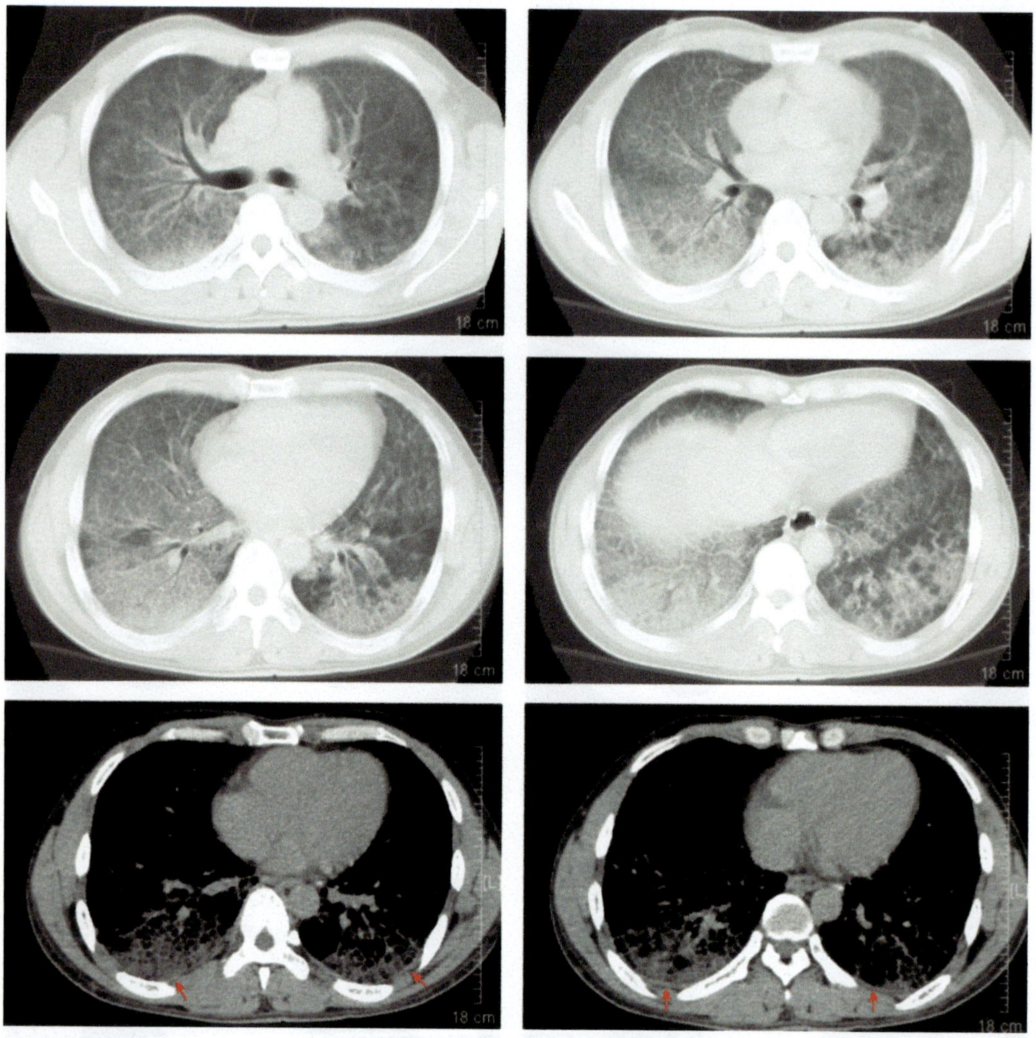

图 3-3-10 男，34 岁。咳嗽、咳痰、活动后气短 4 个月，有粉尘接触史。双肺磨玻璃影，小叶间隔增厚，弥漫性微小结节影，胸膜增厚（红箭）(2007-11-15)

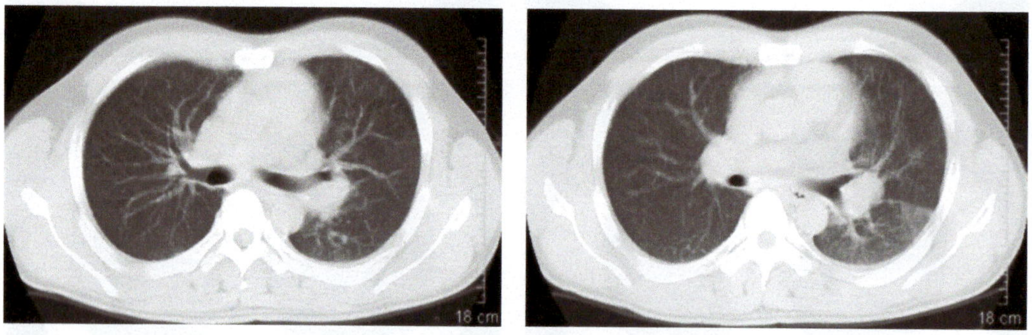

图 3-3-11 肺泡灌洗后双肺磨玻璃影消失，仍可见微小结节影（2008-06-03）

五、辅助检查

PAP 病人可有不同程度血脂代谢异常，乳酸脱氢酶、癌胚抗原（CEA）及血清骨胶素 21-1 水平升高，后三项指标与疾病严重程度相关。由于 CEA 主要存在于呼吸性细支气管和肺泡上皮细胞，尤其是Ⅱ型肺泡上皮细胞内，PAP 病人血清 CEA 升高可能与Ⅱ型肺泡上皮细胞过度增殖和功能障碍有关。血气分析显示中度低氧血症伴动脉血氧分压和肺泡-动脉氧分压差升高。由于肺泡巨噬细胞对表面活性物质的清除能力下降，过量的表面活性物质沉积致病，使肺通气和换气功能受损，肺功能检查可见限制性通气功能障碍及弥散功能降低。

六、病理

虽然这种疾病最早命名且直到现在一般仍称为肺泡蛋白沉积症，但是脂蛋白沉积症这个名字也常使用，并能更好地描述肺泡内填充物的化学成分。脂质内容物在肉眼上和显微镜上均有证据显示。大体标本上，PAP 的受累肺实质坚实并伴有延伸到邻近正常肺组织的黄色切面。组织坚实是肺泡腔内被完全充满的缘故，而黄色反映了脂质的存在。PAP 的病理改变除肺泡腔、呼吸性细支气管、甚至小气道内充满均匀一致无结构的脂蛋白样物质的沉积并有针状裂隙外，可见大量泡沫样或单核样巨噬细胞、淋巴细胞，其他炎症细胞少见(图 3-3-12)，PAS 染色可以明显显示颗粒沉积物的存在(图 3-3-13)。病变区与相邻正常肺组织界线清楚，肺泡结构保持完整，肺泡间隔多数正常，少数可因间隔水肿及淋巴细胞浸润而增厚。病变发展的不同阶段，PAP 的影像学表现亦不同。

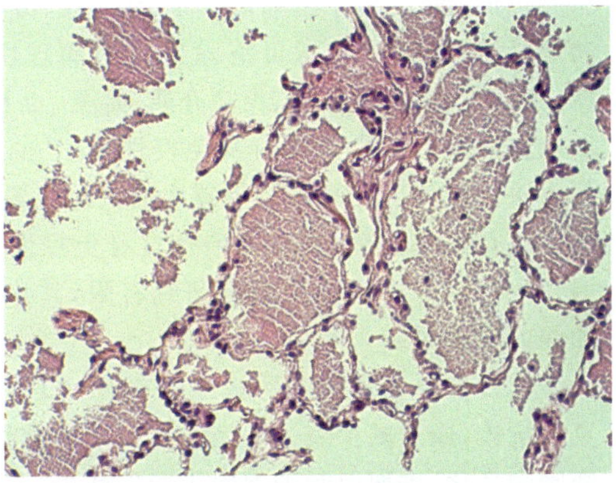

图 3-3-12　HE 染色，肺泡腔见颗粒状、块状嗜伊红蛋白样物质沉积，见针状裂隙，肺泡壁基本正常

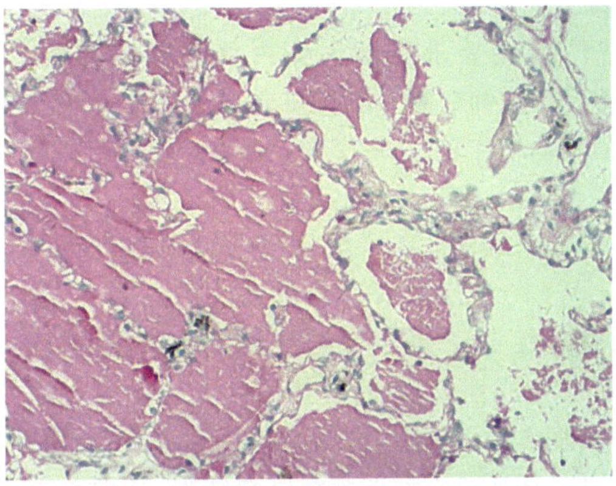

图 3-3-13　肺泡腔内蛋白样物质 PAS 染色阳性

电镜下肺泡Ⅱ型上皮细胞、肺泡腔及巨噬细胞内可见大量的细胞碎屑和同圆排列的层状结构——许多电子密度的板层样小体(板层小体)，呈类圆形小球体状，由环绕的三层磷脂构成，其成分类似于肺泡表面活性物质。这种板层小体可以是隔开的层状结构，也可以是有或没有致密的嗜锇核心性不规则螺纹状结构。肺泡内另可见少量增大、内含大量磷脂蛋白的巨噬细胞。

七、诊断

PAP 的确诊主要依据肺活检(经皮、胸腔镜)或经支气管镜肺活检(TBLB)，经 TBLB 进行病理组织学诊断是 PAP 诊断最主要的方法。支气管肺泡灌洗液(BALF)结合临床表现和病史可进行诊断，在一定程度上可取代肺活检成为确诊 PAP 的依据。PAP 的 BALF 外观具有特征性改变，呈乳白色不透明的液体，放置后分层。离心沉渣镜检可见片状嗜伊红性细颗粒状蛋白性物质及针状裂隙，电镜下由细胞碎片、表面活性物质颗粒及一些蛋白样物质组成。沉淀物细胞学涂片，PAS 染色可见大量无定形 PAS 染色阳性蛋白物质，而奥新蓝及黏蛋白卡红染色阴性，说明蛋白性物质是脂蛋白，即可诊断 PAP。该检查创伤性小、安全、病人依从性好。

大多数 PAP 病人同时有血清和 BALF 中 SP-A、SP-B、SP-D 的异常升高，故临床上测定血清和 BALF 的 SP-A、SP-B 和 SP-D 有助于诊断 PAP。SP-A 和 SP-B 不会随治疗而变化，而 SP-D 在动物实验中可以作为注入 GM-CSF 抗体后监测病情发展的指标。血清抗 GM-CSF 抗体在自身免疫性 PAP 病人中有较高滴度，先天性 PAP 和其他呼吸疾病病人含有低滴度的抗体，而正常人中的滴度更低，因此将其作为自身免疫性 PAP 的诊断指标之一。

Ben-Dov 等提出自身免疫性 PAP 的诊断标准：①临床症状，以活动后呼吸困难、咳嗽为主要表现；②胸部 CT，在肺泡实变和正常的肺实质之间出现明显的分界线，形成地图样分布，或见磨玻璃影、实变影与小叶间隔增厚交织形成铺路石样改变；③BALF 为乳白色类牛奶样液体，含有表面活性蛋白成分，电镜下可见板层小体，PAS 染色阳性；④经电视胸腔镜活检或经纤维支气管镜肺活检获取病理显示肺泡腔内充满颗粒状或块状嗜伊红物质，病理诊断是确诊 PAP 的金标准；⑤较高滴度的 GM-CSF IgG 抗体，但尚无统一的标准。最近研究表明，血清 GM-CSF 抗体大于 19μg/ml 可作为诊断自身免疫性 PAP 的敏感指标之一，而小于 10μg/ml 基本可以排除该诊断。

八、治疗

PAP 是否需要治疗与疾病的严重程度有关。某些特殊病例，可临床缓解或进入静止状态，多见于早期无明显自觉症状者。对大多数病人治疗干预是有必要的，并且治疗取决于疾病特定的形式。肺灌洗为治疗 PAP 的经典方法，先天性 PAP 需要支持疗法或肺移植，继发性 PAP 则要求从病人体内移除致病物质，GM-CSF 替代疗法和针对 GM-CSF 抗体的治疗对自身免疫性 PAP 病人有较好的疗效，是治疗 PAP 的新方向。

1965 年 Ramirez 等第一次采用全肺灌洗（whole lung lavage，WLL）治疗 PAP。全肺灌洗对先天性、自身免疫性、继发性 PAP 的治疗均有显著疗效，目前已成为治疗自身免疫性 PAP 的首选治疗方法。通过灌洗去除 PAP 病人气道内沉积的过量表面活性物质、GM-CSF 抗体、坏死或破损的肺泡巨噬细胞，从而改善其肺功能、缓解症状。此外，还可降低机会感染的发生率，防止肺纤维化进展。1984 年 Prakash 等提出全肺灌洗的指征：40mmHg＜PaO_2＜70mmHg，在此范围内全肺灌洗更容易获得比较好的疗效。另有学者提出，病人因呼吸困难出现劳动能力受限即是全肺灌洗的指征。目前经常采用的适应证：①静息时 PaO_2＜65mmHg；②肺泡-动脉氧分压差≥40mmHg；③肺内分流＞10%～12%；④运动后或休息时出现严重的呼吸困难。当病人合并肺部感染时，不能进行全肺灌洗。全肺灌洗的不良反应有缺氧、急性呼吸窘迫综合征、继发感染、气胸、液气胸等，但如果按照严格的指征及操作规范，不良反应极少发生。肺灌洗方法包括经支气管镜支气管分段肺泡灌洗和全肺灌洗，前者简便易操作，安全性高，但灌洗不彻底，需反复操作，效果不佳。全肺灌洗彻底、疗效好，灌洗后可见氧合指数很快改善，肺机械功能及活动耐量恢复稍慢。但全肺灌洗对技术要求较高，术中容易出现低通气、低灌注等情况加剧缺氧，有一定潜在风险。全肺灌洗方法：全身麻醉下经双腔气管导管实行一侧肺通气，另一侧肺灌洗。灌洗液为 37℃ 的 0.9% 氯化钠溶液，每次灌洗 200～500ml，直至液体清亮。灌洗总量为 5000～12 000ml。一侧灌洗后，依据具体情况决定继续做另一侧肺灌洗或间隔数天后再做对侧灌洗。

对于部分 *GM-CSF* 基因表达缺陷或不足的 PAP 病人，皮下注射或雾化吸入重组人 GM-CSF 是一种备选的治疗方法，这种治疗方法相对于全身麻醉下全肺灌洗术，损伤小，不良反应少，对于轻到中度的 PAP 病人有可能避免全肺灌洗治疗。GM-CSF 治疗剂量及时间有待更多的临床证据进一步完善。目前，*GM-CSF* 基因治疗也在研究之中，通过转基因技术在肺组织重建 *GM-CSF* 表达可以使敲除 GM-CSF 基因小鼠肺泡内沉积的磷脂蛋白样物质消失，为 *PAP* 基因治疗奠定基础。

在自身免疫性 PAP 病人血中存在抗 GM-CSF 的中和抗体，而并不存在 GM-CSF 的合成、分泌及受体功能障碍，血浆置换术可清除血浆中病理性抗原、抗体、免疫复合物、蛋白质、炎症介质、毒素、毒物等成分，所以血浆置换成为治疗自身免疫性 PAP 的可能有效的方法。2002 年 Bonfield 等首次通过血浆置换疗法降低 GM-CSF 抗体效价，从而治疗自身免疫性 PAP。但因使用该治疗方法的报道及研究有限，其疗效有待更加深入的探讨。

利妥昔单克隆抗体是 B 细胞表面 CD20 抗原的单克隆抗体，通过减少表达 CD20 的 B 细胞数量，影响 T 细胞的活化，进而引起细胞因子产生减少，抑制浆细胞产生抗体的作用，已经在一些自身免疫性疾病中显示很好的疗效，如类风湿关节炎、特发性血小板减少性紫癜和系统性红斑狼疮等，故根据此原理应用于自身免疫性 PAP 中。2009 年 Borie 等首次应用 CD20 单克隆抗体利妥昔单抗美罗华治疗全肺灌洗和 GM-CSF 治疗无效的自身免疫性 PAP 病人。利妥昔单抗可促进肺泡巨噬细胞对脂质的运输及表面活性蛋白的代谢，其可能的机制与 GM-CSF 通过不同途径刺激肺泡巨噬细胞过氧化酶活化增生受体 γ 和三磷酸腺苷结合框转运子活动有关，而不是减少自身抗体的水平。利妥昔单抗治疗的不良反应有疲乏、头痛、恶心、发胖、鼻塞等。

异体干细胞移植治疗某些自身免疫性 PAP 也有成功的报道。对于上述治疗均无效的晚期病人或 PAP 已经进展到肺纤维化阶段，可考虑肺移植，但移植后仍可再发。

有时 PAP 病人由于其他临床状况需要同时使用皮质激素。大型队列研究表明，PAP 病人合并使用皮质激素将使病情加重（病情加重率为 80.8%）且更易发生感染，其中激素剂量高者较剂量中等或低者更容易加重病情。

总之，根据疾病严重程度采取不同的治疗方案是可取的，但对重症病人采取何种治疗方案更有利，单用还是联合治疗，均需要更多的研究资料来进一步佐证。

参考文献

Ben-Dov I, Kishinevski Y, Roznman J, et al. Pulmonary alveolar proteinosis in Israel: ethnic clustering. Isr Med Assoc J, 1999, 1(2): 75-78.

Ben-Dov I, Segel M J. Autoimmune pulmonary alveolar proteinosis: clinical course and diagnostic criteria. Autoimmun Rev, 2014, 13(4-5): 513-517.

Bonfield TL, Russell D, Burgess S, et al. Autoantibodies against granulocyte macrophage colony-stimulating factor are diagnostic for pulmonary alveolar proteinosis. Am J Respir Cell Mol Biol, 2002, 27(4): 481-486.

Borie R, Debray M, Laine C, et al. Rituximab therapy in autoimmune pulmonary alveolar proteinosis. Eur Respir J, 2009, 33: 1503-1506.

Kroll RR, Kumar S, Grossman RF, et al. Rare presentation of pulmonary alveolar proteinosis causing acute respiratory failure. Can Respir J, 2016: 4064539.

Ramirez J, Kieffer RF, Ball WC Jr. Bronchopulmonary lavage in man. Ann Intern Med, 1965, 63: 819-828.

Rosen SH, Castleman B, Liebow AA. Pulmonary alveolar proteinosis. N Engl J Med, 1958, 258(23): 123-142.

Tazawa R, Inoue Y, Arai T, et al. Duration of benefit in patients with autoimmune pulmonary alveolar proteinosis after inhaled granulocyte-macrophage colony-stimulating factor therapy. Chest, 2014, 145(4): 729-737.

Wali SO, Samman YS, Altaf F, et al. Primary pulmonary alveolar proteinosis: a case report and a review of the literature. Ann Saudi Med, 2000, 20(3/4): 274-278.

病例解析

1. 病例 1：男，41 岁。反复咳嗽、咳痰、胸闷、气喘 4 年，加重 5 天。病人 4 年来反复出现咳嗽、咳痰并伴有胸闷、气喘，症状反复，逐渐加重。5 天前受凉后再次出现咳嗽、咳痰，活动后感胸闷、气喘明显，于 2017-06-27 入院诊治。查体：T 36.5℃，口唇及甲床发绀，双肺呼吸音粗，未闻及干、湿啰音。

胸部 CT（2017-06-27）：双肺磨玻璃样高密度影，病变与正常肺组织分界清晰（图 3-3-14）。

【诊断】 肺泡蛋白沉积症。

【诊断依据】 中年男性，病史较长，临床症状相对较轻，影像学较重，双肺弥漫性分布磨玻璃影，小叶间隔增厚，呈典型地图样和铺路石样改变，首先考虑 PAP。病人行肺泡灌洗提示淋巴细胞比例升高，灌洗液 PAS 染色阳性，无细菌生长，未见结核杆菌。肺组织黏膜活检病理提示Ⅱ型肺泡上皮细胞轻度增生，Ⅳ型胶原纤维增生，符合 PAP（图 3-3-15）。病人行全身麻醉下全肺灌洗，复查胸部 CT，病变明显减轻（图 3-3-16）。

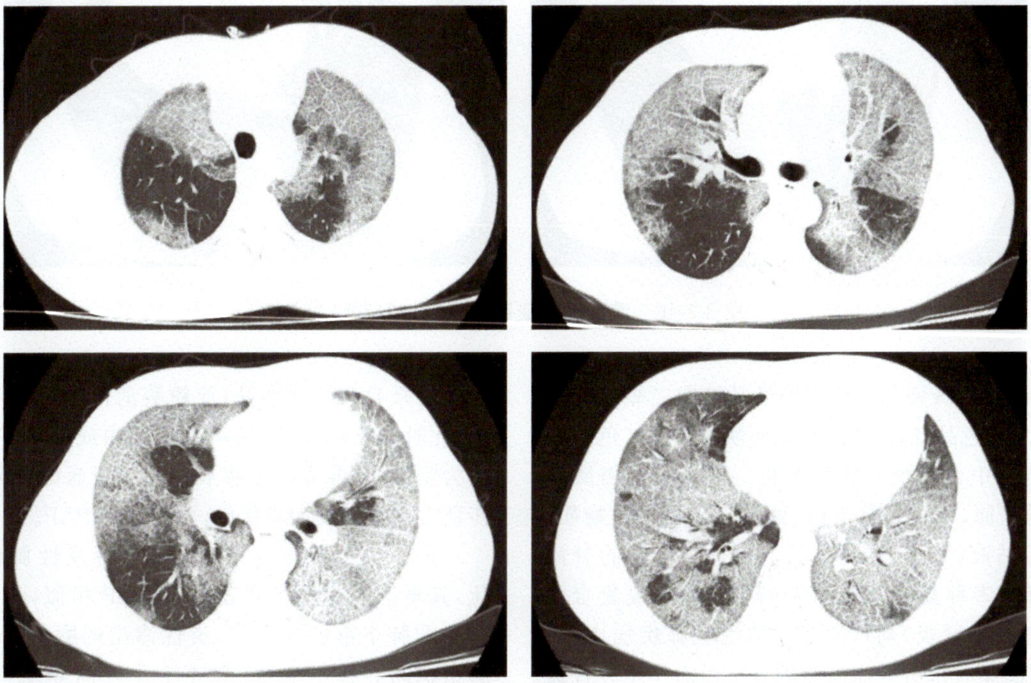

图 3-3-14 胸部 CT1

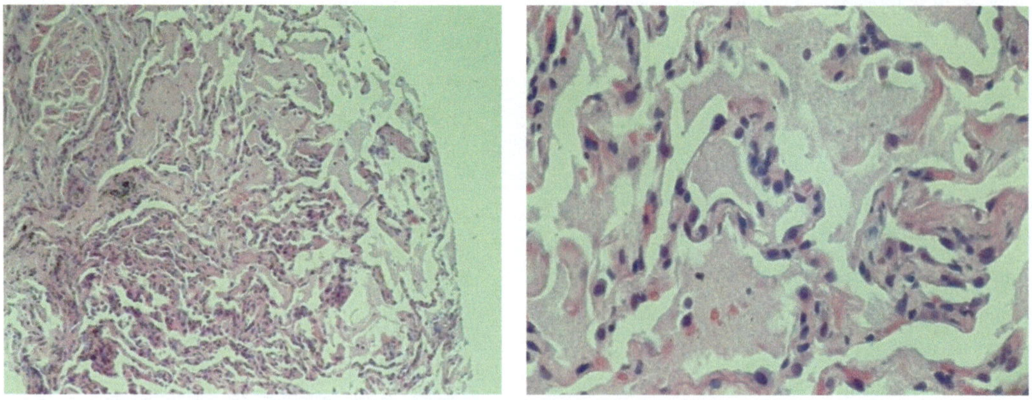

图 3-3-15　肺泡腔内充满粉染淡红色蛋白样物质，特殊染色 PAS 及酶消化后 PAS 均为阳性，证实为脂蛋白样物质(A. ×100;B. ×400)

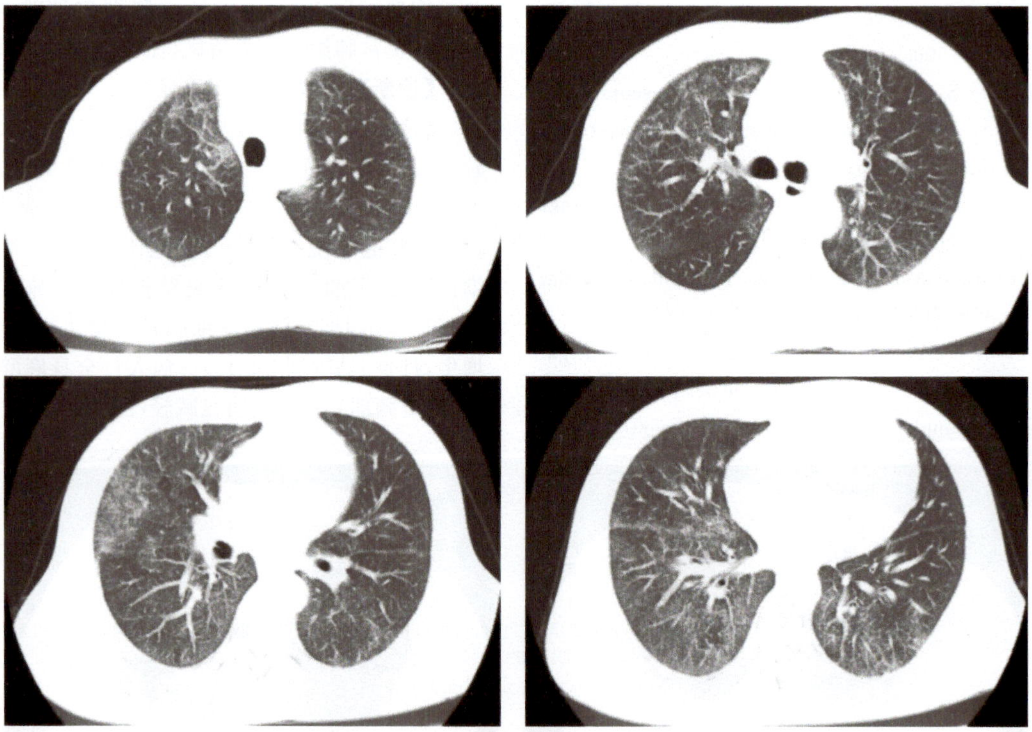

图 3-3-16　灌洗后病变明显减轻(2017-07-06)

【分析】 PAS染色是利用碱性品红在二氧化硫的作用下成为无色品红，再经醛氧化而恢复呈紫红色这一原理，为组织中含有醛基物质着色。PAS着色物质广泛，可以是糖原，也可是黏蛋白、糖蛋白或磷脂等物质。在组织中，黏液(如腺癌细胞、肠上皮及化生后的分泌物)、病原体(多种真菌)、基底膜(样)物质、免疫复合物(如膜性肾小球肾炎)均可着色。弥漫性肺疾病中，对PAP、真菌感染及部分异物肉芽肿等有诊断作用。普通PAS染色法无法准确鉴别黏液物质(如黏液物质或多糖)，糖原 D-PAS染色法(淀粉酶消化法)可将糖蛋白消化，此时 D-PAS 阳性，说明肺泡腔内或 BALF 中的蛋白质为脂蛋白，再结合黏液卡红和澳新蓝染色阴性，进一步证实该蛋白质为脂蛋白，可确诊为 PAP。

PAP 需与以下疾病鉴别：①特发性肺间质纤维化，其早期活动性病变表现与 PAP 相似，病变主要分布在两肺下部的外围区，炎性渗出的磨玻璃影与正常肺组织间界线不清楚，胸膜下小叶间隔增厚，在蜂窝状、网状影基础上，可见小结节影，病灶边缘可混有小的囊样气腔，为终末气道的代偿性扩张。病变有从胸膜下至肺门逐渐减轻的特点，罕有实变影。②肺炎型肺腺癌：肺腺癌病程较 PAP 短，CT 表现为弥漫性肺叶或肺段实变，但实变影内可见枯枝状支气管充气征，常合并纵隔淋巴结肿大，临床上一般有白色泡沫痰，可与 PAP 鉴别。③肺炎：往往起病急，临床症状重，可有发热、咳嗽及白细胞升高，抗感染治疗后肺部片状阴影消散快，但 PAP 的临床症状轻，多无发热、白细胞不升高，肺部体征与临床症状不吻合，抗感染治疗肺部阴影不会消失。④肺水肿：间质性肺水肿表现为肺血管影从肺门到外围均匀性增粗，两上肺静脉分支血管也多增粗，胸膜下见水肿的间隔线影；肺泡性肺水肿多有心脏病史，可见心影增大、Kerley B 线、胸腔积液等征象，肺部表现以双侧肺野内带的蝶翼状模糊影为特征，临床表现及影像特征为诊断的重要依据，与 PAP 鉴别不难。

（新疆职业病医院内三科　黄　超　提供）

2. 病例 2：男，23 岁。胸闷、咳嗽、气喘半年。

胸部 CT（半年前）：左肺呈铺路石样和地图样改变，左肺下叶背段实变影，右肺见沿气管走行多发斑片、实变影，内见支气管充气征（图 3-3-17A～D）。胸部 CT：左肺病变地图征和铺路石征消失，为多发结节、实变、气囊影，右肺病变较前吸收，以条索状影为主（图 3-3-17E～H）。

【诊断】 肺泡蛋白沉积症合并肺结核。

【诊断依据】 病人半年前 CT 示左肺呈铺路石样和地图样改变，为典型 PAP 表现。右肺病变以实变为主，内见多发虫蚀样空洞，考虑肺结核可能。半年后，左肺病变地图征和铺路石征消失，见多发结节、实变、气囊影，右肺病变较前吸收，考虑为 PAP 治疗后好转、结核复发加重可能。追问病史，半年前即确诊为 PAP，行肺泡灌洗，灌洗液体中找到抗酸杆菌，灌洗后一直抗结核治疗。

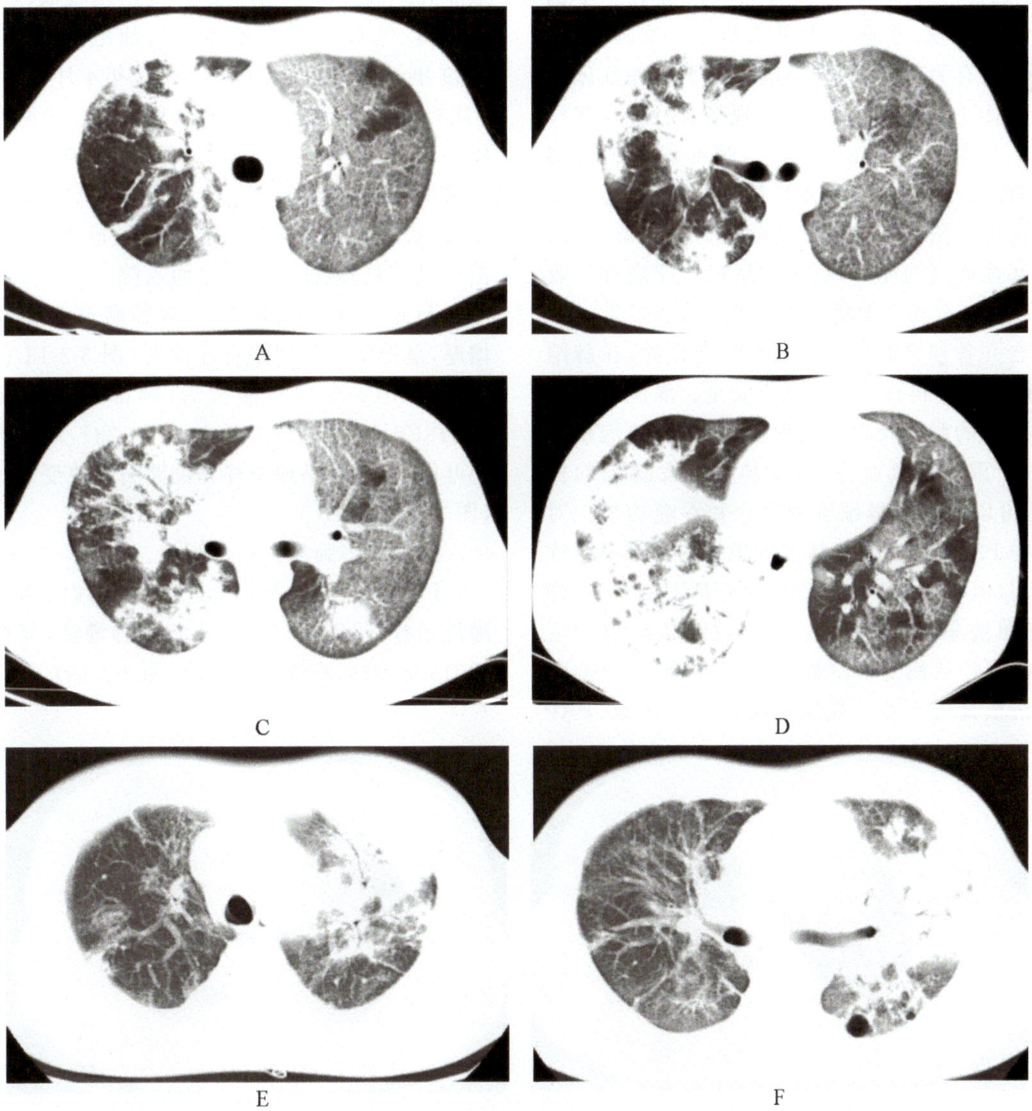

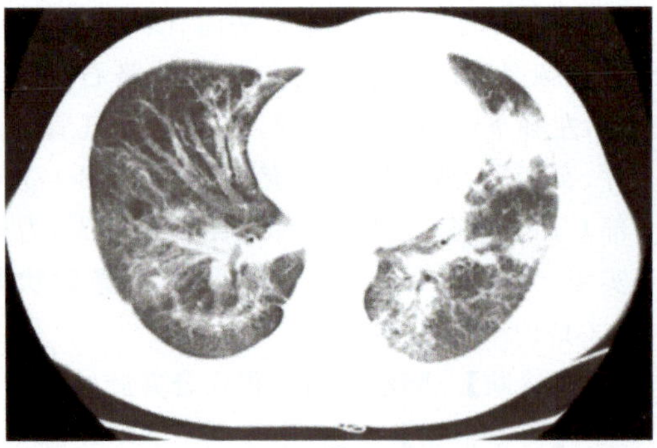

G

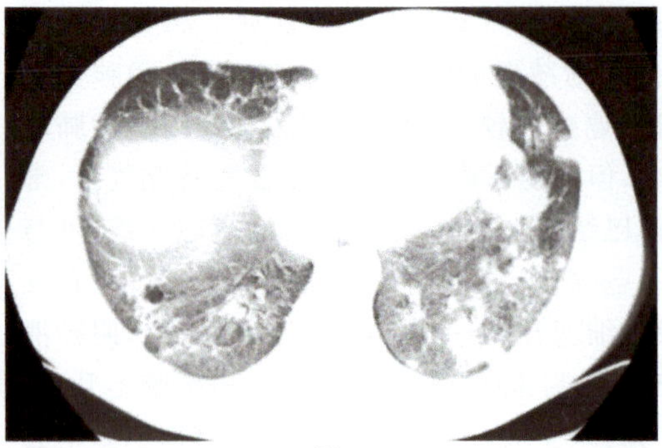

H

图 3-3-17 胸部 CT2

【分析】 PAP 合并肺结核属罕见病例。由于 PAP 病人呼吸系统免疫功能低下，容易继发各种感染。体外试验证实 PAP 病人的肺泡灌洗液可支持结核菌生长而不需其他营养物质，再加上巨噬细胞功能障碍，成为 PAP 病人继发结核菌感染的基础。本例 PAP 先于结核发现，考虑 PAP 并双肺继发型肺结核。PAP 与结核间有明确的联系，当出现以下几种临床征象时提示 PAP 合并结核可能：①出现咯血、发热、盗汗等结核常见而 PAP 少见的症状；②肺部病灶出现结节、纤维条索、实变等用 PAP 难以解释的改变；③肺功能障碍不仅仅是限制性肺通气功能障碍和弥散障碍，尚存在阻塞性通气功能障碍；④抗结核治疗病灶吸收好转。确诊结核有赖于细菌学或病理学检查结果。

PAP 合并各种感染时须首先治疗合并症，在肺结核得到有效控制后再行肺泡灌洗更安全。灌洗可以清除肺泡内沉积的脂质及表面活性蛋白，改善肺泡换气功能，纠正严重的低氧血症，减少肺内继发感染的机会，同时还可以改善巨噬细胞的趋化和吞噬功能。对于结核合并 PAP 病人，虽然肺泡沉积物的清除对结核的治疗有利，但有报道单纯抗结核治疗后 PAP 也可好转，且肺泡灌洗是侵入性操作，有导致结核扩散的可能。本例经治疗后病变一度好转后加剧，不除外全肺灌洗所致结核播散可能。我国是结核高发国家，PAP 病人合并肺结核的情况值得警惕。具体的诊断和治疗方法、肺灌洗的指征和时机均需进一步探索。

（浙江温岭市疾病预防控制中心　黄果平　提供）

3．病例 3：女，48 岁。咳嗽、咳痰、气短 10 年余，加重 5 天。病人 10 年前开始反复出现咳嗽、咳痰伴活动后胸闷、气短。2009 年确诊为肺泡蛋白沉积症。于 2009 年 4 月、2010 年 10 月、2012 年 4 月、2012 年 12 月 4 次行肺灌洗治疗，症状好转后出院。出院后咳嗽、胸闷症状反复，且逐渐加重，5 天前感咳嗽、咳痰增多，偶咳黄痰，头痛、恶心、乏力、心慌，不思饮食，感前胸疼痛、腹胀，不能活动，自服抗炎药及欣康片并给予利尿治疗效果差，为进一步治疗而入院。

胸部 CT（2012-11-19）：双肺磨玻璃影，小叶间隔增厚，呈地图样和铺路石样改变（图 3-3-18A～D）。胸部 CT（2012-12-04）：灌洗后，肺部病变有所吸收（图 3-3-18E～H）。胸部 CT（2013-04-23）：双肺磨玻璃影，小叶间隔增厚，呈地图样和铺路石样改变，双下肺实变（图 3-3-18I～L）。

【诊断】 肺泡蛋白沉积症。

【诊断依据】 中年女性，PAP 病史 4 年，多次行肺灌洗治疗，诊断明确。病人行全肺灌洗，复查胸部 CT（2013-05-06），病变有所吸收（图 3-3-19）。

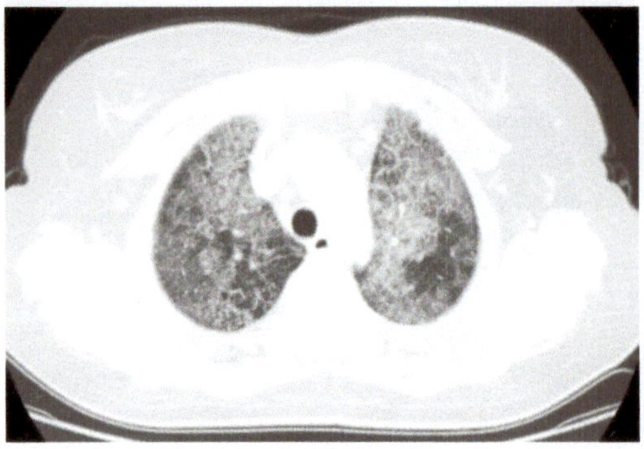

A

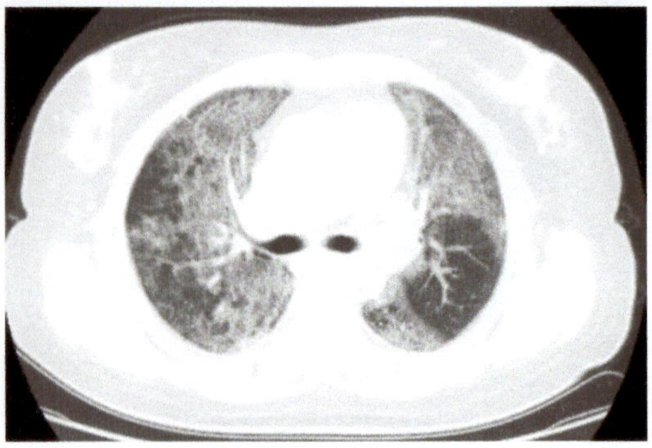

B

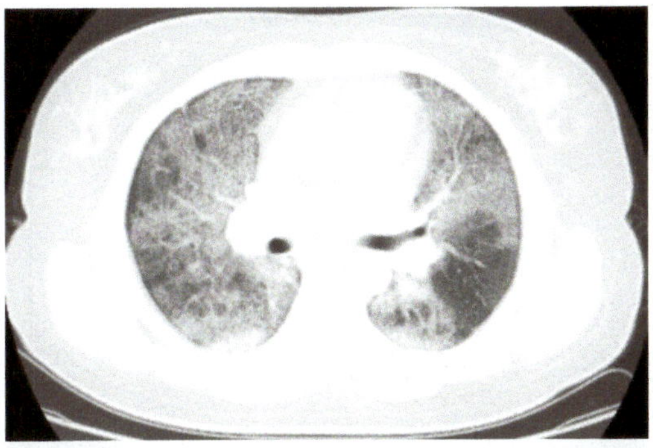

C

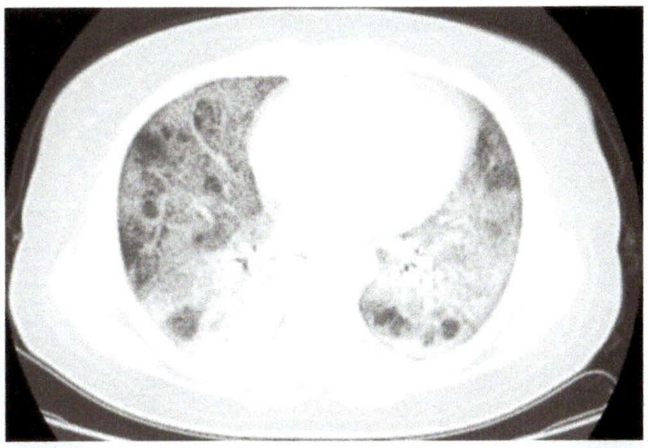

D

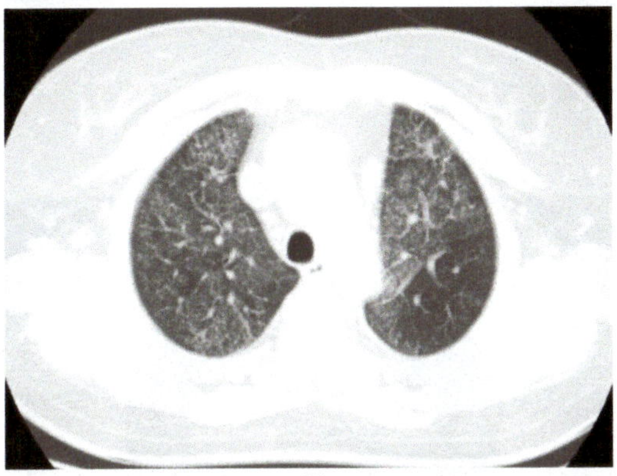

E

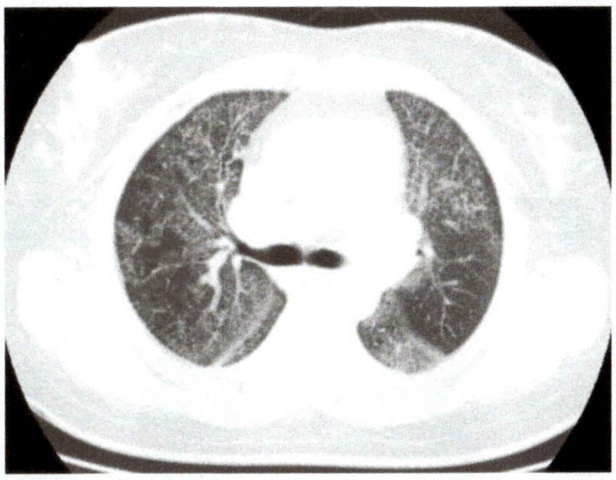

F

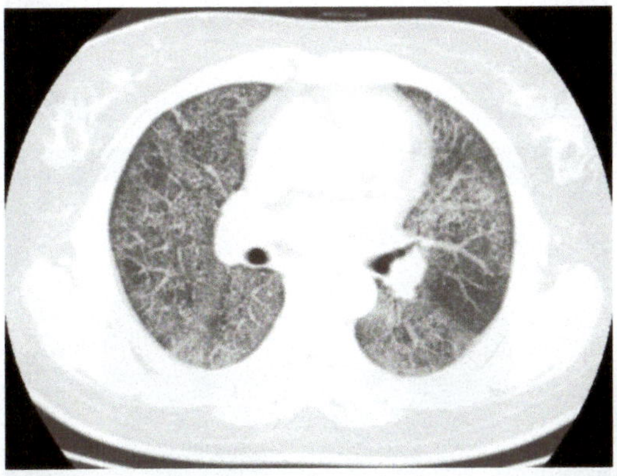

G

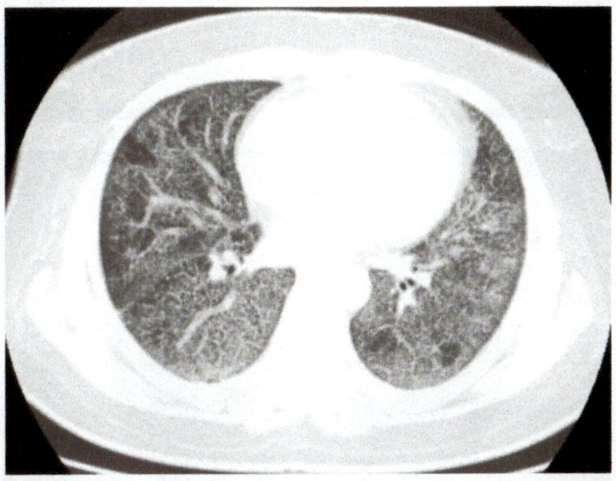

H

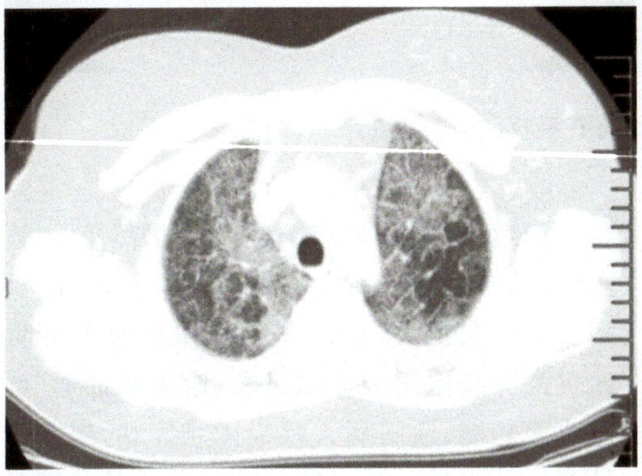

I

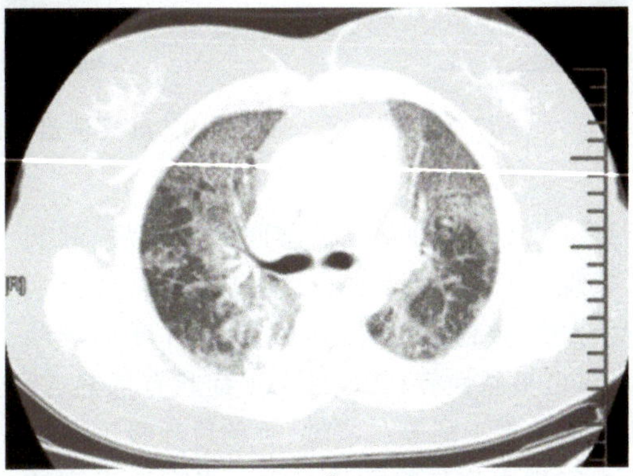

J

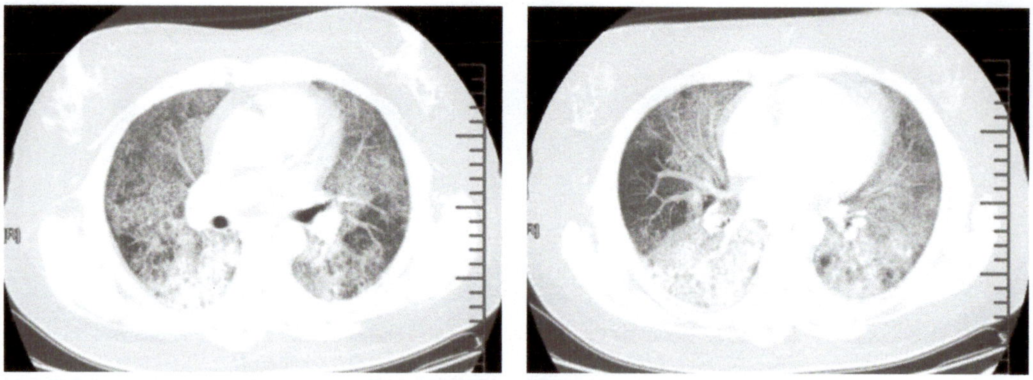

K L

图 3-3-18 胸部 CT3

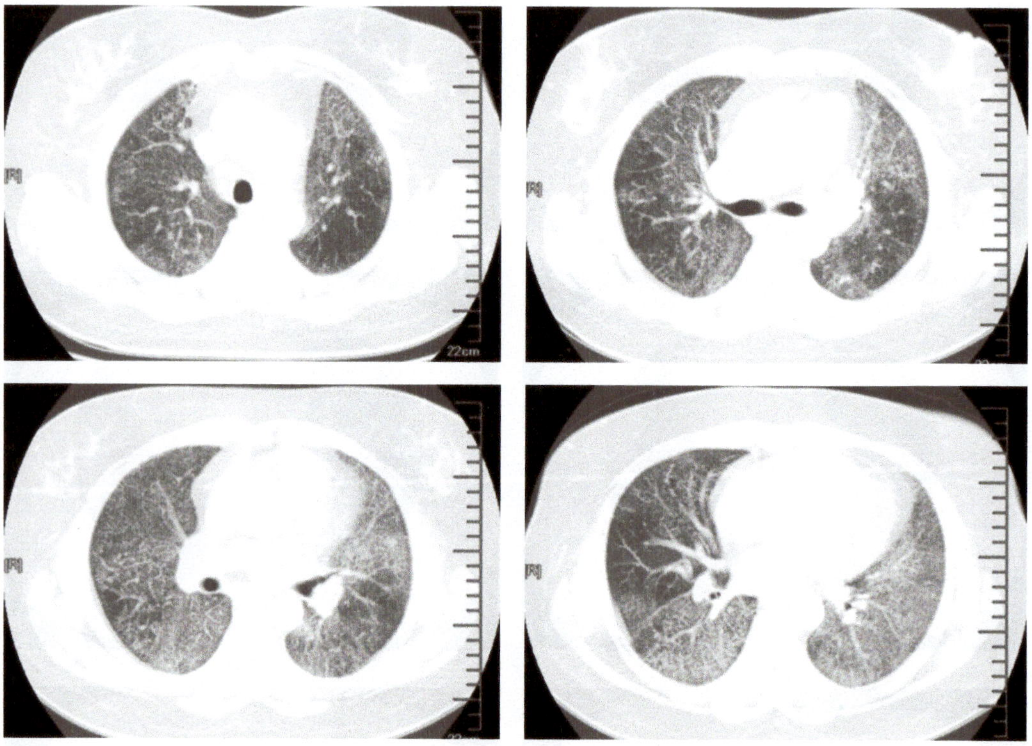

图 3-3-19 肺灌洗治疗后，病变吸收(2013-05-06)

【分析】 PAP 是一种罕见的肺间质性疾病，起病隐匿，临床表现多样，主要为进行性呼吸困难，部分病人出现轻微咳嗽、咳白色黏痰，继发感染后可出现咳嗽、咳痰加重，可呈脓性痰，其他的少见症状有低热、乏力、胸痛、咯血、体重下降等。咳嗽、活动后呼吸困难症状与肺泡、小气道内聚集物数量有关。当病人出现咳黄痰、发热等或咳嗽、喘息急性加重，应考虑合并肺部感染。本例入院前 5 天咳嗽、咳痰，偶咳黄痰，胸部 CT 示双下肺实变影，考虑合并继发感染。PAP 病变范围可呈中央型也可呈边缘型，上下分布无明显差异。

治疗方面，全肺灌洗(WLL)仍然是治疗 PAP 的首选治疗，亦是最有效的措施，总体有效率>60%，部分病人耐受欠佳，约 10%的病人术后改善不明显。WLL 通过清除肺泡内脂蛋白沉积，改善肺部通气、换气功能及弥散功能，缓解病人呼吸困难症状，提高病人生活质量和活动耐量。是否给予初始治疗的关键是病人症状是否导致生活质量和活动耐量下降。WLL 只是物理清除类脂蛋白的方法，绝大多数病人需要反复灌洗，针对病因治疗才是最终的治疗。目前，针对 PAP 病因的免疫治疗发展迅速，主要有 GM-CSF 替代治疗、针对

GM-CSF 抗体的治疗及血浆置换，推荐适用于无法耐受 WLL 或者 WLL 治疗效果欠佳的病人。临床中应根据病人综合情况选择不同的治疗方法，防止各种并发症的发生。如病人无法配合灌洗操作或者治疗效果不理想，可尝试其他治疗方法。

（新疆职业病医院内三科　黄　超　提供）

第四节　外源性过敏性肺泡炎

外源性过敏性肺泡炎（extrinsic allergic alveolitis，EAA），又称过敏性肺炎（hypersensitivity pneumonitis，HP），是易感个体反复吸入各种抗原性有机物质所引起的一组免疫性非 IgE 介导的弥漫性间质性和肺泡性疾病。主要以肉芽肿、间质性肺炎及淋巴细胞性细支气管炎为临床表现。

一、流行病学

1932 年 Campbell 首次描述农民肺，认为病因主要是吸入了发霉的干草。1963 年 Pepys 等进一步证实发霉干草中的细菌才是引起 EAA 的最终病因，过敏病因学由此才被广泛接受。目前已知 300 种可疑抗原，其直径多在 3～5μm，可直接吸入到肺泡。大体可归纳为三大类，①病原微生物：细菌（嗜热放线菌、热吸水链霉菌、枯草杆菌、非结核分枝杆菌等）和真菌（曲霉、白僵菌、孢子菌等）最常见。嗜热放线菌是最早被认识到引起农民肺的病原菌。真菌也可引起 EAA，如葡萄牙的橡树软木尘病主要是由青霉菌属引起的，日本的夏季型 EAA 主要是由皮肤毛孢子菌属引起的，其他如白念珠菌、毛霉属等均可引起 EAA。②动物蛋白质：最常见的是禽鸟抗原，如蚕丝尘、动物皮毛、禽类粪便等。③小分子化学物质及某些药物：异氰酸盐、皮革、油漆、环氧树脂、除虫菊、甲醛、杀虫喷雾等小分子物质可能作为半抗原进入体内发挥作用；另外，尚有垂体后叶素、滴鼻剂、硫唑嘌呤和多烯紫杉醇等药物。

依接触抗原条件的不同，可分别称作农民肺（吸入嗜热放线菌或热吸水链真菌污染的稻草和谷物）、蔗尘肺、蘑菇工人肺、饲鸟者肺、化学工人肺、湿化器肺、风笛肺、萨克斯肺、空调肺、夏季型 EAA 等。农民肺和饲鸟者肺是最常见的两类 EAA，所有年龄段均可发病，1%～19%接触发霉草料的农民出现农民肺，农作业工人中 EAA 症状的发生率远高于疾病的患病率；6%～20%接触鸟粪的人会患饲鸟者肺。不同的 EAA，其危险人群和危险季节都不一样。农民肺发病高峰在晚冬和早春，病人多是男性农民，与他们在寒冷潮湿气候使用储存干草饲养牲口有关。饲鸟者肺没有明显的季节性，在欧洲和美国多发生于男性，在墨西哥则多发生于女性。欧洲和美国的嗜鸟者肺主要发生于家里养鸟的人群，无明显的性别差异。日本夏季型 EAA 高峰在日本温暖潮湿地区的 6～9 月份，多发生于无职业的家庭妇女。在认识到 EAA 与职业环境或粉尘暴露的关系后，一些减少职业暴露的措施已经明显降低了许多职业环境中 EAA 的发生。但新的环境暴露引起的 EAA 也在不断被认识。超声雾化器、空调、沐浴盆、蒸汽熨斗、水渍和与水相关的环境（如游泳池或无土栽培）中产生的水汽含有大量的细菌、分枝杆菌、真菌，能够引起 EAA。识别新的致病因素能更好地帮助临床医生找出诱发 EAA 的病因。

80%～95%的 EAA 病人都是非吸烟者。这可能是因为吸烟影响了血清抗体的形成，抑制肺的免疫反应。临床上吸烟的 EAA 病人体内 IgG 抗体的水平较非吸烟者低，可能是烟雾中尼古丁通过影响巨噬细胞和淋巴细胞功能起到保护作用。

由于各地的医疗习惯、地理位置、季节、研究人群和危险因素不同，不同地区 EAA 流行病学数据差异很大。很多 EAA 易误诊为其他肺部纤维化疾病，诊断过程会受到大量不确定因素影响，如特异性抗原和淋巴细胞刺激试验、抗原激惹试验和支气管肺泡灌洗液（BALF）检查结果均会影响过敏性肺炎的诊断。尽管存在大量漏诊和误诊，目前研究已证实 EAA 也是一种常见的间质性肺炎，欧洲 EAA 占间质性肺疾病的 4%～15%。

二、发病机制

EAA 的发病机制有过敏原、接触史和易感人群三个必需环节。EAA 的发病除了与暴露的环境有关外，宿主的内在因素（包括遗传易感性）、出生早期暴露于各种环境因素导致后续免疫应答的改变均为发生 EAA 的影响因素。尽管很多人与 EAA 相关抗原接触后在血清中产生了抗体或出现肺泡灌洗液淋巴细胞增多，但只有少数人出现临床症状，提示发病者存在易感性，可能与人类白细胞抗原（HLA）有关。

EAA 与哮喘同属变态反应性疾病，尽管确切的发病机制尚不清楚，但与哮喘不同的是，哮喘为 Th2 细胞和 IgE 介导的Ⅰ型变态反应性疾病，EAA 主要是吸入抗原后引起的肺部巨噬细胞-淋巴细胞性炎症并有肉芽肿形成，以 $CD8^+$ 淋巴细胞增殖和 $CD4^+$ Th1 淋巴细胞刺激浆细胞产生大量抗体尤其是 IgG 为特征，主要发病机制是Ⅲ型(抗原抗体复合物)和Ⅳ型(细胞介导的迟发型)免疫反应。EAA主要累及肺泡及肺间质,病人血清IgE水平及血嗜酸粒细胞水平一般均无升高。EAA合并炎症反应(急性更常见)和EAA合并纤维化反应(慢性常见)的发病机制可能各不相同。暴露于吸入性抗原可能导致呼吸上皮细胞促炎反应的发生,吸引中性粒细胞(产生Th1免疫应答所需的IL-γ)和肺泡巨噬细胞。中性粒细胞的凋亡促使树突状细胞和肺泡巨噬细胞(作为抗原递呈细胞)的成熟。IL-1、IL-12和IL-18的释放促进了淋巴细胞增殖和Th1细胞的分化。T细胞和巨噬细胞介导的变态反应导致慢性炎症、肉芽肿形成及肺间质纤维化。

三、病理

EAA典型组织病理学改变包括:支气管中心性的淋巴细胞性细支气管炎、散在分布的非坏死性上皮细胞肉芽肿和以淋巴细胞渗出为主的慢性间质性肺炎。当未发现暴露抗原和(或)影像学表现不典型时,需要通过组织病理学明确诊断。对于急性EAA,病变主要累及呼吸性细支气管及相邻的血管和肺泡,肺泡和间质有明显淋巴细胞、浆细胞和激活的肺泡巨噬细胞浸润。巨噬细胞胞质通常有特征性的空泡样改变。有的细支气管生发了阻塞,管壁遭到破坏,25%~50%的病例可发生闭塞性细支气管炎,15%~25%的病例可伴有闭塞性细支气管炎伴机化性肺炎。上述病理表现可随着与过敏原的脱离完全消退而不留痕迹。亚急性EAA病理可出现非干酪性坏死肉芽肿,类似于结节病,但EAA的肉芽肿常在细支气管附近或邻近肺泡腔并单个存在,而结节病肉芽肿则常常在支气管和胸膜下部位。慢性EAA的形态学特征并不特异:UIP样表现、支气管周围伴非特异性间质性肺炎(NSIP)样表现、轻度肺泡炎/支气管炎和肉芽肿形成。UIP样表现的慢性EAA病人预后最差,生存期最短。

四、临床表现

EAA的临床表现取决于吸入抗原的免疫性;接触粉尘的模式,如时间、次数、剂量等;机体肺易感性。其中,接触粉尘的强度及次数是最重要的决定因素。虽然EAA的临床表现较复杂,致病的抗原多种多样,但通常将EAA分为急性、亚急性和慢性。

急性EAA呼吸道症状可合并系统性症状,而亚急性和慢性通常由持续或间断吸入低剂量的抗原而引起,两者的鉴别在于影像学上是否存在纤维化特征。

急性EAA是由吸入高剂量抗原后引起的一种综合征,常在接触抗原数小时(4~6小时)后发病,可有发热(有时可高达40℃)和寒战,同时伴呼吸困难、咳嗽和胸闷,但症状往往不明显。一般情况下,症状在数小时(最多数天)内减轻,但再次暴露时可复发。体检示双肺底湿啰音,可在症状缓解后持续数周,哮鸣音少见。过敏原接触是导致急性EAA的主要原因,避免过敏原接触是最好的预防措施。

亚急性EAA通常隐匿起病,咳嗽和呼吸困难可持续数周到数月,呼吸困难可进行性发展而逐渐加重。其他症状有食欲减退、乏力、消瘦。双肺可闻及广泛的细湿啰音。有时需与特发性间质性肺部疾病或感染进行鉴别诊断。病人全身症状更明显,持续或间断吸入低剂量过敏原是导致亚急性和慢性(进行性)EAA的主要原因。

慢性(进行性)EAA起病隐匿,症状出现在接触抗原数月以后,主要为干咳、呼吸困难和发绀,并进行性加重,由于肺组织不可逆破坏而表现为进行性肺纤维化,很难同肺源性心脏病、NSIP或特发性肺纤维化(IPF)进行鉴别诊断,最终可并发肺源性心脏病和呼吸衰竭。

IPF急性加重很常见,EAA也可出现急性加重。慢性EAA急性加重往往表现为快速进行性呼吸困难,HRCT可见新发双肺磨玻璃影;需除外心力衰竭、感染或肺栓塞。其他表现:肺总量下降,一氧化碳弥散功能下降,组织学上出现UIP样表现,支气管肺泡灌洗液BALF中中性粒细胞增加,淋巴细胞减少。

五、影像学表现

EAA的CT表现多种多样,这与暴露于抗原环境的时间、抗原浓度及病人对抗原变态反应的个体差异有关。EAA的形态、大小、部位在数天或数周内可有明显变化。病变多以两肺中部区域分布为主,肺尖、肺底、肋膈角稀少。

急性期EAA病理上主要是由于吸入大量的抗原物质引起肺泡壁及细支气管壁充血水肿,黏膜层下有浆细胞、淋巴细胞,肺泡腔内充满中性粒细胞、淋巴细胞和嗜酸粒细胞。CT表现为双肺磨玻璃影(图3-4-1~图3-4-3)和气腔实变影,内见弥漫性分布的边界不清的小叶中心结节,通常直径<5mm,沿小叶中心和细支气管周围分布(图3-4-4、图3-4-5)。斑片状磨玻璃影和肺泡过度充气交错形成空气潴留(马赛克征)。

亚急性期是急性期与慢性期过度,典型CT表现为双肺斑片状或弥漫分布的磨玻璃影,多分布于中下肺野或支气管血管束周围;大量圆形的小叶中心结节影,通常直径<5mm,边界模糊,且多为磨玻璃密度(图3-4-6、图3-4-7)。结节边缘清晰或呈明显的随机

分布者很少出现。磨玻璃影的范围与限制性肺功能的严重性和气体交换的损伤相关，反映了弥漫性间质性肺炎的出现。小结节代表细支气管腔内肉芽组织或淋巴细胞性细支气管炎。在此基础上，如果同时伴有细支气管炎引起支气管阻塞所致气体陷闭，导致呼气相的空气潴留征和吸气相的马赛克征（图 3-4-8、图 3-4-9），则更具有诊断意义。上述肺部影像与吸入过敏原后导致的淋巴细胞性细支气管炎、弥漫性肺泡炎症浸润和肺间质内非干酪样坏死性肉芽肿等病理改变是相对应的。广泛的腔内肉芽组织伴局灶性机化性肺炎在一些病例中可见，形成直径>10mm 的不规则结节（图 3-4-10）。有些不规则的结节周围可见磨玻璃影（晕征），继发于由淋巴细胞浸润和非干酪性肉芽肿引起的肺泡壁轻微增厚。

慢性期 EAA 胸部 CT 表现为网状纤维化、肺部结构扭曲、牵拉性支气管扩张、细支气管扩张和蜂窝肺。小叶区低密度影和血管增多见于 80%以上的慢性 EAA 病人（图 3-4-11～图 3-4-13），50%的病人在该区内可见边界不清的小叶中央结节（图 3-4-14）。50%以上的慢性 EAA 可见细小的蜂窝肺，多分布于胸膜下和支气管血管周围。与 IPF 相反，慢性 EAA 的蜂窝样变很少出现在肺基底部，一般不影响肋膈角。轻度反应性纵隔淋巴结肿大比较常见。沿支气管束分布的斑片状或条索状实变阴影较少见，类似机化性肺炎的胸部 CT 表现（图 3-4-15）。慢性 EAA 比肺间质性肺纤维化病人更有可能形成肺气肿，且下肺野多见（图 3-4-16）。因多数 EAA 病人是非吸烟者，不能用吸烟解释其慢性支气管炎或肺气肿形成，故 EAA 病人出现肺气肿是 EAA 本身所致，可能与细支气管炎和阻塞有关或与慢性 EAA 的气道高反应性有关。形成肺纤维化后，病人可能逐渐发展为呼吸衰竭和肺源性心脏病。

根据预后不同，EAA 可以分为两种影像学亚型：纤维化 EAA 和非纤维化 EAA。CT 上纤维化的存在和程度与死亡率的增加密切相关。此外，牵拉性支气管扩张症的严重程度和蜂窝样改变的程度是慢性 EAA 病人死亡的预测因子。

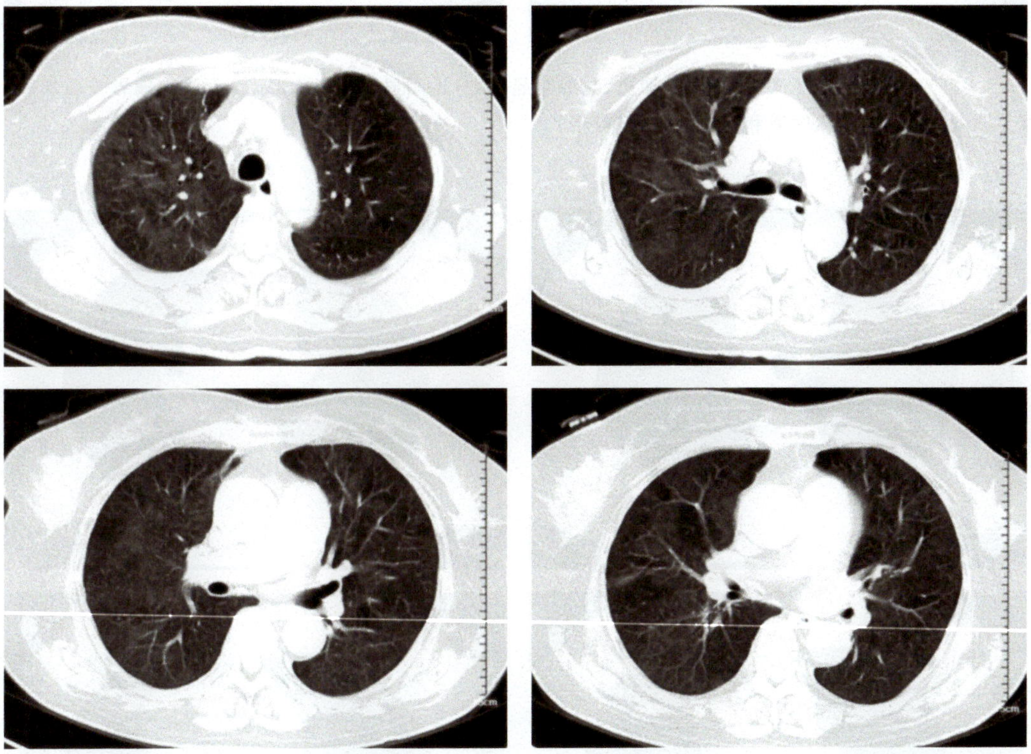

图 3-4-1　女，68 岁。咳嗽，发热 3 天。发病前应用丙种球蛋白治疗结缔组织病 1 周，停用 5 天后发病。胸部 CT 示双肺磨玻璃样改变

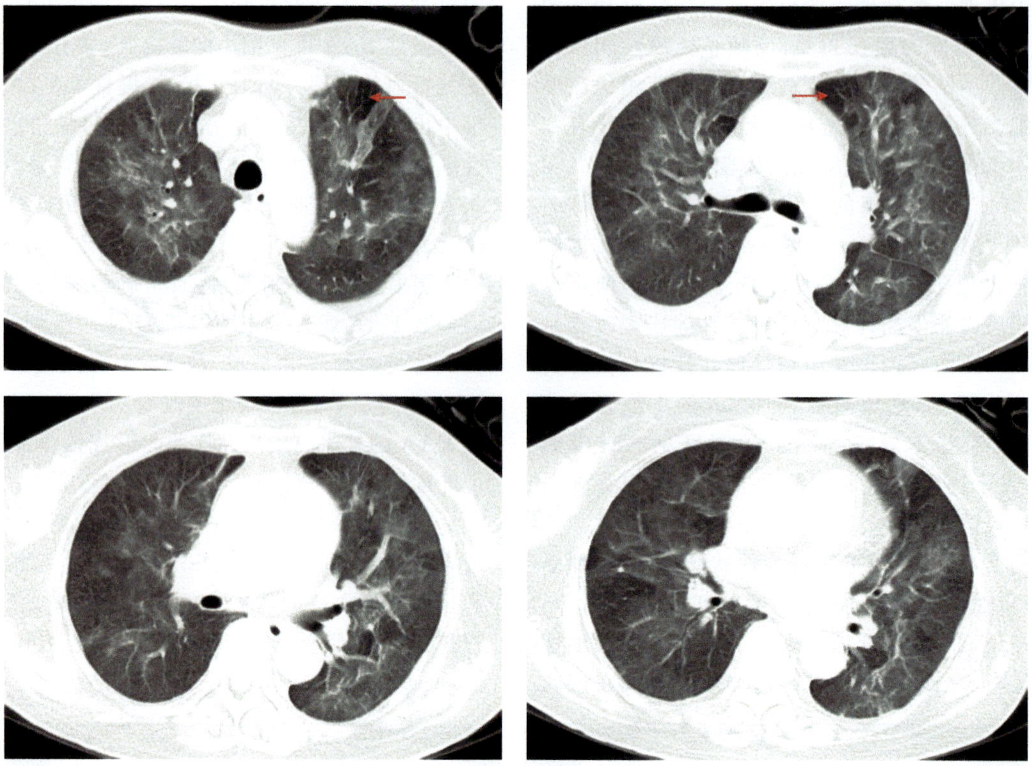

图 3-4-2　抗感染治疗 3 天，症状逐渐加重，喘憋明显，氧分压明显降低。胸部 CT 示磨玻璃影较前加重，可见纤维条索影和空气潴留征（红箭）

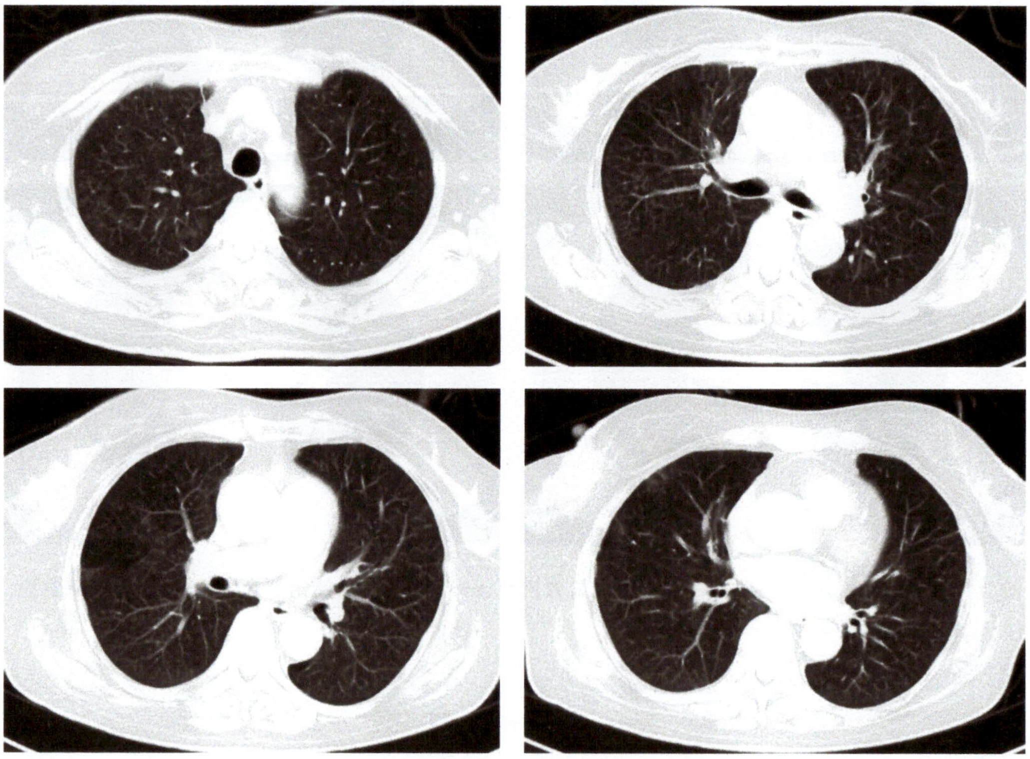

图 3-4-3　激素治疗 1 周后，症状缓解，病变吸收

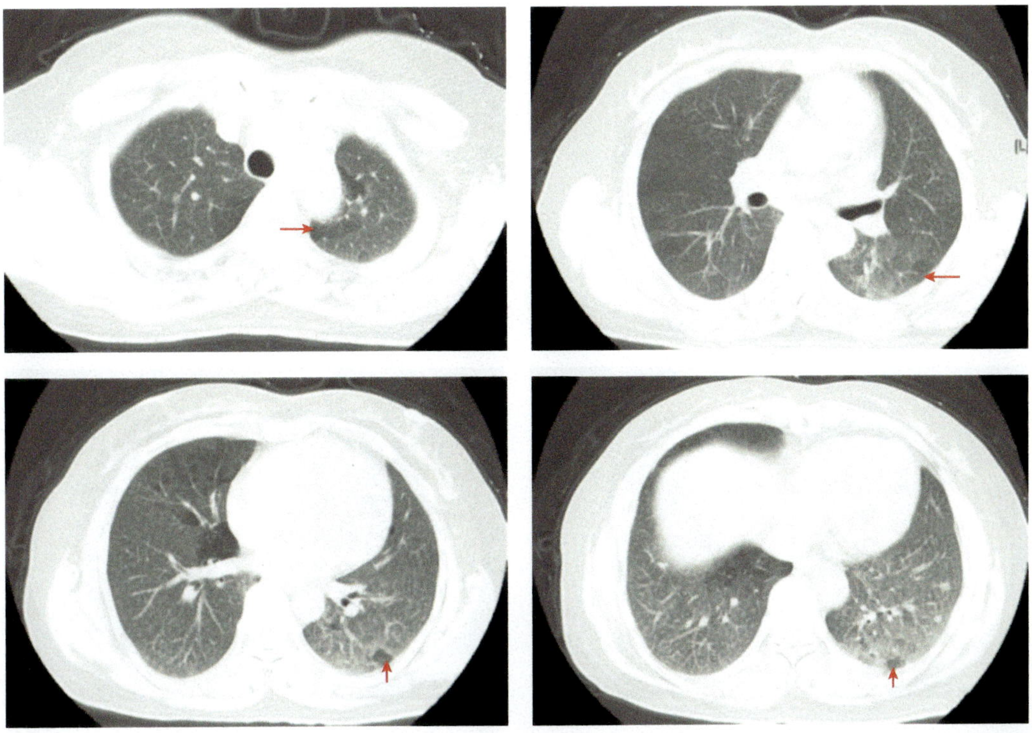

图 3-4-4　女，47 岁。接触干玉米后出现咳嗽、胸闷。查体右下肺可闻及湿啰音。胸部 CT 示双肺磨玻璃影，内见弥漫性分布的边界不清的小叶中心结节，沿小叶中心和细支气管周围分布，可见空气潴留征(红箭)

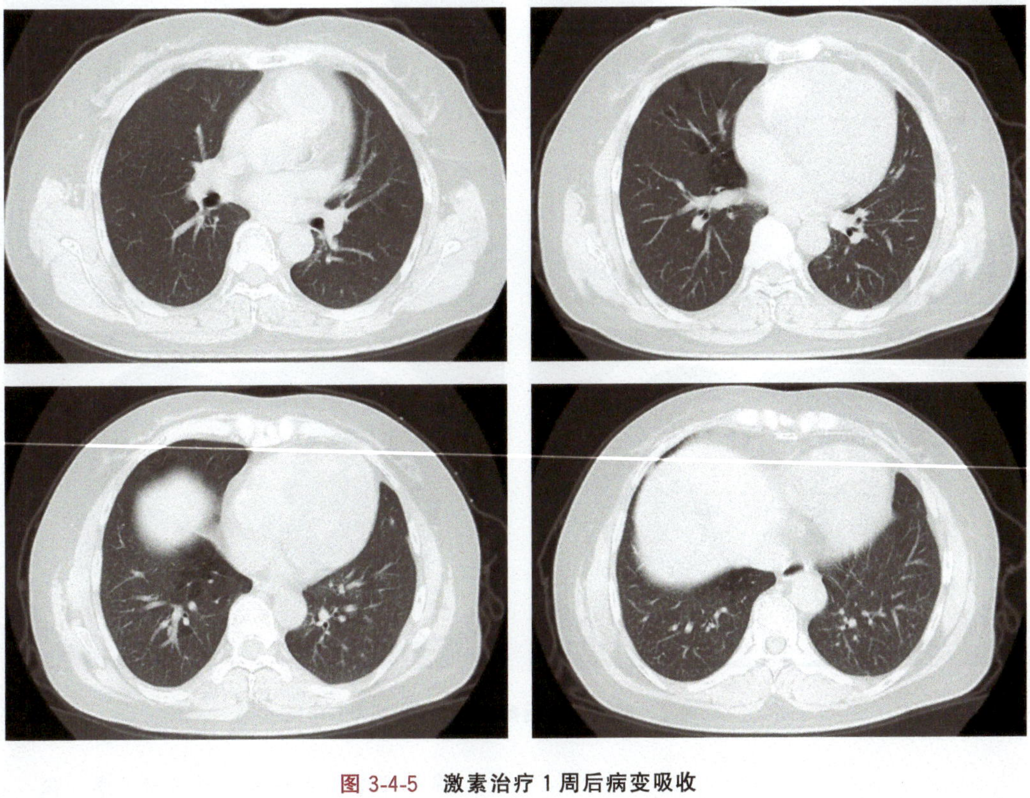

图 3-4-5　激素治疗 1 周后病变吸收

(莱芜市人民医院影像科　陶宗贵　提供)

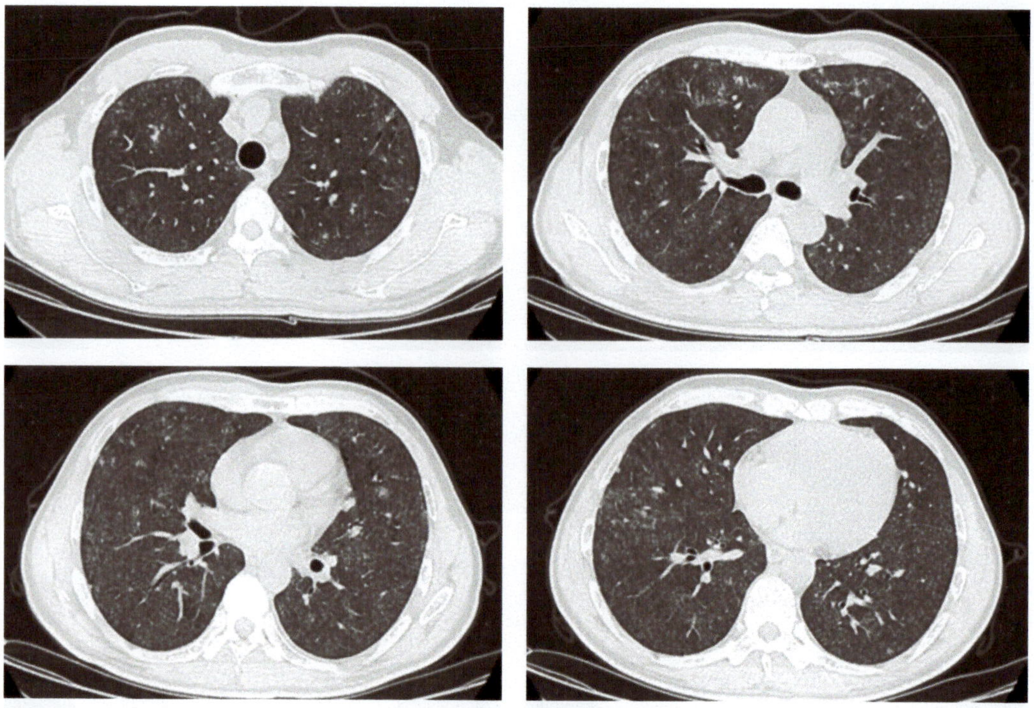

图 3-4-6 男，43 岁。胸闷、喘憋、间断发热 2 个月。饲养鸽子 50 余只。胸部 CT 示双肺弥漫分布的磨玻璃影和边缘模糊的小叶中心结节影(2018-04-10)

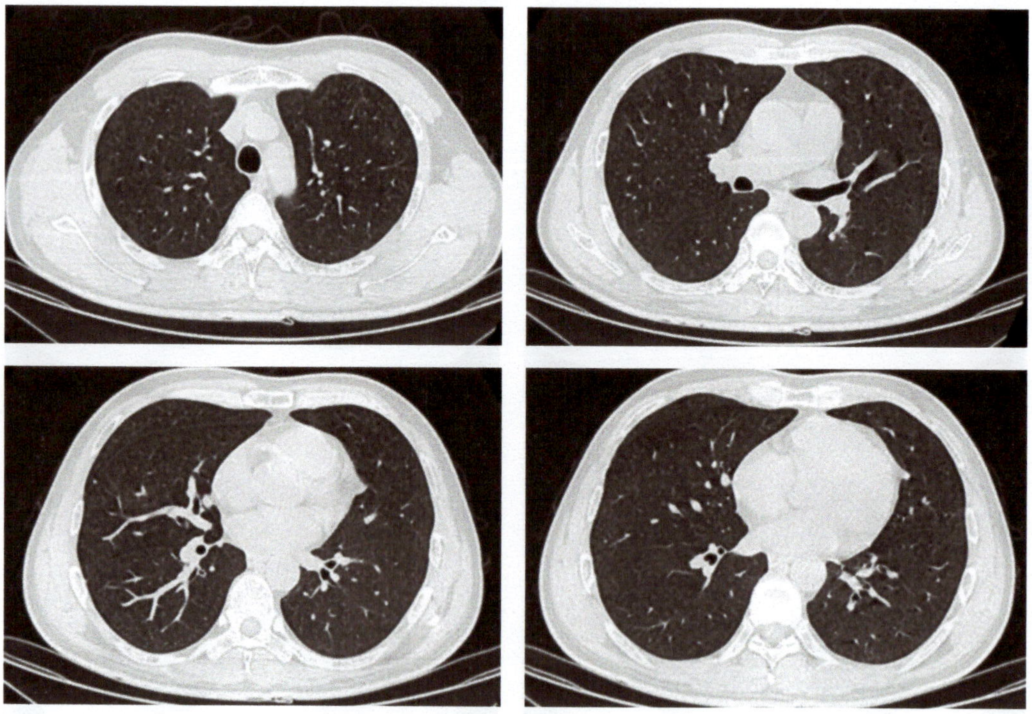

图 3-4-7 激素治疗后病变吸收(2018-05-16)

（阜新市第二人民医院呼吸科 李 微 提供）

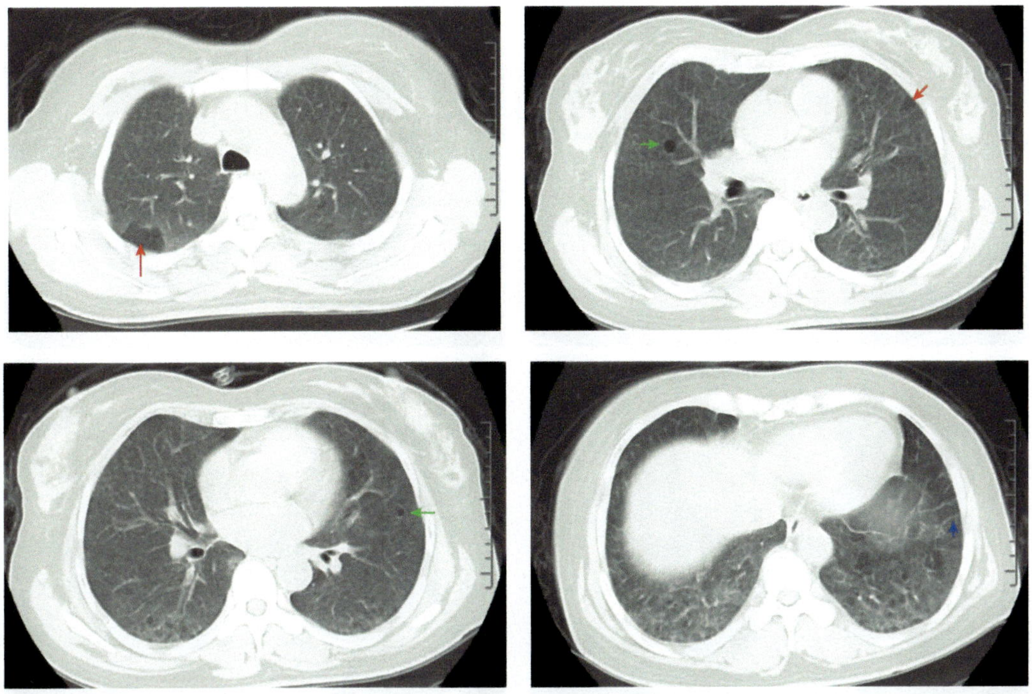

图 3-4-8　女，53 岁。咳嗽、喘憋 2 个月。家中长期饲养大量信鸽。喘憋貌，双肺未闻及干、湿啰音。肺功能：轻度限制性通气功能障碍，肺泡弥散功能重度下降。胸部 CT 示双肺弥漫分布磨玻璃影和边缘模糊的小叶中心结节影，可见空气潴留征（红箭）和肺气囊（绿箭），双肺下叶见网状影（蓝箭）（2017-06-11）

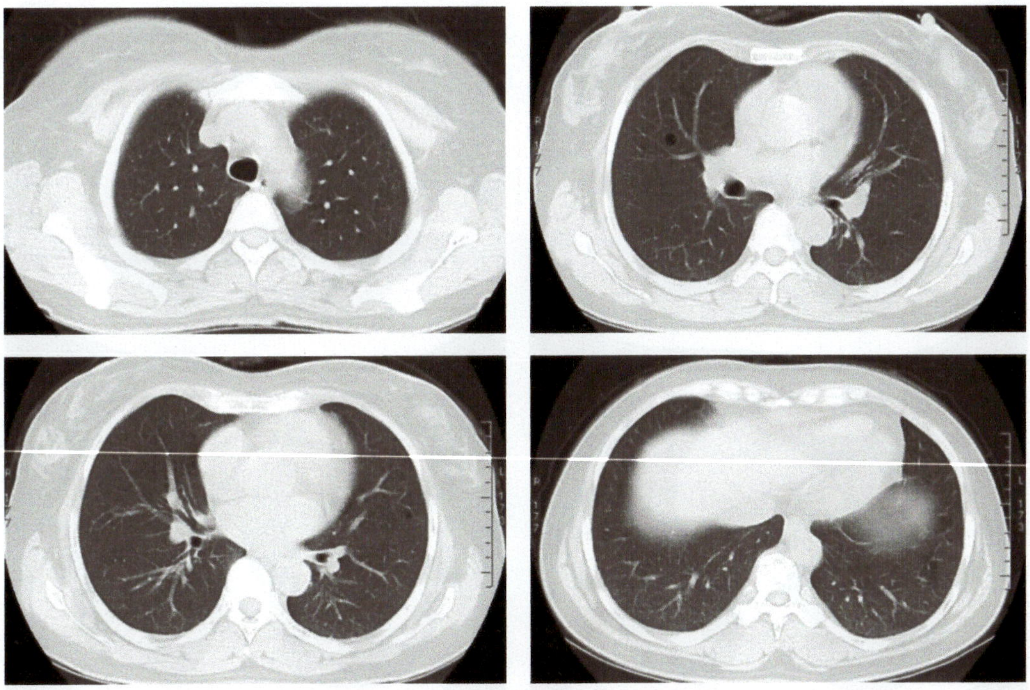

图 3-4-9　对病人进行隔离并激素治疗后，病变明显吸收（2017-06-22）

（东营市东营区医院呼吸科　周仪竟　提供）

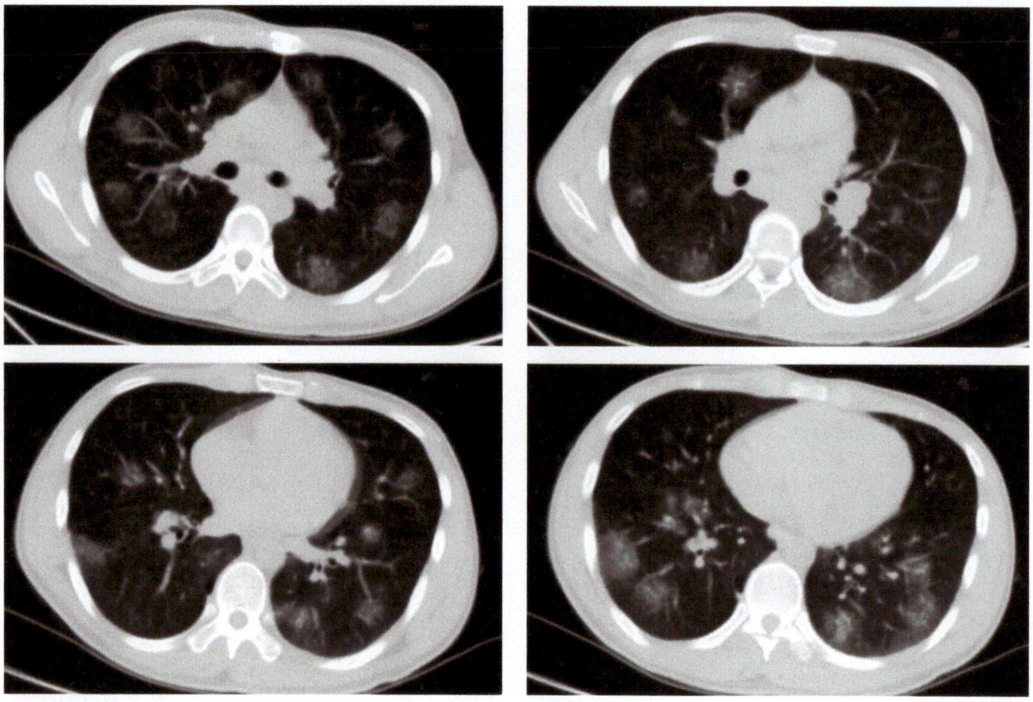

图 3-4-10　男，21 岁。养羊专业户，羊毛过敏原测试阳性。双肺多发沿支气管走行磨玻璃影、结节影。脱离过敏原并经激素治疗后好转

（上海市第九人民医院呼吸内科　甘丽杏　提供）

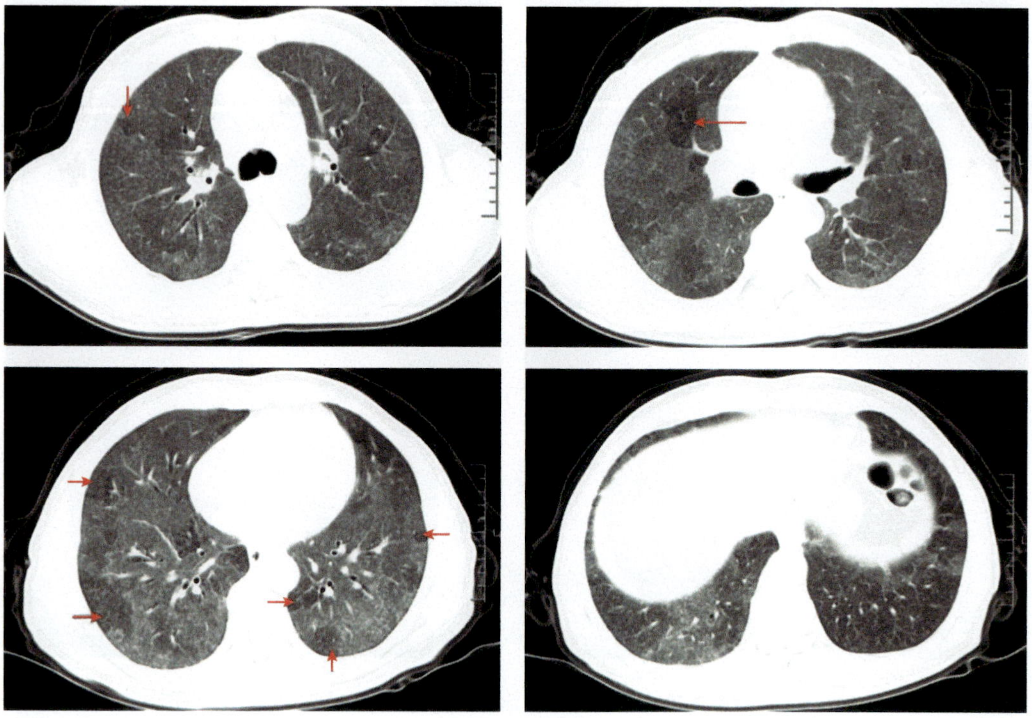

图 3-4-11　男，66 岁。憋气、咳嗽 10 个月，加重 1 周。22 岁时有放射性物质暴露史。饲养羊、鸡、鱼 6 年，平时接触农作物。双肺弥漫性分布磨玻璃、结节影，空气潴留征（红箭）明显（2017-01-17）

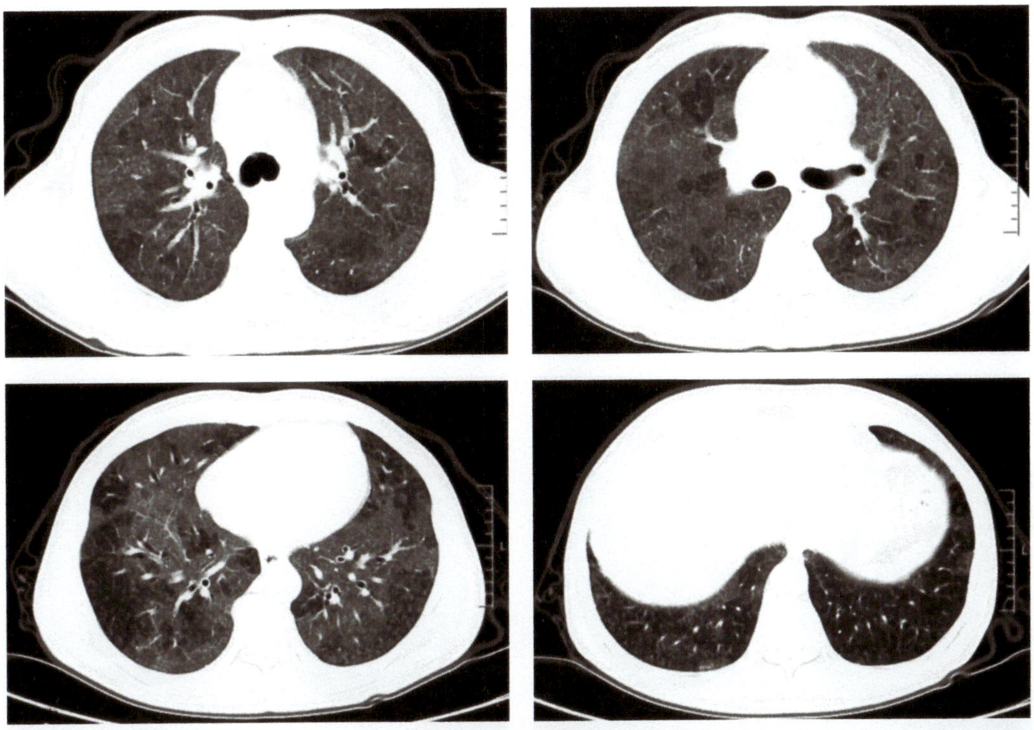

图 3-4-12　病人经支气管镜肺活检：肺泡结构存在，肺泡间隔较均匀增宽，伴少量淋巴细胞、单核细胞浸润，考虑 NSIP；肺泡灌洗液细胞分类：见较多淋巴细胞及单核细胞，PAS 染色阴性。临床诊断 EAA，激素治疗后病变略有吸收（2017-02-27），服用 1 个月后自行停药

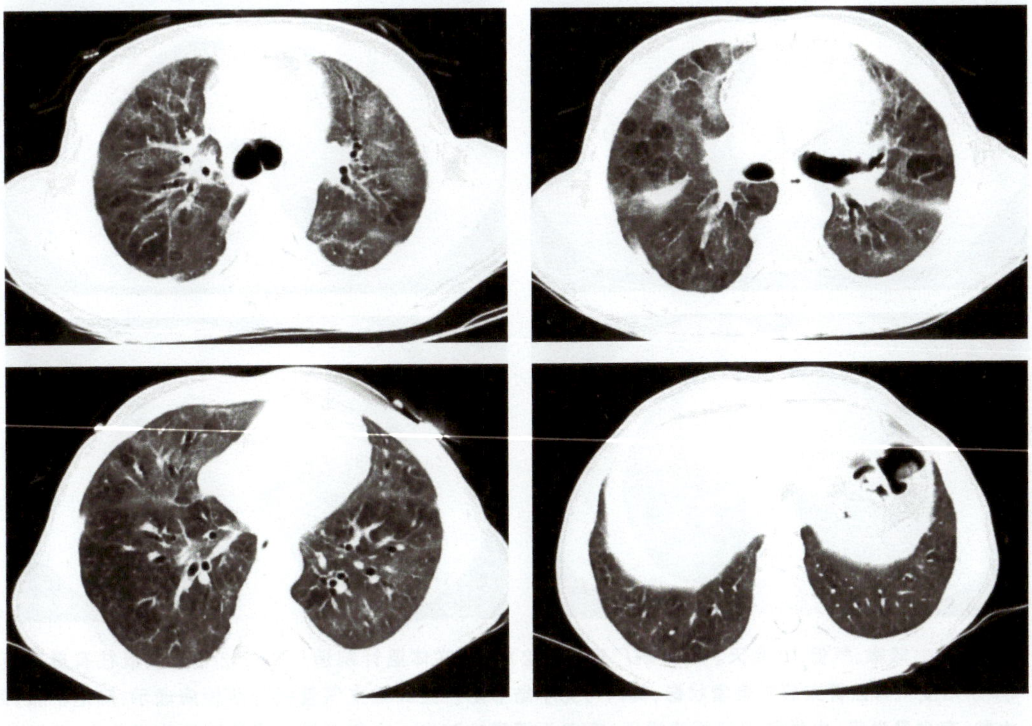

图 3-4-13　双肺弥漫分布磨玻璃影和空气潴留征，较前明显进展（2017-09-27），临床诊断慢性 EAA 急性加重

（枣庄市峄城区人民医院呼吸科　张　蕾　提供）

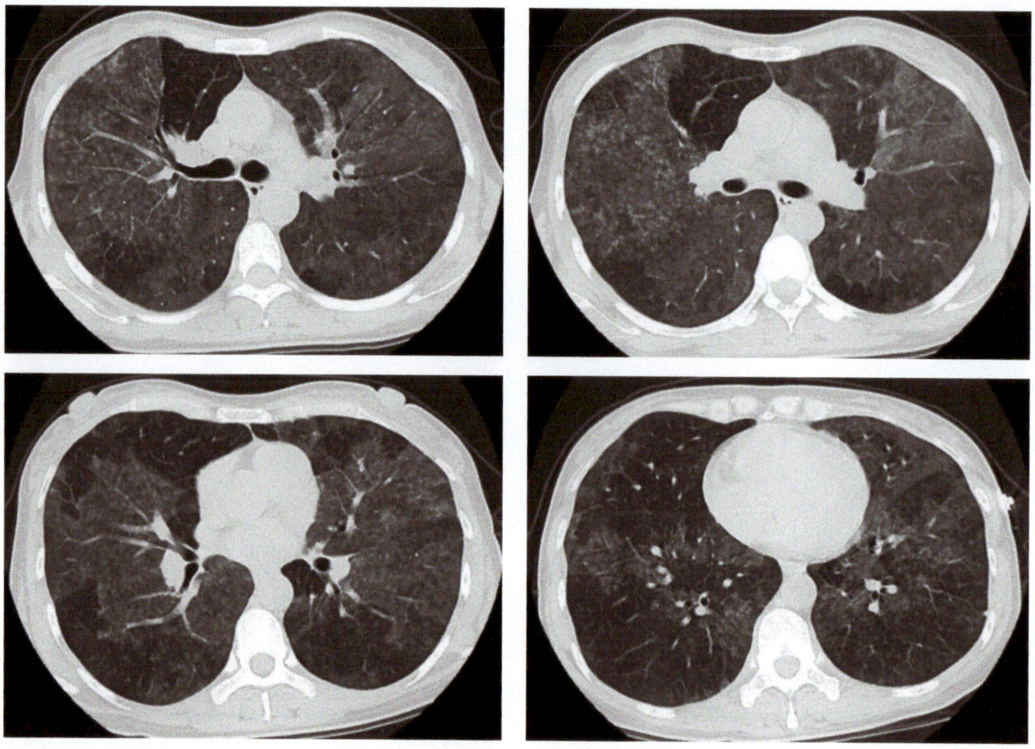

图 3-4-14　女，43 岁。有店铺装修史。反复咳嗽 6 个月，加重伴活动后气喘 2 周。双肺弥漫分布磨玻璃影、边缘模糊小叶中心结节和空气潴留征

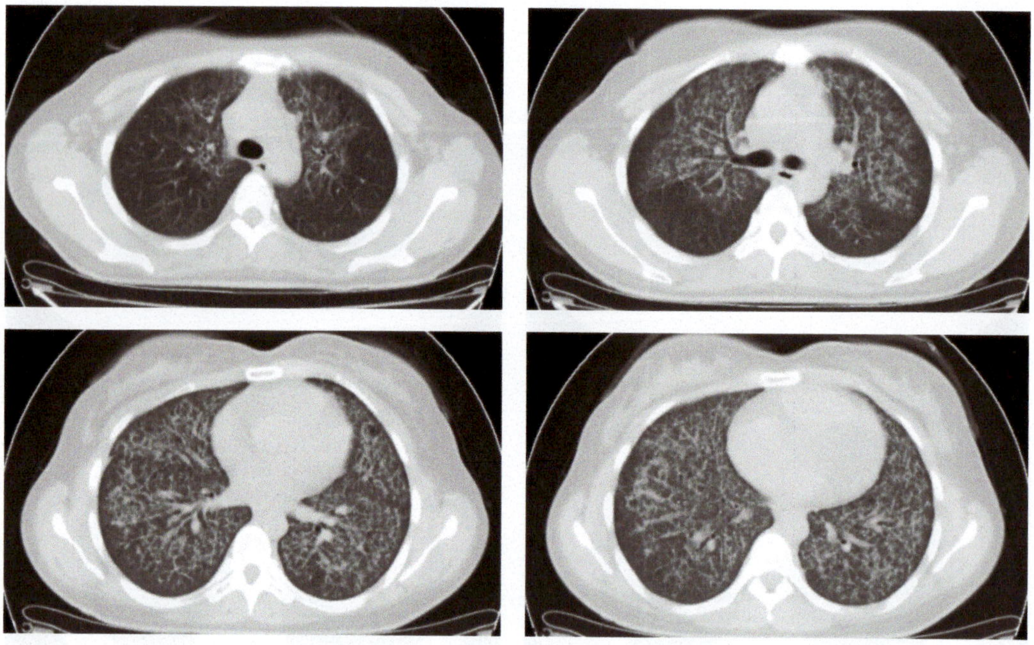

图 3-4-15　女，18 岁。咳嗽、气促 10 余天。有印刷厂工作史 2 年，现在体温计制造厂工作 2 个月。既往有鼻窦炎史。胸部 CT 示沿支气管血管束分布条索状影，其内可见小结节影。经纤维支气管镜肺活检病理示：肺泡扩张，间隔充血、水肿，有少量淋巴、中性和组织细胞浸润，考虑为间质性肺炎。支气管肺泡灌洗液细胞学分类：镜下见大量淋巴细胞、中性粒细胞和泡沫样细胞，少量鳞状上皮细胞，偶见嗜酸粒细胞。予以地塞米松 10mg 治疗，当天气促明显减轻，应用 7 天后复查 CT 肺部病变吸收

（金乡县人民医院呼吸科　丁雁启　提供）

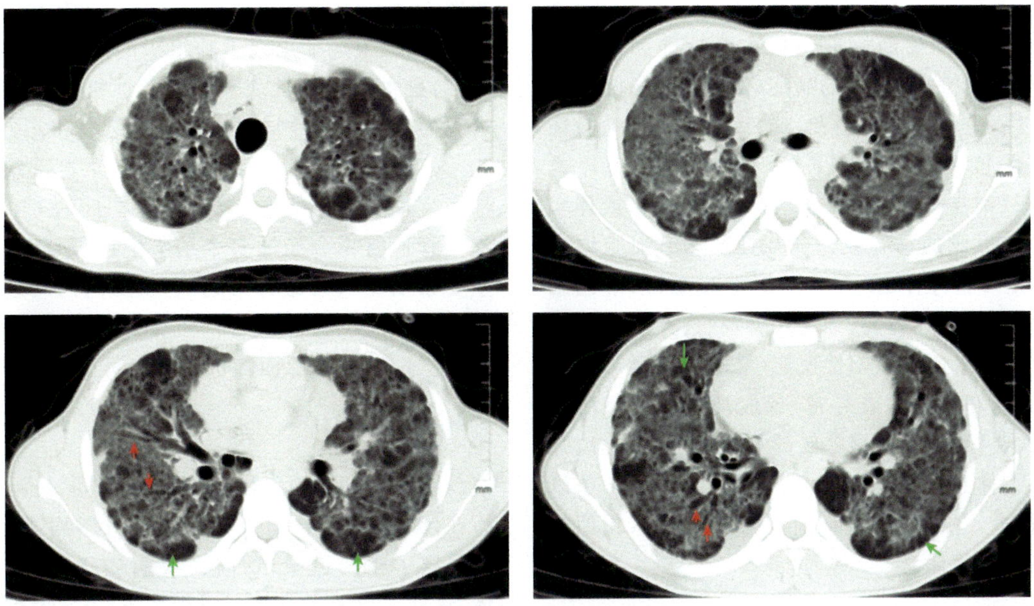

图 3-4-16　**男，15 岁。活动后气短 1 个月余，加重 1 周。胸部 CT 示双肺多发弥漫分布的斑片状高密度影及磨玻璃密度影，牵拉性支气管扩张（红箭）和代偿性肺气肿（绿箭）双侧胸膜不均匀增厚。肺功能示限制性通气功能减低。全身麻醉下行 VATS＋左肺楔形切除术，病理回报：慢性 EAA 伴 UIP 及 NSIP 样纤维化，部分病变为代偿性肺气肿**

六、诊断

对于 EAA 的诊断，临床上尚无统一诊断标准，主要通过过敏原暴露史、临床表现和全身表现（体重减轻和发热）及辅助检查、影像学、肺功能检查、BALF 和病理学综合分析确定。EAA，特别是对慢性 EAA 的诊断，常常发生漏诊。诊断中最关键的一点是有相关抗原暴露史。病史中明确抗原暴露和症状起病的相关性对于诊断是有帮助的。血清 IgG/沉淀素可帮助明确抗原，通常检测过敏原的特异性抗体，包括真菌、嗜热放线菌、细菌和分枝杆菌、鸽子和鹦鹉的粪便和羽毛。有时也可考虑行抗原激惹试验。Munoz 等对多种致病因子引起的疑似 EAA 病人进行特异性支气管激发试验（SIC），阳性的标准是：病人用力肺活量（FVC）下降＞15％或者肺一氧化碳弥散功能下降＞20％，或者吸入抗原 24 小时内病人 FVC 下降 10％～15％伴体温升高 0.5℃。该试验敏感性和特异度分别是 72.7％和 84％，鸟类和真菌以外的抗原所致的 EAA 可导致假阴性结果。该方法所得出的阳性结果几乎能直接诊断 EAA，诊断敏感性较高。该检测方法也被证明是安全的，仅少数病人出现不良反应。然而，SIC 的相关标准制定仍需要更多的证据支持，特别是针对怀疑致病因子不是鸟类或真菌的 EAA。

肺功能检查可用于诊断和随访过程中判断肺功能受损的严重程度。急性 EAA 病人肺功能检查可以是正常的，有时也可表现为限制性通气功能障碍、一氧化碳弥散能力下降。农民肺病人的肺功能检查可出现阻塞性通气功能障碍，导致肺气肿形成。

对于疑似 EAA 病人，BALF 可用于评估病人肺部炎症情况，且敏感度较高。对于急性和亚急性 EAA，BALF 中典型的特征是：细胞总数增多，其中淋巴细胞显著增加，占 50％以上，其中 $CD8^+$ T 细胞占主导。对于慢性 EAA，BALF 中淋巴细胞计数水平较低或正常。淋巴细胞计数的临界值各不相同，一般使用 30％。但是对于部分 UIP 样表现的 EAA 病人，淋巴细胞计数会低于 30％。超过 80％的慢性 EAA 病人 BALF 中淋巴细胞计数超过 20％。在随访过程中，持续 BALF 异常往往提示抗原回避未彻底实现。淋巴细胞计数可能会受到年龄、吸烟状态和糖皮质激素应用的影响。在 BALF 中未见淋巴细胞，则患有 EAA 的可能性不大，但是在抗原强烈刺激后的 48 小时内或者有中性粒细胞占主导的其他疾病时，BALF 内可能未见淋巴细胞。CD4/CD8 值随最近一次抗原暴露时间或疾病的进程有显著的变化，因此 CD4/CD8 值正常或升高均不能排除 EAA，对 EAA 诊断价值不大。

2003 年，Lacasse 等通过大规模的队列研究得出了 6 个 EAA 的预测因子：已知的变应原暴露史；血清学检查特异性抗体阳性；症状反复发作；体格检查肺部爆裂音；接触变应原后 4～8 小时出现症状；体重减轻。如果符合上述全部 6 项指标，诊断 EAA 的准确率超过95%。

目前最常用的诊断标准包括主要标准和次要标准，主要标准：①符合EAA的病症（发热、咳嗽、呼吸困难）；②通过病史和血清检验和（或）BALF抗体检验证实有特异性抗原；③符合EAA的胸部X线片或HRCT表现（细支气管中心结节，斑片磨玻璃影或伴实变，气体陷闭形成的马赛克）；④BALF淋巴细胞增多（如行BALF）；⑤符合EAA的组织学改变（以淋巴细胞渗出为主的间质性肺炎、细支气管炎、肉芽肿），如行肺活检；⑥自然暴露刺激阳性反应（暴露于可疑环境后产生相应症状和辅助检查异常）或脱离抗原接触后病情缓解。次要标准：①双侧肺底部啰音；②一氧化碳弥散量下降；③休息或运动时低氧血症。如满足4条以上的主要标准，2条次要标准，并排除其他症状相似的肺疾病，则可以确诊。

七、鉴别诊断

EAA有过敏病史时可供鉴别。急性EAA的症状、体征和辅助检查所见大多无特异性，常被误诊为病毒或细菌性肺炎、急性肺水肿、粟粒性肺结核等。亚急性和慢性EAA常需与慢性嗜酸粒细胞性肺炎、隐源性机化性肺炎、结节病等鉴别。慢性嗜酸粒细胞性肺炎影像学表现为两肺斑片状实变影，以中上肺野分布为主，横断面上病变局限于肺组织的周边部分（即外1/3区域）是本病特征性表现。隐源性机化性肺炎影像学表现为单侧或双侧的斑片状实变影和小结节影，约50%的病人实变影主要分布于胸膜下区。结节病的肺部病变以中上肺野分布为主，特征性的CT表现为沿支气管血管束分布的多个结节影；晚期纤维化病变也主要累及支气管血管束周围，呈肺门向周边放射状分布；当有磨玻璃密度影时，也常分布于支气管血管周边，这与EAA广泛而随机的分布明显不同。

八、治疗

明确致病抗原、避免接触该过敏原是治疗的关键所在（图3-4-17、图3-4-18），不仅对于病人，也包括那些暴露于相同过敏原、尚无疾病症状、过敏体质的个体，这样可以避免其将来进展为EAA。也可以通过改善工业或农业生产中的工艺（引入全脸口罩，定期监测空气质量）或通过各种途径避免接触暴露源（更换工作岗位或职业）。慢性EAA即便脱离了抗原暴露，疾病仍可能进一步进展，其具体原因目前尚不清楚。有研究发现动物源性蛋白（鸟类排泄物）等在除去鸟类的环境中仍可存留数月，因此部分病人虽未再直接接触鸟

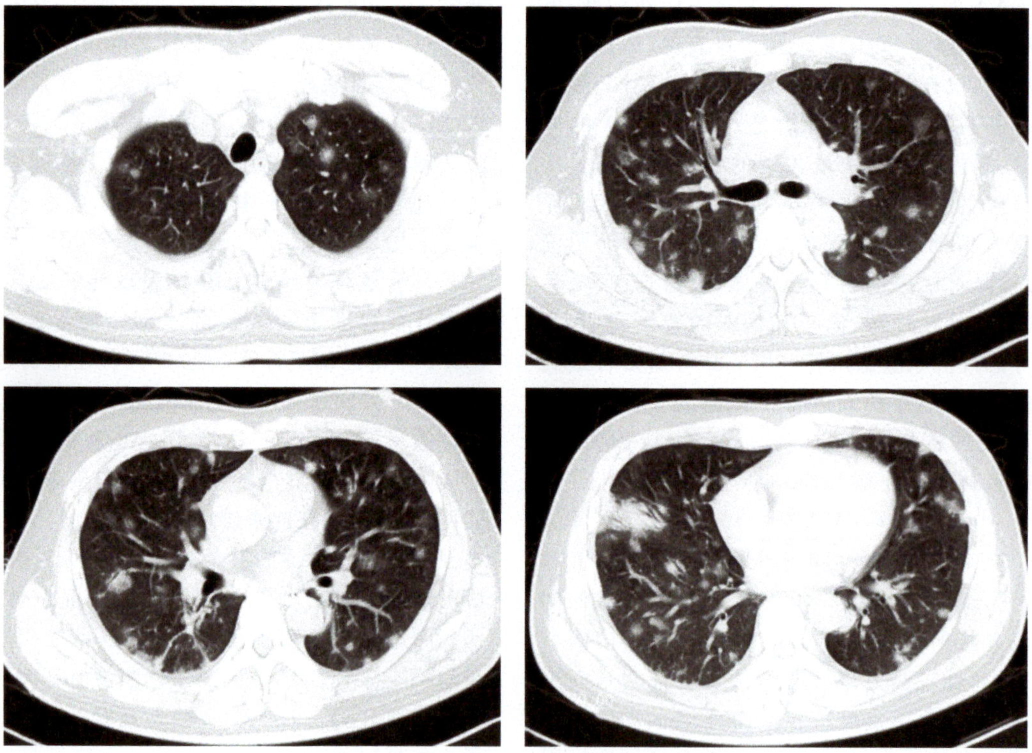

图3-4-17 男，41岁。发热1周。与3只宠物犬密切接触史3年余，发热前2天有潮湿房屋接触史，过敏原检测：尘螨、花粉过敏。胸部CT示双肺多发结节影，部分结节周围可见晕征，右肺中叶外侧段实变影，内见支气管充气征

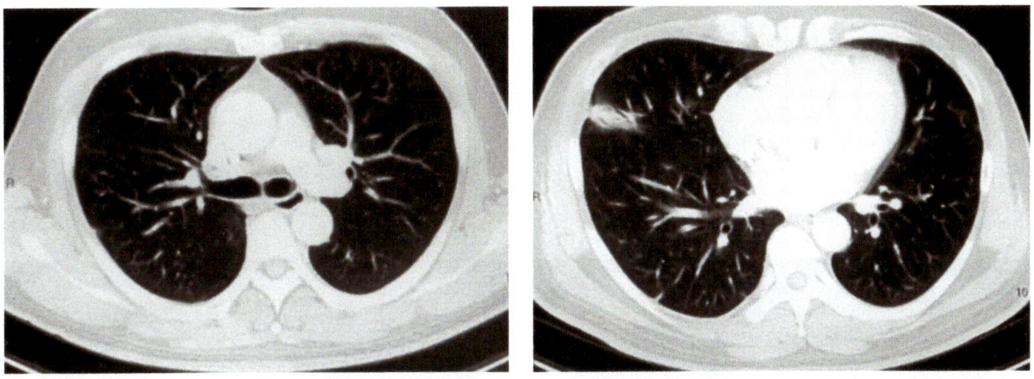

图 3-4-18　**脱离过敏原 1 周后，病变明显吸收**

（无锡市第九人民医院呼吸科　张　钰　提供）

类，在之后的相当长一段时间内仍然暴露于含有过敏原的环境内，故病情仍在进展。由此可见，彻底避免过敏原接触的重要性。明确暴露源与降低死亡率相关，当致病性过敏原未被发现，慢性 EAA 病人平均生存时间从 18.3 年下降至 9.3 年，因此建议为考虑诊断慢性 EAA 的病人鉴别具体过敏原，并避免再次接触。

在避免抗原接触的基础上，应给予药物抗炎治疗(单用糖皮质激素或与免疫抑制剂联合使用)。药物治疗对部分病人有效，特别是急性和亚急性 EAA 病人。而慢性 EAA 药物治疗的疗效不甚理想。经典方案是给予泼尼松龙 0.5mg/(kg · d)，4～6 周，然后给予逐渐减量至维持剂量 10mg/d。一些学者建议对于(亚)急性 EAA 应给予治疗 3～6 个月以达到病情缓解。通常情况下，对于慢性 EAA，糖皮质激素使用时间应更长。对于肺部受累较轻、无明显临床症状、致病抗原已确定的病人，治疗的关键是避免抗原接触，可不使用糖皮质激素。糖皮质激素治疗不能改变疾病(如农民肺)的长期病程。为了解决 EAA 进行性纤维化、对经典免疫抑制剂治疗无效这一问题，应尽快通过临床试验验证抗纤维药物的有效性。

鉴于 EAA 缺乏明确的定义，和其他疾病的鉴别诊断又非常困难，因此 EAA 的实际发病率远远超过预期。对于 EAA，迫切需要更好的定义、诊断标准、辅助检查和联合治疗方案。影像学、组织病理学和 BALF 细胞分析对 EAA 的诊断都极其有帮助。有必要通过进一步研究来研发预后相关标志物，这样有助于临床决策的制定及疾病相关流行病学统计，从而更好地了解不同类型 EAA 的病程发展情况。急性 EAA 治疗相对容易，但是对于纤维化更明显的慢性 EAA 治疗却很困难。有必要开展新的临床试验来发现针对这类病人更有效的治疗方案。

参考文献

Cormier Y, Bélanger J, Beaudoin J, et al. Abnormal bronchoalveolar lavage in asymptomatic dairy farmers. Am Rev Respir Dis, 1984, 130(6): 1046-1049.

Lacasse Y, Selman M, Costabel U, et al. Clinical diagnosis of hypersensitivity pneumonitis. Am J Respir Crit Care Med, 2003, 168(8): 952-958.

Lee IH, Kang GW, Kim KC. Hypersensitivity pneumonitis associated with azathioprine therapy in a patient with granulomatosis with polyangiitis. Rheumatol Int, 2016, 36(7): 1027-1032.

Pathak LK, Vijayaraghavan V. Hydrocodone snorting leading to hypersensitivity pneumonitis. Proc (Bayl Univ Med Cent), 2016, 29(3): 288-289.

Pepys J. The role of human precipitins to common fungal antigens in allergic reactions. Acta Allergologica Suppl, 1960, 7: 108-111.

Quirce S, Vandenplas O, Campo P, et al. Occupational hypersensitivity pneumonitis: an EAACI position paper. Allergy, 2016, 71(6): 765-779.

Selman M, Pardo A, King TE Jr. Hypersensitivity pneumonitis: insights in diagnosis and pathobiology. Am J Respir Crit Care Med, 2012, 186(4): 314-324.

Spagnolo P, Rossi G, Cavazza A, et al. Hypersensitivity pneumonitis: a comprehensive review. J Investig Allergol Clin Immunol, 2015, 25(4): 237-250.

病例解析

1. 病例1：女，51岁。咳嗽、咳痰6个月，加重1个月。病人6个月前无明显诱因出现阵发性咳嗽，咳少量白色泡沫痰，发热，体温波动于37.8～39℃，伴胸痛，抗炎治疗(具体用药不详)2周，发热、胸痛症状缓解，但仍有持续性咳嗽、咳痰。1个月前咳嗽、咳痰加剧。病人无吸烟史，有与宠物犬密切接触史1年余。

胸部CT：两肺多发大小不等结节影，密度均匀，边界清楚，肺门、纵隔未见淋巴结肿大(图3-4-19)。

【诊断】 外源性过敏性肺泡炎。

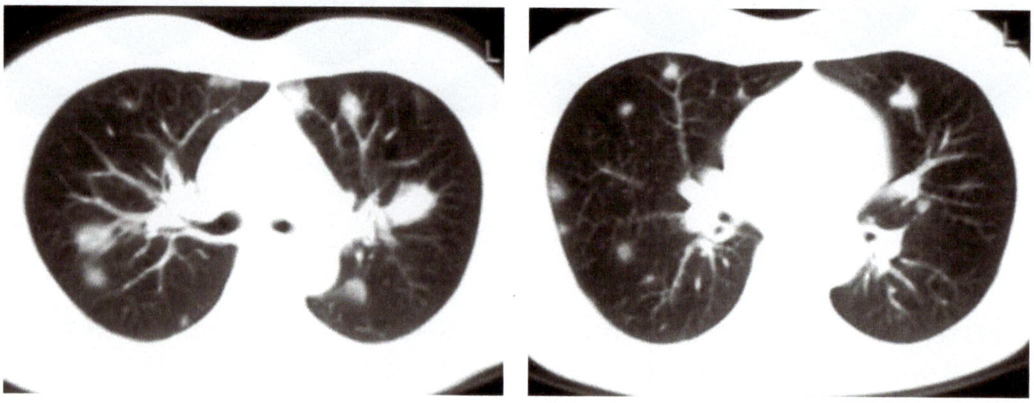

图3-4-19 胸部CT1

【诊断依据】 中年女性，病史较长，既往抗炎治疗部分有效，胸部CT示双肺多发结节影，边界清楚，无明显渗出影，病变形态单一，无空洞形成，不符合社区获得性肺炎、侵袭性肺真菌病和肉芽肿性多血管炎诊断。病人有明显宠物接触史，首先考虑外源性过敏性肺泡炎可能。辅助检查：血常规正常；人免疫缺陷病毒阴性；肿瘤标志物正常；ENA、ANA、dsDNA均为阴性；红细胞沉降率(ESR)正常；IgA 5.46g/L（正常0.68～3.78g/L），IgG、IgM正常；肝肾功能、电解质正常；腹部及盆腔B超检查未见异常。肺功能检查：肺活量1.97L，占预计值54%；第1秒用力呼气容积(FEV_1)1.6L，占预计值60%；FEV_1/FVC 80%；肺总量5.10L，占预计值88.5%；肺一氧化碳弥散量(DL-CO)占预计值64%。动脉血气分析：pH 7.416、PO_2 81.4mmHg、PCO_2 35.6mmHg、SaO_2 94%。纤维支气管镜检查显示双侧支气管管腔通畅，黏膜充血，腔内见有较多浆液性分泌物，刷检查抗酸杆菌、癌细胞阴性。BALF：细胞计数8.13×10^5/ml、淋巴细胞百分比73%、巨噬细胞百分比17%。TBLB病理检查示：肺泡间隔有较多的淋巴细胞和浆细胞浸润，伴纤维组织增生和局部肺泡上皮增生，呈慢性炎症。结合病史、辅助检查、影像学、肺功能和组织病理学，确诊为EAA。病人入院后予以头孢曲松和阿奇霉素治疗，咳嗽、咳痰症状略有好转，3天后诊断明确，给予甲泼尼龙120mg/d，静脉注射，3天后咳嗽、咳痰明显好转，改用泼尼松50mg口服，1次/日，7天后症状消失。1个月复查胸部CT显示两肺结节明显吸收(图3-4-20)，泼尼松减量维持治疗，门诊随访。

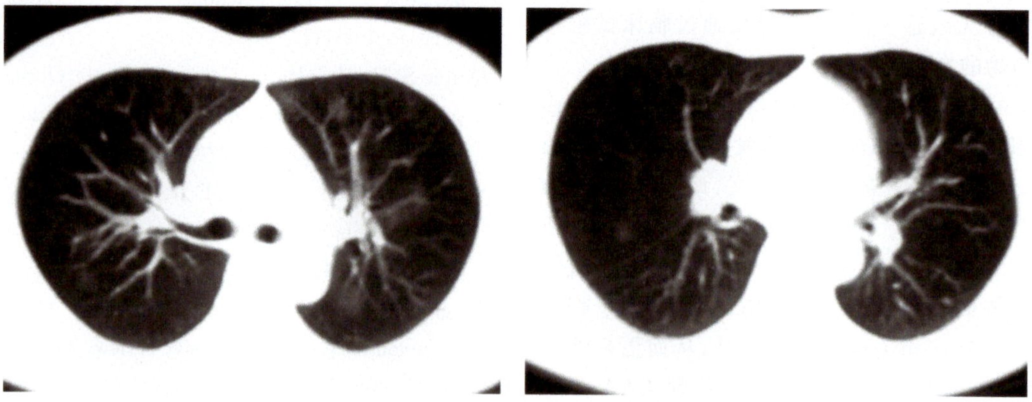

图3-4-20 激素治疗后病变完全吸收

【分析】 病人有宠物犬密切接触史 1 年，半年前出现咳嗽、咳痰、发热、胸痛症状，抗炎治疗 2 周，发热及胸痛缓解，但仍有咳嗽、咳痰，1 个月前加重。病程中有间歇性急性发作症状，既往和本次入院初期应用抗生素治疗后症状有所改善，考虑为病人脱离过敏原所致。本例以咳嗽、咳少量白色泡沫痰为主要表现，影像学为双肺大小不等结节影，极易误诊为转移瘤。治疗 EAA 的首要措施是脱离抗原接触，多数病人脱离抗原后病情可以自行恢复。对于症状较严重或影像学及肺功能有明显异常的急性和亚急性 EAA 病人，常用糖皮质激素治疗，待病人症状缓解、影像学检查肺部病灶影吸收、肺功能恢复正常后，逐渐减量至停药。本例病程已有半年，临床医师应重视对环境暴露史的询问，及时正确的做出诊断，强调脱离变应原对疾病治疗及预后的重要性，并合理使用糖皮质激素，从而避免进一步的损害。

（甘肃省平凉市二院呼吸科　张东明　提供）

2. 病例 2：男，60 岁。发热、咳嗽 1 个月。病人 1 个月前无明显诱因出现咳嗽、咳黄痰，发热，体温为 37～38℃，夜间明显，发热时伴有全身关节酸痛，活动后气急、憋喘。抗生素治疗无明显缓解。查体：双肺呼吸音粗，双肺底可闻及湿啰音。辅助检查：血常规正常；ESR 64mm/h；血气分析：pH 7.47、PO_2 67mmHg、PCO_2 34mmHg；PPD（－）；乙肝五项、HIV、丙肝均（－）；痰查抗酸杆菌 4 次（－）；痰查真菌 1 次（－）。

胸部 CT（2011-11-05）：双肺多发磨玻璃影，纵隔内未见肿大淋巴结（图 3-4-21）。

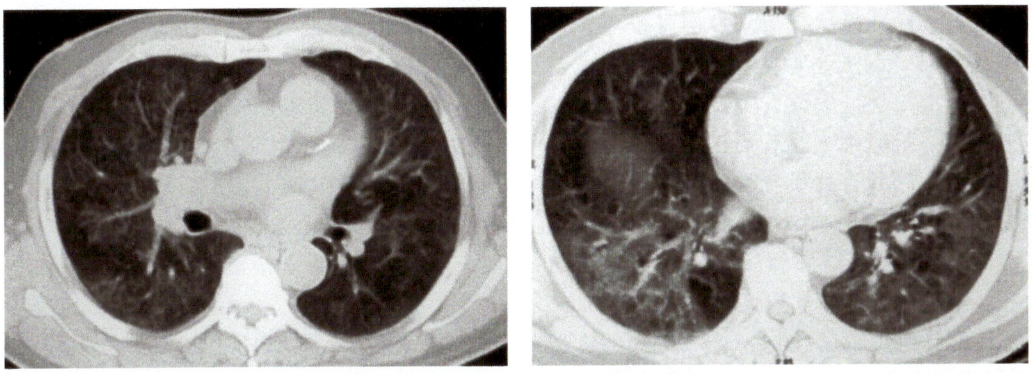

图 3-4-21　胸部 CT2

【诊断】 外源性过敏性肺泡炎。

【诊断依据】 老年男性，有发热、咳嗽、咳痰、憋喘病史，查体双肺底可闻及湿啰音，抗生素治疗无效，首先可除外社区获得性肺炎。胸部 CT 示双肺磨玻璃密度影，小叶间隔增厚，空气潴留明显，提示有小气道病变，影像学和辅助检查不符合结核和真菌诊断，病人无哮喘病史，血气分析氧分压较低，首先考虑外源性过敏性肺泡炎可能。询问病史病人饲养鸽子 30 余年。行纤维支气管镜检查示气道通畅，见较多白色稀薄分泌物，于右肺下叶外基底段远端活检，病理示黏膜慢性炎改变，少量淋巴细胞浸润，肺泡间隔纤维组织增生伴黏液变性。纤维支气管镜刷检：未查见癌细胞、抗酸杆菌。先后给予甲泼尼龙 80mg ivdrip qd×8d，40mg ivdrip qd×6d 共治疗 14 天，复查胸部 CT（2011-11-17）肺内病变完全吸收（图 3-4-22）。出院后病人未遵医嘱治疗，10 天后再次出现咳嗽、发热、憋喘，胸部 CT（2011-11-30）示病变复发（图 3-4-23）。

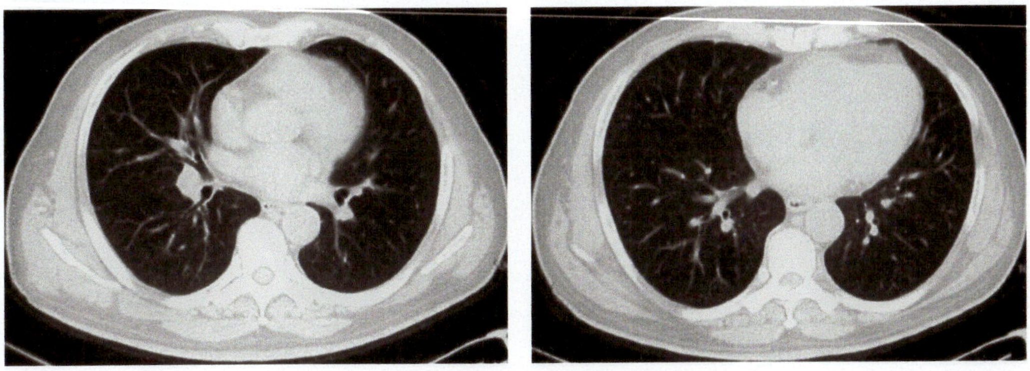

图 3-4-22　激素治疗后病变吸收

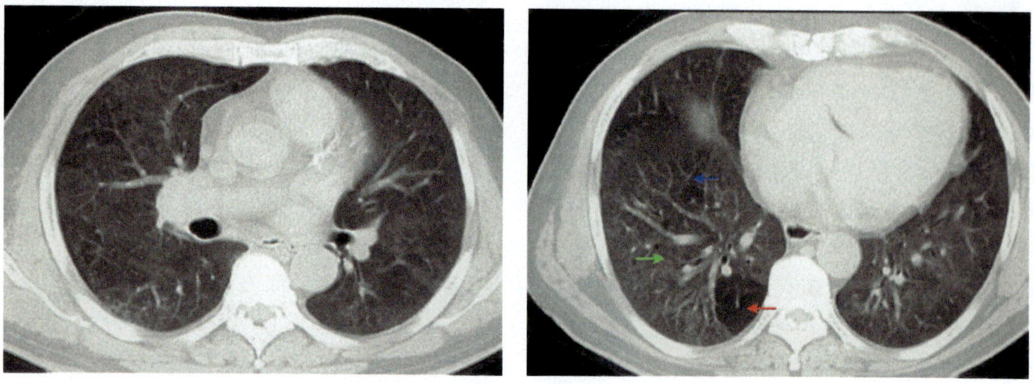

图 3-4-23 停用激素后病变复发

【分析】 临床上根据EAA起病的缓急及病程的长短分为急性、亚急性及慢性三型。本例属于亚急性EAA，属典型鸽子肺。病人出院后症状反复，考虑与继续饲养鸽子，再次接触过敏原有关。亚急性期除肺间质慢性炎症细胞浸润、细支气管周围炎和形成不良的非坏死性肉芽肿外，常合并机化性肺炎和富于细胞性或混合性非特异性间质性肺炎（NSIP）改变，本例病理亦相符。EAA胸部CT局部肺叶内有正常肺组织密度（图3-4-23蓝箭）、低于正常肺组织密度（图3-4-23红箭）和高于正常肺组织密度（图3-4-23绿箭）的3种不同密度区域混合存在时，仿佛肉皮冻斑驳的切面外观，故称为肉皮冻征（headcheese sign），也有人称其为猪头乳酪征。肉皮冻征往往提示浸润性病变和阻塞性病变混合存在的病理状态，通常与细支气管炎密切相关，最初报道见于亚急性EAA的特征性改变。后来报道也可见于其他疾病，如结节病、支原体肺炎、呼吸性细支气管炎并间质性肺病（RB-ILD）和脱屑性间质性肺病（DIP）等。这3种不同密度区域分界相对清晰，其中低密度区反映的是细支气管炎气道阻塞导致过多的气体在远处肺组织内的存留，即空气潴留征。由于呼气时气体排出受阻加重，因此行呼气相CT这种现象会更明显；高密度区反映的是基础疾病所致的肺部磨玻璃影；而介于两者之间的灰色密度区域，则是正常肺组织。CT上这种肺实质密度的不均匀表现，即补丁状的肺低密度区和斑片状的磨玻璃影镶嵌存在，形似马赛克，故称作马赛克征。总之，双肺弥漫磨玻璃影、小叶中心性磨玻璃结节影、空气潴留和肉皮冻征是亚急性EAA的典型影像学表现，必要时可进一步行呼气相CT，再结合过敏原接触史，有助于做出正确的临床诊断。

3. 病例3：男，45岁。咳嗽3个月，胸闷2个月，发热1个月。长期从事粮食收购工作。自述近期收购部分发霉玉米。其弟从事相同工作，因相似症状诊断为外源性过敏性肺泡炎，激素治疗后好转。

胸部CT（2018-05-30）：双肺弥漫性磨玻璃影和小叶中心结节影（图3-4-24）。

【诊断】 外源性过敏性肺泡炎。

【诊断依据】 中年男性，与其弟长期从事粮食收购工作。胸部CT示双肺弥漫性磨玻璃影和边缘模糊小叶中心结节影，下肺可见明显空气潴留征，符合外源性过敏性肺泡炎影像特征。口服泼尼松30mg/qd，10天后复查胸部CT，病变基本吸收。

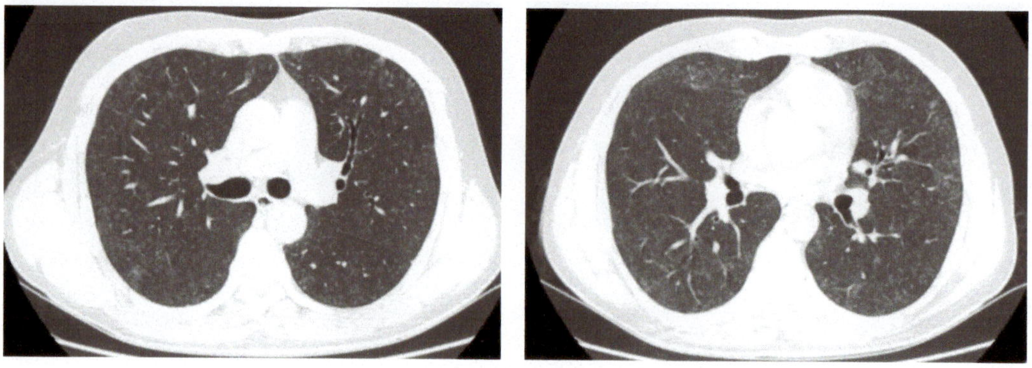

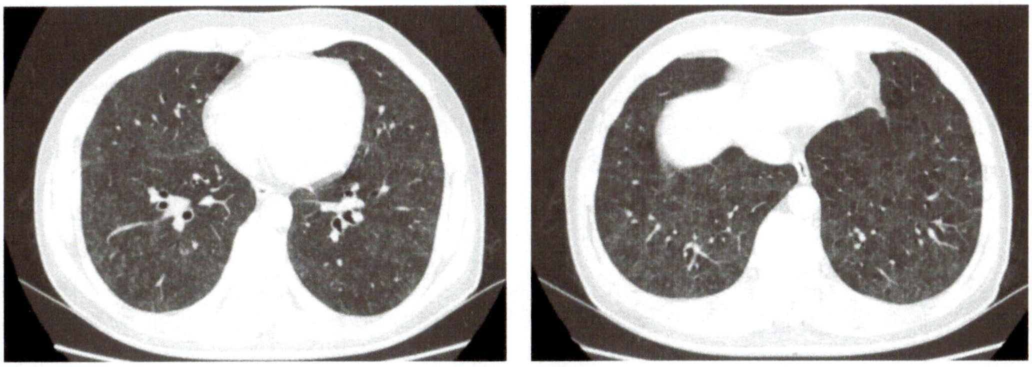

图 3-4-24 胸部 CT3

【分析】 职业性过敏性肺炎(occupational hypersensitivity pneumonitis,OHP)是指劳动者在职业活动中短时间内或反复多次吸入生物性有机粉尘或特定的化学物质后所引起的以肺泡和肺间质炎症改变为主的免疫介导性肺疾病。早在 1713 年就有学者发现在收割小麦工作者中存在过敏性肺疾病,Campbell 于 1932 年首次描述农民肺,吸入已经发霉的干草被认为是该病的主要诱因。在美国发生职业性呼吸系统疾病的人群主要为以下 6 类:农业工人、牧场工人、农场主、园艺工作者、林业工人和渔业工人。美国的一项关于 OHP 的流行病学调查报告中提到在美国发病率约 3/万,养鸽者、农民可分别达 20%和 7%,病人的平均发病年龄为 48 岁,性别无显著差异。英国 1996～2006 年流行病学调查提示 OHP 中,接触金属液体是主要致敏原。

EAA 的症状可以是呼吸道的症状(如呼吸困难、咳嗽、胸闷或胸部不适、微小哮鸣音),也可以是全身系统症状(发热、乏力、体重减轻)。急性期在接触相关致病原 6～8 小时后出现典型症状,隔离致病原后可能在 24～48 小时症状消失。因此,当在工作场所的抗原引起典型的急性症状,随着工作环境的改变症状即可消失。相反,对于那些慢性 EAA 短期内离开工作环境,可能并不能明确工作地点与疾病相关的致病原。随着工业和科技水平的不断进步,新产品和新治疗方式不断出现,人类接触到的致敏原种类也越来越多,因此,在临床诊疗过程中详细询问病人的环境接触和职业暴露,熟悉疾病的病情变化十分重要,有时能为疾病的诊断提供重要的线索。进一步探索 EAA 的发生机制和病人易感性,能更好地预防 EAA 的发生。

(菏泽市立医院呼吸科 刘训超 提供)

第五节 肺泡微石症

肺泡微石症(pulmonary alveolar microlithiasis,PAM)是一种罕见的慢性肺疾病,以肺泡内大量含钙、磷的微小结石沉积及继发性间质纤维化改变为特征,体内钙磷代谢大部分正常。

一、流行病学

早在 1686 年,意大利人 Malpighi 首先对 PAM 进行了简要的大体描述,1918 年首次被挪威人 Harbitz 系统描述,但直到 1933 年才由匈牙利病理学家 Puhr 对此病加以命名,1957 年 Sosman 等强调 PAM 的病因与遗传有关。2004 年 Mariotta 等对全球英文报道的 PAM 病人进行了回顾,发现在报道的 576 例病人中,42.7%来自欧洲,40.6% 来自亚洲,181 例(31.8%)有家族史,双亲多为近缘血统结婚。该病可发生于任何年龄,主要集中在土耳其、日本、意大利、美国,可发生在世界上任何国家。散发及家族报道均有发生,在散发病例报道中男性多于女性,而在家族报道中男女比例大致相等。此病除人类患病外,在猫、犬、绵羊、猩猩等动物中均有报道。

二、病因

尽管病因不明,目前对该病的理解有 3 种不同学说:①肺泡表面先天性代谢障碍,导致肺泡表面碱性亲和力增加,结果使钙和磷酸盐在碱性环境中沉积下来。②肺泡内异常炎症反应、刺激和感染引起肺泡渗出,其后液体吸收导致钙化形成,或者肺泡内黏多糖使局部钙盐沉着。③钙代谢紊乱疾病在肺部的表现。

近期研究证实 PAM 是一种常染色体隐性遗传病,37%～56%病人有家族史,多见于同胞兄弟姐妹间,其父母多为近亲结婚。2006 年 Corut 等首次通过纯合子基因定位对一个 PAM 大家系进行研究,发现

SLC34A2 基因突变可能是导致 PAM 发病的原因。该基因属于溶质转运蛋白家族 SLC34 的成员之一，SLC34A2 编码 Na 依赖的 Pi 转运蛋白 NaPi-Ⅱb，其主要作用是维持机体无机磷平衡，在肺、小肠等多个部位中均有表达，特异性表达于肺泡Ⅱ型上皮细胞，使肺泡中磷酸盐载体能够吸收降解磷脂释放出的磷酸盐并重新加以利用，在体内无机磷的平衡中起着极其重要的作用。肺泡Ⅱ型上皮细胞产生的表面活性物质主要成分是二棕榈酰卵磷脂，可降低肺泡表面张力，通常可被肺泡Ⅱ型上皮细胞和巨噬细胞降解，产生的磷被 SLC34 蛋白清除。当*SLC34A2* 基因发生突变时，改变了其在肺泡Ⅱ型细胞上表达蛋白 NaPi-Ⅱb 的正常功能，蛋白失去正常的磷转运功能，引起肺泡腔内和肺间质钙、磷沉积，形成了主要成分为磷酸钙的小结石，磷盐及其钙螯合物沉积形成微石，最终导致 PAM。

该家族还包括*SLC34A1*、*SLC34A3*，前者主要在肝和肾中表达，而后者表达普遍存在。*SLC34A2* 基因全长 21 033bp，包括 13 个外显子，除第 1 个外，其他 12 个外显子均为编码外显子，在肺内强表达。*SLC34A2* 基因的突变方式及突变位点多样，可为纯合突变或杂合突变，涉及多个外显子，外显子 1、3、4、8、9、11、12 处发生的突变均有报道，中国 PAM 病人以 exon 8 上的突变最为常见。这些突变可引起 NaPi-Ⅱb 蛋白的截断或三维构象改变，从而失去正常转运功能，导致肺泡内磷酸盐的清除阻碍和微结石的形成。检测该基因的突变有助于本病的诊断。近年来，2 号内含子内也存在突变或者多核苷酸序列，但其是否能够影响转录水平或者选择性剪切尚需进一步研究。

但并非所有病人均有*SLC34A2* 突变，Olauson 等发现未检测到 SLC34A2 突变的 PAM 病人血清成纤维细胞生长因子 23（FGF-23）明显降低（<3RU/ml），提示 PAM 也可能是一种除*SLC34A2* 外的多基因遗传性疾病。而肺泡灌洗液的免疫细胞学分析提示 PAM 病人存在以 $CD8^+$、$CD4^+$ T 细胞聚集为主的肺泡炎症，提示免疫失调亦可能是发病的一个原因。此外，环境因素对疾病的发作仍有一定的作用，吸烟者的症状显著重于非吸烟者。

三、病理

本病主要侵犯肺。肺变硬，呈实体状，重量增加，切开肺脏，有沙粒摩擦感，露出弥漫分布的细沙粒结石。沙粒结石以双肺底部较多，偶尔亦可见于细支气管、肺泡壁和纤维化的间质内，严重者 80%肺泡内都有这样的结石。镜下见两肺肺泡广泛分布，主要化学成分为磷酸钙盐、碳酸钙盐及少许碳酸铁和镁的微小结石，合并间质纤维化改变为特征。微结石的直径 0.01～3mm，30%～80%呈同心圆层状排列，如洋葱皮样同心圆钙盐结构（图 3-5-1），磷酸钙盐的层状沉积为本病的典型特点，对本病最具诊断价值。形态上表现为两种，典型结石呈单个圆形同心板状结构（图 3-5-2），用 HE 或 PAS 染色，中央部染色较深暗，与遗传有关。另一种表现肺泡内结石呈不规则的板层状钙化，与细胞融合一体，呈小圆凸形状，与遗传无关。结石之间有纤维条索状组织间隔，结石周围可见巨噬细胞浸润。肺组织早期一般无炎症反应，肺泡壁结构正常，支气管上皮和肺泡上皮增生，肺泡间隔纤维组织轻至中度增生，伴有少量淋巴细胞和浆细胞浸润，肺功能正常；到后期肺泡壁增厚，肺泡间隔增宽，纤维组织增生，不同程度的肺间质纤维化，较多炎细胞浸润，肺泡壁毛细血管床显著减少，引起肺泡腔明显扩张，肺泡腔内发现大小不等的紫红色钙化小体沿肺泡壁散在分布，过碘酸雪夫染色小体呈红色，具有诊断意义。肺功能不全并发肺动脉硬化、肺动脉高压和肺源性心脏病，最终呼吸循环衰竭等。

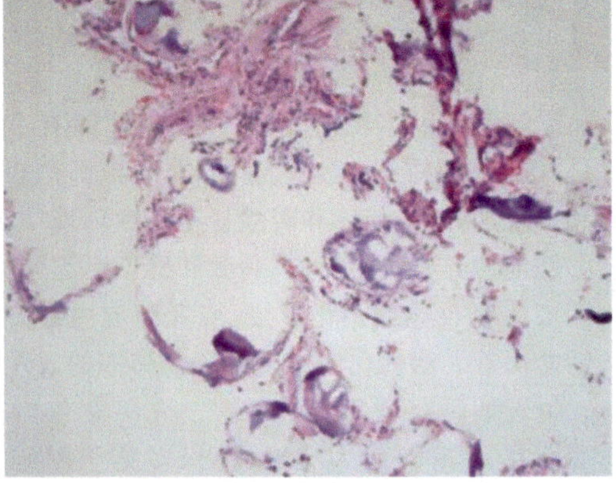

图 3-5-1　肺泡内含有洋葱皮样物体

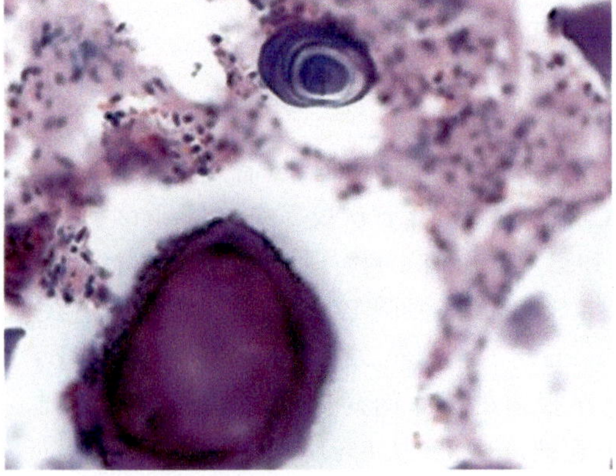

图 3-5-2　单个结石呈圆形同心板状结构

四、临床表现

PAM 早期症状常不明显，超过 50% 的病人没有自觉症状，常于体检时 X 线胸透或胸片发现病变。该病病情进展通常非常缓慢，甚至部分病人可自发缓解。随着病程发展可以出现气促、咳嗽、痰中带石、胸痛、气胸等症状，咯血者少见。晚期病人往往出现肺纤维化、肺大疱、肺气肿、自发性气胸、肺动脉高压和肺源性心脏病等并发症，末期多死于肺部感染和心力衰竭。可有周围型发绀、杵状指、双下肺爆裂音等体征。PAM 病人可有肺外结石表现，包括睾丸结石、泌尿道结石和消化道结石及主动脉瓣钙化与硬化，但并不常见，常与 *SLC34A2* 突变有关。

五、辅助检查

肺功能检查在很长时间内保持在正常范围，随着病情的发展，微结石破坏肺泡结构及肺间质纤维化，逐渐表现出限制性通气功能障碍和弥散功能下降，FEV 和肺活量下降，残气量和肺总量降低，肺功能测定可能出现限制性通气功能障碍及小气道功能障碍。

虽然肺内微结石是磷酸钙结晶，血钙、磷等一般在正常范围内。血浆表面活性物质 A(SF-A)及表面活性物质 D(SF-D)可能升高，因此是随访 PAM 的良好指标，但因肺间质纤维化和肺泡蛋白沉积症等疾病也可能出现 SF-A 和 SF-D 升高，用于 PAM 鉴别诊断的价值有限。另外，最新研究发现 PAM 病人肺泡灌洗液中 SP-A 和 SP-D 较正常人低，这可能与 PAM 病人肺泡液与血清 SP-A、SP-D 值差距过大形成瀑布效应有关，也可能与病变肺泡通透性增加有关。痰液中很少能直接找到特征性的微结石，肺泡灌洗液可冲洗出沙粒样物质。

核医学的发展可能对 PAM 的早期检出及机制的认知有更重要的意义。骨核素显像显示 PAM 病人肺内双侧对称的亚甲基二磷酸盐的吸收；^{99m}Tc 在肺部的吸收检测可帮助诊断早期的肺组织中的细微钙化，尤其有助于 PAM 病人家族中未发病者的随访。而脱氧葡萄糖的摄取可用于评估 PAM 的炎症情况或预后。

六、影像学表现

特征性的影像学改变是诊断 PAM 的重要手段，可在很早期就出现。X 线检查是发现病变的首选方法，主要征象为肺内广泛细沙样钙化微结节，肺底明显，肺尖较轻。微结节沿支气管血管束分布，边界清楚，有磨玻璃影、条纹状放射影。随着病情进展，两肺结节影密集，可以出现病灶聚集融合，心膈模糊，呈“沙暴”或“雪暴样”改变，尤以下叶后部最密。病情较重者呈“白肺样”表现，肺组织、纵隔及肋骨完全被掩盖(图 3-5-3、图 3-5-4)，心脏及轮廓被掩盖，形成所谓的心脏消失征。

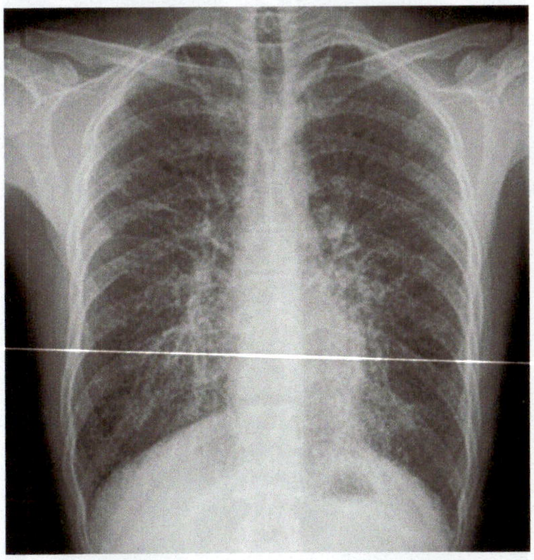

图 3-5-3　男，38 岁。活动后胸闷 5 年余。中下肺野弥漫性细沙状、钙化密度影。心脏外形、肋膈角、横膈轮廓存在

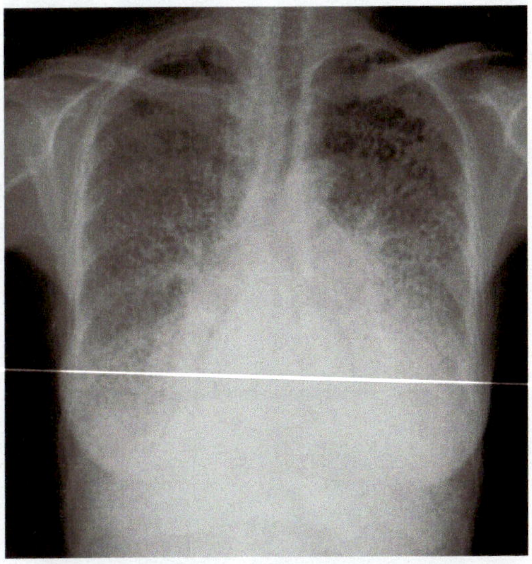

图 3-5-4　女，33 岁。图 3-5-3 病人妹妹。双肺弥漫性细沙状、钙化密度影。心脏外形、肋膈角、横膈轮廓消失

胸部X线密度分辨率、对结节的密度特征、融合表现及肺间质改变的显示不如CT。CT检查病变主要有特征性的钙化性微结节、磨玻璃影、肺气肿等。小结节直径一般为1mm左右，以双肺中下肺野的胸膜下区、纵隔胸膜、小叶间隔、叶间胸膜为著（图3-5-5），侧胸壁与肺外缘之间可见狭长透亮带（即黑胸膜线征），其实质是胸膜下排列成行的直径5～10mm的薄壁小气囊，容易引起气胸。肺尖可显示出普通胸部X线片无法发现的微小囊泡（图3-5-6）。纵隔窗见背侧胸膜下融合呈片状钙化影，向肺野延伸，逐渐变淡，称为火焰征（图3-5-7）。亦见胸膜下、绕心影分布的聚集呈线样的高密度影，呈白线状或虚线状，称白描征（图3-5-8）。白描征是胸膜下区肺内微结石的密集积聚而非胸膜钙化。PAM肺内病变由下肺野至上肺野渐进性发展，钙化影由密集逐渐稀疏。钙化微结节多沿支气管血管束和肺小叶分布沉积，在肺实质内形成线状钙化影和多角形钙化线影（图3-5-9）。病灶多年无明显变化，可长达30年不变；结节的数量和大小也可逐渐增加，但不形成融合团块（图3-5-10～图3-5-11）；少数病人咳出结石后病灶减少。

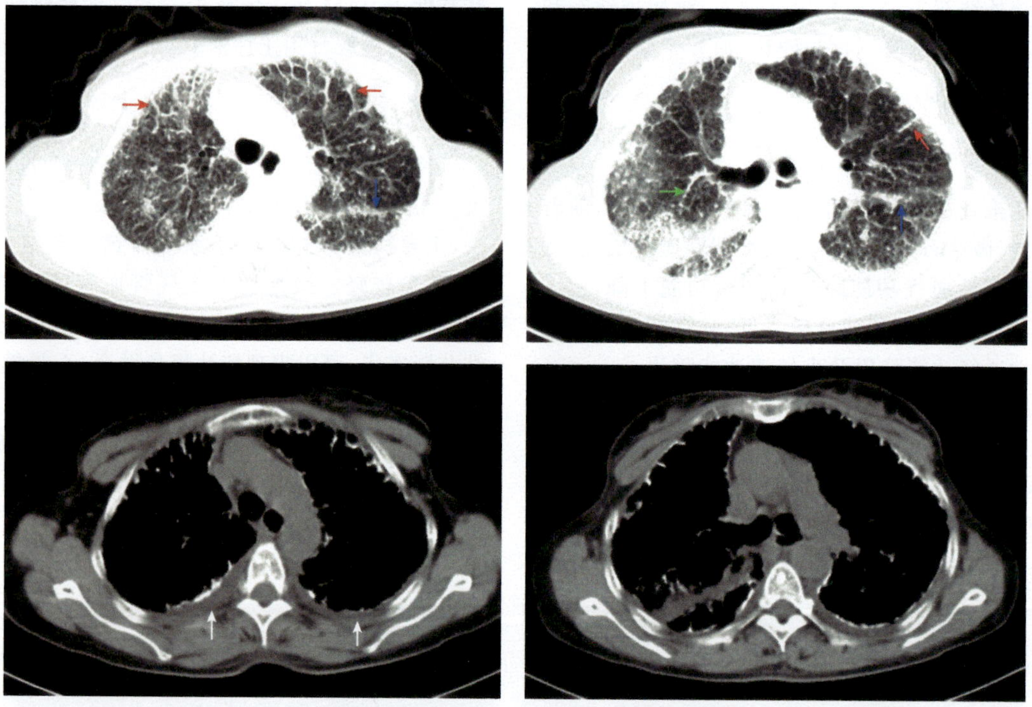

图3-5-5　女，54岁。胸闷9个月，加重伴咽部不适3天。双肺弥漫分布结节影，沿支气管血管束（绿箭）、斜裂（蓝箭）、胸膜下分布，小叶间隔增厚（红箭），纵隔窗示脏层胸膜、纵隔胸膜钙化影，胸膜增厚（白箭）。肺功能示中度限制性通气功能障碍。支气管镜检查行TBLB，病理考虑肺泡微石征

（日照市人民医院呼吸科　刘　涛　提供）

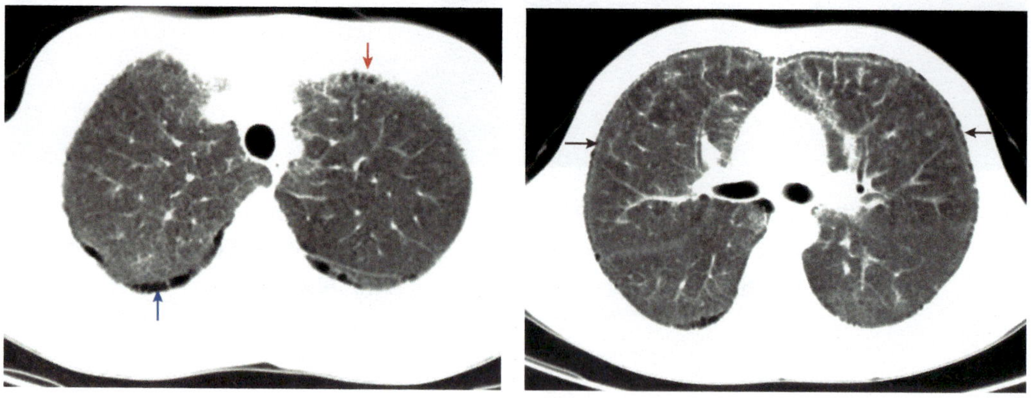

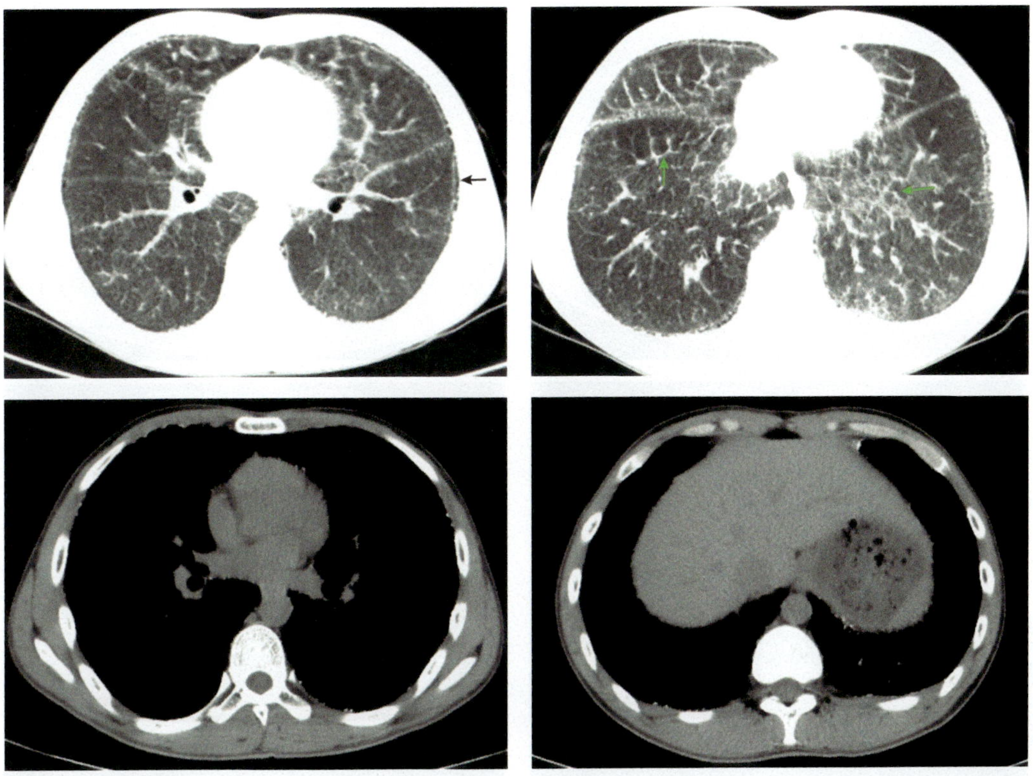

图 3-5-6　男，24 岁。双肺弥漫性分布细沙样小结节影，侧胸壁与肺外缘之间可见狭长透亮带（黑箭），肺尖可见微小囊泡（红箭），局部可见肺气肿（蓝箭），肺实质内形成线状钙化影和多角形钙化线影（绿箭），纵隔窗见肺内、胸膜下钙化影

（山东大学齐鲁医院青岛院区放射科　管　帅　提供）

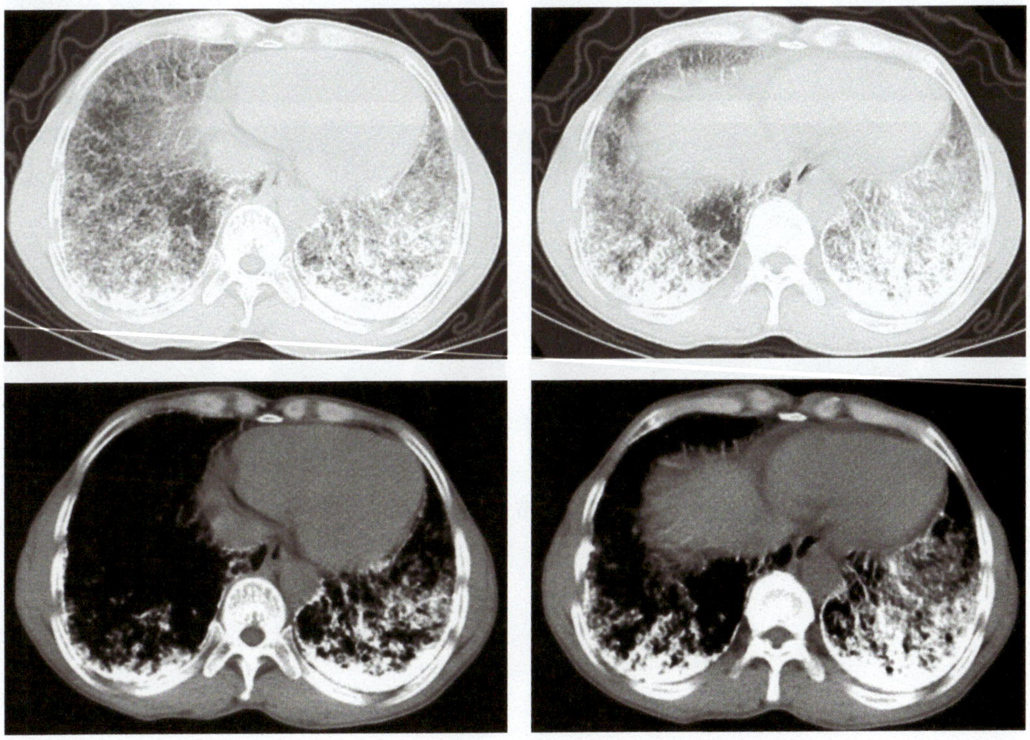

图 3-5-7　男，50 岁。双肺弥漫性分布细沙样小结节影，大片高密度钙化影

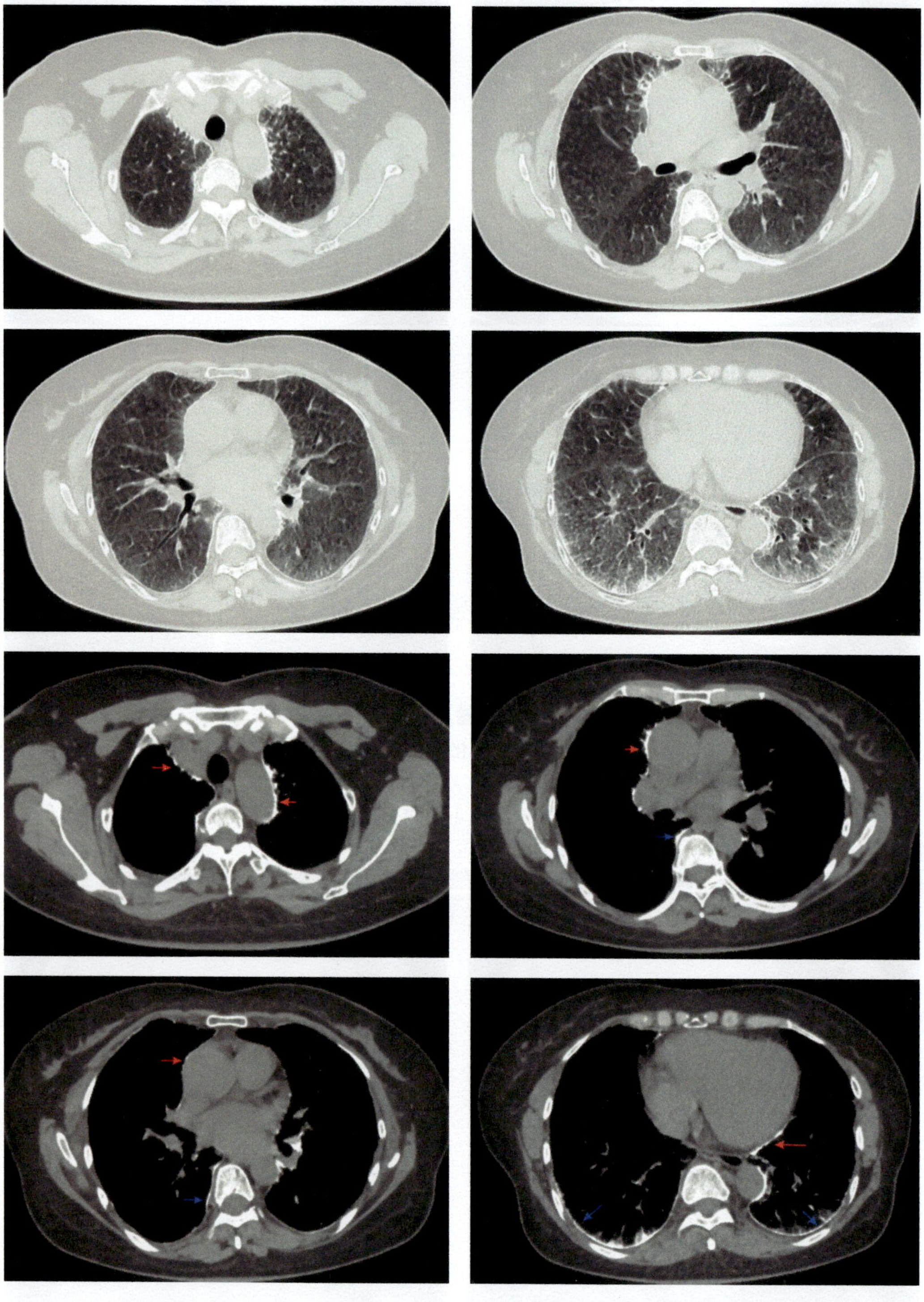

图 3-5-8　女，56 岁。双肺弥漫性分布细沙样小结节影，两侧胸膜（蓝箭）、心包膜（红箭）线条状高密度钙化影，部分呈斑片状

（福州肺科医院影像科　王　洁　提供）

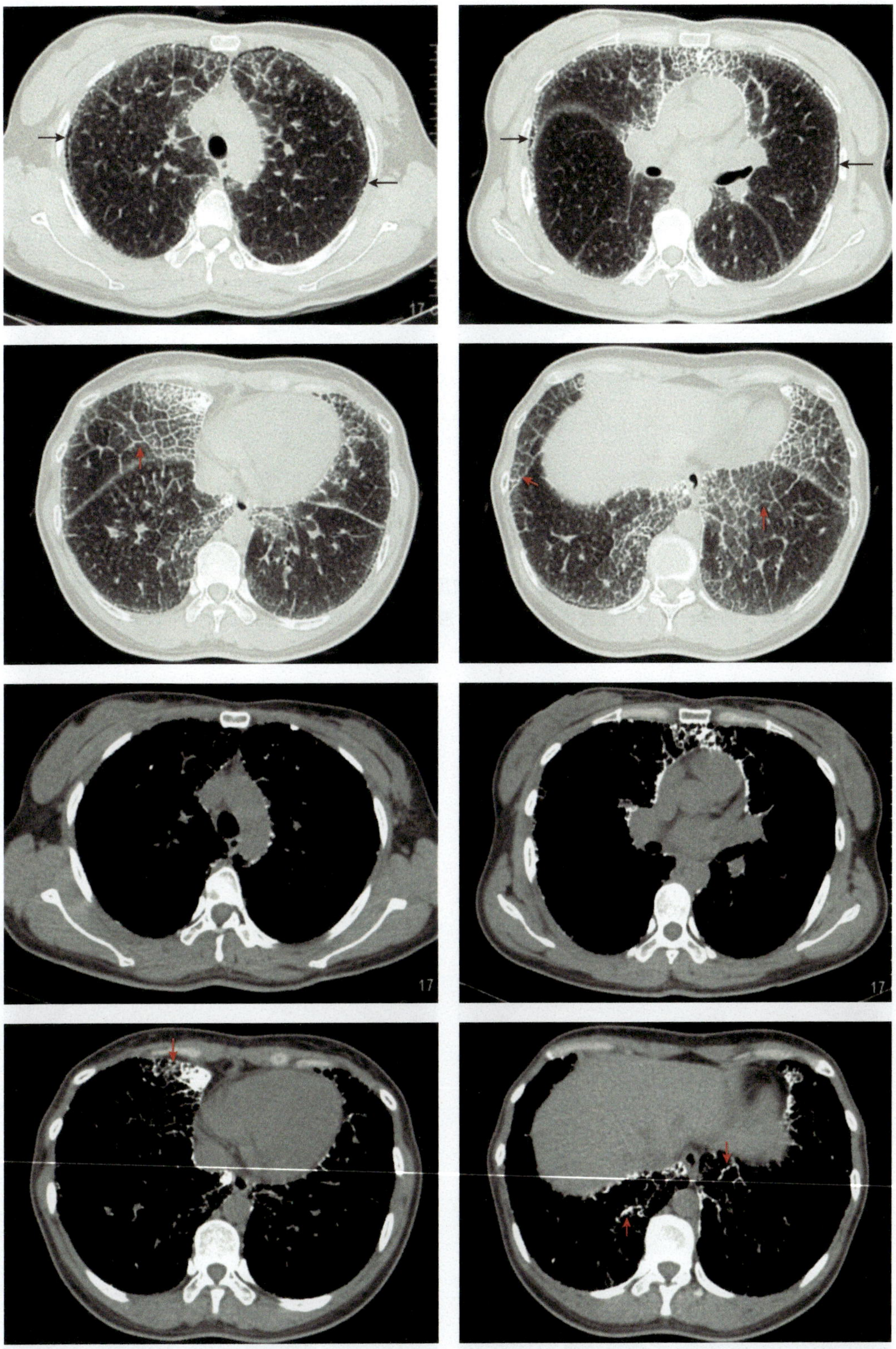

图 3-5-9　**女，29 岁。双肺小结节影，小叶间隔及叶间裂增厚，胸膜下带状薄壁小囊肿（黑箭），肺实质内形成线状钙化影和多角形钙化线影（红箭）**

（福州肺科医院影像科　王　洁　提供）

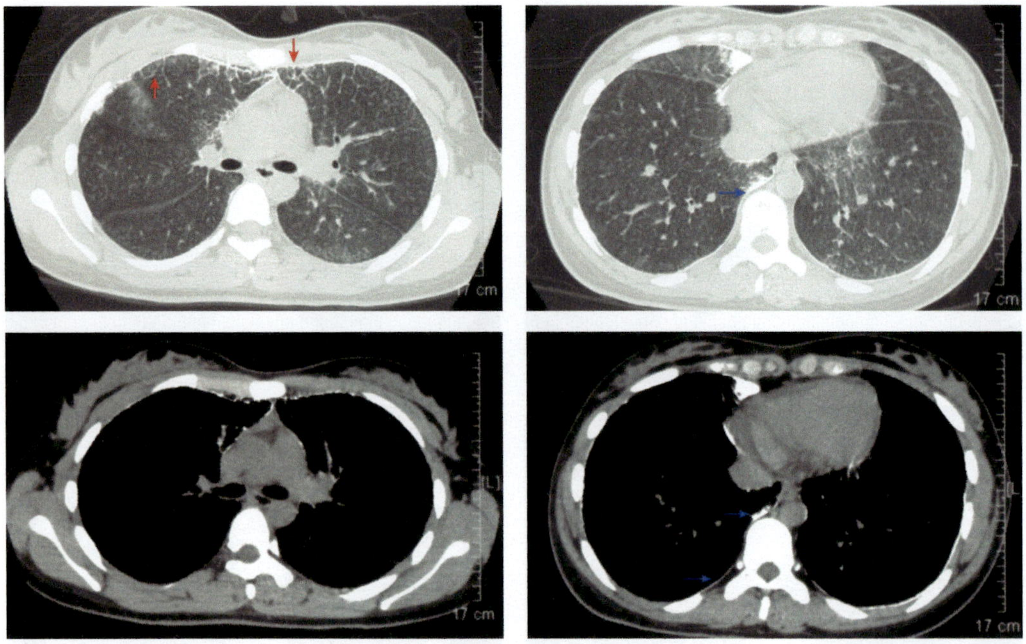

图 3-5-10　女，21 岁。双肺小结节影，小叶间隔及叶间裂增厚，两侧胸膜（蓝箭）、心包膜（红箭）线条状高密度钙化影，部分呈斑片状。肺实质内形成线状钙化影和多角形钙化线影（红箭）(2009-06-29)

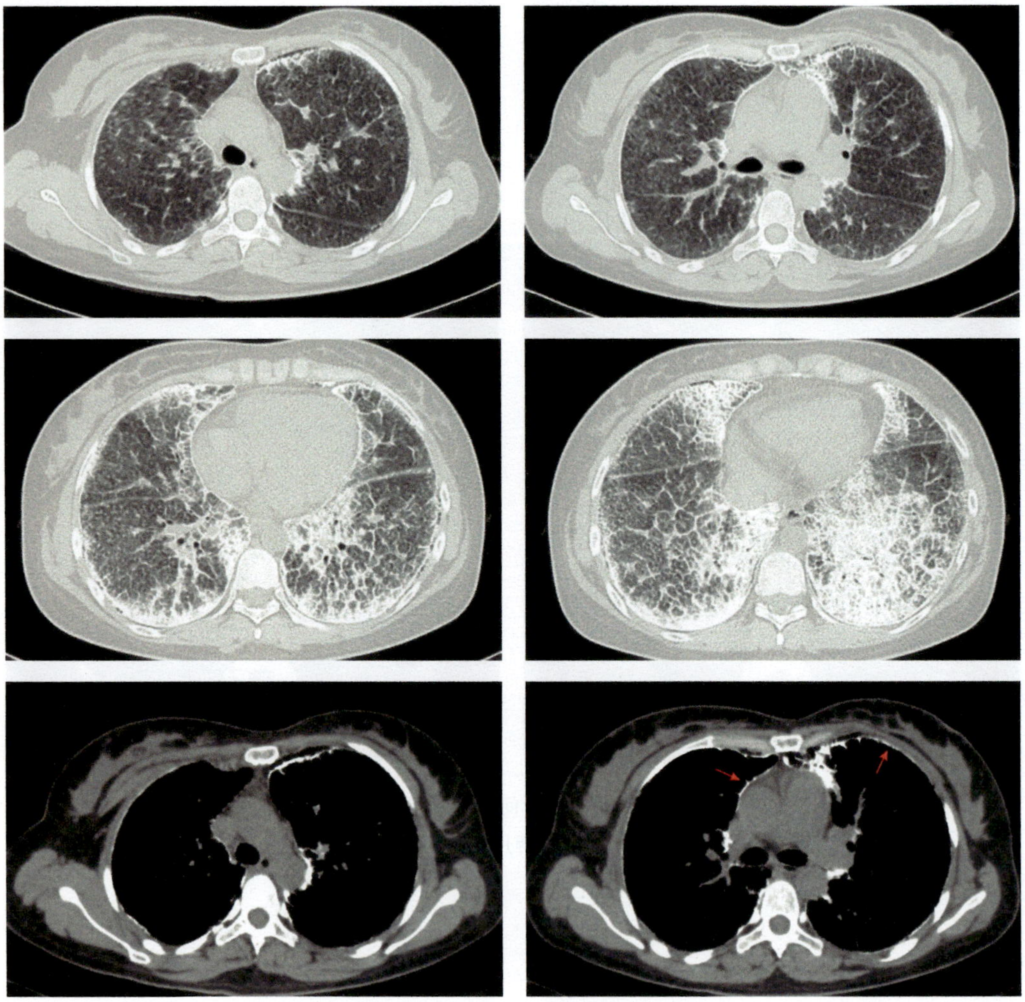

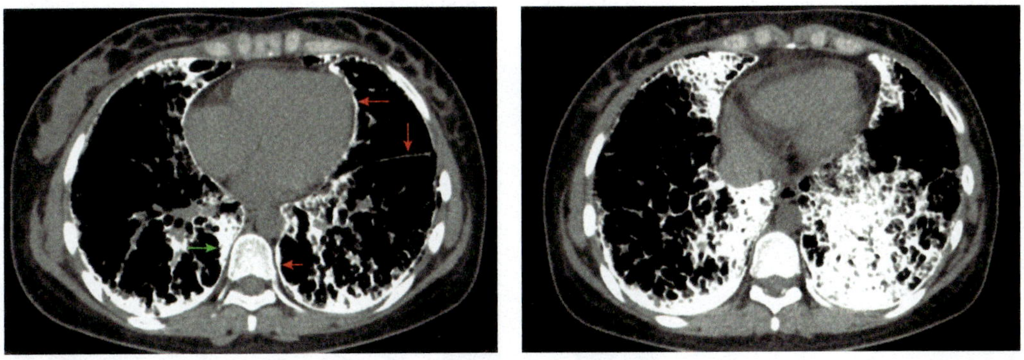

图 3-5-11　7 年后，病变明显进展，胸膜、心包膜和叶间裂线条状高密度钙化影（红箭），部分呈斑片状（绿箭），肺实质内形成线状钙化影和多角形钙化线影（2016-07-14）

（福州肺科医院影像科　王　洁　提供）

七、治疗

PAM 的诊断必须依靠典型的影像学表现，并结合临床病史及家族史加以确诊，至今无满意治疗方法。PAM 病人病情进展缓慢，对已有气紧、呼吸困难症状的病人吸氧可改善缺氧和提高活动耐量，对已出现呼吸衰竭的病人，家庭氧疗已成为必须。其他对症治疗包括镇咳、化痰、抗感染等，尽管支气管肺泡灌洗可清除部分结石，但仍无法控制 PAM 的进展过程。PAM 病人由于肺泡内结石或者其他异物可能导致肺泡的炎症反应，从而使病人出现气急、喘息，使用一定量的激素可改善这些症状，但激素从根本上对 PAM 治疗无效。作为双膦酸盐家族的一员，依替膦酸钠可通过抑制羟磷灰石形成微晶体抑制异位骨化，有可能成为治疗 PAM 的希望。基因治疗在短期内难以应用于临床，但致病基因*SLC34A2* 的确定为今后的基因治疗奠定了基础，开发针对磷酸盐转运进行调节的药物可能给 PAM 的治疗带来希望。肺移植是终末期 PAM 唯一有效的治疗方法，即使对右心衰竭及严重呼吸衰竭的病例依然有效，但对于肺移植时机的选择仍没有统一标准。

PAM 病人要避免或减少粉尘、烟雾吸入，避免主动和被动吸烟，以免加重肺部损害。要预防和及时治疗感冒、下呼吸道和肺部感染。缺氧时应给予家庭氧疗，以延缓肺动脉高压和慢性肺源性心脏病的发生。

参 考 文 献

Cakir E，Gedik AH，Özdemir A，et al. Response to disodium etidronate treatment in three siblings with pulmonary alveolar microlithiasis. Respiration，2015，89(6)：583-586.

Corut A，Senyigit A，Ugur SA，et al. Mutations in SLC34A2 cause pulmonary alveolar microlithiasis and are possibly associated with testicular microlithiasis. Am J Hum Genet，2006，79(4)：650-656.

Harbitz F. Extensive calcification of the lungs as a distinct disease. Arch Intern Med，1918，21：139-146.

Ozcelik U，Yalcin E，Ariyurek M，et al. Long-term results of disodium etidronate treatment in pulmonary alveolar microlithiasis. Pediatr Pulmonol，2010，45(5)：514-517.

Puhr L. Mikrolithiasis alveolaris pulmonum. Virchows Arch Path Anat，1933，290：156-160.

Sosman MC，Dodd GD，Jones WD，et al. The familial occurrence of pulmonary alveolar microlithiasis. Am J Roentgenol Radium Ther Nucl Med，1957，77(6)：947-1012.

Wang H，Yin X，Wu D，et al. SLC34A2 gene compound heterozygous mutation identification in a patient with pulmonary alveolar microlithiasis and computational 3D protein structure prediction. Meta Gene，2014，2：557-564.

Yin X，Wang H，Wu D，et al. SLC34A2 Gene mutation of pulmonary alveolar microlithiasis：report of four cases and review of literatures. Respir Med，2013，107(2)：217-222.

病例解析

男，39 岁。活动后气促、咳嗽 2 年，加重伴下肢水肿 1 年余。心脏超声示右心大，右心室壁肥厚；肺动脉高压（中度）；三尖瓣关闭不全；三尖瓣反流（大量）、肺动脉瓣反流（中量）；心包积液（少量）。父母系近亲结婚。有吸烟史 10 余年。哥哥（48 岁）有同样病变。

胸部CT(弟)：双肺弥漫分布细小沙样密度增高影，肺内、胸膜、纵隔心影旁可见钙化影(图3-5-12)。

胸部CT(兄)：双肺弥漫分布磨玻璃密度影，胸膜下见带状分布透光区，肺内、纵隔心影旁钙化明显(图3-5-13)。

【诊断】 肺泡微石症。

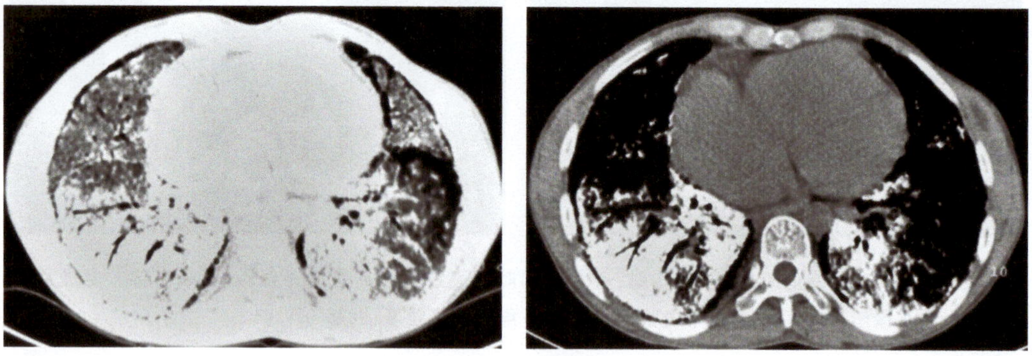

图3-5-12 胸部CT(弟)

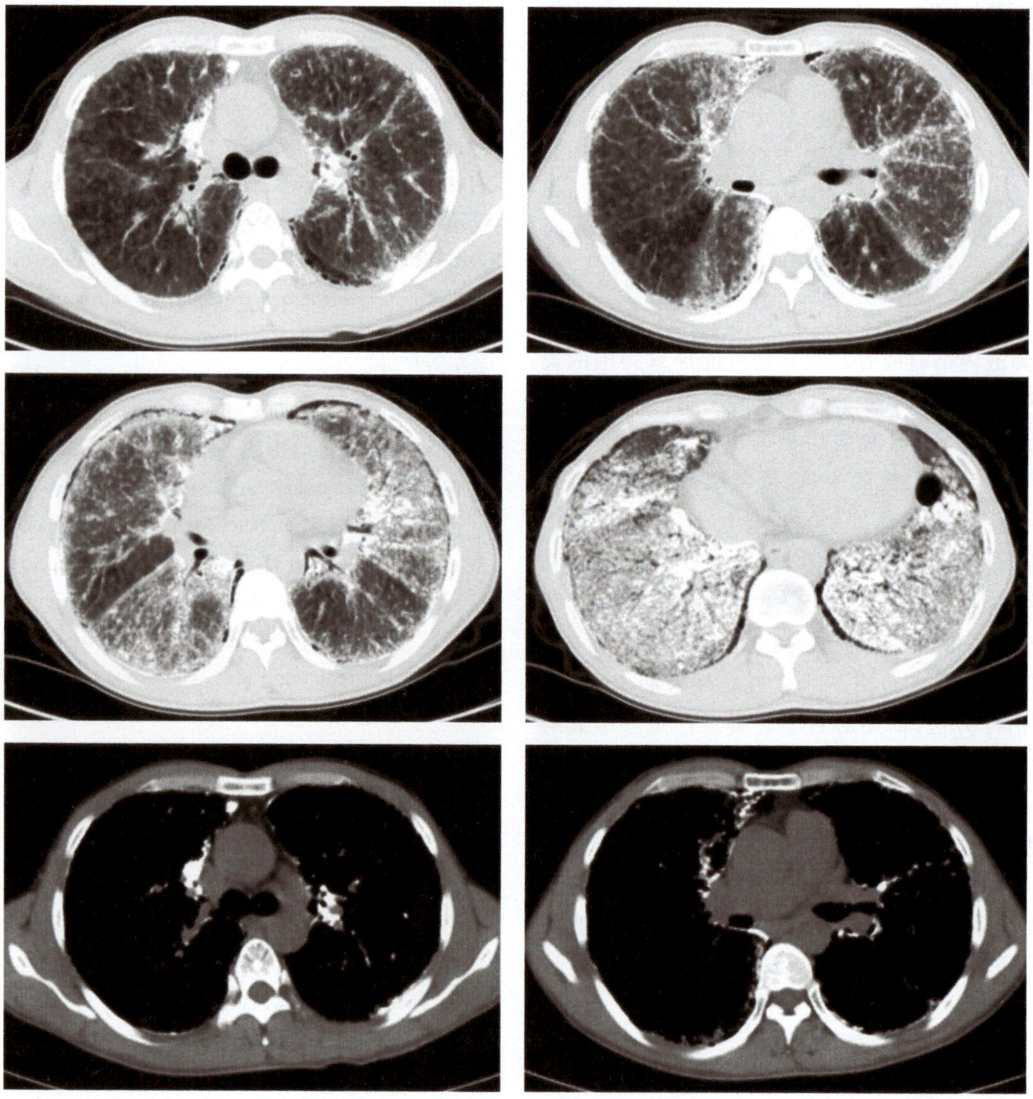

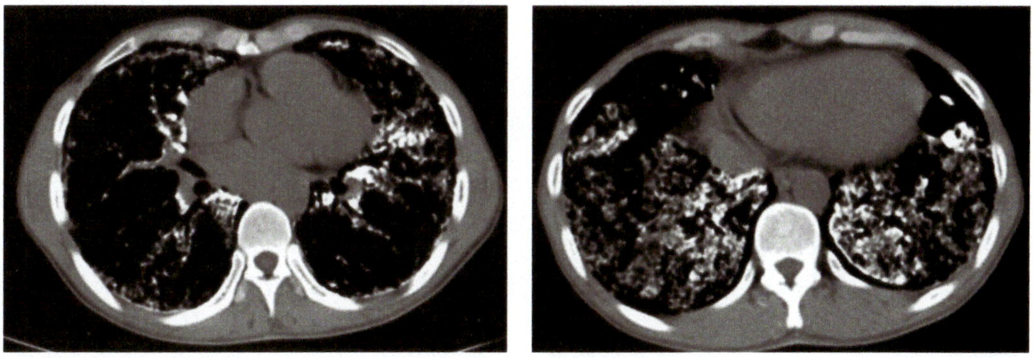

图 3-5-13　胸部 CT(兄)

【诊断依据】　病人为兄弟，父母系近亲结婚，胸部 CT 示两肺弥漫性分布密度增高影，对称性沿支气管血管束和胸膜下分布细小钙化结节影，边缘锐利，部分融合，黑胸膜线征、胸膜下气囊影、火焰征和白描征明显。结合家族史、既往无职业性粉尘接触史、典型胸部影像学改变、临床症状较轻微，诊断肺泡微石症。

【分析】　PAM 影像学表现典型，而临床症状轻微，临床和影像的分离现象高度提示诊断 PAM，通过肺组织活检病理确诊。PAM 应注意与尘肺、粟粒性肺结核、特发性肺含铁血黄素沉着症、弥漫性肺骨化症和结节病等相鉴别，①矽肺：病人有粉尘接触史，结节大小不等，病变分布与支气管走行方向一致，可见间质纤维化改变。晚期矽肺两肺上部常见融合性矽结节。②粟粒性肺结核：多有发热、盗汗、消瘦、乏力等结核中毒症状，急性粟粒性肺结核表现为大小、密度和双肺分布均匀的粟粒样结节影。亚急性粟粒性肺结核表现为三不均匀，以中上肺野分布为主。结节边缘较肺泡微石症模糊，有时可见原发综合征残留遗迹或淋巴结增大，抗结核治疗可见病灶吸收。③特发性肺含铁血黄素沉着症：儿童多见，为肺毛细血管反复出血、含铁血黄素沉着肺组织引起，表现为反复咳嗽、咯血、发绀等症状。早期肺出血表现为两肺广泛的斑点状阴影，边缘模糊，以两中下肺野及肺门区较多，无胸膜下聚积现象，可吸收。心脏病引起的含铁血黄素沉着症多由二尖瓣狭窄导致，伴心影形态和大小改变，且有肺内淤血征象，听诊有心脏杂音。④弥漫性肺骨化症：弥漫性肺骨化症是一种肺实质内广泛异位骨组织形成的疾病，目前认为其形成是骨成纤维细胞化生为造骨细胞，是对慢性刺激(如肺淤血病人反复的肺泡出血)的一种保护反应，化学和物理因素也可能都参与骨化的过程。该病多继发于慢性肺疾病，少数病因不明，称为特发性弥漫性肺骨化症。影像学表现为肺内弥漫分布粟粒状、分枝状或珊瑚礁状钙化影，肺活检病理学检查肺内有成熟骨化灶是确诊本病的重要依据。该病的钙化结节较大，多在 2.0～8.0mm，主要分布于肺泡间隔、小叶间隔等肺间质内；而肺泡微石症结节较小，约 1mm，主要分布在肺泡腔内，其病理为肺泡内含分层状结石样物，有磷酸钙沉着，但无软骨及骨形成，可资鉴别。

(萍乡市人民医院呼吸科　李小玲　提供)

第六节　弥漫性肺泡出血综合征

一、弥漫性肺泡出血综合征概述

弥漫性肺泡出血(diffuse alveolar hemorrhage, DAH)是一种由不同病因导致的以肺泡毛细血管基底膜广泛破坏，终末细支气管以远的肺腺泡内广泛出血，充满含铁血黄素的巨噬细胞在间质内堆积，以痰中带血、咯血、呼吸困难、进行性贫血和胸部 X 线或 CT 影像呈弥漫性肺泡浸润为特征的临床综合征。DAH 并非一种临床独立性疾病，往往是一系列基础疾病的严重并发症，由于缺乏特异性的影像学表现和辅助检查方法，早期诊断困难，多数病情进展迅速，病死率高。

(一)病因

导致 DAH 的病因广泛，大体分为免疫性疾病和非免疫性疾病两大类。可具体分为以下几类。①肺小血管炎相关性：主要包括抗中性粒细胞胞质抗体相关性血管炎(AAV)和免疫复合物性小血管炎。AAV 又包括显微镜下多血管炎(MPA)、肉芽肿性多血管炎(即韦格纳肉芽肿，GPA)和嗜酸性肉芽肿性多血管炎(即 Churg-Strauss 综合征，EGPA)；免疫复合物性小血管炎包括抗肾小球基底膜病、冷球蛋白性血管炎、IgA

性血管炎（过敏性紫癜，IgAV），此类病人病情多进展迅速，预后差。②结缔组织疾病相关性：包括系统性红斑狼疮（SLE）、类风湿关节炎、贝赫切特病、混合性结缔组织病等。其中SLE是结缔组织病中并发DAH最多的疾病。③感染相关性：包括巨细胞病毒、流感病毒、人类免疫缺陷病毒、单纯疱疹病毒、水痘-带状疱疹病毒、乙型肝炎病毒、丙型肝炎病毒、耶氏肺孢子菌、曲霉、细菌、钩端螺旋体等。④药物、毒物相关性：包括可卡因、吸入异氰酸盐等、青霉胺、胺碘酮、两性霉素B、呋喃妥因、丙硫氧嘧啶、维A酸、肼屈嗪、某些细胞毒化疗药物、抗凝药（如华法林、替罗非班、低分子肝素）等。⑤造血干细胞移植相关性：造血干细胞移植后DAH的发生率为5%左右，病死率高达50%～100%。发病机制可能与移植物抗宿主病（GVHD）、炎症反应产生的细胞因子风暴对肺血管内皮细胞产生抗原特异性的损伤，以及激活的淋巴细胞对肺血管内皮细胞的攻击，引起肺血管内皮的继发性损伤相关。⑥血管内肿瘤转移：血管肉瘤、卡波西肉瘤、绒毛膜癌、上皮样血管内皮瘤、多发性骨髓瘤、肾细胞癌等。⑦凝血功能障碍：弥散性血管内凝血、血小板减少症、血小板减少性紫癜、血友病、抗磷脂抗体综合征。⑧心脏病：二尖瓣狭窄、左心衰竭等。⑨其他病因：特发性肺含铁血黄素沉着症、成人Still病、急性呼吸窘迫综合征、淀粉样变、肺部放射治疗（放疗）等。

DAH的肺泡微循环损伤可能源于肺部，亦可为系统性疾病所致。报告显示，导致DAH最常见的病因是肉芽肿性多血管炎（32%），随后为抗肾小球基底膜病（13%）、特发性肺含铁血黄素沉着症（13%）、胶原血管病（13%）和显微镜下多血管炎（9%）。

（二）病理

DAH的病理改变为肺泡毛细血管扩张、淤血、血液渗出、红细胞破坏，致肺泡和间质出血，含铁血黄素沉着，肺泡间隔纤维组织增生及巨噬细胞反应。DAH的病理组织表型可以归为三大类：肺血管炎、轻度肺泡出血及弥漫性肺泡损伤，其中肺血管炎是DAH最常见的组织病理分型，ANCA相关性血管炎为最多见的类型。

（三）临床表现

各种年龄病人均可出现DAH。其常与已有疾病相关，亦可为某一潜在系统性疾病的起始症状。DAH的症状主要表现为发热、咯血、咳嗽、气促等，其症状不具有特征性。大部分DAH病人具有不同程度的咯血，可从咳血丝痰到大量咯血。大咯血临床不多见，一旦发生，危险性极大，死亡率高。1/3的病人起始症状无咯血，表现出缺铁性贫血或短期内贫血加重。咯血、弥漫性肺泡浸润性阴影和贫血三联征为DAH典型表现，但许多病人并不出现三联征，如出现其中两项，应怀疑DAH可能。病人可出现不同程度呼吸困难，与出血肺泡充填通气灌注比例失调和贫血有关。

（四）影像学表现

DAH典型的影像学改变是局部或弥漫性的肺部浸润、磨玻璃影（图3-6-1）或实变影（图3-6-2），其中可见支气管充气征，病变向心性分布，肺外周相对较少。还包括马赛克征、铺路石征、实性结节、网格征、蜂窝征、条索征等，各种征象反映不同的病理改变。磨玻璃结节、实性结节、片状磨玻璃影、实变影反映了肺泡和间质出血所致的不同范围及不同程度的肺泡间隔增厚、气腔充盈。实变影更多出现于成人，这可能是成人DAH中各种病因损伤肺部血管进展较快，短时间内肺泡腔内血液成分的渗出，故常见片状实变征象；儿童、青少年DAH虽然损伤的肺血管范围更广泛，但较成人损伤程度较轻，进展相对较慢，故常见片状磨玻璃影征象。磨玻璃结节表现为直径从数毫米到1cm不等边界不清的圆形影，是DAH在肺泡气腔的主要表现。实性结节边界清晰，亦是肺泡中渗出的血液、中性粒细胞及吞噬含铁血黄素的巨噬细胞的主要表现。马赛克

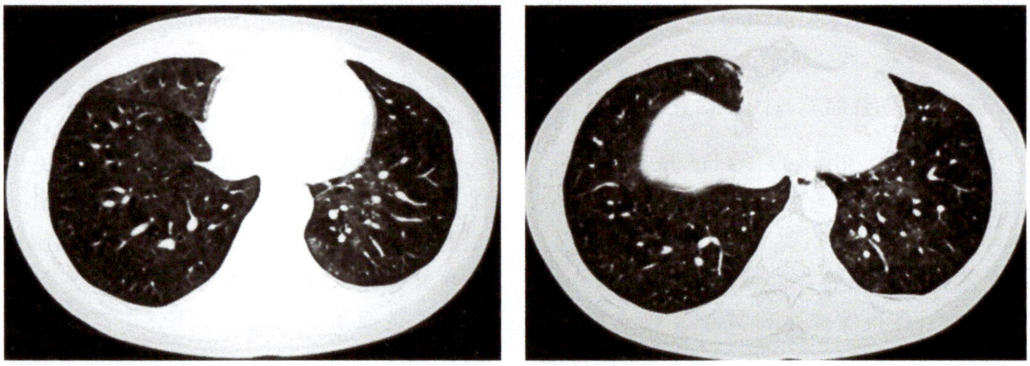

图3-6-1 男，24岁。咳嗽、痰中带血3个月。抗肾小球基底膜病。双肺向心性分布磨玻璃影

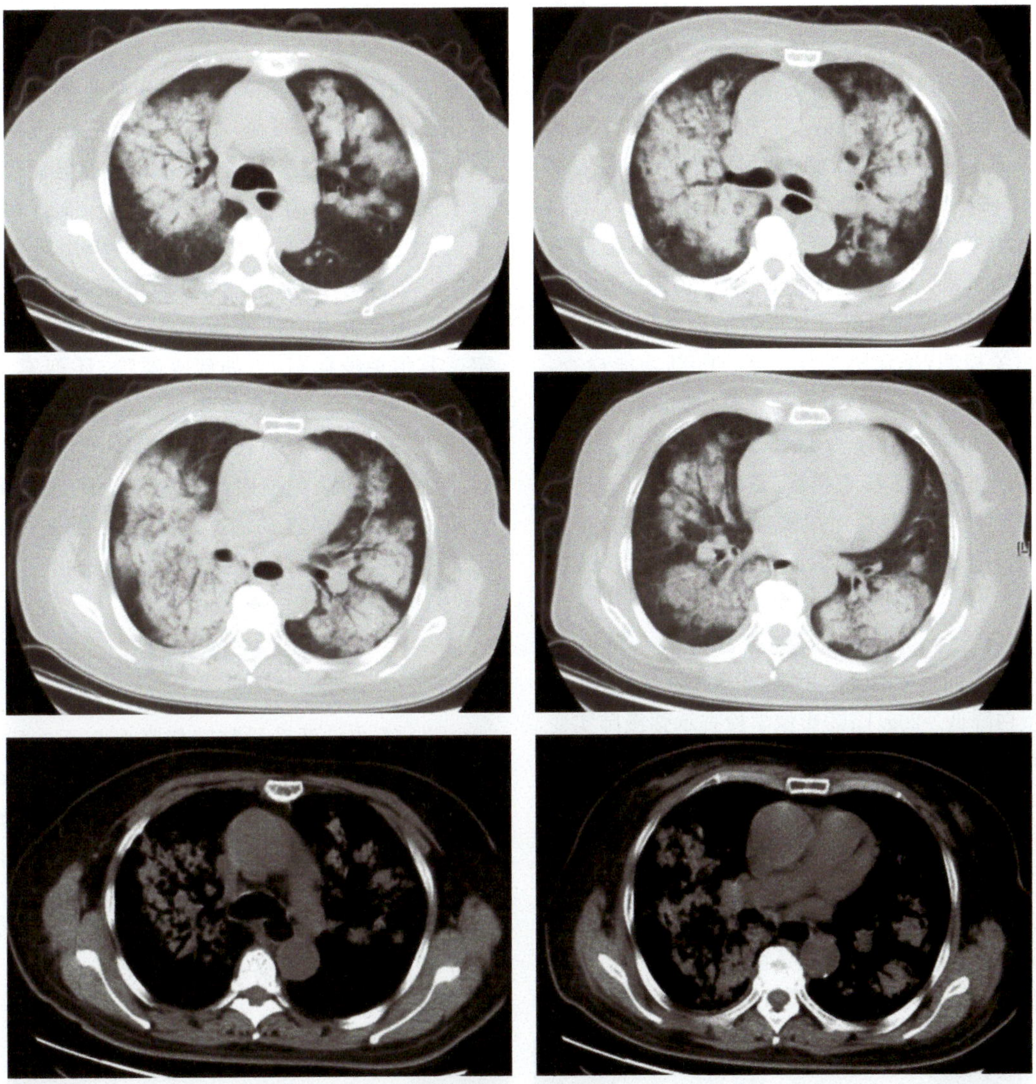

图 3-6-2　女，62 岁。发热 20 天。显微镜下多血管炎。双肺向心性分布实变影，支气管充气征明显

征提示 DAH 存在肺泡和间质出血所致肺泡气腔的部分充盈及小气道的闭塞所致的气体潴留。铺路石征提示弥漫性肺出血所致小叶间隔增厚及气腔的部分充盈。蜂窝征代表由于肺纤维化病变导致的肺泡和支气管结构丧失，肺泡破裂及细支气管扩张的产生。网格征提示弥漫性肺出血的肺小叶间隔因细胞浸润、液体积蓄、肉芽组织增生及纤维化而增厚。

DAH 在各肺叶内均出现不同的累及范围。儿童、青少年累及的肺叶范围更广泛，推测这与儿童、青少年的肺组织发育生理的特点有关，儿童、青少年的肺泡弹力纤维组织发育不良，血管丰富，毛细血管和淋巴组织间隙较成人宽，间质发育旺盛，黏膜血管丰富，全肺含血量多，故儿童、青少年 DAH 范围较成人更广泛，DAH 的征象在各肺叶出现的范围更广泛。

（五）诊断

临床上对有咳嗽、咯血、呼吸困难症状，血常规提示与咯血量不平行的贫血，或血红蛋白 24 小时内下降 20g/L，影像学表现为双肺弥漫性肺泡渗出阴影的病人，应考虑到 DAH 的诊断。首先要全面询问病人的基础病史、用药史和接触史，尤其是肺小血管炎、结缔组织病、造血干细胞移植史和特殊药物、毒物、放射接触史等。同时进行全面仔细的体格检查。进一步的相关检查包括：①影像学检查，胸片及胸部高分辨率 CT（HRCT）显示两肺快速出现的广泛肺泡弥漫性的磨玻璃样浸润影及肺间质性病变，随病情好转，出血吸收，渗出阴影可在数周内逐步消散，长期慢性的肺泡出血可引起肺间质纤维化。②自身免疫功能全套、血管炎抗体等免疫学检查。③可疑病原体的筛查，包括鼻咽拭子、痰、支气管肺泡灌洗液的培养或 PCR 检查、血培养及血清学检查等，确认有无常见细菌、呼吸道病毒及肺孢子菌等感染性疾病。④支气管肺泡灌洗检查，肺泡出血在早期可有类似肺炎的影像学表现，但两者的治疗方法完全不同，所以及早进行支气管肺泡灌洗对 DAH 的诊断和指导治疗方案非常重要。原则上对怀疑 DAH 病人都应早期行支气管肺泡灌洗检查，术中见≥3 个独立的肺段显示逐渐增多的血性灌洗液，起病 48 小时后灌洗液中吞噬含铁血黄素巨噬细胞计数增多(>20%)，普鲁士蓝染色阳性。同时可通过纤维支气管镜检查行细菌、真菌及病毒相关检测，排除感染性因素。⑤肺功能检查，提示一氧化碳弥散率(DLCO)升高，与一般的肺间质性疾病相反，DLCO 明显升高为 DAH 的特征表现。⑥如临床高度怀疑抗肾小球基底膜病、系统性血管炎、SLE、肉芽肿性多血管炎等，肾活组织检查(活检)结合直接免疫荧光染色具有诊断及鉴别诊断价值。⑦肺活检的应用仍有争议。

DAH 尚无公认的诊断标准，通常依据 5 条诊断 DAH：①咯血、不同程度的呼吸困难；②缺铁性贫血，24 小时内血红蛋白降低>20g/L；③影像学检查示弥漫肺实变阴影；④肺功能检测示限制性通气障碍，低氧血症伴过度通气，肺弥散功能增高，超过基线值 30%；⑤支气管肺泡灌洗：多肺段回收液为血性灌洗液，或吞噬含铁血黄素的巨噬细胞>20%，普鲁士蓝染色阳性。亦有少数 DAH 病人需要通过胸腔镜或开胸肺活检等创伤性检查确定 DAH。诊断 DAH 须排除呼吸道异物、支气管扩张、肺脓肿、肺肿瘤、肺炎、肺结核、肺血栓等引起的咯血。

(六)治疗

在 DAH 的诊治过程中，寻找病因、针对病因选择合适的治疗方案尤为关键。对于感染所致的肺泡出血应积极控制感染，凝血功能失调者应积极纠正。对确诊为自身免疫性肺泡出血病人的治疗以免疫抑制剂及肾上腺皮质激素为主。对严重病例，应行大剂量激素冲击治疗，如甲泼尼龙 1g/d 冲击，单用肾上腺皮质激素治疗效果不佳者可加用环磷酰胺冲击治疗，维持治疗时间主要依 DAH 缓解情况及基础病情的情况而定。其他免疫抑制剂，如硫唑嘌呤、环孢素、吗替麦考酚酯、甲氨蝶呤等亦有应用。联合静脉注射大剂量免疫球蛋白对控制 DAH、辅助抗感染治疗也具有一定疗效。血浆置换或免疫吸附有利于清除血浆抗体、保护肾功能，也是 DAH 的辅助治疗方法之一。

病例解析

男，55 岁。活动后憋喘伴咯血 2 天。病人 2 天前无明显诱因地出现活动后憋喘，伴咯血，为鲜血，量不多，急诊入院。20 年前有心脏金属瓣膜置换手术史、头部外伤病史。因心脏手术术后一直口服华法林(现 1 片，每天 1 次)，规律监测凝血功能。

胸部 CT(2018-05-13)：双肺弥漫性向心性分布高密度影，呈铺路石样改变(图 3-6-3)。

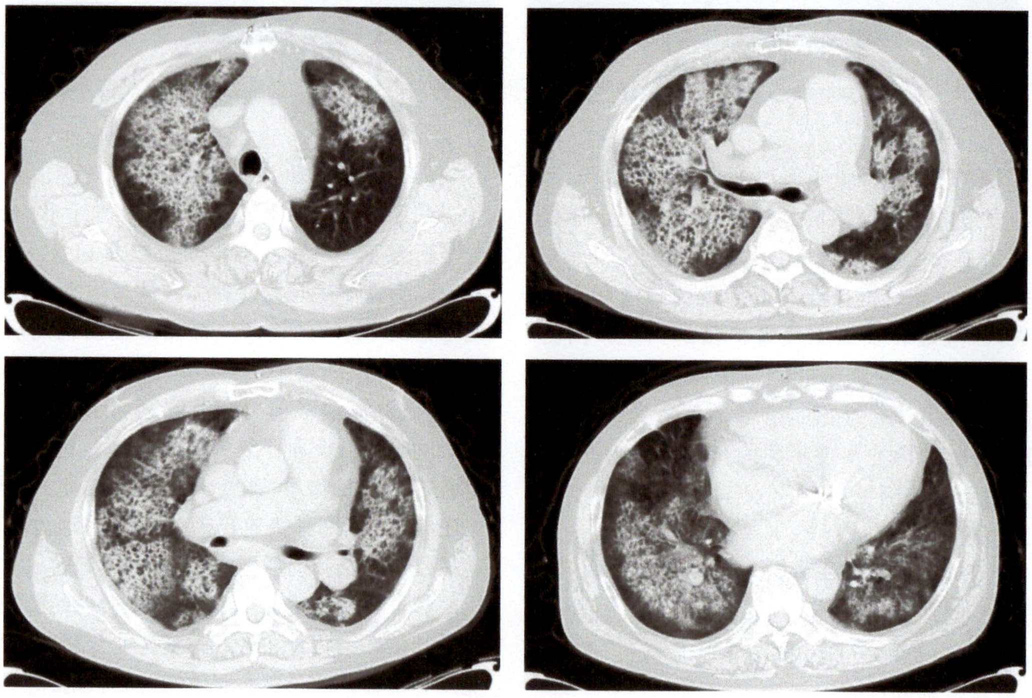

图 3-6-3 胸部 CT

【诊断】　华法林所致弥漫性肺泡出血。

【诊断依据】　中年男性，咯血 2 天，胸部 CT 示弥漫性向心性分布高密度影，结合长期口服华法林病史，诊断明确。入院查体：双下肢、腹部见大片皮下瘀斑。辅助检查（2018-05-13）：血常规示血红蛋白 118g/L（130～175g/L）；凝血试验：凝血酶原时间 160.0 秒（10～14 秒）、活化部分凝血酶原时间 167.1 秒（21～35 秒）；大便隐血阳性；尿常规：红细胞（+++）。停用华法林，予以维生素 K_1 治疗，辅助检查（2018-05-14）：血常规示血红蛋白 81.4g/L；凝血试验：凝血酶原时间 60.9 秒、活化部分凝血酶原时间 108.8 秒。病人咯血渐止，复查胸部 CT（2018-05-17）影像吸收不明显，辅助检查：血常规示血红蛋白 73g/L；凝血试验正常。3 天后再次复查，血红蛋白缓慢回升至 89.33g/L；D-二聚体 1.97mg/L。复查胸部 CT 病变有所吸收（图 3-6-4），出院，嘱继续口服华法林治疗，监测凝血功能。

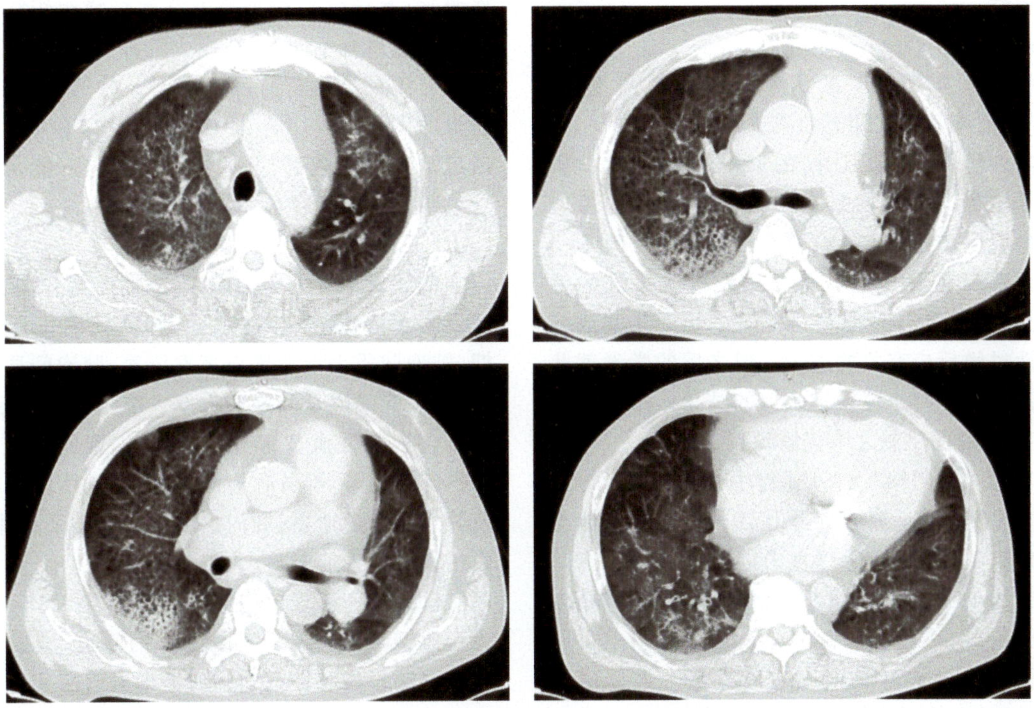

图 3-6-4　病变较前吸收（2018-05-20）

【分析】　DAH 的临床及 CT 表现均缺乏特异性，且病期及病程不同，临床表现及影像表现复杂，影像诊断上常被误诊为血行播散型肺结核、肺炎、肺水肿、ARDS。影像学上常需结合临床进行鉴别。①肺部炎症：CT 多表现为两肺多发片状实变、磨玻璃影，分布非对称性，以中、下肺叶为主，临床上常见咳嗽、咳痰、发热等感染症状，辅助检查可见白细胞升高，无明显快速进展的贫血及气短症状，无 DAH 发病的基础疾病。②肺水肿：CT 表现与 DAH 相似，可呈片状实变、磨玻璃影，以肺门区为中心对称性分布，肺尖、肺外周及肋膈角较少受累，小叶间隔增厚，但心源性或非心源性肺水肿均有明确病因和相应体征，而无迅速贫血及 DAH 基础病，常伴有不同程度的胸腔积液。③血行播散型肺结核：CT 主要表现为全肺叶弥漫分布的粟粒样小结节影；DAH 中儿童常见的特发性含铁血黄素沉着症亦表现为粟粒样小结节影，特发性含铁血黄素沉着症分布在肺门周围及两肺中下野，肺尖、肋膈角、肺底病变较轻或不累及，同时血行播散型肺结核临床上常见低热、盗汗等结核中毒症状。④急性呼吸窘迫综合征：CT 主要表现为片状实变、磨玻璃影混合出现，分布可不对称，以两肺叶外带、胸膜下为主，临床上常有相应的肺部疾病或肺外原因，进展迅速。

（金乡县人民医院呼吸科　蒿国贤　提供）

二、特发性肺含铁血黄素沉着症

特发性肺含铁血黄素沉着症（idiopathic pulmonary hemosiderosis，IPH）是一种病因不明的，好发于儿童的、长期反复的弥漫性肺泡出血引起肺间质含铁血黄素沉着，最后导致肺间质纤维化的肺小血管出血性疾病。

（一）流行病学

该病最先由 Virchow 于 1864 年报道，1931 年

Ceelen 发表了 2 位儿童的尸检结果，发现肺部有大量含铁血黄素沉积，并对其临床特征进行了总结，其特点是弥散性肺浸润、缺铁性贫血，以及痰、胃液、支气管肺泡灌洗液或肺组织内有含铁血黄素巨噬细胞。1944 年 Waldenstrom 报道首例成年病人。80%病例发生于婴幼儿，以 6 岁以下儿童居多，无性别差异。成人仅占 20%，多在 30 岁以下，男性多于女性。多数病例为散发，有同胞兄弟同患此病的报道，提示有常染色体隐性遗传的可能性。

(二)病因

IPH 病因至今未明，一般认为其与遗传、免疫、牛乳过敏、环境因素和铁代谢异常有关。

已有国外学者报道了 IPH 的家族聚集性，这些研究结果提示基因与遗传因素在 IPH 发病过程中可能通过特定环境起作用。

有研究发现在 IPH 患儿血浆中发现抗牛乳的抗体，并由此提出了 IPH 可能与机体对牛奶中某些成分发生系统性过敏反应有关的假说。但之后的学者就此进行更深入的研究时未再发现类似的结果。过敏因素是否为 IPH 发病的机制之一仍需探讨。

环境因素在 IPH 的发病过程中也有一定作用。Cassimos 等和 Kayser 等学者提出 IPH 的发病可能与接触杀虫剂有关，但此理论一直未得到论证。也有一系列的研究提出 IPH 的发病与接触真菌有关，但具体机制尚不明确。

机体铁代谢异常可能导致 IPH 发生。人体的铁主要储存于网状内皮系统，组织中巨噬细胞在吸收外源性铁离子、降解衰老红细胞及再加工吞噬后的血红蛋白铁的过程中作用不同。将从循环系统中单核吞噬细胞系统分离出来的巨噬细胞进行体外培养后发现，其对衰老红细胞的处理能力是肺巨噬细胞的 6 倍。而且，肺泡巨噬细胞不能像其他巨噬细胞那样有效处理及释放铁离子。这归因于肺泡巨噬细胞缺乏血红素氧合酶，该酶是血红蛋白降解的限速酶，其在巨噬细胞吞噬血红蛋白后诱导分泌，并在处理血红蛋白的过程中发挥重要作用。在弥漫性肺泡出血中，肺泡巨噬细胞短时间内聚集大量铁，与胞质内的铁蛋白相结合，使其快速达到饱和，但同时细胞外铁不能与转铁蛋白相结合，由此导致一系列氧化应激损伤。此外，大量游离铁离子在肺泡中沉积，游离铁离子诱导毒性较弱的活性氧如过氧化氢产生活性羟自由基，反复氧化应激损伤肺泡上皮，导致肺间质纤维化。同样的理论也出现在国外学者对肺移植后纤维化的相关报道中。

有学者在电镜下发现 IPH 病人肺泡上皮细胞内有空泡形成、肺泡毛细血管基底膜局灶性增厚及断裂，由此提出自身免疫学说。也有学者提出此学说是基于循环系统中免疫复合物的存在，但至今未发现 IgA 在基底膜沉积及其他免疫复合物损伤肺泡毛细血管基底膜的证据。有学者认为 IPH 病人免疫系统激活导致的肺泡损伤可能是细胞因子的作用，而不是免疫球蛋白的作用，但具体为何种细胞因子目前尚不清楚。目前多数学者认为 IPH 最重要的发病机制为抗原-抗体复合物介导的肺泡自身免疫性损伤，但与抗肾小球基底膜病、系统性红斑狼疮及其他结缔组织病引起的弥漫性肺泡出血不同，IPH 病人的肺内没有血管炎表现，也没有免疫复合物的沉积及肉芽肿的形成。另外，在确诊的生存期>10 年的 IPH 病人中，有 1/4 的病人之后患上自身免疫病，一些学者考虑这可能与肺泡内中性粒细胞的长期存留刺激有关。

(三)病理

IPH 病理可分为三期，①急性期：肺泡腔内有大量红细胞和渗出液，肺泡水肿，肺泡间隔增厚。②慢性期：肺泡间质大量含铁血黄素沉着，肺泡间质纤维组织增生、小叶间隔及肺泡壁增厚。部分肺泡壁断裂，弹力纤维包裹含铁血黄素，由于巨噬细胞的吞噬作用形成含铁纤维结节，部分伴有肝脾增大、周围淋巴结内出血及肿大。③后遗期：肺内形成广泛的间质纤维化，可导致慢性肺源性心脏病。

(四)临床表现

典型临床表现为反复发作的咯血、缺铁性贫血和双肺浸润影三联征。当肺泡毛细血管出血渗入到肺实质时，血红蛋白转化为含铁血黄素，之后被巨噬细胞摄取，这些巨噬细胞产生早期炎性介质；如果反复出血，将导致慢性炎症及纤维化。咯血或呕血是血液流入肺泡腔的间接表现，失血及肺组织中铁的沉积导致缺铁性贫血。婴幼儿 IPH 病人中，生长发育迟缓与贫血是其主要临床症状，常表现为严重贫血，需反复输血，约 1/3 的病人可能无咯血表现。部分病人肺部的症状极不明显，而以贫血为唯一的临床症状。在成人病人中，IPH 的临床表现多种多样，如大咯血、慢性咳嗽、呼吸困难、反复间断少量咯血、无原因乏力，甚至仅出现无症状贫血。本病临床症状和病程取决于肺内出血的程度及期限，多数病程长，发作与自动缓解交替出现。

依据临床病程将 IPH 分为 4 期：急性肺出血期、肺出血静止期、慢性反复发作期和慢性迁延后遗期。①急性肺出血期：贫血及呼吸道症状表现较重，突然发病，表现为发热、咳嗽、咯血、面色苍白、乏力、气促、呼吸困难、发绀、心悸、心动过速等，重者发生呼吸衰竭，部分病人死于出血性休克或出血合并感染。而咯血最具有诊断意义，咯血可呈痰中带血，也可为大量咯血。

此期肺部体征不尽相同,可无体征或有少许湿啰音、哮鸣音,也可有肺实变体征。②肺出血静止期:临床症状较轻,可无明显临床症状。③慢性反复发作期:贫血症状较重,呼吸道症状相对较轻。以长期或反复咳嗽、咯血、胸痛、哮喘及低热为特征,部分患儿可出现肝脾大、黄疸。由于反复的肺出血,大量含铁血黄素在肺内沉积,并由咳痰丢失,引发慢性失血,进而导致缺铁性贫血。④慢性迁延后遗期:呼吸道症状表现较重,贫血症状表现较轻,晚期因反复出血形成广泛间质纤维化,出现杵状指(趾)、肺功能不全、慢性肺源性心脏病和心力衰竭,造成病人死亡。IPH 可以伴发自身免疫性疾病,如 IPH 合并乳糜泻,则病人有相应系统受累的症状。

(五)辅助检查

血常规多提示小细胞低色素性贫血,血小板及白细胞计数无异常,88%的患儿出现网织红细胞增多,网织红细胞反复升高提示反复的肺内出血。部分病人出现嗜酸粒细胞增多。由于铁沉积于肺泡巨噬细胞中,不能转运作为合成血红蛋白之用,血清铁、转铁蛋白饱和度和血清铁蛋白水平降低,总铁结合力升高,但不一定同时出现。由于血红蛋白在肺泡内破坏,故血清胆红素可以增高,血清 IgA 增高,直接 Coombs 试验、冷凝集试验、嗜异凝集试验可呈阳性,血清乳酸脱氢酶可增高,累及心脏者心电图可异常。典型的骨髓象为增生性红细胞生成和髓内铁储存降低。骨髓活检表现为增生活跃或明显活跃,以红系增生为主,粒系、巨核系无明显异常,髓内储存铁减少。

痰涂片、胃液或 BALF 经铁染色后可见大量巨噬细胞中充满含铁血黄素颗粒,即使没有咯血的病人也可出现,具有重要的诊断意义。痰检结果的特异度较差,但因其操作简便,仍是临床重要的检测手段。辅助检查多采用 HE 染色及普鲁士蓝染色来发现痰液中的红细胞及含铁血黄素巨噬细胞,以此明确肺泡内出血。值得注意的是,若病人无自主排痰,不建议行诱导痰检测,因为对 IPH 病人行此操作可能会加重病情。

BALF 相对于痰检而言对 IPH 具有更好的临床诊断价值,IPH 病人的 BALF 中较典型的细胞有完整红细胞、含铁血黄素巨噬细胞,偶可见少量中性粒细胞,阳性率达 92%。

反复肺出血、肺泡内大量含铁血黄素颗粒沉积及肺间质纤维化,使部分病人表现为限制性通气功能障碍,肺功能监测有利于病情的评估和治疗效果的评价。

(六)影像学表现

IPH 的肺部影像学特征为肺部浸润和肺间质的改变。其表现多样化,主要为磨玻璃样改变(图 3-6-5~图 3-6-7)、粟粒状结节影、结节样改变(图 3-6-8、图 3-6-9)、大片实变影(图 3-6-10)和网状影(图 3-6-11~图 3-6-13)。各种影像学改变可以互相重叠(图 3-6-14~图 3-6-17),可伴胸腔积液或胸膜增厚,部分病人可能无明显改变。肺部影像学改变与临床分期关系密切。①急性肺出血期:表现为两侧肺野透亮度明显降低,呈磨玻璃样改变及大片云絮状阴影,以肺门及中下肺野多见,两侧基本对称,肺尖、肋膈角及肺底累及不明显。HRCT 更易发现早期局灶性斑片状磨玻璃阴影,部分实变影内可见支气管充气征。②肺出血静止期:急性肺出血静止期表现为正常或两肺纹理增多、紊乱,其间伴少许模糊细网影。HRCT 可显示双肺轻度纤维组织增生。慢性肺出血静止期可见肺内散在数量不等的粟粒状结节影,HRCT 可见双肺弥散分布的小结节,即肺内形成富有特征性的含铁血黄素结节。③慢性反复发作期:表现为肺野透亮度减低,肺纹理呈网状改变,肺内弥散细颗粒影或粗颗粒影及大片模糊影,心影多增大。④慢性迁延后遗期:表现为肺野呈粗网状改变,弥散性结节影像或粗条索状影像,心影呈普大型。HRCT 较胸片更能清晰显示肺内支气管壁、小叶间隔弥散性增厚,呈细网状及毛玻璃样纤维化病变,提示 IPH 的诊断。

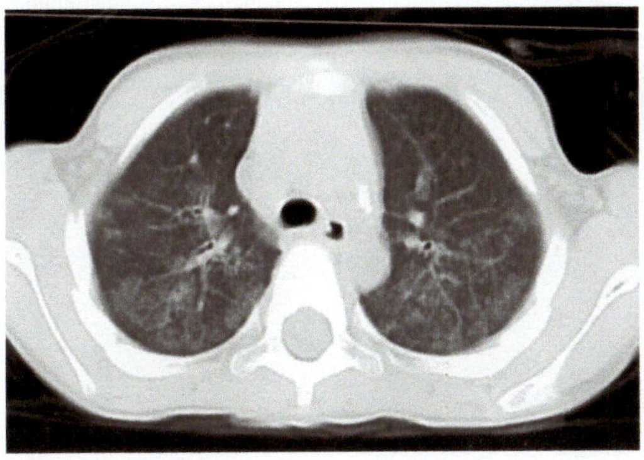

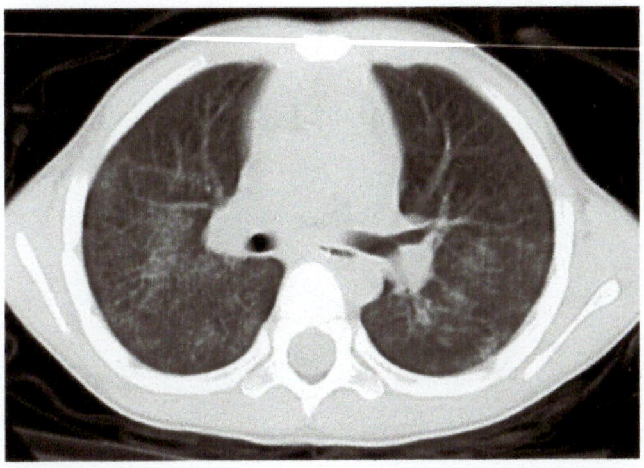

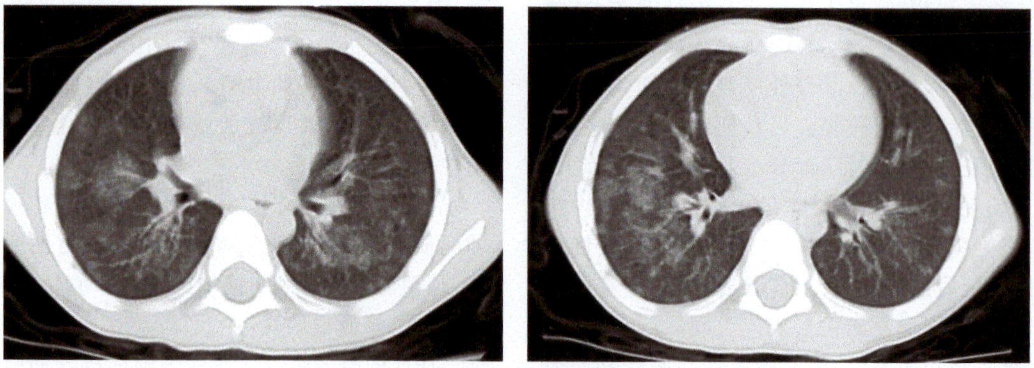

图 3-6-5　男，6 岁。发现缺铁性贫血 7 个月。双肺弥漫分布斑片、磨玻璃影(2017-10-19)

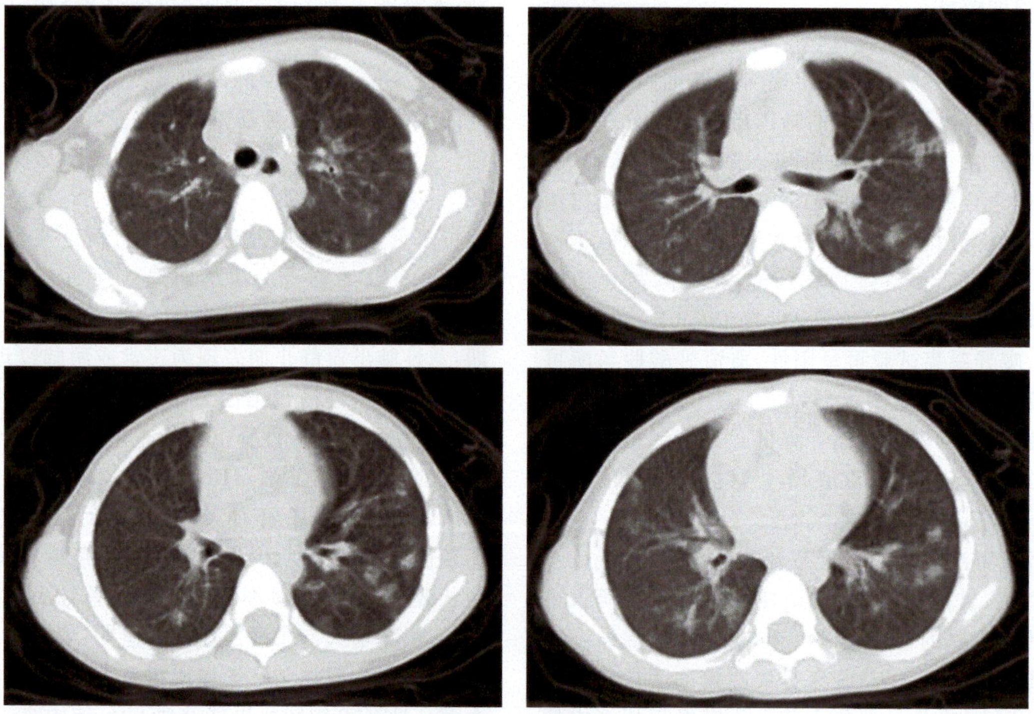

图 3-6-6　双肺散在结节、斑片影(2017-12-10)

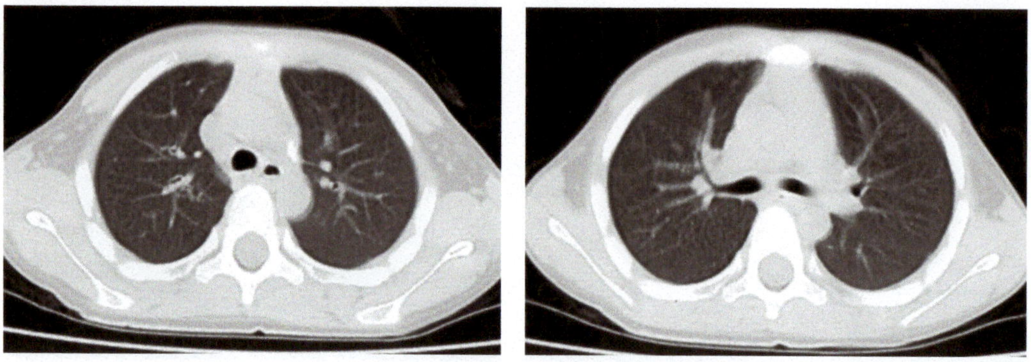

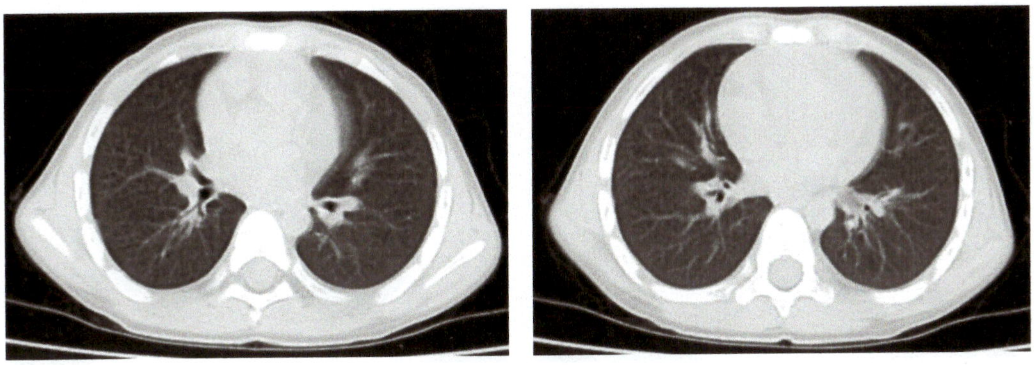

图 3-6-7　激素治疗后，病变吸收（2018-05-12）

（贵港市中西医结合骨科医院放射科　冼　成　提供）

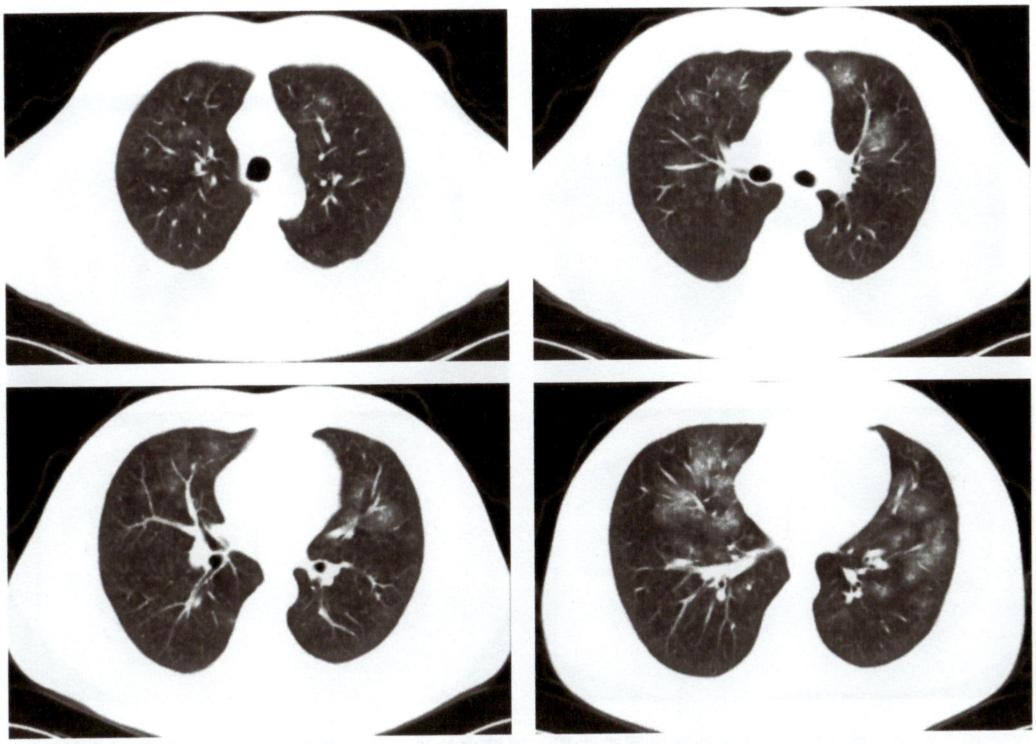

图 3-6-8　男，44 岁。反复咯血 5 个月。双肺散在分布磨玻璃结节影，呈点晕状改变（2018-04-07）

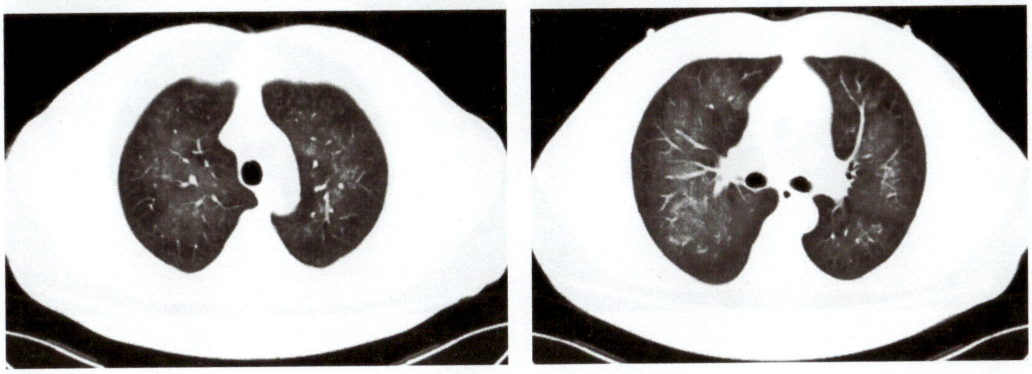

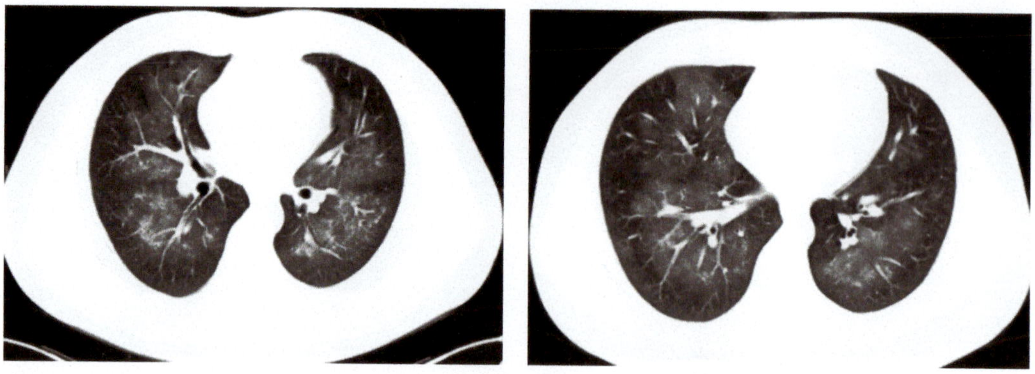

图 3-6-9　病人支气管镜下活检及灌洗均示 IPH，单纯激素治疗 10 天，复查胸部 CT 示病变较前进展，呈弥漫性向心性分布磨玻璃影(2018-04-17)。予以泼尼松 60mg 及环磷酰胺 0.2 po qd，1 周后症状明显减轻，咯血量逐渐减少，每周偶有一次少量晨起血丝

（日照市中医院呼吸科　王　蕾　提供）

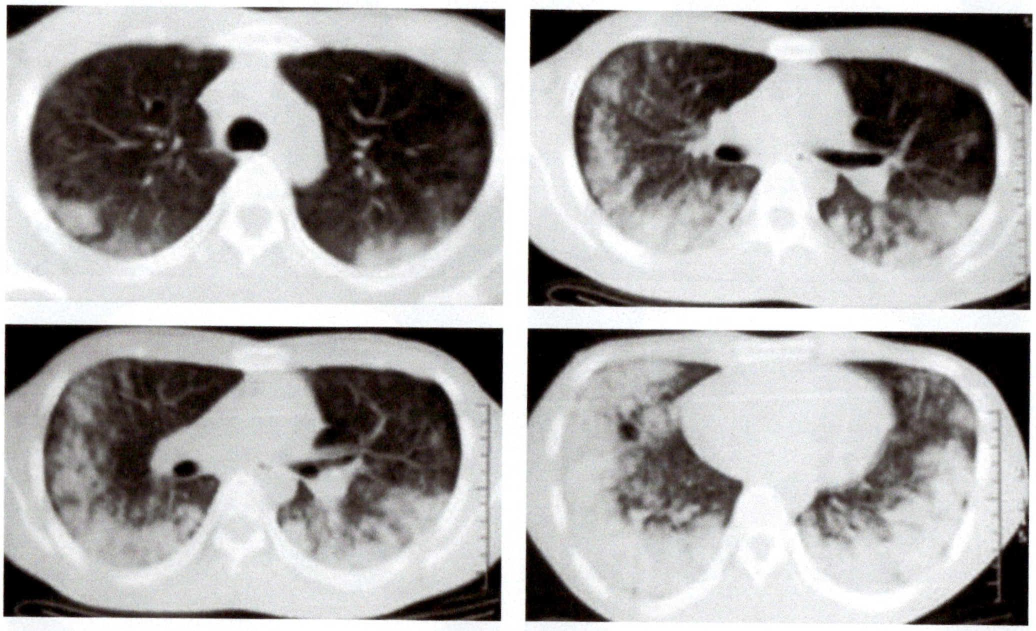

图 3-6-10　男，22 岁。咳嗽伴呼吸困难 1 周。双肺中外带斑片实变影，双下肺为著，边缘模糊

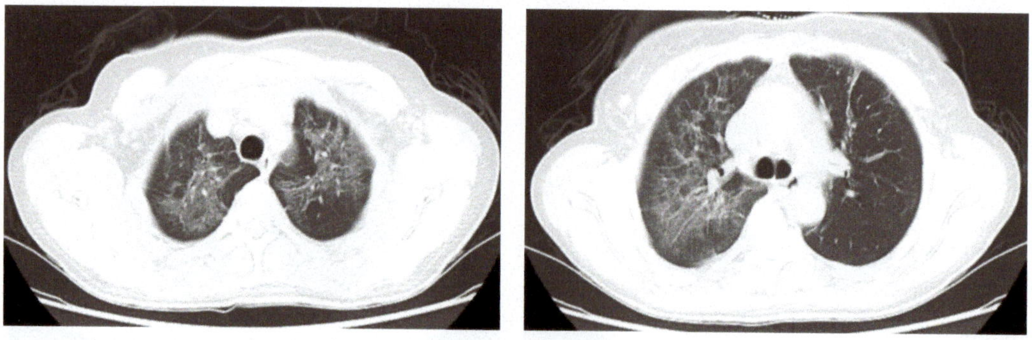

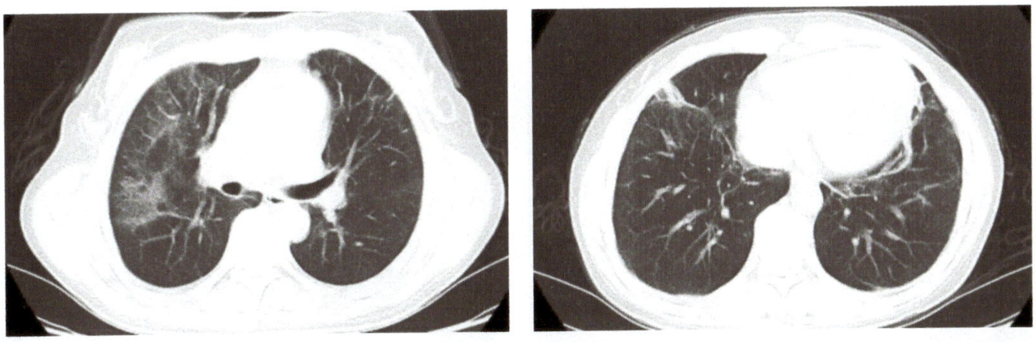

图 3-6-11　女，45 岁。咳嗽伴呼吸困难 5 天。Hb 76g/L。双肺磨玻璃、网状阴影，上肺明显(2013-07-22)

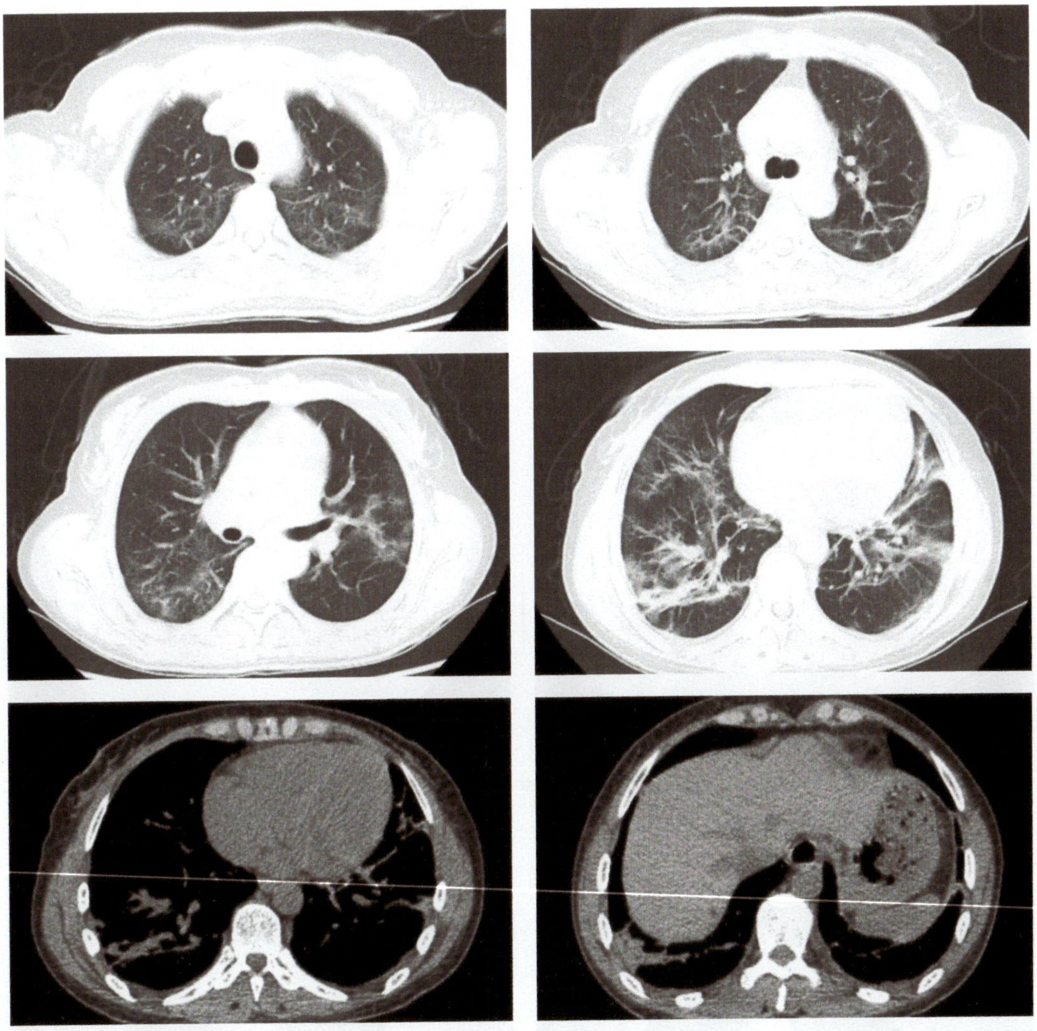

图 3-6-12　3 天后病变上肺病变有所吸收，下肺病变较前进展，呈实变、条索影。TBLB 病理结果：右下肺部分肺泡腔内出血，见散在、少量含铁血黄素细胞

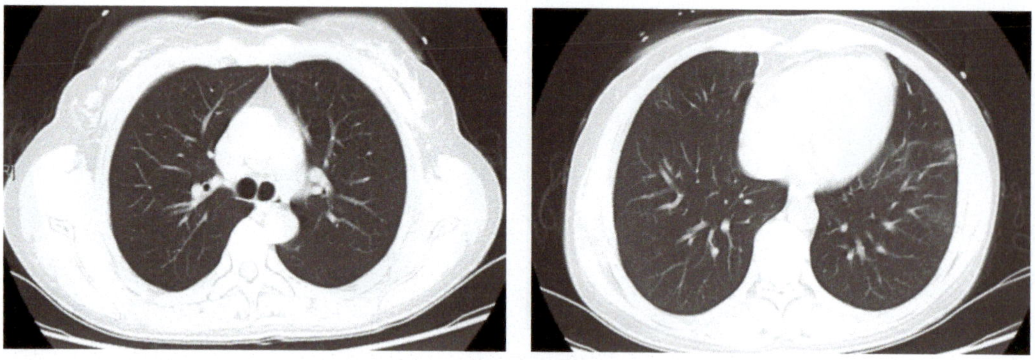

图 3-6-13 激素治疗 2 个月后，病变基本吸收(2013-09-23)

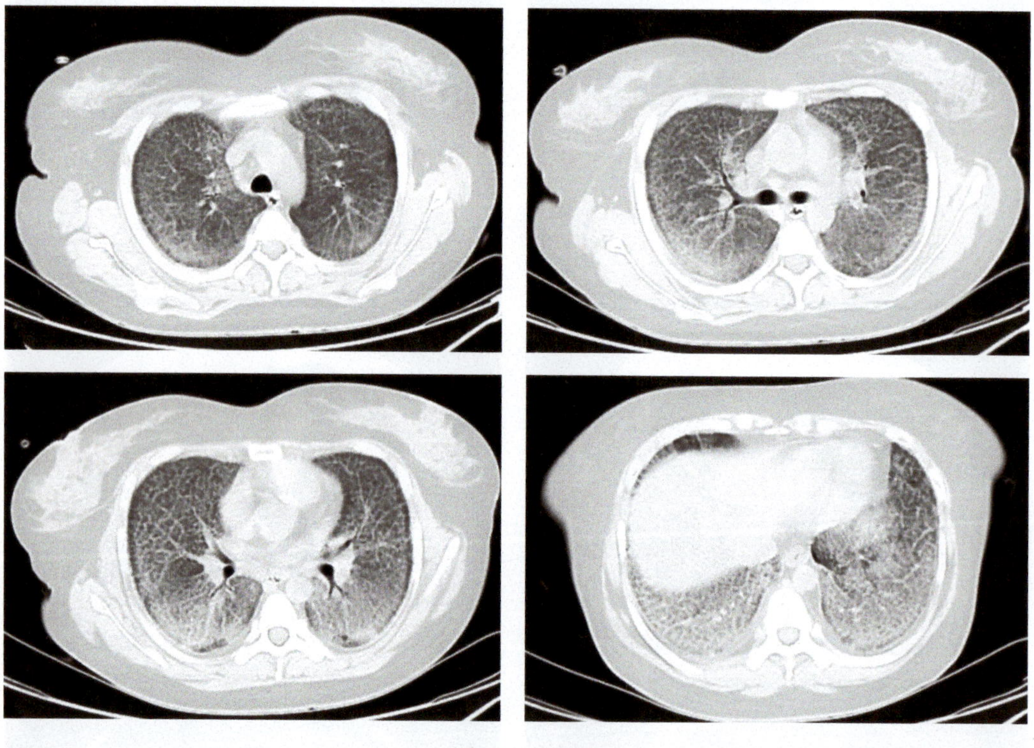

图 3-6-14 女，17 岁。咳嗽、咯血 5 年。确诊 IPH5 年，长期激素治疗。双肺弥漫性分布磨玻璃、网状影，呈铺路石样改变(2017-09-26)

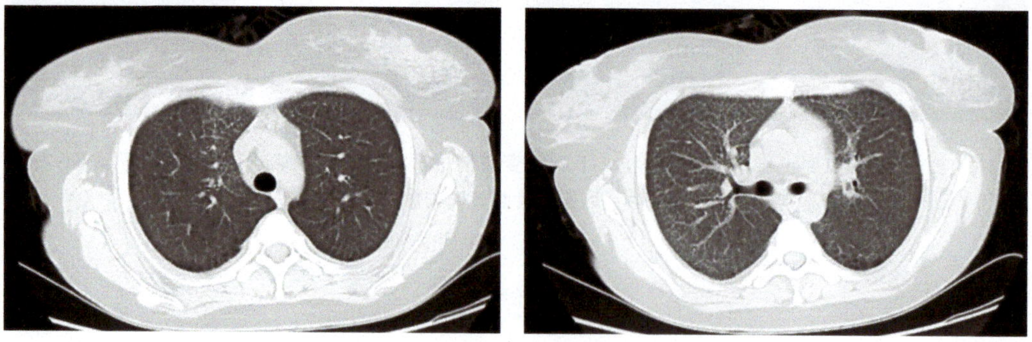

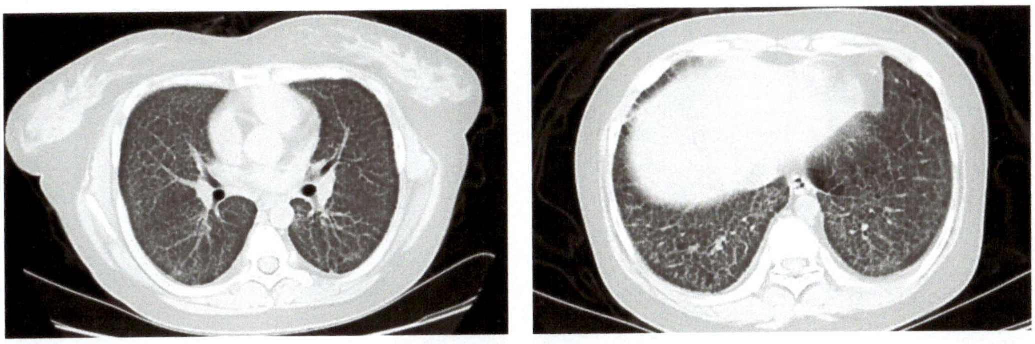

图 3-6-15　激素治疗 10 天后，病变略有吸收(2017-10-06)

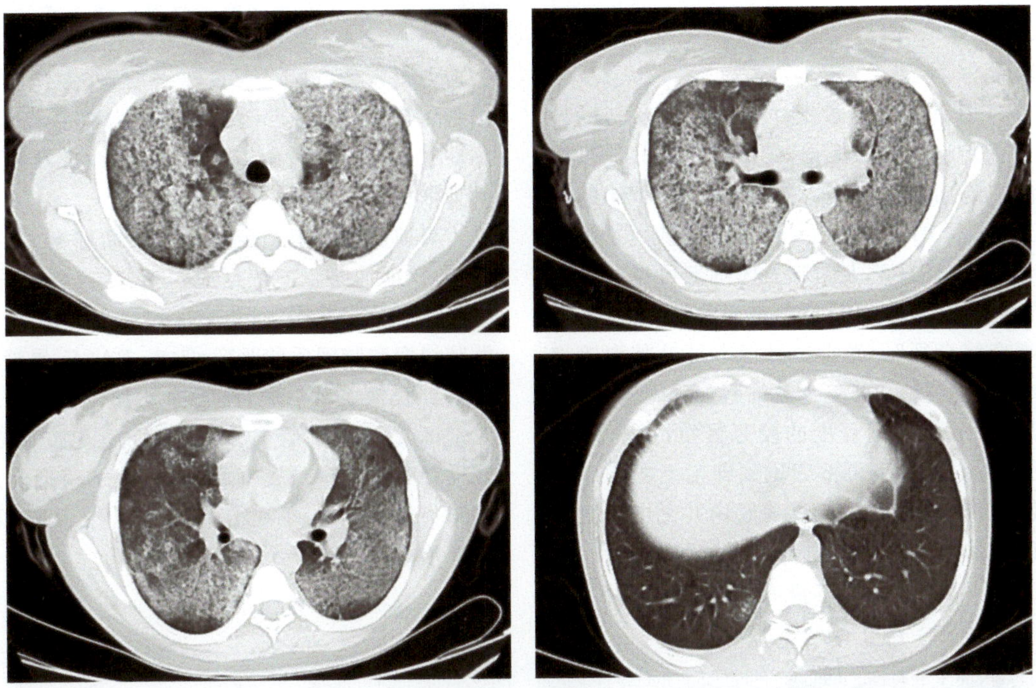

图 3-6-16　激素逐渐减量治疗，8 个月后病变较前进展，呈磨玻璃、实变影(2018-06-09)

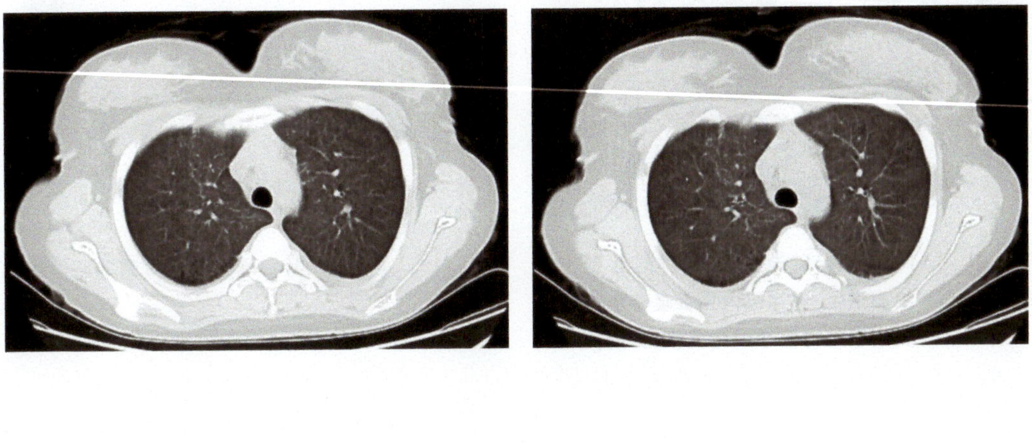

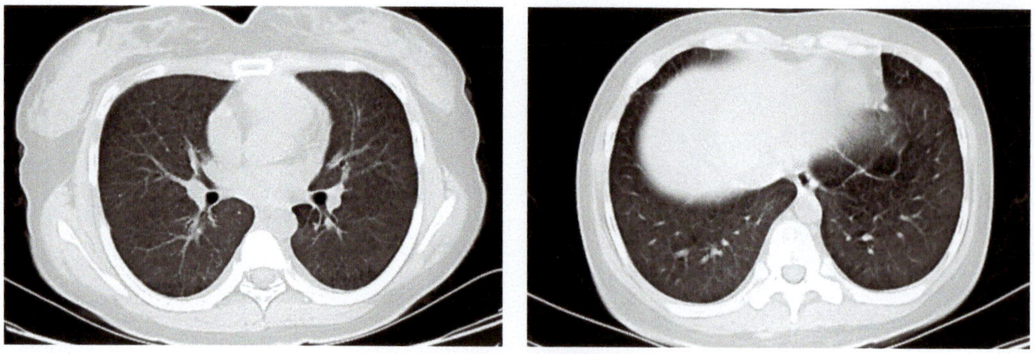

图 3-6-17　系统治疗 1 周后，病变较前明显吸收(2018-06-17)

(连云港市第一人民医院呼吸科　温　燕　提供)

(七)诊断

确诊 IPH 时首先应通过上述临床表现及辅助检查获得弥漫性肺泡出血的证据，其次需排除其他可能导致弥漫性肺泡出血的疾病。病理诊断在 IPH 的确诊中起着至关重要的作用。由于反复大量铁离子沉积及肺纤维化改变，IPH 病人肺脏大体解剖可见其外观呈棕色，质地变硬，因此，IPH 既往被形象地称为“特发性肺褐色硬变综合征”。光学显微镜下可见肺泡壁增厚，肺泡Ⅰ型上皮细胞和Ⅱ型上皮细胞均肥大增生，随着病情进展，可见到不同程度的胶原蛋白沉积(图 3-6-18、图 3-6-19)。电镜下可清晰见到肺泡上皮细胞水肿，基底膜增厚伴局部断裂，但基底膜内并无电子复合物沉积。IPH 的病理诊断需强调 3 个重要特征：①远端支气管及肺泡内可见到完整或轻微受损红细胞；②普鲁士蓝染色可见大量噬铁细胞(含铁血黄素巨噬细胞)；③无局灶或广泛平滑肌细胞增生，无血管畸形、恶性肿瘤、肺梗死、血管炎、肉芽肿性炎及感染等相关病理依据。

目前国内尚未制定统一的诊断标准，综合国内外资料，IPH 诊断主要依据应包括：①反复发作性咳嗽、咯血和(或)贫血症状；②X 线胸片或 HRCT 显示弥散性肺浸润和肺间质的改变；③痰、BALF、胃液或肺组织中找到含铁血黄素颗粒；④除外其他继发性肺含铁血黄素沉着症，如血管炎、风湿性疾病、免疫缺陷病、血管球性肾炎、肺结核、支气管异物、血管畸形和反复支气管肺炎等。其中具备①②条可以作为疑似病例，按 IPH 治疗；具备①～④条则可确诊。

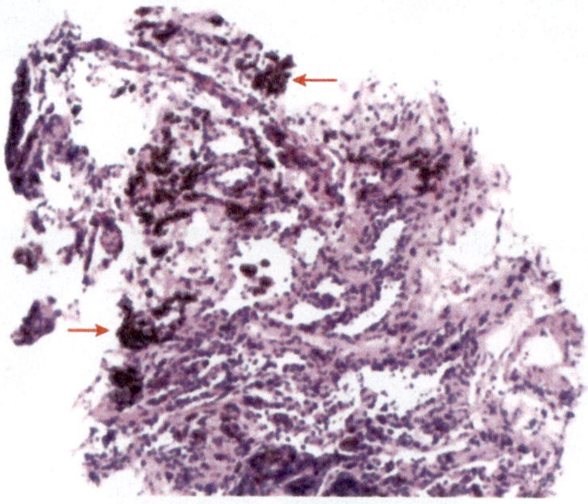

图 3-6-18　HE 染色示肺泡壁增厚，肺泡Ⅱ型上皮细胞增生，肺泡腔内见吞噬棕色含铁血黄素颗粒的巨噬细胞沉积(红箭)

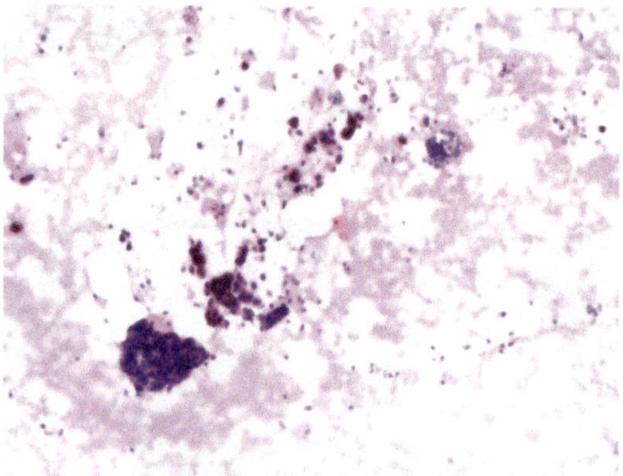

图 3-6-19　灌洗液涂片吞噬含铁血黄素的巨噬细胞

(天津北辰区医院呼吸科　李国峰　提供)

(八)治疗

IPH 急性发作期应给予病人吸氧、抗感染、纠正贫血等对症支持治疗，严重病人可采用机械通气辅助呼吸，对于因牛乳、麸质过敏或环境过敏的病人应脱离过敏原。糖皮质激素是治疗 IPH 的首选药物，其作用机制为抑制抗原抗体反应，抑制巨噬细胞趋化及吞噬作用，减少毛细血管渗出，减少晚期肺纤维化。在 IPH 急性发作期及时足量应用糖皮质激素可以有效控制症状，显著降低死亡率，但在 IPH 慢性期应用激素的疗效至今仍无统一意见及确切依据。目前临床上推荐的全身应用糖皮质激素的起始剂量小于 1mg/(kg · d)，泼尼松龙维持治疗 2 个月，直至新的肺泡弥漫性出血停止，若症状无反复，激素逐渐减量至停用。给予 IPH 病人口服糖皮质激素维持治疗可以减少急性发作次数，延缓间质纤维化进程，降低死亡率。此外，其他免疫抑制剂如硫唑嘌呤、羟氯喹、环磷酰胺、甲氨蝶呤也在临床中多有应用，但已有数据的疗效报道并不一致。目前临床上应用较多的是硫唑嘌呤。在糖皮质激素难以控制或激素依赖致减量或停药困难的病人中联合应用硫唑嘌呤，目前可能是最佳的治疗方案。对于晚期 IPH 致严重慢性呼吸衰竭的病人，国外学者提出并尝试应用肺移植。部分肺移植病人在移植后均出现了 IPH 的急性发作及反复。因此，肺移植在 IPH 中的治疗价值被质疑，但同时也从一个新的角度论证 IPH 应属于免疫系统疾病。

(九)预后

由于缺乏 IPH 大规模前瞻性研究，IPH 病人的短期及长期预后至今仍不确切。既往小样本回顾性研究认为 IPH 平均生存期为 2.5 年，但也有学者提出长期小剂量激素或其他免疫抑制剂治疗可改善预后，使 86%的病人获得至少 5 年的生存期。少数病例可自行缓解。IPH 死亡原因多为大量肺泡出血导致的急性呼吸衰竭或长期严重肺间质纤维化导致的肺源性心脏病及慢性呼吸衰竭。相对于儿童及青少年，成人的患病率低，病情相对较轻，病程较长，预后相对较好，但由于临床医师对成人 IPH 认识不全面常导致漏诊、误诊，滥用抗生素以致延误病情致使病人病情恶化。到目前为止对 IPH 发病机制的研究仍处于假说阶段，无特异性治疗方案，因此内科医师尤其是呼吸专科医师应在该病的接诊及随访过程中高度重视。

参考文献

Akyar S, Qzbek SS. Computed tomography fingdings in idiopathic pulmonary hemosiderosis. Respiration, 1993, 60(1): 63-64.

Calabrose F, Giacometti C, Rea F, et al. Recurrence of idiopathic pulmonary hemosiderosis in a young adult patient after bilateral single lung transplantation. Transplantation, 2002, 74(11): 1643-1645.

Epstein CE, Elidemir O, Colasurdo GN, et al. The course of hemosiderin production by alveolar macrophages in a routine model. Chest, 2001, 120(6): 2013-2020.

Gencer M, Ceylan E, Bitiren M, et al. Two sisters with idiopathic pulmonary hacmosiderosis. Can Respir J, 2007, 14(8): 490-493.

Khemiri M, Ouedemi M, Khaldi F, et al. Screening for celiac disease in idiopathhic pulmonary haemosiderosis. Gastroenterol Clin Biol, 2008, 32(8-9): 745-748.

Lynch DA, Braseh RC, Hardy KA, et al. Pediatric pulmonary disease: Assessment with high-resolution ultrafast CT. Radiology, 1990, 176(1): 243-248.

Sun LC, Tseng YR, Huang SC, et a1. Extracorporeal membrane oxygenation to res cue profound pulmonary hemorrhage due to idiopathic pulmonary hemosiderosis in a child. Pediatr Pulmonol, 2006, 41(9): 900-903.

病例解析

1. 病例 1：男，44 岁。咳嗽、咳痰伴痰中带血 1 周。病人 1 周前无明显诱因出现咳嗽，阵发性，较剧烈，咳痰，为白色黏稠痰，不易咳出，偶有痰中带血，活动后稍感气短。外院抗感染治疗效果不佳，于 2017 年 12 月 29 日入院诊治。辅助检查：血常规示：红细胞 2.31×10^{12}/L、血红蛋白 71g/L、血细胞比容 19.4%、MCV 60.5fl、MCH 15.8pg、MCHC 262g/L；贫血三项：铁蛋白 4.2ng/ml↓、维生素 B_{12} 和叶酸正常；肝、肾功能正常；凝血功能、补体、肾功能正常；ANCA、ANA 谱、抗心磷脂抗体、抗肾小球基底膜抗体等均阴性；尿常规和便常规均无异常；腹部及心脏超声均无阳性发现。

胸部 CT(2017-12-29)：双肺大小不等椭圆形磨玻璃影，边界清楚(图 3-6-20)。

【诊断】 特发性肺含铁血黄素沉着症。

【诊断依据】 中年男性，有咳嗽、咳痰、痰中带血、气短症状，胸部 CT 示两肺大小不等椭圆形磨玻璃影，血常规示贫血明显，MCV、MCH 和 MCHC 均低于正常，提示小细胞低色素性贫血，结合铁蛋白降低，考虑为缺铁性贫血。病人痰含铁血黄素试验阳性，行骨髓穿刺，结果示骨髓增生明显活跃，红系比例增高58.0%，

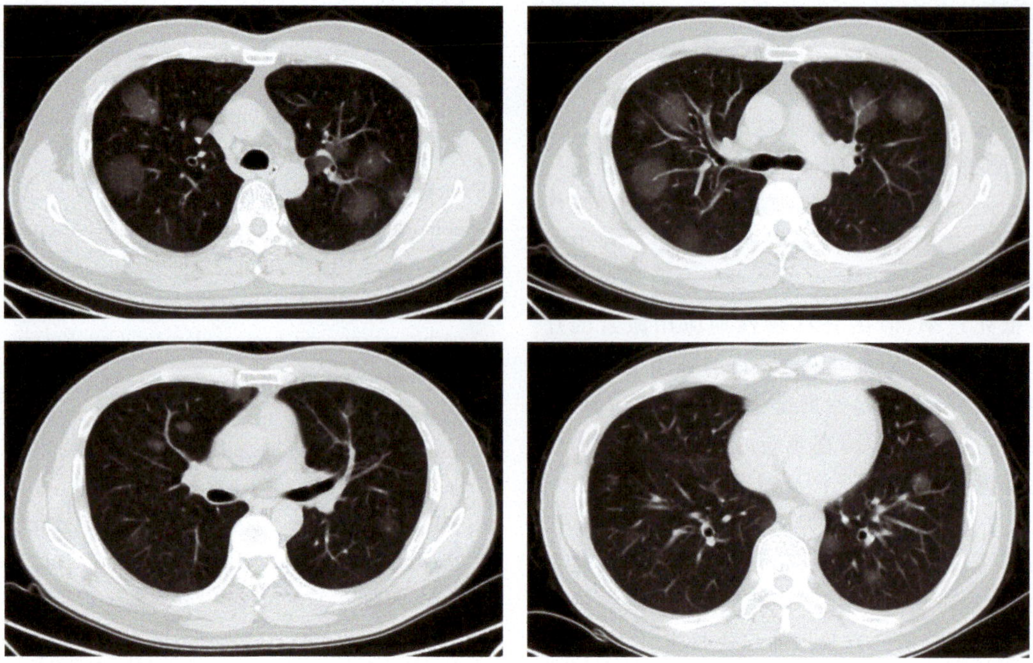

图 3-6-20　胸部 CT1

铁储存减少。以上特点高度提示特发性肺含铁血黄素沉着症诊断。病人于 2018-01-16 行经皮肺穿刺活检(图 3-6-21),ROSE 细胞学(图 3-6-22)及病理符合含铁血黄素沉着症。支气管镜检查:各支气管管腔通畅,稍出血(图 3-6-23),右下肺肺泡灌洗病理示大量上皮细胞及少量吞噬含铁血黄素的巨噬细胞。盲检细胞学(图 3-6-24)见吞噬含铁血黄素的巨噬细胞,组织病理示肺组织内肺泡腔部分融合扩张,腔内见较多含铁血黄素细胞,灶性肺泡上皮增生,间隔增宽,纤维组织增生,可见慢性炎性细胞浸润。结合病人有典型的咯血、缺铁性贫血和双肺浸润影三联征,入院期间查心脏彩超示心功能良好,凝血功能、补体、肾功能正常,ANCA、ANA 谱、抗心磷脂抗体、抗肾小球基底膜抗体等均阴性,可排除左心功能不全、血管炎、结缔组织病、凝血功能障碍、抗肾小球基底膜病及外源性过敏性肺泡炎等相关疾病,确诊为特发性含铁血黄素沉着症。激素治疗 1 周后,病变基本吸收(图 3-6-25)。

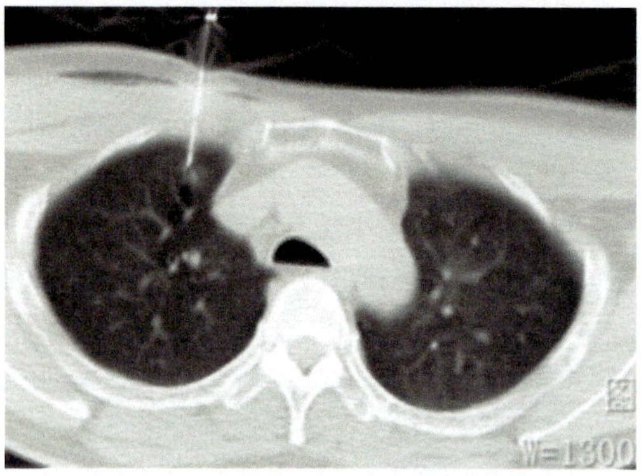

图 3-6-21　病变较前有所吸收(2018-01-16)

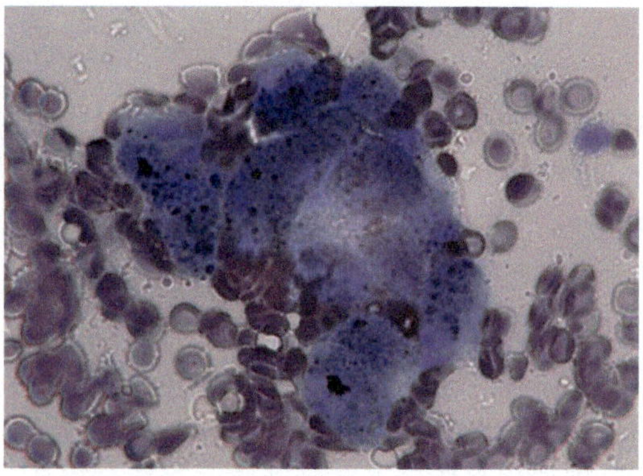

图 3-6-22　迪夫染色,见吞噬含铁血黄素的巨噬细胞

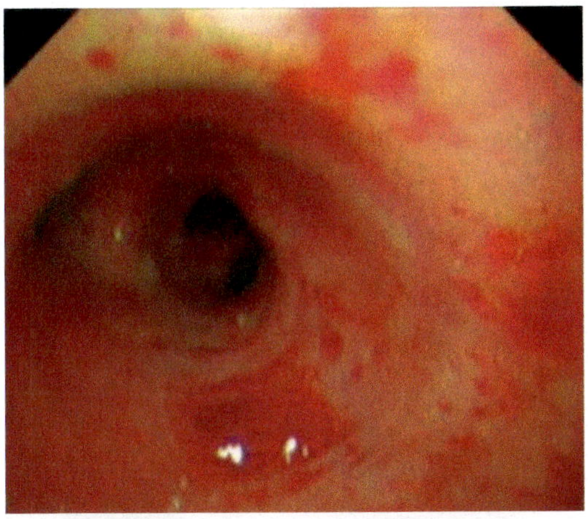

图 3-6-23　支气管管腔通畅，略出血

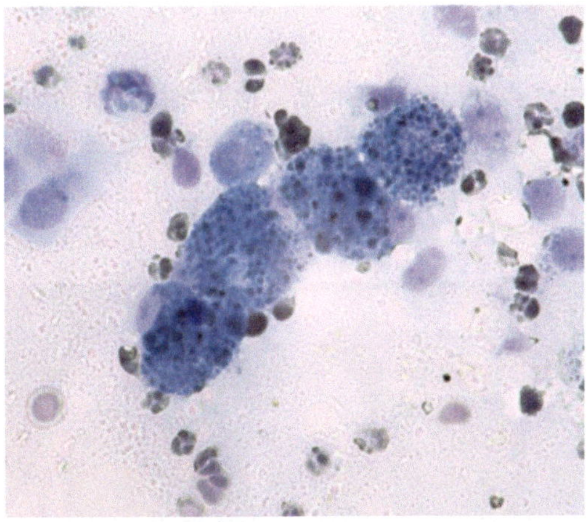

图 3-6-24　迪夫染色，见吞噬含铁血黄素的巨噬细胞

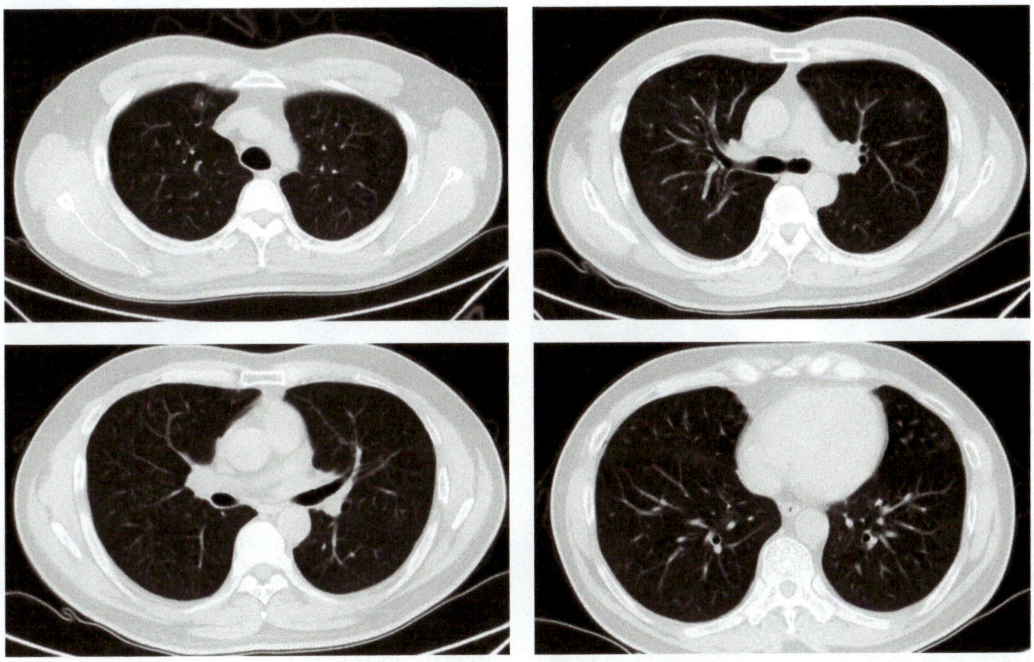

图 3-6-25　病变基本吸收(2018-01-22)

【分析】　咯血通常是由气道或肺实质的局灶性病变引起，多数来源于体循环的支气管动脉分支，常见的病因包括肺癌、支气管扩张、肺结核、支气管炎等，约有10%病人的咯血来源于肺循环，为远端肺实质病变所致，如坏死性肺炎、肺梗死、肺动静脉畸形等。少数情况下，咯血是弥漫性肺泡出血(DAH)的表现，引起DAH的病因可分为无肺毛细血管炎和伴有肺毛细血管炎的DAH。无肺毛细血管炎的DAH包括IPH、二尖瓣狭窄、原发性肺动脉高压、凝血功能障碍性疾病、器官移植、肺静脉堵塞病等。伴有肺毛细血管炎的DAH包括抗肾小球基底膜病、药物过敏、结缔组织病、ANCA相关小血管炎、IgA型肾炎等。上述有病因DAH导致的肺含铁血黄素沉着症称为继发性肺含铁血黄素沉着症。

肺组织内出血时红细胞被巨噬细胞吞噬，并在其溶酶体内降解，形成光镜下可见的棕黄色颗粒，即含铁血黄素；这种巨噬细胞被称为含铁血黄素(巨噬)细胞。含铁血黄素细胞内含有三价铁离子，与酸性亚铁氰化钾发生普鲁士蓝反应呈现蓝色，即铁染色阳性。肺巨噬细胞中只有含铁血黄素细胞铁染色阳性，其他肺巨噬细胞铁染色阴性，所以铁染色阳性细胞即含铁血黄素细胞。检测肺泡灌洗液中含铁血黄素细胞对肺出血性疾病具有诊断价值，是诊断IPH的特异性指标。

IPH的自然病程和预后和出血程度和持续时间密切相关，弥散性肺出血或肺纤维化继发呼吸衰竭是其主要死亡原因，血清抗中性粒细胞胞质抗体或其他抗体阳性为预后不良因素。早期诊断、正规治疗、减少复发对改善预后有重要作用。

（贵州航天医院呼吸科　王　云　提供）

2. 病例2：男，57岁。咳嗽，咳痰1周。痰为白痰，无发热及咯血。风湿性心瓣膜病二尖瓣狭窄换瓣术后。

胸部CT：两肺弥漫性对称性分布腺泡样小叶中心结节影和磨玻璃影，两下肺可见网状影（图3-6-26）。

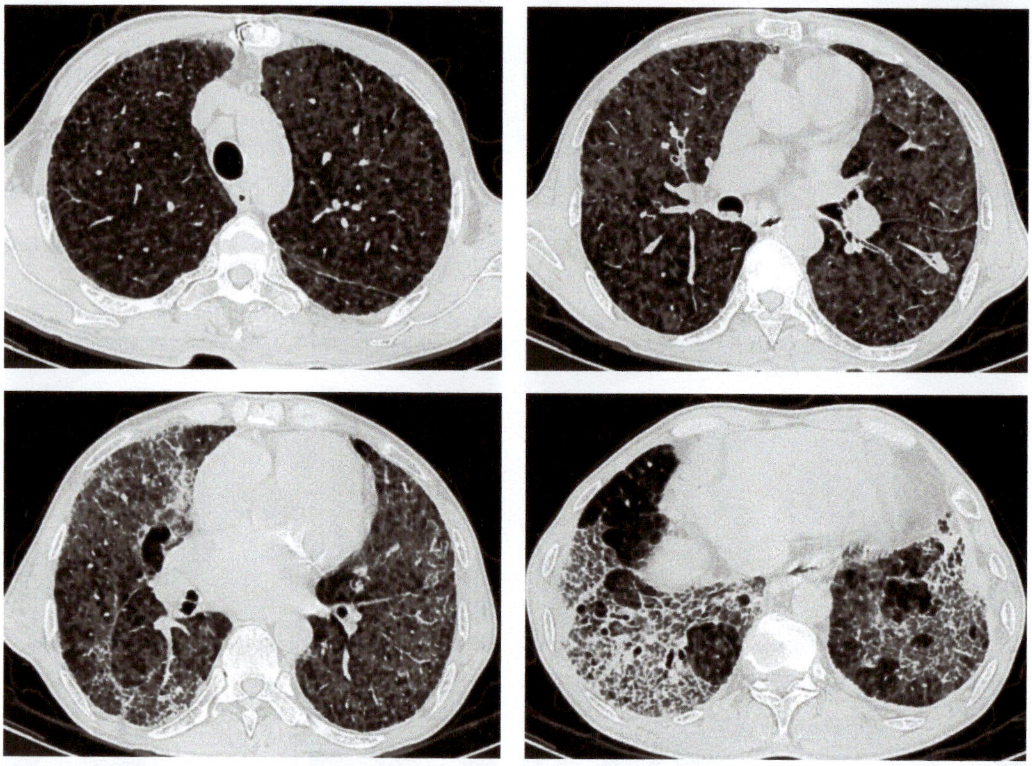

图3-6-26　胸部CT2

【诊断】　继发性肺含铁血黄素沉着症。

【诊断依据】　病人有风湿性心瓣膜病二尖瓣狭窄病史，肺内出现磨玻璃样改变、小叶中心结节及网状影，应考虑继发性肺含铁血黄素沉着症，最终经病理证实。

【分析】　继发性肺含铁血黄素沉着症最常继发于心脏病（尤其是二尖瓣狭窄）和各种原因引起的慢性心力衰竭。由于肺淤血，肺内毛细血管压长期增高，毛细血管的通透性增高，血液外渗及出血，含铁血黄素沉积于肺内，引起异物反应，被巨噬细胞吞噬，反复出血会出现程度不同的肺间质纤维化和含铁血黄素沉积。根据心脏病史、心脏体征，一般不难诊断。

第七节　胸膜肺弹力纤维增生症

胸膜肺弹力纤维增生症（pleuroparenchymal fibroelastosis，PPFE）是一种近年来被认识的间质性肺病类型，2004年Frankel等首先提出特发性胸膜肺弹力纤维增生症（idiopathic pleuroparenchymal fibroelastosis，iPPFE）的概念。Frankel等研究发现，5例iPPFE病人肺组织的病理改变不同于传统的特发性间质性肺炎（idiopathic interstitial pneumonia，IIP），镜下表现以胸膜及其下肺实质内弹性纤维增生为特征；胸部影像学表现以两上肺为主的胸膜增厚；临床上以活动后气促为主要症状。其临床-影像-组织病理特点不能归类到现有的IIP中，因此命名为iPPFE。回顾既往文献，早在1992年，日本学者Amitani等曾提出过“特发性肺上叶纤维化”的概念，其影像学及组织病理学与目前的iPPFE相似，考虑与iPPFE为同一种疾病。2013年美国胸科学会和欧洲呼吸学会的修订版IIP分类共识中，iPPFE被纳入罕见类型IIP之一。

一、病因及发病机制

除部分病人为 iPPFE 外，某些因素可能与 PPFE 的发病具有相关性：

1. *化疗及放疗* 部分 PPFE 病人在发病前有化疗或放疗病史，报道较多的化疗药物为环磷酰胺等烷化剂，PPFE 可发生于化疗结束后 6 个月至 10 年。行放疗病人多为骨髓移植前行全脑＋脊髓放疗，亦有因乳腺癌等实体肿瘤行局部放疗的报道。

2. *造血干细胞移植* PPFE 可见于行造血干细胞移植后的病人，移植后发生 PPFE 的病人病变分布虽然仍以上肺为主，但中下肺受累程度较 iPPFE 更为明显。PPFE 可能是慢性移植物抗宿主反应的肺部表现之一，多数病人肺活检标本可见合并存在闭塞性细支气管炎（bronchiolitis obliterans，BO）表现，BO 所致反复损伤及修复过程可能是 PPFE 的发病原因。亦有一些 PPFE 病人无明显移植物抗宿主反应或 BO 表现，或在行自体移植后发病，推测移植前化疗及放疗可能是这部分病人 PPFE 发病的潜在病因。

3. *肺移植* PPFE 可能是肺移植后慢性排异的表现之一，并导致肺移植后限制性通气功能障碍。肺活检病理可见合并 BO 及弥漫性肺损伤，并与 PPFE 发生存在时间上的先后顺序，BO、弥漫性肺损伤的炎症及损伤修复可能与肺移植后 PPFE 发病相关。

4. *职业暴露* 部分病人有职业暴露病史，包括铝硅酸盐、油漆、地毯工、软木塞等接触史，但无接触史与 PPFE 发病的时间间隔及机制相关报道。

5. *其他* PPFE 病人可合并自身免疫病，如干燥综合征、银屑病、纤维肌痛等，或存在自身抗体升高。此外，部分病人有 PPFE 或其他间质性肺疾病家族史。

二、临床表现

PPFE 通常被认为是一种罕见类型的间质性肺炎，但 Nakatani 等报道 IIP 中 iPPFE 发病率为 10.4%。本病发病年龄跨度较大，为 13～68 岁，平均 57 岁，与其基础疾病状况相关，无显著性别差异，与吸烟无明显相关性。PPFE 临床表现与其他慢性间质性肺疾病类似，多为隐匿起病，主要症状包括活动后气短、干咳，部分病人可出现反复感染，并出现发热、咳痰等症状。本病易合并气胸，出现突发气短、胸痛、呼吸困难等相关症状，气胸可为自发性，也可见于诊断性肺活检后，此外气胸也可成为 PPFE 的首发症状。体格检查可见本病病人多体型偏瘦，杵状指少见，胸部查体可有呼吸音减低及少量啰音，但较少见。与其他间质性肺疾病病人相比，本病较特异的体征为胸廓扁平，胸廓前后径与横径之比降低，并随病程进行性加重。

三、影像学表现

影像学检查为 PPFE 诊断的重要手段之一，胸部 X 线片可表现为上肺胸膜增厚、肺门上提。HRCT 特征性影像学表现为不规则的胸膜增厚，胸膜下肺纤维化，病变以上肺为主，可伴有上肺体积减小（结构扭曲、牵拉性支气管扩张、肺门上抬），远离胸膜部分肺实质及下肺病变轻微。少部分病例可见有局限性的钙化，胸膜下肺组织可见网状影、蜂窝影，部分病人可有小叶中心型的小结节影、斑片影、牵张性支气管扩张。部分病人病变分布不局限于上肺，可能与疾病处于进展期相关，部分病人在远离胸膜肺野可合并 UIP、NSIP 及无法分类的肺间质病变，以中、下叶为主。系列 CT 影像研究表明关于胸膜肺实质的改变是稳定的，少有进展。个别病例在几个月内可有显著的进展。

四、辅助检查

本病无特异性实验室检查结果，部分病人可有抗核抗体（ANA）、类风湿因子（RF）等非特异性自身抗体轻度升高，但 HLA-B27 均为阴性。气管镜下无特异表现。血气分析示静息氧分压多为正常范围，活动后可出现氧饱和度下降，而二氧化碳分压常见轻度升高，严重病人可有高碳酸血症。本病病人血清 SP-D 水平升高明显，而 KL-6 多正常或仅轻度升高，以上两点不同于其他类型 IIP，对 PPFE 诊断可有一定提示意义。

与其他间质性肺病病人相似，PPFE 病人肺功能也表现为限制性通气功能障碍，可伴有一定程度弥散功能降低，此外常见残气量占肺总量的百分比（残总比）升高，而不伴有小气道疾病，是本病区别于其他类型 IIP 的肺功能特征表现。

五、病理

病理是 PPFE 确诊的最终标准，PPFE 典型病理表现包括脏层胸膜明显纤维化；胸膜下显著、均一的弹力纤维增生；远离胸膜处肺实质不受累或受累轻微，病变部位与正常部位具有明显分界；增生的弹力及胶原纤维周围常伴有轻度灶状淋巴浆细胞浸润及少量成纤维细胞灶。

由于 PPFE 与 UIP 在 HE 染色中有类似之处，且 PPFE 病人下肺也可有 UIP 表现，易造成误诊。Enomoto 等对合并存在 PPFE/UIP 病人及 IPF 病人肺活检标本的弹力纤维进行了定量测定，结果示与 IPF 病人相比，PPFE 病人胸膜增厚及实变表现更明显；HE 染色时，机化及胸膜纤维化更明显，但镜下蜂窝样变无显著差异。弹力纤维定量分析显示，PPFE/UIP 病人弹力纤维占总纤维化比例明显高于 IPF 病人(2 倍),在 PPFE/UIP 病人中,下叶弹力纤维比例明显低于上叶,而 IPF 病人上下肺叶弹力纤维比例无显著差异,且 PPFE/UIP 病人无论上肺还是下肺弹力纤维比例较 IPF 病人相同部位均显著升高。因此,对肺活检标本进行弹力纤维染色对于 PPFE 诊断具有重要意义。

六、诊断

与其他类型的间质性肺疾病相同,PPFE 的诊断需要通过临床-影像-病理结果综合分析并确诊。von der Thusen 等于 2013 年提出了 PPFE 的 HRCT 及病理诊断标准。PPFE 的 HRCT 诊断标准:确定的 PPFE (definite PPFE),上肺胸膜增厚及胸膜下纤维化,且下肺受累轻微或无受累;符合 PPFE (consistent with PPFE),上肺胸膜增厚及胸膜下纤维化,但病变分布不以上叶为主,或存在其他合并疾病影像学特征。PPFE 的病理诊断标准:确定的 PPFE,上叶脏层胸膜纤维化;显著均一的胸膜下肺泡内纤维化并肺泡间隔弹力纤维增生;远离胸膜肺实质不受累;少量斑片状淋巴浆细胞浸润;少量成纤维细胞灶。符合 PPFE ,肺泡内纤维化同前,但无明显胸膜增厚,或病变分布不以胸膜下为主,或不是上肺活检标本。

七、鉴别诊断

PPFE 的鉴别诊断须考虑已知病因如家族性肺纤维化、自身免疫性疾病(尤其是强直性脊柱炎)、结节病、矽肺、过敏性肺炎等,并与其他类型 IIP 进行鉴别。明显的肺尖或上肺病变优势和增厚的脏层胸膜将有助于鉴别 PPFE,虽然一些慢性外源性过敏性肺泡炎的病例也可能有类似相同的表现。由于 PPFE 与 UIP 经常在肺活检时合并存在,既往此类病人大多被诊断为 IPF,但有研究发现由于 PPFE 合并 UIP 病人在临床各方面特点均更接近于 PPFE,因此,这部分病人更应被归入 PPFE 诊断,而不是 IPF。

八、治疗及预后

目前为止 PPFE 无明确有效的药物治疗方法,尽管多数病人确诊后经验性应用了激素及免疫抑制剂治疗,亦有应用抗纤维化药物吡啡尼酮的报道,但在随访中病情均发生恶化。常规治疗包括氧疗、治疗感染及气胸等并发症,肺移植是本病病人进展至终末期的唯一治疗手段。一般认为本病预后不佳,60%的病例疾病会有所进展,40%的病人死于此病。文献报道病人的生存期为 4 个月至 7 年(中位生存期 2 年),多数病人于确诊后出现疾病进行性加重,导致病人死亡的常见原因包括反复感染、呼吸衰竭、无法纠正的高碳酸血症等。

参考文献

黄慧,李珊,曹剑,等. 特发性胸膜肺弹力纤维增生症一例. 中华结核和呼吸杂志,2014,37(8): 617-618.

张茉沁,高占成. 胸膜肺弹力纤维增生症研究进展. 中国实用内科杂志,2016,36(10):912-914.

Amitani R, Niimi A, Kuse F. Idiopathic pulmonary upper lobe fibrosis (IPUF). Kokyu,1992,11:693-699.

Beynat-Mouterde C, Beltramo G, Lezmi G, et al. Pleuroparenchymal fibroelastosis as a late complication of chemotherapy agents. Eur Respir J,2014,44(2): 523-527.

Enomoto N, Kusagaya H, Oyama Y, et al. Quantitative analysis of lung elastic fibers in idiopathic pleuroparenchymal fibroelastosis (IPPFE): comparison of clinical, radiological, and pathological findings with those of idiopathic pulmonary fibrosis (IPF). BMC Pulm Med,2014,14: 91.

Frankel SK, Cool CD, Lynch DA, et al. Idiopathic pleuroparenchymal fibroelastosis: description of a novel clinicopathologic entity. Chest,2004,126(6): 2007-2013.

Huang Z, Li S, Zhu Y, et al. Pleuroparenchymal fibroelastosis associated with aluminosilicate dust: a case report. Int J Clin Exp Pathol,2015,8(7): 8676-8679.

Nakatani T, Arai T, Kitaichi M, et al. Pleuroparenchymal fibroelastosisnfrom a consecutive database: a rare disease entity?. Eur Respir J,2015,45(4): 1183-1186.

Ofek E, Sato M, Saito T, et al. Restrictive allograft syndrome post lung transplantation is characterized by pleuroparenchymal fibroelastosis. Mod Pathol,2013,26(3): 350-356.

Portillo K, Guasch I, Becker C, et al. Pleuroparenchymal Fibroelastosis: A New Entity within the Spectrum of Rare Idiopathic Interstitial Pneumonias. Case Rep Pulmonol, 2015,2015: 810515.

Takeuchi Y, Miyagawa-Hayashino A, Chen F, et al. Pleuroparenchymal fibroelastosis and non-specific interstitial pneumonia: frequent pulmonary sequelae of haematopoietic stem cell transplantation. Histopathology,2015,66(4): 536-544.

Travis WD, Costabel U, Hansell DM, et al. An official American Thoracic Society/European Respiratory Society statement: Update of the international multidisciplinary classification of the idiopathic interstitial pneumonias. Am J Respir Crit Care Med,2013,188(6):733-748.

von der Thusen JH, Hansell DM, Tominaga M, et al. Pleuroparenchymal fibroelastosis in patients with pulmonary disease secondary to bone marrow transplantation. Mod Pathol,2011,24(12): 1633-1639.

von der Thusen JH. Pleuroparenchymal Fibroelastosis: Its

Pathological Characteristics. Curr Respir Med Rev, 2013, 9 (4): 238-247.

Watanabe S, Waseda Y, Takato H, et al. Pleuroparenchymal fibroelastosis: Distinct pulmonary physiological features in nine patients. Respir Investig, 2015, 53(4): 149-155.

病例解析

女，37 岁。体检发现双肺病灶 10 余天。病人单位体检时行胸部 X 线检查(2017-07-10)发现“双上肺散在高密度影”，继行胸部 CT 示：双上肺纤维化，胸膜增厚，胸膜下多发小结节。近年来接触过敏原(胶布、花粉、灰尘、油烟)，常于双侧肘部、腹部出现红色皮疹，伴有瘙痒。有过敏性鼻炎病史，间断应用中药(具体不详)治疗后好转。无吸烟史。查体：口唇无发绀，双侧肘关节伸侧及腹部可见散在的红色小斑丘疹，略高出皮面，双肺呼吸音清，双肺未闻及干、湿啰音。

胸部 CT：双上肺纤维化，胸膜增厚，胸膜下多发小结节(图 3-7-1)。

【诊断】 胸膜肺弹力纤维增生症。

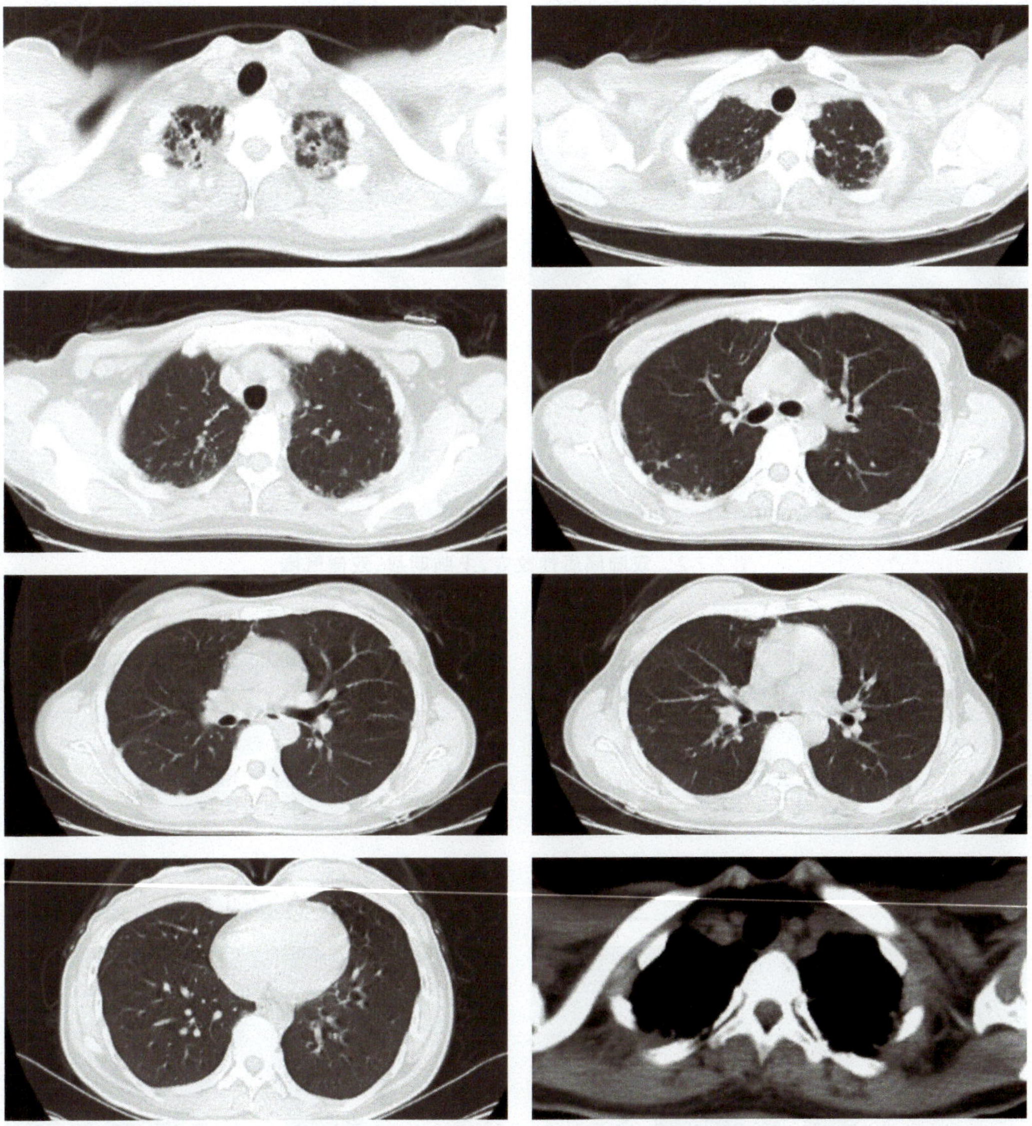

图 3-7-1　胸部 CT

【诊断依据】 青年女性，既往体健，无吸烟史，查体发现肺部病变，以双上肺为主，胸膜增厚，纤维化明显，下肺无明显病变，首先考虑该诊断。辅助检查：血常规、血生化(包括肝功能、肾功能、心肌酶、电解质)、尿常规、C 反应蛋白、降钙素原、凝血及二聚体检查均正常；抗核抗体谱、类风湿相关抗体、血管炎抗体、γ-干扰素释放试验均阴性；人免疫缺陷病毒抗体、乙肝、丙肝及梅毒抗体阴性；血气分析：pH 7.442、PaO_2 80.7mmHg、$PaCO_2$ 33.1mmHg；红细胞沉降率43mm/h。鼻窦CT：双侧上颌窦炎，双下鼻甲肥大。肺功能检查：肺通气功能正常，弥散功能正常，支气管舒张试验阴性。FEV_1/FVC 为 93.33%，FVC 为 2.85L，占预计值为 85%，肺总量为 5.80L，为预计值 115%，DLCO：5.60mmol/(min · kPa)，为预计值106%。询问家族史，病人母亲 2016 年曾诊断为“特发性间质性肺炎”（图 3-7-2），出院 2 个月后死于呼吸衰竭。父亲健在，有过敏性鼻炎病史。有一个姐姐及哥哥，其姐姐门诊行胸部CT检查，提示与病人类似的双上肺纤维条索改变，胸膜增厚粘连（图 3-7-3）。哥哥因患胃部肿瘤，手术治疗中，未能完成检查。病人穿刺活检病理：少许胸膜组织，弹力纤维增生，另见少许横纹肌组织，未见肺泡。特染：弹力纤维(＋)，Masson 三色(＋)。结合病人病史、家族史、影像学和病理结果，胸膜肺弹力纤维增生症诊断明确。

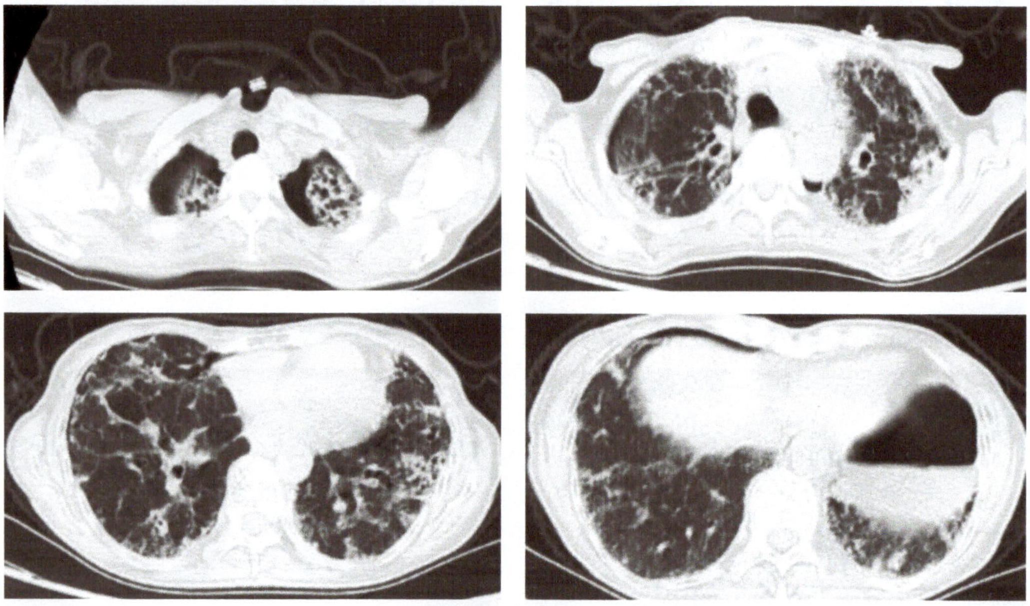

图 3-7-2　**双肺间质性改变，上肺明显，双侧气胸**

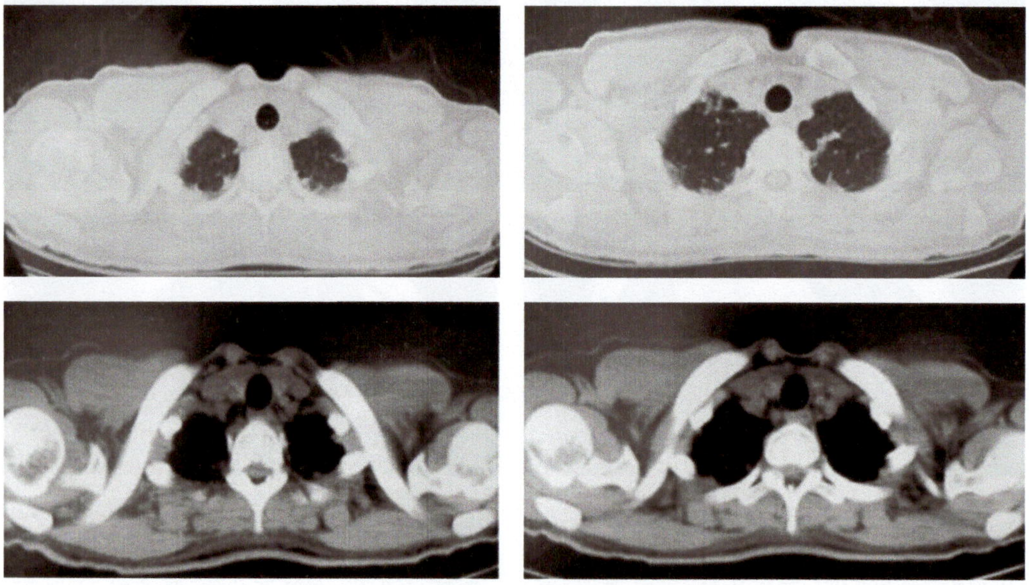

图 3-7-3　**双上肺纤维条索影，胸膜增厚粘连**

【分析】　PPFE 的发病机制不详，反复的肺部感染、遗传易感性、自身免疫性疾病过程、药物及骨髓移植等可能参与本病的发生。该例无粉尘接触史，自身免疫性相关抗体均为阴性，无明确手术史，考虑为特发性，但有过敏史及明确的家族性发病特点。本病的临床表现不特异，起病多隐匿，主要表现为气短、干咳，易发生反复感染、气胸，出现更为严重的呼吸困难、胸闷等。该例病灶为体检发现，考虑为病情早期，无明确的咳嗽、气促病史。而其母亲则有典型的胸闷、气促、咳嗽表现，影像可见气胸，最终死于呼吸衰竭，考虑为疾病的进展期表现。本病无特异性实验室检查结果，影像学检查为 PPFE 诊断的重要手段之一，该病人及姐姐的影像学表现典型，符合早期的 PPFE 表现；其母亲考虑是疾病的进展期，可见气胸、蜂窝肺、支气管扩张，但仍以双上肺病灶更为严重。该例有明确家族史，影像典型，在以后的诊断中若发现此疾病，需注意对病人家族成员的筛查，以利于早期发现，积极诊治。

（大理州人民医院 RICU　赵红斌　提供）

第八节　结缔组织病相关间质性肺病

一、结缔组织病相关间质性肺病

结缔组织病（connective tissue disease，CTD）是一类以血管和结缔组织的慢性炎症为病理基础而引起全身各器官损害的自身免疫性疾病。由于肺含有丰富的胶原、血管等结缔组织并具有免疫调节、代谢、内分泌等功能，因而成为 CTD 常累及的靶器官。肺受损时可出现间质性肺疾病（ILD）、肺血管疾病、弥漫性肺泡出血、气道疾病、肺实质结节、胸膜疾病和呼吸肌受累等，以 ILD 最常见。结缔组织相关间质性肺病（CTD-ILD）发生率报道差异较大。CTD 中多发性肌炎/皮肌炎（polymyositis/dermatomyositis，PM/DM）、系统性硬化（systemic sclerosis，SSc）、类风湿关节炎（rheumatoid arthritis，RA）、干燥综合征（sjogren' s syndrome，SS）、系统性红斑狼疮（systemic lupus erythematosus，SLE）和混合性结缔组织病（mixed connective tissue disease，MCTD）合并 ILD 较多见。

（一）病因及发病机制

CTD-ILD 的病因及发病机制尚不明确，免疫、药物、遗传、环境等因素均可引起。目前认为可能是由于疾病早期免疫损伤介导的肺部损伤和炎症反应，致多种细胞因子[如转化生长因子 β（TGF-β）、过氧化物酶体增殖物激活受体（PPARγ）等]和炎症介质释放，共同作用于成纤维细胞，随病情进展，成纤维细胞活化、异常增生，大量细胞外胶原沉积，肺泡结构破坏，不可逆肺纤维化形成。

（二）病理

CTD-ILD 病理学特征主要是炎症反应，一般均由急性炎症发展为慢性炎症，而纤维化导致肺部结构重塑是其最终结局。目前，我国对 CTD-ILD 的临床和病理分型是参照 2002 年美国胸科协会和欧洲呼吸学会的特发性间质性肺炎的分型标准，即包括非特异性间质性肺炎（NSIP）、普通型间质性肺炎（UIP）、机化性肺炎（OP）、淋巴细胞性间质性肺炎（LIP）、脱屑性间质性肺炎（DIP）、弥漫性肺泡损伤（DAD）6 种类型。其与特发性间质性肺炎在病理组织学上可以相同，同时具有自身的特点。NSIP 是 CTD 最常见病理类型，分为富细胞型和纤维化型。CTD-UIP 常伴有慢性胸膜炎、胸膜增厚、纤维化等。除 UIP、NSIP 外，OP 是 CTD-ILD 的常见类型。OP 常见于 pSS、炎性肌病、RA 和未分化结缔组织病（UCTD）。与隐源性机化性肺炎（COP）相比，CTD-OP 病人临床症状轻、肺部病变重、复发率高。

CTD-ILD 病理形态学改变往往具有广泛性、多样性、重叠性的特点，同一病人可同时存在 2 种或 2 种以上病理类型，病理类型与疾病的病程、疗效、预后密切相关，可指导临床治疗。不同 CTD-ILD 的常见病理类型及影像学特征亦存在差异。

（三）临床表现

CTD 可并发肺和胸膜病变，呼吸肌、肺实质、肺间质、肺血管和胸膜均可受累。CTD 引起肺脏受累可与全身疾病同时或先后出现，各种 CTD 引起 ILD 的临床表现也有一定差异，病人早期可无明显症状，逐渐出现劳力性气促、干咳、乏力、发热等，多数病人肺部可闻及啰音，也可以合并呼吸系统其他临床表现，如胸腔积液、支气管扩张、肺动脉高压等，晚期可出现呼吸衰竭、心力衰竭等。病人常伴有 CTD 原发病的表现，如皮肤损害（如皮疹、皮肤硬化、皮肤干燥脱屑等），近端肌肉无力，口、眼干燥，雷诺现象，关节肿痛畸形，指（趾）端、手掌毛细血管扩张症等。

（四）CTD-ILD 相关的肺泡上皮蛋白

1. *肺表面活性物质相关蛋白*　表面活性蛋白 A（surfactant protein A，SP-A）和 SP-D 是由Ⅱ型肺泡上皮细胞合成和分泌的一种脂蛋白，不仅能够降低肺泡表面张力，而且在肺的宿主防御反应中起重要作用。在 SSc-ILD 病人中，SP-D 检测 ILD 的敏感度高于 SP-A，特异度低于 SP-A；SP-D 水平与 HRCT 最大纤维化评分呈正相关，与用力肺活量（FVC）、肺活量（VC）、一氧化碳弥散量（DLCO）等指标呈负相关。研究表明，在SSc-ILD、PM/DM-ILD病人中血清SP-A和SP-D升高，提示肺纤维化的活动度及恶化趋势。Arai等证实，PM/DM-ILD病人SP-D水平在开始治疗4周内持续升高，提示治疗效果不佳，应当结合其他指标考虑调整治疗方案。

2. KL-6(krebs von den lungen-6)　即涎液化糖链抗原，是一种大分子量糖蛋白（200 kDa），由日本人Kohno于1985年发现，其利用人肺腺癌细胞系（VM-RC-LCR）免疫小鼠制备了多株单克隆抗体，将其中的第6号抗体识别的涎液化糖链抗原命名为KL-6。KL-6属于分类为Cluster9的上皮性黏蛋白1（MUC-1），表达于Ⅱ型肺泡上皮细胞表面，在正常肺组织和终末细支气管上皮细胞只有极少量表达，在退变的Ⅱ型肺泡上皮细胞表达增强。肺部基底膜的损害，可致血管通透性增加，使KL-6入血。血清KL-6可反映肺泡损伤、Ⅱ型肺泡细胞再生和多种间质性肺疾病的活动度。近年的多项研究报道了KL-6高水平表达可能与ILD、急性肺损伤、放射性肺炎、病毒性肺炎、药物相关性间质性肺炎、肿瘤等疾病相关联，其作用可能是促进成纤维细胞增殖和迁徙，从而影响纤维化的发生和发展。

目前，KL-6、SP-D等作为ILD的生物标志物，因其较高的敏感度和特异度已被广泛证实且逐步应用于临床，对并发ILD发生率较高的SSc和PM/DM具有较好的指导意义。

（五）CTD相关肺疾病的特点

1. RA相关的肺疾病　RA是一种以关节滑膜为主要靶组织的慢性系统性炎症性的自身免疫性疾病，是最常见的CTD，其在人群中的患病率接近1%。多隐匿起病，通常先为手足小关节疼痛、肿胀和晨僵，然后向全身大关节进展。RA肺部受累亦常见，包括胸膜病变、ILD、类风湿结节及气道疾病。ILD是RA最常见的肺受累表现，患病率为5%～58%，T淋巴细胞介导的细胞免疫与循环免疫复合物可能参与了RA-ILD的发病。尽管RA的男、女发病率之比约为1∶3，但男性RA病人的ILD发病率却是女性病人的2倍。

吸烟和高滴度的类风湿因子是RA病人发生ILD的公认风险因素。抗环瓜氨酸肽抗体是以合成的环化瓜氨酸多肽（CCP）为抗原的自身抗体，对RA具有较高的敏感性和特异性，是RA早期诊断的一个高度特异指标。英国一项多中心研究纳入230例RA-ILD病人，研究发现抗CCP抗体与是否合并ILD具有强相关性。Harlow等从RA病人的抗CCP抗体的蛋白提取物中分离出热休克蛋白90亚型（HSP90α/β）的同型抗体，认为该抗体在肺脏产生和成熟，参与了RA-ILD的发病，并且可作为预测RA-ILD病人可能发生潜在肺损害的有效生物学标志。其诊断RA-ILD的敏感度和特异度分别为54%和75%。另外，RA-ILD的发生除与RA疾病本身有关外，许多治疗RA的药物也可能参与了ILD的发生。在大多数情况下，病人的关节表现先于ILD的发生，但10%～20%的病人也可以肺间质异常为其特征性的表现。RA病人的ILD患病率随着其年龄的增长而增加。

RA-ILD最主要的影像学改变是磨玻璃样变、蜂窝样变、网格状改变和肺部实变影（图3-8-1）。除了上述改变外，肺脏HRCT也可发现其他异常的改变，如纤维条索影、肺纹理模糊混乱、肺小结节、肺气肿（图3-8-2）、支气管扩张、胸膜下结节和胸膜增厚。另外，肺功能测定提示一氧化碳弥散异常、用力肺活量下降、限制性通气功能障碍也有助于RA-ILD的诊断。肺病理学检查是RA-ILD诊断的金指标。RA-ILD的组织学类型是多样的，包括UIP（图3-8-3）、NSIP、OP、DIP及闭塞性细支气管炎，其中UIP是最常见的类型，并且预后最差，存活率也最低。

RA病人的HRCT表现为UIP模式时，其预后与IPF病人相当。几乎所有IPF病人就诊时的主诉均为缓慢渐进性的劳力性呼吸困难，并常伴有慢性咳嗽。该病在老年人群中（年龄大于60岁，尤其是现正或既往吸烟者；IPF在年龄小于50岁的人群中相当罕见。）的发生率明显增加。大多数IPF病人的双肺基底部存在吸气末细湿啰音。与其他ILD相比较，杵状指在IPF病人中更常见，其发生率为40%～75%。RA-ILD病人最常见的主诉亦为渐进性劳力性呼吸困难和干咳，晚期体检时可发现杵状指与Velcro啰音。从临床的角度来看，年轻、关节或皮肤受累及血清学异常等，是RA-ILD与IPF的主要鉴别点。

2. SSc相关的肺疾病　SSc是一种以独特的病理三联征为主要表现的自身免疫性疾病，即微血管损害、固有免疫和适应性免疫功能失调及多器官纤维化。尽管皮肤纤维化是其最特征性的表现，但肺部、胃肠道、肾及心脏的病理改变是临床预后的决定性因素。基于皮肤受累的范围，将病人分为局限性皮肤性系统性硬化（lcSSc）和弥漫性皮肤性系统性硬化（dcSSc）；前者硬化范围局限于手指、肢体远端和面部，后者会累及躯干和近端肢体。在lcSSc病人中，出现皮肤和其他器官病变前，一般会出现雷诺现象。而dcSSc病人进展较快，很快出现广泛皮肤受累及早期器官受累。

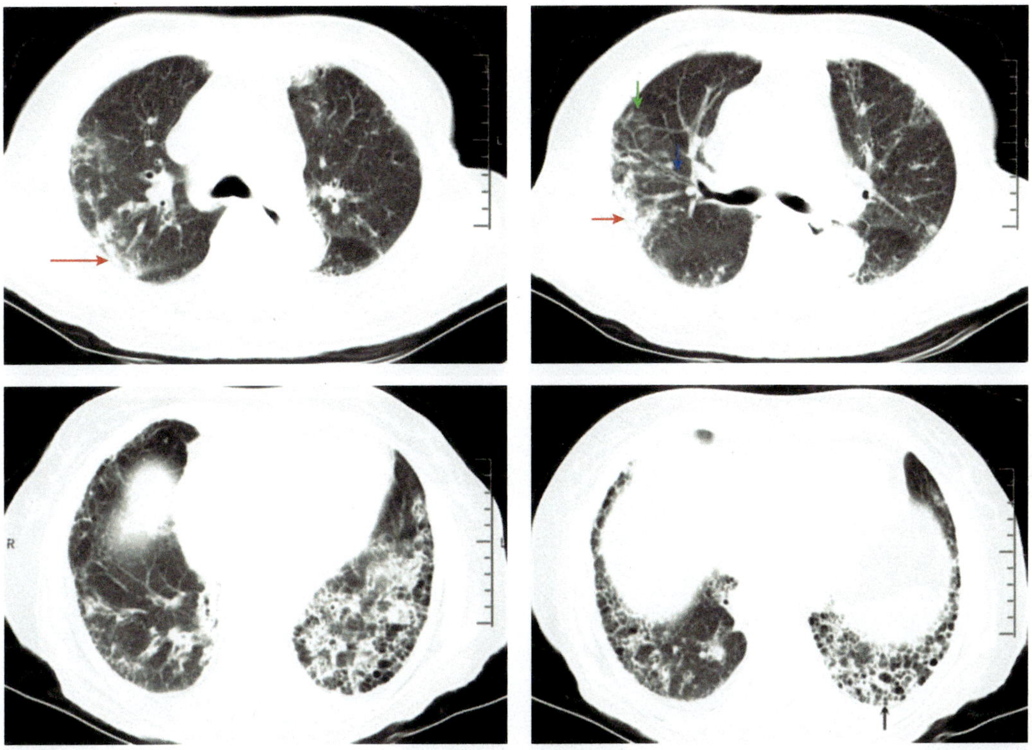

图 3-8-1　女，91 岁。类风湿关节炎并间质性肺炎。右肺上叶胸膜下区见斑片实变影（红箭）、磨玻璃影（绿箭）和牵拉性支气管扩张（蓝箭），双肺下叶胸膜下区可见网格影（黑箭）

（枣庄市峄城区人民医院呼吸科　张　蕾　提供）

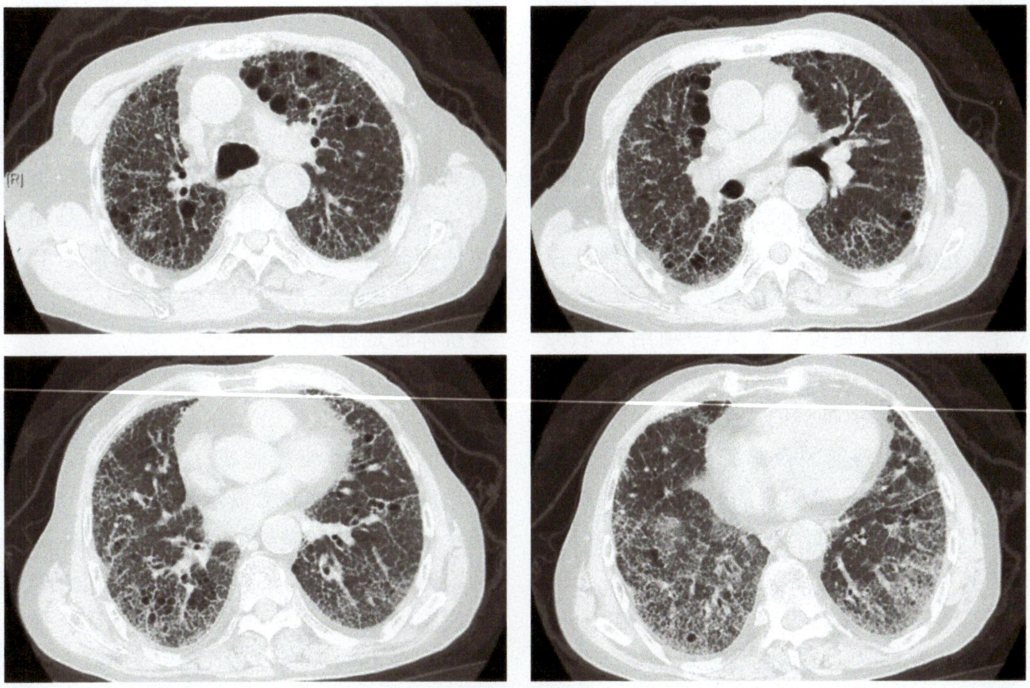

图 3-8-2　男，77 岁。咳嗽、憋喘 1 年余。类风湿关节炎并肺纤维化。外周分布为主网状影，蜂窝样改变，局灶磨玻璃影，牵拉性支气管扩张和肺气肿表现

（莱芜市人民医院影像科　陶宗贵　提供）

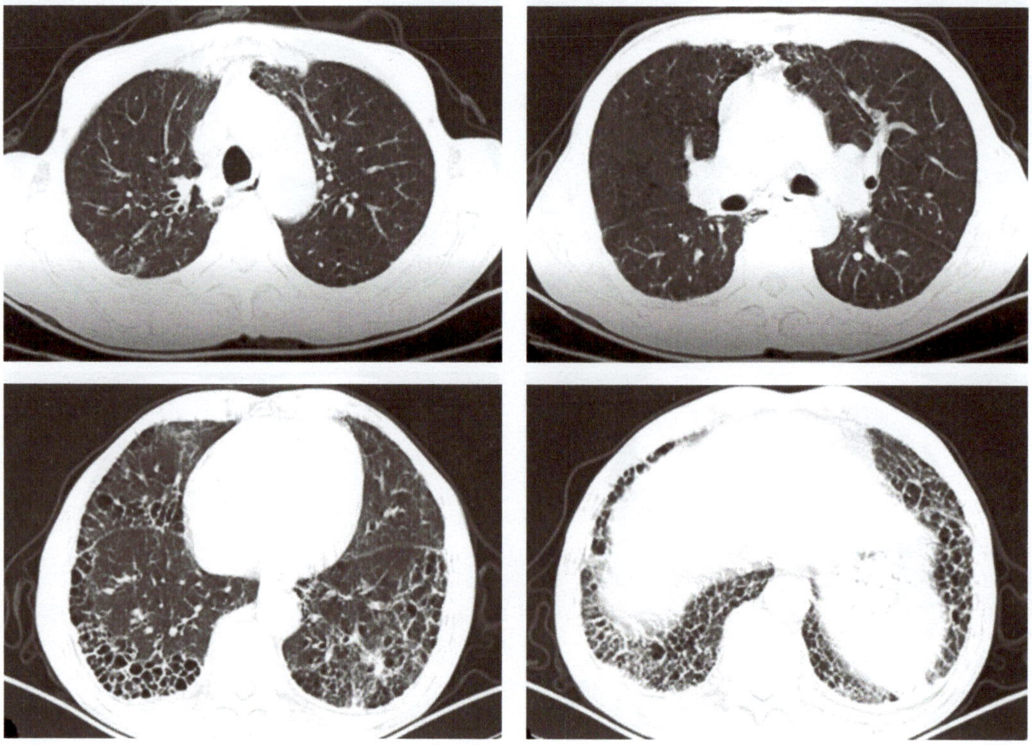

图 3-8-3 男，64 岁。胸闷、气促 1 月余。类风湿关节炎并 UIP。外周分布网状影，蜂窝样改变，牵拉性支气管扩张及少许磨玻璃影

（海宁市中心医院呼吸科 程 丹 提供）

SSc 的发病率和患病率存在较大的异质性。北欧和日本患病率和发病率均较低，而南欧、北美及澳大利亚较高。女性发病率高于男性。男性存在一些不同的特征，包括 dcSSc、手指溃疡及肺动脉高压(PAH)发生率更高，预后更差。种族在 SSc 发病中也发挥一定的作用。研究显示亚裔美国病人与白种人病人相比发病年龄更轻，且 2/3 的亚裔病人为 lcSSc，而绝大部分白种人病人为 dcSSc。亚裔美国病人死亡风险也较高。SSc 病人常合并多种自身免疫性疾病，一项纳入 6102 例病人的系统综述表明，1432 例病人存在一种或多种自身免疫性疾病，多自身免疫病的发生率为 26%。

SSc 比其他 CTD 更容易累及肺脏，是肺脏受累的主要死因之一。SSc 发生肺脏受累的高危因素包括种族、皮肤受累情况、血肌酸激酶水平、甲状腺功能减低、心脏受累和遗传因素。SSc 最常见的肺部表现是 ILD，其次为 PAH。PAH 发生率约为 15%，尤其是在 lcSSc 病人及长期雷诺现象和明显血管表现的病人中。其发生的危险因素包括较长的疾病病程，出现着丝粒特异性抗体，以及毛细血管扩张症等。约 40%的病人出现 ILD，约 50%的 SSc 病人出现 ILD 或 PAH，dcSSc 病人更容易合并 ILD。SSc-ILD 通常起病隐匿，进展缓慢，中位生存期为 5～8 年。由于食管运动功能障碍常见于 SSc 病人，其发生吸入性肺炎的风险也相对增加。肺间质改变及严重纤维化致肺血管损伤和重塑，引起 PAH，是 SSc-ILD 的常见并发症，严重影响病人预后。有研究表明，肺纤维化程度与胃食管反流事件显著相关，且应用质子泵抑制剂和抗反流胃肠动力药物治疗也使部分病人获益，提示胃食管反流是 ILD 发生和发展的危险因素。出现拓扑异构酶Ⅰ(Scl-70)相关的自身抗体也是危险因素之一。

SSc-ILD 最常见的影像学表现为磨玻璃影和网状影(图 3-8-4)，主要出现在双下肺和胸膜下，还可出现蜂窝肺、牵张性支气管扩张及条索影。胸膜下分布的磨玻璃影及网状影常提示病人存在 NSIP。磨玻璃影提示病变存在可逆转的可能，对糖皮质激素或细胞毒药物的敏感性高。在肺损伤晚期，肺泡结构受到破坏，肺泡壁塌陷，形成蜂窝肺。蜂窝肺及牵张性支气管扩张往往提示病理类型为 UIP。另外，80% SSc-ILD 病人有食管扩张(图 3-8-5)。

抗 Scl-70 抗体是 SSc 的标志性抗体，20%～40%的 SSc 病人阳性，而其他自身免疫性疾病病人极少有阳性检出，正常人则均为阴性。有研究表明

抗 Scl-70 抗体与 ILD 的发生及严重程度呈正相关，SSc 其他相关抗体如抗 U3RNP 抗体、抗 Th/To 抗体阳性者，常伴有 ILD 及 PAH，另有研究发现 SSc-ILD 病人血清中 SP-A、SP-D、KL-6 水平显著升高，且与肺活量及 DLCO 水平呈负相关，但其敏感性和特异性尚不清楚。

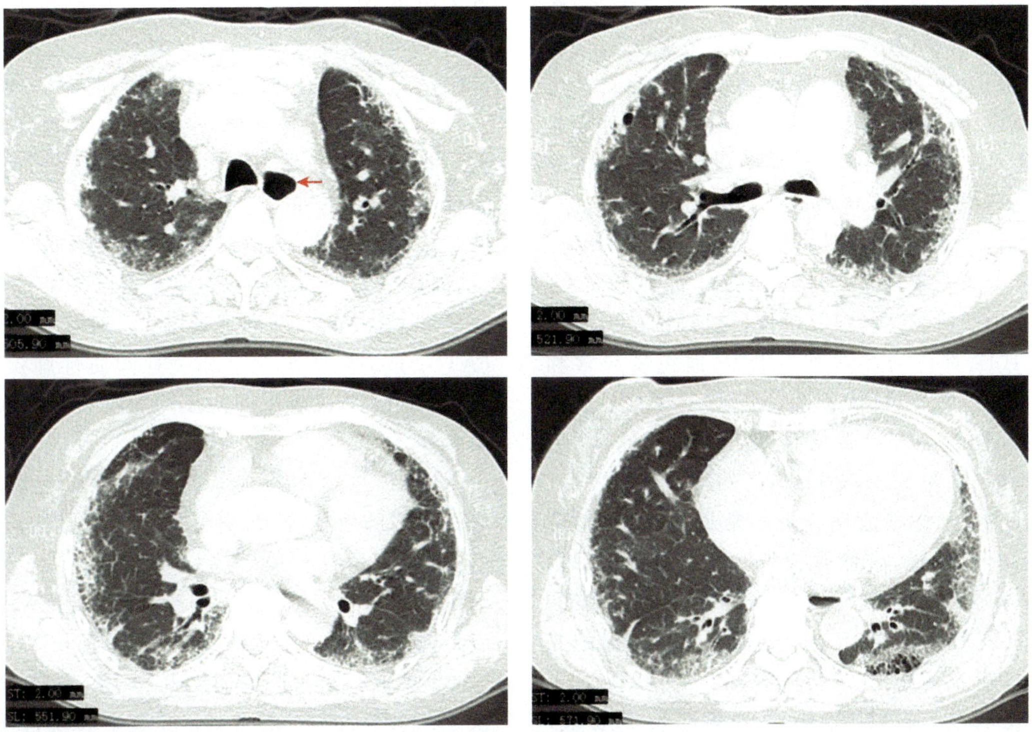

图 3-8-4　女，55 岁。确诊系统性硬化 10 年，呼吸困难 2 年。双肺胸膜下弥漫性磨玻璃影和网状影，食管明显扩张（红箭）

（郑州市中心医院影像科　赵湘红　提供）

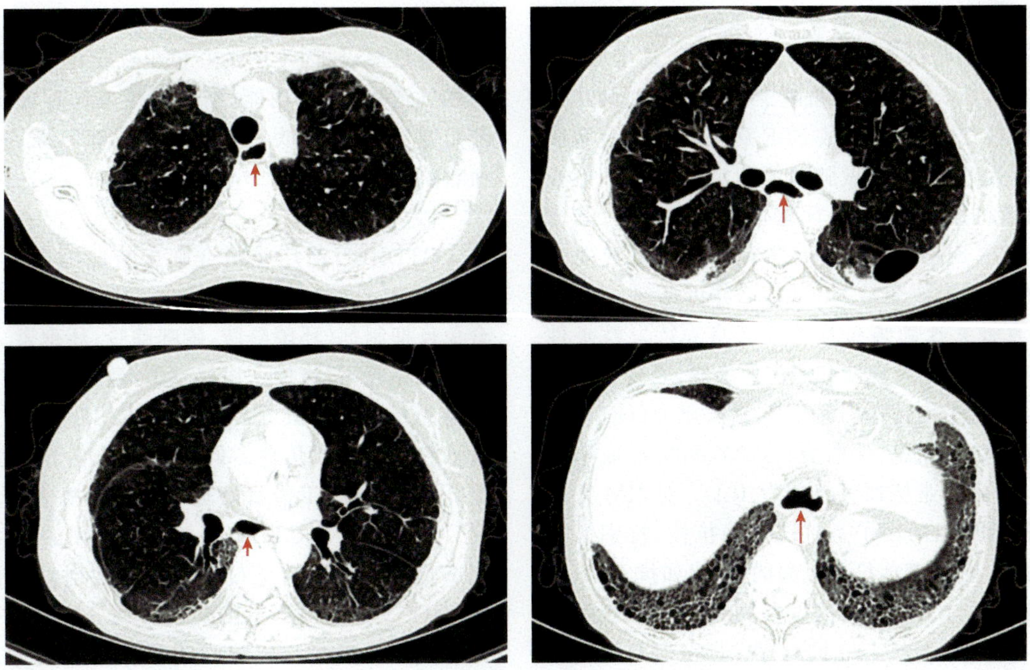

图 3-8-5　女，46 岁。系统性硬化。胸膜下磨玻璃影，双下肺细网状影和蜂窝影，食管明显扩张（红箭）

3. SLE相关的肺疾病　SLE是一种累及多系统、多器官并有多种自身抗体出现的自身免疫性疾病。SLE女性发病明显多于男性，但SLE-ILD发病以男性多见。SLE呼吸系统受累按解剖学可分为5大类：胸膜受累；浸润性肺炎（ILD、COP、急性狼疮肺炎）；气道受累（上呼吸道、支气管）；肺血管受累（PAH、急性可逆性低氧血症、弥漫肺泡出血、肺血栓栓塞症）；呼吸肌和膈肌受累（肺萎缩综合征）。其中以胸膜受累最常见，表现为胸膜炎伴或不伴胸腔积液、胸膜炎性胸痛，其次是肺血管受累，其他呼吸系统受累的表现较少见。

SLE肺血管受累以PAH常见，具体机制不详，可能为多种病理学机制共同参与所致，包括血管炎、原位血栓形成、ILD，都可增加肺血管阻力，而免疫异常和炎症反应也可能在PAH的发生、发展中起了重要的作用。文献报道，浆膜炎、雷诺现象、抗磷脂抗体、抗U1RNP抗体是预测SLE发生PAH的独立危险因素。

在SLE中，急性狼疮性肺炎不常见，表现为急性呼吸困难、高热、咳嗽，常伴弥漫性肺泡出血（DAH），约1/2病人需要机械通气支持，病死率为50%。DAH在SLE的发病率较低，但却是危及SLE病人生命的并发症。DAH可发生于SLE任何时期，也可以是SLE病人的首发表现。DAH的病理学基础是血管炎，DAH的确诊主要依靠临床症状（咳嗽、咯血、呼吸困难等）和肺部HRCT。合并DAH的SLE有较高的致死率。肺萎缩综合征是SLE罕见的并发症，具体发病机制不清，可能与膈肌功能障碍、膈神经病变或胸膜炎有关，而胸痛、胸膜粘连也可能参与其发病。肺萎缩综合征特征性表现是呼吸困难、胸膜炎性胸痛、端坐呼吸、无肺实质异常情况下的肺容量减少、膈肌抬高、肺功能提示限制性换气功能障碍，故SLE病史较长或有胸膜炎的病史病人，应该积极做肺功能测定。ILD、肺血栓栓塞症、弥漫的肺淀粉样变、闭塞性细支气管炎、肺多发囊肿虽然在SLE很罕见，但亦有报道。SLE发生ILD的典型病理学改变是NSIP，DIP亦可见到。

4. 特发性炎性肌病相关的肺疾病　特发性炎性肌病（IIM）是主要累及皮肤和肌肉的疾病，表现为横纹肌弥漫性、炎症性和退行性病变，包括皮肌炎（DM）、多发性肌炎（PM）、无肌病性肌炎（ADM）和抗合成酶抗体综合征，这几种亚型都可以并发ILD。对IIM并发ILD预测性的最强的因子是抗合成酶抗体，特别是抗Jo-1。除了抗Jo-1，其他抗合成酶的抗体（如抗PL7、抗PL12、抗EJ）也与IIM-ILD的发展相关联。在肌炎相关抗体中，抗SSA与抗Jo-1同时存在提示ILD病情更重，病程更迅速。

HRCT早期表现为小叶间隔增厚、磨玻璃影、斑片状实变影、不规则支气管血管增厚和胸膜下线影。在HRCT上表现为实变的病人预后相对较好，表现为磨玻璃样改变的病人则死亡风险更高。外科肺活检通常并不用于IIM-ILD的诊断，病理诊断的作用仍有争议。在有病理结果报告的IIM-ILD中，大多数病人为NSIP，继之为UIP和OP，DAD表现者亦不在少数。

5. 自身免疫特征的间质性肺炎　在临床工作中，有一类病人被诊断为特发性间质性肺炎，他们除了间质性肺炎的表现外，还具备一些或临床特征或血清学特征或影像学特征，提示其存在潜在的自身免疫性紊乱，但这些表现又不足以达到某些已知CTD的既定诊断标准。2013年，欧洲呼吸协会（ERS）/美国胸科学会（ATS）成立结缔组织病相关性间质性肺疾病特别工作组，提出了“自身免疫特征的间质性肺炎”（IPAF）这个名称。

IPAF的诊断标准：①存在间质性肺炎（通过HRCT或肺活检证实）。②排除其他已知病因。③尚不能确定符合某一确定的CTD诊断。④至少有以下3个特征中的2个特征，a. 临床表现，如技工手、关节炎或多关节晨僵≥60分钟、雷诺现象等；b. 血清学表现，如ANA、RF、抗CCP抗体、抗dsDNA、抗-Ro（SSA）、抗-La（SSB）、抗RNP等；c. 形态学表现，HRCT提示放射学如下类型：NSIP、OP、NSIP重叠OP、LIP；病理学，肺活检组织病理学提示如下类型：NSIP、OP、NSIP重叠OP、LIP，间质淋巴细胞的浸润伴有生发中心形成，弥漫性淋巴浆细胞浸润（伴或不伴淋巴滤泡增生）；多部位受累（间质性肺炎以外）：原因不明的胸腔积液或胸膜增厚，原因不明的心包积液或心包增厚，原因不明的气道疾病（肺功能、胸部影像或病理证实，包括气流阻塞、细支气管炎或细支气管扩张），原因不明的肺血管病变。

（六）治疗

CTD-ILD治疗应结合临床情况综合考虑。炎症为CTD-ILD的始动因素，治疗通常应用糖皮质激素联合免疫抑制剂（环磷酰胺、硫唑嘌呤、环孢素A、霉酚酸酯或他克莫司）治疗。病程越急，激素和免疫抑制剂治疗越为重要。尤其是在非SSc-ILD治疗中，大剂量激素治疗扮演重要角色。但激素不适应于慢性病程、广泛纤维化、HRCT没有磨玻璃样变及病人有禁忌的情况。环磷酰胺是CTD-ILD治疗最常用的药物之一，临床试验报道不同剂量口服或静脉注射环磷酰胺均有效，HRCT显示更严重的蜂窝样病变应用环磷酰胺治疗可能获益更多。硫唑嘌呤因作用较弱适用于轻症者。霉酚酸酯可稳定CTD病人的病情，肺功能亦有轻度改善。文献报道对于NSIP富细胞型多选择环孢素

A或他克莫司，对于NSIP纤维化型可选择静脉注射环磷酰胺；上述治疗无效者可考虑给予利妥昔单抗。关于CTD-IID免疫抑制剂的选择应尽量避免甲氨蝶呤，因其与急性过敏性肺炎和肺纤维化有关，无法判断是病情的进展还是药物毒性。但有研究表明小剂量甲氨蝶呤只有很低的肺毒性，建议只要病情不进展可不必中断使用甲氨蝶呤。个案报道吡啡尼酮治疗SSc-ILD有效，其肺功能及影像学得到改善。目前除糖皮质激素及免疫抑制剂外，其他药物在CTD-ILD治疗方面尚无定论。而在SSc-ILD治疗过程中需注意大剂量激素或泼尼松≥15 mg/d与硬皮病肾危象相关。与特发性间质性肺炎相比，CTD-ILD治疗反应和预后较好。以下情况提示预后不佳：病理类型为UIP、NSIP纤维化型；临床无肌病性肌炎（CAMD）；HRCT示病变程度或范围短期加重；HRCT广泛纤维化、牵拉性支气管扩张和蜂窝样病变；肺功能DLCO＜54％或较基线降低＞15％、FVC降低＞10％；血氧饱和度＜88％等。

参考文献

Chen J, Doyle TJ, Liu Y, et al. Biomarkers of rheumatoid arthritis-associated interstitial lung disease. Arthritis Rheum, 2015, 67(1):28-38.

Doyle TJ, Hunninghake GM, Rosas IO. Subclinical interstitial lung disease: why you should care. Am J Respir Crit Care Med, 2012, 185(11):1147-1153.

Iudici M, Cuomo G, Vettori S, et al. Low-dose pulse cyclophosphamide in interstitial lung disease associated with systemic sclerosis (SSc-ILD): efficacy of maintenance immunosuppression in responders and non-responders. Semin Arthritis Rheum, 2015, 44(4):437-444.

Kim EJ, Elicker BM, Maldonado F, et al. Usual interstitial pneumonia in rheumatoid arthritis-associated interstitial lung disease. Eur Respir J, 2010, 35(6):1322-1328.

Moazedi-Fuerst FC, Kielhauser S, Brickmann K, et al. Sonographic assessment of interstitial lung disease in patients with rheumatoid arthritis, systemic sclerosis and systemic lupus erythematosus. Clin Exp Rheumatol, 2015, 33 (4 Suppl 91):S87-S91.

Palmer E, Kelly C, Nisar M, et al. Rheumatoid-arthritis-related interstitial lung disease: association between biologic therapy and survival. Rheumatology, 2014, 53 (suppl 1):i44.

Savarino E, Bazzica M, Zentilin P, et al. Gastroesophageal reflux and pulmonary fibrosis in scleroderma: a study using pH-impedance monitoring. Am J Respir Crit Care Med, 2009, 179(5):408-413.

Seibold JR, Denton CP, Furst DE, et al. Randomized, prospective, placebo-controlled trial of bosentan in interstitial lung disease secondary to systemic sclerosis. Arthritis Rheum, 2010, 62(7):2101-2108.

Tournadre A, Ledoux-Eberst J, Poujol D, et al. Exacerbation of interstitial lung disease during etanercept therapy: Two cases. Joint Bone Spine, 2008, 75(2):215-218.

Udwadia ZF, Mullerpattan JB, Balakrishnan C, et al. Improved pulmonary function following pirfenidone treatment in a patient with progressive interstitial lung disease associated with systemic sclerosis. Lung India, 2015, 32 (1):50-52.

Vij R, Noth I, Strek ME. Autoimmune-featured interstitial lung disease: a distinct entity. Chest, 2011, 140(5):1292-1299.

Yazdani A, Singer LG, Strand V, et al. Survival and quality of life in rheumatoid arthritis-associated interstitial lung disease after lung transplantation. J Heart Lung Transplant, 2014, 33(5):514-520.

二、干燥综合征

干燥综合征（SS）是主要累及外分泌腺的慢性自身免疫病，由于淋巴细胞浸润外分泌腺（主要为泪腺、唾液腺），破坏腺体正常结构，造成口干、眼干、猖獗龋齿、腮腺肿大等主要临床表现，可同时累及多个器官和系统，其他容易受累的脏器还有关节、肺、肾脏、脉管系统等。

（一）发病机制

本病的病因及发病机制尚不清楚，其发病与感染、遗传、内分泌等因素有关。在上述因素的综合作用下，机体的细胞免疫和体液免疫亢进，产生大量的细胞因子、免疫球蛋白和多种自身抗体，使局部组织发生炎症性损伤。本病分为原发性（pSS）和继发性两类，前者指不具另一诊断明确的结缔组织病的SS。后者指继发于另一种已诊断明确的结缔组织病，如系统性红斑狼疮、类风湿关节炎、系统性硬化、多发性肌炎及皮肌炎等的SS。

（二）临床表现

SS好发于30～60岁女性，起病缓慢，从口、眼干燥症状到确诊pSS，平均5～10年。80％患有口干燥症，50％病人因口腔自净能力下降而出现龋齿，牙齿渐变黑，小片脱落，最终只留残根，称为猖獗齿，此为pSS的特征之一。部分病人反复腮腺或颌下腺肿大，伴压痛，并有舌面干燥、舌无苔而呈光面舌，舌痛，有口臭，甚至影响味觉。常伴口腔念珠菌感染和口角炎。对部分有腮腺持续性肿大者应警惕有恶性淋巴瘤的可能。

因泪腺分泌的黏蛋白减少，病人有眼干燥症，表现为眼干涩、异物感、泪少或无泪，也有病人出现红眼、怕光、眼疲劳及视力下降等角膜或球结膜损伤。部分病人出现泪腺肿大。其他腺体干燥症状如鼻、硬腭、气管、呼吸道、消化道、阴道黏膜及皮肤干燥等。

约有2/3病人出现系统损害，出现相应的临床表现。系统症状为主要表现时，需要排除和SS无关的疾病。SS累及呼吸道黏膜外分泌腺体，可出现干咳、气短。病变累及肺部表现为肺间质性病变、肺动脉高压及胸腔积液等，部分出现弥漫性肺间质纤维化，少数病人可因呼吸衰竭而死亡。消化系统受累常合并萎缩性胃炎、胰腺外分泌腺异常及原发性胆汁性肝硬化。肾脏外分泌腺受累常表现为Ⅰ型肾小管性酸中毒、低钾性麻痹、肾性尿崩等，部分表现为肾性糖尿及Fanconi综合征。皮肤受累者1/3病人可见双下肢紫癜样皮疹，部分病人出现结节性红斑及麻疹样皮疹，可出现雷诺现象。60%病人有肌肉关节疼痛，仅小部分表现有关节肿胀，但多不严重，且呈一过性。关节结构的破坏非本病的特点。肌炎见于约5%的病人。5%病人出现神经系统症状，以周围感觉及运动神经受累最为常见。伴有血管炎的病人可有轻偏瘫、癫痫发作、运动障碍、意识障碍等，也有病人出现消沉、抑郁及睡眠障碍等。血液系统受累多有轻度贫血、白细胞或血小板减少，少数病人出现溶血性贫血及重度血小板减少。部分病人可有淋巴组织良性增生，导致大量淋巴细胞聚集，称为假性淋巴瘤。如果良性增生转化为恶性增生，可导致恶性淋巴瘤的发生，最常见的为非霍奇金淋巴瘤。除淋巴瘤外，病人可有多发性骨髓瘤、胸腺瘤、舌鳞状细胞癌、腮腺黏液上皮癌、乳腺癌、胃癌、结肠癌等。

肺脏因其富含血管及结缔组织而成为最常见的受累靶器官之一，同时也是pSS预后不良的危险因素之一，其发生率因诊断手段的不同波动于9%～75%。pSS病人肺部受累后临床症状不明显，仅约50%病人有临床症状，主要表现为干咳和呼吸困难。另外，pSS肺部受累病人的口干、眼干、猖獗齿、雷诺现象、关节病的发生率要高于pSS无肺部受累的病人，抗U1RNP的阳性率及高球蛋白血症的发生率亦高于pSS无肺部受累的病人，而肾小球酸中毒的发生率低于pSS无肺部受累的病人。

pSS可引起气管、肺及胸膜的受累，可表现为弥漫性间质性肺炎、闭塞性小气道疾病、淋巴细胞增生性肺炎、肺动脉高压、胸膜炎、支气管扩张、肺囊肿、肺大疱、肺淀粉样变、原发性肺淋巴瘤，但很少引起肺部感染或呼吸道阻塞性疾病。在上述表现中，以弥漫性间质性肺炎和闭塞性小气道疾病最常见，其次是肺动脉高压，考虑与间质性肺病引起的肺血管结构破坏、血管壁炎症及血栓形成等机制相关。肺动脉高压会导致肺功能进一步恶化，影响预后。其他表现相对较少见，而胸膜炎常出现在继发性SS或有潜在其他风湿性疾病的病人中，在pSS中几乎是不出现的。对于出现淀粉样变的病人，则要警惕其是否存在黏膜相关淋巴组织淋巴瘤的可能。

（三）影像学表现

pSS肺部X线及HRCT表现是非特异性的，常见表现是磨玻璃影、实变影、囊状影、小叶中心结节影和网格状改变（图3-8-6）。pSS肺部受累的病理学基础是大量密集的淋巴细胞浸润和间质纤维化，病理类型有UIP、NSIP、LIP（图3-8-7）、OP（图3-8-8、图3-8-9）、非干酪样肉芽肿、滤泡样毛细支气管炎等，但最主要的病理学类型是NSIP和LIP。胸膜增厚和胸腔积液少见。

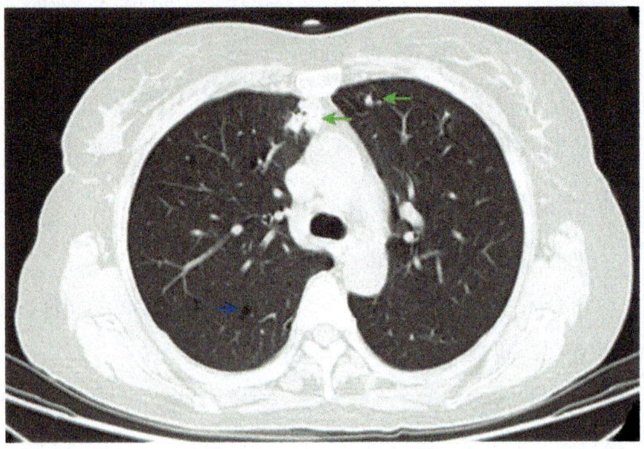

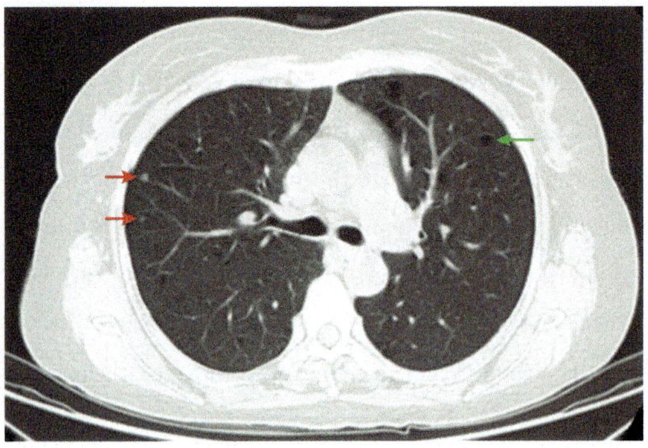

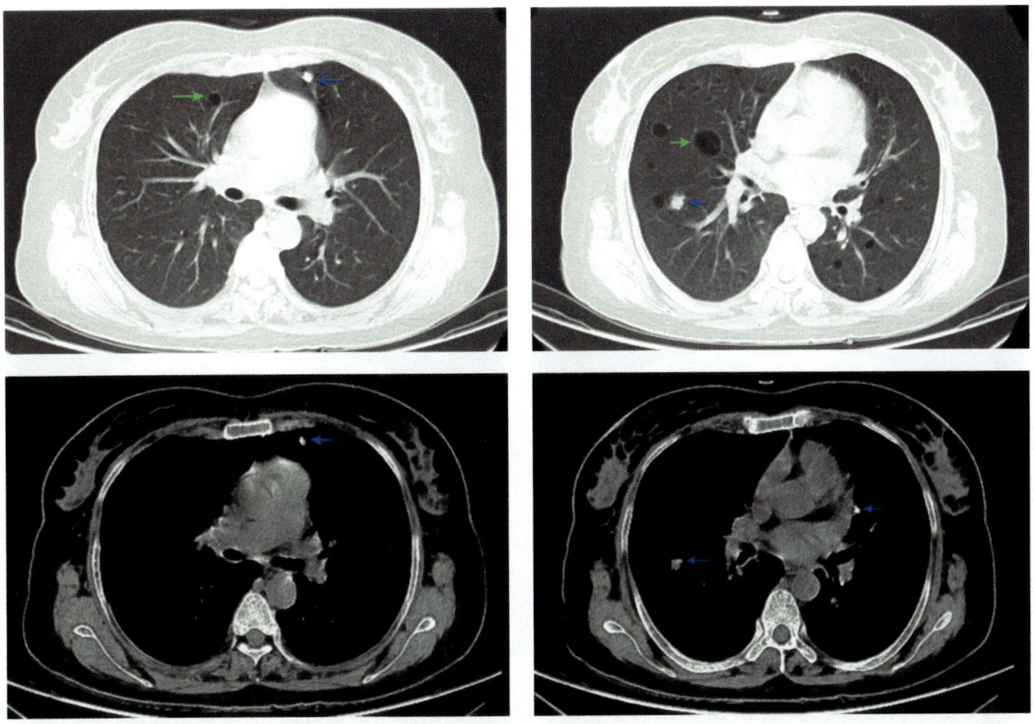

图 3-8-6　女，46 岁。双肺散在分布大小不等结节(红箭)、淀粉样变(蓝箭)、囊状影(绿箭)

（陕西安康市中心医院影像科　朱亚男　提供）

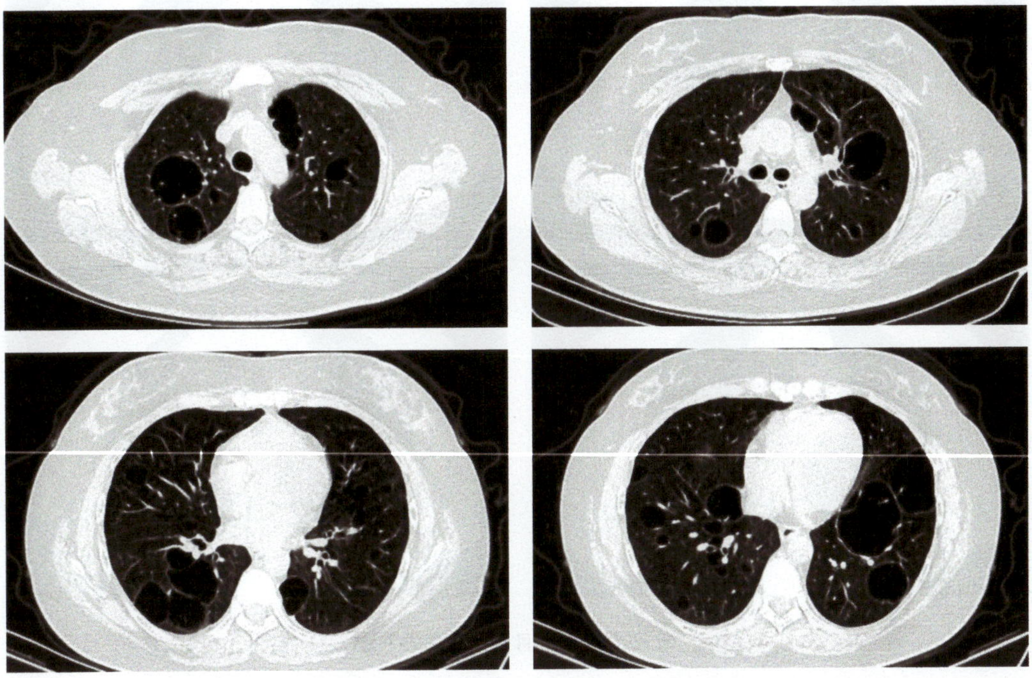

图 3-8-7　女，39 岁。口干、眼干 10 年余，确诊 SS 2 个月。双肺大小不等囊状影，SS 合并 LIP

（郑州市中心医院影像科　赵湘红　提供）

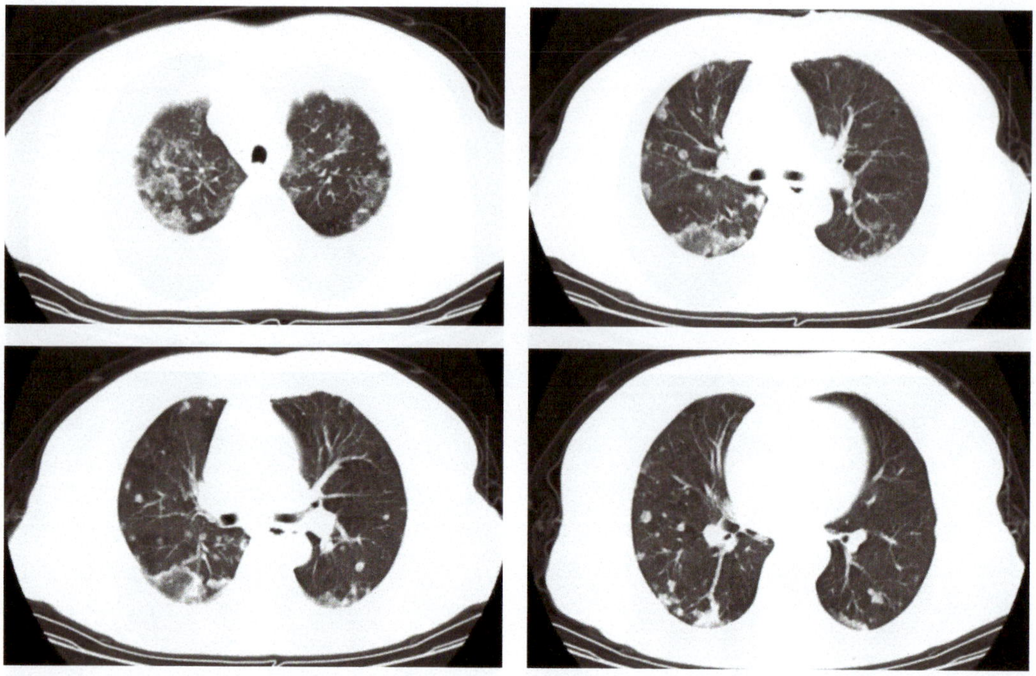

图 3-8-8　女,65 岁。SS 合并 OP。双肺多发斑片、结节影,胸膜下分布为主,反晕征明显(2016-04-29)

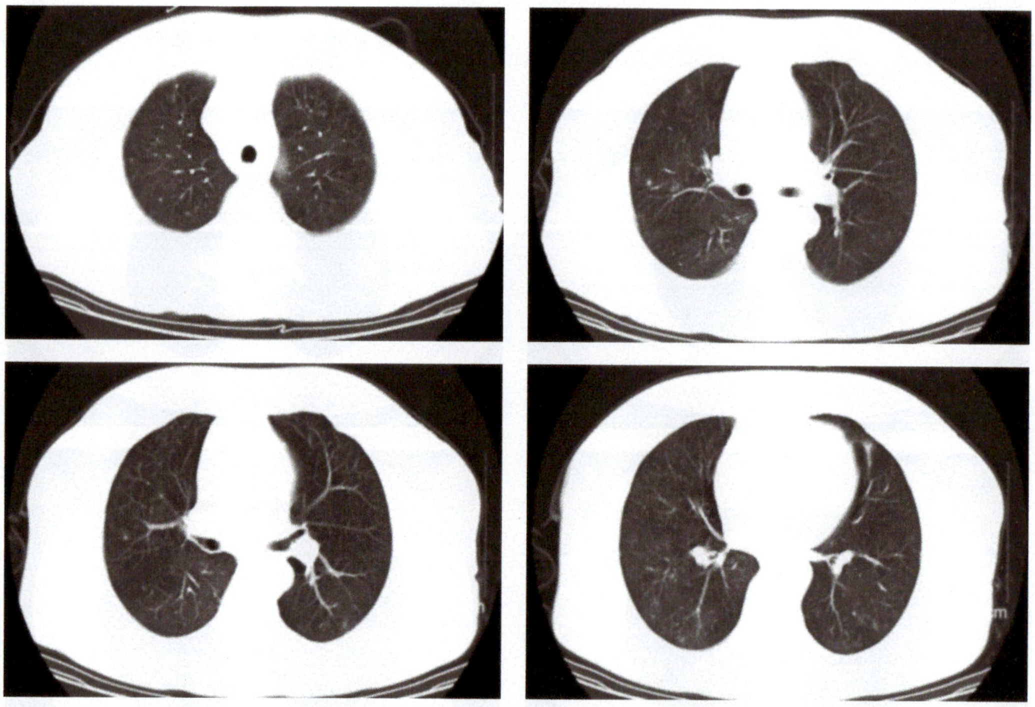

图 3-8-9　激素治疗 6 个月后病变吸收(2016-11-16)

(四)辅助检查

SS 病人突出的免疫学异常为抗 SSA/SSB 抗体阳性及 ANA、RF 阳性,免疫球蛋白、ESR 升高,偶有低补体血症。SS 病人体液免疫亢进,导致 B 细胞活化、异常,分泌过多的免疫球蛋白,故 SS 的病人易出现高球蛋白血症。三种主要免疫球蛋白(IgG、IgA、IgM)都可增高,以 IgG 最明显。SSA 和 SSB 蛋白均属于核糖蛋白部分片段,是 SS 的特异性检测指标,可用于诊断

SS。抗 SSA 阳性率较高，而抗 SSB 的诊断特异性较高。ANA 主要存在于血清中，还存在于关节滑膜液、胸腔积液中，它能与所有动物的细胞核发生反应，在多种自身免疫性疾病中均可检出，特异性不高，但是在 SS 中阳性率高。近年发现 SS 病人存在血清 IgA 型和 IgG 型抗 α-胞衬蛋白(α-fodrin)抗体及抗 M3 抗体，此外还可检出抗线粒体抗体、抗甲状腺抗体、抗唾液腺导管组织抗体和抗着丝点抗体阳性。确诊年龄小于 40 岁的病人自身抗体检出率明显增加，其中 ANA 为 96%，抗 Ro-60 为 91%，RF 为 87%，抗 Ro-52 为 65%。另外，RF 滴度和确诊年龄呈负相关，即确诊 SS 越早，RF 滴度越高。对于主要以 SS 相关系统症状为主要临床特点、ANA 和抗 Ro/SSA 阴性的疑似 SS 病人，推荐检测抗 Ro-52/Ro-60 以便于确诊。

(五)诊断标准

SS 的 2002 年美国-欧洲共识小组(AECG)诊断标准，①口干燥症状(3 项中有 1 项或 1 项以上)：a. 每日感到口干持续 3 个月以上；b. 成人后腮腺反复或持续肿大；c. 吞咽干性食物时需水帮助。②眼干症状(3 项中有 1 项或 1 项以上)：a. 每日感到不能忍受的眼干持续 3 个月以上；b. 感到反复的沙子进眼或沙磨感；c. 每日需用人工泪液 3 次或 3 次以上。③眼部体征(下述检查任 1 项或 1 项以上阳性)：a. Schirmer 试验(+，≤5mm/5min)；b. 角膜染色(+，≥4van Bijsterveld)。④组织学检查：下唇腺淋巴细胞灶≥1。⑤唾液腺受损(下述检查任 1 项或 1 项以上阳性)：a. 唾液流率(+，≤0.1ml/min)；b. 腮腺造影(+)；c. 唾液腺同位素检查(+)。⑥自身抗体：抗 SSA 和(或)抗 SSB(+)。pSS 的诊断：无任何潜在的疾病情况下，符合下述 2 条：①具有上述条目中 4 条或 4 条以上者，但必须包括第 4 条和第 6 条或其中之一；②第 3、4、5、6 条中任 3 条阳性。继发性 SS 的诊断：病人有潜在的疾病(如任一结缔组织病)，符合上述第 1、2 条中任 1 条，同时符合第 3、4、5 条中任 2 条。诊断 pSS 或继发性 SS 必须除外：颈头面部放疗史、丙型肝炎病毒感染、艾滋病、淋巴瘤、结节病、移植物抗宿主病、抗乙酰胆碱药的应用(如阿托品、莨菪碱、溴丙胺太林、颠茄等)。

2012 年美国风湿病学会(ACR)SS 的分类标准：针对症状体征提示 SS 的病人，符合以下 3 条中的 2 条可分类为 SS：①血清抗 SSA 和(或)抗 SSB(+)，或 RF(+)同时 ANA≥1∶320；②眼角结膜染色指数≥3(孟加拉红或丽丝胺绿染色)；③灶性淋巴细胞涎腺炎下唇腺活检≥1 个/4mm^2(4mm^2 组织内至少有 50 个淋巴细胞聚集)。此外，需排除头部和颈部放射治疗史、丙型肝炎病毒感染、艾滋病、结节病、淀粉样变、移植物抗宿主病、IgG4 相关性疾病。

2002 年 AECG 标准作为目前 SS 的诊断金标准，敏感性为 93.5%，特异性为 94%。与 AECG 标准相比，2012 年 ACR 标准剔除了主观症状、唾液腺受损的诊断试验，加入了客观依据角膜染色评分和自身抗体 ANA/RF。两者均具有一定的漏诊率，相比而言 AECG 的可行性更高。ACR 标准更容易发现抗 Ro/SSA、La/SSB 阴性、疾病早期阶段的病人，而 AECG 标准对以系统表现为主的病人诊断特异性更高。

2016 美国 ACR 和欧洲抗风湿病联盟(EULAR)组成一个国际干燥综合征标准工作小组，结合 ACR 分类标准和 AECG 分类标准两者的特征，制定一项 ACR 和 EULAR 均认可的关于 pSS 的国际统一分类标准：唇腺病理示淋巴细胞灶≥1 个/4 mm^2(3 分)；抗 SSA 抗体/Ro 抗体阳性(3 分)；角膜染色：Ocular Staining Score 评分≥5 或 van Bijsterveld 评分≥4(1 分)；Schirmer 试验≤5mm/5min(1 分)；自然唾液流率≤0.1ml/min(1 分)。当病人得分≥4，则将之归类为 pSS。

该分类标准的改进主要体现在以下两方面：①对每条分类条目进行打分，给予不同的权重；②血清中抗 La/SSB 抗体不再作为 pSS 的分类条目。

该标准与 2012 年 ACR 标准的区别主要有：①增加了 Schirmer 试验和自然唾液流率作为分类条目；②在角膜染色实验中，将 van Bijsterveld 评分作为 Ocular Staining Score 评分的备选方案；③删除原分类标准中的高滴度 ANA 和 RF 阳性的条目。而与 2002 年 AECG 标准的差别主要体现在以下几方面：①将眼部和口腔症状作为纳入标准而非分类标准条目；②在角膜染色试验中，Ocular Staining Score 评分作为 van Bijsterveld 评分的备选方案；③删除原分类标准中腮腺造影和唾液腺同位素检查。

(六)治疗

SS 目前尚无根治方法，主要是替代和对症治疗。系统损害者应根据受损器官及严重程度进行相应治疗。对于有重要脏器受累的病人，应使用糖皮质激素治疗，对于病情进展迅速者可合用免疫抑制剂如环磷酰胺、硫唑嘌呤等。出现恶性淋巴瘤者宜积极、及时地进行联合化疗。免疫抑制剂治疗机制可能与其抑制 TNF-α、TNF-β 和 MMP-9 过量增殖有关。利妥昔单抗仍被视为一种有希望的治疗 pSS 肺部受累的药物。pSS 肺部受累病人除了肺动脉高压和肺部原发性淋巴瘤外，一般其病理进展缓慢，预后良好。

参考文献

American Thoracic Society; European Respiratory Society. American Thoracic Society/European Respiratory Society International Multidisciplinary Consensus Classification of the Idiopathic Interstitial Pneumonias. This joint statement of the American Thoracic Society(ATS), and the European Respiratory Society(ERS) was adopted by the ATS board of directors, June 2001 and by the ERS Executive Committee, June 2001. Am J Respir Crit Care Med, 2002, 165(2): 277-304.

Davidson BK, Kelly CA, Griffiths ID. Ten year follow up of pulmonary function in patients with primary sjögren's syndrome. Ann Rheum Dis, 2000, 59(9): 709-712.

Nakagawa N, Osanai S, Ide H, et al. Severe pulmonary hypertension associated with primary sjögren's syndrome. Intern Med, 2003, 42(12): 1248-1252.

Vassiliou VA, Moyssakis I, Boki KA, et al. Is the heart affected in primary sjögren's syndrome? An echocardiographic study. Clin Exp Rheumatol, 2008, 26(1): 109-112.

Vitali C, Bombardieri S, Jonsson R, et al. Classification criteria for sjögren's syndrome: a revised version of the European criteria proposed by the American-European Consensus Group. Ann Rheum Dis, 2002, 61(6): 554-558.

病例解析

1. 病例 1：女，57 岁。咳嗽、气促 10 天。病人 10 天前受凉后出现咳嗽，多为干咳，静息状态无明显不适，轻度活动即感胸闷、气促。查体：慢性病容，呼吸浅促，牙齿完全脱落，两下肺可闻及吸气末爆裂音。血气分析：pH 7.486、PO_2 58.7mmHg、PCO_2 32.4mmHg。

胸部 CT：双肺上叶周边网状影、磨玻璃影，双下肺蜂窝、实变影，内见支气管牵拉性扩张(图 3-8-10)。

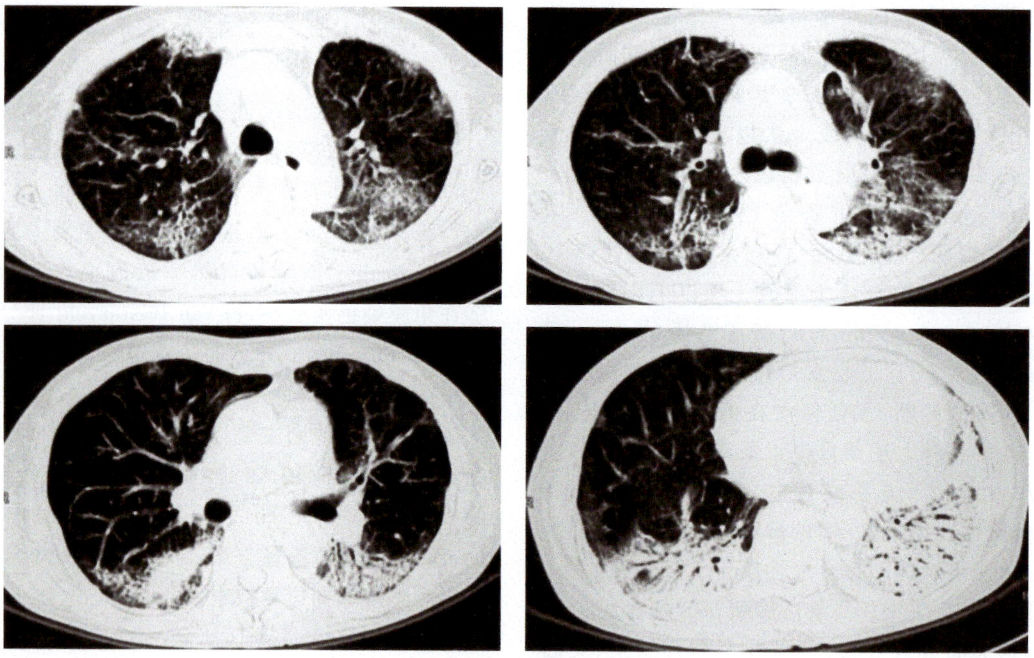

图 3-8-10 胸部 CT1

【诊断】 干燥综合征继发间质性肺炎。

【诊断依据】 中年女性，突发干咳、气促，血气分析示Ⅰ型呼吸衰竭，影像表现为间质性肺炎。病人牙齿完全脱落，追问病史有轻度口干、眼干症状，20 岁开始脱牙，故考虑干燥综合征可能。辅助检查：抗 SSA 抗体、抗 SSB 抗体、总 ANA 阳性，左下唇唇腺活检唾腺淋巴细胞浸润Ⅱ度(灶性浸润)。诊断明确后予以泼尼松 20mg bid×4d，干咳、气促症状好转，肺部爆裂音消失。复查胸部 CT 病变较前吸收(图 3-8-11)。

【分析】 pSS 肺部病变主要为肺间质病变，累及肺泡上皮细胞和毛细血管内皮细胞间的基底膜。肺泡炎症扩展，则可累及肺泡腔、肺泡管、呼吸性细支气管和终末细支气管及其伴行的血管、淋巴管和气道周围的结缔组织，最终使肺泡结构破坏、肺容积缩小、肺泡-毛细血管膜单位功能丧失，导致低氧血症和呼吸衰竭。本质上是以肺泡炎症和间质纤维化为基本改变的弥漫性肺疾病。

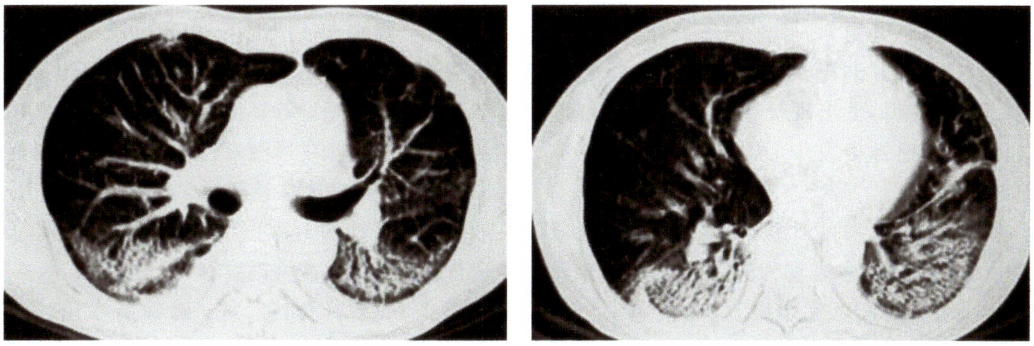

图 3-8-11 **病变较前吸收**

与其他免疫疾病继发间质性肺疾病(ILD)的胸部CT表现相似,pSS合并ILD早期表现以小叶间隔增厚、磨玻璃影、沿支气管分布的结节影为主,晚期则多表现为网格样变、蜂窝肺。pSS继发ILD病人5年生存率为84%,合并肺脏受累的pSS病人生存质量亦较低,死亡率比无肺部受累病人高约5.5倍,早期诊断,及时给予合适的治疗,可降低病人的死亡率。ILD治疗效果取决于病理类型,糖皮质激素为首选治疗,NSIP、LIP及OP对糖皮质激素治疗相对敏感,而UIP对激素治疗反应不佳,预后较差,应依据病理类型给予适当治疗。

2. 病例2:女,54岁。呼吸困难1个月。病人无吸烟史。

胸部CT:双肺多发薄壁、圆形囊状影,双下肺为著。偶见结节影,双下肺间质改变并磨玻璃密度影(图3-8-12)。

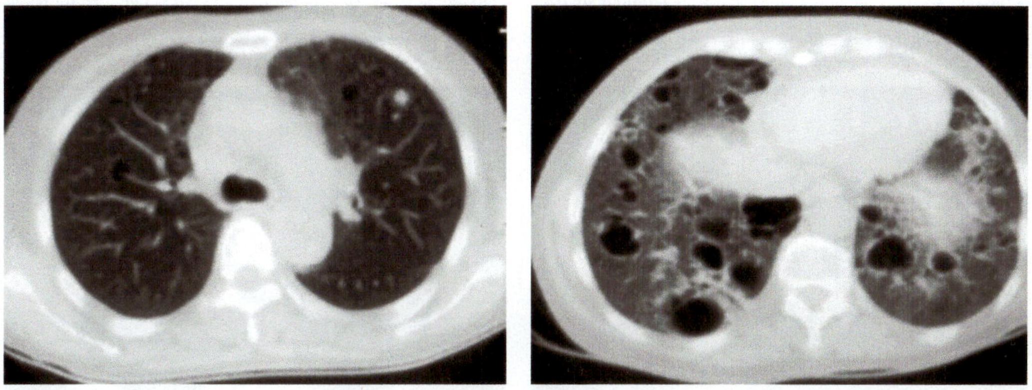

图 3-8-12 **胸部 CT2**

【诊断】 干燥综合征并淋巴细胞性间质性肺炎(LIP)。

【诊断依据】 中年女性,双肺多发囊样影,偶见结节,病人无吸烟史,可除外肺朗格汉斯细胞组织细胞增生症诊断;囊大小不等,分布不规律,可除外肺淋巴管平滑肌瘤病和先天性囊性腺瘤样畸形诊断。病变以双下肺为主,囊样病变周围有磨玻璃密度影和间质改变,首先考虑LIP诊断。病人年龄较大,症状较轻,结缔组织病肺部表现可能性大,首先考虑干燥综合征所致。辅助检查:IgG 578g/L;抗SSA抗体、抗SSB抗体、抗Ro-52抗体阳性;腮腺造影和角膜荧光染色后确诊为干燥综合征。肺活检病理示肺泡间隔增宽,间质有大量淋巴细胞浸润及少量多核巨细胞,病变符合LIP。免疫组化:CD43(++),CD20(++)。

【分析】 LIP属于淋巴组织增生性疾病,表现为支气管周围及间质内的多克隆性炎症,这种炎症可能是对抗原的反应。LIP通常和其他免疫性疾病有关,尤其是干燥综合征、自身免疫性甲状腺病、系统性红斑狼疮、低丙种球蛋白血症或高丙种球蛋白血症、桥本病、原发性胆汁性肝硬化及HIV感染(儿童多见)。其中最多见的是干燥综合征,约25%的LIP与干燥综合征相关,而1%的干燥综合征病人在病程中会出现LIP。

病理上,LIP特征表现为单核细胞(主要是淋巴细胞)弥漫性间质浸润。肺间质及其毗邻的小血管、支气管常受累,肺泡间隔亦可受累,腺泡内无严重的受累。间质淋巴细胞主要是T淋巴细胞,内有散在的B细胞、浆细胞和组织细胞。可出现灶性结节状淋巴细胞聚集,形成良好的淋巴样生发中心。典型者无或仅有少量纤维化改变。

该病女性好发,男女发病比例为1∶2。发病高峰为50～60岁。起病隐匿,常表现为进行性呼吸困难及咳嗽,偶有咯血,部分病人可完全康复,一些病人可因疾病快速进展而导致呼吸衰竭、间质纤维化。查体双肺底可闻及湿啰音。辅助检查可发现多克隆丙种球蛋白血症及类风湿因子阳性。肺功能为限制性通气功能障碍和弥散功能障碍。支气管肺泡灌洗液可发现淋巴细胞和浆细胞。

影像学HRCT常见表现是大小不同的胸膜下及气管旁结节(界线不清)、区域性磨玻璃阴影、支气管血管束增粗、小叶间隔增厚和薄壁囊状影(1～30mm)。影像表现可随着治疗发生改变,有些表现不发生改变,如薄壁囊状影,常分散,不成簇,多为小气管、血管旁及胸膜下分布。与其他囊性变的肺疾病相比,该病的囊泡较大(最大直径可达3cm),较少。其他表现可有肺门和纵隔淋巴结肿大,间质纤维化和蜂窝样改变罕见。肺实质囊状影和胸膜下结节加上区域性磨玻璃样密度强烈提示LIP诊断。在干燥综合征情况下,出现磨玻璃样影和(或)边界不清的小叶中心结节,加上散发气囊,无论有无胸膜下结节和小叶间隔增厚等其他表现,都应考虑LIP诊断。LIP的治疗主要以糖皮质激素(或联合免疫抑制剂)为主。有33%～50%的病人在诊断后5年内死亡,近5%的病人发展为低度恶性的B淋巴细胞瘤。死亡病例与呼吸衰竭、进行性肺纤维化或淋巴瘤有关。

3. 病例3:女,77岁。确诊高血压、冠心病20余年,干燥综合征10余年。病人无明显呼吸系统症状。

胸部CT(2011-12-30):气管、支气管管壁钙化,双肺多发囊状影,肺内可见高密度结节影(图3-8-13A、B)。胸部CT(2016-04-20):双肺多发气囊、结节影,结节影较前略增多(图3-8-13C～H)。

【诊断】 干燥综合征并淀粉样变。

【诊断依据】 老年女性,既往有干燥综合征病史。胸部CT示双肺多发气囊影,气管支气管管壁钙化,未侵及气管膜部,肺内可见结节钙化影,病史超过5年但病变仅略有进展,首先考虑干燥综合征并LIP、淀粉样变。病人行支气管镜活检,镜下粉染无定型物中见极少许上皮细胞团,刚果红染色阳性,在偏振光显微镜下为双折光苹果绿色,诊断为淀粉样变。

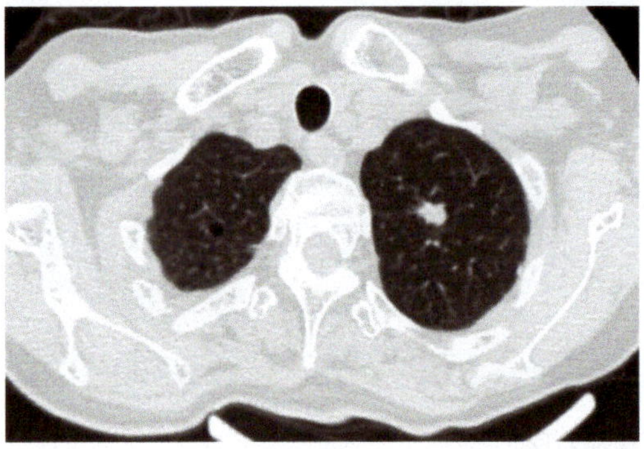
A

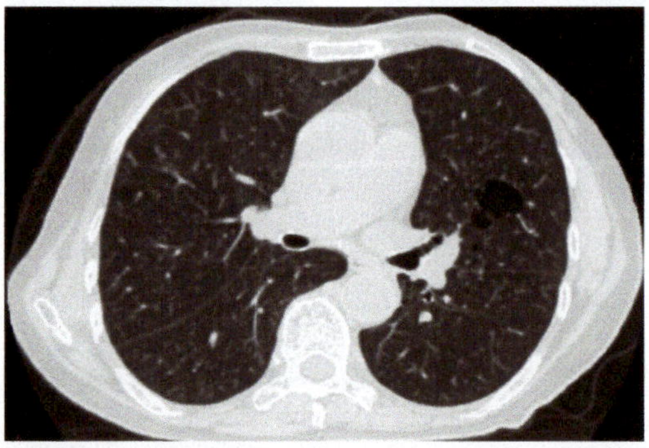
B

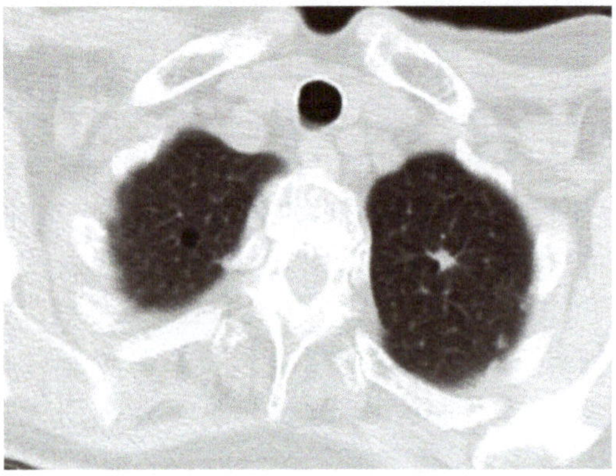
C

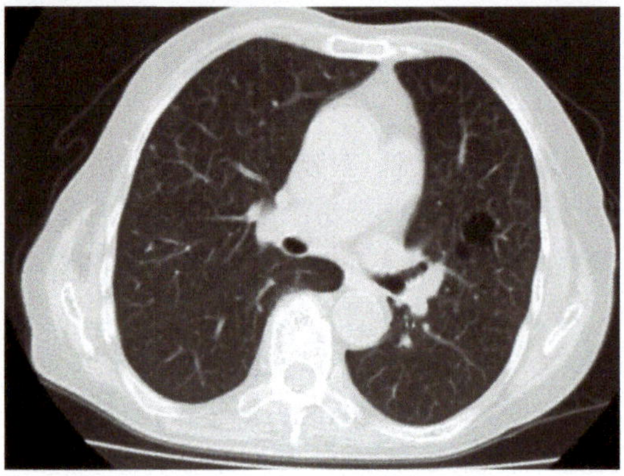
D

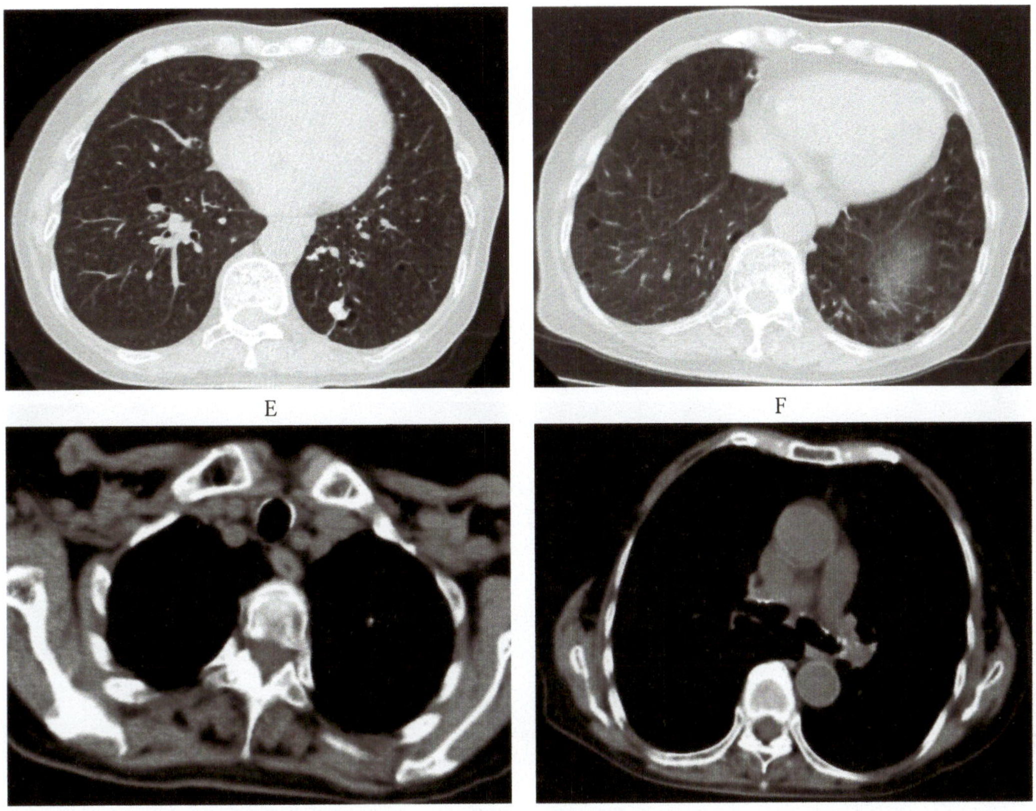

E　F　G　H

图 3-8-13　胸部 CT3

【分析】　淀粉样变分为原发性淀粉样变和继发性淀粉样变，原发性淀粉样变的病因仍不清楚，可能与遗传因素有关；继发性淀粉样变多伴有慢性或复发性感染或炎症性疾病（如结核、瘤性麻风、梅毒、结缔组织疾病、肿瘤和浆细胞骨髓瘤等）。淀粉样变的主要原因可能是长期慢性炎症或某些抗原刺激免疫细胞产生的结构异常或超出机体清除能力的过量正常免疫球蛋白、巨噬细胞分泌的颗粒转运至细胞外沉积，或由于巨噬细胞崩解而就地沉积，形成淀粉样斑块。本例既往患干燥综合征 10 年，临床表现隐匿且无特异性，呼吸道症状轻微或无，仅肺部影像学检查发现气管支气管管壁钙化和肺部结节，故考虑为继发性淀粉样变。pSS 继发淀粉样变少见，以局限性支气管肺淀粉样变为主，一般好发于女性，临床表现无特异性，可以表现为咳嗽、呼吸困难、胸痛、咯血及乏力等，也可以没有任何的不适。

pSS 继发肺部淀粉样变影像学表现多样，但肺部结节和肺大疱或肺囊肿是两大特征。肺部淀粉样变结节具有如下特点：肺部结节可以是单个，也可以多发。结节相对较大，边缘光滑，随机分布，结节中多可发现有钙化灶，但病灶中没有空洞。肺大疱或肺囊肿是 pSS 继发肺部淀粉样变时的另一影像学特征，形成机制推测为细支气管壁由于淀粉样物质沉积或淋巴细胞浸润引起管腔狭窄阻塞，形成单向阀门，最终导致气体潴留而形成气肿性肺大疱。原发性肺淀粉样变未有多发肺大疱的描述。pSS 伴肺部淀粉样变尚可以表现为双肺的网状影、支气管扩张等。大多数学者认为本病目前无特效治疗方法，糖皮质激素等免疫抑制剂的治疗效果不肯定，而观察随访可能是更好的选择。

（国防科技大学医院放射科　卜学勇　提供）

4. 病例 4：女，73 岁。咳嗽、咳痰伴喘息 1 月余。病人 1 个月前受凉后出现咳嗽、咳痰，为黄白黏痰，量多且不易咳出，活动后气短明显。症状逐渐加重，应用头孢地尼、左氧氟沙星抗感染治疗，症状未见明显缓解。既往有冠心病病史 20 余年，神经炎病史 1 年，间断双足麻木感。长期有过敏性皮炎病史。

胸部 CT：双肺多发气囊影，右上肺、双下肺实变影，纵隔淋巴结肿大（图 3-8-14）。

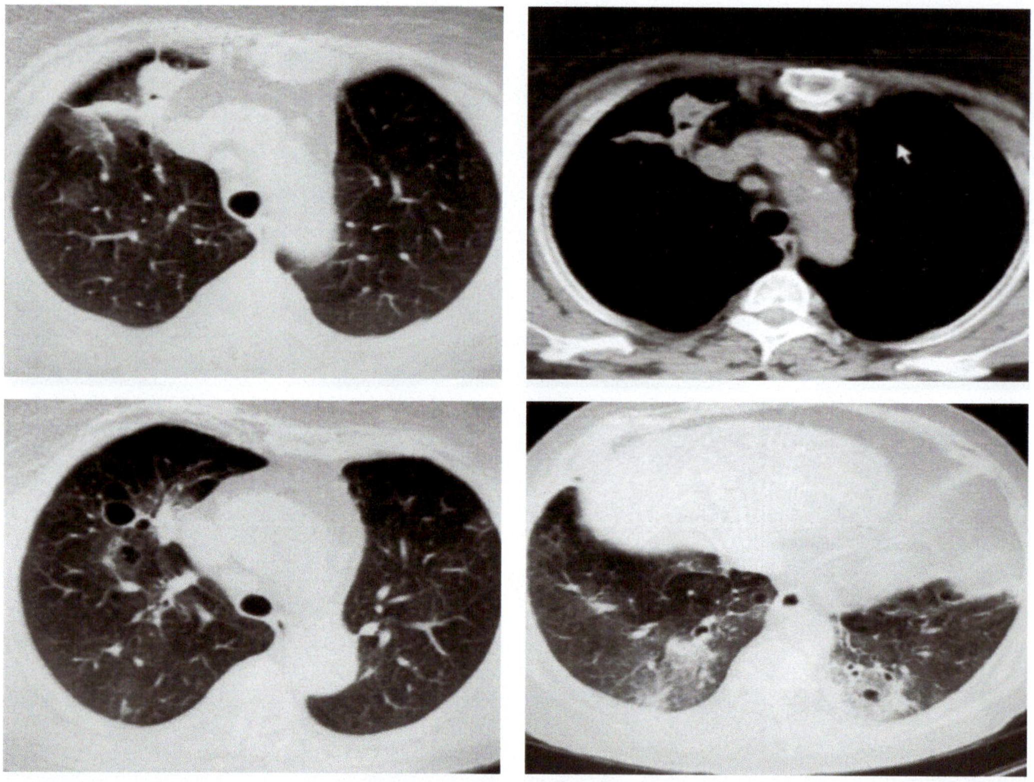

图 3-8-14 **胸部 CT4**

【诊断】 干燥综合征并 LIP、淋巴瘤。

【诊断依据】 老年女性,胸部 CT 示右肺上叶前段纵隔旁带状、团块状高密度实变影,密度尚均匀,边缘见平直征,周围见大片磨玻璃影,磨玻璃影中夹杂数个囊状影,壁薄且均匀;双肺下叶基底段见类似病变,以磨玻璃影为主。病人气囊影散在分布,个别可见壁结节,囊形状不规则,周围可见磨玻璃影,影像支持 LIP 诊断。LIP 多见于结缔组织病,干燥综合征和 SLE 多见。病人右肺上叶病变形态不规则,有胸膜牵拉,边缘平直,内见扩张支气管,双下肺亦可见实变影,单用 LIP 无法解释,需考虑干燥综合征合并淋巴瘤可能。追问病史,病人眼干、口干 10 余年,查体有猖獗性龋齿。辅助检查:抗核抗体、抗 SSA 抗体、抗 SSB 抗体、抗 Ro-52 抗体阳性,其余相关检查均阴性,干燥综合征诊断明确。病人行气管镜检查,盲检病理示支气管壁黏膜固有层及肺泡间隔内见大量幼稚浆样淋巴细胞成片一致性增生浸润,肺泡结构破坏,小血管增生,管壁玻璃样变性,刚果红(−),考虑伴有浆细胞分化的惰性 B 细胞淋巴瘤,MALT 淋巴瘤可能性大。综上所述,病人最终诊断为干燥综合征并 LIP、淋巴瘤。

【分析】 干燥综合征病人发生恶性肿瘤的概率比普通人群高 1.42～2.5 倍,而淋巴瘤的发生率比正常人群高 6～44 倍。干燥综合征病人发生肿瘤的机制还不清楚,可能与遗传易感性、病毒(如 EB)慢性感染、肿瘤调控基因失调、免疫调节功能受损或缺失、异位生发中心的形成等因素有关。B 细胞非霍奇金淋巴瘤是 pSS 最常合并的病理类型,包括 MALT 淋巴瘤、弥漫大 B 细胞淋巴瘤等亚型。干燥综合征病人出现淋巴结及唾液腺或颌下腺增大明显、质地变硬、免疫球蛋白由多克隆增殖转变为单克隆增殖、淋巴细胞减少症、自身抗体消失、疾病活动等是淋巴瘤的预测因素。肺 MALT 淋巴瘤是一种惰性淋巴瘤,与结缔组织病、淀粉样沉积等密切相关。肺 MALT 淋巴瘤 CT 表现主要为结节、团块影,可伴支气管血管束增厚,表现为多发囊样变少见。相较之下,囊样变在干燥综合征中则非常常见,故病人肺 MALT 淋巴瘤系由 pSS 发展而来的可能性大。研究表明,LIP 与和 MALT 淋巴瘤可共存,且 5%的 LIP 可进展为淋巴瘤。然而,有学者并不认为 LIP 可直接进展为淋巴瘤,所谓 LIP 转化为 MALT 淋巴瘤的病例,淋巴瘤即为初始表现,但被误诊为 LIP。

pSS 合并淋巴瘤时死亡率将显著升高,故对于存在淋巴结肿大、反复腮腺肿大等表现的病人,应尽早进行组织病理活检,以便及早发现和诊断淋巴瘤,并及早予以规范化治疗和随访，延长病人的生存期，并提高其生活质量。针对 pSS 的治疗对淋巴瘤的发生没有影响。

（北京顺义区医院呼吸科 龚秀文 提供）

三、抗磷脂抗体综合征

抗磷脂抗体综合征（antiphospholipid syndrome，APS）于1983年首次报道，是一组与抗磷脂抗体有关的，以反复动静脉血栓形成、习惯性流产或死胎和血小板减少为主要特征的非特异系统性自身免疫病。APS 的基本病理改变为血管内血栓形成而不是血管炎，各级动静脉血管及心内膜附壁的血栓可引起各种相应的症状，胎盘小血管的血栓可引起流产。病人血中出现中高滴度的抗磷脂抗体（antiphospholipid antibody，APL），是一组针对多种带负电荷磷脂的自身抗体的总称，包括抗心磷脂抗体（anticardiolipin antibodies，ACL）、狼疮抗凝物（lupus anticoagulant，LA）、β_2-糖蛋白-I 抗体（β_2-glycoprotein antibody-I，β_2-GP-I）。

该病分为原发性 APS（primary APS，PAPS）和继发性 APS（secondary APS，SAPS），后者常继发于系统性疾病或结缔组织病（如系统性红斑狼疮、干燥综合征），APS 发生于40%系统性红斑狼疮的病人中，也可继发于肿瘤、感染、炎性反应和药物等。此外，HLA-DR4、HLA-DR7 与 *DRw53* 基因阳性的人也易发生 APS。

（一）概述

对 APL 的认识是1952年从梅毒血清反应生物学假阳性（biological false positive serological test for syphilis，BFP-STS）实验开始。SFP-STS 的病人患有系统性红斑狼疮（SLE）或其他结缔组织疾病的概率较高（5%～19%）。Conley 等发现了循环抗凝物质，Feinstein 称之为 LA，这种利用 APL 在体外可以延缓凝血过程的特性来测定 APL 的方法一直沿用至今。临床上发现 BFP-STS 或 LA 阳性的病人常有血栓性疾病或反复流产的症状。1983～1985年 Graham Hughes 等报道了许多 BFP-STS 或 LA 阳性病人常有的 Budd-Chaiari 综合征、脑卒中、血小板减少症、网状紫斑、肺动脉高压、反复流产、心瓣膜损伤、Addison 病、腿部溃疡及多种其他动静脉血栓的症状，并进一步建立以心磷脂为包被抗原的 ELISA 法来检测 APL。APS 曾一度被称为抗心磷脂抗体综合征，1987年 Hughes 将之正式称为 APS。1990年 Mcneil 发现 APL 的同辅因子 β_2-GP-I，为 APS 的研究开创了新领域。

（二）发病机制

APL 并非与磷脂本身结合，而是识别磷脂结合的蛋白，其中最主要的成分为 β_2-GP-I，后者由5个功能键区组成，Ⅴ区是与磷脂的结合部位，Ⅰ区是与抗体结合的主要区域，其关键识别位点在甘氨酸40-精氨酸43肽段。LA 的抗磷脂作用使 APS 病人的 APTT 显著延长，但病人通常表现为有血栓而无出血倾向。这是由于 β_2-GP-I 结合磷脂，抑制由带有阴性电荷磷脂催化的凝血反应，如因子Ⅹ的激活与凝血酶原-凝血酶的转化，表现出抗凝作用。抗 β_2-GP-I 抗体消除了 β_2-GP-I-磷脂复合物的抗凝作用而促进了血液凝固。

APL 促进了单核细胞与血管内皮细胞 MAPK 蛋白的磷酸化与 NF-κB 的活化，导致组织因子大量生成与释放。此外，膜联蛋白Ⅱ是 β_2-GP-I 的受体，抗 β_2-GP-I 抗体也活化膜联蛋白Ⅱ，刺激组织因子的合成。β_2-GP-I 本身对血小板无作用，但 β_2-GP-I 与抗体复合物引起血小板活化与血栓烷 A_2 合成，促进血栓形成。

APS 孕妇胎儿丢失的主要病理机制是滋养母细胞表面的阴离子磷脂与 β_2-GP-I 结合，同时这些细胞本身合成 β_2-GP-I，抗 β_2-GP-I 抗体造成了滋养母细胞的破坏。此外，胎盘合体滋养细胞膜表面覆盖有膜联蛋白Ⅴ，后者为天然抗凝物。APS 孕妇的胎盘表面膜联蛋白Ⅴ明显减少也促进了胎盘的血栓形成与胎儿丢失。另外，抗凝脂抗体使补体活化，C4d 与 C3b 沉积在胎盘表面并损伤胎盘。

（三）诊断标准

2011年中华医学会风湿病学分会发布了 APS 诊断和治疗指南，其参照了2006年悉尼国际 APS 会议修订的分类标准，诊断 APS 必须具备至少1项临床标准和1项辅助标准。临床标准：①血栓形成，任何器官或组织发生1次以上的动脉、静脉或小血管血栓，血栓必须被客观的影像学或组织学证实。组织学还必须证实血管壁附有血栓，但没有显著炎症反应。②病态妊娠，a. 妊娠≥10周时，发生1次或多次形态学正常的胎儿死亡，正常形态学的依据必须被超声或被直接检查所证实；b. 妊娠<34周时，发生1次或多次形态学正常的新生儿早产；c. 在妊娠10周以前发生3次以上的不可解释的自发性流产，必须排除母亲解剖、激素异常及双亲染色体异常。辅助标准：①2次或以上（每次间隔至少12周）血浆中出现 LA 阳性；②2次或以上（每次间隔至少12周）血清中检测到中-高滴度的 IgG/IgM 类抗心磷脂抗体（IgG 型 ACL>40GPL；IgM 型 ACL>40MPL；或滴度>99的百分位数）；③2次或以上（每次间隔至少12周）血清抗 β_2-GP-I 抗体阳性。

据2008年发表在北美血液/肿瘤临床杂志的 APS 的临床谱，APS 临床可分为下述亚型：

1. 可能的 APS 或前 APS　APL 阳性，且临床表现提示 APS，如网状青斑、舞蹈症、血小板减少和心脏瓣膜病变等，但缺乏血栓形成或反复流产等确诊标准，这类病人可诊断为前 APS。

2. 血清阴性 APS　具有典型的 APS 临床表现，如动静脉血栓，但 APL、LA、抗 β_2-GP-I、ACL 等其他可以检测的 APL 均阴性。

3. 灾难性 APS　也称恶性 APS，临床符合下述 4 条标准：①有 3 个或 3 个以上器官、系统或组织受累的证据；②临床症状在 1 周之内出现；③至少有一个器官或组织的小血管栓塞，并经病理证实；④辅助检查存在 APL。灾难性 APS 非常少见，通常发病急骤，可以在短期内形成中小动脉的多发性血栓，导致大脑、心脏、肝、肾及胃肠道梗死，从而造成多器官功能衰竭甚至死亡。

4. 微血管性 APS　指无大血管血栓形成，表现为微血管血栓和 APL 阳性。这类病变包括血栓性血小板减少性紫癜、溶血尿毒症综合征和 HELLP 综合征（溶血、肝酶升高、血小板减少）。

此外，其他临床亚型还包括 APL 阳性但无临床症状者、药物诱发的 APS、感染相关的 APS、恶性肿瘤相关的 APS。

（四）临床表现

APS 病人中存在多种临床表现，影响了不同器官或组织的功能。肺是 APS 的主要受累器官，APS 病人肺部表现多样，肺栓塞及肺动脉高压最常见，也可见肺血管微血栓形成、肺毛细血管炎、肺泡出血、急性呼吸衰竭综合征、原发性肺静脉血栓等，同一病人常可同时并发上述多种表现。约 41% 的病人以皮肤症状为首发表现，最常见的有网状青斑，其为皮肤表浅血管阻塞而回流不畅所致。其他皮肤损害包括小腿溃疡、手指坏疽和线状出血等。累及神经系统的表现为脑梗死，偶见舞蹈症、癫痫、假脑瘤、偏头痛等。反复发生的动静脉血栓形成是主要表现之一，主要累及下肢深静脉、视网膜、肝肾静脉及颈、肝、脾、肠系膜、视网膜、肾的动脉等。大多数病人伴有血小板减少。产科表现主要有早期反复自发性流产，中、晚期的胎儿死亡，有时还可伴发重症子痫、胎儿生长受限和产后浆膜炎综合征等。

（五）治疗

APS 的治疗目的主要包括预防血栓和避免妊娠失败。治疗应做到个体化，根据不同病人的不同临床表现、病情严重程度和对治疗药物的反应等制订恰当的治疗方案。APS 的治疗方法包括抗凝治疗，糖皮质激素、免疫抑制剂治疗及对症支持治疗。充分抗凝是治疗 APS 的关键。抗凝的基本用药为肝素和华法林，可单独使用，也可与抗血小板药物如阿司匹林合用。糖皮质激素能抑制免疫反应，抑制抗体产生和抗原抗体反应，减少血小板破坏。但激素具有一定的副作用，可以导致肥胖、延期妊娠、糖尿病、骨质疏松、子痫或先兆子痫、胎膜早破等。大剂量静脉输注丙种免疫球蛋白可用于 APS 的治疗，静脉输注丙种免疫球蛋白可以明显降低 ACL 的滴度和动静脉栓塞的可能性。

决定抗凝治疗的强度和抗凝时间及是否需要与阿司匹林联用的因素：APL 是否为高滴度阳性，是否 3 种 APL 均阳性，血栓的部位是否重要，是静脉血栓还是动脉血栓。抗凝时间一般为 3～6 个月。以下情况时需要长期抗凝：无诱因发生静脉血栓，且病人存在长期危险因素（如易栓状态或自身免疫病）；病人发生重要部位血栓（如肺栓塞）；病人体内存在 3 倍以上高滴度 APL。另外，参照 APS 病人血栓管理方案：① APS 病人初次静脉血栓，华法林抗凝，国际化标准比值（INR）2.0～3.0。②APS 病人发生动脉血栓，华法林抗凝，INR＞3.0；或华法林抗凝（INR 2.0～3.0）同时联合抗血小板聚集药物（阿司匹林肠溶片）。③复发性顽固性血栓，高强度长期抗凝。辅助治疗：他汀类药物（降脂、抗炎、抗栓作用）、羟氯喹及低分子肝素。预防血栓事件方面等推荐 INR 控制在 2.0～3.0 为宜。

血小板计数减少的治疗原则：对血小板计数＞50×10^9/L 的轻度血小板计数减少而不合并血栓的病人，可以观察；对有血栓而血小板计数＜100×10^9/L 的病人要谨慎抗凝治疗；血小板计数＜50×10^9/L 者禁止抗凝，可以用泼尼松 1～2mg/(kg・d)，大剂量静脉丙种球蛋白注射，400mg/kg，待血小板上升后抗凝治疗。

参考文献

Baker WF Jr, Bick RL The clinical spectrum of antiphospholipid syndrome. Hematol Oncol Clin North Am, 2008, 22:33-52.

Cervera R, Asherson RA, Acevedo ML, et al. Antiphospholipid syndrome associated with infections: clinical and microbiological characteristics of 100 patients. Ann Rheum Dis, 2004, 63:1312-1317.

Del Papa N, Vaso N. Management of antiphospholipid syndrome. Ther Adv Musculoskelet Dis, 2010, 2:221-227.

Giannakopoulos B. Krilis SA. The pathogenesis of the antiphospholipid syndrome. N Engl J Med, 2013, 368:1033-1044.

Hajialilo M, Noshad H, Mohammadian R, et al. Thrombolytic therapy for cerebral vein thrombosis in antiphospholipid syndrome secondary to systemic lupus erythematosus. Iran J Med Sei, 2012, 37:58-61.

Han CS, Mulla MJ, Brosens JJ, et al. Aspirin and heparin effect on basal and antiphospholipid antibody modulation of trophoblast function. Obstet Gynecol, 2011, 118: 1021-1028.

Hughes GR. Thrombosis, abortion, cerebral disease, and the lupus anticoagulant. BMJ, 1983, 287: 1088-1089.

Pengo V, Denas G, Banzato A, et al Secondary prevention in thrombotic antiphospholipid syndrome. Lupus, 2012, 21: 734-735.

病例解析

1. 病例 1：男，68 岁。咳嗽、咳痰、咯血伴发热 2 个月。病人 2 个月前无明显诱因出现咯血，为鲜血，约 50ml，咳嗽、咳白色黏痰，伴胸闷及右侧胸痛，发热，体温最高达 39.0℃，畏寒，无寒战。胸部 CT（2015-08-24）：右肺斑片状影，符合肺出血改变（图 3-8-15）。给予止血、抗感染等治疗，病人发热及咯血症状缓解，复查胸部 CT（2015-09-05）：右侧液气胸表现（图 3-8-16）。给予胸腔闭式引流后无好转，遂就诊。既往有高血压病史 4 年，血压控制可，发现糖尿病史 3 年，未药物治疗。

辅助检查（2015-10-27）：血常规示白细胞 $3.92\times10^9/L$、血红蛋白 108g/L、血小板计数 $216\times10^9/L$；生化：白蛋白 36.2g/L（40～55g/L）、血糖 9.33mmol/L；D-二聚体 6.67mg/L；结核抗体阳性；ESR 81mm/h。

复查胸部 CT（2015-10-28）：右肺炎并液气胸（图 3-8-17）。

【最初诊断】 肺栓塞。

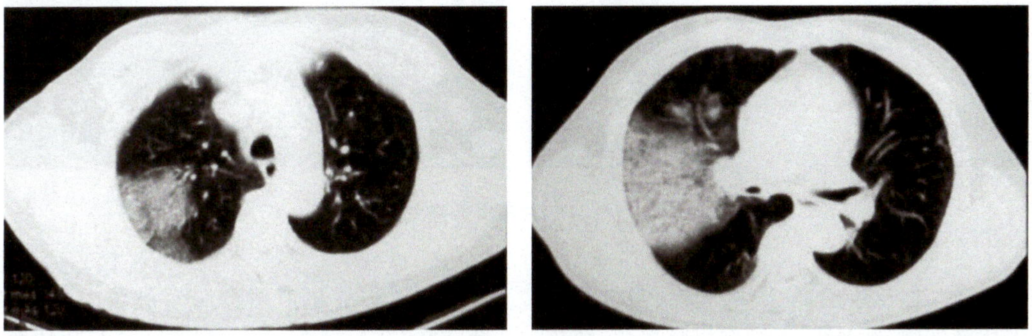

图 3-8-15　右肺上叶斑片状影

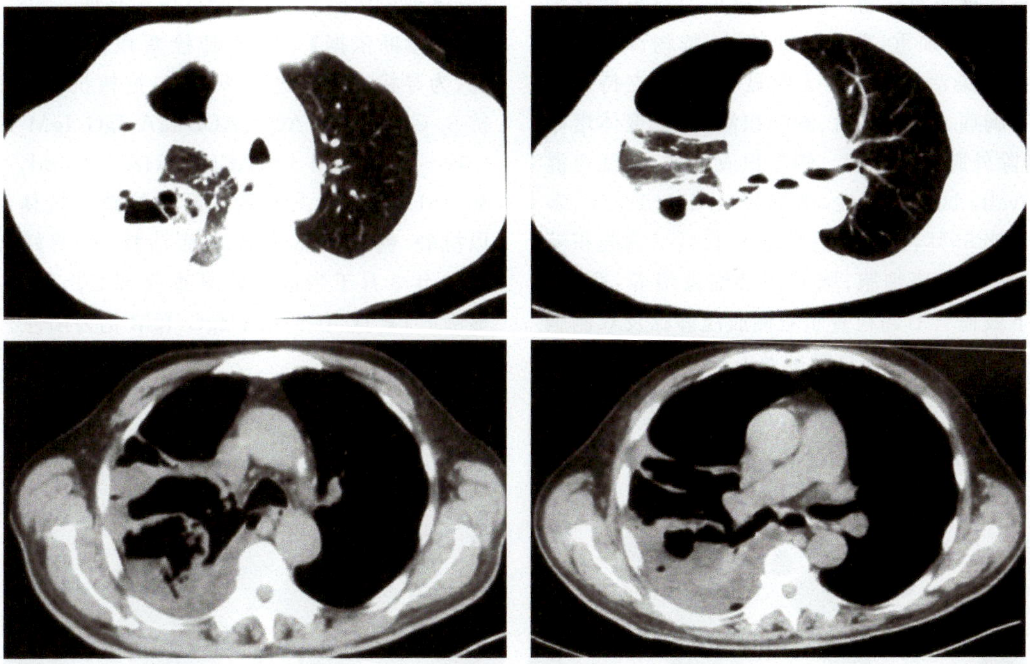

图 3-8-16　右侧液气胸

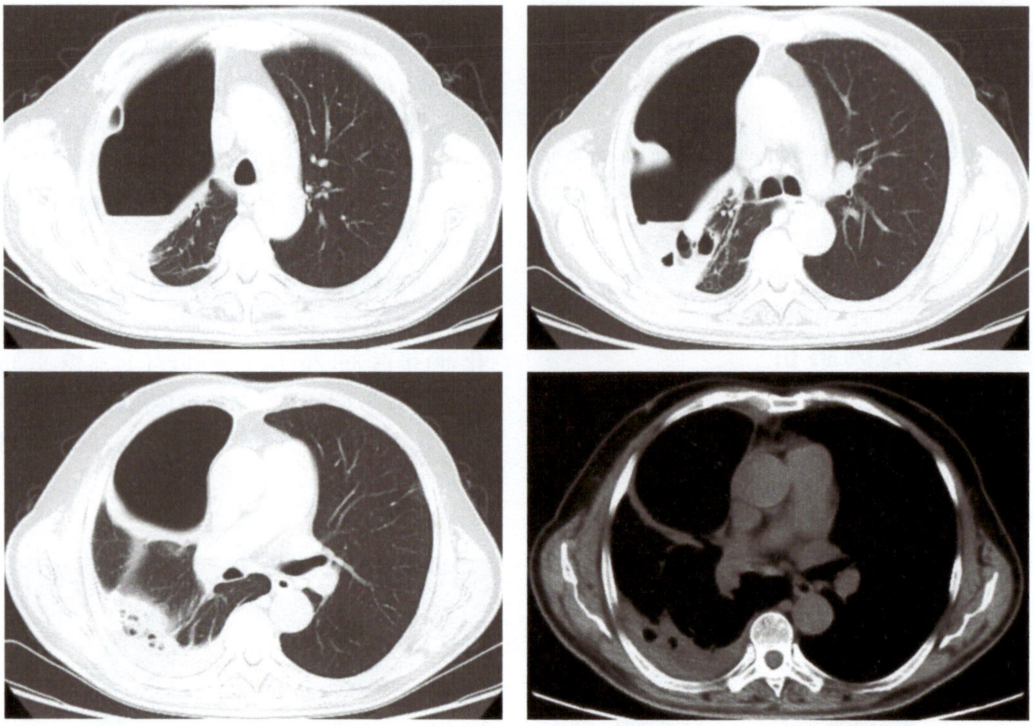

图 3-8-17　右肺炎并液气胸

【诊断依据】　老年男性，有发热、胸痛、咯血等症状，胸部 CT 示液气胸，血糖高、红细胞沉降率快、结核抗体阳性，需首先除外结核性胸膜炎。结核性胸膜炎咯血少见，且病人抗感染治疗后发热及咯血症状缓解，不支持结核性胸膜炎诊断。病人抗感染治疗虽症状缓解，但影像学较前加重，需除外肺脓肿、脓胸诊断。病人入院后抗感染治疗影像学无明显吸收，不支持该诊断。病人有胸痛、胸闷、咯血、胸腔积液、D-二聚体增高等特征，需除外肺栓塞可能。胸腔积液常规：橘红色混浊液体，Rivalta 试验弱阳性，细胞数：1.85×10^9/L、多核细胞百分比 55%、单核细胞百分比 45%。胸腔积液脱落细胞：未查见癌细胞，胸腔积液细菌培养：阴性。病人行双下肢血管 B 超检查示右侧股浅静脉及双侧腘静脉陈旧性血栓，右侧股总静脉及左侧股浅静脉血栓后表现。心脏超声估测肺动脉收缩压约 41mmHg。肺动脉 CTA 检查（2015-11-04）示右肺病变较前未见明显变化，右肺上动脉局限性充盈缺损，符合右肺上动脉局限性栓塞表现（图 3-8-18）。

【最后诊断】　抗磷脂抗体综合征。

【诊断依据】　病人肺栓塞和肺动脉高压诊断明确，为寻找病因行进一步检查：抗核抗体 1∶320 阳性；抗 β_2-GP-I 正常；ACL：ACL-IgA/IgG/IgM 19.68U/ml（0 ～ 12U/ml），ACL-IgG48.41U/ml，ACL-IgM 30.16U/ml。病人最终诊断为抗磷脂抗体综合征，予以抗凝、糖皮质激素及对症治疗，病情好转后出院。2016 年 3 月于当地医院复查胸部 CT，液气胸较前明显吸收；复查 ACL-IgA/IgG/IgM 仍为阳性。

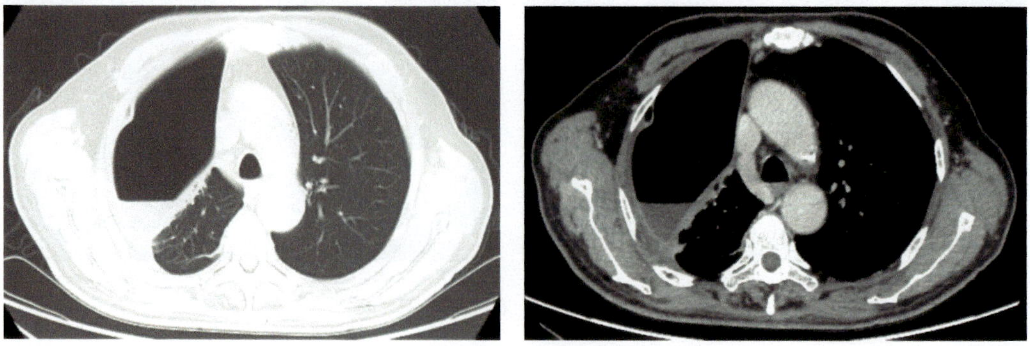

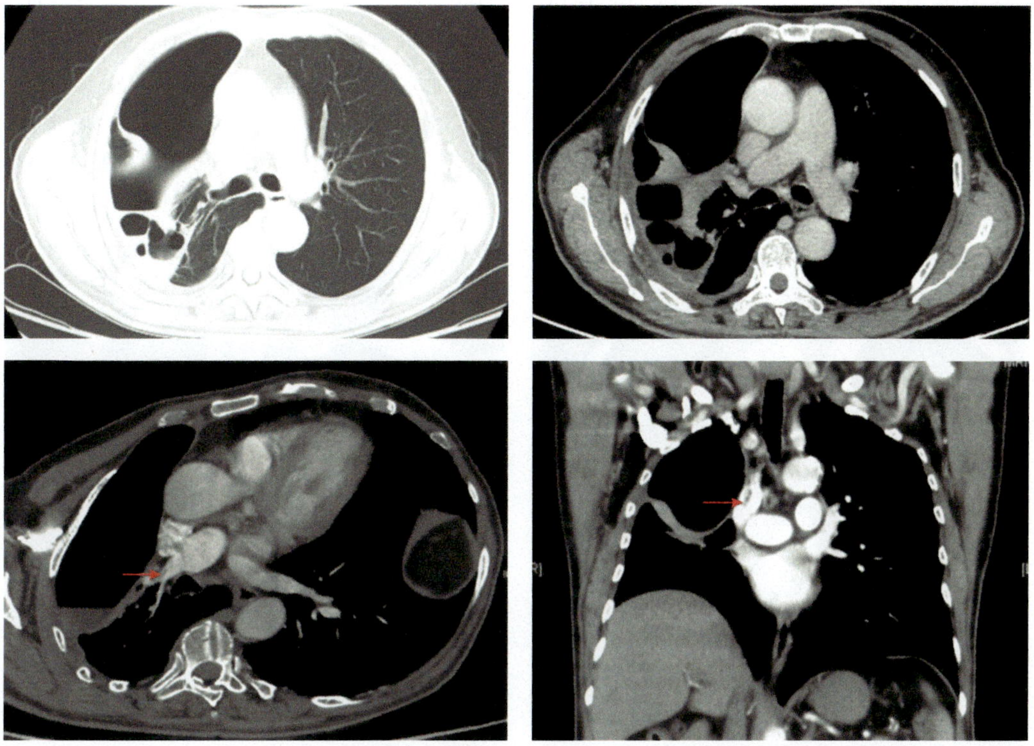

图 3-8-18　**右肺病变较前未见明显变化，右肺上动脉局限性栓塞（红箭）表现**

【分析】 APS多发生于女性，以继发性为多，而且一旦发生，血栓事件的再次发生危险性高。本例病人临床表现典型，以咳嗽、胸闷、胸痛和咯血为主要表现，临床医生应提高对该病的认识和警觉性。本例男性病人，为PAPS，属少见病例。肺栓塞血栓多来源于下肢静脉系统，因此常合并下肢深静脉血栓，动静脉血栓是APS病人最常见的临床表现，发生率约占30%。APS是一种常见的获得性易栓症，其血栓栓塞具有以下特点：动脉、静脉均可出现血栓；血栓可在单一部位出现，也可在多部位出现，主要通过抑制抗凝血机制和诱导细胞活化介导凝血途径活化及血栓形成。血栓形成是APS最主要的病理基础和临床表现，合并肺栓塞是病人死亡的重要原因。APS引起血栓形成的发生机制：血管内皮细胞损伤及血小板激活；抗凝血酶Ⅲ、血栓调节蛋白、β_2-GP-I等抗凝物质、纤溶物的减少或功能的改变，血栓素 A_2 促凝物质的增多，致使血液处于高凝状态；激活补体系统，产生级联反应等。APS可使肺栓塞复发风险增加2.3～8.5倍。中断治疗的APS病人在首次发生肺栓塞后，其年复发率为50%～67%。对于不明原因的肺栓塞或下肢深静脉血栓需常规筛查抗磷脂抗体，早期诊断APS。确诊APS的病人可在权衡出血风险后，应用长期甚至终身抗凝治疗以降低血栓复发率，减少致死性肺栓塞及肺动脉高压的发生。

2. 病例2：男，22岁。咳嗽、咳痰、痰中带血2个月，胸闷、气促9天。病人2个月前劳累后出现发热、咳嗽、咳痰，体温高达39℃，痰为白黏痰，同时伴胸部隐痛。继之出现痰中带血，颜色为暗红色，量少。急诊查D-二聚体正常，胸部CT示“左肺下叶及右肺中下叶炎症，左侧胸腔积液”。诊断为“肺炎”，给予左氧氟沙星联合头孢吡肟静脉滴注抗感染治疗，2天后病人体温下降至38℃左右。但治疗第3天又出现痰中带血及胸痛，较前加剧。行胸部CTPA检查，提示“肺动脉及左右肺动脉主干充盈欠佳但未见明显狭窄及充盈缺损，左肺舌叶及两肺下叶炎症，左侧胸腔积液”，临床上考虑肺栓塞诊断依据不足，给予莫西沙星及头孢吡肟联合抗感染，镇咳、化痰等对症治疗。病人症状逐渐缓解，咯血及胸痛好转，1周后复查胸部CT肺内病灶无明显吸收。9天前病人再次出现胸闷、气促，同时伴有右大腿根部胀痛，入院治疗。有间歇性血压增高病史1年，未曾服药。有吸烟史3年，每天20支。查体：T 36.8℃，右下肢肿胀，右侧大腿根部周径71cm，左大腿根部周径62cm，右侧大腿根部内侧中度压痛，局部无皮损，无皮温升高，未及结节。辅助检查：血常规示白细胞 7.10×10^9/L、血红蛋白107g/L、血小板计数 94×10^9/L；凝血四项：凝血酶原时间23.20秒↑、部分凝血活酶时间72.5秒↑、纤维蛋白原4.52 g/L、D-二聚体 0.78mg/L ↑；ESR 23mm/h；尿常规：尿蛋白 25.00mg/dl、红细胞 50 个/μl、红细胞（镜检）2～4 个/HP；免疫指标：SM/RNP、抗 SM、抗 SSA 和 SSB、抗 Scl-70、PM-Scl、抗 Jo-1、dsDNA、核小体、组蛋白、核糖体 P 蛋白、AMA-M2 均阴性；ANA 颗粒型、ANA（1∶40）、ANA（1∶80）、ANA（1∶160）阳性，ANA（1∶320）阴性；狼疮抗凝物阳性；ANCA、抗 GBM 抗体阴性。病人行双下肢血管 B 超检查示右侧下肢股总静脉、股浅静脉、股深静脉血栓形成。心脏超声未见异常。

胸部 CTPA：两肺下叶及右肺中叶炎症，双侧胸腔积液。左上肺动脉、左下肺动脉部分分支及右肺动脉主干及多发分支栓塞（图 3-8-19）。

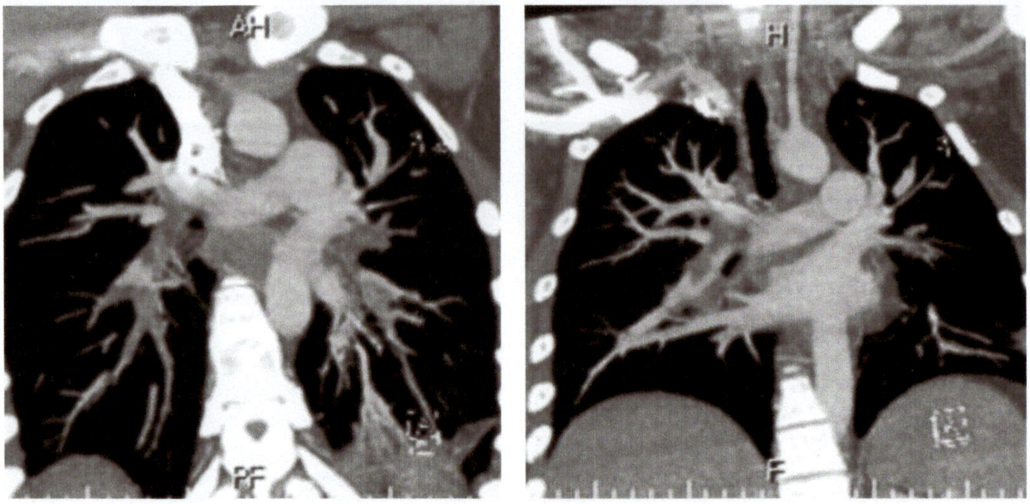

图 3-8-19 **胸部 CTPA**

【诊断】 系统性红斑狼疮并继发性抗磷脂抗体综合征。

【诊断依据】 青年男性，有咳嗽、咳痰、咯血、胸闷、气促等病史，既往血压升高 1 年，血小板轻度下降，有蛋白尿、血尿，凝血功能异常，多器官受累，结合 ANA 阳性，需考虑系统性红斑狼疮诊断。病人有胸闷、咯血症状，D-二聚体升高，胸部 CT 检查疑似肺栓塞，最终经胸部 CTPA 证实。病人有下肢静脉血栓形成、多发肺栓塞、血小板减少，需考虑抗磷脂抗体综合征可能。病人行肾穿刺活检，病理为狼疮性肾炎Ⅲ（A）型，查狼疮抗凝物阳性，抗心磷脂抗体 IgG 阳性，最终诊断为系统性红斑狼疮、狼疮性肾炎、继发性抗磷脂抗体综合征。

【分析】 继发性 APS 病因有自身免疫性疾病、肿瘤、感染、炎性反应和药物等，其中 SLE 为最常见的病因。约 1/3 SLE 病人有 ACL，半数以上经长期随访后都发生了 APS。ACL 可能是导致 SLE 病人肾小球微血栓的主要原因，其可导致肾的血管性损害，即肾的非炎症性血栓性血管病。在狼疮性肾炎病人中抗磷脂综合征肾病是另一个损害肾的重要因素，严重者可危及生命。LCA 和狼疮性肾炎关系密切，对于狼疮性肾炎病人应注意检测 LCA 及抗磷脂综合征肾病，给予合理的治疗。SLE 合并 APS 临床表现各异，高浓度抗 β_2-GP-I 是 SLE 继发 APS 的独立危险因素。检测 β_2-GP-I 对于随访 SLE 病人病程中是否发生 APS、预防抗 β_2-GP-I 阳性病人血栓事件及女性病态妊娠的发生、发展等具有积极意义。

（上海交通大学医学院附属新华医院呼吸科 王妍敏 提供）

四、多发性肌炎和皮肌炎

炎症性肌病分可为 3 大类：①特定病因的炎症性肌病，如感染性、药物性、毒物性等；②伴发结缔组织病的炎症性肌病，如类风湿关节炎、系统性红斑狼疮、干燥综合征、硬皮病等；③特发性炎症性肌病。特发性炎性肌病（idiopathic inflammatory myopathies，IIM）是一组以四肢近端肌肉受累为突出表现的异质性疾病，其中以多发性肌炎（polymyositis，PM）和皮肌炎（dermatomyositis，DM）最为常见。皮肌炎是一种炎症性肌病伴特征性皮疹的自身免疫病，而多发性肌炎只有肌炎改变但无皮肤病变。1903 年，Steiner 对肌炎病例做总结时，明确将特发性多肌炎跟其他细菌、寄生虫引发的肌炎区分。Stertz 于 1916 年首次报道了皮肌炎和内脏恶性肿瘤的关联。几乎同时，Batten 描述了 1 例典型组织学特征的儿童皮肌炎。自此，多发性肌炎和皮肌炎（PM/DM）开始被医学界所认识。

(一)流行病学

PM/DM的发病率都很低,女性多于男性,皮肌炎比多发性肌炎更多见。自1990～2005年,经肌肉活检确诊的南澳大利亚皮肌炎和多发性肌炎的年平均发病率均为1/100万。儿童的多发性肌炎极少,但皮肌炎相对多,儿童皮肌炎患病率为2～4/100万。一般认为,皮肌炎有2个发病高峰,即5～15岁和45～65岁。多发性肌炎主要是成年起病,平均年龄在50～60岁。

尽管有研究发现流感病毒、柯萨奇病毒、埃可病毒、人T淋巴细胞病毒可以引起肌肉炎症,但多为自限性。最新研究发现巨细胞病毒感染可能跟PM/DM有关联。某些类型PM/DM病人的CD28-null T细胞较高,可能与巨细胞病毒感染有关。葡萄球菌、梭状芽孢菌和分枝杆菌可感染骨骼肌,从而引发急性肌肉炎症,但没有证据支持可诱发持续的慢性肌肉炎症。鼠弓形虫、克鲁斯椎虫、伯氏疏螺旋体都可能启动炎性肌病,支持的证据为部分炎性肌病启用抗寄生虫治疗后好转,但临床很少发现病人有寄生虫前驱感染。吸烟可能跟炎性肌病的抗Jo-1阳性有关。类似的灰尘、气体或烟雾也可能跟抗合成酶抗体综合征的间质性肺病有关联。流行病学研究证实,PM/DM的发病都存在跟纬度相关的规律,越接近赤道,皮肌炎发病率越高。而多发性肌炎相反,在纬度偏高的地方更多。PM/DM的纬度倾向差异可能直接与紫外线辐射有关。这种关联性在抗Mi-2抗体阳性的皮肌炎病人里更突出。综上所述,紫外线是特发性炎性肌病的环境因素之一;而且,紫外线跟特发性炎性肌病的发病类型有关。

(二)发病机制

PM/DM的病因与多数自身免疫性疾病的病因相似,主要与免疫失调和遗传因素相关。免疫失调主要与环境因素相关,环境因素又可分为感染因素和非感染因素,非感染因素可因硅胶、服用药物等导致。当机体受外界环境因素影响,出现感染时,将引起肌纤维或内皮细胞出现抗原性,引发免疫反应发生,且出现感染后,机体将出现某些致病菌肽段的免疫应答过程,且这些肽段与肌细胞内部分蛋白肽段结构相同,进而易导致机体出现交叉免疫,引起自身免疫发生。此外,遗传因素也是导致PM/DM发生的重要因素。对人类基因进行研究,多发性肌炎病人中几乎均含有HLA-DR52,50%病人含有HLA-DR3。此外,PM/DM存在家族性,进一步说明遗传因素在PM/DM发病中具有重要影响作用。皮肌炎跟多发性肌炎的发病机制有明显差异。

皮肌炎受损的首要靶组织是血管。皮肌炎可以看到皮肤血管损伤,观察到甲周、胃肠道等血管病变,表现为毛细血管增生、空泡及坏死。这种缺血性改变可引发肌肉纤维损伤。通常,位于肌束和肌束膜结缔组织间的边界处的束周肌纤维似乎优先受累。皮肌炎血管损伤原因有两种假说:皮肌炎的早期起病即是补体的激活,随后补体成分和膜攻击复合物在内皮细胞沉积,最终导致毛细血管损伤而减少。与补体驱动不同,很多学者认为Ⅰ型干扰素诱导基因表达是核心机制,该学说能解释更多现象。

多发性肌炎的首要受损靶组织是肌纤维。$CD8^+$ T细胞和$CD4^+$ T细胞为代表的细胞免疫直接损伤肌纤维。其他细胞、蛋白等也参与了多发性肌炎的发病。而且,多发性肌炎也有血管损伤,而皮肌炎为细胞免疫损伤肌纤维。

(三)临床表现

PM/DM均为多系统疾病,多发性肌炎主要见于成人,儿童罕见。皮肌炎可见于成人和儿童。PM/DM常呈亚急性起病。在数周至数月内出现对称性的四肢近端肌肉无力,仅少数病人(特别是皮肌炎)可急性起病。PM/DM常伴有全身性的表现,如乏力、厌食、体重下降和发热等。临床皮肌炎的皮疹往往是最先出现。往往要等数周甚至数个月后才有肌肉、肺部等系统受累。

对称性四肢近端骨骼肌无力是PM/DM的特征性表现。约50%的病人可同时伴有肌痛或压痛。常首发于下肢近端肢带肌,渐累及肩带肌和双臂近端肌群。临床表现:行走困难、上下楼梯、起床或下蹲后起立困难(Gower征阳性);不能举臂、梳头、穿衣等;颈前屈肌和背部肌群受累可致平卧抬头和竖颈困难(婴幼儿更突出),或不能维持正常坐姿;部分病人可有咽喉及食管受累,出现发声困难、声音嘶哑、吞咽困难,有突然误吸危险。当有明显鼻音或液体从鼻孔反流出应高度警惕;少数可因胸廓和呼吸肌受累出现呼吸困难;远端肌无力不常见,疾病后期或骤然起病者可有远端肌肉受累;晚期可出现肌萎缩;罕见面肌和眼外肌受累,有助于与重症肌无力鉴别。

皮肌炎除了肌肉受累外,还有特征性的皮肤受累表现。皮肤病变可出现在肌肉受累之前,也可与肌炎同时或在肌炎之后出现。皮肌炎常见的皮肤病变有以下几种,①眶周皮疹(Heliotrpe征):这是皮肌炎特征性的皮肤损害。发生率为60%～80%。表现为上眼睑或眶周的水肿性紫红色皮疹(图3-8-20),可为一侧或双侧,光照加重。这种皮疹可逐渐弥漫地向前额、脸颊、鼻梁、耳前、颈部、前胸"V"形区(图3-8-21)和肩背部扩展(图3-8-22),如同披肩样,好发于太阳暴晒区域。红斑也可累及大腿上部侧缘(holster征)及前臂伸侧。这些异色症样病变，主要表现为萎缩、色素沉着和毛细血管扩张。②Gottron 征：出现在关节的伸面（图 3-8-23），特别是掌指关节、指间关节或肘关节伸面的红色或紫红色斑丘疹，边缘不整或融合成片，常伴有皮肤萎缩、毛细血管扩张和色素沉着或减退，偶有皮肤破溃，发生率约为 80%。此类皮损亦可出现在膝关节伸面及内踝等处，表面常覆有鳞屑或有局部水肿。③甲周病变：甲根皱襞处可见毛细血管扩张性红斑或瘀点，甲皱及甲床有不规则增厚，局部出现色素沉着或色素脱失。显微镜下检查时可发现，局部存在毛细血管血栓形成及出血。④技工手：在手指的掌面和侧面皮肤过多角化、裂纹及粗糙，类似于长期从事手工作业的技术工人手，故名。还可出现足跟部的皮肤表皮增厚、粗糙和过度角化。此类病人常血清抗 Mi-2 抗体阳性。⑤其他皮肤黏膜改变：皮肤血管炎和脂膜炎也是皮肌炎较常见的皮肤损害；另外，还可有手指的雷诺现象、手指溃疡及口腔黏膜红斑。部分病人还可出现肌肉硬结、皮下小结或皮下钙化等改变。值得注意的是，皮肌炎的皮疹可以表现为头皮、面部、上躯干和上肢出现融合的紫红斑伴严重瘙痒。病人会频繁出现受累区域剧烈瘙痒或烧灼感症状，严重影响日常活动能力，从而导致情绪上的困扰和睡眠不足。头皮瘙痒可能尤为严重，并且是部分皮肌炎病人的首发症状。皮肌炎皮疹可存在鳞屑，但鳞屑通常在头皮上较为显著，并可能伴有弥漫性脱发。当有剧烈瘙痒皮疹时，有些医生会易误诊为特应性皮炎，习惯称为湿疹。鉴别点在于：皮肌炎为有皮疹而瘙痒，而特应性皮炎病人是先有瘙痒而抓挠出皮疹。部分病人有典型皮肤表现但缺乏肌肉疾病的证据，表现为无肌病性皮肌炎。皮肌炎的少见皮肤症状是皮肤钙化，常见于儿童。

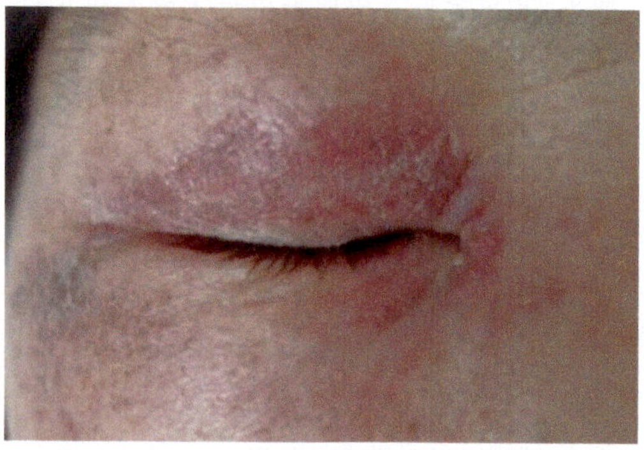

图 3-8-20　女，51 岁。眶周皮肤紫红色水肿、多处关节肌肉疼痛 3 个月

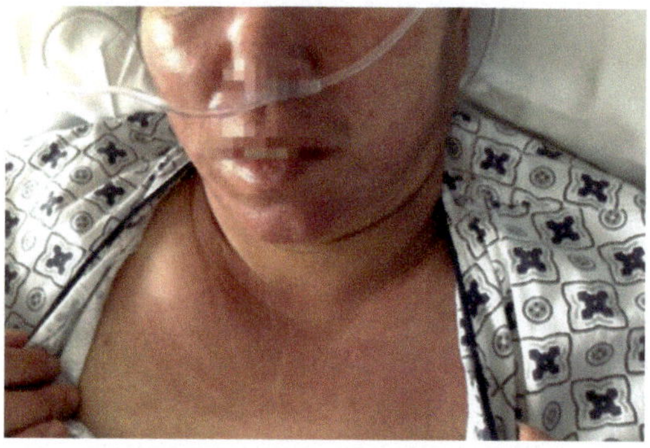

图 3-8-21　女，68 岁。前胸“V”形红斑

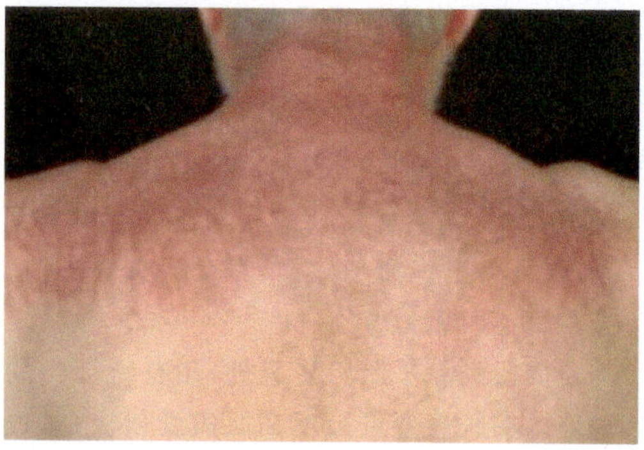

图 3-8-22　皮肌炎病人肩背部红斑分布似披肩

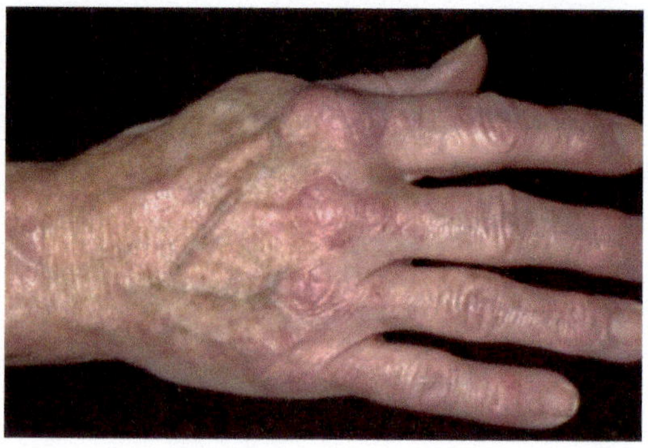

图 3-8-23　皮肌炎病人指关节处多角形扁平丘疹（Gottron 丘疹）

PM/DM 病人的肺部并发症很常见，也是炎症肌病病人的重要死因之一，可在 70% 的病人发现肺部病变。常见的临床表现为呼吸困难、咳嗽。胸壁肌、膈肌等呼吸肌无力会带来严重的呼吸困难。肺功能检测会提示限制性肺病。肌无力的最严重信号是咽部肌肉受累，导致病人吞咽困难，易导致吸入性肺炎；咽部肌肉无力一旦出现则死亡率明显偏高。除呼吸肌无力外，肺部组织炎症也是重要原因。炎性肌病损伤肺部组织时表现为间质性肺疾病，最常见的是非特异性间质性肺炎，有时也会合并普通型间质性肺炎或机化性肺炎。可以在皮疹、肌肉症状出现前，也可以同时或此后出现。大多数病人表现轻微、进展缓慢，但少数病人存在快速进展的肺部病变，如急性间质性肺炎带来弥漫性肺泡损伤。自发性纵隔积气是炎性肌病一种罕见但严重的并发症。皮肌炎更常见该并发症，尤其是无肌病性皮肌炎。有研究显示，约 50%的自发性纵隔积气发生于无肌病性皮肌炎病人。纵隔积气的典型表现是急性发作的胸骨后胸痛伴皮下气肿，颈部和面部肿胀，按压皮肤时有明显的握雪感。

PM/DM 病人也可以出现关节痛和关节炎，手足小关节的对称性关节炎最常见。在 Jo-1 抗体、其他抗合成酶抗体阳性的关节炎更常见。心脏受累的发生率为 6%～75%，但有明显临床症状者较少见。最常见的表现是心律失常和传导阻滞。较少见的严重表现是充血性心力衰竭和心脏压塞，这也是病人死亡的主要原因之一。胃肠道受累以舌肌、咽肌和食管下端肌肉无力较常见。15%～50% 的病人存在胃食管反流，便秘、腹泻和腹痛也不少见。少数病人可有肾受累表现，如蛋白尿、血尿、管型尿，罕见的暴发型多发性肌炎可表现为横纹肌溶解、肌红蛋白尿及肾衰竭。

PM/DM 可以伴发于其他自身免疫病，如系统性硬化、红斑狼疮等，称为重叠性肌炎（OM），少数伴肿瘤的称为肿瘤相关性肌炎。相比普通人群，成人皮肌炎病人恶性肿瘤发生率显著增加。在皮肌炎诊断的前 5 年内，20%～25%的皮肌炎病人会合并恶性肿瘤，不少肿瘤甚至出现在皮肌炎诊断的第一年中。合并肿瘤的类型是多种多样的，这取决于不同的皮肌炎人群。在欧洲和美国，最常见的恶性肿瘤是肺癌（最常见为小细胞肺癌）、乳腺癌、卵巢癌、胃癌和结直肠癌；部分皮肌炎病人也会合并前列腺癌、头颈部肿瘤和非霍奇金淋巴瘤。在一些亚洲国家，如新加坡、中国，鼻咽癌是皮肌炎病人最常见的合并肿瘤。成功治疗恶性肿瘤会使皮肌炎症状有所改善；但是对于部分病人，皮肌炎和恶性肿瘤是两种独立的疾病。因为成人皮肌炎病人罹患恶性肿瘤风险增加，应高度警惕这些病人潜在肿瘤的可能性。

（四）辅助检查

PM/DM 病人急性期血清肌酶明显增高，如肌酸激酶（CK）、醛缩酶、谷草转氨酶（AST）、谷丙转氨酶（ALT）及乳酸脱氢酶（LDH）等。CK 是临床最为常用的检测指标，其敏感最高，升高的程度与肌肉损伤的程度平行。当病人处于疾病活动期时，CK 值可升高至正常水平的 50 倍左右。肌酶改变先于肌力和肌电图的改变，肌力常滞后于肌酶改变 3～10 周，而复发时肌酶先于肌力的改变。少数病人在肌力完全恢复正常时 CK 仍然升高，这可能与病变引起的肌细胞膜“漏”有关。相反，少数病人活动期 CK 水平可以正常，这种情况皮肌炎比多发性肌炎更常见。肌酶通常可以反映肌病活动度，但它不提示肌力高低。当肌肉明显萎缩，肌病再活动时肌酶可能不高。

PM/DM 的抗体可分为肌炎特异性自身抗体（MSA）和肌炎相关性抗体两大类。MSA 见于至少 30%～40%的病人，主要包括抗氨基酰 tRNA 合成酶（aminoacyl-tRNA synthetase，ARS）抗体（抗合成酶抗体）、抗信号识别颗粒（signal recognition particle，SRP）抗体和抗 Mi-2 抗体（一种核解螺旋酶）三大类。目前发现的抗 ARS 抗体有针对组氨酸（Jo-1）、苏氨酸（PL-7）、丙氨酸（PL-12）、甘氨酸（EJ）、异亮氨酸（OJ）、门冬氨酸（KS）、酪氨酸（Ha）和苯丙氨酸（Zo）等氨酰基合成酶的抗体 10 余种，其中抗 Jo-1 抗体最常见也最具临床意义，而抗 Ha 及抗 Zo 抗体最为罕见。抗 Jo-1 抗体在 PM/DM 中阳性率为 10%～30%。抗 ARS 抗体阳性的病人常有发热、肺间质病变、关节炎、雷诺现象和技工手等临床表现而被称为抗合成酶综合征（anti-synthetase syndrome，ASS）。但部分 ASS 并不会出现上述所有症状，也有的 ASS 可以无肌炎的表现。抗 SRP 抗体主要见于多发性肌炎，多为肌炎病情严重、急性发病病人，阳性率为 4%～5%。抗 Mi-2 抗体在 PM/DM 病人中的阳性率为 4%～20%。多见于皮肌炎，多发性肌炎中较少见，故有人认为其是皮肌炎的特异性抗体，与皮肌炎病人的皮疹有关。

PM/DM 还有一些非特异性的肌炎相关性抗体，包括 SS-A 抗体、PM-Scl 抗体、核蛋白（U1-RNP）抗体和 Ku 抗体等。抗核抗体见于多达 80%的 PM/DM 病人；约 20%的病人类风湿因子（RF）可阳性，但滴度较低。另外，部分病人血清中还可检测出针对肌红蛋白、肌球蛋白、肌钙蛋白或原肌球蛋白等抗原的非特异性抗体。红细胞沉降率通常正常或仅轻度升高，即使是有活动性肌病的病人。

（五）病理

肌活检病理是 PM/DM 诊断和鉴别诊断的重要依据。多发性肌炎肌活检标本的普通苏木素-伊红（HE）染色常表现为肌纤维大小不一、变性、坏死和再生，以及以淋巴细胞为主的炎性细胞浸润，酸性磷酸酶红染。这种表现并不具有特异性，可见于各种原因引起的肌肉病变。不能与其他肌病相鉴别，免疫组织化学检测可见肌细胞表达 MHC-Ⅰ分子，浸润的炎性细胞主要为 $CD8^+$ T 细胞，呈多灶状分布在肌纤维周围及肌纤维内，这是多发性肌炎较特征性的表现，也是诊断多发性肌炎最重要的病理标准，可以用它区分药物性、代谢性等非 IIM 肌病。这些非 IlM 肌病主要表现为巨噬细胞而非 $CD8^+$ T 细胞的浸润，且肌细胞不表达 MHC-Ⅰ分子。

皮肌炎的肌肉病理特点是炎症分布位于血管周围或在肌束间隔及其周围，而不在肌束内。浸润的炎性细胞以 B 细胞和 $CD4^+$ T 细胞为主，与多发性肌炎有明显的不同，但肌纤维表达 MHC-Ⅰ分子也明显上调。肌内毛细血管密度减低但剩余的毛细血管管腔明显扩张。病理表现为肌肉血管内皮细胞增生和纤维蛋白血栓出现。肌束中的微小梗死导致肌细胞受损、坏死和吞噬，最终导致肌纤维束周围萎缩。束周萎缩是皮肌炎的特征性表现，有学者认为如果肌活检见有束周萎缩的表现，即使未见明显的炎症表现也可诊断皮肌炎。

皮肤病理改变通常无显著特异性，主要表现有基底层空泡变性、基底膜增厚、角化过度、表皮萎缩和真皮层散在炎症浸润。这些病理特点类似于系统性红斑狼疮。

(六)诊断

1975 年 Bohan 和 Peter 将 PM/DM 分为五类：①原发性多肌炎；②原发性皮肌炎；③PM/DM 合并肿瘤；④儿童 PM 或 DM；⑤PM 或 DM 伴发其他结缔组织病(重叠综合征)。目前临床上对 PM/DM 的诊断仍然采用 Bohan/Peter 建议的诊断标准：①对称性近端肌无力表现：肩胛带肌和颈前伸肌对称性无力，持续数周至数月，伴或不伴食管或呼吸道肌肉受累。②肌肉活检异常；肌纤维变性、坏死，细胞吞噬、再生、嗜碱变性，核膜变大，核仁明显，筋膜周围结构萎缩，纤维大小不一，伴炎性渗出。③血清肌酶升高：如 CK、醛缩酶、ALT、AST 和 LDH。④肌电图示肌源性损害：肌电图有三联征改变：即时限短、小型的多相运动电位；纤颤电位，正弦波；插入性激惹和异常的高频放电。⑤典型的皮肤损害：a. 眶周皮疹：眼睑呈淡紫色，眶周水肿；b. Gottron 征：掌指及近端指间关节背面的红斑性鳞屑疹；c. 膝、肘、踝关节及面部、颈部、上半身出现的红斑性皮疹。确诊多发性肌炎应符合所有 1～4 条标准；拟确诊多发性肌炎应符合 1～4 条中的任何 3 条标准；可疑多发性肌炎应符合 1～4 条中的任何 2 条标准。确诊皮肌炎应符合第 5 条加 14 条中的任何 3 条；拟诊皮肌炎应符合第 5 条及 1～4 条中的任何 2 条；可疑皮肌炎应符合第 5 条及 1～4 条中的任何 1 条标准。

Bohan/Peter 标准会导致对多发性肌炎的过度诊断，它不能将多发性肌炎与包涵体肌炎(IBM)等其他炎性肌病相鉴别。因此，欧洲神经肌肉疾病中心和美国肌肉研究协作组(ENMC)在 2004 年提出了另一种 IIM 分类诊断标准。该标准的临床标准包括包含标准和排除标准。包含标准：A. 常＞18 岁发作，非特异性肌炎及皮肌炎可在儿童期发作；B. 亚急性或隐匿性发作；C. 肌无力：对称性近端＞远端，颈屈肌＞颈伸肌；D. 皮肌炎典型的皮疹：眶周水肿性紫色皮疹，Gottron 征，颈部“V”形征，披肩征。排除标准：A. 包涵体肌炎的临床表现：非对称性肌无力，腕/手屈肌与三角肌同样无力或更差，伸膝和(或)踝背屈与屈髋同样无力或更差；B. 眼肌无力，特发性发音困难，颈伸＞颈屈无力；C. 药物中毒性肌病、内分泌疾病(甲状腺功能亢进症、甲状旁腺功能亢进症、甲状腺功能低下)、淀粉样变、家族性肌营养不良病或近端运动神经病。

多发性肌炎诊断：确诊多发性肌炎，①符合所有临床标准，除外皮疹；②血清 CK 升高；③肌肉活检示炎性细胞(T 细胞)包绕和浸润至非坏死肌内膜。拟诊多发性肌炎，①符合所有临床标准，除外皮疹；②血清 CK 升高；③其他实验室指标的 1/3 条：a. 肌电图检查：包含标准：纤颤电位的插入性和自发性活动增加，正相波或复合的重复放电；形态测定分析显示存在短时限，小幅多相性运动单位动作电位(MUAPs)。排除标准：肌强直性放电提示近端肌强直性营养不良或其他传导通道性病变；形态分析显示为长时限，大幅多相性 MUAPs；用力收缩所募集的 MUAP 类型减少。b. 磁共振成像(MRI)STIR 显示肌组织内弥漫或片状信号增强(水肿)。c. 肌炎特异性抗体。④肌活检标准示 $CD8^+$ T 细胞包绕非坏死肌内膜但浸润至非坏死肌内膜不确定，或明显的 MHC-Ⅰ分子表达。

皮肌炎诊断：确诊皮肌炎，①符合所有临床标准；②肌活检示束周萎缩。拟诊皮肌炎，①符合所有临床标准；②肌活检标准(小血管膜攻击复合物沉积，或毛细血管密度降低，或光镜见内皮细胞中有管状包涵体，或束周纤维 MHC-Ⅰ表达；血管周围、肌束膜有炎性细胞浸润)，或 CK 升高，或其他实验室指标的 1/3 条。

该标准与 Bohan/Peter 标准最大的不同：①将 IIM 分为 5 类，即多发性肌炎、皮肌炎、包涵体肌炎、非特异性肌炎和免疫介导的坏死性肌炎。分类中又存在重叠，除包涵体肌炎外，其余 4 型均可伴发结缔组织病或恶性肿瘤。②对无肌病性皮肌炎(amyopathic dermatomyositis，ADM)提出了较明确的诊断标准。但应注意的是 ADM 并不是固定不变的，部分病人经过一段时间可发展成典型的皮肌炎。另外，AMD 可出现严重的肺间质病变及食管病变，也可伴发肿瘤性疾病。

（七）治疗

糖皮质激素仍然是治疗 PM/DM 的首选药物，大多数病人在大剂量使用糖皮质激素 2～3 个月后可使病情有所缓解。对于激素耐药或难治性病例，可使用甲氨蝶呤、硫唑嘌呤或静脉使用免疫球蛋白。其他的选择包括麦考酚酯、利妥昔单抗、环磷酰胺、环孢素、他克莫司、苯丁酸氮芥和生物制剂（如依那西普或阿达木单抗）。羟氯喹也被引入皮肌炎的皮肤病变治疗，但对多发性肌炎似乎无效。

参考文献

Dobloug C, Garen T, Bitter H, et al. Prevalence and clinical characteristics of adult polymyositis and dermatomyositis; data from a large and unselected Norwegian cohor. Annals of the Rheumatic Diseases, 2014, 74(8): 1551-1556.

Euwr RL, Sontheimer RD. Amyopathic dermatomyositis: presentation of six new cases and review of the literatur. Jam Acad Dermatol, 1991, 24(6): 959-966.

Hozumi H, Fujisawa T, Nakashima R, et al. Comprehensive assessment of myositis-specific autoantibodies in polymyositis/dermatomyositis-associated interstitial lung disease. Respiratory medicine, 2016, 121: 91-99.

Hua Cao, Qunli Xia, Meng Pan, et al. Gottron Papules and Gottron Sign with Ulceration: A Distinctive Cutaneous Feature in a Subset of Patients with Classic Dermatomyositis and Clinically Amyopathic Dermatomyositis. J Rheumatol, 2016, 43(9): 1735-1742.

Krain L. Dermatomyositis in six patients without initial muscle involvement. Arch Dermatol, 1975, 111(2): 241-245.

Moirand S. The efficacy of tacrolimus in patients with interstitial lung diseases complicated with polymyositis or dermatomyositis. Rheumatology, 2015, 54(1): 39-44.

Muro Y, Sugiura K, Hoshino K, et al. Disappearance of anti-MDA-5 autoantibodies in clinically amyopathic DM/interstitial lung disease during disease remission. Rheumatology, 2012, 51(5): 800.

Nakashima R, lmura Y, Kobayashi S, et al. The RIG-I-like receptor IFIHl/MDA5 is a dermatomyositis-specific autoantigen identified by the anti-MDA5 antibody. Rheumatology(Oxford), 2009, 49(2): 433-440.

SatoS, Hirakata M, Kuwana M, et al. Autoantibodies to a 140kd polypeptide, MDA5, in Japanese patients with clinically amyopathic dermatomyositis. Arthritis Rheum, 2005, 52(6): 1571-1576.

Sontheimer RD. Would a new name hasen the acceptance of amyopathic dermatomyositis as a distinctive subset within the idiopathic inflammatory dermatomyositis spectrum of clinical illness. Am Acdermatol, 2002, 46(6): 626-636.

病例解析

1. 病例 1：女，62 岁。咳嗽、咳痰、气促 3 天。病人入院前 3 天受凉后出现咽干、咽痛，伴咳嗽、气促，活动后加重，胸部 X 线片提示双肺感染，予以头孢他啶抗感染、化痰处理后无好转，仍感气促、咽干、咽痛，于 2012-04-05 入院诊治。近 2 个月体重下降 10 余斤。2012-03-16 至 2012-04-05 在外院因颈肩部疼痛伴双上肢麻木 1 个月、加重 2 天住院治疗。查体：T 36.8℃，呼吸稍促，双肺呼吸音粗，双中下肺可闻及中量细湿啰音。辅助检查：血气分析示 pH 7.385、PO_2 41.7mmHg、SaO_2 75.8%；血清肌酶：CK 95U/L、LDH 338U/L、AST 111U/L；HCRP 84.9mg/L。

胸片：肺部感染，心影轻度增大。

胸部 CT（2012-04-06）：双肺间质性肺炎表现（图 3-8-24）。

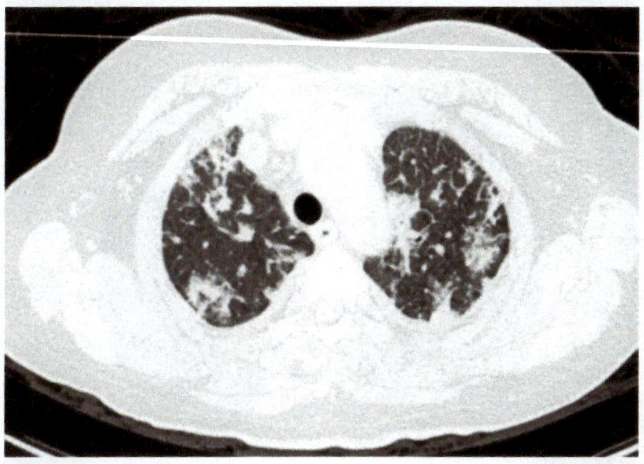

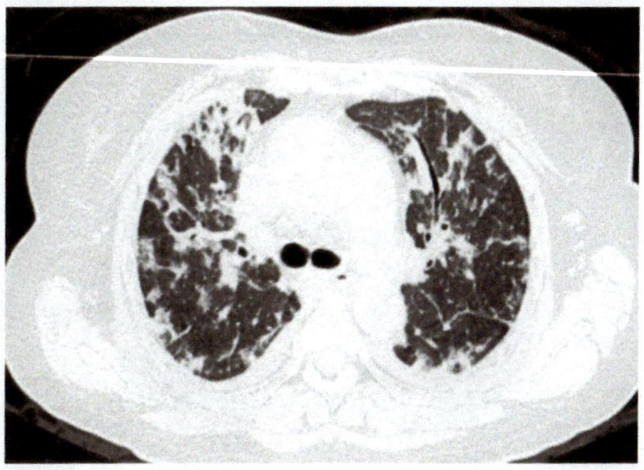

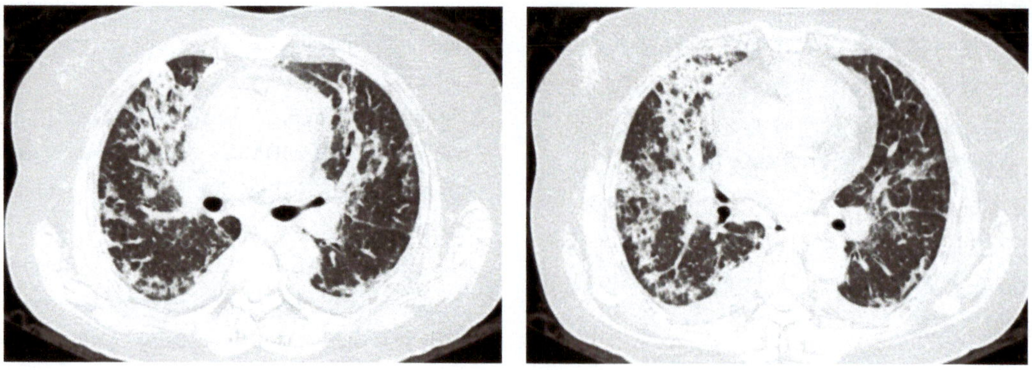

图 3-8-24 胸部 CT1

【诊断】 结缔组织病所致间质性肺病。

【诊断依据】 老年女性，有颈肩部疼痛伴双上肢麻木病史，咳嗽、咳痰、气促等呼吸系统症状，胸部 CT 示间质性肺炎表现，血气分析示Ⅰ型呼吸衰竭，需考虑上述诊断。该病人血清肌酶 LDH 和 AST 升高，需首先除外多发性肌炎可能。病人入院后给予三代头孢联合左氧氟沙星抗感染及对症、支持治疗，但症状无好转。追问病史，病人平时有关节疼痛伴口腔溃疡史，查体双肺可闻及明显 Velcro 啰音。自身抗体：抗 SS-A/Ro-52 抗体阳性，抗 SS-A/Ro-60 抗体阳性，抗双链 DNA 抗体阳性。给予甲泼尼龙 40mg q12 小时静脉滴注抗炎治疗，病人气促明显好转，咽干、咳嗽减轻，四肢关节疼痛缓解。查体双肺 Velcro 啰音明显减少。因病情好转于 2012-04-22 出院，甲泼尼龙维持治疗，逐渐减量至 24mg qd。复查胸部 CT（2012-06-19），病变明显吸收（图 3-8-25）。2012-06-26 因声音嘶哑再次入院，行声带息肉摘除术，术后仍有声嘶，继续口服甲泼尼龙片 24mg qd。病人出现气促逐渐加重，四肢麻木、乏力，伴口干、眼干、脱发、口腔溃疡，日光照射下双手皮肤明显发红，于 2012-07-16 再次入院。复查胸部 CT（2012-07-19）病变较前进展（图 3-8-26）。病人有颈肩部疼痛伴双上肢麻木，之后逐渐四肢麻木、乏力，提示

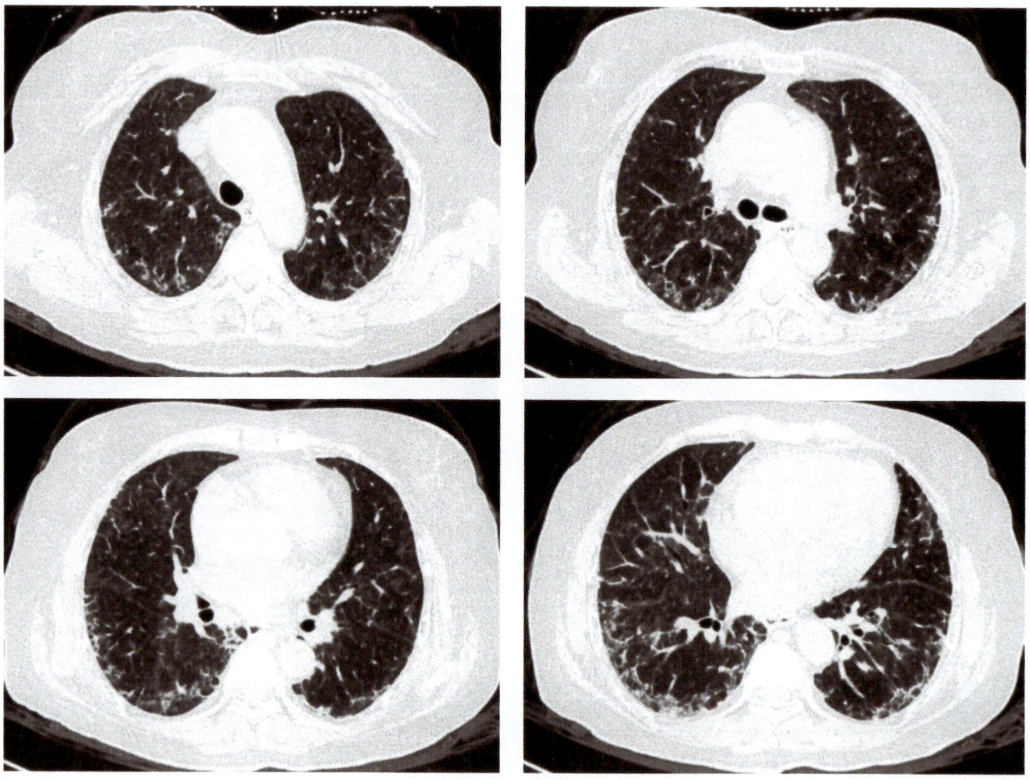

图 3-8-25 病变较前明显吸收(2012-06-19)

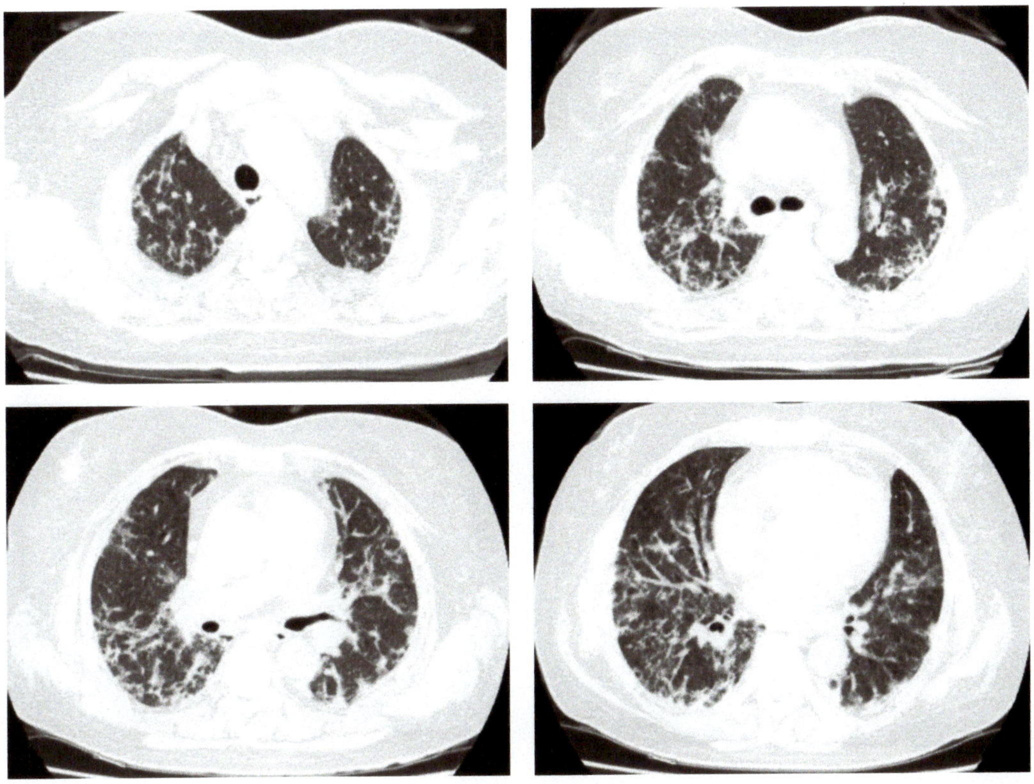

图 3-8-26　**病变较前进展(2012-07-19)**

骨骼肌受累;声嘶提示喉部肌肉受累;气促提示呼吸肌受累。病人行肌电图示:①多发周围神经运动纤维轴索性损害(双下肢为重);②右侧胫前、双侧股外侧肌、双侧腓肠肌、左小指展肌神经性损害。病人有咳嗽、咳痰、气促症状,查体闻及 Velcro 啰音,影像学见间质性改变,肺功能检查示中、重度限制性通气功能障碍、弥散功能极重度下降,肺部受累明显。病人有体重下降、脱发、口腔溃疡症状,阳光照射后双手皮肤明显发红,心肌酶异常,自身抗体阳性,综合考虑多发性肌炎和皮肌炎诊断成立。给予甲泼尼龙、环磷酰胺等药物治疗后气促基本缓解,日常生活能自理,复查胸部 CT(2012-08-16)双肺病变基本吸收,随访 2 年无复发。

【分析】 PM/DM 属于原因不明的自身免疫性疾病,其特征为骨骼肌的非化脓性炎症,主要表现为肌无力、血清磷酸肌酸激酶升高、肌电图示肌源性损害、肌肉活检有肌炎改变等。可累及全身多个系统,其中以呼吸系统受累最常见。在并发肺部疾病中以 ILD 最为常见,占 15%～41%,可发生于 PM/DM 病程中的任何阶段。根据 PM/DM 并发 ILD 的发病形式可分为:①急进型,ILD 症状出现后 1 个月内出现进行性呼吸困难并最终呼吸衰竭;②缓慢型,病情进展缓慢,一般 6 个月内病情不出现恶化而死亡;③无症状型,无肺部症状,但胸部 CT 等相关检查示肺部已受累。有文献报道,皮肌炎并发急性进展型 ILD 后,平均生存期短,在 1～2 个月内死于呼吸衰竭。

PM/DM 并发 ILD 的病人临床表现以咳嗽、气促为主,发热、关节痛也较常见,故当 PM/DM 病人出现上述症状或肺部听诊闻及 Velcro 啰音时,应进一步检查明确是否并发 ILD。PM/DM 并发 ILD 病人肺功能异常主要表现为弥散伴限制性通气功能障碍,可能是由于 PM/DM 侵犯肺间质组织,逐渐发展并最终形成肺纤维化。由于部分病人呼吸肌受累,可出现阻塞性或混合性通气功能障碍。部分病人虽肺功能大致正常,但 HRCT 已提示肺间质性改变。

早期 ILD 影像学检查以气腔异常为主,形成磨玻璃状、颗粒状、结节状阴影。随着病程的进展向纤维化过渡时,双侧肺底出现斑片状浸润,以间质病变为主,小叶间隔增厚,出现网状、线状阴影。病变晚期主要是轮状或蜂窝状阴影,此外尚有肺不张、胸腔积液、胸膜增厚等。部分病人可见心界扩大、肺动脉高压征象,甚至发展为肺源性心脏病,病人可死于呼吸衰竭。

PM/DM 相关的 ILD 大多数情况下都是缓慢起病的过程(图 3-8-27、图 3-8-28),在免疫抑制剂治疗期间,病情稳定不进展,即使 CT 仍持续存在间质改变,肺功能也可恢复正常。

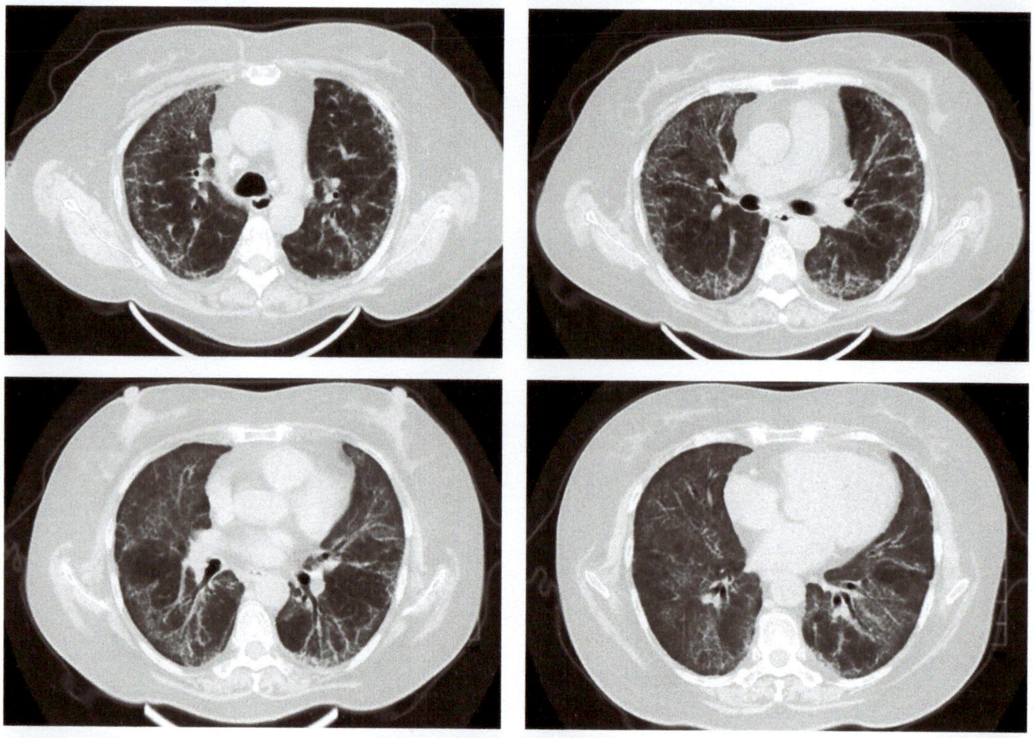

图 3-8-27　女，52 岁。PM/DM 并 ILD(2016-12-12)

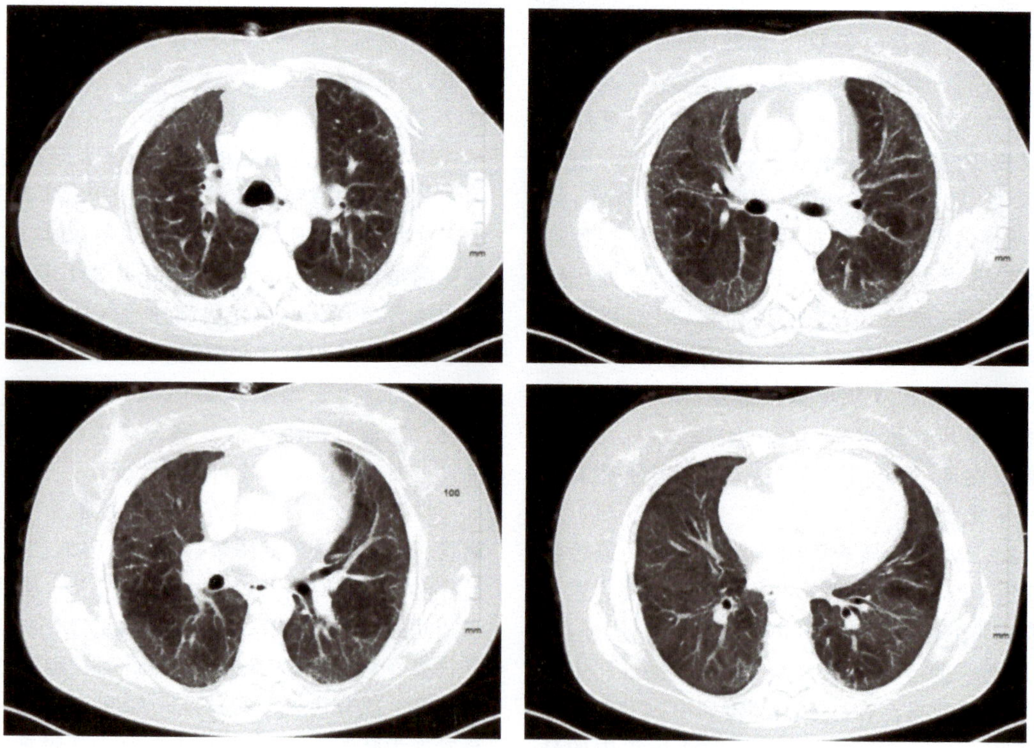

图 3-8-28　病人应用激素联合环磷酰胺治疗，肺部病变无明显进展(2018-03-26)

(佛山市顺德区第一人民医院呼吸内科　刘　斌　提供)

2. 病例 2：女，47 岁。干咳、胸闷、气短伴发热 1 个月。病人 1 个月前无明显诱因出现咳嗽，为刺激性干咳，伴胸闷、气短，活动后加重，偶有发热，体温 38℃，自行口服布洛芬后降至正常。10 天前于当地诊所输注左氧氟沙星、头孢类抗生素 7 天，病情无缓解。1 天前行胸部 CT 示双肺多发炎症，于 2018-06-01 入院诊治。25 天前因右膝关节积液行膝关节抽液术。织羊毛衫近 20 年，平时工作无防护。查体：T 36.4℃，额部及双侧上眼睑、双手掌背可见不规则红斑，略高起，部分表面抓破，前额及眼睑处略重。双侧拇指掌指关节及跗趾关节疼痛。双肺底可闻及 Velcro 啰音，右肺为著。

胸部 CT：双肺实变、网状影（图 3-8-29）。

【诊断】 结缔组织病所致间质性肺炎。

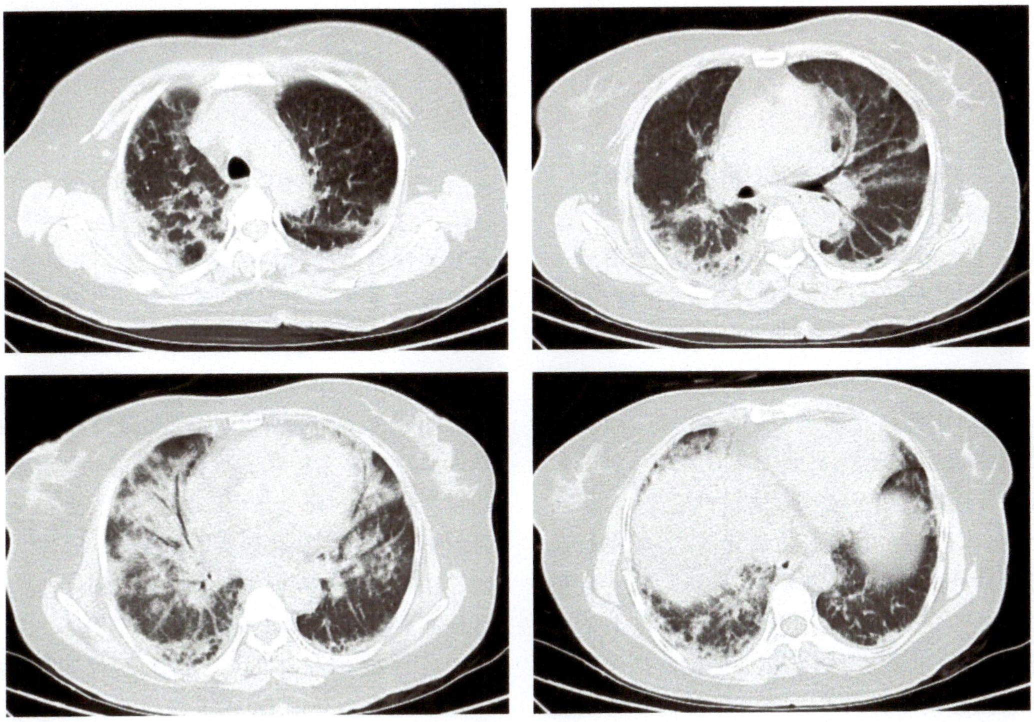

图 3-8-29　胸部 CT2

【诊断依据】 中年女性，有干咳、胸闷、气短、发热症状，胸部 CT 示间质性肺炎表现，查体额部及双侧上眼睑、双手掌背可见不规则红斑，双侧拇指掌指关节及跗趾关节疼痛，双肺底可闻及 Velcro 啰音，以上特点符合结缔组织病所致间质性肺炎表现，皮肌炎不除外。辅助检查：血气分析示 pH 7.391、PaO_2 74.8mmHg、$PaCO_2$ 39.4mmHg、SaO_2 95.2%；C 反应蛋白 100.0mg/L；降钙素原 0.132ng/ml；ESR 30mm/h；血常规：白细胞 4.66×10^9/L、中性粒细胞百分比 80.9%、血红蛋白 116g/L、血小板总数 204×10^9/L；抗链球菌溶血素"O"、类风湿因子阴性；体液免疫：免疫球蛋白 E 119.0U/ml、补体 C 3 0.886g/L、血清总补体活性 54.9U/ml；自身抗体：抗核抗体胞质型、滴度 1∶100；ANCA 及亚型、T-SPOT 阴性、血培养阴性；大便隐血弱阳性，结肠镜无异常。前额皮肤红斑病理：（皮肤）送检皮肤组织表皮见变薄萎缩伴角化过度及角化不全，部分角质层内见中性粒细胞灶，基底细胞空泡液化，伴色素失禁，真皮浅层小血管扩张伴血管周间质水肿，红细胞外溢，血管周见散在慢性炎细胞浸润，间质胶原纤维增生（图 3-8-30）。经皮肺活检：送检穿刺肺组织肺泡腔内可见急慢性炎细胞浸润及粉染无结构物，肺泡上皮轻度增生，细胞未见明显异型，肺泡间隔增宽伴纤维组织增生变性（图 3-8-31）。肌炎谱 16 项检查：抗 Ku 抗体 IgG（+）、抗 MDA5 抗体 IgG（+++）、抗 Ro-52 抗体 IgG（+++），考虑 MDA5 阳性皮肌炎并间质性肺病，给予泼尼松 60mg qd 治疗。血气分析（无吸氧）（2018-06-03）：pH 7.456、PaO_2 51mmHg、$PaCO_2$ 39.9mmHg、SaO_2 88.8%；血气分析（无吸氧）（2018-06-04）：pH 7.45、PaO_2 41.6mmHg、$PaCO_2$ 36.7mmHg、SaO_2 78.9%。血气分析（面罩吸氧 6L/min）（2018-06-10）：pH 7.42、PaO_2 38.3mmHg、$PaCO_2$ 37.9mmHg、SaO_2 70.4%。病人病情逐渐加重，Ⅰ型呼吸衰竭急剧加重，给予甲泼尼龙 80mg 静脉滴注，2 天后因呼吸衰竭死亡。

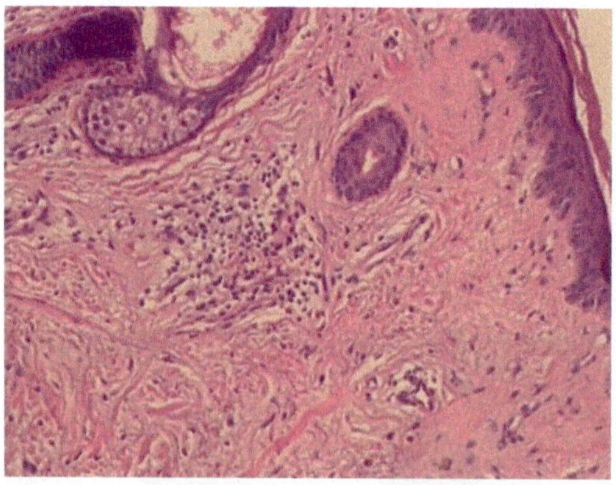

图 3-8-30 额部皮疹活检病理图(HE 染色)

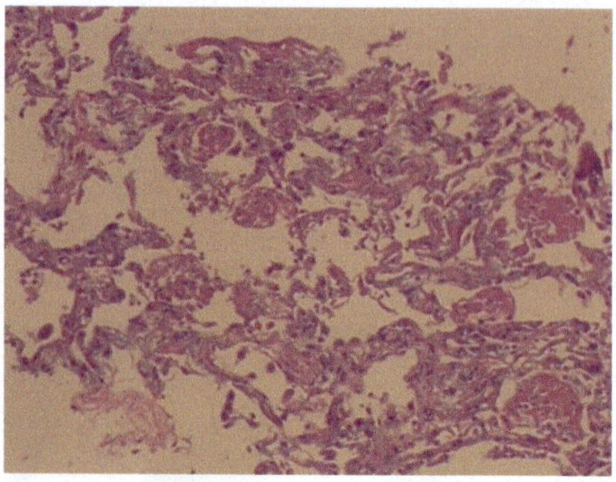

图 3-8-31 肺活检病理图(HE 染色)

【分析】 1975 年 Krain 发现临床上有一部分病人具有皮肌炎的典型皮损，但无近端肌无力等肌肉症状。1979 年 Pearson 正式提出“无肌病性皮肌炎”(amyopathic dermatomyositis，ADM)这一术语，并认为它是皮肌炎的一种临床亚型。1991 年，Euwer 和 Sontheimer 对 ADM 做出明确定义，并于 2002 年修正，具体如下：①具有特征性的皮肌炎皮肤损害持续 6 个月以上；②无临床证据表明肌无力及肌酶谱异常；③如果行肌电图、肌肉活检、磁共振等肌肉检查，结果应在正常范围内，并除外最初 6 个月内经过连续 2 个月以上的免疫抑制剂治疗及使用了能导致皮肌炎样皮肤损害的药物如羟基脲、他汀类降脂药等。对于那些就诊时病程不足 2 年，且符合上述诊断标准者，临床建议诊断为临床无肌病性皮肌炎(clinical amyopathic dermatomyositis，CADM)，包括 ADM 和寡(低)肌病性皮肌炎(hypomyopathic dermatomyositis，HDM)，两者均具有皮肌炎的典型皮损，后者指有皮肌炎典型的皮肤损害，无临床明显肌病症状，但有肌酶水平的轻度升高或有肌电图、肌活检或肌肉 MRI 等某项辅助检查的异常提示。

CADM 病人 HRCT 可表现为斑片状实变影、磨玻璃影、不规则线状影或网状影、支气管血管束增厚、牵拉性支气管或细支气管扩张、小叶间隔增厚、胸腔积液和蜂窝征。有报道显示，实变影在 CADM 病人中更常见。在快速进展型间质病变病人中，HRCT 常见的表现是实变影、磨玻璃影、活动性浸润影、牵拉性支气管扩张征；而下肺网状影、胸膜下线状影、蜂窝样改变则较易出现在慢性进展型 ILD 病人中。本例 HRCT 表现为肺间质浸润、胸膜下条缩影、实变影，符合快速进展型 ILD 影像学特点。

CADM 在欧美的发病率占皮肌炎的 5%～20%，亚洲多发，比例为 25%～40%，成年女性多发。CADM 合并快速进展型 ILD 的病例报道多来自日本及中国，而且有显著民族差异性，在东亚国家发病率高于北美国家。有文献报道，3/5 CADM 合并快速进展型 ILD 的病人在 2 个月内死亡，病死率极高，预后差。

2005 年 Sato 等首次发现部分合并 ILD 的 CADM 病人血清中存在特殊的抗体。之后的研究证实该抗体的自身抗原为“黑色素瘤分化相关基因 5”(MDA5)，故目前该抗体已被命名为抗 MDA5 抗体。MDA5 是 RIG-I 样受体家族中的一员，能识别胞质内的双链核糖核酸并诱导炎性因子和细胞表面分子的产生。

通过检测抗 MDA5 抗体不仅可以判断 DM/CADM 是否合并 ILD，还可以作为伴发急进型肺间质病变的血清学标记。Muro 等对 11 例初治的 CADM-ILD 病人抗 MDA5 抗体治疗前后水平进行测定，发现病情得到控制的病人抗 MDA5 转阴或下降至正常值上限。而死亡病人抗 MDA5 抗体持续阳性，提示抗 MDA5 抗体可作为 CADM-ILD 病人病情监测指标。根据日本一项 1994～2010 年的流行病学调查，CADM 和抗 MDA5 抗体阳性出现相关度有增加趋势，且抗 MDA5 阳性的皮肌炎表型在日本的分布有地域差异，表明环境因素影响抗 MDA5 抗体的产生。而对地中海皮肌炎病人的调查发现，抗 MDA5 抗体阳性的 ILD 病人比抗合成酶抗体阳性的 ILD 病人生存期少 70 个月。

抗 MDA5 抗体阳性的皮肌炎病人易出现皮肤溃疡、Gottron 丘疹、急性进行性 ILD、纵隔气肿等，提示预后不良，发展为致死性 ILD 的风险增加，且多在皮肤和肌肉症状出现前出现肺部症状，快速进展型死亡率高达 40%～50%。在病程早期监测抗 MDA5 抗体水平有助于预测 ILD 病情进展，判断预后和指导治疗。

CADM 虽以典型皮疹为主要表现，不伴肌酶和肌肉损害，但抗 MDA5 抗体阳性者常有 ILD 的表现，且常与恶性肿瘤伴发或者序贯发生，预后较差，且皮损易造成误诊，因此值得临床医生重视。

（烟台市毓璜顶医院呼吸科　申玉瑶　提供）

3. 病例 3：男，62 岁。反复咳嗽 1 月余。病人 1 个月前无明显诱因出现干咳，呈阵发性，夜间较白天明显，伴全身红色皮疹。口服氯雷他定、清热灵治疗，症状未缓解。胸部 CT(2018-04-28)示两肺间质性改变、肺气肿，两肺感染性病变；两肺多发结节；两侧腋窝和纵隔多发肿大淋巴结。先后给予沙美特罗替卡松、头孢地尼、甲泼尼龙片、阿奇霉素片、咪唑斯汀缓释片等药物治疗症状仍未缓解。半个月前行肺功能检查提示肺通气功能正常，弥散功能轻度减退，FeNO 19ppb，给予甲氧那明、孟鲁司特治疗症状未缓解，于 2018-05-26 入院诊治。近期体重下降约 4kg。查体：T 37.8℃，全身散在皮疹，眶周紫色水肿，颈部“V”形红斑，两肺呼吸音粗，未闻及明显干、湿啰音。

胸部 CT(2018-05-27)：双肺散在磨玻璃结节影，右下肺蜂窝影，左下肺磨玻璃、实变影，支气管充气征明显，双侧少量胸腔积液，左侧明显(图 3-8-32)。

【诊断】　临床无肌病性皮肌炎所致间质性肺病。

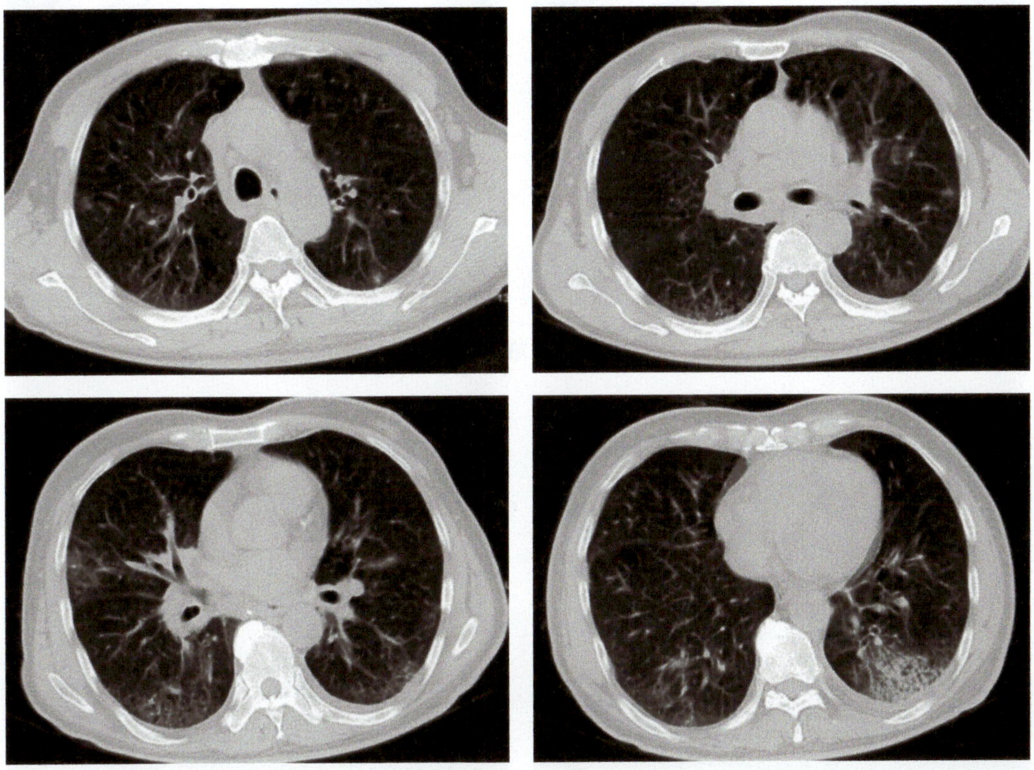

图 3-8-32　胸部 CT3

【诊断依据】　老年男性，有咳嗽症状，全身散在皮疹，眶周紫色水肿，颈部“V”形红斑，无明显肌无力、肌痛症状，以上特点符合 CADM 特点。胸部 CT 示间质性肺炎表现，考虑为 CADM 所致。辅助检查：血常规示白细胞计数 3.7×10^9/L、中性粒细胞百分比 66.1%、血红蛋白 93g/L、血小板计数 118×10^9/L；白蛋白 37.3g/L；抗链球菌溶血素 96.0U/ml、类风湿因子 3.5U/ml；ESR 92mm/h；超敏 C 反应蛋白 20.34mg/L；甲状腺功能、血过敏原检测阴性；激酶阴性；自身抗体系列：抗核抗体为 1∶100，双链 DNA 抗体、抗 SS-A 和 SS-B 抗体、抗 Jo-1 抗体、抗 Ro-52 抗体、抗 RNP/Sm 抗体、抗 Scl-70 抗体、抗着丝点 B 抗体、抗核小体抗体、抗组蛋白抗体、抗 PM-SCL 抗体、抗核糖体 P 蛋白、抗线粒体 M2 抗体、抗增殖核抗原抗体均阴性；ANCA 阴性；抗肾小球基底膜抗体阴性；HIV、梅毒螺旋体、梅毒 TRUST 试验均阴性；肿瘤标志物阴性；纤维支气管镜毛刷未找到抗酸杆菌、真菌。入院后莫西沙星 0.4 qd 抗感染治疗 10 天，复查胸部 CT(2018-06-06)示病变较前略有进展(图 3-8-33)。病人行皮肤活检，病理：(左足背)鳞状上皮未见特殊，真皮层血管及小汗腺周围见淋巴细胞浸润。病人除抗核抗体弱阳性，余皆阴性，结合皮肤活检病理，CADM 所致 ILD 诊断明确，给予甲泼尼龙 40mg qd 治疗 14 天，并联用环磷酰胺 0.4 g qd 静脉滴注 1 次，复查胸部 CT(2018-06-20)示病变基本吸收(图 3-8-34)，好转出院。

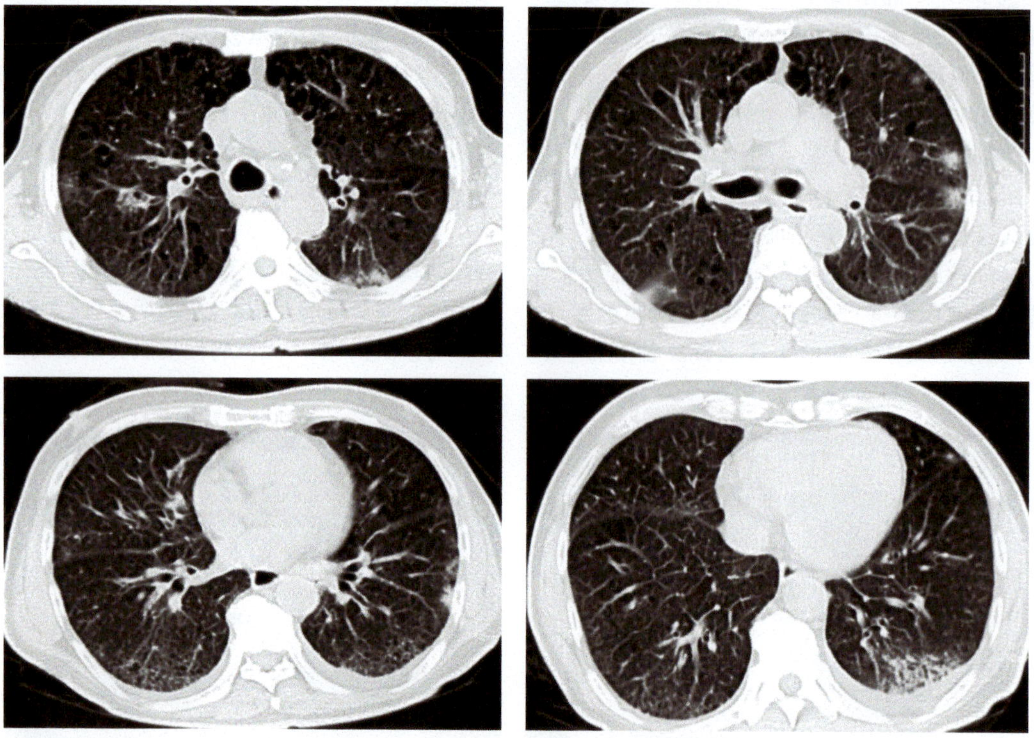

图 3-8-33 **病变较前略有进展(2018-06-06)**

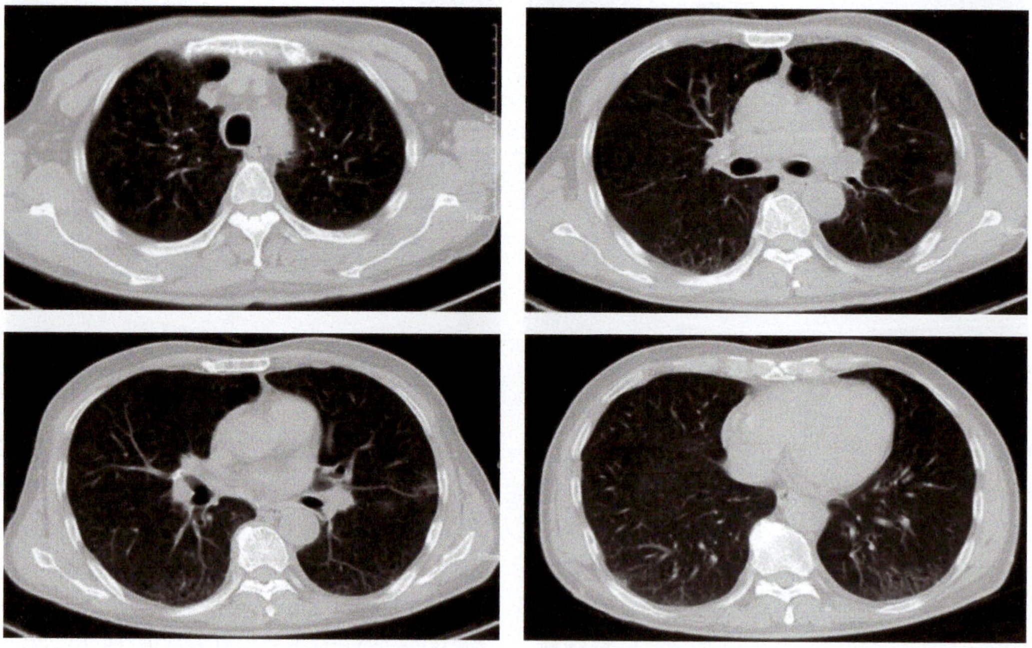

图 3-8-34 **病变基本吸收(2018-06-20)**

【分析】 CADM的皮损表现特别突出,病人多有典型皮肌炎皮疹:Heliotrope征(又称向阳性紫红斑,即以上眼睑为中心的眶周紫红色斑,多伴有水肿)、Gottron征(指指关节、掌指关节等四肢小关节伸侧扁平、红紫色丘疹,表面有糠状鳞屑),部分病人可出现皮肤溃疡、全身水肿及皮下钙化,但无肌炎依据(CK正常、肌电图或肌活检无明显异常)。ADM肌电图多正常或仅轻度异常。肌肉活检正常,有时仅有少量炎性细胞浸润，通常以淋巴细胞为主，肌纤维无明显破坏。在没有典型皮损时，该项检查对于确定诊断和排除其他炎症性肌病非常重要。自身抗体阳性不是诊断ADM的必需标准，但可以起到提示作用。抗核抗体(ANA)阳性率较低，肌炎特异性抗体如抗Jo-1及抗Mi-2抗体多为阴性。

CADM并发肺部损害，包括肺间质病变、纵隔气肿、肺间质纤维化等，其中以ILD最常见、最严重。CADM多合并急进型ILD，预后非常凶险，病死率高，早期给予合理的治疗非常关键。多数推荐糖皮质激素联合免疫抑制剂进行治疗。免疫抑制剂选择包括静脉应用环磷酰胺，对于环磷酰胺无效的病人，可考虑加用环孢素A、他克莫司、吗替麦考酚酯等药物。对于急进性ILD病人来说，糖皮质激素联合免疫抑制剂治疗效果不明显，甚至是大剂量糖皮质激素冲击治疗仍无效。此外，肺部感染是CADM-ILD病人常见并发症，也是导致病人死亡的重要原因，在激素联合免疫抑制剂治疗过程中，应警惕肺部感染，并及时明确病原体，积极抗感染治疗。

(浙江省立同德医院呼吸科　李国平　提供)

4. 病例4：男，48岁。反复咳嗽2月余，加重5天。病人2个月前受凉后出现间歇性干咳，白天较明显，1个月前出现声音嘶哑，于当地医院对症治疗后，咳嗽无明显好转。10天前应用左氧氟沙星治疗，咳嗽无缓解。5天前出现发热，体温最高达38℃，咳嗽剧烈时伴气促，给予哌拉西林治疗后热退，但咳嗽程度无明显缓解。胸部CT检查示双肺感染(以下肺为著)，并双侧少量胸腔积液(图3-8-35)，收入院。近2个月来体重下降10kg。从事建筑工作，平素经常接触水泥等建筑材料。查体：T 36.8℃，SaO_2 91%(未吸氧)。急性病容，静息下呼吸尚平顺。头面部(图3-8-36)、躯干皮肤见多发淡红色小斑块，大小约1cm×1cm，部分融合，无瘙痒。手部角化明显(图3-8-37)。双肺呼吸音粗，双下肺可闻及少量细湿啰音，咳嗽明显时可闻及少量高调干啰音。辅助检查(2015-08-10)：肌酶谱示肌酸激酶正常、乳酸脱氢酶543U/L、谷草转氨酶149U/L；超敏C反应蛋白81.7mg/L；ESR 50mm/h；血气分析：pH 7.419、PO_2 75.6mmHg、PCO_2 35.8mmHg；PCT 0.18ng/ml。

胸部CT(2015-08-05)：双下肺斑片、网状、条索影，双侧少量胸腔积液(图3-8-35)。

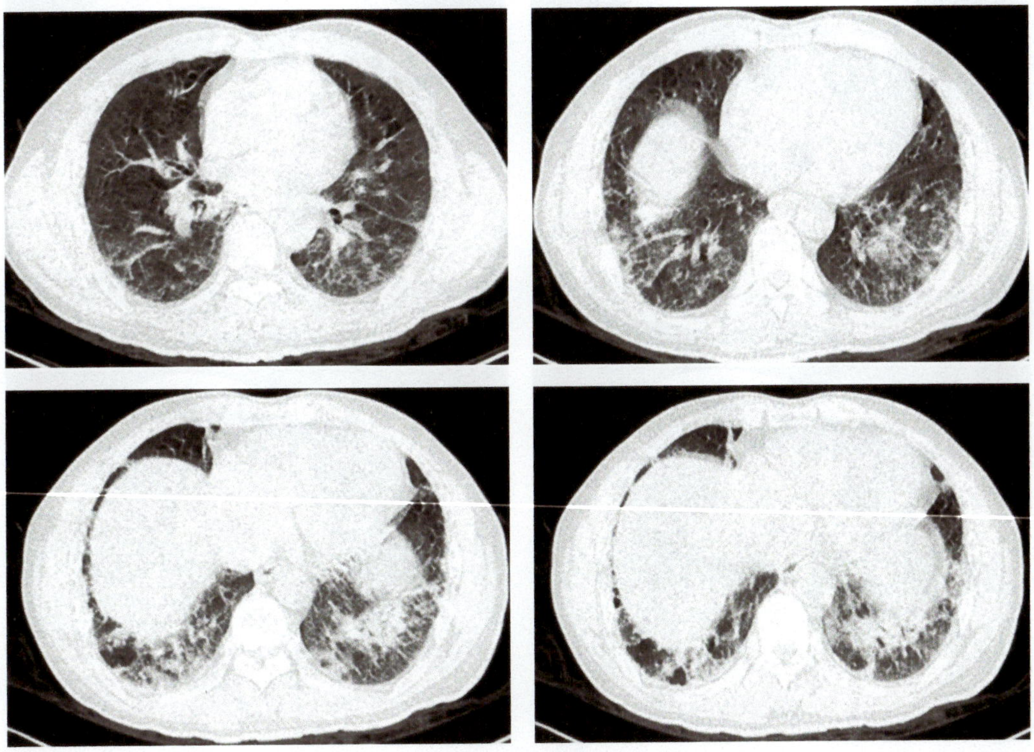

图 3-8-35　胸部 CT4

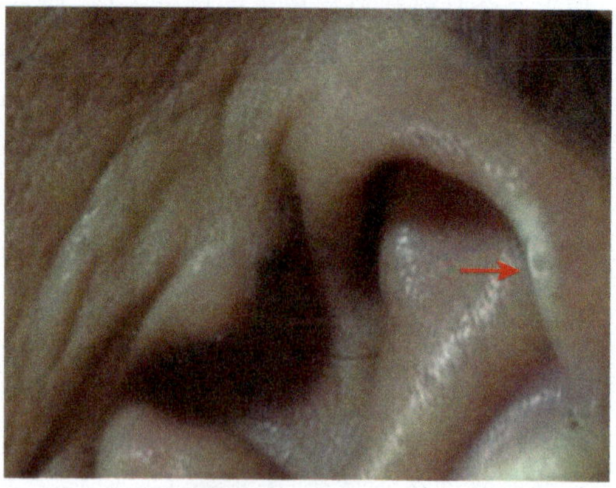

图 3-8-36　**耳部皮疹**

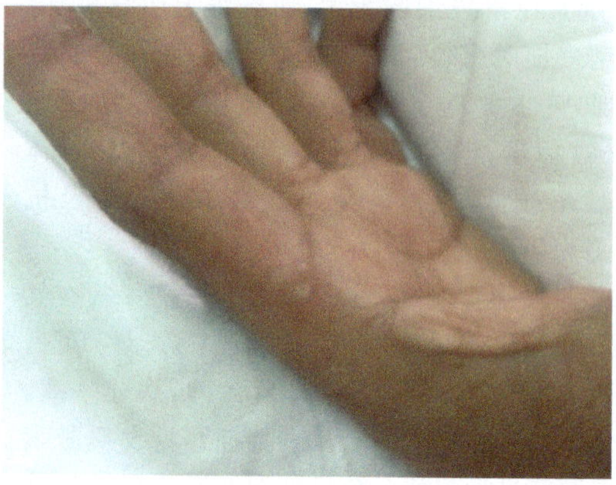

图 3-8-37　**技工手**

【诊断】　临床无肌病性皮肌炎所致间质性肺病。

【诊断依据】　中年男性，有咳嗽、声音嘶哑症状，抗生素治疗无效，提示非感染性疾病。全身散在皮疹、技工手，无明显肌无力、肌痛症状，肌酶谱示肌酸激酶正常，乳酸脱氢酶和谷草转氨酶略升高，提示 CADM 诊断。血气分析示低氧血症，胸部 CT 示间质性肺炎表现，需考虑 CADM-ILD 诊断。病人行股四头肌肌肉及皮瓣活检，病理：皮瓣真皮层见极少量淋巴细胞浸润（约 5 个/HPF），其余未见明显异常；骨骼肌肌束间及肌纤维间见极少量淋巴细胞浸润（约 10 个/HPF），肌束间见纤维脂肪组织增生及灶状变性。CADM-ILD 诊断成立。10 天后病人突发呼吸短促，复查胸部 CT 示病变较前明显进展，纵隔、皮下气肿（图 3-8-38），病人自动出院。

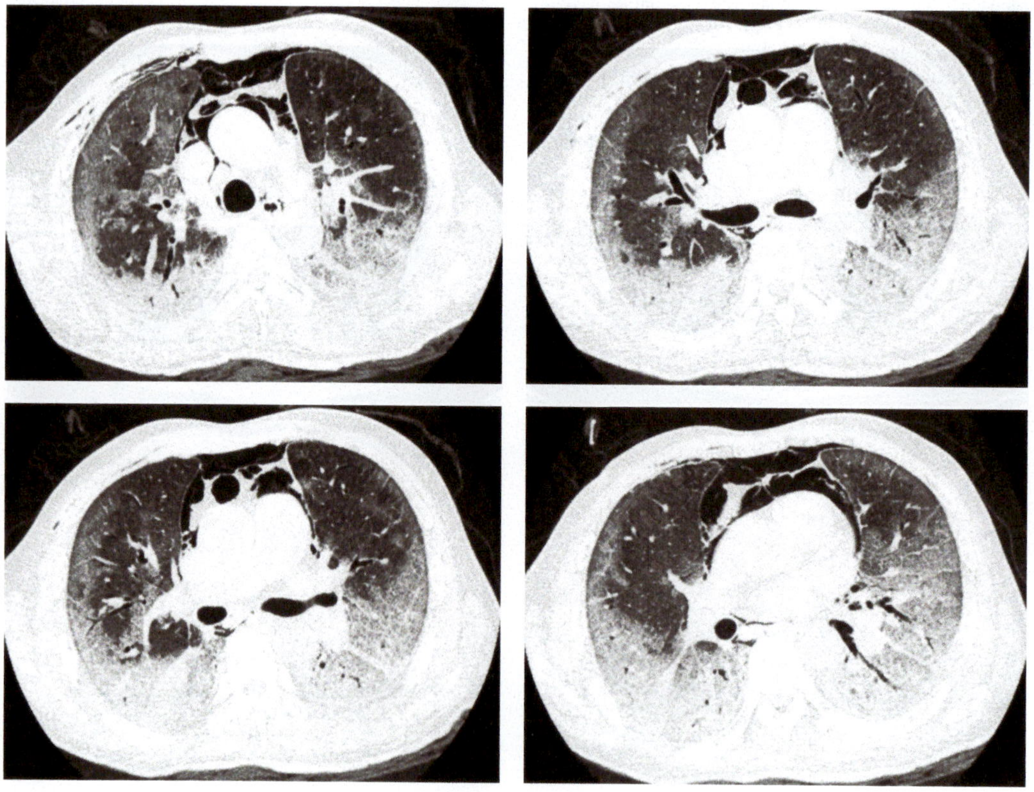

图 3-8-38　**病变较前进展，纵隔、皮下气肿**

【分析】　PM/DM 并发纵隔气肿的发病率可高达 14.29%，且在并发纵隔气肿病人中 80% 为皮肌炎，其中 ADM 占 50%以上。国外有文献报道，在约 500 例肌炎病人中，并发纵隔气肿的发生率为 2.2%左右，一旦合并，往往致命。纵隔气肿的典型表现为突发胸痛或呼吸困难，有时伴有吞咽困难和声音嘶哑，可见面部和颈部水肿。皮肌炎病人合并纵隔气肿的发病机制尚无统一认识，可能机制包括：①随着肺间质纤维化的不断进展，肺泡内压不断增高，从而引起肺泡破裂或肺间质纤维化导致胸膜下形成小囊泡，囊泡破裂产生纵隔气肿；②肺血管炎引起血管壁及血管周围炎症细胞浸润，从而使毗邻的支气管壁黏膜、肺泡壁破坏，黏膜屏障破坏，导致气体渗入纵隔；③皮肌炎治疗过程中糖皮质激素的运用减弱了肺泡壁功能，从而诱发肺泡破裂导致纵隔气肿；④合并肺部感染时，病原菌破坏黏膜，削弱肺泡黏膜的屏障，在此基础上如果出现肺泡压力增高，如咳嗽，即导致纵隔气肿的形成。

肺间质病变、血管炎、激素治疗史是 ADM 合并纵隔气肿的高危因素，而感染、肿瘤的存在，有可能提高 ADM 合并纵隔气肿的发病率并延缓纵隔气肿的恢复时间。临床医生应力争早发现、早诊断、早治疗，避免漏诊、误诊。

（佛山市顺德区第一人民医院呼吸内科　刘　斌　提供）

5. 病例 5：男，70 岁。胸闷、喘憋、咳嗽 10 月余，加重 3 个月。病人 10 个月前感冒后出现胸闷、喘憋，活动后加重，伴咳嗽，咳少量白痰，于当地诊所给予抗炎、祛痰、止咳治疗，效果欠佳，上述症状逐渐加重。行胸部 CT 检查符合双肺间质炎症 CT 表现，双侧胸腔积液。于 2017-08-04 入院诊治。完善相关检查，ANA 1∶1000 阳性，SSA、SSB、抗双链 DNA、ANCA 和类风湿分类均阴性。给予甲泼尼龙及阿奇霉素、祛痰等综合治疗，病人症状逐渐好转后出院。复查胸部 CT（2018-01-18），病变有所吸收。病人规律口服甲泼尼至 2 月底，症状控制尚可，未再咳嗽、咳痰，日常活动不受限。病人自行停药，随后反复发作咳嗽，多于吸入冷空气或者劳累时发作，伴咳痰，为白色黏痰，曾口服阿奇霉素、静脉应用氯霉素治疗，症状控制不佳，仍间断发作咳嗽，活动后憋喘，并出现眶周紫色皮疹、颈背部红斑、技工手等皮肤损害。行胸部 CT 扫描（2018-05-31）示双肺间质性炎性改变，病灶范围较前增大，入院诊治。查体：双肺呼吸音粗，双下肺可闻及广泛爆裂音。

胸部 CT（2017-08-03）：双肺胸膜下区及双肺下叶可见广泛网状、斑片状密度增高影，可见牵拉性支气管扩张，双侧少量胸腔积液（图 3-8-39A～D）。胸部 CT（2018-01-18）：病人经激素治疗后，病变较前吸收（图 3-8-39E～H），胸部 CT（2018-05-31）：病变范围较前增大，右肺中叶、双肺下叶部分支气管管腔增粗，管壁略增厚，双侧胸膜局部增厚（图 3-8-39I～L）。

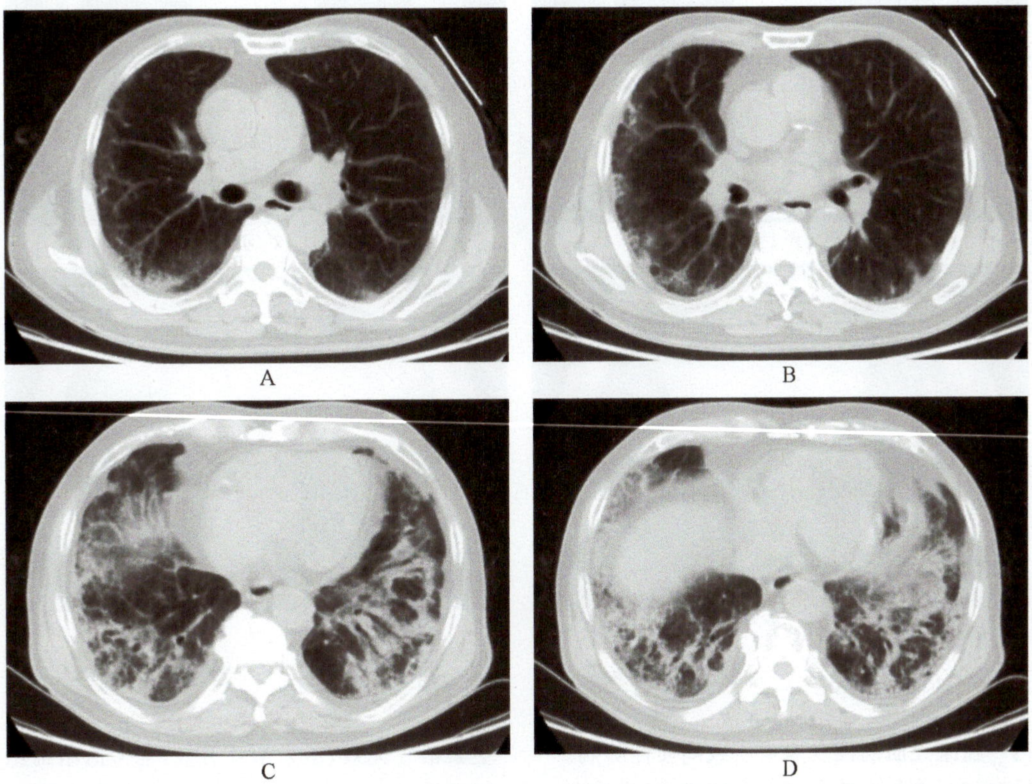

A　B　C　D

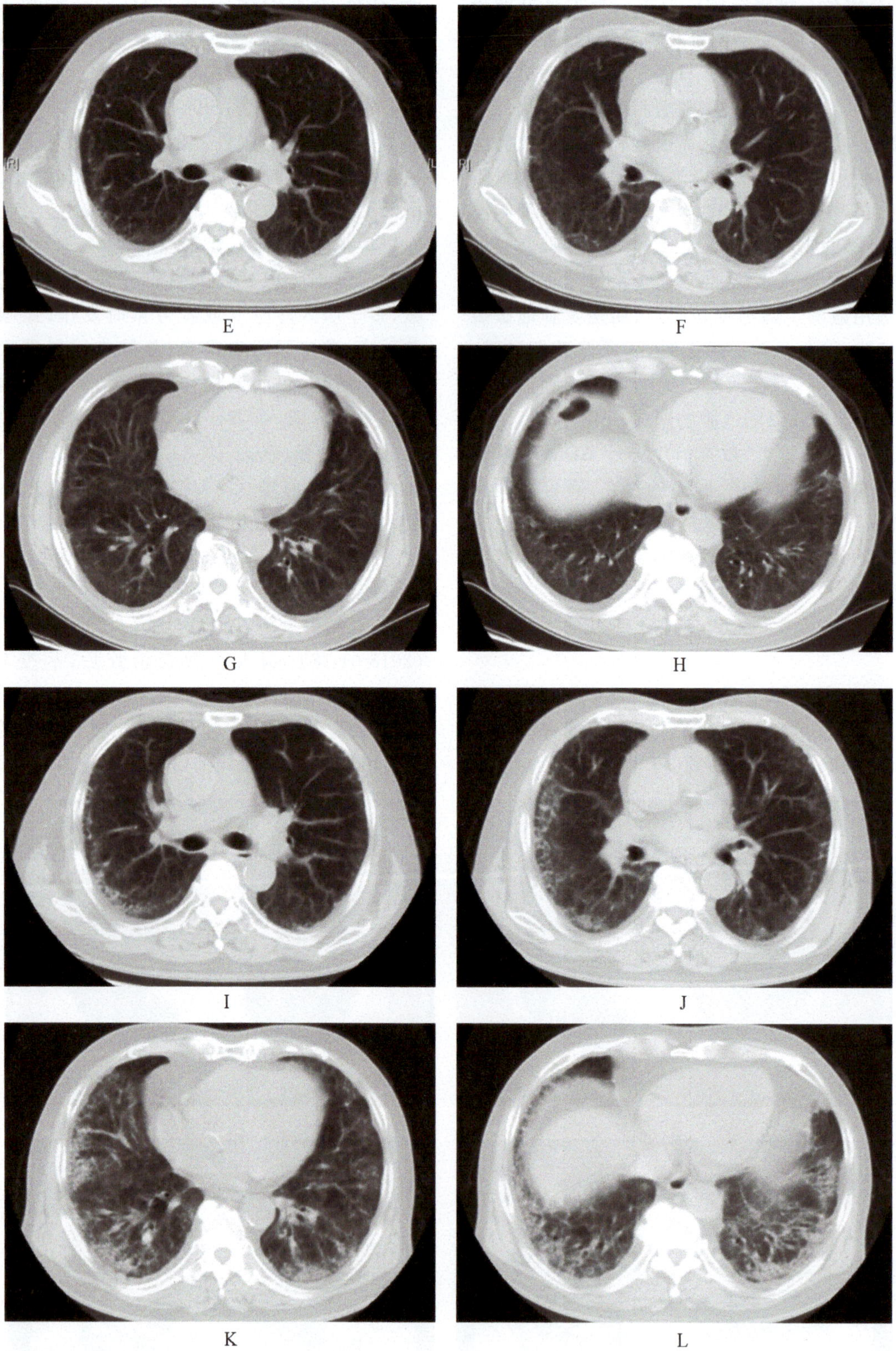

图 3-8-39　**胸部 CT5**

【诊断】 临床无肌病性皮肌炎所致间质性肺病。

【诊断依据】 老年男性，有胸闷、喘憋、咳嗽症状，胸部 CT 示间质性肺炎，抗核抗体阳性，余皆阴性，抗生素治疗无效，激素治疗有效，需考虑结缔组织病所致间质性肺炎。病人病情好转后停用激素，3 个月来病情逐渐加重，并出现眶周紫色皮疹、颈背部红斑、技工手等皮肤损害。复查胸部 CT 病变较前进展，需考虑上述诊断。入院后复查 ANA 仍为 1∶1000，肌酶正常，肌炎谱 16 项检查抗 Jo-1 抗体阳性，诊断明确，加用他克莫司口服治疗，随访。

【分析】 肌炎相关性抗体是皮肌炎病人血清中的自身抗体，相应的自身抗原参与了基因转录、蛋白转位和固有免疫。传统的肌炎特异性自身抗体包括抗 ARS 抗体、抗 Mi-2 抗体、抗 SRP 抗体等。其中抗 Jo-1 抗体最常见，抗 Jo-1 抗体阳性的 PM/DM 病人肺间质病变发生率远高于阴性者，且预后更差。近年来发现其他新的抗体，如抗 MDA5 抗体、抗 NXP-2 抗体、抗 SAE 抗体、抗 HMGCR 抗体、抗 TIF1-γ 抗体等。

英国学者 Daly 研究了皮肌炎病人血清自身抗体与临床体征之间的相关性，分为显著性相关、非显著性相关和不相关。显著性相关：面部红斑、披肩征和鞭笞样红斑与抗染色体重塑酶 Mi-2 抗体(抗 Mi-2)显著相关，抗 Jo-1 抗体与技工手显著相关，抗黑色素瘤分化相关基因-5 抗体(抗 MDA5)与溃疡性血管病显著强相关。非显著性相关：钙沉着症仅发生于抗转录中介因子-1γ 抗体（抗 TIF-1γ）、抗核基质蛋白抗体（抗 NXP-2)或抗小泛素样修饰酶抗体(抗 SAE)阳性的病人，皮肤异色症仅发生于抗 Mi-2、抗 SAE 或抗 TIF-1γ 阳性的病人，但这些相关性无统计学显著性。不相关：眶周皮疹、伸侧皮疹、上肢水肿、雷诺现象、甲皱襞改变、Gottron 丘疹和光敏性红斑等体征可见于几乎所有血清型亚组病人，数据分析显示这些体征与自身抗体亚型不相关。

肌炎相关性抗体在皮肌炎发病中的作用尚不清楚，有证据表明相应的抗原在皮肌炎靶组织中过度表达，增强了参与 γ-干扰素分泌途径的炎症级联。具有相同抗体特征的皮肌炎病人可能有共同的致病途径，产生了特定的组织损伤模式。抗体血清型-表型相关性研究有助于病人亚型分类和预测临床经过，进一步阐明这些关联还可能有助于开发新型的治疗药物。

第 4 章

免疫缺陷性疾病

第一节　普通变异型免疫缺陷病

普通变异型免疫缺陷病(common variable immunodeficiency,CVID)是以血清 IgG 和 IgA 重度减少伴 B 细胞正常、减少或显著减少为特征的原发性免疫缺陷病(primary immunodeficiency disease,PID),属于以抗体缺陷为主的免疫缺陷病一类。大多数 CVID 病人外周血 T、B 淋巴细胞数目正常,但 B 淋巴细胞受抗原刺激后呈现增殖和分化障碍,浆细胞和记忆细胞数目下降,血清 IgG 和 IgA 水平下降,通常 IgM 水平也下降。最早在 1953 年由 Janeway 提出,欧洲发病率为 1∶50 000～1∶10 000。

一、发病机制

CVID 确切的病因不清楚,但 B 淋巴细胞的分化异常是 CVID 最重要的病理过程已得到证实。Driessen 等分析了 37 例 CVID 病人的 B 细胞亚型、增殖与体细胞高频突变特征,提出 B 细胞障碍的 5 种类型:①B 细胞产生障碍;②早期外周 B 细胞成熟或生存障碍;③B 细胞活化和增殖障碍;④生发中心缺陷;⑤后生发中心缺陷。该分类有助于研究 CVID 的免疫病理背景及识别 CVID 病人潜在的基因缺陷。研究显示,B 细胞表面分子表达缺陷使第二信号途径异常,导致蛋白酶 C 活化及酪氨酸酶氧化磷酸化受阻。因此,当 B 细胞受抗原刺激后,即使有正常的 T 细胞存在,仍不能进一步分化。此外,CVID 的免疫异常也有其分子基础。Yong 等研究发现,CVID 病人有诱导性共刺激分子(the inducible costimulator,ICOS)基因突变。而 ICOS 主要表达于活化的 T 细胞表面,在记忆 B 细胞的形成中起了重要作用。40%～50%的 CVID 病人外周 B 细胞总数量略有减少,也有部分病人 B 细胞数量增加,这常与多克隆淋巴器官浸润和自身免疫有关,只有 10%的 CVID 病人 B 细胞显著降低或缺失。CVID 病人中,低丙种球蛋白血症、特异抗体反应受损与终末 B 细胞分化成记忆 B 细胞及浆细胞受损有关。80%～90%CVID 病人表现出记忆 B 细胞数量减少,有研究报道 $CD27^+$ B 细胞体细胞高频突变率(SHM)下降,表明记忆性 B 细胞形成受阻与次级淋巴器官的生发中心反应受损有关。一些研究也证实了淋巴器官内(内脏相关淋巴组织、淋巴结、骨髓)浆细胞的缺失。此外,因为记忆 B 淋巴细胞减少并不是 CVID 特异的,所以它不作为诊断标准,但已用于 CVID 的分类。B 细胞的激活由 B 细胞受体、CD40、细胞因子受体及模式识别受体如 Toll 样受体(TLR)介导。目前已发现某些亚型的病人存在 B 细胞受体与 TLR 的激活障碍,但其机制仍未知。

除 B 细胞功能缺陷外,CVID 病人同样存在 T 细胞功能缺陷。CVID 病人的 T 细胞障碍主要包括 T 细胞数量降低、功能减弱,细胞因子产生障碍,辅助 T 细胞功能减弱,T 细胞信号传导异常,共刺激分子 CD40 配体表达减少,抑制 T 细胞功能增加,调节 T 细胞(Treg) 比例减少等。目前已知 CVID 病人存在 $CD4^+$ 和 $CD8^+$ T 细胞数量或功能异常。在相当一部分 CVID 病人中发现了 $CD4^+$ T 细胞和初始 $CD4^+$ $CD45RA^+$ T 细胞数量减少。在一些 $CD4^+$ $CD25^+$ $FoxP3^+$ 调节性 T 细胞减少的 CVID 病人中,临床表现为自身免疫疾病患病率增加,肉芽肿、脾大和 $CD21^{low}$ B 细胞增多,提示 Treg 细胞障碍可能与 CVID 病人的自身免疫、慢性炎症有关。Litzman 等认为,CVID 与长期的 T 细胞活化、$CD4^+$ T 细胞数量减少有关,且 T 细胞的活化与血浆 sCD14、sCD25 高水平相关。正是这些 B、T 细胞功能的缺陷导致了 CVID 病人临床反复感染的结果。一些 CVID 病人 T 细胞的表面标志物表达呈现慢性激活，与 $CD4^+$ T 细胞相反，$CD8^+$ T 细胞数量可能增多，这解释了 CVID 病人中常见的 $CD4^+/CD8^+$ T 细胞比例倒置。这些多余的 $CD8^+$ T 细胞可能干扰细胞因子分泌，导致记忆 B 细胞数量减少，引起慢性或复发性巨细胞病毒感染和淋巴细胞的多克隆扩张所造成的脾大。Fevang 等报道，部分 CVID 病人中，趋化因子 CX3CL1 血清水平增高，其受体 CX-CR3 在 $CD4^+$、$CD8^+$ T 细胞上表达增加，特别是有慢性炎症表现的病人增加更为明显。自稳性趋化因子 CCL19、CCL21 血清水平增高，而其受体 CCR7 在具有慢性炎症的 CVID 病人的 T 细胞上表达降低，同时病人的外周血单个核细胞对 CCL19、CCL21 反应减弱，提示这些趋化因子也许在 CVID 的免疫失调中有一定作用，也表明持续的炎症可能影响免疫表型，使识别 CVID 的各种免疫病理更为复杂。

同其他免疫性疾病一样，CVID 同样具有遗传学基础。与大多数其他原发性免疫缺陷病不同，约 90% CVID 病人无明确致病基因，只有 10%～20% 的病人具有阳性家族史，80% CVID 家族表现为常染色体显性遗传。在一些大谱系里，选择性 IgA 缺乏症（SIgAD）、CVID 和中间形式可以并存，且少数病人可从 SIgAD 发展为 CVID，说明两者可能具有共同的遗传倾向。欧美少有常染色体隐性遗传 CVID，此类疾病在具有较高血缘关系比例的民族中发生率较高。通过对 CVID/SIgAD 病人家族的遗传连锁分析，发现可能的致病基因位于染色体 4q、染色体 6 和染色体 16q。但大多数 CVID 病人的非家族性及迟发性特点表明其发生可能与环境因素和基因多态性相关。目前研究的易感基因包括 TNF、IL-10、胞内特异性模式受体 NOD2、MBL2、IL-12、IFNG 等，可能与 CVID 发病及其并发症相关。近年来阐明了少数 CVID 病例的分子缺陷，如 ICOS、TACI、CD19、BAFF-R、CD81、CD20、CD21。除钙调亲环素配体相互作用分子（*TACI*）突变出现在约 10% 的 CVID 病例中，其余基因突变均极为罕见，此类基因的变异更可能导致病人易感。

二、临床表现

CVID 病人的发病年龄变化范围大，常在 2 岁后发病，无明显性别差异，发病年龄集中在 10～30 岁。欧洲一项纳入 334 例病人的研究中，发病平均年龄为 26.3 岁，平均诊断年龄为 35.3 岁。主要分为 4 大类：

1. 感染　几乎所有 CVID 病人有慢性或周期性感染，超过 90% 的 CVID 病人对呼吸道或消化道的细菌易感。呼吸系统并发症是 CVID 最常见的表现，反复肺部化脓性细菌感染可引起永久性肺疾病如毛玻璃样改变、网状纤维化、支气管扩张等。复发感染及肉芽肿性间质性肺炎所致的慢性肺部疾病使 CVID 病人病死率明显增高。胃肠道感染第二常见，40%～60% CVID 病人有腹泻，通常为感染性腹泻，蓝氏贾第鞭毛虫是最常见的病原。9%～32% 病人患有非特异性胃肠道炎性疾病，可导致体质降低、脂肪泻和营养吸收不良。病毒感染相对较少，约 10% 病人感染带状疱疹病毒。机会性感染通常仅发生于具有联合免疫缺陷的病例。

2. 肉芽肿性疾病　5%～10% 病人有肉芽肿性疾病，肉芽肿表现为非干酪样，可表现为肉瘤样，许多病人常被误诊为结节病。肉芽肿最常见于肺，但还可累及几乎任何其他器官，包括皮肤、肝、脾、骨髓和胃肠道。肉芽肿性疾病可能是由于体内淋巴细胞、巨噬细胞激活，且与 TNF、NOD-2 等基因多态性有关。

3. 自身免疫相关性疾病　将近 20%～30% 病人因为 B 细胞对特异性免疫反应失败或回避导致免疫失调，引起自身免疫相关性疾病，最常见的是特发性血小板减少性紫癜、自身免疫性溶血性贫血等，10% 的病人出现恶性贫血。自身免疫性血细胞减少症可能与低水平的记忆 B 细胞、调节性 T 细胞及 $CD21^{low}$ B 细胞的扩增有关。其他 CVID 相关的自身免疫性疾病相对少见，包括血管炎、系统性红斑狼疮、类风湿关节炎、幼年类风湿关节炎、干燥综合征、炎性肠病、原发性胆汁性肝硬化、自身免疫性肝炎、银屑病、弥漫性甲状腺肿及胰岛素依赖性糖尿病等。

4. 恶性肿瘤　CVID 病人患恶性肿瘤风险比正常人高，男性较正常人增高 8 倍，女性甚至增高 13 倍。其中，非霍奇金淋巴瘤最常见，可达 50%，其次是消化道肿瘤，胃腺癌占 28%，结肠癌占 18%。肿瘤在 50～60 岁时最易出现。另外，脾大和淋巴结肿大亦是 CVID 的常见表现，虽机制尚不明确，但有研究表明其与 CVID 高度相关。虽然在 CVID 进展过程中，淋巴瘤是一个值得关注的问题，但绝大多数肿大淋巴结为良性组织增生。k 和 λ 轻链比例正常及循环血液和组织中 B 淋巴细胞的多克隆存在是淋巴组织良性增生的可靠依据。

三、诊断标准

目前多采用欧洲免疫缺陷协会（ESID）和全美免疫缺陷组（PAGID）发表的 CVID 的诊断标准：

1. 必须符合以下所有主要条件　①低丙球蛋白血症，成人 IgG 水平＜5g/L；②没有其他确定原因的免疫缺陷；③年龄＞4 岁。

2. 符合以下 1 条或以上　①反复、严重的和不寻常的感染；②应用抗生素效果差；③预防性使用抗生素仍出现严重感染；④已接种疫苗或有免疫的病原体仍出现感染；⑤炎症性疾病支气管扩张和(或)慢性鼻窦炎；⑥炎症性疾病或自身免疫性疾病。

3. 符合以下 3 条或以上 ①IgA 缺乏或减少(<0.8g/L)和(或)IgM(<0.4g/L)；②B 细胞存在，但记忆 B 细胞子集减少和(或)CD21 子集增多；③IgG3 缺乏(<0.2 g/L)；④疫苗不良反应相对于同龄人难以控制；⑤疫苗效果相对于同龄人短暂；⑥血球凝集素缺乏(非 AB 血型)；⑦血清学支持自身免疫性疾病；⑧基因序列突变如*TACI*、*BAFFR*、*MSH5* 等。

4. 非诊断必须，阳性更支持诊断 ①淋巴细胞性间质性肺炎；②肉芽肿性疾病；③肝结节性增生；④胃肠道结节性淋巴样组织增生；⑤胃肠道组织活检未见浆细胞。

四、治疗

CVID 目前尚无根治方法，主要为免疫球蛋白替代治疗，需根据病人临床表现和反复感染情况调整免疫球蛋白的用法和用量，而不是血清免疫球蛋白水平。推荐用法用量为 400～600mg/kg，每 3～4 周 1 次静脉注射或每 1～2 周 1 次皮下注射。另外，针对性应用抗生素治疗感染；积极治疗并发症；自身免疫性疾病和淋巴增殖性疾病可应用激素治疗；某些病人并发严重血液系统疾病如重度血细胞减少症、恶性肿瘤等，可考虑行干细胞移植。

五、预后

诊断年龄延迟、IgG 降低，IgM 增高、B 淋巴细胞降低都与预后不良有明显相关性。长期应用免疫抑制剂和糖皮质激素可能增加感染风险，在使用的过程中应警惕感染发生。CVID 的其他预后不良因素包括恶性肿瘤、严重的支气管扩张、淋巴细胞性间质性肺炎及其他淋巴增殖性疾病等。具有某些非感染性并发症如慢性肝炎、慢性胃肠道疾病及淋巴瘤的病人，其死亡风险增高 11 倍。

参考文献

蒋金秋，唐茂芝. 普通变异型免疫缺陷病研究进展. 儿科药学杂志，2015，21(7)：49-55.

Ameratunga R, Woon ST, Gillis D, et al. New diagnostic criteria for common variable immune deficiency (CVID), which may assist with decisions to treat with intravenous or subcutaneous immunoglobulin. Clin Exp Immunol, 2013, 174(2): 203-211.

Baldovino S, Montin D, Martino S, et al. Common variable immunodeficiency: crossroads between infections, inflammation and autoimmunity. Autoimmun Rev, 2013, 12(8): 796-801.

Boileau J, Mouillot G, Gérard L, et al. Autoimmunity in common variable immunodeficiency: correlation with lymphocyte phenotype in the French DEFI study. J Autoimmun, 2011, 36(1): 25-32.

Conley ME, Notarangelo LD, Etzioni A. Diagnostic criteria for primary immunodeficiencies. Representing PAGID (Pan-American Group for Immunodeficiency) and ESID (European Society for Immunodeficiencies). Clin Immunol, 1999, 93(3): 190-197.

Driessen GJ, van Zelm MC, van Hagen PM, et al. B-cell replication history and somatic hypermutation status identify distinct pathophysiologic backgrounds in common variable immunodeficiency. Blood, 2011, 118(26): 6814-6823.

Gathmann B, Binder N, Ehl S, et al. The European internet-based patient and research database for primary immunodeficiencies: update 2011. Clin Exp Immunol, 2011, 167(3): 479-491.

Janeway CA, Glitlin D. Agammaglobulinemia. Trans Assoc Am Physicians, 1953, 66: 200-202.

Litzman J, Nechvatalova J, Xu J, et al. Chronic immune activation in common variable immunodeficiency (CVID) is associated with elevated serum levels of soluble CD14 and CD25 but not endotoxaemia. Clin Exp Immunol, 2012, 170(3): 321-332.

Rizzi M, Neumann C, Fielding AK, et al. Outcome of allogeneic stem cell transplantation in adults with common variable immunodeficiency. J Allergy Clin Immunol, 2011, 128(6): 1371-1374.

Yong PF, Salzer U, Grimbacher B. The role of costimulation in antibody deficiencies: ICOS and common variable immunodeficiency. Immunol Rev, 2009, 229(1): 101-113.

病例解析

男，54 岁。反复淋巴结肿大 5 年，发热 10 天。病人 5 年前无明显诱因出现咳嗽、咳痰，伴有腹股沟及左侧滑车上无痛性淋巴结肿大，行腹股沟淋巴结活检及支气管镜下盲检，诊断考虑为“结节病”。予以醋酸泼尼松 8 片/天治疗，病人淋巴结逐渐缩小。18 个月后激素减至 2 片/天，维持治疗 3～4 个月后停药。停药 1 个月后上述淋巴结再次出现肿大，予以激素 6 片/天治疗，肿大淋巴结好转，遵医嘱逐渐将激素素减至 2

片/天，维持至 4 个月前停药。病人停药后出现发热、体温最高 39℃，伴有咳嗽、咳白痰，胸部 CT 检查：①双肺多发病变，新发病变；②纵隔多发淋巴结影，与前片相仿。2016-12-15 至 2017-01-20 于协和医院住院治疗。完善相关检查提示免疫球蛋白降低（具体数值不详）。行左侧滑车上淋巴结活检，病理：破碎的淋巴组织中见较多组织细胞集聚、滤泡树突状细胞及高内皮血管增生，未见滤泡。免疫组化：AE1/AE3（－），CD2（＋），Ki-67（10%），Langerin（－），S-100（局灶＋），CD20（散在＋），CXCL-13（±），CD3（＋），CD5（＋），CD163（部分＋），CD7（＋），CD21（＋），PD-1（＋），CD35（＋），CD1α（－），CD15（局灶＋），CD30（局灶＋）。EBER ISH（－）。诊断考虑：普通变异型免疫缺陷病-肉芽肿性疾病并间质性肺疾病；双葡萄膜炎。住院期间予以人免疫球蛋白 10g qd，静脉滴注 3 天，同时给予泼尼松 25mg qd 抗炎治疗，同时给予补钙、抑酸护胃治疗，病人症状好转后出院。出院后给予泼尼松 30mg qd，吗替麦考酚酯 0.5g bid 治疗，2 周后开始激素减量，每周减 2.5mg，减至 25mg/d 时，病人仍有腹股沟淋巴结肿大，口服泼尼松 17.5mg qd 后复查肺部结节增大，随后将激素加量为 40mg qd，口服 45 天，此后每 2 周减 2.5mg，目前口服泼尼松 30mg qd。10 天前无明显诱因出现发热，最高体温达 39℃，间断干咳，于 2017-08-24 入院治疗。既往史：18 年前患急性甲型肝炎，已治愈；糖尿病病史 10 年，口服二甲双胍 500mg tid，阿卡波糖 100mg tid，格列吡嗪控释片 3 片 qd，同时皮下注射门冬胰岛素中午 20U，晚 10U；周围神经病变 4 年，双足趾麻木，口服甲钴胺片 50mg tid；窦性心律过速 4 年，口服美托洛尔 50mg bid；睡眠差，长期口服艾司唑仑片 1 片 qn；近期口角炎，口服维生素 C 和维生素 B_2 片。

胸部 CT（2017-03-24）：双肺大小不等结节影，纵隔淋巴结肿大（图 4-1-1A～D）。胸部 CT（2017-08-27）：双肺结节较前增多、增大，部分为斑片影，可见支气管充气征（图 4-1-1E～H）。

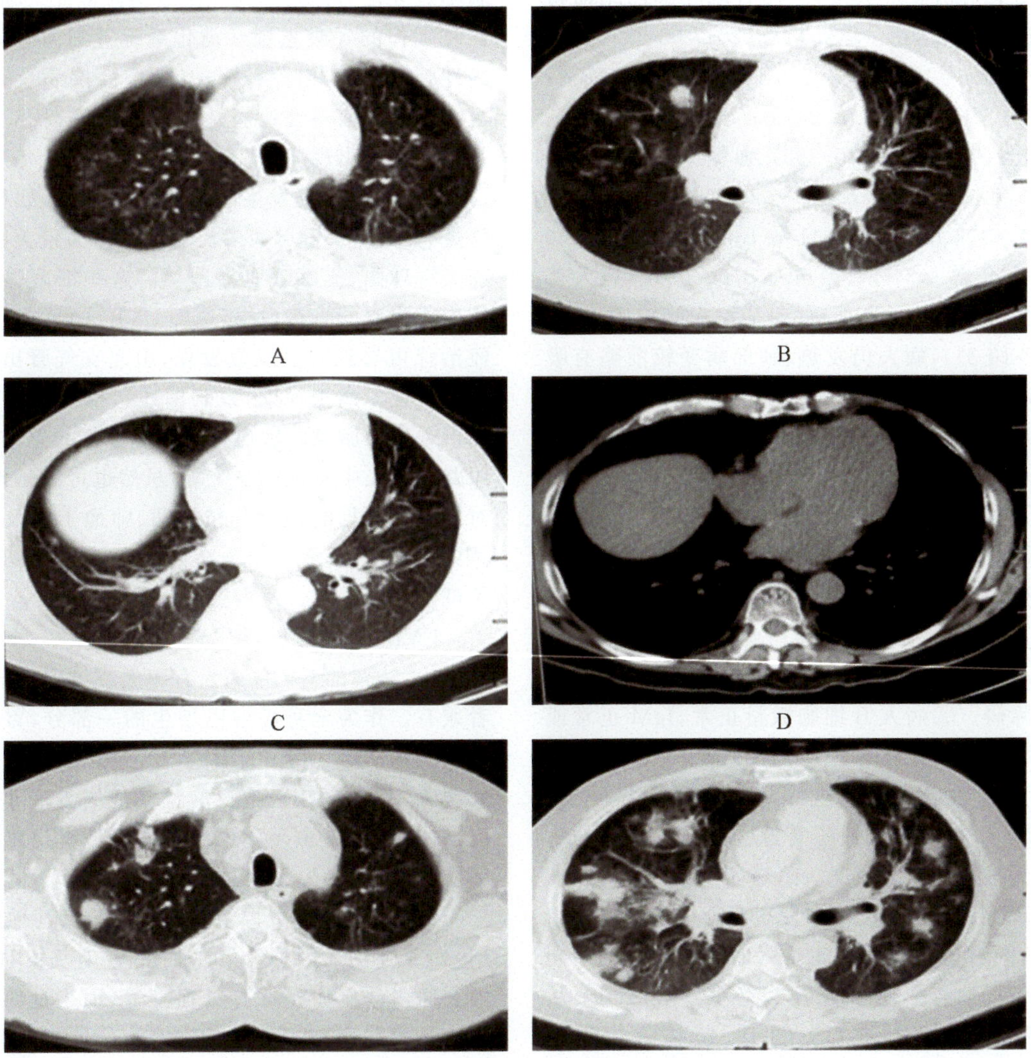

A　B　C　D　E　F

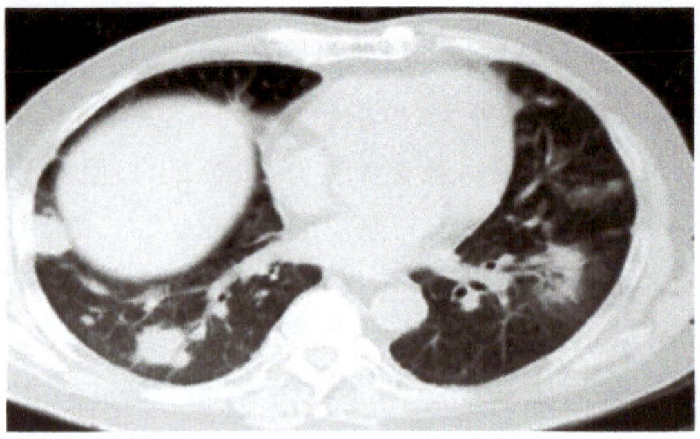

G

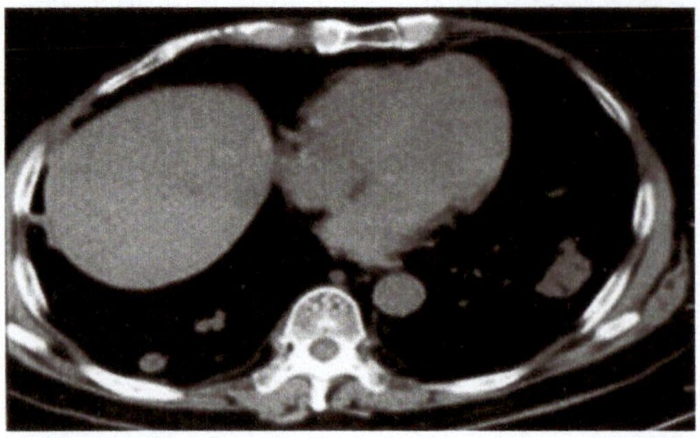

H

图 4-1-1 胸部 CT

【诊断】 普通变异型免疫缺陷病。

【诊断依据】 中年男性，腹股沟及左侧滑车上无痛性淋巴结肿大，纵隔、腋窝亦可见淋巴结肿大；双肺多发病变，较前明显增多，激素治疗疗效差；既往有急性甲型肝炎、糖尿病、周围神经病变、窦性心律过速和口角炎病史；入院前 10 天发热；结合既往淋巴结活检病理，首先考虑该诊断。辅助检查(2017-08-25)：血常规：WBC 2.65 × 10^9/L、淋巴细胞百分比 15%、Hb119g/L；C 反应蛋白 118.02 mg/L；ESR 34mm/h；肝功能：白蛋白 38.2g/L(40～55)、血糖 7.39mmol/L；细胞免疫：IgG 2.34g/L(7.51～15.6)，IgA 0.212g/L(0.82 ～ 4.53)，IgM ＜ 0.0417g/L；铁蛋白 518.50 ng/ml↑；白介素-6 34.56pg/ml(＜7pg/ml)。病人普通变异型免疫缺陷病诊断明确，对症治疗好转后出院。随访(2017-10-31)，病人仍发热、肺部病变较前略有吸收，在协和医院住院治疗。病人既往淋巴结活检考虑为“结节病”，结合病史，该例肺部病变考虑肉芽肿可能性大。

【分析】 抗体缺陷是原发性免疫缺陷病的主要亚类，目前根据血清抗体水平及外周 B 淋巴细胞数目将抗体缺陷分为三类：①病人 B 细胞数量和血清 Ig 水平明显降低，被定义为无丙种球蛋白血症，由相关信号分子如 BTK 或前 B 细胞受体组成成分突变所引起的 B 细胞发育障碍。②病人 B 细胞数量正常，IgM 正常或增高，IgG 和 IgA 明显下降，为抗体类别转换障碍。③病人 B 细胞数量降低或正常，IgG 水平明显降低，IgA 或 IgM 水平降低，既往患有这类抗体缺陷病的病人常诊断为普通变异型免疫缺陷病(CVID)，90%以上病例未发现致病基因。近年来发现部分病人由单基因缺陷引起，同时这些明确致病基因的病例显示出不同的临床与免疫学特征，因而被国际免疫学会(IUIS)从 CVID 中独立出来，如 ICOS、CD19、跨膜活化物及 TACI、CD81、CD20、BAFF-R 缺陷等。它们和 CVID 一起被称为 2 种及其以上免疫球蛋白降低伴有 B 细胞数量降低或正常的抗体缺陷病。

CVID 为一组异质性疾病，系由 B 细胞分化和成熟功能失调所致的抗体产生障碍，以血清免疫球蛋白降低、反复细菌感染、特异性抗体应答受损和 B 淋巴细胞不能分化为记忆细胞和浆细胞为特征。临床表现为反复发作的呼吸系统及消化系统等细菌感染，常伴发慢性肺部疾病、肉芽肿、自身免疫性疾病及脾增大，甚至伴发淋巴增殖性疾病及恶性肿瘤等。CVID 病人通常在幼年即出现症状，不过也可以迟至成年后才发病。CVID 病人常反复发生呼吸道细菌感染，如鼻窦炎、中耳炎、支气管炎和肺炎等。病原菌多为带荚膜细菌，如肺炎链球菌、流感嗜血杆菌等。这些细菌感染都是抗体生成障碍的直接后果，也即 CVID 的特点。CVID 未经治疗可导致肺炎反复发作，引起支气管出现不可逆的纤维化。病程晚期，致病菌还包括金黄色葡萄球菌和铜绿假单胞菌。败血症及其他部位的感染(如皮肤、尿路、关节、中枢神经系统等)虽然也可以出现，但是相对少见。罕见的还有分枝杆菌、肺孢子菌及各种真菌感染。其中，后者只出现在同时合并有 T 细胞介导的免疫防御障碍时。病毒感染一般影响较小。

CVID 病人淋巴增生性疾病很常见，作为良性淋巴增生，30%的 CVID 病人有脾大或淋巴结病，或者两者兼有。作为全身性淋巴增生的一部分，胃肠道也会出现增生的淋巴结。组织学上，这些淋巴组织增生可表现为不同类型，包括反应性滤泡增生或非典型性淋巴增生，后者是由于淋巴结被多形性淋巴细胞浸润破坏所致，可发展为恶性淋巴瘤。

CVID 的诊断主要靠排除法，需与其他疾病相鉴别，如 X 连锁无丙种球蛋白血症、常染色体隐性遗传无丙种球蛋白血症和高 IgM 血症等，因为这些疾病有其自身的疾病谱特点和免疫学特征，临床上不难鉴别。CVID 最主要的是与暂时性低丙种球蛋白血症和选择性 IgA 缺陷相鉴别。前者血清 IgG 水平常在 2～3 岁恢复到正常水平，如果长期不恢复，要考虑到 CVID 的可能。后者临床症状一般较轻微，除非出现较重的感染，一般不容易被发现，需要注意的是部分选择性 IgA 缺陷的病人有转变为 CVID 的可能。

CVID 病人的预期寿命已大大改进。合并非感染性并发症(包括淋巴瘤、自身免疫病、慢性肝病和炎症性肠病等)病人的死亡风险增高，对合并自身免疫性疾病的 CVID 病人的早期识别，能显著改善预后。

（北京市顺义区医院呼吸科　龚秀文　提供）

第二节　高 IgE 综合征

高 IgE 综合征(hyper-IgE syndrome，HIES)又称 Job 综合征，是一种罕见的原发性免疫缺陷病，发病率不超过 1/10 万，婴幼儿期发病，无性别和种族差异，以顽固性湿疹样皮炎、反复的皮肤脓肿形成(多由葡萄球菌感染所致)、肺部感染、血嗜酸粒细胞增多及血清 IgE 水平显著升高为临床特征，常伴有中性粒细胞趋化功能障碍。根据遗传方式的不同，HIES 可分为以信号转导与转录活化因子 3(*STAT3*)基因突变为主的常染色体显性遗传 HIES(autosomal dominant hyper-IgE syndrome，AD-HIES)和以胞质分裂蛋白 8(*DOCK8*)、酪氨酸激酶 2(*TYK2*)和葡萄糖磷酸变位酶 3(*PGM3*)基因突变为主的常染色体隐性遗传 HIES(autosomal recessive hyper-IgE syndrome，AR-HIES)。

一、发病机制

1. AD-HIES 的发病机制　*STAT3* 是一种转录因子，对免疫系统的多种细胞因子的信号转导方面起重要作用，细胞因子主要包括 IL-6、IL-11、IL-17、IL-21、IL-2、IL-23、白细胞抑制因子、睫状肌神经营养因子等。*STAT3* 定位于染色体 17q21 上，突变常发生于 SH2 区域和 DNA 结合域，其突变可引起机体免疫功能低下，炎症反应异常，并出现免疫系统之外的一系列临床表现，如特殊面容(鼻翼增宽、高腭弓)、脊柱侧弯、易骨折等。*STAT3* 缺陷病人血清 IgE 和 IgD 增高，并且嗜酸粒细胞增多，但是血清中 IgA、IgM、IgG 一般正常。随着年龄的增长，病人血清 IgE 可逐渐下降。近年来，对 AD-HIES 发病机制的研究大多集中在*STAT3* 基因负性突变对 T 淋巴细胞分化及功能的影响。*STAT3* 基因突变可以阻碍 $CD4^+$ T 淋巴细胞分化成 Th17 细胞，还可以导致多种 T 细胞亚群分泌功能失调。Th17 细胞是辅助性 T 淋巴细胞的亚群，其在清除真菌和细胞外细菌感染方面起关键作用。*STAT3* 缺陷病人体内由于 IL-6、IL-23 信号缺失，引起 $CD4^+$ T 细胞数量减少，导致 $CD4^+$ T 细胞不能充分转录表达维 A 酸相关孤独受体 γt(RORγt)，进而使得 Th17 细胞减少。Th17 细胞不能分泌足够的 IL-22、IL-17，引起上皮细胞分泌抗菌肽减少，如 β-防御素及 CCL20，因此增加了皮肤及肺部感染的概率。*STAT3* 突变亦会增加 IL-5、IL-13 的产生，进而促进 IgE 及嗜酸粒细胞增高。*STAT3* 突变导致的 IL-6 信号缺失亦会促进破骨细胞生成，进而造成破骨细胞数量远大于成骨细胞，使得病人可出现骨质疏松、病理性骨折及脊柱侧弯；而乳牙延迟脱落的病因暂不明确，考虑可能与破骨细胞的活性有关。*STAT3* 病人与正常人相比更易发生过敏反应，可能与受损的 IL-10 诱导产生的树突状细胞有关，也可能与调整型 T 细胞减少有关。

STAT3 病人易患恶性肿瘤，最常见的是非霍奇金淋巴瘤。正常人的 B 淋巴细胞能抵制 EB 病毒感染，表明突变的*STAT3* 在 EB 感染的 B 淋巴细胞中起细胞增殖的作用。*STAT3* 病人体内 $CD8^+$ T 细胞受损也是病人易出现淋巴瘤的原因之一。

2. AR-HIES 的发病机制　*DOCK8* 是 11 种 DOCK 蛋白家族中的一员，作为一种衔接蛋白衔接 Toll 样受体 9 的上游及*STAT3* 的下游，使 B 细胞增殖和产生免疫球蛋白。其缺陷主要由纯合子或杂合子突变而来，从而导致编码过程中出现基因过早终止、移码、剪接位点断裂。*STAT3* 缺陷病人可存在部分残余信号，而*DOCK8* 缺陷病人将会导致信号的完全消失或蛋白质的缩短。*DOCK8* 缺陷病人通过抑制干扰素(IFN)-α、浆细胞、树突状细胞发育，扰乱细胞因子、肿瘤坏死因子、白细胞介素、干扰素等免疫应答因子的释放，引起 T 淋巴细胞功能缺陷、体液免疫功能异常及免疫监督功能受损，导致病人易患病毒感染及恶性肿瘤。

TYK2 定位于染色体 19p13.2 上，突变导致 Th1 细胞的分化及 IFN-γ、IL-12 产生受损，也会导致 Th2 细胞分化加速，进而引起病人出现高 IgE。

PGM3 是一种蛋白，它在尿苷二磷酸-GlcNAc 的合成中可以催化 N-乙酰氨基葡萄糖-6-磷酸(GlcNAc-6-P)向 N-乙酰氨基葡萄糖-1-磷酸(GlcNAc-1-P)的转化，是糖基化通路的关键物质，从而对多种不同的蛋白产生影响。

二、临床表现

HIES的临床症状可分为免疫相关和非免疫相关两大类，其中免疫相关的临床症状主要表现为肺部感染、皮肤脓肿等，而非免疫相关的临床症状主要表现为湿疹、特殊面容、轻微创伤性骨折、乳牙滞留等。AD-HIES累及免疫系统及其他多个系统，AR-HIES仅累及免疫系统。临床病例以AD-HIES居多，占60%～70%或以上。反复皮肤和肺部细菌感染是2型共同的临床表现。几乎所有病人新生儿期即出现顽固性湿疹样皮炎和脓疱疹，皮肤感染以金黄色葡萄球菌为主，皮疹以瘙痒性丘疹为主，可有脓疱及红斑，典型的脓疱及湿疹样皮疹通常出现在面部及头皮。皮肤脓肿因局部炎症反应轻微，故有"冷脓肿"之称。慢性皮肤黏膜念珠菌病(CMC)发生于83%的病人中，大多病人需要长期的抗真菌治疗。肺部病变常表现为复发性肺炎、肺脓肿、脓胸、肺大疱及反复感染导致的肺膨出、支气管扩张，肺炎最常见的致病菌是金黄色葡萄球菌和流感嗜血杆菌，肺孢子菌也有报道。肺脓肿最常见的致病菌是铜绿假单胞菌及烟曲霉，这些菌种并不是病人肺部的常驻菌群，却能成为病人死亡的主要原因。当病人肺部血管合并有真菌感染时，病人可出现咯血。

所有的AD-HIES病人都有血清IgE水平的升高，97%的病人超过2000U/ml，93%的病人嗜酸粒细胞增多。但是IgE水平会随着时间降低，甚至在成年时恢复正常。AD-HIES病人病毒感染不常见，除以上表现之外，个别还可有免疫系统之外的组织器官受累表现，包括结缔组织、颅骨和血管异常病变等。病人面部外观特征常出现在青春期，表现为面部不对称、眼窝深度凹陷、鼻子宽而扁及毛孔粗糙。口腔表现为高腭弓、乳牙滞留、恒牙迟萌和反复口腔念珠菌病等。血管异常病变主要表现为中型动脉纡曲和动脉瘤，84%的病人表现为外周动脉和脑动脉异常，50%的病人表现为冠状动脉异常，而冠状动脉异常会导致心肌梗死的风险。消化系统异常表现为胃食管反流、吞咽困难和嗜酸性食管炎，骨骼系统异常表现为骨密度降低，破骨细胞活性增加，病人易发生骨折、脊柱侧弯和成人退行性关节疾病。颅脑磁共振检查提示非特异性白质高信号灶，主要集中在大脑额叶和顶叶，但病人智力正常。恶性肿瘤在*STAT3*缺陷病人的发病率增高，最常见的是非霍奇金淋巴瘤，其次可出现白血病、女性生殖系统肿瘤及肝癌、肺癌。AD-HIES病人的平均寿命是50～60岁，常死于感染因素。

AR-HIES病人基本不出现结缔组织、颅骨、牙齿及血管异常。*DOCK8*缺陷病人主要表现为特征性面容、反复发作的湿疹、肺部反复感染、病毒感染，该类病人易合并非霍奇金淋巴瘤和中枢神经系统的病变，包括偏瘫、癫痫发作、缺血性梗死及蛛网膜下腔出血。*DOCK8*缺陷病人可出现各种严重的皮炎。出生后前几个月病人可出现典型的特应性皮炎表现和分布。相比之下，AD-HIES病人新生儿时期常见脓疱性丘疹，最后演变为湿疹样皮炎。几乎所有的*DOCK8*缺陷病人均有食物过敏史，尤其是牛奶过敏史，婴幼儿病人易误诊为牛奶蛋白过敏。此外，病人常合并严重过敏性疾病如哮喘、过敏性鼻炎等。AR-HIES病人存在*DOCK8*缺陷常合并免疫缺陷病，易反复发生病毒、真菌和胞内菌感染，常见病毒感染包括单纯疱疹病毒、水痘带状疱疹病毒、人乳头瘤病毒和传染性软疣病毒感染等。有报道显示，*DOCK8*缺陷病人存在出现水痘-带状疱疹病毒疫苗株感染致严重血管病变的风险。相对AD-HIES，皮肤黏膜念珠菌病在*DOCK8*缺陷病人中少见，Th17细胞分化和IL-17的产生受损，但比AD-HIES中的程度要轻。*DOCK8*缺陷病人死亡主要与侵袭性感染有关，如严重肺炎与脓毒症。感染导致的死亡率为48%左右，平均死亡年龄为10岁。

*TYK2*缺陷引起的HIES无HIES典型的临床表现，仅部分病人血清IgE增高，主要临床表现有鼻窦炎、布鲁菌脑膜炎、反复肺炎、卡介苗接种后的结核分枝杆菌感染、顽固性皮肤湿疹、反复病毒感染、严重听力损伤等。

与*DOCK8*缺陷病类似，*PGM3*基因突变病人也有其他的异位性表现，如哮喘和过敏反应。这些病人也易感染单纯疱疹病毒、巨细胞病毒等皮肤病毒。同样和AD-HIES类似，*PGM3*缺陷的病人易发生窦肺感染，如支气管炎、肺大疱形成和皮肤、软组织细菌感染。尽管皮肤黏膜念珠菌病不是持续性的特征，但在部分病人中会出现。特有的白细胞碎裂性血管炎在*PGM3*缺陷病病人中比较常见。和AD-HIES及*DOCK8*缺陷病相比，*PGM3*缺陷病的一个特征表现是神经功能异常，包括发育延迟和低智商(88%)、共济失调(88%)、构音障碍(63%)、肌阵挛(63%)、神经性听力障碍(50%)、脑电图异常(38%)。髓鞘异常可以在脑部的磁共振成像中发现，血液学显示全血细胞减少特别是淋巴细胞及中性粒细胞。

三、诊断标准

1999年美国国立卫生院(NIH)结合临床表现及实验室检查建立了HIES评分标准。即根据病人的血清IgE水平、皮肤脓肿发生情况、肺炎发作次数、肺实质异常情况、乳牙脱落延迟状况、脊柱侧弯角度、血嗜酸粒细胞计数最高值、特征性面容等指标进行评分，总分>40 分可诊断为 HIES；总分 20～40 分为可疑 HIES，需定期观察；总分<20 分可直接认定为非 HIES。2010 年 Woellner 等提出了 AD-HIES 新的诊断标准，主要强调 Th17 细胞减少及*STAT3* 突变：①可疑 AD-HIES，血清 IgE≥1000U/ml，以下五项临床表现 NIH-HIES 得分高于 30 分，复发性肺炎、新生儿皮疹、病理性骨折、特殊面容、高腭弓；② 很可能 AD-HIES，除上述特征外伴有 Th17 细胞减少，甚至缺如，或有明确 HIES 家族史；③确诊 AD-HIES，除上述临床表现外，伴*STAT3* 显性负效应杂合突变（即某些信号转导蛋白突变后不仅自身无功能，而且能抑制同一细胞内野生型信号转导蛋白作用）。

除了通过不同临床特点和基因监测鉴别 AD-HIES 及 AR-HIES，两者在免疫学相关检测也有不同的特点，其中 *STAT3* 基因突变的 AD-HIES 常伴有 Th17 细胞的减少或缺失，$CD4^+$ 和 $CD8^+$ T 淋巴细胞减少主要见于 AR-HIES。

四、治疗

目前 HIES 的主要治疗方案为早期积极抗感染治疗，预防皮肤脓肿和肺部感染。抗生素治疗首选针对金黄色葡萄球菌和化脓性细菌的抗生素，如出现结构性肺损伤、支气管扩张等，则用药选择需调整至对革兰阴性菌（如假单胞菌）或真菌（如曲霉属）有效的抗生素。预防性使用抗生素和积极的肺炎治疗有助于减少肺炎发展为结构性肺损伤的概率。使用抗真菌药物用于控制皮肤黏膜和肺部真菌感染时，必须足量、足疗程使用。AR-HIES 病人如发生皮肤病毒感染，应给予干扰素等药物进行抗病毒治疗，反复单纯疱疹病毒感染者可预防性使用阿昔洛韦、伐昔洛韦等药物进行治疗。反复发作的湿疹和脓疮通过特殊的皮肤护理往往能获得较好的疗效，包括沐浴时使用稀释的漂白剂或在用含氯消毒剂消毒过的泳池游泳。此外，H_1 受体拮抗剂也有助于控制湿疹的瘙痒症状。反复发生感染的 AD-HIES 病人可选择静脉或皮下注射免疫球蛋白，尤其是接受预防接种后仍未产生特异性抗体的病人。免疫球蛋白替代疗法可降低细菌性肺炎的发病率，可用于反复发生肺部感染的病人。造血干细胞移植可以改善免疫及造血系统的紊乱，对于治疗 HIES 有重要作用。AR-HIES 常较 AD-HIES 易出现严重的感染及中枢神经系统的损害，因而建议 AR-HIES 病人尽早行造血干细胞移植，对于 AD-HIES 病人仅用于伴发造血系统恶性肿瘤者。AD-HIES 病人预后相对较好，而 AR-HIES 病人死亡率较高。

参考文献

Boos AC, Hagl B, Schlesinger A, et al. Atopic dermatitis, STAT3-an DOCK8-hyper-IgE syndromes differ in IgE-based sensitization pattern. Allergy, 2014, 69(7): 943-953.

Davis S D, Schaller J, Wedgwood R J. Job's syndrome. Recurrent, "cold", staphylococcal abscesses. Lancet, 1966, 1(7445): 1013-1015.

Engelhardt KR, McGhee S, Winkler S, et al. Large deletions and point mutations involving the dedicator of cytokinesis 8(DOCK8) in the autosomal-recessive form of hyper-IgE syndrome. J Allergy Clinlmmunol, 2009, 124(6): 1289-1302.

Esposito L, Poletti L, Maspero C, et al. Hyper-IgE syndrome: dental implications. Oral Surg Oral Med Oral Pathol Oral Radiol, 2012, 114(2): 147-153.

Freeman AF, Domingo DL, Holland SM, et al. Hyper-IgE (Job's) syndrome: a primary immune deficiency with oral manifestations. Oral Dis, 2009, 15(1): 2-7.

Freeman AF, Holland SM. Clinical manifestations of hyper IgE syndromes. Dis Markers, 2010, 29(3-4): 123-130.

Minegishi Y, Karasuyama H. Defects in Jak-STAT-mediated cytokine signals cause hyper-IgE syndrome: lessons from a primary immunodeficiency. Int Immunol, 2009, 21(2): 105-112.

Minegishi Y, Saito M, Tsuchiya S, et al. Dominant-negative mutations in the DNA-binding domainof STAT3 cause hyper-IgE syndrome. Nature, 2007, 448(7157): 1058-1062.

Sassi A, Lazaroski S, Wu G, et al. Hypomorphic homozygous mutations in phosphoglucomutase 3 (PGM3) impair immunity and increase serum IgE levels. J Allergy Clini Immunol, 2014, 133(5): 1410-1419.

Siah TW, Gennery A, Leech S, et al. Gross generalized molluscumcontagiosum in a patient with autosomal recessive hyper-IgE syndrome, which resolved spontaneously after haematopoietic stem-cell transplantation. Clin Exp Dermatol, 2013, 38(2): 196-197.

Woellner C, Gertz EM, Schaffer AA, et al. Mutations in STAT3 and diagnostic guidelines for hyper-IgE syndrome. Allergy Clinlmmunol, 2010, 125(2): 424-432.

Zhang Q, Davis JC, Lamborn IT, et al. Combined immunodeficiency associated with DOCK 8 mutation. N Engl J Med, 2009, 361(21): 2046-2055.

病例解析

1. 病例 1：男，9 岁。全身红斑丘疹伴瘙痒 8 年余，再发伴发热5天。患儿出生后不久双手背部出现红斑水疱，自愈后背部出现一鸡蛋大小脓疱，外科切开排脓后好转。后全身逐渐散发脓疱，壁厚，不易破，面颈部、背部为甚，多次外科切开排脓，并逐渐出现全身红斑丘疹，伴剧烈瘙痒，并有渗出倾向，反复发作，面部及四肢为甚。查体：面颈部、背部、前胸部皮肤多处正常皮色丘疹斑块，可见融合，大小不一，境界不清，并可见多处瘢痕样皮损、色素减退与抓痕，表皮干燥粗糙。耳后、头皮部可见米粒大小丘疹。双下肢、臀部可见大片丘疹斑块，较为肥厚，并伴有色素沉着。双手指甲甲板增厚变黄，易折断。辅助检查：血常规：嗜酸性细胞计数 $0.95 \times 10^9/L$、嗜酸性细胞百分比 10.30%；ESR 27mm/h。

胸部CT：双肺多发气囊影，边缘光整，纵隔受压左偏，左下肺实变影，边缘模糊，内见支气管充气征（图4-2-1）。

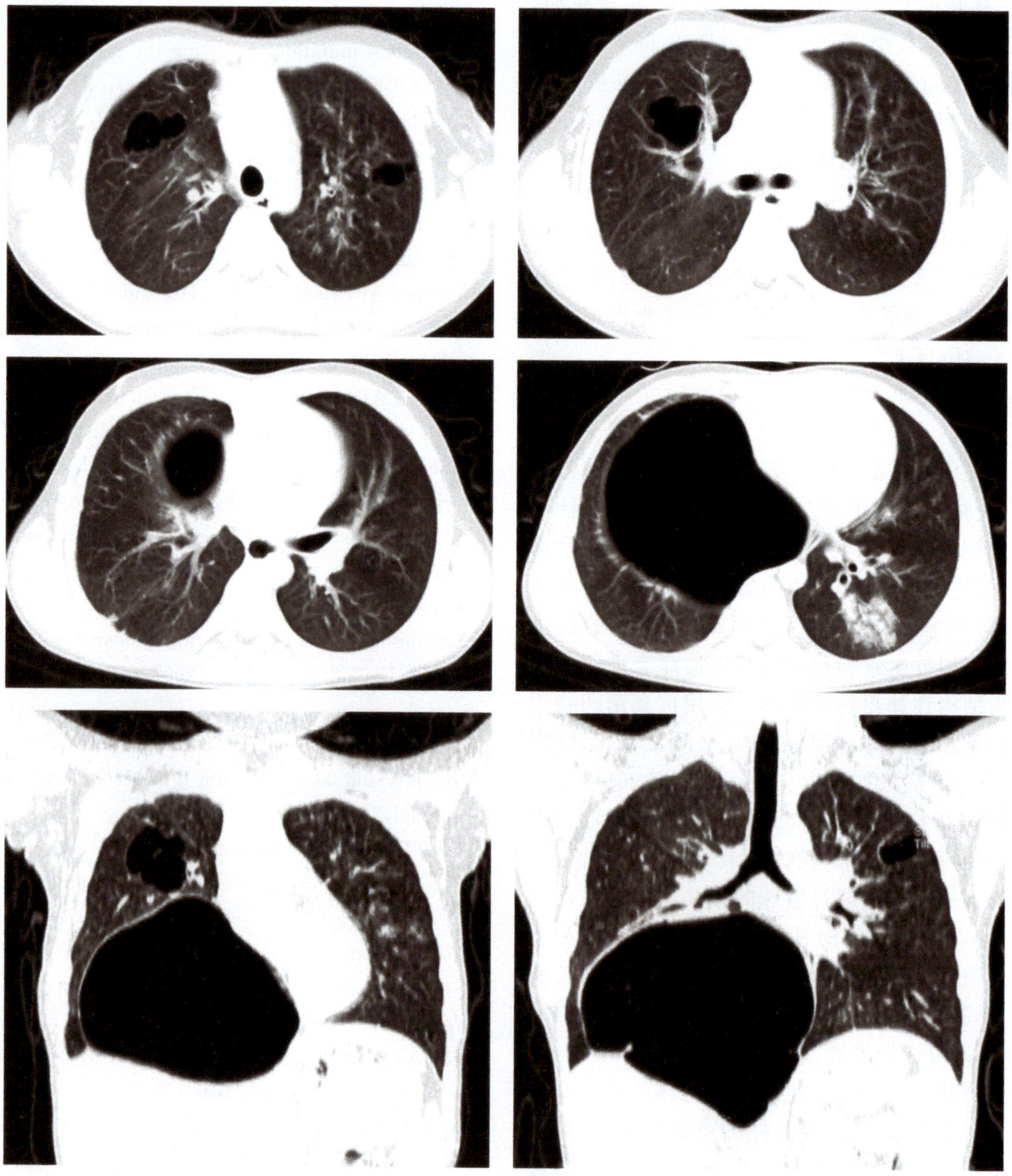

图 4-2-1 胸部 CT1

【诊断】 高IgE综合征。

【诊断依据】 男性患儿，出生后即有慢性顽固性皮肤病变，外周血嗜酸性细胞明显增高，红细胞沉降率快，胸部CT示双肺多发气囊影，右下肺见巨大气囊影，壁薄，边缘清晰，结合左下肺实变影，考虑病人存在反复肺部感染所致，以上特点需考虑高IgE综合征诊断。查 IgE 23 800U/ml，临床诊断高 IgE 综合征。

【分析】 高 IgE 综合征（HIES）是罕见的以免疫和结缔组织紊乱为特点的原发性免疫缺陷病（PID）。HIES 常伴严重细菌或病毒感染，包括反复发作的脓肿和肺炎、骨骼发育异常等免疫系统外表现，并有早期伴发恶性肿瘤的可能。HIES 又称 Job 综合征，1966 年由 Davis Schaller 和 Wedguood 首次报道，主要描述为特征性面容、反复发作的湿疹样皮炎、复发性皮肤和肺部感染，由于病人异常突出的皮肤病变与《圣经》人物 Job 所经历的磨难和病痛有关而命名。1972 年，Buckley 等学者更加全面地认识并描述了这一综合征，即除了皮肤病变和反复的肺部感染外，还表现为独特的面部特点和显著升高的血清 IgE 水平，并曾将其命名为 Buckley 综合征。直到 1974 年，人们发现 Job 综合征和 Buckley 综合征其实代表的是同一种疾病，并统一命名为 HIES。

自 2007 年以来，人们逐渐认识到 *STAT3* 基因负显性突变与该疾病反复感染有关。Renner 于 2004 年首次发现常染色体隐性遗传的 HIES，主要由 *DOCK8* 缺陷引起，其临床表现主要为病毒性皮肤感染、神经症状、过敏，易患有恶性肿瘤。Minegishi 于 2006 年首次发现因 *TYK2* 缺陷而引起的常染色体隐性遗传 HIES，后续众多研究表明该病的发病率明显低于前两者。2014 年 *PGM3* 缺陷病被认为是一种新发现的表现为特应性皮炎、反复感染、IgE 水平升高的常染色体隐性遗传的 PID。*STAT3*、*DOCK8*、*TYK2* 均广泛表达于细胞信号传导的过程中，特别是细胞免疫的信号传导，这些基因的缺失常引起多种细胞因子信号转导路径缺陷，从而产生 HIES。

大部分 AD-HIES 病人在新生儿时期出现丘脓疱疹，通常发生在出生后 1 周内，好发于面部和头皮，也可以泛发。在 1 年内皮疹常常演变为湿疹样皮疹。AD-HIES 病人患慢性皮炎，常和金黄色葡萄球菌定植和感染相关。HIES 常累及免疫、骨骼、牙齿等其他系统，可同时伴有特殊面容、病理性骨折、牙齿延缓脱落、血管畸形、中枢神经系统病变等，而反复感染病史是其最突出的特点，如反复呼吸道、皮肤黏膜、软组织等感染，病人对金黄色葡萄球菌、真菌和病毒尤为易感。局部异常的炎症反应及组织修复障碍可能是感染后常引起肺部气囊形成的原因。

本例以皮肤和肺部病变为主要表现，需与特应性皮炎（atopic dermatitis，AD）鉴别。两者多为早年发病，HIES 病人多于 1 岁以内开始发病，而 AD 可发生在各个年龄阶段，80％的 AD 病人初发年龄＜5 岁。两种疾病的组织病理表现相似，多表现为特应性皮炎的改变，皮损有大量嗜酸粒细胞等炎性细胞浸润，皮肤组织病理活检对 AD 及 HIES 诊断意义不大。与 HIES 不同的是，AD 无特殊的皮肤深部脓肿、肺炎等感染病史，且无骨骼、牙齿、血管、神经系统等病理改变，可资鉴别。HIES 和 AD 血清 IgE 水平和嗜酸粒细胞有不同程度的升高，HIES 的 IgE 显著升高，可达 1000U/ml 或更高（正常值 20-200U/ml），然而 AD 的血清总 IgE 水平升高程度远不及 HIES。IgE 增高对过敏性疾病有诊断意义，血清 IgE 是 HIES 的诊断标准之一，对评估 AD 的严重程度及治疗有重要的价值，但不是诊断 AD 所必需。AD-HIES 病人的 Th17 细胞数量显著减少甚至缺如，而 AD 病人的 Th17 细胞数量无明显变化。

（南京医科大学第一附属医院影像科　徐　海　提供）

2. 病例 2：女，19 岁。反复咳嗽、咳痰 15 年，加重伴胸痛 7 天，发热 6 天。病人 15 年前出现咳嗽，咳黄白色黏痰，多于受凉感冒后出现，无明显季节性。7 天前受凉后出现咳嗽，初咳大量黄色黏痰，后咳白色黏痰，痰量较前减少。伴胸痛，以前胸及后背部为著，咳嗽或吸气时加重，活动后或咳嗽剧烈时感胸闷、喘憋。6 天前出现发热，体温最高达 38.4℃，以下午为著，发热时咳嗽、胸痛剧烈。在当地卫生院先后应用头孢唑林、头孢曲松、地塞米松等药物治疗 6 天，疗效差，且出现痰中带血，于 2014-12-04 入院诊治。既往史：3 岁时因肺脓肿、脓胸行手术治疗。7 岁时因肺大疱行手术治疗。8 岁时因颈部淋巴结肿大先后行 4 次活检，具体病理不详，均抗感染治疗好转，但切口愈合缓慢。16 岁因巴氏腺囊肿行手术治疗，术后给予抗结核治疗半年。17 岁因臀部筋膜炎行手术治疗。18 岁曾拔牙 2 颗。

胸部 CT（2014-12-04）：上腔静脉后、气管周围半圆形软组织密度影，内坏死明显，上腔静脉受压；右肺上叶后段空洞性病变，左肺舌叶支气管扩张，右侧少量胸腔积液（图 4-2-2）。

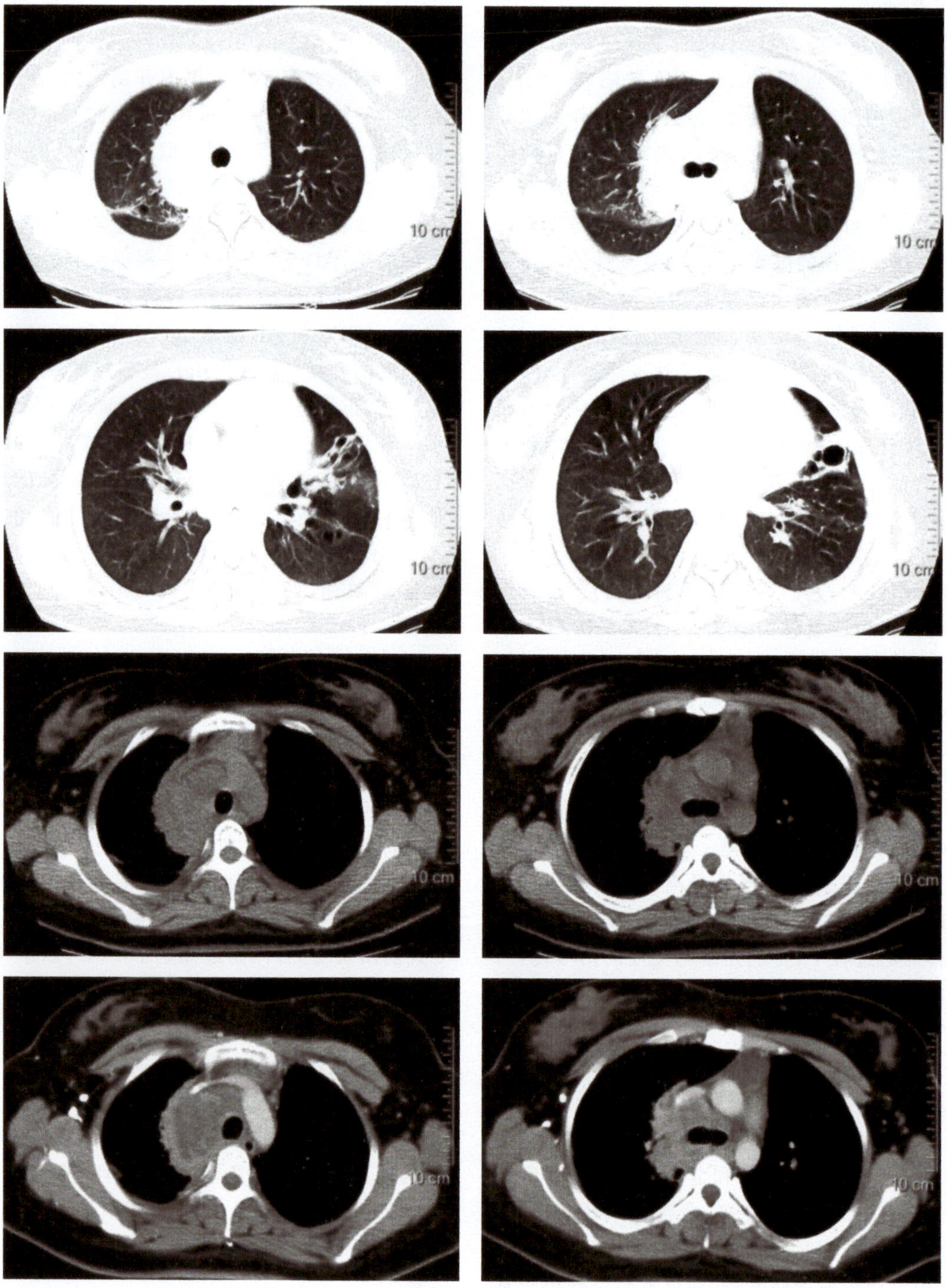

图 4-2-2 胸部 CT2

【诊断】 高 IgE 综合征。

【诊断依据】 青年女性，自幼既有肺脓肿、脓胸等肺部反复感染病史，有颈部化脓性淋巴结炎、皮肤病变和牙齿延缓脱落，胸部 CT 示纵隔脓肿和支气管扩张表现，以上特点支持高 IgE 综合征诊断。查体：T 37.8℃，颈静脉怒张，前胸壁充血明显。颌下见一长约 4cm 手术瘢痕，愈合好。左后背部见一长约 20cm 斜行手术瘢痕，愈合好。双肺呼吸音粗，可闻及散在哮鸣音及少量湿啰音。辅助检查：血常规示 WBC 16.31×10^9/L、N% 80.7%、Hb 109g/L；CRP 37.1mg/L；ESR 69mm/h；免疫球蛋白＋补体：IgE 18 700U/ml，余正常。行支气管镜检查：管腔通畅，左肺舌叶见大量黏痰；EBUS 病理回示：(淋巴结活检)送检血块及少许纤维组织内见大量中性粒细胞脓细胞及少量淋巴细胞浸润，符合化脓性炎症改变。免疫组化：CD68(＋)、CD3(散在＋)、PAX-5(散在＋)、CD15(＋)、CD30(－)、Ki-67(＋淋巴细胞)。临床诊断明确后给予亚胺培南西司他丁钠 1.0g q8h 联合万古霉素 1.0 q12h，静脉滴注 5 天，发热、咳嗽、咳痰、喘憋明显减轻。改为左氧氟沙星 0.5 qd 联合头孢吡肟 2.0g bid，继续治疗 6 天，复查胸部 CT(2014-12-14)示纵隔脓肿较前吸收(图 4-2-3)。出院口服左氧氟沙星、甲硝唑治疗 2 周(2014-12-28)，病变进一步吸收(图 4-2-4)。

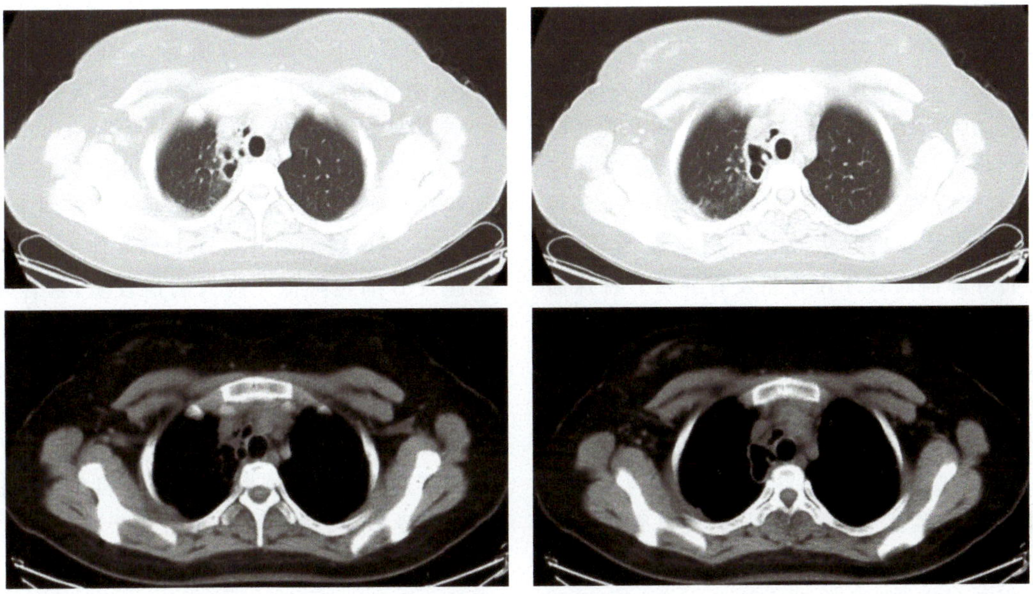

图 4-2-3　纵隔脓肿较前吸收，为多发空洞样改变(2014-12-14)

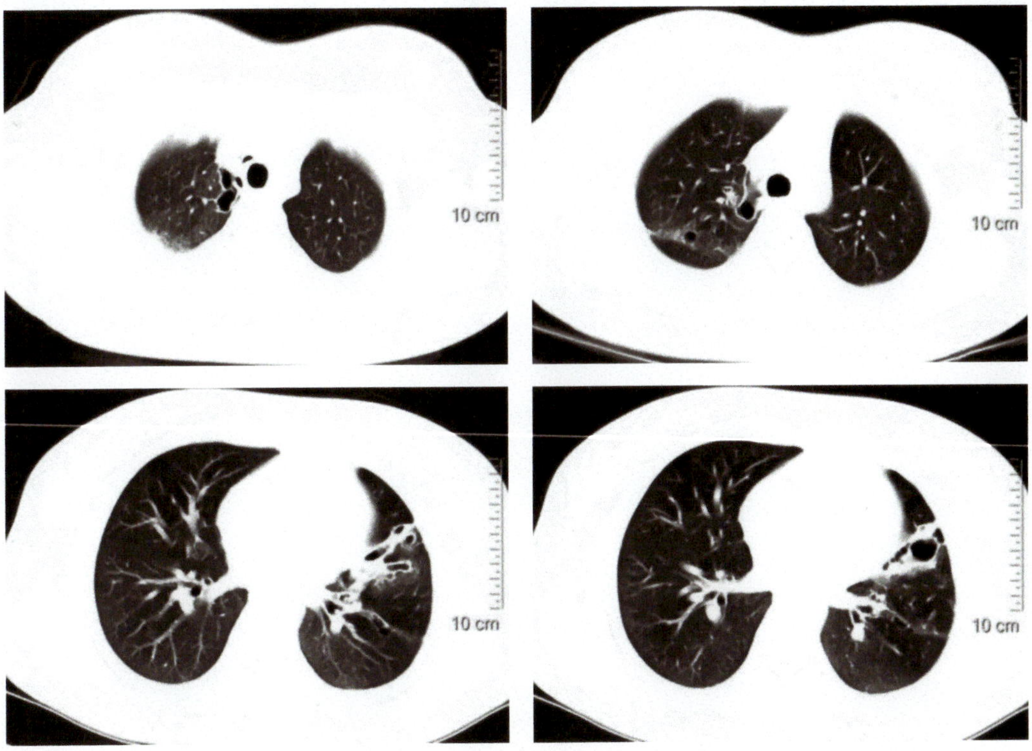

图 4-2-4　病变进一步吸收(2014-12-28)

【分析】 本例病人面容发育尚可，智力、体力发育基本正常，反复感染表现引起笔者注意。入院查体牙齿排列相对较整齐，追问病史病人因乳牙不脱落，于当地医院口腔科拔除，进一步支持 HIES 诊断并行 IgE 检查证实。综合考虑，该例符合 AD-HIES 诊断。牙齿和骨骼发育异常是 HIES 重要的特征。1999 年，Grimbacher 等指出有 72% 的 HIES 病人在 8 岁以后出现牙齿发育异常，包括乳牙滞留伴恒牙萌出或萌出异位、舌部横裂纹等。乳牙脱落和恒牙萌出是两个相互独立的过程，HIES 仅仅影响了乳牙的脱落，并不影响恒牙生长发育。其具体机制尚不明确，可能是由于缺少某种能促进牙槽对乳牙牙根起吸收作用的刺激因子，如 IL-11 信号转导障碍而致牙齿骨骼发育异常。特殊面容、脊柱侧弯则在＞16 岁病人较明显。HIES 病人易罹患呼吸道感染，文献报道，大多数病人至少有 1 次肺炎，超过 50% 有 3 次或以上的肺炎，超过 75% 病人肺部感染后畸形愈合形成肺膨出或支气管扩张，由于肺结构异常易感染真菌和革兰阴性菌，是导致病人死亡的主要病因。本例胸部 CT 既有明显的支气管扩张表现，其痰中带血症状考虑为支气管扩张所致。

HIES 需要与特应性皮炎及遗传性疾病如选择性 IgA 缺陷病、脯氨酸肽酶缺陷、Wiskott-Aldrich 综合征（WAS）、Netherton 综合征、Omenn 综合征和白细胞介素 1 受体相关激酶-4（interleukin-1 receptor-associated kinase-4，IRAK-4）缺乏症鉴别。严重特应性皮炎病人可有高 IgE 血症及反复皮肤化脓性感染，但无反复肺部感染及免疫系统外的临床表现。选择性 IgA 缺陷病病人婴幼儿时期即可表现为全身皮炎样改变和疖肿，但以 IgA 特征性降低为主而无冷脓肿。脯氨酸肽酶缺陷病人也可出现显著的 IgE 升高、湿疹及化脓性皮肤感染，但多伴有小腿慢性溃疡、面部畸形和智力异常。WAS 病人也可表现为反复湿疹、复发性感染等，但血小板减少是 WAS 的主要鉴别点。Netherton 综合征病人有皮疹和高 IgE 血症表现，但病人的皮疹主要为鱼鳞样改变。Omenn 综合征病人新生儿期即出现反复皮疹，嗜酸粒细胞升高，IgE 升高伴 IgA、IgG、IgM、T 细胞及 B 细胞降低。病人病情较重，常合并出现肝、脾、淋巴结肿大及机会性感染。IRAK-4 缺乏症病人常反复出现肺部化脓性感染和皮肤冷脓肿，但无湿疹表现。

病人一旦诊断为 HIES，需要进行相关检查以评估疾病所造成的多系统损害，主要项目包括皮肤检查、胸部影像学检查、脊柱侧弯评估及牙科检查（评估是否存在乳牙脱落延迟）。HIES 如能早期诊断，并长期给予恰当的抗生素、H_1 受体拮抗剂等相关治疗，预后大多良好。部分病人由于治疗不及时或不恰当，易形成皮肤、肺部等器官慢性感染。如延误诊断，可由于反复感染，特别是肺部感染而使病死率增高。

第 5 章

胸膜肿瘤

第一节　胸膜间皮瘤

间皮瘤(mesothelioma)是发生于浆膜表面间皮细胞的肿瘤,65%～70%的间皮瘤原发于胸膜,约 30%的间皮瘤原发于腹膜(图 5-1-1),心包膜(图 5-1-2)、睾丸鞘膜(图 5-1-3)、输卵管浆膜等处间皮瘤较为罕见。

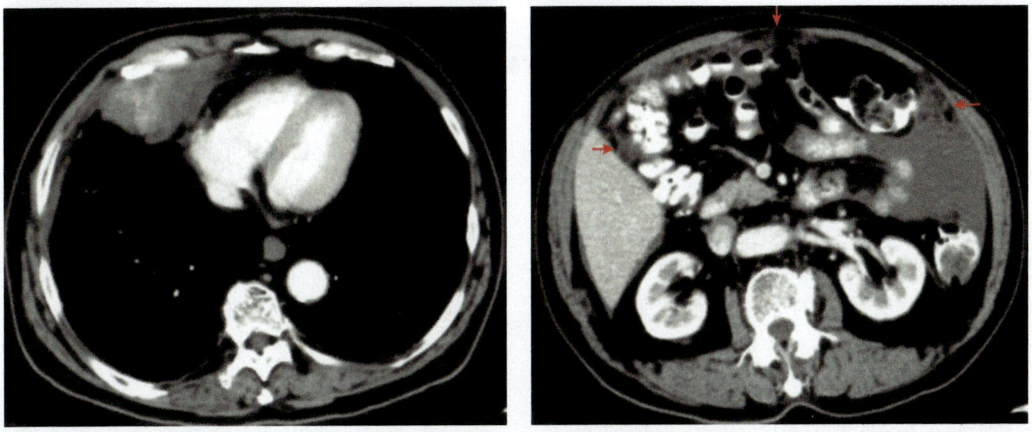

图 5-1-1　男,67 岁。右侧心膈角胸膜间皮瘤伴腹膜间皮瘤(红箭)

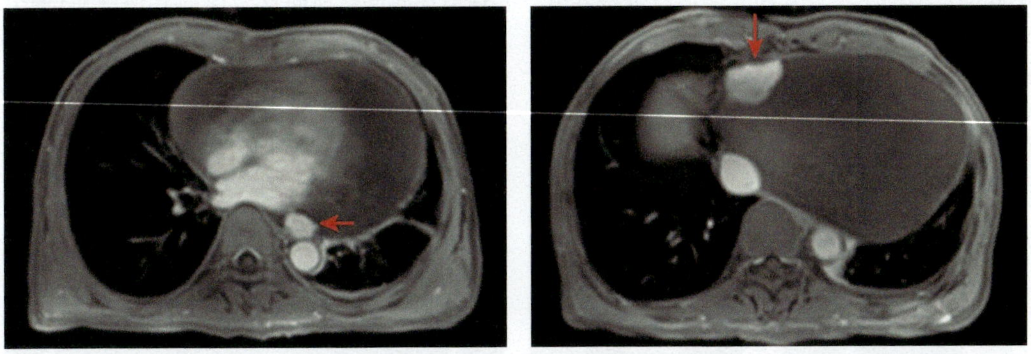

图 5-1-2　男,40 岁。心包恶性间皮瘤(红箭)

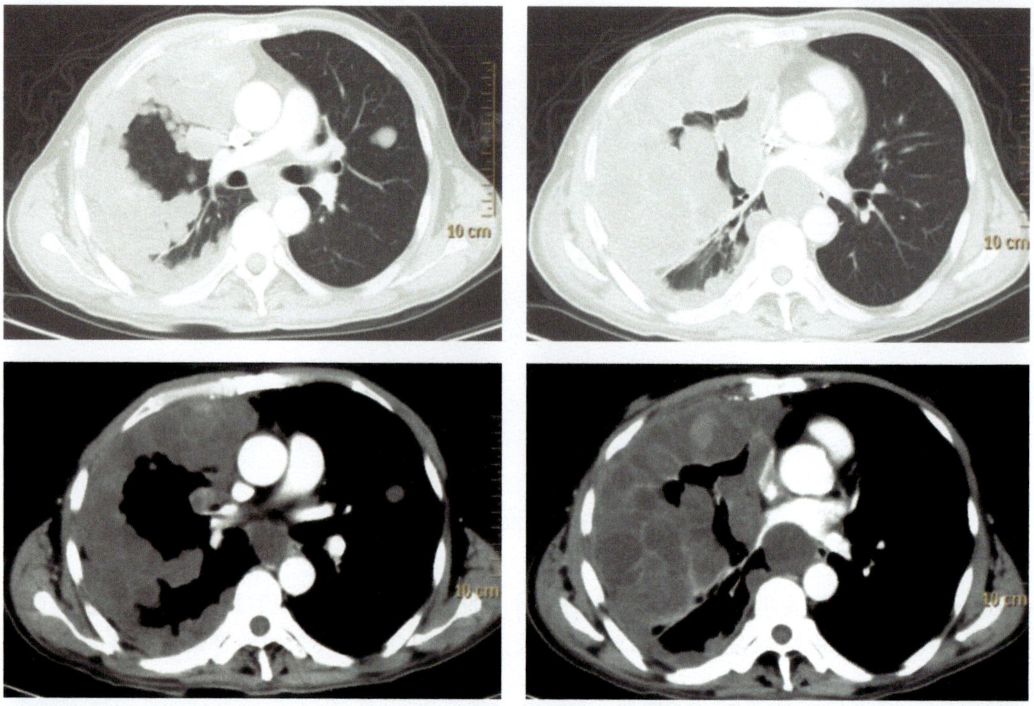

图 5-1-3　男,52 岁。右侧精索间皮瘤术后 10 年

一、定义及发病特点

胸膜间皮瘤(pleural mesothelioma)是一种来源于胸膜间皮细胞的原发肿瘤,占全部恶性肿瘤的0.02%～0.04%,占胸膜肿瘤的5%,占胸膜原发肿瘤的80%。胸膜间皮瘤可发生于脏层胸膜和壁层胸膜的任何部分,80%发生于脏层胸膜,20%发生于壁层胸膜,可发生于任何年龄,常见于40～70岁,男性居多。

二、分类

根据胸膜间皮瘤的生长方式和大体形态可将其分为局限型和弥漫型两类,前者发病率低于后者。局限型多为良性,少数为恶性,常起自于脏层胸膜或叶间胸膜(图5-1-4),少数可来自壁层、膈肌和纵隔,肿瘤大小不一,从小结节到巨块形,甚至占据整个胸腔,生长缓慢,与接触石棉无关,约50%可无症状。弥漫型均为高度恶性,病变广泛,进展迅速,自胸膜壁层发生,多起自横膈壁层胸膜,病变向上发展将胸膜腔大部分充填并压迫肺组织,可侵犯纵隔、肺、肋骨等邻近组织,也可沿淋巴及血液转移。

在WHO(2004年)胸膜肿瘤组织学分类中,间皮瘤包括弥漫性恶性间皮瘤(上皮样间皮瘤、肉瘤样间皮瘤、促结缔组织增生性间皮瘤和双向型间皮瘤)、局限性恶性间皮瘤和间皮来源的其他肿瘤(高分化性乳头状间皮瘤和腺瘤样瘤)三种类型。在WHO(2015年)胸膜肿瘤组织学新分类中,在间皮瘤分类中的局限性

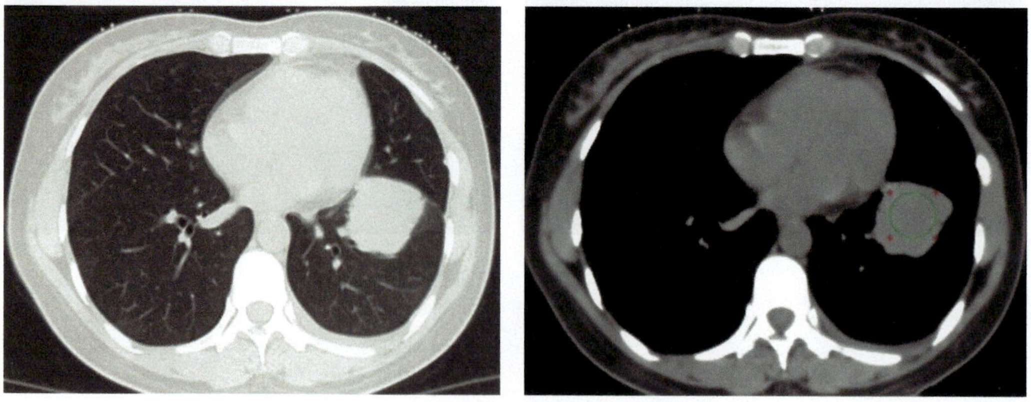

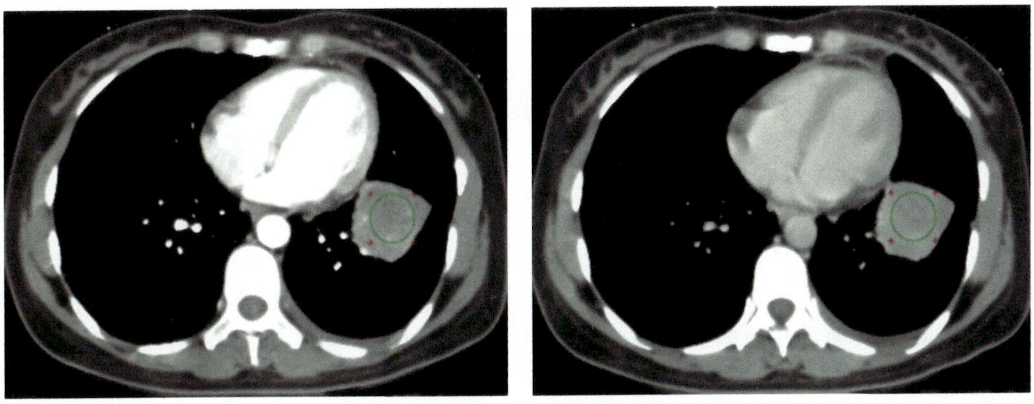

图 5-1-4 女，34 岁。干咳 3 个月。左斜裂下恶性胸膜间皮瘤

恶性间皮瘤项下，增加了上皮样间皮瘤、肉瘤样间皮瘤和双相型间皮瘤三种亚型，与弥漫性恶性间皮瘤的亚型基本一致；去掉了间皮来源的其他肿瘤这一笼统的分类名称，将 2004 版分类中列于其下的高分化乳头状间皮瘤和腺瘤样瘤与弥漫性恶性间皮瘤、局限性恶性间皮瘤并列。故新的间皮瘤分类包括弥漫性恶性间皮瘤（上皮样间皮瘤、肉瘤样间皮瘤、促结缔组织增生性间皮瘤和双相型间皮瘤）、局限性恶性间皮瘤（上皮样间皮瘤、肉瘤样间皮瘤和双相型间皮瘤）、高分化乳头状间皮瘤和腺瘤样瘤四种类型。

三、病因

胸膜间皮瘤是由环境、生物和遗传因素引起的肿瘤。1960 年 Wagner 等报道了一组胸膜间皮瘤在石棉矿工中流行的病例，33 例恶性胸膜间皮瘤（malignant pleural mesothelioma，MPM）中，32 例有石棉接触史，首次提出 MPM 与石棉粉尘的暴露有关。直接接触石棉的矿业工人及其他石棉相关产业工人如建筑业、锅炉、电焊等相对高发此病。石棉是 MPM 的首要致病因素，主要包括 6 种可形成极细纤维的硅酸盐矿物：温石棉、青石棉、铁石棉、直闪石石棉、透闪石石棉和阳起石石棉。温石棉属于蛇纹石类矿物，其他属于角闪石矿物。在肺内，温石棉的生物持续性较角闪石短。石棉引起本病的机制目前尚不清楚。部分学者认为石棉纤维大小和形状比其化学性状在致癌机制中的作用更重要，直径小而细的纤维比直径大而粗的纤维致肿瘤作用强。这些纤细的石棉纤维可被深入地吸到肺里并穿破组织直达胸膜，可能通过长期刺激间皮细胞导致不断修复增生、干扰有丝分裂导致细胞非整倍体的产生及产生毒性氧自由基和干扰细胞信号传导通路等途径致使肿瘤发生。青石棉通常被认为是石棉中最致癌的类型。闪石棉在 MPM 发病机制中的作用为人们广为接受，而温石棉是否能导致 MPM 仍有争议。温石棉最常用，并且广泛应用于工业中。一些研究者认为温石棉可诱发间皮细胞的 DNA 损伤和染色体异常，另一些研究者提出温石棉不能引起 MPM 而是闪石棉污染温石棉导致 MPM。

从石棉暴露到发病，大概有 30～40 年的潜伏期，发展为间皮瘤的风险取决于不同类型的石棉矿物纤维的暴露情况。在对 1690 例病人的回顾性分析中，潜伏期>15 年者占所有病例的 99%。由于过去石棉暴露多见于以男性劳动力为主的职业，所以目前 MPM 的发病率男性高于女性。例如，根据法国国家间皮瘤监测项目，职业性石棉暴露所致的危险分数在男性>80%，在女性<40%。职业性石棉暴露所致的危险分数的性别差异在其他国家亦有报道。有证据表明间皮瘤亦可来源于副职业的暴露（如妇女清洗丈夫工作服）和与职业无关的环境暴露。统计表明，石棉工人发生间皮瘤的风险为 8%～13%，家属为 1%。特发性或自发性间皮瘤可发生在没有接触石棉的动物和人，自发性间皮瘤在人类中的发生率为 1/100 万。

20 世纪 40 年代起，随着石棉在工业中的广泛应用，间皮瘤发病率逐渐增高。由于间皮瘤发生的潜伏期长，各地发病高峰有所不同。世界范围内预计，该病会在今后的 10～20 年内达到发病的高峰。该病在欧洲的最高发病率预计会在 2015～2020 年出现，而有些国家可能已达发病高峰（美国和瑞典）。在美国和西方国家，石棉被认为是导致恶性间皮瘤的主要原因，80%的恶性间皮瘤形成与石棉直接或间接接触有关。在美国，虽然自 20 世纪 70 年代以来石棉使用有所下降，恶性胸膜间皮瘤的发病率趋于稳定，但每年仍然有约 2500 人发生恶性间皮瘤，仍然比世界其他任何地方有更多的报道病例和死亡人数。尽管 2005 年在欧洲及多数其他发达国家已经禁止应用石棉，但在英国、荷兰和澳大利亚，MPM 的死亡率最高；在日本、阿根廷和巴西，MPM 死亡率正在增加。自 20 世纪 80 年代开始，石棉工业向发展中国家和地区转移，预测在未来几十年发展中国家的 MPM 发病率将较目前有所上升。大量生产石棉的前五名国家包括俄罗斯(到目前为止最大的生产国)、中国、哈萨克斯坦、巴西和加拿大,我国也是石棉使用大国,不久的将来,中国可能会遭遇 MPM 的发病高峰。尽管已经有研究在高危病人(即有石棉暴露史)中筛查间皮瘤,但美国国立综合癌症网络(NCCN)指南不推荐筛查 MPM,因为尚未有证据表明筛查能降低死亡率。

除石棉外,MPM 的其他潜在致病因素或协同因素包括:暴露于其他天然纤维(毛沸石和氟浅闪石)或人造纤维(耐火陶瓷)、电离辐射和猿猴空泡病毒 40(SV40)。毛沸石为含水的钠钾钙铝硅酸盐矿物,其晶体为毛状纤维,故而得名。在不同种类的矿物纤维中,毛沸石能最有效地诱发恶性间皮瘤。毛沸石纤维暴露导致巨噬细胞产生活性氧代谢产物并且会增加间皮瘤细胞原癌基因 c-fos 和 c-jun 的 mRNA 早期反应的水平。矿物纤维(岩棉、玻璃棉和渣棉)对人类无致胸膜肿瘤的能力。SV40 是一种 DNA 病毒,主要阻断抑癌基因,在人和鼠均为强致癌病毒。

遗传因素可增加 MPM 的易感性,有助于 MPM 的发生,与家族性间皮瘤有关。一项研究表明,在土耳其的 Karain 和 Tuzkoy,遗传易感性可影响矿物纤维的致癌力,毛沸石与 MPM 的高发病率密切相关。矿物学分析表明:这 2 个地方的毛沸石样本和世界上不同地方的样本之间没有明显的差异。这些家庭对 MPM 易感基因遗传是常染色体显性遗传模式,一些家族携带 BRCA1 相关蛋白 1(*BAP1*)基因突变,可导致 MPM 的发生。

极少数 MPM 由放射线引起。烟草与间皮瘤的发生无关。然而,吸烟且暴露于石棉的病人增加患肺癌的风险。此外,应鼓励病人戒烟,因为吸烟妨碍治疗(如手术后伤口愈合延迟)。

四、临床表现

MPM 通常起病隐匿,约 70%病人以胸腔积液为主要表现,早期病人可无症状或仅表现为运动后气促,随积液量增多和肿瘤生长可出现咳嗽、胸痛、呼吸困难等。胸腔积液可为血性或草黄色渗出液。胸痛症状通常为非胸膜性疼痛,但有时也可为胸膜性疼痛。与结核性胸膜炎不同,随着胸液量的增加胸痛不缓解,而是逐渐加重。胸痛多为单侧,常放射到上腹部、肩部和双上肢,胸痛表现为钝性和弥漫性,有时也呈神经性。呼吸困难是间皮瘤的一个常见症状,在早期与胸腔积液有关,在后期主要与胸壁活动受到限制有关。MPM 局部侵袭常见,易侵犯周围组织如淋巴结、纵隔、腹膜、肝脏、心包等,导致上腔静脉压迫、心脏压塞、皮下肿块、脊髓压迫等。病程后期可出现消瘦、疲劳、恶病质、发热、盗汗、血小板增多、血清蛋白减少、红细胞沉降率增高和贫血等表现。

五、影像学表现

MPM 病人的影像学表现多为非特异性,多表现为胸腔积液、胸膜增厚和胸膜肿块。胸腔积液(图 5-1-5)是本病的常见表现,发展迅速的顽固性单侧胸腔积液是本病的特点之一。有时大量积液容易掩盖胸膜增厚,增强扫描有助于积液与增厚胸膜之间的辨别(图 5-1-6)。

胸膜增厚包括局限型增厚、多发结节型增厚和弥漫性不规则增厚等,厚度>1cm 对该病的诊断有价值。局限型增厚均见于侧胸膜;弥漫型增厚也大多见于侧胸膜,可伴纵隔胸膜和叶间胸膜受累。局限型增厚多表现为局部丘状或卵圆形软组织样密度肿块,广基与胸膜相连,肿块与胸膜夹角大多成钝角(图 5-1-7)。单侧弥漫性胸膜增厚是 MPM 的基本特征,最常表现为多发结节状增厚(图 5-1-8)、胸膜肿块伴多发结节(图 5-1-9)或环形增厚,内缘凹凸不平。胸膜环形增厚呈盔甲状,病变常累及纵隔胸膜而致纵隔固定,包绕或侵犯肺组织使患侧胸腔容积缩小(图 5-1-10),纵隔向患侧移位少见。纵隔固定、患侧胸腔体积缩小多为中晚期表现,对于诊断 MPM 有重要意义。

胸腔积液的多少与胸膜的厚度不成正比,早期 MPM 胸膜增厚不明显而表现为反复的胸腔积液,当胸膜呈环状明显增厚时,部分病例胸腔积液反而不明显。胸膜斑的出现是既往石棉暴露的一项重要标志。

MPM 肺内转移也比较常见,转移灶多表现为肺内多发结节(图 5-1-11),有时与周围型肺癌伴胸膜转移在影像学表现上很难区分,必须依赖病理鉴别。部分病例伴有淋巴结肿大(图 5-1-12),包括气管、支气管周围、前纵隔和内乳淋巴结等,也可出现淋巴结钙化(图 5-1-13),易误诊为结核性胸膜炎。

此外,亦有少见表现为肺内孤立肿块或肺内多发大小不等的球形肿块。少数侵及膈肌,可穿破膈肌扩展至后腹膜;侵犯胸壁致肋骨、胸骨破坏,于胸壁外形成软组织肿块(图 5-1-14);侵犯心包(图 5-1-15);也可发生血行转移到骨、肾上腺,甚至对侧肺(图 5-1-16)。

MPM 平扫呈软组织密度,增强 CT 扫描显示增厚的胸膜与结节轻中度强化,后者强化更为明显,可有延迟强化(图 5-1-17),可能系肿瘤组织纤维成分较多所致。弥漫结节型多为均匀强化,弥漫肿块型及单发巨块型中心有片状低密度区,病理上这些无强化区代表肿瘤的囊变、出血或坏死(图 5-1-18)。个别病例可无强化或有其他恶性征象(图 5-1-19)。

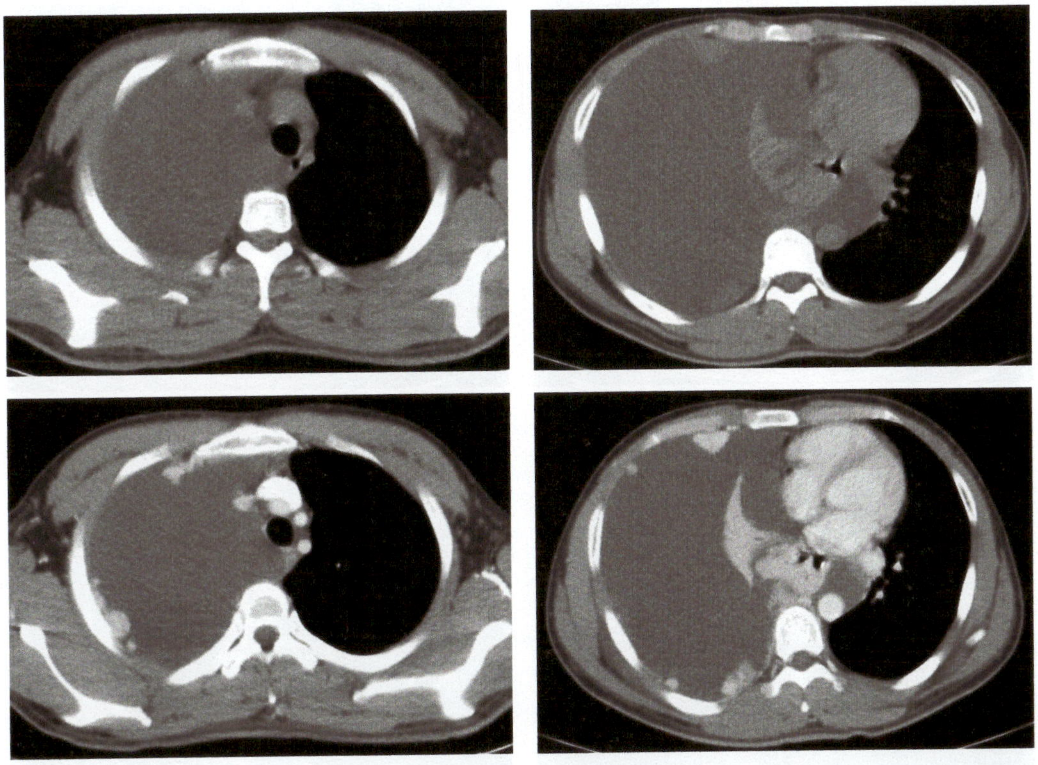

图 5-1-5 男，27 岁。胸膜间皮瘤。右侧胸腔大量积液，增强扫描示同侧胸膜多发大小不等结节影

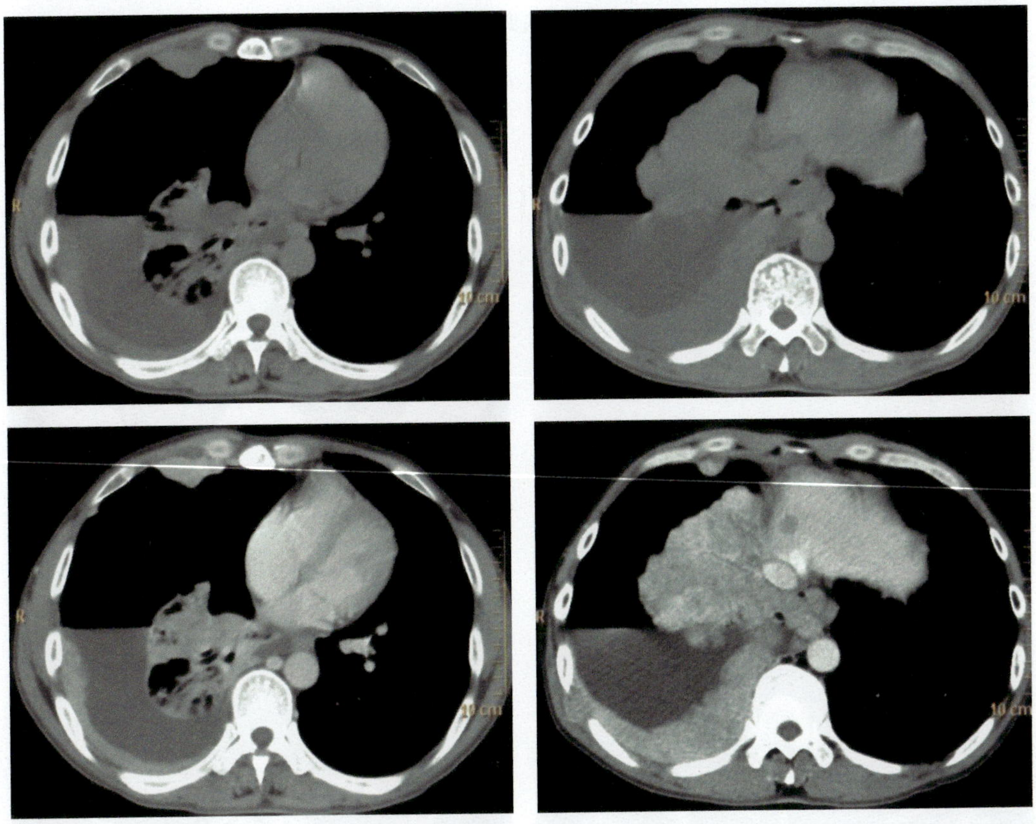

图 5-1-6 男，41 岁。恶性胸膜间皮瘤。右肺门肿物并右侧液气胸、胸膜增厚，增强扫描增厚胸膜强化明显

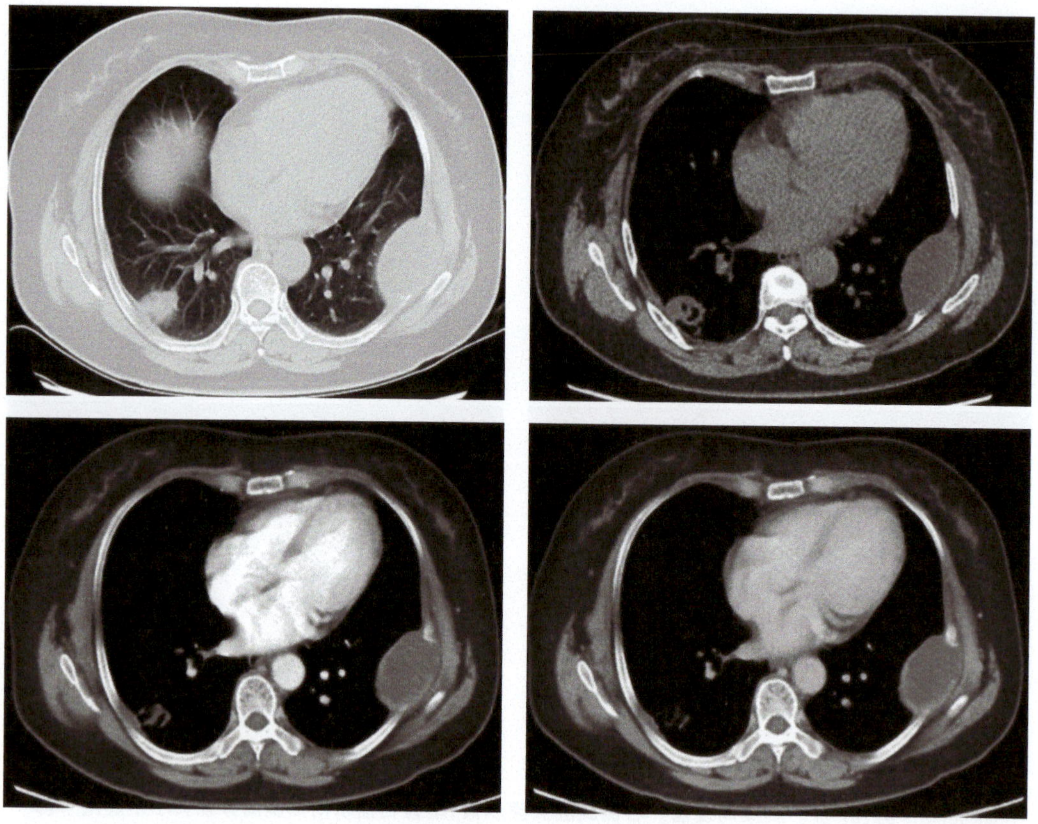

图 5-1-7 女，60 岁，左胸痛半年。左侧胸膜局限性卵圆形软组织肿块，广基与胸膜相连，与胸膜钝角相交，增强扫描边缘强化。病理：(左胸壁病变)镜下主要由胞质淡染的上皮样细胞构成，考虑恶性间皮瘤。(右肺结节)考虑结核

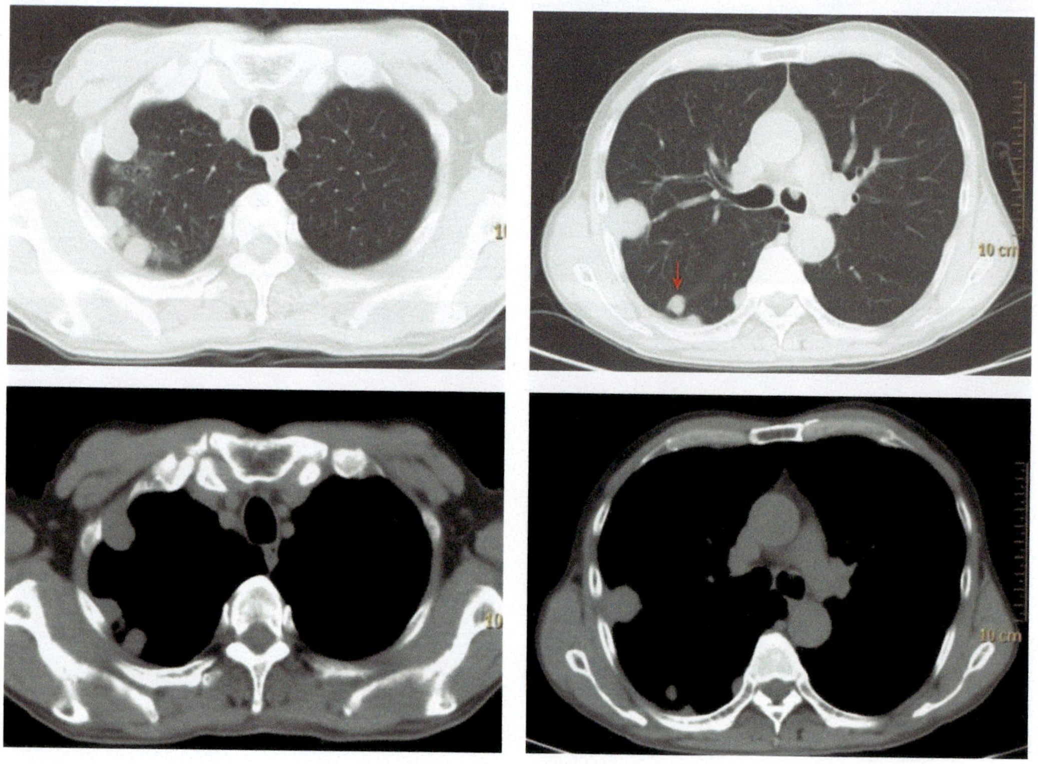

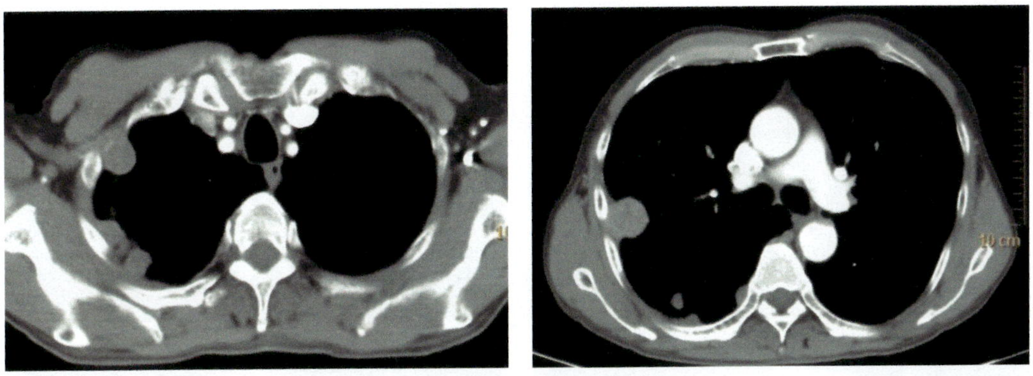

图 5-1-8　男,71 岁。胸痛 1 个月。右侧胸膜增厚,多发大小不等结节影,斜裂受累(红箭)。病理:胸膜间皮瘤

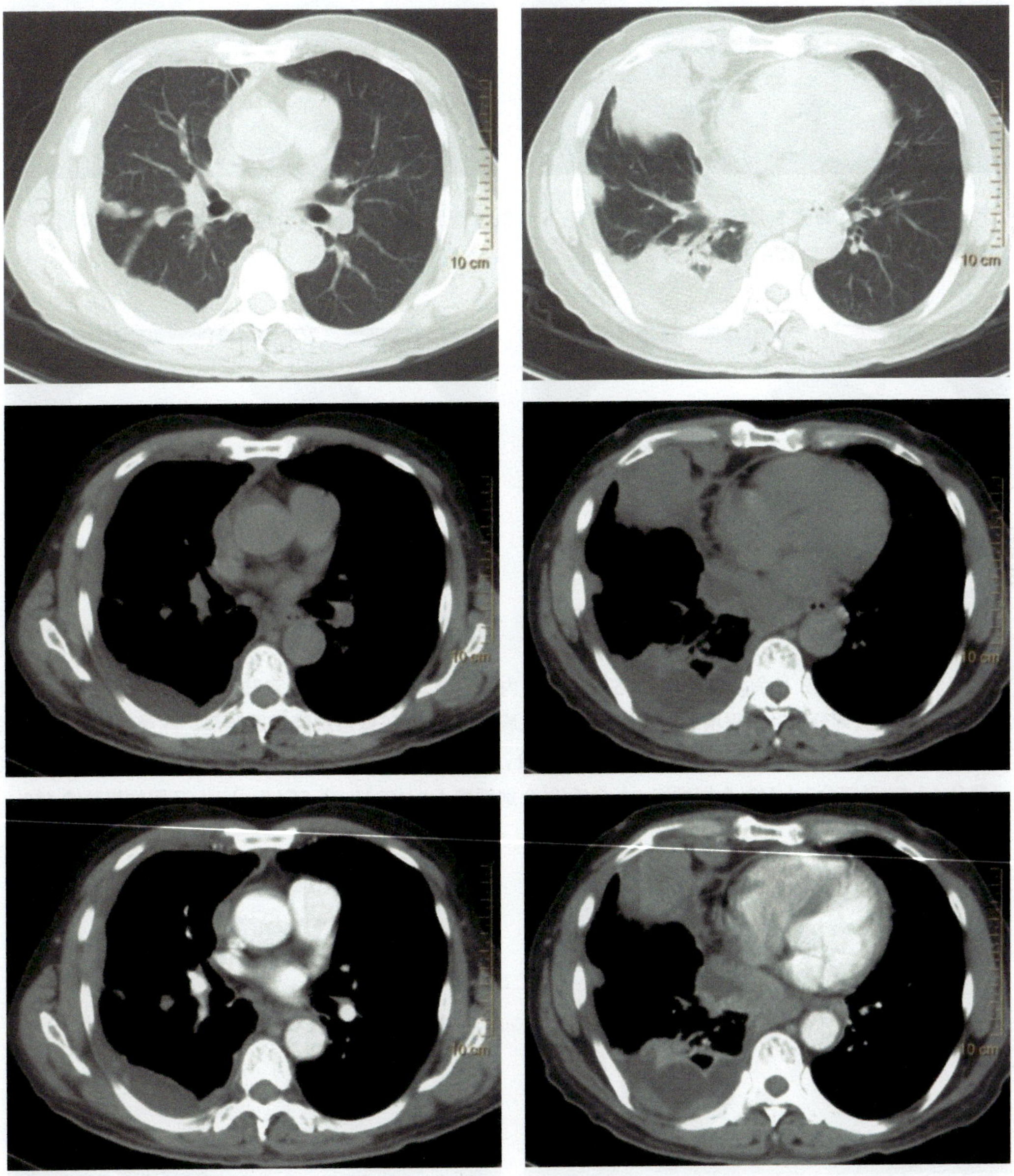

图 5-1-9　男,62 岁。咳嗽、咳痰、憋喘 20 天。右侧胸腔积液、胸膜增厚,叶间裂受累,见多发大小不等结节影,侧胸膜尚见较大肿块影。病理:恶性间皮瘤

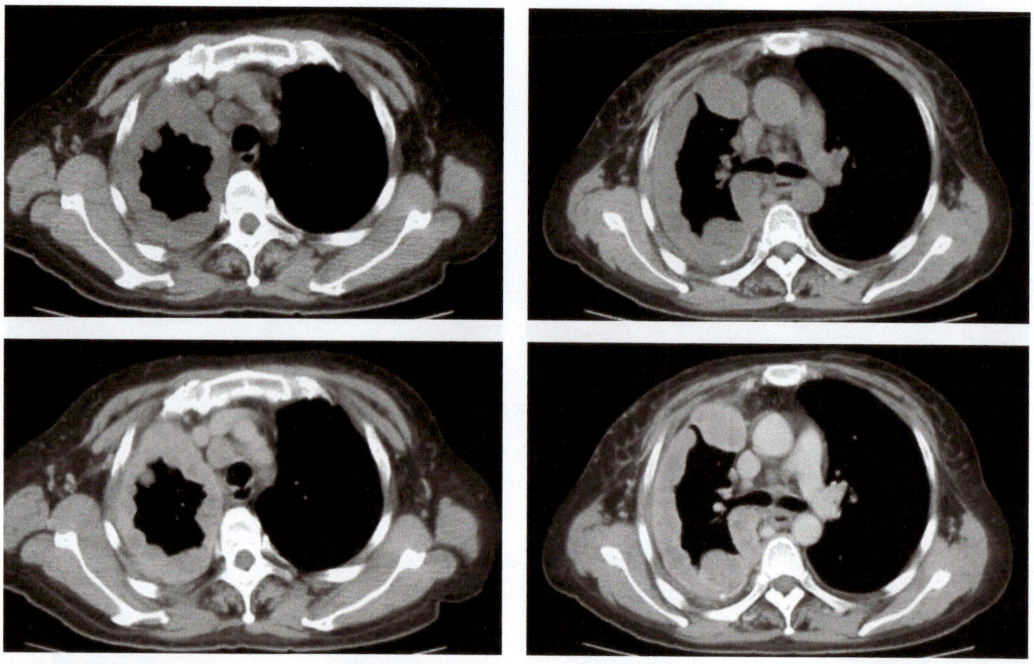

图 5-1-10　女，51 岁。胸闷、喘憋 9 月余。右侧胸膜广泛不均匀性增厚，增厚的胸膜内见钙化密度，胸腔容积缩小；增强后胸膜不均匀强化，CT 值较平扫增加约 30HU

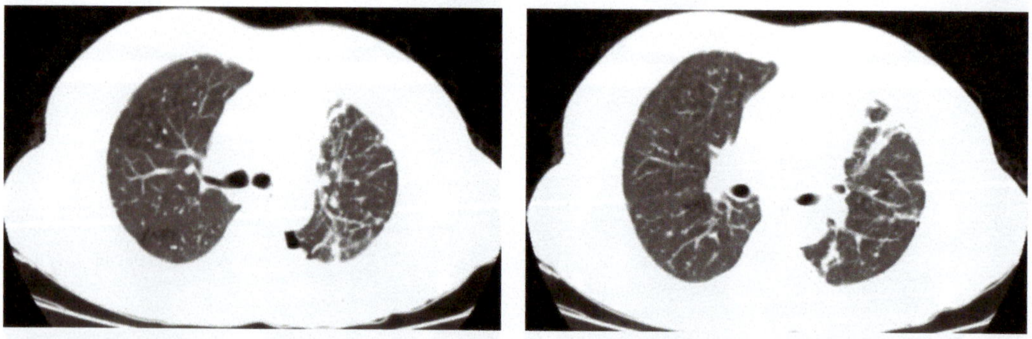

图 5-1-11　女，57 岁。左侧胸痛 3 月余。胸部 CT 示左侧胸膜腔内见气体及液体密度影，双肺内弥散分布多发小结节样密度增高影，胸膜下可见，部分小叶间隔增厚。胸腔镜检查示：胸膜腔闭锁，脏壁层胸膜增厚明显。胸膜活检病理：送检组织查见恶性肿瘤，纤维结缔组织中查见散在上皮样细胞成分，结合免疫组化，考虑为恶性间皮瘤。免疫组化：CK（大部＋）、CR（部分＋）、CK7（部分＋）、MC（个别细胞＋）、CK5/6（个别细胞＋）、WT-1（－）、CEA（－）、Ki-67 阳性指数约 40%

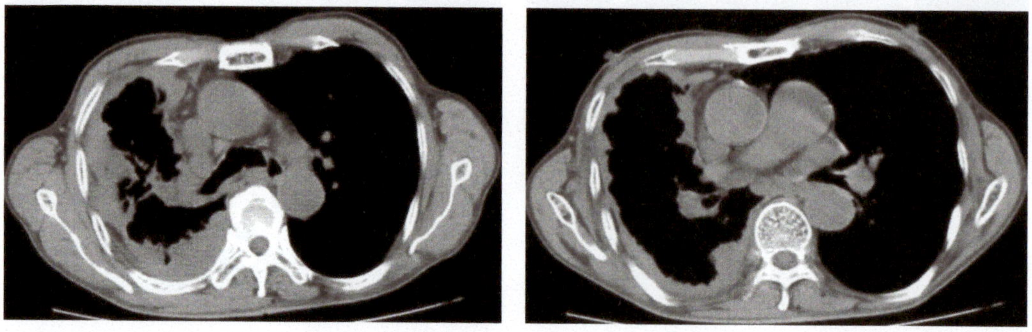

图 5-1-12　男，68 岁。右侧胸廓缩小，胸膜较广泛不均匀增厚，2R、4R、10R 区见肿大淋巴结。病理：恶性间皮瘤。免疫组化：CK（少数细胞＋）、CR（个别细胞＋）、MC（－）、WT-1（－）、CK5/6（－）、CEA（－）、Ki-67 阳性指数约 40%

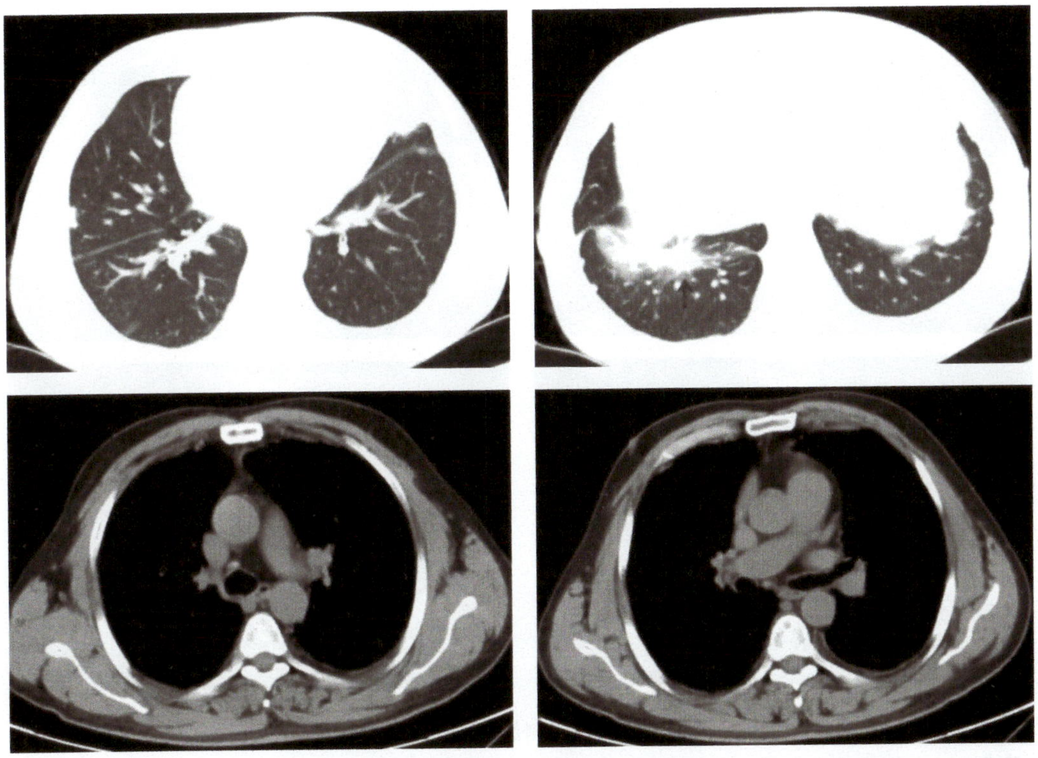

图 5-1-13　男，53 岁。恶性间皮瘤。右肺下叶外基底段见结节样高密度影（红箭），边缘见长毛刺，与膈胸膜相贴。双肺内见多发大小不等的结节灶，部分边界欠清。双侧胸膜腔内见少量液体密度影，双侧叶间胸膜结节样增厚。2R、4R 区见淋巴结钙化

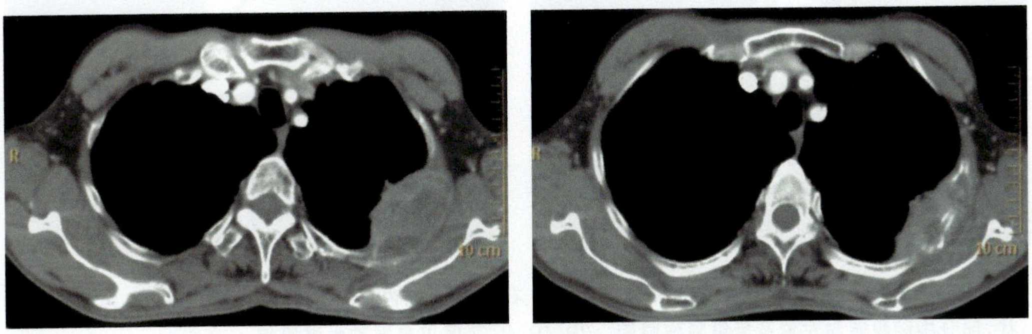

图 5-1-14　男，60 岁。左侧胸膜间皮瘤，侵犯胸壁致肋骨破坏

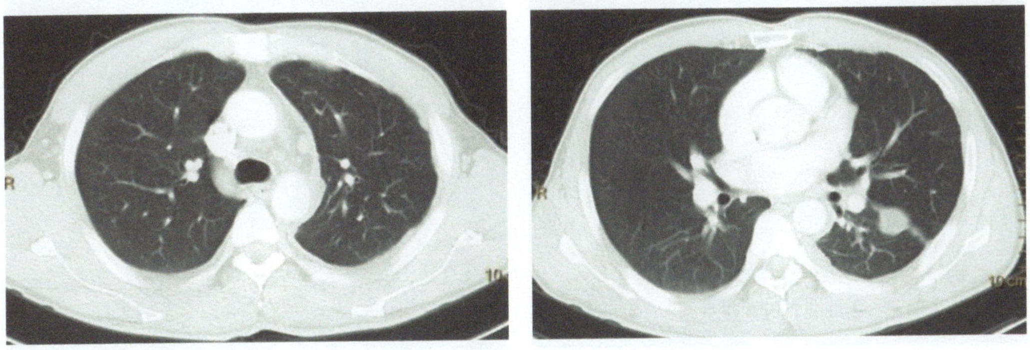

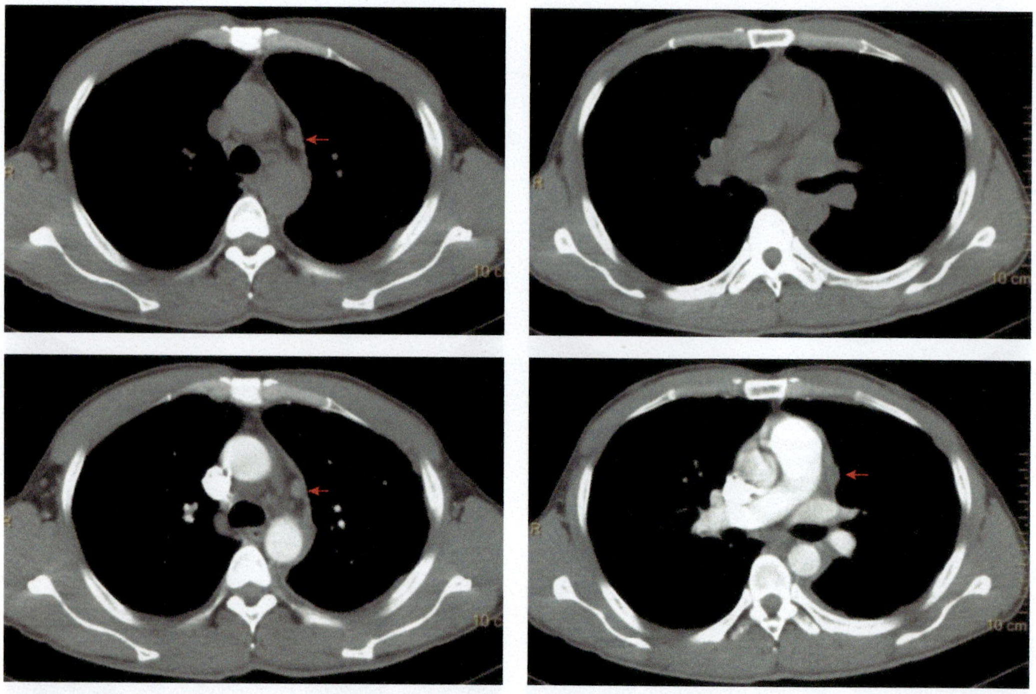

图 5-1-15 男，36 岁。胸闷、胸痛 1 个月。胸膜间皮瘤。双侧胸腔积液，左侧为著，心包（红箭）、叶间裂受累，纵隔淋巴结略大

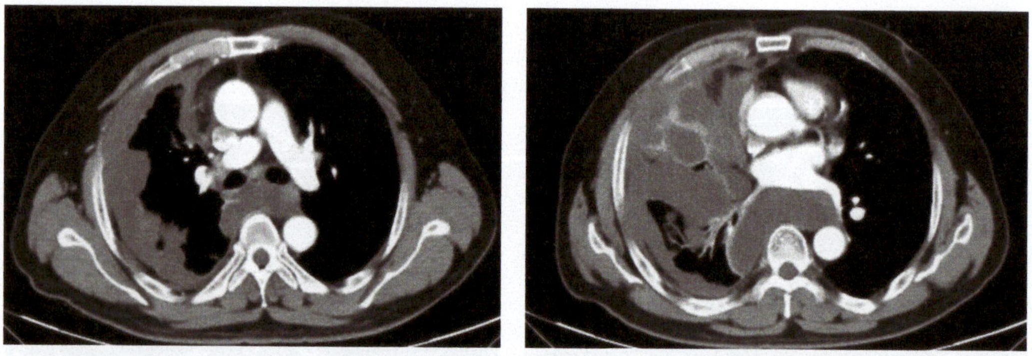

图 5-1-16 男，60 岁。胸闷 2 年，胸痛 1 年余。胸膜间皮瘤。右侧胸膜腔内见不均匀液性密度影，向内压迫肺组织呈波浪状，部分胸腔积液向左累及后纵隔胸膜腔。2R、4R、4L、7 区见多发肿大淋巴结

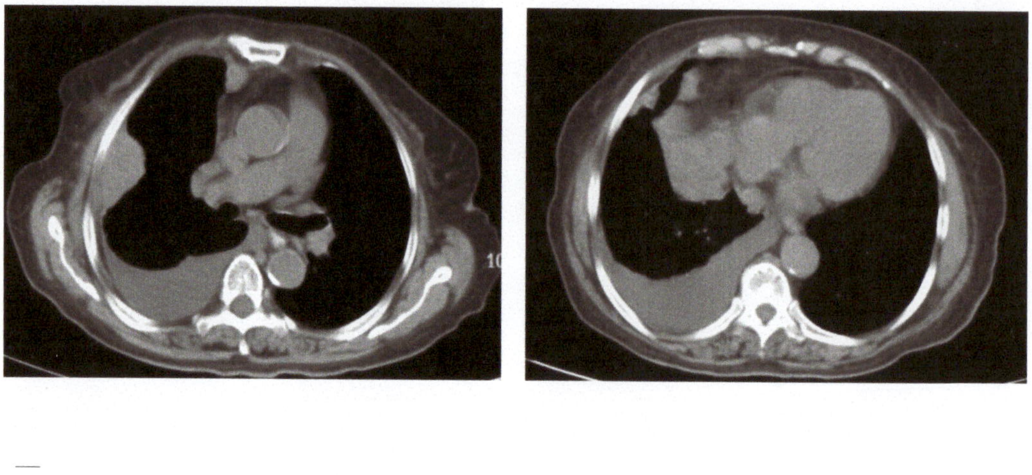

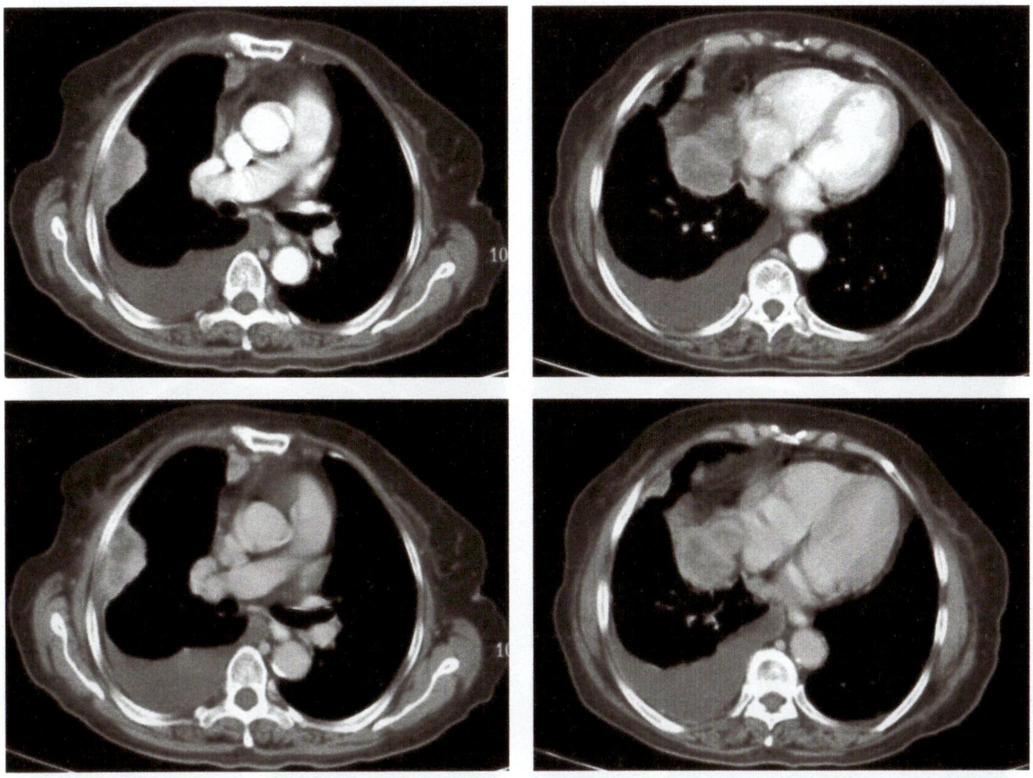

图 5-1-17　女，78 岁。右侧促结缔组织增生性恶性间皮瘤。增强扫描可见强化和延迟强化

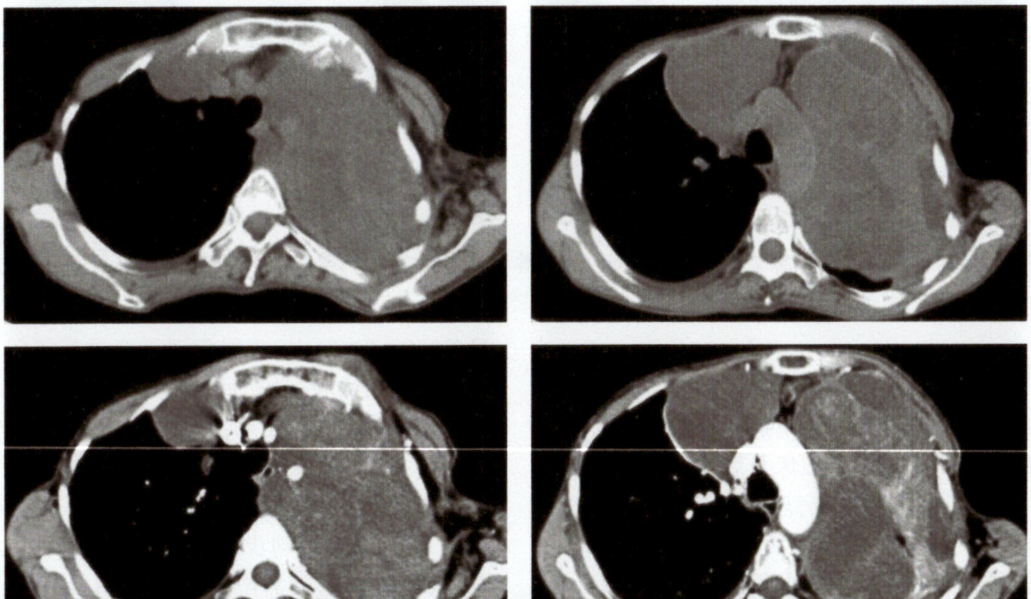

图 5-1-18　女，53 岁。胸痛、胸闷半年余。恶性胸膜间皮瘤。双肺多发巨大团块影，内坏死明显，左侧穿破前胸壁，向胸壁外生长；增强扫描见肿块呈不均匀强化，坏死区不强化

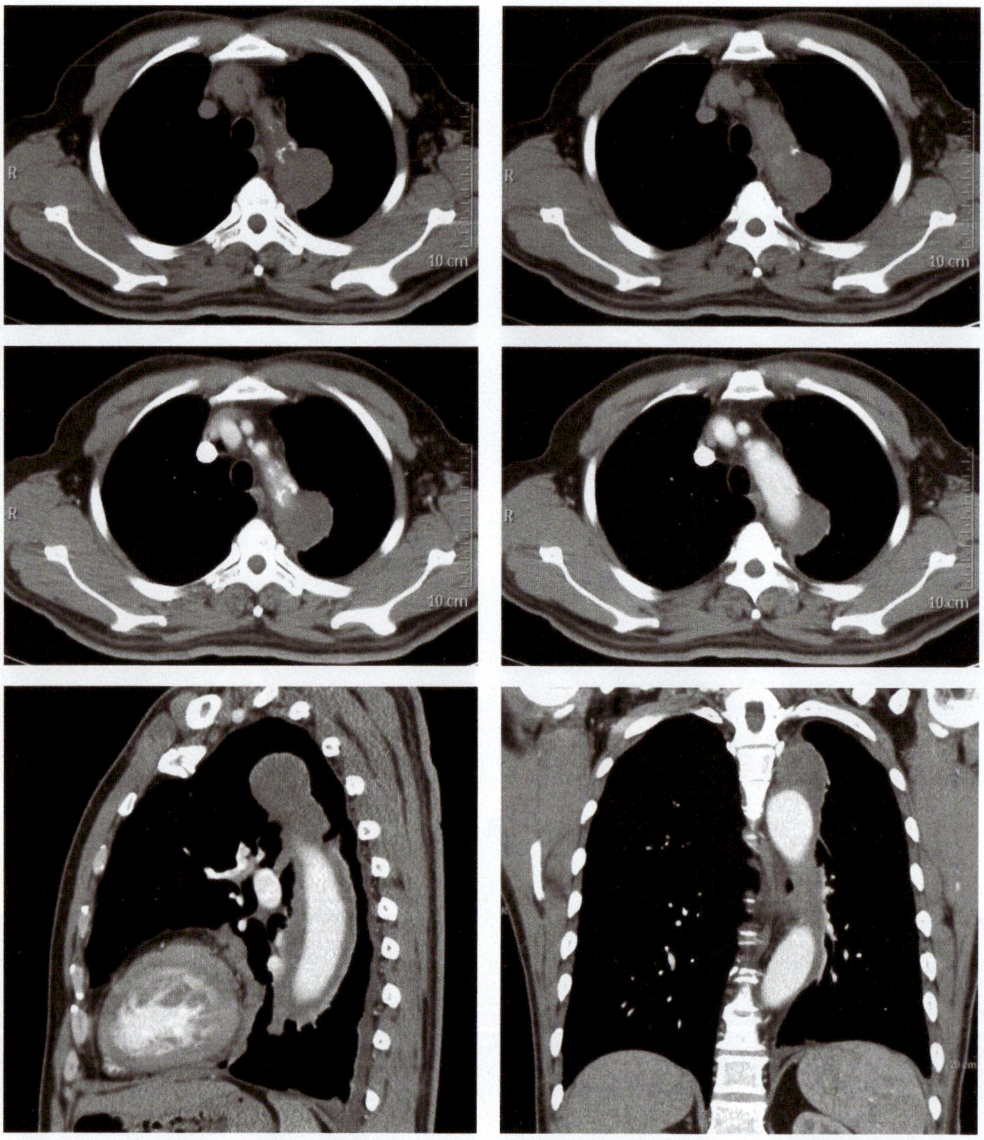

图 5-1-19 男，60 岁。咳嗽 2 个月。胸膜间皮瘤。肿块包绕胸主动脉，平扫 CT 值 35HU，增强后未见强化

六、诊断

间皮瘤准确诊断有赖于组织病理学检查，且需要结合免疫组化、分子生物学、临床及影像学综合考虑。间皮瘤是一种有着多种组织病理学特点的异质肿瘤，这些特点常导致误诊。此外，胸膜也是转移性疾病的常见部位。最常见的胸膜转移肿瘤来源于肺癌或乳腺癌（分别为 7%～15%和 7%～11%），而在标准 HE 染色切片上二者的外观常易与间皮瘤混淆。诊断难题也常见于胸膜良性炎症或者是反应性病变（心力衰竭、胶原病、肺炎、消化疾病，如肝硬化等所导致的胸腔积液），后者的发病年龄与 MPM 的发病年龄可能一致。这些病变通常是继发性的，可导致间皮细胞的不典型增生，也常易与间皮瘤混淆。在间皮瘤调查的国家项目（1998～2007）中，法国病理学会进行了间皮瘤辅助诊断的验证试验，最初所诊断的病例的误诊占 13%。MPM 病人的预后较差，在较长的时间内，MPM 仍将是一个主要的公众健康难题。

在复发性胸腔积液和（或）胸膜增厚的病人中，对于可疑 MPM 推荐的初步评估包括：①胸部强化 CT；②胸腔穿刺术积液细胞学评估；③胸膜活检（首选胸腔镜活检）。胸腔镜是首选的确诊检查，该检查有助于全面检查胸膜，获取较充足的活检组织[足够的脂肪和（或）肌肉组织以确定是否有肿瘤浸润]，诊断率＞90%。胸膜活检时建议获取正常的和病变的胸膜组织，不推荐单独应用冷冻切片诊断 MPM。细胞学常阴性，即使病人有 MPM。由于细针穿刺活检敏感性不高（＜30%），一般不推荐细针穿刺活检（FNA）用于诊断。对于不适于胸腔镜活检或开放性胸膜活检、无胸腔积液的病人，临床医师应对可接近的病灶进行 FNA。

间皮瘤基本组织学类型主要分为 3 型：上皮型、肉瘤样型、双相型。上皮型预后较非上皮型好，肉瘤型预后最差。上皮型肿瘤细胞形似间皮细胞，立方形，无基底膜，胞质嗜酸性，核仁突出，可见核分裂象，肿瘤细胞排列成管状、乳头状和实性，可有坏死，与低分化腺癌很难鉴别，需要借助免疫组织化学的联合鉴别(图 5-1-20)。肉瘤样型主要由梭形细胞构成，呈席纹状、束状排列，且细胞存在明显的异型性，合并多核瘤巨细胞，细胞的核分裂象较多，可表现纤维肉瘤样外观。双相型由上皮样和肉瘤样两种成分混合组成，每种成分至少超过肿瘤的 10%。

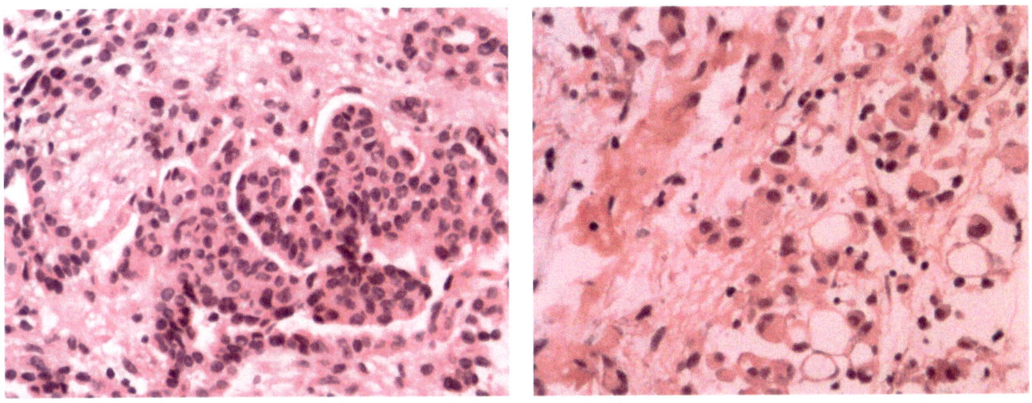

图 5-1-20　上皮型间皮瘤(200×)

免疫组织化学标记的选择取决于与之鉴别的肿瘤，包括肉瘤样癌及多种肉瘤。细胞广谱角蛋白(CK)在诊断间皮瘤中具有重要的意义，92%的肉瘤样间皮瘤 CK 呈阳性。2004 年 WHO 呼吸系统肿瘤分类推荐的免疫标记还局限在上皮源性，2015 年已经包括众多特异性标志物。为了从腺癌中分辨出上皮样间皮瘤，除 TTF-1 外，恶性胸膜间皮瘤的临床实践指南推荐至少联合 2 种有阳性诊断价值的抗体指标和 2 种有阴性诊断价值的抗体指标来诊断 MPM。间皮标记敏感性和特异性较好的是钙结合蛋白(calretinin，CR)、CK5/6、Wilm 肿瘤基因-1(WT-1)、D2-40 等；上皮标记是上皮细胞表面糖蛋白(MOC-31)、肿瘤糖蛋白(Ber-EP4)、BG-8、B72-3、CEA 等。常用的阳性诊断价值的抗体指标有 CR、WT-1、Vimentin、CK5/6、D2-40、CAM5.2、CD105、EMA、Mesothelin、AE1/AE3 和 HBME-1 等。常用的间皮瘤阴性诊断价值的抗体指标有 TTF-1、CEA、B72-3、Ber-EP4、HMFG2、BG-8 和 MOC-31 等。所有抗体染色面积>10%才能判定为阳性。EMA 与 AE1/AE3 在 MPM 与肺腺癌中均具有高表达。CR(图 5-1-21)在诊断上皮样间皮瘤的敏感性为 94%～100%，阴性表达亦有较好的敏感性和特异性，使其可作为恶性 MPM 的筛选指标。CR 还表达在淋巴管上皮细胞和反应性间皮细胞中，从而出现假阳性，因此判断时需综合考虑。CK5/6 定位于细胞膜，是特异性较高的间皮瘤指标，与 WT-1(图 5-1-22)常表达于上皮样间皮瘤中。当某些上皮型间皮瘤镜下表现与鳞状细胞癌相似时，CK5/6 不能作为鉴别标志物，因为 CK5/6 在鳞状细胞癌和间皮瘤都表达，此时可使用 p40 或 p63 进行鉴别。D2-40 是一种抗 M2A 癌胚膜抗原的单克隆抗体，该抗体可以选择性地表达于淋巴管内皮细胞及淋巴组织起源的肿瘤和原发肿瘤的淋巴管浸润，在血管内皮细胞上不表达，是特异性较强的淋巴管内皮细胞标志物。D2-40 在间皮瘤中高度表达，主要是在上皮型间皮瘤或者以上皮型为主的混合型间皮瘤中高度表达，其染色特征是胞膜阳性。Vimentin 主要表达于间质细胞及其来源的肿瘤细胞。恶性间皮瘤可表达 Vimentin，尤其是肉瘤样间皮瘤和分化差的混合型间皮瘤，可用于与转移性肺腺癌的鉴别诊断。Vimentin 同 CR 相似，具有较好的敏感性和阴性预测值，可作为 MPM 的筛选指标。另外，若无可靠的 CK 诊断，即使 CR、D2-40、CK5/6、WT-1、Vimentin 均阳性也不可直接得出间皮瘤的诊断，还需结合临床影像和其他免疫组织化学标志物，将间皮瘤作为排他性诊断。如果肿瘤发生部位符合间皮瘤常发生的部位即胸膜处，即使表现为软骨肉瘤、骨肉瘤、神经源性肿瘤等的镜下特点，还是应优先考虑恶性间皮瘤。

为了鉴别肉瘤型间皮瘤与鳞癌，推荐采用两种广谱的抗角蛋白抗体和两种具有阴性预测价值的标志物以明确诊断。免疫组化染色在鉴别肉瘤样型间皮瘤和其它肉瘤时作用有限。大部分肉瘤样型间皮瘤的 CR、CK5/6、WT-1 阴性，D2-40 阳性率稍高。大部分肉瘤样型间皮瘤广谱型 CK 阳性，而一般肉瘤阴性。单一抗体的免疫染色阴性并不能排除间皮瘤诊断。

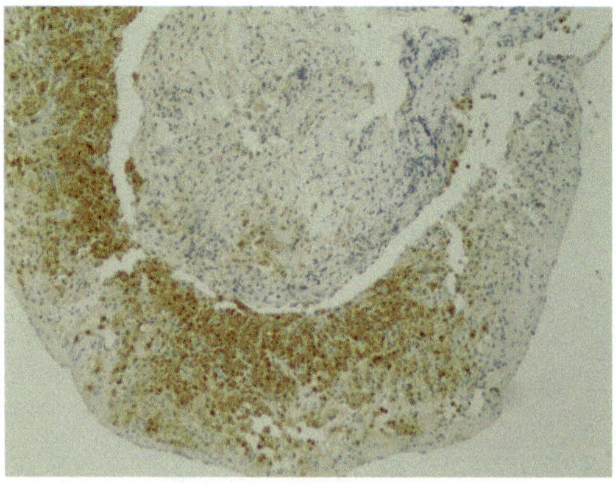

图 5-1-21　CR 核浆弥漫阳性

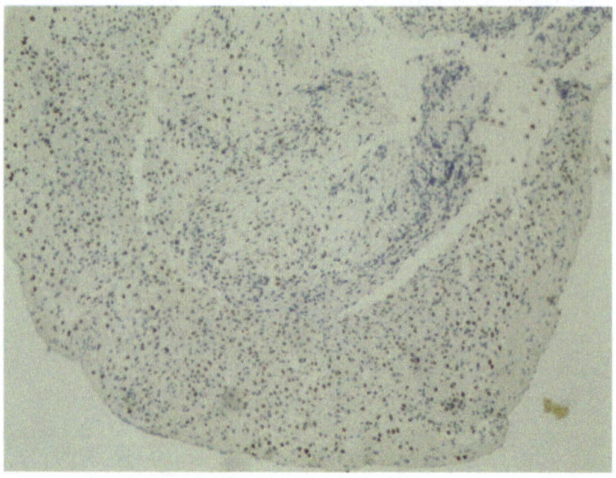

图 5-1-22　WT-1 阳性

传统的细胞遗传学发现大多数 MPM 都存在不同程度的染色体异常，包括非整倍体及染色体结构改变等。近来随着二代测序等检测手段的发展，进一步发现 MPM 存在一些关键基因的改变，如 p16/*CDKN2A*、*BAP1*、*NF2* 及*CUL1*，其中最为常见的是位于 9p21 的 p16/*CDKN2A* 基因的纯合性缺失，文献报道其发生率最高可以达到 80%。除了纯合性缺失，p16/*CDKN2A* 基因在 MPM 中还可以发生点突变及 DNA 甲基化，但相对较少，而且可以在良性间皮细胞中检测到，所以在鉴别良恶性时应用价值不大。另外需要注意的是 p16/*CDKN2A* 基因的改变虽在 MPM 中发生率很高，但并不为其所特有，不能用于 MPM 与其他恶性肿瘤的鉴别。

七、鉴别诊断

MPM 的鉴别诊断包括胸膜转移瘤和结核性胸膜炎等。转移性胸膜肿瘤可见胸膜上各自分离的多个结节，相邻肋骨破坏，胸腔积液较少(图 5-1-23)；连续的驼峰样大结节状阴影提示为弥漫型 MPM，亦有呈比较广泛胸膜增厚者，其内缘常呈波浪状起伏，胸腔积液常见。MPM 常累及胸腔下部为主，可有胸腔容积的缩小；而胸膜转移瘤则大多呈弥漫性分布或中、下胸部多见，可见肺内转移，较少有胸腔容积的缩小(图 5-1-24)。

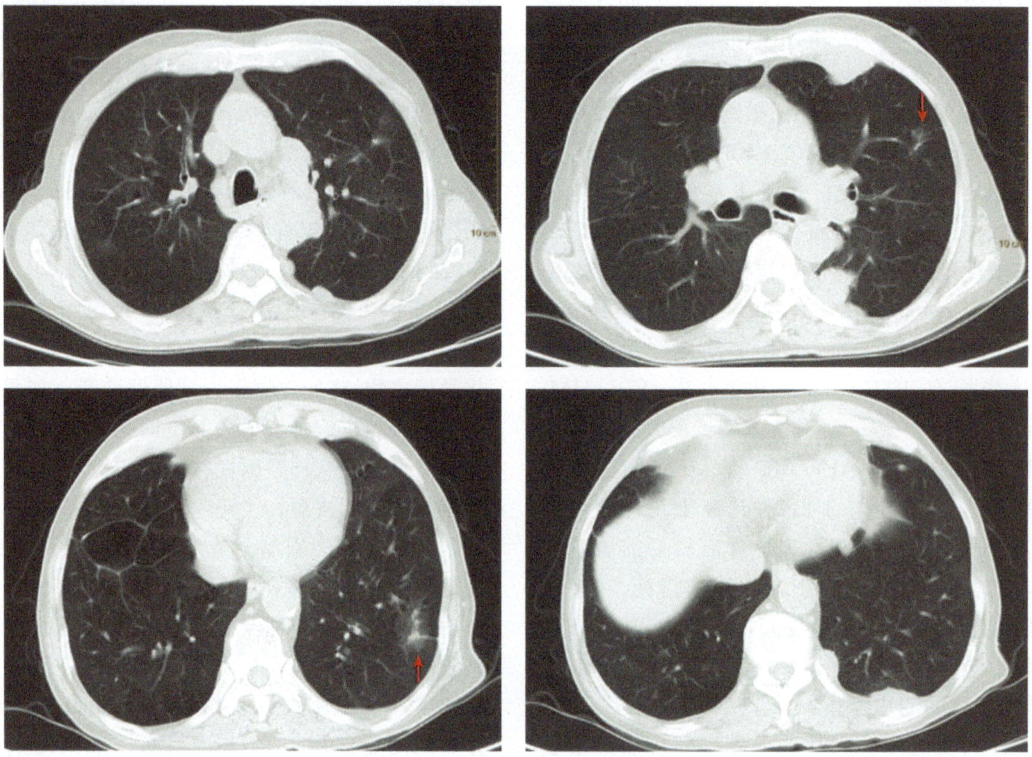

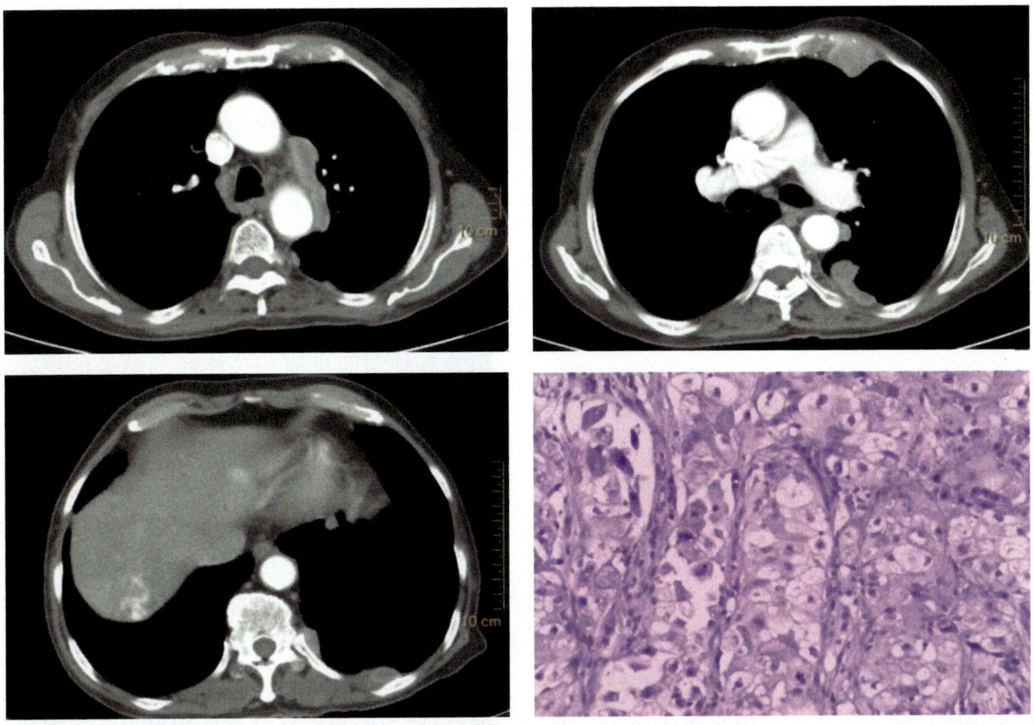

图 5-1-23 男，78 岁。胸闷、咳嗽 1 个月。胸膜多发大小不等结节，邻近肋骨破坏。胸膜穿刺活检：转移性低分化腺癌，结合免疫组化，考虑来自肺（红箭）。免疫组化：CK7（+），TTF-1（−），Napsin A（−），CK5（−），CR（−），MC（−），CK20（−），Villin（−）

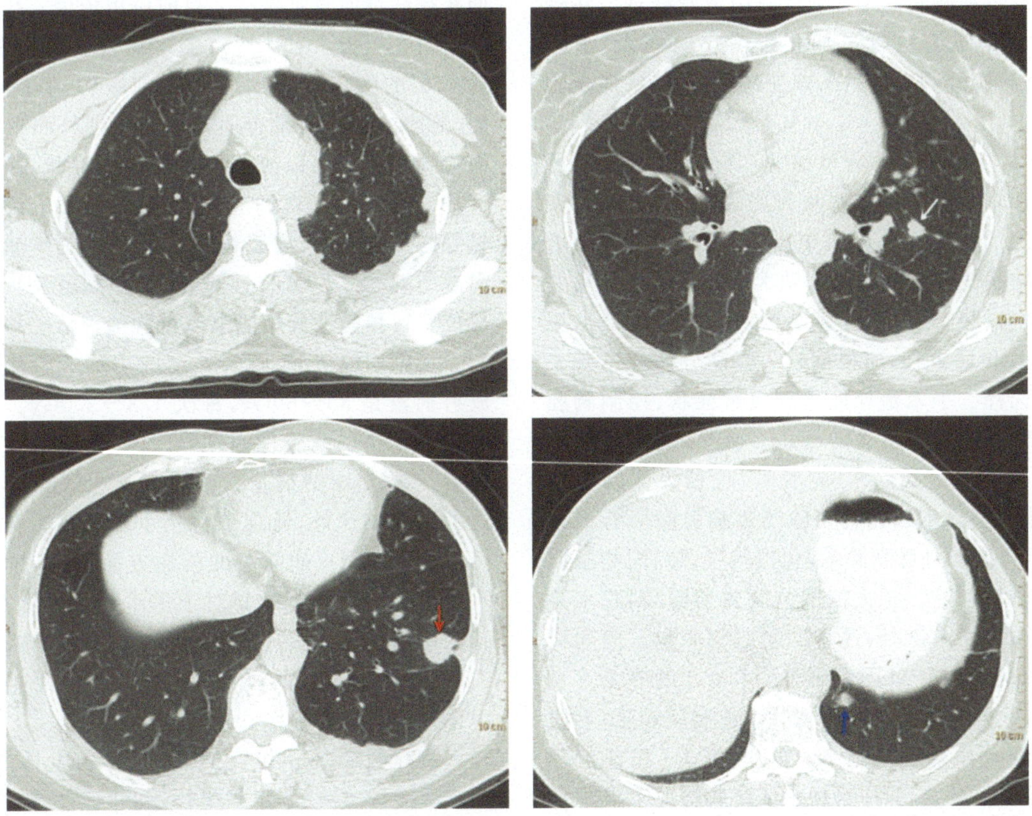

图 5-1-24 女，47 岁。左侧季肋部疼痛半年余，加重 1 周。左下肺腺癌（红箭）并胸膜、叶间裂（白箭）、肺内（蓝箭）转移

胸腺瘤转移至胸膜亦可能与恶性胸膜间皮瘤相似;然而,胸腺瘤通常不会发生胸腔积液,且前纵隔可见软组织密度影。

结核性胸膜炎胸膜呈局限性增厚,少数表现为结节性增厚,纵隔胸膜受累比较少见,基本没有纵隔冻结征象,且同侧胸廓有明显变小的趋势。结核性胸膜炎胸痛一般在早期出现,胸腔积液形成后胸痛很快消失;MPM 呈进行性加重,疼痛剧烈,胸腔积液增多但胸痛不缓解。大量积液无纵隔移位者多为恶性。

八、治疗

MPM 的治疗主要包括手术治疗、放疗、化疗、生物免疫治疗及靶向治疗等,应根据病人病史、临床分期及全身情况进行多学科协作的综合治疗。对进行综合治疗的人群选择非常重要,如分期为Ⅰ～Ⅲ期、有手术指征、较好的功能状态(PS)评分为筛选主要条件。以上筛选过程最好由放疗科、外科、化疗科、影像诊断专家及呼吸科专家共同完成。另外,研究发现组织学类型为上皮型的 MPM 病人预后较其他组织类型好。对于 PS 0～2、不适合手术治疗或拒绝外科手术、临床Ⅳ期或肉瘤样组织学的 MPM 病人,推荐单纯化疗;对于 PS 3～4 的病人推荐最佳支持治疗。胸腔积液可以使用胸腔镜滑石粉胸膜固定术或放置引流管处理。在治疗前或对于不适合进行更加积极治疗的病人,治疗性/姑息性胸腔穿刺术可用来减少胸腔积液,从而减轻呼吸困难。

1. *手术治疗* 手术的目的应切除肉眼所见的所有病灶。如果不能达到肉眼可见的完全切除(如胸壁多部位侵犯的病人),则应该中止手术。但是,如果可以切除大块病变的大部分以帮助术后管理并且如果并发症发生率极小,则手术应该继续。目前尚无证据表明何种术式预后更佳,应根据病人疾病分期和基础心肺功能来选择。手术治疗能达到缓解症状、控制胸腔积液及降低肿瘤细胞负荷的作用。MPM 病人的手术切除方式包括胸膜切除术/剥脱术(也称为胸膜全切术,保留肺的切除术),完整切除受累胸膜和所有肉眼可见的肿瘤;胸膜外肺切除术,包括胸膜、肺、同侧膈肌及心包的整块切除。扩大范围的胸膜切除/剥脱术是指除了胸膜全切术之外,还切除膈肌和心包。肉瘤样和混合组织学为 MPM 手术或非手术治疗的一个不良预后因素,并且是胸膜外全肺切除术或胸膜切除/剥脱术的禁忌证。如果确定是 N2 病变,手术(和其他疗法)的预后明显变差,只应当在临床试验情况下或恶性胸膜间皮瘤专业中心才考虑手术切除。

胸膜外肺切除术和胸膜部分切除术属根治性手术。因 MPM 起病隐匿,多数病人确诊时已为晚期,无根治性手术机会,临床上多被迫性进行姑息性手术治疗,如胸膜固定术、胸腔粘连术、不完全的胸膜剥脱术等,可有效控制恶性胸腔积液产生并改善症状。手术可通过开胸或电视辅助胸腔镜手术(VATS)进行,且越来越多的资料显示 VATS 能更好地控制症状和改善生存期,缺点是并发症的发生率较高,如慢性感染、脓胸、乳糜胸、气体泄漏延长胸腔引流时间等。

2. *放疗* 是一种有效缓解胸痛、支气管或食管梗阻或其他与间皮瘤相关症状的姑息治疗,亦可用于胸膜干预后预防器械通道复发。对于不可切除的 MPM,不推荐单独根治性放疗。对于接受胸膜外全肺切除术的可切除 MPM 病人,PS 良好的病人可以推荐辅助放疗以改善局部控制。如有指征,治疗计划可以使用 PET 扫描。当病变有限切除或未切除时,在肺完整无损的情况下对整个半胸给予高剂量放疗,尚未证明有显著的生存受益,且毒性显著。

临床上对 MPM 的最佳放疗剂量和模式尚无标准,目前主要用于姑息减症和根治术后预防局部复发,控制局部病灶。方法包括外照射和内照射。内照射一般为胸腔内注射核素,目的是通过内照射使间皮瘤组织和小血管硬化,并杀死胸腔积液中游离肿瘤细胞,以期获得病情的暂时缓解。目前应用较少。传统的常规外照射在缓解 MPM 所致的疼痛方面有一定效果,超过 60%的胸痛在短期内可得到缓解,但缓解时间较短,恰当的放疗剂量也不清楚。单纯外照射尽管不能根治 MPM,但可以改善病人的胸痛症状,作为综合治疗的一个手段已得到应用,但其最佳适应证和放疗剂量等尚需大样本、前瞻性临床试验进一步研究。目前尚缺乏对手术引流口区域、胸壁穿刺点及胸腔镜活检部位实行预防性放疗能够减少肿瘤种植转移的证据。

根据切缘情况,胸膜外全肺切除术后辅助治疗的放射剂量是 50～60Gy,每次 1.8～2.0Gy。如果因相邻正常结构的耐受性而剂量受限,对肉眼残留肿瘤应该给予≥60Gy 的剂量。术后放疗靶区除了包括胸腔内的手术瘤床外,还应该包括手术瘢痕和胸壁活检路径。在缓解间皮瘤相关的胸痛方面,每日剂量 4Gy 似乎比小于 4Gy 更有效。对于手术部位预防性放疗,推荐的总剂量是 21Gy(3×7Gy)。对于有残留肿瘤的病人,一些经验丰富的研究者已经使用近距离放疗或术中体外照射联合手术。

放疗的缺点是由于 MPM 独特的生长方式,如沿胸膜弥漫性、环绕肺组织生长,和邻近食管、脊髓、心脏及肝等器官所致的严重放疗并发症,如放射性肺炎、放射性食管炎等,极大加重了病人的痛苦,降低了生活质量。

3. *化疗*　是目前 MPM 的主要治疗方式。医学上可手术的Ⅰ～Ⅲ期 MPM 病人可以在术前或术后接受化疗。对于医学上不能手术的Ⅰ～Ⅳ期及那些拒绝手术、肉瘤样组织学的 MPM 病人推荐单纯化疗。2004 年 2 月培美曲塞成为第 1 个由美国 FDA 批准作为晚期 MPM 治疗的一线药物。以培美曲塞为基础的化疗也可用于恶性腹膜间皮瘤和睾丸鞘膜间皮瘤。顺铂及培美曲塞的联合化疗为目前 MPM 的首选标准一线化疗方案，可延长病人生存期，改善预后。因顺铂毒副作用较重，许多研究者开始进行卡铂联合培美曲塞化疗的研究。2 项大型Ⅱ期临床试验的回顾性分析显示：年龄≤70 岁的病人较年龄＞70 岁的病人更能从卡铂联合培美曲塞化疗方案中获益，故作者认为，卡铂联合培美曲塞方案可作为不能耐受顺铂毒副作用且年龄≤70 岁的 MPM 病人的一线治疗方案。叶酸及维生素 B_{12} 可降低培美曲塞治疗的毒副作用发生率，且顺铂联合培美曲塞组的中期生存率略高于卡铂联合培美曲塞组，对于毒副作用能被维生素 B_{12}、叶酸等缓解的病人可选用前者；对于不能耐受顺铂毒副作用的病人可选用后者。

雷替曲塞是一种胸腺合成酶抑制剂，属于喹唑啉叶酸盐类似物。在体内，雷替曲塞被细胞主动摄取后很快被叶酸基聚合谷氨酸合成酶代谢为一系列聚谷氨酸，这些代谢物比雷替曲塞具有更强抑制胸腺合成酶作用，从而抑制细胞 DNA 的合成，且能潴留在细胞内，长时间发挥抑制作用。一项关于雷替曲塞联合顺铂与培美曲塞联合顺铂的疗效与经济性的研究分析显示，2 组治疗反应率、总生存期及无进展生存期无明显差异。雷替曲塞在欧洲及加拿大已被用于 MPM 病人的治疗，但美国仍未获准使用该药物。除了上述方案外，吉西他滨也被用于 MPM 治疗的一线方案，其有效性已被证实。由于缺少Ⅲ期临床研究证据，目前不推荐将顺铂联合蒽环类药物作为一线化疗方案。

虽然标准的一线化疗方案早已确立，但对于一线化疗的使用周期仍未十分明确。治疗时间取决于病人的个体性差异及临床医师对疾病的判断及病人的生活质量评分。根据 NCCN 指南建议，除了培美曲塞＋顺铂为标准一线化疗方案，以下药物也可用于 MPM 的一线化疗：①培美曲塞＋卡铂；②吉西他滨＋顺铂；可用于培美曲塞禁忌病人；③单药一线化疗药物：包括培美曲塞与长春瑞滨。

几乎所有接受过一线化疗的 MPM 病人均会复发，目前针对 MPM 无标准二线治疗方案。二线化疗选择包括培美曲塞（如果一线未使用）、长春瑞滨或吉西他滨。对于培美曲塞初治病人，培美曲塞（单药或联合铂类）仍可作为标准的二线化疗方案。对于一线含培美曲塞化疗失败的 MPM 病人可考虑应用长春瑞滨治疗。对于接受过一线含培美曲塞治疗且能延长 PFS 的病人，再次接受含培美曲塞方案化疗也是一种选择。

全身化疗时分布于胸腔肿瘤组织的药物较少，且无论单药或联合用药，全身化疗有效率仅 11%～14%。胸腔内化疗是临床常用的一种控制胸腔积液的手段。胸腔内灌注化疗可以提高局部药物浓度，减轻全身毒副作用。临床上较常用的局部化疗药物有顺铂、丝裂霉素 C、阿霉素、阿糖胞苷等，其中顺铂最为常用。

采用化疗、手术和半侧胸廓放疗的三联疗法已用于 MPM 病人。有研究表明，对于完成三联疗法的病人，中位生存期高达 20～29 个月。在胸膜外全肺切除术前未接受诱导化疗的病人中，推荐术后序贯化疗联合半侧胸廓放疗。

4. *生物免疫治疗*　干扰素、肿瘤坏死因子、白介素等除能直接杀伤肿瘤细胞外，还能活化机体抗肿瘤细胞，已经成为临床上肿瘤生物治疗的新疗法，为治疗恶性肿瘤病人提供了一种新的治疗模式。其中干扰素和白介素是 MPM 的生物治疗中的主要试验性药物，但目前尚无支持其有效性的研究证据，目前尚不推荐用于 MPM 病人的治疗。

5. *靶向治疗*　分子靶向治疗的发展为 MPM 的个体化治疗提供了新的方向，但很少有效。多个临床研究显示表皮生长因子受体抑制剂（厄罗替尼、吉非替尼）、血管内皮生长因子及相关抑制剂（沙利度胺、索非拉尼）、伊马替尼、伏立诺他等靶向药物对 MPM 无效，西地尼布、舒尼替尼、贝伐单抗、替西罗莫司等对 MPM 有一定效果。虽然个别靶向药物对 MPM 有一定效果，但目前尚未广泛应用于临床，其有效性尚待进一步证实。

九、预后

总体而言，MPM 预后较差，中位生存期 9～17 个月，平均总生存期为 1 年。有研究显示其确诊后的 6 个月、1 年、5 年生存率分别为 55%、33%、5%。其预后与年龄、性别、肿瘤分期、治疗和居住地区存在联系，女性 MPM 病人预后优于男性。一些因素如体力状态、分期和体重减轻是许多肿瘤共有的预后因素；年龄、性别并未在所有研究中得到认可。症状和生活质量日益成为预后因素。非上皮细胞亚型始终与不良预后相关。低血红蛋白、高乳糖脱氢酶（LDH）、白细胞计数高、血小板计数高与不良预后相关。

也有研究提示特定基因表达水平与预后存在相关

性，如同源框转录因子 EMX2。EMX2 是一种肿瘤抑制基因和非小细胞肺癌的新型预后生物标志物，其染色体定位于 10q26.1，属于同源框基因家族，对胚胎发育、细胞分化和增殖有重要作用，并在多种肿瘤中表达异常。EMX2 在肺癌、胃癌、胸膜间皮瘤及乳腺癌中异常低表达，并且与肿瘤的增殖、分化、转移及病人预后显著相关。肿瘤中 EMX2 表达的下调或沉默能够激活 Wnt 信号通路，促进肿瘤的增殖和转移。EMX2 在肿瘤区的表达不仅低于邻近的正常组织，同时也与肿瘤阶段呈现负相关。通过单因素、多因素和 Kaplan-Meier 生存分析，EMX2 表达与无进展生存期显著相关，可作为预测无进展生存期的重要生物标志物。

参考文献

Arif Q, Husain AN. Malignant mesothelioma diagnosis. Arch Pathol Lab Med, 2015, 139(8): 978-980.

Bagheri R, Haghi SZ, Rahim MB, et al. Malignant pleural mesothelioma: clinicopathologic and survival characteristic in a consecutive series of 40 patients. Ann Thorac Cardiovasc Surg, 2011, 17(2): 130-136.

Castagneto B, Botta M, Aitini E, et al. Phase Ⅱ study of pemetrexed in combination with carboplatin in patients with malignant pleural mesothelioma (MPM). Ann Oncol, 2008, 19(2): 370-373.

Ceresoli GL, Zucali PA, Favaretto AG, et al. Phase Ⅱ study of pemetrexed plus carboplatin in malignant pleural mesothelioma. J Clin Oncol, 2006, 24(9): 1443-1448.

Chahinian AP, Pajak TF, Holland JF, et al. Diffuse malignant mesothelioma. Prospective evaluation of 69 patients. Ann Intern Med, 1982, 96(6): 746-755.

Galateau-Salle F, Churg A, Roggli V, et al. The 2015 World Health Organization classification of tumors of the pleura: advances since the 2004 classification. J Thorac Oncol, 2016, 11(2): 142-154.

Gerbaudo VH, Mamede M, Trotman-Dickenson B, et al. FDG PET/CT patterns of treatment failure of malignant pleural mesothelioma: relationship to histologic type, treatment algorithm, and survival. Eur J Nucl Med Mol Imaging, 2011, 38(5): 810-821.

Husain AN, MiⅡa MK, Gibbs A. How useful is GLUT-1 in differentiating mesothelial hyperplasia and fibrosing pleuritis from epithelioid and sarcomatoid mesotheliomas? An international collaborative study. Lung Cancer, 2014, 83(3): 324-328.

Ikeda K, Tate G, Suzuki T, et al. Comparison of immunocytochemical sensitivity between formalin-fixed and alcohol-fixed specimens reveals the diagnostic value of alcohol-fixed cytocentrifuged preparations in malignant effusion cytology. Am J Clin Pathol, 2011, 136(6): 934-942.

Karpathiou G, Stefanou D, Froudarakis ME. Pleural neoplastic pathology. Respir Med, 2015, 109(8): 931-943.

Milano MT, Zhang H. Malignant pleural mesothelioma: a population-based study of survival. J Thorac Oncol, 2010, 5(11): 1841-1848.

Rudd RM. Malignant mesothelioma. Br Med Bull, 2010, 93(2): 105-123.

Scherpereel A, Astoul P, Baas P, et al. Guidelines of the european respiratory society and the european society of thoracic surgeons for the management of malignant pleural mesothelioma. Eur Respir J, 2010, 35(3): 479-495.

Yang H, Testa JR, Carbone M. Mesothelioma epidemiology, carcinogenesis, and pathogenesis. Curr Treat Options Oncol, 2008, 9(2-3): 147-157.

Zalcman G, Mazieres J, Margery J, et al. Bevacizumab for newly diagnosed pleural mesothelioma in the Mesothelioma Avastin Cisplatin Pemetrexed Study (MAPS): a randomised, controlled, open-label, Phase 3 trial. Lancet 2016, 387: 1405-1414.

病例解析

1. 病例 1：女，73 岁。咳嗽、咳痰伴胸痛 10 天。咳少量黄白黏痰，伴胸部持续烧灼样疼痛，与体位无关。

胸部 CT：双侧胸膜增厚，边缘清楚，为扁平或结节状隆起，内有钙化（图 5-1-25）。

【诊断】 恶性胸膜间皮瘤。

【诊断依据】 老年女性，双侧胸膜多发结节伴钙化，左侧纵隔胸膜（红箭）、右侧膈胸膜（黑箭）亦受累，考虑为胸膜斑。胸膜斑是石棉暴露的一个征象，追问病史，病人 30 年前有石棉接触史。横膈上的胸膜斑被认为是石棉所致的特异性改变，因其他疾病不可能在膈面上形成斑块，因此膈上出现上述表现时就可判定为石棉性胸膜斑。石棉接触者是胸膜间皮瘤高危人群，故该例首先考虑恶性胸膜间皮瘤。病人经皮肺穿刺活检病理示右侧胸膜肺组织急慢性炎性坏死，边缘见少量腺泡样结构，结合免疫组化考虑为恶性上皮样胸膜间皮瘤（图 5-1-26），周围软组织胶原化并透明变性。免疫组化：Calretinin（＋）、MC（＋）、WT-1（＋）、TTF-1（＋）、CEA（－）、Napsin A（－）、CK7（＋）、p40（－）、CD56（－）、Syn（－）、Ki-67（＋，约 25％）、Masson（－）、网织红细胞（＋）、PAS（＋）。

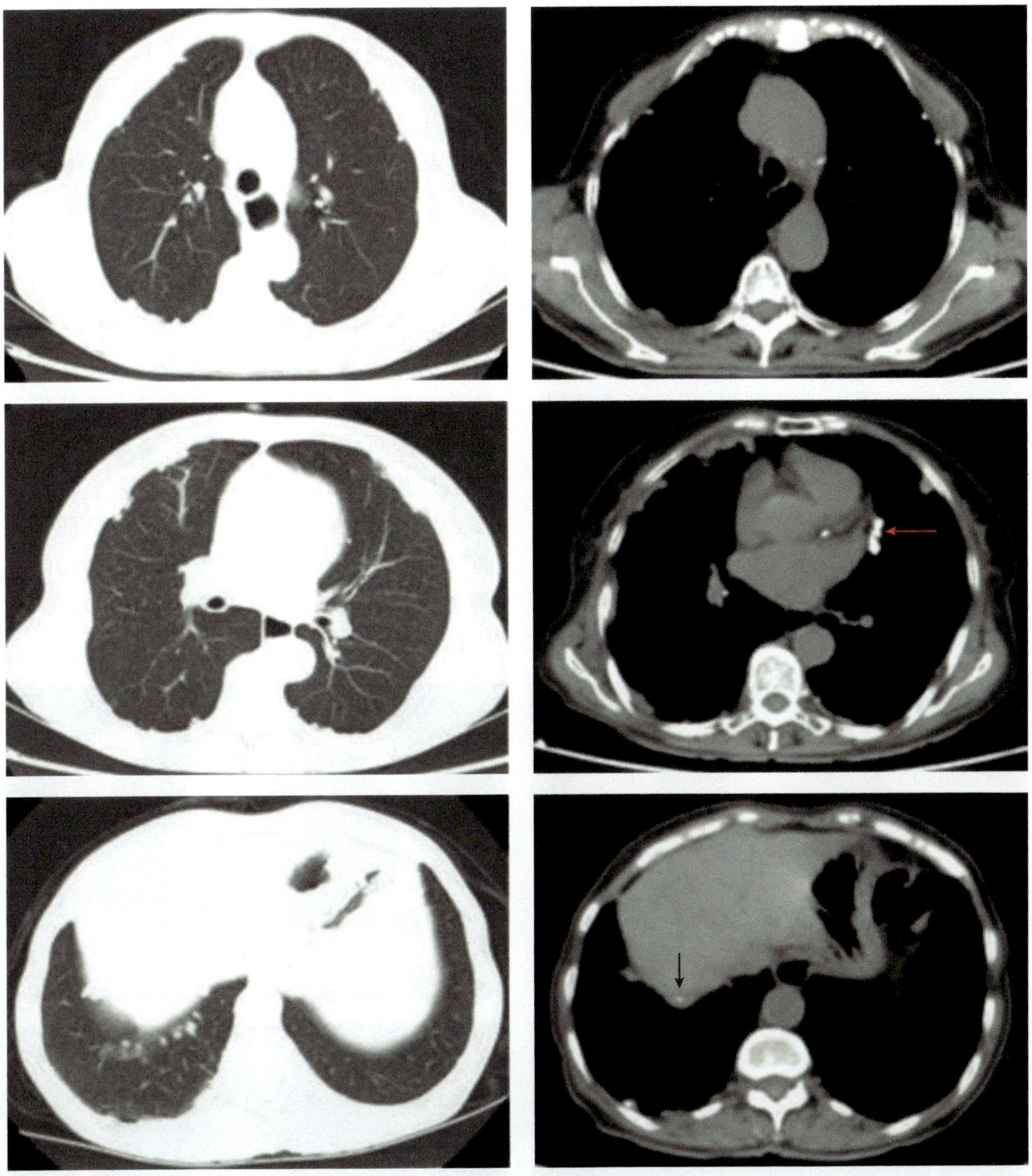

图 5-1-25　胸部 CT1

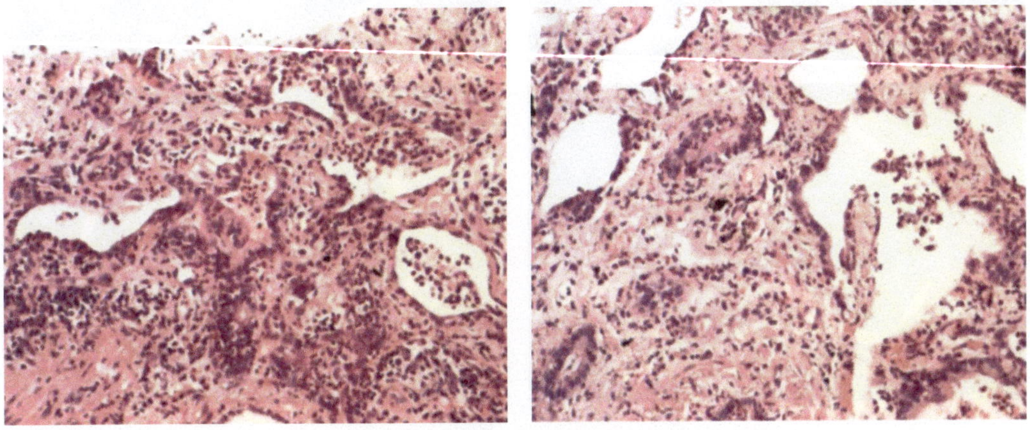

图 5-1-26　恶性上皮样胸膜间皮瘤

【分析】 石棉是天然纤维状的硅酸盐类矿物质的总称，是重要的防火、绝缘和保温材料。石棉接触类型包括职业接触；非职业或室内接触；社区接触（建在工厂、矿山等附近）；环境接触，如岩层、土壤、毛沸石中存在的天然石棉；含有石棉的建筑中被动接触等。长期接触石棉粉尘或在被粉尘污染环境下工作、生活，可遭受到石棉粉尘的危害。胸膜和肺是最易受损的部位，胸膜受损称胸膜斑（图 5-1-27），肺实质受损称石棉肺。胸膜斑与肺内石棉纤维、石棉小体密切相关。石棉粉尘被吸入呼吸道后，首先沉积于两肺下叶的呼吸性细支气管和肺泡中，进而可穿入肺泡间隔，还可穿透脏层胸膜而达壁层胸膜，引起纤维组织增生而使胸膜粘连、肥厚，在壁层胸膜上形成局限性纤维性增厚的斑块，即胸膜斑。

目前普遍认为胸膜斑的发病机制为机械刺激作用：在人和动物体内均发现有纤维向胸膜下缓慢聚集的现象，因而推测石棉纤维由脏层胸膜穿出，随呼吸运动机械摩擦壁层胸膜，进而引起壁层胸膜的胸膜斑。镜下为由板层状的玻璃样变性的胶原纤维层层重叠而成，无正常胸膜功能。胸膜斑厚度常为 2～5mm，最厚可达 1cm，好发部位依次为侧胸壁（第 6～9 肋间最多）、横膈、前后胸壁，单侧出现侧胸壁胸膜斑同样具有诊断价值，肺尖及肋膈角部位少见，亦可见于脏层胸膜或叶间裂，且可伴有钙化。

胸膜斑（无钙化型、钙化型和混合型）无论大小或形态，均沿肋骨下缘分布，局限于壁层胸膜，并有一条薄脂肪层将其与肋骨分开（图 5-1-28）；病变多分布于中胸部前中外带及中、下胸部后内中外带；膈顶、心包纵隔胸膜可受累；无肋间隙变窄或胸廓变形；无游离、包裹性积液；胸膜斑增强后不强化。胸膜斑是良性病变，是石棉损害的特征性改变，也是胸膜间皮瘤发生的危险信号，是胸膜间皮瘤发病的独立风险因子。发现胸膜斑，患胸膜间皮瘤和喉癌的风险增加，但并非表示癌前病变。

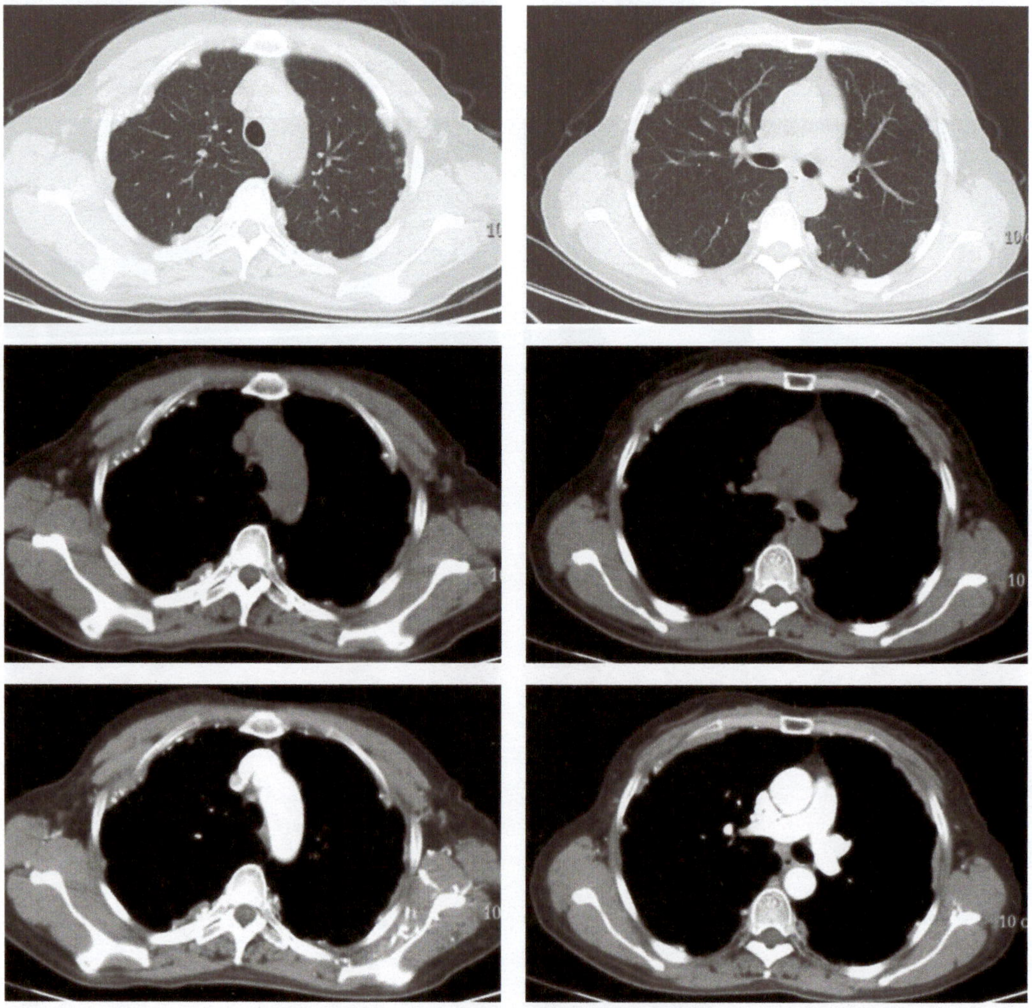

图 5-1-27 女，47 岁。咳嗽、胸闷半年余，从事弹棉花工作

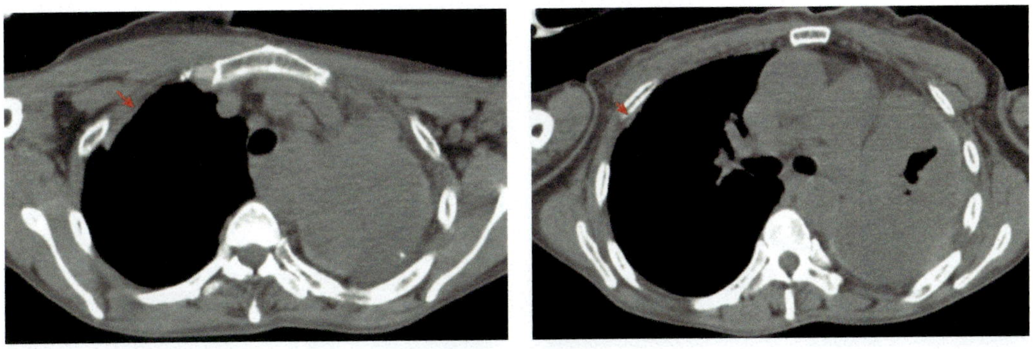

图 5-1-28　女，54 岁。恶性胸膜间皮瘤。右侧胸膜多发条状胸膜斑，胸膜外脂肪层清晰（红箭）；左侧胸膜点状钙化

（中国人民解放军第八十八医院呼吸二科　田　磊　提供）

据 WHO 2010 年估计，全球约有 1.25 亿人职业接触石棉，每年约有 10.7 万人死于石棉相关疾病，其中死于恶性间皮瘤的约为每年 4.3 万人。但这些石棉相关疾病统计数据并不包括石棉使用量正在不断增加的部分亚洲国家的资料，因为这些国家缺乏关于恶性间皮瘤等石棉相关疾病的监测数据。目前，石棉已在 52 个国家被禁用，在欧盟、日本与韩国境内被完全禁用。与此同时，亚洲石棉消耗量呈上升趋势，占全世界石棉消耗量的一半以上，2003～2007 年，中国、印度、俄罗斯石棉消耗量分别为世界石棉消耗量的 30%、15%、13%。

目前，尚没有任何一种材料能全部代替石棉的所有用途，但可以从两个方面寻求其替代品，一是石棉替代品，即生产石棉制品过程中使用替代材料，如水泥板中使用聚乙烯醇和纤维素；二是替代产品，即取代整个石棉制品的产品，如使用金属垫片代替石棉橡胶垫片。大多数石棉替代品在致癌危险性方面低于石棉。在我国，石棉所致间皮瘤在《职业病目录》中为法定职业病。按照职业性肿瘤的三级预防策略，应避免间皮瘤的各种可能危险因素特别是石棉等职业和环境暴露，控制石棉的生产和使用，预防石棉危害，建立间皮瘤长期监控及报告体系。

2. 病例 2：男，60 岁。咳嗽、胸闷、胸痛半年余。病人半年前无明显诱因出现咳嗽、胸闷、胸痛，咳少量白色黏痰，就诊当地医院，诊断为胸腔积液，并行胸腔镜检查，病理活检考虑结核，予以 HREZ 方案抗结核对症治疗，病人咳嗽、胸闷较前减轻，仍有胸部疼痛，为进一步诊治而入院。

胸部 CT：右侧胸膜较广泛不均匀性轻度增厚，侧上胸膜见条样钙化，增强后呈不均匀性强化，部分内见包裹性低密度区，邻近肺内见条索、斑片影，右侧叶间胸膜增厚。左侧胸膜局限性增厚、钙化。纵隔、肺门未见明显肿大淋巴结（图 5-1-29）。

【诊断】　脓胸相关性恶性胸膜间皮瘤。

【诊断依据】　老年男性，既往有结核性胸膜炎病史，右侧胸膜不均匀环形增厚，增强扫描轻度强化，右侧上胸膜见条样钙化，首先考虑脓胸相关性恶性胸膜间皮瘤。病人在全身麻醉下行右侧脓胸病灶清除＋局限性胸廓成形术。术中将遮盖病变的肋骨去除 2 段，均约 5cm，可触及增厚的壁层胸膜，逐层切开增厚的壁层胸膜，见壁层胸膜最厚处约 1cm，病灶内以增殖性病变为主，有少量类干酪物质及肉芽肿组织，有少许脓

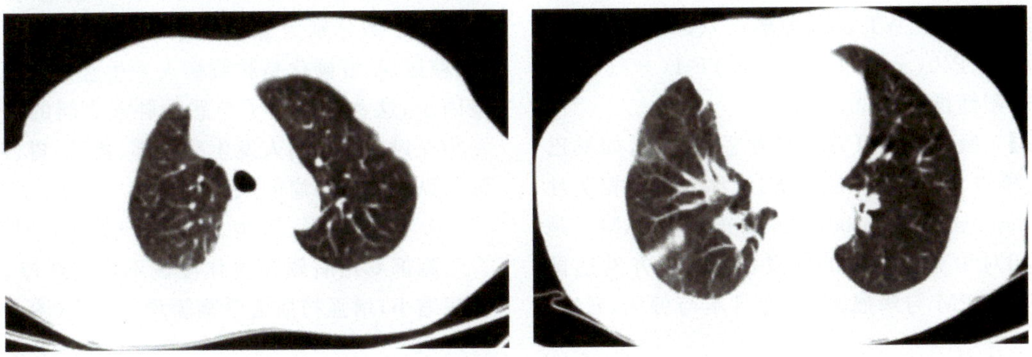

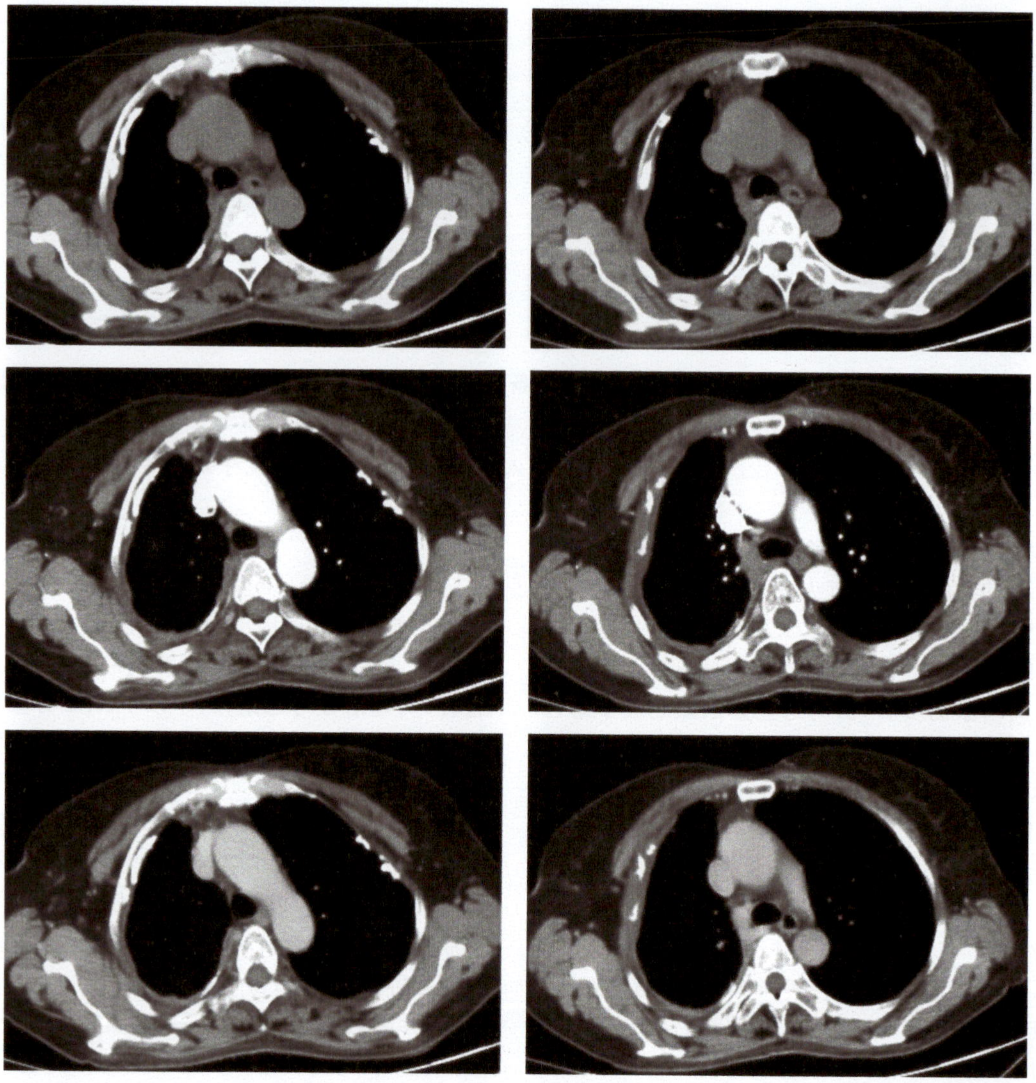

图 5-1-29　**胸部 CT2**

液，脏层胸膜轻度增厚，以刮匙反复将病灶刮除，将增厚的壁脏层胸膜尽可能剥除，可视范围内病灶清除彻底，仔细检查无窦道通向他处。病理：送检"肋间肌"为横纹肌、脂肪组织、神经纤维及少许纤维素性渗出；送检"纤维板""壁层纤维板 1～8"符合间皮瘤。免疫组化：CK5/6(部分＋)、WT-1(部分弱＋)、CK7(＋)、CR(－)、MC(－)、P40(－)、CEA(－)、TTF-1(－)、CD56(－)、Ki-67 阳性指数约 60%。

【分析】　慢性脓胸可并发多种恶性肿瘤，如淋巴瘤、MPM、鳞癌、血管肉瘤、腺癌等，统称为脓胸相关性恶性肿瘤(empyema-associated malignancy，EAM)，是慢性脓胸相对少见但严重的并发症。在西方发达国家，EAM 以 MPM 与鳞癌多见，在日本与韩国，EAM 以淋巴瘤最常见。2006 年，韩国学者 Ho Yun Lee 等报道了 112 例(男 74 例，女 38 例，年龄 17～85 岁，平均 54 岁)在 1999 年 1 月至 2005 年 5 月期间因慢性脓胸行胸膜剥离术后病理诊断 EAM 共 6 例(5.4%)，其中 4 例为淋巴瘤(3.6%，3 例 40 年前患结核性胸膜炎)，另 2 例分别为腺癌与鳞癌。年龄大于 60 岁、男性、糖尿病、肝硬化是脓胸病人发生恶性肿瘤的独立危险因子，这些危险因子与恶性肿瘤之间的关系尚待进一步探讨。脓胸病人发生头颈部、食管、胃、肝与胆道、肺与纵隔恶性肿瘤的风险更高。

3. 病例 3：男，75 岁。胸闷、气短 1 个月。

胸部 CT：右侧胸膜弥漫性不均匀增厚，右侧胸腔容积缩小，增强扫描增厚胸膜均匀强化(图 5-1-30)。

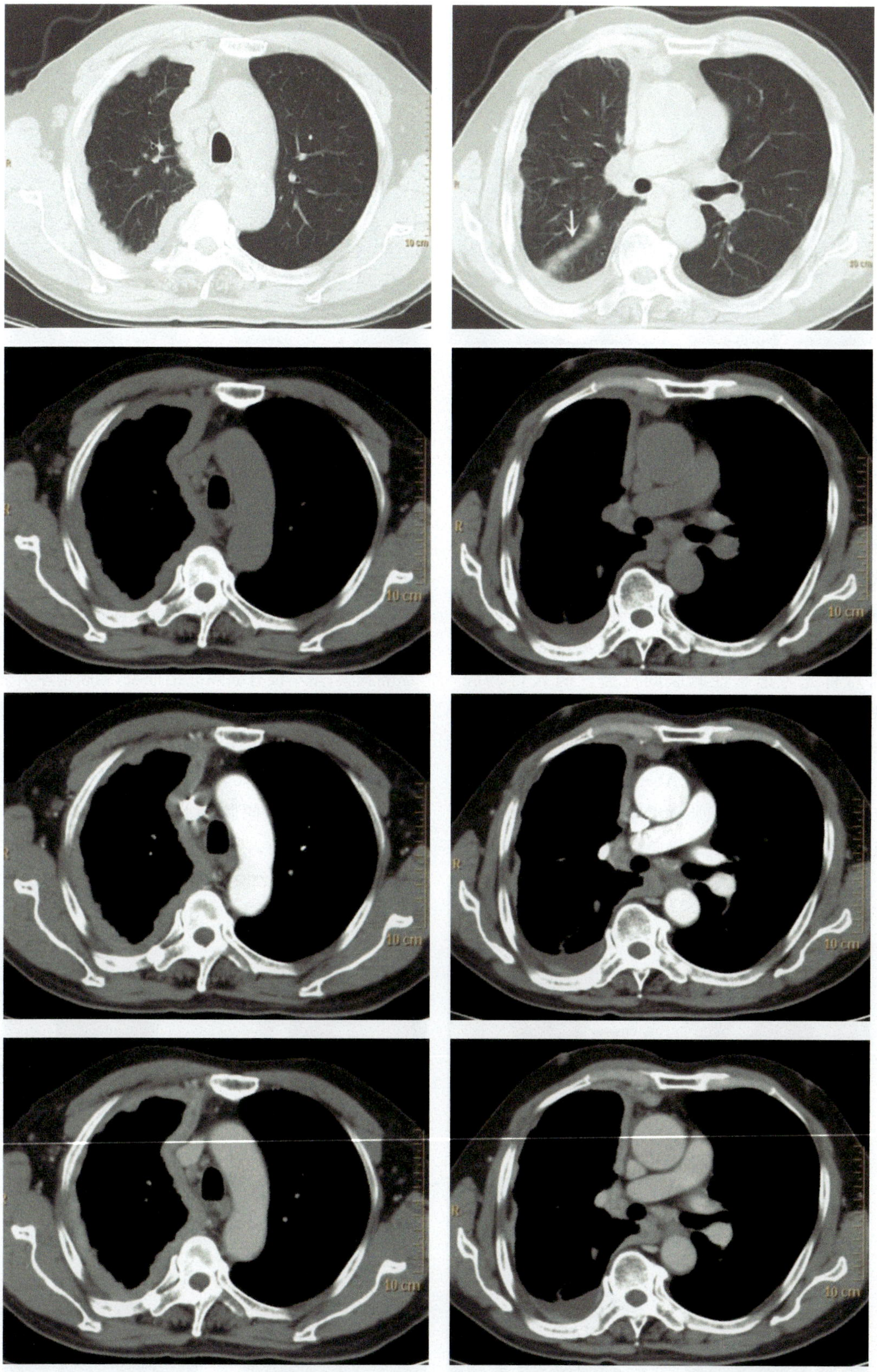

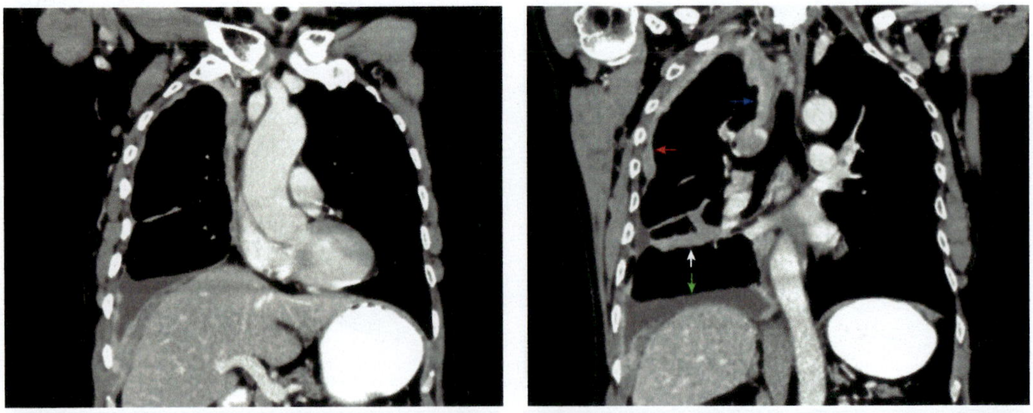

图 5-1-30　胸部 CT3

【诊断】 弥漫性恶性胸膜间皮瘤。

【诊断依据】 老年男性，右侧胸膜弥漫性不均匀增厚，累及肋胸膜(红箭)、叶间胸膜(白箭)及纵隔胸膜(蓝箭)，胸膜增厚呈结节状、驼峰样，并呈铠甲样包裹右肺，最大厚度大于1cm，增厚的胸膜与右肺交界面不规则，内缘呈结节状、波浪状表现，右肺容积缩小，纵隔淋巴结肿大，增强扫描病变均匀强化，可见低密度液性暗区(绿箭)，首先考虑恶性胸膜间皮瘤。病人行胸腔镜检查，病理示恶性间皮瘤。免疫组化：CK7(＋)，CK5/6(＋)，CR(＋)，MC(＋)，Vimention(部分＋)，TTF-1(－)，Napsin A(－)，CEA(－)。

【分析】 环形胸膜增厚、胸膜增厚＞1cm、纵隔侧胸膜受累是MPM的特征性表现。纵隔向患侧移位伴患侧胸腔体积缩小是MPM的相对特征性改变。MPM需与结核性胸膜炎鉴别。临床上，MPM的早期没有明显的特异性症状，但是随着胸腔积液量增加胸痛愈加明显，这和结核性胸膜炎截然相反。结核性胸膜炎可不合并肺内结核，起病时胸痛明显，大量胸腔积液时胸痛缓解，治疗不及时常发生胸膜肥厚、粘连，可有胸膜钙化。影像学方面，结核性胸膜炎可有胸膜局限性增厚，少数表现为结节性增厚，几乎不累及纵隔胸膜，基本没有纵隔冻结征象，胸膜增厚大多＜1cm，呈规则带状表现，内缘光滑，无结节突出。结核性胸膜炎亦无弥漫型MPM的周围侵犯表现。

4. 病例4：女，54岁。胸闷、憋气1月余。

胸部CT：右侧胸膜弥漫性不均匀增厚，叶间胸膜受累(图5-1-31)。

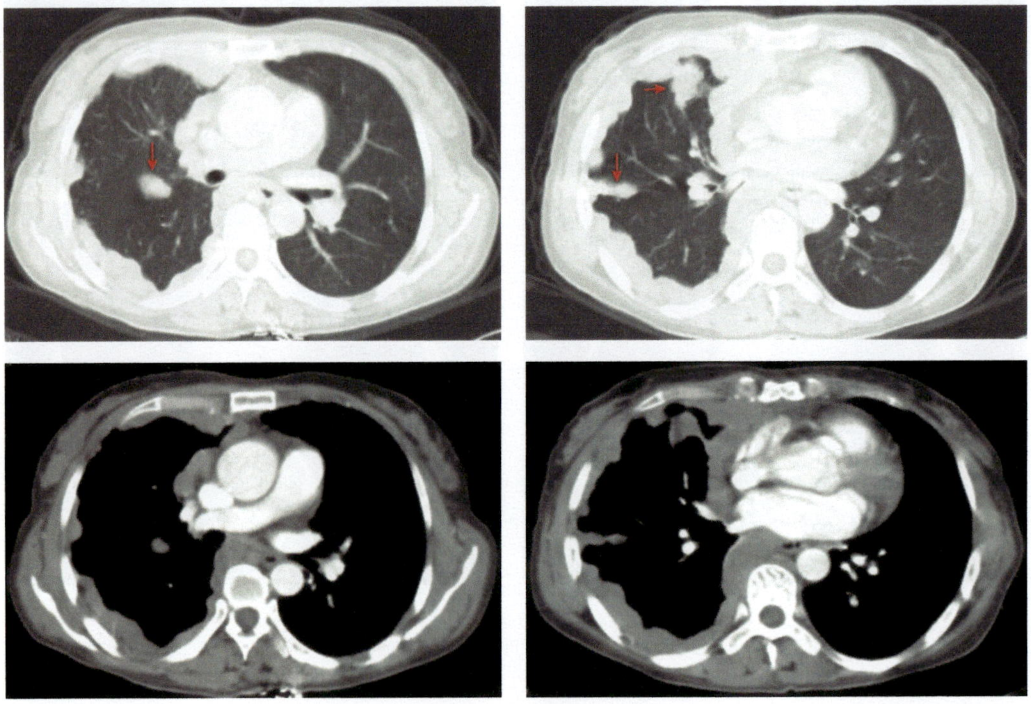

图 5-1-31　胸部 CT4

【诊断】 弥漫性恶性胸膜间皮瘤。

【诊断依据】 中年女性，右侧胸膜弥漫性不均匀环形增厚，累及肋胸膜、叶间胸膜（红箭）及纵隔胸膜，胸膜增厚内缘呈结节状、波浪状表现，右肺容积略缩小，叶间胸膜见多发较大结节影，首先考虑恶性胸膜间皮瘤。右侧胸膜穿刺活检，结合临床及免疫组化，符合恶性胸膜间皮瘤。免疫组化：CK（广谱＋），CAM5.2（＋），CR（＋），CK7（个别细胞＋），MC（－），CK5/6（－），TTF-1（－），S-100（－），HMB45（－），Desmin（－）。

【分析】 胸膜间皮瘤需与胸膜转移瘤鉴别。胸膜肿瘤以转移瘤最为常见，与间皮瘤的比例约为 9∶1。其中，肺癌占 40%，乳腺癌占 20%，淋巴瘤占 10%，胃癌占 5%。肿瘤胸膜转移时也常表现为胸膜不规则增厚或胸腔积液，增强后可有强化，但常有原发肿瘤病灶和其他器官受累表现，胸膜增厚不如 MPM 明显，纵隔固定和患侧肺容积缩小少见，常伴肋骨和肺内转移。另外，肿瘤标志物癌胚抗原（CEA）在间皮瘤很少增高，但腺癌的 CEA 常常显著升高。有韩国学者对 103 例胸膜间皮瘤和 64 例胸膜转移瘤进行分析后发现：①肺门和纵隔淋巴结的转移在间皮瘤中分别为 6% 和 11%，而在胸膜转移瘤中为 20% 和 38%，差异显著，但内乳区和心膈角区的淋巴结在两者之间无统计学差异。②虽然间皮瘤和胸膜转移瘤都可以发生叶间裂的转移或受累，但是叶间胸膜上的密集的小结节前者少见，而在胸膜转移瘤中，尤其是肺腺癌的胸膜转移中多见。反之，条带状或肿块样叶间胸膜转移在肺腺癌转移中罕见，在间皮瘤中多见。发生条带状的转移，其体积越大，提示间皮瘤的可能性越大。③胸膜的环形增厚在间皮瘤中更为常见，为 32%，在胸膜转移中仅为 11%。④纵隔胸膜和膈胸膜的增厚在两者中都可以见到，鉴别价值有限，具有较大鉴别价值的是心包受累，在间皮瘤中为 56%，而在胸膜转移中仅为 20%。⑤胸膜的大肿块（＞3cm），在间皮瘤更为常见，为 39%，胸膜转移为 24%。⑥血行转移在间皮瘤中少见，只有 10%，而胸膜转移瘤高达 28%。

5. 病例 5：男，21 岁。右侧胸痛 5 天。

胸部 CT：右侧胸腔巨大肿块影，侵及肋骨，右侧胸腔积液，心包少量积液，增强扫描不均匀强化，纵隔淋巴结肿大（图 5-1-32）。

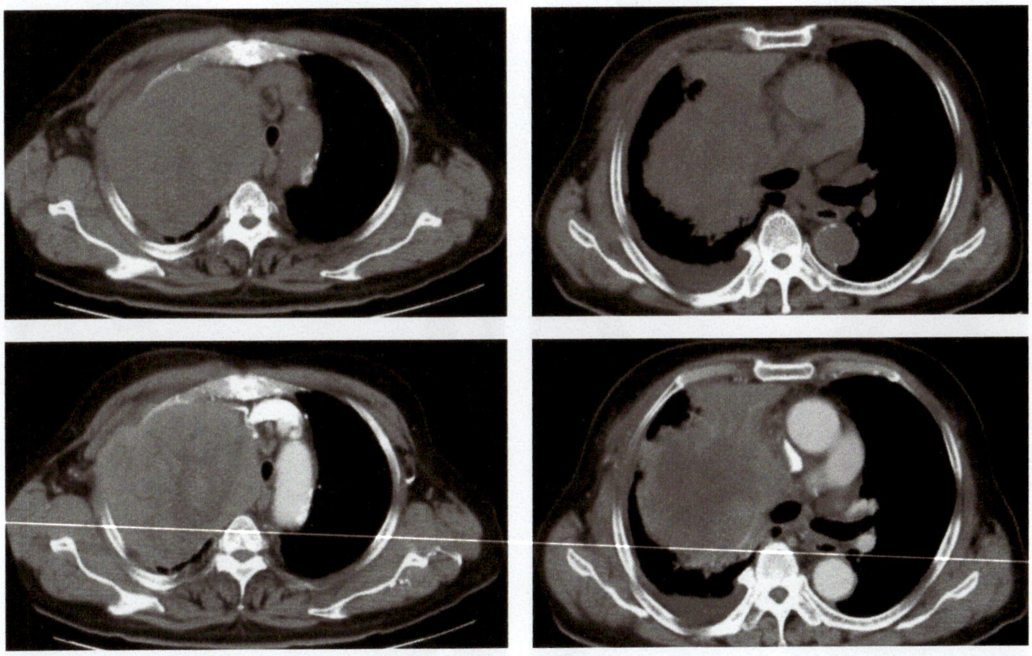

图 5-1-32　胸部 CT5

【诊断】 恶性胸膜间皮瘤。

【诊断依据】 青年男性，有胸痛病史。右侧巨大椭圆形肿块，与胸膜广基相连，右侧胸腔积液，有胸膜尾征，支气管管腔通畅，提示病变来源于胸膜，不支持肺肉瘤诊断。起源于胸膜的巨大肿块需考虑胸膜间皮瘤和胸膜孤立性纤维瘤，后者增强扫描多明显强化，内见扭曲的血管影，该例无此特点。另外，病变跨胸壁生长，肋骨破坏明显，侵袭纵隔，纵隔淋巴结肿大，纵隔固定，同侧胸腔积液，结合病人有胸痛病史，首先考虑恶性胸膜间皮瘤可能。病人穿刺病理考虑恶性间皮瘤。

免疫组化：免疫组化：Calretinin、WT-1、CK5/6 和 D2-40 均阳性，TTF-1 和 Napsin A 阴性。

【分析】 MPM 可表现为孤立肿块，较大肿块多伴有大量胸腔积液，这也是 MPM 的特点之一。肿块型 MPM 除需与肺肉瘤和孤立性纤维瘤鉴别外，还需与周围性肺癌和慢性炎症引发的胸膜增厚相鉴别。周围性肺癌病灶边缘多不光滑，可有分叶、毛刺等表现。慢性炎症引起的胸膜增厚多内缘平直，呈均匀增厚，病变内可见局灶性坏死。职业史、临床表现和各种检查相结合可对 MPM 做出早期正确诊断。对于大量胸腔积液，纵隔不移位者；久治不愈的大量血性胸腔积液；胸痛明显的胸腔积液、双侧胸腔积液或无胸腔积液的胸膜肥厚或结节状改变，叶间裂不规则增厚及突向胸膜腔内的块影，均应警惕 MPM 的可能。另外，支配壁层胸膜的神经为肋间神经和膈神经，属躯体感觉神经，胸膜炎等疾病刺激神经引起的疼痛不仅可沿肋间神经向胸、腹壁放射，也可沿膈神经向颈部和肩部放射。脏层胸膜的神经来自肺丛，经肺门沿肺动脉的外膜、支气管周围和小叶间隔进入肺表面，属内脏感觉神经。肺组织本身及其表层胸膜（脏层胸膜）对那些作用于皮肤上能引起疼痛的刺激并不敏感，但壁层胸膜具有来自肋间神经的丰富的痛觉神经纤维，而覆盖膈肌上部的胸膜来自膈神经和 6 对肋间神经的痛觉神经。MPM 多来自壁层胸膜，故病人多有胸痛症状，且不随胸腔积液增多至壁脏层胸膜分开，从而胸膜摩擦减少而胸痛减轻；孤立性纤维瘤多来源于脏层胸膜，故病人疼痛症状较轻，以资鉴别。

6. 病例 6：男，55 岁。发热 1 年余。

胸部 CT：左侧胸膜弥漫性不均匀增厚，心包处胸膜增厚，叶间胸膜受累，右侧膈胸膜可见钙化，增强扫描可见强化和延迟强化（图 5-1-33）。

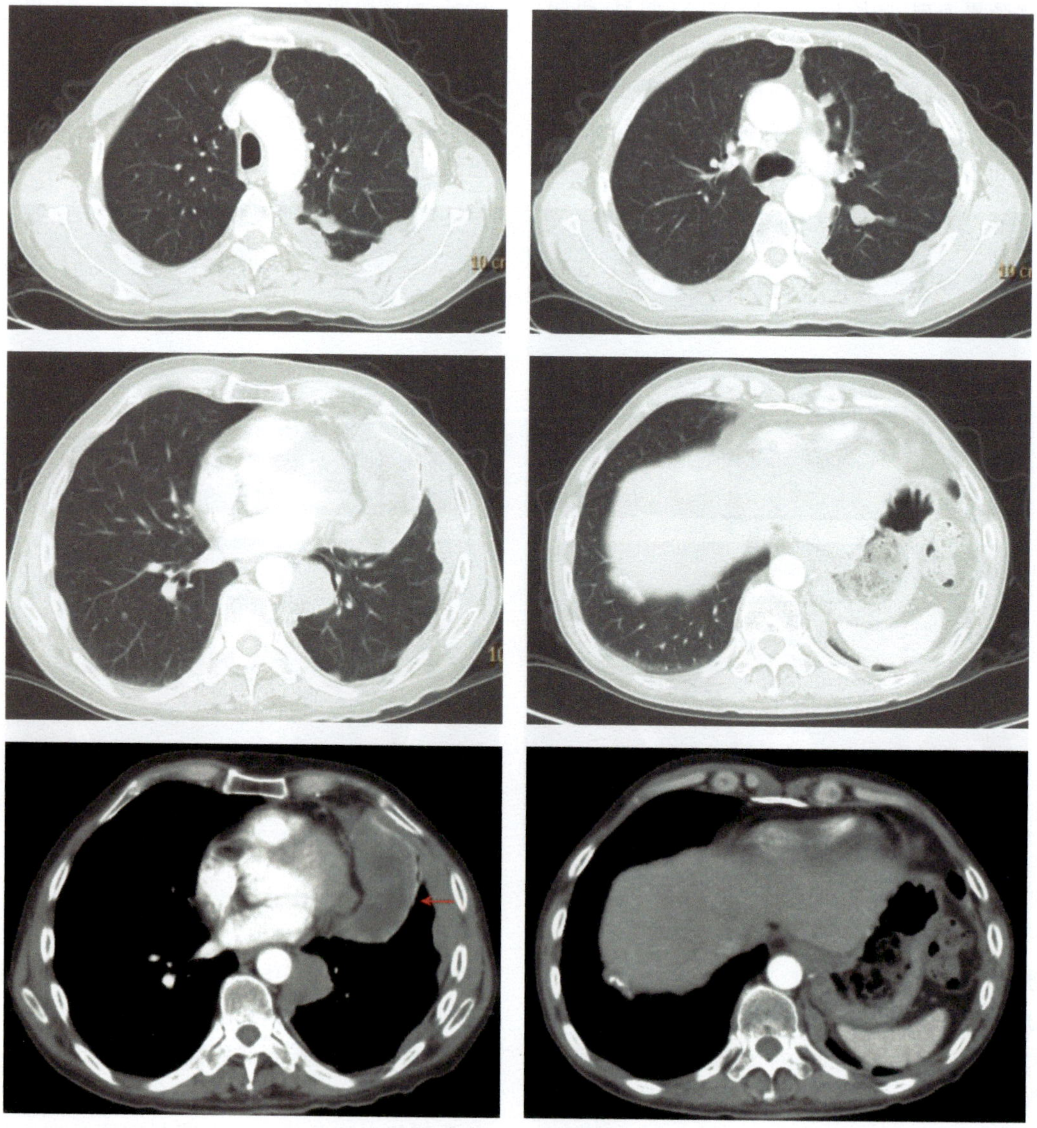

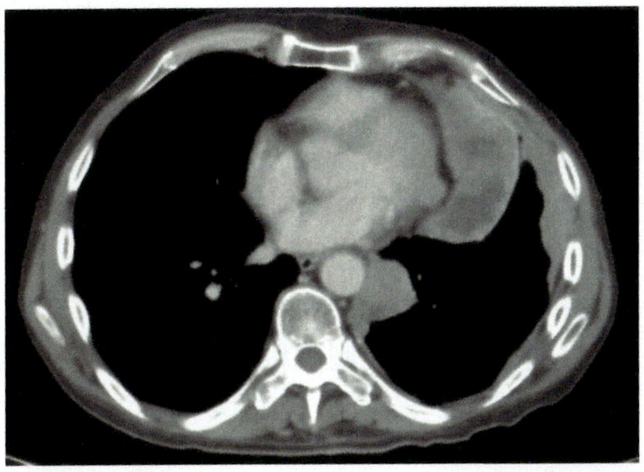
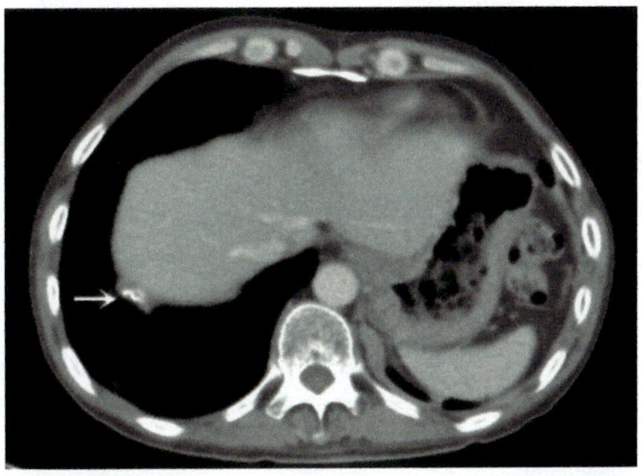

图 5-1-33　胸部 CT6

【诊断】 恶性胸膜间皮瘤。

【诊断依据】 中年男性，左侧胸膜弥漫性不均匀环形增厚，累及肋胸膜、叶间胸膜和纵隔胸膜。该例心包处胸膜增厚明显（红箭），形成较大肿块影，该特点不支持胸膜转移性肿瘤，可考虑间皮瘤或胸腺瘤转移所致。胸腺瘤多原发于前纵隔，本例不支持。病人右侧膈胸膜可见钙化，考虑为胸膜斑，结合其他影像特点，首先考虑恶性胸膜间皮瘤。左肺穿刺活检病理：恶性间皮瘤（图 5-1-34）。免疫组化：CKpan（＋）、CK5（＋）、CR（＋）、WT-1（＋）、D2-40（弱＋）、CK7（＋）、CEA（－）、TTF-1（－）、LCA（－）、CD34（－）。

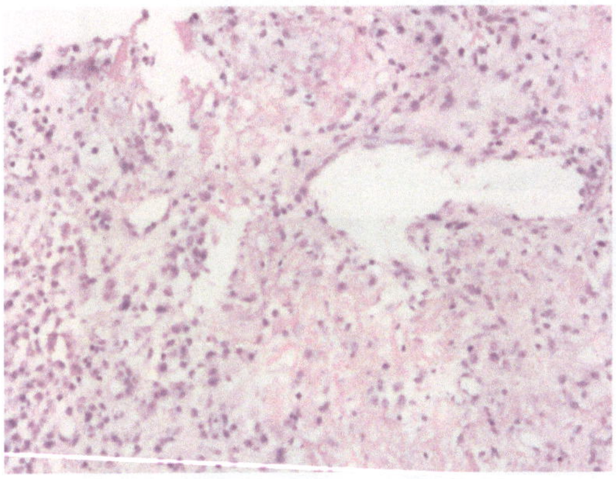

图 5-1-34　恶性间皮瘤病理

【分析】 MPM 是一种少见的恶性程度高且预后极差的胸膜肿瘤，由于间皮瘤细胞具有双相分化等特点，组织学上与腺癌的结构十分相似，鉴别困难，两者临床治疗和预后差别也较大，因此必须借助免疫组化加以区分。

Napsin A 是一种分子质量接近 38kDa 的单链蛋白，为一种胃酶样天冬氨酸蛋白酶。免疫组化研究显示，该蛋白在人类的肺和肾中高表达，而在脾中低表达，表达于Ⅱ型肺泡细胞和肺泡巨噬细胞。该抗体在部分 TTF-1 阴性的肺腺癌中通常阳性表达，故联合 TTF-1 对肺腺癌的诊断有极高的价值。

CK7 是一种分子质量为 54kDa 的细胞角蛋白，其单克隆抗体是从 OTN11 卵巢癌细胞株中提取的，主要标记导管上皮和腺上皮（肠上皮除外），除了肠腺癌、部分胃腺癌及前列腺、肝、肾癌外，多种部位的腺癌呈典型的阳性表达，CK7 阳性是肺癌呈腺管分化的证据。

TTF-1 是甲状腺转录因子，仅表达于肺及甲状腺起源的腺癌。TTF-1 阳性在组织学上排除甲状腺来源即可确定肺来源肿瘤。TTF-1 是鉴别间皮瘤和肺腺癌最有用的标志。

CK5/6 是一种低分子质量角蛋白，在肌上皮、正常间皮细胞、尿路上皮、鳞状上皮及相应肿瘤中均有表达，对于腺癌与鳞癌的鉴别具有重要作用。文献报道，CK5/6 在间皮瘤中的表达率为 50％～90％，而腺癌中不表达或者仅有局部表达，可作为鉴别间皮瘤与肺腺癌的重要标志物。

Mesothelial Cell（MC）或 Mesothelin（间皮素）主要分布于间皮细胞中，其他腺上皮一般不表达，主要用于 MPM 的诊断，在鉴别诊断时，MPM 的 MC 阳性部位为细胞膜，而其他腺癌多为胞质阳性。

CR 是钙连接蛋白超家族的成员之一，分子质量 32kDa。它主要在中枢及周围神经组织中表达，尤其是在视网膜及感觉传导通路的神经元中表达。CR 在正常间皮细胞与间皮瘤中均有表达，阳性者为弥漫性细胞核与细胞质染色，为上皮型间皮瘤的重要标志物，并可用于肺转移性腺癌与恶性间皮瘤的鉴别诊断。文献报道，CR 在上皮型间皮瘤的表达率为 80％～100％，表现出广泛的核反应阳性；而在腺癌表达率仅为 10％左右，与肺腺癌鉴别诊断中的特异性为 91.3％～98％。CR 是间皮瘤诊断中最有用的阳性标志之一，但 CR 在滑膜肉瘤、结肠癌、肺巨细胞癌均有较多的表达，故 CR 只适用上皮型恶性间皮瘤与肺腺癌、乳腺癌的鉴别，是区分腺癌最有价值的标志物之一。CR 在肉瘤型间皮瘤中的表达报道不一。

WT-1 是一种位于核内的 DNA 蛋白，由 WT-1 基因编码，其作用依赖人体抑癌基因 p53，在上皮样间皮瘤、Wilms 瘤及卵巢表面上皮来源的肿瘤中表达。当 p53 缺失时，WT-1 作为活化蛋白，是 MPM 的生物标志物，在与肺腺癌的鉴别诊断中起到重要作用。

Vimentin 是一个 57kDa 的中间丝蛋白，存在于间质来源的细胞中。大部分间皮瘤均表达 Vimentin，尤其是肉瘤样间皮瘤和分化差的双相性间皮瘤，而在分化差的肺腺癌中也可有少数表达。作为传统型抗体，Vimentin 在间皮瘤与肺腺癌的鉴别诊断中仍颇具价值。

7. 病例 7：男，52 岁。咳嗽、憋闷 1 月余。肿瘤标志物均正常。

胸部 CT：左侧胸腔积液，叶间裂多发小结节影（图 5-1-35）。

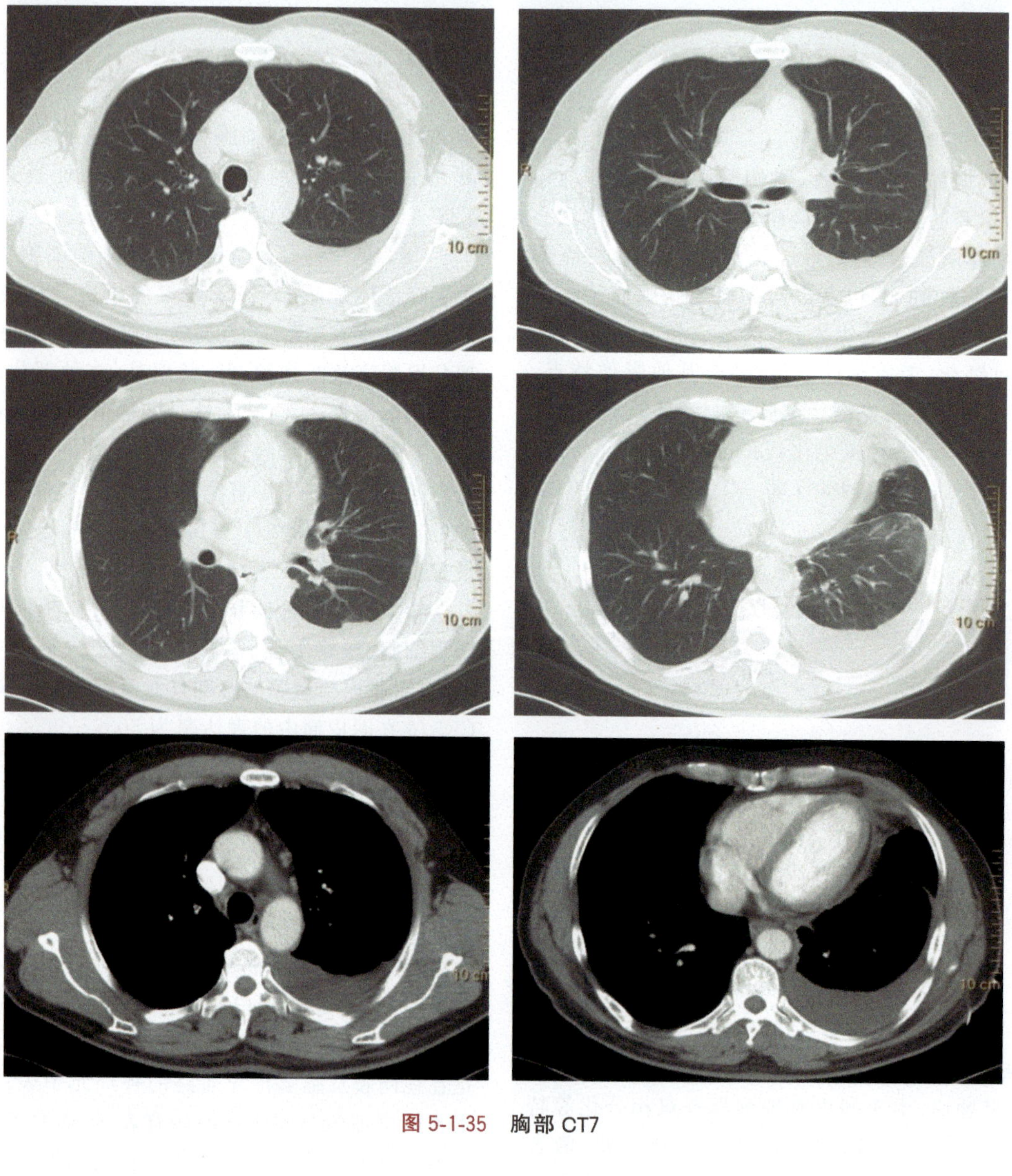

图 5-1-35　胸部 CT7

【诊断】　恶性胸膜间皮瘤。

【诊断依据】　中年男性，单侧胸腔积液，需考虑肿瘤或结核性胸膜炎可能。病人无发热，叶间裂可见多发结节影，需考虑肿瘤转移，不支持结核性胸膜炎诊断。胸膜多发小结节影多见于腺癌肺转移，但该例无其他部位原发性肿瘤病变，肿瘤标志物正常，不支持该诊断；结合同侧胸腔积液，需考虑胸膜间皮瘤诊断。病人行胸腔穿刺置管＋胸腔积液引流，引出血性胸腔积液约 1400ml，胸腔积液细胞学查到大量成堆及散在瘤细胞。行左侧胸膜穿刺活检，结合免疫组化，符合恶性间皮瘤(图 5-1-36)。免疫组化:CKpan(+),CK5/6(+),CR(+),WT-1(+),Vimentin(+),CK7(-),Napsin A(-),TTF-1(-),CEA(-),P63(-),Ki-67(+30%)。

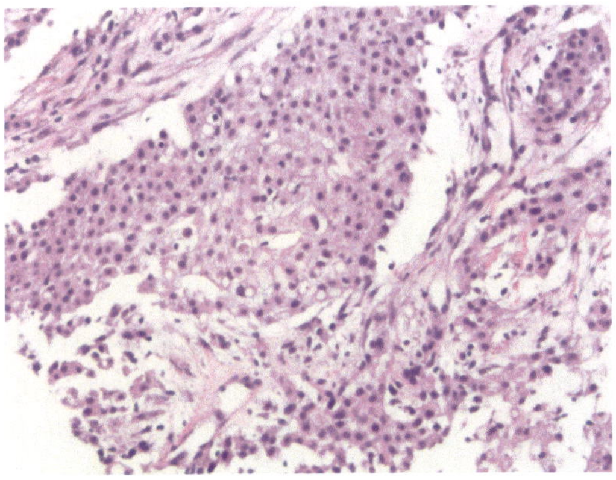

图 5-1-36　恶性胸膜间皮瘤病理

【分析】 MPM 叶间裂受累多表现为大结节影,表现为小结节影罕见(图 5-1-37)。目前 MPM 与其他肿瘤的鉴别诊断主要依靠多种免疫组化抗体的搭配使用。国际间皮瘤学会 2012 年恶性间皮瘤病理诊断指南中提到的一些 MPM 的鉴别诊断及推荐抗体组合,①肺腺癌:表达 TTF-1、Napsin A、CEA 及上皮性肿瘤的通用标记 Ber-EP4、MOC-31 等,MPM 这些标记均为阴性而间皮标记阳性。②肺鳞癌:最特异的抗体为 p63 或 p40,几乎所有的肺鳞癌都有弥漫的核强阳性表达,而 MPM 只有极少一部分弱阳性表达,因为 CR、D2-40 及 CK5/6 在两者都有不同程度的表达,所以最好选择 WT-1 作为间皮的标记。③肺小细胞癌:可以累及胸膜并表现为类似间皮瘤,组织学形态上也与小细胞型 MPM 有很多相似之处,如细胞密集、高核质比等。MPM 不表达 TTF-1、MOC-31 及神经内分泌标记,可与小细胞肺癌进一步鉴别。需要注意的是CR

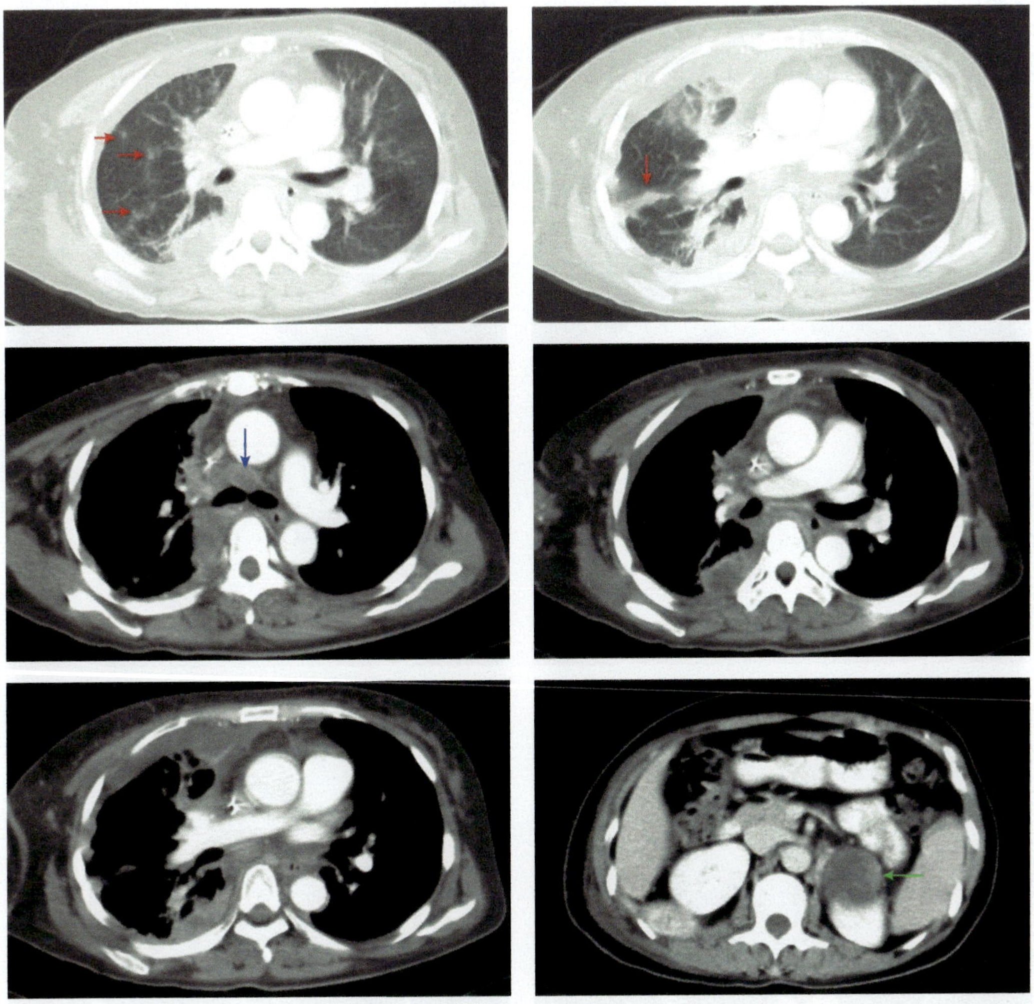

图 5-1-37　女,44 岁。胸膜间皮瘤伴纵隔淋巴结(蓝箭)、叶间裂(多发小结节,红箭)、肾上腺(绿箭)转移

在很大一部分肺小细胞癌中也有表达，单纯表达不能鉴别两者。④乳腺癌：表达 ER、PR、GCDFP-15、Mammaglobin，依靠这些抗体可以与 MPM 鉴别。⑤恶性黑色素瘤：形态多样，主要由上皮样细胞和梭形细胞构成且可以没有色素，有时容易和 MPM 混淆，S-100、HMB-45 和 Melan-A 有助于鉴别。⑥上皮样血管内皮瘤：细胞呈上皮样，排列成巢状或条索状，异型性一般不明显，一小部分病例可原发于胸膜，如果对其不熟悉容易误诊为间皮瘤，CD31 和 CD34 对鉴别很有帮助。⑦血管肉瘤：很少发生于胸膜，鉴别主要依靠 CD31 和 CD34。⑧滑膜肉瘤：偶尔也可发生于胸膜、心包膜或腹膜，与 MPM 在诊断上易于混淆。滑膜肉瘤也可分为单相和双相型，且间皮瘤标记物 CR 在滑膜肉瘤中也可呈阳性，故鉴别较难。滑膜肉瘤的梭形细胞分布密集、胞质稀少，局部能看到血管周细胞瘤样结构，加上 CD99、Bcl-2 阳性可以和 MPM 鉴别。在一些鉴别困难的病例做 t(X;18)(p11.2;q11.2)染色体易位检测有助于明确滑膜肉瘤的诊断。⑨淋巴瘤：上皮样型 MPM 有时会呈实性、单一的、相对不黏附的细胞巢团，需要和淋巴瘤鉴别。大多数情况下 CD3、CD20 加上间皮的标记足以区分两者。⑩纤维肉瘤、癌肉瘤：两者均需要和肉瘤样型 MPM 鉴别，纤维肉瘤上皮标记阴性，加上 CR 和 D2-40 可以区分两者。癌肉瘤上皮标记为阳性，MPM 与之鉴别需要明确的 CR 和 D2-40 阳性，而 WT-1 和 CK5/6 对鉴别诊断帮助不大。⑪反应性间皮细胞增生：与 MPM 的鉴别很困难，特别是穿刺活检小标本。分子分析在诊断方面具有潜在应用价值。根据 MPM 存在高频率的 p16/*CDKN2A* 纯合性缺失，采用 FISH 方法进行 p16/*CDKN2A* 缺失检测是确定 MPM 诊断的重要指标之一，尤其是在穿刺标本材料有限，且又缺乏浸润依据的情况下。此外，还可以通过 FISH 进行细胞学标本或组织标本 9p21 位点缺失检测来辅助 MPM 的诊断。免疫组化标志物可以很容易明确间皮细胞来源。其中以 EMA、p53 联合 Desmin 检测对两者的鉴别诊断最有帮助。EMA、p53 优先表达于肿瘤性间皮细胞，而 Desmin 优先表达于反应性间皮细胞，反应性间皮细胞 EMA 通常阴性。此外，葡萄糖转运蛋白-1(glucose transporter protein-1, Glut-1)对间皮增生或纤维性胸膜炎与 MPM 的鉴别亦非常有帮助。Husain 等采用 Glut-l 抗体对一组 MPM 和反应性间皮增生病例进行了研究，结果发现 60 例良性胸膜病变(31 例间皮增生，29 例纤维性胸膜炎)均为阴性，而 78 例 MPM 中 45 例(58%)Glut-1 抗体呈阳性。

8. 病例 8：男，79 岁。右侧胸痛 1 月余。

胸部 CT：右侧胸壁结节、肿块影，纵隔淋巴结肿大(图 5-1-38)。

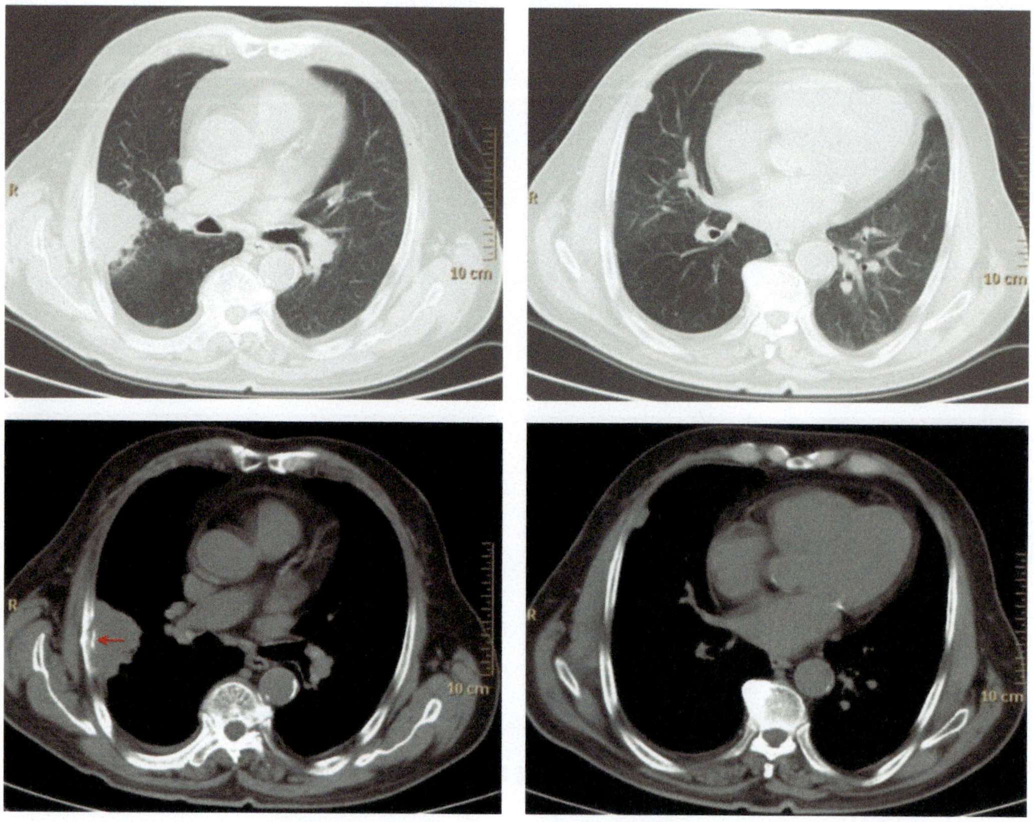

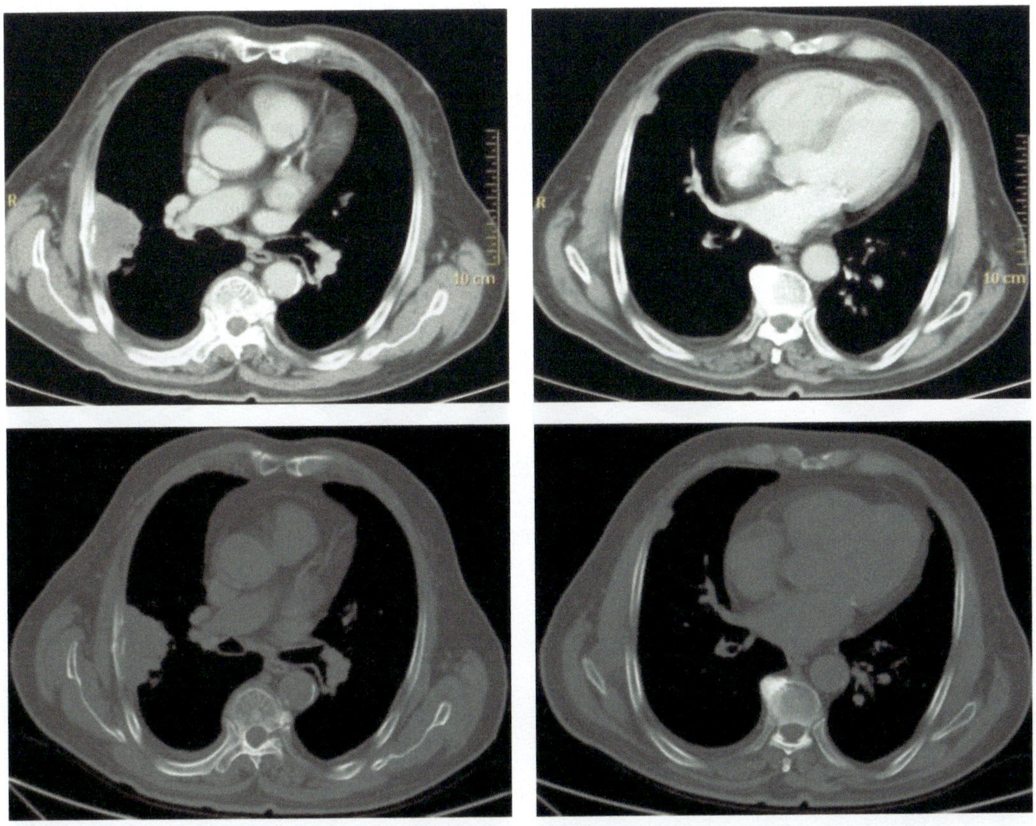

图 5-1-38　胸部 CT8

【诊断】　胸膜恶性间皮瘤。

【诊断依据】　老年男性，有胸痛病史，右侧胸壁结节、肿块影，均与胸膜钝角相交，提示病变起源胸膜；肿块累及邻近肋骨，可见骨质破坏（红箭）；增强扫描边缘强化，内见坏死，边缘欠清，以上特点支持胸膜恶性间皮瘤诊断。病人行右肺上叶穿刺活检，病理示恶性肿瘤，结合临床及免疫组化结果，考虑肉瘤样间皮瘤可能性大，侵犯肺组织及胸壁。另送检"胸壁结节"查见瘤组织。免疫组化：CR（＋），广谱 CK（个别＋），CAM5.2（－），CK5/6（－），HMB45（－），MelanA（－），CD34（－），SMA（部分＋），Desmin（－），MC（－），Ki-67（＋约 50%）。

【分析】　肉瘤样间皮瘤由梭形细胞构成，排列成束状或杂乱分布，通常形成纤维肉瘤样或所谓恶性纤维组织细胞瘤样外观。少数肉瘤样间皮瘤可出现骨肉瘤、软骨肉瘤、横纹肌肉瘤或其他类型肉瘤的异源性分化区域，通常这些区域范围较小，可见到经典的肉瘤样间皮瘤成分，但当这些异源性分化区域范围较广时，可与上述的一些肉瘤相混淆。有时梭形肿瘤细胞成分较少，形态比较温和，间质有明显的致密胶原纤维（胶原化区域占肿瘤 50%以上），形成促纤维组织增生性外观，类似纤维胸膜板，这类肿瘤被称为促结缔组织增生性间皮瘤。

肉瘤样间皮瘤的鉴别诊断包括：①肉瘤样癌，常表现为肺内局部肿块，肿瘤性梭形细胞呈 CK 阳性，并且通常还存在其他分化的区域，如鳞癌或腺癌成分。对于 CK 弥漫性阳性的胸膜肉瘤样肿瘤，首先考虑胸膜肉瘤样间皮瘤和肉瘤样癌，两者形态学表现非常相似，如果 CR 和 D2-40 同时为阳性，则支持肉瘤样间皮瘤诊断；如果考虑肉瘤样癌来源于肺，可以选用 TTF-1。②滑膜肉瘤，肉瘤样间皮瘤与滑膜肉瘤的鉴别诊断有一定难度。两者不仅形态学类似，而且免疫表型上也有相似之处。滑膜肉瘤可表达 CK，甚至 CR 和 CK5/6。但多数滑膜肉瘤为局部肿瘤，而 MPM 多为弥漫性肿瘤，这点对鉴别诊断亦非常重要。超过 90%的滑膜肉瘤病例存在 x:18 染色体易位，而在弥漫性 MPM 中未见报道，通过细胞遗传学分析证实 x:18 染色体易位即可确诊。③其他恶性梭形细胞肿瘤：恶性孤立性纤维性肿瘤、硬纤维瘤和胸膜胸腺瘤（A 型）亦可酷似弥漫性 MPM。但恶性孤立性纤维性肿瘤 CK 阴性，而 CD34、Bcl-2 和 CD99 阳性。胸膜硬纤维瘤同样 CK 阴性，而 SMA、Desmin 和 β-Catenin 阳性。A 型原发性胸膜胸腺瘤通常 CK 甚至有 CK5/6 阳性，但肿瘤细胞 CR 阴性，间质肥大细胞 CR 阳性。

9. 病例 9：男，42 岁。右胸痛、咳嗽、气促 20 余天。胸部 CT：双肺斑片、斑点及结节状密度增高影，边缘模糊，密度不均，分布以双侧肺门支气管周围为著，平扫 CT 值为 17～29HU，增强后强化不明显，双侧胸腔闭式引流术后改变(图 5-1-39)。

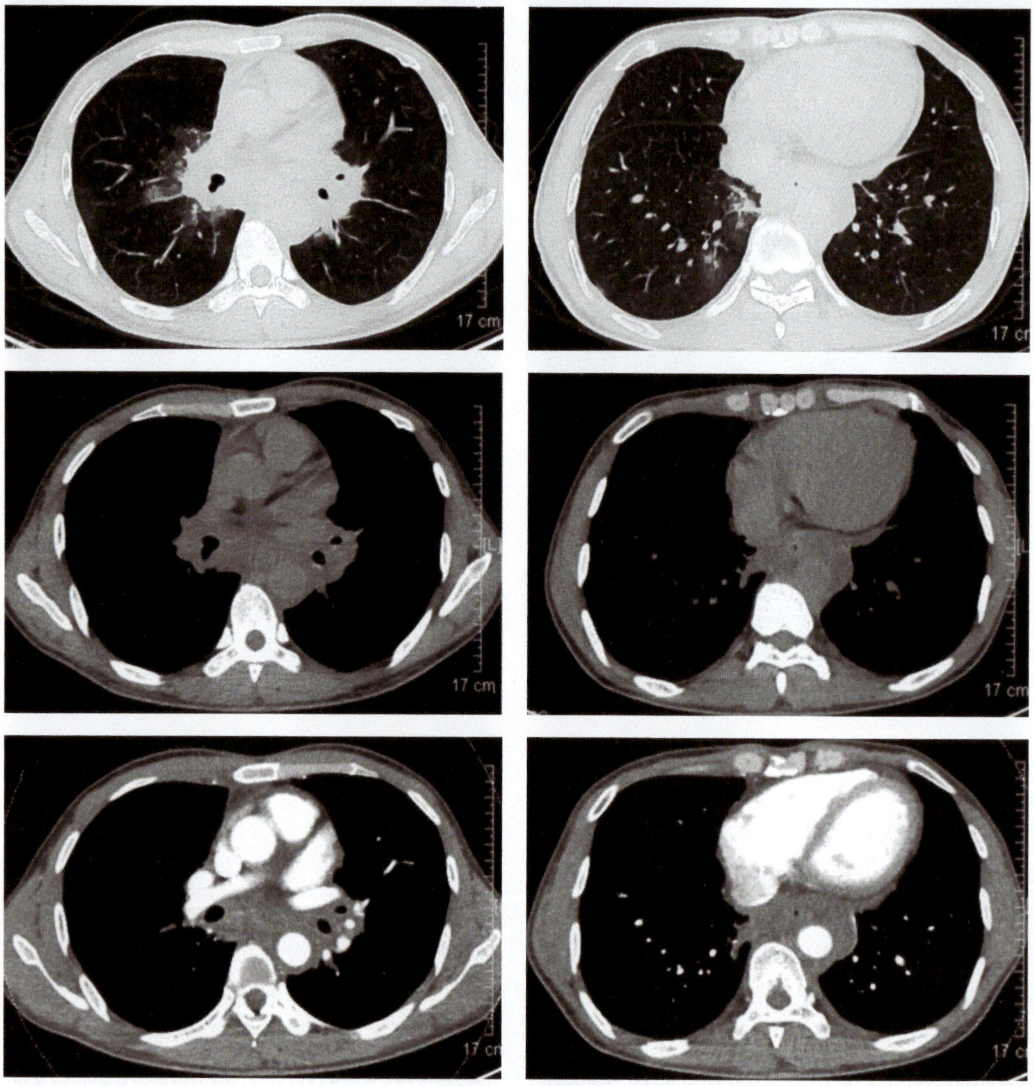

图 5-1-39 胸部 CT9

【诊断】 高分化乳头状间皮瘤伴淋巴管瘤样增生。

【诊断依据】 病人行全身麻醉下胸腔镜活检术：探查见右肺门僵硬，上叶、中叶、下叶近肺门实变呈团块状，包绕右肺支气管，侵及右下叶动脉及背段动脉，右后纵隔胸膜明显增厚，上叶尖后段与胸腔紧密粘连，右壁层胸膜见散在小结节样隆起。活检病理：间皮细胞异形增生，符合高分化乳头状间皮瘤伴淋巴管瘤样增生(图 5-1-40)。偏光镜检(－)。免疫组化：广谱 CK(上皮＋)，CD34(血管＋)，D2-40(＋)，TTF-1(－)，CR(＋)，Mesothelinlan(＋)。特染：弹力纤维(＋)，网染(－)，Messon(＋)。

【分析】 高分化乳头状间皮瘤 (well-differentiated papillary mesothelioma，WDPM)是一种少见间皮瘤亚型，这种类型的间皮瘤不同于其他类型的间皮瘤，大多数病人不具有石棉接触史，多发生于育龄妇女的腹膜，胸膜、心包膜次之，鞘膜间皮肿瘤罕见。WDPM 临床表现、体格检查、肿瘤标志物检测及影像学检查均无特异性，常伴有其他肿瘤或反应性增生，确诊依赖于病理检查。WDPM 的典型显微镜下表现为肿瘤细胞呈乳头状生长，乳头中轴由纤维结缔组织构成，乳头表面被覆形态温和的单层立方或扁平上皮，核分裂象少见或罕见。核呈圆形或卵圆形，位于细胞中央，染色质匀细，核仁不明显，无核分裂象；胞质中等量，伊红色。部分乳头表面上皮样细胞呈巢状及片状增生并向间质中相互吻合，形成索状、梁状、腺样和迷路样结构，异型不明显。

该病需与腺瘤样瘤鉴别。腺瘤样瘤也是间皮瘤的一种亚型，但很少形成乳头状结构，肿瘤细胞呈扁平至立方状，常为嗜酸性，呈腺体和小管状结构。

WDPM 生长缓慢，具有向浅表扩散的倾向，侵袭程度有限，其生物学行为接近良性或低度恶性。WD-PM 采用多发病灶剔除术已有良好的疗效，不建议扩大切除范围。放疗、化疗等辅助疗法使用与否目前尚有争议。大多学者认为，化疗不能根治本病反而刺激间皮增生，建议不采用，可带瘤生存。

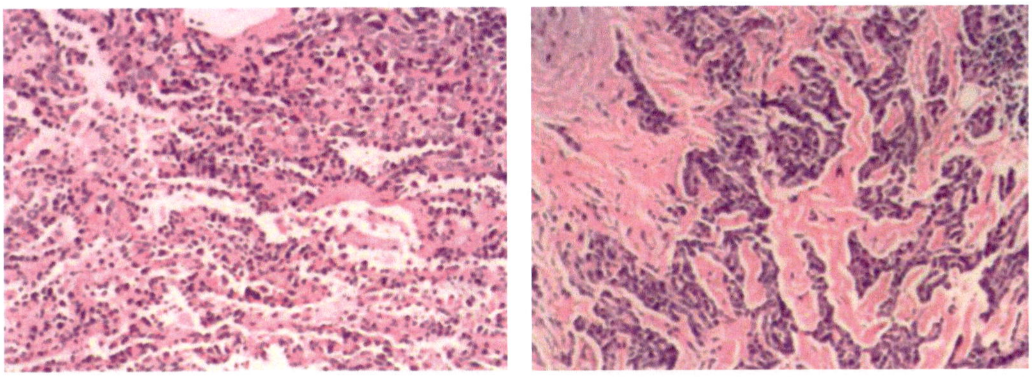

图 5-1-40　高分化乳头状间皮瘤伴淋巴管瘤样增生病理

（福州肺科医院影像科　王　洁　提供）

第二节　淋巴增生性病变

淋巴增生性病变是由于淋巴细胞在局部增生而形成的一大类病变，根据恶性程度可分为良性反应性淋巴细胞增生、不典型淋巴细胞增生和淋巴瘤。

淋巴瘤是淋巴系统最常见的恶性肿瘤，可浸润体内所有组织器官，导致临床表现的多样性。原发性胸膜淋巴瘤非常罕见，而系统性淋巴瘤累及胸膜相对而言较常见。两者多累及脏层胸膜，也有部分累及壁层胸膜。恶性胸腔积液是淋巴瘤病人常见并发症之一，其发生率为 20%～30%。淋巴瘤是继肺癌和乳腺癌之后引起恶性胸腔积液的第三大原因，约占 10%，特别是 B 细胞型淋巴瘤最为常见。

大多数以胸腔积液起病的淋巴瘤病人临床症状表现为呼吸困难、咳嗽或胸痛，同时也可伴随发热及上腔静脉阻塞综合征表现。淋巴瘤病人的胸腔积液通常为渗出液，约 12%的非霍奇金淋巴瘤病人胸腔积液为乳糜性。在罕见的病例中，尤其是在低度恶性的晚期淋巴瘤病人中可以见到由于静脉压迫、充血性心力衰竭、低蛋白血症或肾衰竭等引起的漏出液。

淋巴瘤病人出现胸腔积液的原因可能为以下几个方面：淋巴瘤细胞对胸膜的浸润导致毛细血管通透性增高，胸膜渗出增多；纵隔淋巴结肿大或胸导管阻塞引起淋巴系统回流障碍；静脉回流障碍；肺部感染或放射治疗损伤。对于非霍奇金淋巴瘤（NHL）而言，肿瘤细胞直接胸膜浸润是引起恶性胸腔积液最首要的原因，与纵隔受累也有一定关系；而在霍奇金淋巴瘤病人中，胸导管阻塞和淋巴管循环障碍是胸腔积液形成的主要原因。

胸膜淋巴瘤需与以下疾病鉴别：①胸膜间皮瘤，可发生于任何部位的胸膜，以弥漫性病变多见，一般不伴纵隔及肺门淋巴结肿大。CT 示脏、壁层胸膜彼此粘连，呈波浪状增厚及结节，患侧肺常被包裹，体积缩小。胸膜淋巴瘤多呈不均称的局部胸膜增厚，伴有程度不等的占位效应，胸廓较少塌陷。受累的脏、壁层胸膜可因胸腔积液分离，且脏层胸膜受累更多见。②胸膜转移瘤，常发生在肺癌、乳癌或侵袭性胸腺瘤对胸膜的直接浸润，原发肿瘤易于确定。远处肿瘤胸膜转移常伴有相邻的肋骨破坏，与胸膜淋巴瘤不同。胸膜转移瘤胸腔积液中 CEA 大多异常升高；胸腔积液腺苷脱氨酶（ADA）含量非常高时宜考虑淋巴瘤可能。③良性病变的胸膜增厚，良性病变的反应性胸膜炎常不累及纵隔胸膜。慢性胸膜炎症性改变往往出现胸膜的纤维性收缩，CT 显示患侧胸膜增厚、胸腔狭小、胸廓塌陷。胸膜淋巴瘤不会导致显著的胸廓塌陷，相反，还可能有局部占位效应出现。

发生在胸腔的原发淋巴瘤包括原发性渗出性淋巴瘤和伴慢性炎症性弥漫性大B细胞淋巴瘤。

一、原发性渗出性淋巴瘤

原发性渗出性淋巴瘤(primary exudative lymphoma,PEL)最早由Knowles等于1989年描述,以前曾被称为体腔性(body cavity)淋巴瘤,2001年WHO的血液及淋巴系统肿瘤分型中,其被作为弥漫性大B细胞淋巴瘤的一种亚型而独立分型,其特征性的表现为淋巴瘤样浆液性渗出物,无肿瘤实体存在。

PEL的恶性细胞是单克隆B细胞,此类细胞局限于体腔的生长方式的生物学机制尚不清楚,常与人类疱疹病毒8(HHV-8)/Kaposi肉瘤疱疹病毒有关,最常见于免疫缺陷病人。有学者认为这些细胞是终末分化前的B细胞。也有学者认为PEL的发生并不局限于B细胞分化的某一阶段,可能代表不同B细胞分化阶段的转化。HHV-8是包括EB病毒在内的γ疱疹病毒家族的一员,为一种线性双链DNA病毒。HHV-8促发PEL发生的确切机制目前尚不清楚,大多数受染细胞表达基因潜伏型,极少数表达细胞溶解状态的基因特征,即使表达潜伏状态基因,受染细胞仍可进行克隆扩增,通过增加增殖和损害凋亡的机制最后导致肿瘤的转化。

PEL病人多为中青年同性恋、HIV阳性的男性,占HIV相关性淋巴瘤的2%~4%,也可发生于HIV血清学阴性的病人,如器官移植后病人、慢性合并症消耗的老年个体等。其受累部位是浆膜,包括胸膜、心包膜、腹膜、关节膜和较少见的脑脊膜,典型的仅累积一个体腔。其他受累的部位还可以有胃肠道、软组织和其他结外部位。常见表现为受累浆膜腔的大量积液及其相关的临床表现,浆膜渗出液中含高度恶性的淋巴细胞,一般没有体腔外的肿瘤包块或淋巴腺病的证据。有的病人可伴有Kaposi肉瘤,极少数病例同时伴有多中心型Castleman病。常有发热、呼吸困难、腹胀等全身症状。病人的大量渗出液消耗了蛋白,造成了低蛋白血症及恶病质表现。最常见的死亡原因是机会感染、HIV相关的并发症和淋巴瘤本身病情的进展。

以浆膜腔积液为突出的临床表现和相应的影像学检查结果是诊断PEL的重要线索,诊断依靠受累组织的形态学、免疫表型、分子和病毒学标准进行病理学分析。PEL细胞形态学多样,细胞的外观介于弥漫性大B细胞淋巴瘤(免疫母细胞变异型)和间变性大细胞淋巴瘤之间,包括类似R-S细胞的双核或多核细胞。核分裂象易见,2~4个/高倍视野。核固缩、核碎裂、核溶解等坏死过程的一系列变化均可见,并可见凋亡小体。胞质非常丰富,呈强嗜碱性,偶见细胞内空泡。胸膜活检可见肿瘤细胞附着在胸膜表面,常嵌入纤维素中,偶尔侵及胸膜。细胞免疫典型的表达白细胞共同抗原CD45,但缺乏常规B细胞(CD19、CD20、CD79a)和T淋巴细胞(CD3、CD4、CD8)表达。细胞表面和细胞质也常不表达免疫球蛋白。常表达浆细胞相关标志,如CD30、CD34、CD38、CD71、CD138和上皮细胞膜抗原(EMA)等。

HIV、EBV、HHV-8等病毒学检测对PEL的诊断具有参考价值。有研究显示,PEL病人中HIV检查阳性者占71.4%,HIV和EBV共感染者占55.1%。PEL病人渗出液中常可检测到HHV-8,检出肿瘤细胞HHV-8病毒感染的证据对于PEL诊断是基本的。如果病人原先有过HHV-8感染血清学检查是最好的评估方法,LANA-1免疫组化染色是检测组织HHV-8感染证据的标准方法。确诊决定于渗出液中找到淋巴瘤细胞。此病主要与伴慢性炎症性弥漫性大B细胞淋巴瘤相鉴别。后者常表现为胸膜肿块性病变,其细胞具有免疫母细胞形态,并显示EB病毒阳性,而HHV-8阴性。

由于本病较少见,有关PEL的治疗资料有限,目前尚无最佳治疗方案。浆膜腔局部放射治疗是可取的手段,常能减轻病人痛苦和延长生存期,最长可达12个月。如果由于各种原因不能行放射治疗或治疗后复发,可选择化学治疗,方案与高度恶性淋巴瘤的治疗方案相同。大多数PEL病人的治疗采用CHOP方案(环磷酰胺+多柔比星+长春新碱+泼尼松)。对于多数缺乏CD20表达的病人不选择使用利妥昔单抗。与所有获得性免疫缺陷综合征相关的淋巴瘤一样,应用高强度的抗HIV治疗对控制淋巴瘤也是非常重要的。尽量提高宿主的免疫功能是治疗此类肿瘤的重点。尽管PEL不容易扩散至全身,但可导致局部器官组织的破坏,并且预后很差。资料显示诊断后平均生存时间为75天(6~240天),尸检后发现恶性淋巴瘤渗出液是死亡的直接原因。

二、伴慢性炎症性弥漫性大B细胞淋巴瘤

在WHO(2015年)胸膜肿瘤组织学分类中,在淋巴增生性病变中没有继续使用脓胸相关淋巴瘤的名称,而是采用了“伴慢性炎症性弥漫性大B细胞淋巴瘤”这一新名称,与WHO(2008年)造血与淋巴组织肿瘤分类保持了一致。慢性炎症相关的弥漫性大B细胞淋巴瘤是在长期慢性炎症的基础上发生的淋巴瘤,与EB病毒有关,>60%病例EB病毒潜伏感染模式为Ⅲ型,大部分病例可以累及体腔或体腔内狭窄间隙。

脓胸相关淋巴瘤(pyothorax-associated lymphoma,PAL)是伴慢性炎症性弥漫性大 B 细胞淋巴瘤的一种原型形式,1987 年由日本的 Iuchi 等首次报道,与慢性脓胸关系密切,常有 20～40 年的脓胸病史。典型者呈免疫母细胞形态,常表现为胸膜肿块,是在治疗顽固性肺结核或结核性胸膜炎时采用人工气胸继发慢性脓胸所致。20 世纪 30～50 年代,人工气胸方法治疗肺结核在日本比较常见,经过 20～40 年的发展,有较多人发展成为恶性胸膜淋巴瘤。结合病人慢性脓胸史,认为此种类型淋巴瘤与慢性脓胸有关,故命名为 PAL。Aozasa 等 1993 年报道一组病例,仅 26% 的 PAL 病人没有人工气胸治疗史;Nakatsuka 等 2002 年报道一组 PAL,其中 92%(98/106)有人工气胸治疗史;Narimatsu 等 2007 年报道的 PAL 中 80%(78/98)有该治疗史。2006 年韩国学者 Ho Yun Lee 等报道的 4 例 PAL 均无该治疗史。此病日本人多见,欧美有散发病例,国内鲜有报道。

PAL 以男性为主,中位年龄 64 岁,多有 20～64 年的脓胸病史。最常见的症状包括胸背痛、乏力、消瘦、咳嗽、咯血、发热或呼吸困难等。胸部影像学脓胸附近可有明确的胸膜肿块,肿块多位于侧肋胸膜(50%)或在肋膈角(30%),伴或不伴区域淋巴结增大。部分病史较长者可表现为慢性脓胸伴钙化。早期胸膜活检或胸腔镜检查对早期诊断有所帮助。近年来,PET-CT 的应用为 PAL 的早期诊断提供了新的技术支持。

1993 年,2 个日本研究小组同时发现 PAL 的发生与 EB 病毒的感染有关:①全部 9 名病人的抗 EB 病毒抗体血清值均升高;②应用 EBER-1 探针原位杂交发现,EB 病毒基因组存在于肿瘤细胞核中;③大多数 PAL 表达 EB 病毒编码的潜伏基因产物,潜伏膜蛋白-1(LMP-1)和 EB 病毒相关核抗原-2(EBNA-2)。但亦有报道由 T 淋巴细胞发展而来的 PAL 无 EB 病毒感染证据。人工气胸可能增加胸腔与外界接触的机会,合并 EB 病毒感染,病毒转化的 B 细胞可通过 EB 分泌或旁分泌作用分泌 IL-6、IL-10,诱导淋巴瘤发生。p53 基因突变也在 PAL 发生过程中起重要作用。

PAL 病理以弥漫性大 B 细胞型非霍奇金淋巴瘤为主,细胞大而圆,胞质丰富、嗜碱性,多有大的囊泡状核,核偏心,可见一个或几个明显的核仁,核分裂象多见。PAL 免疫组化特点为绝大多数表达 B 细胞表型 CD20,不表达 CD3 和 CD45RO。少数 PAL 由 T 细胞发展而来,可表达 CD30,小淋巴细胞占优势,伴有散在分布的组织细胞和大淋巴细胞。

PAL 有手术、化疗、放疗等多种治疗方法,目前尚无统一意见。对于早期病例手术加化、放疗的生存率要高于未手术病人。化疗以 CHOP 方案为主。PAL 总体预后极差,中位生存时间为 9 个月,5 年生存率仅 21.6%。有报道认为使用抗 EB 病毒免疫球蛋白或免疫调节剂可以延长病人生存时间,但需早期诊断、早期使用。抗 EB 病毒抗体滴度升高提示病情恶化。

参考文献

Aozasa K, Takakuwa T, Nakatsuka S. Pyothorax-associated lymphoma: a lymphoma developing in chronic inflammation. Adv Anat Pathol, 2005, 12: 324-331.

Aozasa K. Pyothrax-associated lymphoma. Int J Hematol, 1996, 65: 9-16.

Diebold J, Anderson JR, Annitage JO, et al. Diffuse large B-cell lymphoma: a clinicopathologic analysis of 444 cases classified according to the updated Kiel classification. Leuk Lymphoma, 2002, 43(1): 97-104.

Harris NL, Jaffe ES, Diebold J, et al. World Health Organization classification of neoplastic disense of the hematopoietic and lymphoid tissues: report of the Clinical Advisory Committee meeting-Airlie House, Virginia, November, 1997. J Clin Oncol, 1999, 17(12): 3835-3849.

Harris NL, Jaffe ES, Stein H, et al. A revised European-American classification of lymphoid neoplasms: a proposal from the intemational lymphoma study group. Blood, 1994, 84(5): 1361-1392.

Iuchi K, Ichimiya A, Mizuta T et al. Non-Hodgkins lymphoma of the pleuralcavity developing from long-standing pyothorax. Cancer, 1987, 60: 1771-1775.

Li J, Zhao S, Wang JX, et al. CD20-negative diffuse large B cell lymphoma: a comprehensive analysis of 695 cases. Tumor Biol, 2016, 37(3): 3619-3637.

Moller MB, Pedersen NT, Christensen BE. Diffuse large B-cell lymphoma: clinical implications of extranodal versus nodal presentation: a population-based study of 1575 cases. Br J Haematol, 2004, 124(2): 151-159.

Nakatsukasa S, Yao M, Hoshida Y, et al. Pyothorax associated lymphoma: a review of 106 cases. J Clin Oncol, 2002, 20: 4255-4260.

Narimastu H, Ota Y, Kami M, et al. Clinicopathological features of pyothorax associated lymphomas; a retrospective survey involving 98 patients. Ann Oncol, 2007, 18: 122-128.

Shi Y, Hou Y, Hu Q, et al. A rare case of HHV-8-positive/HIV-negative/EBV-negative primary effusion lymphoma in a renal transplant recipient. Cytopathology, 2012, 23(2): 137-139.

病例解析

1. 病例1：男，73岁。左侧胸痛1月余。病人1个月前无明显诱因出现左侧胸部锥刺样疼痛，偶咳嗽，咳少量黄白色痰。

胸部CT(2013-11-17)：支气管炎、肺气肿、左侧胸膜炎、左侧胸腔积液(图5-2-1)。给予置管引流，引流出淡黄色浑浊胸腔积液1500ml。胸腔积液常规：外观淡黄色混浊无凝块，李凡他试验(+/)，细胞计数20 110×10^6/L，多核细胞百分比5%，单核细胞百分比95%，总蛋白34g/L，乳酸脱氢酶311U/L，腺苷脱氨酶42.6U/L；胸腔积液细胞学：小淋巴细胞，未见癌，未查到抗酸杆菌；血常规WBC 5.85×10^9/L，N% 68.9%，L% 18.32%；ESR 5mm/h；肝功能：白蛋白38g/L；血CA125 130.3U/ml；血清淋巴细胞培养+干扰素：未检测到释放干扰素-γ的特异性淋巴细胞。给予芬必得、双氯芬酸钠止痛，左氧氟沙星抗感染，沐舒坦止咳化痰及对症治疗，自觉胸痛减轻。

20天前(2013-11-25)复查胸部CT示左侧胸膜增厚，增强扫描轻度强化，左侧少量胸腔积液(图5-2-2)。当地按结核性胸膜炎给予链霉素、青霉素治疗7天，效果不佳。8天前复查胸部CT示左侧胸腔积液再次增多。

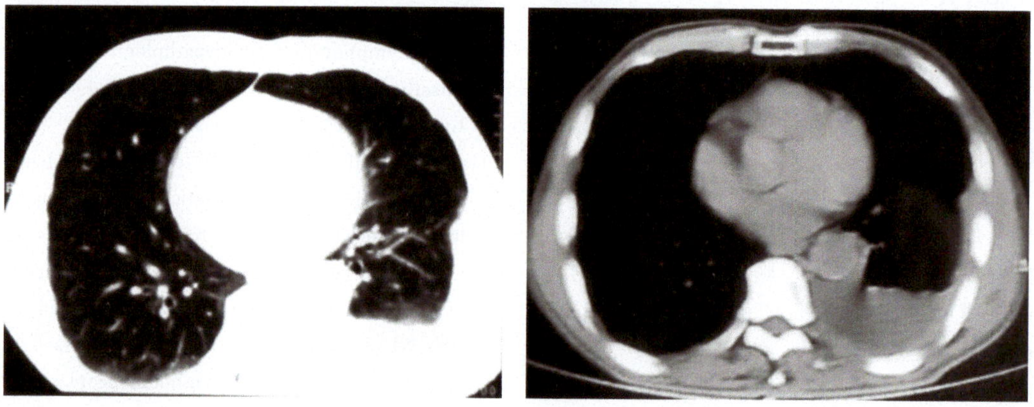

图5-2-1 胸部CT1

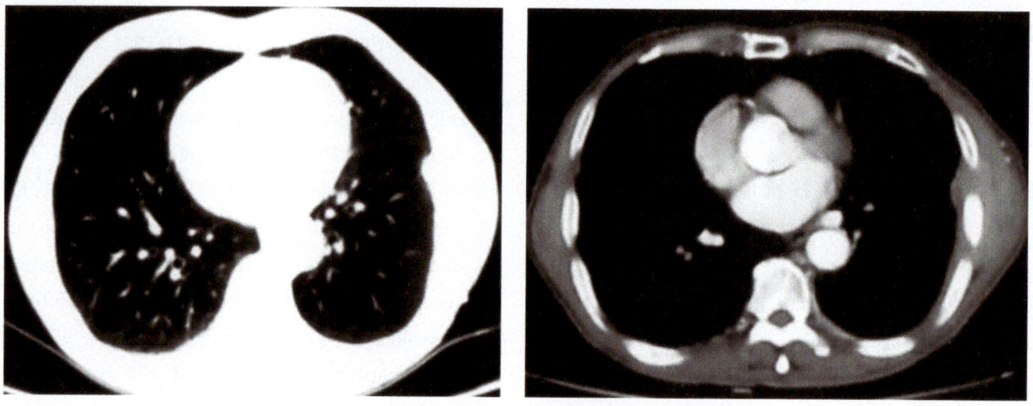

图5-2-2 左侧胸腔积液较前较少

【诊断】 胸膜原发性淋巴瘤。

【诊断依据】 老年男性，左侧胸膜病变导致左侧胸腔积液并左侧胸痛，病人无其他脏器和淋巴结受累表现，原发胸膜病变主要考虑胸膜间皮瘤、胸膜原发性淋巴瘤和结核性胸膜炎可能。病人年龄较大，持续胸痛，胸腔积液增长较快，抗结核治疗无效，不支持结核性胸膜炎诊断。病人胸膜受累不明显，纵隔淋巴结不大，不符合胸膜间皮瘤表现，结合腺苷脱氨酶升高，首先考虑胸膜原发性淋巴瘤可能。病人入院后行胸腔镜检查：在脏层、壁层胸膜广泛充血、水肿的基础上见多发大小不等结节(图5-2-3)，活检病理(图5-2-4、图5-2-5)示弥漫大B细胞淋巴瘤(GCB型)。免疫组化：

CD79a(＋)、CD20(＋)、CD10(＋)、Bcl-6(＋)、κ(＋)、CD3(－)、CD38(－)、CD138(－)、λ(－)、MPO(－)、Mum-1(－)、Ki-67 (＋90%)。颈、腹部 CT 及骨骼 ECT 均未见异常，最终确诊为胸膜原发性弥漫大 B 细胞淋巴瘤。行 CHOP(环磷酰胺 0.8g d1＋长春新碱 1.5mg d1＋多柔比星 50mg d1＋泼尼松 100mg d1-5)方案化疗，化疗过程顺利，化疗 3 个周期后，病人病情进展死亡。

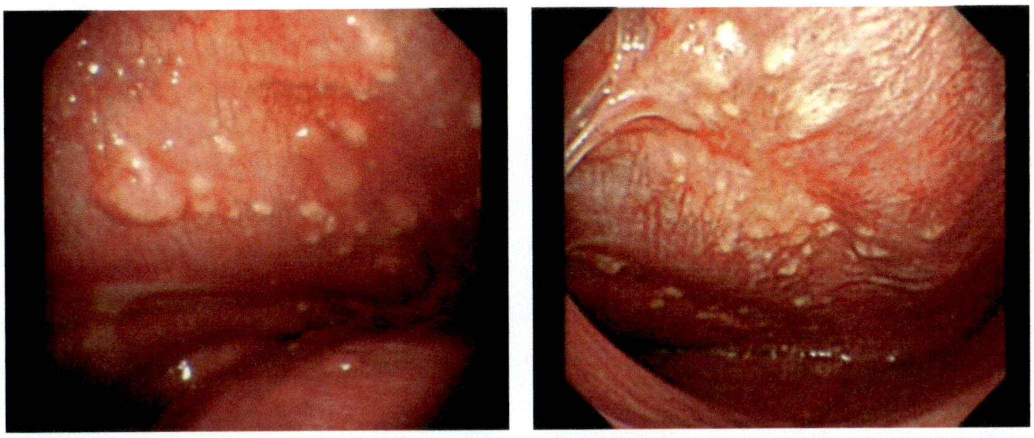

图 5-2-3　胸膜多发大小不等结节

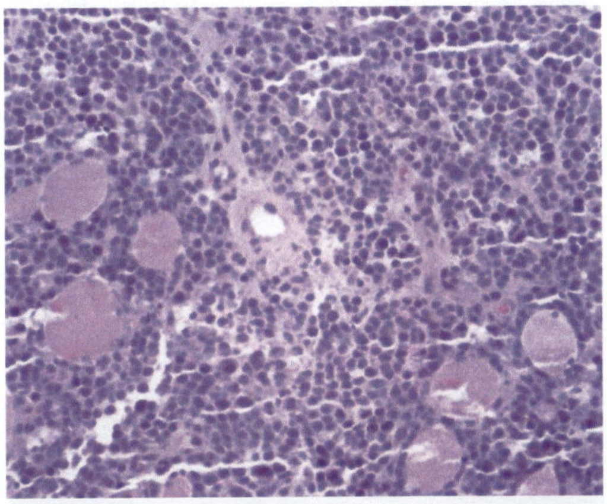

图 5-2-4　病理显示异型大细胞，胞核圆或卵圆形，胞质丰富透亮，染色质颗粒状，可见多个核仁，核分裂象易见(HE×400)

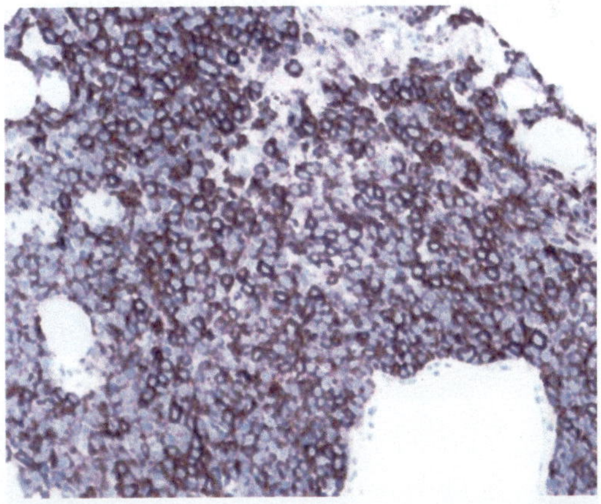

图 5-2-5　胸膜 CD20 阳性(×400)

【分析】　以胸腔积液为首发表现的 NHL 少见，且胸腔积液的常规生化检查中，多表现为以淋巴细胞为主的渗出液，可伴有 ADA 的升高，这与结核性胸腔积液常不易鉴别。胸腔积液中 ADA 测定对结核性胸膜炎的诊断具有重要意义，尤其我国为结核病高发地区。ADA 包括 ADA1 和 ADA2 2 种同工酶，各种不同细胞均可产生 ADA1，而 ADA2 仅仅由单核细胞和巨噬细胞产生，是结核性胸腔积液中最主要的同工酶，而临床检测的 ADA 是两者的总和，其升高同样见于非结核性胸腔积液中，如脓胸、肺炎旁胸腔积液、白血病、类风湿关节炎、淋巴瘤等。超过 40%的肺炎旁胸腔积液和超过半数的淋巴瘤胸腔积液的 ADA 水平超过 35U/L，如果胸腔积液 ADA＞250U/L 则高度提示脓胸或淋巴瘤，而非结核。ADA 是参与机体嘌呤核苷代谢的一种重要酶类，主要催化腺嘌呤核苷转变为次黄嘌呤核苷，后者最终代谢为尿酸，它在人体免疫器官如胸腺、脾和其他淋巴组织中含量最高，而肺含量较低。血液中 ADA 主要存在于淋巴细胞、粒细胞和红细胞中，其活性在 T 淋巴细胞高于 B 淋巴细胞。结核性胸膜炎时胸腔积液中细胞数增多，且以淋巴细胞为主，因此细胞破坏可释放大量 ADA，导致胸腔积液 ADA 升高。同样，由于淋巴瘤侵犯胸膜，导致胸腔积液淋巴细胞数显著增高，进而胸腔积液 ADA 水平明显升高。对胸腔积液 ADA 增高的病人难以用结核解释时，要考虑淋巴瘤可能。

胸膜原发性淋巴瘤在临床上极为少见，主要包括原发性渗出性淋巴瘤（PEL）和脓胸相关淋巴瘤（PAL）。本例 CD79a、CD20 阳性表达，CD38、CD138 阴性表达，与 PEL 的免疫学分型不符，且缺乏 HHV-8 及 EB 病毒的检查结果，诊断 PEL 的依据不足。PAL 因无相关病史，诊断亦不考虑。

弥漫大 B 细胞淋巴瘤（diffuse large B-cell lymphoma，DLBCL）定义为弥漫增生的大 B 细胞恶性肿瘤，瘤细胞核大于或等于正常吞噬细胞核或超过正常淋巴细胞的 2 倍。DLBCL 是引起胸膜恶性淋巴瘤最常见的类型，而胸膜原发性 DLBCL 临床上较为罕见。其发病原因目前尚不清楚，有研究表明 DLBCL 的发生与免疫抑制有关，大多数是原发的，但也可以是其他低度恶性淋巴瘤发展和转化而来。病人多数以呼吸道症状及全身症状为首发，常表现为咳嗽咳痰、胸痛、呼吸困难、发热等。胸膜原发性淋巴瘤的确诊最终依靠于组织病理学的证据，绝大多数由开胸手术、胸腔镜穿刺活检等手段获得确诊。

2. 病例 2：男，68 岁。病人 15 年前出现咳嗽，咳痰、痰中有少量血丝，行胸部 CT 检查示右肺病变并纵隔淋巴结肿大。此后间断咳嗽，痰中带血丝，间断服中药治疗。4 年前复查胸部 CT 示右肺病变并胸腔积液、心包积液。半个月前始发热，体温达 39℃，多于午后发热，咳黄痰，痰中带鲜红色血丝，憋气逐渐加重，有时感右侧胸痛，伴盗汗。应用环丙沙星、阿莫西林克拉维酸钾、头孢吡肟等药物治疗 13 天无明显好转而来院就诊。病人有结核病接触史，父亲曾患肺结核，已去世。辅助检查：血常规 WBC 9.34×10^9/L，N% 81.14%，RBC 4.28×10^{12}/L，Hb 132g/L，PLT 294×10^9/L。胸腔积液脱落细胞学：可见部分中性分叶核粒细胞，未查到癌细胞。胸腔积液常规：黄色混浊，腺苷脱氨酶 44.4U/L，蛋白定量 29.0g/L，有核细胞计数 5969×10^6/L，多核细胞 99%；血生化：腺苷脱氨酶 33.3U/L，白蛋白 32.7g/L。

胸部 CT：右侧胸腔大量液体密度影，右肺呈团状聚向肺门，仅见少许含气的肺组织影，其内见条索及斑片状高密度灶，心包内见液体密度影环绕（图 5-2-6）。

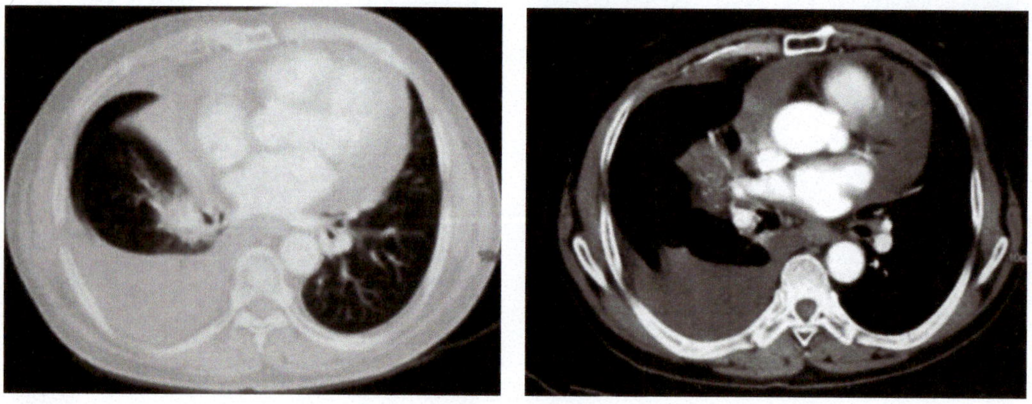

图 5-2-6　胸部 CT2

【诊断】 脓胸相关淋巴瘤。

【诊断依据】 老年男性，病史 15 年，有结核病人接触史，胸腔积液检查提示脓胸，考虑该诊断可能。病人行胸腔镜检查，镜下见黄色黏稠脓液，胸腔大量黏连带，分离粘连组织，取壁层胸膜组织送检病理，考虑为弥漫性大 B 细胞型非霍奇金淋巴瘤（图 5-2-7）。免疫组化：CD20（+）、EBV（+）、Ki-67＞80%，CD3（－）、CD43（－）、CD10（－）、CD79a（－）、Bcl-6（－）、TdT（－）、CD56（－）、ALK（－）（图 5-2-8～图 5-2-10）。最后确诊为脓胸相关淋巴瘤。向家属告知病情，病人拒绝治疗，自动出院。

【分析】 慢性脓胸可并发多种恶性肿瘤，如淋巴瘤、恶性胸膜间皮瘤、鳞癌、血管肉瘤、腺癌等，统称脓胸相关性恶性肿瘤（EAM），是慢性脓胸相对少见但严重的并发症。在西方发达国家，EAM 以恶性胸膜间皮瘤与鳞癌多见，在日本与韩国，EMA 以 PAL 最常见。PAL 免疫组化绝大多数表达 B 细胞表型 CD20，不表达 CD3 和 CD45RO。本例免疫组化 T 细胞相关抗原 CD3 表达阴性；NK 细胞相关抗原 CD56、B 细胞相关抗原 CD79a、间变大细胞淋巴瘤相关抗原 ALK 和淋巴母细胞淋巴瘤相关抗原 TdT 均阴性表达；再结合病史和影像学特征，PAL 诊断明确。

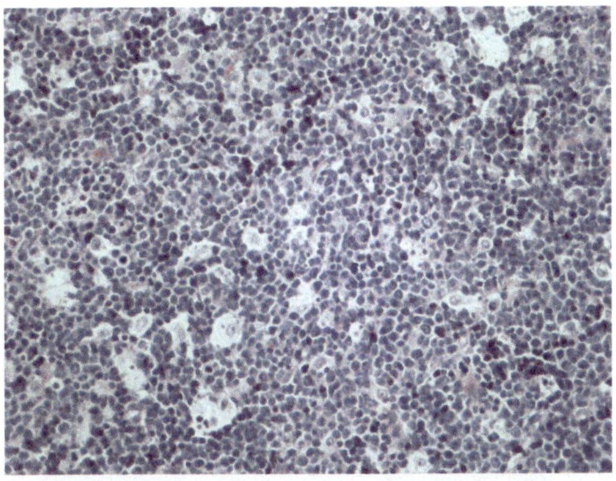

图 5-2-7　弥漫性大 B 细胞型非霍奇金淋巴瘤(HE×400)

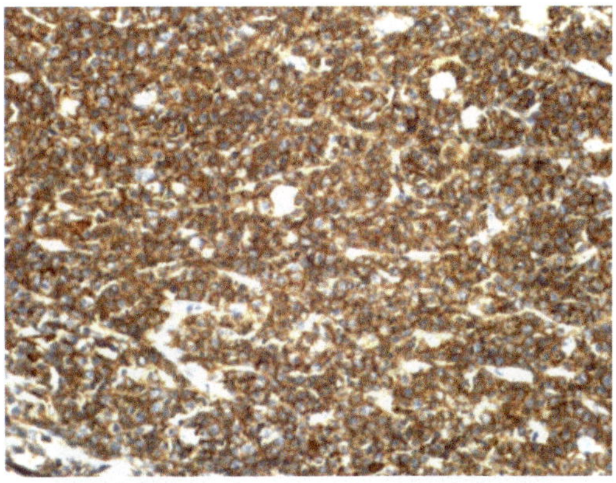

图 5-2-8　瘤细胞 CD20(＋)

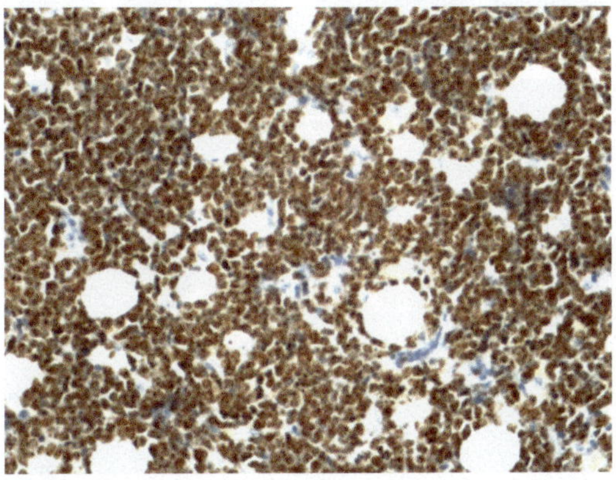

图 5-2-9　瘤细胞 Ki-67(＋)

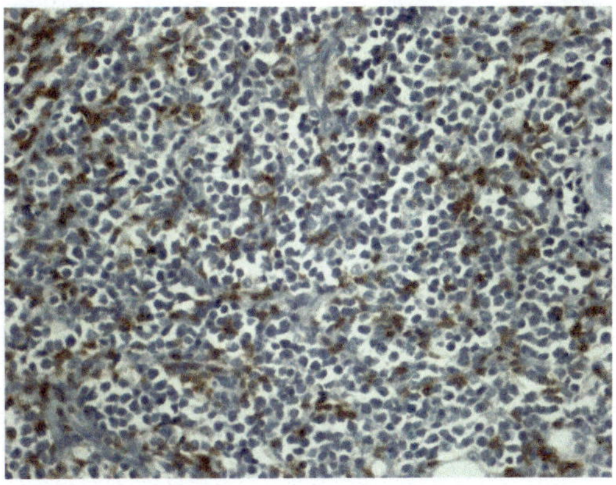

图 5-2-10　瘤细胞 CD3(－)

发生在胸腔的淋巴瘤常见有 PAL、与脓胸无关的淋巴瘤及原发性渗出性淋巴瘤。与脓胸无关的淋巴瘤和原发性渗出性淋巴瘤多无长期脓胸病史，与脓胸无关的淋巴瘤类型常属于低度恶性的边缘区 B 细胞淋巴瘤，具有明显的肿瘤实体。原发性渗出性淋巴瘤与人疱疹病毒 8(HHV-8)或卡波西肉瘤疱疹病毒感染有关，大部分是在获得性免疫缺陷综合征基础上发生、发展，无明显的肿瘤实体形成，属于弥漫性大 B 细胞淋巴瘤的一种。PAL 多有 20～40 年的慢性病史和人工气胸治疗史，本例病人病史为 15 年且无人工气胸治疗史，临床较少见，相似案例也较少，考虑慢性炎症的长期刺激导致病情加速恶化。我国结核病发病率较高，慢性脓胸病人并不少见，在此基础上发生 PAL 的机会是否增加，有待于进一步观察。另外，我国有较多的 EB 病毒感染高发区，提高对 PAL 的认识有助于减少误诊，提高诊治水平。

第三节　孤立性纤维性肿瘤

孤立性纤维性肿瘤(solitary fibrous tumor，SFT)是比较少见的起源于间叶组织的梭形细胞肿瘤，Wagner 于 1870 年首次详述 SFT 的组织学表现，1931 年由 Klemperer 和 Rabin 首次进行了病理描述，因其多发生于胸膜，起源于胸膜的孤立性纤维性肿瘤又称胸膜孤立性纤维瘤(solitary fibrous tumor of the pleura，SFTP)，约占胸膜肿瘤的 5%，仅次于胸膜间皮瘤。

一、起源与分类

既往认为该肿瘤的梭形细胞是由间皮细胞分化而来，被认为是间皮瘤的一个类型，因多好发于胸膜(脏层胸膜约占 80%，壁层胸膜约占 20%)(图 5-3-1)，故曾被称为局灶性胸膜间皮瘤、纤维性间皮瘤、胸膜纤维瘤及局灶性纤维瘤等。现认为 SFT 起源于 CD34 阳性的树突状间质细胞，该细胞广泛分布于全身各处的结缔组织中，具有向成纤维细胞和肌纤维母细胞分化的特征。WHO 的软组织肿瘤分类中将SFT列于成纤维细胞/肌母纤维细胞肿瘤下，属于中间性（偶有转移性），并将SFTP与血管外皮细胞瘤并列其中。80%的SFT被认为是良性的肿瘤，仅有20%表现为局部浸润或恶性改变。

该病可发生于身体任何部位，如纵隔、心包膜、腹膜、四肢软组织（图5-3-2）、阔韧带（图5-3-3）、网膜、脑膜、脊髓、眼眶、口腔、鼻腔、扁桃体、上呼吸道、甲状腺、乳腺、骨盆、肝、胃肠道、胰腺、肾、膀胱、前列腺、睾丸等。

其发病原因不明，可能与第8、12、21对染色体的异常有关，无证据表明与接触石棉和吸烟有关。

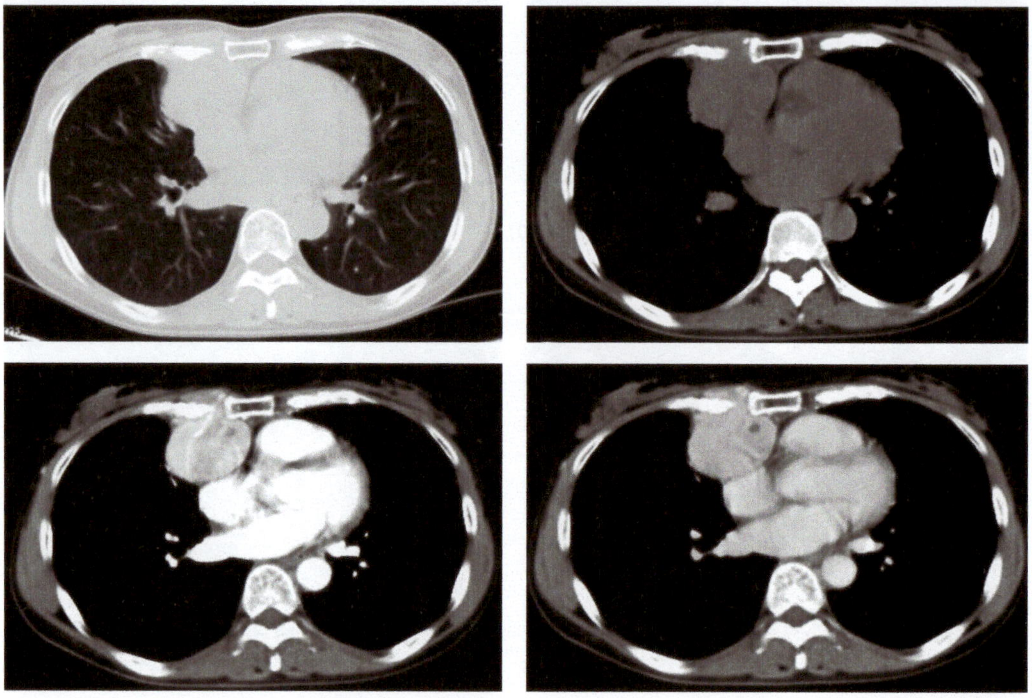

图5-3-1 女，47岁。SFTP。病灶局部沿肋间隙向外侵袭达胸壁软组织下，邻近骨质未见异常，增强后不均匀明显强化

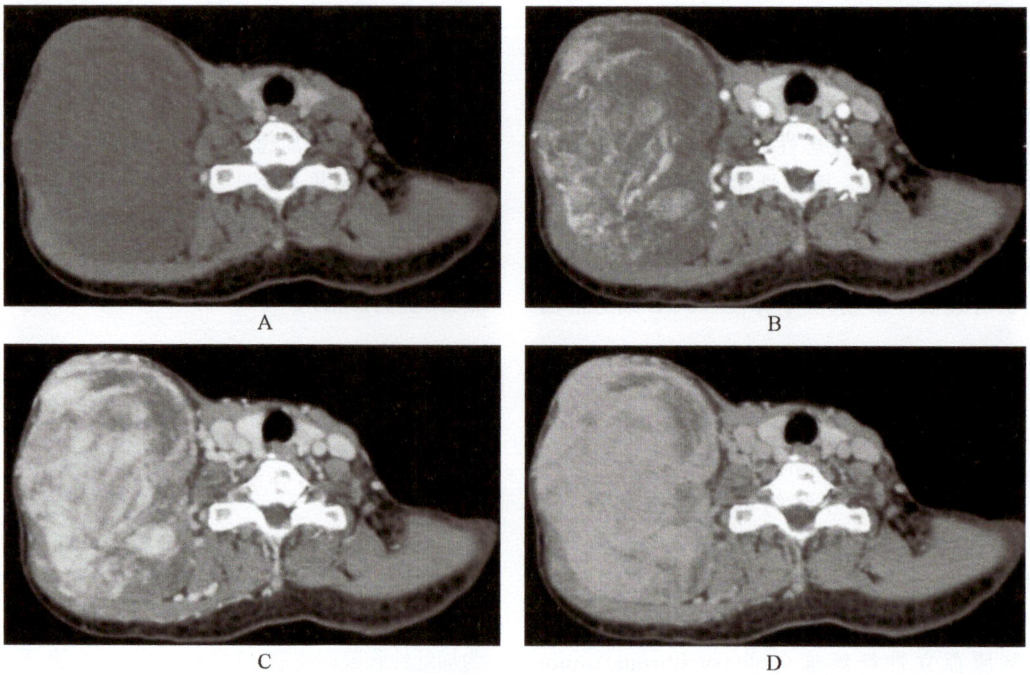

图5-3-2 女，66岁。10年前发现右锁骨上窝鸡蛋大小无痛包块，近2年来包块渐进增大。右颈肩部SFT。CT平扫（A）病灶密度不均匀，呈等密度病灶，内见多发斑片状稍低密度影，动脉期（B）明显不均匀强化，内见多发肿瘤血管，静脉期（C）强化程度进一步增加，范围逐渐增大，延迟期（D）强化程度稍减低

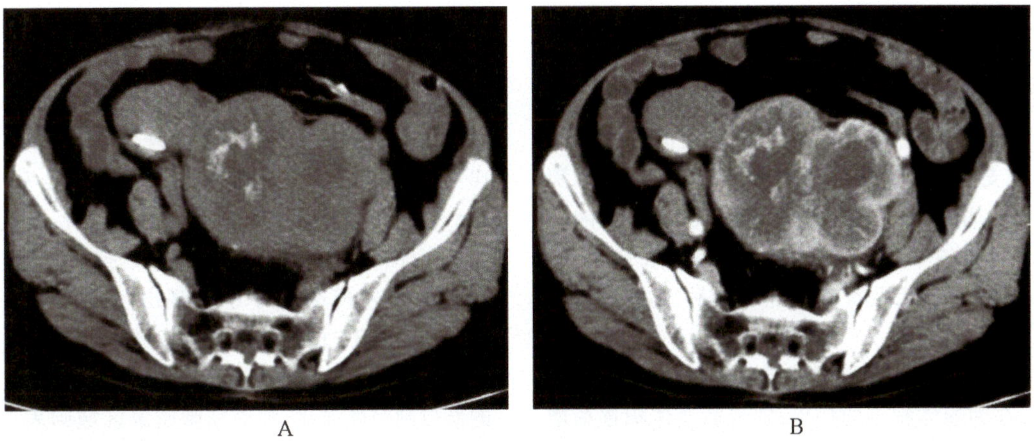

图 5-3-3　女，70 岁。左侧阔韧带 SFT。CT 平扫（A）病灶密度不均匀，内见大片状低密度梗死区及多发结节状、斑片状钙化，动脉期（B）病灶呈明显地图样强化

（皖南医学院弋矶山医院医学影像中心　俞咏梅　提供）

二、临床表现

SFT 占所有软组织肿瘤的 2%以下，可发生于任何年龄，较多发生于青壮年及老年人，40～70 岁多见，无性别差异。SFTP 的临床表现与肿瘤的大小、发生部位、肿块良恶性有关。SFTP 多为生长缓慢的无痛性包块，界线清楚，有纤维性假包膜。肿瘤较小时常无症状，往往在体检或其他手术时无意中发现。肿瘤较大时，因为压迫邻近部位可以引起相应的症状，如咳嗽、气短、胸痛、呼吸困难等。一些肿瘤由于位置紧贴膈肌，可产生腹痛、乏力、盗汗、寒战及体重减轻等临床表现。这些表现多在肿瘤切除后消失，并随肿瘤复发而再次出现。胸膜外 SFT 常较大，在相对薄弱区域或肌肉间隙生长，形成软组织肿块推压周围组织。部分胸膜外 SFT 位置表浅，查体可触及，位置深者常以体检或邻近组织受累时被发现。恶性 SFTP 生长较快，常以压迫性症状就诊，并有周围浸润（肺、胸壁及肋骨）、复发和远处转移等表现。

少数 SFTP 伴有胸外表现，多与肿瘤体积过大有关，但不代表肿瘤细胞已有恶性分化，包括发作性低血糖、肺性骨关节病（杵状指/趾）等副肿瘤综合征。个别病例甚至以低血糖为首发症状。Kishi 等证实 4%的 SFT 与低血糖有关，为非胰岛细胞肿瘤所致低血糖综合征，多见于体积大、生长缓慢、有丝分裂速度较快的肿瘤。形成机制可能是因为肿瘤组织释放胰岛素样生长因子-Ⅱ而导致，其他种类的间叶肿瘤则无症状性低血糖现象。肥大性肺骨关节病是 SFTP 最常见的伴瘤综合征，占 SFTP 的 17%～35%，远高于支气管肺癌并发的 3%，大多由于肿瘤细胞产生并释放过量的肝细胞生长因子和透明质酸所致。病人通常表现为关节炎样症状，包括关节肿胀、僵直、踝关节水肿、关节痛及长骨疼痛，特别是胫骨骨膜突出部分的疼痛。常在肿瘤切除后数小时至数天后缓解，症状的再次出现常提示肿瘤复发。杵状指（趾）发生的主要原因是肿块压迫所致的肺不张引起的长期低氧血症，手术后杵状指、（趾）会逐渐消失。少数病人表现为男性乳房发育及乳溢。

三、影像学表现

SFT 主要生长于胸膜组织，也可沿纵隔间隙生长或在肺内发生（图 5-3-4），个别与气管关系密切（图 5-3-5）。SFTP 的 CT 表现具有一定的特征性，带蒂 SFT 2 次 CT 肿瘤位置可能发生变化，此特点可作为带蒂 SFT 诊断的依据。有文献报道蒂即是供血血管，通过供血血管来源可推测胸膜来源。肿瘤常位于叶间裂或与胸壁相连，多表现为孤立性肿块，右侧多见，境界清楚，大小因发生位置不同而相差各异，从数厘米至数十厘米。发生于侧胸膜的 SFTP 可见胸膜尾征（图 5-3-6），此征象可认为是 SFTP 的相对特异性征象，但很难判定来源于脏层胸膜还是壁层胸膜。发生于叶间胸膜的病变可见胸膜尾征或双凸透镜征（图 5-3-7）。发生于后肋胸膜近肋膈角处的病变因体积较大，附着于多个胸膜面，可呈铸型生长，以斜圆锥体形镶嵌于肋膈角内（图 5-3-8），亦可发生与胸腔某个角内（图 5-3-9）。形成此种影像学表现与 SFTP 的生长方式有关：SFTP 起源于胸膜下间质细胞，多为非侵袭性生长，故难以突破胸膜而破坏原有相对胸膜界线，从而与之存在低密度相隔带；肿物生长缓慢且为膨胀性生长，故将周围肺组织推开而不是浸润；加之胸腔内的负压来自于胸廓上抬、膈肌下降，故负压由外向内传导，外周部分负

压更大，利于肿瘤的生长与爬行，从而形成尖端指向肺组织的近似锥形的带蒂半球形肿物。肿块体积较小时表现为圆形或类圆形；体积较大时可出现分叶，周围组织结构受压，常压迫邻近支气管，表现为不同程度的肺组织不张，但未发现支气管中断征象，严重时可出现心脏和纵隔移位。肿瘤体积较小时，与胸膜表面交角多成钝角(图 5-3-10)，较大的 SFT 与胸膜表面交角常成锐角(图 5-3-11)。大部分病例无纵隔、肺门淋巴结肿大，较少出现胸腔积液。

CT 平扫时 SFTP 多呈等或略低软组织密度，密度均匀者多出现在肿瘤体积小的病例；随着病变体积逐渐增大，受到细胞核形态变异显著、分裂象多发、坏死囊性变现象的影响，肿瘤内部密度常表现为不均匀(图 5-3-12)。少数病变内可发生斑点状或斑片状钙化(图 5-3-13)，常发生在较大的肿瘤，且与肿瘤坏死有一定的关系，与肿瘤良、恶性无关。部分 SFT 可有罕见 CT 表现，如可表现为含气囊性肿物(图 5-3-14，图 5-3-15)。

CT 增强扫描，SFTP 可表现无或轻度强化(图 5-3-16)，多数表现为中度以上不均匀强化，强化程度为 45～100HU。增强早期，肿瘤不均匀强化，瘤内可见强化血管影(图 5-3-17)；增强晚期或延迟扫描病变区强化范围逐步变大，密度逐渐均匀，表现出“快进慢出”的特点(图 5-3-18)。SFTP 的强化特点与其内部的成分相关，肿瘤内部坏死、囊性变、黏液样变的区域无强化，而胶原纤维化的部位则轻微强化，肿瘤细胞密集区域则表现为早期明显强化，部分肿瘤的 CT 增强扫描还可出现地图样强化方式。增强后良性 SFT 只有 60%有不均质的密度增强现象，而恶性 SFT 几乎可达 100%。

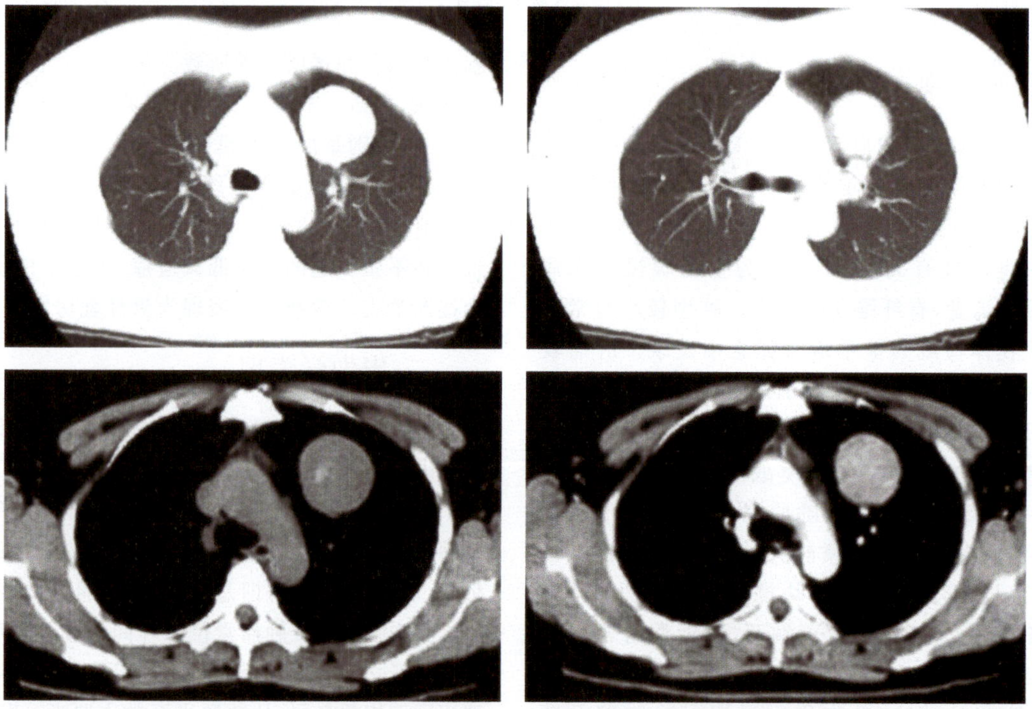

图 5-3-4　女，42 岁。左肺上叶 SFT，平扫 CT 值约为 45HU，增强后明显强化，CT 值约为 87HU

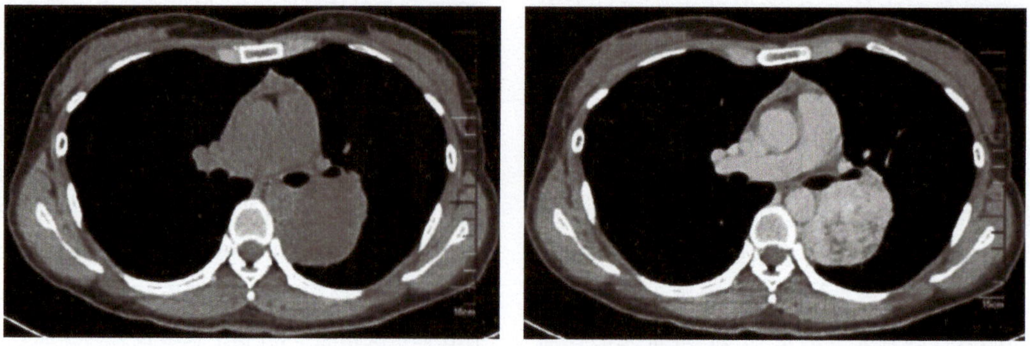

图 5-3-5　女，30 岁。左肺门 6cm×5cm×3cm 大小肿块影，包膜完整，实性偏硬，略呈胶样。术后病理：肺 SFT 伴间质广泛黏液变性

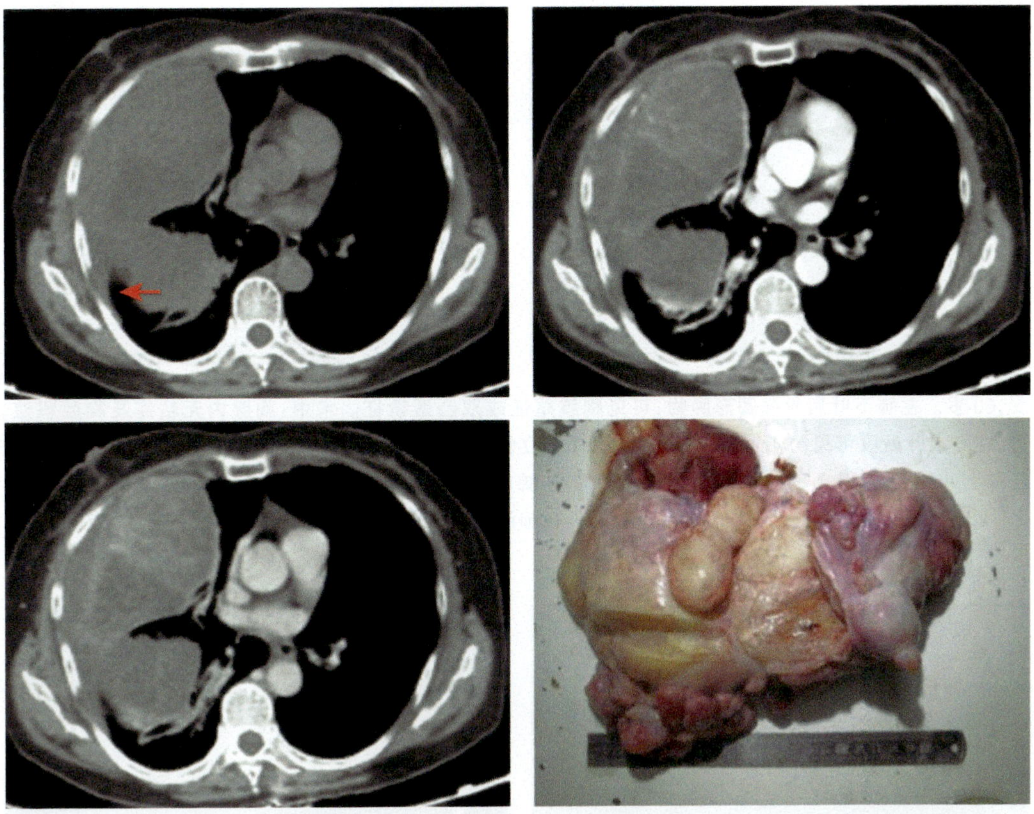

图 5-3-6　女，63 岁。咳嗽 1 周。右侧胸膜巨大占位，可见胸膜尾征（红箭），平扫 CT 值为 20～45HU，动脉期 CT 值为 30～60HU，静脉期 CT 值为 33～65HU。手术所见：右侧胸腔内巨大肿物，约 30cm×20cm×18cm，呈多个葡萄串状聚集，粉红色，质软，界清，表面光滑，基底部位于右前胸部壁层胸膜，宽约 8cm×6cm，部分与右肺、右胸壁有粘连。病理：SFT。免疫组化：CD34（＋），Vimentin（＋），Bcl-2（＋）

（广西科技大学第一附属医院放射科　陈天忠　提供）

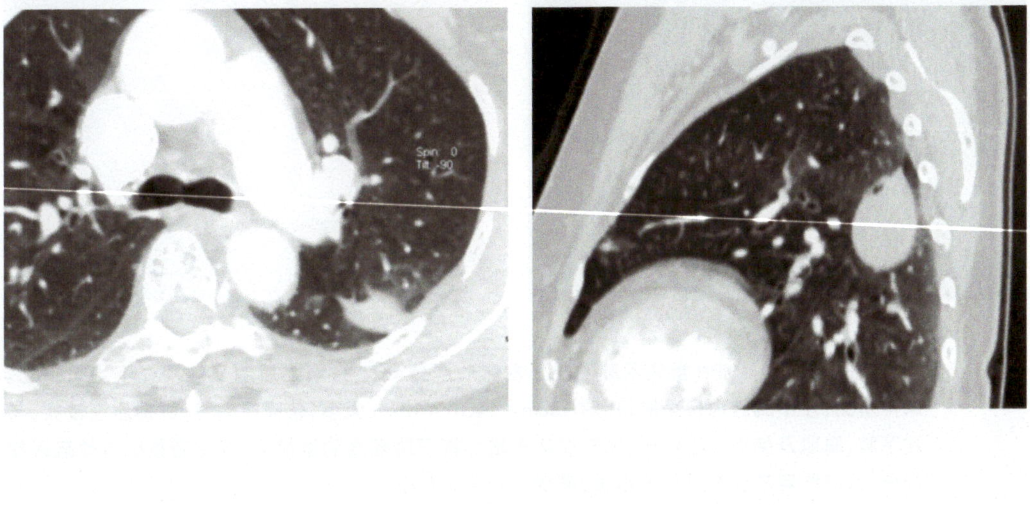

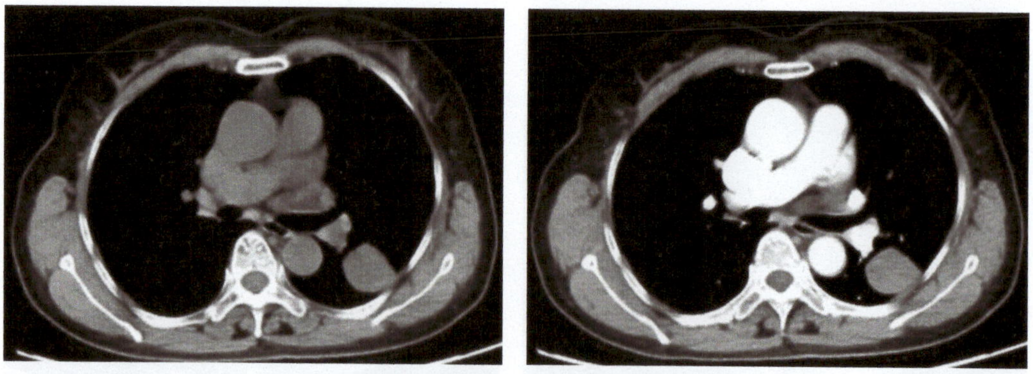

图 5-3-7　女，60 岁。左肺下叶后段椭圆形肿物，可见胸膜尾征或双凸透镜征。术中：胸腔内无粘连及胸腔积液，斜裂发育可，左肺上叶后段可见约 4cm×3cm×3cm 大小孤立性肿块，与脏层胸膜以蒂相连，质韧，胸膜无转移结节。病理：左肺上叶 SFT，体积 4.5cm×4cm×2cm，基底部与肺组织相连，切缘未查见肿瘤。免疫组化：CD34（+）、CR（−）、CK（肺泡+）、EMA（肺泡+）、Vimentin（+）、TTF-1（肺泡+）、CD99（+）、Bcl-2（+）、MC（−）、Ki-67（+2%）

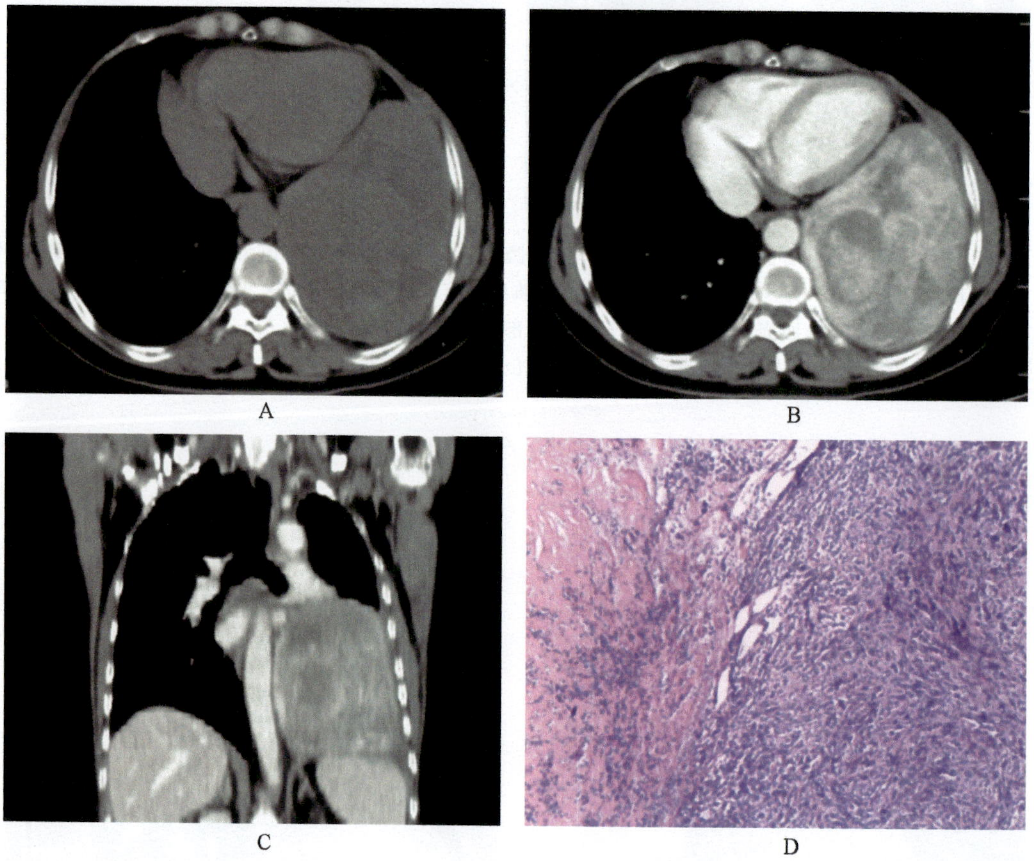

图 5-3-8　女，61 岁。SFTP。MPR 重建示肿瘤嵌于左侧肋膈角处（C），增强后明显地图样不均匀强化。术中所见：左下胸腔内巨大肿块，约 16cm×14cm×12cm 大小，包膜尚完整，肿瘤质地较实，与左下肺、膈肌及胸壁紧密粘连，侧支循环丰富。镜下肿瘤细胞呈梭形，细胞密集区与稀疏区相间分布，细胞稀疏区胶原纤维丰富，薄壁血管多见（D）

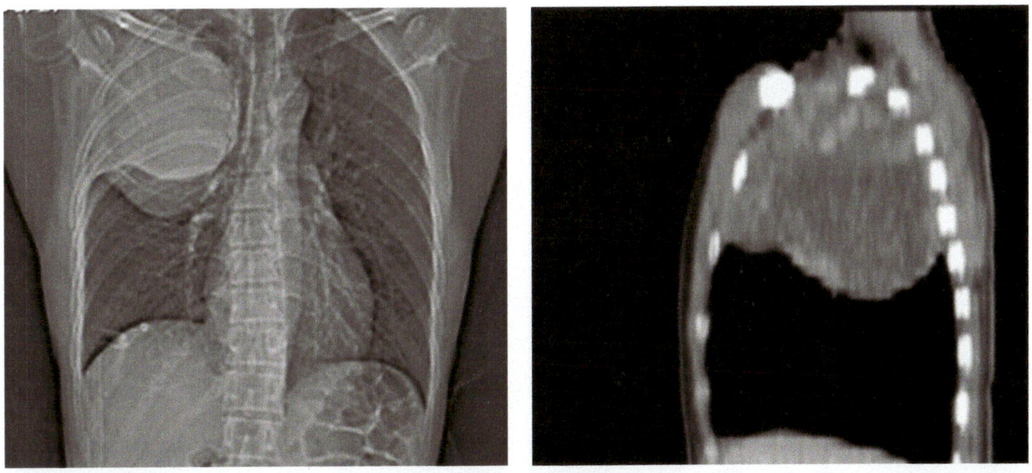

图 5-3-9　男，46 岁。右胸廓顶部 SFT

（皖南医学院弋矶山医院医学影像中心　俞咏梅　提供）

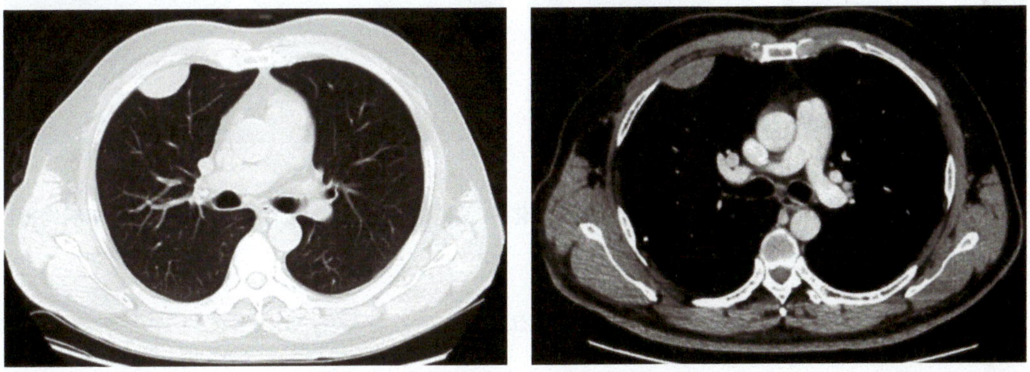

图 5-3-10　男，58 岁。右前上侧胸壁丘状软组织块影，与胸壁宽基底相连，钝角相交，增强呈明显不均匀强化，内见细条状血管影。术后病理：SFTP

（黑龙江省牡丹江林业中心医院放射科　李　鹏　提供）

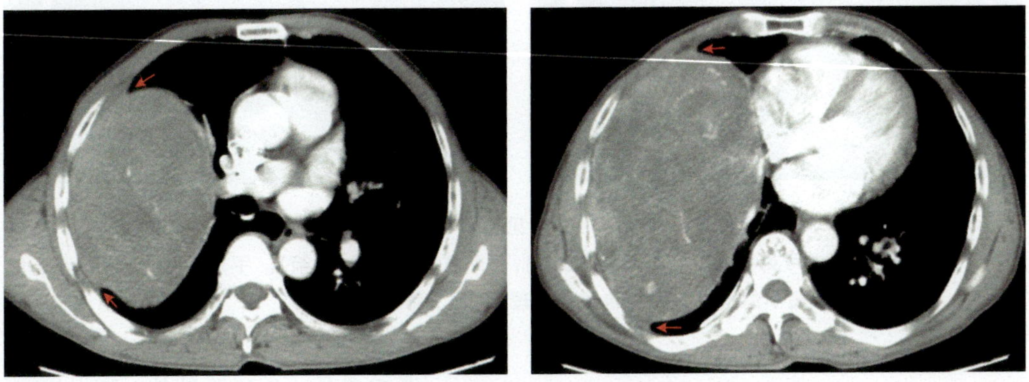

图 5-3-11　男，58 岁。右胸腔巨大 SFT，与胸膜锐角相交（红箭）

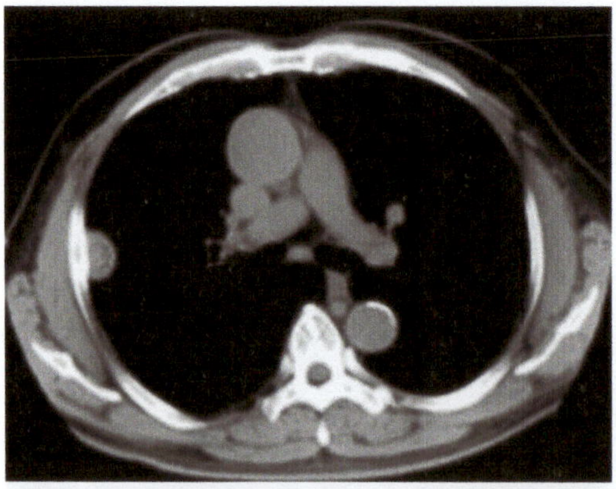

A

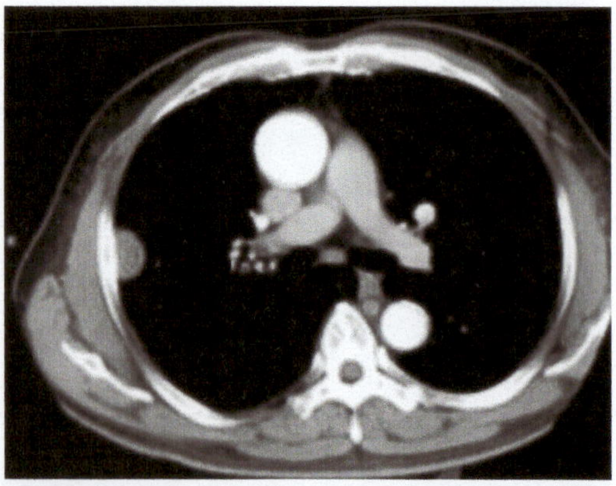

B

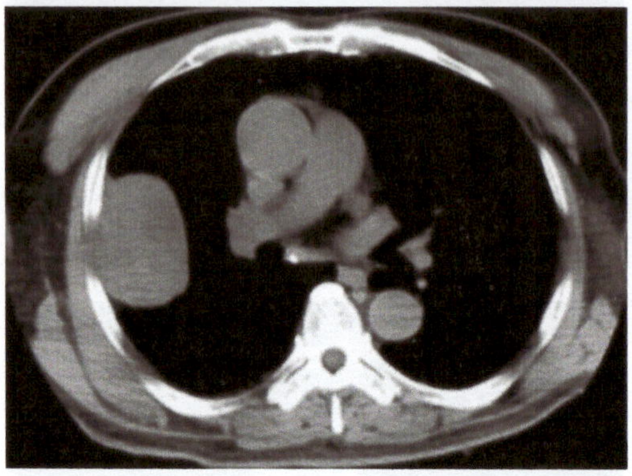

C

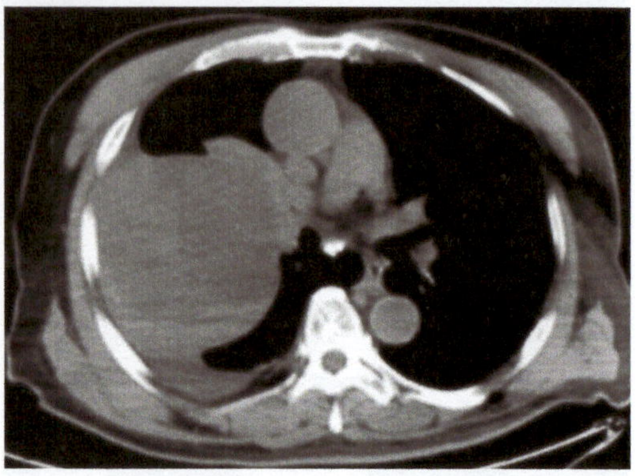

D

图 5-3-12 男，62 岁。SFTP，增强扫描病变轻度强化(A、B)。1 年后病变较前明显增大，内密度不均，合并同侧胸腔积液(C、D)

（江苏省兴化市人民医院呼吸内科　李　军　提供）

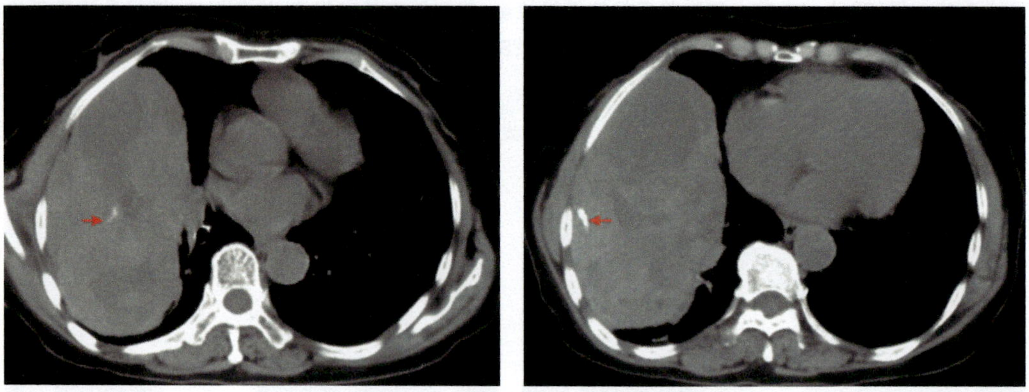

图 5-3-13 女，77 岁。咳嗽、咳痰 1 月余。平扫可见右下肺野软组织块影，密度欠均匀，CT 值为 33～40HU，其内可见稍低密度影(12～18HU)，可见局灶钙化影(红箭)。手术所见：肿块起源于脏层胸膜，有短小的蒂和完整的包膜。病理示：右下肺 SFT

（莆田市第一医院放射科　阮彬林　提供）

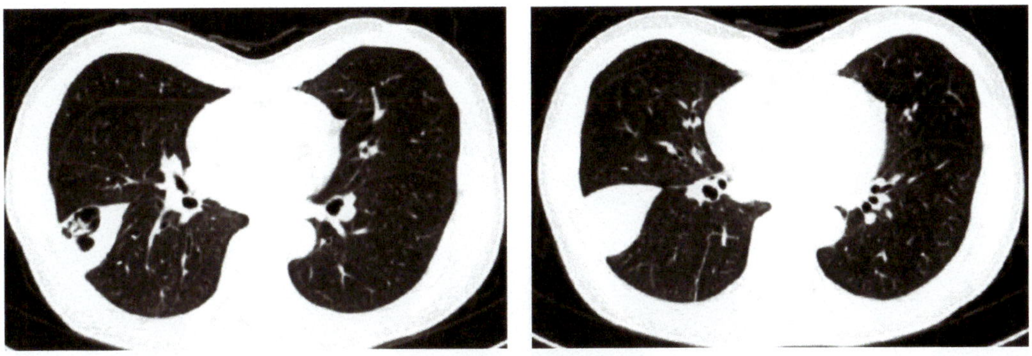

图 5-3-14　男,67 岁。右中叶斜裂处梭形实变影及多发囊状透亮影。术后病理:SFT

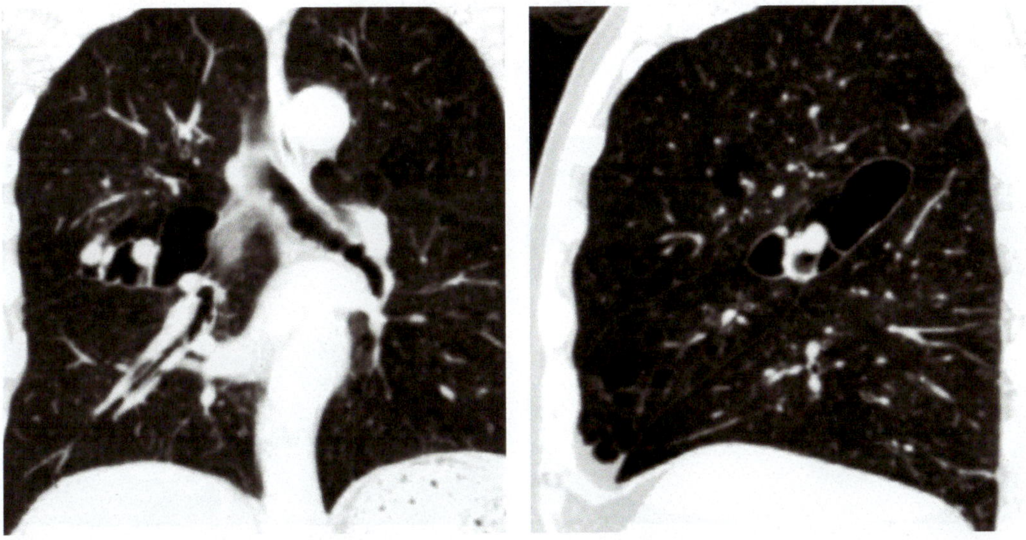

图 5-3-15　男,42 岁。右肺上叶囊性病变,囊内多处软组织结节影,增强扫描结节明显强化(平扫、动脉期、静脉期 CT 值分别为 27.4HU、61.2HU、84.7HU)。术中示结节表面光滑,边界清楚,术后病理:SFT

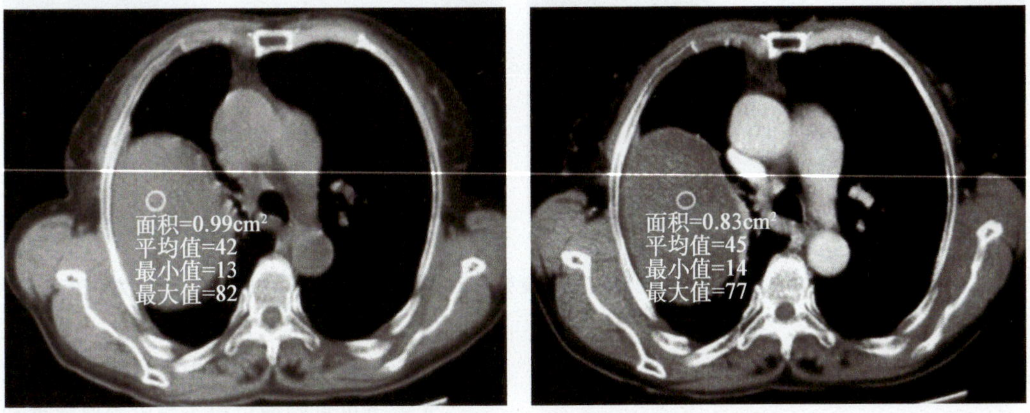

图 5-3-16　女,59 岁。SFTP。增强扫描强化不明显

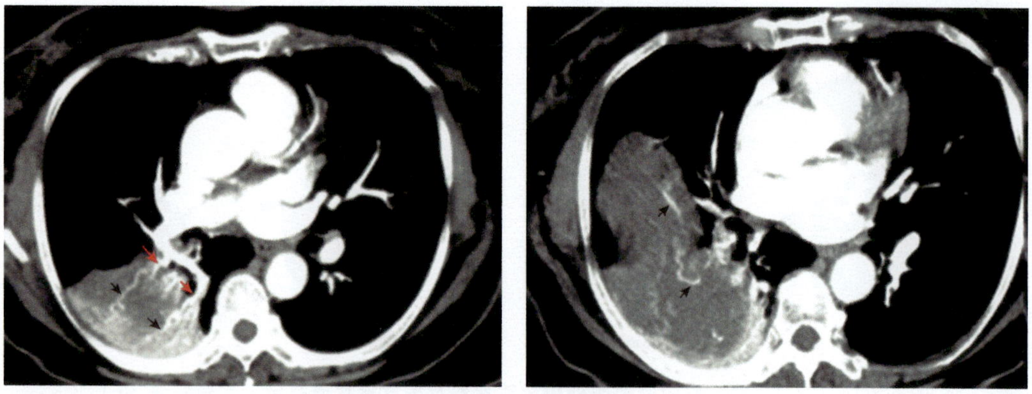

图 5-3-17　女，62 岁。右侧胸腔内见有巨大肿块，强化后瘤体血供丰富，见有明显的纡曲肿瘤血管（黑箭），供血血管为肺动脉分支（红箭）。术后病理：SFT 恶变

（南京医科大学附属无锡市人民医院影像科　石双任　提供）

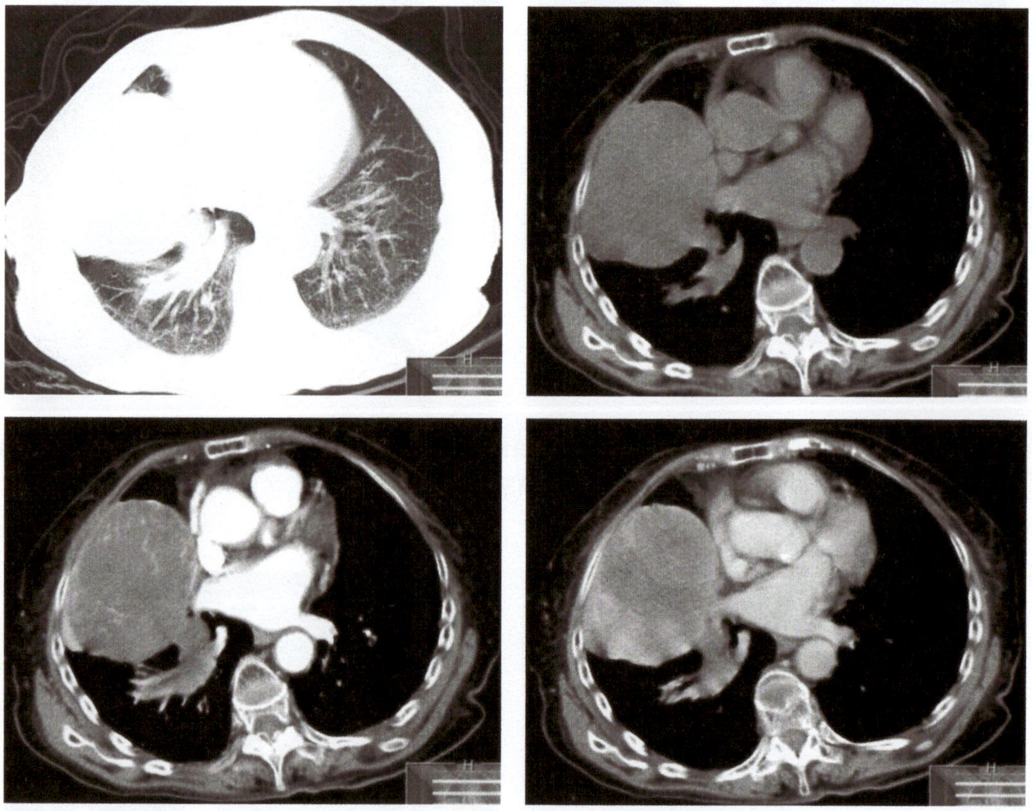

图 5-3-18　女，81 岁。右肺上叶 SFT。动脉期轻中度强化，血管影明显，静脉期进一步强化，强化范围变大

四、组织病理学

大体上，良性 SFT 通常为单发，边界清楚，有完整包膜的带蒂肿块，光滑或有圆形隆起，切面灰白或偶为黄褐色、灰红，有束状、编织状、旋涡状外观。巨大肿块瘤体内常可见透明样变及黏液样变，若出现出血、坏死常提示为恶性。部分瘤体内可见沙砾样钙化。

光镜下可见肿瘤组织主要由胶原纤维和增生的梭形细胞构成（图 5-3-19），细胞胞质红染，染色质均一，核分裂和异型性少见，间质血管较丰富。瘤细胞呈稀疏区和密集区共存，呈所谓特征性表现“无特征性结构”。细胞稀疏区胶原化较明显，细胞密集区由梭形细

胞构成。细胞排列呈血管外皮瘤样、条束状、旋涡状、席纹状或不规则状，其中以血管外皮瘤样结构最为特异，即纤维组织内见分支状血管。

当组织病理上出现：细胞丰富密集、细胞中重度多形性、肿瘤性坏死及核分裂象＞4 个/10HPF、少数出现异性巨核细胞及病理核分裂时则考虑恶性 SFT 的诊断。恶性的 SFT 病理及免疫组化上还具有以下特点：巨大肿瘤细胞、出现细胞周期蛋白 A 和 D1、p53 突变、端粒酶活性高、细胞成分多、微血管成分多、囊性变、出血等。

免疫组化指标主要为 CD34（图 5-3-20）、Vimentin（图 5-3-21）、CD99 和 Bcl-2（图 5-3-22）阳性。本病起源于表达 CD34 抗原的树突状间质细胞，此种细胞弥漫性分布于人体的结缔组织中，CD34 的表达对 SFTP 来说是特异性的，其阳性率与肿瘤的分化程度相关，即在分化差的区域中，CD34 的表达率往往下降甚至缺失，在 SFTP 恶变及多次复发过程中可转变为阴性，CD34 阴性的 SFTP 通常预示预后不良。CD99 阳性表明 SFT 作为软组织肿瘤的特性，使其与上皮来源肿瘤加以区别。有报道 Bcl-2 较 CD34 更为敏感，尤其对细胞增生活跃，有恶变倾向的病例。分子生物学研究显示 SFT 存在特异性神经生长因子诱导基因 A 结合蛋白 2（*NAB2*）-转录激活因子 6（*STAT6*）融合基因的表达，并认为该融合基因是这类肿瘤的高度敏感性和特异性标志物。大量文献证实运用 STAT6 免疫组化染色的方法即能精确检测出 *NAB2-STAT6* 融合基因，从而有助于 SFT 的病理诊断。p53 的过度表达与 SFT 的恶变有关，p53 阳性往往提示病人的预后不良。另外，EMA 和 SMA 在 SFT 中呈不同程度表达，而 S-100、CK 及 Desmin 一般为阴性。Ki-67 的表达水平有助于鉴别肿瘤的良、恶性，恶性 SFT 多有 Ki-67 高表达（＞30%）。

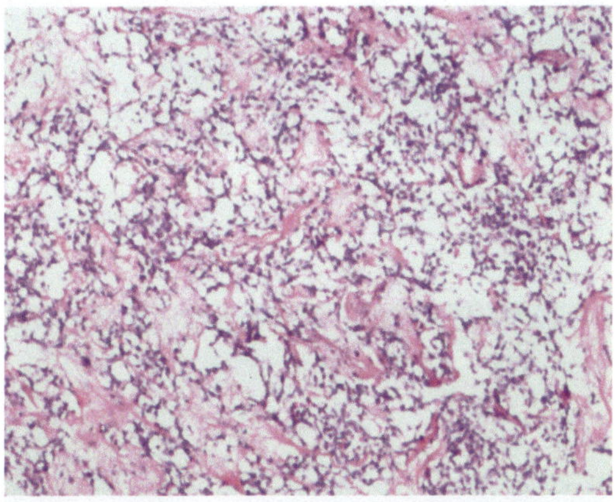

图 5-3-19 梭形细胞肿瘤，排列呈束状或裂隙状，部分区域呈鹿角状，间质内见胶原条带

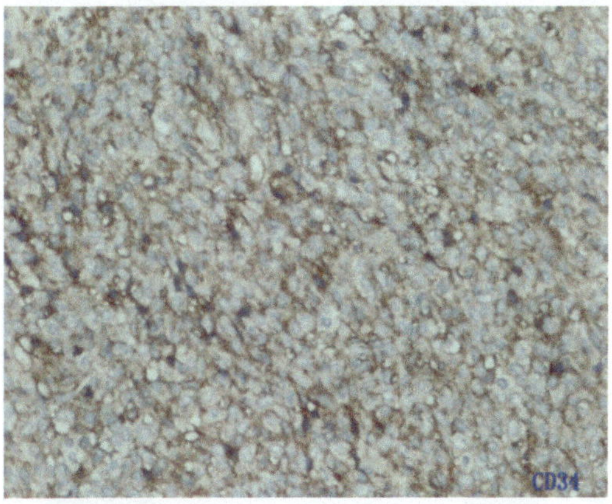

图 5-3-20 CD34 阳性

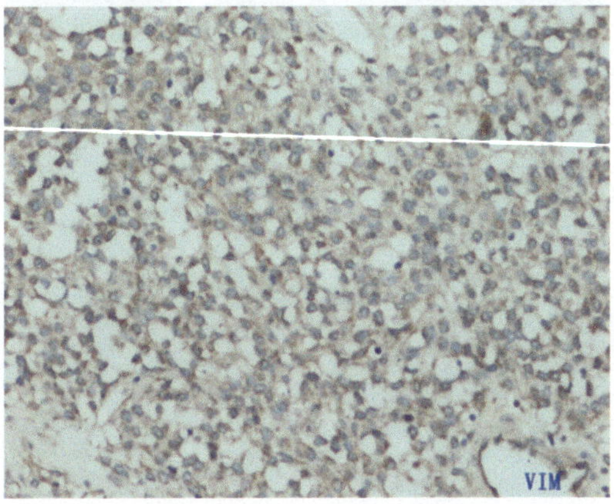

图 5-3-21 Vimentin 阳性

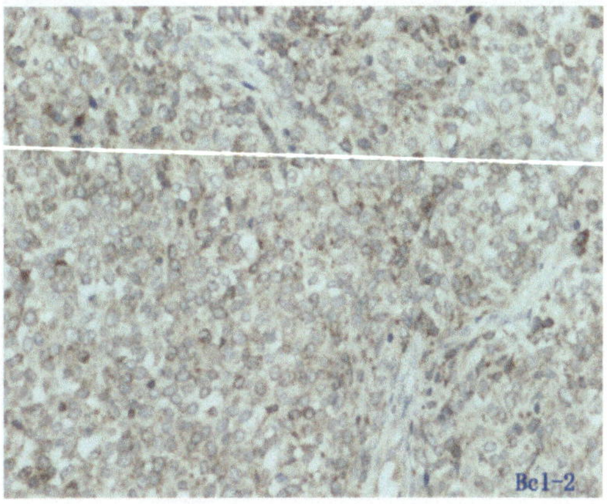

图 5-3-22 Bcl-2 阳性

五、鉴别诊断

SFTP主要与胸膜间皮瘤、神经源性肿瘤及肺内肿瘤特别是肺肉瘤相鉴别。胸膜间皮瘤大多表现为多发或弥漫的胸膜结节或肿块，极少表现为孤立或局限性病变，且胸膜间皮瘤常见胸腔积液表现，SFT的不均匀强化特点也有利于与胸膜间皮瘤进行鉴别，SFT一般无淋巴结肿大及胸腔积液表现。来源于后胸壁胸膜的SFT与神经源性肿瘤较难鉴别，发生于胸部神经源性肿瘤一般常见神经走行区，以神经鞘瘤多见，多沿肋间神经分布，即使较大肿瘤形态一般也较规则，无明显分叶，瘤体密度多较低，内部囊变多见，有时类似于囊性肿瘤；增强扫描多呈较明显不均匀强化，肿瘤内无明显强化的肿瘤血管；可压迫、侵蚀周围骨质(图5-3-23)。SFTP周围骨质未见明显异常改变(图5-3-24)。肺肉瘤在肺实质内膨胀性生长，很少侵犯或突破支气管黏膜，影像学表现为实性肿块，直径多在5cm以上，肿块内可有钙化、空洞形成，多为局限性胸膜侵犯，而SFTP最大径位于胸腔，与胸膜紧贴，肺组织呈受压改变。

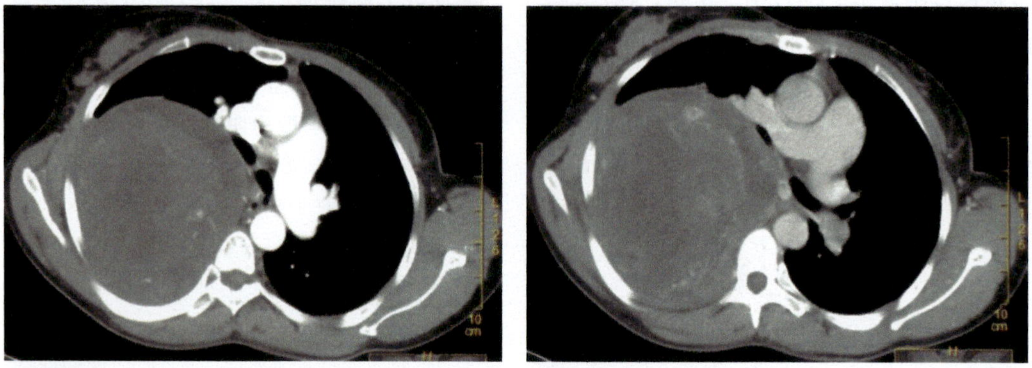

图 5-3-23　女，36岁。右侧神经鞘瘤，来源于肋间神经

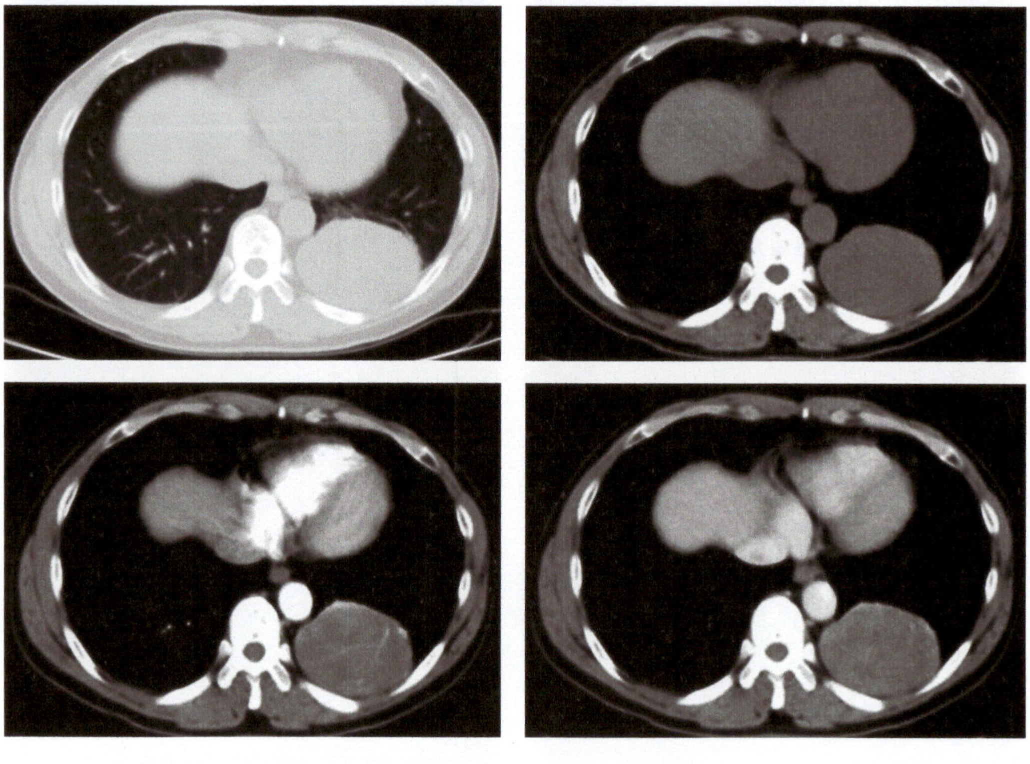

图 5-3-24　男，57岁。左后纵隔SFTP。胸膜外脂肪间隙清晰，肋骨无受压、破坏，增强扫描强化较均匀，可见线性血管影，静脉期进一步强化

六、治疗

目前，手术治疗是胸部 SFT 的首选治疗方式，特别是当肿瘤体积巨大产生压迫症状及有恶变倾向时更应及时、完整地切除，尽早手术对于明显改善病人症状及预后有较大帮助。术前新辅助化疗、术后放疗和化疗虽都有报道，但效果不确切且有争议。需要注意肿瘤常有明显的蒂部与肺组织、纵隔血管相连，因此手术时处理肿瘤蒂部，应仔细小心以免损伤周围组织继而引起大出血。对于部分肿块与肺组织及胸膜粘连广泛的病变，可连同肿块行相应肺叶及肺段切除。

七、预后

发生于纵隔、腹腔、盆腔、腹膜后的 SFT 较发生于肢体的更具有侵袭性。胸部 SFT 最常见发生于脏层胸膜，起源于壁层胸膜及肺内的 SFT 较少见，前者预后明显优于后者。脏层胸膜起源的 SFT 恶性率为 8%，非起源于脏胸膜恶性的概率高达 43%，约为前者的 5.6 倍。

SFT 的临床特点与组织病理学表现不完全一致，有些 SFT 虽病理上为恶性，但预后较好，相反，少数 SFT 组织学上为良性，术后却出现了肿瘤的复发或转移。并且，不论良性还是恶性 SFTP 完全切除后都有一定的复发率(图 5-3-25)。大多数学者认为 SFT 的形态学并不能完全预示预后，而肿瘤能否彻底切除、切缘是否干净是影响良恶性 SFT 预后的最关键因素，因此，对于不能完整切除的或具有高的增殖指数的肿瘤，术后还应进行预防性放疗。此外，肿瘤多发边缘浸润性生长及肉瘤样结构往往提示预后差。有文献显示，蒂状结构的良性 SFTP 复发率<2%，无蒂状结构的良性 SFTP 复发率<8%，而恶性 SFTP 中，蒂状结构和无蒂状结构的 SFTP 复发率则分别为<14% 和<63%。因此，术后长期临床随访十分重要。肿瘤≥15cm、年龄≥55 岁、核分裂象≥4/10HPF 是病人发生肿瘤转移和死亡的高风险因素。局部复发病人仍有手术治愈的可能，复发多发于术后 1 年内，也有多次复发的报道，且复发间隔时间缩短。同侧胸廓尤其是 VATS 术后切口处是典型的复发部位。30%的病人在复发 2 年内死亡，死因多为纵隔或上腔静脉受压，但所有病人的长期治愈率仍高达 88%～92%。

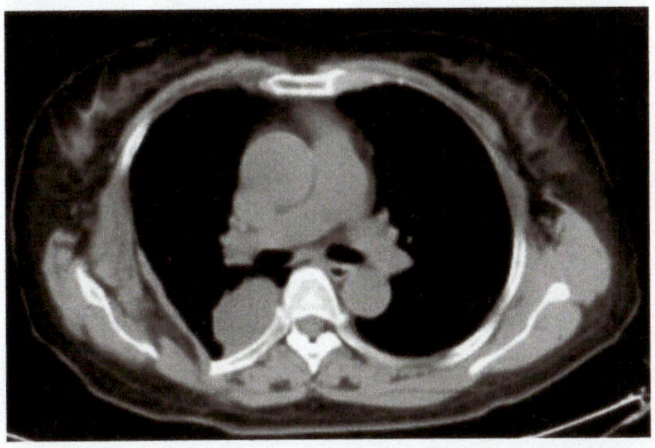

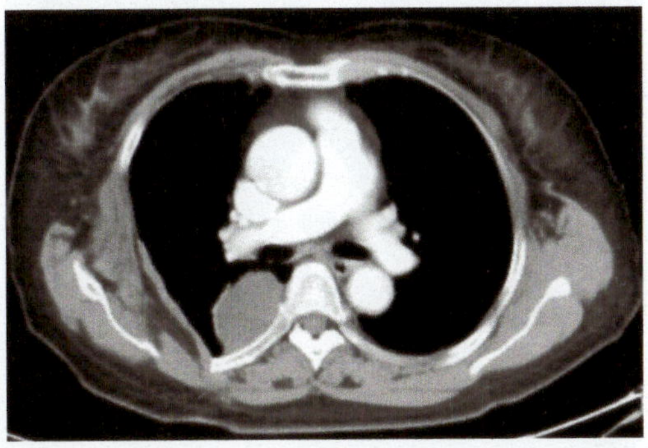

图 5-3-25　女，65 岁。右胸痛 1 个月，右肺手术史 6 年。SFT 复发(Ki-67 约 10%)

（江苏省兴化市人民医院呼吸内科　李　军　提供）

参考文献

Cardinale L, Cortese G, Familiari U, et al. Fibrous tumour of the pleura (SFTP): a proteiform disease. Clinical, histological and atypical radiological patterns selected among our cases. Radiol Med, 2009, 114: 204-215.

England DM, Hochholzer L, McCarthy MJ. Localized benign and malignant fibrous tumors of the pleura. A clinicopathologic review of 223 cases. Am J Surg Pathol, 1989, 13(8): 640-658.

Fletcher CDM, Bridge JA, Lee JC. Extrapleural solitary fibrous tumor. Lyon, France: International Agency for Research on Cancer (IARC) Press, 2013: 80-82.

Gold JS, Antonescu CR, Hajdu C, et al. Clinicopathologic correlates of solitary fibrous tumors. Cancer, 2002, 94(4): 1057-1068.

Harrison-Phipps KM, Nichols FC, Schleck CD, et al. Solitary fibrous tumors of the pleura: results of surgical treatment and long-term prognosis. J Thorac Cardiovasc Surg, 2009, 138(1): 19-25.

Klempere P, Rabin CB. Primary neoplasm of the pleura: A report of five cases. Arch Pathol, 1931, 11: 385-412.

Pinedo-Onofre JA, Robles-Perez A, Pena-Mirabal ES, et al. Giant solitary fibrous tumor of the pleura. Cir Cir, 2010,

78:31-43.

Poyraz A, Kilic D, Hatipoglu A, et al. Peduneulated solitary fibrous tumors arising from the pleura. Monaldi Arch Chest Dis, 2006, 65(3): 165-168.

Robinson LA. Solitary fibrous tumor of the pleura. Cancer Control, 2006, 13(4): 264-269.

Tanaka M, Sawai H, Okada Y, et al. Malignant solitary fibrous tumor originating from the peritoneum and review of the literature. Med Sci Monit, 2006, 12(10): 95-98.

Wagner E. Das tuberkelahnliche lymphadenom (der cytogene oder reticulirte tuberkel). Arch Heilk (Leipig), 1870, 45 (11): 497.

病例解析

1. 病例 1：女，41 岁。体检发现肺部结节。

胸部 CT：左肺上叶前段半球形肿块，与胸壁宽基底相接，增强扫描均匀强化（图 5-3-26）。

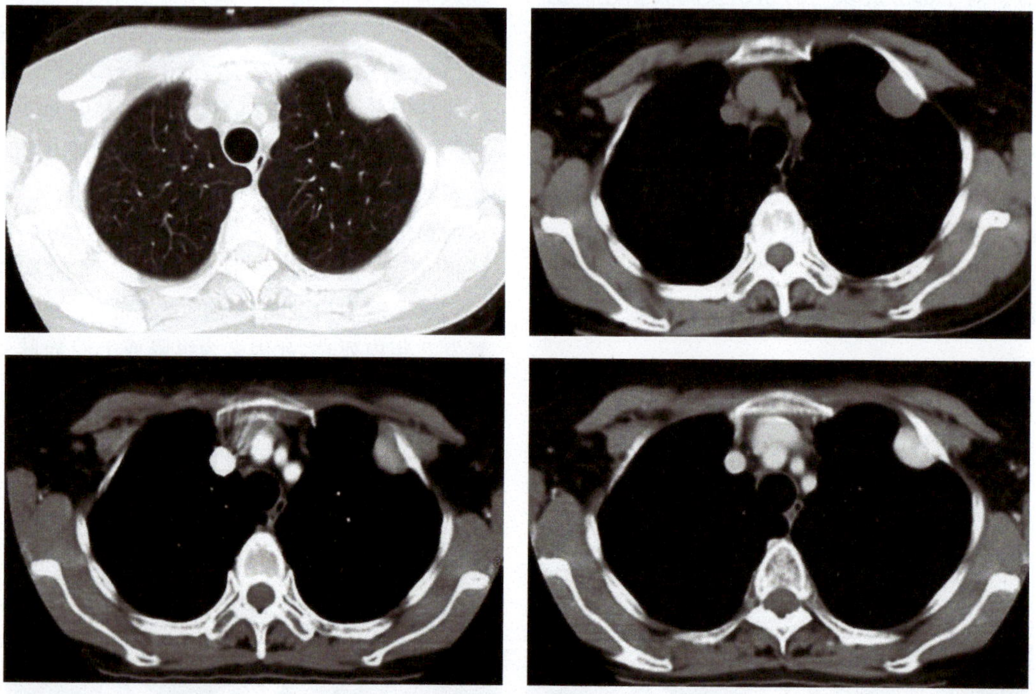

图 5-3-26 胸部 CT1

【诊断】 胸膜孤立性纤维瘤。

【诊断依据】 中年女性，症状轻微，左前上侧胸壁见一半球形软组织块影突向胸腔，与胸壁宽基底相连，钝角相交，密度均匀，瘤肺界面清楚，增强扫描均匀强化，静脉期进一步强化，局部肋骨未见明显骨质破坏、吸收，肋间隙及胸壁软组织无异常改变，肺门及纵隔未见明确肿大淋巴结，两侧胸腔未见积液，首先考虑胸膜孤立性纤维瘤。病人术后病理示肿瘤间质内含较多胶原纤维，少许血管影，肿瘤细胞呈梭形、束状、波纹状，细胞形态一致，无核分裂象。免疫组化：CD34(＋)，Bcl-2(＋)，病理诊断胸膜孤立性纤维瘤。

【分析】 SFTP 密度往往与其大小有一定的关系，病灶较小时密度多较均匀，呈软组织样等密度，类似于肌肉组织密度。部分病灶内可见少许斑片状稍高密度影，这可能与其组织上含有较多致密的胶原纤维有关，导致部分区域密度有所增高。SFT 的强化方式与肿瘤内的组织成分有关。体积较小的 SFT 多表现为较均匀强化，强化程度为轻至中度，部分可达中度以上，而且呈现延迟性的渐进性强化方式，这与其病理组织学上血供较多、纤维含量丰富有关（图 5-3-27）。本例影像表现与病理较符合。

SFTP 需与胸膜间皮瘤鉴别。胸膜间皮瘤单发者 CT 表现为以胸膜为基底的软组织肿块，若肿块范围局限、轮廓清晰、边缘光整、密度均匀，且无肋骨破坏和胸腔积液，增强扫描无强化，多提示为良性胸膜间皮瘤，可与 SFTP 强化方式鉴别；若胸膜肿块有分叶、边缘不光整、密度不均匀，且伴有肋骨破坏或胸腔积液，增强扫描不均匀强化，则提示为恶性胸膜间皮瘤，可与 SFTP 无肋骨破坏或胸腔积液鉴别。

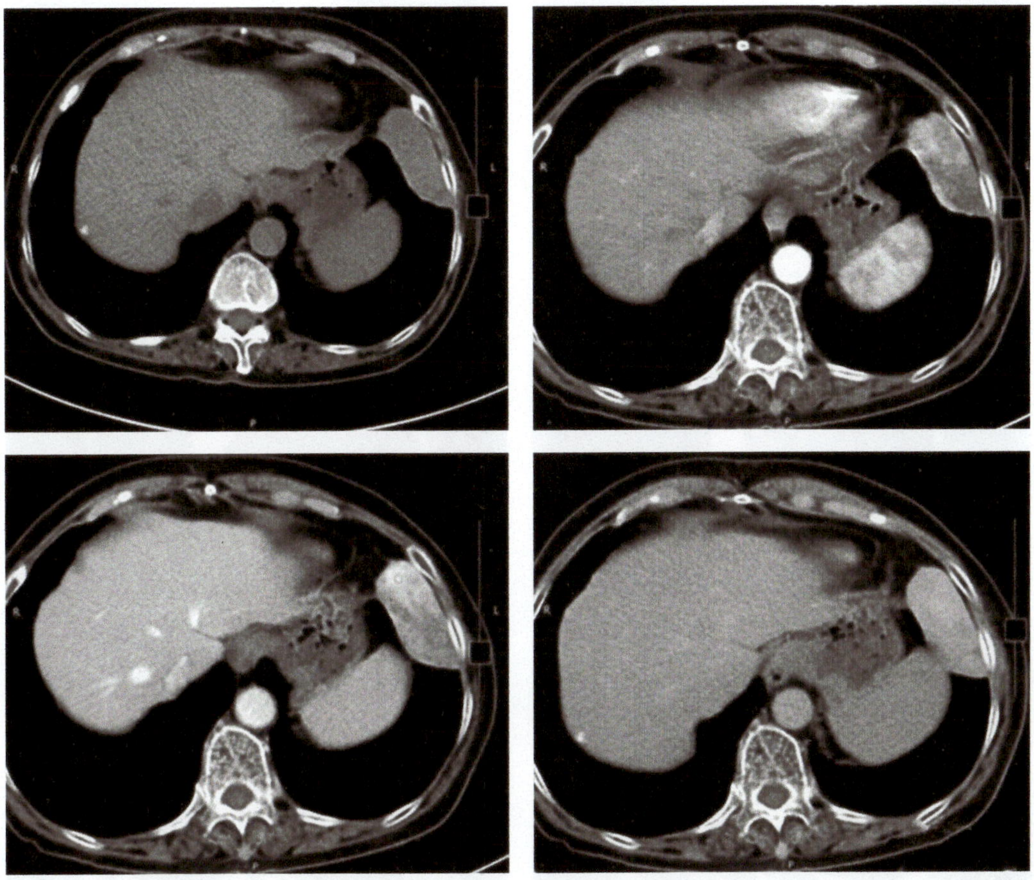

图 5-3-27　女，67 岁。左侧 SFTP。平扫、动脉期、静脉期和延迟期 CT 值分别为 41.7HU、79.9HU、172.5HU 和 111.5HU

（安徽省庐江县医院东区放射科　徐寅生　提供）

2. 病例 2：男，64 岁。咳嗽、气短 3 月余，加重 20 余天。

胸部 CT：右侧纵隔胸膜巨大分叶状软组织密度肿块，边界清晰，纵隔结构未见明显移位，增强扫描动脉期肿块呈明显不均匀强化，内可见多条纡曲强化的血管影，静脉期肿块强化更明显，呈持续渐进性均匀强化（图 5-3-28）。

【诊断】　胸膜孤立性纤维瘤。

【诊断依据】　本病例定位是关键。病灶中心位于右侧肺门，定位需考虑肺内、纵隔胸膜及纵隔内可能。病变巨大，病史较长，临床症状轻微，提示肿块生长缓慢，如为肺内巨大肿块一般有相应的较明显的临床表现：如为鳞癌，坏死、咯血常见；如为小细胞肺癌，转移常见且肺门、纵隔淋巴结多肿大明显，故不考虑肺内病变可能。纵隔内肿块可使邻近纵隔结构推压、移位，并可向对侧生长，本例不符合。CT 显示肿块宽基底与纵隔胸膜相贴，最大径线位于纵隔胸膜，与纵隔锐角相交（图 5-3-28、图 5-3-29 白箭），提示肿块起源于胸膜，肿块下缘可见胸膜尾征（图 5-3-28、图 5-3-29 红箭），亦是胸膜起源的重要征象。MPR 图像（图 5-3-29）进一步显示肿块与纵隔锐角相交（图 5-3-28、图 5-3-29 白箭）和胸膜尾征明显（图 5-3-28、图 5-3-29 红箭），综合考虑，病变起源于纵隔胸膜。该肿块增强后动脉期明显不均匀强化，内有多条纡曲强化的血管（图 5-3-28 黑箭），静脉期肿块强化更明显，呈持续渐进性均匀强化，结合肿块有完整包膜（图 5-3-28 蓝箭），首先考虑胸膜孤立性纤维瘤可能。病人穿刺病理镜下见短梭形细胞增生，边缘见少许肺泡上皮，间质纤维化。免疫组化：梭形细胞 CD34、Bcl-2 阳性表达。最后诊断胸膜孤立性纤维瘤。

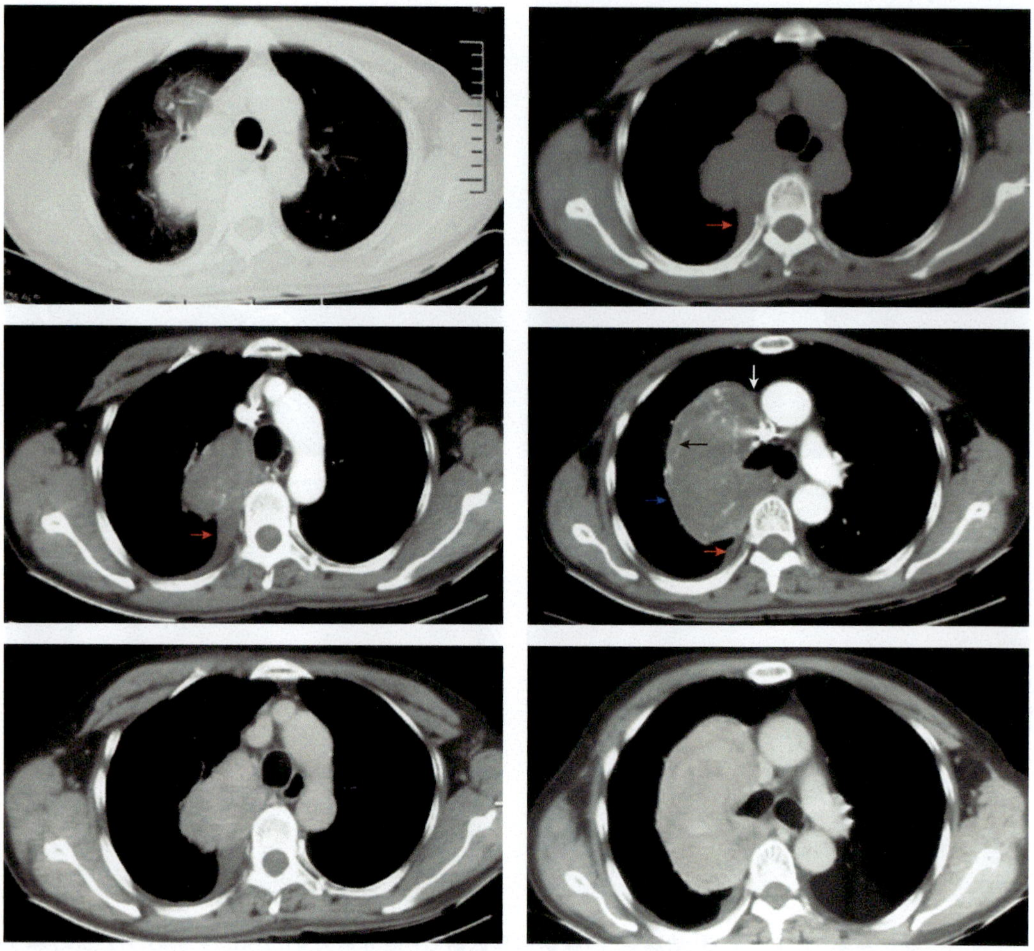

图 5-3-28 胸部 CT2

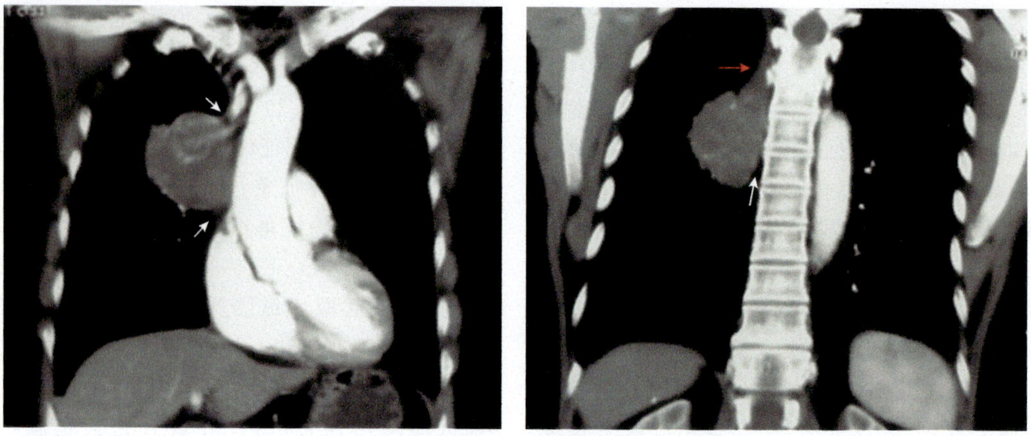

图 5-3-29 MPR 图像

【分析】 本病例发病时间较长，症状以压迫症状为主，说明病灶生长缓慢，肉瘤样癌或肉瘤的生长方式均不符合，演变过程符合 SFTP 诊断。SFTP 瘤体较大时与胸壁多成锐角而呈现胸膜尾征，提示肿瘤来源于胸膜。巨大 SFTP 可产生较为显著的占位效应，包括肺组织的压缩及膨胀不全，纵隔的受压移位，提示肿瘤来源于肺外结构。SFT 由于生长缓慢，所处部位对其有明显的塑形作用。位于胸膜腔者，由于其在肺外生长，所以可跨越叶间裂。即使肿块巨大，其对周围组织的浸润亦不明显。如果肿瘤与周围组织分界消失或发现转移病灶及出现胸腔积液等征象，应考虑肿瘤恶变。

（甘肃省平凉市二院呼吸科　张东明　提供）

3. 病例 3：女，56 岁。查体发现胸腔占位。

胸部 CT：右侧胸腔巨大肿块，边缘光滑，与肺组织边界清楚，平扫（C、D）见粗大钙化影，CT 值 8～25HU，平均 16HU；动脉期（E、F）CT 值 28～45 HU，平均 35HU；静脉期（G、H）CT 值 40～92HU，平均 65HU；延迟期（I、J）CT 值 80～112 HU，平均 90HU。强化后瘤体血供丰富，见有明显的纡曲肿瘤血管（图 5-3-30）。

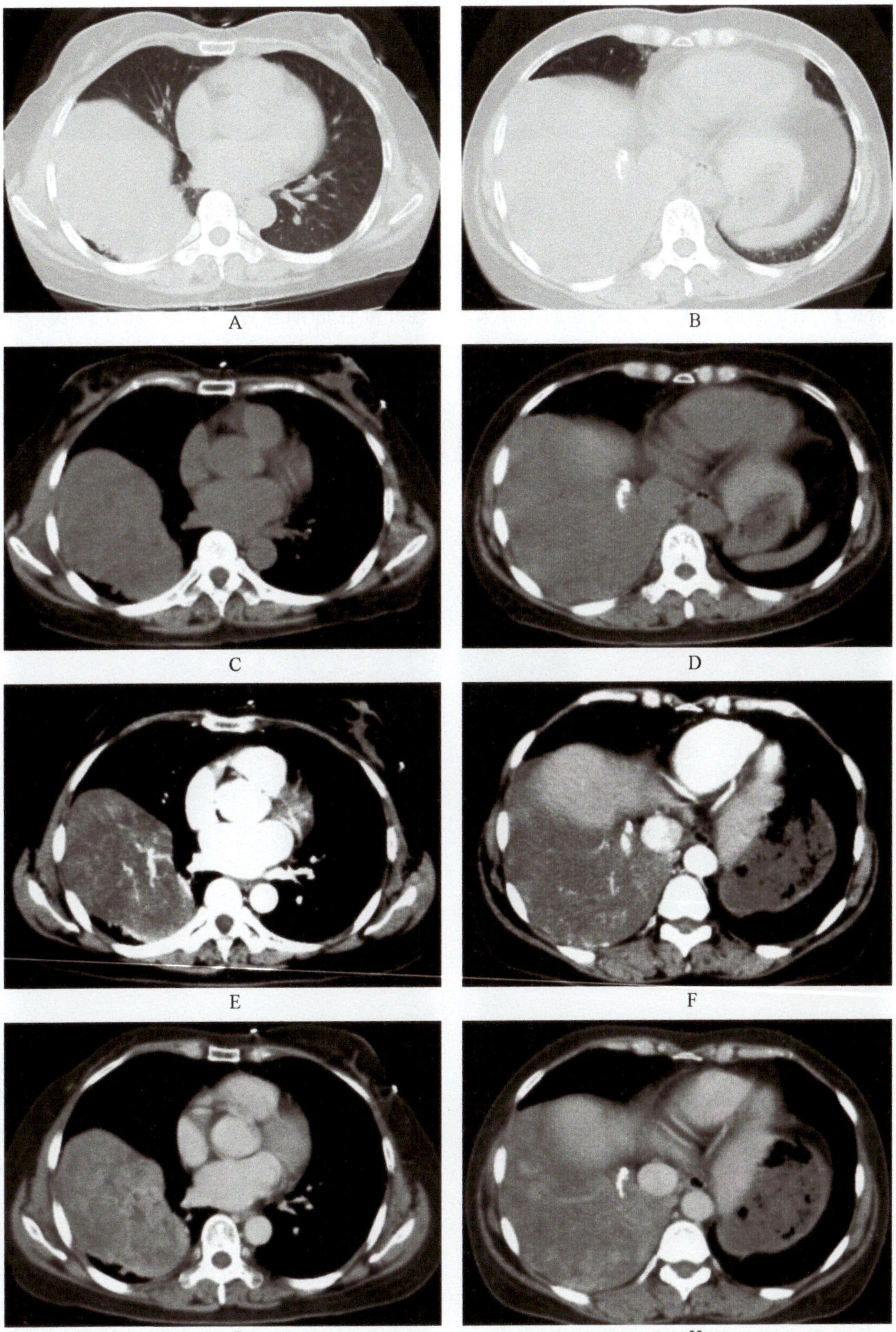

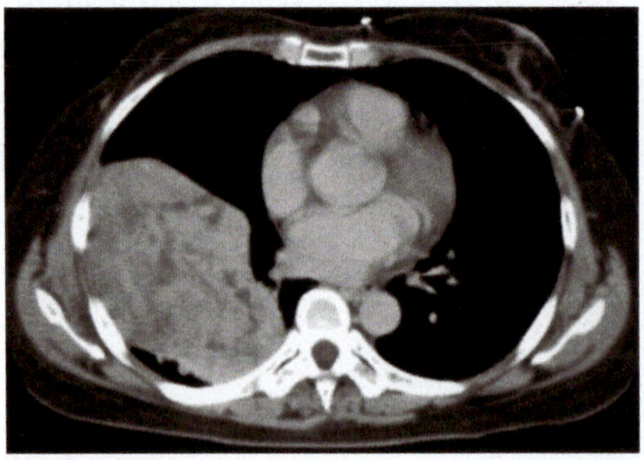

I

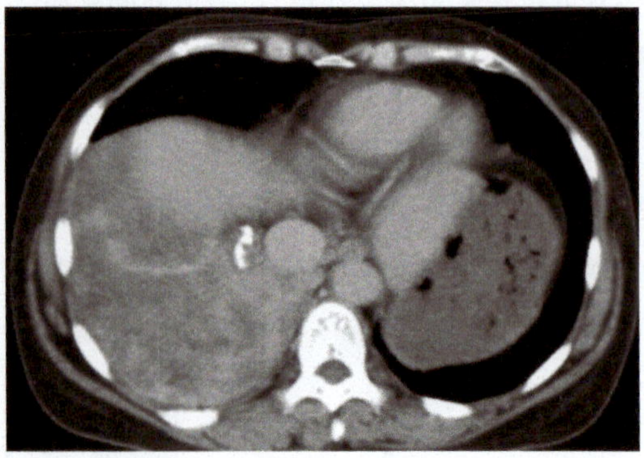

J

图 5-3-30 胸部 CT3

【诊断】 孤立性纤维性肿瘤。

【诊断依据】 右侧胸腔胸膜下单发类椭圆形巨大软组织肿块，内密度不均匀，与胸壁肌肉密度相等，前上内缘可见粗大钙化，肿块边缘光滑，与胸壁锐角相交，可见胸膜尾征，与正常肺组织界面清晰，两侧胸腔未见积液，胸膜外脂肪间隙清晰，邻近肋骨未见明确破坏，增强扫描动脉期肿块中度强化，内可见扭曲的显著强化的血管影，呈地图样改变，静脉期和延迟期肿块进一步强化，内坏死区始终无强化。以上特点支持孤立性纤维性肿瘤诊断。巨检：灰红肿块一个，18cm×13cm×7cm，切面灰白灰红，见多个小囊腔，肿块包膜完整（图 5-3-31）。病理诊断：梭形细胞肿瘤，结合免疫组化符合孤立性纤维性肿瘤（图 5-3-32）。免疫组化：Vimentin（+），CD34（+），GFAP（－），MBP（+/－），SMA（－），CD68（+/－），CR（－），clesmin（－），S-100（－），Ki-67（－）。

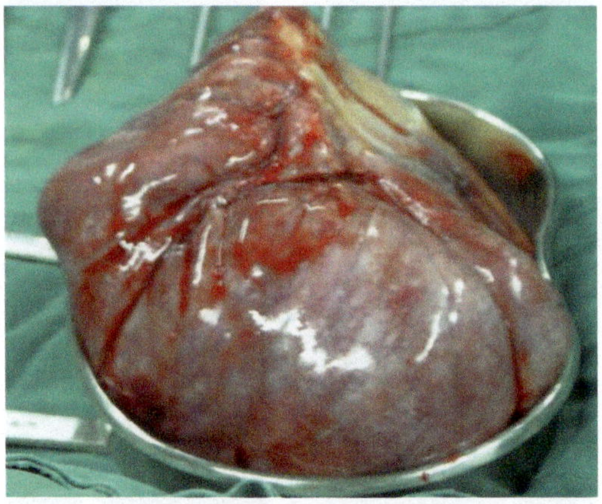

图 5-3-31 大体标本

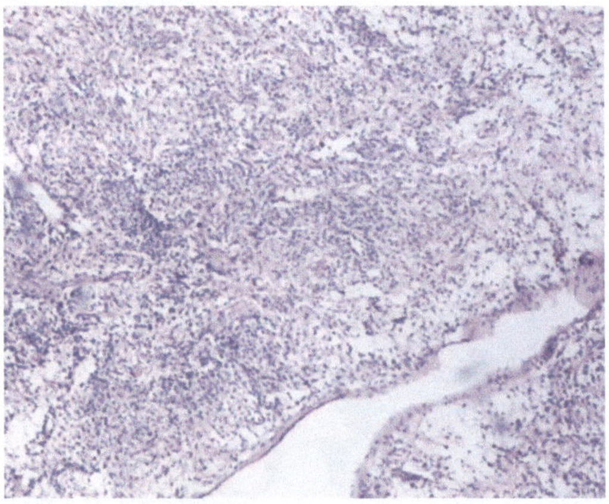

图 5-3-32 梭形细胞肿瘤，符合 SFT

【分析】 早在 1942 年 Stout 等就描述了肺内 SFT 可能来源于脏层胸膜，呈现一种“反向”的生长模式，肿瘤与胸膜间有一蒂相连或是紧邻脏层胸膜，但未进入胸膜组织中。Dedrik 等认为相邻肺组织的受压移位、不张和肿块边缘逐渐变窄是提示肿瘤起源于胸膜较为可靠的征象。本例大体标本纵隔面光滑平直、受压明显，支持肿瘤胸膜起源。肿瘤的供血血管多由边缘向肿瘤内部延伸，肿瘤中心易出现血供不足而引起坏死、囊变。肿瘤越大，坏死囊变的区域越大，形态越不规则。SFTP 可出现点状、条状、云絮状、不规则状或粗大的钙化，钙化原因可能为组织坏死机化后产生的钙盐沉积，故 SFTP 钙化多发生于病变中心。增强扫描，动脉期肿瘤的周边强化明显并见多支供血动脉显影，呈地图样强化，静脉期瘤体呈现明显不均匀强化，这与肿瘤内的细胞密集区富有薄壁的“鹿角状”分支血管密切相关。肿瘤的血管丰富区、细胞密集区强化明显，强化早期肿瘤的供血血管从肿瘤的边缘向肿瘤内部延伸，因此，强化早期瘤内纡曲血管影显示清晰；细胞稀疏区、胶原纤维密集区、黏液变性强化相对较弱，呈现静脉期强化，坏死囊变区始终未见强化。由于 SFT 的病理学表现多样，因此其增强后可出现多种强化形式，动脉期肿瘤内可见纡曲的供血血管由肿瘤边缘向肿瘤内部延伸，静脉期进行性强化对于诊断及鉴别诊断具有重要意义。地图样强化的原因除因黏液变性、出现坏死、囊变呈低密度区外，还与肿瘤的组织学排列所具有的多形态相关。其细胞的密集区及血管外皮瘤样区域强化较为明显，而其细胞稀疏区域及较远纤维束玻璃样变区域的强化则相对较弱，由于多重区域的混杂存在而形成了一种地图样的分布。

（徐州市中医院放射科　张　颢　提供）

4. 病例 4：男，67 岁。右侧胸背部痛 10 天。辅助检查：生化、血常规、肿瘤标志物均无明显异常。

胸部 CT：右下肺背段较大浅分叶肿块，边缘清楚光整，周围组织未见明显浸润征象，肿块中央可见斑片状钙化，肺门及纵隔未见肿大淋巴结，增强后肿块呈渐进性较为明显的不均匀强化，呈地图样改变，内可见数根明显强化的血管影（图 5-3-33）。

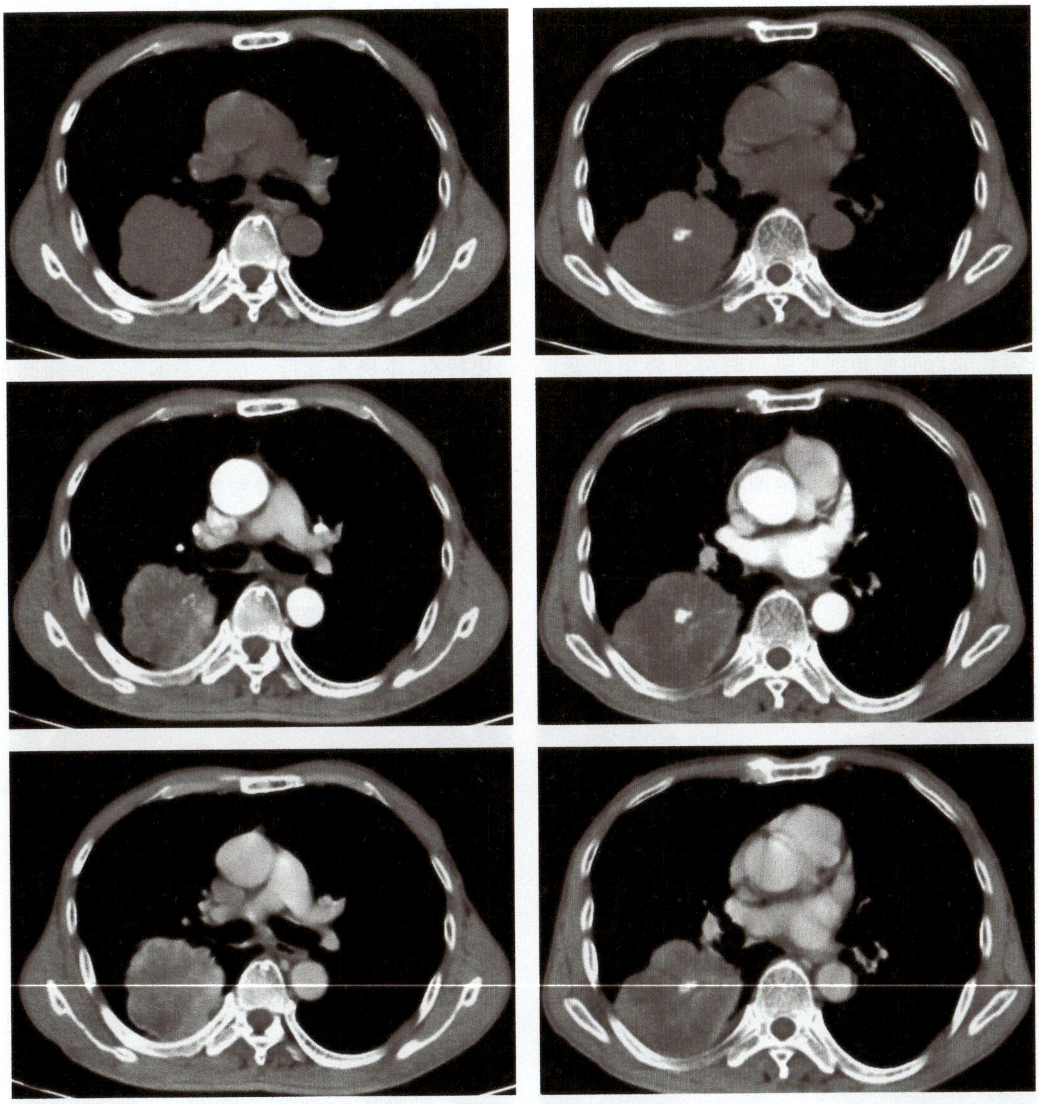

图 5-3-33　胸部 CT4

【诊断】　胸腔孤立性纤维性肿瘤。

【诊断依据】　肿块邻近胸膜，胸膜外脂肪层完整，其主体位于肺内，考虑病变位于胸腔。肿块强化明显，为地图样改变，需考虑硬化性肺细胞瘤和孤立性纤维性肿瘤可能。硬化性肺细胞瘤多发生于中年女性病人，肿瘤多有贴边血管征和空气新月征等影像学特征，其钙化多为边缘性，本例不符。胸部 SFT 好发于胸膜，但也可发生于肺部或纵隔，但比较少见。较大 SFT 可以出现浅分叶，但分叶不是该肿瘤的恶性征象。较大的肿瘤中央血供不足可以出现坏死、囊变、黏液样变性及钙化，也是肿瘤呈地图样强化的病理基础，且钙化与坏死有关。SFT 肿瘤坏死多为中央性，所以 SFT 出现钙化也多为中央性钙化，此点可与硬化性肺细胞瘤表现为边缘性钙化鉴别。胸部较大肿块需考虑肺肉瘤可能。肺肉瘤一般无明显分叶，易出现局部侵犯及血行转移，可侵犯胸膜引起胸腔积液，较少有肺门、纵隔淋巴结转移。胸腔镜手术所见：术中见胸腔内淡黄色胸腔积液约 100ml，吸净后送胸腔积液病理检查，探查发现右下肺背段靠近斜裂起始部约 7cm×10cm 肿块，包膜完整，分叶明显，与上叶少量粘连，无明显外侵，血供丰富，予以松解粘连，连同背段、上肺相邻肺组织楔形切除。术中快速冷冻病理：右下肺梭形细胞软组织肿瘤。手术病理：右肺下叶背段孤立性纤维性肿瘤，免疫组化：CD34(＋＋＋)，CD99(＋＋)，Bcl-2(＋＋)，Vimentin(＋＋)，EMA(－)，CK(－)，SMA(－)，Desmin(－)，S-100(－)。

【分析】 SFTP 多具有以下特点：多为胸内单发软组织肿块，呈类圆形、蕈伞形或丘状，宽基底与邻近胸膜相连；病灶邻近肋膈角或心膈角时可见铸型改变，或见蒂状结构，或有向邻近叶间裂延伸的趋势；肿瘤较小时，边界清楚，密度均匀，增强扫描多呈轻中度强化；肿瘤体积较大时，增强扫描多呈地图样强化；肿瘤体积较大、无蒂、明显强化、伴有血管影，坏死，胸腔积液时提示恶性 SFT 的可能。仔细分析上述征象有助于提高 SFTP 诊断的准确性，确诊仍需病理学及免疫组化检查。

（浙江省东阳市人民医院放射科　单康飞　提供）

5. 病例 5：女，34 岁。体检发现胸腔占位。

胸部 CT：病灶位于右心膈角区，呈铸型生长，以宽基底与膈面及纵隔面相贴，尖端指向肺内并嵌入叶间裂，与肺交界面清晰、锐利，边缘有包膜形成，平扫病灶密度均匀，增强扫描动脉期轻度强化，静脉期强化明显（图 5-3-34）。

【诊断】 胸膜孤立性纤维瘤。

【诊断依据】 病灶与纵隔成钝角相交（图 5-3-34 红箭）并与邻近胸膜相延续，考虑来源于肺外，尖端嵌入叶间裂，冠状面重建与膈胸膜关系密切，提示病变来源于胸膜。病灶位于心膈角区呈铸型生长，边缘光滑锐利，与肺交界清楚，边缘有包膜形成，动脉期呈轻度不均匀地图样强化，静脉期进一步强化，首先考虑胸膜孤立性纤维瘤可能。局限性胸膜间皮瘤多自胸膜向肺部突出呈扁丘状及半球形，强化多不明显，无地图样强化特点，本例不支持。病人手术标本示椭圆形组织，大小 4cm×4cm×2cm，似有包膜，尚完整，切面灰白，细颗粒状，质中。病理：符合孤立性纤维瘤，切片未见明显坏死和核分裂象，肿瘤界清，部分区域似有包膜。免疫组化：CD34(＋＋)、Actin(－)、ALKp80(－)、Desmin(－)、S-100(－)、Ki-67(3%)。

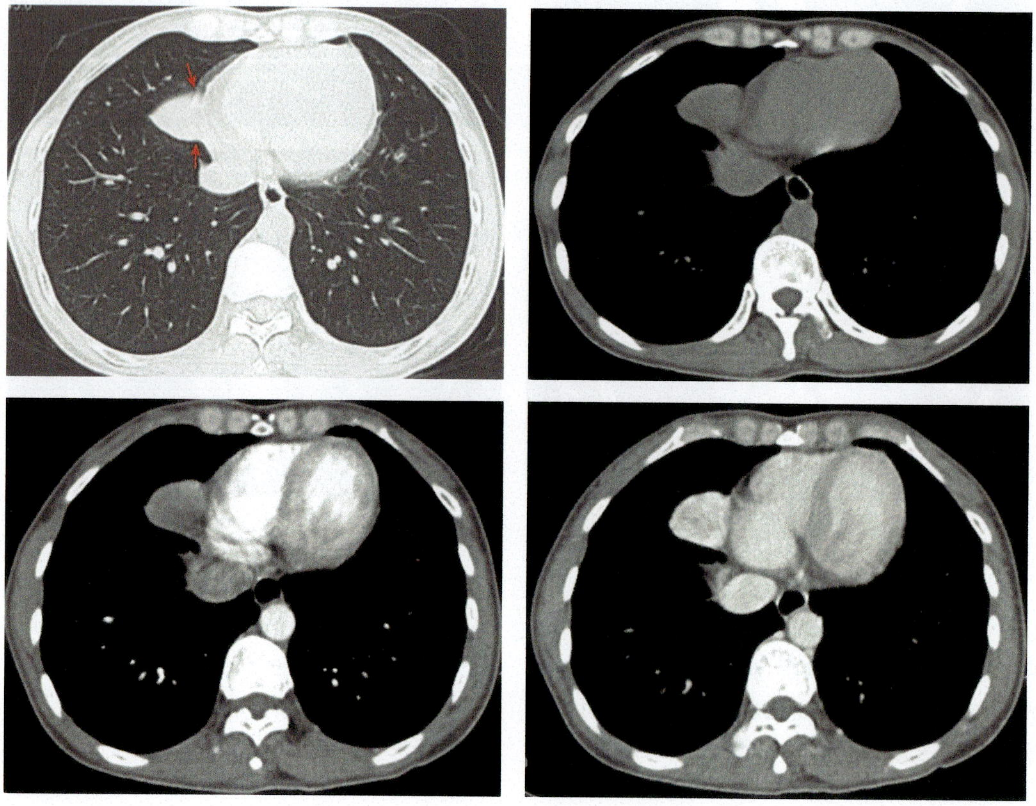

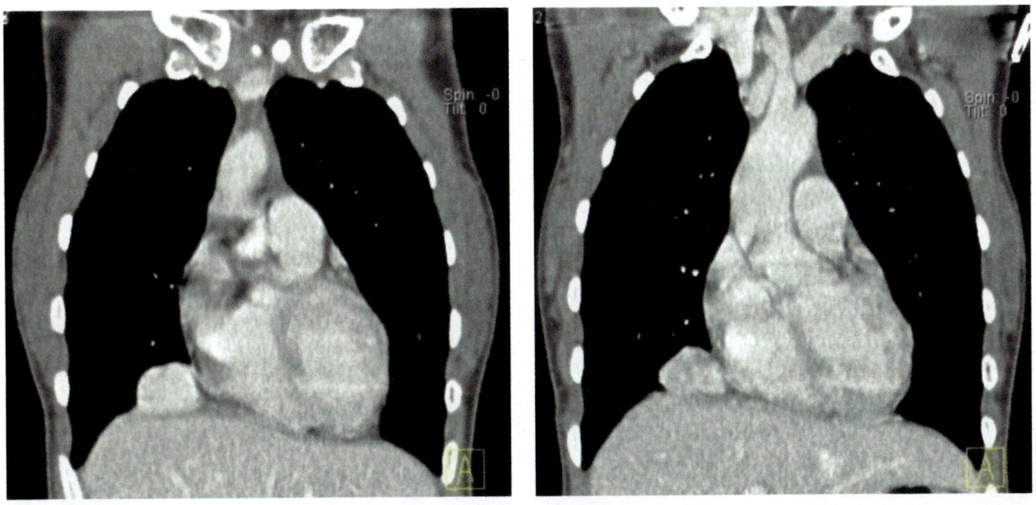

图 5-3-34　**胸部 CT5**

（福建省立医院　郑雪萍　提供）

6. 病例 6：女，34 岁。咳嗽 4 个月，胸闷 2 个月。

胸部 CT：右侧胸腔巨大肿块，边缘光滑，压迫邻近组织，增强扫描可见强化和延迟强化，并见纡曲的肿瘤血管（图 5-3-35）。

【诊断】　胸膜孤立性纤维瘤。

【诊断依据】　青年女性，右侧胸腔巨大肿块影，边缘光滑，压迫邻近肺组织，支气管管腔尚通畅（图 5-3-35 红箭），提示病变起源于气管外。瘤体和胸膜广基底相连，与胸膜夹角为锐角（图 5-3-35 蓝箭），提示病变起源于胸膜。平扫病变密度较均匀，增强扫描病变呈不均匀强化，瘤体内可见纡曲的血管影（图 5-3-35 黑箭），静脉期进一步强化且强化面积增大。MPR 图像进一步证实肿瘤起源于胸膜，病变对周围组织压迫明显，可见肺组织（图5-3-36白箭）、纵隔受压，膈肌下

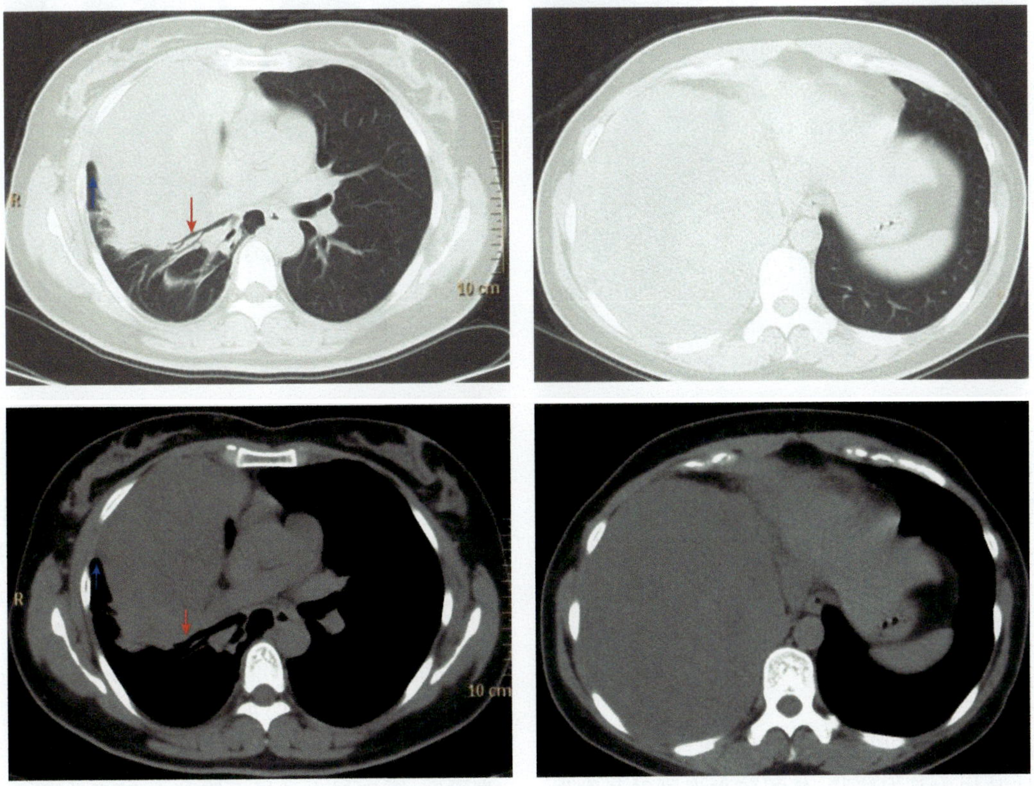

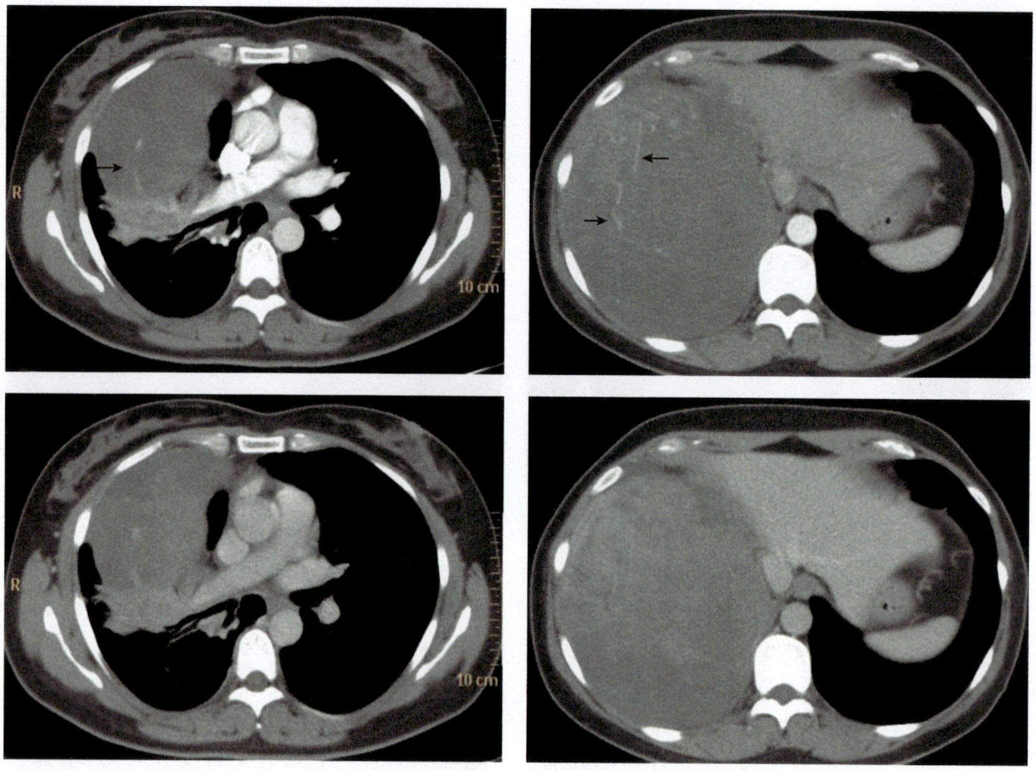

图 5-3-35　胸部 CT6

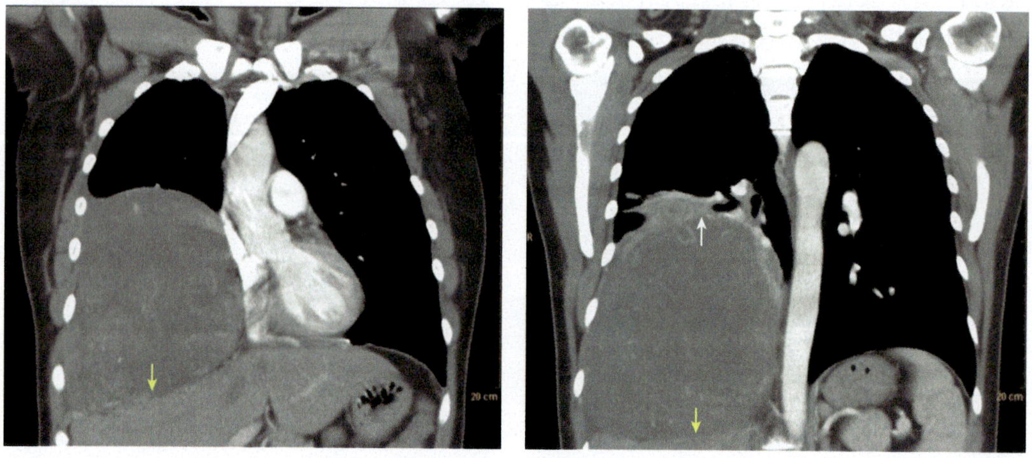

图 5-3-36　MPR 图像

移明显（图 5-3-35 黄箭），以上特点支持胸膜孤立性纤维瘤诊断。手术病理：（右侧胸腔肿瘤）孤立性纤维性肿瘤，有大量坏死及较多核分裂象，考虑恶性。免疫组化：CD34（+），Bcl-2（+），CD99（部分弱+），CK5/6（−），CR（−），CK8/18（−），Ki-67（+5%～10%）。

【分析】 大部分 SFT 生长缓慢且界线较清楚，往往以无痛性肿块为首发症状，体积较大者可对其发生部位产生相应的压迫症状。SFT 多呈良性经过，仅 10%～15%的胸腔内 SFT 和不到 10%的胸腔外 SFT 可复发和（或）出现转移，因此，大多数学者认为 SFT 是一种"低度恶性，极少发生转移"的肿瘤。

恶性孤立性纤维性肿瘤（malignant solitary fibrous tumor，MSFT）的诊断目前尚有争议。1989 年 England 等通过对 223 例胸腔内 SFT 生物学行为的观察研究，首次提出了提示胸腔内 SFT 为恶性的诊断依据：细胞丰富、异型性明显、核分裂大于 4 个/10HPF、存在坏死和出血、肿瘤体积＞10cm、无蒂性生长，以及发生在不典型的部位（如胸膜壁层、肺实质）。Gold 等认为大体上 SFT 若体积＞10cm、与周围组织界线不清或边缘呈浸润性生长多提示为恶性。Guillou 等认为对于胸腔外 MSFT 诊断标准应仅仅参考镜下的形态学特征，包括细胞生长活跃，密集分布；细胞多形性；核分裂象多见，一般大于 4 个/10HPF，至于肿瘤的其他特性（大小、出血、坏死和发生部位）是否提示肿瘤为恶性还有待于进一步研究。WHO（2013 年）软组织肿瘤病理学分类中关于胸膜外 MSFT 的诊断除推荐使用以上三个指标之外，还增加了肿瘤性坏死这一指标。关于 MSFT 的起源，Yokoi 等认为可能存在以下两种发生机制：①原发性良性 SFT 出现恶性转化（如曾经诊断为良性 SFT、复发后出现肉瘤样区域者）；②原发性 SFT 直接表现为恶性。在相继报道的恶性 SFT 中大部分都可见到良性的区域，所以更加支持第一种发生机制。本例病变巨大，有大量坏死及较多核分裂象，符合 MSFT 诊断标准，同时亦具有与周围组织界线不清晰等特征，提示该例可能是由原发性良性 SFT 出现恶性转化而来。

7. 病例 7：女，55 岁。干咳 2 个月。

胸部 CT：右侧胸腔内巨大肿块，边缘光滑，与肺组织边界清楚，呈软组织密度影，相邻骨质无破坏，无胸腔积液。增强扫描可见强化和延迟强化，并见明显的纡曲肿瘤血管（图 5-3-37）。

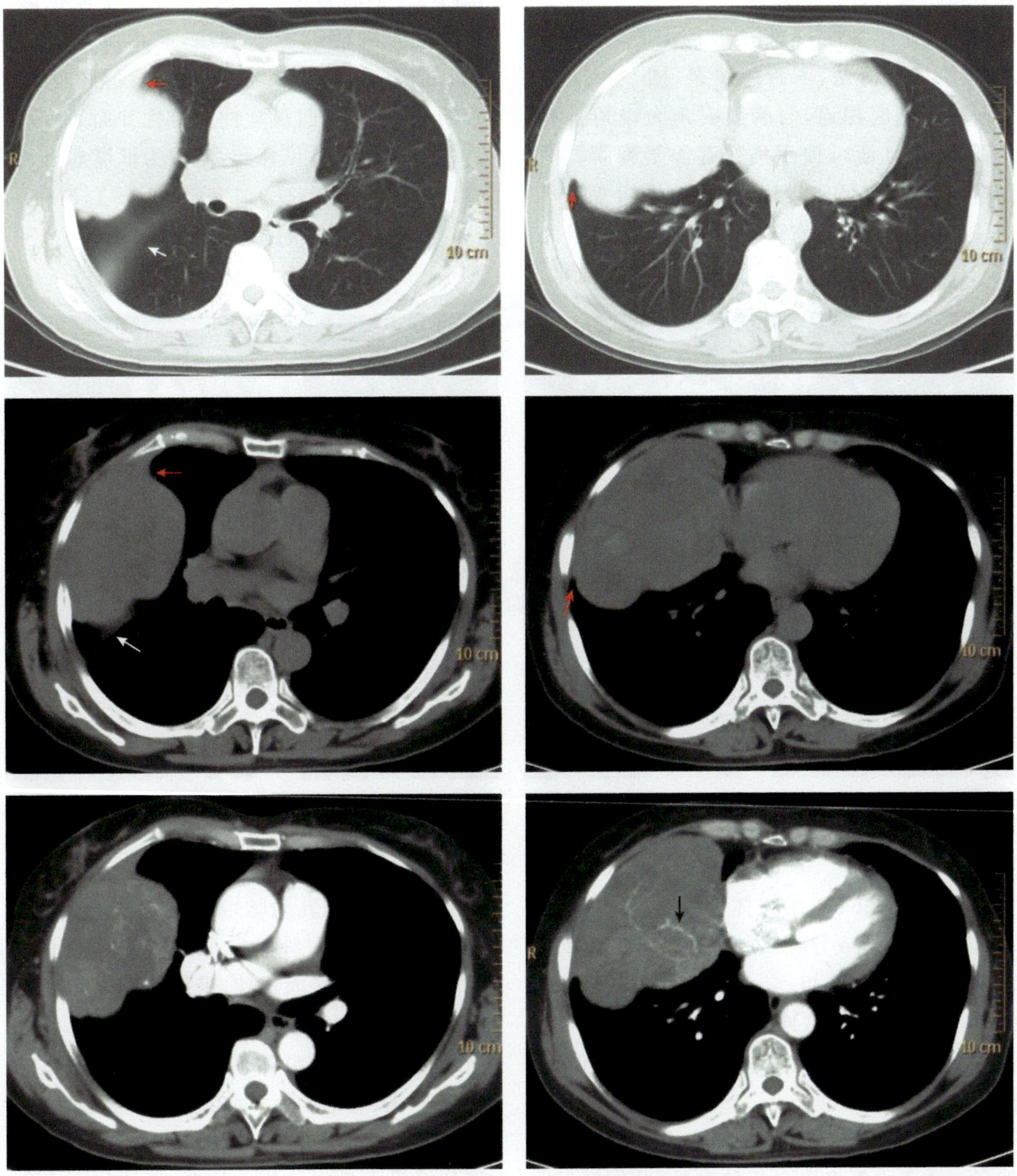

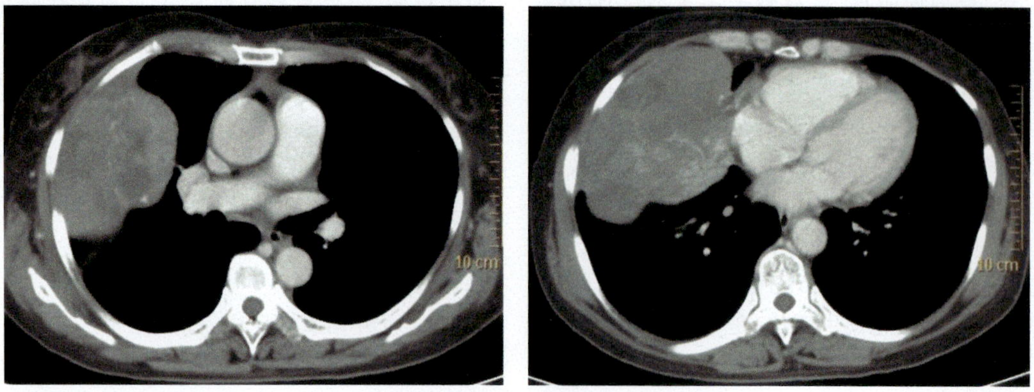

图 5-3-37　胸部 CT7

【诊断】　胸膜孤立性纤维瘤。

【诊断依据】　老年女性，右侧胸腔巨大肿块影，边缘光滑，与肺组织边界清楚，未跨越斜裂（图 5-3-37 白箭），瘤体和胸膜广基底相连，与胸膜夹角为锐角且有胸膜尾征（图 5-3-37 红箭），提示病变起源于胸膜。平扫病变密度不均匀，内见低密度区，增强扫描病变呈不规则强化，低密度区不强化，瘤体内可见纡曲、增粗的血管影（图 5-3-37 黑箭），静脉期实性成分进一步强化。MPR（多平面重建）和 MIP（最大密度投影法）图像进一步证实肿瘤起源于胸膜，并由肺动脉供血（图 5-3-38、图 5-3-39 蓝箭）。以上特点支持胸膜孤立性纤维瘤诊断。穿刺病理：孤立性纤维性肿瘤，部分区域细胞丰富，生长活跃，可见坏死，考虑为低度恶性。免疫组化：CD34（＋），Bcl-2（＋），广谱 CK（－），SMA（－），S-100（－），CD117（－），Desmin（－），CK5/6（－），CR（－），Ki-67（＋约 1%）。

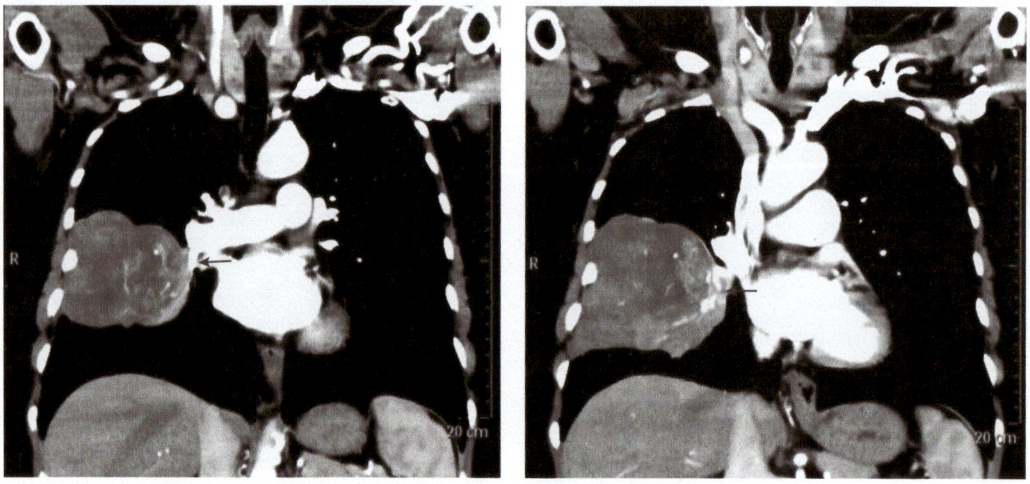

图 5-3-38　MPR 图像

【分析】　典型的 SFTP 在大体上表现为边界清楚、具有假包膜的类圆形或分叶状肿块，大部分起源于脏层胸膜，部分有蒂与胸膜相连。恶性 SFTP 起源于壁层胸膜多见，与周围组织粘连较为紧密。肿瘤巨大时可出现坏死、囊变及出血，CT 上显示为不均匀低密度，本例符合。

SFTP 是一种富血供肿瘤，部分肿瘤内见纡曲、增粗扭曲血管影。滋养血管多来自于肺动脉、肋间动脉、胸廓内动脉（内乳动脉）及部分支气管动脉。本例可清楚显示来源于右肺动脉分出的粗大供血动脉进入肿块。MSCT 多平面重建、最低密度投影重建、容积重建图像能更清楚地显示肿瘤内部细微结构及其与周围肺组织、支气管、胸膜和纵隔关系，有利于发现相邻肺组织的不张、移位，为术前定位、诊断提供更大的帮助。MSCTA 能清楚地显示供血动脉，可以对术前诊断及评估提供大量有价值的信息，指导临床治疗。

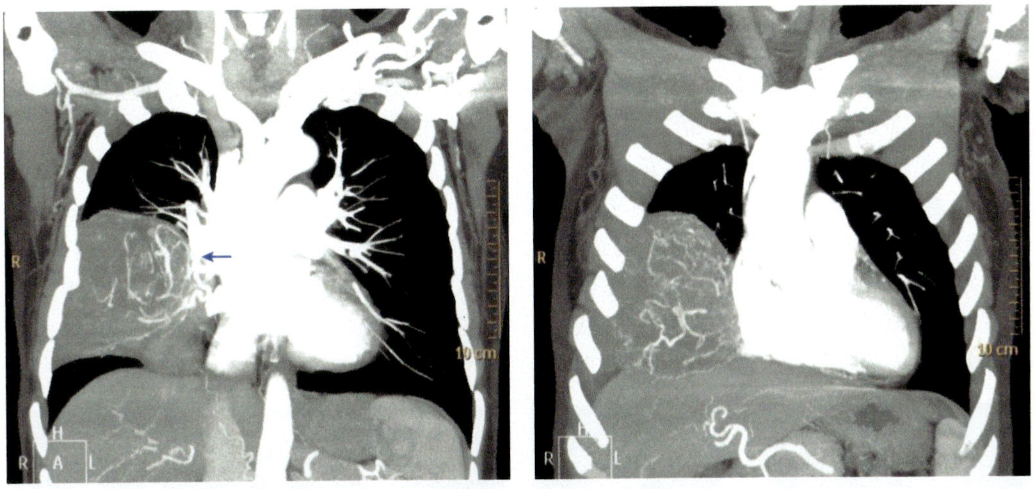

图 5-3-39　MIP 图像

8. 病例 8：女，45 岁。腰背部疼痛 1 周。

胸部 CT：右侧胸膜多发结节状肿块，广基，相应胸膜未破坏，呈驼峰状。左下肺团块影，分叶明显。平扫 CT 值 39.7HU；动脉期、静脉期、延迟期 CT 值分别为 87.3HU、75HU、68.4HU，强化明显，内有坏死。右侧少量胸腔积液（图 5-3-40）。

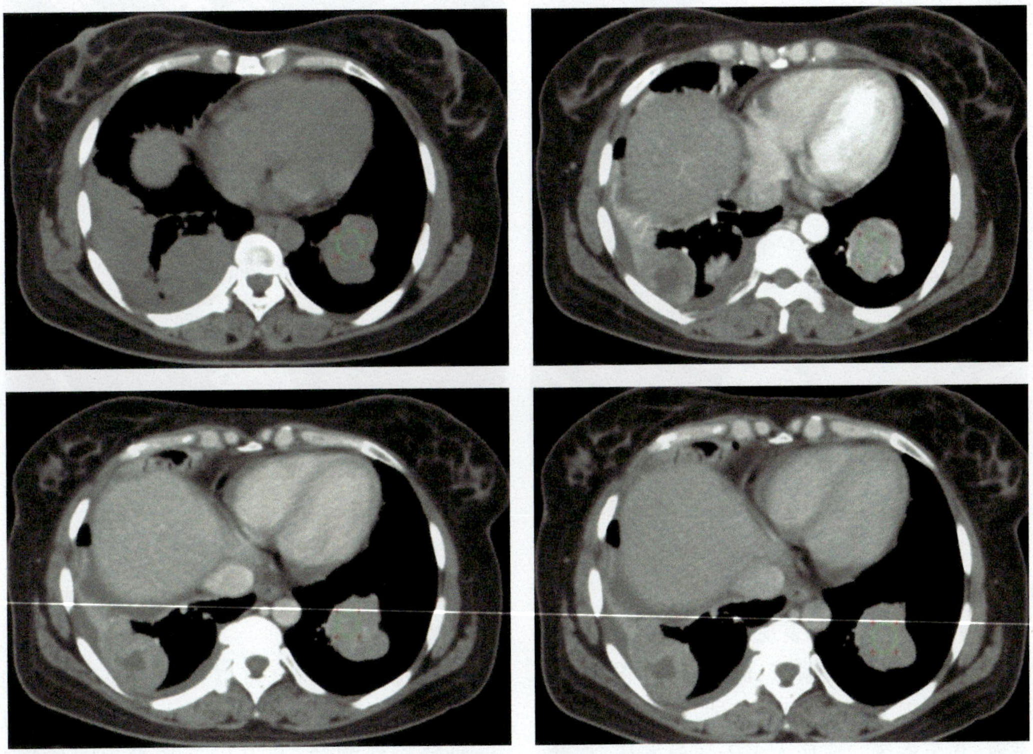

图 5-3-40　胸部 CT8

【诊断】　恶性孤立性纤维性肿瘤。

【分析】　本例诊断较为困难。该病人穿刺病理报告为小细胞肺癌，因考虑胸膜间皮瘤可能性大，开胸探查术后病理为恶性孤立性纤维性肿瘤。免疫组化：CD34（+）、Bcl-2（+）、CK（−）、Ki-67（30%～40%）。本例动脉早期强化且不均匀，中心有坏死灶，静脉期持续强化，符合孤立性纤维性肿瘤强化特点。病变内可见明显坏死，周围可见胸腔积液，且 Ki-67 高表达，支持恶性孤立性纤维性肿瘤诊断。孤立性纤维性肿瘤多为单发，多发者较少见。另外，本例左侧病变位于肺内，亦较少见，需结合免疫组化排除其他梭形细胞肿瘤后做出诊断。

（山西省晋城市人民医院放射科　范　卡　提供）

9．病例9：男，69岁。发作性意识不清5天。病人5天前出现发作性意识不清，表现为烦躁不安、四肢舞动、流涎、口角歪斜、小便失禁，呼之不应，均于清晨4～6时出现，持续2～4小时缓解，发作间歇期正常。门诊急查血糖为1.79mmol/L，予以50%葡萄糖40ml静脉注射后收入院。既往有高血压病史5年，否认有家族性遗传疾病史。入院查体：右下肺呼吸音低，叩诊呈实音，未闻及干、湿啰音，神经系统检查无异常发现，有杵状指（趾）。辅助检查：头颅MRI未见异常；血糖4.14mmol/L；血常规及血凝四项正常；免疫特检正常；肿瘤指标正常。口服75g葡萄糖OGTT试验示空腹血糖为3.4mmol/L，餐后2小时血糖为14.4mmol/L。

胸部CT：右侧中下胸腔内见巨大轻度强化软组织块影，大小约15cm×18cm×15cm，边缘光整，呈分叶状，增强后肿块呈不均匀强化，伴右侧少量胸腔积液（图5-3-41）。

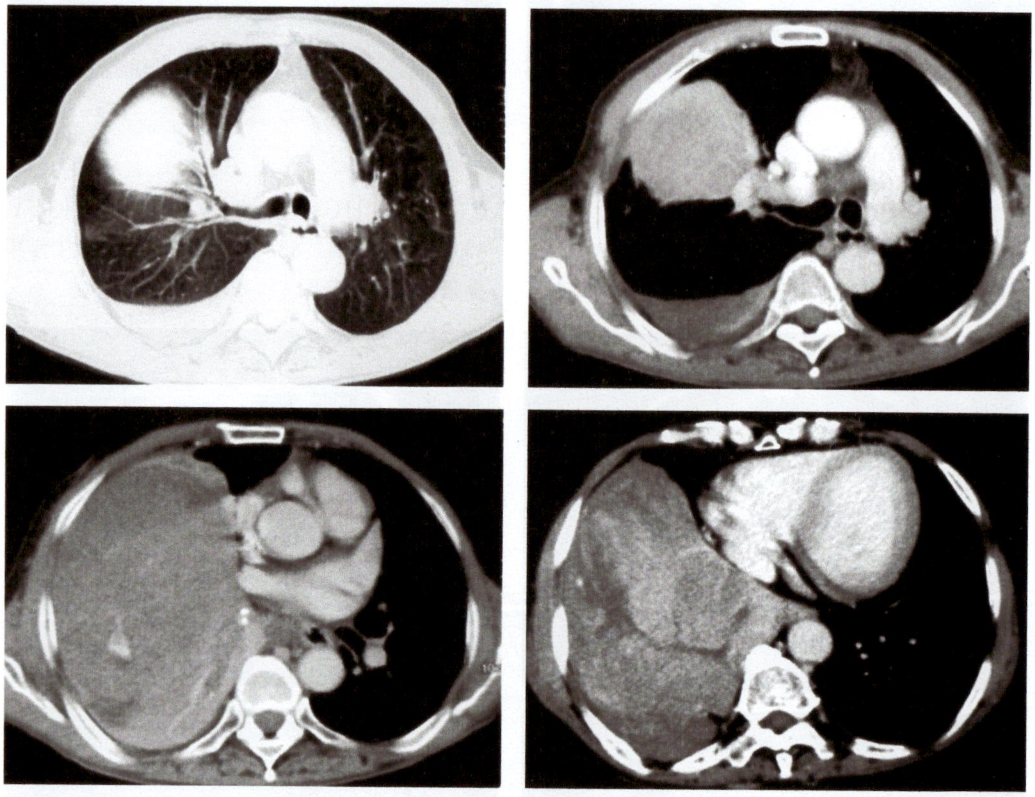

图5-3-41　胸部CT9

【诊断】　胸膜孤立性纤维瘤。

【诊断依据】　低血糖临床表现可表现为交感神经过度兴奋如出汗、颤抖、心悸、紧张、流涎、面色苍白、血压轻度升高等，或表现为大脑受累：迟钝、怪异、躁动等精神失常表现，甚至昏迷。该病人多于清晨发病，症状以后者为主。结合病史和杵状指（趾）、病人胸部巨大肿块，首先考虑为胸膜孤立性纤维瘤。病人行肿块穿刺活检，病理示胸膜孤立性纤维瘤。行手术治疗，术中见肿块20cm×20cm×20cm，质韧，表面滋养血管曲张，肿瘤与右肺下叶及膈肌粘连。术后病理：胸膜恶性孤立性纤维瘤。膈肌上纤维结缔组织中见肿瘤浸润。免疫组化：CD34（+）、S-100（-）、Calretinin（-）。肿瘤切除后3天复查血糖正常，未再有精神行为异常的反复发作。

【分析】　SFTP可以伴有副肿瘤综合征，瘤体较大的病人更易见到。严重的症状性低血糖为SFTP的一种特异性症状，甚至以低血糖为首发症状。SFTP导致低血糖由Doege和Potter于1930年首先报道，故此现象又被命名为Doege-Potter综合征（DPS）。此类低血糖属于非胰岛素依赖性低血糖反应，极易出现晕厥、昏迷等症状，诊断、治疗不及时可能出现难以预料的严重后果，甚至导致病人死亡。所以，需要高度重视SFTP并发低血糖。DPS病人临床表现均有低血糖相关症状，良性和恶性病人均会出现意识障碍、嗜睡、躁动、易怒、昏迷、呕吐等症状，也会出现胸腔积液、杵状指(趾)及皮肤改变。本例病人以反复发作的低血糖性精神失常为首发表现，临床上易误诊。这些神经精神症状可自动或经治疗而消失。

SFTP 导致低血糖发生的机制：①自主神经受到机械性压迫，迷走神经极度兴奋；②肿瘤分泌胰岛素样生长因子(insulin-like growth factor，IGF)；③肿瘤引起的葡萄糖消耗增强；④糖异生抑制。由肿瘤分泌的胰岛素样生长因子Ⅱ(IGF-Ⅱ)是引起低血糖的重要原因。研究表明，过度表达的 IGF-Ⅱ与胰岛素受体、IGF-Ⅰ受体结合后，通过内源性胰岛素样效应，导致周围组织及肿瘤对葡萄糖的利用增加，抑制生长激素的分泌，同时使生长激素介导的对抗低血糖的调节应答损伤，最终导致严重的低血糖发生。术后低血糖症状逐渐消失和逐渐恢复正常血糖水平。

合并 DPS 的良恶性 SFTP 病人临床表现无明显区别，均可发生肿瘤复发，手术治疗对良性、复发良性及恶性 SFT 疗效相当，完整的肿瘤切除是避免合并 DPS 的 SFT 复发的首选治疗方法，放、化疗对良、恶性肿瘤均无明确疗效。

第6章

纵隔疾病

第一节　胸腺增生

胸腺主要位于上纵隔，在胸骨柄与大血管（升主动脉、左头臂静脉）和气管之间，呈上尖下宽的椎体形或窄长形。胸腺是人体重要的淋巴器官，分泌胸腺激素，培养T淋巴细胞，在婴幼儿时期承担重要的免疫功能，进入青春期后逐渐衰退。出生时人体胸腺质量为10～15g，随年龄增长继续发育，青春期时可增长至30～40g，随后逐渐退化，淋巴细胞减少，脂肪组织增多，至老年时约15g。

一、分类

病理学上，胸腺增生为胸腺的髓质内出现生发中心和淋巴滤泡的增生伴有淋巴细胞和浆细胞浸润。

临床上，根据胸腺增生病因、伴随疾病及其他因素将胸腺增生划分为三种不同的类型。第一种是真性胸腺增生，不伴随任何其他疾病，原因不明。第二种为恶性肿瘤化疗、激素治疗或应激反应引起胸腺萎缩后的反跳性增生，且胸腺增生往往预示着预后较好。第三种胸腺增生常与一些内分泌疾病或自身免疫性疾病相关（图6-1-1），如Graves病、重症肌无力、系统性红斑狼疮等。

胸腺增生具体发病机制仍有待研究。1978年，Levine等根据组织形态学特点，将胸腺增生分为两种

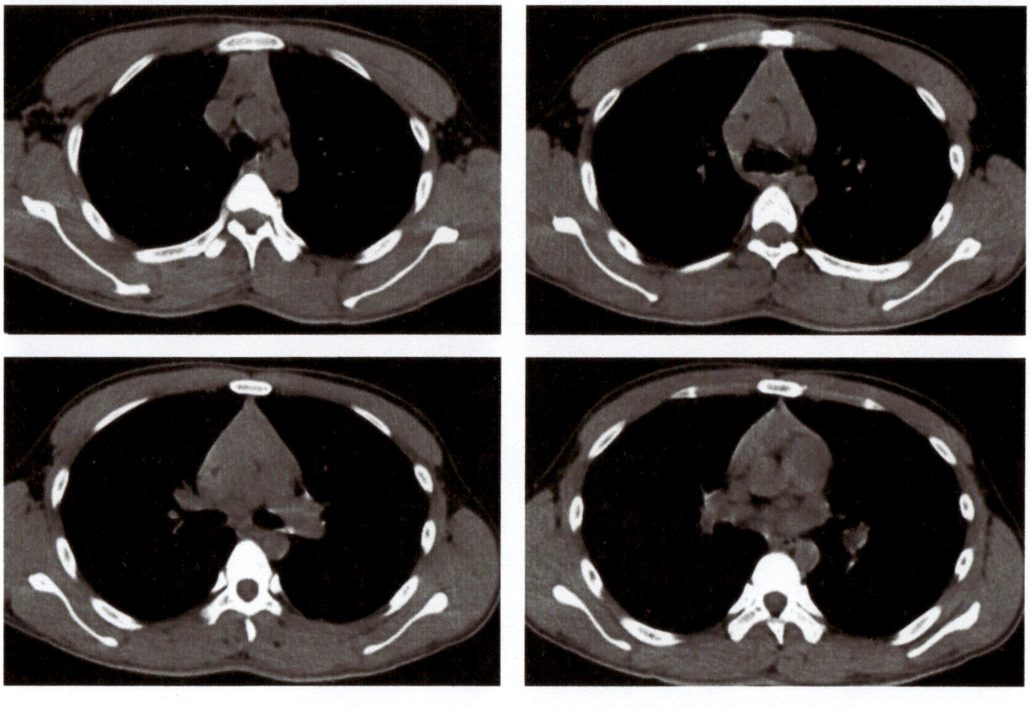

图6-1-1　男，20岁。怕热、多汗2月余。甲状腺功能亢进并胸腺增生

类型。一种是淋巴样滤泡性增生，以存在活性的淋巴滤泡原始中心为特点。胸腺髓质扩张，皮质受损，表现为慢性炎症反应。另一种为真性胸腺增生。真性胸腺增生的形态和微观结构与患儿年龄段正常胸腺形态及微观结构相符，但体积和重量却明显大于正常胸腺（图 6-1-2）。目前这种增生类型未在任何其他的组织器官中发现。淋巴样滤泡性增生一般呈自限式增生，不伴有胸腺体积的增大，也称为自体免疫性胸腺炎。有研究显示，淋巴样滤泡性增生和重症肌无力（MG）紧密相关，而真性胸腺增生与 MG 无关。

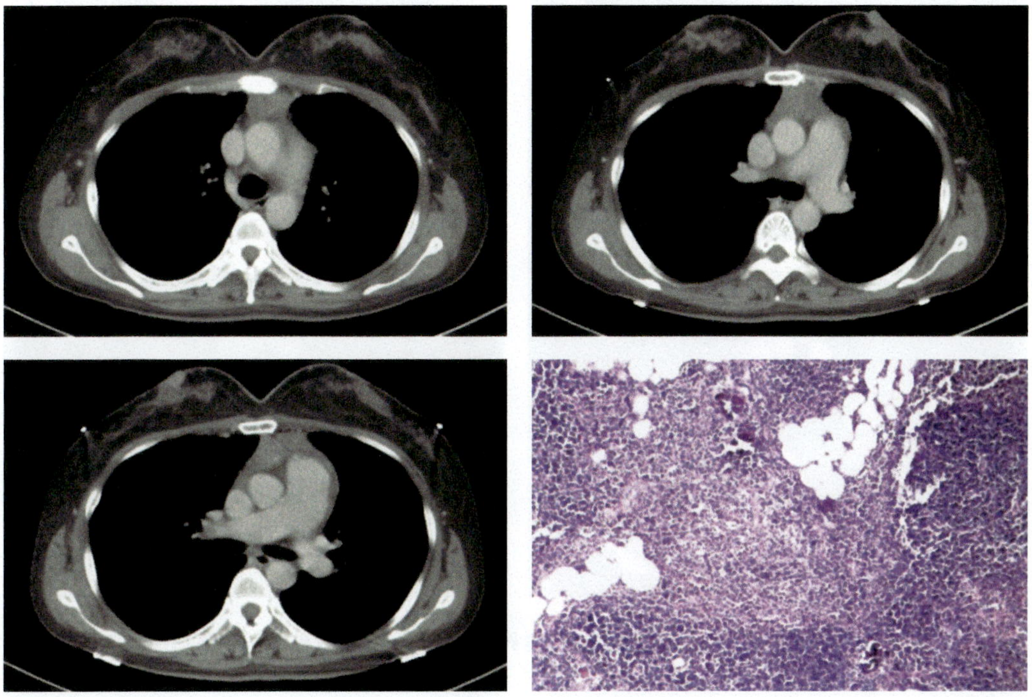

图 6-1-2　女，33 岁。午后四肢乏力 3 月余。病理：胸腺组织，小叶结构内保留了皮、髓质分化，淋巴细胞及上皮细胞正常分布

二、临床表现

胸腺增生好发于儿童或青少年，可能与小儿胸腺功能活跃相关，也有可能部分病人为先天性胸腺增生，幼时因症状或检查发现。男女无明显差异。由于增生的胸腺压迫气管、支气管及肺组织、心脏等，病人一般存在如咳嗽、呼吸困难、运动后乏力或反复呼吸道感染等呼吸系统及循环系统症状。

三、影像学表现

胸腺增生的 CT 扫描可有以下主要典型表现：①胸骨后前纵隔内胸腺影增大，尤其是厚度增加，但仍保持其正常形态，呈类圆形、梯形、长方形或梨形（图 6-1-3），边缘光滑，可呈分叶形；②30%～50%的胸腺增生其大小正常，偶见细小钙化；③胸腺影呈肌性密度，均匀，轻度强化为主（图 6-1-4）；亦可不均，但无明显结

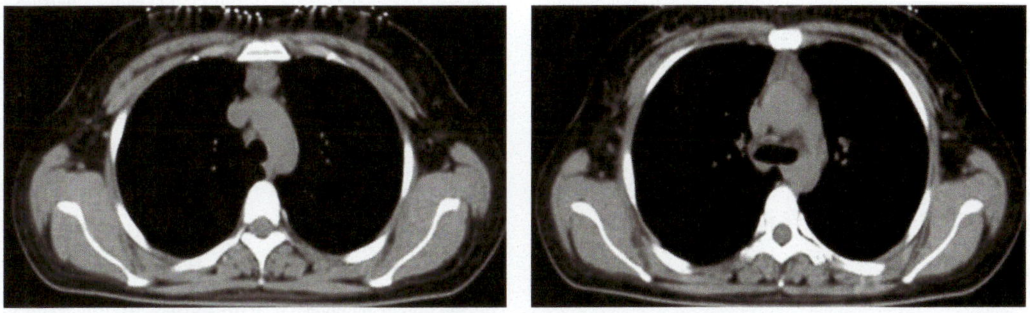

图 6-1-3　女，29 岁。前纵隔胸腺区类圆形、梨形软组织影，密度欠均匀

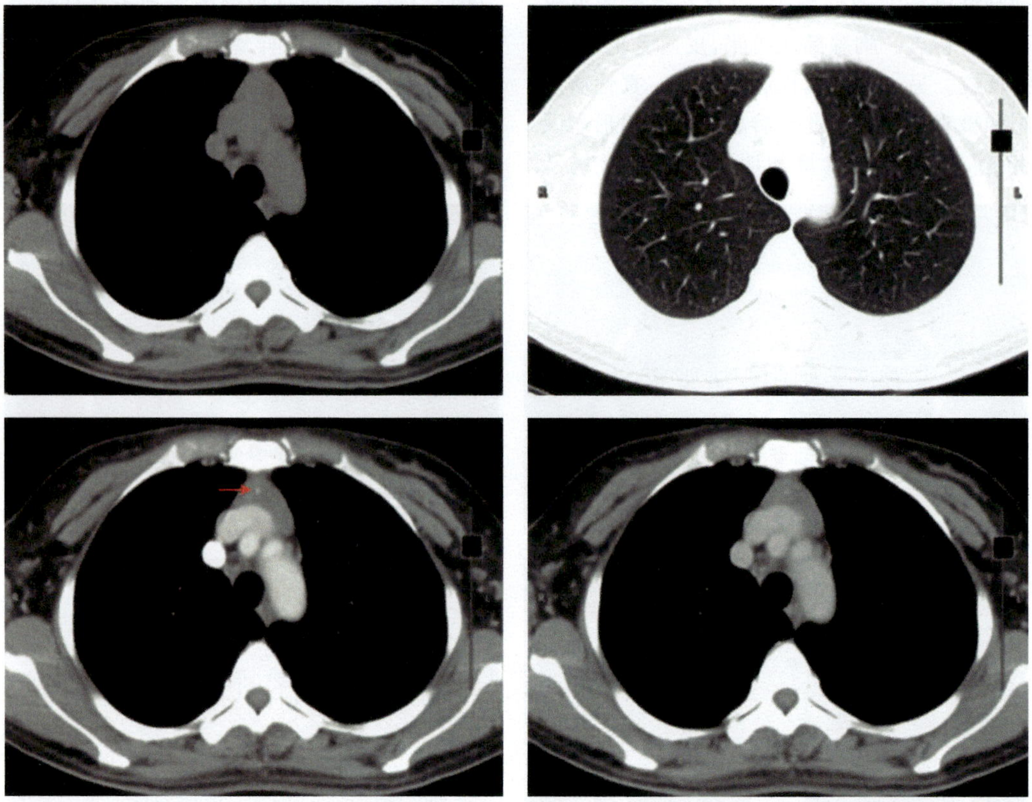

图 6-1-4 女，41 岁。前上纵隔软组织块影，境界清楚，内见血管影（红箭），增强扫描轻度强化

节状强化；④胸腺影与胸骨及主动脉弓和心前缘接触面较宽，但对邻近结构无侵蚀、包裹，与周围正常结构分界清楚，无淋巴结肿大及胸膜、心包膜受累等。

四、鉴别诊断

胸腺增生易与胸腺未退化、胸腺瘤或纵隔畸胎瘤等混淆。CT 上，胸腺未退化多见于婴幼儿，临床上无重症肌无力表现，形态对称，密度均匀，边缘平直，未向外膨突等。若两者不易鉴别时，可随访观察决定。胸腺瘤好发于成年人，肿块呈结节状或分叶状，并向一或两侧胸腔突出，或侵及心脏大血管间隙，分界可不清楚，恶性者可伴胸膜、心包膜受累及淋巴结转移。增强扫描胸腺瘤多均匀强化，且强化明显；胸腺增生略有强化或不强化。激素治疗试验也是一种鉴别方法。经激素治疗后正常胸腺和增生胸腺常萎缩，停止治疗后又可重新增大，而胸腺瘤对激素治疗无反应。纵隔畸胎瘤含软组织、钙化或骨化、脂肪结构，易鉴别。

五、治疗

对于胸腺增生的患儿，可以予以激素口服诊断性治疗。一般在服药后 1 周增生的胸腺开始缩小。但对于巨大胸腺增生，其治疗方案存在争议。激素治疗往往无明显效果，可能与胸腺过于巨大、对药物不敏感有关。有研究显示，小儿特别是 1 岁以内婴儿行胸腺切除术会造成外周血 T 淋巴细胞减少，应尽量避免手术。外科手术完整切除仍为治疗胸腺增生重要方法，特别是对于合并呼吸循环系统症状或其他病情紧急病人，应尽早行手术治疗，改善病人症状。激素治疗无效患儿待年龄稍大后仍需行手术治疗。

参考文献

Araki T, Sholl LM, Gerbaudo VH, et al. Imaging characteristics of pathologically proven thymic hyperplasia: identifying features that can differentiate true from lymphoid hyperplasia. Am J Roentgenol, 2014, 202(3): 471-478.

Bangerter M, Behnisch W, Griesshammer M. Mediastinal masses diagnosed as thymus hyperplasia by fine needle aspiration cytology. Acta Cytologica, 2011, 44(5): 743-747.

Eifinger F, Ernestus K, Benz-Bohm G, et al. True thymic hyperplasia associated with severe thymic cyst bleeding in a newborn: case report and review of the literature. Annals of Diagnostic Pathology, 2007, 11(5): 358-362.

Levine GD, Rosai J. Thymic hyperplasia and neoplasia: a review of current concepts. Human Pathology, 1978, 9(5): 495-515.

Linegar AG, Odell JA, Fennell WM, et al. Massive thymic hyperplasia. The Annals of Thoracic Surgery, 1993, 55(5): 1197-1201.

Matta R, Neelakandhan KS. Massive thymic hyperplasia. Indian Journal of Thoracic and Cardiovascular Surgery, 1995, 11(2): 49-52.

Obaro RO. Case report: true massive thymic hyperplasia. Clinical Radiology, 1996, 51(1): 62-64.

病例解析

1. 病例 1：男，30 岁。胸闷、憋气 3 月余。

胸部 CT：胸腺区及上腔静脉周围见多发囊样低密度灶，增强扫描病变均匀强化（图 6-1-5）。

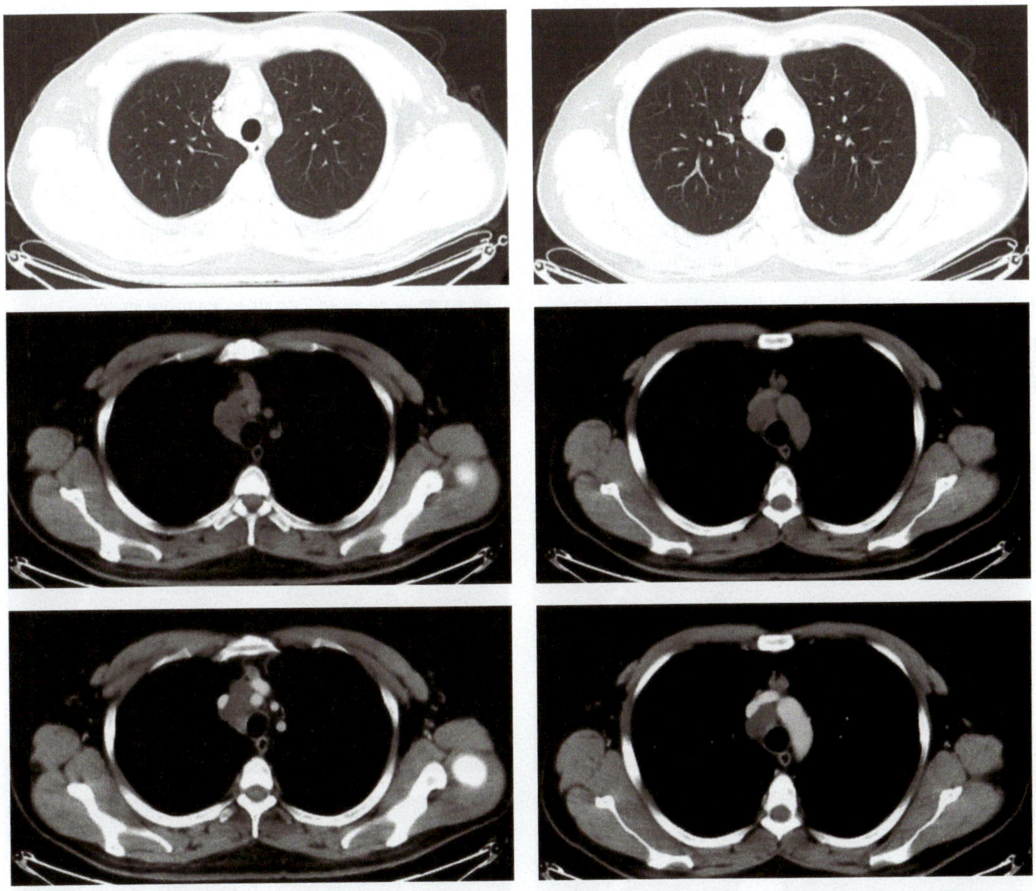

图 6-1-5　胸部 CT1

【诊断】　胸腺增生。

【诊断依据】　胸腺区及上腔静脉周围见多发囊样低密度灶，胸腺区病变上尖下宽，呈梨形，符合胸腺形态；增强扫描病变均匀强化；结合病人年龄，需考虑胸腺增生可能。病人行纵隔镜检查，术中见锁骨下动脉后下方有实性增生淋巴结组织，以活检钳咬取数块组织后送快速病理：见淋巴组织增生，结构不清，尚不除外淋巴系统肿瘤或小细胞性肿瘤。最终病理结果：送检组织大部分为脂肪纤维组织及不规则血管，其中见小片增生的胸腺组织，结合免疫组化符合胸腺滤泡性增生（图 6-1-6）。免疫组化：CK（＋）、CK19（－）、CD3（＋）（图 6-1-7）、CD20（＋）、CD21 FDC（＋）、CD68（＋）、CD34（血管＋）、CD31（血管＋）、D2-40（－）、Ki-67（＋5%）。

【分析】　出生后，婴幼儿胸腺常较大，随后逐渐退变萎缩，由脂肪组织代替，故胸骨后纵隔变窄，透明度增大。胸腺增生主要依靠组织学诊断，当镜下发现髓质内出现生发中心和（或）淋巴组织增生并有髓质 B 细胞的淋巴滤泡形成时即可诊断胸腺增生。有研究报道，真性胸腺增生多发生于青春期前（0～14 岁），而滤泡性增生多发生于青春期后。淋巴样滤泡性胸腺增生的典型CT表现为胸腺区斑片实变影、软组织肿块或

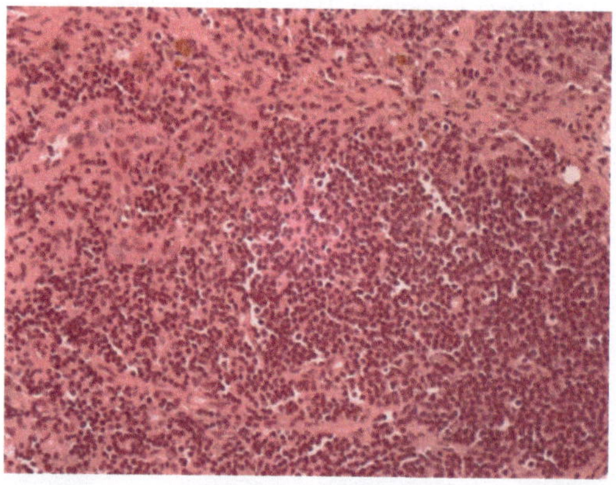

图 6-1-6　胸腺滤泡性增生(400×)

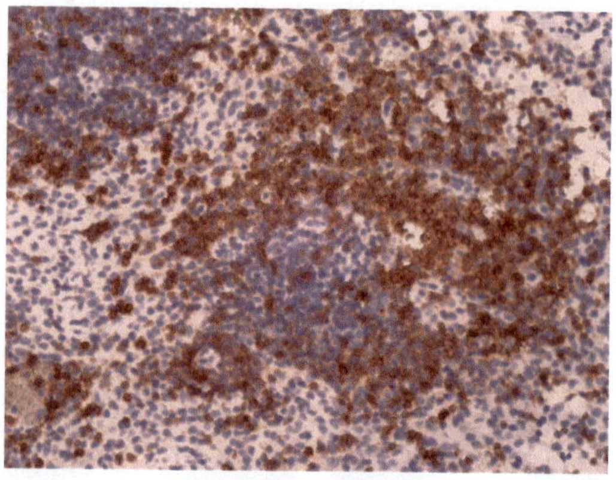

图 6-1-7　CD3 阳性(400×)

结节和弥漫性胸腺增大，在 CT 上于轴位气管隆突区±1.0cm 水平层面测量胸腺中心区域最宽前后径(即胸腺厚度)意义较大，胸腺从婴儿至 10 岁时的厚度平均值为 1.5cm (SD＝0.46cm)，10～20 岁的平均值为 1.05cm (SD＝0.36cm)，如大于同年龄组平均值的 2 个 SD 可被认为胸腺增大。也有研究认为在 20 岁前的正常最大厚度为 1.8cm，之后为 1.3cm。因为胸腺大小随年龄而变化，故其测量值可用于胸腺增大的诊断，其 CT 正常值仅供参考。

2. 病例 2：男，26 岁。眼睑下垂、气促半年。病人半年前出现双眼睑下垂、吞咽困难，呼吸费力，四肢乏力。就诊于当地医院，考虑“重症肌无力；胸腺瘤”，予以双重血浆置换、呼吸机辅助呼吸等治疗后，症状好转后出院，服用溴吡斯的明、地塞米松治疗。半月前再次出现气促而入院。

胸部 CT：前纵隔软组织密度影，增强扫描轻度强化(图 6-1-8)。

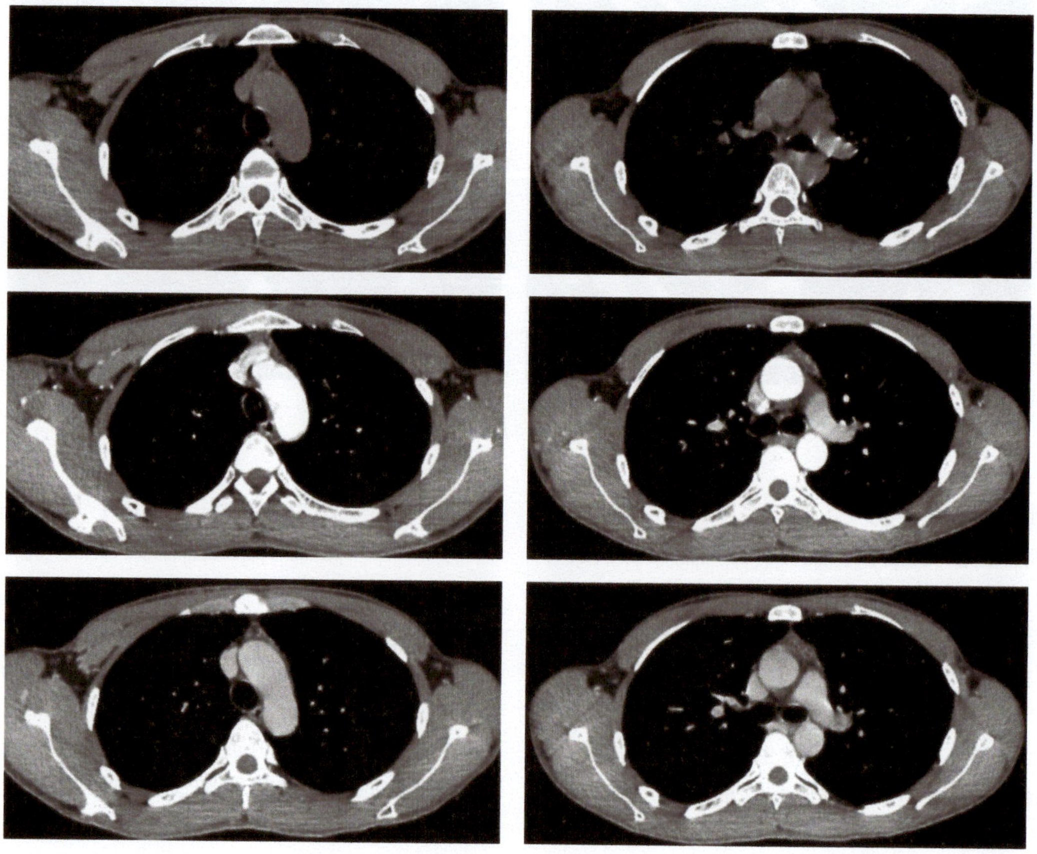

图 6-1-8　胸部 CT2

【诊断】 胸腺增生。

【诊断依据】 青年男性，有重症肌无力症状，胸腺区软组织密度影，增强扫描轻度强化，首先考虑胸腺增生诊断。手术病理：送检灰红、灰黄组织一块，包膜完整，镜下为胸腺组织，符合胸腺增生。

【分析】 重症肌无力（MG）为主要累及神经-肌肉接头处突触后膜乙酰胆碱受体的自身免疫性疾病，发病原因尚不清楚，但与异常胸腺有关。重症肌无力病人 15%伴胸腺瘤，60%伴胸腺增生，约 25%见于正常或退化胸腺。MG 病人中胸腺增生多为淋巴样滤泡性胸腺增生。胸腺瘤与胸腺增生常伴有 MG 症状。增强扫描有一定的鉴别诊断价值，胸腺瘤多均匀强化，胸腺增生略有强化或不强化。临床发现 MG 病人应首先除外胸腺病变。部分胸腺组织虽有增生性改变，但其大小和生化组成变化还不显著，因此，当 MG 病人检查胸腺形态、大小无异常时，并不能完全除外增生。无论是胸腺瘤还是胸腺增生都主张积极手术切除。

（广西中医药大学第一附属医院心胸外科
赵德发　提供）

第二节　胸腺囊肿

胸腺囊肿为纵隔良性肿瘤，较少见，1897 年首次报道，发病率占纵隔肿块的 1%～3%。

一、起源和分类

胸腺起源于咽部腮裂第三对腮弓的内胚层，在胚胎发育过程中由颈部逐渐下降到前纵隔，囊肿形成原因可为先天性和后天获得性，从形态上可分为真性、混合性及假性，临床病例以后天获得性为多。依据病理组织学可将胸腺囊肿分为：①先天性胸腺囊肿，由胸腺导管或胸腺咽导管发育异常，此种异常可形成肿瘤、囊肿或瘘管。胸腺囊肿多因导管未闭合，导管内上皮渗液或出血，逐渐扩张而形成。可发生于胚胎期胸腺移行途中颈部至纵隔的任何部位，最常见于前上纵隔胸腺区。②获得性胸腺囊肿，常见原因为感染，也可为 Hassall 小体退行性变或坏死构成的非感染性囊肿，好发于无症状的男性。③囊性胸腺肿瘤：系胸腺肿瘤囊性变，如精原细胞瘤、胸腺癌等的广泛囊性变，以致掩盖肿瘤本身，但不会完全囊性变而形成薄壁囊肿。胸腺囊肿可伴发胸腺瘤或胸腺癌等，也可伴自身免疫性疾病如干燥综合征、重症肌无力等，提示肿瘤及自身免疫性疾病诱发的感染在胸腺囊肿发生中有重要作用。

二、临床表现

胸腺囊肿可发生于颈部及纵隔，发生于上纵隔者较多见，颈部胸腺囊肿最常见于 10～20 岁者，纵隔胸腺囊肿多见于 30～60 岁者。临床上也可异位，如在中后纵隔、前下纵隔。胸腺囊肿体积较小时常无临床症状，而于查体时发现；如果囊液积聚、囊肿体积不断增大，对邻近纵隔结构造成压迫，则可导致相应的临床症状，国外报道有 13%～40%的病人有症状。压迫食管可发生吞咽困难，压迫气管则出现胸闷、咳嗽、呼吸困难，压迫心脏出现心慌，若囊肿破溃穿入心包，可引起心脏压塞。由于退行性变使渗透压升高或囊内出血，有部分病例可因囊肿增大较快而引起急性症状。不同于胸腺实体性肿瘤，胸腺囊肿极少合并重症肌无力症状。

三、病理

胸腺囊肿的病理改变为囊肿内含浆液性液体或囊内出血，无恶变倾向。其中先天性者多为单房，囊壁薄，囊壁衬以扁平、立方及柱状上皮，无炎性变；后天性则常为多房化，壁厚，有炎症及纤维化，内容物混浊或凝胶样。囊肿壁有胸腺组织，此为诊断胸腺囊肿的依据。

四、影像学表现

胸腺囊肿诊断方法主要有胸部 X 线片、超声、CT 与磁共振成像（MRI）等影像学检查。胸部 X 线片能发现无症状的病变并能初步判断病变范围，甲状腺扫描能判断病变与甲状腺的关系，超声诊断能发现囊壁及囊液，胸部 CT 能很好地明确肿块的囊性特征，确定病变大小和范围、单房或多房、囊内密度等，并可明确肿块与邻近纵隔结构的关系及是否合并胸腺增生。MRI 对显示胸腺囊肿与周围组织关系尤其有优势，可作为 CT 检查的补充。

胸腺囊肿一般表现为前纵隔边界清楚的单房或多房性囊性病灶、圆形或类圆形（图 6-2-1），部分有占位效应，病灶常位于中线结构处，周围可无明显胸腺组织，个别体积巨大且同时向两侧胸腔延伸（图 6-2-2）。胸腺囊肿囊壁多菲薄，可随深呼吸时纵隔形态的改变而变形（图 6-2-3）。囊内容物密度（或信号）均匀，为水样密度（0～20HU），与邻近纵隔结构间有脂肪间隙，部分囊壁可有钙化，对周围结构无浸润，增强扫描后无强化（图 6-2-4）。囊肿内 CT 值为负值是其另一特征，与囊肿内有胸腺组织(含脂肪)残存和退行性胸腺囊肿包绕纵隔脂肪组织有关(图 6-2-5)。囊肿伴有出血或蛋白含量高时囊液 CT 值可升高,有时可误诊为实性肿块(图 6-2-6),诊断的关键在于增强后无强化。Araki 等报道 18 例胸腺囊肿的平扫 CT 值为 6～62HU,增强 CT 值为 26～64HU。

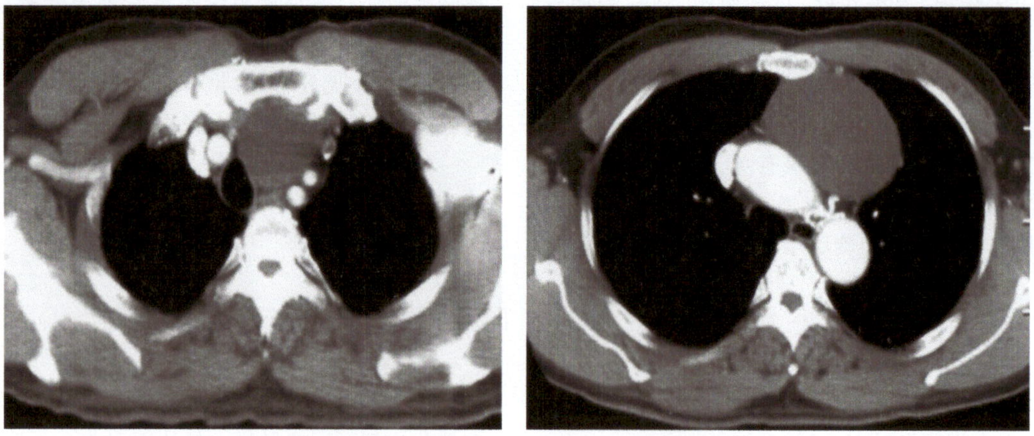

图 6-2-1　男,52 岁。左前上纵隔胸腺囊肿,类圆形,边界清楚

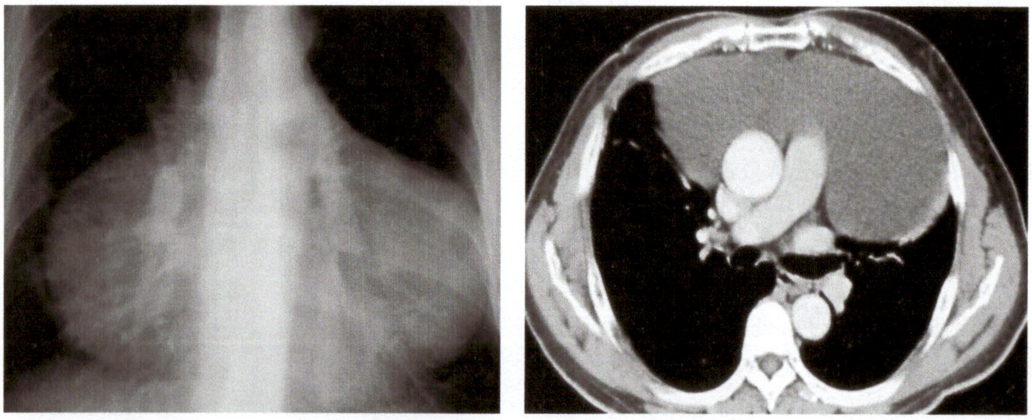

图 6-2-2　男,54 岁。手术见囊肿位于前纵隔,紧贴心包及肺动脉,延及两侧胸腔,40cm×30cm×20cm,包膜完整,与周围胸膜粘连严重,内含水样透明液体 2400ml。术后病理:胸腺囊肿

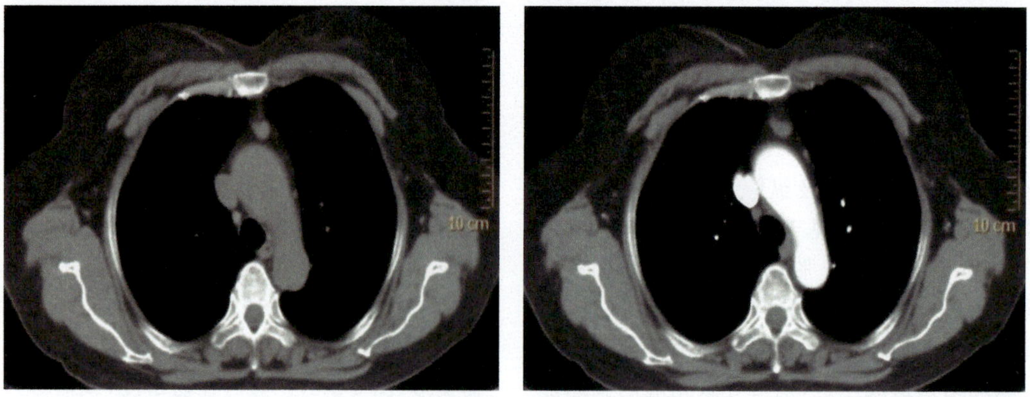

图 6-2-3　女,59 岁。胸腺囊肿。囊壁菲薄,吸气幅度差别可导致囊肿外形的改变,此为部分胸腺囊肿的一个特点

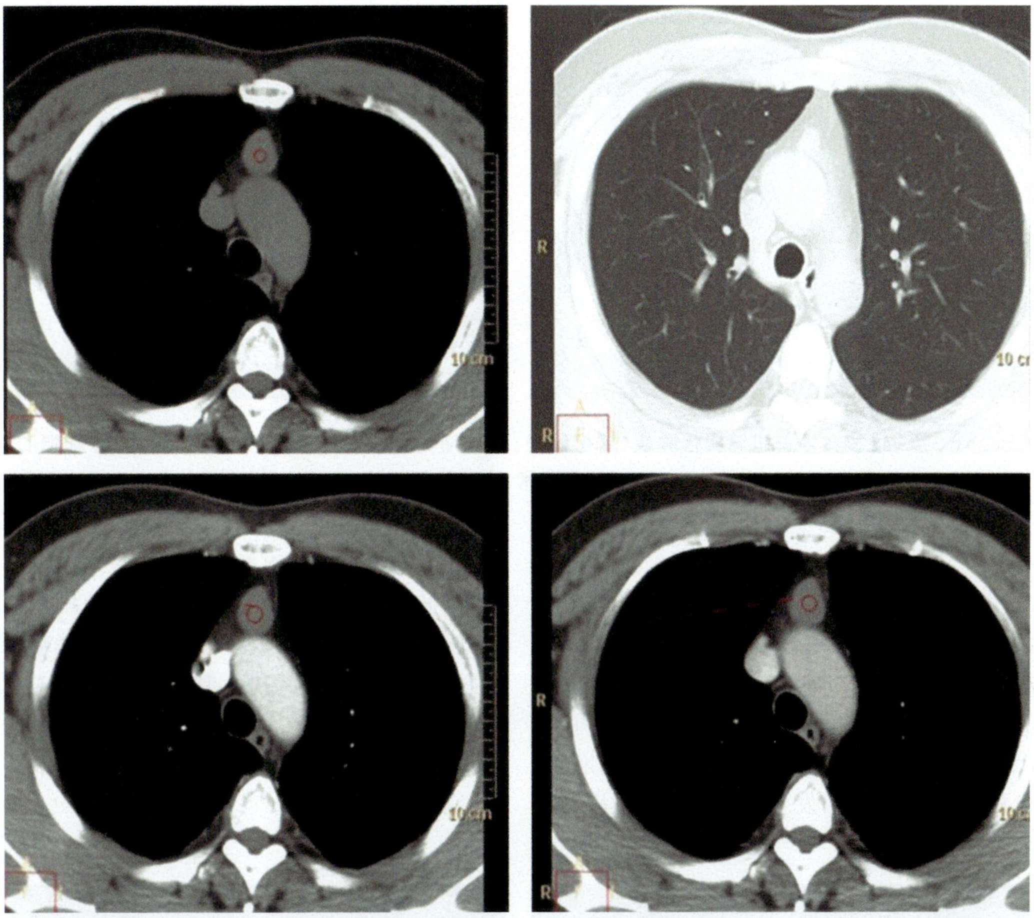

图 6-2-4　男,51 岁。胸腺囊肿。平扫、动脉期、静脉期 CT 值分别为 32.6HU、31.5HU、30.7HU,无强化

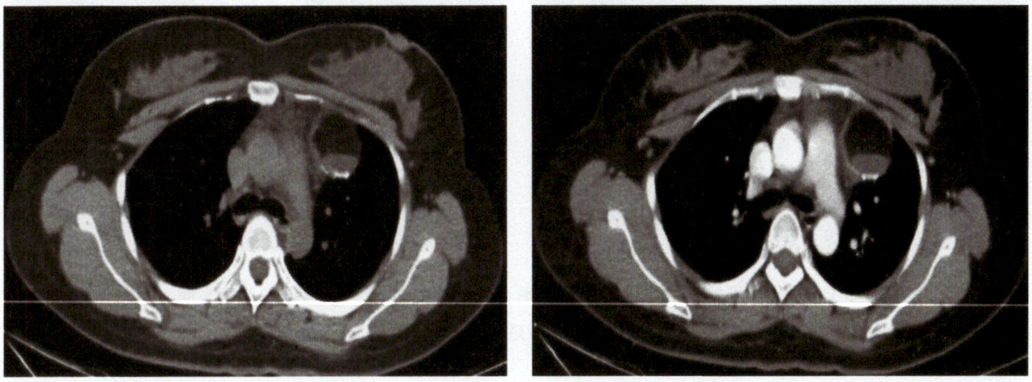

图 6-2-5　女,30 岁。左前纵隔囊性病变,囊壁下缘可见钙化,囊内可见囊性和实性密度,增强扫描无强化。手术大体标本:单发囊肿,大小为 7cm×5cm×3.5cm,囊内含皮脂样物,囊壁厚 0.3～1cm。病理:胸腺囊肿,囊壁周围见多量残留胸腺组织

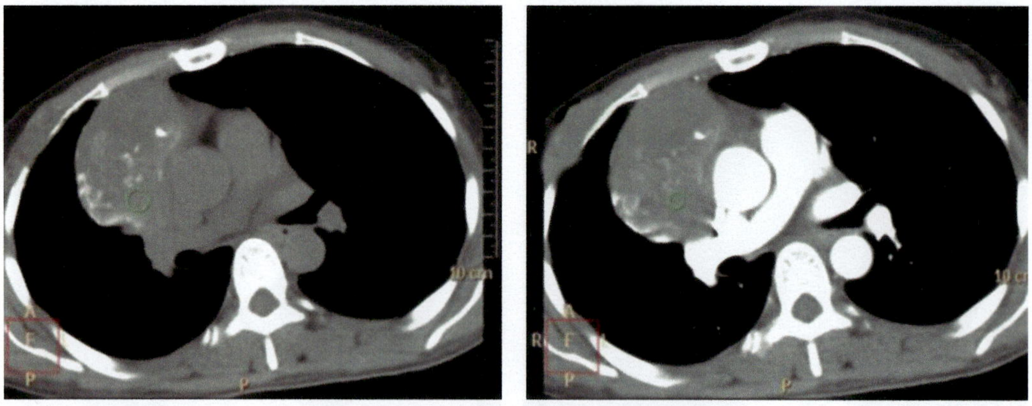

图 6-2-6　女，48 岁。右前纵隔实性肿块，钙化明显，多点增强扫描未见强化（平扫、动脉期、静脉期 CT 值分别为 58.2HU、55.9HU、51.6HU），手术病理：胸腺囊肿

五、鉴别诊断

胸腺高密度小囊肿与体积较小的胸腺瘤在 CT 平扫时从形态及密度上确实较难区分，但是增强扫描可以提供鉴别诊断方法，胸腺瘤增强后可出现轻度均匀强化（图 6-2-7），因此在诊断胸腺肿块时应该常规增强扫描以减少误诊。一般而言，发生于胸腺区的小病灶，囊肿的可能性大于胸腺瘤。

胸腺囊肿绝大多数位于前、上、中纵隔，亦须与囊性畸胎瘤特别是皮样囊肿区别，囊性畸胎瘤囊内可含有脂肪成分、钙化甚或牙齿样结构；皮样囊肿为厚壁囊肿，囊壁钙化相对多见。其他可能出现于前、上、中纵隔的囊性肿块还有囊状淋巴管瘤、支气管囊肿与心包囊肿，此时术前鉴别常较困难，尤其是对那些正常胸腺已完全退化的病例。

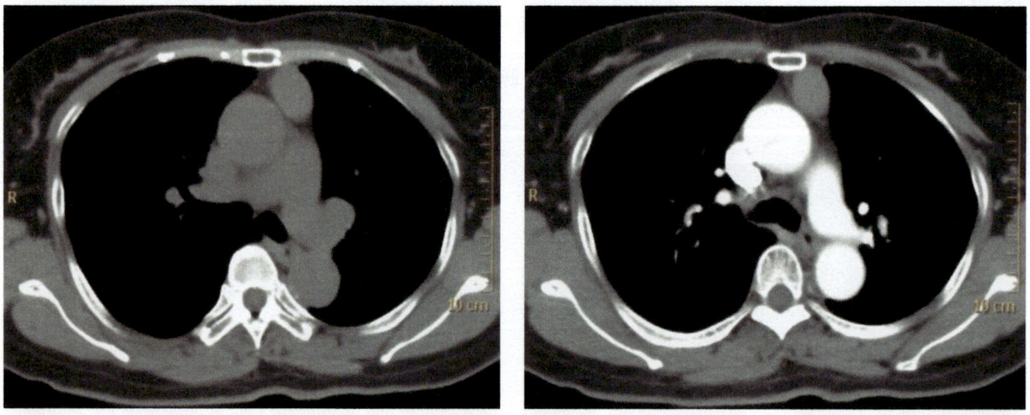

图 6-2-7　男，59 岁。左前纵隔椭圆形软组织密度影，增强扫描中度强化（平扫、动脉期、静脉期 CT 值分别为 48.5HU、65.6HU、74.2HU）。术后病理：B_1 型胸腺瘤

六、治疗

胸腺囊肿以手术切除为最佳选择。如完整切除，一般无复发，预后良好。随现代微创技术的发展，电视胸腔镜对纵隔囊肿切除术具有创伤小、恢复快、术后并发症少、复发低的优点。经纵隔镜纵隔囊肿切除术更具微创优势。但纵隔镜对纵隔囊肿切除术适应证较窄，仅能探查以切除气管旁囊肿为佳，对直径大、粘连重、有反复感染史的囊肿，难以经纵隔镜完整摘除，且手术危险性大，应慎用或禁用。

参 考 文 献

Abu Bakar N，Abdul Aziz YF，Singh Sandhu R，et al. Imaging of an atypical pericardial cyst. Heart Lung Gre，2013，22(4)：305-308.

Araki T，Sholl LM，Gerbaudo VH，et al. Intrathymic cyst：

Clinical and radiological features in surgically resected cases. Clinical Radiology, 2014, 69(7): 732-738.

Araki T, Sholl LM, Gerbaudo VH, et al. Intrathymic cyst: Clinical and radiological features in surgically resected cases. Clinical Radiology, 2014, 69(7): 732-738.

Brown LR, Aughenbaugh GL. Masses of the anterior mediastinum: CT and MRI findings. Am J Roentgenol, 1991, 157(6): 1171-1180.

Choi YW, McAdams HP, Jeon SC, et al. Idiopathic multilocular thymic cyst: CT features with clinical and histopathologic correlation. Am J Roentgenol, 2001, 177 (4): 881-885.

Michalopoulos N, Papavramidis TS, Karayannopoulou G, et al. Cervical thymic cysts in adults. Thyroed, 2011, 21(9): 987-992.

Takeda S, Hirano H, Maeda H, et al. Thymic carcinoma with a large cystic lesion. Jpn J Thorac Cardivase Surg, 2004, 52(12): 574-576.

Toyokawa G, Taguchi K, Ohba T, et al. Regression of thymoma associated with a multilocular thymic cyst: report of a case. Surg Today, 2014, 44(3): 577-580.

病例解析

1. 病例 1：男，16 岁。查体发现纵隔占位 5 天。

胸部 CT：左前上纵隔椭圆形囊性肿物，边界清楚，密度均匀，增强扫描未见明显强化，纵隔内未见肿大淋巴结（图 6-2-8）。

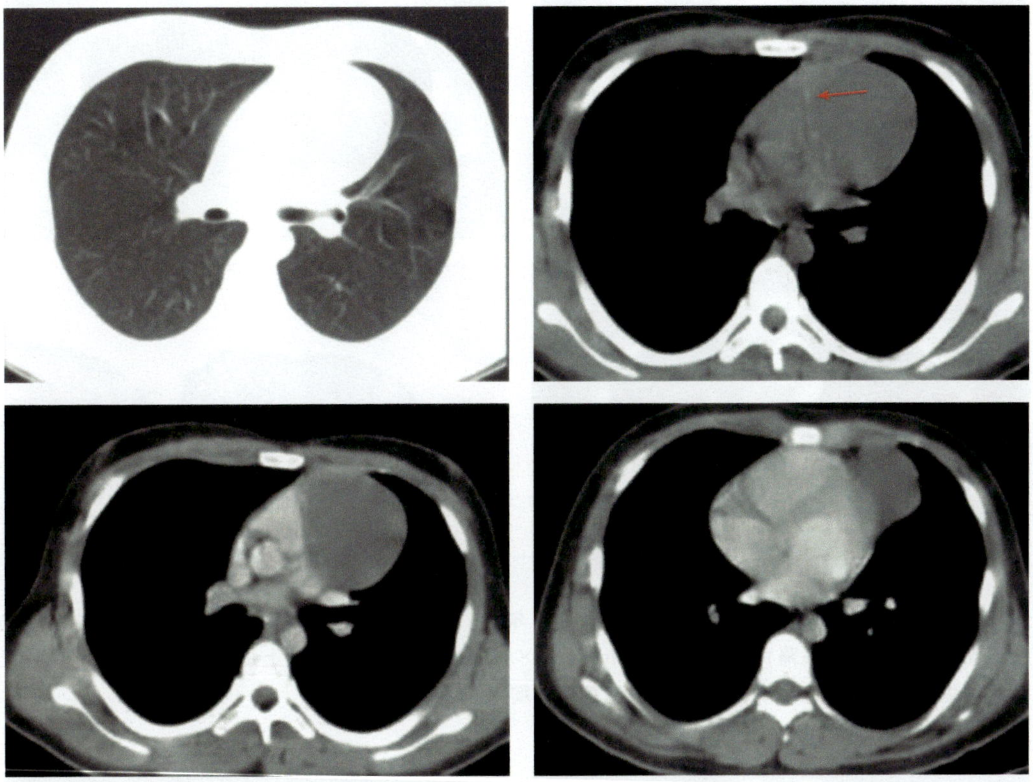

图 6-2-8　胸部 CT1

【诊断】　胸腺囊肿。

【诊断依据】　左侧前纵隔胸腺区椭圆形低密度影，接近水样密度，考虑为囊性病灶，囊壁较薄，可见线性、斑点状钙化影（图 6-2-8 红箭），增强扫描未见强化，首先考虑胸腺囊肿。病人行左前纵隔肿瘤切除术，术后病理：（纵隔）送检组织囊壁可见残留胸腺组织，囊腔内为嗜伊红物伴钙化，符合胸腺囊肿。

【分析】　胸腺囊肿需与以下疾病相鉴别。①纵隔囊性畸胎瘤（皮样囊肿）：胸腺囊肿合并边缘钙化易被误诊为畸胎瘤，该病好发于前、上、中纵隔，同样可为薄壁囊肿，但囊壁一般较胸腺囊肿稍厚，或厚薄不均，囊内可含有脂肪成分、软组织成分、液体成分、钙化甚或牙齿样结构。②前肠囊肿：纵隔前肠囊肿起源于胚胎时期的前肠，是纵隔囊肿中最常见的类型。根据囊壁及内衬细胞成分分为支气管源性囊肿、食管囊肿和胃肠源性囊肿。支气管囊肿多位于隆突下区并延伸至纵隔右侧，典型改变为紧贴气管或主支气管壁，或一侧壁与气管、主支气管壁相连，胸腺囊肿虽然可发生在支气管囊肿的位置，但是与气管及支气管关系不太密切，可资鉴别。食管囊肿囊壁内衬非角化鳞状上皮，有双层平滑肌，可见食管腺体，有时可见小范围的纤毛柱状上皮，可能与覆盖纤毛上皮的胎儿食管结构相似，不可误认为起源于支气管的结构，壁内无软骨有助于鉴别。食管囊肿多位于食管旁。多数病人无症状，少数因压迫食管而出现吞咽困难，部分病人可因慢性咳嗽而误诊为哮喘或慢性支气管炎。肠源性囊肿的内衬细胞包括胃黏膜上皮细胞、小肠上皮细胞和纤毛柱状上皮细胞等，其中胃黏膜上皮细胞可具有分泌功能，导致消化性溃疡。肠源性囊肿的影像学特点与支气管源性囊肿基本一致，但肠源性囊肿极少有钙化(图 6-2-9)。③心包囊肿：当胸腺囊肿体积较大，受邻近组织挤压呈条状或铸型生长，并因为重力作用至位置较低(位于心膈角)处，易导致误诊(图 6-2-10)。心包囊肿壁由结缔组织及单层间皮细胞形成，多数情况下内含清亮液体。多位于心膈角，右侧多见，但也可高达升主动脉及肺动脉处的心包隐窝，CT 或 MRI 表现类似胸腺囊肿，但其上方不与胸腺相连，较少出现边缘钙化，且并非都是圆形，在不同时期可呈不同形状。④胸腺瘤囊变：多见于化疗前后，发展至一定程度可产生较大的单房或多房囊肿，胸腺囊肿合并感染和出血时更不易鉴别，两者的鉴别是胸腺瘤增强扫描明显强化，而胸腺囊肿不强化。

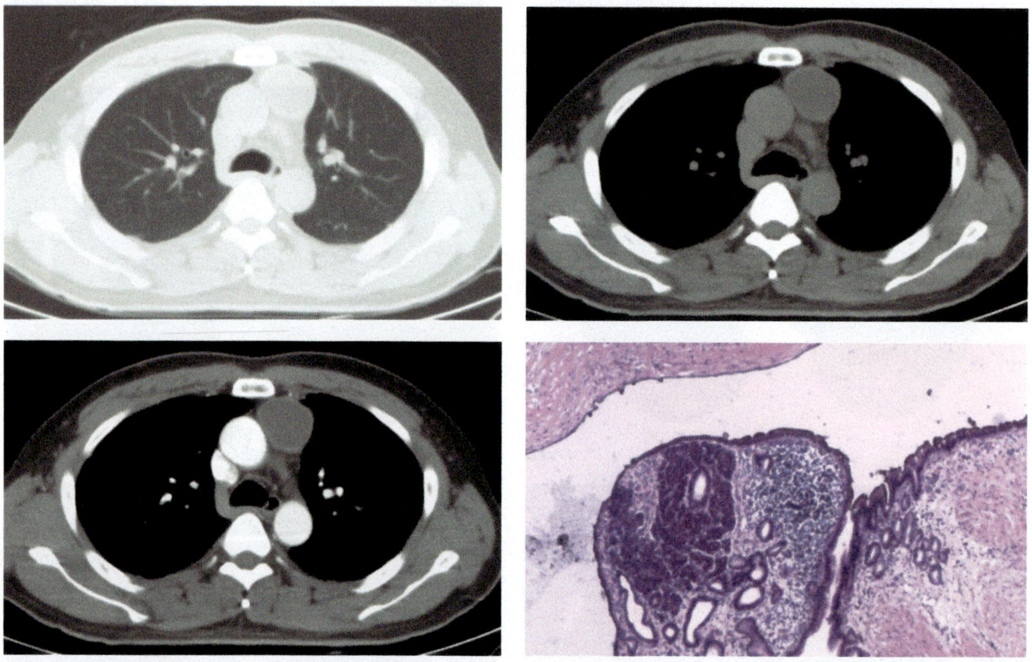

图 6-2-9　男，38 岁。间断胸闷、胸痛 2 年余，发现纵隔肿物 1 年余。胸部 CT 示前上纵隔囊性灶，密度均匀，囊壁光滑，增强扫描无强化。病理：(纵隔)前肠囊肿(5.5cm×4cm×1.8cm)，囊壁内衬胃型上皮、肠型上皮及胰腺导管上皮，囊壁纤维组织内见少量胰腺组织，囊壁外附少量萎缩的胸腺组织

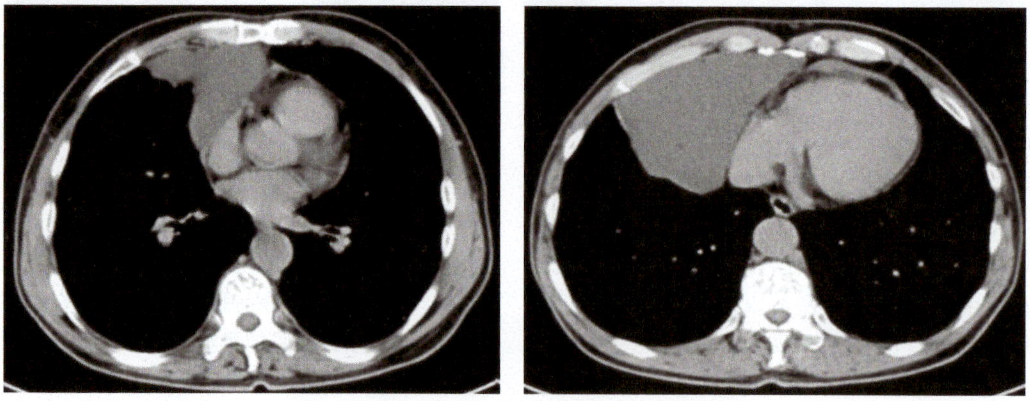

图 6-2-10　男，69 岁。胸腺囊肿。胸部 CT 示右前上纵隔低密度影，病变与前联合相连，沿纵隔呈长轴走行，铸型明显

2. 病例 2：男，59 岁。查体发现纵隔占位 3 天。

胸部 CT：左前上纵隔不规则形囊性肿物，边界清楚，密度均匀，平扫、动脉期、静脉期、延迟期 CT 值分别为 32.1HU、24.1HU、42.0HU、42.3HU，纵隔内未见肿大淋巴结（图 6-2-11）。

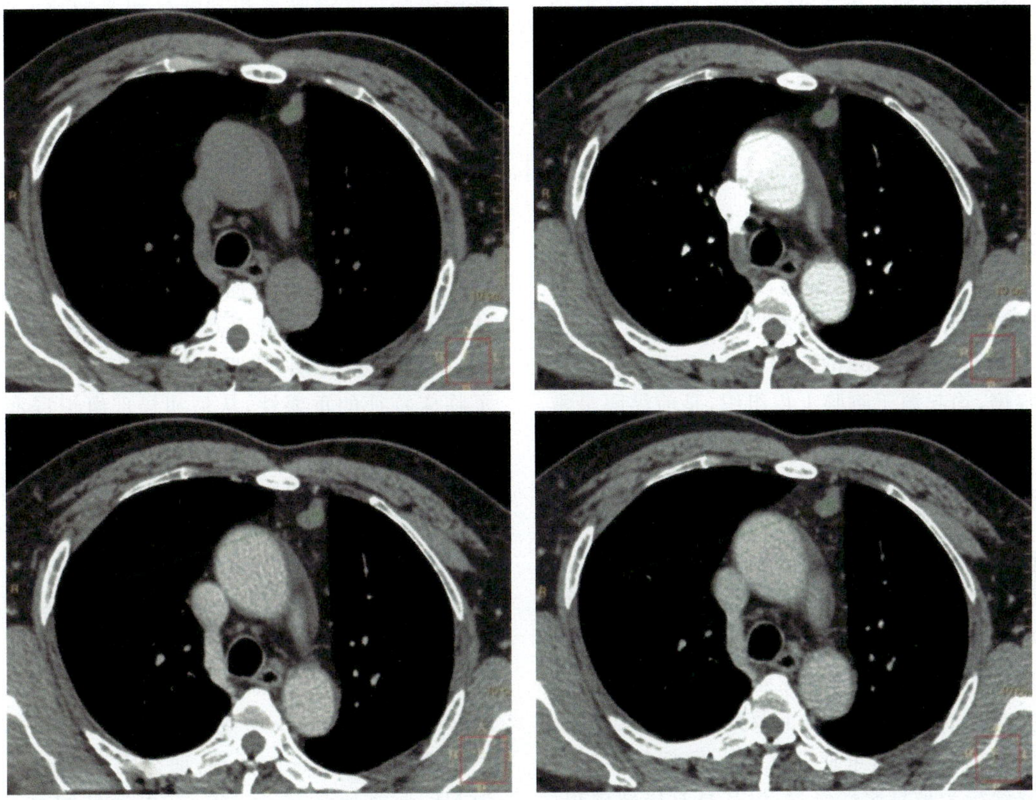

图 6-2-11　胸部 CT2

【诊断】　胸腺囊肿。

【诊断依据】　中年男性，查体发现左前纵隔不规则囊性肿物。前纵隔囊性病变边缘饱满、有占位效应者，胸腺瘤和囊肿均有可能；张力不足，边缘平直甚至部分内陷者，胸腺囊肿可能性大，故本例首先考虑胸腺囊肿可能。鉴于该例增强扫描轻度强化，需除外胸腺瘤可能。因胸腺囊肿囊壁菲薄，病变随呼吸可发生形态变化，故行呼气相检查，示病变饱满、体积增大，CT 值亦有所改变（图 6-2-12），胸腺囊肿诊断明确。

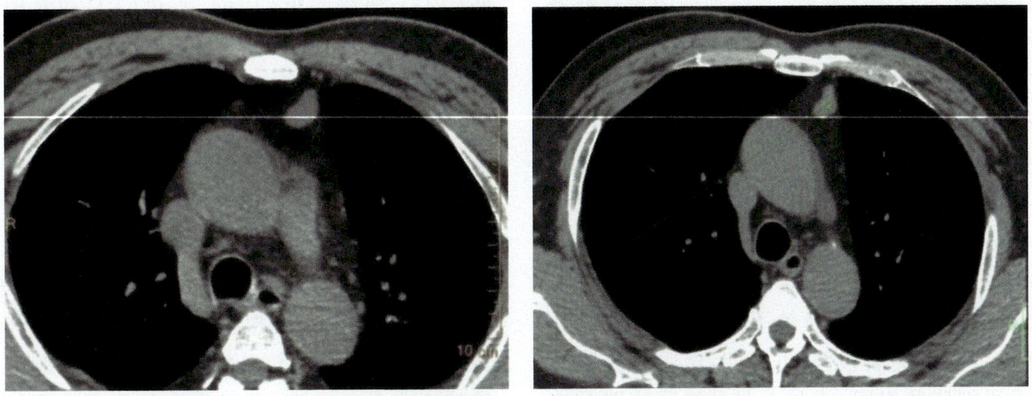

图 6-2-12　呼气相囊肿大小、形态和 CT 值均发生变化

【分析】 对于胸腺区小的结节，需进行囊肿和胸腺瘤的鉴别。对于胸腺囊肿的鉴别，有以下几种方法可以鉴别：①平扫加增强扫描，如果增强扫描 CT 值无变化，可以诊断为囊肿。但有时小的病变测量 CT 值有轻度强化，常不易鉴别。② 胸腺瘤为实性肿瘤，有向外膨胀生长趋势，边缘几乎都显示为外突，而囊肿壁菲薄，有时由于吸气的作用，囊肿受压、变形，体积缩小，边缘可以表现为平直甚至内收。如果平扫和增强扫描，病人吸气幅度不一样，两次形态有改变，可以诊断为囊肿。③可吸气相和呼气相各扫描一次，由于囊肿壁菲薄，两次的扫描形态几乎均会发生变化，密度和囊肿位置有时也可以改变，从而提示诊断。

第三节　胸腺上皮性肿瘤

胸腺是随年龄变化而变化的器官，新生儿至青春期是胸腺生长发育最旺盛的时期，20 岁以后胸腺逐渐萎缩，不断被脂肪组织替代，60 岁以上几乎完全取代。胸腺上皮肿瘤（thymic epithelial tumor，TET）包括胸腺瘤和胸腺癌，均起源于胸腺上皮组织，是前纵隔最常见的肿瘤。

一、流行病学

美国国家癌症研究所调查显示，TET 在人群中的发病率是 0.13～0.15/10 万，约占成人纵隔肿瘤的 20%、前纵隔肿瘤的 47%，可能与 EB 病毒感染、电离辐射及遗传基因有关。男女之比差异无统计学意义，发病高峰为 40～50 岁，20 岁以下及儿童很少见，如合并副肿瘤综合征（通常为重症肌无力），发病年龄相对年轻。胸腺瘤行为虽呈惰性经过，但其具有局部侵犯、胸膜播散和偶见远处转移倾向，所以被认为具有潜在恶性。临床上发现，<40 岁的病人通常为恶性胸腺瘤的高危组。胸腺癌属于恶性肿瘤，具有明显的恶性行为特点。我国 TET 的发病率在所有纵隔肿瘤中仅次于畸胎类肿瘤及神经源性肿瘤，排第 3 位。

二、分类

由于 TET 形态学的多样性、肿瘤细胞的异质性及缺乏简单有效的观察指标分类等，其分类方法尚无统一依据。TET 有多种分期系统，临床上最常用的是 Masaoka-Koga 分期和 TNM 分期，前者主要根据手术时肿瘤肉眼或显微镜下侵犯邻近结构程度进行分期，后者主要根据原发灶、淋巴结转移及远处转移情况分期。Masaoka-Koga 分期法 1981 年由 Masaoka 制定，1994 年由 Koga 进行了修改。修改后的定义如下，Ⅰ期：肿瘤局限在胸腺内，肉眼及镜下均无包膜浸润；ⅡA 期：显微镜下肿瘤突破包膜；ⅡB 期：肉眼可见肿瘤侵犯胸腺或周围脂肪组织，或与心包及纵隔胸膜粘连紧密但尚未突破心包及纵隔胸膜；Ⅲ期：肿瘤侵犯邻近器官（心包、肺、上腔静脉和主动脉）；ⅣA 期：胸膜、心包有转移；ⅣB 期：淋巴系统和血液系统转移。后期统计的生存曲线显示，该分期中Ⅰ期与Ⅱ期、Ⅲ期与Ⅳ期没有差别，高分期中肿瘤复发和死亡率更高，因此笔者认为 4 期的分期系统又可以简化为有外侵（Ⅲ期/Ⅳ期）和无外侵（Ⅰ期/Ⅱ期）两大类胸腺瘤。该分期强调了临床特征的重要性，从最初局部组织浸润到后期通过淋巴或血运转移，其生存率逐步下降。

胸腺瘤淋巴转移和血行转移的比例分别为 2%、1%，局部侵犯是胸腺瘤最常见的扩散方式，故基于局部侵犯程度提出的 Masaoka-Koga 分期方法对于胸腺瘤比较适用；胸腺癌/神经内分泌肿瘤则更多地表现为淋巴转移（25%）和血行转移（12%），因此，对于这类的肿瘤似乎更适合应用 TNM 分期系统。1991 年，Yamakawa 将 Masaoka 分期改进为 TNM 系统。T 的描述沿用了 Masaoka 的标准；前纵隔淋巴结受侵被定义为 N1；无血运转移为 M0，有血运转移为 M1。2014 年，国际胸腺恶性肿瘤兴趣小组（ITMIG）和国际癌症研究协会（IASLC）以总生存率和复发率为主要研究终点，使用 Kaplan-Meier 生存曲线及 COX 回归模型分析全球共 105 个研究机构的 10 808 例病人的总生存期及复发率。根据这些数据提出了新的 TNM 分期系统。该分期系统表明 T 分期具有重大意义，因为淋巴结及远处转移较为少见，根据肿瘤的浸润深度分为纵隔脂肪（T1a）、纵隔胸膜（T1b）、心包（T2）和其他邻近器官（T3，包括肺组织、无名静脉、上腔静脉、胸壁、膈神经、肺门、肺静脉；T4，包括主动脉、肺动脉、心肌、气管、食管）。淋巴结被分为 2 组，根据其与胸腺距离关系分为 N1 胸腺前/周围和 N2 胸内/颈部）。M 的描述被分为 3 期，没有远处扩散（M0）、胸膜和心包结节（M1a）和远处转移（包括肺内转移 M1b）。Ⅰ期、Ⅱ期、Ⅲa 期和Ⅲb 期主要根据 T 分期（肿瘤浸润程度）来进行分期，而Ⅳa 和Ⅳb 期主要根据有无淋巴结转移和（或）远处转移来进行分期。该分期系统并未对胸腺瘤淋巴结转移建立有效的分期，但对病人的临床病理特征和无复发生存率具有较好的预测作用。

TET 分型方法较多。1961 年 Bernatz 等根据上皮细胞和淋巴细胞的比例及上皮细胞形状将胸腺瘤分为上皮细胞型、淋巴细胞型、淋巴上皮混合细胞型和梭形细胞型四种。1978 年 Levine 等将胸腺瘤分为两大类：有包膜者归为良性胸腺瘤；所有具有侵袭性者被归为恶性胸腺瘤，按其恶性程度分类为Ⅰ型和Ⅱ型。1985 年，Marino 等按照细胞来源把胸腺瘤分为皮质型、髓质型、混合型及后来加入的皮质为主型、分化良好的胸腺癌。同年 Verley 等将胸腺瘤分为梭形细胞型、淋巴细胞为主型、分化好的上皮细胞型和低分化上皮细胞型，共 4 型。

目前多采用 1999 年 WHO 会议提出、2004 年修订的 WHO 胸腺肿瘤组织学分型，按病理学类型可分为 6 种亚型，即 A、AB、B1、B2、B3 型及胸腺癌（包括神经内分泌癌）亚型。A 型主要由梭形或椭圆形上皮细胞构成，缺乏核异型性，不含或含极少的非肿瘤淋巴细胞。B 型由圆形或多角形上皮样细胞组成，按上皮细胞异型性程度和淋巴细胞的比例，又可分为 B1、B2、B3 型，B1 型形态与正常胸腺类似，富于淋巴细胞，上皮细胞少，异型性小；B2 型上皮细胞增多，核异型性增大，淋巴细胞与上皮细胞比例接近；该型类似 B1 型但无髓质分化区；B3 型无完整包膜，呈浸润性生长，主要由上皮细胞组成。AB 型由 A 型胸腺瘤灶和富于淋巴细胞的 B 型胸腺瘤灶混合而成。B2 型和 AB 型胸腺瘤常见，B2 型最常见，A 型和 B1 型少见，A 型最少见。与亚洲人群相比，A 型、B2 型胸腺瘤在欧美人群中更加常见。与其他类型胸腺肿瘤比较，A 型和 AB 型明显易发于高龄人群。

Jeong 等则根据肿瘤侵袭性和复发将 TET 分为低危型胸腺瘤（A、AB、B1）、高危型胸腺瘤（B2、B3）及胸腺癌。胸腺癌表现为明显的恶性肿瘤细胞学特征，有多种组织学类型，包括低度和高度恶性肿瘤，低度恶性胸腺癌包括鳞状细胞癌、黏液表皮样癌和基底细胞癌等，高度恶性胸腺癌包括淋巴上皮瘤样癌、小细胞癌、肉瘤样癌、透明细胞癌、未分化肿瘤等。2015 年 WHO 胸腺肿瘤分类纠正胸腺瘤是良性肿瘤的观点，除伴有淋巴样间质的微结节型胸腺瘤、微小胸腺瘤以外，其他所有胸腺瘤都视为恶性肿瘤；增加各亚型肿瘤的细胞学诊断；增加肿瘤之间的鉴别诊断。

三、临床表现

TET 临床表现多样，约 1/3 为仅有胸部影像异常的无症状胸腺占位，另有 1/3 病人出现咳嗽、呼吸困难、胸痛、咯血、吞咽困难、声嘶、上腔静脉综合征及膈神经麻痹等局部症状；其余 1/3 病人出现副肿瘤综合征表现。胸腺瘤发病年龄多在 40 岁以上，40 岁以下罕见。胸腺瘤的发生往往伴随着自身免疫耐受的丢失和自身免疫性疾病的出现，故胸腺瘤与多种自身免疫性疾病相关，包括重症肌无力、系统性红斑狼疮、低丙种球蛋白血症、抗利尿激素分泌异常、单纯红细胞再生障碍性贫血、天疱疮及自身免疫性甲状腺疾病等。30％胸腺瘤伴有重症肌无力，最多见于 B2 和 B3 型胸腺瘤，10％～12％的重症肌无力病人患有胸腺瘤。胸腺癌常发生以胸内侵袭或转移为主的相应症状，很少伴发重症肌无力，胸腺癌伴重症肌无力者小于 5％。

四、影像学表现

多层螺旋 CT（MSCT）扫描已经成为诊断 TET 常规且最重要的影像检查手段，可直观反映肿瘤轮廓形态，准确评价肿瘤内部成分（囊变、坏死、钙化等）、邻近组织侵犯情况（侵犯大血管、胸膜、心包等）及有无纵隔淋巴结转移，对病人生存率及预后的评价具有重要价值。

TET 常表现为前纵隔软组织肿块，多偏于一侧（图 6-3-1），偶尔突向两侧（图 6-3-2），心包旁亦是 TET 发生的较常见部位（图 6-3-3），可单独存在，更常见的是自胸腺区向下达心包旁（图 6-3-4）。少数异位于颈部（图 6-3-5）或纵隔其他位置（图 6-3-6）。TET 大小多在 10cm 以下，15cm 以上罕见。

低危型胸腺瘤由于包膜完整，边缘常较光滑、规则，肿瘤与纵隔大血管之间纵隔脂肪线清晰（图 6-3-7）。高危型胸腺瘤及胸腺癌由于侵袭性强，肿瘤侵犯包膜易导致边缘不规则或呈分叶状，纵隔脂肪线模糊和（或）消失（图 6-3-8）。分叶状形态可能与肿瘤内部各中心生长速度不一致及纵隔组织阻挡有关。

密度均匀的肿块多分布在 A 型、AB 型胸腺瘤中，而肿块密度不均，低密度坏死灶更多见于 B 型胸腺瘤及胸腺癌。B3 型胸腺瘤（图 6-3-9）和胸腺癌（图 6-3-10）坏死囊变发生率高，可能由生长速度较快导致。

TET 可发生钙化，包括实质钙化和被膜钙化，A 型胸腺瘤实质内钙化少见（图 6-3-11），可有被膜钙化（图 6-3-12）。多发的泥沙样钙化和微钙化多见于 B 型胸腺瘤，在 B2 和 B3 型中最常见。低危型胸腺瘤钙化位置多为肿瘤边缘部分，典型者可呈蛋壳样。而高危型胸腺瘤及胸腺癌钙化多发生于肿瘤非边缘部位，可呈多种形态。钙化不能鉴别 TET 的良、恶性。

肿瘤强化程度可反映肿瘤血供情况，TET 一般为轻到中度强化，但少数为富血供，个别强化程度甚至可类似 Castleman 病（图 6-3-13）。有文献报道，A、AB 型胸腺瘤的强化程度明显高于 B 型胸腺瘤，可能由于 B 型胸腺瘤富含淋巴细胞，而 A、AB 型及胸腺癌富含上皮细胞。

绝大多数胸腺瘤在病理标本上都可见分隔，随着侵袭性的增强，分隔会逐渐不显著。多结节伴纤维间隔的特点多见于A型（图6-3-14）及AB胸腺瘤（图6-3-15），尤其以AB型胸腺瘤为著，约占77%，特异度较高，胸腺癌该征象罕见。

心脏大血管的侵犯、胸膜或心包结节（图6-3-16）、胸腔或心包积液（图6-3-17）、纵隔淋巴结肿大均是反映TET侵袭性的征象，提示为高危胸腺瘤及胸腺癌，其出现意味着胸腺瘤的分期为Ⅲ期或Ⅳ期，预后较差。胸腺瘤初诊时无纵隔淋巴结转移，侵犯纵隔血管罕见。纵隔淋巴结肿大（图6-3-18）提示为胸腺癌的可能性大。出现神经（膈神经多见）受累时（图6-3-19），亦提示胸腺癌诊断。

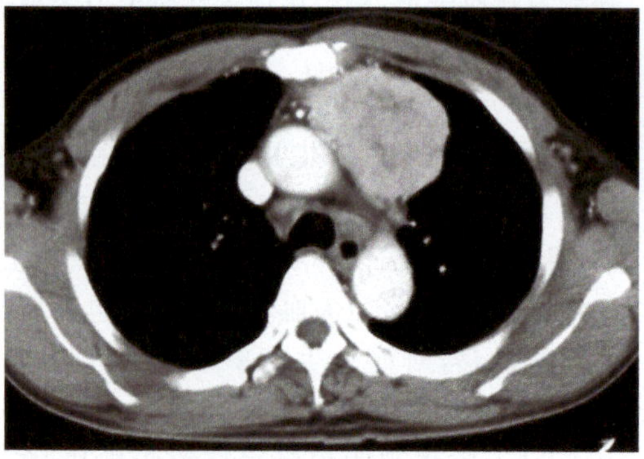

图6-3-1　男，57岁。B2型胸腺瘤，偏于左侧

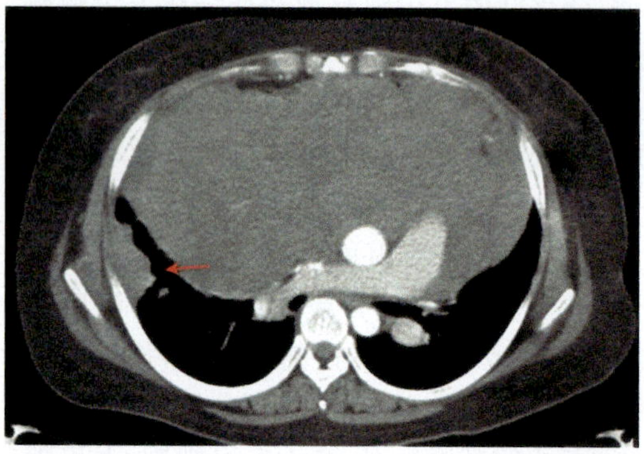

图6-3-2　女，28岁。巨大B2型胸腺瘤，不偏侧，右侧胸膜转移（红箭）

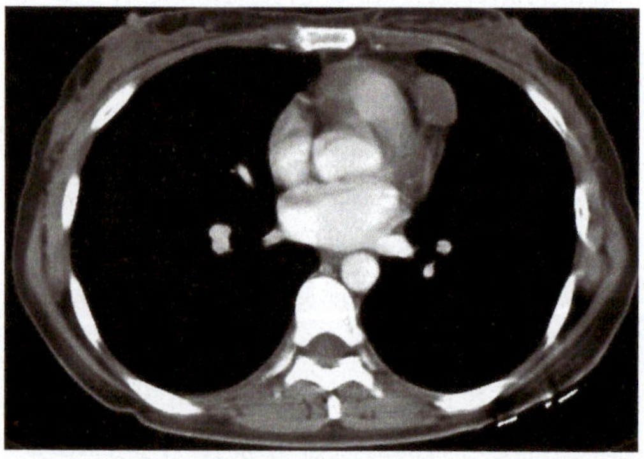

图6-3-3　女，34岁。B2型胸腺瘤，位于左侧心包旁

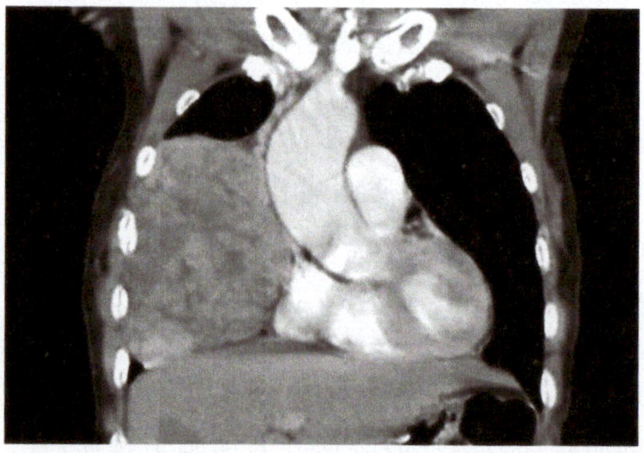

图6-3-4　女，50岁。AB型胸腺瘤伴分隔，完全偏侧生长

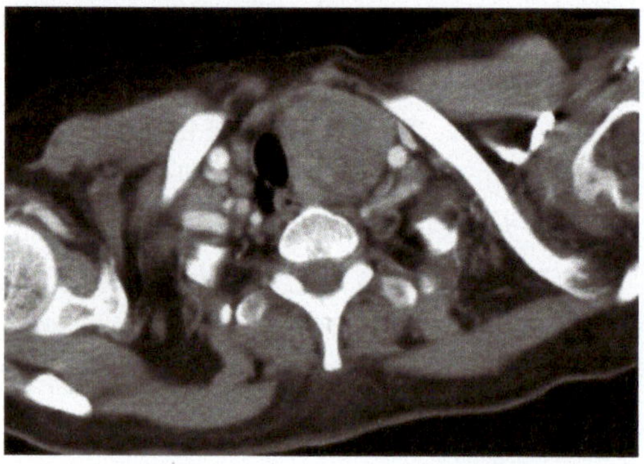

图6-3-5　女，60岁。颈根部A型胸腺瘤伴分隔

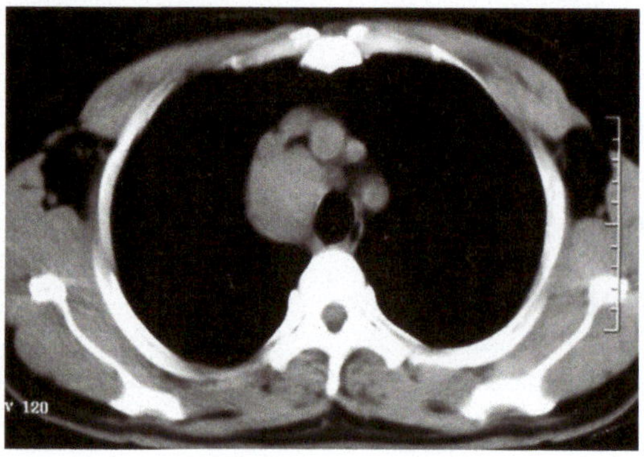

图6-3-6　男，50岁。中纵隔胸腺瘤

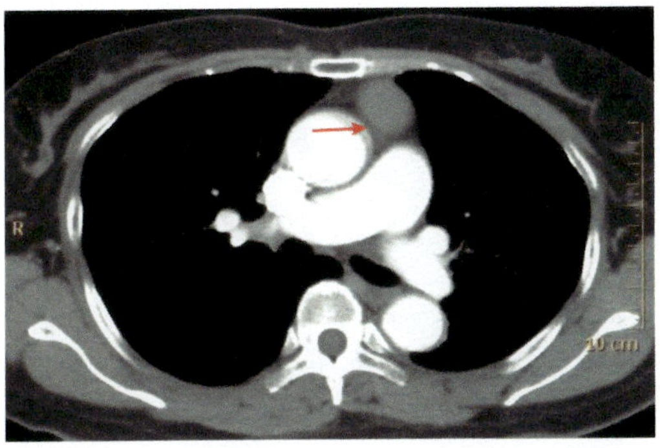

图 6-3-7　女，59 岁。B1 型胸腺瘤。包膜完整，纵隔脂肪线清晰

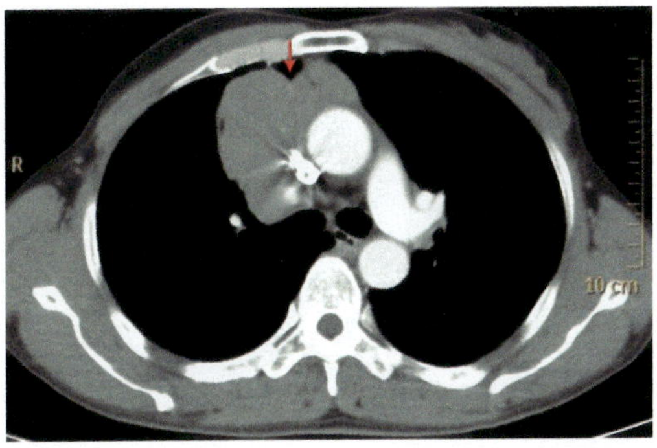

图 6-3-8　男，42 岁。B2 型胸腺瘤。深分叶，纵隔脂肪线消失

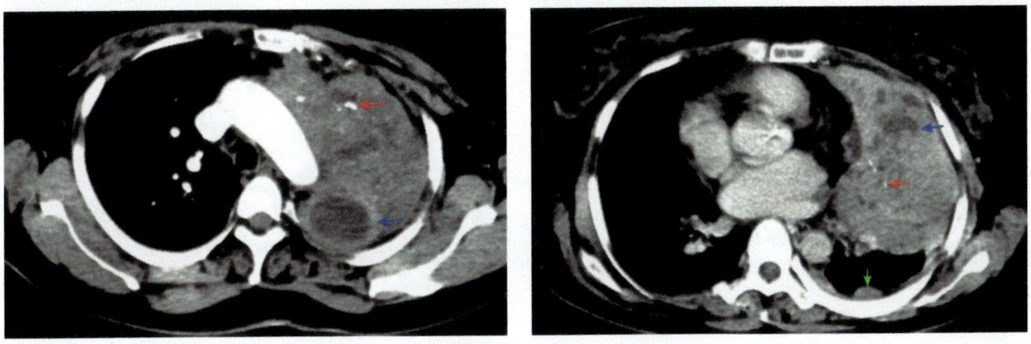

图 6-3-9　女，42 岁。B3 型胸腺瘤。左前上纵隔病变，沿左心缘偏侧铸型生长，纵隔脂肪线消失，内见坏死囊变（蓝箭）、钙化（红箭），胸膜可见转移结节（绿箭）

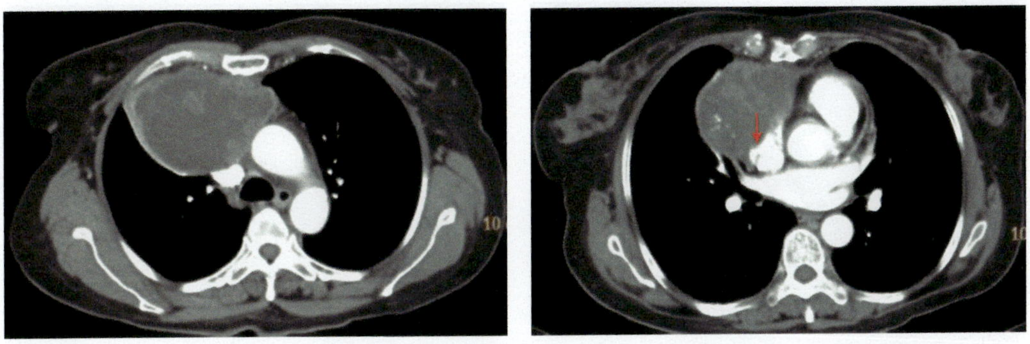

图 6-3-10　女，55 岁。胸腺鳞状细胞癌。病变内大片坏死，侵及上腔静脉（红箭），伴微钙化

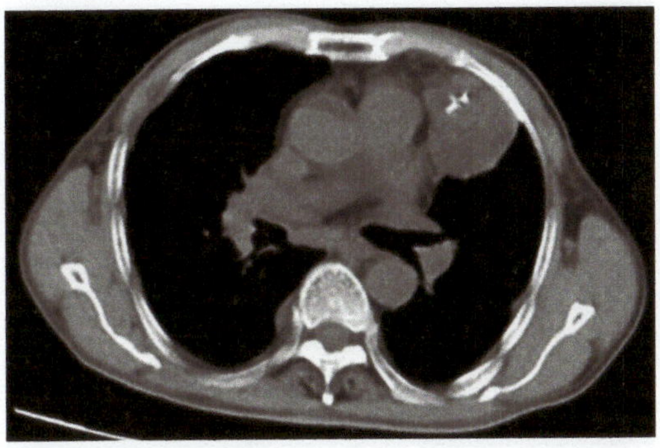

图 6-3-11　男，64 岁。A 型胸腺瘤伴实质内钙化

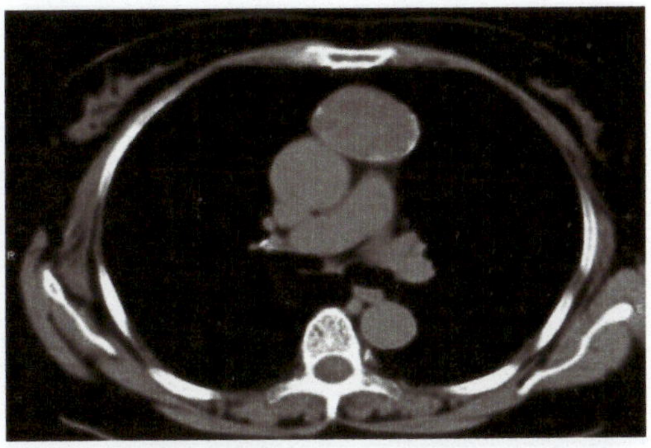

图 6-3-12　女，65 岁。A 型胸腺瘤伴被膜钙化

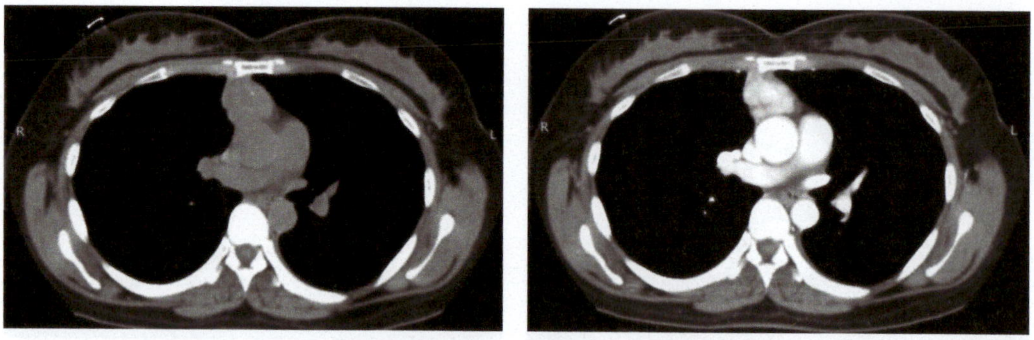

图 6-3-13　女，44 岁。B3 型胸腺瘤伴微钙化，增强扫描强化幅度与血管相近

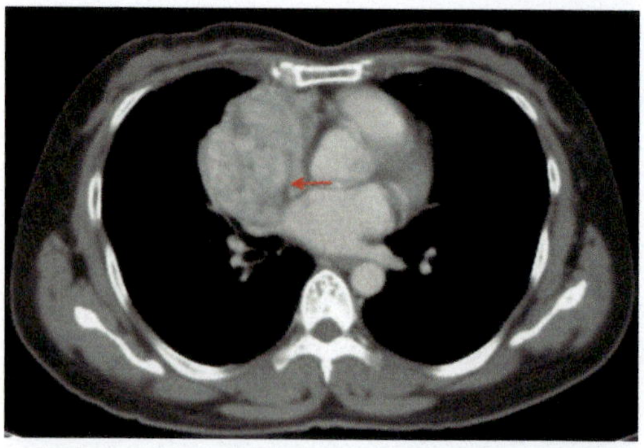

图 6-3-14　女，40 岁。A 型胸腺瘤伴分隔

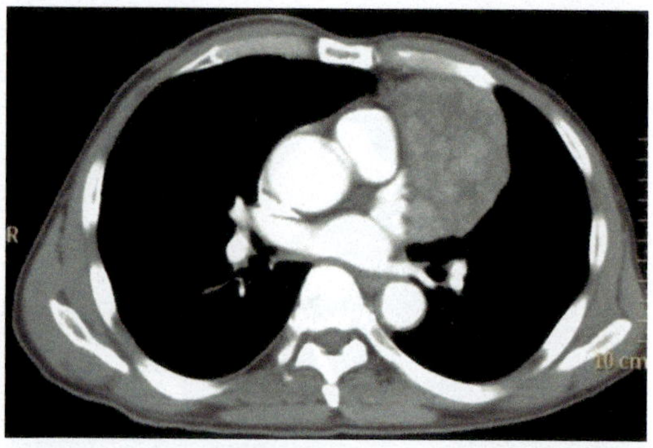

图 6-3-15　男，62 岁。AB 型胸腺瘤伴分隔

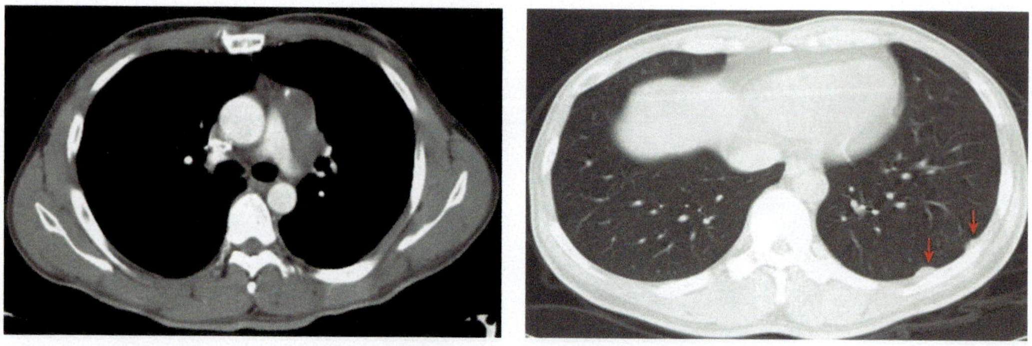

图 6-3-16　男，38 岁。B2 型胸腺瘤胸膜转移

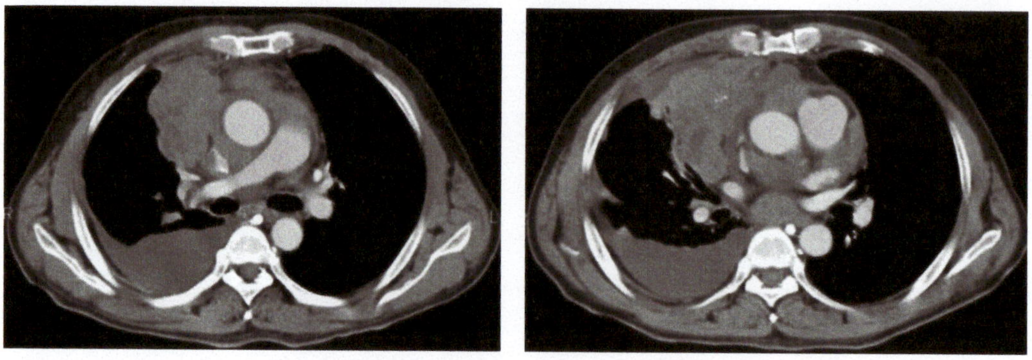

图 6-3-17　男，50 岁。B3 型胸腺瘤伴微钙化、胸腔积液、心包种植

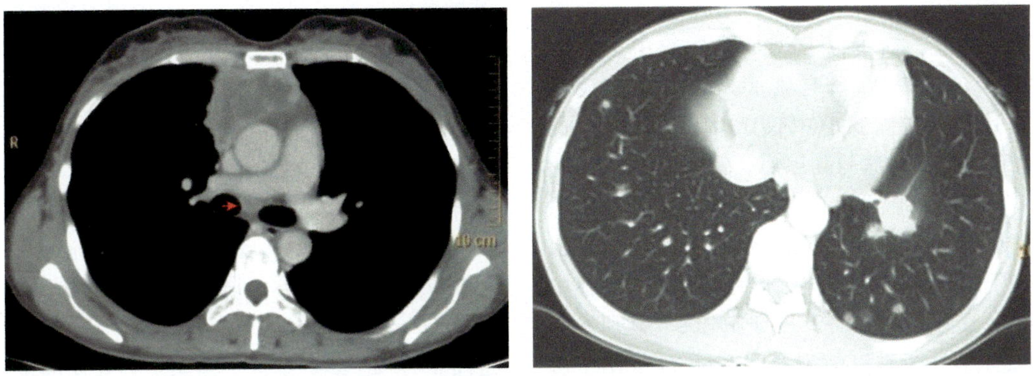

图 6-3-18　女，42 岁。胸腺鳞癌伴纵隔淋巴结转移（红箭）、双肺转移

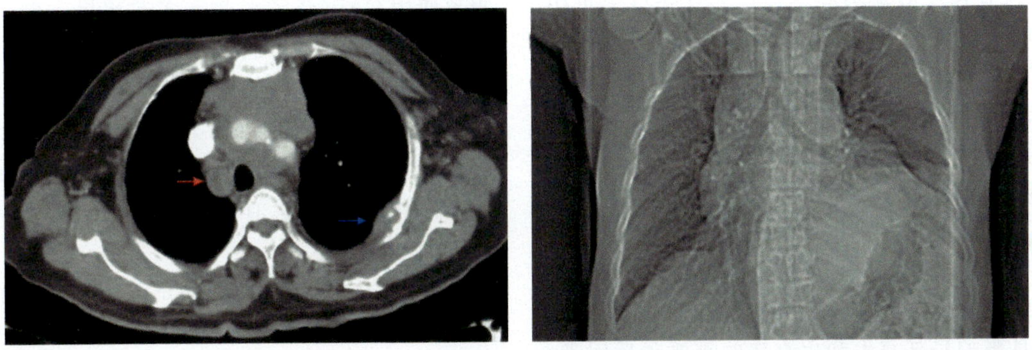

图 6-3-19　男，67 岁。胸腺鳞癌伴纵隔淋巴结转移（红箭）、肋骨转移（蓝箭）、左侧膈神经麻痹（左侧膈肌抬高）

五、鉴别诊断

TET 需要与胸腺增生、胸腺囊肿、纵隔生殖细胞源性肿瘤、淋巴瘤、胸腺类癌等相鉴别。

胸腺增生发病年龄多为 20 岁以下，女性多见，表现为胸腺弥漫性增大，以左、右两叶增厚为主要特征，其外形、轮廓多保持正常，无结节和肿块形成，与胸腺瘤突入一侧胸腔的征象明显不同。但 CT 诊断对胸腺增生的特异性较低。

胸腺囊肿典型的 CT 表现为边界清楚的单囊或多囊占位，增强扫描不强化，囊壁薄而光滑，可有钙化。

恶性生殖细胞肿瘤多见于儿童和青少年病人，且 AFP 和 β-hCG 常升高；成熟囊性畸胎瘤病变内可见多种成分存在，部分畸胎瘤不含脂肪和钙化成分，容易误诊，其特点病灶有完整的厚薄不均匀的囊壁，囊内液性成分及囊壁 CT 增强扫描不强化。以上特点有助于与 TET 进行鉴别。

淋巴瘤发病年龄较轻，肿瘤多向两侧生长，推压邻近纵隔大血管，常表现为不规则低密度肿瘤，一般无钙化，边界不清，强化程度较胸腺瘤低，通常累及多组淋巴结，且有融合成团征象，以纵隔和气管旁淋巴结肿大常见，绝大多数淋巴瘤除前纵隔肿块外，在颈部和纵隔其他区域可见肿大淋巴结。

胸腺类癌发病年龄跨度较大，中年男性多见，具有神经内分泌肿瘤特点，可出现内分泌症状，预后差，转移率高，且病灶较大，结合临床常可与胸腺瘤做出鉴别。

六、胸腺肿瘤免疫组织化学标志物的应用

2015 年版 WHO 胸腺肿瘤分类中增添了部分标志物的表达情况，PAX-8、POXN1、CD205、p63 在各型胸腺瘤中均有表达，可用于鉴别其他前纵隔肿瘤；胸腺皮质和髓质分化标志物（CD40、Claudin 4、Aire、HLA calss Ⅱ、thymoproteasome）常见于在 AB 型、B1 型、B2 型中表达；除 AB 型外，胸腺终末上皮分化标志物（involucrin、CK10）在其余各型中均有表达；GLUT1、MUC1 在胸腺鳞状细胞癌中的阳性比例较 B3 型高。

其他具有鉴别诊断意义的免疫组织化学标志物如蛋白酶 β5t 亚单位（β5t）、Desmoglein 3（DSG-3）、Notch1 胞内段蛋白（N1ICD）在胸腺瘤的鉴别诊断中具有一定价值。β5t 是一种仅存于胸腺的蛋白酶体亚单位，在所有胸腺癌（31 例）及非胸腺肿瘤病例中均为

阴性，而在胸腺瘤中阳性率为74%，可用于鉴别胸腺瘤与其他纵隔肿瘤。糖蛋白DSG-3是桥粒中的重要成分，常在肺鳞癌中表达，研究显示83%的胸腺癌可见DSG-3表达。而在胸腺瘤中仅13%为阳性，因此DSG-3可用于鉴别胸腺瘤与胸腺癌。富含淋巴细胞的胸腺瘤与T淋巴母细胞性淋巴瘤(T-LBL)一般使用角蛋白染色进行鉴别，胸腺瘤可见角蛋白阳性的胸腺上皮细胞混杂于未成熟的淋巴样细胞中，但穿刺活检中因可能含有大量淋巴细胞而上皮细胞较少，鉴别诊断困难，研究提示表达于淋巴细胞上的N1ICD可用于协助诊断该类病例。Jegalian等研究显示胸腺瘤中N1ICD表达均为+，而T-LBL病例则为2+～4+，提示N1ICD具有良好的鉴别意义。有学者探讨了常用标志物Ki-67在协助胸腺瘤分型中的实用性，指出Ki-67阳性指＜2%的病例更倾向于A型胸腺瘤，5.1%～13.5%倾向于B3型胸腺瘤，＞13.5%则倾向于胸腺癌，结合Ki-67阳性指数对胸腺瘤的分型有助于提高诊断的可重复性。

七、治疗

手术切除是治疗胸腺瘤的最主要方法，手术切除是否完整是影响局部复发和生存率的重要预后因素。正中胸骨切开术是手术切除首选的手术路径。对于瘤体偏向一侧较多且边界清楚、不合并重症肌无力的病人，可选择胸前外侧切口手术；对于晚期肿瘤，尤其是有肺或胸膜侵犯时，可以采用胸骨扩大切口，并同时联合胸前外侧切口或做"T"形切口。对于肿瘤＜3cm、包膜完整的病人，行胸腔镜一般可完整切除，手术死亡率≤2%。Ⅰ期胸腺瘤病人手术切除率为100%，局部复发比较罕见，复发率为3%。Ⅱ期病人完全切除率为88%，当胸腺肿瘤突破包膜及侵犯纵隔脂肪组织时，局部复发和转移率高达11%。Ⅲ期病人完全切除率为50%，复发率为30%，通常需行诱导和辅助放、化疗。单纯手术不是ⅣA期病人的最有效治疗，完全切除率仅30%，复发率高达45%。近年来扩大手术范围及多学科治疗模式明显提高了ⅣA期病人的生存率，包括胸膜切除术、胸膜外全肺切除术(EPP)、全身或胸膜内化疗、光动力治疗及放疗。

胸腺瘤通常对放疗敏感，放疗在治疗中起重要作用，包括术后辅助治疗、局部晚期、不可切除及复发治疗等。胸腺瘤完整切除术后辅助放疗不能降低复发率，不改善无疾病进展生存期(PFS)和总生存期(OS)。Ⅰ期病人完全切除术后无须放疗。对于完全切除的侵袭性胸腺瘤病人术后是否行放疗仍存在争议，而不全切除的胸腺癌病人术后复发率高，应行辅助放疗来提高肿瘤的局控率和生存率。美国国家癌症网指南推荐Ⅱ期及以上病人术后放疗，对于完全切除病人剂量推荐50～60Gy。不完全切除病人术后放疗剂量应大于60Gy，采用三维适形放疗或调强放疗。对于Ⅲ、ⅣA期胸腺瘤实施术前放疗可以使肿瘤缩小，从而获得手术机会。

胸腺瘤对化疗敏感。化疗适用于晚期肿瘤不可切除或不全切除、复发风险高及已复发的病人。诱导化疗提高了胸腺肿瘤的手术切除率。相关报道术前使用ADOC方案(多柔比星+顺铂+长春新碱+环磷酰胺)诱导化疗有效率为62%～100%，完全切除率为43%～69%，病理完全缓解率为8%～31%。Kim等报道使用CAP(环磷酰胺+多柔比星+顺铂)+泼尼松方案有效率为77%，完全切除率为76%，病理缓解率为38%，中位生存时间超过5年。对于局部进展的Ⅲ、Ⅳ期胸腺瘤，采用以铂类为基础的联合化疗效果较佳，常用的方案有CAP、EP(依托泊苷+顺铂)等。胸腺癌对化疗不敏感，有效率相对最高的方案为紫杉醇+卡铂(PC)方案。

靶向治疗为不可切除的难治病人带来了新希望，相关基因有表皮生长因子受体(EGFR)、Kit、血管内皮生长因子(VEGF)、Kras、人表皮生长因子受体2(HER-2)等，虽然积极探索，但未能取得实质性进展，还需进一步明确作用机制及敏感性预测指标。目前胸腺瘤和胸腺癌在治疗上几乎相同，但越来越多的证据表明，两者无论在临床表现、形态学、功能及遗传学等方面都具有不同的特点，需探讨两者不同的治疗方案。同时也期待胸腺肿瘤的治疗进入个体化时代。

八、复发

局部复发较远处转移常见，最常见的局部复发部位是胸膜，其次是肺和纵隔，典型表现为壁层胸膜下多发小结节。肝脏、骨是常见的远处转移部位。胸腺瘤的平均复发时间为5年，其中Ⅰ期病人为10年，Ⅱ～Ⅳ期为3年。由于胸腺瘤病人10～20年还会出现复发，复发后手术可获得长期生存，故胸腺瘤病人应至少随访20年。对于复发的胸腺瘤病人，手术仍然是首选的治疗方法。有研究表明，复发后完全切除的病人预后明显好于未行手术或不全切除的病人(5年生存率：90.9% vs. 44.7%)，且与未复发的胸腺瘤切除病人的总生存率相似。由于部分胸腺瘤病人可出现多次复发，再次手术后还应辅以放、化疗。然而复发的胸腺癌病人不能从手术中获益，通过化疗可以延长无进展生存期，但5年生存率为0。

参考文献

Bernatz PE, Harrison EG, Clagett OT. Thymoma: a clinicpathologic study. J Thorac Cardiovasc Surg, 1961, 42(10):424-444.

Jeong YJ, LEE KS, Kim J, et al. Does CT of thymic epithelial tumors enable us to differentiate histologic subtypes and predict prognosis. AJR, 2004, 183: 283-289.

Koga K, Matsuno Y, Noguchi M, et al. A review of 79 thymomas: modification of staging system and reappraisal of conventional division into invasive and non-invasive thymoma. Pathol Int, 1994, 44(5): 359-367.

Levine GD, Rosai J. Thymic hyperplasia and neoplasia: a review of current concepts. Hum Pathol, 1978, 9(5): 495-515.

Marin DM, Muller-Hermelink HK. Thymoma and thymic carcinoma. Relation of thymoma epithelial cells to the conical and medullary differentiation of thymus. Virchows Arch A Pathol Anat Histopathol, 1985, 407(2):119-149.

Masaoka A, Monden Y, Nakahara K, et al. Follow-up study of thymomas with special reference to their clinical stages. Cancer, 1981, 48(11): 2485-2492.

Philipp S, Peter H, Alexander M. Thymoma and thymic carcinoma molecular pathology and targeted therapy. J Thorac Oncol, 2010, 5(10 Suppl 4): 286-290.

Rosai J. Histological typing of tumors of the thymus. In World Health Organization international histological classification of tumors. 2nd ed. Berlin: Springer-Verlag, 1999:1-23.

Travis WD, Brambilla E, Muller-Hermelink HK, et al. Pathology and genetics of tumors of the lung, pleura, thymus and heart. World Health Organization classification of tumours. Lyon: IARC Press, 2004:168-222.

Venuta F, Anile M, Diso D, et al. Thymoma and thymic carcinoma. Eur J Cardiothorac Surg, 2010, 37(1):13-25.

Verley JM, Hollmann KH. Thymoma: a comparative study of clinical stages, histologic features, and survival in 200 cases. Cancer, 1985, 55(5):1074-1086.

Yamakawa Y, Masaoka A, Hasimoto T, et al. A tentative tumor-node-metastasis classification of thymoma. Cancer, 1991, 68(9): 1984-1987.

病例解析

1. 病例 1：女，49 岁。胸闷，胸痛，眼睑下垂 2 月余。

胸部 CT：右前纵隔椭圆形肿块，边缘光滑，纵隔脂肪间隙清晰，中心多发钙化，增强扫描可见强化（图 6-3-20）。

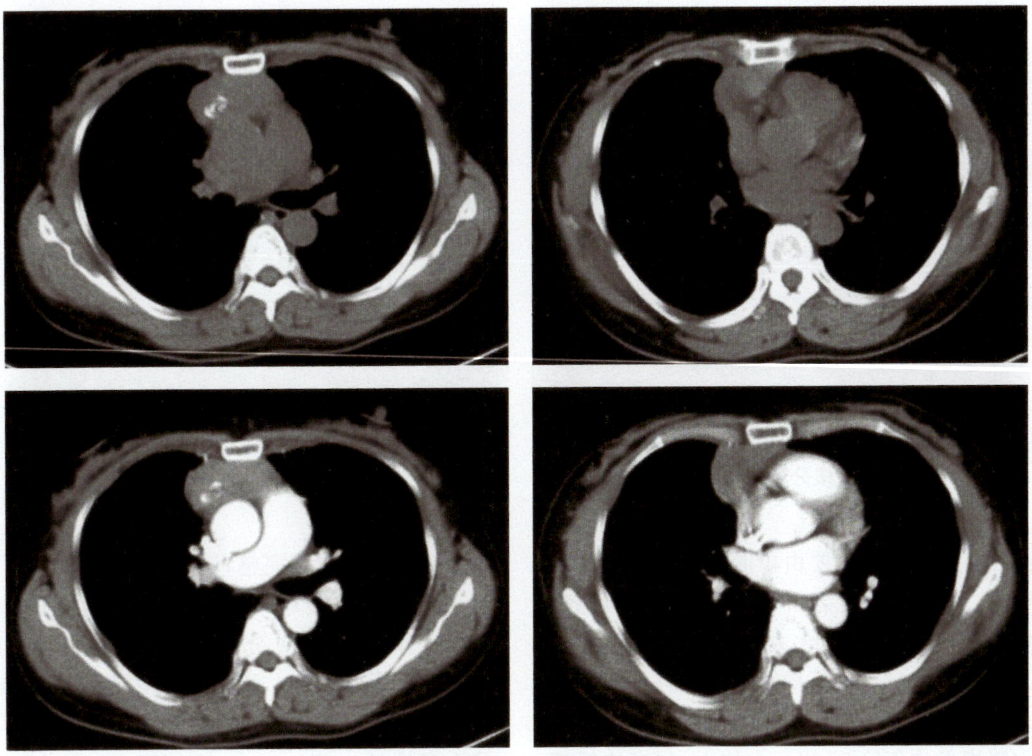

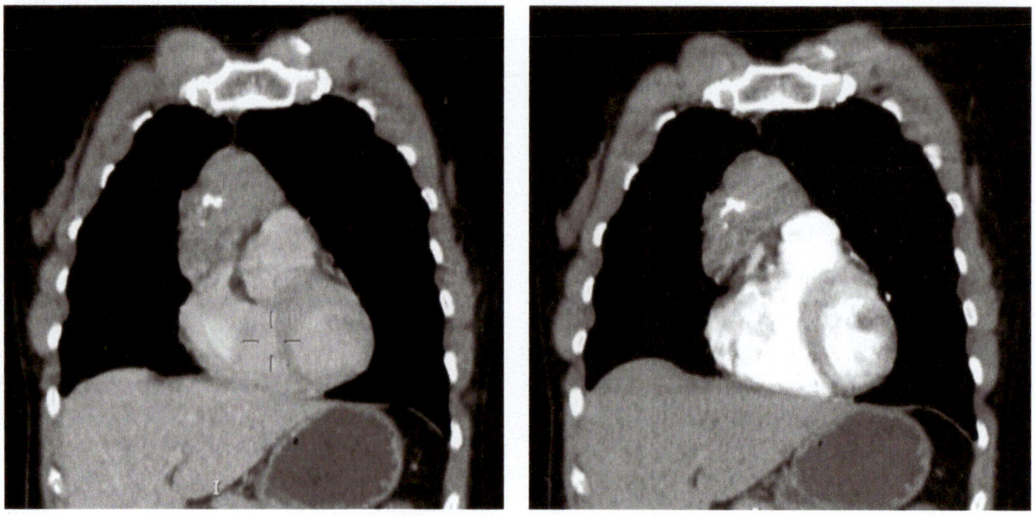

图 6-3-20 **胸部 CT1**

【诊断】 低危型胸腺瘤。

【诊断依据】 中年女性，右前纵隔偏侧肿块影，边界光滑，密度较均匀，内见钙化，与周围组织界线清晰，周围脂肪间隙显示良好，增强扫描可见强化，MPR 重建显示肿瘤沿纵隔铸型生长。结合病人眼睑下垂 2 月余，提示有重症肌无力可能，支持低危型胸腺瘤诊断。病人全身麻醉下行胸腺瘤切除术，肿瘤位于前纵隔胸骨后，大小约 6cm×4cm×5cm，质韧，包膜完整，与无名静脉相黏，未见与主动脉相侵。双侧胸腔未见明显粘连。术后大体标本切面灰红分叶状，病理：镜下肿瘤细胞梭形，束状排列，少许淋巴细胞散布其中，其间纤维组织分隔，分叶状排列，瘤细胞间见大小不一的囊腔样结构，周边脂肪组织间见瘤细胞巢散在分布，考虑 A 型胸腺瘤(图 6-3-21)。免疫组化：CK19(+)，EMA(灶状+)，CAM5.2(+/-)，TdT(-)，LCA(散在淋巴细胞+)，CD3、CD5(散在淋巴细胞+)，CD20(-)，HMB45(-)，CD34(-)，SMA(-)，S-100(-)，Desmin(-)，Bcl-2(-)(图 6-3-22)。

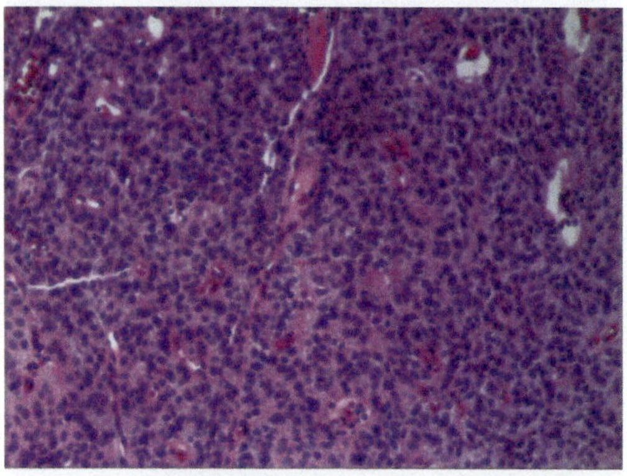

图 6-3-21 **肿瘤由梭形或卵圆形细胞组成，细胞核型温和，核分裂象罕见，实性片状排列**

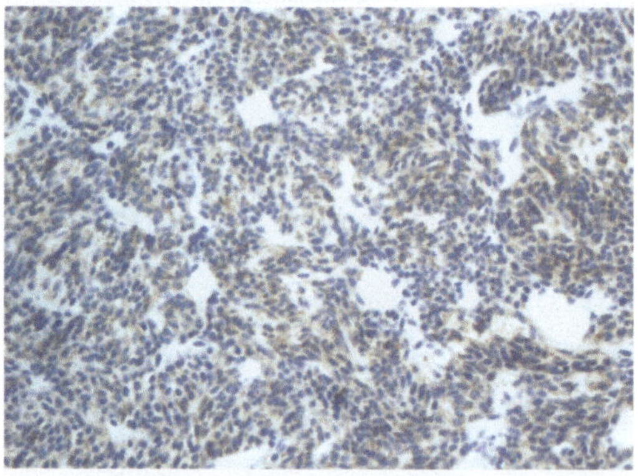

图 6-3-22 **CK19 阳性(400×)**

【分析】 A 型胸腺瘤主要由梭形肿瘤上皮细胞组成，无核异型性，不含或很少含淋巴细胞。A 型胸腺瘤少见，占胸腺肿瘤的 9%，绝大多数病人为Ⅰ期(80%)，其次是Ⅱ期(17%)，Ⅲ期罕见(3%)，Ⅳ期仅有个案报道。A 型胸腺瘤平均发病年龄超过 60 岁，明显高于所有胸腺瘤平均年龄 50 岁。大体上，病变边缘清晰，密度均匀，包膜完整，切面呈白棕褐色，小叶结构不清，小叶间白色纤维带不明显，可见囊性变和钙化。影像学上，病变内可见分隔(图 6-3-23)，少有分叶，可发生囊变(图 6-3-24)，可伴实质内钙化或重症肌无力(17%)。低丙种球蛋白血症和单纯红细胞再生障碍性贫血多见于 A 型。

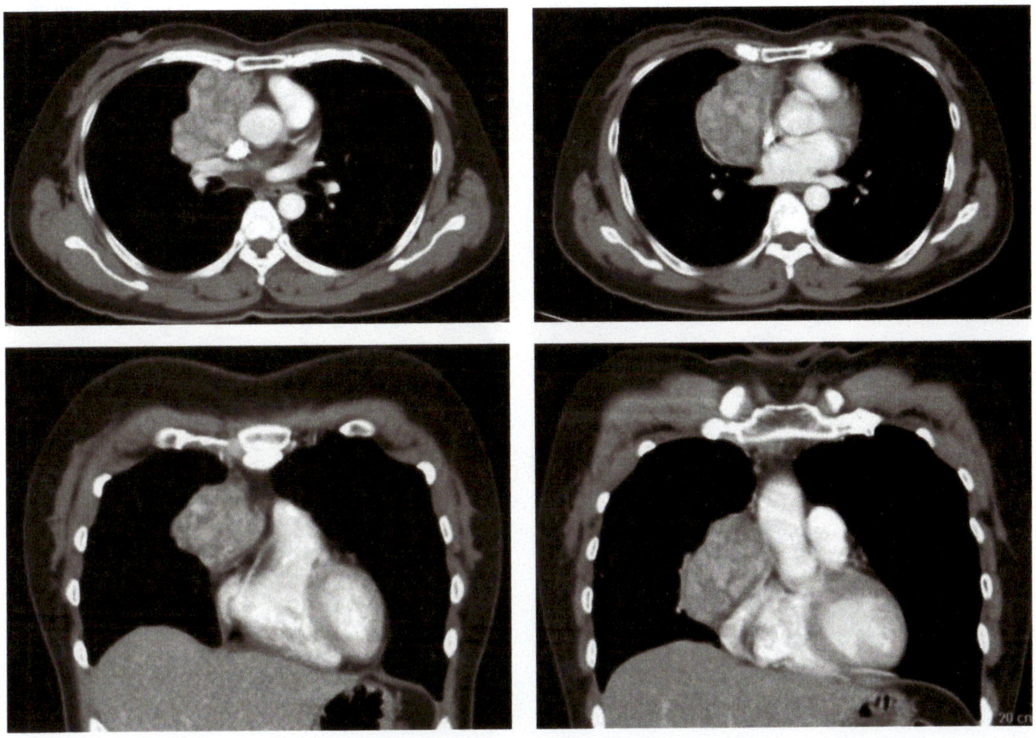

图 6-3-23　女，40 岁。咳嗽、咳痰、活动后气短 4 月余。A 型胸腺瘤伴分隔

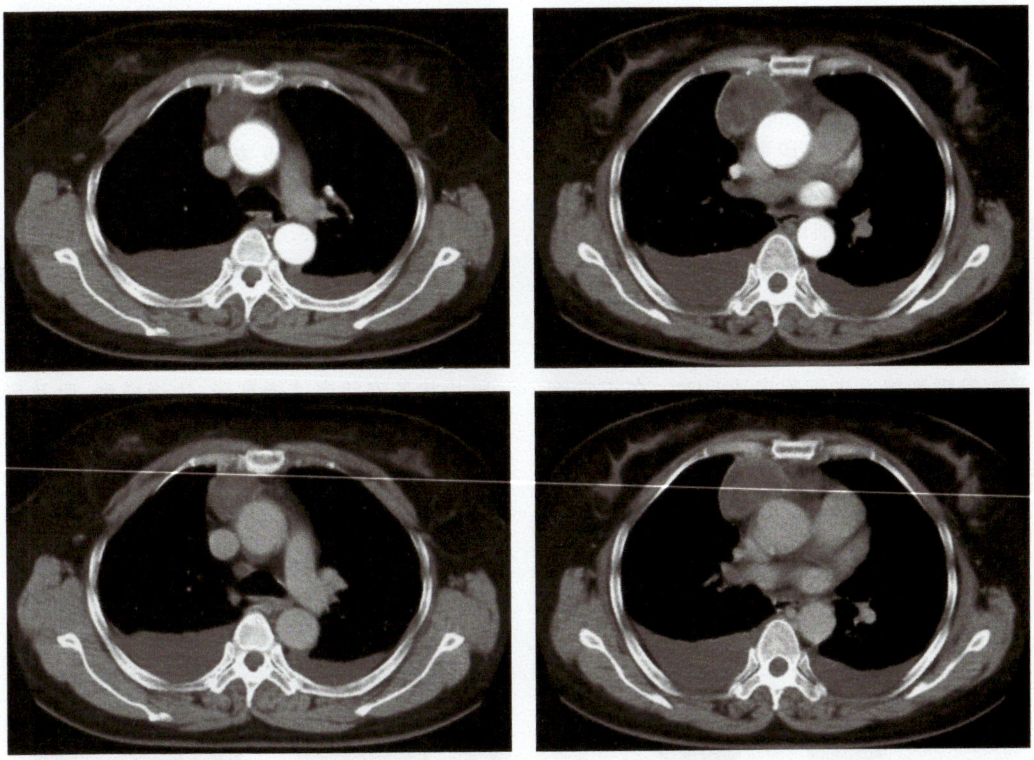

图 6-3-24　女，54 岁。气短、胸闷、胸痛 1 周。术中见上腔静脉旁、升主动脉根部、右心房上约 8cm×4cm×3cm 大小肿瘤，质地较硬，包膜完整，术后病理：(右上纵隔)A 型胸腺瘤伴广泛坏死出血及囊性变，包膜未见肿瘤浸润

A 型胸腺瘤主要的诊断标准：梭形/卵圆形（偶为多角形）上皮细胞、缺乏核异型；核分裂活性低（＜4 个/10HPF）；缺乏或仅有极少量（容易计数）的 TDT 阳性 T 淋巴细胞。次要标准：有或无完整包膜；粗的纤维分隔带；宽大的小叶；有被膜下囊；菊形团（图 6-3-25）、腺样结构（图 6-3-26）；血管外皮瘤样结构；血管周围间隙（PVS）较其他类型少见；无胸腺小体（Hassall 小体）；上皮细胞表达 CD20；不表达皮质特异性标志物（Beta5t、PRSS16 和 Cathepsin V）。新分类首次提出细胞学诊断 A 型胸腺瘤的可行性，认为其敏感性和特异性都是可接受的，但应排除其他梭形细胞肿瘤，如类癌、低级别肉瘤等。

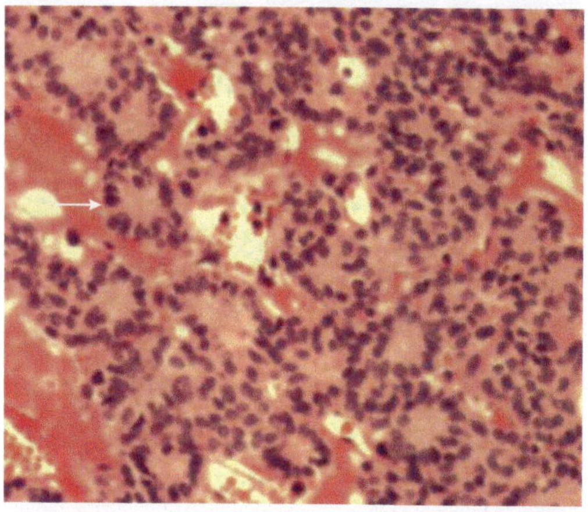

图 6-3-25　菊形团结构，细胞排列成环，腔内见分泌物

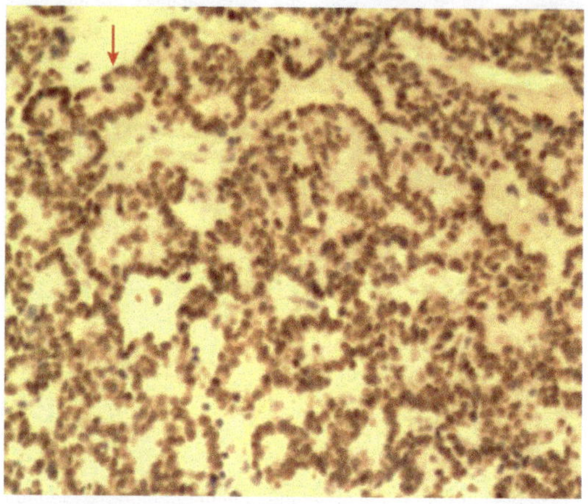

图 6-3-26　腺样结构，细胞排列成环，中为空腔

（南昌大学一附院呼吸科　何玉麟　提供）

A 型胸腺瘤被认为起源于胸腺髓质上皮细胞。支持这种假设的证据包括他们的免疫组织化学均表达 CD20、细胞角蛋白、金属硫蛋白和 PE-35，以及均有极少数未成熟 T 细胞。CD20 为磷酸化蛋白质分子，作为 B 淋巴细胞表面膜蛋白，它仅在前 B 淋巴细胞及未成熟、成熟和激活的 B 淋巴细胞中表达，而在浆细胞、淋巴多能干细胞及其他组织中缺乏，人体血清中亦无游离 CD20 的存在。因此，在病理诊断中，CD20 是鉴别 B 淋巴细胞或 B 系淋巴瘤的重要标志物。1992 年 Chilosi 等首次发现胸腺上皮细胞表达 CD20，在正常胸腺和胸腺瘤中髓质区或髓质分化区淋巴细胞阳性，灶性分布，在 A 型和 AB 型胸腺瘤上皮细胞中高表达，部分淋巴细胞阳性表达，在 B 型胸腺瘤上皮细胞中多不表达。CD20 在化生性胸腺瘤上皮样区和梭形细胞区均阴性，有助于与 A 型胸腺瘤相鉴别。

2. 病例 2：男，59 岁。阵发性干咳 2 周。肿瘤标志物：癌胚抗原 4.90ng/ml（0～3.4ng/ml），Cyfra21-1 20.48ng/ml（0～3.3ng/ml）。

胸部 CT：前纵隔不规则软组织密度肿块影，与邻近血管分界欠清，包绕左侧无名静脉，最大截面约 8.6cm×7.0cm，增强扫描不均匀强化，左肺上叶多发斑片状条索状密度增高影，边缘模糊，段及段以上支气管通畅，左侧膈肌上升（图 6-3-27）。

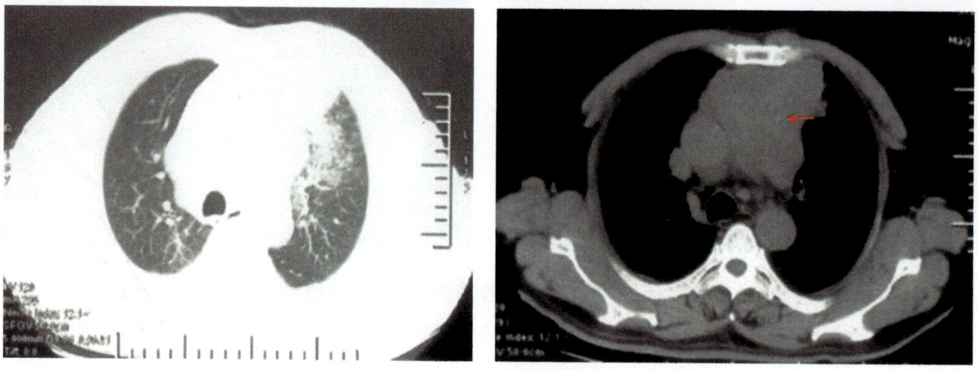

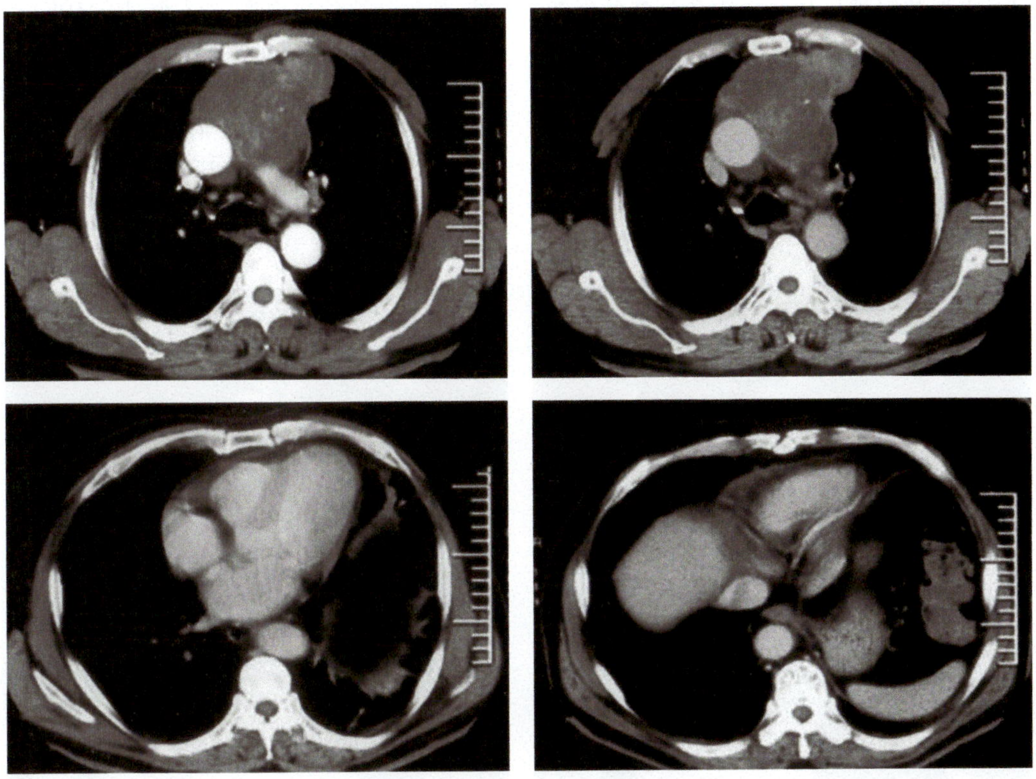

图 6-3-27　胸部 CT2

【诊断】 侵袭性胸腺瘤。

【诊断依据】 中年男性，左前上纵隔偏侧不规则软组织密度影，与邻近血管、肺组织分界欠清，内见点状钙化，增强扫描不均匀强化，坏死明显，左侧膈肌上升，考虑膈神经受累，以上特点支持侵袭性胸腺瘤诊断。病人支气管镜检查管腔通畅(上纵隔肿物穿刺活检结合免疫组化，符合胸腺瘤(不排除 B3 型胸腺瘤可能)(图 6-3-28)。免疫组化：CKpan、CK19、CK5 上皮(+)，CD3T 淋巴细胞(+)，Ki-67(+ 5%)，CD117、CD5、TDT、CD1a、CK7、Syn、CgA、CD21、CD35、CD20 均阴性。手术切除肿块，术中见：肿瘤位于前上纵隔，约 10cm×10cm×8cm，呈囊实性，形状不规则，实性为主，部分颗粒状，无完整包膜，与周围无明显脂肪间隙，侵及壁层胸膜，侵及左肺上叶前段，肿瘤与胸主动脉弓、心包、上腔静脉广泛致密粘连。肿瘤切面灰白灰红色，分叶状，局部囊性变。病理：非典型 A 型胸腺瘤(图 6-3-29)，侵出包膜，侵犯周围脂肪，侵犯肺脏。免疫组化：CKpan(+)、CK19(+)、CK5(+)、p63(+)、TdT(−)、CD5(−)、CD117(−)、Syn(−)、CgA(−)、CD34(−)、EMA(−)、SMA(−)、Ki-67(+5%～10%)。

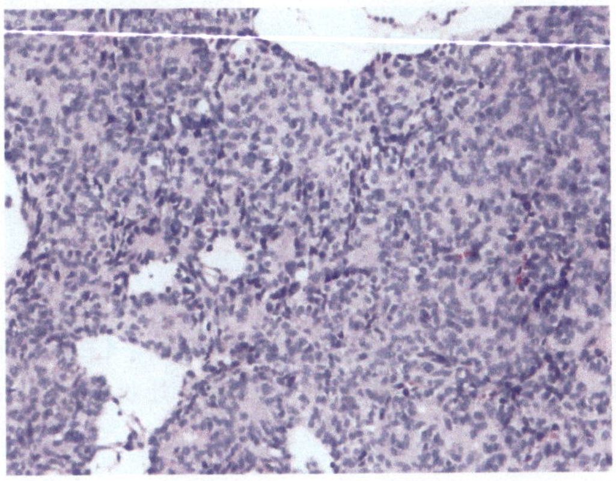

图 6-3-28　病理示胸腺瘤

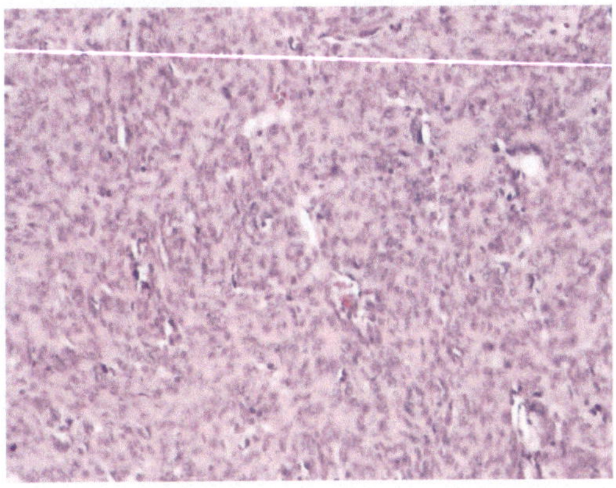

图 6-3-29　病理示非典型 A 型胸腺瘤

【分析】 A 型胸腺瘤以往被认为是良性或生物学行为未定的肿瘤，5 年及 10 年生存率达 100%，手术切除后罕见复发。2015 年 WHO 分类直接将其归入（低度）恶性肿瘤范畴，因为其也会发展为进展期肿瘤，甚至发生转移（图 6-3-30）。2015 年 WHO 分类新增加非典型 A 型胸腺瘤（atypical type A thymoma variant）的亚型。即 A 型胸腺瘤伴有一定程度的异型性，如核分裂计数增高（≥4 个/10 HPF）和真性肿瘤坏死（凝固性坏死，而非缺血或活检造成的坏死）等，其他标准（如细胞增多、细胞核增大、核仁增大、Ki-67 增殖指数增高及不典型的程度）难于量化，仅作参考。2015 年 Green 等对 12 例 A/AB 型胸腺瘤的研究结果显示，坏死与高侵袭性相关，而核异型及核分裂象与肿瘤侵袭性无关。

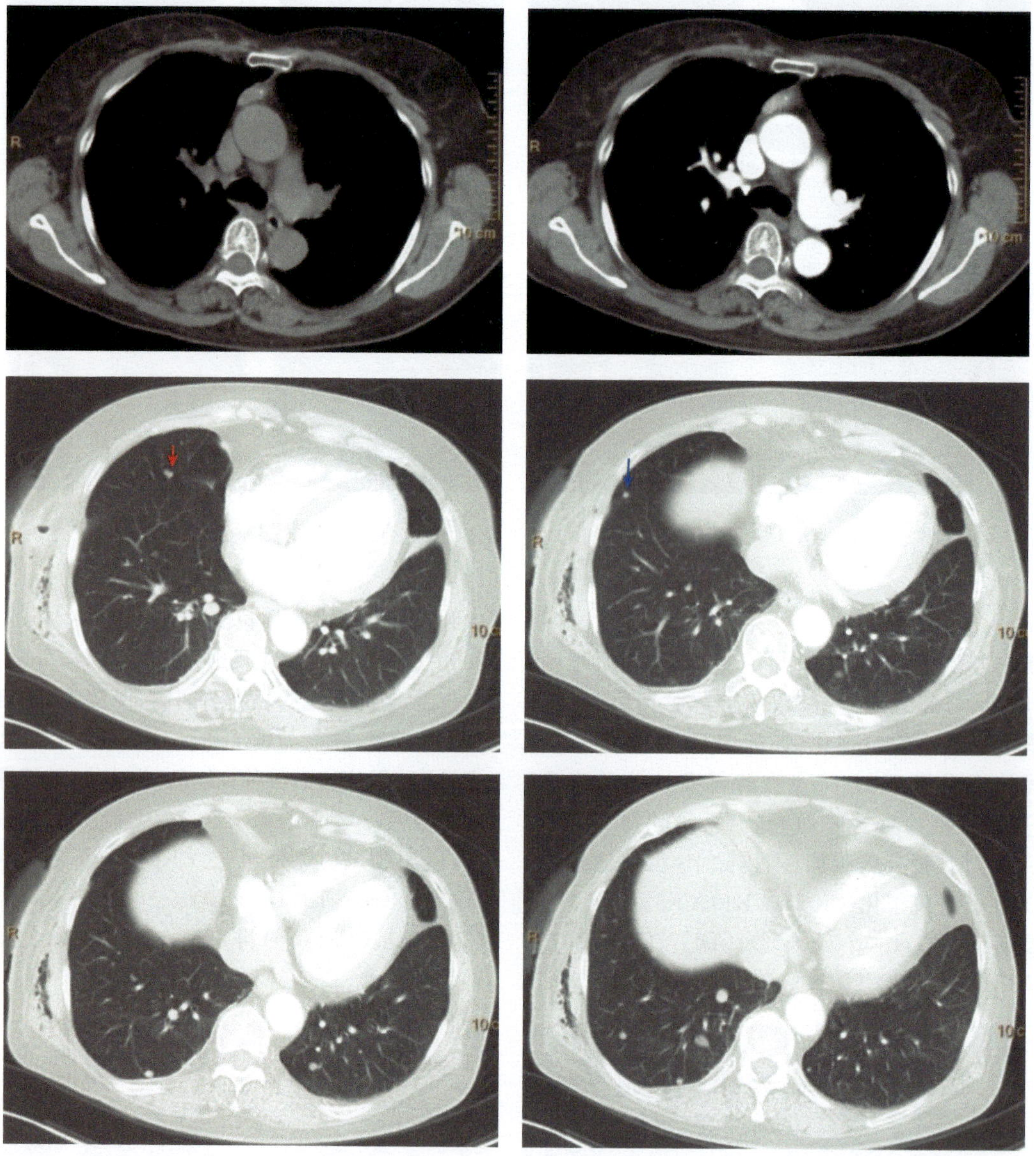

图 6-3-30 女，64 岁。右前纵隔偏侧椭圆形肿块影，边缘光滑，内有点状钙化，强化明显，双肺多发结节影，中下肺为主。手术探查：右肺肿物位于右肺中叶外后段，大者约 1.0cm×1.0cm×0.8cm（红箭），小者约 0.6cm×0.5cm×0.5cm（蓝箭），质韧，均未侵及脏层胸膜；纵隔肿瘤位于右前上纵隔，与胸腺分界欠清，大小约 3.0cm×2.0cm×1.5cm，质韧，未侵及纵隔胸膜。病理：（纵隔肿瘤）非典型 A 型胸腺瘤，侵出包膜，侵犯周围脂肪囊。（右肺中叶肿物）胸膜结节形态与纵隔肿瘤相似，考虑为转移性。免疫组化：CKpan（+）、CK5（+）、CK7（灶状+）、Syn（-）、CgA（-）、CD56（-）、TTF-1（-）、Pax-8（-）、CD117（-）、CD5（-）、LCA（-）、Ki-67（+2%～3%）

A 型胸腺瘤主要应与 AB 型、梭形细胞 B3 型胸腺瘤和梭形细胞胸腺癌相鉴别。A 型和 AB 型的鉴别主要是 TDT 阳性 T 淋巴细胞的比例问题。非典型 A 型和梭形细胞 B3 型胸腺瘤的鉴别有一定难度，前者 CD20 阳性，但对于 CD20 阴性的病例仍需依赖形态学特征，如 B3 型胸腺瘤会出现明显的血管周围间隙及 A 型胸腺瘤局部出现的腺样、菊形团样及血管外皮瘤样区域。明显的或大量的血管周围间隙强烈支持诊断为 B3 型胸腺瘤，而单一核、大量毛细血管、花瓣构形、囊性空隙及 CD20 的表达倾向于诊断为 A 型胸腺瘤。A 型和梭形细胞癌可通过免疫组化相鉴别，癌细胞常 CD5、CD117 阳性，而 A 型胸腺瘤 CD5、CD117 多阴性。此外，A 型胸腺瘤细胞呈束状或菊形团状排列时还要与类癌相鉴别。最后，A 型胸腺瘤有时非常类似于间叶源性肿瘤，尤其是孤立性纤维性肿瘤和滑膜肉瘤，这两个肿瘤都可以发生于纵隔，免疫组化标志物 p63、CD34、STAT6、CD56 和 TLE1 及适当的分子病理学检查对鉴别诊断有帮助。

3. 病例 3：男，51 岁。查体发现前上纵隔占位 1 月余。

胸部 CT：右前纵隔椭圆形肿块，边缘光滑，界线清晰，增强扫描强化明显（图 6-3-31）。

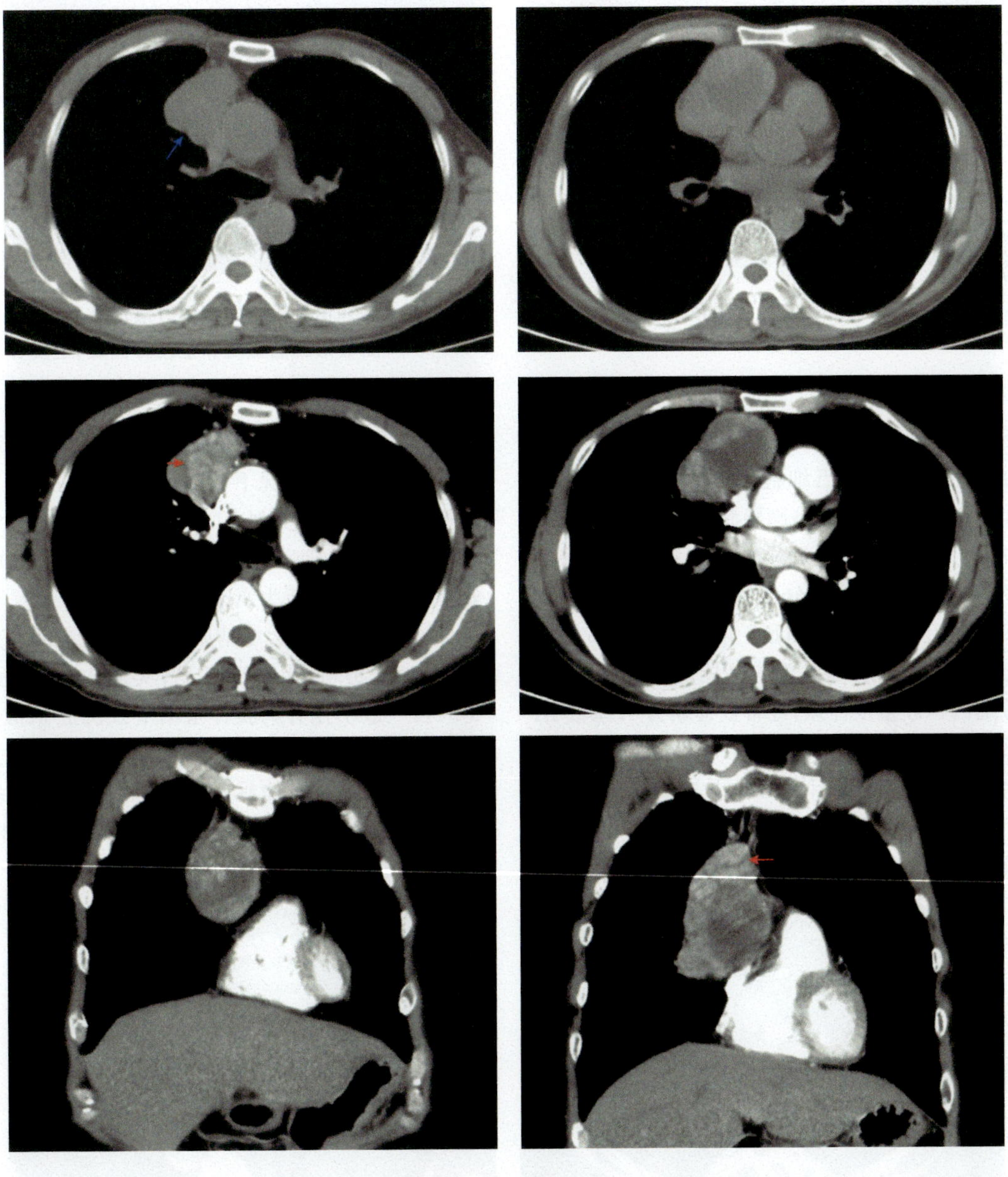

图 6-3-31　胸部 CT3

【诊断】 AB 型胸腺瘤。

【诊断依据】 中年男性，右前纵隔椭圆形肿块影，边缘光滑，界线清晰，MPR 显示肿瘤沿纵隔铸型生长，对周围组织略有推压，无明显侵袭，首先考虑低危型胸腺瘤诊断。该例平扫见多个稍高密度结节并见低密度分隔（图 6-3-31 红箭），增强扫描多发结节明显强化，低密度分隔无强化，提示 A 型或 AB 型胸腺瘤可能性大。病变有浅分叶（图 6-3-31 蓝箭），内坏死、囊变明显，更支持 AB 型胸腺瘤诊断。病人全身麻醉下行前纵隔肿瘤切除术，手术切除灰白灰褐色结节样组织一块，大小 11cm×8cm×6cm，包膜完整，切面灰白色多结节状，质地中等（图 6-3-32）。结合免疫组化，符合 AB 型胸腺瘤（图 6-3-33）。免疫组化：上皮细胞：CKpan（＋）、CK19（＋）、CK5/6（＋）、CD20（个别细胞＋）、Syn（－）、CD117（－）、Ki-67（＋30%～40%）。淋巴细胞：CD3（＋）、CD5（＋）、TdT（＋）。

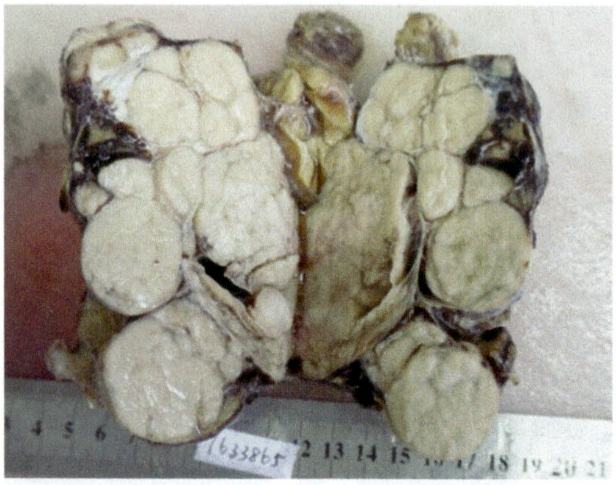

图 6-3-32 切面呈多发黄褐色结节，分隔明显

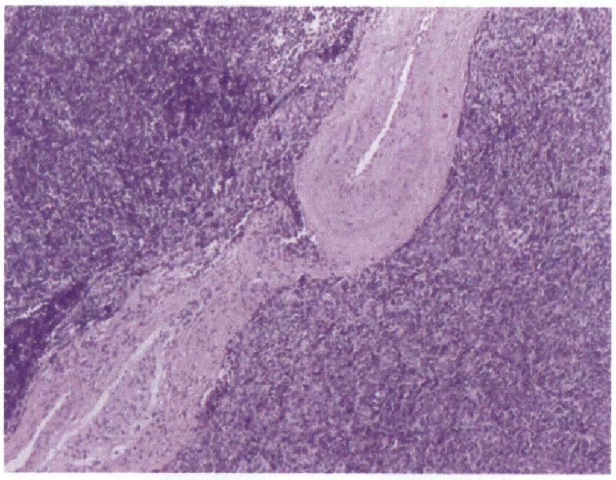

图 6-3-33 肿瘤由纤维结缔组织分隔成小叶状，可见梭形细胞区域和上皮样区域，上皮样区域可见多量淋巴细胞分布

【分析】 AB 型胸腺瘤由具有 A 型胸腺瘤特征的局限性上皮成分和富有淋巴细胞成分的 B 型胸腺瘤混合而成，其发病率仅低于 B2 型胸腺瘤。AB 型胸腺瘤的 A 型成分被认为起源于胸腺髓质上皮细胞或向胸腺髓质上皮细胞方向分化，B 型成分类似皮髓质交界的上皮细胞。由于 A 型胸腺瘤成分和富于淋巴细胞的 B 型胸腺瘤样成分比例变化较大，又没有具体的量化标准，故 AB 型胸腺瘤的诊断重复性差，经常被诊断为 A 型或 B1 型，甚至 B2、B3 型。新版分类有了明确界定：A 型胸腺瘤不含或含有很少量（容易计数）的 TDT 阳性 T 淋巴细胞，如果＞10%的范围出现中等量 TDT 阳性 T 淋巴细胞区域（较多，但仍可以计数），或含有任意范围的大量（不可计数）TDT 阳性 T 淋巴细胞区域，则诊断为 AB 型胸腺瘤。在少数情况下，AB 型胸腺瘤主要是呈现淋巴细胞丰富区，完全类似 B1 型胸腺瘤，仅在极少数区域见有淡染的梭形细胞的出现（所占比例低于 10%），且表达 CD20，仍要诊断为 AB 型胸腺瘤。

AB 型胸腺瘤边缘清晰，与心包之间见清晰的脂肪间隙，边缘分叶较 A 型常见，实质内可见钙化（图 6-3-34），一般不伴有胸膜种植结节及胸腔积液。多发结节状明显强化并见线样低密度分隔为其最大的特点（图6-3-35），与大体标本包膜完整，切面呈多发黄褐色、大小不等结节，结节被白色纤维带分隔相符。AB 型胸腺瘤增强后明显强化特点与超微结构上其成分似

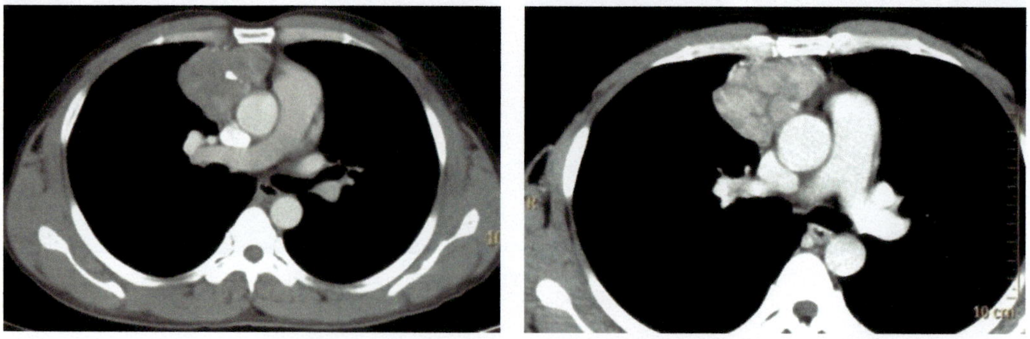

图 6-3-34 男，50 岁。浅分叶、实质内钙化、多发结节状明显强化，分隔明显

皮髓质交界的上皮细胞有关。这种器官样胸腺上皮性肿瘤具有如同正常胸腺中皮髓质交界结构的血供较丰富这一特点。这一点与以往的肿瘤的强化程度随着恶性度或级别的增高而增大的规律不符，也反映胸腺瘤的这种分型的特点，既反映了肿瘤的恶性度，又保留组织发生学分类中明确的类别。A 型和 AB 型胸腺瘤很少发生大范围的囊变，该例囊变明显，比较特殊。AB 型胸腺瘤 5 年和 10 年生存率为 80%～100%，复发和转移极其罕见。

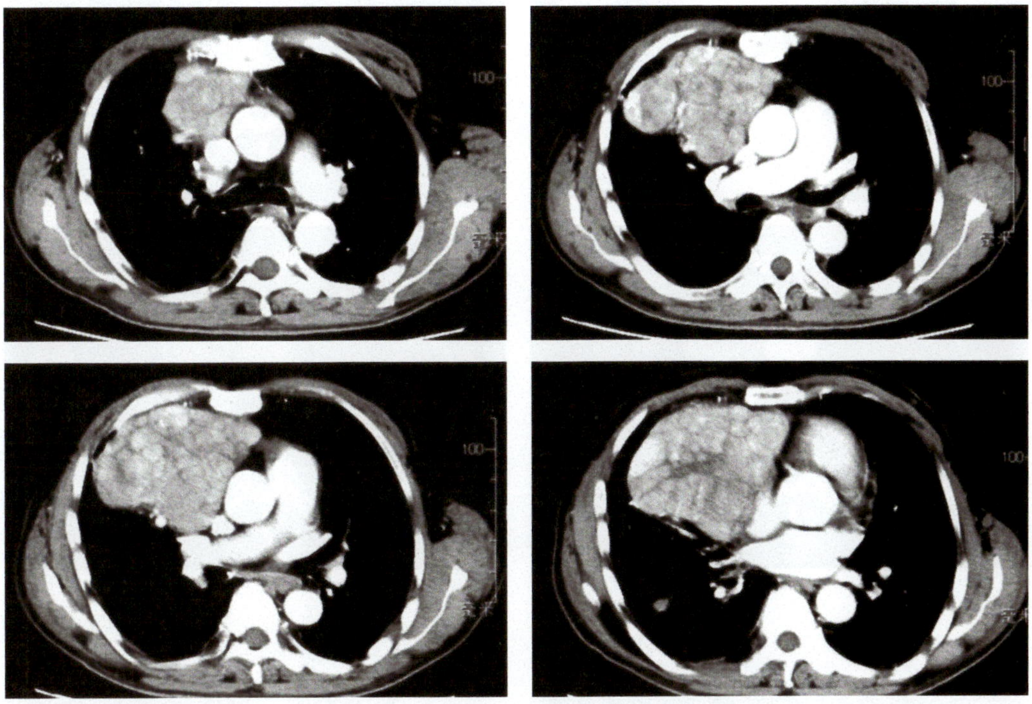

图 6-3-35　多发结节状明显强化并见线样低密度分隔

（解放军福州总医院呼吸与危重医学科　叶　嘉　提供）

4. 病例 4：男，72 岁。眼睑下垂 1 个月。病人 1 个月前无明显诱因出现左侧上眼睑下垂，晨轻暮重，逐渐加重，同时出现左眼复视、胸闷症状，右侧眼睑正常。

胸部 CT：左前上纵隔软组织密度肿块，边缘清晰，分叶，增强扫描结节样强化，内见线样分隔（图 6-3-36）。

【诊断】　AB 型胸腺瘤合并重症肌无力（眼肌型）。

【诊断依据】　老年男性，左前上纵隔偏侧性生长肿块，边界清楚，密度均匀，分叶明显（图 6-3-36 红箭），增强扫描强化明显，见低密度线样纤维分隔，提示 AB 型胸腺瘤可能。病人术后大体标本为灰红肿物，大小为 7.5cm×6.5cm×4cm，表面光滑，包膜完整，切面灰白灰红色，质韧，略呈分叶状。病理：AB 型胸腺瘤（图 6-3-37），侵犯周围脂肪。免疫组化：上皮成分示 CK-pan（+），CK19（+），Bcl-2（+），p63（−），CD5（−），Ki-67（+5%～10%）；淋巴细胞成分示 TDT（+），CD1α（+），CD20（+），CD7（+），CD5（+），CD117（−），CD34（−），Ki-67（+约 90%）（图 6-3-38）。

【分析】　胸腺瘤与自身免疫紊乱密切相关，常伴有重症肌无力（MG）、各类粒细胞减少症、低丙种球蛋白血症、胶原血管病等，其中以 MG 最常见。MG 是典型的由自身抗体介导、T 细胞参与、补体依赖的自身免疫性疾病。临床上 30%～50%的胸腺瘤合并 MG。约 75%的 MG 病人胸腺异常，其中 85%为胸腺增生，15%为胸腺瘤。B 型胸腺瘤病人 MG 发病率较高，B2 型最高，A 和 AB 型较少。AB 型 MG 发生率低可能与乙酰胆碱受体（AChR）样抗原决定簇蛋白有关，A 及 AB 型中该蛋白呈阴性表达。与单纯的胸腺瘤病人相比，合并 MG 的胸腺瘤病人因为具有明显的副肿瘤症状，易于早期发现，其发病年龄更趋向于年轻化，以 50 岁以下为主，40～50 岁为高发期。胸腺瘤相关性 MG 主要因胸腺受某种刺激发生突变，不能控制某些禁忌细胞株而任其分化增殖，对自身成分（横纹肌）发生免疫反应，出现肌无力。

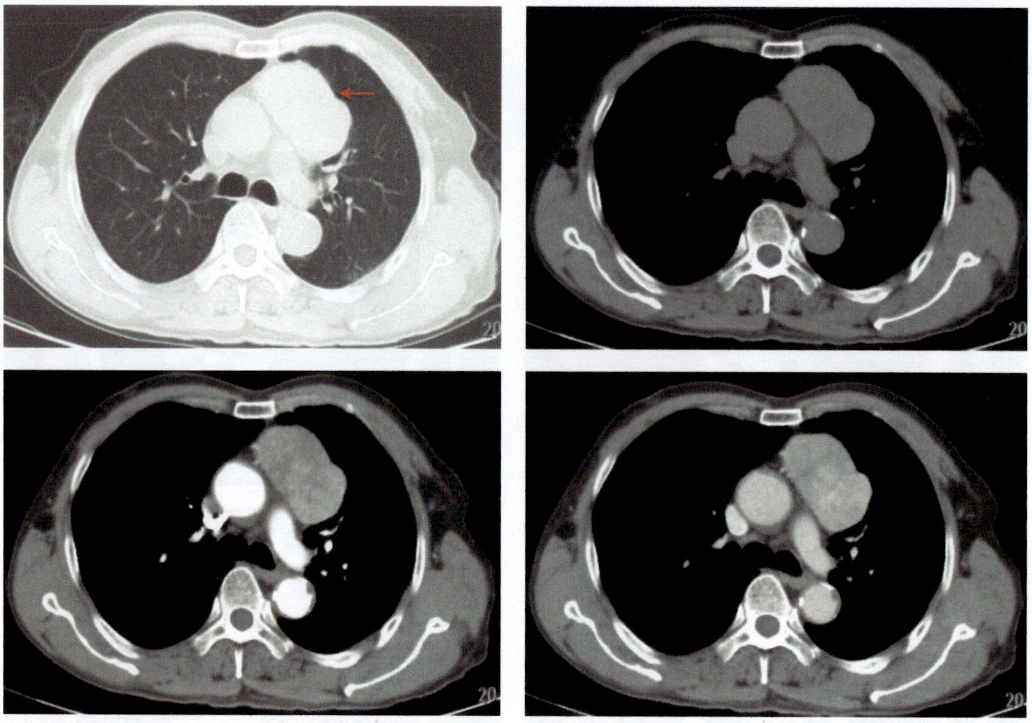

图 6-3-36 胸部 CT4

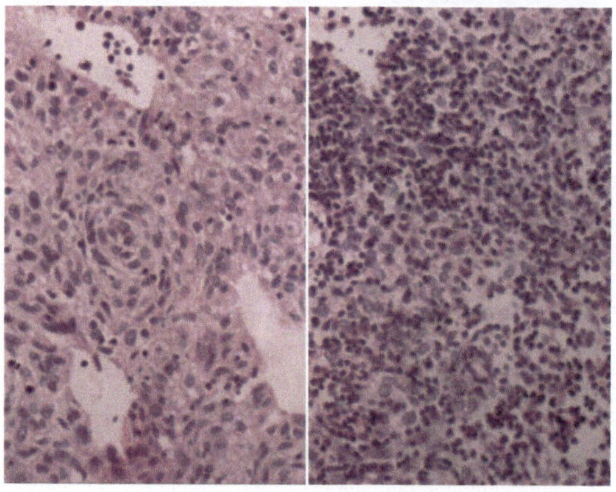

图 6-3-37 左侧为 A 型成分，右侧为 B 型成分（400×）

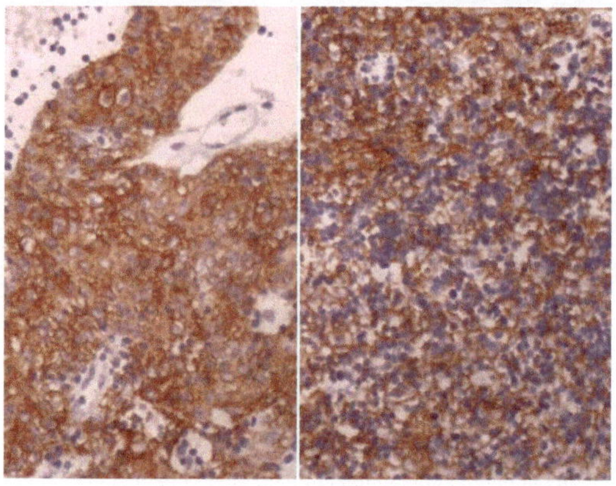

图 6-3-38 CK19 左侧为 A 型成分，右侧为 B 型成分（400×）

MG 按 Osserman 临床分型：Ⅰ型（单纯眼肌型），Ⅱa 型（轻度全身型），Ⅱb 型（中度全身型），Ⅲ型（急性重症型），Ⅳ型（迟发重症型）。胸腺瘤伴 MG 病人常以眼肌麻痹为首发症状，但最终大多数病人又都发展成全身型，其中以Ⅱb 型最常见，单纯眼肌型少见。胸腺瘤伴 MG 病人肿瘤直径显著小于单纯胸腺瘤，肿瘤直径多在 5cm 以下，与其合并的明显 MG 症状使其容易早就诊、早发现有关。

既往认为 MG 是胸腺瘤预后的不利因素，它通过诱发肌无力危象等，增高围术期和术后病死率。而且，肿瘤分型对于围术期肌无力危象的发生有一定影响，A 型围术期肌无力危象发生率较低，AB 型及 B 型发生率则较高。近年研究认为，MG 的发生有利于早期诊断，在 Masaoka 分期上，由于病人往往以明显的 MG 症状就诊，故其手术分期Ⅰ、Ⅱ期病人显著高于Ⅲ、Ⅳ期病人，尤其以Ⅱ期病人为主。经手术治疗的合并 MG 的胸腺瘤病人手术切除成功率高，预后好。胸腺瘤伴 MG 病人虽经手术切除后获得较高生存率，但手术并不能完全消除 MG 症状。大多数病人术后仍有 MG 症状或好转后又加重，需要放疗、胆碱酯酶抑制剂、激素、丙种球蛋白及免疫抑制剂等进一步治疗，以减少围术期肌无力危象或者呼吸相关并发症的发生。

5. 病例 5：女，59 岁。咳嗽、咳痰 3 个月。

胸部 CT：前纵隔主动脉弓前部椭圆形略高密度影，边缘清晰，大小约 2.9cm×2.9cm×2.0cm，增强扫描可见强化（图 6-3-39）。

【诊断】　低危型胸腺瘤（B1 型）。

【诊断依据】　中年女性，前纵隔主动脉弓前部椭圆形密度影，边缘光滑，界线清晰，增强扫描可见强化，首先考虑低危型胸腺瘤。病变密度均匀，无分隔，B1 型胸腺瘤可能性更大。病人全身麻醉下行前纵隔占位手术切除术，术中见肿瘤位于前上纵隔，大小约 2.5cm×2.0cm×2.0cm，质韧，表面光滑，内含囊液，包膜完整，无外侵犯，胸壁、膈肌及肺胸膜未见结节。病理为 B1 型胸腺瘤（图 6-3-40）。免疫组化结果示：CD20（+），CD79a（+），CD3（+），CD45RO（+），CK-pan 少量上皮（+）（图 6-3-41、图 6-3-42）。

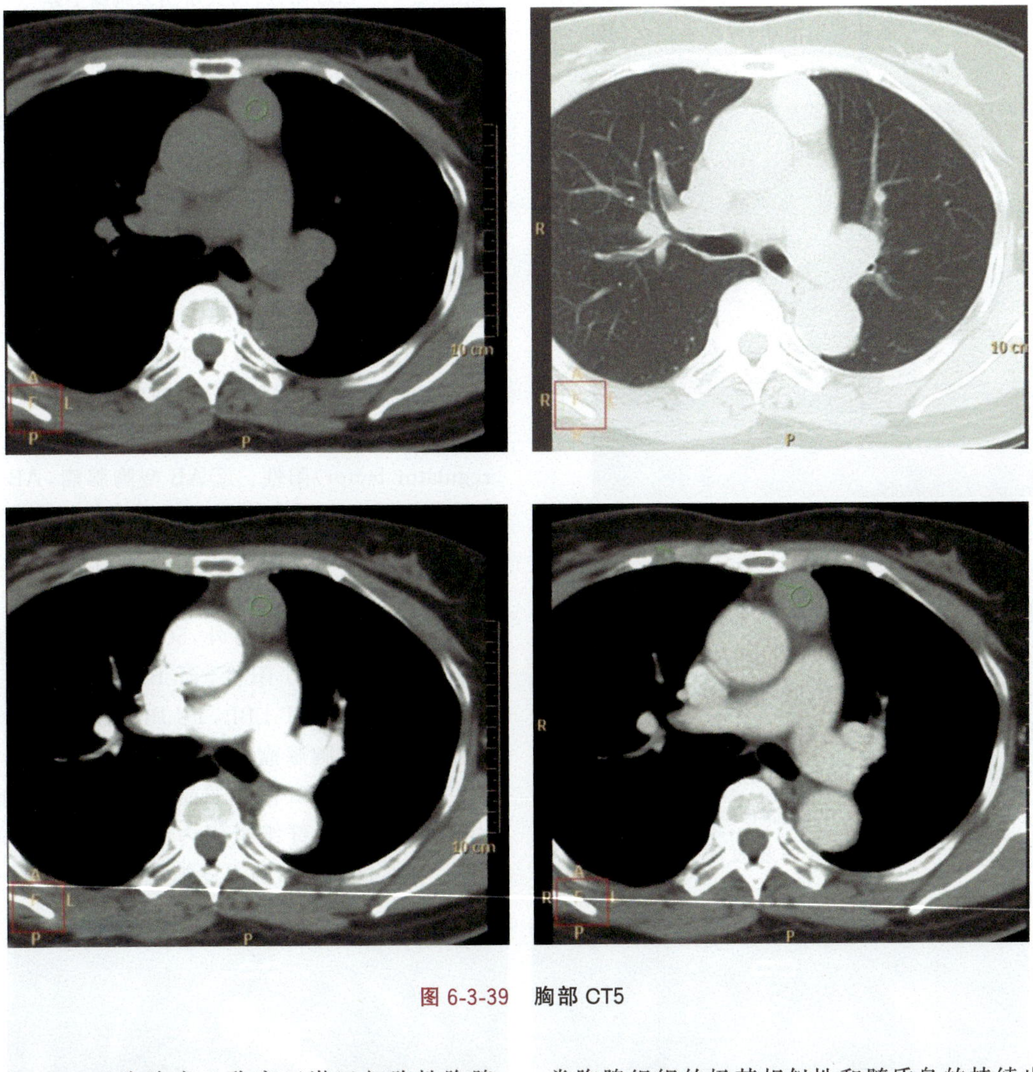

图 6-3-39　胸部 CT5

【分析】　B1 型胸腺瘤又称富于淋巴细胞性胸腺瘤，以大量淋巴细胞中有大或中等大小的肿瘤细胞为特点，可以出现髓样分化和胸腺小体（Hassall 小体）。起源细胞可能是既能向皮质又能向髓质型分化的胸腺上皮细胞。其不同于其他 B 型胸腺瘤之处在于它和正常胸腺组织的极其相似性和髓质岛的持续出现，包含存在或不存在 Hassall 小体的上皮细胞、大量成熟的 TdT-T 细胞和分散的 $CD20^{+}$ 成熟 B 细胞。淋巴细胞内多表达 CK（pan，AE1，AE3）阳性的细胞角蛋白，并且呈网状弥漫分布。

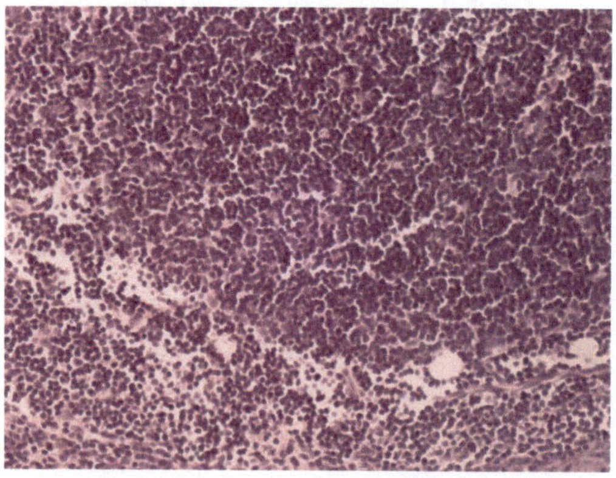

图 6-3-40　大量小淋巴细胞中散在少数上皮细胞，上皮细胞核呈空泡状，可见小核仁(400×)

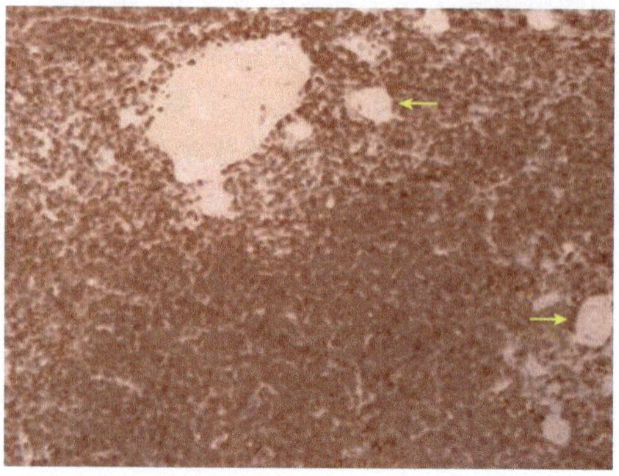

图 6-3-41　CD3 阳性，箭头所指为胸腺小体

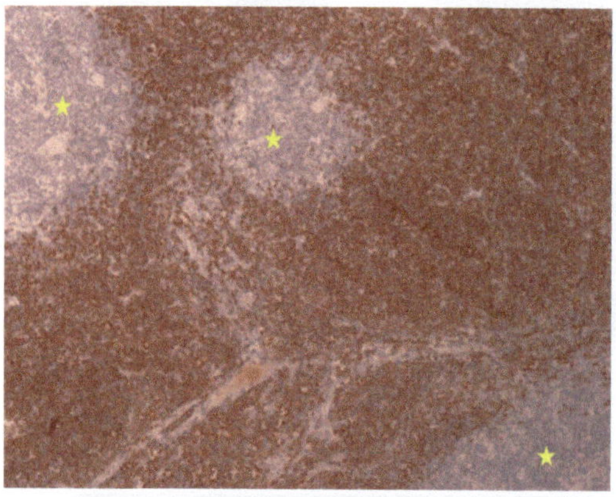

图 6-3-42　TdT 阳性，星号为髓质岛

B1 型胸腺瘤临床少见，占胸腺瘤的 6%～7%，且多数包块小于 10cm。肿瘤呈圆形、椭圆形或分叶状，密度均匀，可见厚的纤维包膜和不规则的纤维分隔，可伴钙化(图 6-3-43)，53%～58%的病例包膜完整(Ⅰ期)，24%～27%的病例只侵犯纵隔脂肪(Ⅱ期)，少见侵犯胸膜、心包、大血管和邻近器官，转移极其罕见。手术切除率为 91%～94%，术后复发率低于 10%，10 年生存率高于 90%。

B1 型胸腺瘤细胞学涂片时，由于淋巴细胞较多，容易误诊为反应性增生的淋巴结、胸腺增生或 T 淋巴母细胞淋巴瘤(T-LBL)，但仔细寻找，不太明显的上皮细胞会提示本瘤。组织学特征是高密度的未成熟 T 淋巴细胞及散在分布的肿瘤性上皮细胞，在低倍镜下甚至不易发现。鉴别诊断：①胸腺增生，与胸腺增生相比，B1 型胸腺瘤有较厚的纤维包膜和间隔，宽大的分叶，皮质成分明显多于髓质，胸腺小体很少甚至缺乏，上皮细胞自身免疫调节因子(epithelium autoimmune regulator factor)阳性。②AB 型胸腺瘤，AB 型胸腺瘤淋巴细胞富集区可见髓质岛，特别是 A 型胸腺瘤成分稀少时常易误诊为 B1 型胸腺瘤，但 Hassall 小体在 AB 型胸腺瘤几乎不存在，找到任意范围的梭形上皮细胞即可以得出诊断。另外，50%的 AB 型胸腺瘤上皮细胞可出现 CD20 阳性，而 B1 型胸腺瘤上皮细胞 CD20 多阴性。③T-LBL，T-LBL 的瘤细胞为不成熟 T 细胞，与 B1 型胸腺瘤的皮质区 T 细胞具有相同的形态和免疫表型。B1 型胸腺瘤是低度恶性潜能的肿瘤，小叶间条带状的纤维组织内无浸润性生长的 T 淋巴细胞，存在核形温和的上皮细胞，偶见髓质分化的淡染

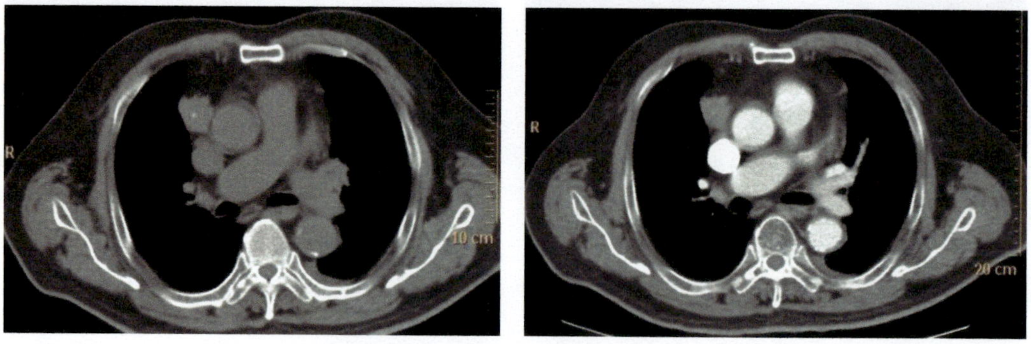

图 6-3-43　男，80 岁。边缘分叶、钙化、缺乏分隔、伴少量积液

区，免疫组化显示显著的细胞角蛋白网。T-LBL 肿瘤常有淋巴细胞浸润间隔或包膜，破坏胸腺小叶，几乎见不到胸腺髓质，上皮标记均显示细胞角蛋白网破坏。T 细胞受体基因重排常为单克隆性。

6. 病例 6：女，59 岁。左胸部疼痛 1 周。

胸部 CT：左上纵隔软组织密度团块，边界较清，内侧缘呈结节状突起，外缘光滑，内部可见斑片状钙化灶，其大小约 9.8cm×8.1cm×9.6cm，内侧与肺动脉可见线状脂肪层分隔，向外压迫左肺，左侧胸腔积液（图 6-3-44）。

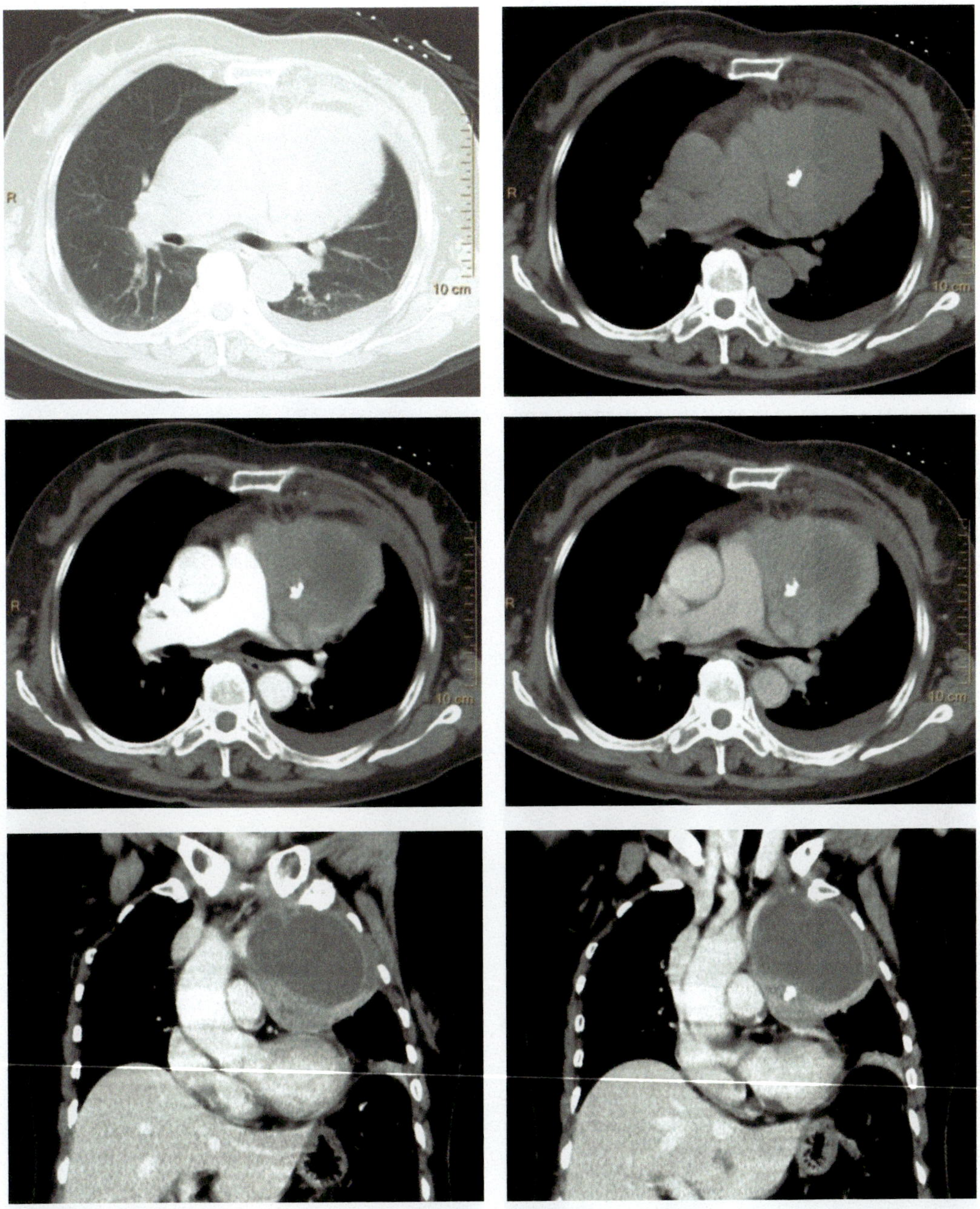

图 6-3-44　胸部 CT6

【诊断】　B2 型胸腺瘤。

【诊断依据】　中年女性，纵隔偏侧肿块影，边界较清，内见钙化，不支持淋巴瘤诊断，首先考虑胸腺瘤。病变囊变明显，无明显分隔，结合 MPR 示左侧膈肌升高，膈神经受累，不支持低危型胸腺瘤诊断，需考虑高危性胸腺瘤或胸腺癌诊断。病变与纵隔脂肪间隙清晰，纵隔淋巴结无肿大，不支持胸腺癌诊断，首先考虑高危性胸腺瘤。左侧少量胸腔积液，无胸膜结节，心包有所侵及，心包内未见确切软组织密度结节，较符合 B2 型胸腺瘤而非 B3 型胸腺瘤。术中见胸腔内脏壁层胸膜局部粘连，肿瘤位于左前纵隔，约 10.0cm×9.0cm×8.0cm 大小，质硬，部分质韧，包膜欠完整，累及左肺上叶，累及心包，面积约 6.0cm×5.0cm，包裹并累及膈神经，胸腔内淡黄色胸腔积液约 200ml，未见胸膜结节。病理：B2 胸腺瘤（图 6-3-45），肿瘤侵犯肺组织。5 组淋巴结未见转移瘤（0/3）。免疫组化：CKpan（＋）、Ck19（＋）、CD5T 细胞（＋）、CD3T 细胞（＋）、TdT-T 细胞（＋）、Ki-67（＋）。

【分析】 B2 型胸腺瘤淋巴细胞与上皮细胞比例接近，为胸腺瘤的最常见类型，占胸腺肿瘤的 18%～42%，可能起源于能够向皮质型上皮细胞分化的胸腺上皮细胞。B2 型胸腺瘤与重症肌无力显著相关，30%～82%的病例表现为重症肌无力的症状，约 20%的病例出现胸痛、呼吸困难、咳嗽等局部症状。罕见并发症包括上腔静脉综合征、低丙种球蛋白血症、单纯红细胞再生障碍性贫血和其他自身免疫性疾病等。其大体标本包膜完整（图 6-3-46）或界线不清，肿瘤可以侵犯纵隔脂肪或邻近器官。切面质软或坚实，可表现为被白色纤维分隔而成的黄褐色结节（图 6-3-47）。可发生较大面积的囊性变、出血和纤维化。

胸腺瘤为前纵隔类圆形、不规则软组织肿块，常见于主动脉弓水平，可呈分叶状，肿块大者其内常密度不均，可见囊变及坏死，伴有斑点状钙化，部分边界清晰，部分与纵隔血管间脂肪间隙消失。增强后见不同程度强化，可不均匀或均匀。随着肿瘤的恶性度增高，肿块倾向于边界不清、形态不规整，分叶及合并坏死、囊变多见。B2 型胸腺瘤属高危型胸腺瘤，故影像学表现边缘分叶多见，病变内分隔少见，可见较大范围囊变及低密度区（图 6-3-48），可侵及心包（图 6-3-49）、胸膜（图 6-3-50），后者表现为胸膜结节和胸腔积液。

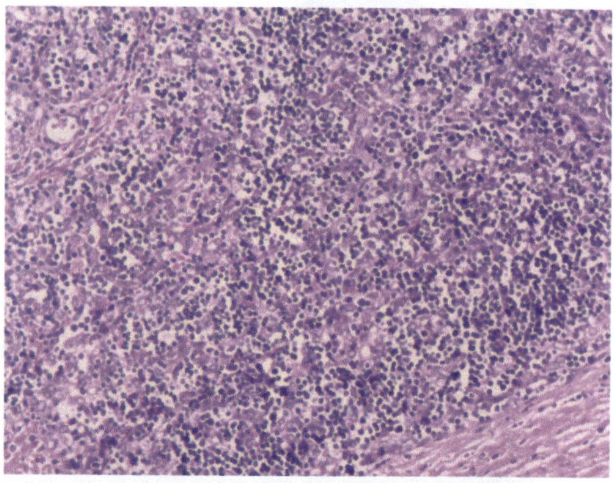

图 6-3-45 肿瘤细胞体积大，多角形，染色质稀疏，可见中位核仁，肿瘤细胞与淋巴细胞数量相当

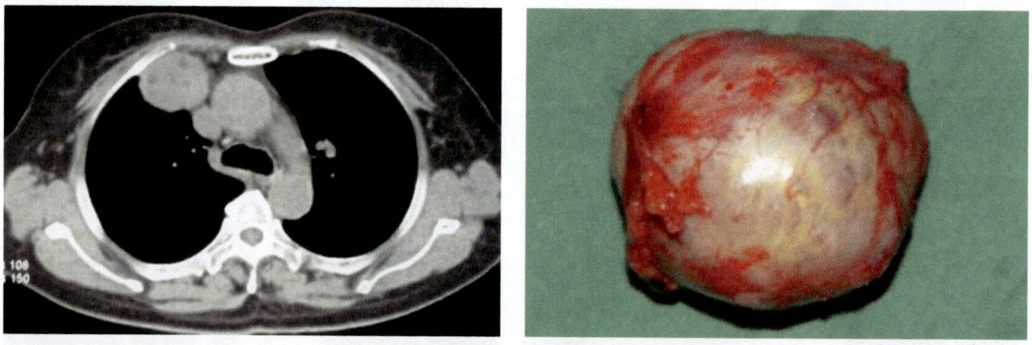

图 6-3-46 女，60 岁。右前纵隔椭圆形肿块影，边缘清晰，内见多发囊变。大体标本包膜完整

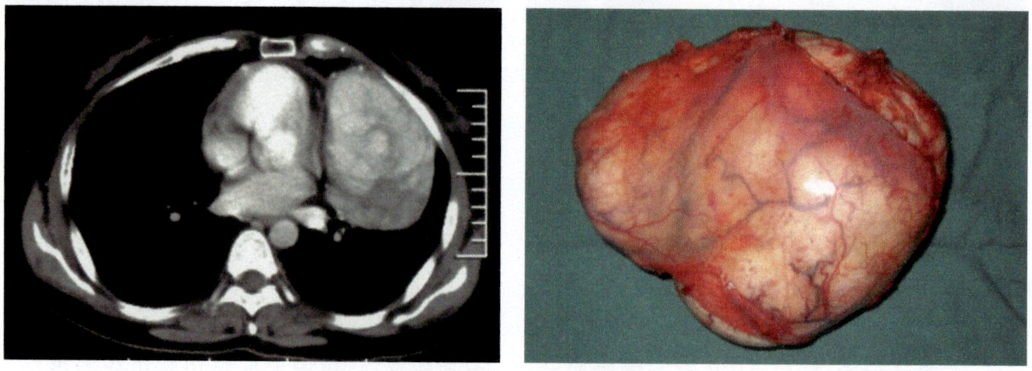

图 6-3-47 女，36 岁。左侧心包旁巨大肿块影，可见结节和分隔，大小 12cm×10cm×6cm

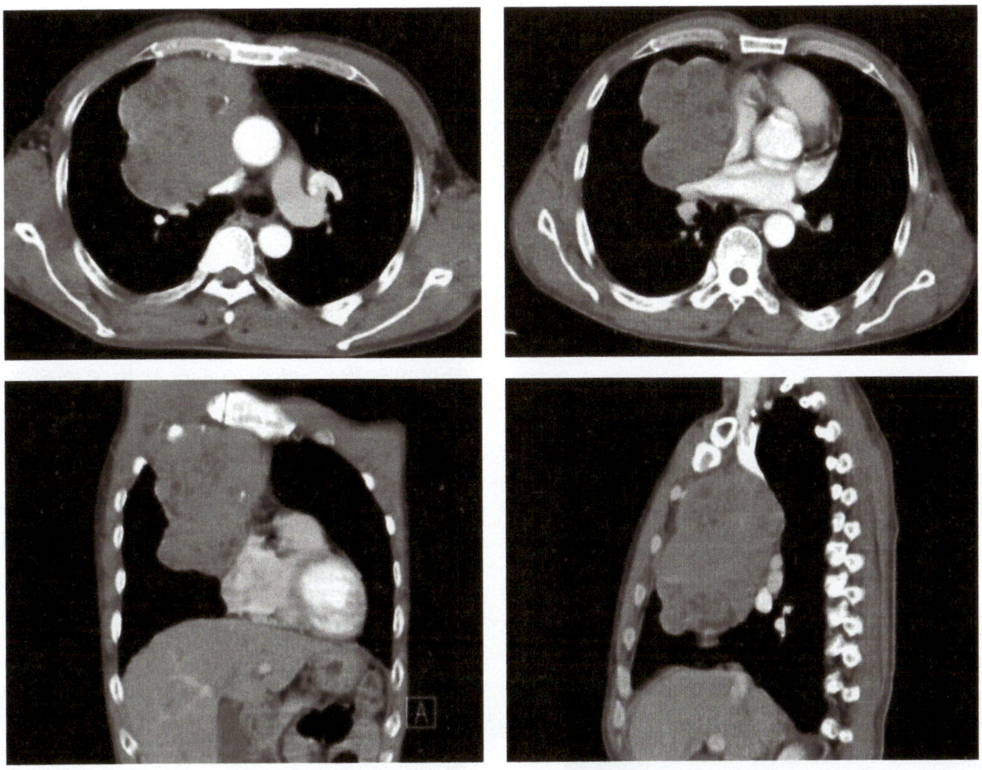

图 6-3-48　男，56 岁。右侧胸壁带状疱疹就诊。B2 型胸腺瘤，侵出被膜，分叶明显，病变内分隔少见，可见囊变、坏死、钙化

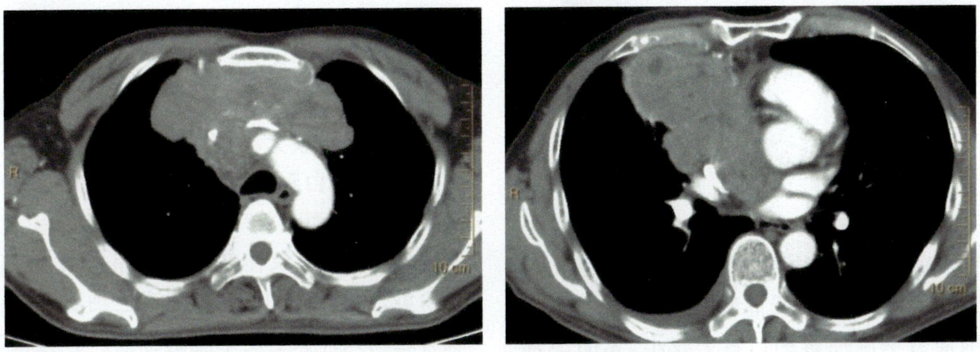

图 6-3-49　男，66 岁。B2 型胸腺瘤，侵及心包

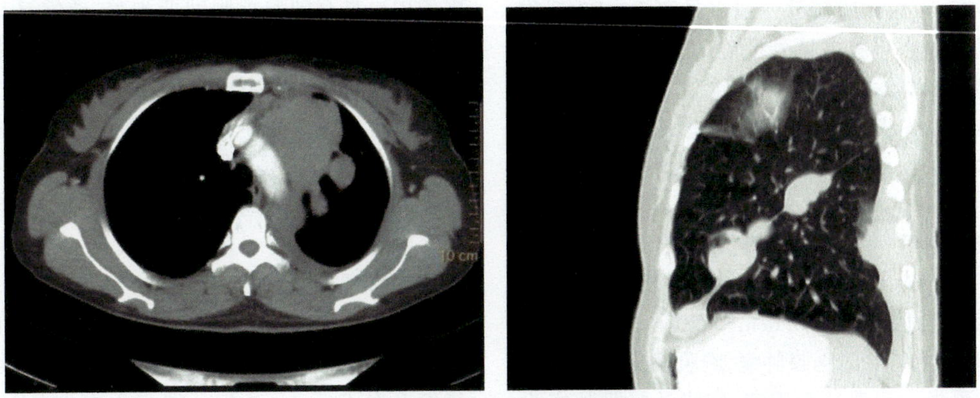

图 6-3-50　女，39 岁。B2 型胸腺瘤伴叶间胸膜转移、胸腔积液

7. 病例7:女,52岁。左侧胸痛20天,加重1周。病人20天前无明显诱因出现左侧胸部间断性隐痛,每次持续数小时,休息后可缓解,曾自服"罗红霉素"1周,无明显效果。近1周来自觉胸痛加重,为持续性且伴左上肢乏力,伴右胸部胀满不适,查心电图正常。

胸部X线片:胸椎骨质结构未见异常,左前纵隔椭圆形软组织密度影(图6-3-51蓝箭),左侧膈肌升高,可见椭圆形病变(图6-3-51红箭)。

胸部CT:左前纵隔占位性病变病并胸膜、膈肌转移(图6-3-52)。

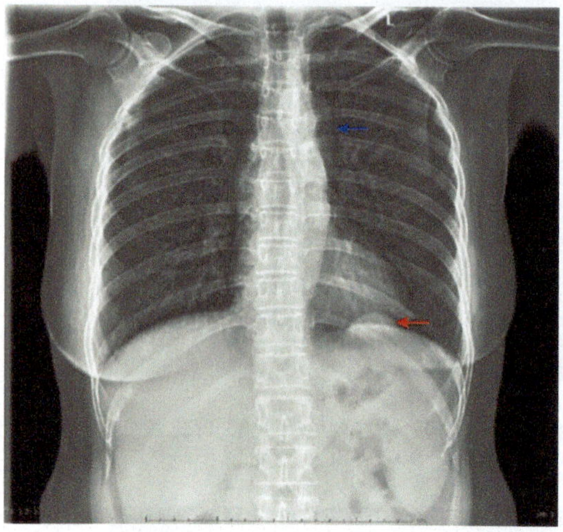

图6-3-51 胸部X线片

【诊断】 高危型胸腺瘤。

【诊断依据】 中年女性,病变位于前纵隔,偏于一侧,纵隔内未见肿大淋巴结,不支持淋巴瘤诊断,考虑为胸腺上皮肿瘤。病变与纵隔边缘欠清,增强扫描强化不明显,胸膜、膈肌受累,不支持低危型胸腺瘤诊断,考虑为高危型胸腺瘤或胸腺癌诊断。病变较小,无明显坏死,无肺内转移,纵隔淋巴结不大,结合左上肢乏力,不除外重症肌无力可能,故不首先考虑胸腺癌,首先考虑高危型胸腺瘤。较大胸膜转移一般多见于B2、B3型胸腺瘤和胸腺癌,如心包腔内见到明确的软组织密度影,多支持B3型胸腺瘤诊断。本例心包腔内没有明确的软组织密度影,故首先考虑B2型胸腺瘤诊断。病人行胸腔镜手术,术中探查:胸腔无粘连,左前上纵隔胸骨后方有一大小约4.0cm×3.0cm×3.0cm包块,包膜完整,包块质硬,界线不清楚,侵及部分心包及膈神经。膈肌上有一大小约4.0cm×3.0cm×3.0cm包块,胸膜靠近肋膈角处有一大小约3.0cm×3.0cm×3.0cm包块,质中等,均有蒂相连,将切除的胸腺肿瘤、胸膜及膈肌肿瘤术中送冷冻,结果提示侵袭性胸腺瘤、胸膜及膈肌肿瘤为胸腺组织。病理:瘤组织由梭形的上皮样细胞及淋巴样细胞构成,镜下形态结合免疫组化结果均支持B2型胸腺瘤,肿瘤为多灶状分布,局部瘤组织侵穿被膜,累及瘤周脂肪组织。免疫组化:膈肌肿瘤:CK(+),Vimentin(散在+),EMA(−),Ki-67(70%),CD3(+),CD5(+),CD20(散在+),TdT(+),CD99(+),CDla(+),CK7(灶+);胸腺瘤:EMA(−),CK19(+)。

【分析】 B2型胸腺瘤的特点是肿瘤性上皮明显增多,呈多角形,散在或呈簇状分布于丰富的未成熟淋巴细胞中,因此,低倍镜下HE染色呈蓝色(由于含大量淋巴细胞)。肿瘤的小叶结构无论形态还是大小都不规则,纤维间隔较细,细胞核圆或卵圆形,核仁小而明显,无明显核异型。另一个特点是典型的血管周围间隙(PVS),由中心血管及其周围含蛋白液体及淋巴细胞的明显腔隙构成,髓质岛很少见且往往不明显。PVS和大量的TdT阳性表达T细胞可出现在B1和B2型胸腺瘤,但PVS在B1型胸腺瘤中较少见。细胞学涂片表现为孤立的或簇状的上皮细胞混杂有大量淋巴细胞,当取样、制片不理想致上皮细胞弥散时,也容易误诊为反应性增生的淋巴结、胸腺增生及T淋巴母细胞淋巴瘤。

B2型胸腺瘤可以异质性地含有B3型及B1型胸腺瘤成分,与胸腺癌的混合很罕见。鉴别诊断:①B1型胸腺瘤,B2型胸腺瘤低倍镜下与正常胸腺相比经常出现上皮细胞数量增多;可见有上皮细胞簇的出现(至少3个连续上皮细胞),B1型胸腺瘤则缺乏上皮细胞簇、上皮细胞的细胞核大小并不能作为鉴别特征。免疫组化中,细胞角蛋白阳性的上皮细胞网在B1型胸腺瘤与正常胸腺相似,而在B2型胸腺瘤中更密集。②B3型胸腺瘤,B2型肿瘤组织在低倍镜下呈蓝染,而B3型则明显呈粉染,这是由于B3型缺乏淋巴细胞,以及其轻度嗜酸或有透明大片状上皮细胞的缘故。③胸腺癌:依据典型的分化、异型程度及器官样结构的缺如,大部分胸腺癌和胸腺瘤的鉴别并不困难。在极少数的B2和B3型胸腺瘤中可见有肿瘤细胞间变现象,通常是局灶性,但该肿瘤仍保持有胸腺瘤的器官样结构特征(如TdT阳性的T细胞,血管周围间隙,叶状生长方式和CD5、CD117阴性),这类肿瘤应称为B2(或B3)型胸腺瘤伴有间变。

B2型胸腺瘤是一种中度恶性肿瘤,多数发生在前纵隔。Masaoka分期:Ⅰ期(10%~48%)、Ⅱ期(13%~53%)或Ⅲ期(19%~49%),ⅣA期少见(平均8.9%),远处转移(ⅣB期)罕见(不超过3%)。由于其常具侵袭性,故5%~15%的病例不能手术切除。即使完整切除,5%~9%的病例可术后复发,术后转移率达11%,复发多在术后1~7年。带瘤生存期长,10年生存率70%~90%。

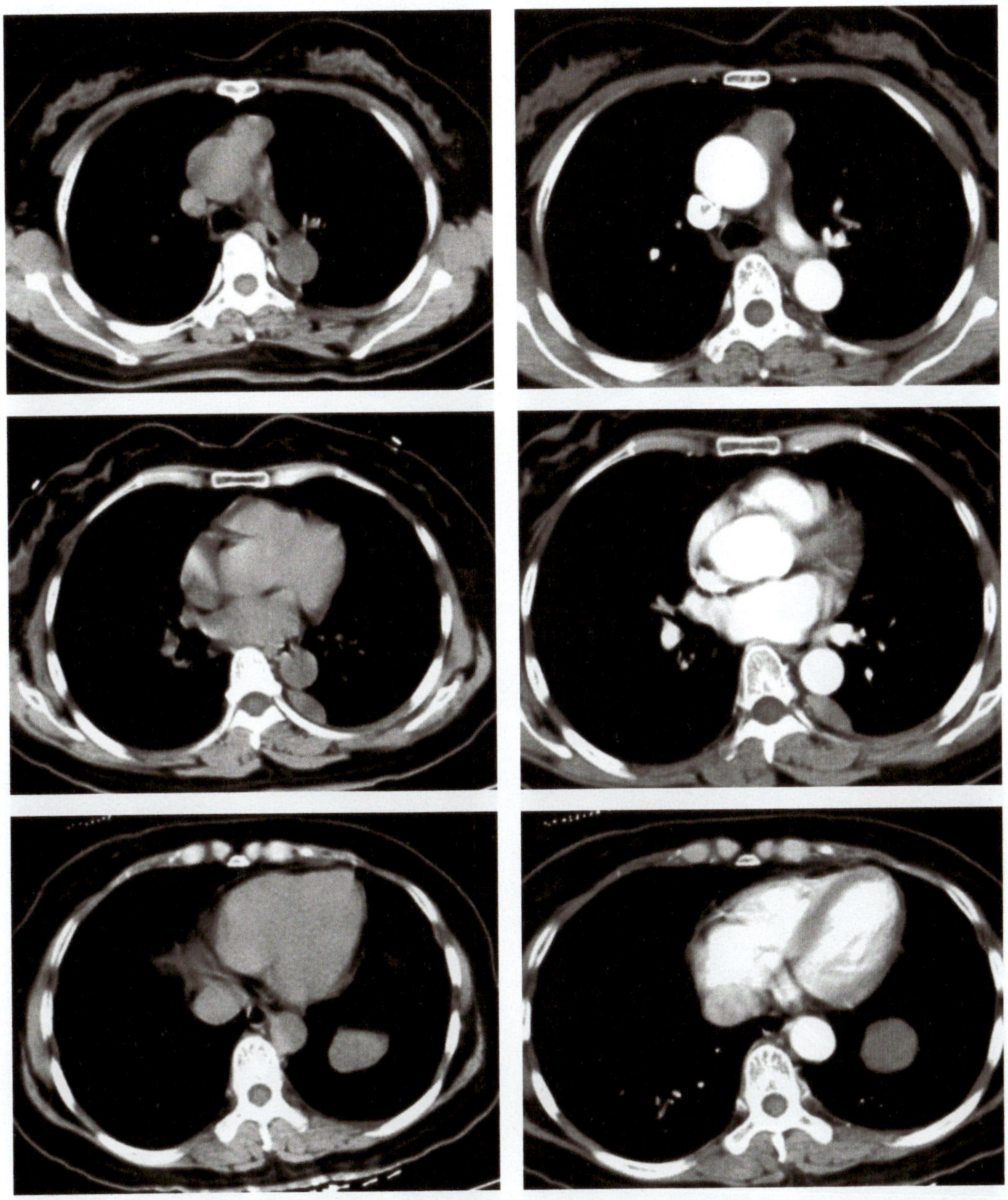

图 6-3-52　胸部 CT7

（宝鸡市中心医院影像科　习　羽　提供）

8. 病例 8：男，32 岁。双上肢无力、吞咽困难 2 月余。发病以来进食困难，仅能进食半流质食物，体重减轻约 10kg。

胸部 CT：双肺多发小结节，较大者直径约 5mm，两肺门及纵隔未见肿大淋巴结。前上纵隔见不规则软组织密度肿块影，最大截面约 3.8cm×2.3cm，CT 值约 41HU，内见点状致密影，增强扫描未见明显强化，与周围血管分界尚清（图 6-3-53）。

【诊断】 B3 型胸腺瘤。

【诊断依据】 青年男性，前纵隔不规则软组织密度影，内见钙化，纵隔内未见肿大淋巴结，不支持淋巴瘤诊断，考虑为胸腺上皮肿瘤。病变增强扫描强化不明显，胸膜、肺内转移（图 6-3-53），不支持低危型胸腺瘤诊断。纵隔病变无明显坏死，纵隔淋巴结不大，胸膜有较大转移灶而无胸腔积液，纵隔血管未受累，结合有重症肌无力症状，不首先考虑胸腺癌，考虑

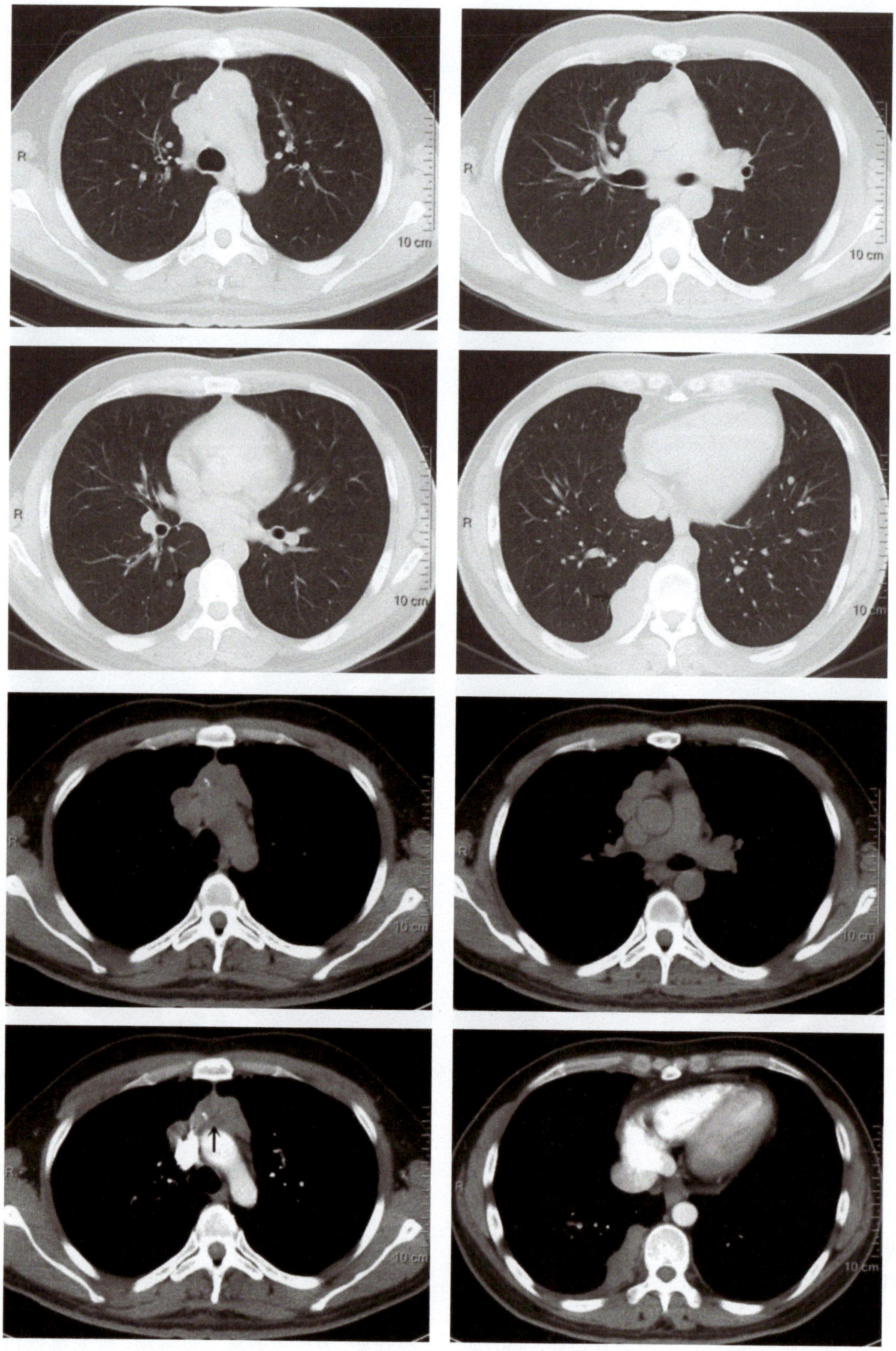
R
10 cm

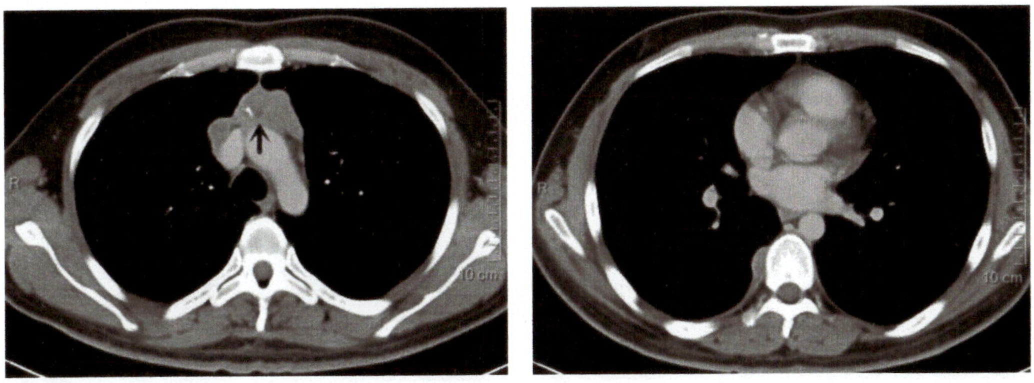

图 6-3-53　**胸部 CT8**

B2 或 B3 型胸腺瘤。心包腔内见到明确的软组织密度影(图 6-3-53 黑箭)，故考虑 B3 型胸腺瘤诊断。病人行胸膜肿物活检，病理示：(胸膜)考虑胸腺源性肿瘤可能性大，免疫组化：AE1/AE3(+)、EMA(+)、CD117(-)、CD20(散在+)、CD5(散在+)、CD99(部分+)、Calretinin(-)、TTF-1(-)、TdT(+)。结合免疫组化结果，病变符合 B3 型胸腺瘤(图 6-3-54)。明确诊断后病人未行抗肿瘤治疗，口服溴吡斯的明 60mg 每 6 小时 1 次，重症肌无力症状无明显进展。

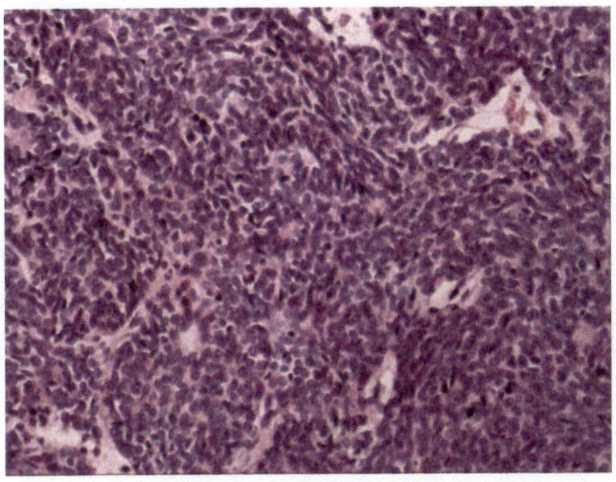

图 6-3-54　**肿瘤细胞中等大小，卵圆形，排列呈小叶状，淋巴细胞稀少**

【分析】　B3 型胸腺瘤是以圆形或多角形上皮细胞为主、混有少量淋巴细胞、异型不明显或轻度异型的一类肿瘤，上皮细胞呈片状生长，也称为分化良好的胸腺癌。这一交界性的特点，决定了其在临床表现上与其他类型的胸腺肿瘤亚型有所差别。B3 型胸腺瘤可能的起源细胞是胸腺上皮细胞，组织学上的典型表现为纤维分隔的小叶结构、推挤性的边缘、明显的血管周围间隙及围绕间隙栅栏状排列的上皮细胞，肿瘤细胞间无细胞间桥及角化(除偶尔见于胸腺小体或所谓的鳞状细胞旋涡内)。B3 型胸腺瘤在所有胸腺瘤中占 7%～25%，30%～77%的病例表现为重症肌无力症状。

大体上，B3 型胸腺瘤通常无包膜，但显示边缘浸润不明显，病变内几乎不见分隔，可侵犯脂肪或邻近器官。免疫组化上皮细胞不表达 CD5、CD20、CD117 和 TTF-1，与 B2 型胸腺瘤相比，局灶性 EMA 阳性反应是一个显著特征。80%的 B3 型胸腺瘤呈浸润性生长，主要累及胸膜，体积较大、密度均匀的胸膜转移高度提示为胸腺肿瘤。心包内侵犯只见于 B3 型胸腺瘤和胸腺癌，侵犯纵隔内大血管和纵隔淋巴结转移罕见。

B3 型胸腺瘤是一种中度恶性肿瘤，大多数为 Masaoka 分期Ⅱ期(15%～38%)或Ⅲ期(38%～66%)，Ⅰ期罕见(平均 4.2%)。胸膜蔓延(ⅣA 期)或远处转移(ⅣB 期)病例占 6%～26%(平均 15%)，有远处转移者高达 7%，主要累及与 B2 型胸腺瘤一样的器官：肺、肝、骨和软组织。大多数发现时已不能手术切除(17%～47%)，手术完全切除率低，复发和转移率高，发生复发与转移的时间较早，复发多在术后 1～6 年后，10 年生存率为 50%～70%。

9. 病例 9：男，50 岁。咳嗽、胸闷 4 个月。

胸部 CT：右肺中叶不规则软组织密度影，与纵隔分界不清，右侧胸腔积液(图 6-3-55)。

【诊断】　B3 型胸腺瘤。

【诊断依据】　中年男性，前纵隔不规则软组织密度影，偏于右侧，内见钙化(红箭)，纵隔内未见肿大淋巴结，不支持淋巴瘤诊断，考虑为胸腺上皮肿瘤。病变增强扫描强化不明显，心包、胸膜受累，可见同侧胸腔积液和胸膜结节(图 6-3-55 黑箭)，不支持低危型胸腺瘤诊断。纵隔病变略有坏死(图 6-3-55 绿箭)，纵隔淋巴结不大，心包腔内见到明确的软组织密度影(图 6-3-55 蓝箭)，需考虑 B3 型胸腺瘤诊断。病人于 2009-03-19 行胸腔镜下检查，术中探查肿瘤位于右肺中叶及纵隔，约

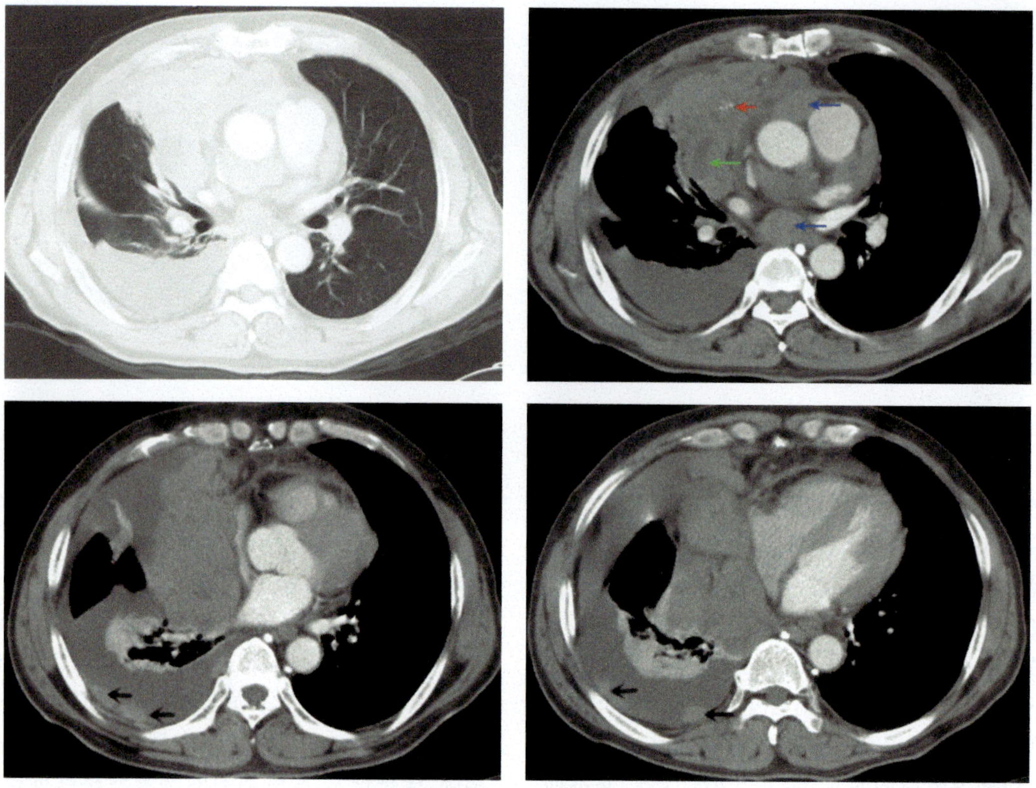

图 6-3-55 胸部 CT9

10cm×8cm×5cm，表面菜花样改变，脏层胸膜及壁层胸膜多发转移结节，活检病理：B3 型胸腺瘤，胸壁结节及肺表面结节查见转移瘤组织，免疫组化：LCA（散在+），广谱 CK（弥漫+），CD20（-），CD5（-），CD3（-）。诊断为胸腺瘤Ⅳ期，行多西他赛+顺铂方案化疗 4 周期后，行胸腺肿瘤及胸膜转移灶精确放疗，DT55Gy/22F，病人胸闷、憋气症状消失，院外观察。2010-03-08 复查胸部 CT 示病变明显吸收（图 6-3-56）。2010-04-23 复查 CT 示右上胸膜结节灶，考虑复发。给予右上胸膜结节灶精确放疗，DT50Gy/25F，治疗好转。2013 年 5 月复查 CT 示病变较前进展，给予多西他赛+顺铂方案化疗 2 周期。2015 年 5 月 29 日再次复发，对症治疗后出院。

【分析】 尽管胸腺瘤具有惰性特征，在细胞学表现上较为温和，但所有的胸腺肿瘤均可能有恶性的生物学行为。Masaoka 分期是目前被广泛接受的分期标准，是一个较好的预后判断指标。胸腺瘤最佳的治疗方法应当根据分期确定。外科手术仍是最为重要的治疗方法，是否完整切除成为最为重要的一个预后因素，因此尽可能将肿瘤完整切除，清扫前纵隔脂肪有助于减少术后复发。若侵犯大血管如上腔静脉、头臂静脉等应切除受侵血管，后行血管修补或人工血管重建，也可以取得较好疗效。随着微创外科的发展，胸腔镜及达·芬奇机器人技术的引入并日臻成熟，越来越多的Ⅰ期及Ⅱ期的病人采用微创手术治疗。大多数Ⅰ期胸腺瘤病人仅通过手术即可治疗。50%的Ⅱ期病人和75%的Ⅲ期、Ⅳ期病人应联合手术及辅助治疗（包括放疗）。Dettebek 分析 8 个序列>100 例胸腺瘤病人认为，各期（Masaok 分期）的平均切除率分别为Ⅰ期 100%、Ⅱ期 80%（43%～100%）、Ⅲ期 47%（0～89%）。Ⅳ期 26%（0～78%）。

对于肿瘤不完全切除的病人，以及局部进展的不可切除的病人，或对已完整切除的有侵袭性的肿瘤病人，放疗可作为一种辅助治疗且具有一定效果。有研究表明，对于Ⅰ、Ⅱ期完全切除肿瘤的病人并不推荐使用辅助放疗。Monden 等研究认为对于Ⅱ期和Ⅲ期胸腺瘤术后复发的病人，接受术后放疗但仍复发的病人分别约为 8%和 24%，而不接受放疗复发的病人分别约为 29%和 40%。Koest 等 Meta 分析认为，完全切除的Ⅱ期和Ⅲ期胸腺瘤病人中，术后放疗并未明显减少复发。Kondo 等认为对于完全切除的Ⅱ期和Ⅲ期胸腺瘤病人，并不推荐放疗作为预防复发（包括局部复发，胸膜播散或远处转移）的治疗。对于不完全切除肿瘤的病人，推荐使用辅助放疗，复发率可从 80%减少至

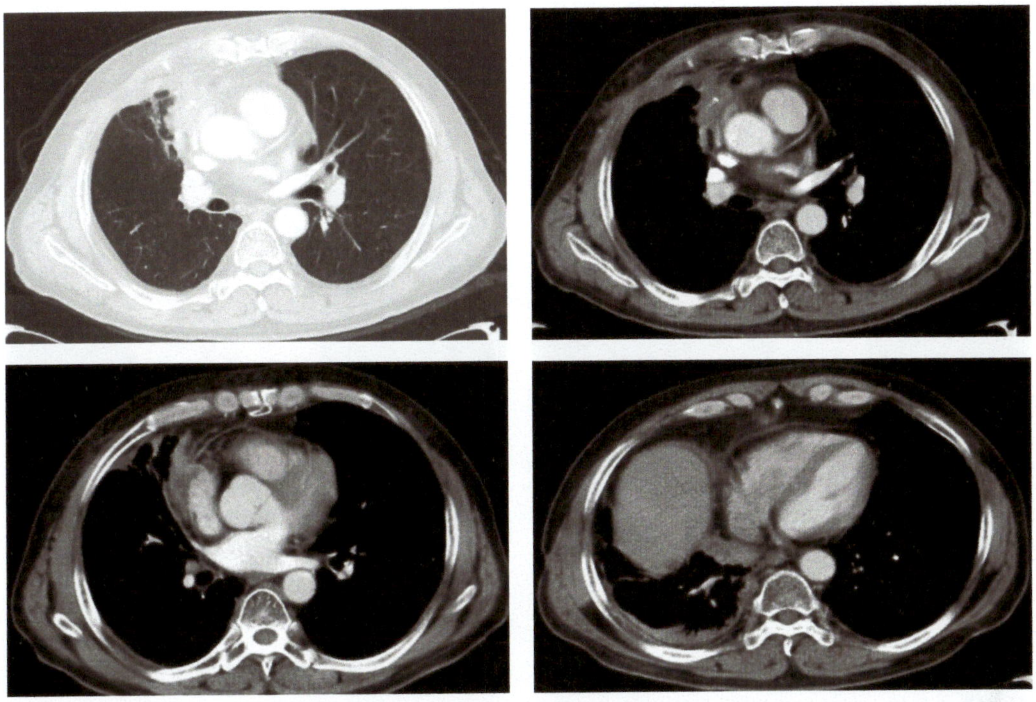

图 6-3-56　**病变较前吸收**

40%。局部复发通常采用手术切除，而对于不可切除的局部复发，放疗是唯一可行的治疗。为减轻对正常组织的损伤，三维适形放射治疗、调强放射治疗、呼吸门控技术已应用于胸腺瘤的放射治疗。

胸腺肿瘤的复发与转移并不少见，而 B3 型胸腺瘤是其中复发率最高的一种类型。B3 型胸腺瘤术后的复发和转移与手术切除的彻底性密切相关，复发以单侧胸膜复发最为常见。B3 型胸腺瘤的特点在于整个胸膜均可能出现复发，因此，局部摘除术后仍可出现胸膜的再次复发，所以单纯的姑息性手术无法控制整个胸膜的复发。目前尚不明确胸膜复发的确切机制，比较公认的是胸膜种植。放疗在控制原肿瘤床区复发方面可能有一定的作用，但在降低胸膜复发率方面未见明显差异。如何降低胸膜转移率也是值得研究的问题。复发后的化疗也是一种治疗选择。但对于 B3 型胸腺瘤复发，尤其是胸膜复发病人而言，化疗局部缓解率极低。

B3 型胸腺瘤是胸腺肿瘤中恶性程度相对较高的肿瘤，就诊时晚期病人较多，手术完全切除率低，复发和转移率高。包含手术的多学科综合治疗在中晚期及复发的 B3 型胸腺瘤中是必不可少的治疗手段，对于提高肿瘤局部控制率及延长生存时间均具有重要作用。

10. 病例 10：女，78 岁。咳嗽 5 个月，左肩背部疼痛半个月。

胸部 CT：左前纵隔占位性病变，最大截面约为 11cm×5cm，形态不规则，局部侵及心包，其内密度不均(图 6-3-57)。

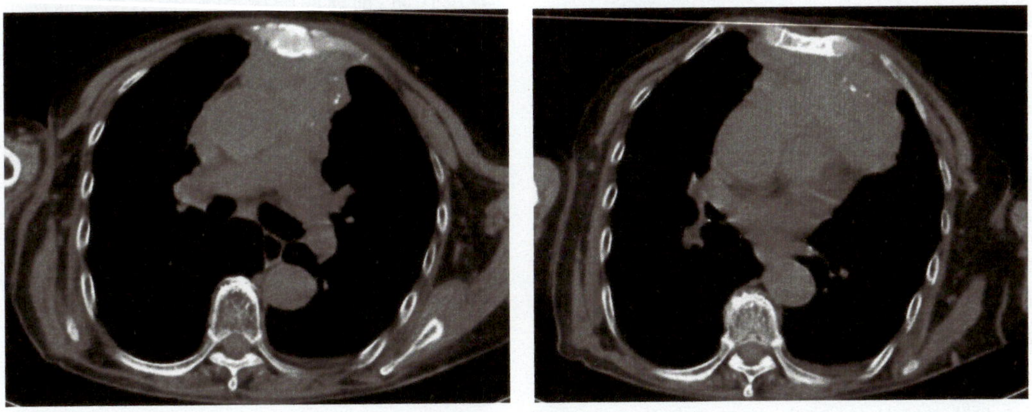

图 6-3-57　**胸部 CT10**

PET-CT：前纵隔胸腺区不规则形软组织密度肿块伴异常放射性浓聚，大小约 11.6cm × 6.6cm × 12.8cm，最高 SUV8.6，内示点、条状高密度影，肿块向前与胸骨及前胸壁软组织分界不清，邻近胸骨骨质示明显成骨性改变，肿块向后侵入心包，并贴邻、包绕心底部大血管；余纵隔内 2R、4R 区另示肿大淋巴结伴异常放射性摄取增高，大者位于 2R 区，短径约 0.9cm，最高 SUV3.8（图 6-3-58）。

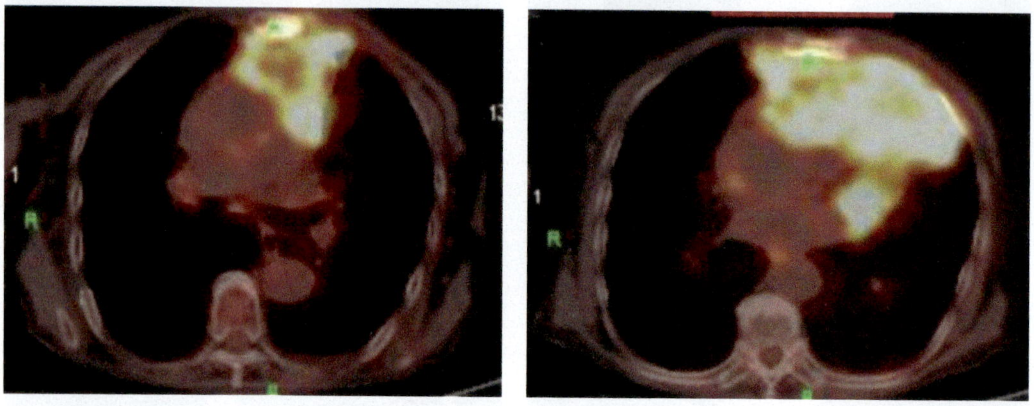

图 6-3-58 PET-CT

【诊断】 B3 型胸腺瘤或胸腺癌。

【诊断依据】 老年女性，左前纵隔占位性病变，偏侧生长，内见钙化，不支持淋巴瘤诊断。PET-CT 示肿块向后侵入心包，并贴邻、包绕心底部大血管，最高 SUV8.6，首先考虑 B3 型胸腺瘤或胸腺癌可能。（前上纵隔肿物穿刺活检）B3 型胸腺瘤（图 6-3-59）。免疫组化：CK5/6（+），p63（+），TdT 淋巴细胞（+），CD117（−），Syn（−），CgA（−），Ki-67（+ 5%）。

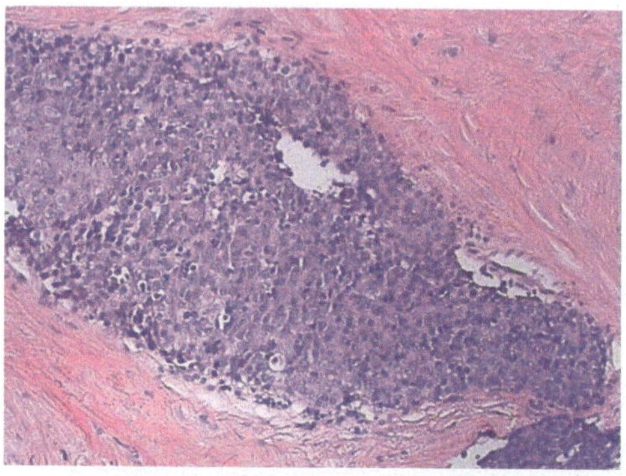

图 6-3-59 肿瘤细胞以多角形上皮细胞为主、混有少量淋巴细胞

【分析】 ^{18}F-FDG PET-CT 在前纵隔肿瘤诊断应用方面的研究逐渐增多。^{18}F-FDG PET-CT 显像能反映肿瘤细胞糖代谢功能，恶性肿瘤多表现为放射性异常浓聚，而绝大部分良性病灶不摄取 FDG 或较少摄取。SUV（标准摄取值）如果大于 2.5、病变周边模糊、边缘呈分叶一般为恶性肿瘤的特点。SUV 小于 2.5 者，病灶呈结节片状或块状、絮状、楔形或条状病灶，一般认为是良性病变。PET-CT 在胸腺上皮肿瘤中应用的研究发现，Ⅲ期和Ⅳ期胸腺瘤的 SUV_{max} 值高于Ⅰ期和Ⅱ期胸腺瘤，SUV_{max} 值与胸腺肿瘤 Masaoka 分期呈正相关。FDG-PET 在胸腺瘤和胸腺癌鉴别中存在优势。Sung 的一组 8 例低危型胸腺瘤、9 例高危型胸腺瘤和 16 例胸腺癌，其 SUV_{max} 分别为（4.0±0.42）、（5.6±1.90）和（10.5±4.68），胸腺癌的 SUV 值要远高于胸腺瘤，具有显著性差异。其研究还表明，胸腺癌的 FDG 摄取较胸腺瘤更为不均匀。Toba 等回顾性分析 33 例（低危组 15 例，高危组 10 例，胸腺癌 8 例）胸腺瘤的 ^{18}F-FDG PET-CT 显像资料，低危组、高危组及胸腺癌的 SUV_{max} 分别为（3.7±2.0）、（3.5±2.1）、（5.9±1.9）。Sasaki 亦报道胸腺癌的标准摄取值远高于胸腺瘤，若以 5.0 为阈值鉴别两者，其敏感性为 84.6%，特异性为 92.3%，准确率为 88.5%。B3 型和胸腺癌 PET-CT 高代谢，B2 型（图 6-3-60）及以下类型轻度代谢，前纵隔肿块 FDG 摄取程度低提示为良性病变或可以直接手术切除的低危型胸腺瘤，但胸腺瘤基于最大标准摄取值的 FDG 摄取率变化较大，能否鉴别低危型和高危型胸腺瘤需进一步研究。

11. 病例 11：女，61 岁。查体发现纵隔占位 8 个月，左侧胸痛 2 天。

胸部 CT：左纵隔主动脉弓至左心房水平不规则软组织肿块，大小约 9cm×9cm×8cm，边界尚清，与邻近血管关系密切，肿块与左侧胸膜界线欠清，心包不规则增厚。增强扫描呈不均质强化，纵隔内见多发肿大淋巴结（图 6-3-61）。

【诊断】 B3 型胸腺瘤。

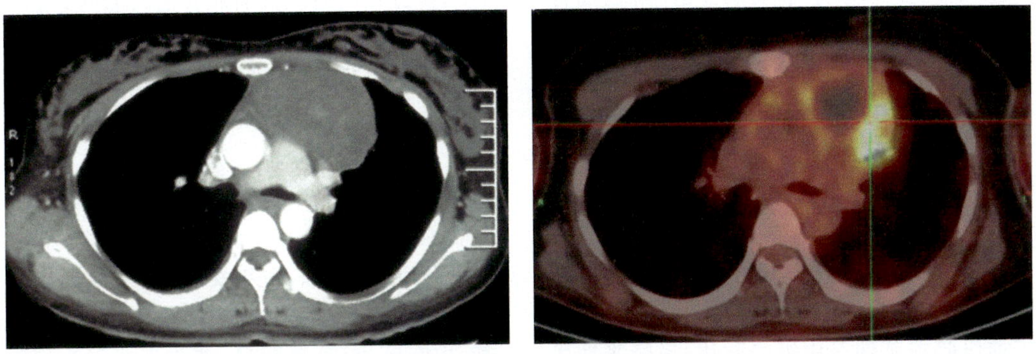

图 6-3-60　女，27 岁。B2 型胸腺瘤。PET-CT 示前纵隔软组织密度肿块，大小约 8.0cm×5.0cm，密度不均，边缘较清晰，病变向后与心包相贴，心包略增厚，向前与前胸壁相贴，不均匀放射性摄取，最大 SUV 约 5.5

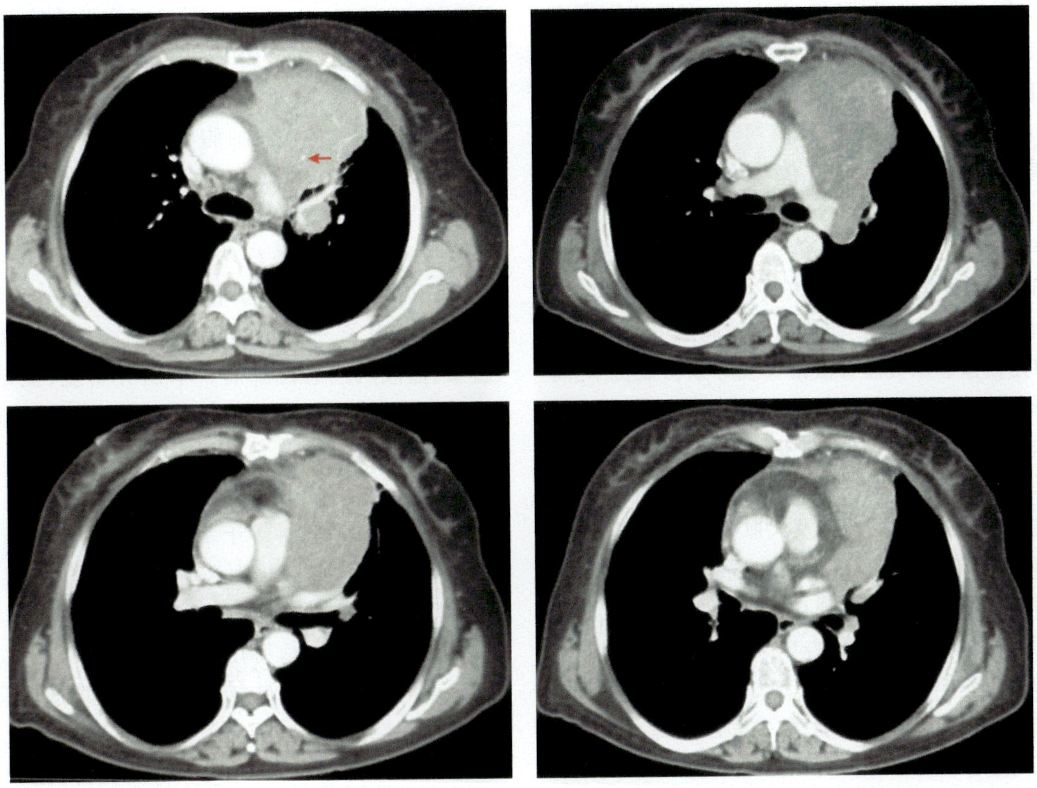

图 6-3-61　胸部 CT11

【诊断依据】　本例主要是胸腺瘤和淋巴瘤的鉴别。胸腺瘤和淋巴瘤均可累及心包和胸膜，有时鉴别困难。胸腺瘤肿块多偏向一侧，本例偏向纵隔左侧，可见钙化（图 6-3-61 红箭），支持胸腺瘤诊断。另外，胸腺瘤病变最大部分主要位于主动脉弓或以下层面，淋巴瘤肿块多为双侧性，常累及主动脉弓上层面。胸腺瘤邻近血管结构大多受推压而移位，淋巴瘤由于多数累及胸部多组淋巴结且弥漫性浸润纵隔结缔组织和脂肪组织，因此多表现为包绕邻近血管结构，累及上腔静脉时可导致临床上出现上腔静脉综合征。本例纵隔内见多发肿大淋巴结，但无明显融合，血管未见侵及，心包受累，不符合淋巴瘤，更符合 B3 型胸腺瘤诊断，最终穿刺病理证实。

【分析】　胸腺瘤和淋巴瘤是纵隔最常见的肿瘤，均常表现为前、中纵隔肿块。因肿块压迫邻近组织和器官，临床上胸腺瘤和淋巴瘤均常表现为胸骨后疼痛、呼吸困难、胸闷咳嗽及全身不适等症状，但临床特点不尽相同，需从以下几方面鉴别，①发病年龄：淋巴瘤好发于青壮年及老年男性，而胸腺瘤多于40岁以上发病，小于40岁的胸腺瘤病人相对少见。②临床症状：胸腺瘤特有的表现是合并某些综合征，如重症肌无力、单纯红细胞再生障碍性贫血、低丙种球蛋白血症、肾炎肾病综合征、类风湿关节炎、皮肌炎、红斑狼疮、巨食管症等。而淋巴瘤多伴有低热及全身多处浅表淋巴结无痛性肿大，部分可出现上腔静脉综合征。

影像学鉴别：①胸腺瘤起源于胸腺上皮细胞，多表现为局限于前纵隔或延伸至中纵隔肿块，呈膨胀性生长，肿块多偏向纵隔一侧，而淋巴瘤呈浸润性生长，常累及主动脉弓上层面，并多侵犯中纵隔，肿块多为双侧性。②胸腺瘤病灶呈椭圆形或分叶状，部分边缘呈结节状突起；前纵隔淋巴瘤常表现为多结节融合的分叶状肿块，边缘一般较光滑，仔细观察可发现肿块周围有肿大的淋巴结与肿块融合或孤立存在。③低危型胸腺瘤密度一般较均匀，而高危型胸腺瘤易坏死囊变，部分见少许点片状钙化；淋巴瘤密度尚均匀，囊变坏死较少见，钙化罕见，其钙化多出现在放疗后，故未经治疗的肿瘤钙化大多数为胸腺瘤。④增强扫描胸腺瘤坏死囊变区未见明显强化，实性部分不均匀强化，与淋巴瘤强化程度相近。⑤侵袭性胸腺瘤以直接侵袭的方式向邻近组织生长，侵犯纵隔间隙，纵隔内脂肪间隙可被肿瘤组织填充，增强扫描显示大血管被推移或导致明显狭窄，可沿胸膜、心包生长，可穿透胸膜侵犯肺组织，较少远处转移，浅表淋巴结肿大少见；淋巴瘤侵犯周围组织结构并向全身转移，易出现不同部位的淋巴结肿大，但很少侵犯胸膜。胸腺瘤与淋巴瘤侵犯心脏及大血管差异不明显，但侵犯胸膜有显著差异。⑥胸腺瘤可出现胸骨及肋骨直接受侵及转移，而淋巴瘤较少出现骨质受侵。

12. 病例12：女，59岁。心悸、乏力1月余。病人1个月前无明显诱因出现心悸、乏力，偶有头晕。查血常规：血红蛋白80g/L，考虑营养不良性贫血，给予铁剂、维生素B_{12}治疗1周，无明显效果入院诊治。病人贫血貌，辅助检查：血常规：WBC 6.26×10^9/L、红细胞2.07×10^{12}/L、血红蛋白65g/L、血小板129×10^9/L；肝肾功能，电解质，心肌酶均正常；溶血性贫血检查：尿含铁血黄素、红细胞渗透脆性、酸溶血试验阴性。骨髓穿刺：骨髓增生活跃；粒系增生活跃，中、晚幼粒比值增高，粒细胞胞质内可见颗粒增多增粗；红细胞增生未见。成熟红细胞大小不等，畸形红细胞可见；淋巴细胞百分比占27.5%；全片见巨核细胞32个，其中颗粒巨细胞25个，产板巨细胞1个，裸核细胞6个；血小板散在、小簇可见，考虑单纯红细胞再生障碍性贫血。心脏和腹部超声均正常。

胸部CT：前上纵隔血管前间隙内见2个不规则软组织密度肿块，呈明显不均质强化，分别突向双侧肺野并分居中线两侧，左侧较大，其边缘可见多个斑点状高密度钙化灶，两者边缘较光滑，与周围血管结构分界尚清楚(图6-3-62)。

【诊断】 AB型胸腺瘤合并单纯红细胞再生障碍性贫血。

【诊断依据】 中年女性，有单纯红细胞再生障碍性贫血，故前纵隔病变胸腺瘤可能性大，病变边界清楚，内有钙化，分隔明显，首先考虑AB型胸腺瘤。病人术前补充去白悬浮红细胞8U，手术采用经胸骨正中切口，术中见肿块包膜光滑，右侧6cm×5cm，左侧8cm×6cm，术中将肿物及周围组织一并切除(图6-3-63)。术中输红细胞4U。术后6天复查血常规示：WBC5.15×10^9/L，红细胞3.17×10^{12}/L，血红蛋白94g/L，血小板140×10^9/L。术后病理结果回报为AB型胸腺瘤(图6-3-64)。

【分析】 单纯红细胞再生障碍性贫血(pure red cell aplasia，PRCA)是一组选择性导致红细胞生成障碍的综合征，其特点是外周血中网织红细胞和骨髓红系极度减低，其他系统均正常，且无明显病态造血表现。PRCA的主要病因可能是病人血清中存在红系祖细胞抑制因子。PRCA可为原发性，也可继发于药物、感染、血液病或恶性肿瘤。本例肝功能、血常规、尿常规、溶血三项和骨髓穿刺检查结果可除外溶血性、营养性、混合型贫血。

胸腺瘤合并PRCA是一种较为罕见的自身免疫性疾病，首例由Polays等于1930年报道。5%～7%的胸腺瘤病人合并PRCA，而20%～50%的PRCA病人伴发有胸腺瘤存在。PRCA可在胸腺瘤同时、切除以后或之前很多年发生。胸腺瘤合并PRCA的发病机制目前尚不清楚，可能与自身免疫有关。其依据有：①胸腺产生抑制性T细胞，抑制红细胞分化并对自身抗体产生作用。②胸腺瘤合并PRCA病人外周血和骨髓中T细胞亚群以$CD8^+$ T细胞为主，且$CD4^+/CD8^+$比值变化与骨髓中有核红细胞比例变化呈正相关，病人血清及胸腺瘤细胞培养上清液中有2种抑制物，提示PRCA发病可能与胸腺瘤细胞分泌物引起病人机体免疫功能异常并直接抑制造血功能有关。③胸腺瘤病人血清中有多种抗体，血液中的自身抗体可直接抑制骨髓红系祖细胞、红系集落刺激形成单位和促红细胞生成素，并对自身细胞免疫机制起抑制作用，手术切除胸腺可明显改善贫血症状。

胸腺瘤合并PRCA病人多见于中年人，临床表现包括不明原因的进行性贫血，有头晕、乏力等表现，淋巴

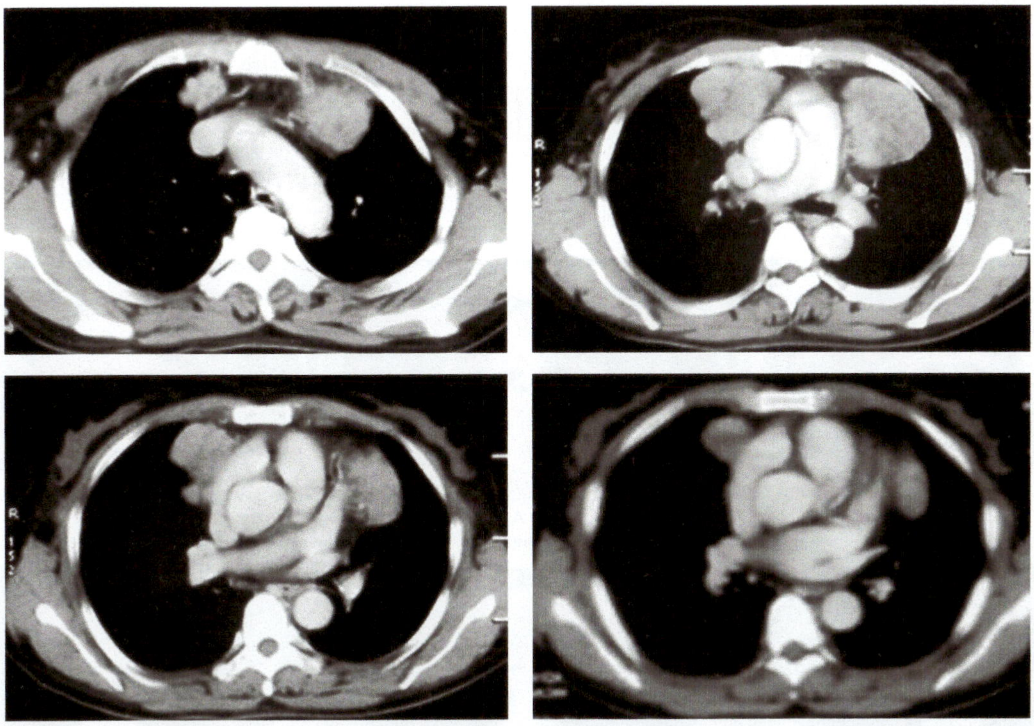

图 6-3-62　胸部 CT12

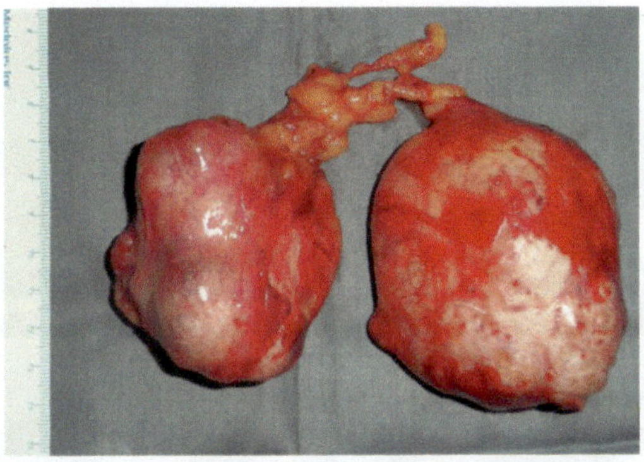

图 6-3-63　大体标本

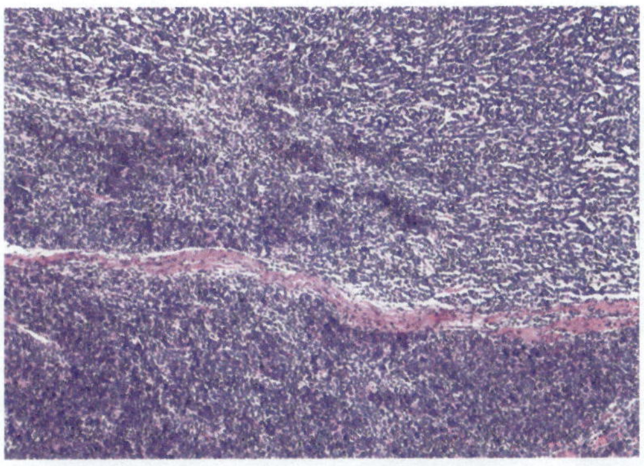

图 6-3-64　AB 型胸腺瘤

结、肝脾不大，外周血红细胞、血红蛋白低，网织红细胞减少甚至缺如，白细胞和血小板正常。骨髓检查示有核细胞增生活跃，红系增生低下或完全受抑，粒红比值显著增高，巨核细胞系统及血小板正常。本病的诊断并不困难，但在发病早期，通常仅有贫血症状而无胸闷表现，易忽视胸部影像学检查。此外，一些较小的胸腺瘤，常因纵隔组织的掩盖，难以在胸部 X 线片上表现出来而造成延误诊断或漏诊。所以，对原因不明的 PRCA 应常规行胸部 X 线和(或)CT 检查，以排除合并胸腺瘤的可能性。

胸腺瘤合并 PRCA 以手术切除胸腺瘤为首选，但切除胸腺瘤只能使 20%～42%的病人取得血液病的缓解。为防止术后复发，病人术后应常规行胸腺区放疗。胸腺瘤中的某些抑制因子或胸腺本身可能导致 PRCA 的发生，甚至在胸腺瘤扩大切除术后，之前所释放的抑制因子仍在血清中循环，需要时间衰退和消除，在平均衰退时间达到之前，胸腺瘤切除术加免疫抑制剂和激素的应用是治疗的关键。约有 20%的病人术后加用糖皮质激素后可得到治愈。在没有切除胸腺瘤的情况下，免疫抑制剂及糖皮质激素对本病的治疗无效。

13. 病例 13：女，57 岁。间断发热 2 个月。病人 2 个月前受凉后出现发热，最高体温达 40℃，畏寒、无寒战。阵发性干咳，并有胸痛，咳嗽后加重。乏力、食欲缺乏明显，间断静脉滴注抗生素治疗 10 余天(具体不详)，胸痛缓解，但仍有发热，体温波动于 38～39℃，干咳无明显好转。

病来体重减轻约 4kg。查体：T38.9℃，营养不良，腹部皮肤可见红色丘疹，双肺呼吸音粗，双下肺可闻及干湿啰音。辅助检查：免疫系列示 IgG 604mg/dl ↓、IgA 130mg/dl ↓、IgM 44mg/dl ↓、补体 C3 124mg/dl ↓、$CD3^+CD4^+$ 26.4% ↓、$CD3^+CD8^+$ 59.9%、$CD3^+$ 91.34%、CD4/CD8 0.44 ↓、$CD3^-/CD16^+CD56^+$（总 NK 细胞）7.5%、$CD3^+/CD16^+CD56^+$（NK 样 T 细胞）9.0%、$CD3^-/CD19^+$（总 B 细胞）0.0%。

胸部 CT（2013-03-25）：右纵隔占位性病变，双肺弥漫性分布斑片结节影（图 6-3-65A～C）。胸部 CT（2013-05-09）：肺内病变较前进展（6-3-65D、E）。

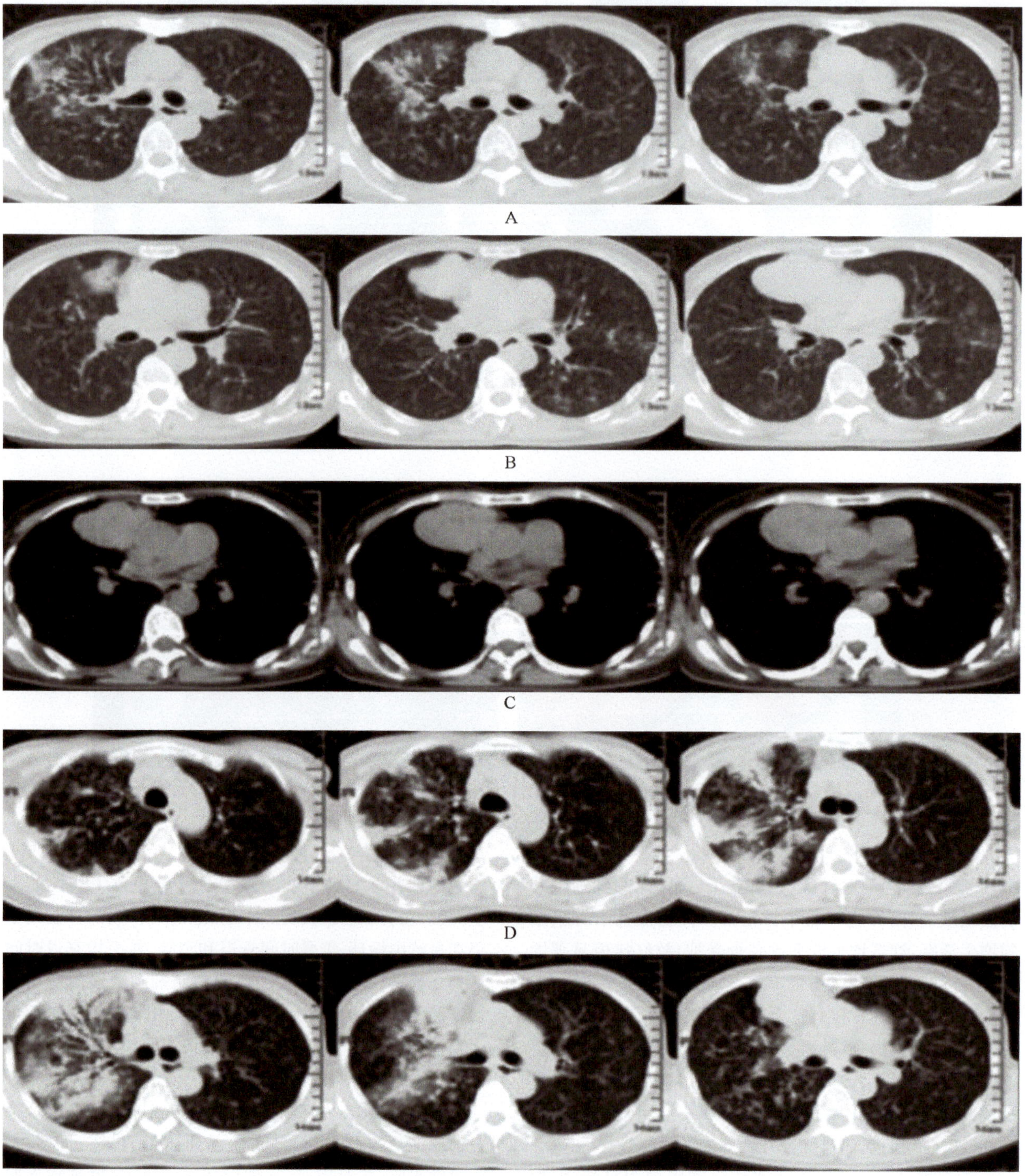

图 6-3-65 胸部 CT13

【诊断】 Good's 综合征。

【诊断依据】 中年女性，前纵隔占位，偏向右侧，与周围组织界线清晰，首先考虑胸腺瘤可能。病人免疫球蛋白 IgG、IgA 和 IgM 均降低，考虑低丙种球蛋白血症，故诊断 Good's 综合征。病人入院后给予哌拉西林/他唑巴坦抗感染，病情逐渐好转，后再次加重，痰培养多次为肺炎克雷伯菌，药敏示敏感菌，给予头孢哌酮/舒巴坦抗感染治疗，病人病情好转，但减量后再次加重。追述病史，病人 2008 年因呼吸道感染，发现前纵隔占位，后反复出现呼吸道感染，胸部 CT 提示肺内病变逐渐进展，出现支气管扩张，前纵隔占位较前增大，遂行 CT 引导下肺穿刺活检，病理提示 AB 型胸腺瘤。肺部病变穿刺活检：符合炎症改变并见纤维组织增生。病人有明确胸腺瘤病史，合并低丙种球蛋白血症，外周血 B 淋巴细胞缺如，$CD4^+$ T 淋巴细胞下降，CD4/CD8 比例倒置等在内的 B、T 淋巴细胞联合的免疫缺陷，符合 Good's 综合征的诊断。给予美罗培南抗感染、静脉滴注人免疫球蛋白增强免疫力等治疗后，复查免疫球蛋白：IgG 1061mg/dl、IgA 96mg/dl、IgM 43mg/dl、IgE＜5.00U/ml、补体 C3 118mg/dl、补体 C4 29mg/dl，免疫球蛋白较前明显升高，IgG 正常。病人咳嗽、咳痰明显好转，停抗生素后无发热，病情稳定后出院。

【分析】 Good's 综合征是以胸腺瘤、低丙种球蛋白血症、外周血 B 淋巴细胞减少或缺如为特点的一种体液免疫和细胞免疫同时受损的原发性免疫缺陷病。1954 年由 Rober Good 首次报道并命名。20 世纪 90 年代后期研究者发现，该类病人有 B 淋巴细胞产生分化障碍，T 淋巴细胞功能低下。其发病机制不清，目前有两种假说：①髓基质细胞分泌的细胞因子影响 T、B 细胞的生长和分化；②胸腺瘤中的 T 细胞或自身抗体会抑制 B 细胞产生免疫球蛋白及前 B 细胞生长。

Good's 综合征病人常合并自身免疫性疾病，如重症肌无力、单纯红细胞再生障碍性贫血、特发性血小板减少症、口腔扁平苔藓等。50％以上的病人可检测到自身抗体。Good's 综合征尚无明确诊断标准，目前较为认同的标准为胸腺瘤合并成人起病的免疫异常，包括低丙种球蛋白血症、B 细胞减少或缺失、CD4/CD8 比例倒置、$CD4^+$ T 淋巴细胞计数减少及 T 细胞有丝分裂受损等。虽然个别病人 IgA 正常或出现 IgM 升高，但多数 Good's 综合征病人的 IgG、IgA 和 IgM 下降。本例完全符合。血细胞计数可以出现贫血（继发于再生障碍性、溶血性或恶性贫血）、中性粒细胞减少、血小板减少症和嗜酸粒细胞缺乏，甚至 B 淋巴细胞产生障碍。

临床上多于成年人发病，主要表现为反复慢性呼吸道感染或腹泻、低丙种球蛋白血症、胸腺瘤。胸腺瘤可与慢性感染、腹泻、低丙种球蛋白血症同时发现，也可早于或晚于多年才诊断，有些病人在胸腺瘤切除后多年才出现慢性感染或腹泻、低丙种球蛋白血症。美国统计胸腺瘤中合并低丙种球蛋白血症者占 6％～11％。对 152 例诊断 Good's 综合征的病人进行系统性回顾发现，胸腺瘤以 A 型和 AB 型为主，42％的病人胸腺瘤诊断较免疫缺陷早，38％的病人中两者几乎同时被诊断（2 个月内），10％的病人诊断胸腺瘤后接着出现了免疫缺陷，另有 10％胸腺瘤诊断较免疫缺陷晚。

由于免疫功能低下，病人容易合并感染，常常以慢性感染为首发表现，最多见于肺部感染，可合并支气管扩张，并可因感染加重导致呼吸衰竭，临床以反复咳嗽、咳痰、气短、呼吸闲难为主要表现，常合并鼻窦炎症。最常见的致病菌为流感嗜血杆菌，其次为克雷伯菌属和假单胞菌属。也常有机会性感染，如巨细胞病毒、真菌、结核分枝杆菌、胎儿弯曲杆菌、木糖氧化产碱菌等。胸部 CT 可见到广泛细支气管炎样改变并进展为支气管扩张，也可表现为自身免疫因素介导的间质性肺病。Good's 综合征病人出现弥漫性泛细支气管炎样病变的机制尚不清楚，可能与 HLA-B54 相关的淋巴细胞过度反应和免疫缺陷引起的反复感染相关。慢性腹泻是仅次于肺部感染的常见症状，约 50％的 Good's 综合征病人合并出现慢性腹泻，虽然有时可以分离到一些肠道细菌（多见于沙门菌感染）、贾第鞭毛虫和巨细胞病毒，但大多数腹泻病人不能检测到致病原。

Good's 综合征病人的预后较其他免疫缺陷疾病差，诊断明确后的 5 年生存率约为 70％，10 年生存率约为 33％。感染、自身免疫性疾病、血液系统并发症是常见的死亡原因。治疗主要是静脉注射免疫球蛋白替代治疗、抗感染或胸腺切除治疗。免疫球蛋白替代治疗是主要的治疗措施，定期静脉输注免疫球蛋白可以明显改善病人的体液免疫缺陷症状，提高病人抵抗力，有助于减少呼吸系统感染，但并不能改善细胞免疫缺陷。本例经免疫替代和抗生素治疗后也出现好转。对于弥漫性泛细支气管炎样肺部表现的病人，使用大环内酯类治疗是有效的，主要是利用其抗炎和免疫调节作用。虽然切除胸腺瘤并不能使免疫功能得到恢复，但仍是治疗原则之一。合并有自身免疫性疾病者，可给予环孢素 A、糖皮质激素治疗。

14. 病例 14：女，34 岁。胸痛 4 个月。

胸部 CT：左侧心包旁椭圆形软组织肿块影，左肺上叶、下叶、右肺中叶外侧段多发占位性病变（图 6-3-66）。

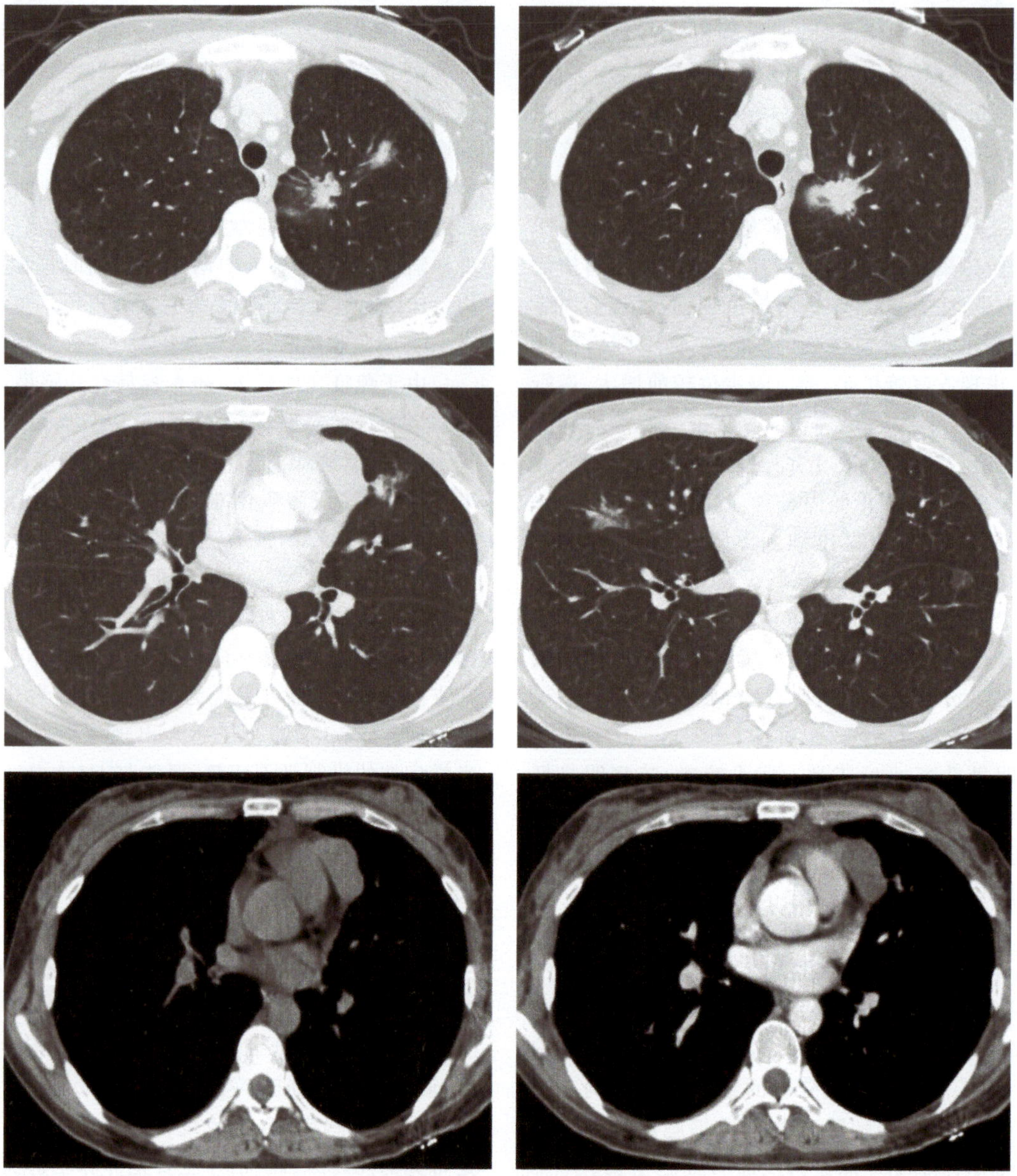

图 6-3-66 **胸部 CT14**

【诊断】 胸腺瘤并肺腺癌。

【诊断依据】 左侧纵隔心包旁偏侧病变，与周围组织界线清晰，增强扫描强化不明显，符合胸腺瘤表现；肺内多发病变，左肺下叶斜裂旁磨玻璃影，其余以实性病变为主，病变周围可见分叶、毛刺、胸膜凹陷征等，符合肺腺癌影像特征。手术病理：纵隔肿瘤为 B2 型胸腺瘤，侵犯肺组织；左肺下叶斜裂旁磨玻璃病灶为原位腺癌，其余病变为高分化腺癌，清扫 10 组淋巴结均未见转移。

【分析】 胸腺瘤各种组织类型及各期的胸腺瘤均可发生转移，多局部浸润或胸内转移，经血管、淋巴管远处转移的机会甚少，因此一旦确诊应尽早手术治疗。胸腺瘤的发病机制尚不明确，可能与宿主自身免疫紊乱、基因易感性及遗传因素有关，与胸腺的生物学行为及 DNA 倍数无相关性。胸腺瘤尚可使胸腺外恶性肿瘤的发生风险增加。多项研究表明，17%～28%的胸腺瘤病人可以同时或以后出现第二原发恶性肿瘤，原因可能与遗传易感性及免疫紊乱相关。在诊断胸腺瘤 5～9 年后发生非霍奇金淋巴瘤的风险高达 7.1 倍。另外，胸腺瘤合并重症肌无力的病人易发生胸腺外恶性肿瘤。最常见的第二原发恶性肿瘤是肺癌（图 6-3-67、图 6-3-68），由于近年来肺癌发病率增高，胸腺瘤合并肺癌的概率也可能增加。本例确诊 B2 型胸腺瘤的同时发现不同部位、不同病理类型的肺腺癌。其他常见肿瘤包括甲状腺癌、胃肠道癌、前列腺癌、淋巴瘤，脑瘤、肉瘤、白血病比较罕见。

人体的同一器官、成对器官，同一系统不同部位或不同系统的器官，发生 2 个或 2 个以上彼此无关的原发肿瘤称为多原发癌（multiple primary carcinoma，MPC），也称重复癌。目前 MPC 发病机制尚不明确，其发病与以下因素相关，①宿主的基因易感性和遗传因素：病人本身具有基因易感性，对外界环境致癌因子比较敏感；②放、化疗因素：临床上放、化疗可能导致病人机体正常细胞 DNA 受损、转换、断裂等，从而引起基因突变和染色畸变，造成机体免疫功能低下；③生活工作环境和生活方式因素：生活和工作中接触有生化毒物的环境，同时存在吸烟和饮酒习惯。上述因素均会不同程度地导致 MPC 的发生。

对于 MPC 要做到早期明确诊断，避免漏诊或误诊为转移癌或继发癌而延误治疗。

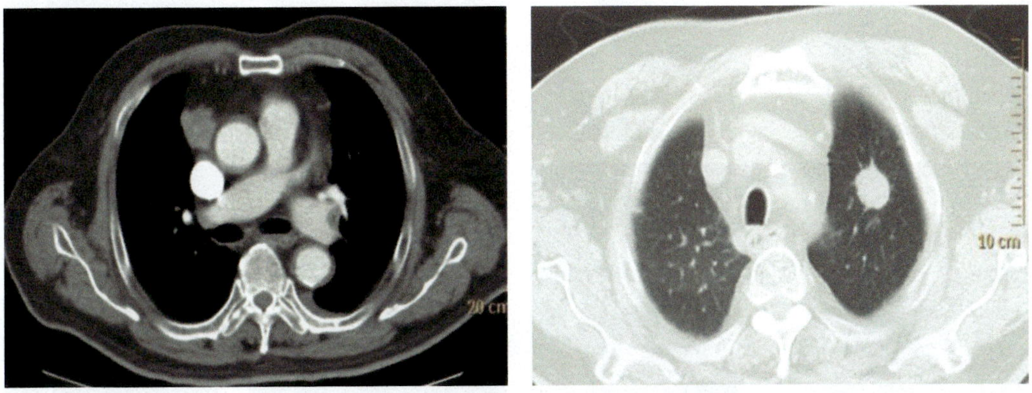

图 6-3-67　男，80 岁。右侧背痛伴前臂不适 1 周余。B1 型胸腺瘤合并肺腺癌

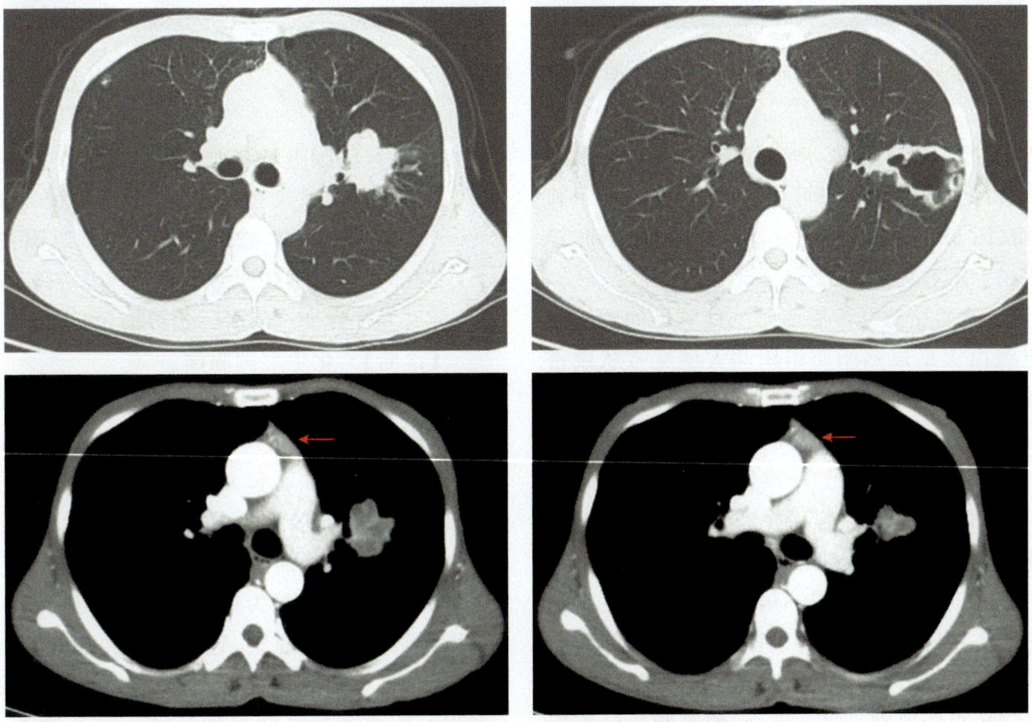

图 6-3-68　女，52 岁。B1 型胸腺瘤（红箭）合并低分化鳞状细胞癌

15. 病例 15：男，18 岁。体检发现纵隔占位。

胸部 CT：右前纵隔占位，增强扫描可见强化，内有脂肪成分(图 6-3-69)。

【诊断】 右前纵隔胸腺脂肪纤维腺瘤。

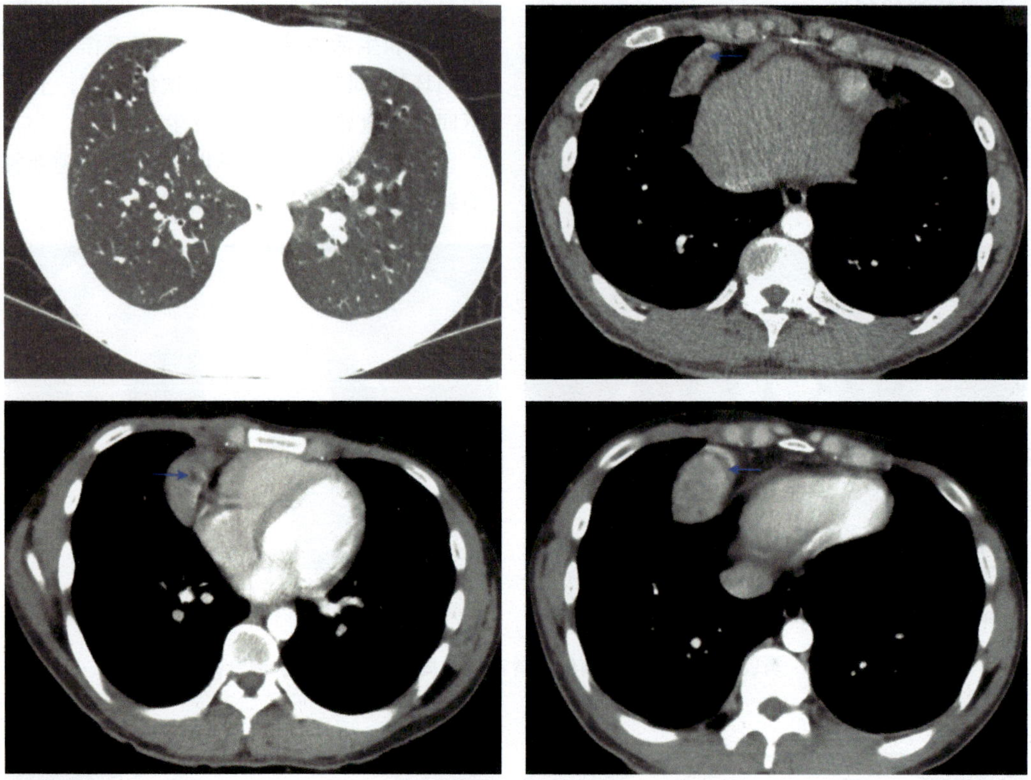

图 6-3-69 胸部 CT15

【诊断依据】 青年男性，病变偏于一侧，与周围组织界线清晰，首先考虑胸腺瘤可能。CT 增强扫描示肿块内有脂肪(图 6-3-69 蓝箭)成分，考虑为胸腺脂肪纤维腺瘤，并经手术病理证实。

【分析】 胸腺脂肪纤维腺瘤是一种罕见的胸腺瘤亚型，瘤组织由大量成熟脂肪组织和大量宽带状致密的纤维组织构成，其间有散在条带状的上皮组织，细胞呈卵圆形或多角形，核形温和，大小一致，淋巴细胞稀少，胸腺小体罕见。本病需与纤维腺瘤和胸腺脂肪瘤相鉴别。一方面，因淋巴细胞稀少和长的窄带状上皮细胞，该肿瘤类似于乳腺纤维腺瘤，它是由间质和上皮成分混合增生产生的，常在同一病变存在两种生长方式，增生的间质挤压腺管呈腺样裂隙时称管内型，而当腺体完好，呈圆形、卵圆形时称管周型。但其间质中没有胸腺的成分，可资鉴别。另一方面，胸腺脂肪纤维腺瘤间质明显超过上皮成分，所以又与胸腺脂肪瘤具有某些共同的形态特征。胸腺脂肪瘤是一种被覆包膜的良性胸腺病变，镜下表现为混有不同程度的成熟脂肪组织和不显著的胸腺组织，瘤组织中无瘤性上皮和纤维组织是与胸腺脂肪纤维腺瘤的鉴别点。

（中国科技大学同济医院 张新平 提供）

16. 病例 16：男，42 岁。查体发现纵隔占位 20 天。

胸部 CT：左前中上纵隔肿块影，增强后呈中度强化，可见大片囊变、坏死区，边界清楚(图 6-3-70)。

【诊断】 化生型胸腺瘤。

【诊断依据】 病人行手术治疗，术中见左侧纵隔肿瘤，约 10cm×8cm×8cm 大小，上至无名静脉，下至下肺静脉以下，在心包及肺动脉表面，质韧，部分囊性感，表面光滑，包膜完整，与肺部分粘连，瘤壁与心包无界线。细针穿刺，抽出部分巧克力囊液，打开肿瘤基底部纵隔胸膜，见心包为瘤壁，完整切除肿瘤。病理：肿瘤境界清楚，包膜完整，包膜未见肿瘤侵犯，具有双相分化特征，上皮细胞区域和梭形细胞区域交错分布。上皮细胞排列呈岛状或相互吻合的条索状，细胞多角形或卵圆形，胞质丰富嗜酸性，核空泡状，有轻度异型，核仁小而明显，核分裂象罕见。梭形细胞区细胞丰富，形态温和，呈束状排列，间杂有少量胶原纤维，小血管扩张充血。考虑化生型胸腺瘤(图 6-3-71)。免疫组

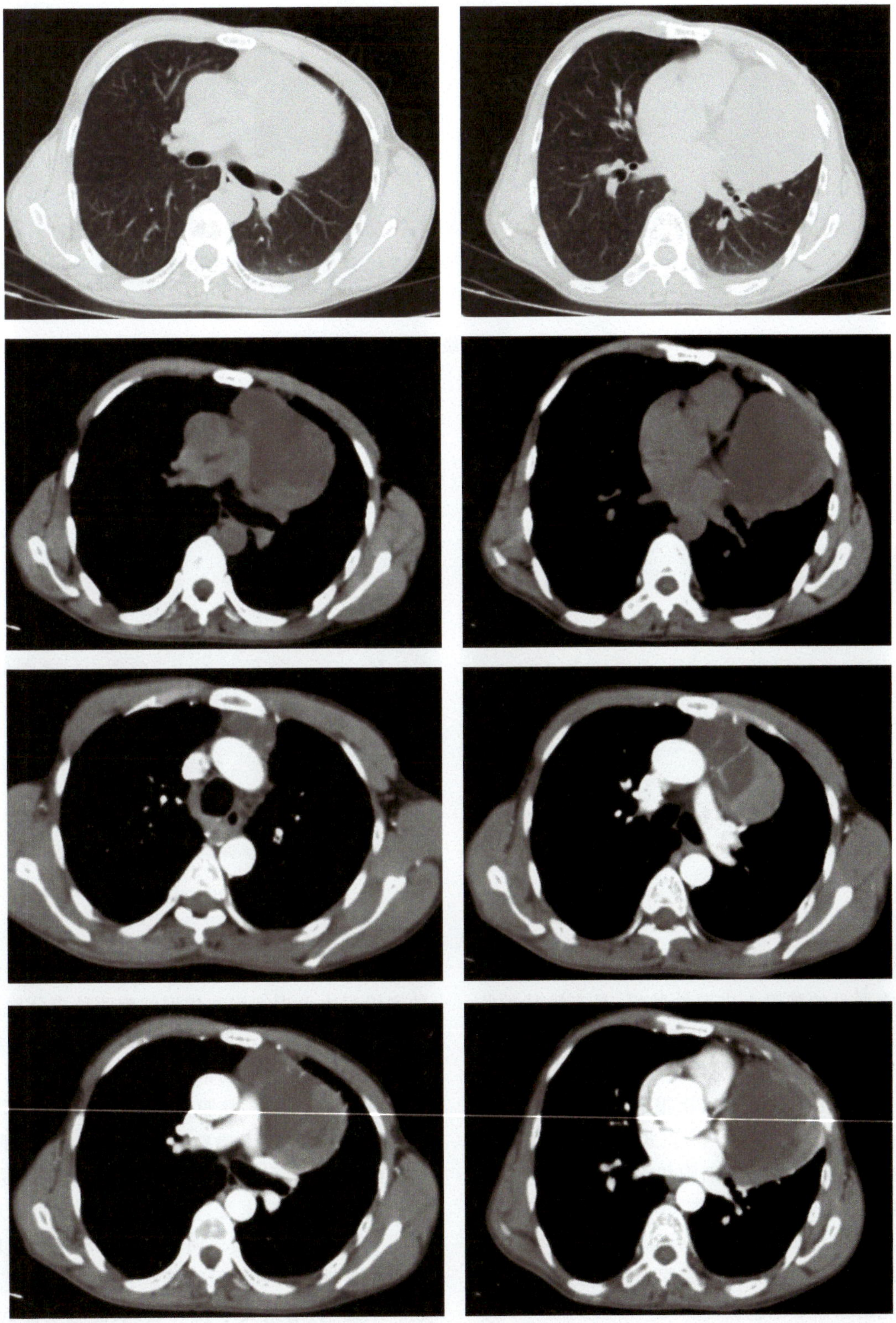

图 6-3-70　胸部 CT16

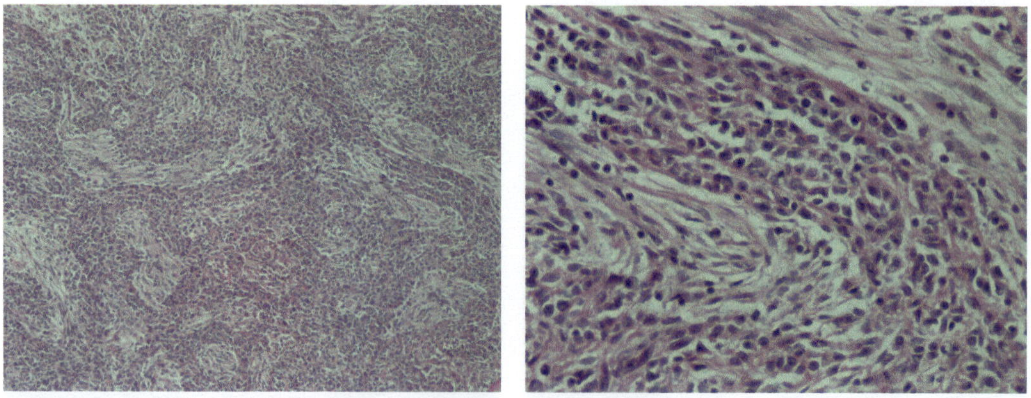

图 6-3-71 肿瘤细胞由互相盘绕的上皮岛和束状梭形细胞组成

化：CK 上皮样细胞(+)、Vimentin 梭形细胞(+)、CD3 散在淋巴细胞(+)、CD5 散在淋巴细胞(+)、CD117(－)、Syn(－)、CgA(－)、CD1a(－)、CD56(－)、D2-40(－)、TdT-T(－)、Ki-67(+1%)(图 6-3-72、图 6-3-73)。

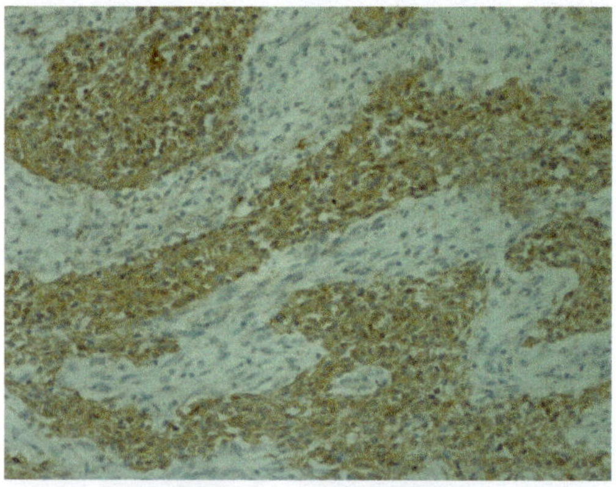

图 6-3-72 CK 阳性

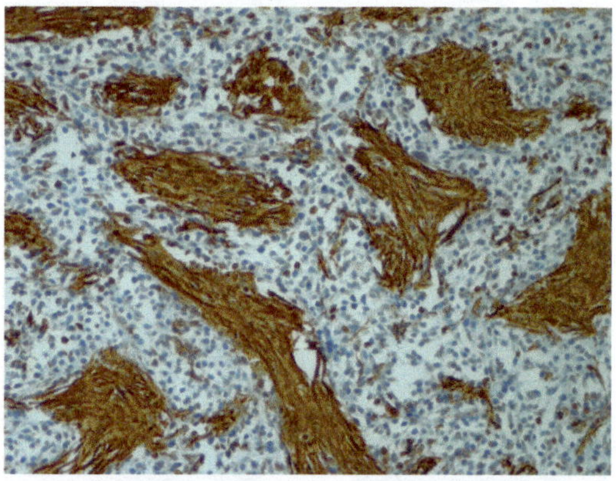

图 6-3-73 Vimentin 阳性

【分析】 化生型胸腺瘤(metaplastic thymoma, MT)是一类罕见的胸腺上皮源性肿瘤，具有独特的临床病理特征，以往曾被称为胸腺瘤伴假肉瘤样间质、低度恶性化生型胸腺瘤、低级别化生性癌、双相分化胸腺瘤等，于 1997 年由 Sustur 等首次报道并以肉瘤样间质型胸腺瘤命名，WHO (2004 年)正式命名为化生型胸腺瘤。化生型胸腺瘤由上皮细胞和梭形细胞两种成分构成，两种细胞间可见过渡形态，并可见梭形细胞模拟胸腺小体形成或形成类似发育不全的胸腺小体，推测其可能起源于向髓质型分化的胸腺上皮细胞或具有多向分化潜能的原始干细胞。

化生型胸腺瘤多好发于成年人，男性占优势。临床上大多数病人无症状而经体检发现，部分病人有胸痛、咳嗽或呼吸困难等症状，无重症肌无力或其他围肿瘤期综合征。

大体检查肿瘤境界清楚，包膜完整，少数有包膜侵犯，可有出芽浸润。切面灰白色、均质、有弹性。镜检：肿瘤组织由上皮细胞和梭形细胞两种成分构成双相性结构，细胞异型性不明显或轻度异型性。上皮形成宽梁状、岛状或吻合成网格状，形态类似非角化型鳞状细胞，细胞小，胞核小，核膜薄，染色质均匀，略深染，胞质少；部分上皮有趋于成熟或角化之势，细胞稍大，胞核空淡或空泡状，可见小核仁，核内假包涵体易见，罕见核分裂象，胞质较丰富，呈嗜酸性，细胞间可见细枝样透明变性或片状均质透明状物质。成熟上皮区域偶可见吞噬含铁血黄素的巨噬细胞。梭形细胞形态上类似成纤维细胞，细胞大小较一致，双极胞质突起，胞核胖梭形或长梭形，染色质细，可见小核仁，核分裂象不活跃，胞质较丰富，淡染，以旋涡状及短束状排列为主，部分排列成车辐状、编织状或席纹状，少数旋涡中心可见破碎的嗜酸性均质透明物质，似模拟胸腺小体形成。与经典的胸腺瘤相反，该肿瘤不呈分叶状结构生长。

梭形细胞可与上皮岛逐渐融合过渡或有明显分界。两种成分在肿瘤的不同区域或不同病例变化较大，部分区域由上皮岛和梭形细胞互相盘绕混合构成，部分区域由纯梭形细胞构成。肿瘤背景有较多成熟小淋巴细胞浸润，纯梭形细胞区域常散在较多微沙砾体或钙化小体。少数可伴灶性出血囊性变。超微结构：梭形细胞具有较多的长指状突起，突起间虽无明显桥粒相接，但胞质内可见张力丝和扩张的内质网，提示肿瘤内的梭形细胞具有上皮分化特征。

免疫组化方面，上皮细胞和梭形细胞均弥漫表达EMA，强烈提示肿瘤内的梭形细胞是肿瘤成分，而非肿瘤内反应性间质细胞，同时两种成分互相移行并双相表达上皮标志物 CK5/6、CKpan、p63 和间叶标志物 Vimentin，提示肿瘤起源细胞具有多向分化潜能，梭形细胞系化生而来，而不是一种间质反应。此外，上皮成分 CD5 阴性可协助排除胸腺癌的可能；而 Actin 阴性排除梭形细胞是反应性间质的可能。Ki-67 增殖指数低（<5%）。瘤组织内小淋巴细胞为成熟的淋巴细胞，免疫表型 CD3、CD5、CD20 均阳性，TDT、CD1a 均阴性。

本病的鉴别诊断主要是各型具有双相分化的肿瘤：①肉瘤样癌，具有高度的侵袭性，预后差，临床上可有胸痛、体重减轻等表现。组织学上，肿瘤细胞分化差，有明显的异型性，核分裂和坏死常见。免疫组化标记上皮成分表达 EMA，角蛋白阳性或灶阳性，肉瘤成分 Vimentin 阳性，结合形态学与化生型胸腺瘤易于鉴别。②A/AB 型胸腺瘤，化生型胸腺瘤特别是以梭形细胞成分为主时很难与 A/AB 型胸腺瘤鉴别，此时应该多取材证实存在双相性分化的成分。A/AB 型胸腺瘤临床上常出现重症肌无力的表现，组织学上呈分叶状生长，缺乏化生型胸腺瘤的双相分化特点，可见血管周间隙，而且有较多的成熟的 T 淋巴细胞，同时 CK 弥漫阳性可帮助鉴别。③双相型恶性间皮瘤，该肿瘤异型性明显，核分裂象易见，常见灶性坏死，免疫标记 CK5/6、Calretinin、WT-1、D2-40 均阳性可资鉴别。④滑膜肉瘤，梭形细胞异型性明显，紧密排列呈弥漫片状或隐约束状，上皮样成分常形成明显的腺样结构，具有特征性染色体 t(X;18) 易位。免疫组化标记腺样上皮表达 EMA 及 CK19，梭形细胞 Bcl-2、CD99 多为弥漫强阳性，Caponin 常阳性。

化生型胸腺瘤通常发生于胸腺内，属于交界性或具有低度恶性潜能的肿瘤，临床 Massoka 分期：Ⅰ期占 75%，Ⅱ期占 17%，Ⅲ期占 8%。大多数具有良性的临床过程，局限性生长、细胞形态温和，偶尔肿瘤可浸润邻近组织并出现复发，肿瘤经完整切除后预后多很好，但 Yoneda 等报道了 1 例化生型胸腺瘤术后 14 个月局部复发，6 年死亡。

17. 病例 17：男，58 岁。进食哽噎感 3 个月，反酸、嗳气 3 天，查体发现纵隔占位 1 天。病人 3 个月前无明显诱因出现进食哽噎感，初期进食大块及偏硬食物时偶有哽噎感，食物下咽不畅，需通过饮水辅助下咽。半月前行胃镜检查示：距门齿约 28cm 可见不规则黏膜隆起，电子胃镜无法通过，内镜下活检病损 4 块，病理提示：3 块鳞状上皮高度异型增生，原位癌变，浸润黏膜固有层，另一块呈慢性炎症。3 天前病人出现反酸、嗳气，症状持续加重，1 天前胸部 CT 检查发现纵隔占位，收入院。

胸部 CT：左前上、中纵隔椭圆形肿块影，边界清晰，增强扫描强化不明显，内缘见结节影（图 6-3-74 红箭）。

【诊断】 微小结节胸腺瘤。

【诊断依据】 病人行手术治疗，术中见灰白囊性肿物一个，大小 6.5cm × 6cm × 4cm，壁厚 0.1～0.5cm，囊壁内衬扁平及立方上皮，囊壁内见多灶结节状增生之淋巴细胞及上皮细胞团，免疫组化：上皮细胞团 CK（+）、CK19（+）、EMA（−/小灶+）、TdT 及 CD5 淋巴细胞（+）、CD117（−）、CK20（−）、Ki-67（约+20%），诊断：（纵隔）囊性微小结节胸腺瘤（图 6-3-75）。

【分析】 “微小结节胸腺瘤”（micronodular thymoma，MT）一词由 Levine 1976 年首先提出，1992 年 Pescarmona 等提出了该肿瘤具有多灶性皮、髓质起源的观点。WHO 将其定义为组织学形态具有胸腺瘤特征的胸腺上皮的异常增生灶，常呈多灶性分布，直径通常<0.1cm。有学者认为直径<0.1cm，肉眼无明显肿块的 MT 应命名为胸腺上皮结节状增生更为恰当。真正的 MT 应定义如下：分叶状结构，伴不成熟的淋巴细胞浸润、髓质分化，且直径<1cm，并认为可能是胸腺瘤的早期改变。

MT 是一种十分罕见的肿瘤，占所有胸腺瘤的 1%～5%，无明显性别差异，几乎均发生在前纵隔。因 MT 病灶微小，无肿瘤压迫的症状和体征，影像学难以发现明显的肿块，临床上部分病人可表现为重症肌无力的症状，部分可无明显的症状或体征，常因体检或其他原因影像学检查偶然发现胸腺增生或胸腺囊肿形成，本例影像即表现为胸腺囊肿。部分病人因甲状腺乳头状癌颈部淋巴结清扫标本中附有部分胸腺组织，偶然发现 MT 存在。

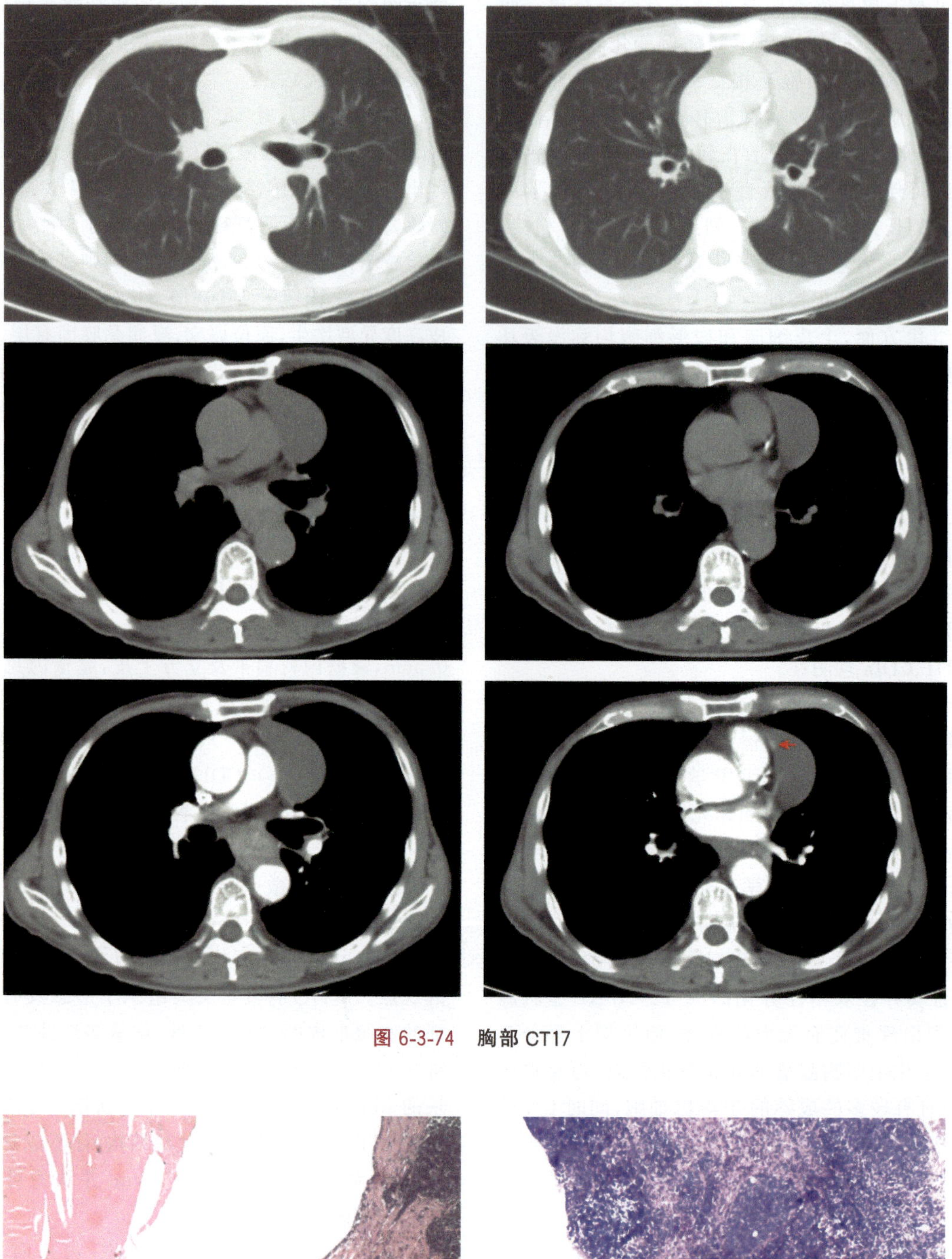

图 6-3-74　胸部 CT17

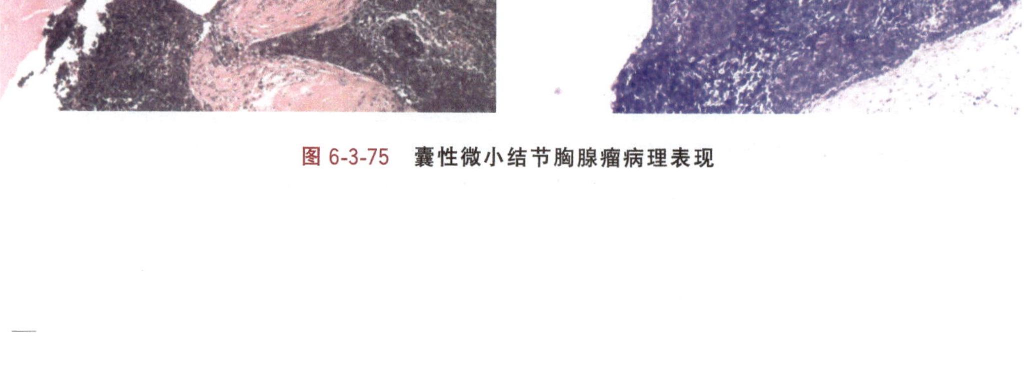

图 6-3-75　囊性微小结节胸腺瘤病理表现

显微镜下 MT 表现为成熟的脂肪组织中见小灶性增生的胸腺上皮岛巢，呈单灶性或多灶性，直径一般<0.1cm，可发生在胸腺皮质、髓质或皮髓质交界区。其特征是多发性散在或局部融合的上皮性结节，由丰富淋巴细胞间质分隔，其中可见具有明显生发中心的滤泡，生发中心由套区和增宽的边缘区环绕。上皮性结节由温和的细长形或卵圆形细胞组成，上皮成分与 A 型胸腺瘤相似，可见菊形团样结构，肿瘤细胞内几乎无淋巴细胞，没有胸腺小体和血管周围间隙。细胞核无异型性，核仁不明显。包膜下常常有明显的微囊肿和大囊肿区，囊壁被覆纤毛柱状上皮。鉴于 MT 病人经常伴有胸腺囊肿，提示病理医生在胸腺囊肿的病例中，应仔细观察，注意有无 MT 的存在。少部分可表现为 B 型胸腺瘤，在大量淋巴细胞的背景上，肿瘤性上皮呈簇状分布，细胞核呈圆形或卵圆形，可见血管周围间隙，此型确诊较为困难。免疫组化显示 MT 上皮成分 CK5/6 和 CK19 阳性，EMA 偶尔可阳性。MT 上皮中 CD20 通常不表达，而 A 型和 AB 型胸腺瘤上皮中大约有半数表达。TDT、CD5 均阴性。

MT 包膜完整(>90%)或微小浸润，治疗以手术切除为主，大部分病人获得痊愈或明显缓解。

18. 病例 18：男，50 岁。胸闷、左肩胛背部疼痛 4 个月。

胸部 CT：前中上纵隔偏左侧肿块影，有深分叶，边缘毛糙，密度不均匀，增强后呈不规则中度强化，中央大片液化坏死区，坏死区边界不清(图 6-3-76)。

【诊断】　胸腺鳞状细胞癌。

【诊断依据】　本例主要是淋巴瘤与胸腺上皮肿瘤的鉴别。病人年龄较大，有利于胸腺瘤的诊断，淋巴瘤常发生于 40 岁以内；肿块呈偏侧生长，有利于胸腺上皮肿瘤的诊断，而淋巴瘤多向两侧生长；高危型胸腺瘤和胸腺癌囊变、坏死多见，淋巴瘤囊变、坏死较少见；胸腺上皮肿瘤边缘可有浅分叶，部分边缘呈结节状突起，淋巴瘤边缘一般较光滑。上述区别支持胸腺上皮肿瘤诊断。本例有深分叶，边缘毛糙，病变内坏死明显，坏死区边界不清，考虑鳞状细胞癌可能性大。病人纵隔穿刺活检病理：胸腺鳞状细胞癌，非角化型(图 6-3-77)。免疫组化：CKpan(+)、CD5(+)、CK5(+)、CK7(个别+)、CK8/18(弱+)、Syn(-)、TTF-1(-)、CR(-)。

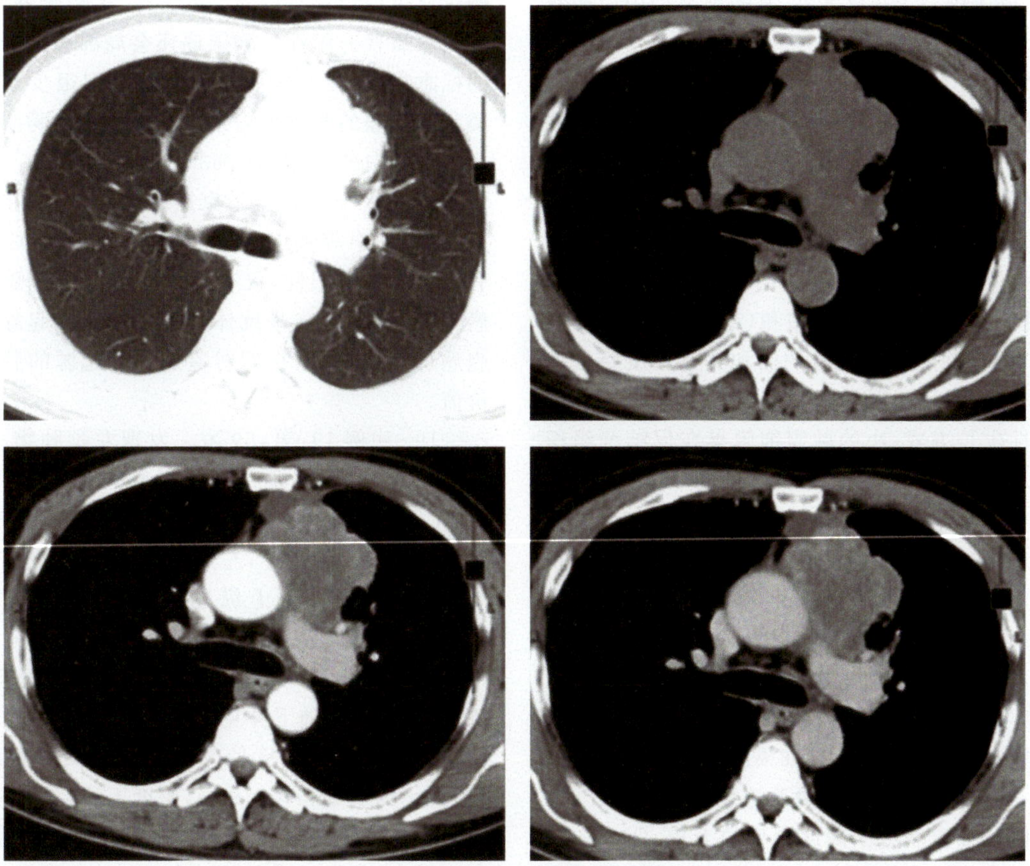

图 6-3-76　胸部 CT18

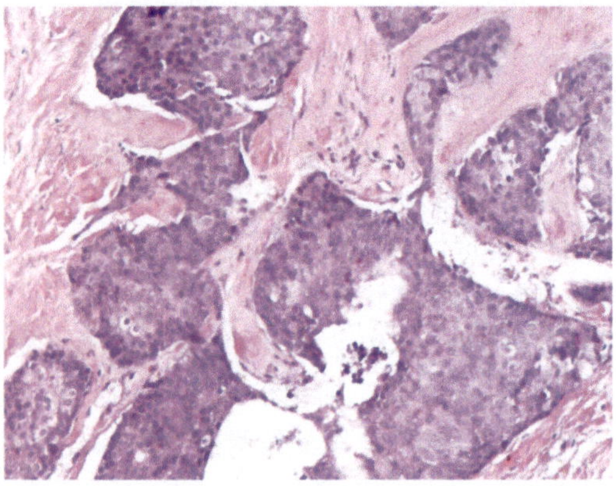

图 6-3-77 **肿瘤细胞呈中度异形性，上皮细胞内缺乏未成熟 T 细胞**

【分析】 胸腺癌是发生在胸腺的恶性上皮性肿瘤，组织学呈恶性表现，有别于胸腺瘤和胸腺非上皮来源的肿瘤，如淋巴瘤、精原细胞瘤、脂肪瘤等。大体上，胸腺癌可以分为低度恶性和高度恶性两类，鳞状细胞癌、基底细胞样癌、黏液上皮样癌属于低度恶性，其他类型如淋巴上皮样癌、肉瘤样癌、乳头状癌、透明细胞癌、未分化癌等则归于高度恶性，其病理类型中以鳞状细胞癌最为常见。

胸腺癌类似于胸腺外的其他恶性肿瘤，由于典型的分化、异型性大和器官样结构的缺失，使其完全不同于胸腺瘤而被单独区分开来。但少数 B3 型胸腺瘤、间变性胸腺瘤与胸腺癌的鉴别仍存在困难。胸腺癌组织学诊断主要标准和次要标准如下，①主要标准(必不可少的)：肿瘤性上皮细胞具有明确的不典型和典型的癌的形态；排除胸腺瘤伴有不典型和(或)间变及典型或不典型类癌；排除转移至胸腺的癌和具有上皮特征的生殖细胞肿瘤及间叶源性肿瘤。②次要标准(典型的)：浸润性生长方式；小的肿瘤细胞巢在促结缔组织增生的间质中；免疫组织化学：上皮表达 CD5、CD117；广泛表达葡萄糖转运蛋白 1(GLUT1)、MUC1(CD5、CD117、GLUT1 和 MUC1 可表达于其他多种非胸腺来源的癌中)。其他的胸腺癌可兼容的特征：推挤性边界的浸润；出现血管周围间隙；出现 Hassall 样的上皮样细胞旋涡和(或)肌样细胞；出现 TdT 阳性的未成熟 T 细胞(通常罕见)。尽管这些特征的大部分是器官样的，也就是胸腺瘤特征性的，但如果胸腺癌的主要诊断标准具备，它们的存在不能除外胸腺癌的诊断。

胸腺鳞状细胞癌由于高度异型的上皮、明显的浸润性生长方式及缺乏 TdT 阳性 T 淋巴细胞使其不难诊断。组织病理学上，胸腺鳞状细胞癌为大的多角形细胞呈浸润性片状、岛状及索状排列，伴有促结缔组织增生性、透明硬化性的间质，其间有或多或少的慢性炎细胞浸润，而且除了淋巴细胞，还经常出现浆细胞。不像其他非胸腺起源的鳞状细胞癌，胸腺癌的癌巢周围较平滑(但有的病例呈锯齿状浸润)，癌巢间往往有纤细的血管，当间质水肿或由于人工处理造成假象时会类似血管周围间隙，然而它往往没有血管壁和肿瘤细胞之间的明显空隙，而且没有围绕间隙的栅栏状肿瘤细胞。

胸腺鳞状细胞癌以非角化型多见，主要与 B3 型胸腺瘤及肺的鳞状细胞癌鉴别。除了生长方式不同，B3 型一般含有少量的 TdT 阳性 T 淋巴细胞，而胸腺癌的间质会含有大量炎性细胞。免疫组化具有重要诊断价值，CD5、CD117、GLUT1 和 MUCl 经常在胸腺癌阳性，而其他胸腺瘤很少阳性，因此在胸腺癌和胸腺瘤尤其是 B3 型胸腺瘤之间具有鉴别诊断价值。但一切诊断的基础仍然是组织形态学，对于形态学典型的 B3 型胸腺瘤病例，即使 CD5 和 CD117 或 GLUT1 和 MUC1 阳性，仍旧诊断 B3 型胸腺瘤。缺乏 TdT 阳性 T 淋巴细胞，但表现出其他典型 B3 型胸腺瘤特征伴 CD5/CD117 阴性的病例应诊断为 B3 型胸腺瘤。另外，蛋白酶体亚单位(proteinase subunits)在胸腺癌阴性，而 B 型胸腺瘤普遍阳性。胸腺癌还会局部表达神经内分泌的标志物(64%的病例)，而胸腺瘤则很少表达。与肺鳞状细胞癌的鉴别也需结合免疫标记。胸腺瘤除了常用的角蛋白外，大部分 p63 和 PAX-8 阳性。PAX-8 是蛋白转录因子配对盒子家族的成员之一，在胸腺瘤中呈弥散性、中等强度表达。FOXN1 和 CD205 几乎所有胸腺瘤表达阳性，仅有 10%～20%的胸腺鳞状细胞癌不表达，因为这些抗体几乎在非胸腺起源的鳞状细胞癌均阴性，所以它们对鉴别胸腺起源的肿瘤有诊断价值。

19. 病例 19：男，59 岁。发现左颈肿物 12 天。病人 12 天前发现左颈部数个肿物，部分融合，质韧，固定，无压痛，伴左肩背部疼痛，可耐受，轻度咳嗽，无咳痰。给予抗感染治疗，左颈肿物无明显缩小。

胸部 CT：左前上纵隔肿块影，截面约 3.8cm×5.5cm，增强扫描后中度不均质强化；纵隔及双侧肺门、双侧锁骨区见多发肿大淋巴结，部分融合成团；左侧膈肌抬高，左肺下叶见条状密度增高影(图 6-3-78)。

PET-CT：胸腺区偏左侧见一较大软组织密度肿块，大小约 7.2cm×3.8cm，密度不均，边缘较清晰，后缘与主动脉弓相贴，左缘与肺之间界限清晰，放射性摄取增高，最大 SUV 约 8.8cm。左肺门 10 区及纵隔内 5 区、4L、4R、3A、2R，双侧锁骨上 1R 及 1L、左侧颈后三角区(颈部 5 区)、双侧颈深淋巴结中组及下组

（颈部 3 区、4 区）见多发增大淋巴结，部分相互融合，大者短径约 3.0cm，位于 4 区，放射性摄取增高，最大 SUV 约 9.2（位于左侧锁骨上）。纵隔内 7 区见短径约 1.0cm 增大淋巴结，未见异常放射性摄取。左侧膈肌升高，左肺下叶部分肺组织受压实变。右侧水平裂见一长径约 1.0cm 结节灶，呈梭形，长轴贴于胸膜，未见异常放射性摄取。左侧胸腔内见少许液性密度影（图 6-3-79）。

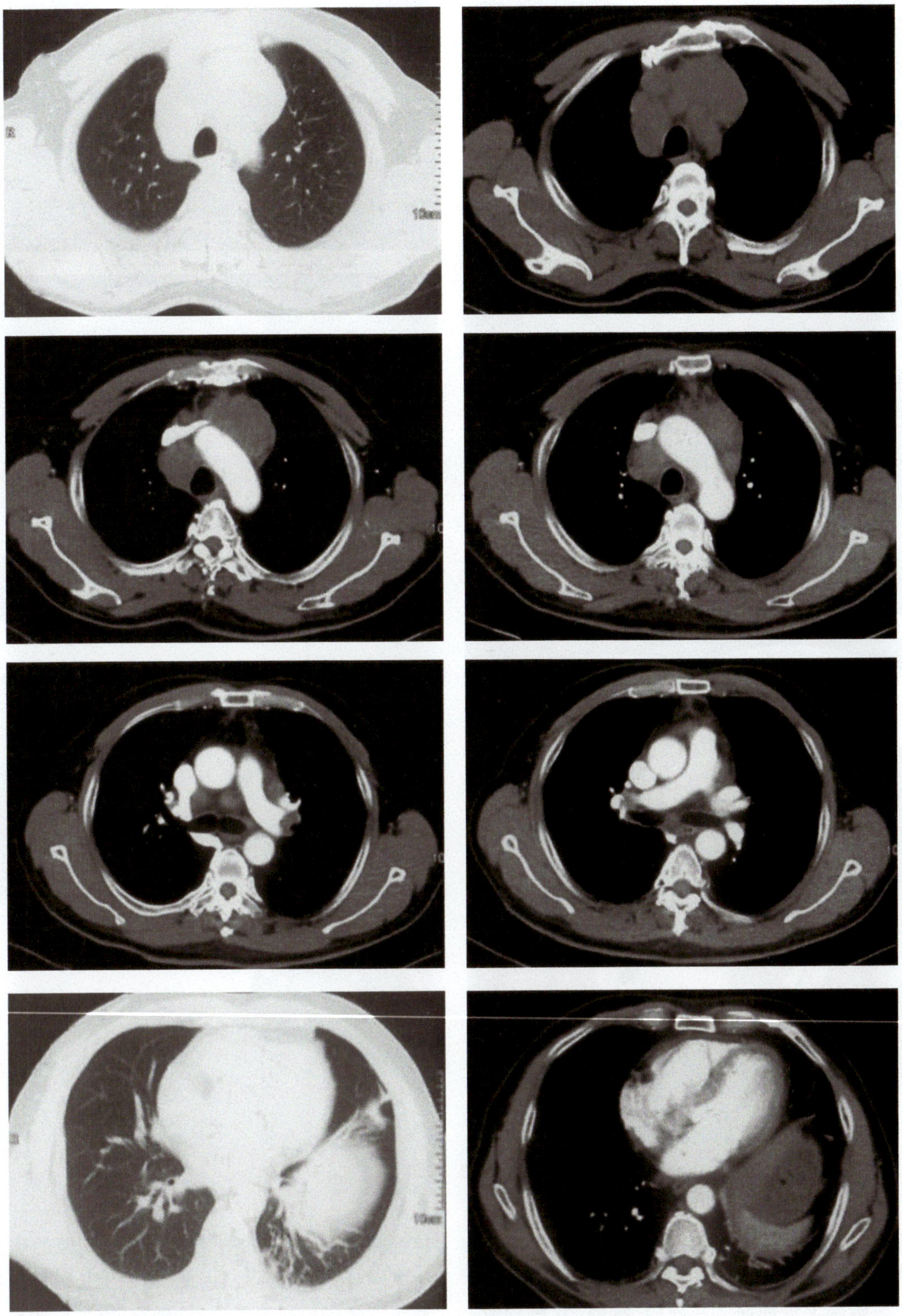

图 6-3-78　胸部 CT19

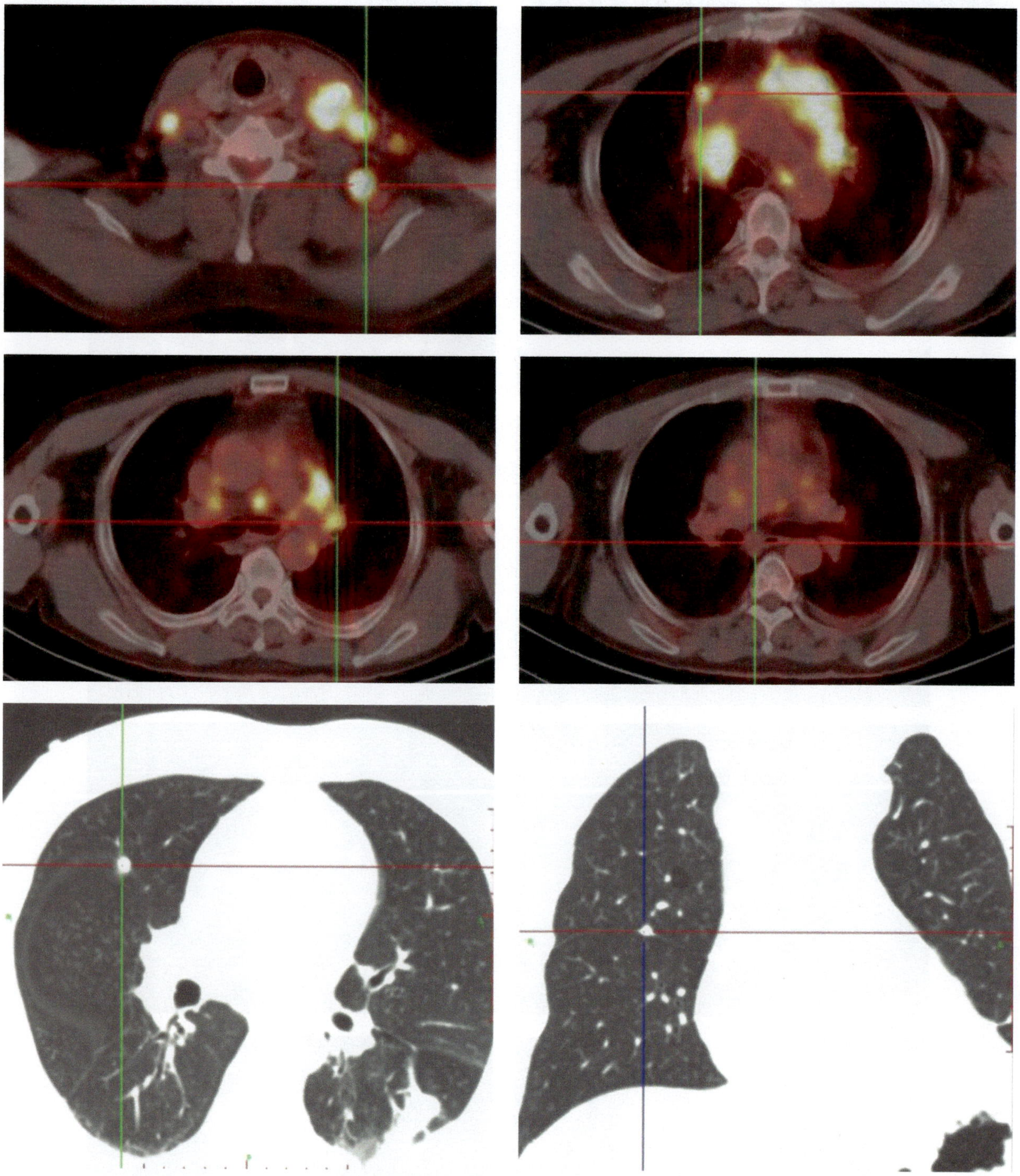

图 6-3-79　PET-CT

【诊断】 胸腺癌伴淋巴结转移。

【诊断依据】 中年男性，胸腺区占位，病变偏于一侧，首先考虑胸腺上皮肿瘤。左肺门、纵隔、双侧锁骨上、双颈部淋巴结肿大，首先考虑转移，PET-CT 高摄取，进一步提示肿瘤转移。病人左侧膈肌升高，提示膈神经麻痹，考虑为肿瘤累及所致。正常的膈神经走行于纵隔与肺的交界处，因此，偏侧生长的胸腺肿瘤很容易压迫或侵犯膈神经，一旦侵犯，很容易造成膈神经麻痹。综上所述，该例首先考虑胸腺癌伴淋巴结转移。右侧水平裂结节未见摄取，考虑为肺内淋巴结，纵隔 7

区淋巴结肿大，未见高代谢，考虑为淋巴结增生。病人行左侧锁骨上淋巴结穿刺活检病理：查见癌，为鳞状细胞癌。

【分析】 胸腺癌是源于胸腺上皮的一类恶性肿瘤，发病率比胸腺瘤更低，仅占胸腺上皮肿瘤的15%～20%。1977 年 Shimosato 等通过对胸腺鳞癌的研究提出胸腺癌为原发胸腺肿瘤；1982 年 Snover 等描述了胸腺癌的其他几种病理类型（基底细胞样癌、黏液表皮样癌、透明细胞癌、肉瘤样癌）；1989 年 Kirchner 和 Muller-Hermelink 提出高分化胸腺癌和高级别胸腺癌的概念；1999 年 WHO 病理分类标准将胸腺癌定义为 C 型胸腺瘤；直到 2004 年 WHO 病理分类将胸腺癌单独归为一类特殊的胸腺上皮肿瘤。

胸腺癌的主要临床表现与胸腺瘤极为相似，主要为胸背部疼痛和胸闷，如合并上腔静脉阻塞可有上腔静脉阻塞综合征的症状，还有一些病人无明显症状，为查体时偶然发现。胸腺癌很少出现副肿瘤综合征，只有少数胸腺癌病人合并重症肌无力，合并单纯红细胞再生障碍性贫血、低丙种球蛋白血症、肌炎、系统性红斑狼疮的病例报道极为罕见。其可能机制为胸腺癌缺乏器官样结构，失去胸腺功能，不能诱导 $CD4^+/CD8^+$ 双阳性 T 细胞的发育，因而不能产生 T 细胞介导的副肿瘤综合征。由于胸腺癌的病变发展迅速，多数病人就诊时已有周围组织受侵犯的表现，诊断时 52%～76%的病人出现相应受累脏器相关的临床症状。淋巴结转移和远处转移较胸腺瘤常见，1.5%～15.5%胸腺癌病人可发生远处转移。胸腺癌预后明显较胸腺瘤差。胸腺瘤完全手术切除术后 5 年生存率达 90%～100%，10 年生存率亦可达69%～76%；而胸腺癌完全切除术后 5 年生存率为28%～67%。

胸腺癌术前诊断主要依靠胸部 X 经线片和 CT，常表现为前上纵隔肿块影，边缘不规则，密度不均匀，不规则低密度区较胸腺瘤更常见（图 6-3-80），且范围较大。可偏侧生长，常见中心性或基本中心性生长（图 6-3-81）。易侵及邻近胸骨、胸膜、心包及大血管等

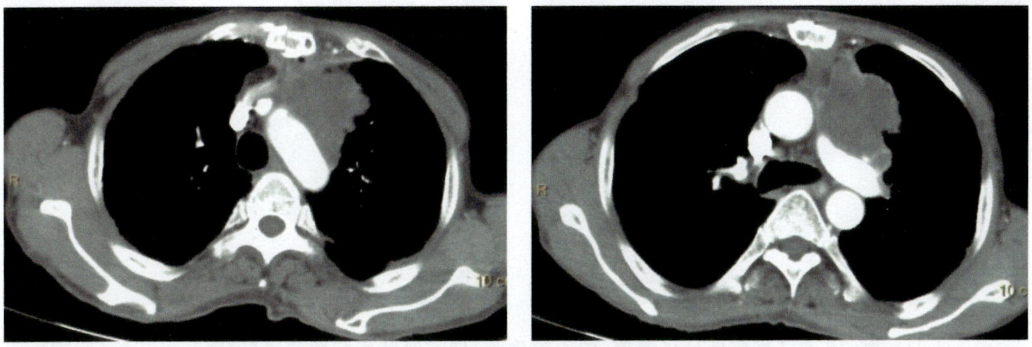

图 6-3-80 男，68 岁。病变边缘不规则，坏死明显

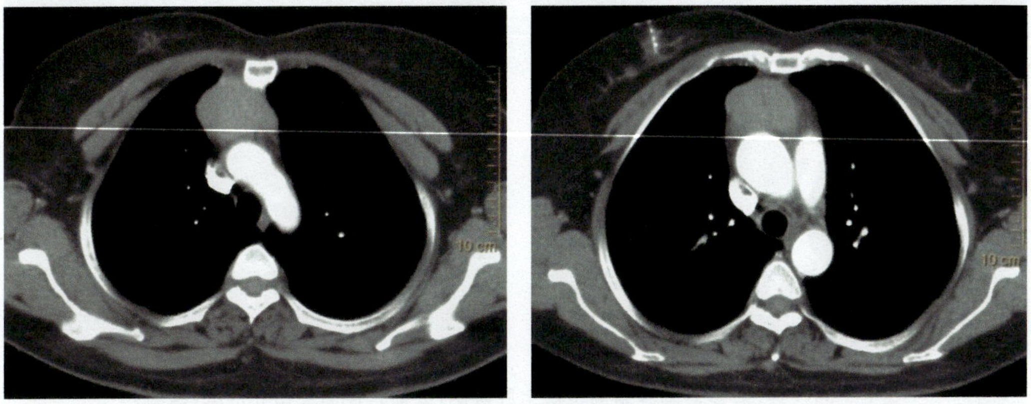

图 6-3-81 女，55 岁。病变呈中心性生长

邻近组织，脂肪间隙消失，发生胸腔内(图 6-3-82)及远处转移多见，胸膜种植转移少见(图 6-3-83)，大血管侵犯多见于胸腺癌(图 6-3-84)。膈肌升高提示膈神经麻痹，高度提示胸腺癌的诊断(图 6-3-85)。PET-CT 可见高代谢摄取(图 6-3-86)。胸腺癌病人普遍病程较长，可能与肿瘤隐蔽在纵隔内，常规胸部 X 线片难以发现，以及临床医师对胸腺癌缺乏足够的认识和警惕有关。

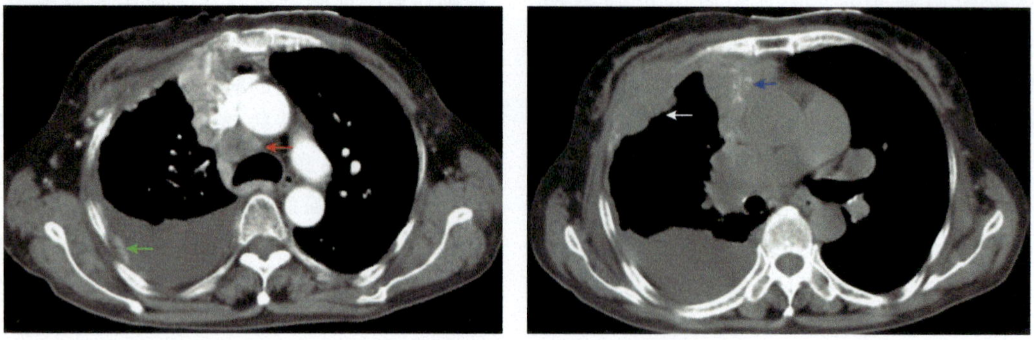

图 6-3-82 女，59 岁。胸腺鳞癌淋巴结(红箭)、肋骨(白箭)、胸膜转移伴胸腔积液(绿箭)，病变内见泥沙样钙化(蓝箭)

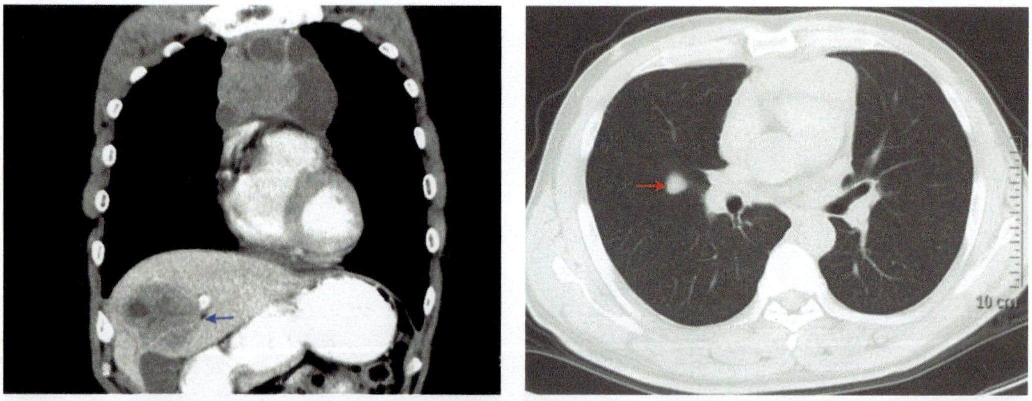

图 6-3-83 男，38 岁。胸腺低分化鳞癌，中心性生长，伴右侧叶间胸膜转移(红箭)、肝转移(蓝箭)

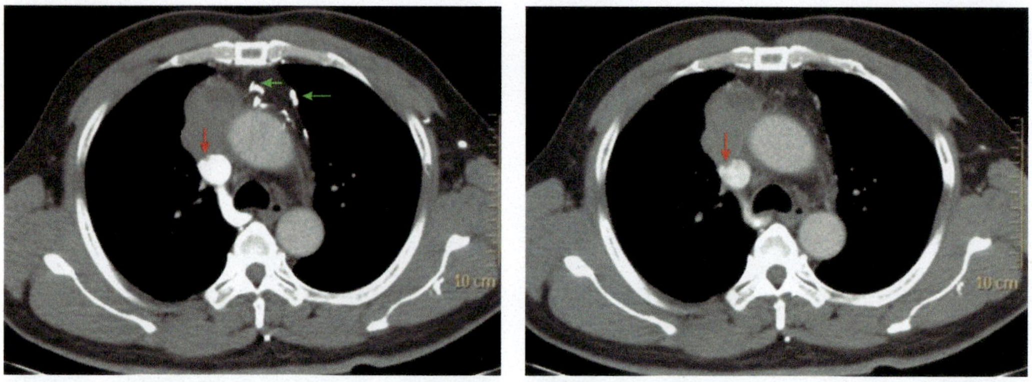

图 6-3-84 男，55 岁。胸腺鳞癌侵及上腔静脉(红箭)，伴侧支循环形成(绿箭)

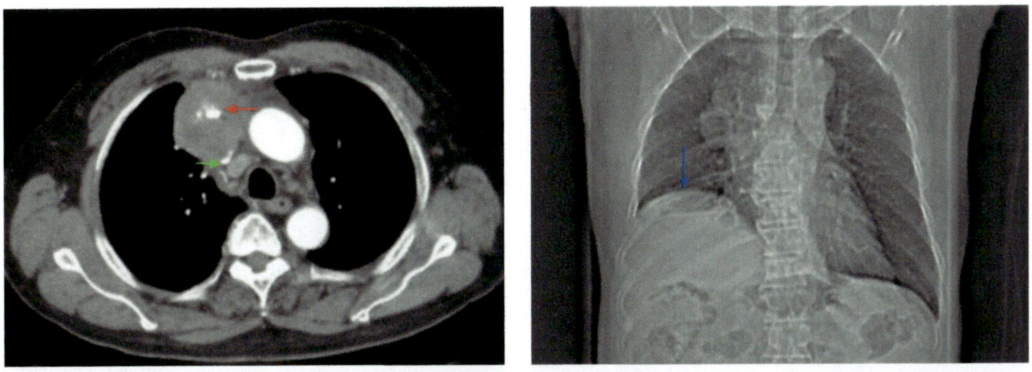

图 6-3-85　**男，61 岁。胸腺鳞癌，粗钙化伴微钙化（红箭），上腔静脉受累（绿箭），右侧膈神经麻痹（蓝箭）**

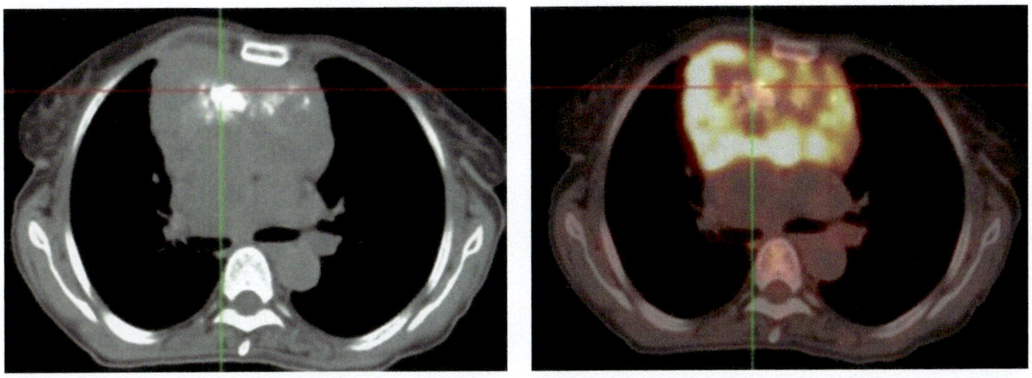

图 6-3-86　**女，64 岁。胸腺鳞癌，粗钙化伴周围泥沙样钙化（高度提示胸腺癌），最大 SUV9.9**

20. 病例 20：女，57 岁。憋闷伴四肢乏力 1 个月，背部疼痛半个月。

胸部 CT：右前纵隔内见大小约 4cm×5cm 软组织肿块，形态不规则，增强扫描轻度强化，与周围血管分界清晰。右侧胸壁见大小不等软组织密度影，边界清晰。左侧肺野见肿块影（图 6-3-87）。

【诊断】　胸腺癌并右侧胸膜、左肺转移。

【诊断依据】　本例首先是胸腺上皮肿瘤和淋巴瘤的鉴别。部分胸腺上皮肿瘤可侵犯纵隔胸膜，引起胸膜结节状增厚或者胸膜种植；而淋巴瘤多沿淋巴结转移，极少侵犯纵隔胸膜。因此，胸膜结节状增厚可以作为鉴别胸腺上皮肿瘤和淋巴瘤一个较为特异性指标。本例纵隔病变偏向一侧，有左肺内转移（图 6-3-87 蓝箭）右侧胸膜大小不等多发结节影（图 6-3-87 红箭和绿箭），更符合胸腺癌并右侧胸膜、左肺转移诊断。病人全身麻醉下行纵隔肿瘤切除术，肿瘤位于前上纵隔，大小约 8cm×7cm×6cm，质硬，边界不清，有分叶，侵犯纵隔胸膜，与上腔静脉、心包关系密切，完整切除肿

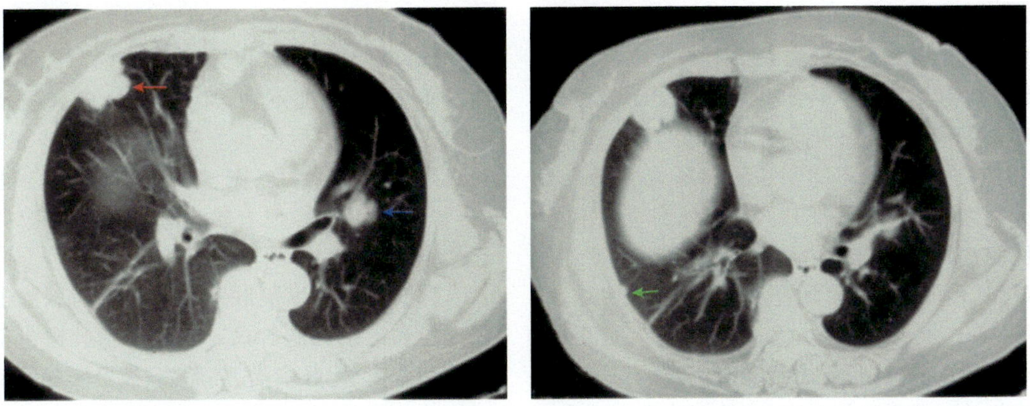

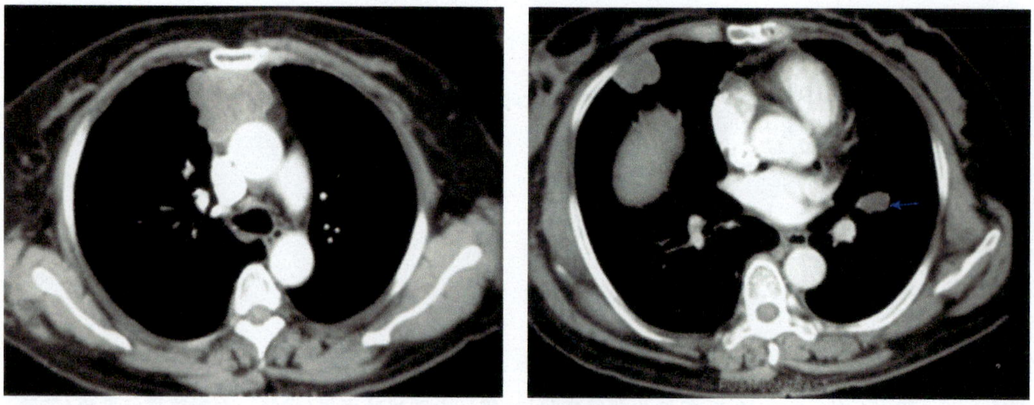

图 6-3-87 胸部 CT20

瘤。右肺中叶近胸壁肿瘤质硬，行楔形切除。探查右侧胸膜及膈面多个小结节。病理示（胸腺及胸膜结节）非角化鳞状细胞癌。免疫组化：CK（＋）、p53（＋＋）、CD5（－）、TTF-1（－）、Bcl-2（－）。

【分析】 胸腺癌外侵发生较早且常见，大多数胸腺癌病人在首次发现时已有外侵或转移表现。一般多侵犯周围器官，或向淋巴结、无名静脉、胸膜、肺、心包扩散转移。胸腺癌除了在纵隔和胸腔内局部生长浸润外，容易发生胸腔外转移，最常转移的器官是骨、肝、肾上腺及经淋巴系统转移到胸腔外淋巴结；胸内可转移或种植到胸膜腔及肺实质。文献报道胸膜受侵常见广泛胸膜增厚或结节、肿块样改变，大多伴有胸腔积液。本例为局限性胸膜种植性受侵，且不伴有胸腔积液，较罕见。

胸腺癌标准的治疗模式尚未建立，国际胸腺恶性肿瘤兴趣小组（ITMIG）及相关学者推荐胸腺癌按照 Masaoka 的分期治疗：Ⅰ、Ⅱ期首选手术完全切除，Ⅲ、ⅣA 期行完全切除或扩大切除，术后给予辅助治疗；ⅣB 期行全身系统性化疗。

手术切除是根治性手段，早期发现和完全切除是提高胸腺癌生存率的可行途径。几乎所有研究均表明完全手术切除是胸腺癌的独立预后因素。Kondo 等报道完全手术切除、不完全切除和未手术胸腺癌病人的 5 年生存率分别为 67％、30％和 24％；Weksler 等报道完全手术和未手术切除的 5 年生存率为 58％和 16％；Ruffini 等报道完全切除、不完全切除和单纯活检的 5 年生存率分别为 80％、36％和 19％。显然完全手术切除是治疗胸腺癌的金标准。由于胸腺癌的恶性度高，侵袭性明显，易侵犯心包、大血管及重要器官，切除率低，故对手术方式争议较多。对于胸腺癌病人是否能从肿瘤次全切除中获益，目前尚无定论。

胸腺癌初诊时晚期比例较大，完整切除机会不多，因此放、化疗成为其重要治疗手段。对于胸腺癌，关于根治术后放疗的必要性分歧较多，研究表明对于根治术后的放疗可以减少胸腺癌局部复发和转移。2014 年胸腺瘤的 NCCN 指南中明确指出：无法手术切除（或是肿瘤在诱导化疗后进展）或未完整切除的侵袭性胸腺瘤或胸腺癌病人应当给予放疗，而对根治术后的放疗未做规定。对于术后辅助放疗剂量目前没有统一规范，多数研究使用剂量为 40～70Gy。NCCN 指南推荐放疗剂量，R0 切除 45～50Gy，R1 切除 50～54Gy，R2 切除 60Gy。胸腺癌对药物治疗不敏感，NCCN 指南推荐紫杉醇＋卡铂方案为胸腺癌化疗的一线方案。胸腺癌的靶向治疗逐渐受到关注，在两项用吉非替尼和厄洛替尼治疗胸腺恶性肿瘤的Ⅱ期临床试验中，胸腺癌病人的反应率均为零。截至目前尚无有效的靶向药物，胸腺癌的靶向治疗需进一步探索。

21. 病例 21：男，65 岁。胸痛 10 余天。主要位于上胸部，与体位、活动无关。

胸部 CT：胸腺区居中软组织密度肿块，密度不均，坏死明显，边缘模糊，侵及胸骨和上腔静脉，纵隔淋巴结肿大（图 6-3-88）。

【诊断】 胸腺癌侵及胸骨、上腔静脉伴心包内、纵隔淋巴结转移。

【诊断依据】 老年男性，前纵隔软组织密度肿块，边缘不规则，密度不均，坏死明显，向前侵及胸骨（图 6-3-88 红箭），向后侵及上腔静脉（图 6-3-88 蓝箭），可见纵隔淋巴结肿大（图 6-3-88 绿箭）、心包转移（图 6-3-88 白箭），故考虑上述诊断。穿刺病理为胸腺中分化鳞癌。

【分析】 前纵隔肿瘤中常见者为胸腺上皮肿瘤、淋巴瘤和生殖细胞肿瘤。生殖细胞肿瘤包括畸胎瘤、精原细胞瘤、内胚窦瘤、胚胎癌、绒毛膜癌及混合型，除成熟畸胎瘤外，均属恶性，90％以上发生在男性，发病

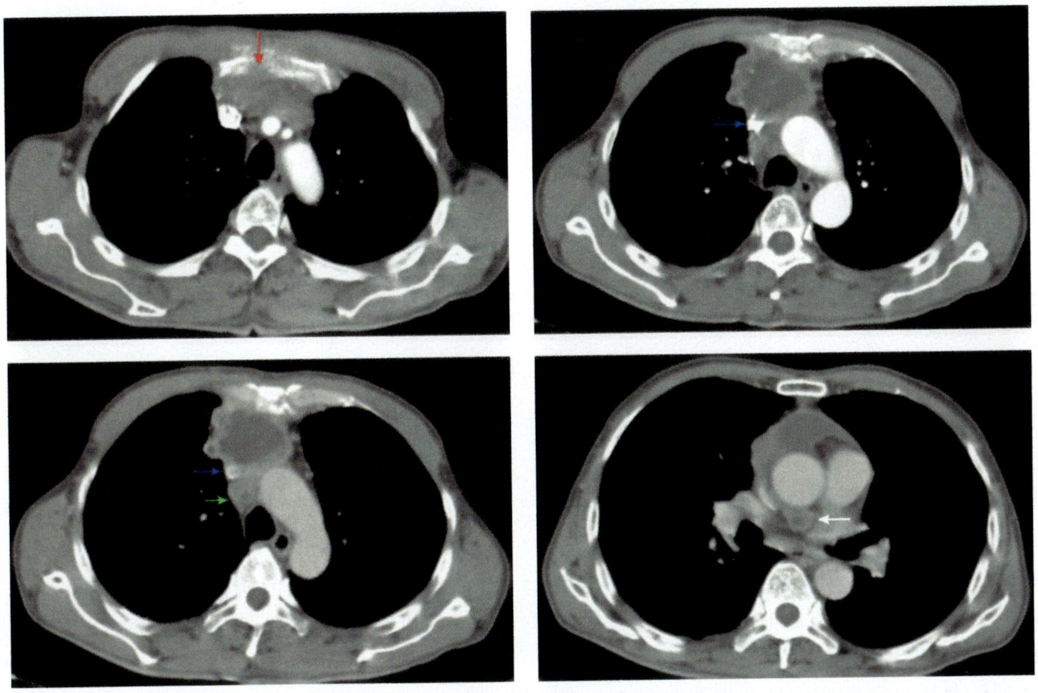

图 6-3-88　胸部 CT21

高峰在 20～30 岁。纵隔非畸胎类生殖细胞肿瘤和胸腺癌病人都表现为前、中、上纵隔两侧边缘模糊或外侵的实性肿块，形态不规则，不含脂肪密度，增强后多表现为不均匀强化，肿瘤较大时可压迫邻近腔静脉及同侧肺门结构，造成同侧肺局限不张及炎症改变，还可合并同侧胸腔积液和(或)心包积液。两者鉴别点在于：①纵隔非畸胎类生殖细胞肿瘤基本为男性，胸腺癌男女比例差别不明显。②纵隔非畸胎类生殖细胞肿瘤发病年龄 20 岁以下多见，胸腺癌发病年龄偏高，20 岁以下罕见。③纵隔非畸胎类生殖细胞肿瘤瘤体要明显大于胸腺癌病人瘤体，两者均有不同程度的低密度坏死区域。非畸胎类生殖细胞肿瘤低密度坏死区域较胸腺癌明显，考虑为肿瘤生长极其旺盛，体积常较大，在不断增大过程中肿瘤内部常因相对供血不足而致坏死或囊变引起。

22. 病例 22：女，56 岁。左肩背部疼痛 2 年，加重伴胸痛、干咳 2 个月。查体有关节痛和杵状指。

胸部 CT：右前上纵隔见类圆形软组织肿块，边界不清，有浅分叶，增强扫描呈不均质明显强化(图 6-3-89)。

【诊断】　胸腺鳞癌并肥大性骨关节病。

【诊断依据】　中年女性，前纵隔软组织肿块，与肺组织边界不清，气管、血管(图 6-3-89 红箭)受压移位，提示病变来源于纵隔，侧支循环建立(图 6-3-89 蓝箭)，提示血管受累，结合病变增强扫描不均匀强化，坏死明显，首先考虑胸腺鳞癌。病人有关节痛和杵状指(趾)，行 PET-CT 示双侧上下肢骨对称性、弥漫性异常放射性增高，呈轨道征，符合肥大性骨关节病图像表现。术后病理示胸腺鳞状细胞癌。

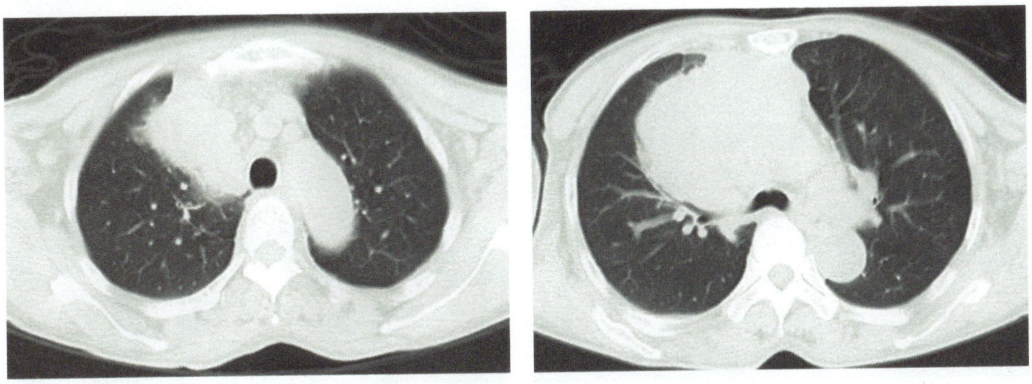

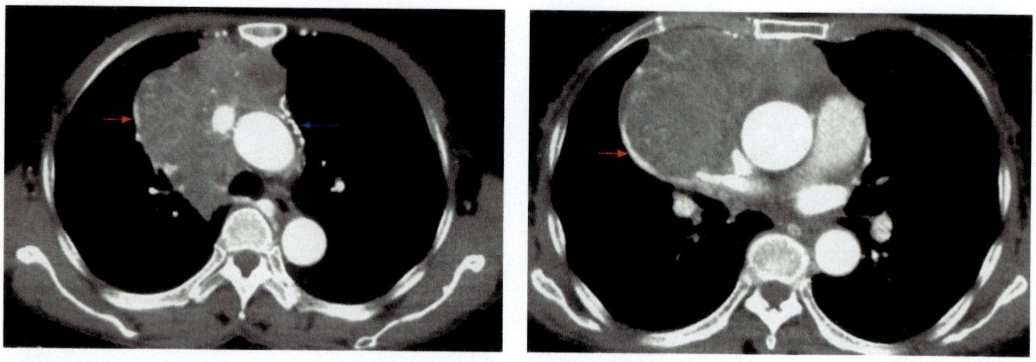

图 6-3-89　胸部 CT22

【分析】　肥大性骨关节病由 Marie 和 Bamberger 于 19 世纪后期首先报道，故又称 Marie-Bamberger 综合征，是以对称性四肢管状骨骨膜广泛增生、杵状指(趾)和关节炎为特征的骨关节病变，其特征表现包括：①骨膜下新骨形成(主要沿长骨生长)；②对称性关节病；③杵状指(趾)；④长骨、指(趾)、鼻、偶尔耳郭周围组织血流增多；⑤与恶性肿瘤关系密切。

肥大性骨关节病可分为原发性和继发性两种。原发性肥大性骨关节病十分罕见，临床上以继发性为主，其中 80%～90%继发于胸内疾病，如肺癌、胸膜间皮瘤、肺脓肿、支气管扩张、肺气肿等，故称为肺性肥大性骨关节病。继发性肥大性骨关节病中，以鳞癌和腺癌多见，与肿瘤大小及轻重程度无关。肺鳞癌伴肥大性骨关节病病人多以关节病变和杵状指(趾)为首发症状，往往先于肺部症状数月或数年后出现，容易误诊为风湿或类风湿关节炎，而忽略肿瘤的诊断。

胸腺癌生物学行为不同于一般的恶性胸腺瘤，而与相同细胞类型的肺癌极为相似。本病例是胸腺鳞癌并发的肥大性骨关节病，与肺鳞癌继发性肥大性骨关节病的机制相似。为了减少本病的误诊，临床上对于原因不明的杵状指(趾)，尤其是合并骨关节肿胀、疼痛并呈进行性肥大的病人，一定要警惕肥大性骨关节病，并进行相关检查除外肿瘤。

23. 病例 23：男，49 岁。刺激性干咳半年余，加重伴胸闷 3 天。

胸部 CT：左前上纵隔不规则软组织肿块，瘤肺界面清楚，分叶明显，内见钙化，与心包分界不清，增强扫描可见强化，左侧膈肌升高(图 6-3-90)。

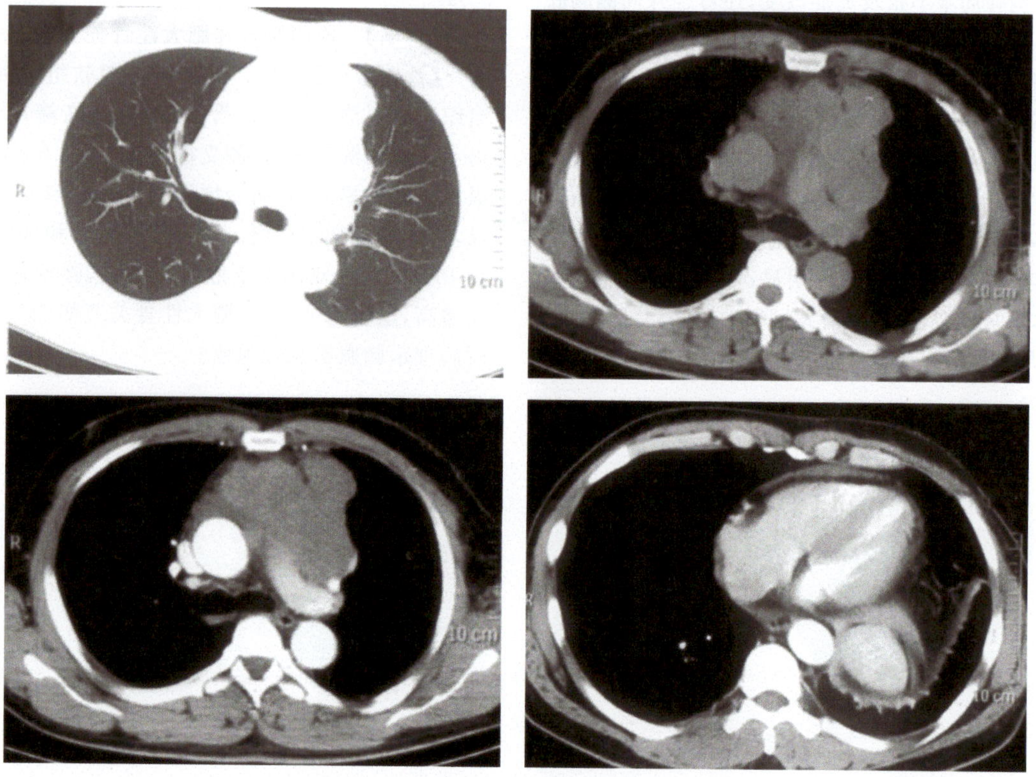

图 6-3-90　胸部 CT23

【诊断】 胸腺癌。

【诊断依据】 中年男性，咳嗽、胸闷，左纵隔偏侧不规则软组织肿块，分叶明显，内见钙化，侵及心包，左侧膈肌升高，膈神经受累，考虑胸腺癌。纵隔穿刺活检病理：低分化腺癌(图 6-3-91)。免疫组化：CK20(＋)、CK7(灶状＋)、TTF-1(－)、Napsin A(－)、CK5(－)、p63(－)、D2-40(－)、CD34(－)、CD5(－)。

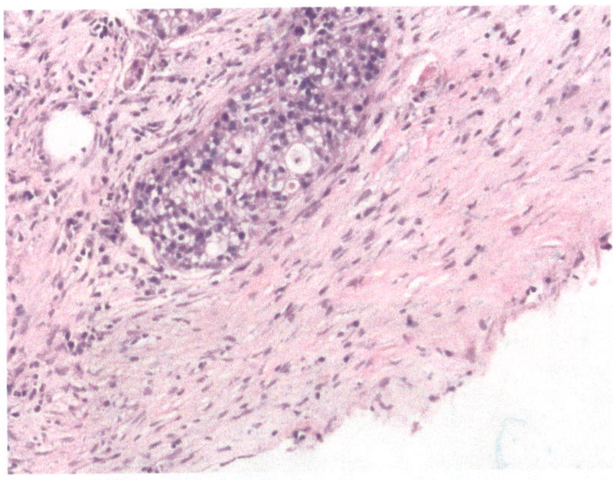

图 6-3-91　胸腺低分化腺癌病理表现

【分析】 胸腺癌的诊断标准：①肿瘤主体位于胸腺区，即前纵隔；②身体其他部位无原发肿块。首例胸腺腺癌于 1989 年由日本人森山报道。WHO(2015年)胸腺肿瘤组织学分类胸腺腺癌包括乳头状腺癌、伴腺样囊性癌样特征性胸腺癌、黏液腺癌、腺癌，非特指型。胸腺乳头状腺癌通常与 A 型和 AB 型胸腺瘤同时存在，属低级别癌范畴。高级别腺癌(通常为局灶性)乳头状生长计入腺癌(非特指型)，该型有肠分化特征，需排除原发结直肠癌转移。黏液腺癌由 Choi 等于 2003 年首次报道，是近年来报道最多的亚型，近 50%起源于胸腺囊肿。

胸腺原发腺癌非常罕见，需与其他肿瘤进行鉴别。胸腺癌相对特异性标记 CD5 和 CD117，在鳞状细胞癌中敏感性高(分别为 90% 和 87%)。CD5 表达于 70%～76%的胸腺癌的肿瘤细胞膜表面，而在胸腺瘤和非胸腺源性上皮性肿瘤中阴性表达，恶性间皮瘤细胞胞质也可表达 CD5。Maghbool 等总结的病例中，CD5 在胸腺腺癌中阳性率为 67% (4/12)。CD117 在胸腺癌中阳性率达 80%～86%，在胸腺瘤和胸腺增生中阳性率＜2%，但未发现*c-Kit* 基因突变。上皮样恶性间皮瘤可有管状乳头状排列，细胞温和，免疫表型有助于鉴别诊断。恶性间皮瘤表达 Calretinin、WT1 和 D2-40 等，而胸腺癌以上标记均阴性。肺腺癌肿块位于肺组织内，可以侵犯纵隔累及胸腺，免疫组化检查对鉴别诊断有帮助，TTF-1、Napsin A 和 PAX8 在肺腺癌中阳性表达。TTF-1 被公认为肺源性肿瘤的标记，也可以表达于甲状腺肿瘤，肺外神经内分泌肿瘤中也有表达。偶尔也表达于结肠癌、膀胱癌、前列腺癌和乳腺癌等。TTF-1 在胸腺上皮肿瘤中的表达罕见。文献报道，胸腺原发腺癌生存期 4 个月至 10 年不等，中位生存期 24.9 个月，5 年生存率为 42.3%，与胸腺癌预后基本相似。

24. 病例 24：女，38 岁。阵发性胸痛、胸闷半月余。

胸部 CT：前上纵隔见一约 4cm×8cm 不规则形软组织密度影，密度欠均匀，增强后不均匀强化，与其后方血管关系密切(图 6-3-92)。

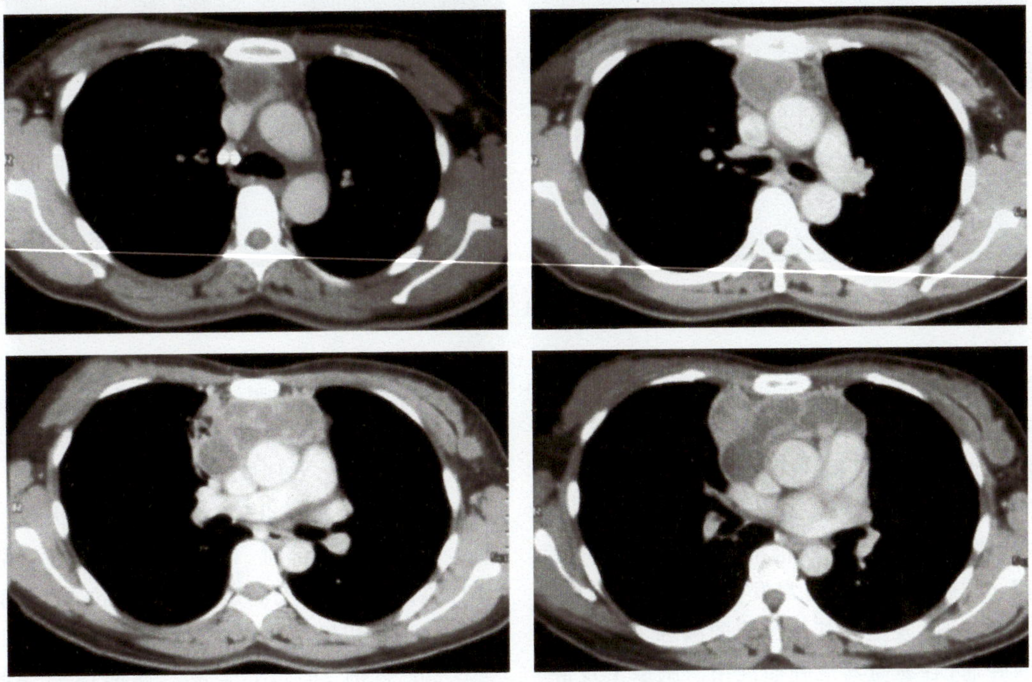

图 6-3-92　胸部 C24

【诊断】 胸腺癌。

【诊断依据】 本例是胸腺瘤和胸腺癌的鉴别。与低危(A型、AB型、B1型)和高危(B2型、B3型)胸腺瘤相比,胸腺癌多表现为不规则轮廓、坏死或囊变、不均匀强化、淋巴结肿大及大血管受侵。本例完全符合胸腺癌的影像学特征。病人行手术切除,术中见肿瘤位于前纵隔,大小约10cm×8cm×7cm,囊实性,边界不清,侵犯双侧纵隔胸膜、心包。病理为胸腺黏液表皮样癌。

【分析】 黏液表皮样癌以涎腺及支气管等处多见,胸腺极为罕见。肿瘤组织主要由黏液细胞、表皮样细胞、中间型细胞构成管状、腺样、囊腺样或夹杂黏液细胞的实片状结构。根据细胞分化程度和生物学行为可分为低级别和高级别,低级别病变镜下大部分由黏液细胞和分化较好的表皮样细胞形成大量腺腔及囊腔,细胞异型性不明显、核分裂象少见,预后较好;高级别病变主要由未分化的中间型细胞和低分化的表皮样细胞伴少许黏液细胞构成实体细胞巢,腺腔少见,细胞异型性明显、核分裂象多见,可伴坏死、转移,预后较差。影像学对黏液表皮样癌与前纵隔胸腺瘤或其他类型胸腺癌等鉴别困难,本病确诊有赖病理检查。

25. 病例25:男,46岁。发现颈部肿块7天。

胸部CT:双胸锁关节间及后方见3cm×3.5cm大小软组织肿块,边界不光滑,周边有絮状浸润(图6-3-93)。PET-CT示结节高核素浓聚。

PET-CT:结节高核素浓聚(图6-3-94)。

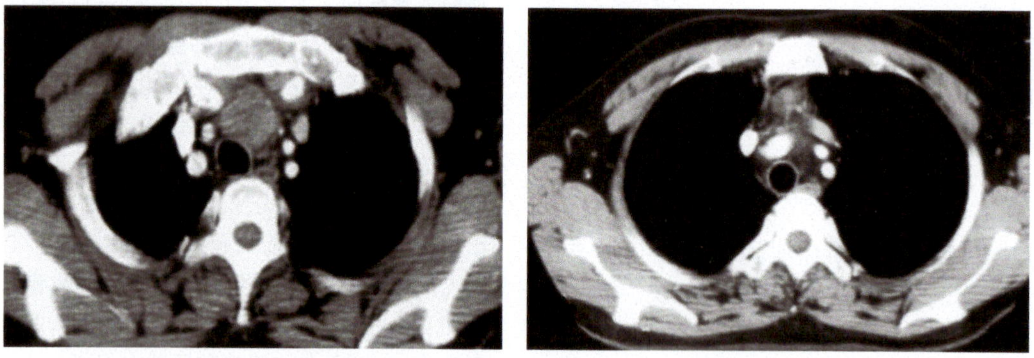

图6-3-93 胸部CT25

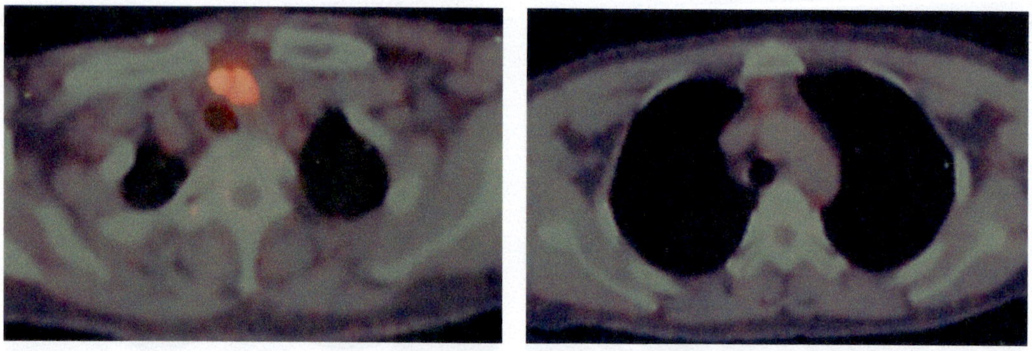

图6-3-94 PET-CT

【诊断】 胸腺癌。

【诊断依据】 PET-CT示病变结节高核素浓聚,提示恶性肿瘤可能性大。术中见肿瘤质硬,与周围组织粘连,肿瘤下极位于胸骨后,有分叶,彻底切除肿瘤组织,病理示鳞状细胞癌并血管前淋巴结转移。

【分析】 胸腺上皮肿瘤通常发生在前上纵隔,极少在其他部位出现,发生在其他部位的胸腺上皮肿瘤即异位胸腺肿瘤,容易与其他肿瘤混淆。胸腺上皮肿瘤可发生于肺内、胸膜、心包、膈肌、颈部、甲状腺及纵隔内。多位于下颈部前外侧,毗邻甲状腺下极或位于甲状腺下极内。本例属于纵隔内异位胸腺癌。由于胸腺细胞可以散布于纵隔各处脂肪组织内,故胸腺癌可发生在纵隔任何部位。异位胸腺癌十分少见,既无特异性临床表现,也无固定的好发部位,确诊极其困难。一经发现应积极手术和综合治疗。

26. 病例26:女,52岁。颈部疼痛伴胸部不适

1 天。

PET-CT：纵隔血管前间隙见软组织密度肿块，大小约 4.2cm×8.2cm，密度不均，内见少许点状钙化灶，边缘分叶，与肺组织界面清晰，病变向后侵及心包，与心包之间界线消失，心包内见多发斑片状软组织密度影。上述病变均见放射性摄取增高，最大 SUV 约 12.0。心包腔内见大量液性密度影，最厚约 4.0cm。左侧胸腔内见弧形液性密度影，左肺下叶部分肺组织受压实变。双侧肋胸膜、心包膜、左侧叶间胸膜见多发结节灶，放射性摄取增高，最大 SUV 约 11.7。右肺内见少许小结节灶，边缘清晰，轻度放射性摄取增高，最大 SUV 约 1.5。肝实质内见多发密度灶，边缘模糊，放射性摄取增高，最大 SUV 约 13.0。胸骨见溶骨性骨质破坏，局部骨皮质中断，最大 SUV 约 13.0。第 4 腰椎体局部溶骨性骨质破坏，最大 SUV 约 9.1。上纵隔血管前间隙 3A、食管旁 8 区见增大淋巴结，大者短径约 1.0cm，最大 SUV 约 4.0。左侧锁骨上见短径约 2.0cm 增大淋巴结，放射性摄取增高，最大 SUV 约 8.7(图 6-3-95)。

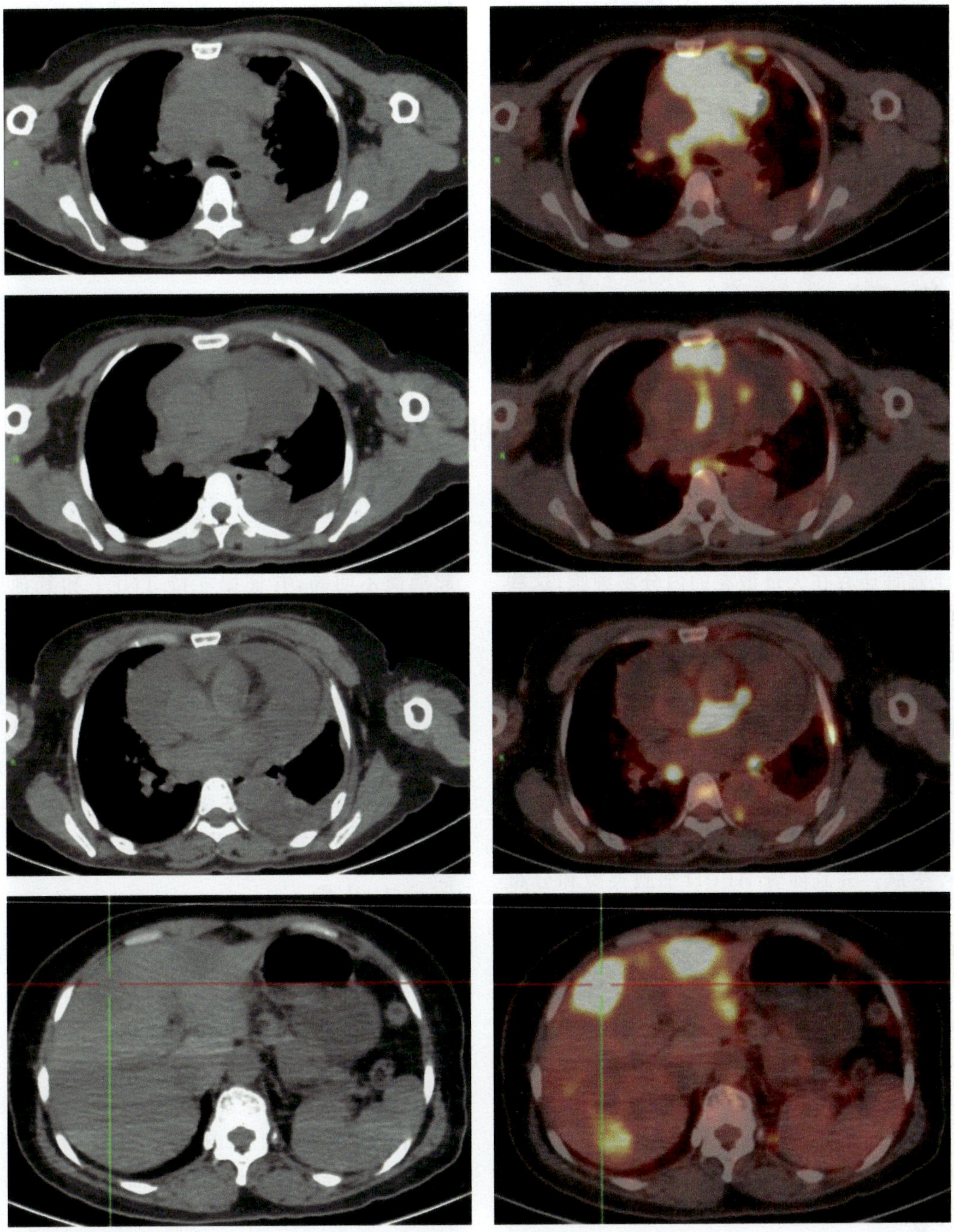

图 6-3-95　胸部 CT26

【诊断】 胸腺癌心包、胸膜、肝、胸骨、腰椎转移。

【诊断依据】 (左颈部淋巴结部分切除活检)转移性分化差的癌,考虑为基底样鳞状细胞癌(图6-3-96)。免疫组化:CKpan(+),CK5(+),CD56弱(+),CK7(−),CK20(−),Villin(−),CDX-2(−),HepPar-1(−),Syn(−),CgA(−),TTF-1(−),Ki-67(+20%)。

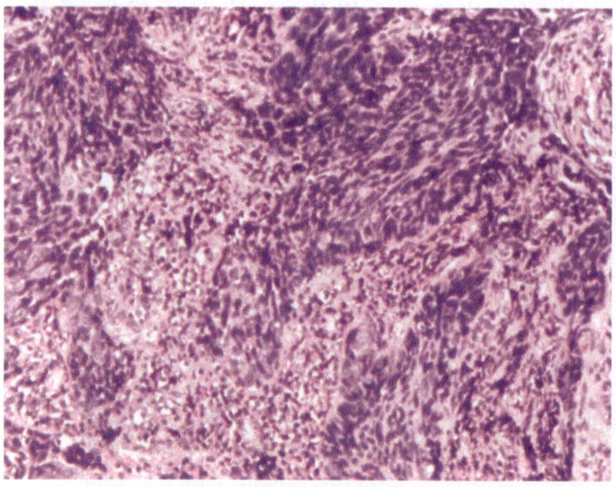

图 6-3-96 胸腺基底样鳞状细胞癌病理表现

【分析】 PET-CT在肿瘤的诊断、分级及分期方面具有潜在价值。胸腺癌FDG摄取水平明显高于胸腺瘤,选取SUV_{max} 5.0作为截点可以用于胸腺癌和胸腺瘤的鉴别诊断。但Benveniste等报道了12例胸腺癌、37例胸腺瘤,发现当选取SUV_{max} 5.0为截点时,59%胸腺瘤误诊为胸腺癌,当以SUV_{max} 6.0为截点时,诊断胸腺癌的敏感度是100%,可仍有38%的胸腺瘤被误诊为胸腺癌。虽然在鉴别胸腺癌与胸腺瘤方面,SUV_{max}临界点的选取可能会导致一定的假阴性或假阳性,但病灶SUV_{max}值越高,胸腺癌诊断的敏感度越高。胸腺癌在^{18}F-FDG PET-CT上更易表现为放射性分布不均,这可能与肿瘤组织的细胞密度、增殖分化能力、血管再生及坏死有关。当胸腺肿瘤原发灶SUV_{max}≥4.27时,更易复发及远处转移。FDG摄取水平也是一个独立的预后因素,肿瘤细胞对FDG的摄取水平越高,病人的预后越差。^{18}F-FDG PET-CT检查具有一定的特征性,在疾病诊断、鉴别诊断和预测复发、转移及预后方面具有潜在价值。^{18}F-FDG PET-CT在胸腺鳞癌的价值还需大样本进一步探究。

第四节 胸腺神经内分泌肿瘤

内分泌系统是一个由细胞、组织和器官构成的系统,它们分泌多种激素和胺类产物。除内分泌腺外,机体许多其他器官还存在大量散在的内分泌细胞,这些细胞分泌的多种激素样物质在调节机体生理活动中起十分重要的作用。Pearse(1966年)根据这些内分泌细胞都能合成和分泌胺,而且细胞是通过摄取胺前体(氨基酸)经脱羧后产生胺,故将这些细胞统称为摄取胺前体脱羧(amine precursor uptake and decarboxylation,APUD)细胞。随着对APUD细胞研究的不断深入,发现许多APUD细胞不仅产生胺,而且还产生肽,有的细胞则只产生肽。并且随着APUD细胞类型和分布的不断扩展,发现神经系统内的许多神经元也合成和分泌与APUD细胞相同的胺和(或)肽类物质。因此将这些具有分泌功能的神经元(分泌性神经元)和APUD细胞统称为弥散神经内分泌系统(diffuse neuroendocrine system,DNES)。DNES是在APUD基础上的进一步发展和扩充,它把神经系统和内分泌系统两大调节系统统一起来构成一个整体,共同完成调节的和控制机体生理活动的动态平衡。

一、定义

胸腺神经内分泌肿瘤(thymic neuroendocrine tumour,TNET)为一组起源于DNES的恶性肿瘤,由Rosai和Higa于1972年首先报道。TNET组织起源尚不明确,有证据支持TNET和其他胸腺上皮性肿瘤共同起源于胸腺上皮前体细胞,约占类癌的0.4%,占前纵隔肿瘤的比例不足5%。根据2004年WHO胸腺肿瘤分类中的定义,TNET是一种主要或完全由神经内分泌细胞构成的上皮性肿瘤,之所以强调肿瘤组织主要或完全由神经内分泌细胞构成,主要体现了该诊断需与含有散在的和成团的神经内分泌细胞的胸腺癌相鉴别。

二、分类

过去常常将TNET统称为胸腺类癌,但越来越多的研究表明TNET是生物学行为、病理特征、临床表现和预后差异明显的一组疾病。2004年WHO胸腺肿瘤分类将TNET根据肿瘤坏死、分化程度、增生速度等分为典型类癌、不典型类癌、小细胞神经内分泌癌,大细胞神经内分泌癌4型。2015年WHO胸腺肿瘤分类将TNET分为高分化神经内分泌癌(类癌)和低分化神经内分泌癌(小细胞神经内分泌癌及大细胞神经内分泌癌)。与肺部神经内分泌肿瘤主要以典型类癌为主不同的是,TNET绝大多数表现为不典型类癌。

三、病理

典型类癌呈高分化，病理特点是瘤细胞常呈带状小梁状、花边状、腺管状、实性巢状和菊形团样排列等器官样结构，其中以带状小梁状及菊形团样结构最常见，50%以上的病例中都可以见到。细胞形态比较一致，呈多角形。细胞核较小，染色质较细，胞质呈颗粒状。缺乏坏死表现，核分裂象<2个/10HPF。

不典型类癌也呈高分化，有典型类癌的所有结构特征。与典型类癌相比，不典型类癌常出现细胞核的多形性，包括少见的间变型细胞、灶性的融合性生长方式（所谓的淋巴瘤样改变）或广泛的间质纤维组织增生。病灶有坏死，核分裂象2～10个/10HPF。在不典型类癌中钙化很常见，可达30%。

小细胞神经内分泌癌细胞体积较小，细胞形态与肺小细胞癌几无差别，胞质很少，染色质呈颗粒状，核仁不明显。瘤细胞呈卵圆形及梭形，核分裂象多见（>10个/10HPF），可有大量坏死。

大细胞神经内分泌癌细胞体积较大，具有神经内分泌细胞特点，瘤细胞呈栅栏状、小梁状、巢状及菊形团样排列，肿瘤内常有广泛的坏死，核分裂象多见（>10个/10HPF），在电镜下可见神经内分泌颗粒，免疫组化染色显示神经内分泌标记阳性。

免疫组化与其他部位的神经内分泌肿瘤一样，除能表达一般上皮性标记如CK、EMA以外，还能特征性表达神经内分泌标记，CgA、Syn和NSE阳性率为40%～80%，Leu-7阳性率>30%。大多数TNET对激素有表达，常表达ACTH、hCG、生长抑素、β-内啡肽、降钙素，但很少表达血清素、胃泌素。诊断TNET时，只有当神经内分泌成分构成肿瘤的主体或几乎所有成分均为神经内分泌成分时，才能将此类肿瘤列为神经内分泌肿瘤，不包括含有神经内分泌细胞的典型胸腺癌。

四、临床表现

TNET好发于中老年人，以40～60岁发病居多，好发于男性，男女比率约为3∶1。多数病人症状轻微，主要为胸闷、胸痛、咳嗽或上腔静脉综合征，相当部分病人(30%)体检时偶然发现。部分病人伴有全身症状，包括贫血、体重减轻和发热等。少数病人因发生颈部、锁骨上淋巴结转移或远处转移就诊。该病发生类癌综合征者非常少见(<1%)，但约50%合并内分泌异常，最多见的是合并异位ACTH增多症(Cushing综合征)，其次是合并多发性内分泌腺瘤病(multiple endocrine neoplasia，MEN)-1(MEN-1)。据统计10%的异位ACTH综合征是由胸腺类癌所引起。20%～30%的成年人和大于50%的儿童胸腺类癌由于肿瘤细胞分泌ACTH而发生Cushing综合征。男女比例相近，高峰年龄为20～40岁。合并Cushing综合征的病人肿瘤侵袭性更强，肿瘤较大，局部压迫症状更明显。胸腺小细胞癌极少引起Cushing综合征。10%～25%的TNET合并MEN-1，主要发生在男性吸烟病人，女性病人相对少见。其他较少见的内分泌异常还有催乳素分泌增多症、肿瘤分泌促生长激素释放激素导致的肢端肥大症、抗利尿激素或房性促钠排泄肽分泌增多症等。TNET病人由于肿瘤可以产生甲状旁腺素相关肽或合并MEN-1，可以导致高血钙和(或)低血磷。TNET病人很少发生重症肌无力，仅有个别报道。

五、影像学表现

TNET的影像学表现无特征性改变，主要发生在前上纵隔，但也偶见中纵隔或后纵隔，有时肿瘤巨大可占据上、中和下纵隔。病灶较小时，X线片难以发现，大部分病人发展到出现临床症状时才被发现，故而肿瘤体积一般较大。文献报道TNET直径为2～20cm，平均为8cm。伴发Cushing综合征者病变较小，为3～5cm。CT表现为软组织实性肿块影，可呈圆形和椭圆形，密度不均。不同于胸腺鳞癌，50%病例边缘清晰(图6-4-1)。30%肿瘤内出现不同形态钙化，可呈点状、小结节状或线状(图6-4-2)。60%～80%的肿瘤内组织学检查可以发现坏死，可能与生长比较快、血供不足有关(图6-4-3)。增强扫描可见不均匀轻中度强化(图6-4-4)，部分可显著强化(图6-4-5)。增强后部分原发灶和转移灶富血供，部分肿瘤内见小线状强化血管影，类癌多见。TNET多沿大血管间隙呈浸润性生长，包绕侵犯纵隔大血管，多累及上腔静脉、头臂静脉、肺动脉干及升主动脉，常可见上腔静脉内癌栓形成(图6-4-6)。部分肿瘤可直接侵犯前胸壁软组织及骨质结构。多数病人纵隔、肺门和锁骨上可伴有多发淋巴结转移。在就诊时约30%的病人发现远处转移，包括盆腔、肝脏、肺内及广泛骨转移等，成骨性转移或胸椎转移提示该诊断(图6-4-7)。部分小细胞和大细胞神经内分泌癌与胸腺癌从影像上无法区分(图6-4-8)。

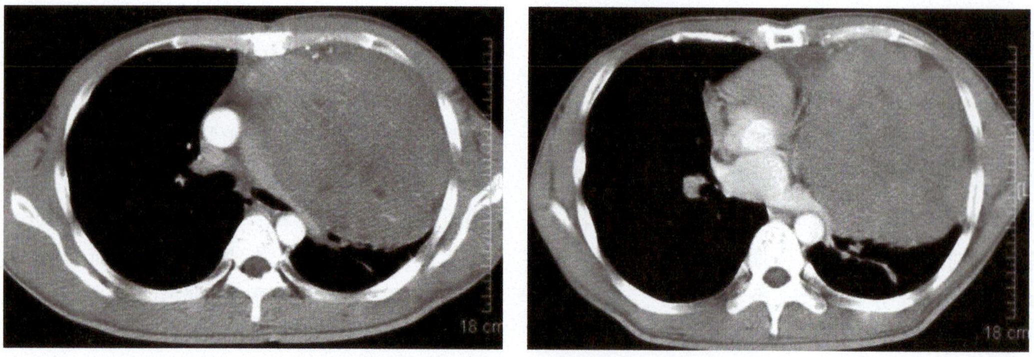

图 6-4-1 男,32 岁。胸腺类癌,肿瘤巨大,边缘清晰

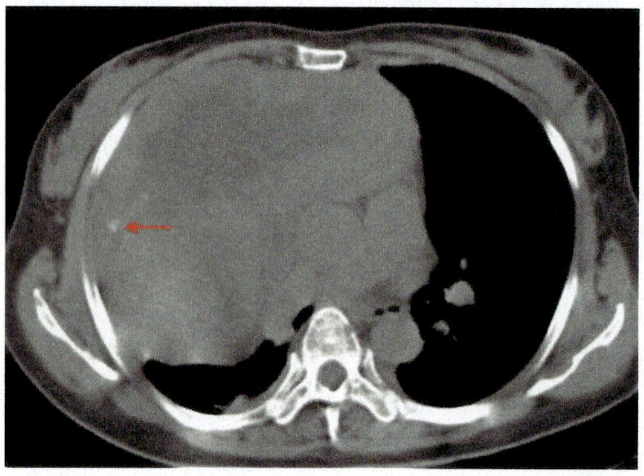

图 6-4-2 女,42 岁。胸腺类癌,肿瘤巨大,可见钙化(红箭)和坏死

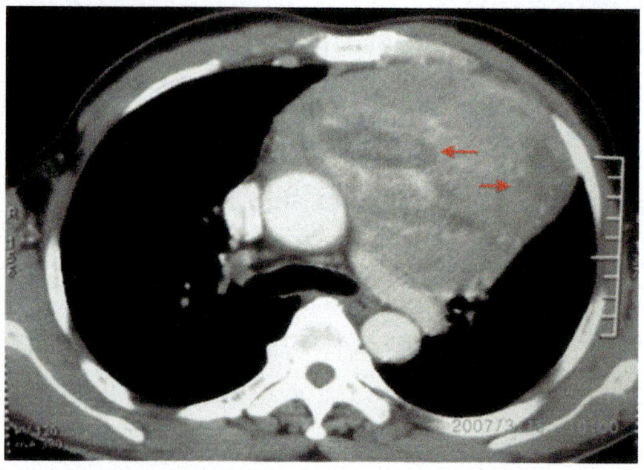

图 6-4-3 男,47 岁。胸腺类癌,坏死明显(红箭)

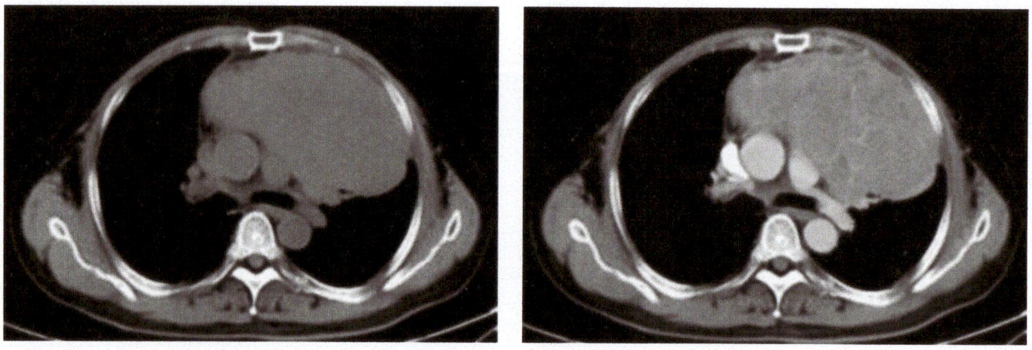

图 6-4-4 男,62 岁。胸腺类癌,平扫 CT 值 40HU,增强后 CT 值 72HU,中度强化

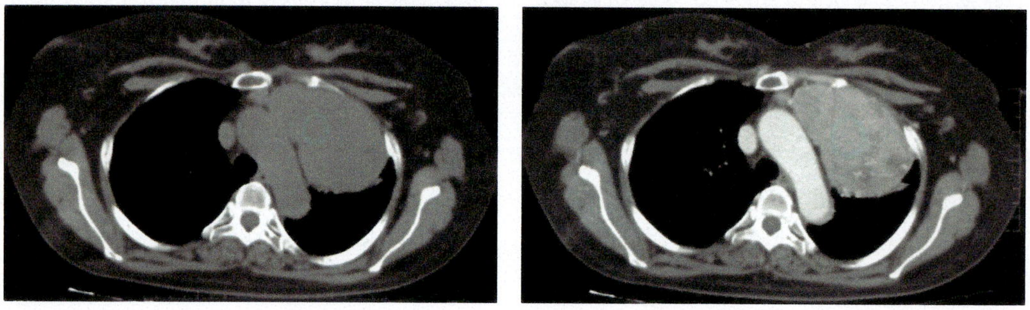

图 6-4-5 女,33 岁。胸腺不典型类癌,平扫 CT 值 48.9HU,增强后 CT 值 109.6HU,强化明显

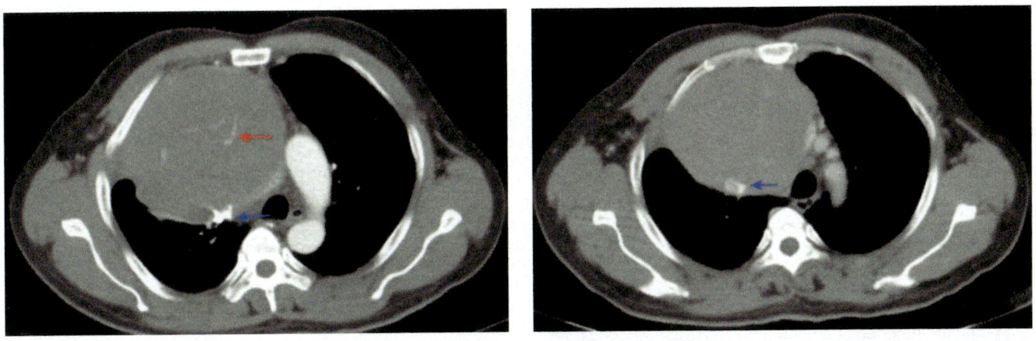

图 6-4-6　男，54 岁。颜面部肿胀 1 个月。胸腺类癌，肿瘤内可见管状血管影（红箭），上腔静脉受侵，其内可见瘤栓（蓝箭）

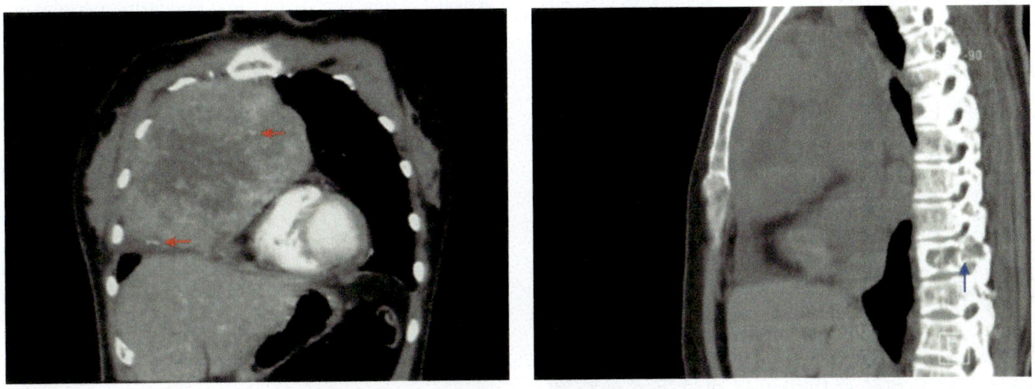

图 6-4-7　女，42 岁。胸腺类癌伴胸椎转移（蓝箭），肿瘤巨大，边缘清晰，内见坏死和血管影（红箭）

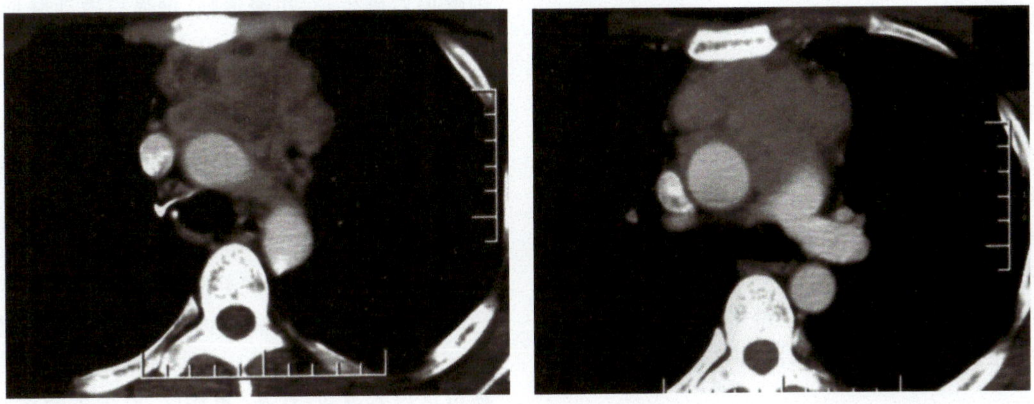

图 6-4-8　男，39 岁。大细胞神经内分泌癌，边缘不规则，内密度不均，坏死明显，侵及心包

六、鉴别诊断

TNET 需要与以下前纵隔肿瘤进行鉴别诊断，①胸腺瘤：肿瘤内部多可见纤维分隔，呈多结节样外观，低危型胸腺瘤（A 型和 AB 型）强化显著，常侵犯纵隔胸膜，但很少沿纵隔间隙生长侵犯纵隔大血管，且罕见上腔静脉癌栓，另外部分胸腺瘤可合并重症肌无力。而 TNET 多呈轻、中度强化，常沿着纵隔血管间隙呈浸润性生长，多侵犯包绕纵隔大血管，并常见上腔静脉癌栓形成。②胸腺淋巴瘤：临床上发病年龄相对较轻，多见于青壮年，无重症肌无力，对放疗敏感，影像上可表现为多发或单发肿块，常累及多个纵隔分区，淋巴结肿大发生率较高，放射治疗前肿瘤内部密度均匀，囊变、坏死及钙化均少见。③纵隔型肺癌：肿瘤起自于各级支气管或肺泡上皮，瘤体位于胸膜下或部分位于肺内，侵犯纵隔结构，与胸膜多成锐角相连。④前纵隔生殖细胞肿瘤：病理上分精原细胞瘤和非精原细胞性生殖细胞肿瘤，精原细胞瘤较多见，常发生于青少年男性，多表现为前纵隔不规则形密度均匀软组织肿块，内部很少含脂肪和钙化，可合并出血或坏死，β-hCG 水平

可升高;非精原细胞生殖肿瘤包括畸胎瘤、胚胎性癌、内胚窦瘤和绒毛膜癌,畸胎瘤内部多见脂肪和钙化,有助于鉴别,胚胎性癌、内胚窦瘤和绒毛膜癌均罕见,其恶性征象明显,单纯影像学有时鉴别困难。⑤胸内甲状腺肿:影像学上可见肿块与颈部甲状腺直接相延续。

七、治疗

手术是 TNET 的主要治疗手段,手术切除病人者生存期明显优于非手术病人。合并 Cushing 综合征或 MEN-1 的 TNET 病人,尽管肿瘤侵袭性强,肿瘤较大,亦可完整切除肿瘤。局部晚期 TNET 行术前放、化疗,可以达到降期和提高手术切除率的目的。术后应进行放疗减少局部复发,尤其是肿瘤局部晚期无法完整切除的病人,但对远期生存无明显改善作用。术后是否行辅助化疗尚无统一认识,可根据术前化疗经验选择合适的化疗方案。TNET 总体治疗效果欠佳,文献报道其 3 年、5 年和 10 年生存率分别为 50%～66%、33%～53% 和 0～10%,也有个别中心报道 5 年、10 年生存率可达到约 80% 及 60%。治疗失败原因主要是局部复发和(或)远处转移。发生局部复发或远处转移的比例可高达 20%～80%。复发和转移后仍可以通过手术治疗和放化疗控制疾病进展,延长生存时间。

八、预后

TNETs 的预后与组织学分级、临床分期、是否伴有内分泌异常及有无局部复发和转移等具有重要的关系。分化好的亚型预后明显优于分化差的亚型。与胸腺瘤相似,Masaoka 分期越晚表明肿瘤侵袭性越强、预后越差。合并 Cushing 综合征或 MEN-1 的病人 5 年生存率明显低于不合并内分泌综合征者。TNET 病人比胸腺癌病人淋巴结转移率高(62.3% vs. 33.5%),淋巴结转移是独立的预后因素,显著影响病人的生存时间。

参 考 文 献

Ahn S, Lee JJ, Ha SY, et al. Clinicopathological analysis of 21 thymic neuroendocrine tumors. Korean J Pathol, 2012, 46(3): 221-225.

Cardillo G, Rea F, Lucchi M, et al. Primary neuroendocrine tumors of the thymus: a multicenter experience of 35 patients. Ann Thorac Surg, 2012, 94(1): 241-245.

Gaur P, Leary C, Yao JC. Thymic neuroendocrine tumors: a SEER database analysis of 160 patients. Ann Surg, 2010, 251(6): 1117-1121.

Moran CA, Suster S. Neuroendocrine carcinomas (carcinoid tumor) of the thymus. A clinicopathologic analysis of 80 cases. Am J Clin Pathol, 2000, 114(1): 100-110.

Rosai J, Higa E. Mediastinal endocrine neoplasm, of probable thymic origin, related to carcinoid tumor. Clinicopathologic study of 8 cases. Cancer, 1972, 29(4): 1061-1074.

Yamamoto J, Shimanouchi M, Ueda Y, et al. Atypical thymic carcinoid with hypercalcemia. Kyobu Geka, 2012, 65(13): 1150-1153.

病例解析

1. 病例 1:男,64 岁。憋闷 1 周。

胸部 CT:前、中纵隔内巨大软组织肿块影,病灶居中略偏右侧生长,边缘清晰,增强扫描动脉期实性部分轻度不均匀强化,病灶内见点条状强化血管影,静脉期病灶进一步强化(图 6-4-9)。

【诊断】 胸腺类癌。

【诊断依据】 本例血管受侵、外移(图 6-4-9 绿箭),提示病变来源于纵隔,与邻近血管前脂肪间隙模糊消失,提示为恶性肿瘤。病人为老年男性,生殖细胞肿瘤可除外。病灶内见钙化(图 6-4-9 红箭),未经治疗的淋巴瘤钙化罕见;病灶内大片坏死,淋巴瘤少见;恶性淋巴瘤中的弥漫性大 B 细胞淋巴瘤及 T 细胞淋巴瘤也可以有液化、坏死、囊变区,发病年龄多为年轻人,病灶居中向两侧生长,多呈多结节融合表现;坏死区边界不清,而淋巴瘤坏死区边界多清楚;以上几点可除外淋巴瘤诊断。病变居中偏右,需考虑胸腺来源肿瘤,体

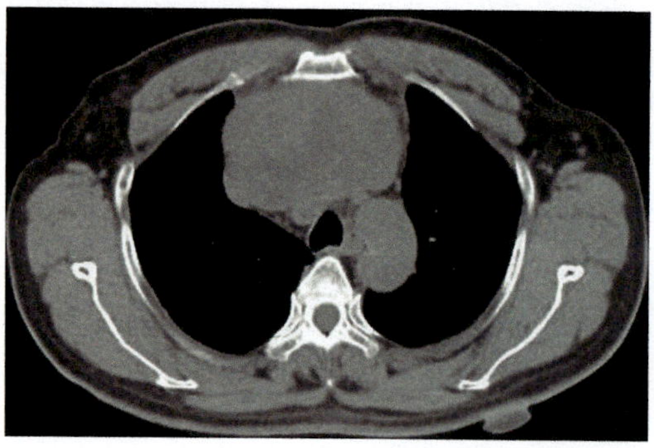

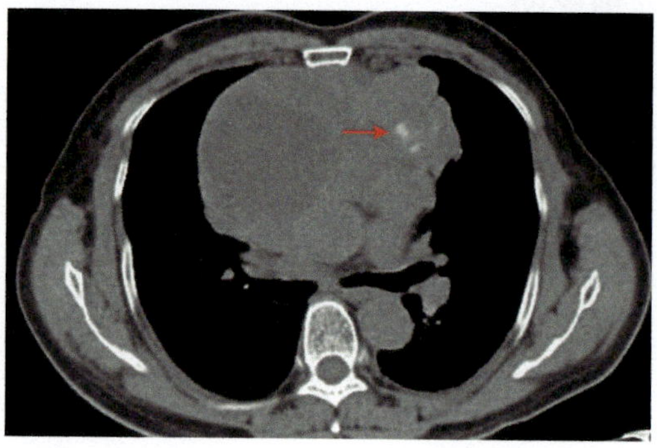

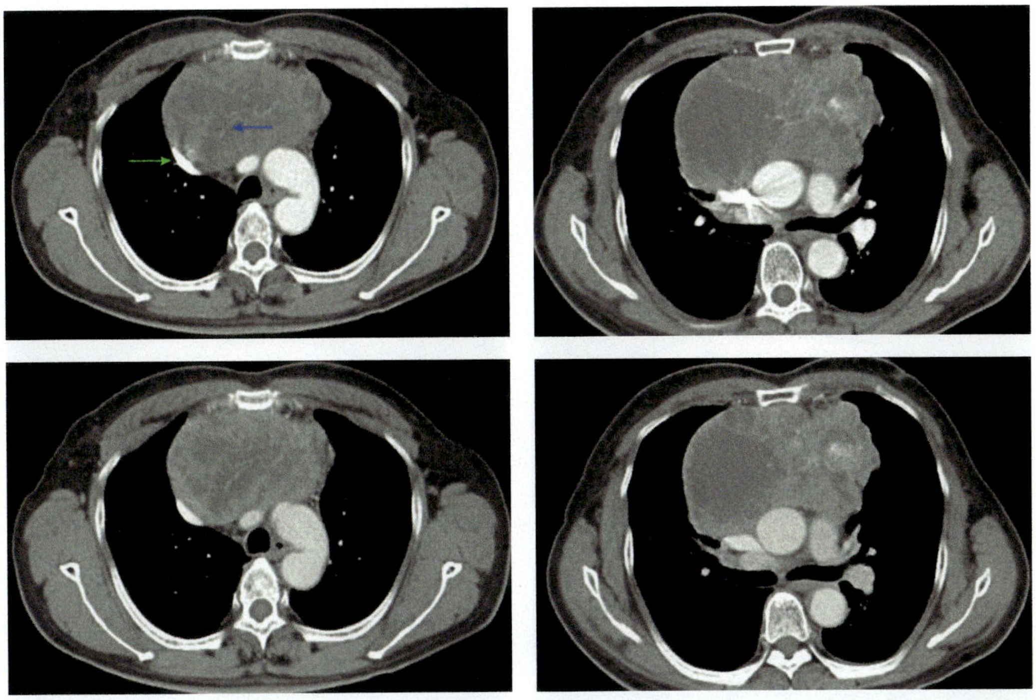

图 6-4-9　胸部 CT1

积较大的软组织肿块胸腺瘤少见；瘤内的大片坏死亦少见于胸腺瘤，胸腺瘤内低密度改变多呈小片状或裂隙样，常见胸膜或心包结节或肿块样增厚，部分胸腺瘤可出现重症肌无力。本例为大片状低密度坏死区，不支持胸腺瘤诊断。胸腺癌的体积大于胸腺瘤，一般呈均匀的软组织密度，较胸腺瘤更常见低密度坏死区，与肿块大小不成比例，纵隔内血管侵犯常见，簇状及点状密集钙化为胸腺癌所特有，一般无血管样强化，本例不能完全除外该诊断。本例增强后强化明显且呈渐进性强化，其内片状低密度坏死区，坏死区边缘模糊，坏死区范围与肿块大小成正比；肿块内见管状或线状血管样强化(图 6-4-9 蓝箭)，为胸腺类癌特点，胸腺癌和胸腺瘤几乎不会出现；结合胸腺类癌 30%可见钙化，故首先考虑该诊断。病人术后病理：镜下见肿瘤细胞圆形或卵圆形，中等大小，部分偏大，染色质细，多数见核仁，胞质丰富，核分裂象易见，细胞呈巢状或分叶状排列。免疫组化：CKpan(＋)，Syn(＋)，CgA(＋)，CK5(－)，p40(－)，CD5(－)，TTF-1(－)，CK7(－)，Ki-67(＋20%～30%)。符合胸腺不典型类癌诊断(图 6-4-10)。

【分析】　胸腺神经内分泌肿瘤(TNET)既往曾被称为胸腺类癌，其侵袭性高于其他部位类癌。TNET 缺乏胸腺瘤常有的全身性副肿瘤综合征表现；易出现淋巴结及胸腔外脏器的转移；5 年生存率与胸腺癌相近；部分胸腺癌含有 TNET 成分。胸腺类癌和大细胞

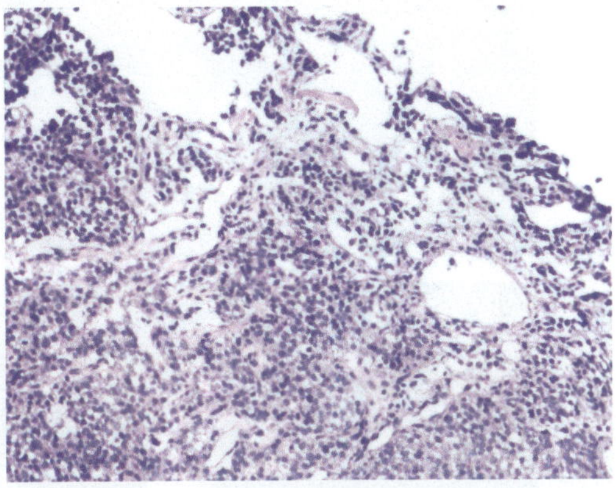

图 6-4-10　胸腺不典型类癌病理表现

神经内分泌癌中神经内分泌定义为 50%肿瘤细胞强烈弥漫性表达≥1 种神经内分泌标志(CgA、Syn、CD56 和 NSE)。胸腺小细胞癌仍是组织学诊断，神经内分泌标志不是诊断必备条件。

现有免疫组化标志不能清楚地鉴别胸腺和肺原发性神经内分泌肿瘤，虽然 TTF-1 阴性和 PAX-8 阳性在胸腺类癌中更常见。临床和影像学表现仍是目前鉴别胸腺和肺来源神经内分泌肿瘤的重要手段。

2. 病例 2：男，75 岁。胸闷、咳嗽、咳痰 1 年余，加重伴发热 2 周。

胸部 CT：左侧胸腔巨大肿块，边缘清楚，纵隔淋巴结无肿大，心脏、大血管受压、移位，增强扫描示地图样

明显强化(图 6-4-11)。

【诊断】 胸腺类癌。

【诊断依据】 老年男性,病史较长,病变偏于一侧,首先考虑胸腺来源肿瘤。肿块巨大,胸腺神经内分泌肿瘤可能性大。肿块呈椭圆形,表面光滑,与周围组织界线清晰,纵隔受压移位,增强扫描不均匀强化,强化明显,内见坏死和血管影,首先考虑胸腺类癌可能。病人手术标本示病变起源于纵隔,病理为胸腺类癌。免疫组化:Syn(+)、CgA(+)、NSE(+)、CD56(+)、CK(+)、p63(-)、TTF-1(-)、Ki-67(+2%)。

【分析】 类癌是一种少见、特殊类型的恶性肿瘤,90%以上发生在消化道,发生在纵隔罕见。神经内分泌标志物 CgA、Syn 和 NSE 在胸腺类癌中常为阳性表达,并且 CgA 被认为是最可靠的标志物,而小细胞癌和大细胞癌通常为弱阳性或阴性。CT 是前纵隔肿瘤的主要检查手段,胸腺类癌CT多表现为前纵隔不规

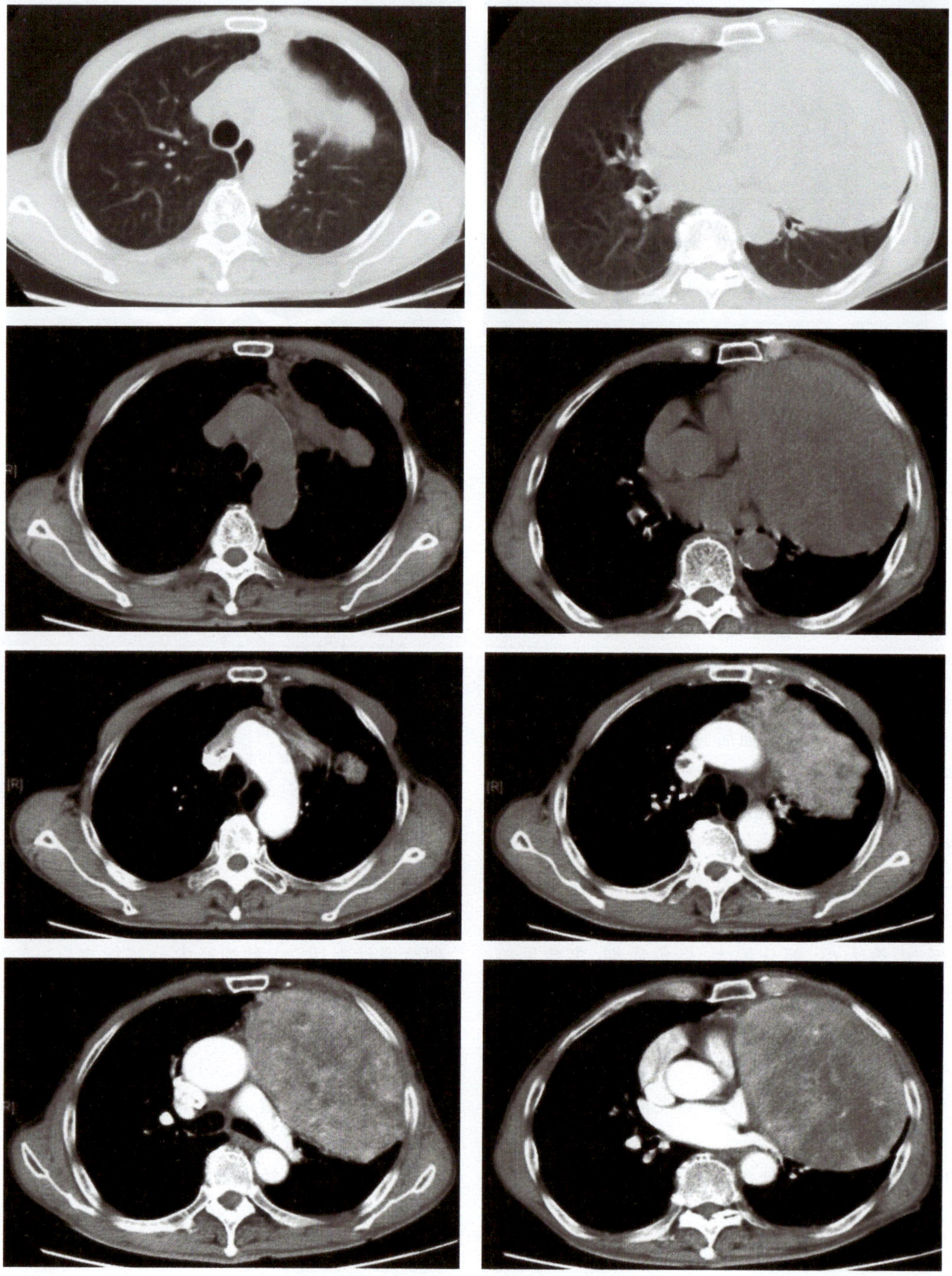

图 6-4-11 胸部 CT2

则类圆形或椭圆形软组织肿块，位于胸腺区或在其内生长，与大血管或心包关系密切，沿血管间隙蔓延，肿块体积通常较大，病人通常因肿瘤体积较大对周围组织产生压迫或侵犯而产生症状时就诊。肿块密度不均匀，平扫时稍低或等于邻近肌肉密度，可见坏死、囊变、钙化，增强扫描肿瘤呈轻至中度不均匀强化，少部分密度较均匀，增强扫描均匀强化。

与胸腺瘤不同，胸腺类癌不伴有重症肌无力和单纯红细胞再生障碍性贫血；但较胸腺瘤有更多的侵袭行为，易远处转移，20%～50%就诊时已发生侵犯与转移，最常见的转移部位为区域淋巴结、皮肤和骨骼。骨转移者常表现为成骨性骨质破坏，骨扫描可见多发异常放射性浓聚，有助于本病的诊断。手术切除是最佳的治疗方法，即使有淋巴结转移者仍可手术切除。手术后的放化疗能起到辅助治疗作用。本例术中显示肿瘤边缘清楚、整齐，与大血管和心包分界清楚，术中肿瘤与周围无粘连，能完整切除，预后较好。如肿瘤与大血管和心包无分界或包绕时则无法切除，预后较差。

3. 病例 3：女，46 岁。肥胖、皮肤发黑、多毛 7 年，加重半年。病人 7 年前自觉饭量增大，每天主食为 1.2～1.5kg，体重在 2 个月内增加 30kg，皮肤发黑且多油，胡须增多，未在意。5 年前病人医院就诊，查皮质醇增高（具体数量不详），测血压 240/160mmHg，行糖耐量试验示血糖偏高（具体不详），垂体磁共振未见异常。口服赛庚啶 1 次 2 粒，1 天 3 次；卡托普利 1 次 1 粒，1 天 1 次；二甲双胍 1 次 2 粒，1 天 3 次；藻酸双脂油 1 次 2 粒，1 天 3 次，血压维持在 140/90mmHg 左右，未检测血糖，2 年后自行停用赛庚啶。3 年前再次行垂体磁共振检查未见异常。近半年来病人体重仍继续增加，并出现活动后憋喘、双腿发胀、流泪。10 天前病人检查：早 8：00 皮质醇 797nmol/L，16：00 679nmol/L。行糖耐量试验后，拟诊为“皮质醇增多症、糖尿病”，给予二甲双胍 1 次 2 粒，1 天 3 次；卡托普利 1 次 1 粒，1 天 1 次，症状无明显好转院。查体：血压 160/113mmHg，体重 73kg，满月面容，向心性肥胖，皮肤色黑，尤以前臂、颈部、双腋窝皮肤明显，面部及后背部皮肤多个痤疮，发际低。毛发增浓，可见胡须。辅助检查：血促肾上腺皮质激素（ACTH）示夜 0：00 95.66pg/ml，8：00 157.9 pg/ml，16：00 231.0pg/ml。大、小剂量地塞米松抑制试验均不被抑制。B 超示双眼外肌肿大。腹部 CT 示双侧肾上腺增生。

胸部 CT：前上纵隔软组织肿块影，最大截面 5.8cm×3.0cm，其内密度欠均匀，可见点条样钙化。平扫 CT 值约 38HU，增强扫描 CT 值约 72HU。病灶呈侵袭性生长，与周围组织分界欠清，左、右头臂静脉及上腔静脉受累并管腔增粗，部分动脉推压或包绕，邻近胸骨未见明显破坏征象（图 6-4-12）。

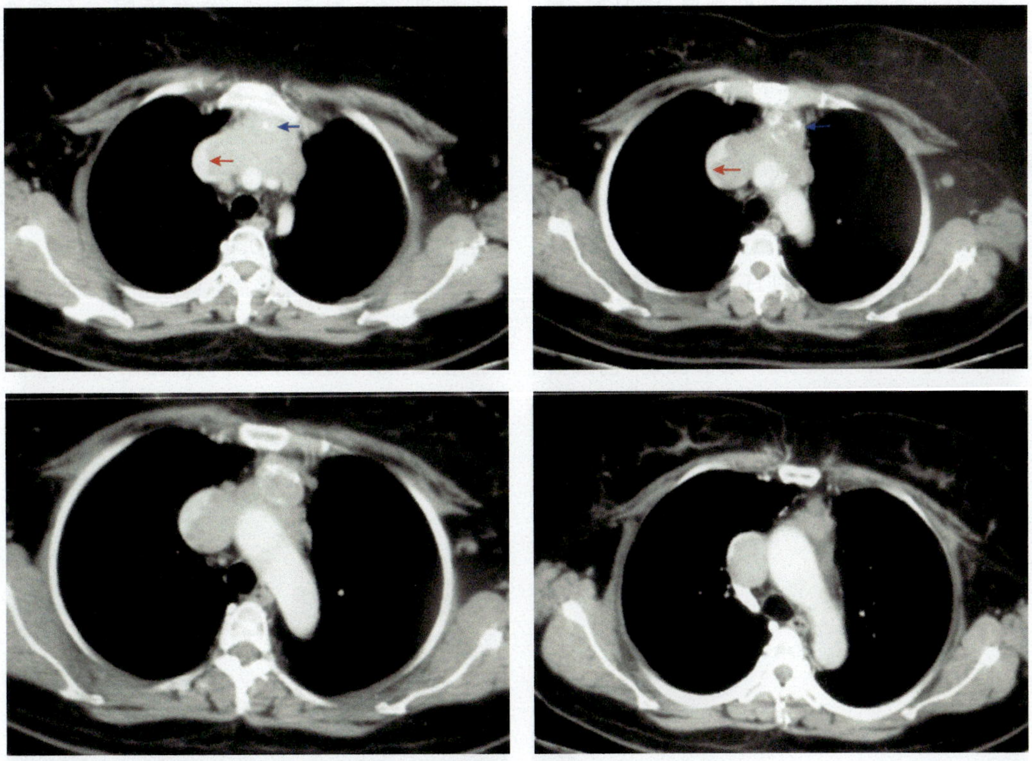

图 6-4-12　胸部 CT3

【诊断】 胸腺不典型类癌伴异位 ACTH 综合征。

【诊断依据】 病人有高血糖、高血压、肥胖病史 7 年，皮质醇及 ACTH 均增高且昼夜节律消失，大、小地塞米松抑制试验均阴性。查体为典型 Cushing 综合征表现，排除垂体及肾上腺疾病，首先考虑异位 ACTH 综合征。病人为中年女性，前、上纵隔偏侧软组织肿块影，首先考虑胸腺来源肿瘤。其内密度欠均匀，可见点条样钙化(图 6-4-12 蓝箭)。增强扫描中度强化，血管侵袭明显(图 6-4-12 红箭)，上腔静脉内癌栓形成，首先考虑为胸腺不典型类癌，并经手术证实。

【分析】 胸腺类癌根据有无内分泌异常，可分为合并内分泌异常者及不合并内分泌异常者，前者最常见为 Cushing 综合征，类癌综合征较少。胸腺类癌症状多与肿瘤发生部位有关，约 1/3 具有神经内分泌症状，常以内分泌异常症状为主诉就诊。Cushing 综合征是由于体内糖皮质激素过多而引起，大多数的 Cushing 综合征是 ACTH 依赖的，按 ACTH 的来源分为两类：来源于垂体者称为 Cushing 病；由垂体以外的肿瘤组织分泌过量的有生物活性的 ACTH 所引起的综合征称为异位 ACTH 综合征（ectopic adrenocorticotropichormone syndrome，EAS)，后者相对少见，是 Cushing 综合征的一种特殊类型。导致 EAS 的异位肿瘤既有高度恶性的肿瘤(如肺小细胞癌)，也有恶性程度较低的神经内分泌肿瘤(如类癌)。

Cushing 综合征表现包括向心性肥胖、满月脸、水牛背、不明原因的高血压、颜面及下肢肿胀、多食、多饮、口干、夜尿多、胸部痤疮、皮肤干燥、腰背痛、记忆力下降、体毛多、四肢萎缩、糖耐量降低、女性出现乳房萎缩等，本例 Cushing 综合征表现明显。EAS 的诊断可分为定性诊断和定位诊断。EAS 定性诊断标准：①Cushing 征的临床表现；②血皮质醇水平较正常显著增高且生理波动消失；③血 ACTH 水平明显高于正常；④大剂量地塞米松抑制试验不被抑制。定位诊断是 EAS 诊断的关键，一般常规做影像学检查(包括头颅、胸腹部 CT 或 MRI)，亦可行静脉插管多点取血寻找较高 ACTH 值，分别从岩下窦、甲状腺、纵隔、气管、胰腺、双侧肾静脉取血，利于定位。此外，异位 ACTH 肿瘤常表达生长抑素受体，约有 80％的 EAS 病人可以通过核素标记的奥曲肽扫描发现并定位肿瘤。亦有文献报道全身 PET-CT 检查有助于寻找到隐匿性病变，提高了诊断率。

由于胸腺类癌 CT 表现缺乏特异性，必须密切结合临床资料，当前纵隔病变并发内分泌症状时，诊断上应首先考虑胸腺类癌；而当有明确 Cushing 综合征临床表现，但未发现垂体瘤或肾上腺腺瘤，或有垂体瘤伴有肾上腺增生者，均应进行胸部高分辨率 CT 扫描，以发现直径 1cm 以下的肿瘤。现有文献资料显示，伴有 Cushing 综合征者，大多预后不佳，即使完整切除肿瘤，也易复发。所以还需进行术后随访，定期复查血 ACTH，血、尿皮质醇及血 CEA 等指标。

4. 病例 4：男，47 岁。全身乏力、头晕、向心性肥胖 2 月余。病人 2 个月前无明显诱因出现全身乏力，以下肢为重，上楼及活动时乏力明显，阵发性头晕。1 个月前感乏力加重，半个月前就诊于当地医院，胸部 CT 示前纵隔软组织影，心包增厚。肾上腺 CT 示双侧肾上腺增生。皮质醇（8：00、16：00）分别为 1306nmol/L、1524nmol/L，醛固酮 216pg/ml，血管紧张素Ⅱ157 pg/ml，肾素 0.5ng/L，大剂量地塞米松抑制试验不被抑制。为进一步诊治转院。入院查体：血压 149/66mmHg，满月面容，向心性肥胖，双下肢轻度凹陷性水肿。辅助检查：血糖 8.04mmol/L，血钾 2.8mmol/L。皮质醇（16：00、0：00、8：00）分别为 1388nmol/L、1930.8nmol/L、1511nmol/L，醛固酮 904.3pg/ml，血促肾上腺皮质激素（16：00、0：00、8：00am)分别为 113.0pg/ml、63.80pg/ml、209.3pg/ml。鞍区 MRI 未见明显异常。腹部 CT 示双侧肾上腺增生。

胸部 CT：左前纵隔类圆形软组织密度结节影，边界清，纵隔内未见明显肿大淋巴结(图 6-4-13)。

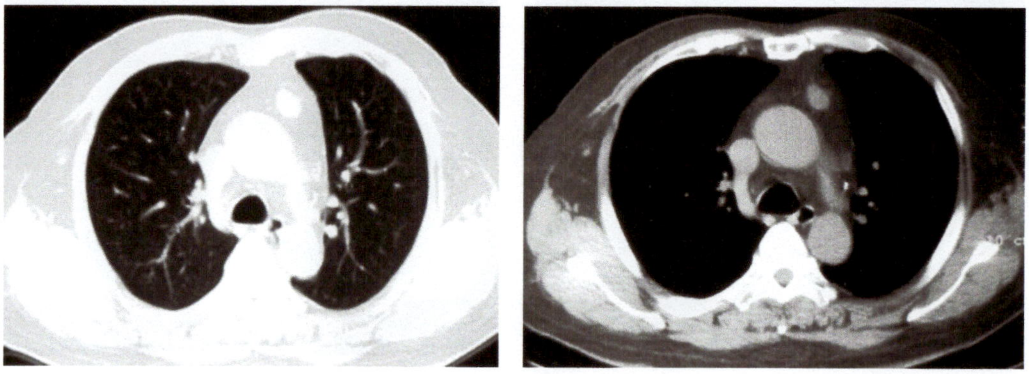

图 6-4-13 胸部 CT4

【诊断】 胸腺类癌伴异位 ACTH 综合征。

【诊断依据】 病人术中见胸腺左右叶均增生明显，胸腺左上叶见一大小 2cm×1.5cm×2cm 肿瘤，质韧，完整切除胸腺肿瘤及胸腺组织。病理为胸腺类癌，包膜欠完整。免疫组化：CK（部分＋）、Syn（＋）、CgA（＋）、NSE（＋）、ACTH（＋）、CK19（－）、CD5（－）、TdT（－）、AFP（－）、Ki-67（＜1%）。术后 10 天皮质醇和促肾上腺皮质激素均正常（454.80nmol/L、41.58pg/ml），血钾正常（4.6mmol/L）。

【分析】 胸腺类癌伴发 Cushing 综合征者病变较小，本例符合。异位 ACTH 综合征是由于垂体以外的肿瘤细胞分泌大量 ACTH，使肾上腺增生并分泌大量皮质醇而产生的相关临床综合征。它属异源内分泌综合征的一种，内分泌症候群可出现于肿瘤早期，甚至肿瘤症状之前，亦可出现于肿瘤晚期。肿瘤的激素分泌一般不受体内因素调节，也不受超生理量外源性激素抑制。肿瘤经有效治疗后激素水平下降。胸腺类癌伴异位 ACTH 综合征，地塞米松试验无法改善其症状与体征，病人会出现低血钾（皮质醇作用于肾集合管上皮细胞糖皮质激素受体促进钠离子重吸收和钾离子排泌）、代谢性糖尿病（皮质醇刺激肝糖异生，抑制外周组织葡萄糖利用，刺激肝糖原合成），影像学检查提示肾上腺明显增大，即使手术切除肾上腺也无法明显缓解症状。严重低血钾可致心律失常甚至危及生命，在术前补钾的同时，应给予保钾利尿剂如螺内酯以减少钾排泄。手术后血皮质醇和血 ACTH 水平迅速下降，手术近期效果明显。手术前积极补钾和手术后激素替代治疗有利于病人平稳度过围术期。

5. 病例 5：男，46 岁。胸闷 2 个月、眼睑水肿 1 周。辅助检查：NSE 99.89ng/ml（0～20.5ng/ml）。

胸部 CT：前、上纵隔软组织密度肿块，边缘清楚，形态尚规则，增强扫描轻度强化（图 6-4-14）。

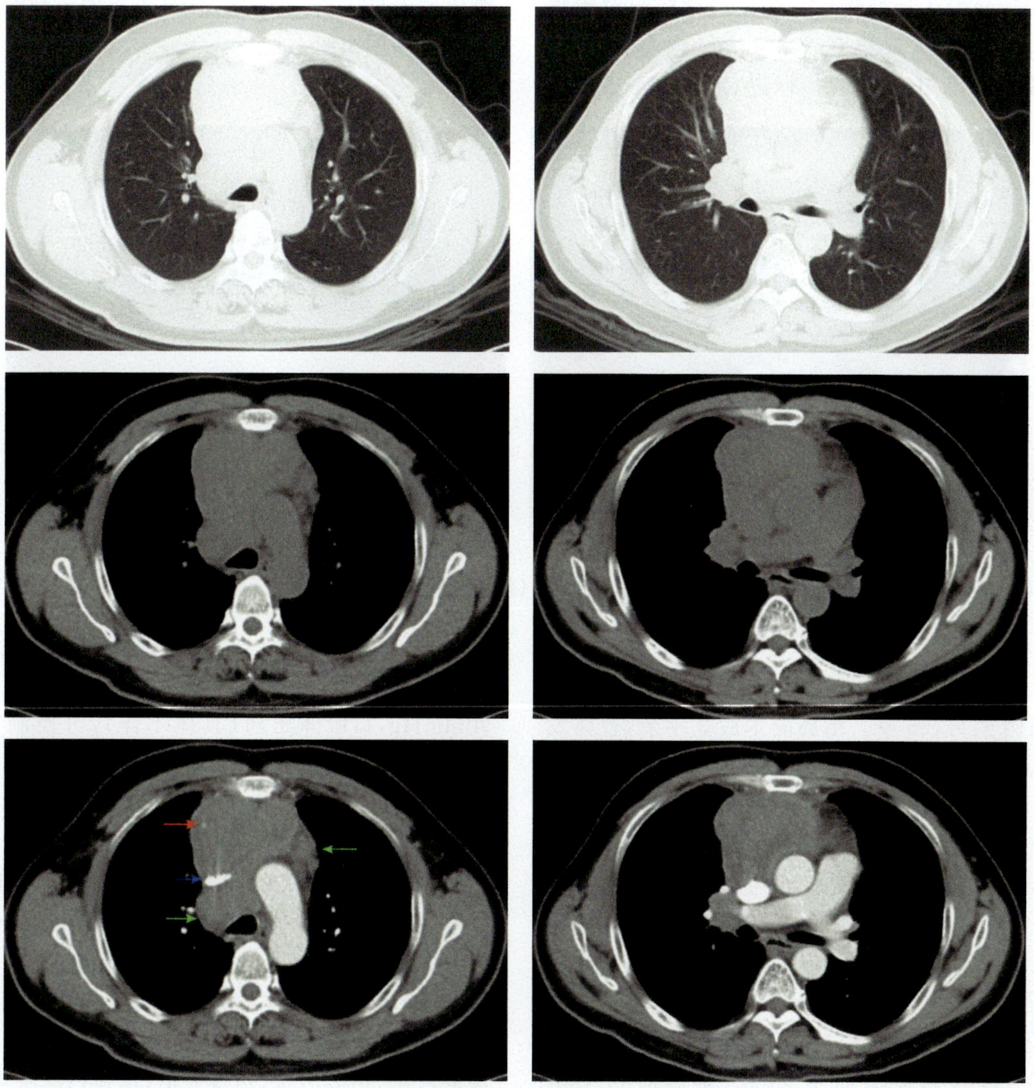

图 6-4-14　胸部 CT5

【诊断】 胸腺小细胞癌。

【诊断依据】 中年男性，前、上纵隔软组织密度肿块，位置居中，首先考虑胸腺来源肿瘤。病变瘤肺界面清晰，形态尚规则，纵隔明显侵袭，上腔静脉受累移位(图 6-4-14 蓝箭)，肿块内可见血管影(图 6-4-14 红箭)，纵隔淋巴结肿大、融合(图 6-4-14 绿箭)，结合 NSE 明显升高，支持胸腺小细胞癌诊断。穿刺病理：癌细胞片巢状排列，结合免疫组化，考虑胸腺小细胞癌。免疫组化：CK(弱＋)、CK19(弱＋)、CK5/6(－)、CD3(－)、CD20(－)、TdT(－)、CD117(＋)、CD5(－)、Syn(＋)、CgA(弱＋)、Ki-67(约＋60%)。

【分析】 小细胞癌绝大多数起源于肺，源于肺外器官者临床很少见，统计仅占小细胞癌的 2.5%～4%，其中胸腺小细胞癌尤其罕见。胸腺小细胞癌在组织学和电镜检查上与其他部位小细胞癌相似，肿瘤细胞内含有大量的神经内分泌颗粒，分化程度低，呈浸润性生长，易发生远处转移。免疫组化标记对胸腺小细胞癌确诊具有重要意义，即神经内分泌标记 NSE、CgA、Syn 可阳性；上皮性标记 CK、EMA 亦为阳性。胸腺小细胞癌多见于男性病人，可与身体其他器官的内分泌肿瘤同时发生，即 MEN-1 型综合征。近半数病人在手术确诊前无症状，多在胸部检查中无意发现。少数病人仅有前胸疼痛、咳嗽、咯血、气促等非特异性症状。当肿瘤压迫上腔静脉时可出现颜面水肿、颈静脉怒张、前胸壁静脉曲张等；当侵犯喉返神经时，可出现声音嘶哑、饮水呛咳，均与肿瘤局部的压迫、浸润等有关。少数病人可合并内分泌异常症状，主要为 Cushing 综合征，与肿瘤细胞异位分泌 ACTH 有关。

胸腺小细胞癌影像学表现缺乏特异性。CT 可清晰显示前纵隔软组织肿物，由于肿瘤浸润性生长而绝大多数边界不清，与周围结构间的低密度脂肪间隙消失，增强呈现不均匀强化，上腔静脉、气管等常出现受压变形，病期晚者肿瘤可包绕大血管。此外，还常常伴有纵隔淋巴结肿大，这一点在纵隔肿瘤中以小细胞癌、淋巴瘤多见(图 6-4-15)。MRI 可有助于判断肿瘤是否侵犯了周围组织。

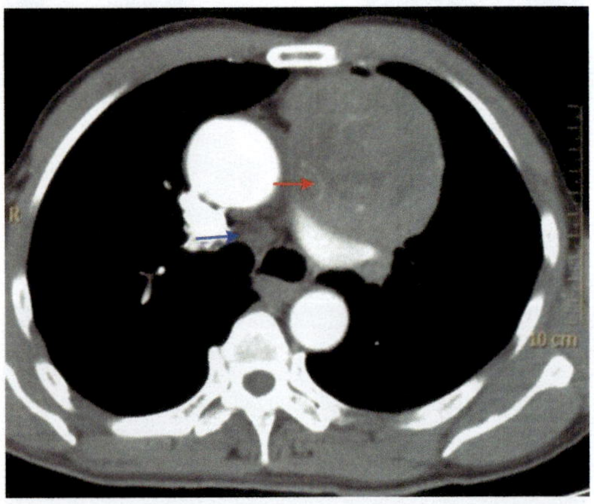

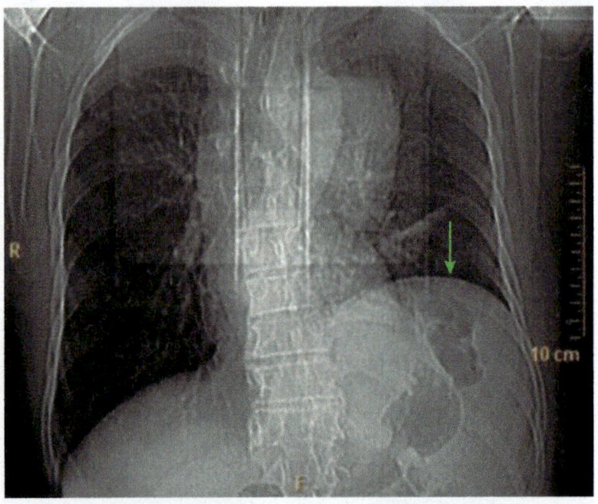

图 6-4-15 男，57 岁。胸腺小细胞癌，可见瘤内血管影(红箭)，纵隔淋巴结肿大(蓝箭)，左侧膈神经麻痹(绿箭)

(临沂市人民医院影像科 张明辉 提供)

6. 病例 6：男，55 岁。结肠癌术后 3 年余，查体发现纵隔占位 2 年余。病人 3 年前因“肠套叠”行“回盲部肿瘤根治术”，术后病理示：①(回盲部)中分化腺癌，侵及全层；②(肠管)管状腺瘤；③慢性阑尾炎。术后辅助化疗 3 周期(具体不详)，自述术后恢复可。于 2013-04-17 复查 CT 示：结肠癌术后改变，前上纵隔富血供结节，考虑胸腺瘤可能性大，转移不能除外。未予以特殊处理。2015-10-21 复查 CT 示：结肠癌术后复查未见肿瘤复发征象；前纵隔肿瘤，较 2013 年体积明显增大。病人既往高血压病史 20 年，最高时达 150/90mmHg，口服降压药(具体不详)，可控制在正常范围；糖尿病病史 10 余年，口服格列齐特片，自诉控制可；3 年前行腹壁脂肪瘤切除术，1 年前行臀部脂肪瘤切除术。

胸腹部 CT：左前上纵隔椭圆形软组织密度影，边界清楚，平扫 CT 值 35HU，增强后 CT 值 66HU(图 6-4-16)。

【诊断】 胸腺类癌合并 MEN-1。

【诊断依据】 中年男性，左前上纵隔椭圆形软组织密度影，边界清楚，边缘光滑，增强扫描中度强化，内

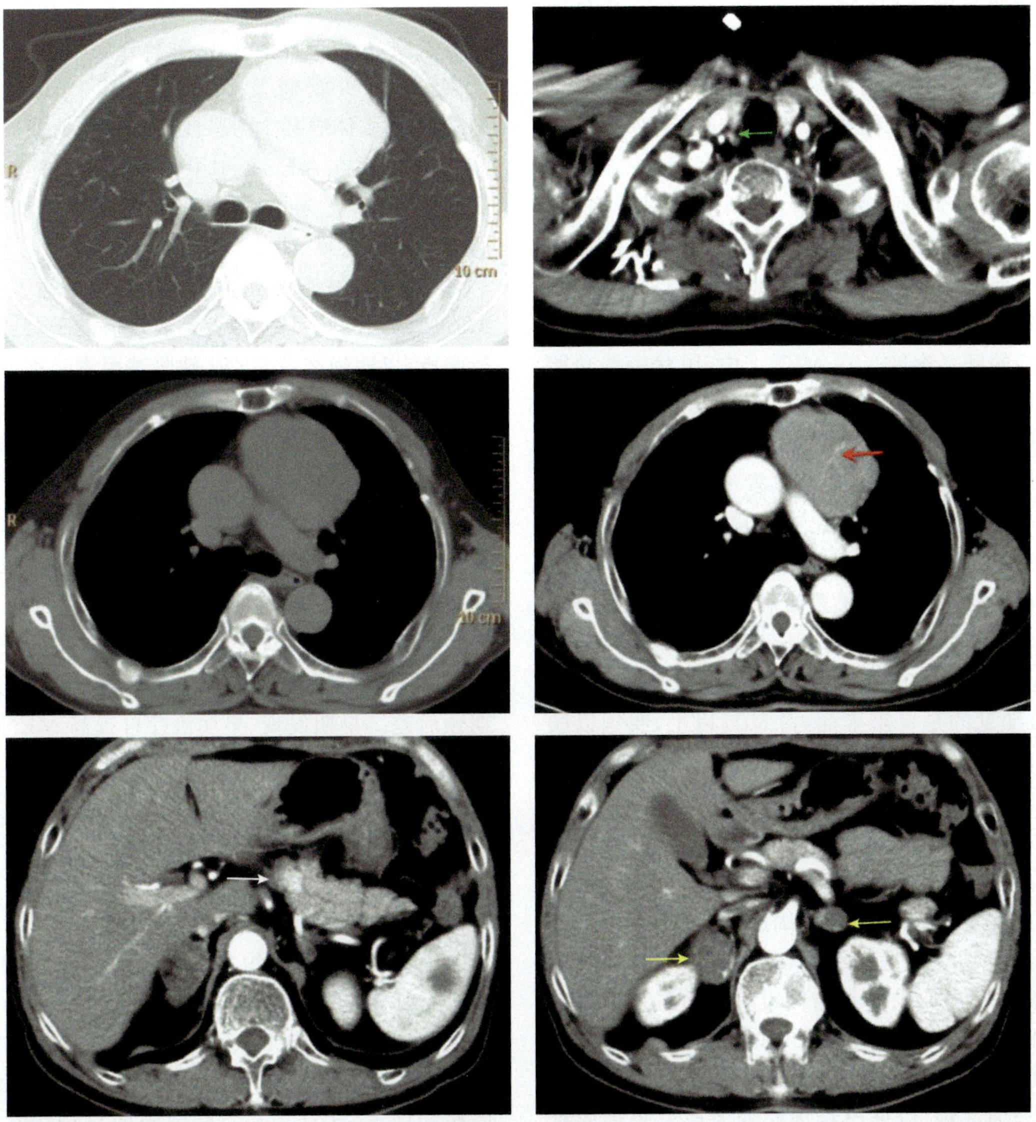

图 6-4-16　胸部 CT6

可见血管影(图 6-4-16 红箭),首先考虑胸腺类癌。病人有腹壁脂肪瘤切除史和臀部脂肪瘤切除史,颈部 CT 示甲状旁腺腺瘤(图 6-4-16 绿箭),腹部 CT 示胰腺神经内分泌肿瘤(图 6-4-16 白箭)和双侧肾上腺嗜铬细胞瘤(图 6-4-16 黄箭),首先考虑胸腺类癌合并 MEN-1。病人手术切除纵隔肿瘤,大小 8.5cm×7cm×5.5cm,表面附部分包膜,切面灰黄灰红,质较粗,有出血。病理:(胸腺肿瘤及纵隔胸膜)神经内分泌癌(不典型类癌),侵出被膜达周围脂肪。免疫组化:CKpan(+)、Syn(+)、CD56(+)、CgA(−)、CK5/6(部分+)、CD5(−)、TdT(−)、CD117(−)、CK7(−)、CK20(−)、Villin(−)、CDX-2(−)、Ki-67(+20%～30%)。

【分析】　多发性内分泌腺瘤病(MEN)为一组遗传性多种内分泌组织发生肿瘤综合征的总称,有 2 个或 2 个以上的内分泌腺体病变。可分为如下类型:MEN-1 型及 MEN-2 型及混合型。MEN-1 为常染色体显性遗传疾病,又称 Wermer 综合征,在普通人群中的患病率为 2～20/10 万,以甲状旁腺功能亢进症、胰腺内分泌腺瘤、垂体瘤或肾上腺腺瘤最为常见,还可发生如面部血管纤维瘤、胶质瘤和脂肪瘤等其他病变。该病发病情况复杂多变,可相隔数年后才显示另一个内分泌腺体功能亢进,也可表现为多个内分泌腺体同时出现功能亢进。若有至少 1 个一级亲属也患有甲状旁腺腺瘤、胃胰肠肿瘤和垂体瘤中的 1 种则可诊断为家族性 MEN-1,若缺乏家族史则可诊断为散发的 MEN-1。*MEN1* 基因于 1997 年被发现,位于第 11 号染色体 11q13,全长 9kb,包括 10 个外显子,其中 2～10 号外显子为编码区,编码蛋白含有 610 个氨基酸,称为多发性内分泌腺瘤蛋白(Menin)。Menin 是一种核蛋白，通过与其他蛋白的相互作用，在转录调控、基因组稳定性、细胞凋亡、细胞周期调控等方面发挥功能。目前研究表明，超过 30 种内分泌与非内分泌组织受 *MEN1* 基因的影响。

MEN-1 临床表现纷繁复杂，诊断基于以下 3 点：①诊断为原发性甲状旁腺功能亢进症合并垂体瘤和(或)胃肠道神经内分泌肿瘤；②诊断为原发性甲状旁腺功能亢进症及至少 1 个一级亲属诊断为 MEN-1；③1 个 *MEN1* 基因的胚系突变。在 MEN-1 中，甲状旁腺功能亢进是其最先发生和最常见(发生率达 95%)的表现，与原发性甲状旁腺功能亢进症相比，甲状旁腺偶发瘤及甲状旁腺癌的发病率无差别，但复发率较高，起病较早(20 余岁)，男女发病率无差异，在病理上为多个甲状旁腺增生，大小可不一致。甲状旁腺功能亢进症所致高钙血症可加重同时并存的胃泌素瘤病人症状及血胃泌素升高水平，并增加胃酸生成，引起多发消化道溃疡。MEN-1 最常累及的第二大类腺体是胃胰肠腺内分泌肿瘤，国外最常见的是胃泌素瘤，占 50%以上，我国以胰岛素瘤占首位，这类肿瘤具有发病年龄早，多灶性、多发性、体积较大等特点。垂体瘤发生率约为 25%，大多为泌乳素瘤，可伴或不伴生长激素分泌增多，其次为生长激素瘤、无功能瘤及 ACTH 瘤伴 Cushing 综合征。MEN-1 中垂体瘤甚少为恶性，其诊断、治疗同于散发性病例。此外，在 MEN-1 中甲状腺腺瘤及其他甲状腺疾病亦较为多见。在 MEN-1 的家族成员中，出现皮下脂肪瘤、皮肤胶原瘤及多发性面部血管纤维瘤者占 30%～90%，另有报道乳腺癌 MEN-1 病人中检测到 *MEN1* 基因的胚系突变，此类表现有助于对这些个体进行筛查，以明确携带 *MEN1* 缺陷基因者。本例同时存在脂肪瘤、甲状旁腺腺瘤、胰腺神经内分泌肿瘤和双侧肾上腺嗜铬细胞瘤，基因测序发现 *MEN1* 基因第 10 号外显子存在复合型杂合突变，故确诊为 MEN-1。

25%的 TNET 类癌病人合并有 MEN-1，几乎均为男性；3%～8% MEN-1 病人伴 TNET。MEN-1 治疗的总原则是以手术切除病灶为主、内科治疗为辅。神经内分泌腺瘤是 MEN-1 病人最常见的死亡原因。MEN-1 肿瘤多为良性，预后较好，若肿瘤为恶性则远期预后差。早期发现、早期治疗可提高 MEN-1 病人的生存率。

第五节　纵隔淋巴瘤

淋巴瘤是一组起源于淋巴细胞，主要发生于淋巴结或结外淋巴组织的恶性肿瘤，几乎可以侵犯全身所有脏器，根据肿瘤的成分及结构组织分为霍奇金淋巴瘤(Hodgkin's lymphoma，HL)和非霍奇金淋巴瘤(non-Hodgkin's lymphoma，NHL)。根据其原发部位不同可以分为 2 种：以淋巴结内病变为原发表现的称为结内淋巴瘤，而发生于固有淋巴器官以外组织器官的淋巴瘤称为结外淋巴瘤。固有淋巴器官包括中枢性的骨髓、胸腺及外周性的淋巴结和脾脏。当淋巴瘤仅局限于一个结外器官或组织时，无论是否伴区域淋巴结浸润，均称为原发性结外淋巴瘤。

一、分类

纵隔淋巴瘤是一种少见的淋巴瘤，多起源于胸腺，以 NHL 多见，发病年龄有两个高峰，第一个高峰出现在青年期和成人早期，第二个较低的高峰出现在 50 岁以后。按照 WHO(2015 年)胸腺肿瘤组织学分类，其病理类型主要分为：原发性纵隔大 B 细胞淋巴瘤、胸腺结外边缘区黏膜相关淋巴组织(MALT)淋巴瘤、其他成熟 B 细胞淋巴瘤、T 淋巴性白血病/淋巴瘤、间变大细胞淋巴瘤和其他罕见成熟 T 和 NK 细胞淋巴瘤、霍奇金淋巴瘤和 B 细胞淋巴瘤(未分类，特征介于弥漫性大 B 细胞和传统霍奇金淋巴瘤之间)。

大多数淋巴组织肿瘤是 B 胞起源的(80%～85%)，其余是 T 细胞性，NK 细胞肿瘤十分少见。在免疫表型上，CD2、CD3、CD4、CD7 和 CD8 是 T 细胞及其肿瘤的标志。CD19、CD20 和表面 Ig 是 B 细胞及其肿瘤的标志。CD56 是 NK 细胞的标记。弥漫性大 B 细胞淋巴瘤免疫表型 CD20、CD45、PanB 均阳性，CD5、CD10 为阴性，是成人最常见的淋巴组织肿瘤，临床表现常有局部肿块，生长快，病变累及淋巴结、脾、胸腺等，呈侵袭性病程。间变性大 B 细胞型淋巴瘤免疫表型 CD30、CD3、CD20 阳性，CD5、CD10 阴性有助于鉴别诊断。边缘区 B 细胞淋巴瘤是一种结外异质性淋巴瘤，免疫表型 Bcl-2、CD19、CD20 阳性，CD5、CD10 阴性有助于鉴别诊断。

二、临床表现

原发性纵隔淋巴瘤可发生于任何年龄，30～40 岁为发病高峰。发病初期常无明显症状，当肿瘤增大，压迫气管、食管、肺和上腔静脉，可出现刺激性干咳、吞咽不适、憋闷感、胸骨后及背部刺痛，面部、颈部、胸背部及上肢水肿。由于早期缺乏症状，多数病人在纵隔肿瘤已经明显增大并出现上述症状时才就诊。

三、影像学表现

原发性纵隔淋巴瘤影像学特征：①肿块主体位于前纵隔，常直接累及大血管间隙，尤其是中纵隔血管间隙。②病灶常跨区生长，极少局限于一个区域。肿块常以主动脉弓为中心向上、向下或同时向上向下生长。③多表现为前纵隔巨大肿块，肿块周围有大小不等的淋巴结与肿块融合（图 6-5-1）或孤立存在（图 6-5-2）；部分病人还可见肺门、腋窝或颈部淋巴结增大。典型的 HL 主要累及前纵隔、内乳动脉旁（图 6-5-3）、气管旁及肺门区域淋巴结（图 6-5-4），而 NHL 累及心包旁或后纵隔区域淋巴结常见（图 6-5-5）。无前纵隔淋巴结肿大者，诊断淋巴瘤应慎重，除非伴有腋窝、内乳、心包旁淋巴结肿大。单纯的中纵隔及弓旁淋巴结肿大，常为转移性。④心脏和大血管显著向后方推压、移位（图 6-5-6）。⑤肿块常侵蚀上腔静脉和左侧头臂静脉（图 6-5-7）。⑥肿块形态不规则，外缘突出，分叶状改变；密度可均匀，但多数不均匀，增强扫描淋巴瘤肿块轻、中度强化，CT 值增强幅度多＜30HU（图 6-5-8）。这与前纵隔淋巴瘤多起源于胸腺，而原发性胸腺淋巴瘤间质成分较少、瘤体血供也较少有关。⑦与其他部位的淋巴瘤不同，前纵隔淋巴瘤常见低密度坏死、囊变灶。此种囊变不同于通常的坏死灶，其边缘清楚（图 6-5-9），而坏死灶则边缘较模糊，此种囊变在其他前纵隔肿瘤中不多见，可能由于瘤细胞常常围绕血管呈袖套状浸润破坏血管引起坏死囊变有关。⑧淋巴瘤在放疗或化疗前罕见钙化（图 6-5-10），治疗后约 1%可出现钙化。⑨胸部其他改变：前纵隔淋巴瘤常合并胸腔积液、心包积液（图 6-5-11），但少见胸膜和心包结节。⑩可侵犯邻近的胸壁造成骨质破坏，形成较大的软组织肿块（图 6-5-12）。

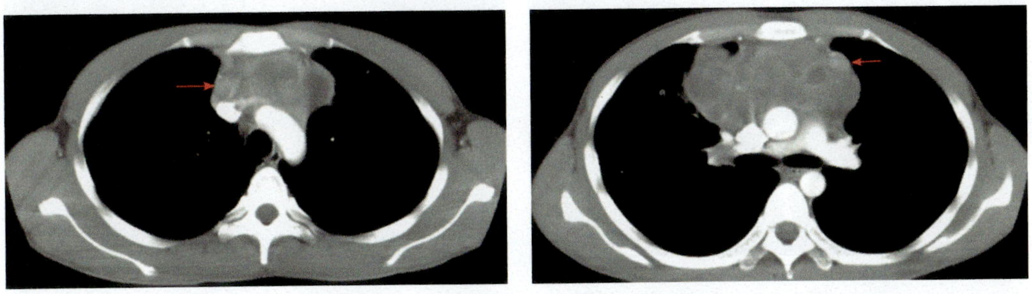

图 6-5-1　男，30 岁。结节硬化型 HL，前纵隔巨大肿块，肿块周围可见融合的淋巴结（红箭）

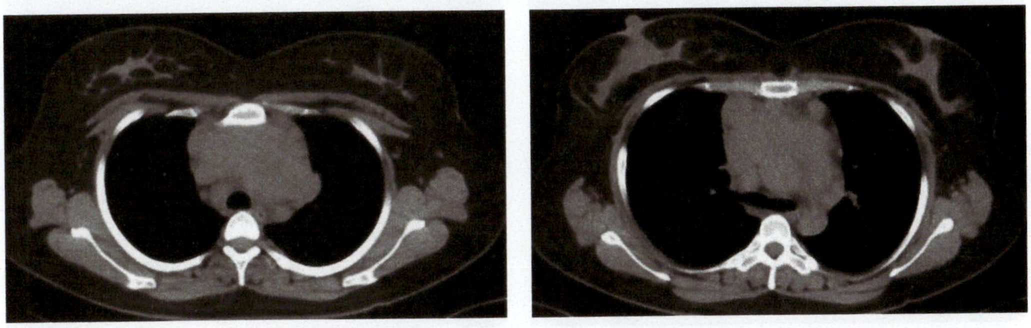

图 6-5-2　女，24 岁。纵隔大 B 细胞淋巴瘤，肿块周围可见多发孤立淋巴结

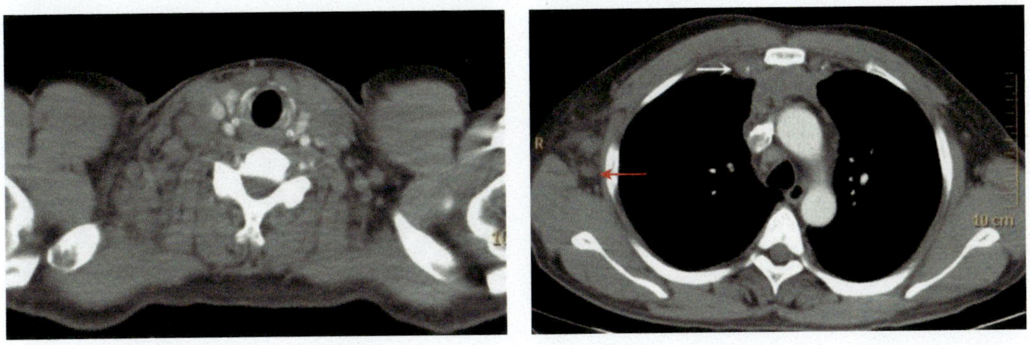

图 6-5-3　男，41 岁。淋巴细胞消减型 HL，颈部、腋窝（红箭）、内乳动脉旁（白箭）淋巴结肿大

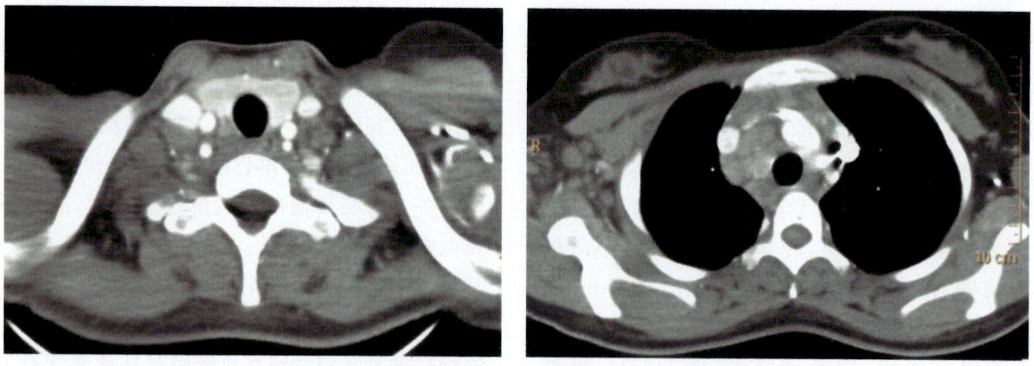

图 6-5-4　女，20 岁。结节硬化型 HL，颈部、腋窝、气管前淋巴结肿大

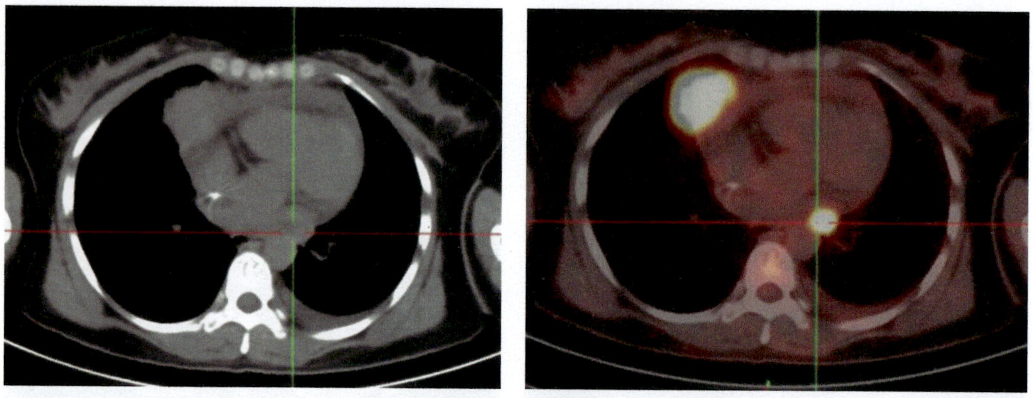

图 6-5-5　女，30 岁。纵隔大 B 细胞淋巴瘤，心包旁淋巴结受累

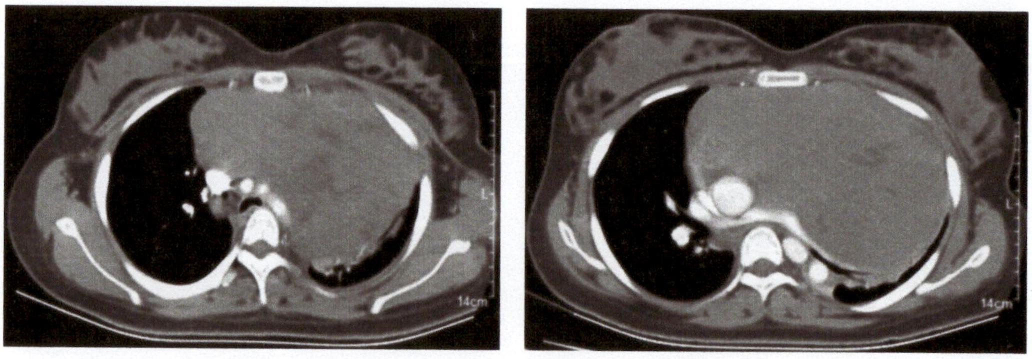

图 6-5-6　女，23 岁。大 B 细胞淋巴瘤，心脏和大血管推压、移位

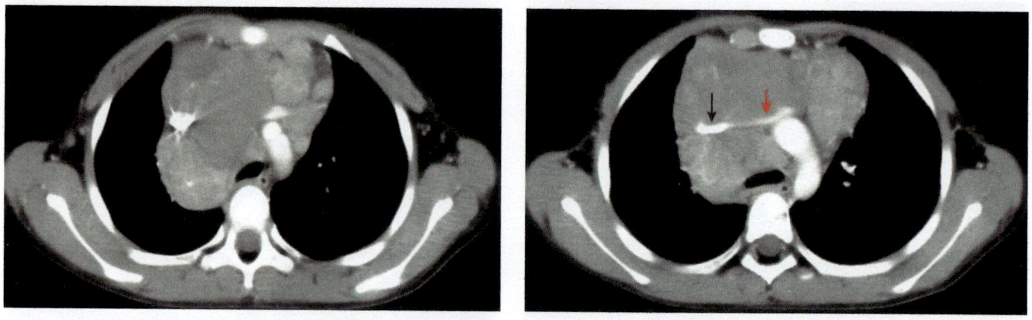

图 6-5-7　女，9 岁。纵隔淋巴瘤，侵及上腔静脉（黑箭）和左侧头臂静脉（红箭）

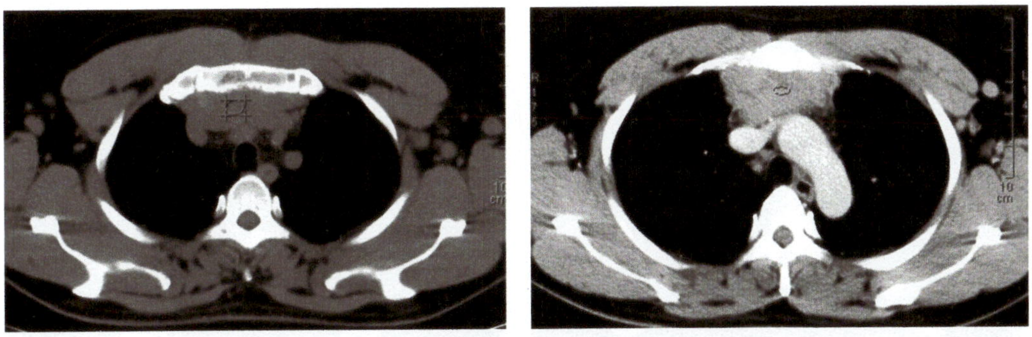

图 6-5-8　男，40 岁。大 B 细胞淋巴瘤，增强扫描轻度强化

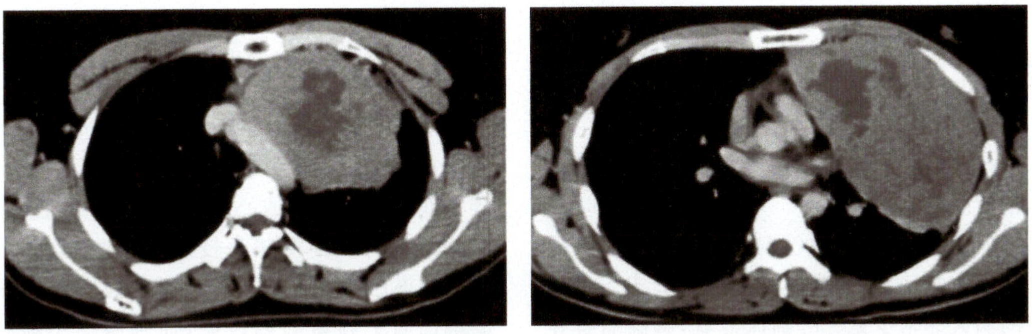

图 6-5-9　男，23 岁。大 B 淋巴细胞瘤，坏死、囊变明显，边界清楚

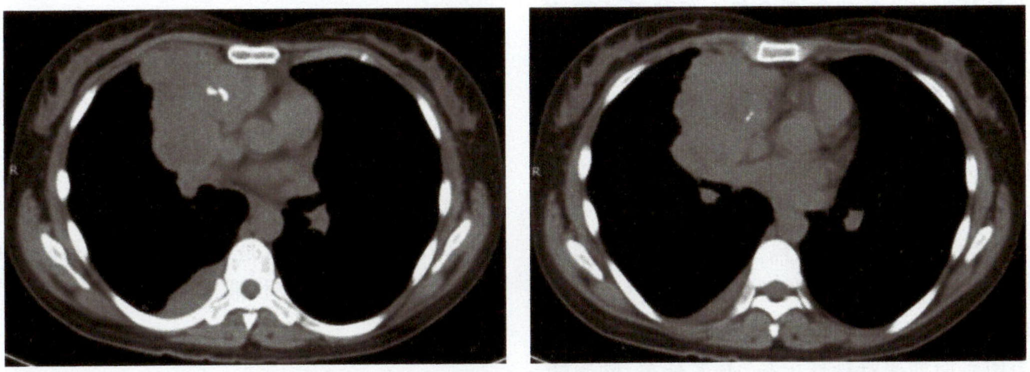

图 6-5-10　女，28 岁。纵隔淋巴瘤，病变内可见钙化

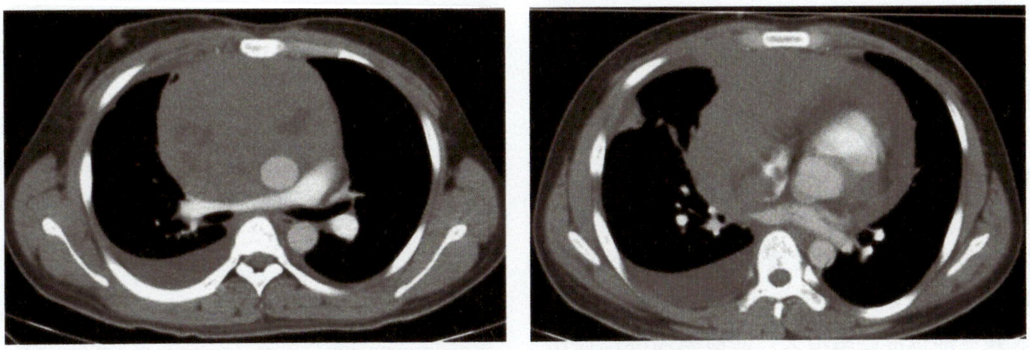

图 6-5-11　男，17 岁。T 淋巴母细胞性淋巴瘤，合并胸腔积液、心包积液

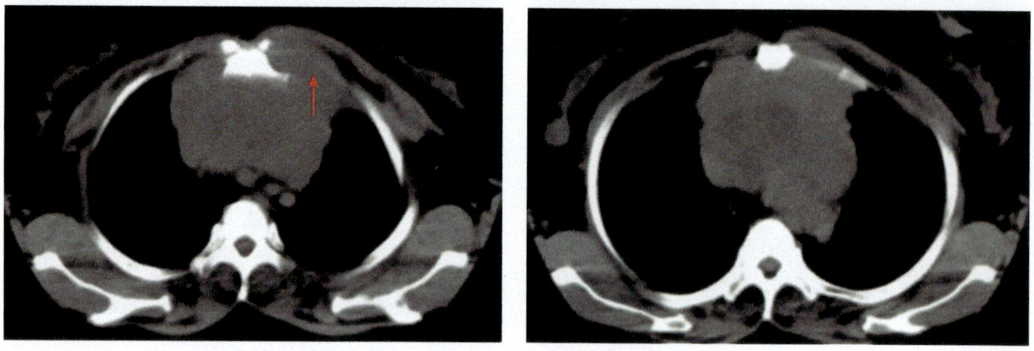

图 6-5-12　女，34 岁。NHL，侵及邻近的胸壁，破坏骨质，形成肿块（红箭）

四、鉴别诊断

临床上胸腺瘤和淋巴瘤均常表现为胸骨后疼痛、呼吸困难、胸闷、咳嗽及全身不适等症状，但临床特点不尽相同，治疗方法完全不同。

临床鉴别：①发病年龄：淋巴瘤发病年龄为两极分布且以 40 岁以下者居多，而胸腺瘤病人多大于 40 岁，小于 40 岁的病人非常少见。②临床症状：胸腺瘤合并各种副瘤综合征具有特异表现，如局部或全身重症肌无力、红细胞发育不良及低丙种球蛋白血症等，重症肌无力是最常见的一种。而淋巴瘤多伴有低热及全身多处浅表淋巴结无痛性肿大，部分可出现上腔静脉综合征。③放、化疗敏感性：淋巴瘤经放疗后病变均有程度不同的缩小或消失，而胸腺瘤对放疗的敏感性明显低于恶性淋巴瘤，一般采用手术治疗。

影像学鉴别：①前纵隔淋巴瘤病灶常以局限于前纵隔上下分布为主，可累及中纵隔大血管间隙，但很少向后纵隔侵犯；胸腺瘤可发生在纵隔内从胸腔入口至横膈的任何部位。②两者肿块均可巨大，淋巴瘤多以主动脉弓为中心向两侧对称性生长，上下分布；胸腺瘤肿块中心多偏向于纵隔的某一侧。③前纵隔淋巴瘤和胸腺瘤均可出现坏死、囊变，不具有特异性。淋巴瘤钙化罕见，钙化是胸腺瘤相对于淋巴瘤一个较为特异性征象，治疗前出现钙化的肿块几乎可排除淋巴瘤。④淋巴瘤常呈轻度均匀或不均匀强化，增强幅度多＜30HU，而侵袭性胸腺瘤增强幅度多＞30HU，反映了侵袭性胸腺瘤丰富的血供。⑤淋巴瘤在前纵隔肿块的周围常能发现多个分离或融合的小淋巴结，多数在其余纵隔部位、肺门、腋窝或颈部见到增大的淋巴结；而胸腺瘤少见淋巴结侵犯或淋巴道转移，因此很少见到纵隔或其他部位淋巴结增大。⑥前纵隔淋巴瘤由于病灶主要位于前纵隔，且浸润大血管间隙的程度不及侵袭性胸腺瘤，因此对大血管和心脏的推压移位程度比胸腺瘤更明显，通常是心脏、大血管整体均匀一致地向后方推压、移位和变形；而胸腺瘤多为浇灌样侵犯血管间隙，故多为包绕大血管和心脏生长，大血管和心脏受推挤的程度较淋巴瘤轻。⑦胸腺瘤和淋巴瘤均可伴有双侧胸腔积液或心包积液，无特异性，但胸膜结节状增厚或胸膜种植却是侵袭性胸腺瘤的一个重要征象。而淋巴瘤多沿淋巴结转移，极少侵犯纵隔胸膜。⑧淋巴瘤更容易肺内侵犯，而胸腺瘤不易肺内侵犯。⑨胸腺瘤可出现胸骨及肋骨直接受侵及转移，而纵隔淋巴瘤较少出现骨质受侵。

五、治疗

原发性纵隔淋巴瘤，目前尚无最佳一线治疗方案，多采取含利妥昔单抗（R-CHOP 或 R-CHOP 样方案）化疗为主的放、化疗结合的综合治疗模式，其 5 年生存率超过 50%。许多因素可影响原发纵隔淋巴瘤预后，包括行为状态、初治是否达到缓解、男性、晚期、大肿块、LDH 升高、胸腔积液等，胸腔积液中查到恶性细胞预后则更差。

参考文献

Chadburn A，Frizzera G. Mediastinal large B-cell lymphoma vs classic Hodgkin lymphoma. Am J Clin Pathol，1999，112(2)：155-158.

Harris NL，Jaffe ES，Diebold J，et al. World Health Organization classifcation of neoplastic diseases of the hematopoietic and lymphoid tissues：report of the Clinical Advisory Commitee meeting-Airlie House，Virginia，November 1997. J Clin Oncol，1999，17(12)：3835-3849.

Lazzarino M，Orlandi E，Paulli M，et al. Treatment outcome andprognostic factors for primary mediastinal (thymic) B-cell lymphoma：a multicenter study of 106 patients. J Clin Oncol，1997，15(4)：1646-1653.

Levine GD, Rosai J. Thymic hyperplasia and neoplasia: a review of current concepts. Hum Pathol, 1978, 9(5):495-515.

Lichtenstein AK, Levine A, Taylor CR, et al. Primary mediastinal lymphoma in adults. Am J Med, 1980, 68(4):509-514.

Maren W, Rainer K, Michael D, et al. A fast magnetic resonance imaging technique for children with mediastinal lymphoma work in progress. Med Pediatr Oncol, 2001, 37(2): 532-536.

Mora J, Filippa DA, Thaler HT, et al. Large cell non-Hodgkin lymphoma of childhood: Analysis of 78 consecutive patients enrolled in 2 consecutive protocols at the Memorial Sloan-Kettering Cancer Center. Cancer, 2000, 88(1):186-197.

Narang AK, Terezakis SA. Contemporary radiation therapy in combined modality therapy for Hodgkin lymphoma. J Natl Compr Canc Netw, 2015, 13(5): 597-605.

Stathis A and Younes A. The new therapeutical scenario of Hodgkin lymphoma. Ann Oncol, 2015, 26(10):2026-2033.

Stein H, Mason DY, Gerdes J, et al. The expression of the Hodgkin's disease associated antigen Ki-1 in reactive and neoplastic lymphoid tissue: evidence that Reed-Sternberg cells and histiocytic malignancies are derived from activated lymphoid cells. Blood, 1985, 66(4):848-858.

Wemacke K, Vassallo P, Rutch F, et al. T hymic involvement in Hodgkin disease: CT and sonographic findings. Radiology, 1991, 181(5): 375-383.

病例解析

1. 病例 1：男，37 岁，胸痛 1 周。

胸部 CT：前纵隔不规则肿块影，由数个淋巴结融合而成，偏向左侧，增强扫描强化较均匀（图 6-5-13）。

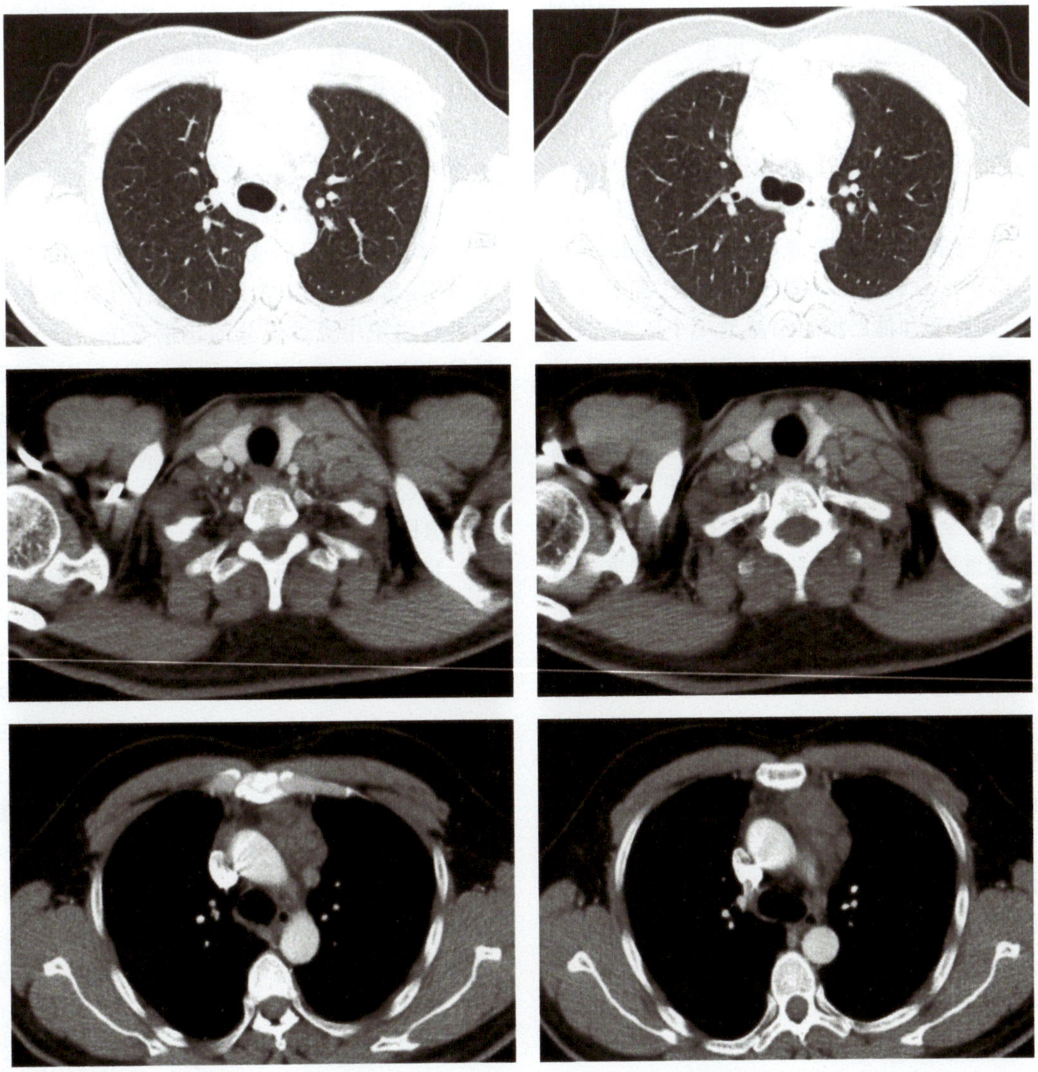

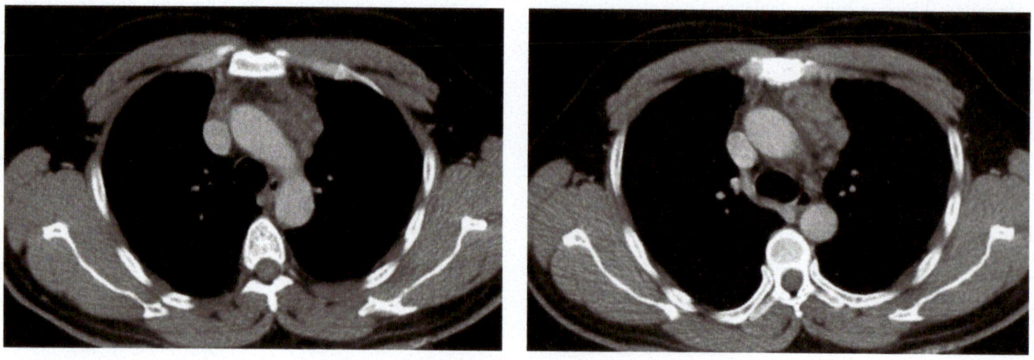

图 6-5-13 胸部 CT1

【诊断】 前纵隔霍奇金淋巴瘤。

【诊断依据】 青年男性，前纵隔病变，病变由数个淋巴结融合而成，内见局灶性坏死，增强扫描轻度均匀强化，且有延迟强化，支持淋巴瘤而非胸腺瘤诊断。锁骨上(左侧明显)见数个肿大淋巴结，融合不明显，首先考虑霍奇金淋巴瘤。病理示前上纵隔胸腺结节硬化型霍奇金淋巴瘤，部分区域胸腺上皮增生。免疫组化：CD30(＋)，CD15(＋)，ALK(－)，EMA(－)，CD20(＋)，CD3(＋)，CD79a(＋)，CD21(显示残存的 FDC 网＋)，PAX-5(＋)，Ki-67(显示肿瘤细胞高增殖指数)。

【分析】 HL 分为结节性淋巴细胞为主性霍奇金淋巴瘤和经典型霍奇金淋巴瘤(classical Hodgkin's lymphoma，CHL)，后者再分为结节硬化型、富于淋巴细胞型、混合细胞型和淋巴细胞消减型 4 个亚型。HL 的典型表现是无痛性淋巴结肿大，以颈部和锁骨上淋巴结多见，超过 50％的病人有纵隔肿块(有的甚至直径超过 10cm)，其次为脾脏和肺、骨、骨髓、肝。可无临床症状，或者仅表现为呼吸困难、咳嗽或上腔静脉阻塞。许多病人有全身症状(B 症状)，包括发热、夜间盗汗和 6 个月体重减轻超过 10％，这些症状具有重要的预后意义。

CHL 98％起自生发中心分化阶段中的成熟 B 细胞，常起源于一组淋巴结，几乎所有病例均伴有纵隔淋巴结肿大，扩散方式多为循序侵犯邻近的淋巴结或结外器官组织，很少包埋、侵及纵隔内血管，少数也可侵犯淋巴结内的血管而产生血行转移(7％)。结节硬化型 HL 是 HL 中最常见的类型，女性多见，但累及前纵隔的以男性为多，侵犯纵隔两侧多见，多呈多个小结节状，结节可相互融合，坏死相对少见，边界不清，常轻度强化，与周围血管分界不清。初诊时几乎不伴胸膜受侵，不侵及实质脏器，常直接侵及肺，可压迫上腔静脉引起上腔静脉综合征，但相对少见，也可压迫食管和气管引起吞咽受阻和呼吸困难，引起喉返神经麻痹者少见。肺癌纵隔淋巴结转移引起声带麻痹较常见，此点可作为鉴别诊断。

结节硬化型 HL 镜下具有诊断意义的 3 个组织学形态是：①胶原纤维束增生明显，不同病人增生程度不同，这些组织在偏振光学显微镜下呈现绿色双折光性。②淋巴组织被增生的胶原束分割成多个境界清楚的结节，结节中可有坏死和炎细胞浸润，淋巴结正常结构被破坏。③特征性的 R-S 细胞不常见，更多见的是一种特殊类型的 R-S 细胞，该细胞一般位于结节或是残存的淋巴滤泡周围、体积较小、分叶状单核或有多个小核仁、细胞质透明、细胞膜清晰，因甲醛固定后细胞质收缩、与周围组织间形成空间，细胞好似位于陷窝中，故称为“陷窝细胞”；陷窝细胞的核仁也可呈现多形性，这与病理组织中炎性成分的比例有关。结节硬化型 HL 的肿瘤细胞一般为 LCA 阴性，CD15、CD30 阳性，部分肿瘤细胞表达 CD20，均不表达 ALK、CD45、CK、CD79a、S-100 等标记。而大 B 细胞淋巴瘤通常为 LCA 阳性，表达 CD20 而不表达 CD15 和 CD30，并且有 T 或 B 细胞标记。

HL 一线化疗方案包括 ABVD(多柔比星、博来霉素、长春新碱、达卡巴嗪)、Stanford V 和 BEACOPP(博来霉素、依托泊苷、多柔比星、环磷酰胺、长春新碱、丙卡巴肼、泼尼松)，5 年生存可达 80％。经过初始治疗，大部分病人能够治愈，但仍有 10％～30％病人复发。对于完全缓解大于 1 年的晚期复发病人多选择与初始治疗相同的方案，80％的病人能够达到再次缓解，中位生存期 4 年左右。对于完全缓解小于 1 年的早期复发病人，多选择与初始治疗不同的挽救方案，如 DHAP、IGEV 或 ICE 等，总反应率在 60％～80％，挽救方案可交替使用，对于达到再次缓解病人建议行高剂量化疗联合自体造血干细胞移植(ASCT)。并不是所有病人都适合或从移植中获益，对老年病人而言，ASCT 增加移植相关死亡率，无疾病进展生存期(PFS)明显差于年轻病人。低危病人(经 2 周期化疗和放疗缓解)复发后通过挽救治疗或其他方案,如 BEACOPP 方案,仍可获得缓解。对一些局部复发病人而言,单纯放疗就可再次获得缓解。

难治性 HL 的定义为对初始治疗无反应或疾病进展,或者在治疗完成 90 天内疾病进展,一般预后较差。二线化疗方案对这类病人反应率低,长期无病存活率为 5%～10%。大剂量化疗(HDT)与 ASCT 联合是复发/难治性 HL 的标准治疗。大量回顾性分析认为 ASCT 疗效优于化疗。难治/复发病人 ASCT 治疗后 PFS 至少可达 40%。但 ASCT 后仍有高达 50%的病人复发,复发风险因素包括:以往化疗方案数目、ASCT 前挽救性化疗经 PET-CT 证实未达到完全缓解(CR)、缓解时间不足 1 年、体力状态评分>2 和结外受累。

HL 镜影细胞(R-S 细胞)大多表达特殊细胞表面抗原(如 CD30),而在其他正常组织,CD30 多不表达。CD30 靶向抗体-药物偶联物 Adcetris(brentuximab vedotin,BV)可用于接受 ASCT 后具有升高的复发或进展风险的 CD30 阳性 HL 成人病人的巩固治疗。抗 PD-1 药物帕姆单抗(pembrolizumab)已被欧盟批准用于治疗复发或难治性经典型 HL 成年病人,该药物是一种人源单克隆抗体,其阻止 PD-1 与其配体之间相互作用,因而可以激活可能影响肿瘤细胞与健康细胞功能的一种人源化单克隆抗体,适用于对 ASCT 及 BV 失败的病人,或不适合移植并对 BV 失败的病人。

(宜昌市中心人民医院影像科　尹　冲　提供)

2. 病例 2:女,34 岁。胸闷,胸痛 1 月余。

胸部 CT:前、上纵隔肿块,向两侧生长,增强扫描轻度不均匀强化,相邻血管、心包推压、受侵,纵隔内见多个肿大淋巴结(图 6-5-14)。

【诊断】 前纵隔原发性大 B 细胞淋巴瘤。

【诊断依据】 青年女性,前、上纵隔软组织高密度肿块影,以主动脉弓为中心向上、下同时生长,部分层面可见病变呈结节样融合,向中线两侧生长,边缘不规则,境界清楚,肿块内可见点状钙化(图 6-5-14 黑箭),侵袭上腔静脉(图 6-5-14 红箭),纵隔内血管、气管明显受压后移,心包受累,可见胸腔积液,增强扫描肿块轻度强化,密度欠均匀,内见低密度区(图 6-5-14 蓝箭),边界清楚,纵隔内见多个肿大淋巴结,邻近胸膜无明显受累,首先考虑淋巴瘤诊断。胸腺瘤多向一侧生长,易侵及胸膜,无明显结节融合表现,结合病人年龄较轻,

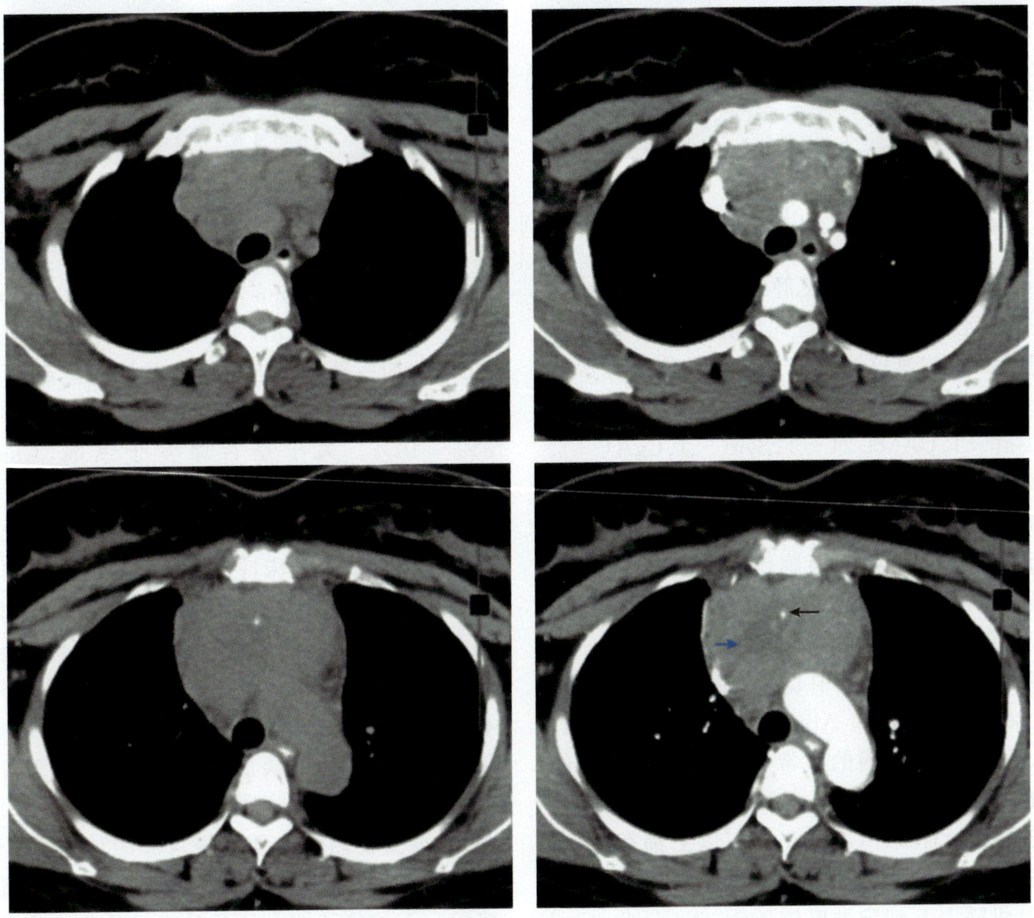

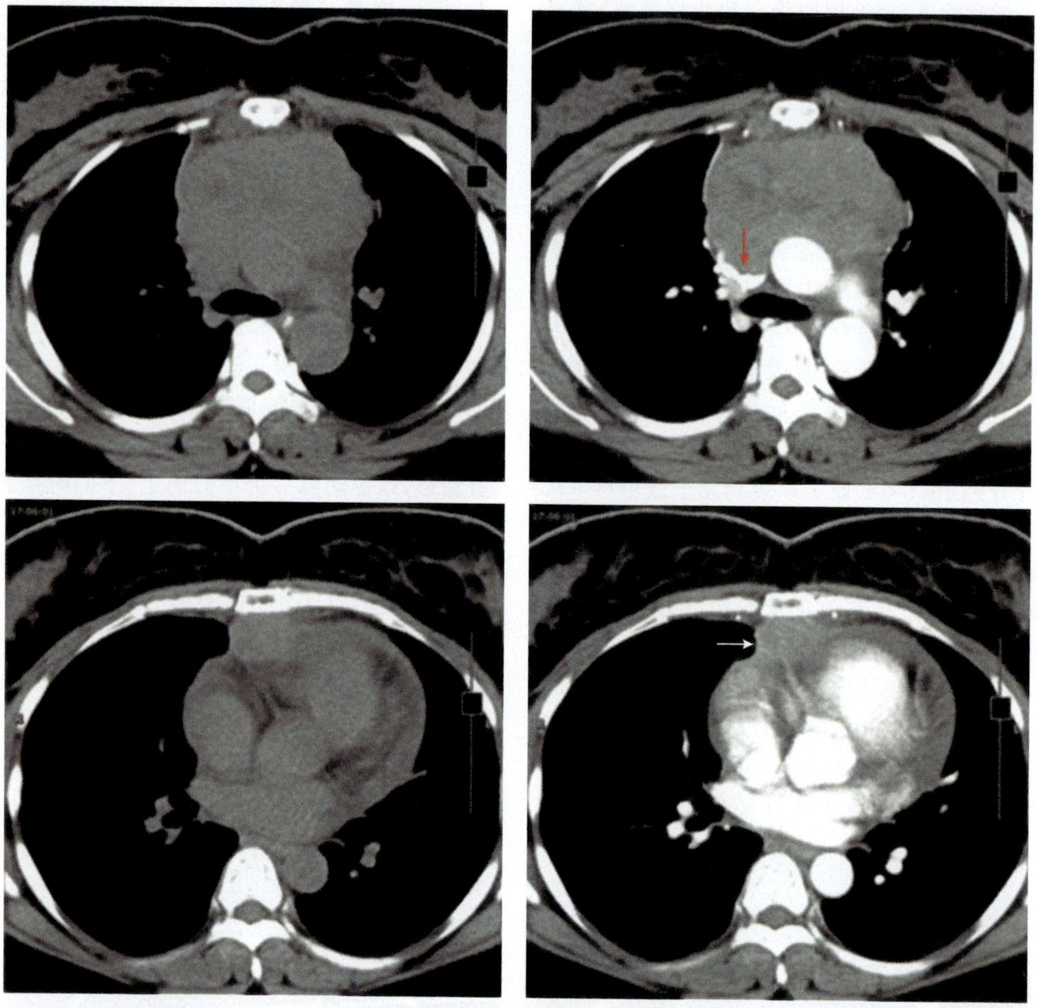

图 6-5-14 胸部 CT2

不支持该诊断。病人心包旁见肿大淋巴结(图 6-5-14 白箭),结合坏死、囊变明显,首先考虑非霍奇金淋巴瘤,特别是大B细胞淋巴瘤可能性大。最终病理诊断为纵隔大B细胞淋巴瘤。免疫组化:LCA(+)、CD20(+)、CKpan(−)、CAM5.2(−)、Syn(−)、CgA(−)、CD99(−)、Desmin(−)、MyoD1(−)、CD7(−)、S-100(−)、Ki-67(+80%)。

【分析】 弥漫性大B细胞淋巴瘤(DLBCL)是NHL中最常见的类型,并且是一组在临床表现、组织形态和预后等多方面具有很大异质性的恶性肿瘤。超过80% DLBCL起源于生发中心B细胞(GCB)和活化B细胞(ABC)。GCB组和ABC组的发病机制不同。GCB组主要是*Bcl-6*基因的异常,主要和细胞损伤的修复及细胞周期相关,而ABC组主要是NF-κB通路异常,主要与抗凋亡有关。GCB组75%以上都有*Bcl-6*基因高表达。

原发性纵隔大B细胞淋巴瘤(primary mediastinal large B-cell lymphoma,PMBL)的概念由Lichtenstein等于1980首次提出,并于2000年正式将其划分为DLBCL的一种特殊亚型。目前认为其起源于胸腺髓质B细胞,占NHL的2%~4%,占DLBCL的5%~10%。关于是否原发于纵隔,Chadburn和Frizzera提出如下标准:肿瘤限于纵隔内或大部分位于纵隔内,肿块直径≥5cm,且纵隔外肿块较小。

PMBL病人临床特点:①中位发病年龄以30~40岁多见,女性多于男性,男女比例约为1∶2;②Ⅰ~Ⅱ期多见;③主要局限于前、上纵隔,包括纵隔包块、包块对周围器官的压迫及浸润(图 6-5-15)、1/3病例胸膜、心包等受侵,初诊骨髓受累及远处转移少见,进展期可转移至肾、肝、脾、胰腺、卵巢、肾上腺等实质脏器;④70%~80%为大肿块(≥10 cm);⑤约20%有B症状(主要为发热及体重减轻);⑥70%~80%伴乳酸脱氢酶增高;⑦临床表现为咳嗽、胸痛、呼吸困难、声音嘶哑等。上腔静脉综合征是最常见的临床症状,发生率达 30%～50%。因纵隔巨块压迫胸腔内大血管使血液回流受阻，PMBL 病人静脉血栓发生率较高，且静脉血栓发生与肿块大小及有无上腔静脉综合征呈正相关。胸外淋巴结肿大罕见，偶可转移到颈部或锁骨区淋巴结(图 6-5-16)，几乎无腋窝淋巴结肿大。

该病与其他 DLBCL 在遗传学上明显不同，而与经典型 HL 相似。研究表明 PMBL 的预后要优于 DLBCL，另外，PMBL 确诊 2 年之后再次复发的病人明显少于 DLBCL。多数病人病变局限于颈胸部，出现巨块(直径＞10cm)或恶性胸腔积液者提示预后不良。也有数项研究表明预后不良因素包括年龄大于 40 岁，乳酸脱氢酶高于正常上限 2 倍，体力状况分期标准(PS)＞2；男性、更晚的分期及更差的身体状态；与利妥昔单抗的使用、年龄调整国际预后指数(AAIPI)及大肿块相关。

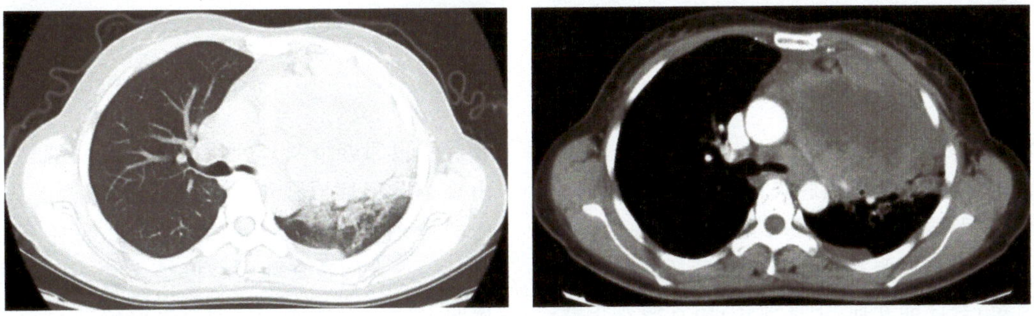

图 6-5-15　女，32 岁。PMBL，侵及肺组织

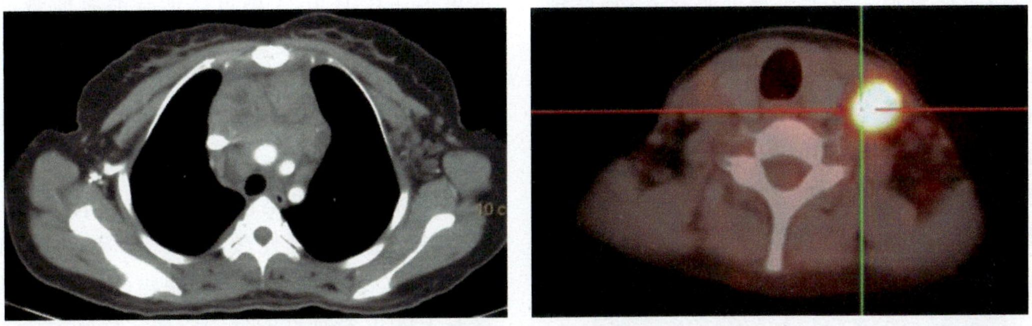

图 6-5-16　女，30 岁。PMBL，PET 示左下颈部、左锁骨区、纵隔、左前心膈角、后心膈角可见多发肿大淋巴结，呈异常不均质放射性浓聚，最高 SUV17.3，病灶以左侧锁骨区及前、中纵隔为明显，融合成团，内示液化坏死，包绕心底大血管，累及心包、甲状腺下极及邻近右肺中上叶，左侧腋窝见多发小淋巴结，未见异常放射性摄取

3. 病例 3：女，40 岁。以感冒症状就诊。

胸部 CT：前上纵隔占位性病变，右前部侵犯前胸壁，局部软组织肿胀，胸骨柄右侧缘溶解性骨质破坏，后方大血管受压推移改变，大血管间隙未见明确浸润征象，右侧腋窝可见肿大淋巴结，增强扫描肿块实质部分呈轻、中度强化，中央见较大边缘清晰低密度无强化区(图 6-5-17)。

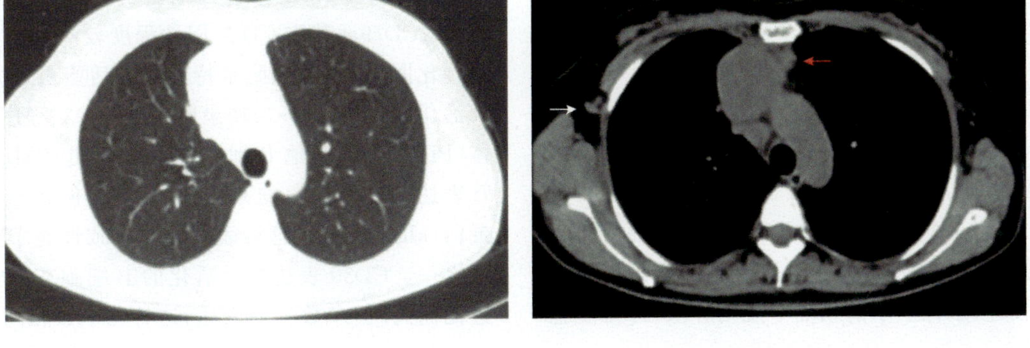

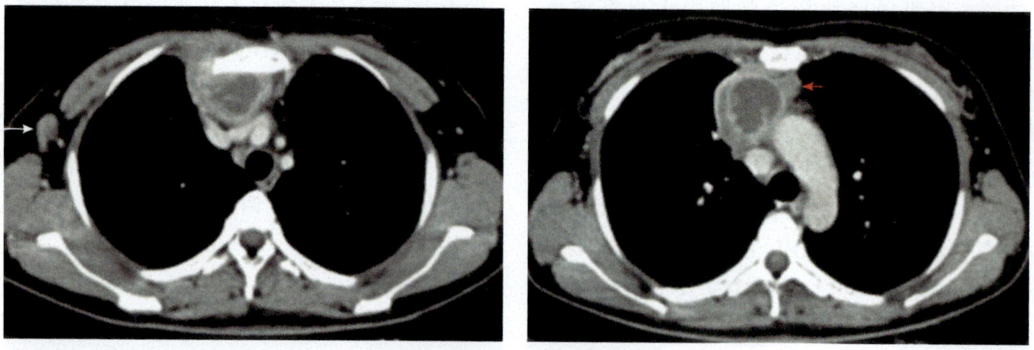

图 6-5-17　**胸部 CT3**

【诊断】　前纵隔淋巴瘤。

【诊断依据】　前、上纵隔肿块，无明确钙化及脂肪密度，可除外畸胎瘤。肿块周围可见未完全融合淋巴结(图 6-5-17 红箭)，增强扫描见较大囊变坏死区，囊变区边界较清楚，实性部分轻、中度强化，结合病人年龄，支持淋巴瘤诊断。病人术中见纵隔淋巴结 1cm1 个，腋下淋巴结(图 6-5-17 白箭)0.8～2cm 4 个。肿瘤包膜完整，质软，呈淡黄色。镜下见瘤细胞较大，弥漫排列，核分裂象易见。免疫组化：CD20(+)，CD45RO(+)，TdT(−)，CD3(−)，CK(−)，EMA(−)。腋下淋巴结见癌巢，细胞排列呈乳头、腺样。结合病理和免疫组化考虑为胸腺及纵隔淋巴结大 B 细胞淋巴瘤(图 6-5-18)；腋下淋巴结转移癌(乳头状腺癌)，建议查乳腺、甲状腺、肺等。

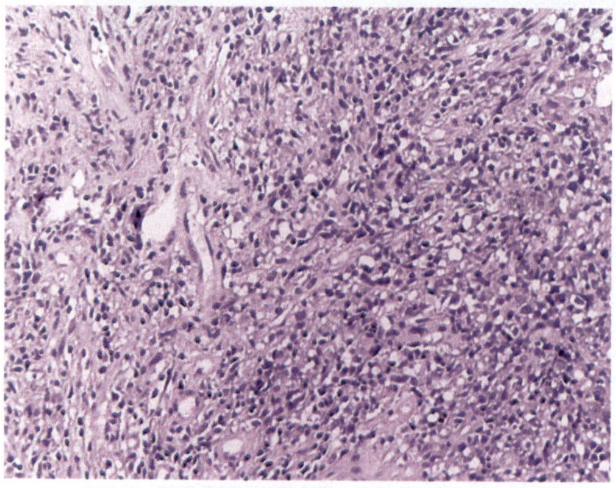

图 6-5-18　**丰富的肿瘤细胞，胞质透亮，可见硬化的纤维性背景**

【分析】　前纵隔淋巴瘤推压大血管、心包，向纵隔两侧弥漫浸润时，诊断并不困难。但对于前纵隔肿块相对局限、偏于一侧，特别是累及胸腺区、肿块内出现大片状不规则液化囊变时，易误诊为胸腺瘤。当病人发病年龄较轻、影像上示前纵隔不规则肿块(可推压血管或侵犯邻近组织)，肿块内见大片状液化区，特别是出现小圆形环形强化的囊变影时，应当首先考虑淋巴瘤的诊断，而 PMBL 是最容易出现坏死的淋巴瘤(50%)。本例腋窝肿大淋巴结为乳头状腺癌，进一步说明 PMBL 几乎不侵及腋窝淋巴结。

比较基因组杂交表明，多数 PMBL 病人存在特异的染色体异常，包括 9p24(75%)和 2p15(50%)染色体的增多。其中 9p24 染色体涉及酪氨酸激酶(JAK)-2 基因的过表达，它是编码 JAK/转录因子(STAT)细胞因子依赖的信号通路中的一个蛋白，可调节细胞的生存。2p15 染色体涉及原癌基因蛋白质基因的扩增，它是编码核转录因子 NF-κB 家族成员之一，可促进细胞生长并抑制凋亡及染色体 1p、3p、13q、15q 和 17p 的丢失。肿瘤细胞持续性激活 NF-κB 和 JAK-STAT 信号通路，导致细胞因子信号抑制物(SOCS)-1 失活突变。这是 PMBL 特征性的分子病理学特征。

组织学方面，典型 PMBL 的肿瘤细胞为中等到大细胞、胞质丰富、核仁明显、核分裂象多见，有时可见肿瘤细胞有多形性的细胞核，与 HL 的 R-S 细胞相似。肿瘤细胞周围常有不同程度的纤维化和(或)硬化，胶原纤维将肿瘤细胞包绕并分隔。弥漫增生的瘤细胞及细胞间不同程度的纤维化为其特征。胸腺残余物可在 1/3～1/2 的标本中检测到，如 Hassall 小体、胸腺小叶、内衬胸腺上皮样囊肿等均支持其为胸腺来源。

大部分 PMBL 表达 B 细胞抗原，如 CD19、CD20、CD22、CD79a，其中 CD20 阳性程度较高。亦表达 B 细胞转化因子，如 B 细胞系特异性激活蛋白(PAX)-5、转录活化因子(BOB)-1、转录因子(Oct)-3、程序性死亡受体(PD)-1。与其他 B 细胞淋巴瘤不同，PMBL 细胞尽管表达免疫球蛋白的共受体 CD79a，但缺乏膜表面球蛋白(sIg)的表达，这种表达的不一致性是 PMBL 的特征之一。CD30 表达提示活化的 B 细胞在 PMBL 中表达比例高，但多数为弱表达，这与在 HL 和间变大细胞淋巴瘤中强烈、一致的表达相反。T 细胞表面标记 CD5、CD10 通常阴性。PMBL 的另一个特点是人白细胞抗原Ⅰ类或Ⅱ类分子的低表达。

鉴别诊断：①间变性大细胞淋巴瘤，该亚型淋巴瘤具有独特的奇异的大细胞。瘤细胞成片弥漫浸润，间质缺乏硬化表现，免疫组化 80％以上的瘤细胞 CD30 强阳性，大多数病例上皮膜抗原阳性。PMBL 肿瘤细胞可以表达 CD30，但是与间变大细胞淋巴瘤相比，前者反应弱且不均匀。②结节硬化型 HL，其组织学特征为大量胶原纤维增生并分割病变的淋巴结呈大小不等的境界清楚的结节，R-S 细胞散在于淋巴细胞、浆细胞、嗜酸粒细胞和组织细胞等背景细胞中。PMBL 的组织学改变则是以肿瘤细胞弥漫浸润伴间质硬化为特点，有时也有少数非肿瘤细胞和嗜酸性细胞浸润，为鉴别增加困难，免疫表型可进一步区别：前者 CD15(＋)、CD20(＋/－)；而后者 CD15(－)、CD20(＋)。③其他类型 DLBCL，两者均表达全 B 细胞抗原，且部分 DLBCL 也可表达 CD30，两者的不同在于形态上 PMBL 的瘤细胞具有丰富淡染的胞质，且有纤维性增生硬化的背景，免疫组织化学上 PMBL 不表达 sIg，而 DLBCL 多数表达 sIg。④T 淋巴母细胞性淋巴瘤，T 淋巴母细胞性淋巴瘤间质纤维化少见，且免疫组化染色末端脱氧核苷酸转移酶阳性，遗传学检测表现为 T 细胞受体基因重排。

4. 病例 4：男，28 岁。咳嗽、胸闷 1 个月。

胸部 CT：前、中、上纵隔巨大肿块影，向两侧生长，周围血管推压、移位，病变内坏死、囊变明显（图 6-5-19）。

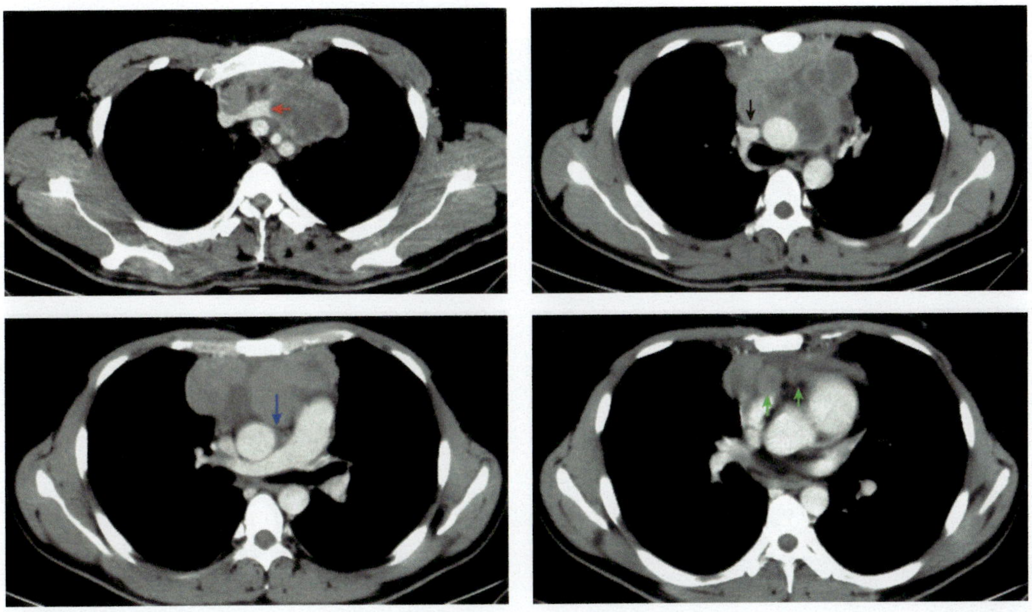

图 6-5-19　胸部 CT4

【诊断】　前纵隔大 B 细胞淋巴瘤。

【诊断依据】　青年男性，前、中、上纵隔较大肿块，由多个结节融合而成，跨区生长，主体居中，向纵隔两侧浸润性生长，并以主动脉弓为中心同时向上、向下生长，肿块侵蚀左头臂静脉（图 6-5-19 红箭），上腔静脉（图 6-5-19 黑箭）及心脏大血管受压移位（图 6-5-19 蓝箭）。肿块无钙化，密度不均，实性部分轻中度强化，低密度部分边界清楚，周边可见环形强化，心包区见多个肿大淋巴结（图 6-5-19 绿箭），以上特征均支持 NHL，特别是大 B 细胞淋巴瘤诊断。前纵隔穿刺活检病理：大 B 细胞淋巴瘤（图 6-5-20）。免疫组化：CK（－）、EMA（－）、CD3（－）、CD20（＋）、CD79a（＋）、CD30（－）、CD15（－）、Ki-67（60％＋）、TDT（－）、SALL4（－）。

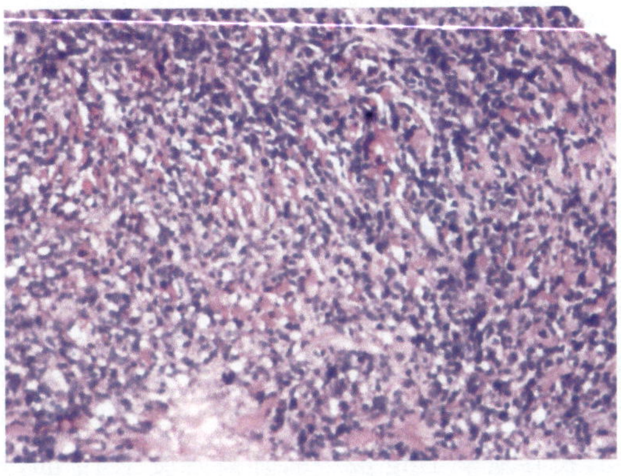

图 6-5-20　可见纤维化背景中的瘤细胞和嗜酸性粒细胞

【分析】 对于完全局限于前纵隔且向纵隔两侧呈浸润性生长，伴有坏死、囊变而无明显钙化，呈多结节融合状及莲蓬状包埋或侵犯大血管和心包，轻至中度或明显不均匀强化的肿块的年轻病人，应考虑到大B细胞型NHL的可能。

鉴别诊断：①胸腺瘤，胸腺瘤发病年龄一般在40岁以上，<40岁少见。多偏向一侧生长，极少累及胸廓入口的淋巴结及血管结构。很少包埋邻近血管，多为浇灌样侵犯血管前间隙，故大血管和心脏受推挤的程度较淋巴瘤轻，易侵犯气管、大动脉和静脉、纵隔胸膜及心包，常见胸膜或心包结节或肿块样增厚，而淋巴瘤少见胸膜或心包结节或肿块样增厚。常有钙化，但无多发结节融合成块改变，一般为中度或明显强化。②前纵隔恶性生殖细胞肿瘤，纵隔恶性生殖细胞肿瘤发病率低于胸腺瘤和淋巴瘤，病人多为青年男性。前纵隔精原细胞瘤心脏大血管向后移位不及淋巴瘤明显，病变无多发结节融合改变，无环形强化灶，增强扫描实质部分一般表现为轻度强化，易侵犯邻近脏器及发生远处骨、淋巴转移。未成熟畸胎瘤为实性结节状软组织肿块，内可含钙化及脂肪，无多发结节融合改变。前纵隔其他生殖细胞瘤如内胚窦瘤、胚胎癌、绒毛膜上皮癌和混合型生殖细胞瘤均非常罕见，常规LDH、AFP和β-hCG检查有助于鉴别诊断。

（郑州大学医学院　李鹏涛　提供）

5. 病例5：女，47岁。咳嗽、咳痰2周。查体：颜面水肿，夜间不能平卧。

胸部CT：前纵隔占位，增强扫描轻度强化，双侧颈根部和腋窝多发淋巴结肿大（图6-5-21）。

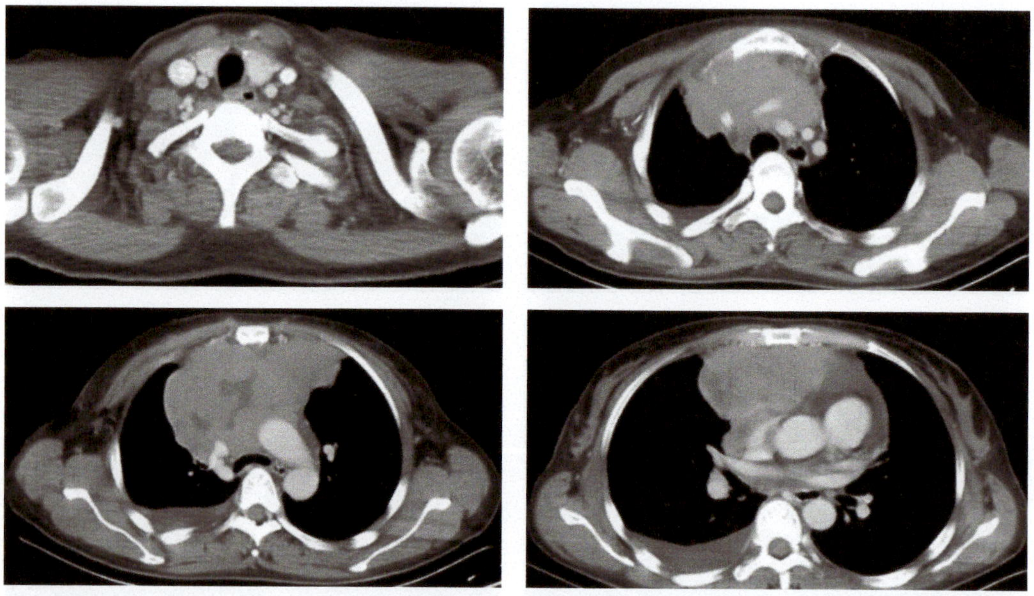

图6-5-21　胸部CT5

【诊断】 前纵隔大B细胞淋巴瘤。

【诊断依据】 中年女性，前纵隔较大肿块影，左头臂静脉和上腔静脉受累，上腔静脉综合征明显。肿块无钙化，密度不均，实性部分轻、中度强化，低密度部分边界清楚，心包和右侧胸腔积液，支持大B细胞淋巴瘤诊断。纵隔穿刺活检病理：查到癌细胞，结合免疫组化考虑大B细胞淋巴瘤。免疫组化：CK（－）、p40（－）、CD3（－）、CD20（＋）、Vimentin（＋）、CD10（－）、CD30（－）、CD5（－）、Ki-67（＋70%）、TDT（－）。诊断明确后给予R-DA-EPOCH方案化疗，具体为利妥昔单抗500mg/dl，依托泊苷0.1g d2～5，表柔比星20mg d2～5，长春地辛1mg d2～5，环磷酰胺1.1g d6，地塞米松20mg d2～6。化疗2次后，病变明显缩小（图6-5-22）。

【分析】 利妥昔单抗（RTX，CD20单抗）的免疫治疗联合传统的CHOP方案（R-CHOP）可以显著改善DLBCL病人预后。2002年《新英格兰医学杂志》（NEJM）报道，利妥昔单抗联合化疗可以明显提升治疗有效率，随访2年，完全缓解率从63%提升到76%；2005年美国《临床肿瘤杂志》（JCO）报道，利妥昔单抗的加入可以使病人2年的PFS从51%提升到69%，2年的总生存期从52%提升到78%。从而奠定了R-CHOP方案作为大部分DLBCL病人一线治疗方案的地位。由于DLBCL疾病本身的异质性，30%～50%病人出现难治或复发，其中15%～25%的病人在治疗期间即不可控制，20%～30%的病人在达到完全缓解后复发。

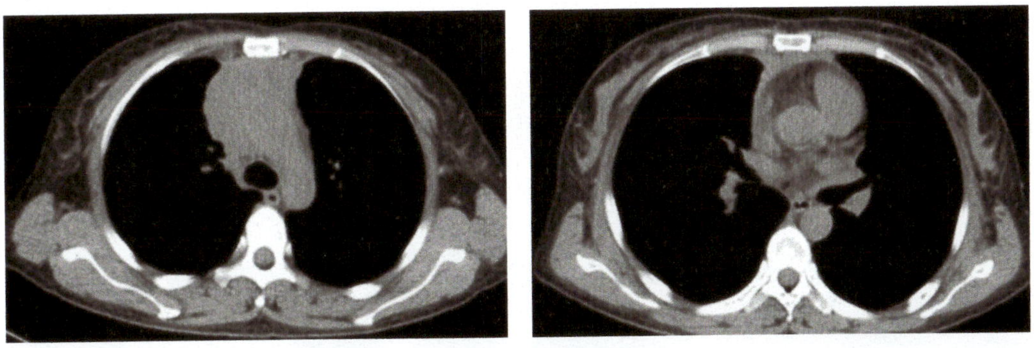

图 6-5-22　化疗 2 次后，病变明显缩小

既往 PMBL 的治疗主要采用与 DLBCL 相同的化疗方案，首选 CHOP 或 R-CHOP 方案。但目前的研究认为，PMBL 的临床、免疫表型、分子生物学特征是较为独特的，因此，其治疗也应当有所特征化。在联合化疗的基础上加用放疗能够显著提升病人总体生存率。2014 年美国国立综合癌症网络（NCCN）指南为 PMBL 列出了三项不同的选项，包括 6×R-CHOP 方案序贯放疗（RT）和 6×R-DA-EPOCH（剂量调整后的依托泊苷、多柔比星、环磷酰胺、长春新碱、泼尼松和利妥昔单抗），2A 级推荐；4×R-CHOP 序贯 3×ICE（异环磷酰胺，卡铂，依托泊苷）加或不加 RT，2B 级推荐。纵隔放疗应开始于末次化疗完成后的 8 周内，原发肿瘤部位至少应给予 30Gy 的剂量。复发或难治的病人应给予密集的、高剂量化疗（HDT）加自体干细胞移植（ASCT）作为解救方案。

R-CHOP 方案作为 PMBL 治疗的一线方案，能使 PMBL 病人获得较好的治疗反应及生存情况。但 R-CHOP 21 天方案相较于 R-CHOP 14 天方案而言，其不良事件的发生率更大，因疾病进展而死亡的发生率更高。临床上更为推荐 R-CHOP 14 天方案。日本学者回顾性分析 345 例初治的 PMBL 病人，剂量调整的 R-DA-EPOCH 方案无论 PFS 还是总生存期均最高，可以获得良好的治疗效果，其次为 HDT/ASCT 方案，而 CHOP 方案无论是 PFS 或是总生存期均为最差。

随着 PMBL 的生物学知识的进一步扩展，直接靶向 JAK-STAT、NF-κB 及 PD-1 的药物在进一步研发，从而可以降低对剂量依赖的化疗方案的使用并且保持着较高的治愈率。

6. 病例 6：女，69 岁。发热 45 天。病人 45 天前出现发热，体温最高达 38.5℃，伴双侧腮腺肿大、鼻出血、口干、眼干，给予青霉素静脉滴注 6 天，疗效欠佳。辅助检查：血常规示白细胞 1.62×10^9/L、血红蛋白 82g/L、血小板 76×10^9/L；自身抗体：ANA 1∶2560 阳性、抗 SSA（+++）、抗 SSB（+）、抗 Ro-52（+++）、类风湿因子 106U/ml；ESR＞120mm/h；免疫电泳 IgA、IgG 阳性。超声：双侧腮腺大，回声不均匀并血供丰富；双侧腹股沟、双侧腋窝、双侧颌下及双侧颈部多发肿大淋巴结。心脏彩超、腹部、子宫附件、腹膜后淋巴结无异常。病来体重减轻 6kg。既往有干燥综合征病史 7 年。

胸部 CT：前纵隔占位，向两侧生长，增强扫描不均匀强化，囊变明显，周围可见环形强化，纵隔淋巴结肿大，双侧胸腔积液（图 6-5-23）。

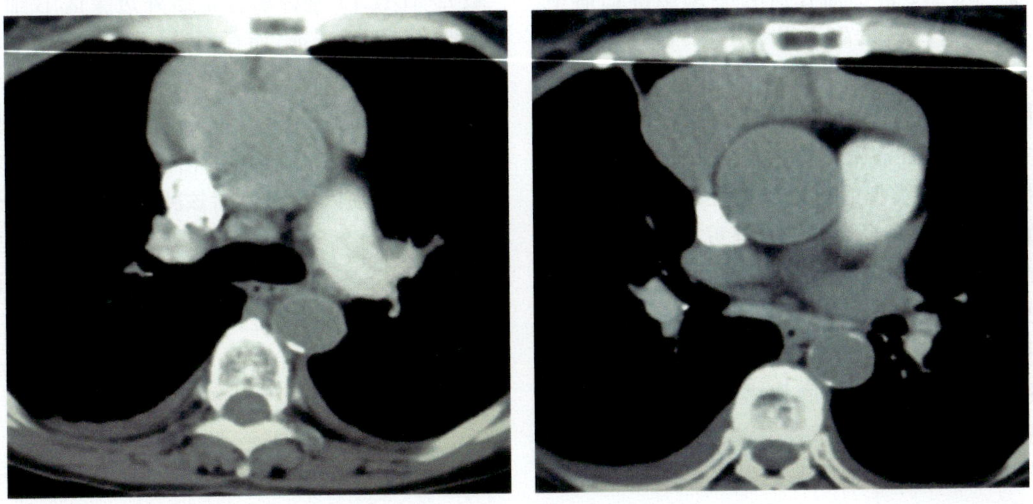

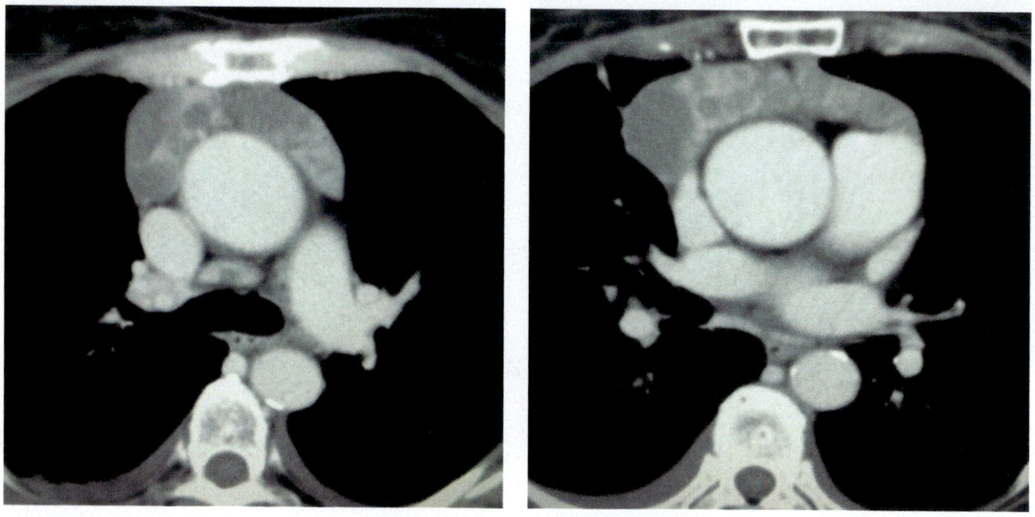

图 6-5-23 胸部 CT6

【诊断】 纵隔(胸腺)结外边缘区黏膜相关淋巴组织(MALT)淋巴瘤。

【诊断依据】 老年女性,前纵隔病变,以主动脉弓为中心同时向上、向下、向纵隔两侧生长,边缘光滑,包绕周围血管,与周围血管界线尚可,邻近胸膜无侵及,增强扫描可见多发囊变,边界清楚,部分周围可见环形强化,结合纵隔和其他部位见多发肿大淋巴结,首先考虑淋巴瘤。病人为老年女性,有腮腺肿大和干燥综合征病史,提示纵隔(胸腺)结外边缘区黏膜相关淋巴组织(MALT)淋巴瘤可能性大。病人术中见肿瘤表面光滑,似有完整包膜,切面灰白、灰褐,质软,局部胶冻样。病理诊断:纵隔 B 细胞性非霍奇金淋巴瘤,符合边缘区淋巴瘤,伴明显浆细胞分化。免疫组化:P63(上皮+),CD3(部分+),TdT(-),CK19(示淋巴上皮病变),CD20(灶+),EMA(上皮+),Ki-67(约 30%+),CD21(FDC 网+),CD38(+),CD138(-),Kappa(-),Lambda(+)。

【分析】 MALT 淋巴瘤在所有 B 细胞淋巴瘤中比例不到 10%,约 50%发生于胃肠道,其他常见部位包括涎腺、肺、头颈部、眼附属器、皮肤、甲状腺和乳腺。原发于纵隔(胸腺)的 MALT 淋巴瘤非常少见,以亚洲人和成年女性多见,亚洲人种对该病存在易感性,与亚洲人、女性好发某些类型的自身免疫性疾病如类风湿关节炎、桥本甲状腺炎、干燥综合征等可能有关。仅约不超过 20%的病例发生于白种人、男性及无自身免疫性疾病病史的病人中。

该病中老年人多见,CT 常表现为前纵隔囊实性占位,很少突破包膜向外侵犯;肿块多包绕邻近血管结构,但无挤压倾向;瘤体形态不规则,但边界清晰锐利;实体组织表现为主,可有特征性的囊泡样结构。这些典型的临床特征,即东亚人种、前纵隔囊实性边界清晰肿物、合并自身免疫性疾病或血清免疫球蛋白水平异常增高等,可以作为纵隔(胸腺)MALT 淋巴瘤诊断的重要线索。本例完全符合以上特征。

病理学上,胸腺 MALT 淋巴瘤大体常表现为多房囊性肿块,囊腔大小不等,囊壁厚薄不一。内衬上皮囊腔的出现是胸腺 MALT 淋巴瘤的一个普遍特征,囊腔的形成可能与肿瘤在胸腺内生长时,由胸腺髓质导管上皮衍化而来的结构囊性变有关(包括哈氏小体的囊性扩张)。镜下表现与发生在其他部位的 MALT 淋巴瘤一致,肿瘤主要由中心细胞样细胞组成,混合各种小淋巴细胞、浆细胞及一些大的淋巴样细胞。上皮结构内及其周围可见大量肿瘤细胞浸润,形成明显的淋巴上皮病变。免疫表型 Bcl-2、CD19、CD20 阳性,CD5、CD10 阴性有助于鉴别诊断。另外,运用 PCR 检测 IgH 基因克隆性重排也有助于确诊。值得一提的是 *API2-MALT1* 基因融合是结外边缘区 B 细胞淋巴瘤独特的分子学特征,而在原发性胸腺 MALT 淋巴瘤中没有这种基因的融合。

纵隔(胸腺)的 MALT 淋巴瘤具有惰性的临床过程,缓慢进展,目前尚无标准的治疗规范,手术切除或放、化疗或手术后加以放、化疗对该肿瘤的治疗效果均较好。

7. 病例 7:女,52 岁。乏力 5 个月,加重 10 天。既往有精神分裂症病史 20 余年,口服盐酸氯丙嗪片控制,自诉病情控制尚可;反流性食管炎病史 3 月余。查体:贫血貌,双侧耳前、颌下、腋窝及腹股沟可触及肿大淋巴结,部分融合成块,最大者位于左耳前,约 4cm×5cm 大小,质中等偏硬,无触痛。腹平软,肝肋下 4cm 可触及,质中等,边缘光滑,无触痛,脾于肋下 5cm 可触及，质中等，无触痛。辅助检查：血常规示 WBC 4.8×10^9/L、Hb 51g/L、PLT 151×10^9/L；凝血四项：凝血酶原时间 12.9 秒、凝血酶原活动度 72%、部分凝血活酶时间 49.5 秒、纤维蛋白原 1.95g/L、D-二聚体 0.45μg/ml；ESR 100mm/h；免疫球蛋白五项：IgG 5.29g/L、IgA 0.28g/L、IgM 128g/L、补体 C3 0.56g/L；免疫固定电泳在 γ 区可见一条单克隆 IgMκ 成分。

胸部 CT：纵隔淋巴结肿大，双侧胸腔积液，肝脏内见低密度区（图 6-5-24）。

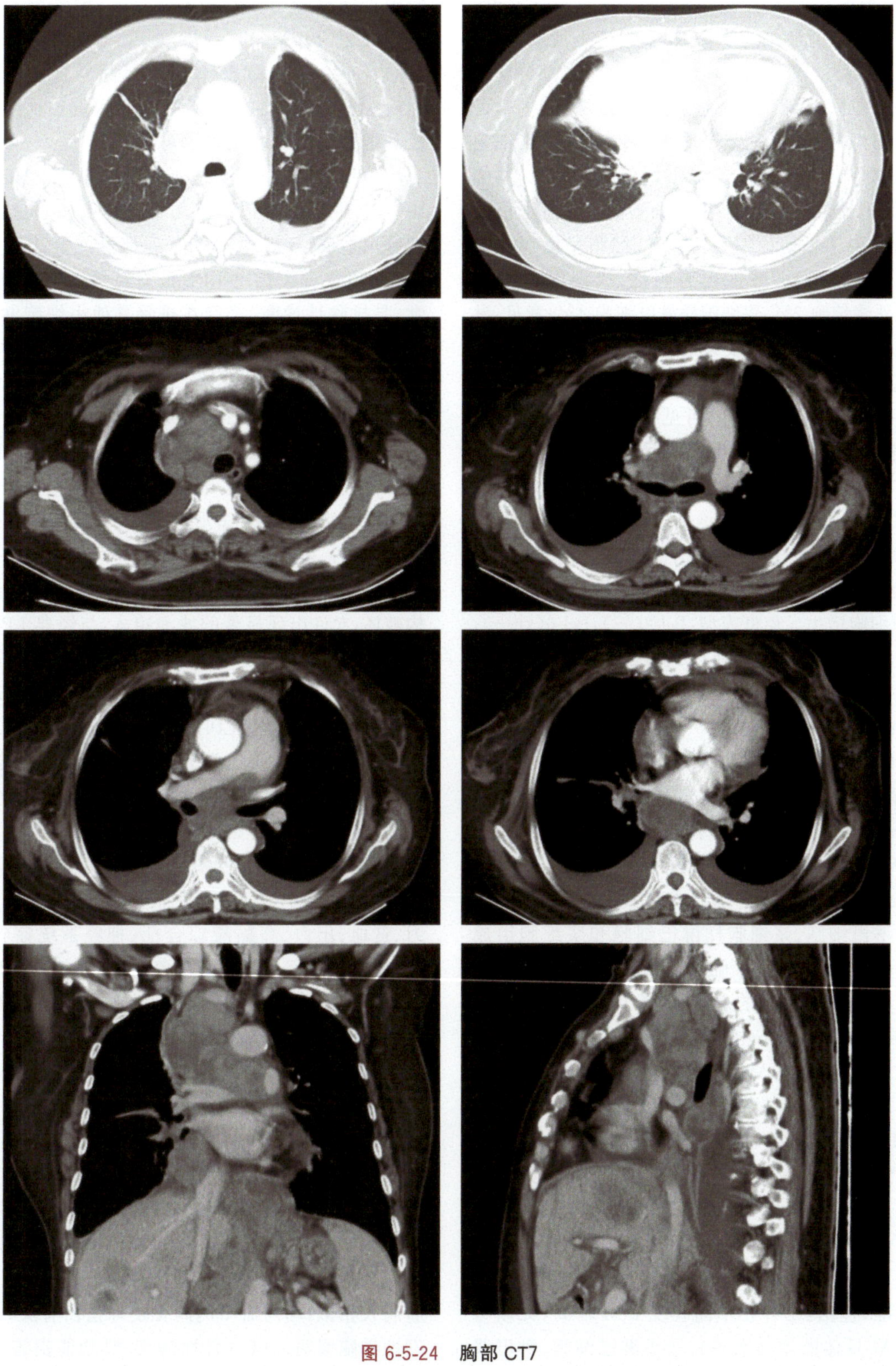

图 6-5-24 胸部 CT7

【诊断】 淋巴浆细胞淋巴瘤/华氏巨球蛋白血症。

【诊断依据】 中年女性，双侧耳前、颌下、腋窝和腹股沟可触及肿大淋巴结，部分融合成块，无触痛，纵隔淋巴结肿大明显，结合贫血、肝脾受累、凝血异常，首先考虑非霍奇金淋巴瘤。免疫球蛋白五项和免疫固定电泳支持淋巴浆细胞淋巴瘤/华氏巨球蛋白血症诊断。病人行骨髓穿刺，骨髓细胞学：有核细胞增生活跃，粒系以中晚期细胞为主，红系以中晚幼红细胞常见，部分幼红细胞体积小，核固缩，胞质量少，染蓝色，边缘不整齐，可见双核、花瓣样核、畸形核及点彩幼红细胞，成熟红细胞大小不一，部分细胞呈缗钱状排列，淋巴细胞多见，浆细胞样淋巴细胞及浆细胞易见；巨核细胞 13 个，血小板成堆可见；血片中未见幼稚细胞，成熟红细胞呈缗钱状排列；铁染色：细胞内铁、外铁均为阴性；成熟淋巴细胞 65.5%，成熟浆细胞 2%，浆细胞样淋巴细胞 4%；意见：淋巴细胞、浆细胞样淋巴细胞及浆细胞易见，考虑巨球蛋白血症可能。骨髓病理：骨髓增生极度活跃，粒红比例减低，粒系各阶段细胞散在分布，可见嗜酸性细胞，红系以中、晚期细胞为主，可见大、小幼红细胞，巨核细胞数量形态正常，淋巴细胞高度增生呈灶性分布，偶见有核仁细胞，易见浆细胞，银染色(＋)；诊断：淋巴细胞高度增生。淋巴结病理(腹股沟)：淋巴结结构部分紊乱，呈结节状，可见淋巴窦，被膜下可见多个淡染结节结构，部分淋巴窦扩张，组织细胞增生。免疫表型：Bcl-2(－)，Bcl-6(灶＋)，CD10(－)，CD20(较弥漫＋)，CD21、CD23(示增生乱 FDC 网)，CD3、CD5(散在＋)，CD30(－)、CD38、CD138(部分＋)，Cyclin D1(－)，Ki-67(＋20%)。考虑淋巴浆细胞淋巴瘤。诊断明确后给予 COP 方案(环磷酰胺 200mg d1～4，长春地辛 3mg d1，甲泼尼龙琥珀酸钠 40mg d1，地塞米松 10mg d2～4)治疗，随诊。

【分析】 淋巴浆细胞淋巴瘤(lymphoplasmacytic lymphoma，LPL)是一种少见的成熟 B 淋巴细胞肿瘤，是由小 B 淋巴细胞、浆细胞样淋巴细胞和浆细胞组成的肿瘤，以累及骨髓为主。临床上 LPL 病人常伴有血清中异常 IgM 蛋白增高的表现，称为华氏巨球蛋白血症(waldenström macroglobulinemia，WM)。WM 是 LPL 的主要类型，非 IgM 型 LPL 少见且诊断困难，国内外报道较少。2001 版 WHO 关于淋巴造血组织分类中将 LPL/WM 作为一种独立的临床病理学分型，但该分类界定 WM 为一种临床综合征，也可用于其他多种小 B 细胞淋巴瘤。2002 年关于 WM 的第二次国际工作组会议进一步明确 WM 仅在 LPL 累及骨髓时并伴有血清 IgM 增高时才能诊断，并提出关于 WM 明确的诊断标准，包括：①存在不同程度 IgM 增高(无须考虑血清 IgM 具体的增高水平)；②小淋巴细胞、淋巴浆细胞样细胞和浆细胞以小梁间浸润模式浸润骨髓；③免疫表型：CD19(＋)，CD20(＋)，CD5(＋/－)，CD10(－)，CD23(－)，IgM(＋)。2008 版 WHO 关于淋巴造血组织肿瘤的分类中提出的诊断标准：血清中存在单克隆免疫球蛋白 IgM(IgM 蛋白含量不限)；骨髓中克隆样淋巴样浆细胞≥10%；瘤细胞具有典型的免疫表型[SIgM(＋)、CD5(＋/－)、CD10(－)、CD19(＋)、CD20(＋)、CD23(－)]，排除其他淋巴细胞增殖性疾病、意义未明的单克隆丙种球蛋白血症(MGUS)及其他浆细胞系统疾病即可诊断。

值得注意的是，不是所有分泌单克隆 IgM 的都是 WM，如很多 B 淋巴细胞的增殖性疾病，包括慢性淋巴细胞白血病、B 细胞淋巴瘤等都可能会出现单克隆的 IgM。以往分类指出 LPL 没有特异性染色体或基因异常，是排除性诊断，必须在排除其他小细胞淋巴瘤后再考虑 LPL 的诊断，当 LPL 侵犯骨髓并分泌单克隆 IgM 时应诊断为 LPL/WM。Treon 等发现超过 90% 的 LPL 具有 *MYD88 L265P* 突变，使 LPL 的诊断出现改变，故 2016 年 WHO 淋巴瘤分类有了新的变化：①强调了形态学上淋巴浆细胞需具有单形性，对于伴有大细胞转化的、所谓的“多形性 LPL”将不再诊断 LPL，因为与“单形性 LPL”不同的是，这些病例均不具备 *MYD88 L265P* 突变；②部分病例形态学上可出现完全的组织结构破坏，允许出现显著的滤泡植入，与经典 LPL 相似，这些病例同样具有单形性的淋巴浆细胞浸润，临床上同样出现骨髓浸润及血清单克隆 IgM，具有 *MYD88 L265P* 突变；③旧分类曾经把 LPL 样 γ 重链病作为 LPL 的一个亚类，鉴于这类病例形态学上呈现多形性、伴有转化的大细胞，且均不具有 *MYD88 L265P* 突变，新分类中这些病例将不再作为 LPL 的亚类。

LPL/WM 占血液系统肿瘤的 1%～2%，多发生在 60 岁以上老年病人，男性稍多。主要临床表现为乏力、贫血、出血、高黏滞综合征(神经系统症状、视力下降、肾功损害等)或雷诺现象，检查常有肝、脾、淋巴结肿大。15%～20% 的病例发生结外浸润，如肺、胃肠道、眼眶、唾液腺、中枢神经系统和皮肤等。骨髓中典型表现为以小淋巴细胞增生为主，伴有不同比例浆细胞样淋巴细胞及成熟浆细胞，单克隆 IgM 合成明显增多，常大于 30g/L。

LPL/WM 需与 IgM 型多发性骨髓瘤、意义未明单克隆免疫球蛋白血症(MGUS)、其他 B 细胞淋巴瘤相鉴别。LPL/WM 病人外周血涂片红细胞出现明显缗钱状排列及红细胞沉降率明显升高，与 IgM 型多发性骨髓瘤病人相似，均与血中的高免疫球蛋白有关。IgM 型多发性骨髓瘤病人以溶骨性病变、肾功能损害、贫血等临床表现为主，骨髓中骨髓瘤细胞（原始或幼稚浆细胞）浸润，流式细胞学免疫表型分析 B 淋巴细胞系的抗原 CD19、CD20 一般阴性，而以异常浆细胞表面抗原 CD38、CD138 阳性表达为主。骨髓细胞学在这 2 种疾病鉴别诊断起决定性作用，多发性骨髓瘤病人骨髓中浆细胞比例常大于 10%～90%，并有原浆或幼质细胞，胞核可见核仁，常出现双核浆和多核浆细胞，淋巴细胞比例升高不明显。LPL/WM 病人中成熟浆细胞比例较低，未见核仁，以小淋巴细胞增生为主伴有不同比例浆细胞样淋巴细胞及成熟浆细胞。MGUS 一般无贫血、出血、肝脾淋巴结肿大、高黏滞综合征等临床表现，单克隆 IgM 的增高水平有限（一般小于 15g/L），且常保持多年无显著变化，其骨髓中是正常形态的浆细胞，浆细胞增多数量有限，但需要指出的是，部分 IgM 型 MGUS 多年后可向 LPL/WM 转化，临床上诊断 LPL/WM 时需谨慎。

目前，治疗 LPL/WM 的方法主要包括血浆置换、放化疗及造血干细胞移植，而治疗的药物以核苷酸类药物、烷化剂、利妥昔单抗、硼替佐米等为主，利妥昔单抗和氟达拉滨治疗 LPL/WM 具有良好疗效，因此这 2 种药物成为美国国家综合癌症网络（NCCN）指南推荐的主要治疗用药。

LPL/WM 虽为惰性淋巴瘤，但其病程长且难以治愈，少数病例可发展向弥漫大 B 细胞淋巴瘤转化，转化后预后较差。近期研究发现了该病的致病突变基因 MYD88 L265P，因此 *MYD88 L265P* 基因突变的检测将为 LPL/WM 的诊断、鉴别诊断、靶向治疗及预后提供全新的依据。

（河北医科大学第二医院影像科　罗　震　提供）

8. 病例 8：男，13 岁。间断发热 20 天。病人 20 天前无明显诱因出现发热，体温最高达 40℃，伴咽痛、咽痒，咳嗽，咳少量黄白色黏痰，头痛、乏力。抗感染等治疗疗效差。体重较前减轻 5kg。

胸部 CT：肺门、纵隔、颈部、锁骨上多发淋巴结肿大（图 6-5-25）。

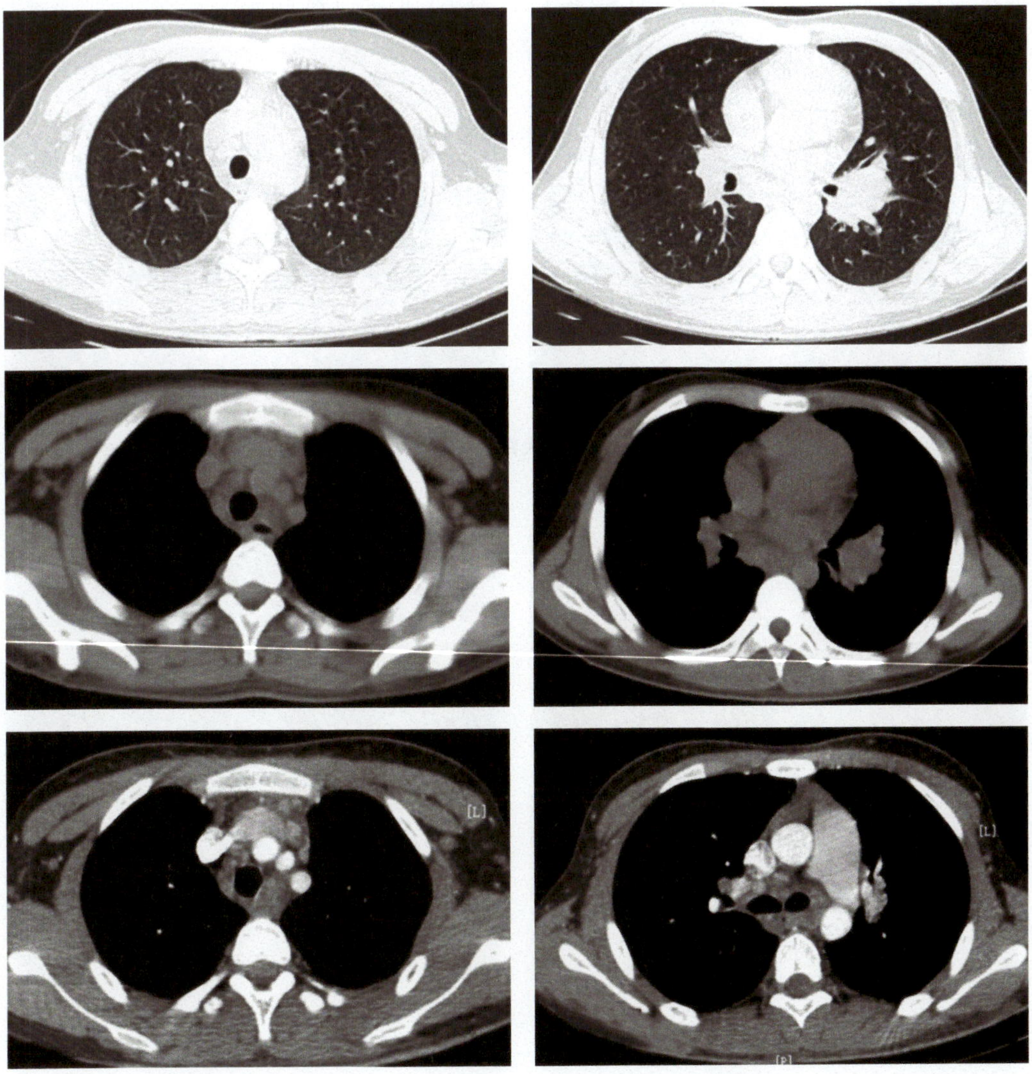

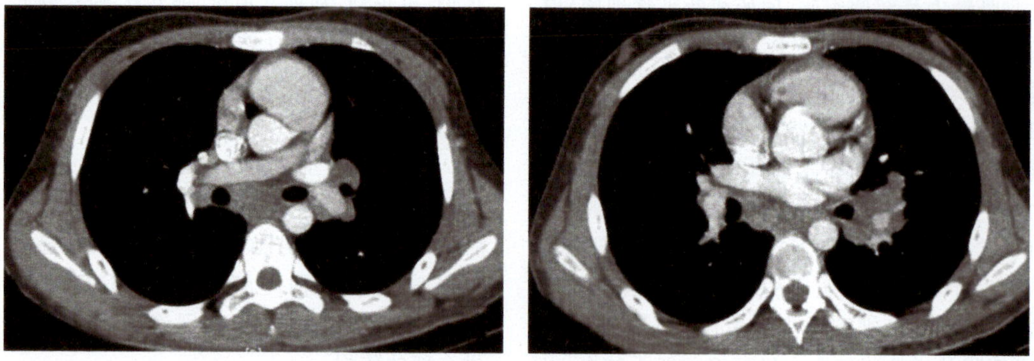

图 6-5-25　胸部 CT8

【诊断】　间变性大细胞淋巴瘤。

【诊断依据】　青少年男性，肺门、纵隔、颈部、锁骨上多发淋巴结肿大，增强扫描轻度强化，结合病人有发热、乏力、体重减轻等症状，首先考虑淋巴瘤可能。病人行右侧锁骨上淋巴结穿刺活检，病理：间变性大细胞淋巴瘤（图 6-5-26）。免疫组化：ALK（＋）（图 6-5-27），CD3（散在＋）（图 6-5-28），Bcl-2（－），CD10（－），TIA（散在＋），CD30（散在＋），CD20（部分＋），CD21（FDC＋），CD43（＋），CD5（部分＋），CD7（部分＋），CD8（散在＋），EBV（－），Mum-1（散在＋），Pax-5（部分＋），CD4（部分＋），CD163（部分＋），Ki-67（约 60%）。

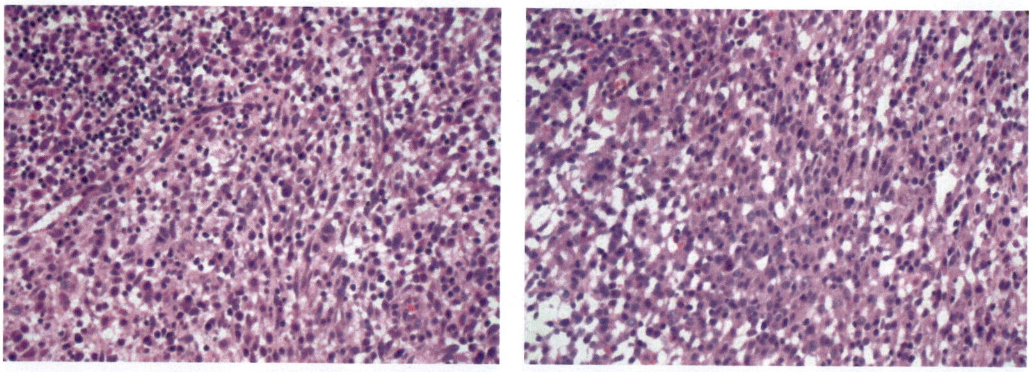

图 6-5-26　间变性大细胞淋巴瘤病理表现

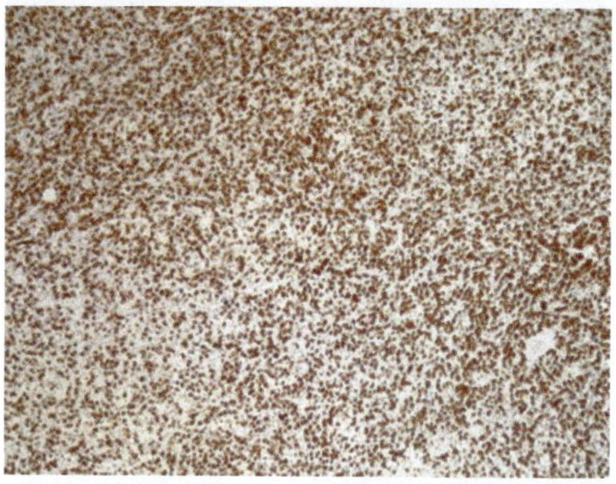

图 6-5-27　ALK 阳性

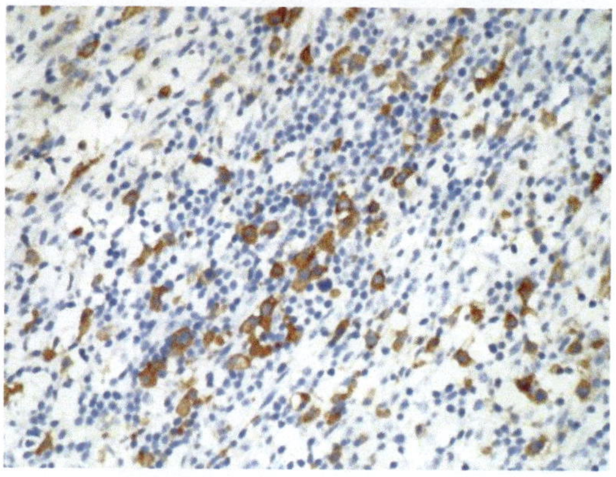

图 6-5-28　CD30 散在阳性

【分析】 间变性大细胞淋巴瘤(anaplastic large cell lymphoma,ALCL)由 Stein 等在 1985 年首先描述，在 WHO 分类中被归为外周 T 细胞淋巴瘤，肿瘤细胞具有 T 细胞、混合/裸细胞表型。ALCL 约占成人 NHL 的 7%、儿童大细胞淋巴瘤的 20%～30%。主要由淋巴样细胞组成，细胞较大，胞质丰富，多形性明显，伴数量不等的怪异核、马蹄形或肾形核的标志性细胞，肿瘤细胞 CD30 阳性。

ALCL 分为两大类：原发性系统型和原发性皮肤型。系统型可以累及淋巴结和结外部位，包括骨髓、骨、呼吸道和胃肠道，但以淋巴结和皮肤常见，胃肠道和中枢神经系统罕见；皮肤型仅仅累及皮肤，多见于老年人。根据酪氨酸激酶(间变淋巴瘤激酶，anaplastic lymphoma kinase,ALK)是否表达，临床将 ALCL 分成 ALK 阳性 ALCL 和 ALK 阴性 ALCL 两类。尽管 ALK 阳性和阴性 ALCL 的组织学特点类似，但两者具有不同的基因学特征。约 60%的肿瘤因携带有特征性的遗传学异常，即 t(2;5)(p23;q35)或其变异型[如 t(1;2)等]，即 2 号染色体上的 ALK 基因与 5 号染色体上的 *NPM* 基因融合，形成 *NPM-ALK* 融合基因，从而表达 ALK，其余则不表达 ALK。本例为 ALK 阳性 ALCL。

ALK 阳性 ALCL 常发生于<30 岁男性，多数病人表现为淋巴结肿大伴结外累及。最常见的结外累及部位是皮肤、骨、软组织、肺和肝，肠道、中枢神经和纵隔累及少见。原发于纵隔者罕见(图 6-5-29)。WHO (2008 年)淋巴瘤分类中对 ALK 阳性 ALCL 的定义是：伴有 *ALK* 基因转位和蛋白表达及 CD30 表达的 T 或 NK 细胞淋巴瘤，瘤细胞通常较大、胞质丰富、多形性(常为马蹄形)核。有 5 种形态学亚型：普通型(60%)、淋巴组织细胞型(10%)、小细胞型(5%～10%)、霍奇金样型(3%)和组合型(15%)。大多数 ALCL 表达一种或多种 T 细胞抗原，一般没有 B 细胞标记，具有 ALCL 形态特征的病变中发现如果有 B 细胞标记，应归入 B 细胞淋巴瘤的间变性亚型。ALCL 始终不表达 EB 病毒。

ALCL 是中至高度恶性的淋巴瘤，呈侵袭性经过。皮肤型的预后较好，少数病人有自发消退的可能。系统型常为高度恶性，成人 ALCL 常采用多药联合化疗方案(CHOP、MACOP-B、F-MACHOP 等)。单克隆抗体靶向治疗、免疫治疗、生物治疗是新的治疗研究方向。目前研究已证实抗 CD30 单克隆抗体对 ALCL 有效，体内外试验证实使用小分子化合物抑制 *ALK* 的活性或小发夹结构 RNA 沉默 *ALK* 基因的表达，均能显著抑制肿瘤细胞。

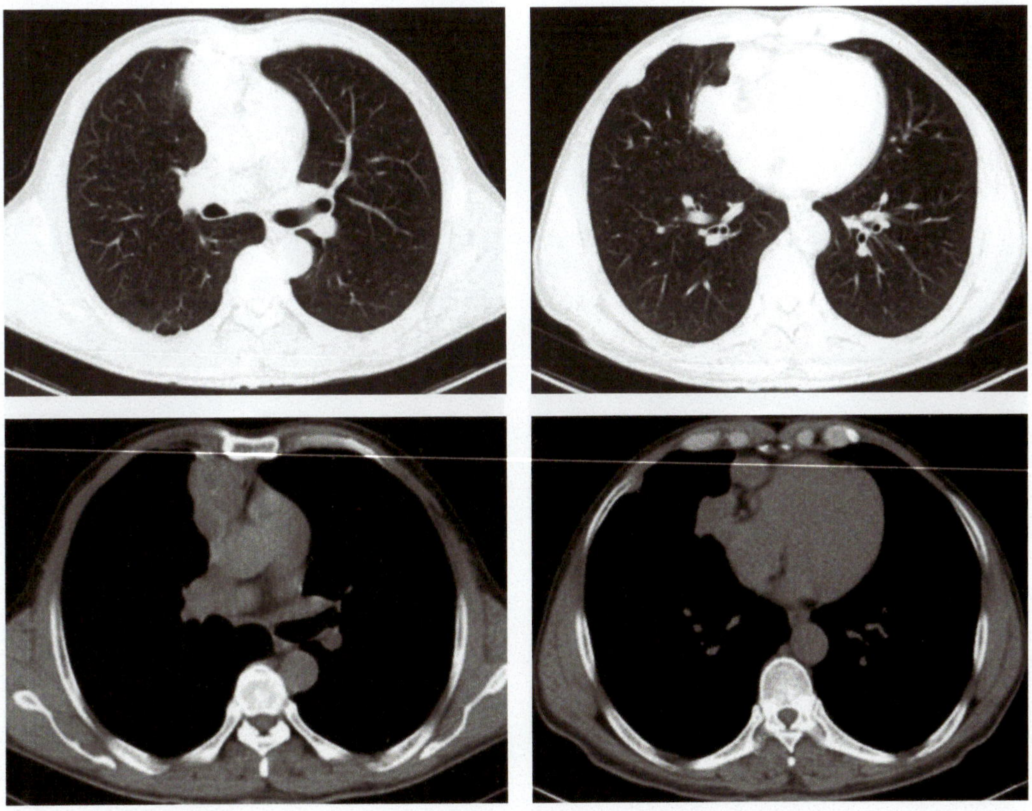

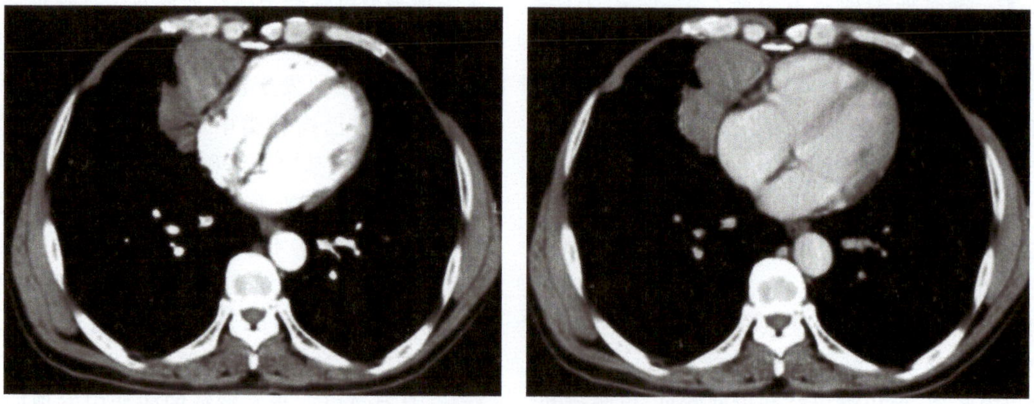

图 6-5-29　男，50 岁。ALK 阳性 ALCL，浸润胸壁及肺组织，切缘未见肿瘤

ALCL 预后好于其他弥漫大细胞淋巴瘤。ALK 表达与 ALCL 预后密切相关。ALK 阳性 ALCL 对化疗敏感，5 年生存率达到 85%～93%，而 ALK 阴性的病例仅为 37%～40%。除 ALK 阴性外，其他不良预后因素包括 LDH 升高、临床分期Ⅲ～Ⅳ期、IPI 评分中/高危、B 症状等。对于有不良预后因素的病人，大剂量治疗可能获益。ALK 阴性及复发难治的 ALK 阳性病人，可考虑采用造血干细胞支持下的超大剂量化疗，争取治愈。

（郑州市中心医院影像科　赵湘红　提供）

9. 病例 9：男，16 岁。胸部疼痛 1 个月，发现前纵隔软组织肿块 1 周。病人 1 个月前无明显诱因出现胸骨疼痛，同时伴有肩部疼痛等症状。1 周前行胸部 CT 检查示前纵隔软组织肿块，入院治疗。

胸部 CT：右前纵隔占位，纵隔、右侧内乳区淋巴结肿大，增强扫描轻中度强化，右侧胸腔少量积液（图 6-5-30）。

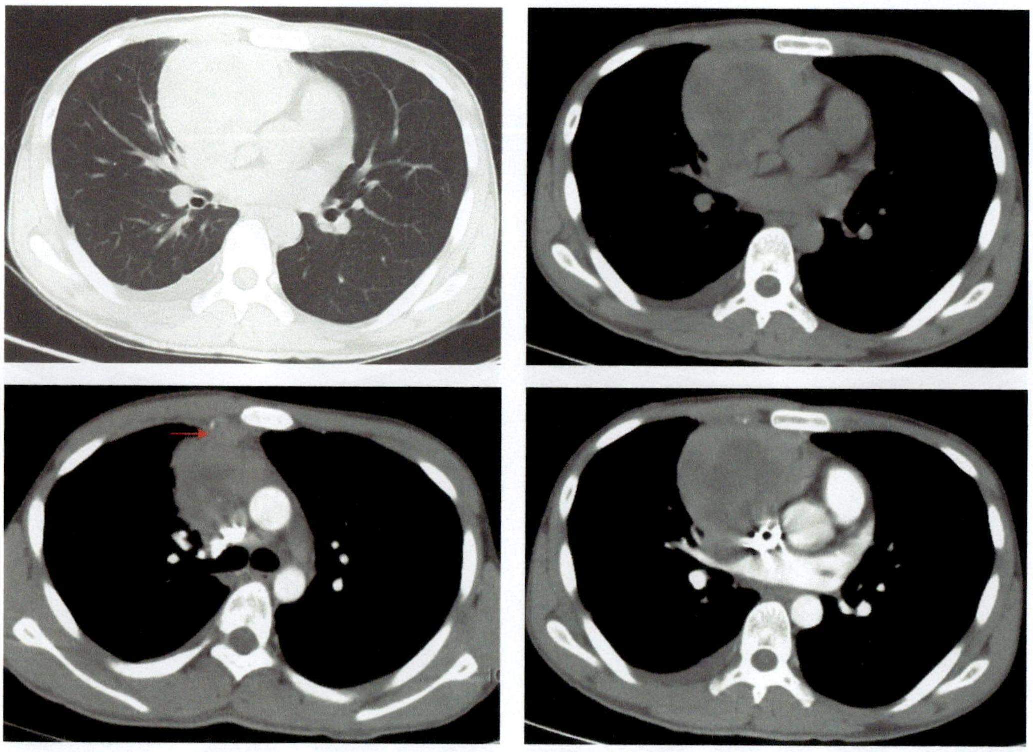

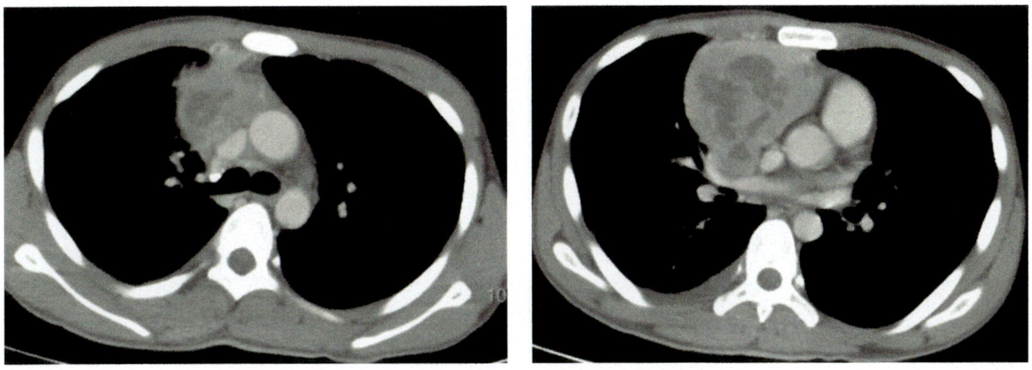

图 6-5-30　胸部 CT9

【诊断】　T 淋巴母细胞性淋巴瘤。

【诊断依据】　右前纵隔偏侧占位性病变，累及上腔静脉、心包，需考虑胸腺瘤可能，但病人年龄较轻，不支持胸腺瘤诊断。青少年男性，亦需除外生殖细胞肿瘤，病人右侧内乳区淋巴结肿大(图 6-5-30 红箭)，增强扫描轻中度强化，静脉期进一步强化，且低密度区边界清楚，以上特点更符合淋巴瘤诊断。结合年龄和右侧胸腔积液，需考虑 T 淋巴母细胞性淋巴瘤可能。病人肿瘤标志物：CEA 正常、NSE、Cyfra21-1、LDH 均升高。甲胎蛋白＜0.605ng/ml；人绒毛膜促性腺激素＜0.1U/L，不支持生殖细胞肿瘤诊断。行 CT 引导下纵隔肿物穿刺，病理：送检组织内见较多淋巴样细胞及大量坏死，细胞有挤压，有一定异型性，可见胸腺上皮结构，结合临床及免疫组化，不排除 T 细胞非霍奇金淋巴瘤(图 6-5-31)。免疫组化：LCA(＋)，CD3(＋)，CKpan(上皮＋)，CAM5.2(上皮个别＋)，CgA(－)，Syn(－)，SALL4(－)，CD20(－)，TdT(－)，Ki-67(＋90%)。病理会诊结果：结合免疫组化符合胸腺瘤，倾向 B1 或 B2，肿瘤组织较小，大部分为坏死，如考虑临床手术，建议送快速病理。病人全部麻醉下行右胸纵隔肿瘤切除术，术中见右侧胸腔无粘连，肿瘤位于前上纵隔，约 10cm×8cm×6cm，质韧，灰白色，侵犯右肺上叶前段，累及上腔静脉、心包，后侧胸壁可见孤立质韧类椭圆形肿块，约 3cm×2cm×1cm，给予肿瘤切除，手术顺利。大体为灰红肿物，切面灰白灰红色，质韧，质细，伴坏死。病理：(纵隔肿瘤)T 淋巴母细胞性淋巴瘤，侵犯肺组织(图 6-5-32)。肺门淋巴结受累(1/1)。免疫组化：CD3(弥漫＋)，CD5(弥漫＋)，CD43(弥漫＋)，CD1a(弥漫＋)，TdT(弥漫＋)，CD7(部分＋)，CD10(部分＋)，CD20(－)，CD79a(－)，CD30(－)，CD15(－)，CD34(－)，CyclinD1(－)，MPO(－)，SALL-4(－)，CKpan(－)，CK19(－)、Ki-67(＋＞90%)。术后 1 个月复查 PET-CT 示纵隔淋巴瘤术后复发并累及右肺门、纵隔、膈上前组淋巴结，累及胸膜、心包、右肺、脾，累及右侧腋窝顶部软组织，伴 FDG 高代谢；右侧胸腔积液伴右肺膨胀不全；中量心包积液(图 6-5-33)。

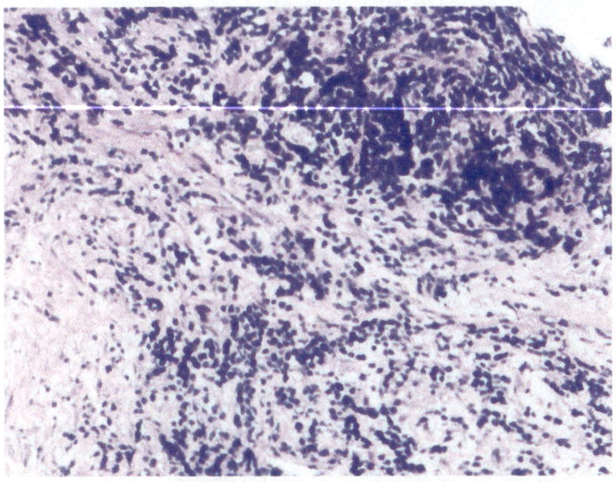

图 6-5-31　组织内见较多淋巴样细胞及大量坏死，有一定异型性，可见胸腺上皮结构

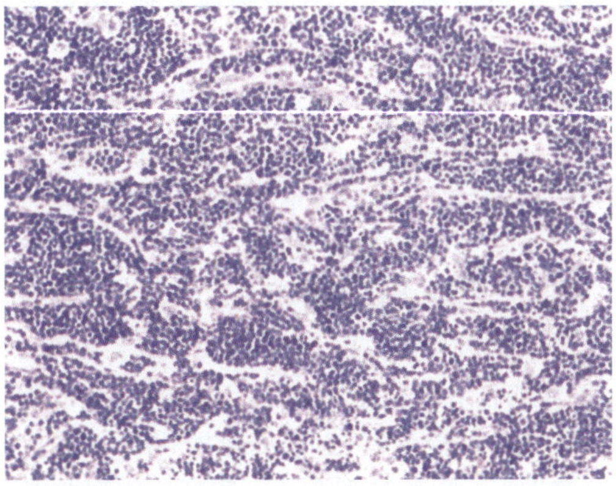

图 6-5-32　T 淋巴母细胞性淋巴瘤病理表现

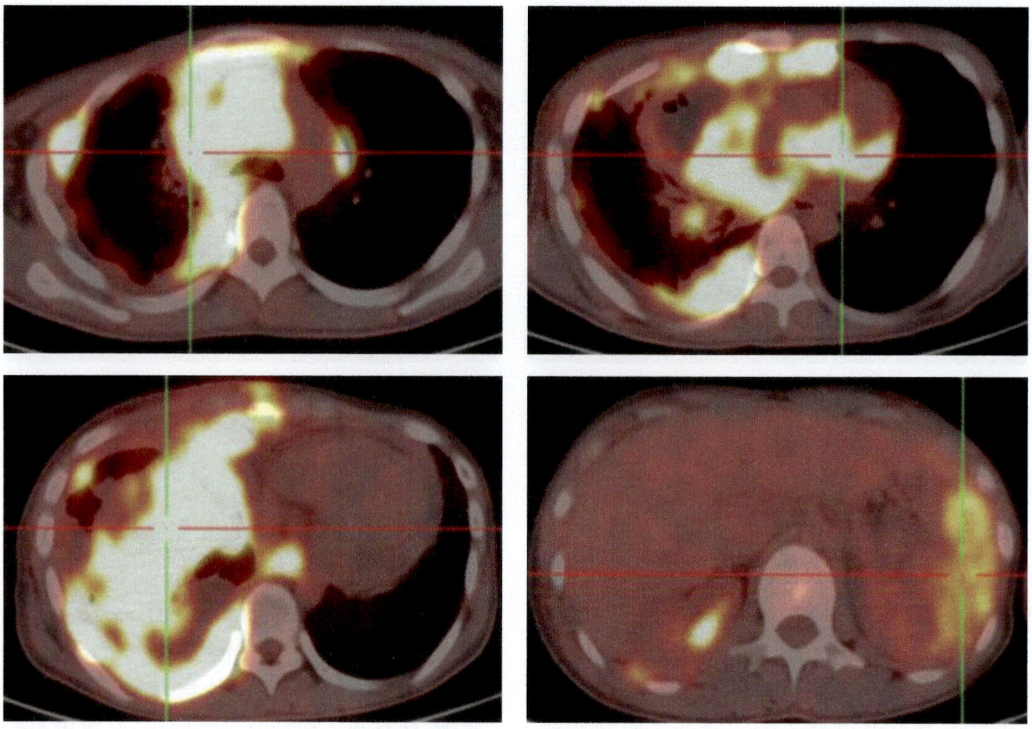

图 6-5-33　纵隔淋巴瘤术后复发，广泛转移

【分析】　淋巴母细胞性淋巴瘤（lymphoblastic lymphoma，LBL）是起源于前体 B 淋巴细胞或 T 淋巴细胞的肿瘤，具有高度侵袭性，常侵犯骨髓、中枢神经系统、纵隔等。LBL 是一组高度异质性的 NHL，约占 NHL 的 2%，其中 85%～90%为 T 淋巴母细胞淋巴瘤（T-LBL）。

LBL 病因不清，可能由于生物、物理和化学等诸多因素造成。此外，分子遗传学改变也可能与其发生有关。LBL 尤其是 T-LBL 病人，常以纵隔淋巴结肿大或胸腔积液为首发症状，造成临床诊断困难。由于 LBL 与急性淋巴细胞白血病（ALL）在细胞形态学、免疫表型、基因型和细胞遗传学及临床表现和预后等方面有相似之处，因此 2008 版 WHO 分类已将 T-ALL 与 T-LBL 归为不同临床表现及不同发展阶段的同一种疾病，定义为定向于 T 细胞系的淋巴母细胞肿瘤。其典型表现为小至中等大的母细胞，染色质中等致密至稀疏，核仁不明显，累及骨髓和外周血（T-ALL），有时原发于淋巴结或结外部位（T-LBL）。换言之，当只表现为瘤块，不伴或仅有轻微血液和骨髓受累时，应诊断为淋巴瘤。当存在广泛骨髓、血液受累时，采用“淋巴母细胞白血病”这一术语较为合适。WHO 分型将骨髓中原始和幼稚淋巴细胞＜25%定义为 LBL，≥25%定义为 ALL。

T-LBL 多发生于青少年及青年，中位发病年龄在 20 岁左右，男性多见，男女比为 2∶1。常伴有纵隔和淋巴结受累（图 6-5-34），约占儿童 NHL 的 40%，在成人 NHL 的比例＜2%。纵隔 T-LBL 常表现为向纵隔两侧生长，典型者缺乏分叶状的轮廓，坏死较常见（图 6-5-35），增强扫描轻至中度强化，邻近血管结构受推移或包埋，血管受累少见，可侵犯胸膜、心包引起多浆膜腔积液（图 6-5-36），较少累及肺。外周淋巴结受累占 60%～80%，常见受累部位是颈部、锁骨上及腋窝淋巴结。淋巴结外组织器官中可累及骨髓、肝脾、中枢神经系统和性腺，60%病人伴有脾大。

LBL 治疗上既不同于一般的实体肿瘤，也不同于弥漫大 B 细胞淋巴瘤、外周 T 细胞淋巴瘤等侵袭性淋巴瘤。鉴于 LBL 高度侵袭的特性，目前治疗 T-LBL 有以下几点共识：①无论是Ⅰ期还是Ⅳ期的病人，类似 ALL 的强化化疗方案优于 NHL 方案，类 ALL 方案已经成为标准治疗方案；②短期化疗后若不进行维持治疗，复发风险高；③足剂量的纵隔巩固性放疗（包括原发肿瘤累及的范围）联合强化的 ALL 样方案，可降低纵隔复发率；④对于 HLA 配型合适的病人，化疗缓解后推荐异基因造血干细胞移植，可进一步改善成人病人预后、减少复发。T-LBL 在确诊后 7 个月内进行规范治疗生存率较高。儿童病人治疗效果优于成年病人。

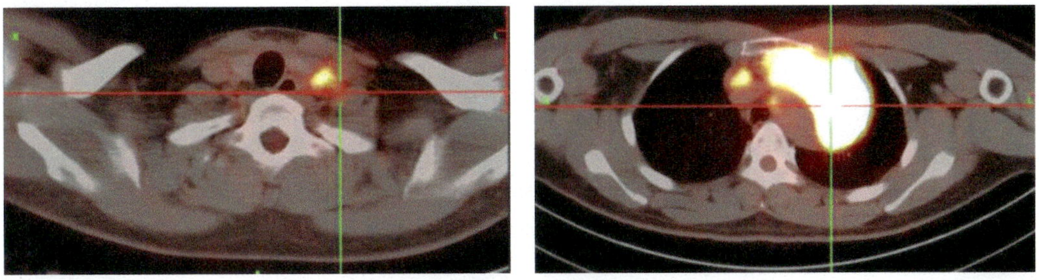

图 6-5-34　男，31 岁。前纵隔 T-LBL 并纵隔、左锁上淋巴结受累

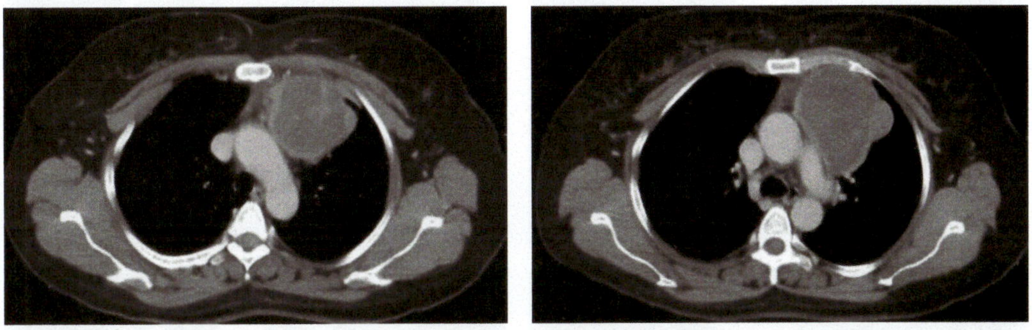

图 6-5-35　女，36 岁。左前上纵隔 T-LBL，内坏死明显，边界清楚

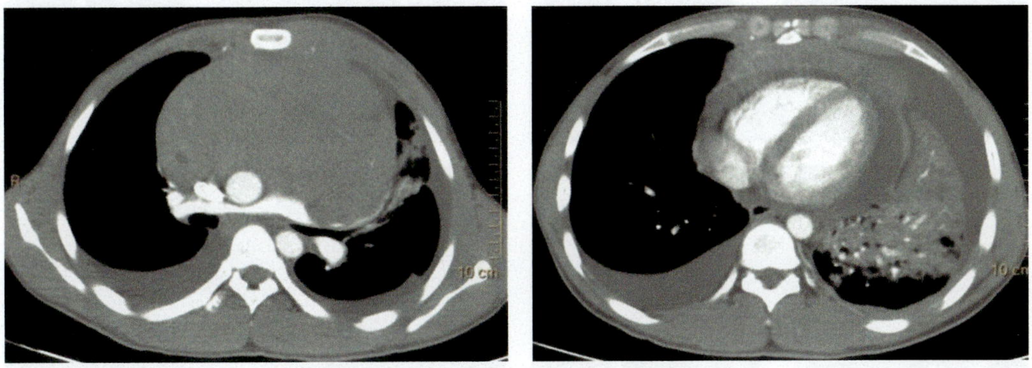

图 6-5-36　男，23 岁。前纵隔 T-LBL 并心包、胸腔积液

10. 病例 10：男，17 岁。胸闷伴右侧胸痛半月余。查体：颜面部水肿。辅助检查：hCG＜0.1U/L，癌胚抗原 0.42ng/ml，甲胎蛋白 0.86ng/ml，Cyfra21-1 3.69ng/ml，神经元特异性烯醇化酶(NSE)72.40ng/ml，胃泌素释放肽前体 8.0pg/ml；心电图无明显异常。

胸部 CT：前纵隔占位，包绕、推移邻近血管，增强扫描轻中度强化，内见低密度区，界线清晰，心包和双侧胸腔积液(图 6-5-37)。

【诊断】　T 淋巴母细胞性淋巴瘤。

【诊断依据】　青少年男性，前纵隔占位性病变，累及左头臂静脉、上腔静脉、心包、胸膜，上腔静脉综合征和浆膜腔积液明显，增强扫描轻、中度强化，低密度区边界清楚，以上特点符合 T 淋巴母细胞性淋巴瘤诊断。病人血清甲胎蛋白和 hCG 正常，不支持生殖细胞肿瘤诊断。行心脏超声检查：心包腔内见无回声区，内透声可。半坐位舒张期无回声区宽约 0.4cm，收缩期宽约 0.7cm(图 6-5-38)。纵隔肿块穿刺活检病理：送检组织内大量淋巴细胞浸润，有异型性，免疫组化显示以 T 淋巴细胞为主，残留少许胸腺上皮成分，结合临床，考虑 T 淋巴母细胞性淋巴瘤(TdT 阴性)(图 6-5-39)。免疫组化：CD3(＋)，CD7(＋)，CD43(＋)，CD5(＋)，CDpan(灶性＋)，CK19(灶性＋)，CD1a(个别＋)，

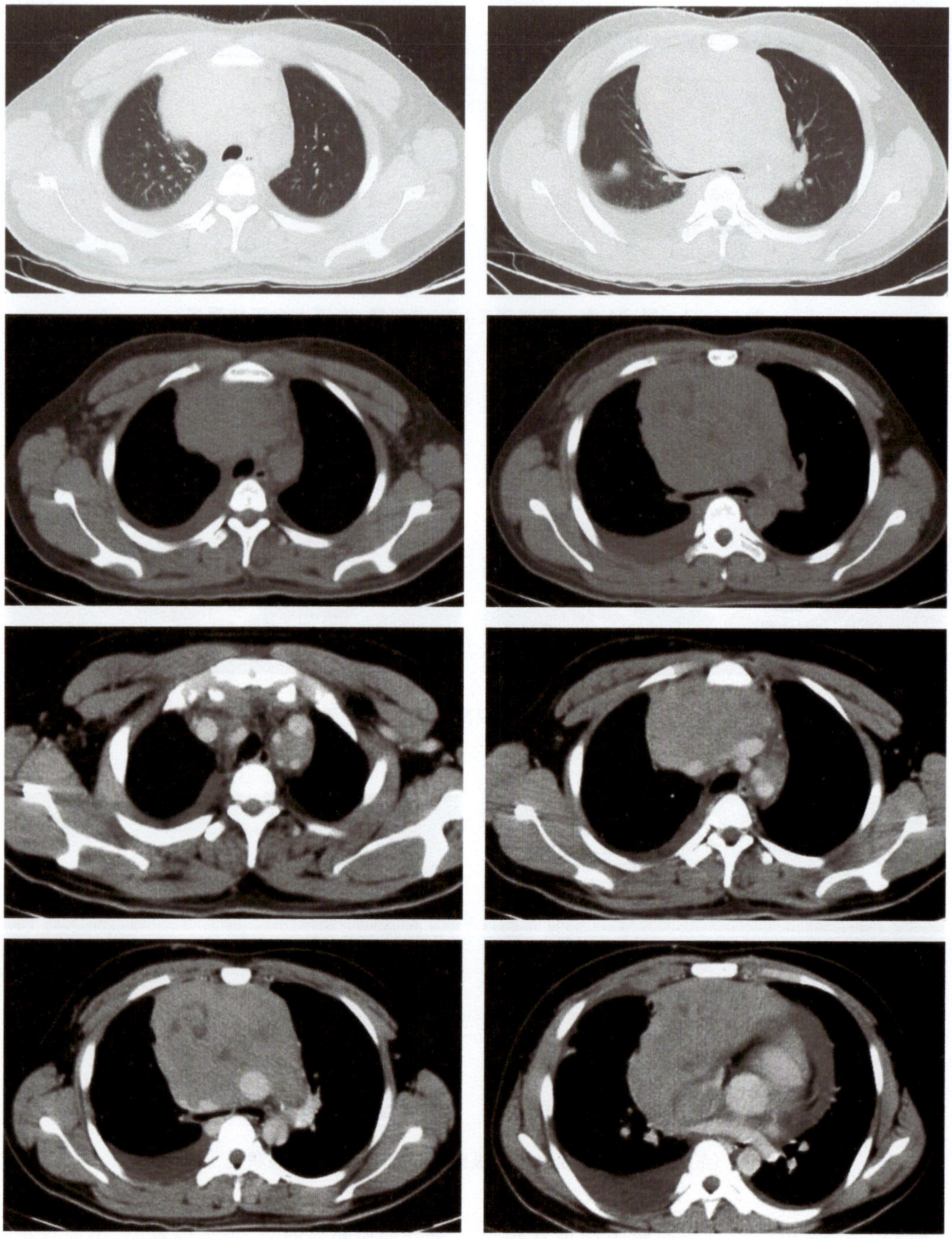

图 6-5-37　胸部 CT10

CD20(－),CD79a(－),TdT(两次－),CD34(－),SAll-4(－),Syn(－),CgA(－),CD4(－),CD8(－),CD30(－),Ki-67(＋60%～70%)。病人化疗 1 次后行 PET-CT 检查示右前纵隔见巨大软组织肿块,大小约 11.1cm×8.6cm,其内见片状低密度影,与邻近胸膜、心包、纵隔内大血管分界不清呈团块状放射性摄取增高,最高 SUV14.9。纵隔血管受压略向左后移位。右侧胸膜及心包见弥漫性增厚,放射性摄取增高,最高 SUV12.5。右侧胸腔内实变的肺表面见多发结节状放射性摄取增高影,最高 SUV6.8。右侧胸腔见大量液性密度影,右肺上、中、下叶受压实变。心包内见液性密度影。右侧多发肋骨、左侧肩胛骨、左侧髂骨、左侧股骨颈及右侧股骨头见结节状放射性增高影,最高 SUV6.7。结合病史,纵隔淋巴瘤累及右侧胸膜、心包,多发骨质受累,伴 FDG 高代谢;右侧胸腔大量积液伴右肺膨胀不全,心包中量积液(图 6-5-40)。

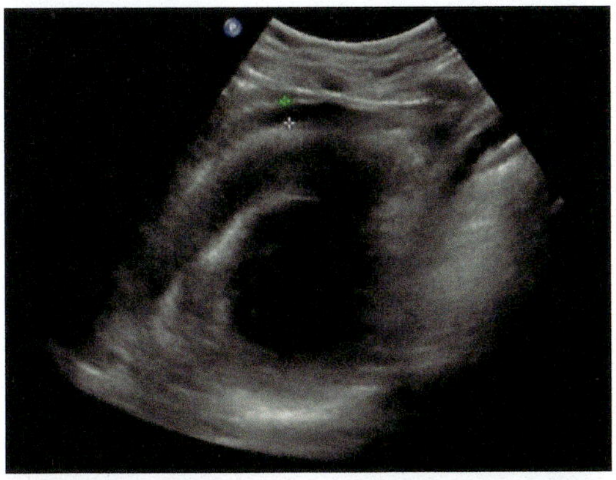

图 6-5-38　**心脏超声表现**

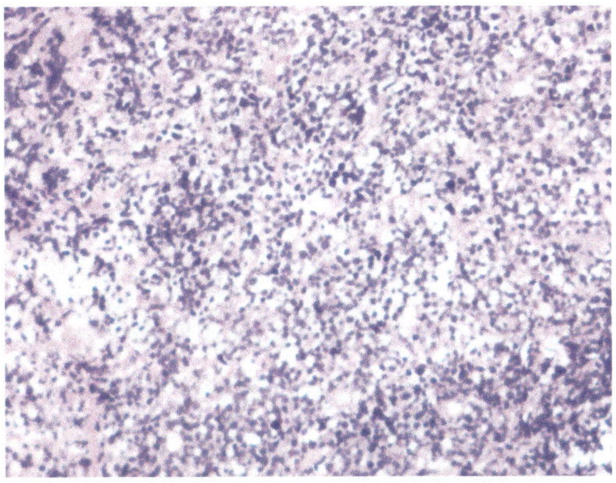

图 6-5-39　**肿瘤细胞弥漫分布，圆形**

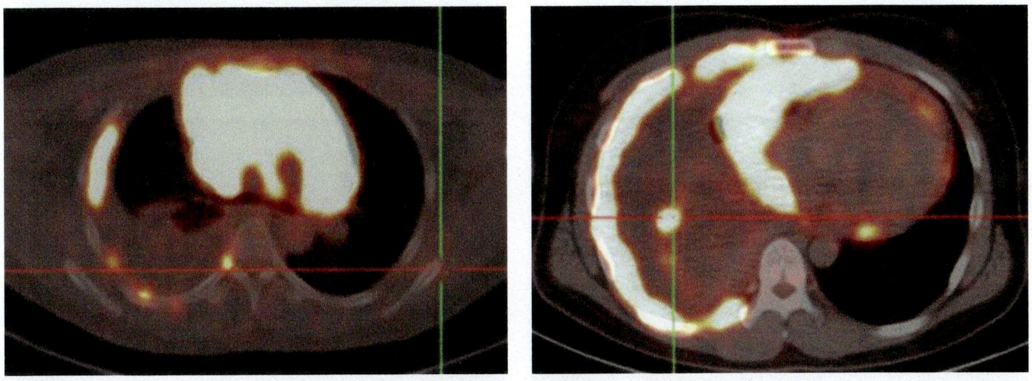

图 6-5-40　**纵隔淋巴瘤累及右侧胸膜、心包，多发骨质受累**

【分析】　T-LBL 是起源于前驱 T 淋巴细胞的高度侵袭性淋巴瘤，是儿童和青少年常见的淋巴造血系统肿瘤，成人偶有发生。典型临床表现为颈部、腋窝及锁骨上等处浅表淋巴结肿大，纵隔淋巴结肿大是常见的首发症状并有纵隔肿块，肿瘤生长迅速，常伴胸腔积液。该病发病急、进展快、预后差，大多死于白血病或累及中枢神经系统。

T-LBL 瘤细胞形态较一致，中等偏小，瘤细胞核质比高，核圆形、卵圆形或曲核，多数肿瘤细胞几乎无细胞质，少数瘤细胞体积稍大，细胞质丰富，核形不规则，核染色质散在分布，可有相对明显的核仁，核分裂象多见。部分病例由于有较多巨噬细胞散在而呈"星空"现象。受累淋巴结结构部分或完全破坏，可见残存滤泡或淋巴组织成分。

免疫组化方面，T-LBL 常常表达 TdT、CD7、CD5、CD3ε、CD99、CD43、CD1a 等。TdT 是末端脱氧核苷酸转移酶，其在 T 细胞的不同分化阶段表达情况亦不同。T 细胞分为前驱 T 细胞和外周 T 细胞，在正常人中，约 90%胸腺皮质细胞和少数骨髓淋巴细胞表现为 TdT 阳性。在淋巴结、脾脏和末梢血等末梢淋巴组织的成熟淋巴细胞中为阴性。T-LBL 中 TdT 阳性率可达 95%，是诊断 T-LBL 的主要依据之一，但少数病例 TdT 可阴性，给诊断带来一定的困难。如果形态学考虑 T-LBL，但 TdT 阴性，应选用检测幼稚淋巴细胞标志物（如 CD3、CD4、CD8、CD99 等）。除 TdT 外，检测 T 淋巴母细胞最特异的标志是 CD99、CD34、CD1a，其中 CD99 最有价值。大多数 T-LBL 表达 CD99，但 CD99 并非特异性指标。

TCR 基因重排检测是诊断 T-LBL 的重要手段之一，超过 90%的病例中存在 α 和 δ(14q11.2)、β(7q35)、γ(7q14-15)等位点 T 细胞受体基因易位及配对基因的一些变化。

11. 病例 11：女，36 岁。发现左侧颈部淋巴结肿大 25 天。

PET-CT：胸腺区偏右侧见一软组织密度肿块，最大截面约 5.2cm×1.7cm，其密度不均，边缘欠清晰，最大 SUV 约 9.7。纵隔内 4R、6 区、1R 及左侧锁骨上区 1L、左侧颈后三角区见多发增大淋巴结，大者短径约 1.9cm，放射性摄取增高，最大 SUV 约 14.2(图 6-5-41)。

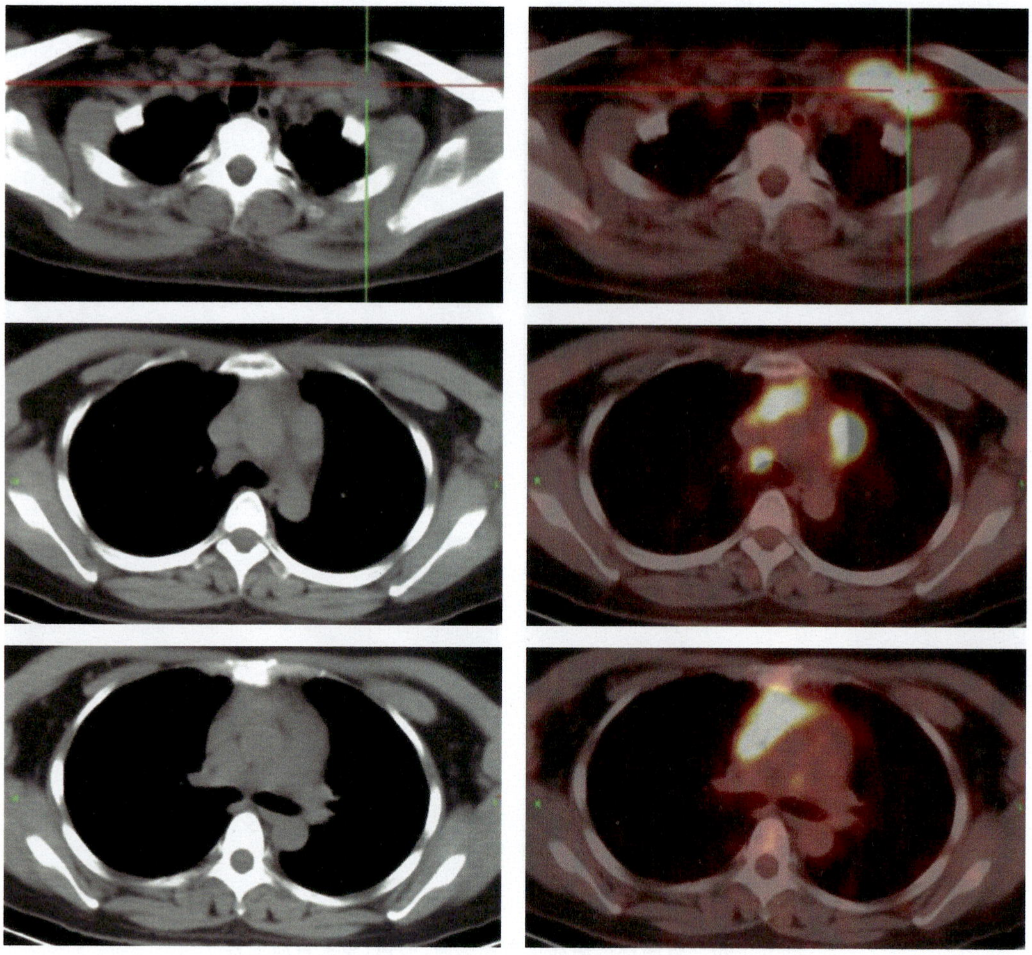

图 6-5-41　PET-CT

【诊断】 前纵隔淋巴瘤并纵隔、左侧锁骨上淋巴结转移。

【诊断依据】 青年女性，胸腺区偏右侧见一软组织密度肿块，需考虑淋巴瘤或胸腺瘤可能。病人年轻，有纵隔和左锁骨上淋巴结肿大，首先考虑淋巴瘤可能。活检示霍奇金淋巴瘤，混合细胞型。

【分析】 混合细胞型 HL 临床与传染性单核细胞增多症有密切联系，病理形态炎症背景重、无纤维组织增生，原位杂交 EBER(+)。中国人 HL 发生率较低，仅占 10%左右(国外约为 40%)。化、放疗相联合的治疗手段已经大幅提高了 HL 病人的生存率，但是长期的随访显示，治疗也带来了许多严重的远期不良反应，包括心、肺疾病和第二肿瘤。因此，准确的临床分期、疗效判断及预后评估是 HL 治疗的关键因素。

有研究发现，除结外边缘区淋巴瘤及小淋巴细胞淋巴瘤外，大部分淋巴瘤亚型与^{18}FDG 有较高的亲和力，几乎所有的 HL 病例对^{18}FDG 具有较高的亲和力，表明^{18}FDG PET-CT 可以用于 HL 的诊断、分期及疗效评价。多项研究认为^{18}FDG PET-CT 显像使 HL 病人的分期得到更正。Robertson 等报道了 30 例 HL 病人经 PET-CT 检查后 50%的病人分期发生改变，8 例分期上调：2 例Ⅰ期上调至Ⅱ期，4 例因脾脏或主动脉旁发现淋巴瘤病灶，分期由Ⅱ期上调至Ⅲ期，2 例发现骨转移病灶，由Ⅲ期上调至Ⅳ期；7 例分期下调，因发现肺结节、心包或胸腔积液未见^{18}FDG 摄取异常。

CT 评价淋巴瘤治疗疗效存在以下局限性：首先不能区分肿瘤残存和坏死或纤维化组织，其次难以准确评价<1cm 淋巴结有否受侵。更重要的是，肿瘤的大小并不能准确反映肿瘤细胞的活性和数量。虽然可对病灶行穿刺活检，但是残存肿块中纤维组织、坏死组织与有活性的肿瘤细胞常混合存在，因此采样不准确所致的假阴性不可避免。PET-CT 较 CT 能够更加准确地辨别残留肿块是否具有活性，因此可以评价治疗后残留肿块的性质，从而更加准确地评价疗效。对 728 例进展期 HL 病人化疗后行 PET-CT 检查，结果显示治疗后 PET-CT 的阴性预测值为 94.6%，将接受放疗的病人数量从 71%减少至

11%，而减少放疗并没有影响病人的 PFS 和总生存期。在局限期 HL 中也得出了类似结论，即治疗后 PET 检查能够预测局限期 HL 的 PFS 和总生存期。需要指出的是^{18}FDG 摄取增高虽是恶性肿瘤最显著的生化改变之一，却并非特异性改变，可出现假阳性。淋巴瘤化疗后的“顿抑”效应导致肿瘤细胞对^{18}FDG 摄取减低，出现假阴性。这些都影响 PET-CT 结果的准确性，PET-CT 检查时间与化疗后间隔时间越长，准确性越高。

12. 病例 12：男，11 岁。病人 2015-04-07 无意中发现多个右颈部包块，大者直径约 4cm，无疼痛。超声示：右颈部多发肿大淋巴结。淋巴结穿刺病理示：（右颈部淋巴结针吸）考虑霍奇金淋巴瘤。胸部 CT（2015-04-16）：右侧下颈部、右侧锁骨上区、右侧腋窝多发淋巴结肿大，上腹部扫描未见异常（图 6-5-42）。2015-04-16 行颈部淋巴结切除活检术，病理示：经典型霍奇金淋巴瘤，淋巴细胞为主型；免疫组化：CD30（＋），CD21（滤泡＋），CD20（－），CD79a（－），CD3（－），CD7（－），CD15（－），Pax-5（－），EMA（－），Ki-67（20%～30%）。化疗 2 周期后复查 PET-CT 示右颈根部部分淋巴结伴 FDG 略高代谢；结肠节段性摄取，考虑为炎性病变或生理性摄取，评价疗效为部分缓解。化疗 4 周期后 PET-CT 未见明显异常代谢，评价疗效为完全缓解。继续化疗 2 周期，胸部 CT（2016-01-06）示颈部、锁骨上区、右侧腋窝未见肿大淋巴结，前纵隔胸腺增生（图 6-5-43）。2016-07-05 胸部 CT 示前纵隔胸腺进一步增生（图 6-5-44）。

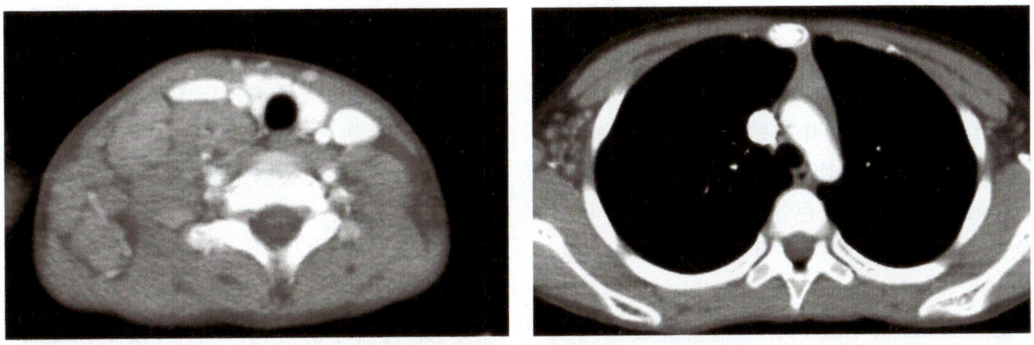

图 6-5-42　右侧下颈部、右侧锁骨上区、右侧腋窝多发淋巴结肿大(2015-04-16)

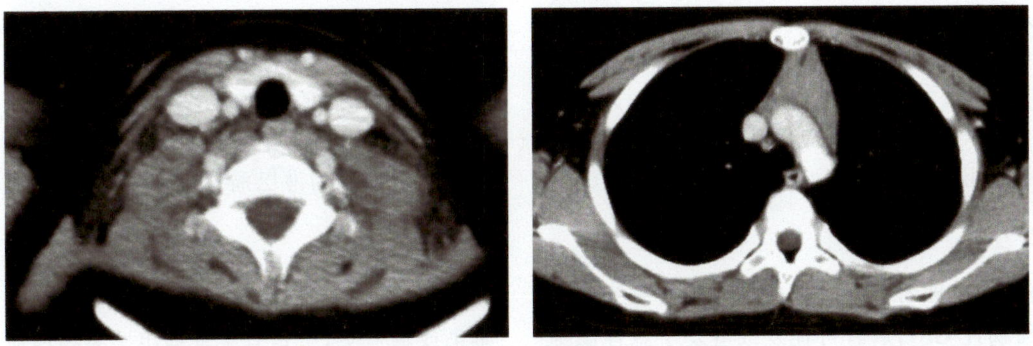

图 6-5-43　化疗后颈部、锁骨上区、右侧腋窝未见肿大淋巴结，前纵隔胸腺增生(2016-01-06)

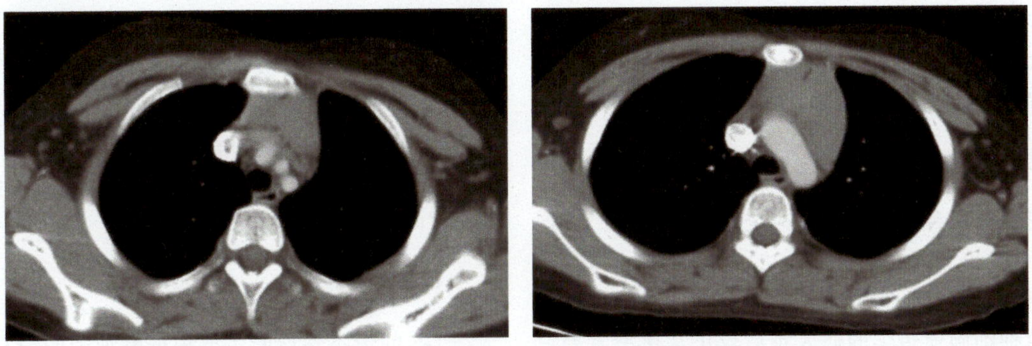

图 6-5-44　前纵隔胸腺进一步增生(2016-07-05)

【诊断】 胸腺反弹。

【诊断依据】 男性患儿，颈部经典型霍奇金淋巴瘤，化疗后颈部、腋窝淋巴结消失，PET-CT示淋巴瘤化疗后完全缓解。化疗8个月后未见淋巴瘤复发，前纵隔新发病变，半年后病变进一步增大，考虑为胸腺增生，胸腺反弹。

【分析】 在放、化疗期间或身体受到重大的创伤和打击时，胸腺体积最初缩小，其程度依病人的年龄和疾病持续时间而不同。这种现象在儿童中最显著，青壮年也有报道，40岁以后少见。随后几月内可恢复患病前大小或显示反弹，明显大于原来的大小，胸腺体积超过基线50%。儿童、年轻成人化疗后发生率为10%～25%，一般发生于化疗结束后几月内(3～8个月)。当淋巴瘤病人在治疗后显示胸腺增大为孤立性病变而没有淋巴结可见时，多考虑胸腺反弹，勿误诊为复发。化疗后的胸腺反弹提示机体的免疫功能好，预后良好。CT表现密度均匀，保持胸腺正常的形态但较饱满。MRI检查，胸腺反弹病人表现胸腺增大，但信号强度与正常胸腺相同。

第六节 纵隔粒细胞肉瘤

粒细胞肉瘤(granulocytic sarcoma，GS)，又称髓系(髓样)肉瘤(myeloid sarcoma，MS)、髓外髓样瘤(extramedullary myeloid tumor，EMT)，是髓系幼稚细胞侵犯到骨髓以外组织或器官中并增殖形成的瘤样肿块。由于GS暴露于空气后肿瘤切面会因细胞中存在的髓过氧化物酶(MPO)而呈现绿色，1853年King等将其命名为绿色瘤(chloroma)。1811年Burns首先描述，1893年Dock和Warthin确定了此肿瘤与白血病的关系，1966年Rappaport将不成熟粒细胞浸润破坏组织形成的肿块称为GS。1988年Davey将形成肿块的粒细胞肉瘤和白血病髓外浸润2种临床表现统一命名为EMT，并认为两者组织学表现相似。2001年WHO关于造血与淋巴组织肿瘤分类中将GS归入MS概念，2016年再次确认。MS分为3种组织学亚型，即GS、原始单核细胞肉瘤和由三系造血细胞或仅由红系、巨核系前体细胞组成的肿瘤。

一、分类

GS分为孤立性GS(非白血病性GS)和髓外浸润性GS(白血病性GS)，后者可伴发或继发于急性髓细胞白血病(AML)，也可见于骨髓增殖性肿瘤，特别是慢性粒细胞白血病(CML)急变期及骨髓增生异常综合征。前者无上述血液病病史，骨髓检查无上述疾病证据，仅表现为局部孤立性肿块，无明显临床症状和体征，且在确诊后30天内未发展成AML的GS。

二、细胞遗传学

GS发病与多种细胞遗传学改变有关，其中以t(8;21)(q22;q22)和inv(16)(p13;q22)最为常见，且该两种细胞遗传学改变是AML发生髓外白血病的高危因素，伴该两种细胞遗传学的病人预后较正常核型者差，合并有t(8;21)的GS病人的预后较同样合并有t(8;21)的原发性AML病人差。8号染色体异常者生存率低于其他异常核型，与无该染色体异常者相比，其中位生存期明显缩短，提示预后不良。inv(16)倒位病人发生MS的机制可能是因为倒位导致的与细胞黏附和识别相关的CBF转录因子调节失常，但这一机制的细节有待研究。

三、临床表现

GS任何年龄段均可发生，以儿童和青少年多见，无明显性别差异，可累及任何解剖部位，常见的有皮肤、淋巴结、骨、生殖系统、消化系统、神经系统等。GS临床表现多样化，取决于其发生的部位及瘤块的大小。多表现为病变局部肿块压迫或伴有受侵犯组织的功能障碍。GS发病部位、临床表现、影像学及形态学表现呈多样性，其诊断较困难，尤其在无血液系统疾病的病人中常被误诊为淋巴瘤、组织细胞肿瘤及各类局部实体肿瘤等。

极少数GS病人可以暂时性自行缓解一段时间，发生原因目前尚不清楚。病人自发缓解前绝大多数有感染或输血史，于是有学者提出感染和输血引起自发缓解的假设。细菌、真菌和病毒感染触发免疫反应，导致肿瘤坏死因子-α(TNF-α)、干扰素-γ(INF-γ)和白细胞介素-2(IL-2)水平升高，NK细胞、细胞毒T细胞和巨噬细胞的功能也被激活，从而诱导交叉免疫反应控制白血病克隆。未经照射的血液中，抗白血病的淋巴细胞功能得以保存，输血后其中的异体淋巴细胞就能像异基因移植中移植物抗白血病(GVL)作用那样，发挥抗白血病作用。

四、诊断

GS的形态学诊断主要根据髓细胞的分化程度，分为3类：①母细胞型，主要由原始细胞组成；②未成熟型，主要由早幼和原始粒细胞构成；③分化型，由早幼及晚幼较成熟阶段髓细胞组成。分化差的 GS 在形态学上极难同淋巴瘤、未分化癌、小圆细胞肿瘤等相鉴别。

常规 HE 较难诊断孤立性 GS，尤其是造血系统尚无异常的病例。其临床表现与形态学变化较大，诊断主要依据组织学和免疫表型。其最常见构型是由小、中等大小相对一致的瘤细胞弥漫成片或列兵样分布，若肿瘤内见幼稚嗜酸粒细胞则支持 GS。

免疫组织化学技术可明显提高 GS 病理诊断的确诊率，常用的免疫组化抗体标记的有 MPO、溶菌酶、CD43、CD68、CD3、CD15、CD34、CD99。MPO 是髓系细胞群的特异性标记，几乎表达所有的髓系细胞，而在淋系细胞上则不表达，MPO 因对髓系细胞的高度敏感性和特异性，被认为是识别 GS 的最有帮助的标志物，但分化程度较低的母细胞性肿瘤常不表达。溶菌酶是一种主要存在于粒细胞胞质的酶，是髓细胞最敏感的标志物，尤其表达于分化不成熟髓细胞而不交叉表达于淋巴系细胞。虽然溶菌酶也可存在于某些上皮细胞和癌组织中，但不会影响 GS 与淋巴瘤的鉴别诊断。CD68 为单核巨噬细胞系的造血分化标记，髓细胞向单核系分化时表达阳性，CD68 表达于 AML 和 CML，由于单核细胞白血病易于并发髓外浸润，因而在 GS 病人中，CD68 阳性表达的并不少见，但也有 CD68 阴性的 GS。CD43 是表达于造血干/祖细胞表面，是 T 淋巴细胞的标志，但几乎在所有的 GS 中都表达，特异性较高，敏感度较低，仅 CD43 阳性并不能作为 GS 的诊断依据，当遇到来源未定的肿瘤细胞 CD43 阳性而 CD3 阴性时，则要考虑到髓细胞系肿瘤的可能。因此，上述 4 种免疫组化抗体标志物可为 GS 的诊断及鉴别诊断提供重要依据。作为小细胞肿瘤的标志，15%～55% 的髓系肉瘤 CD99 阳性，在尤因肉瘤、淋巴母细胞瘤及 GS 的诊断与鉴别诊断中有重要价值。CD34 约在 1/3 的粒细胞肉瘤病例中表达，原因可能是当造血细胞逐渐成熟时，作为造血前体细胞的 CD34 的相关抗原表达呈进行性减弱或缺乏。因此，最好结合 TdT、CD3 及 CD20 的表达来综合判断。LCA 属于单链跨膜大分子蛋白家族，高水平地表达在淋巴细胞以及除红细胞和血小板之外的所有造血细胞上。绝大多数的白血病细胞和正常干细胞均表达 LCA，也可表达在所有髓系和淋巴系细胞，对 GS 和 NHL 的鉴别无帮助。TdT 主要表达于幼稚淋巴细胞的胞核，但亦可在原始髓系细胞胞核表达，表达率为 10%～15%。因此，当仅有 LCA 和 TdT 表达时，并不能确定为 NHL，必须结合相对特异性的 T 细胞和 B 细胞相关抗原的表达来综合分析。

五、治疗

GS 治疗上多采用外科手术、局部放疗、系统化疗及干细胞移植联合，但有报道提出外科手术治疗尚存争议，手术仅限于活检明确诊断，局部手术切除可能会加速 GS 向 AML 的转变。但对于椎管、颅内等重要部位出现占位的 GS 病人，出现一系列神经压迫症状，严重影响病人的生存质量，仍需手术切除治疗，对缓解局部症状有效，但单用手术治疗较联合化疗相比，局部复发风险较高。大多数 GS 病人对局部放疗较敏感，治疗效果较好，但并不能延缓 GS 向 AML 的转化，也无法改善 GS 无病生存期和总体预后。目前普遍认为联合化疗是治疗 GS 的关键。GS 首选化疗方案是蒽环类联合阿糖胞苷为基础的治疗 AML 样方案，但 GS 较 AML 更容易对化疗药物耐药而导致较高的复发率。近来研究报道异基因干细胞移植可能是治疗原发性 GS 及改善预后的非常有效的治疗手段。GS 继发于 CML 的报道较少，CML 并发 GS 确诊后多提示疾病进展，存活时间短，死亡率高，治疗上首选酪氨酸激酶抑制剂和异基因干细胞移植。

六、预后

目前大多数的临床研究认为 GS 的预后较差，其 2 年总生存率仅为 6%。孤立性 GS 比合并 AML 的 GS 预后好，但病人多呈现向 AML 发展的趋势，尤其是确诊后未经正规治疗的病人，一般在诊断为 GS 后 10 个月内发展为 AML。因此，需注意监测 GS 病人骨髓象，必要时多部位穿刺，且进行长期随访。

总之，GS 为一类临床表现、分子生物学、细胞遗传学呈多样化且误诊率高、预后差、复发率高的疾病。GS 存在染色体核型异常、伴髓系受累、移植后复发均提示预后不良，确诊后应及时实施个体化治疗，早期高强度的化疗可延缓复发、提高长期生存率，造血干细胞移植能够明显延长生存期，并有望改善生存。

参考文献

Avni B and Koren-Michowitz M. Myeloid sarcoma: current approach and therapeutic options. Ther Adv Hematol, 2011, 2:309-316.

Bakst RL, Tallman MS, Douer D, et al. How I treat extramedullary acute myeloid leukemia. Blood, 2011, 118:3785-3793.

Chevallier P, Labopin M, Cornelissen J, et al. Allogeneic hematopoietic stem cell transplantation for Isolated and leukemic myeloid sarcoma in adults: a report from the Acute leukemic Working Porty of the European group for blood and marrow Transplantation. Haematologica, 2011, 96 (9) : 1391-1394.

Jang SH, Chung HY. MYC and PIM2 co-expression in mouse bone marrow cells readily establishes permanent myeloid cell lines that can induce lethal myeloid sarcoma in vivo. Mol Cells, 2012, 34: 201-208.

Klco JM, Welch JS, Nguyen TT, et al. State of the art in myeloid sarcoma. Int J Lab Hem, 2011, 33: 555-565.

Stefanidakis M, Karjalainen K, Jaalouk DE, et al. Role of leukemia cell invadosome in extramedullary infiltration. Blood, 2009, 114: 3008-3017.

病例解析

1. 病例1：男，20岁。咳嗽、咳痰伴痰中带血半个月。3年前诊断为急性粒细胞性白血病，曾化疗10周期，末次化疗时间为10个月前。

胸部CT：前纵隔偏右侧类圆形软组织肿块，增强扫描肿块轻度强化，内见多处边界清楚低密度区，心包、双侧胸腔积液(图6-6-1)。

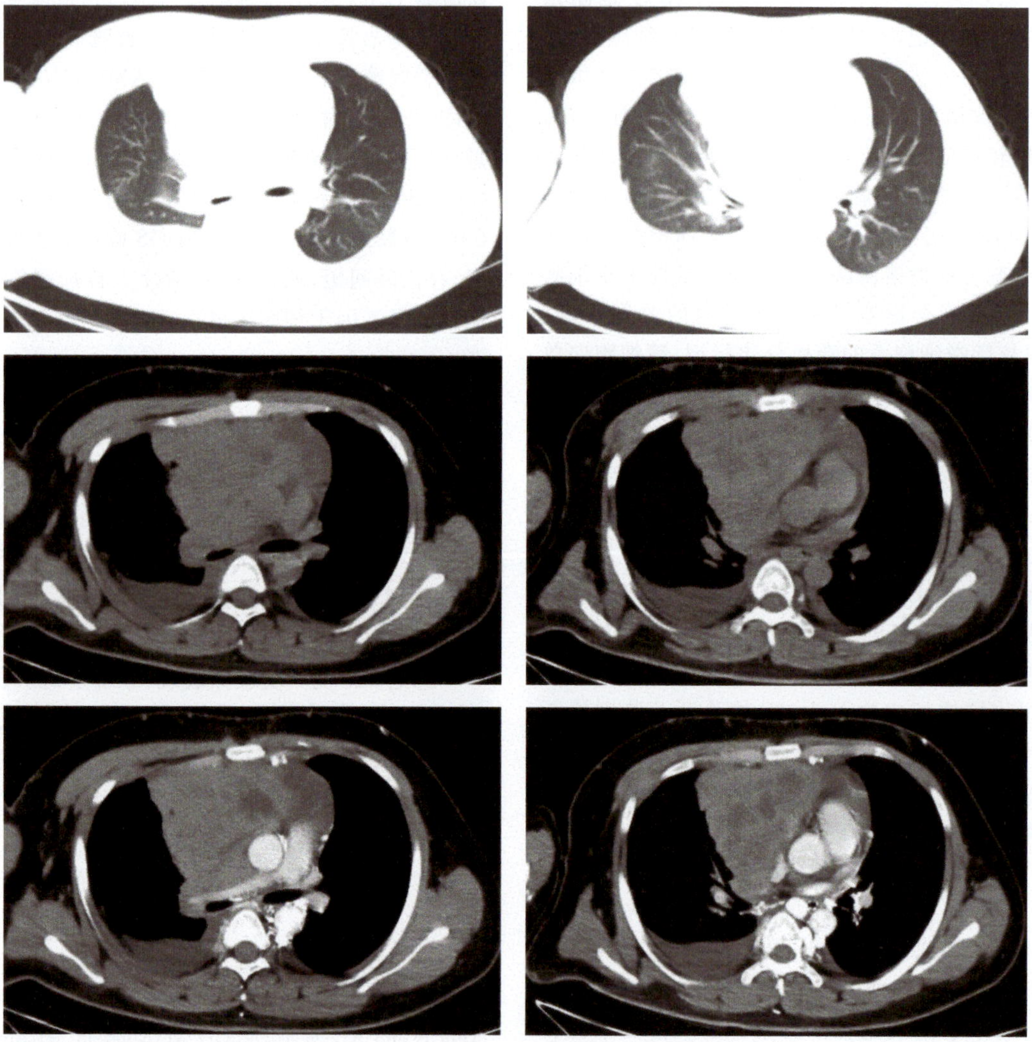

图 6-6-1 胸部 CT1

【诊断】 纵隔粒细胞肉瘤。

【诊断依据】 病人3年前诊断为急性粒细胞性白血病，先表现为前纵隔肿块影，心包、胸膜受累，需考虑纵隔粒细胞肉瘤可能。该例穿刺病理为粒细胞肉瘤(图6-6-2)，免疫组化：LCA(+)、MPO(+)、CD34(+)、CD117(+)、Lysozyme(弱+)、TdT(+)、CK pan(−)、CD3(−)、CD5(−)、CD20(−)、S-100(−)。

【分析】 GS是一种罕见的恶性血液病，发生在骨

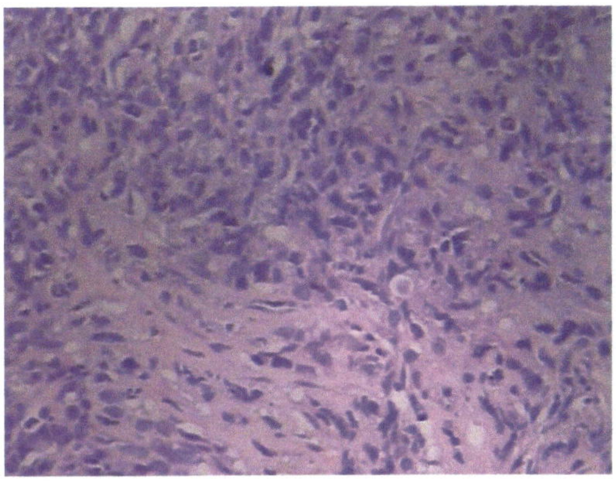

图 6-6-2　粒细胞肉瘤病理表现

髓以外解剖部位由伴有或不伴有成熟迹象的髓系原始细胞构成的肿块，发生在纵隔的 GS 非常少见。GS 发病年龄多在 20～50 岁，男女均可发病。纵隔 GS 一般无明显症状，当压迫周围器官或外侵时才会产生相应的症状，如压迫支气管、肺时产生胸闷、咳嗽症状；压迫食管时产生梗阻症状；侵犯胸膜或心包时产生与胸腔积液或心包积液有关的症状；侵犯上腔静脉时产生上腔静脉综合征。与一般的纵隔肿瘤相比，症状上并无特异性。

根据 GS 与造血系统疾病的关系，GS 可分为 4 种：①与 AML 同时发生；②无任何发生白血病的征象，以髓系肉瘤为首发症状，该种称为原发性 GS；③发生于慢性骨髓增殖性疾病；④白血病治疗缓解后复发的首要临床表现。本例属于第 4 种。有研究表明，9% 的各年龄组 AML 病人及约 40% 的儿童 AML 病人可发生 GS。

GS 病理片显示以幼稚粒细胞为主，呈弥漫的小细胞浸润，细胞圆形、椭圆形，胞质丰富，与淋巴瘤相似。免疫组化有助于诊断和鉴别诊断。CD2、CD3 是 T 细胞系表达的标志，其结果阴性可排除 T 细胞系肿瘤；CD20、CD79a 是 B 细胞系表达的标志，其结果阴性可排除 B 细胞系肿瘤；MPO 阳性提示 GS。临床医生当怀疑 GS 时，要进行血液及骨髓方面的检查，以排除白血病。对于外周血、骨髓涂片检查及骨髓活检未见白血病改变时，免疫组化在明确本病的诊断上有重要意义。

2. 病例 2：女，61 岁。活动后胸闷气促 1 月余。

胸部 CT：前纵隔肿块，密度不均匀，边缘不规则，向周围呈浸润性生长，病变以前上纵隔为主，累及主动脉弓和前胸壁胸膜、心包，增强扫描示肿块呈渐进性强化，强化不均匀，右肺门及纵隔内多发淋巴结肿大，右侧胸腔积液(图 6-6-3)。

【诊断】　纵隔粒细胞肉瘤。

【诊断依据】　病人行纵隔镜下淋巴结活检，病理诊断为纵隔粒细胞肉瘤。免疫组化：CD3(T 细胞＋)、CD20(B 细胞＋)、MPO(＋)、CD117(＋)、CD68(部分＋)、CD43(＋)、Cyclin D1(－)、CD23(小灶 B 细胞＋)、CD10(－)、TdT(－)、CK(－)、CD34(部分＋)、Pax-5(－)、Ki-67(＋90%)。

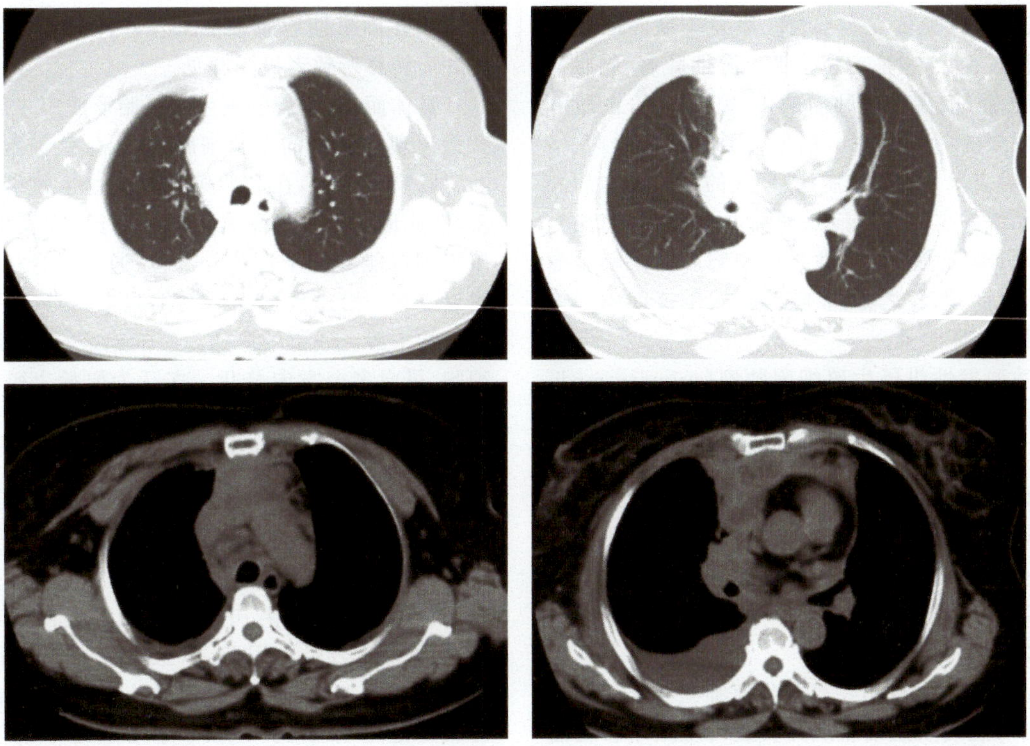

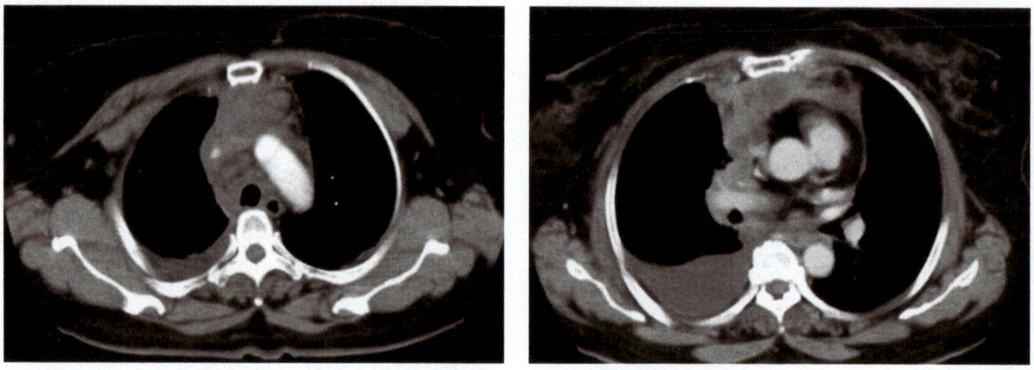

图 6-6-3 胸部 CT2

【分析】 GS 从病理形态学上很难与淋巴瘤相鉴别，尤其当无外周血和骨髓证据时更容易与 NHL 如淋巴母细胞性淋巴瘤、弥漫大 B 细胞淋巴瘤、Burkitt 淋巴瘤等混淆。淋巴瘤表达 B、T 免疫表型，淋巴母细胞性淋巴瘤表达 TDT，虽然少部分 GS 的瘤细胞也可以表达 TDT，但淋巴瘤 MPO、溶菌酶缺乏表达。遇到形态类似 NHL，而 B 细胞及 T 细胞相关抗原表达均为阴性，或仅 CD43 阳性时，需要考虑 GS。

慢性髓系增殖性疾病的髓外病灶若不伴有原始细胞，亦很难与 GS 相鉴别。一般发生在淋巴结，表现为淋巴窦及邻近实质、血管周围中幼粒细胞和更成熟粒细胞的聚集，没有典型的原始细胞和 CD34 阳性细胞，这一点是与 GS 的最主要鉴别点。纵隔 GS 也易被误诊为胸腺瘤、转移瘤或生殖细胞肿瘤。临床医生应加强对该病的认识，减少误诊。

（武警浙江总队嘉兴医院放射科 刘 辉 提供）

第七节 纵隔生殖细胞肿瘤

生殖细胞肿瘤（germ cell tumors，GCT）好发于卵巢和睾丸，性腺外 GCT 通常发生于身体中线部位，如纵隔、中枢神经系统、后腹膜及骶尾部等，其中纵隔是性腺外 GCT 最常见的发生部位。原发于纵隔的生殖细胞肿瘤比较少见，发病率位于神经源性肿瘤、胸腺瘤和淋巴瘤之后，仅占纵隔肿瘤的 10%～15%，占所有生殖细胞肿瘤的 2%～5%。病理类型包括畸胎瘤、精原细胞瘤（对应睾丸精原细胞瘤、卵巢的无性细胞瘤和中枢神经系统的生殖细胞瘤）、卵黄囊瘤（内胚窦瘤）、胚胎性癌、绒毛膜癌及混合性生殖细胞肿瘤。畸胎瘤相对多见，有良、恶性之分，非畸胎类的生殖细胞肿瘤则均为恶性，临床罕见。

大多数原发性纵隔生殖细胞肿瘤（primary mediastinal germ cell tumors，PMGCT）都发生在胸腺或其邻近区域，但是畸胎瘤和卵黄囊瘤也可出现在后纵隔、心包内，有时甚至在心肌内。临床上常将其分类为生殖细胞瘤（精原细胞瘤、无性细胞瘤）、非生殖细胞瘤性的 GCT（卵黄囊瘤、胚胎性癌、绒毛膜癌和混合性生殖细胞肿瘤）和畸胎瘤。

（一）发病机制

PMGCT 常常是胚胎发育中生殖细胞异常迁移所致，其机制可能是生殖细胞从卵黄囊向生殖嵴移行过程中有些生殖细胞停留，并且受到某种刺激的作用，显示出生长和分化能力，进而在生殖轴如骶尾部、纵隔等处形成肿块。至于发生在远离中线者，可用生殖细胞迷走或胚胎早期原条紊乱来解释，由性腺隐性生殖细胞肿瘤转移所致者极为罕见。

具体而言，疾病的发生在胚胎形成第 4 周，胚外卵黄囊出现了最早的生殖细胞，此后生殖细胞沿体中线和背肠系膜移行，在胚胎第 6 周到达生殖嵴的生发上皮，在此形成卵巢和睾丸，如果移行过程发生障碍，生殖细胞可能异位于性腺外部位，通常沿脊柱的背中线附近分布。沿途残留原始的细胞巢，即成为生殖细胞肿瘤的来源。残留的原始生殖细胞是一种原始的分化细胞，可向多个方向分化。多认为原始生殖细胞向上皮分化时构成胚胎性癌，向卵黄囊分化则构成卵黄囊瘤，向绒毛膜细胞分化则构成绒毛膜癌，向 3 个胚层分化则构成畸胎瘤。但 Sano 等认为生殖细胞肿瘤不是来源于单一的原始生殖细胞，而是来源于原始生殖细胞发育的不同阶段，若由处于较早发育阶段的细胞构成，则恶性度较高；若由处于较晚发育阶段的细胞构成，则恶性度较低。因此，以上两种观点是不同的，前者认为生殖细胞肿瘤是向多个方向分化的结果，而后者认为是来源于同一方向分化过程中的不同发育阶段。

（二）遗传学

PMGCT 是一组高度异质性的肿瘤，因遗传学改变不同而发病年龄和组织形态不同。纵隔纯畸胎瘤（包括成熟和未成熟性）无基因染色体改变。除畸胎瘤外，青春期前 PMGCT 存在 1q、3q、20q 获得和 1p、4q、6q 丢失，不存在 12p 获得和性染色体异常。青春期后 PMGCT 最常见的改变是 12p 获得，其次为 13 丢失和 21 获得。12p 获得包括 12p 等臂倍增和 12p 扩增。最先认为 i(12p)是青春期后睾丸生殖细胞肿瘤所特有的基因改变，机制是染色体短臂倍增和长臂丢失，几乎所有青春期后睾丸生殖细胞肿瘤均存在 12p 获得。Sung 等发现 71%～96%生殖腺外生殖细胞肿瘤与 12p 获得也有关，目前报道青春期后 PMGCT 中 65%～84%病人存在 i(12p)。i(12p)是生殖细胞肿瘤发生的早期分子事件，与分化程度无关，即便分化差，化疗后的肿瘤也检测阳性，对青春期后非纯畸胎瘤的 PMGCT 具有确诊价值。2000 年 Genet 等报道纵隔淋巴造血系肿瘤存在 i(12p)。

（三）病理

光镜下 HE 染色时见纵膈生殖细胞肿瘤（MGCT）形态各异，精原细胞瘤（无性细胞瘤）由大而一致的多边形细胞构成，瘤细胞聚集成大小不等的细胞巢，周围由纤维组织分隔，瘤细胞胞质丰富，核大居中。卵黄囊瘤内多种形态混合存在，见微囊、网状、腺泡、腺管、乳头等结构，并可见内胚窦样结构，细胞异型性较大，核仁突出。胚胎性癌由原始上皮样细胞构成，呈实性巢片状，见弥漫性坏死，细胞多形性异型性明显。未成熟性畸胎瘤见数量不等的未成熟组织，极性缺失，以柱状细胞及原始小圆细胞构成的神经管为特征。混合性生殖细胞肿瘤由 2 种以上的肿瘤成分构成，其内可见无性细胞瘤、精原细胞瘤、卵黄囊瘤、胚胎性癌、畸胎瘤、绒毛膜癌等形态特点。

（四）免疫组化

GCT 标志物包括胎盘碱性磷酸酶（PLAP）、甲胎蛋白（AFP）、CD30、β-人绒毛膜促性腺激素（β-hCG）、磷脂酰肌醇蛋白聚糖 3（glypican 3，GPC3）、GATA3、CD117、D2-40、OCT3/4 和 SALL4 等。PLAP 和 SALL4 是 GCT 的广谱标志物，对亚型诊断作用不大，主要用于判断生殖细胞起源的肿瘤。CD117 和 D2-40、OCT3/4 均可标记精原细胞瘤（弥漫性阳性）。93%～100%胚胎癌表达 CD30 和 OCT3/4，具有较高的敏感性和特异性，但胚胎癌化疗后 CD30、OCT3/4 会异常丢失。AFP 是卵黄囊瘤的传统标志物，GATA3 染色卵黄囊瘤多数呈灶性着色，而 GPC3 呈现弥漫强表达，是卵黄囊瘤的最优选标志物。β-hCG 用于识别绒毛膜癌。单凭组织形态学诊断有困难的病例采用免疫组化检测 SALL4、PLAP 阳性即可鉴定为 GCT，使用抗体组合（CD117、OCT4、CD30、GPC3、GATA3）有助于进一步明确分型。

（五）临床表现

PMGCT 好发于青年男性，仅成熟性畸胎瘤在男女两性中的发病率相同。3 岁之内 GCT 多为卵黄囊瘤和未成熟性畸胎瘤。相比而言，胸腺上皮肿瘤男女之比差异无统计学意义，发病高峰为 40～50 岁，20 岁以下及儿童很少见。因此，发病的年龄和性别可作为 GCT 和胸腺上皮肿瘤的鉴别点之一。纵隔淋巴瘤的高发年龄为 20～30 岁，但女性稍多于男性。临床表现主要为胸痛、咳嗽、胸闷、气促、发热等，偶有进食梗阻感、体重下降、胸腔积液、上腔静脉压迫综合征等，与其他纵隔肿瘤相比无明显的特异性。胸腺上皮肿瘤通常也无特异表现，但有时可合并重症肌无力，有助于和其他前纵隔肿瘤的鉴别。而淋巴瘤多表现为长期发热和无痛性淋巴结肿大等。

（六）影像学表现

PMGCT 的常见 CT 征象为好发于前纵隔、肿瘤体积大，但肿瘤大小不是良、恶性肿瘤的鉴别指征。形态不规则，分叶状，无完整包膜，周围组织脂肪层消失，侵犯邻近组织结构是恶性的可靠征象。畸胎瘤出现脂肪、钙化，特别是出现脂肪/液体平面及骨化样钙化对良性畸胎瘤诊断具有特异性，肿块伴脂肪成分多为良性，而钙化则不能作为良、恶性鉴别依据。此外良性畸胎瘤多数表现为厚壁囊性肿块，而恶性 GCT 以实质性肿块为主，因此前纵隔厚壁囊肿伴脂肪或钙化可以初步诊断为良性畸胎瘤。良性畸胎瘤可以发生自发性破裂，结合临床表现及 CT 征象可以提示诊断。多房性囊性病变不仅是成熟性畸胎瘤的典型影像，也见于其他 PMGCT（尤其是精原细胞瘤）、胸腺瘤、腺癌、淋巴瘤或纵隔转移性病变。

非畸胎类 GCT 肿物多巨大，边界清晰或不清晰，呈不规则及分叶状生长。因肿物巨大，多压迫同侧肺门支气管、血管及上腔静脉。肿瘤侵袭性强，多沿纵隔内大血管间隙灌注样生长填充于前上纵隔间隙，导致邻近大血管周围脂肪间隙模糊并消失。肿物内部一般呈软组织密度（CT 值 20～50HU），不含脂肪密度。精原细胞瘤可表现为均匀密度，增强均匀强化，当肿块内发生坏死或出血时，表现为密度不均匀，钙化罕见。胚胎性癌、卵黄囊瘤和绒毛膜癌均极少见，肿瘤常有明显坏死和囊变，多数呈浸润性生长，增强扫描可见肿瘤中心的低密度区内有强化的间隔。非畸胎类 GCT 内常无钙化、脂肪，与纵隔其他恶性肿瘤鉴别困难，免疫组化指标对诊断有帮助，确诊依靠术后病理或穿刺活检。

（七）鉴别诊断

PMGCT 主要与以下疾病鉴别：

1. *纵隔囊肿* 根据病变部位与 CT、MRI 显示的内部结构密度、信号特征，大部分病例可以与囊性 GCT 相鉴别。

2. *胸腺瘤* 胸腺瘤为前纵隔常见肿瘤，低危型胸腺瘤一般外形规整，边缘清晰，密度均匀，增强扫描轻中度强化；高危型胸腺瘤肿块较大，呈分叶状，边缘不清，密度不均，易囊变与坏死，增强扫描实性部分明显强化，侵犯周围组织结构，与恶性 GCT 鉴别困难；胸腺癌也可表现为前纵隔密度不均匀的肿块影，相比而言，恶性 GCT 的体积更大，肿瘤内低密度坏死区域更明显。

3. *淋巴瘤* 前纵隔淋巴瘤 CT 影像常表现为均质、轻度强化的软组织密度影，如果前纵隔肿物出现钙化或脂肪密度，则可基本排除淋巴瘤的诊断。纵隔淋巴瘤肿大淋巴结可融合成块，即使融合性淋巴瘤，其肿块仍可见由多发结节融合而成，绝大多数淋巴瘤除纵隔肿块外，在颈部及纵隔其余区域可见肿大淋巴结。

（八）辅助检查

在恶性 GCT 中，只有卵黄囊瘤细胞可以产生 AFP，精原细胞肿瘤不产生 AFP，但可产生 β-hCG。因此，血 AFP 明显升高可作为非精原细胞肿瘤，尤其是卵黄囊瘤的特异性诊断指标。而血 β-hCG 升高则要考虑精原细胞瘤或绒毛膜癌。相比而言，胸腺上皮肿瘤和淋巴瘤则无血清肿瘤标志物可以辅助诊断。结合青年男性、前纵隔巨大肿物，血清 AFP 和 β-hCG 明显升高，可临床诊断纵隔非精原细胞瘤。但如果血 AFP 和 β-hCG 正常，诊断性穿刺活检明确病理则是必要的。

（九）治疗

不同组织学类型的 GCT 在形态、治疗与预后上有较大的差异，正确的病理诊断、组织学分型、有无淋巴结转移及远处转移等可为临床提供分期依据和选择治疗方案。在所有 PMGCT 中，约 20%的病例可发生转移，成熟性畸胎瘤并不转移，超过 40%的纵隔精原细胞瘤出现转移。恶性非精原细胞瘤病人出现临床症状时，85%～95%出现至少一个部位的转移，其中血道转移是最主要的扩散方式。精原细胞瘤淋巴结转移常见。

GCT 的治疗常包括外科手术、化疗及放疗的综合治疗措施。外科手术为治疗 GCT 的主要手段之一，对能完全切除的肿物做根治性手术（如成熟性畸胎瘤和未成熟性畸胎瘤）能达到治愈目的，或肿瘤大部分切除术结合其他治疗方法可增加治愈的概率。由于肿块巨大，直接根治术创伤大、风险高，同时由于近年来不断取得的令人鼓舞的化疗效果，因此，外科切除的地位有所改变，以铂类（顺铂、卡铂）为基础的联合化疗方案逐渐成为纵隔恶性 GCT 的主要治疗方式，后续如条件允许可放疗和（或）手术清除残留病灶。

（十）预后

临床分期、组织学类型和分级、手术切除肿瘤有无残留及依临床需要有无采取其他如化疗及放疗等综合治疗措施，是直接影响预后的主要因素。成熟性畸胎瘤术后无须放、化疗，预后最好，5 年生存率为 100%。精原细胞瘤对放、化疗极其敏感，预后较好，5 年生存率可达 90%，非精原细胞瘤 5 年生存率较差，不足 40%。卵黄囊瘤和绒毛膜癌病人术后监测血清 AFP 和 β-hCG 水平对判定预后和肿瘤复发有重要意义。

参考文献

Drevelegas A，Palladas P，Scordalaki A. Mediastinal germ cell tumors：a radiologic-pathologic review. Eur Radiol，2001，11(10)：1925-1932.

Genet P，Mossafa H，Pulik M. Isochromosome 12p in mediastinal centroblastic lymphoma. Br J Haematol，2000，108(4)：885-886.

Gilligan TD，Seidenfeld J，Basch EM，et al. American society of clinical oncology clinical practice guideline on uses of serum tumor markers in adult males with germ cell tumors. J Clin Oncol，2010，28(20)：3388-3404.

International germ cell cancer collaborative group. International germ cell consensus classification：a prognostic factor-based staging system for metastatic germ cell cancers. J Clin Oncol，1997，15(2)：594-603.

McErlean A，Huang J，Zabor EC，et al. Distinguishing benign thymic lesions from early stage thymic malignancies on computed tomography. J Thorac Oncol，2013，8(7)：967-973.

Petranovic M，Gilman MD，Muniappan A，et al. Diagnostic yield of CT-Guided percutaneous transthoracic needle biopsy for diagnosis of anterior mediastinal masses. Am J Roentgenol，2015，205(4)：774-779.

Rivera C，Arame A，Jougon J，et al. Prognostic factors in patients with primary mediastinal germ cell tumors，a surgical multicenter retrospective study. Interact Cardiovasc Thorac Surg，2010，11(5)：585-589.

Sarkaria IS，Bains MS，Sood S，et al. Resection of primary mediastinal non-seminomatous germ cell tumors：a 28-year experience at memorial sloan-kettering cancer center.

J Thorac Oncol,2011,6(7):1236-1241.

Takeda S, Miyoshi S, Ohta M, et al. Primary germ cell tumors in the mediastinum: a 50-year experience at a single Japanese institution. Cancer,2003,97(2):367-376.

一、畸胎瘤

纵隔畸胎瘤(mediastinal teratoma,MT)是最常见的胚胎源性纵隔肿瘤,占所有纵隔生殖细胞肿瘤的50%～70%。在所有部位的畸胎瘤中,成人超过27%发生于纵隔,儿童4%～13%发生于纵隔。MT分为成熟性畸胎瘤(mature teratoma)和未成熟性畸胎瘤(immature teratoma);根据病灶性质可分为囊性、实性及囊实性。除少数病例以外,血清中的肿瘤标志物(AFP、β-hCG)水平均无升高。

成熟性畸胎瘤多为良性,好发年龄是20～40岁,绝大多数位于前纵隔,也有少部分位于后纵隔。成熟畸胎瘤由外、中、内三个胚层的成熟组织构成,常以外胚层为主,多为囊性,包膜完整,可单囊(图6-7-1)或多囊(图6-7-2),内容物为油脂样,常混有毛发(图6-7-3),囊壁常衬以多层鳞状上皮及附属物毛囊、皮脂腺、汗腺等,囊壁及软组织可见外胚层衍生物成熟神经组织,中胚层衍生物如脂肪、软骨、骨、平滑肌等,内胚层衍生物肠壁、肠黏膜上皮、胰腺组织等组织成分。多数畸胎瘤含有脂肪,钙化和软组织成分(图6-7-4)。但不是所有的畸胎瘤都具有全部三个成分。钙化通常是局灶性的和线性的(图6-7-5),通常是牙齿的骨性成分。厚壁囊性肿块伴脂肪和(或)钙化可以对成熟畸胎瘤做定性诊断(图6-7-6)。

未成熟性畸胎瘤即恶性畸胎瘤,显示更多的实性结构(图6-7-7),占MT的20%。除含来自三个胚层的成熟组织外,还有不成熟的胎儿型组织,常为原始神经上皮成分,呈菊花团样排列,原始神经管组织是其最特征的表现(图6-7-8、图6-7-9),其不成熟成分使之具有复发和转移的潜能,但在婴幼儿时期发病者一般切除后无复发或能自行转化成为成熟性畸胎瘤。未成熟性畸胎瘤的恶性成分可能包含横纹肌肉瘤、癌肉瘤或鳞状细胞癌。畸胎瘤可发生恶变,常见部位为囊壁上生发结节,亦可合并其他类型生殖细胞肿瘤成分,但均属罕见。所有MT均应手术切除。

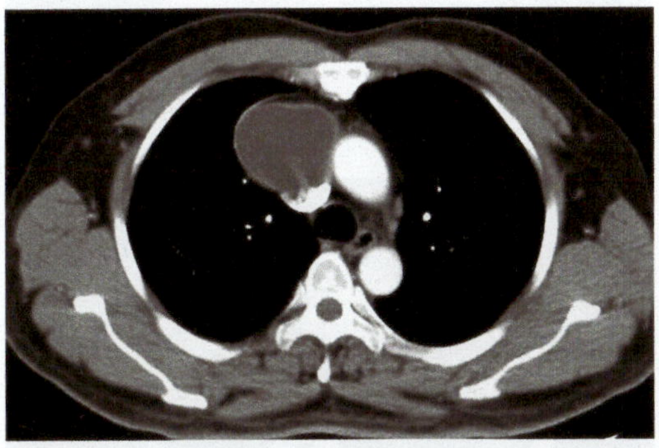

图 6-7-1　男,50岁。囊性成熟性畸胎瘤(单囊)

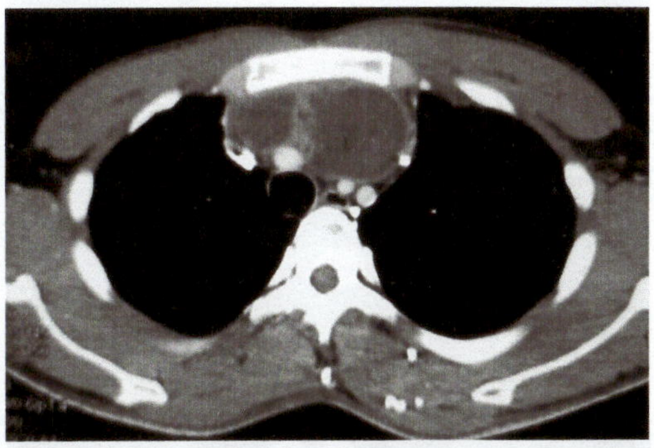

图 6-7-2　男,23岁。囊性成熟性畸胎瘤(多囊)

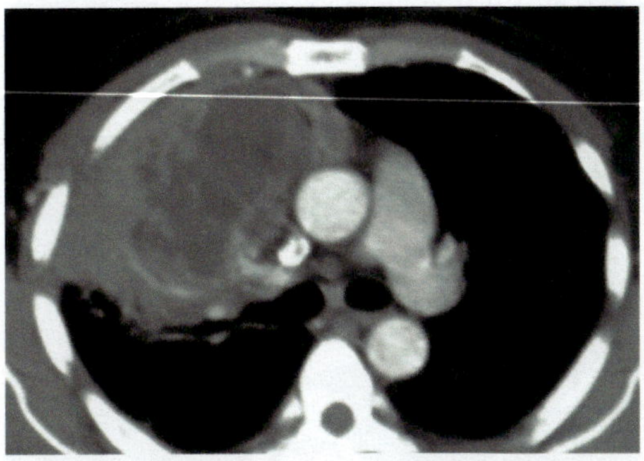

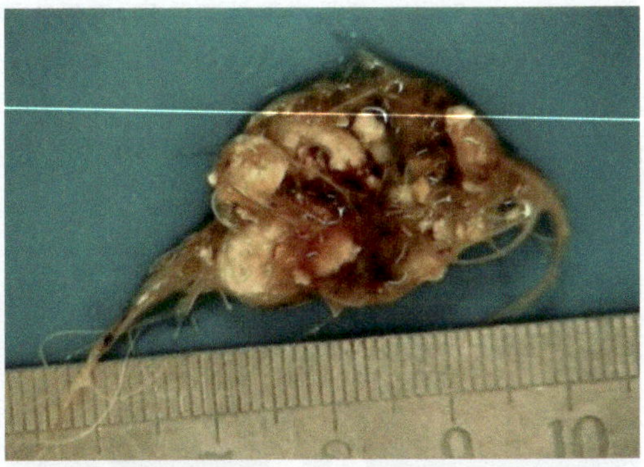

图 6-7-3　男,43岁。反复咯血6年余,痰液标本见毛发、骨骼等物质

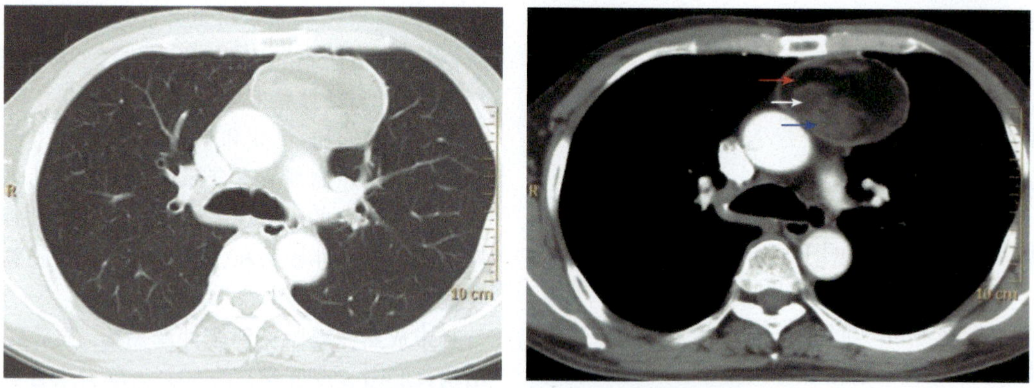

图 6-7-4　男，62 岁。囊性成熟性畸胎瘤，含液性（白箭）、脂肪（红箭）、软组织（蓝箭）成分

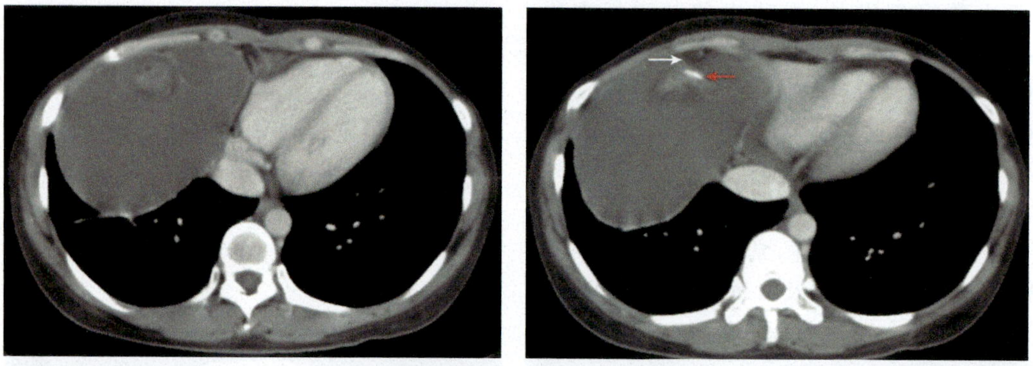

图 6-7-5　女，26 岁。囊性成熟性畸胎瘤，可见液性、钙化（红箭）、脂肪（白箭）和软组织成分

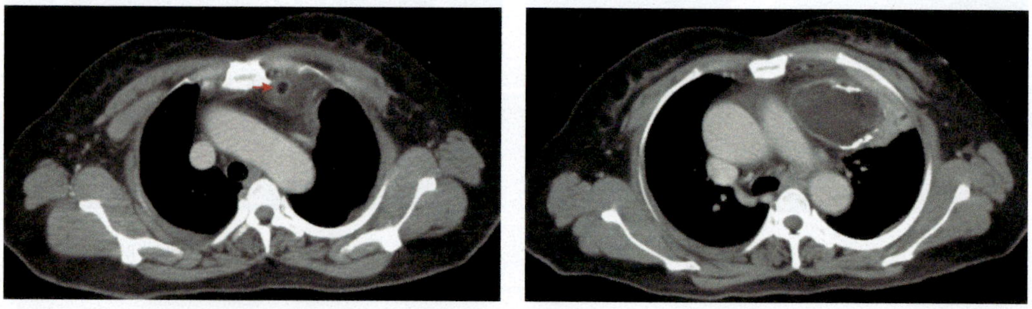

图 6-7-6　女，51 岁。囊性成熟性畸胎瘤，表现为厚壁囊性肿块伴脂肪（红箭）和钙化。术后大体：纵隔切面囊性肿物内含毛发、毛脂样物及钙化

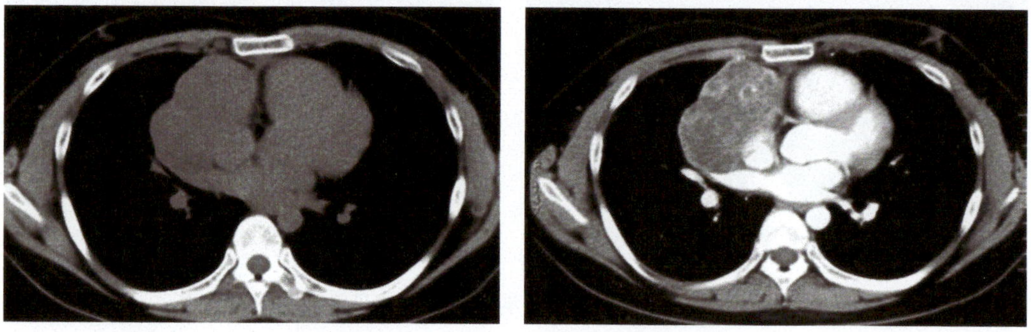

图 6-7-7　男，23 岁。未成熟性畸胎瘤，强化明显，可见明显血管影。术中见病变侵及右肺上叶前段及右肺中叶、部分心包、膈神经及上腔静脉

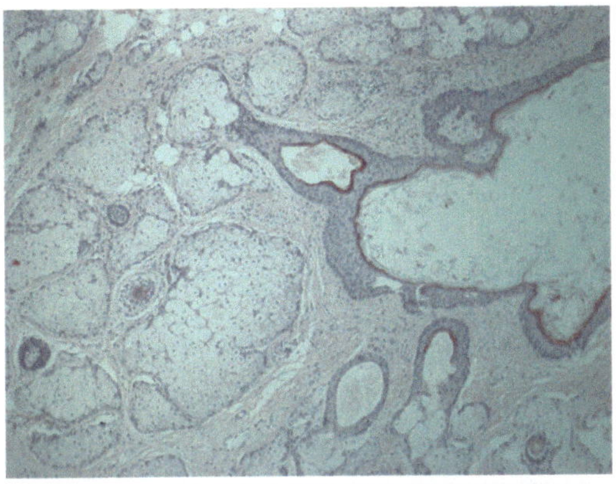

图 6-7-8　成熟性畸胎瘤，肿瘤中所有成分分化成熟，以皮肤及皮肤附属器为主

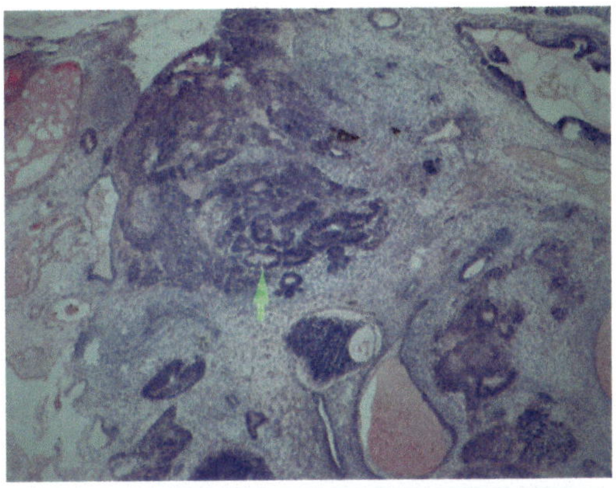

图 6-7-9　未成熟性畸胎瘤，含有不成熟神经成分，可见多个神经管结构(绿箭)

参考文献

Ibi T, Hirai K, Takeuchi S, et al. Mature teratoma of the posterior mediastinum: report of a case. Gen Thorac Cardiovasc Surg, 2013, 61(11): 655-658.

Moeller KH, Rosado-de-Christenson ML, Templeton PA. Mediastinal mature teratoma: imaging features. Am J Roentgenol, 1997, 169(4): 985-990.

Sano K, Matsutani M, Seto T. So-called intracranial germ cell tumours: personal experiences and a theory of their pathogenesis. Neurol Res, 1989, 11 (2): 118-126.

Takeda S, Miyoshi S, Ohta M, et al. Primary germ cell tumors in the mediastinum: a 50-year experience at a single Japanese institution. Cancer, 2003, 97(2): 367-376.

病例解析

1. 病例 1：女，32 岁。胸痛、咳嗽 2 个月，再发 4 天。病人 2 个月前无明显诱因出现胸痛、咳嗽，以干咳为主，自服消炎药(具体不详)后缓解。4 天前病人再次出现胸痛、咳嗽，咳少量血丝及黑色毛发状物，为进一步诊治而入院。

胸部 CT：前上纵隔多发囊状低密度灶，与周围组织分界清晰，增强扫描低密度区无强化和延迟强化，囊壁略强化，肺门纵隔未见肿大淋巴结(图 6-7-10)。

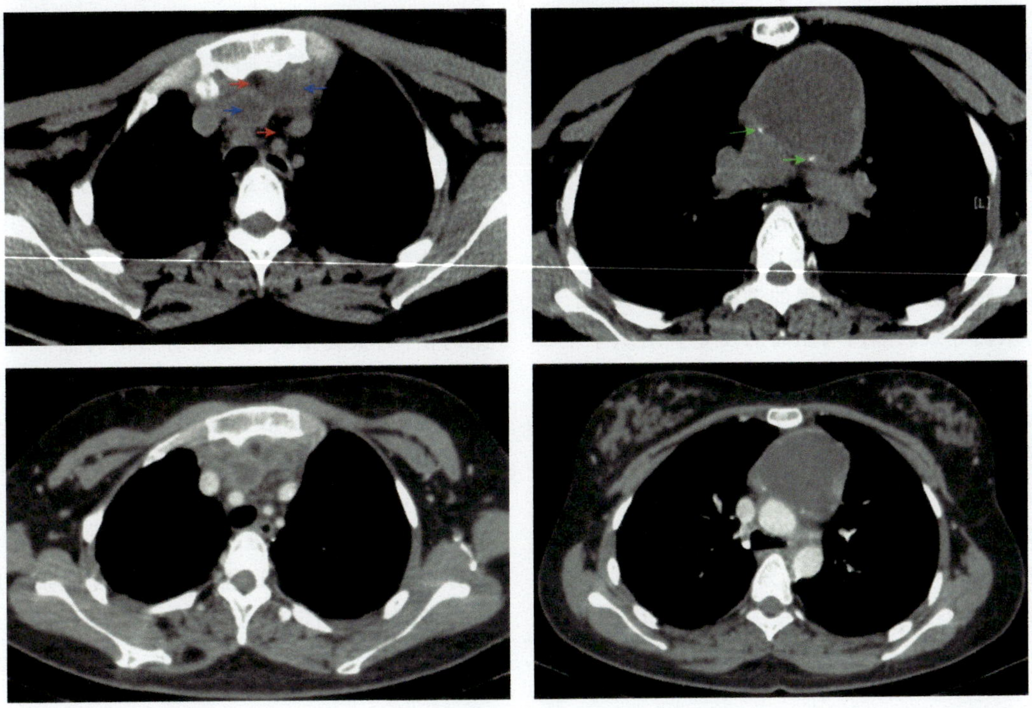

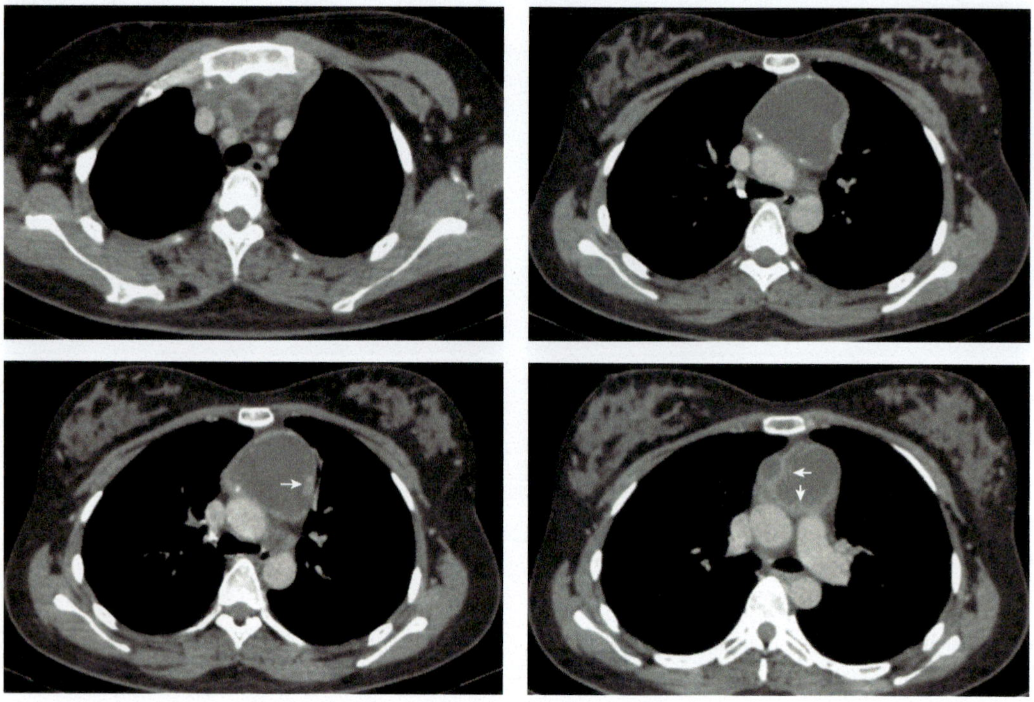

图 6-7-10 胸部 CT1

【诊断】 囊性成熟性畸胎瘤。

【诊断依据】 青年女性，影像学示前纵隔多发囊状影（蓝箭），边界清楚，内有更低脂肪密度子囊（红箭）和软组织成分（白箭），囊壁厚薄不一，可见钙化（绿箭），增强扫描低密度区无强化和延迟强化，囊壁略强化，肺门、纵隔未见肿大淋巴结，结合病人痰中咳出黑色毛发状物，首先考虑囊性成熟性畸胎瘤。术中见前纵隔巨大囊实性肿物，体积 10cm×7.5cm×4.5cm，打开瘤体囊壁，囊内含暗红色混浊液体，尚有囊性肿物数个，类圆形，上有毛发。囊壁厚 0.2～1.2cm，囊壁质脆。术后病理为纵隔囊性成熟性畸胎瘤。

【分析】 畸胎瘤起源于原始生殖细胞，包括外胚层、中胚层和内胚层中的至少两个胚层。在胚胎发育期间，这些细胞在移行至生殖腺的过程中，可以滞留于前纵隔内，从而导致纵隔内畸胎瘤的发生。组织学上，原发性纵隔生殖细胞肿瘤等同于性腺生殖细胞肿瘤，因此，通过腹膜后淋巴结受累情况来区分纵隔原发性和转移性生殖细胞肿瘤是非常重要的。

囊性成熟性畸胎瘤也称作皮样囊肿，是组织较简单的畸胎瘤，青年多见，以外胚层发育而来的上皮组织为主，含皮脂腺和其他腺体，可以分泌皮脂样和黏液样液体使肿瘤呈囊性，病理检查囊壁为纤维组织，可见钙化，内层似表皮组织，腔内富含皮脂样液体，并常见毛发、软骨成分。

囊性成熟性畸胎瘤最常发生于性腺，尤其是女性卵巢。纵隔囊性成熟性畸胎瘤一般自幼年起病，但生长隐匿，不易被发现。随着病人年龄的增长，病灶扩大产生压迫症状、并发感染、包膜破溃时被发现，或终身无症状。最常见症状依次为胸痛、发热、咳嗽、咳痰和咯血。咳出毛发和皮脂样物提示肿瘤与气道相通。若合并感染，常以肺脓肿、肺炎、肺不张为主要特征。

近 90%成熟性畸胎瘤表现为多房性囊性结构，畸胎类肿瘤最突出的特点是瘤灶内不同密度的多种组织成分混杂分布，通常包括水样成分、脂肪组织或液态脂质成分、形态不同的钙化或骨化成分（图 6-7-11），以及形态、密度不同的软组织成分。26%～53%的病例可见钙化，壳状囊壁钙化或可分辨的骨骼和牙齿发病率均达 8%。脂-液平面也有相对诊断特异性，在病灶中同时有水样成分和液态脂质成分存在，可随体位改变而变动。囊中囊包括水密度子囊和脂密度子囊（图 6-7-12），在纵隔畸胎瘤中极具特点，在其他肿瘤中极少见。囊性成熟性畸胎瘤一般不含或仅含少许软组织成分，或仅有软组织间隔存在。密度混杂有助于囊性成熟性畸胎瘤的定性诊断。

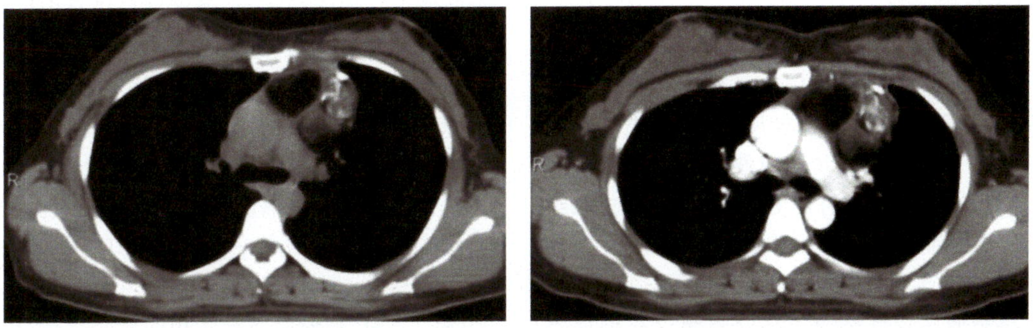

图 6-7-11　女，25 岁。胸痛 3 天。囊性成熟性畸胎瘤，可见液性、脂肪、软组织和钙化成分

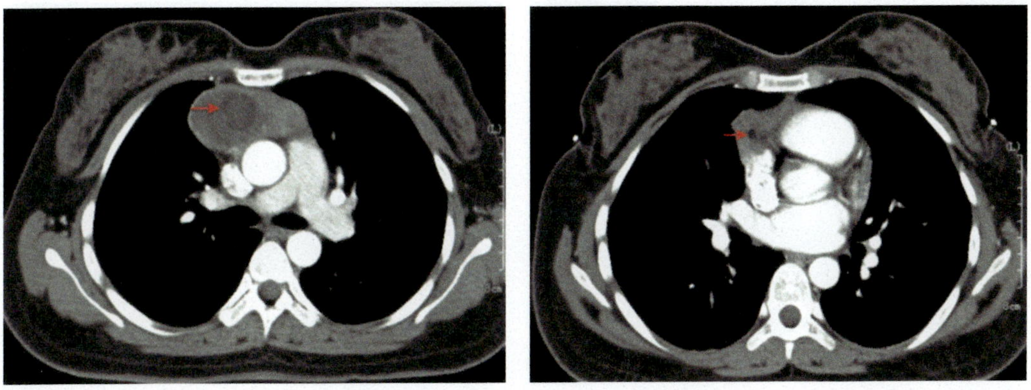

图 6-7-12　女，25 岁。胸痛 3 天。囊性成熟性畸胎瘤，可见囊中囊（红箭）

（郑州市中心医院影像科　赵湘红　提供）

2. 病例 2：男，32 岁。查体发现纵隔占位 6 天。胸部 CT：右前纵隔椭圆形囊样低密度灶，边缘清晰，内有软组织密度影，囊壁钙化，增强扫描无强化，纵隔内未见肿大淋巴结（图 6-7-13）。

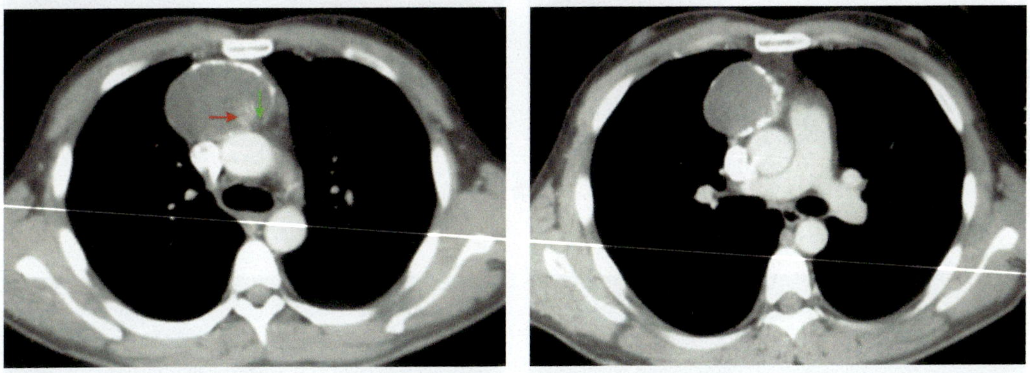

图 6-7-13　胸部 CT2

【诊断】　囊性成熟性畸胎瘤。

【诊断依据】　右前纵隔椭圆形囊样低密度灶，密度低于肌肉组织，左下缘可见密度稍高软组织密度影（图 6-7-13 红箭），内有小钙化点，下方可见更低密度区，为脂肪密度（图 6-7-13 绿箭）。病变边缘清晰，与周围组织分界明显，囊壁可见不连续钙化影，增强扫描强化不明显，纵隔内未见肿大淋巴结，首先考虑囊性成熟畸胎瘤。病人入院后血 AFP 1.62ng/ml（0～15ng/ml），β-hCG＜0.10U/L（0～1U/L）。术中见肿瘤位于前纵隔，包膜完整，钝性游离后将肿瘤完全切除，术后

病理为囊性成熟畸胎瘤。

【分析】 纵隔囊性成熟性畸胎瘤一般为显壁囊肿，多为 2～5mm，厚度不甚均匀，可有弧形蛋壳样钙化。畸胎瘤由于囊壁偏厚，形态较固定，多呈类圆形或椭圆形，这一表现在与纵隔其他囊性肿块的鉴别诊断中具有一定意义。CT 扫描对检出肿瘤内含脂肪、软组织、囊变、脂-液平面、钙化、骨组织及多种密度有很大优势，出现这些特点尤其是瘤灶内显示枝形骨或牙齿时，可进行畸胎瘤的定性诊断。部分肿瘤仅在壁结节中含极少量脂肪，呈微小灶或裂隙状，位于包膜下而易被忽略，提高对小灶脂肪或钙化的检出率，可增加定性诊断能力。增强扫描时，囊壁可呈轻至中度强化，囊内容物不强化(图 6-7-14)。

囊性成熟性畸胎瘤需与脂肪瘤相鉴别。脂肪瘤是起源于脂肪组织的良性肿瘤，肿瘤周围可有一层薄的结缔组织包囊，内有被结缔组织束分成叶状的成群的正常脂肪细胞。纵隔脂肪瘤临床罕见，包膜菲薄，瘤壁内无脂肪结节，CT 值一般在－50HU 以下，而囊性成熟畸胎瘤内的液态脂质 CT 值可高达－10HU(图 6-7-15)。AFP 是畸胎瘤最常用的检测指标，成熟性畸胎瘤及畸胎瘤恶变者 AFP 测定均呈阴性。

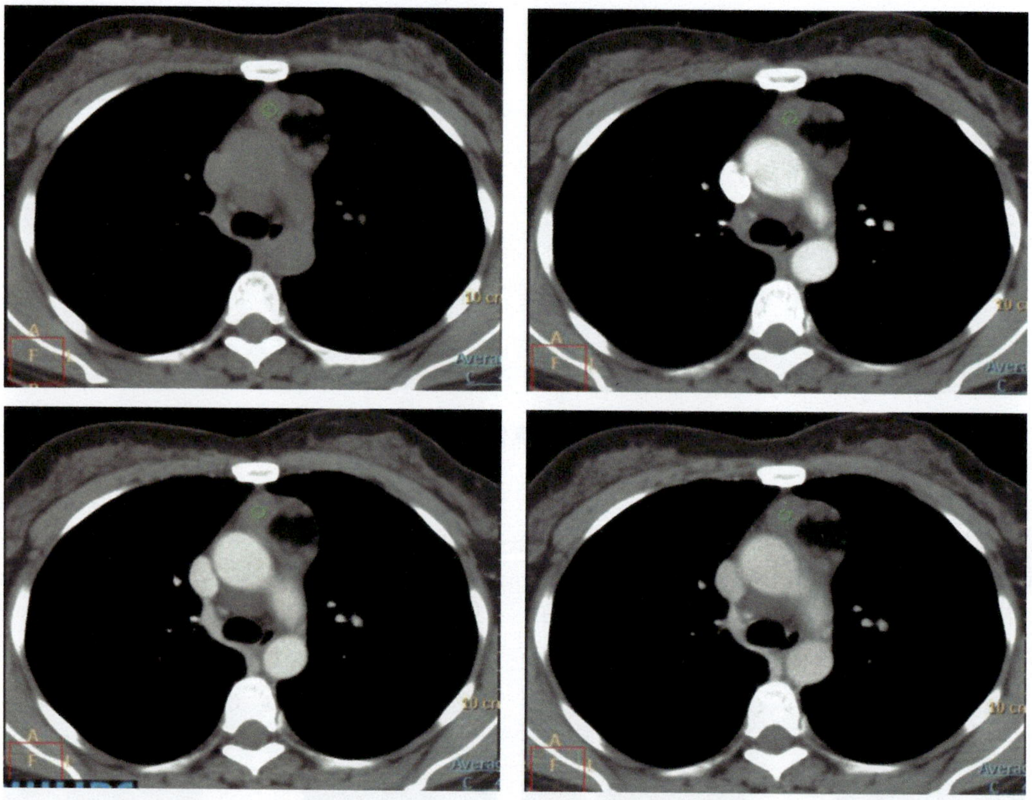

图 6-7-14 女，41 岁。增强扫描囊壁呈轻度强化

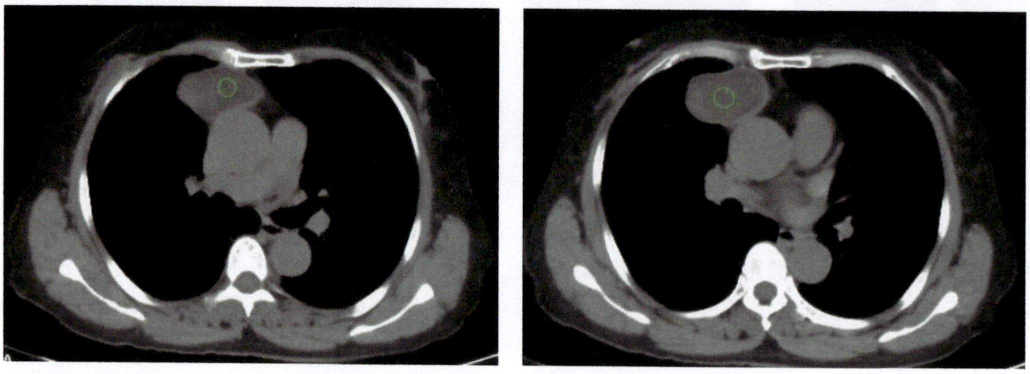

图 6-7-15 女，59 岁。胸闷、憋气 10 天。CT 值－14.5HU 和－6.9HU

3. 病例 3：女，29 岁。咳嗽、咳痰 1 周。畸胎瘤术后 20 余年。

胸部 CT：后纵隔脊柱左侧椭圆形囊样低密度灶，边缘清晰，内密度不匀，可见高密度钙化影，增强扫描无强化，纵隔内未见肿大淋巴结（图 6-7-16）。

【诊断】 左后纵隔囊性成熟性畸胎瘤。

【诊断依据】 青年女性，左后纵隔椭圆形囊性占位，边界清楚，内密度不均，见软组织密度、脂肪密度和钙化影，增强扫描未见强化，结合病人 20 多年前有畸胎瘤手术史，首先考虑左后纵隔囊性成熟性畸胎瘤。病人行 VATS 切除病变，术后示左后纵隔球形肿物，大小约 6cm×3cm×2cm，有包膜，质软，内含有毛发和脂质样内容物，病理符合囊性成熟性畸胎瘤（图 6-7-17）。

【分析】 超过 80% 的畸胎瘤位于前纵隔，3%～8% 位于后纵隔，2% 发生在中纵隔，13%～15% 的病例同时累及多个纵隔间区。该病人临床症状不典型，肿块位于后纵隔，是畸胎瘤发生的少见部位，该例既往有畸胎瘤手术史，加上肿块密度不均匀，其内见脂肪、钙化等畸胎瘤特征性的影像学表现，诊断明确。纵隔囊性肿瘤影像表现多为类圆形或椭圆形的肿块，边缘清晰，与周围组织分界清晰，瘤周脂肪间隙均存在，其内为

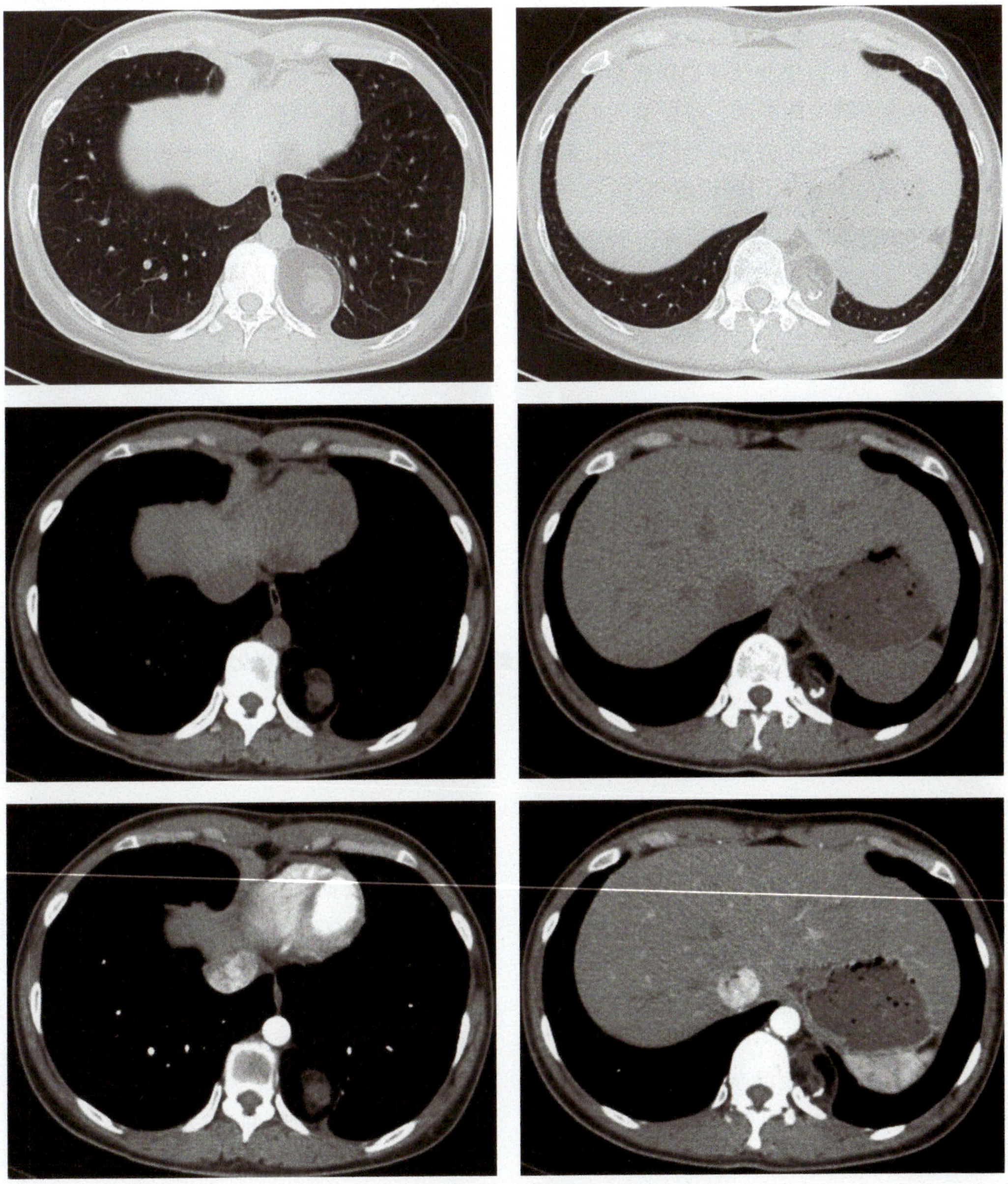

图 6-7-16　胸部 CT3

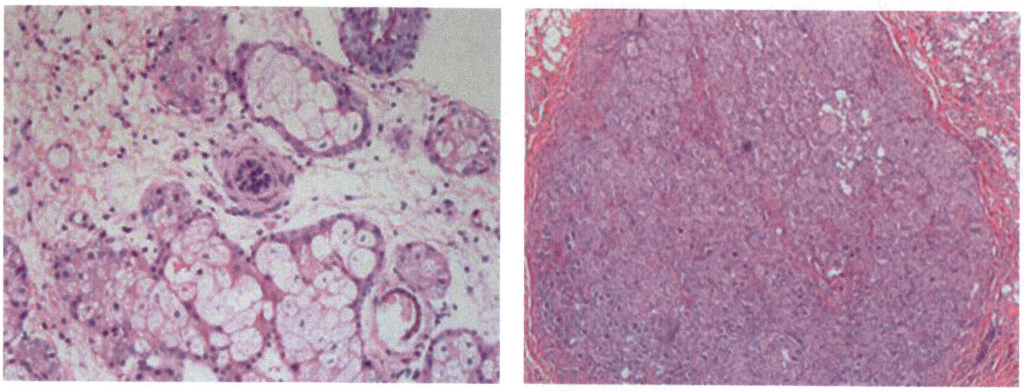

图 6-7-17　囊性成熟性畸胎瘤大体上肿瘤呈囊性，多房。囊内容物多为油脂，主要由角化物、皮肤及皮肤附属器组成

水样密度影，不强化。CT 扫描能很好地明确肿块的囊性特征及其与邻近纵隔结构的关系。各种囊性肿物因其囊壁的组织学及囊内容物的差异而有所不同。畸胎瘤囊壁多厚而不规则且伴有不同程度的钙化、脂肪密度，可与其他肿瘤相鉴别（图 6-7-18）。纵隔成熟性畸胎瘤术后预后较好，术后 5 年生存率可达 100%，且有一定的复发率。复发病例可再次手术治疗。

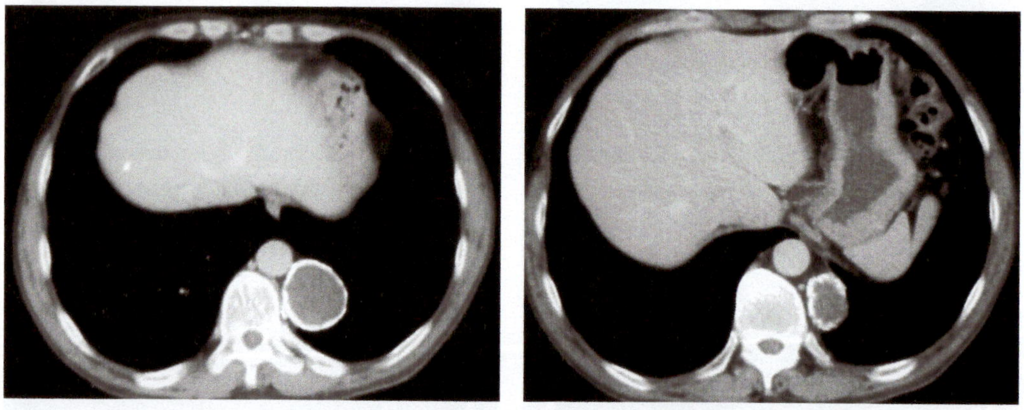

图 6-7-18　男，43 岁。左后纵隔囊性成熟性畸胎瘤，囊壁钙化明显

（福州市肺科医院影像科　王　洁　提供）

4. 病例 4：女，24 岁。咳嗽、胸闷、憋气半月余。病人半个月前感冒后出现咳嗽，咳少量白痰，伴胸闷、憋气，活动后加重。于当地医院抗感染治疗 9 天，病情无明显好转，行胸部 CT 示左侧胸腔积液，穿刺抽液，胸腔积液为淡黄色微浑液体，李凡他试验弱阳性，有核细胞计数 29×10^6/L，单个核细胞 21×10^6/L，多个核细胞 $\times10^6$/L，置管引流后就诊。

胸部 CT：左侧胸腔见巨大混杂密度肿块，其内见液体密度灶、气体密度灶及软组织密度灶、脂肪密度灶、钙化灶，增强扫描实性密度灶轻度强化。肿块与周围组织分界不清楚。左肺组织受压密度增高，左侧支气管未见明显阻塞，纵隔向右移位。纵隔内未见明显肿大淋巴结（图 6-7-19）。

【诊断】 囊性成熟性畸胎瘤。

【诊断依据】 左侧胸腔巨大占位性病变，内有多种成分，可见实性、囊性病变，内有软组织密度、液体密度、脂肪密度、气体密度（图 6-7-19 红箭）和钙化灶，对周围组织、器官推压明显，首先考虑囊性成熟性畸胎瘤。病人心脏超声示纵隔右移，心内结构大致正常。术中见肿瘤与肺组织及胸壁广泛粘连，肿瘤为囊实性，包膜完整，完整切除肿瘤，左肺上、下叶复张良好。术后病理为胸腔囊性成熟性畸胎瘤（17cm × 14cm × 8.5cm），查见丰富的神经组织及少许幼稚软骨，肋骨未查见病变（图 6-7-20～图 6-7-23）。

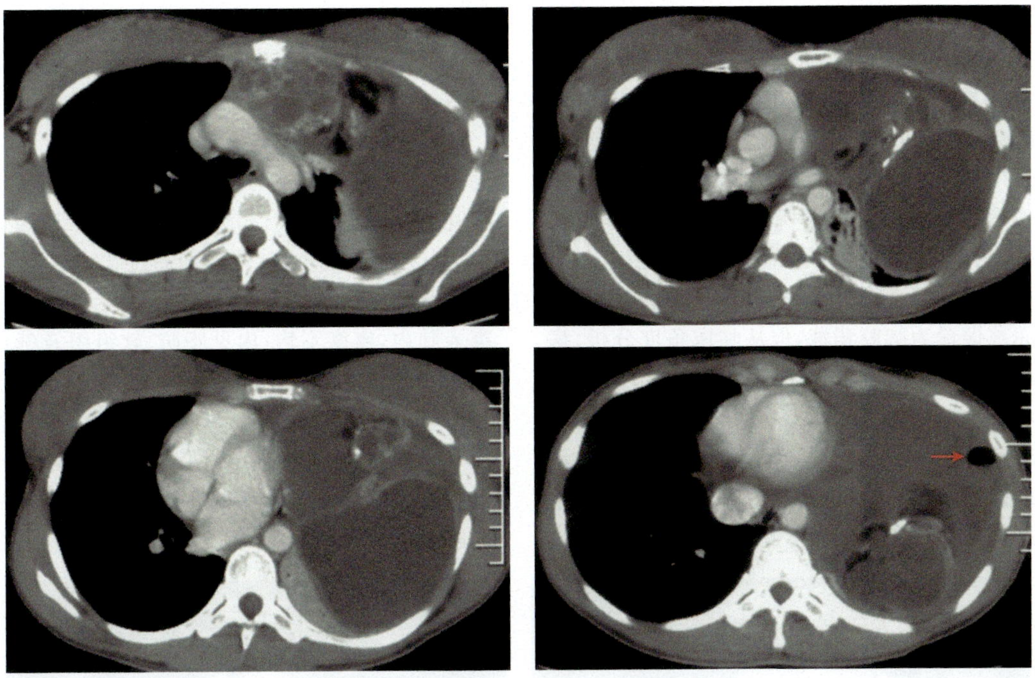

图 6-7-19　胸部 CT4

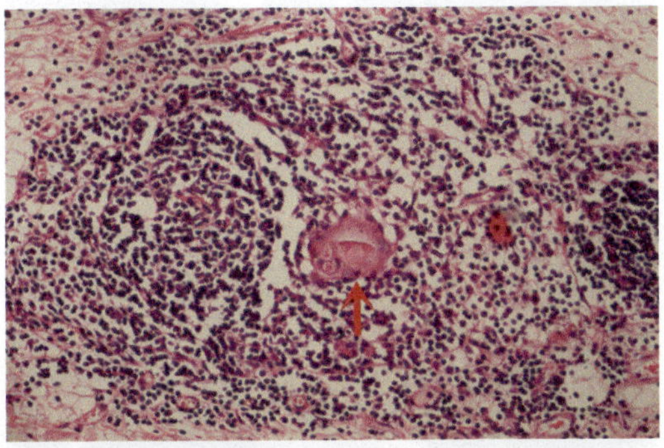

图 6-7-20　胸腺小体：大量淋巴细胞背景中散在胸腺小体（红箭），上皮细胞分化成熟，呈层状环绕，中心角化伴少许钙化，周围细胞间可见细胞间桥

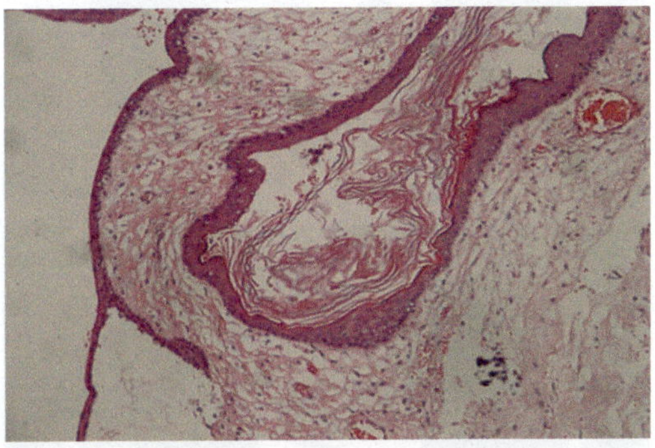

图 6-7-21　鳞状上皮成分：囊腔衬覆鳞状上皮细胞，囊内角化物质潴留

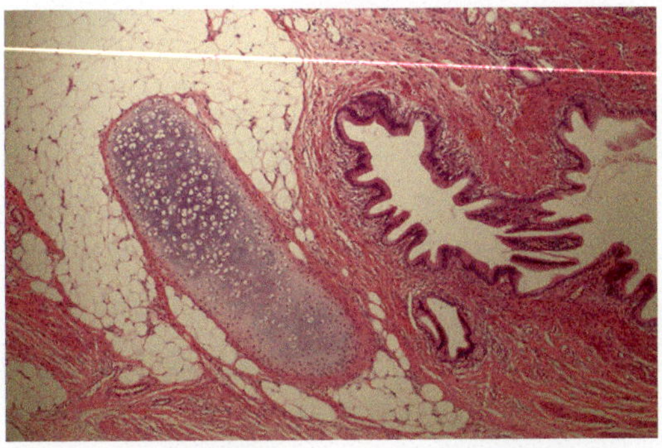

图 6-7-22　支气管成分：支气管管腔被覆柱状上皮细胞，管壁可见平滑肌、软骨及脂肪组织

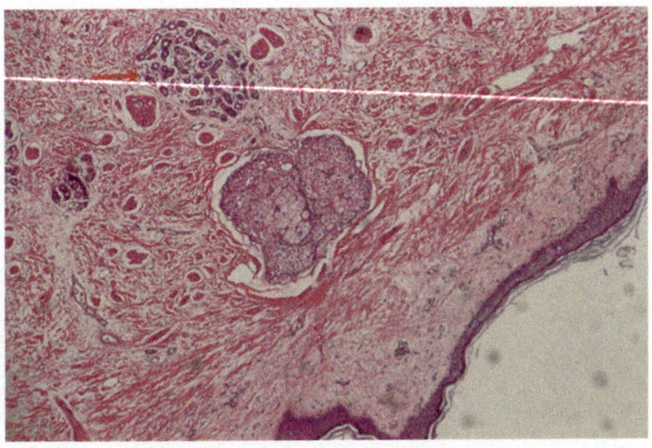

图 6-7-23　表皮成分：复层鳞状上皮，其下见皮脂腺、汗腺等皮肤附属器，周围散在巢团状神经组织（红箭）

【分析】 30%～60%的纵隔成熟性畸胎瘤临床上常无典型症状，可局部延伸并进入一侧或双侧胸腔，瘤体较大时对周围脏器压迫产生相应症状，可引起肺萎缩。典型的畸胎瘤内可见到不同比例混杂存在的软组织、液体、钙化骨骼或牙齿，CT检查时若见到上述组织成分即可确诊。本例包括上述所有成分，影像学较典型，其内气体密度考虑为穿刺抽液所致。胸腔畸胎瘤术前误诊的病例并不少见，多数被误诊为胸腔积液。本例术前亦被误诊为胸腔积液，但从临床角度分析，病人既往体健，出现胸部症状仅半个月，症状不具特异性，主要以压迫症状为主。从影像学角度分析，该例畸胎瘤瘤体巨大，且其内呈多发囊状影，囊内为均匀一致的水样密度影，其内仅有少量网状分隔，纵隔向健侧移位，瘤内可见实性成分、更低密度脂肪影及钙化、骨化，易与胸腔积液相鉴别。典型囊性成熟性畸胎瘤依靠CT可与胸腔积液做出鉴别诊断，确诊仍需病理学检查。

5. 病例5：男，54岁。胸闷、咳嗽10天，发热5天。病人10天前无明显诱因出现胸闷、咳嗽，活动后加重，夜晚明显，偶伴咳痰，初为少量白黏痰，后为黄痰，易咳出。5天前出现发热，体温不超过37.6℃，入院就诊。

胸部CT：前肋膈窦右心旁见一椭圆形肿块，病灶突入肺内，密度不均，内见脂肪、软组织及气体密度，与纵隔血管界线清晰，外缘与右肺上叶边界模糊，邻近右肺上叶前段见一壁厚薄不均的空洞，内缘不规则，内见液气平面，外缘尚光滑，前缘与胸壁接触，周围肺野内见少许条索状及斑点状密度增高影，边缘模糊。肺门、纵隔未见肿大淋巴结(图6-7-24)。

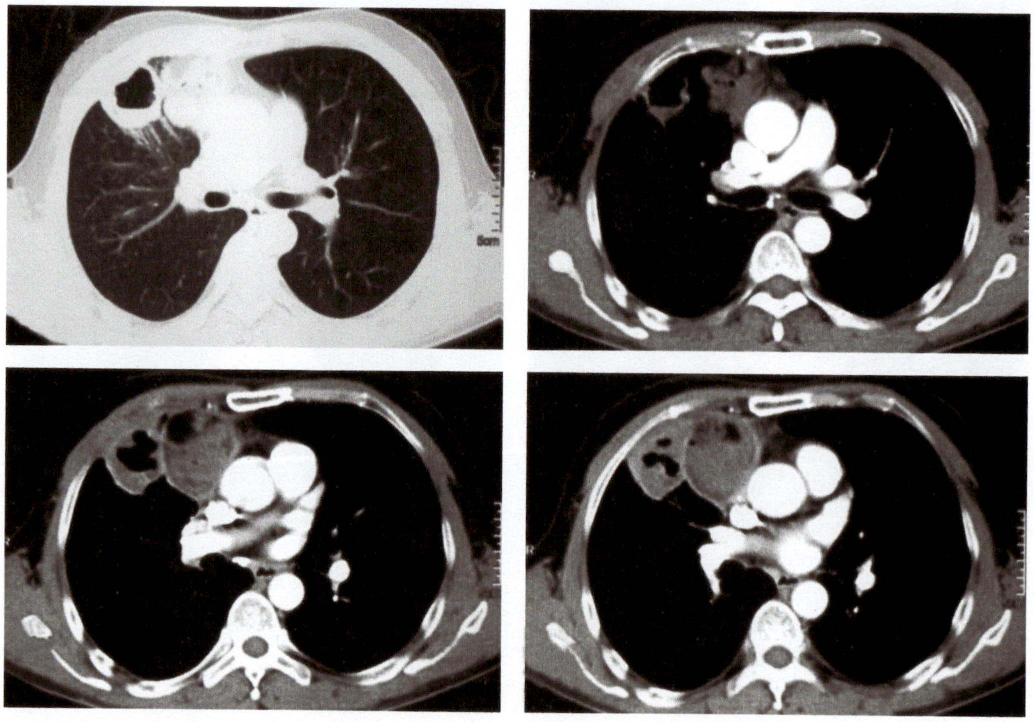

图 6-7-24 胸部 CT5

【诊断】 畸胎瘤破裂。

【诊断依据】 右前上纵隔椭圆形病变，壁厚，边缘光滑，内密度不均，可见多种成分，病变右侧可见空洞，壁厚薄不均，内见液平，边缘模糊，结合病人有发热、咳嗽、咳黄痰等症状，首先考虑畸胎瘤破裂合并肺部感染诊断。术中见肿瘤位于右前上纵隔，囊实性，侵及右上叶前段，行上叶前段楔形切除术，完整切除肿瘤，以石炭酸灼烧肿瘤蒂部，以酒精和石炭酸冲洗胸腔，肺叶复张良好，术后病理为囊性成熟畸胎瘤伴部分破裂和肺组织异物反应。

【分析】 纵隔畸胎瘤大多数位于前纵隔并易向一侧突出，有易于向外侵蚀、穿破的特点，以穿入肺、胸腔、心包，甚至前心胸壁、颈部多见。外穿入肺者可出现反复发作的肺炎、肺不张，表现为肺脓肿、支气管扩张；外穿入周围组织，畸胎瘤尤其是囊性畸胎瘤内含有的液体会流入胸膜腔或心包腔，可发生胸腔积液或心包积液；外穿至颈部可形成颈部局限性肿块。肿瘤向外穿破主要与下列因素有关：①畸胎瘤有正常的生理功能，瘤体内的内胚层含有胰腺、涎腺等组织，产生淀粉酶和各种消化酶，侵犯瘤壁或渗出后作用于周围组织，引起无菌性炎症反应而致外穿；②随肿瘤的生长增大，瘤内缺血致营养不良，瘤组织坏死，继发感染，肿瘤易于破溃外穿；③瘤体代谢过程中脱落的鳞状上皮、毛发、皮脂腺、汗腺分泌物等致继发感染、破溃；④外伤等导致肿瘤破裂。纵隔畸胎瘤体积较小或未穿入其他器官时，一般无症状，不易发现，但当合并感染且穿入附近组织器官时又多因继发的病症而掩盖其原发病易致误诊。该例病人发热，分析与畸胎瘤破裂、导致胸腔感染有关。

手术切除是纵隔畸胎瘤唯一有效的治疗措施。手术径路的选择，需要根据病灶的部位、性质、大小及与周边结构的关系而定。良性畸胎瘤直径较小，包膜完整，组织粘连不严重，无感染、外穿或胸腔积液时，可优先考虑行 VATS；如瘤体巨大，CT 表现呈双侧侵袭，伴肺门或纵隔血管侵袭粘连者，应取正中胸骨切口，必要时辅以横断胸骨以利操作；如瘤体巨大，粘连广泛或预计术中需行肺叶切除者，宜选择后外侧切口；如病灶侵犯颈部，则行颈胸联合切口。畸胎瘤破入肺后，腔内严重感染，囊性瘤体内及周围大量感染灶，粘连很严重，手术剥离时易损伤周围组织结构。可先切除病肺，之后再切除畸胎瘤，并用大量生理盐水反复冲洗以减少胸腔感染的机会。若肺叶受累范围较大，功能已丧失，则宜行肺叶切除；若为局部肺粘连炎性改变，可行肺楔形切除。肿瘤外侵心包时可行心包部分切除；肿瘤侵犯无名静脉、上腔静脉时，术中应谨慎操作，避免大血管破裂出血；如肿瘤与大血管粘连紧密或浸润者，可考虑行血管成形或人工血管置换术；若病理证实为良性，残余瘤壁与大血管浸润性粘连，难以分离，也可在刮除瘤壁内皮后，涂以碘酒或石炭酸，一般不影响预后。

6. 病例 6：女，35 岁。胸闷 10 月余，咳嗽伴痰中带血 2 月余，查体发现右肺占位 1 周。辅助检查：肿瘤标志物 CEA、HCG、AFP 等均正常；腹部超声正常。

胸部 CT：右肺上叶支气管旁、纵隔内血管前间隙可见一不规则混杂密度肿块，最大截面 6.6cm×5.5cm，边缘较清晰，内示脂肪密度影，壁较厚，呈同心圆性环绕其外；左侧壁见一椭圆形结节，边缘清晰，长径约 1.5cm；肿块压迫邻近右肺上叶前段支气管，致其狭窄，远端肺野示不张征象。增强扫描病变大部分未见强化，左侧壁结节可见强化，平扫 CT 值约 53HU，增强后约 110HU（图 6-7-25）。

【诊断】　右前纵隔囊性成熟性畸胎瘤合并胰腺组织。

【诊断依据】　青年女性，前纵隔厚壁混杂密度肿块，内见脂肪密度，左侧壁见椭圆形结节，强化明显，考虑胰腺组织。病人术中见右前纵隔肿瘤 2 个，大者大小约5.5cm×5cm×4cm，表面光滑，切面脂黄及灰白

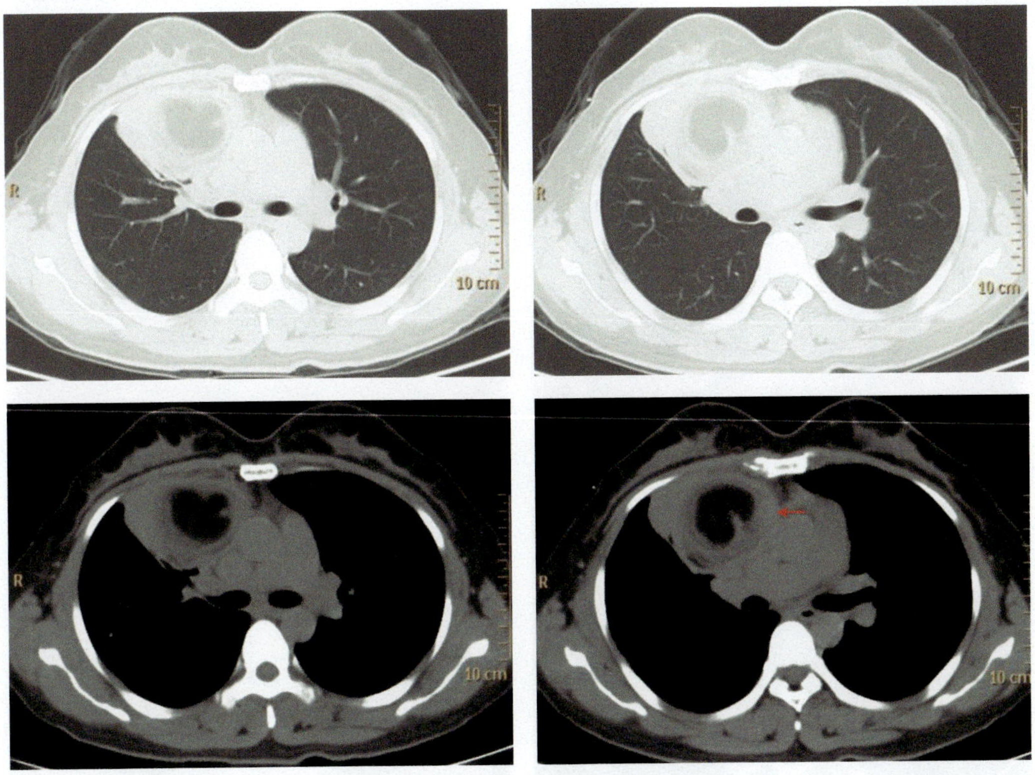

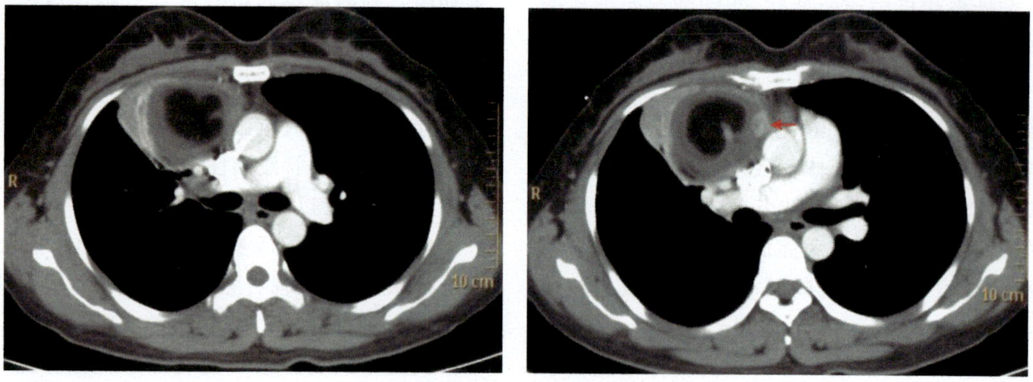

图 6-7-25　胸部 CT6

色，质韧；小者 3.5cm×2.5×2cm，表面光滑，附少许毛发，切面灰白及少许脂黄及灶性紫红色，质韧。病理：右前纵隔囊性成熟性畸胎瘤，其内查见胰腺组织(胰腺胰泡及胰岛)(图 6-7-26、图 6-7-27)。

【分析】　成熟性畸胎瘤内常含胰腺、涎腺等组织，分泌消化酶引起化学性刺激，并与周围组织发生粘连，引起非感染性炎症反应。由于存在外分泌组织，纵隔畸胎瘤破裂比其他部位的畸胎瘤更为常见，并可导致胸膜渗出和心脏压塞。胰腺内分泌成分可以引起胰岛素分泌过多和低血糖。成熟性畸胎瘤多不强化，如见明显强化结节，需考虑为胰腺组织(图 6-7-28)。

畸胎瘤合并胰腺组织需与异位胰腺相鉴别，两者镜下形态都可以含有丰富的胰腺组织。异位胰腺是指与正常胰腺无任何解剖学关系或血管联系，位于非正常部位的独立存在的胰腺组织。异位胰腺在大约 2% 的尸解标本中可以被发现，其中 70%～90% 位于胃肠道。发生于纵隔的异位胰腺非常罕见，病人实验室检查各项指标均在正常范围内，放射学检查显示病变多位于前纵隔，呈囊性改变，考虑其腺泡分泌液、炎性渗出或出血等无处引流，积聚产生。一般情况下，畸胎瘤病理学检查易与异位胰腺区别，当胰腺组织为畸胎瘤

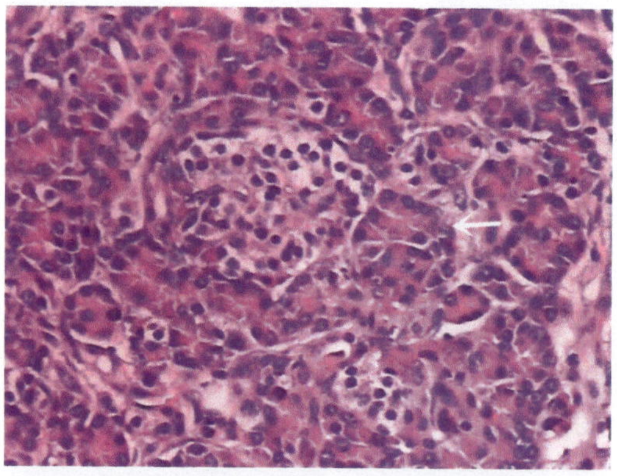

图 6-7-26　胰腺胰泡及胰岛(白箭)

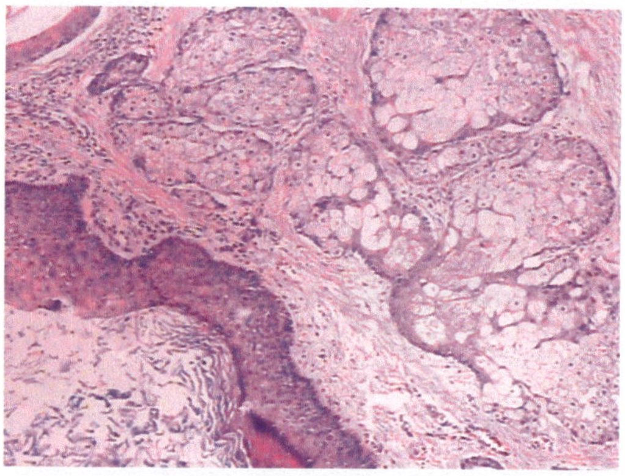

图 6-7-27　皮肤和汗腺

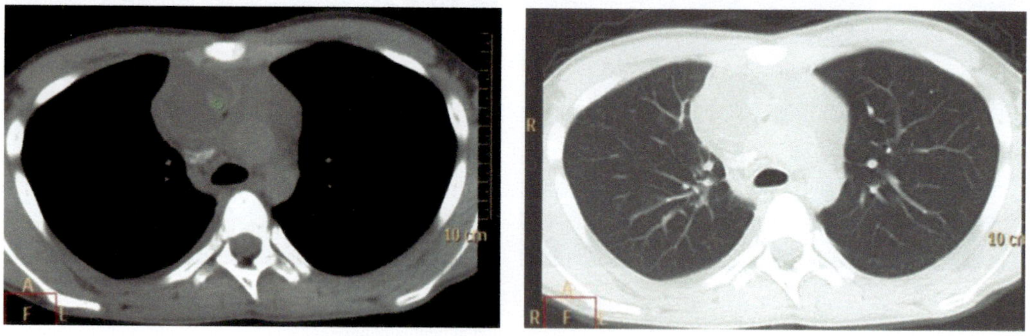

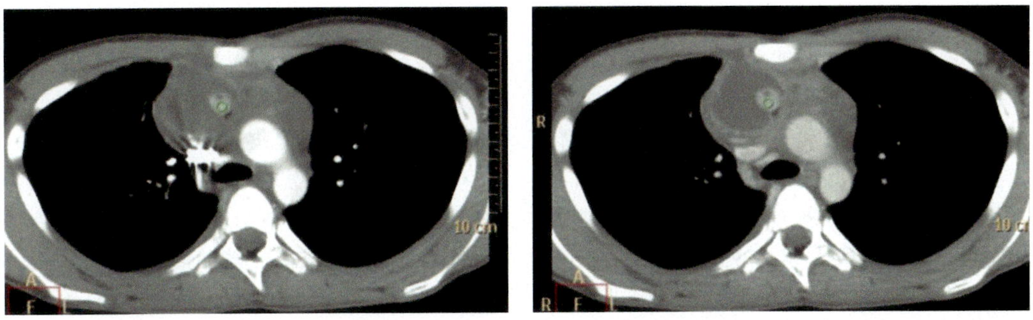

图 6-7-28　男，15 岁。胸闷、胸痛 1 个月。穿刺病理：穿刺组织内见异形腺体，考虑畸胎瘤，另见胰腺组织，黏液柱状上皮，细胞分化成熟

主要成分时，易误诊为异位胰腺。充分取材，确定已排除别的组织器官成分，并且没有不成熟、非典型及任何浸润现象，且胰腺组织为唯一的组成成分，才可以诊断为异位胰腺。异位胰腺形成的囊肿或引发的胸腔积液内常常可以检测到淀粉酶或脂肪酶升高，这点对于鉴别诊断也有所帮助。

7. 病例 7：男，13 岁。胸闷、胸痛 1 个月。

胸部 CT：左前纵隔巨大软组织肿块，边缘尚清，内见钙化，肿块明显向左侧胸腔生长，纵隔受压向右侧推移，与左胸壁界线消失。增强扫描不均质强化，内见脂肪密度影（图 6-7-29）。

【诊断】　未成熟性畸胎瘤。

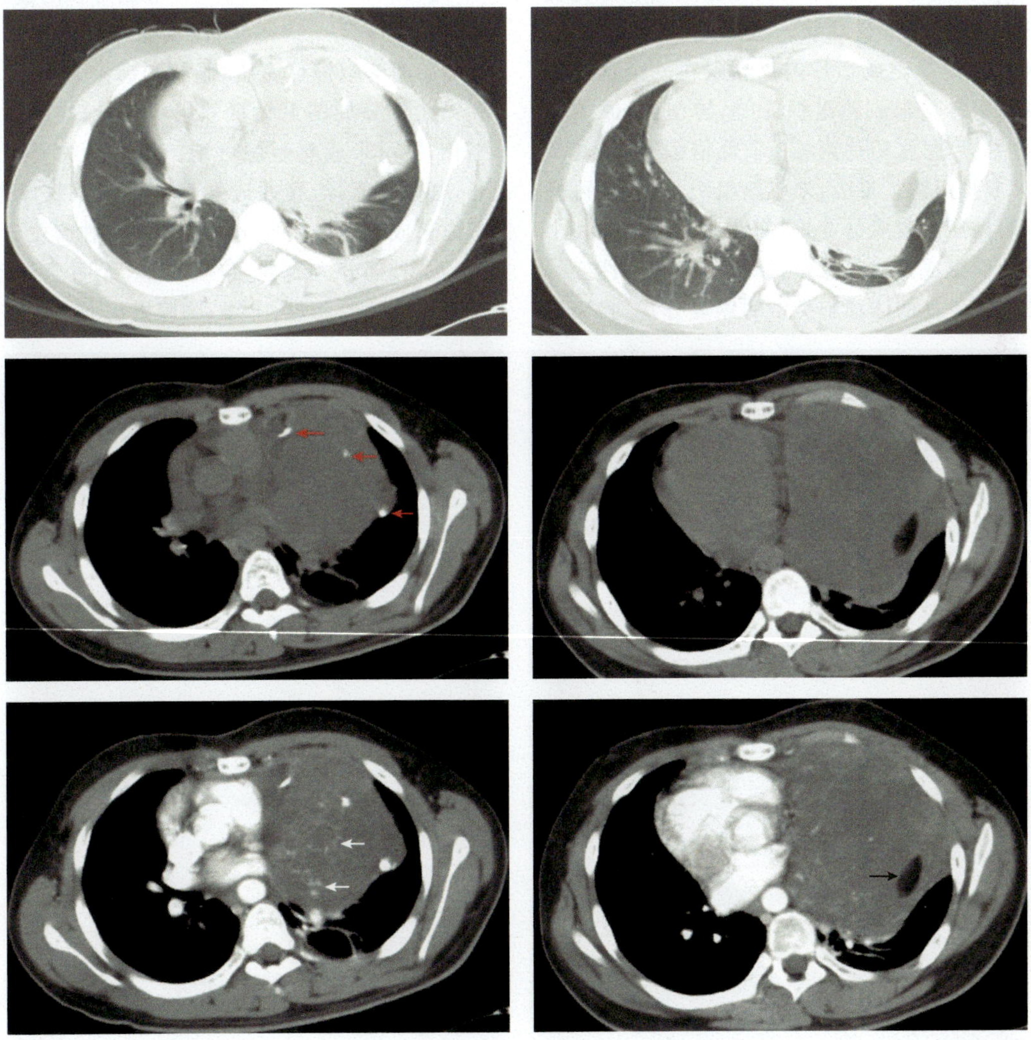

图 6-7-29　胸部 CT7

【诊断依据】 青少年男性，病变位于左前纵隔，内密度不均，考虑恶性肿瘤可能大。影像学上与胸腺瘤很难区别，但20岁以下胸腺肿瘤很少见，从年龄上更符合恶性生殖细胞肿瘤。病变平扫见多发钙化（红箭）和脂肪密度影（图6-7-29黑箭），增强扫描不均质强化，内见明显血管影（图6-7-29白箭），需考虑未成熟性畸胎瘤可能。病人术中见肿瘤位于前纵隔，侵及左侧胸膜，肿瘤为囊实性，切除肿瘤及受累组织，术后病理为前纵隔未成熟实性畸胎瘤伴大量坏死，Ⅲ级，淋巴结未查见肿瘤。

【分析】 未成熟性畸胎瘤几乎全部发生于男性，平均发病年龄＜30岁。畸胎瘤是1岁以前儿童主要的纵隔肿瘤，并且早在妊娠28周的胎儿就可以出现。未成熟性畸胎瘤的比率（超过40%）在1岁以前病人中明显高于较高年龄者（4%～6%）。未成熟性畸胎瘤是由三个胚层分化而来的未成熟和成熟的组织混合而成，有的可全为不成熟成分，可以见到神经上皮菊形团和拟发育中的神经管的管样结构。根据其组织分化程度可分为3级，Ⅰ级：少量灶状未成熟组织，可呈异型性，原始神经上皮缺乏或切片内仅局限在一个低倍镜视野。Ⅱ级：中等量未成熟组织，可呈异型性，原始神经上皮成分常见，每张切片内≤3个低倍镜视野，其余为成熟或欠成熟组织。Ⅲ级：未成熟组织占优势，可呈异型性，原始神经上皮成分突出，每张切片内可≥4个低倍镜视野，偶见成熟或欠成熟组织，和伴有恶性变的畸胎瘤（即有继发性的体细胞类型的癌成分）。临床症状多以压迫周围脏器而引起的症状为主。未成熟性畸胎瘤需与成熟性畸胎瘤恶变相鉴别，成熟性畸胎瘤恶变镜下除见成熟性畸胎瘤的成分外，恶变成分常为一种组织，并以鳞状上皮恶变多见。

成熟性畸胎瘤是一种良性肿瘤而无须考虑病人年龄。单纯未成熟性畸胎瘤的预后与年龄有关。在儿童病人中，单纯未成熟性畸胎瘤预后良好，没有复发和转移的风险。在成人，单纯未成熟性畸胎瘤伴有肺部转移的病例早有报道，在有生殖细胞或体细胞型恶性成分时易出现转移。

8. 病例8：男，22岁。恶心、呕吐10余天，查体发现纵隔占位5天。心脏超声、腹部B超未见异常。

胸部CT：左中上纵隔见多房状囊实性肿块，边缘清楚，大小约9.6cm×7.5cm，其内见脂肪密度影及点状钙化灶，增强扫描分隔轻度强化，肺门、纵隔未见肿大淋巴结（图6-7-30）。

【诊断】 未成熟性畸胎瘤。

【诊断依据】 青年男性，椭圆形多房囊性病变，内见脂肪密度及点状钙化，畸胎瘤诊断明确。囊性成熟性畸胎瘤多以液体密度、脂肪和钙化为主，本例在脂肪和钙化成分周围见大量软组织成分，增强后分隔轻度强化，提示未成熟组织可能。病变对纵隔组织推压明显，囊壁较薄，与囊性成熟性畸胎瘤壁较厚不同，首先考虑未成熟性畸胎瘤可能。术中见肿瘤位于左前上纵隔，质韧，部分为囊性，包膜完整，无明显外侵，术后病理为未成熟畸胎瘤，Ⅰ级；胸腺组织增生。

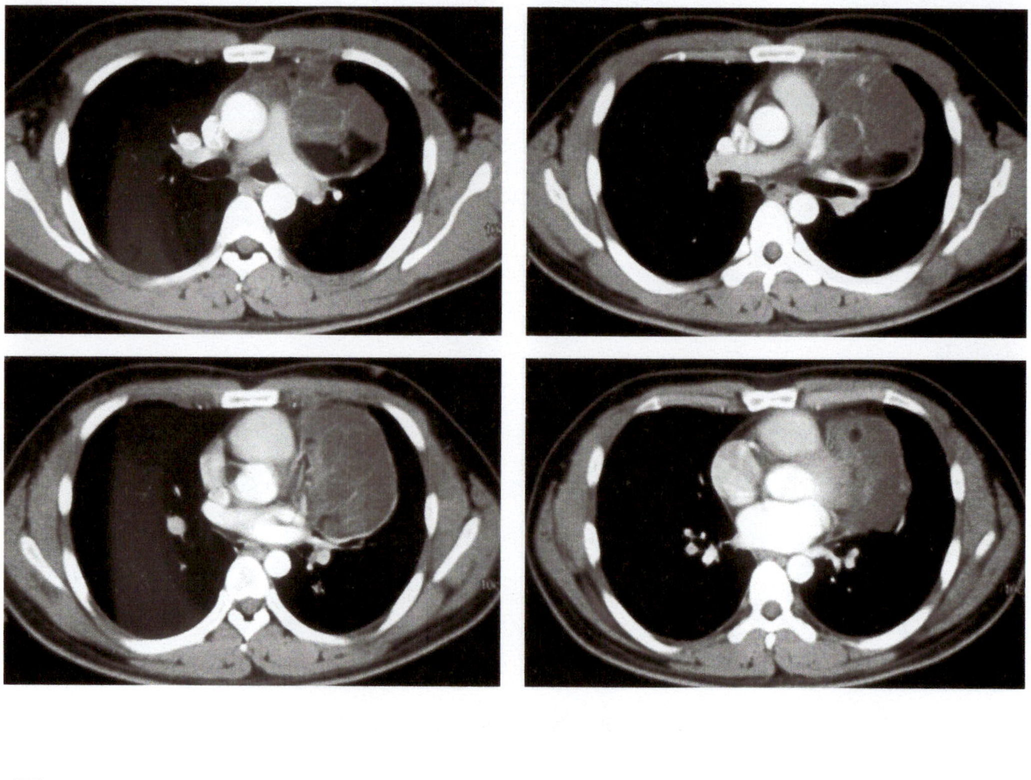

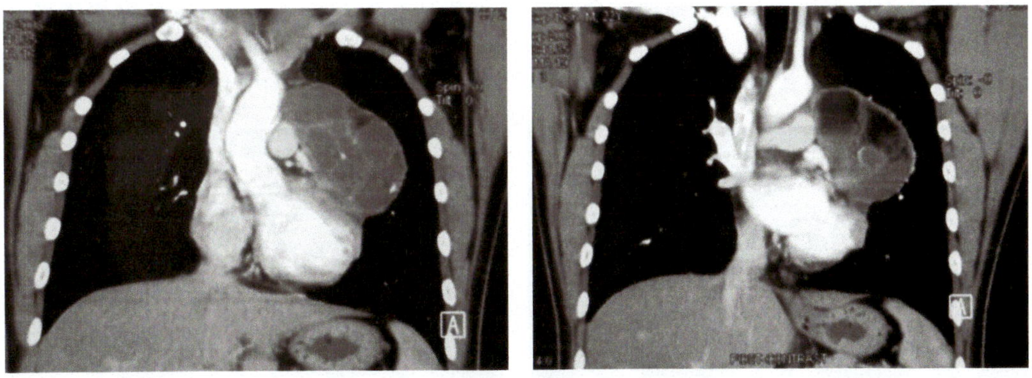

图 6-7-30 胸部 CT8

【分析】 对畸胎瘤良、恶性的判断，通常良性肿块边缘较清楚，恶性则常不清楚，且常常有压迫或侵犯周围结构的表现，如邻近骨骼溶骨性破坏、邻近肌肉和脂肪组织被其他成分取代等。未成熟和恶性畸胎瘤多以软组织成分为主，包膜不完整，或与周围的组织间隙模糊，较少有钙化和骨化；但少数也可表现为分叶状或结节状，可有钙化、骨化或牙齿影。增强后不均匀强化或见血管影提示为未成熟性畸胎瘤(图 6-7-31)或伴有其他恶性成分如卵黄囊瘤等。病灶如发生继发感染或囊内出血时，或短期内肿瘤增大时，其边缘可毛糙，部分出现胸腔积液。

前上纵隔未成熟性畸胎瘤需与胸腺瘤相鉴别。低危型胸腺瘤病人多表现为前纵隔升主动脉前方软组织密度肿块，呈圆形或分叶状，与周围纵隔脂肪分界清楚，内可有钙化、囊变，增强扫描为轻至中度强化，而良性畸胎瘤强化多不明显。高危型胸腺瘤肿块多边界不清，远处转移较少见，主要为局部浸润，表现为纵隔淋巴结增大、心包积液和心包增厚、邻近肺实质受侵出现肿块和胸膜下转移结节等。

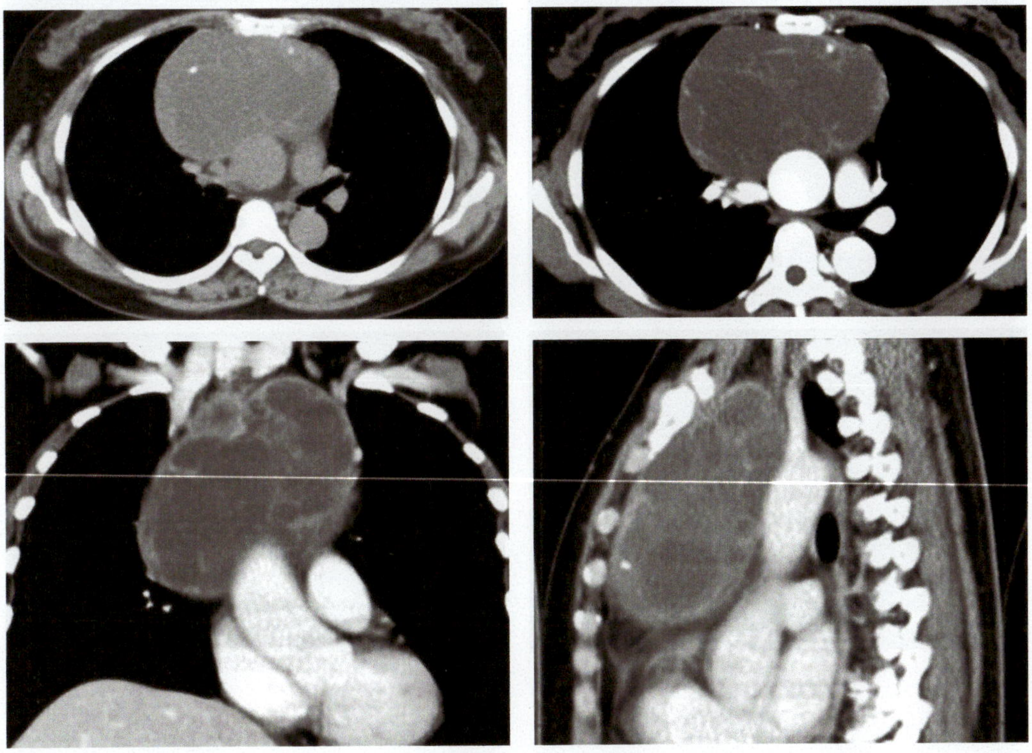

图 6-7-31 女，46 岁。未成熟性畸胎瘤。增强后不均匀强化，可见血管影

（陕西省核工业二一五医院影像科 刘尼军 提供）

9. 病例9：男，24岁。胸痛1月余。辅助检查：血AFP 985ng/ml（正常值为0～15ng/ml）。

胸部CT：右前纵隔多房状囊实性肿块，边缘清楚，其内见水样密度、脂肪密度、软组织密度及点状钙化灶，增强扫描分隔轻度强化，软组织成分明显强化，肺门、纵隔未见肿大淋巴结（图6-7-32）。

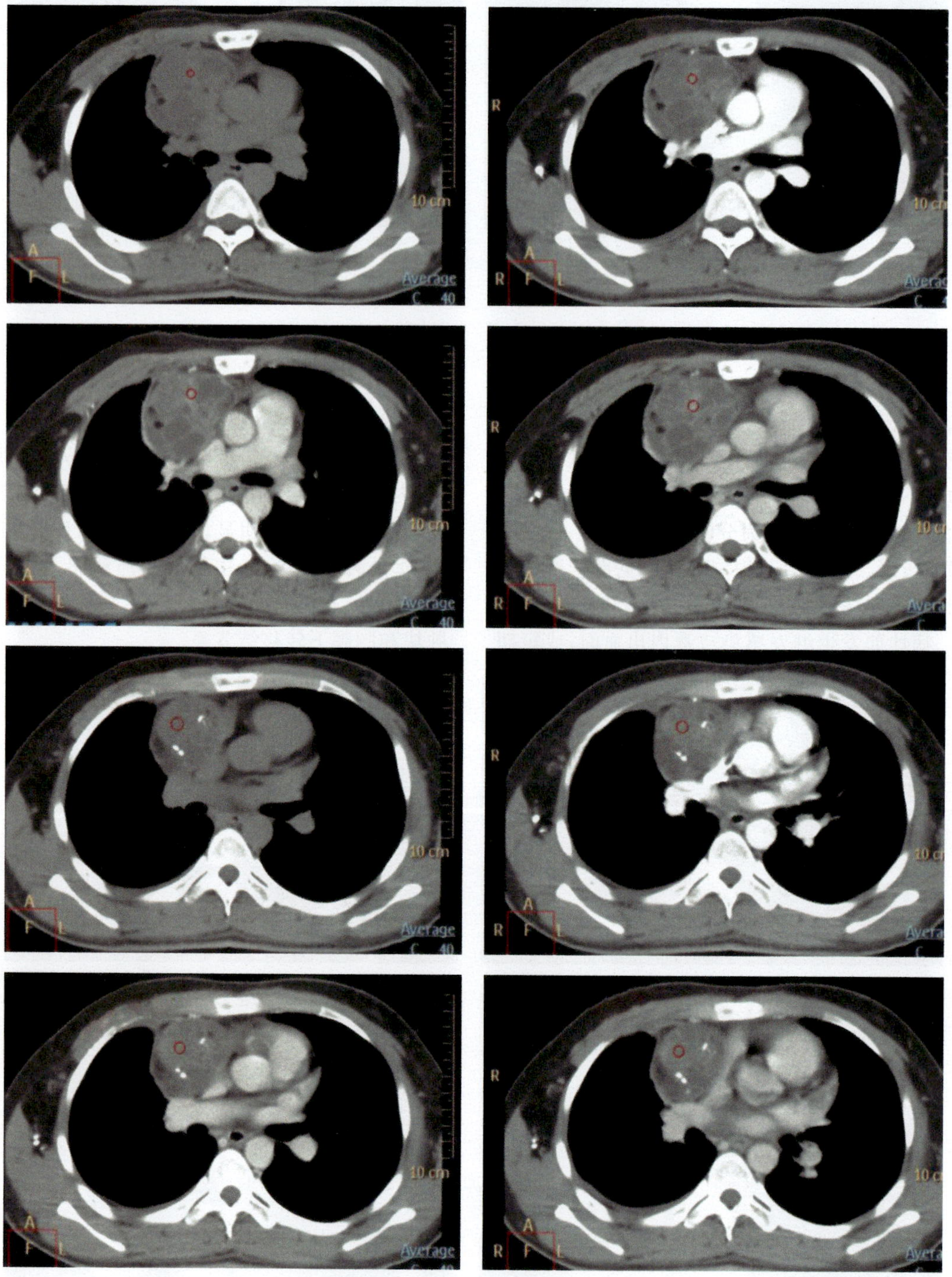

图6-7-32 胸部CT9

【诊断】 混合性生殖细胞肿瘤（未成熟性畸胎瘤合并卵黄囊瘤）。

【诊断依据】 右前纵隔多房囊实性肿块，边缘清楚，其内见水样密度、脂肪密度、软组织密度及点状钙化灶，增强扫描分隔轻度强化，结合病人为青年男性，首先考虑未成熟性畸胎瘤可能。该例软组织成分明显强化，且AFP明显升高，需考虑合并卵黄囊瘤可能。病人穿刺病理：送检组织内查见鳞状上皮、腺上皮及幼稚神经成分，符合未成熟畸胎瘤。病人行纵隔肿瘤切除术，术后病理：类圆形肿物，表面光滑，包膜完整，切面囊实性，实性区灰白灰红色，质细，部分胶冻样，囊性区内含油脂样物，见毛发和骨化。诊断为（纵隔）混合性生殖细胞肿瘤（未成熟性畸胎瘤Ⅰ级＋卵黄囊瘤）。免疫组化：APF（灶状＋），PLAP（灶状＋），CK（广谱＋），CK7（部分＋），EMA（部分＋），GFAP（部分＋），S-100（部分＋），Desmin（部分＋），Ki-67（灶状＋），区域 40%～50%，CD117（－），CD30（－），CD99（±）。术后复查血清 AFP 57.42 ng/ml。行精确放疗 25 次，总剂量 50Gy。BEP 方案（依托泊苷＋顺铂＋博来霉素）同步化疗两周期。复查 AFP 6.26 ng/ml。1 年后复查，病变未复发。

【分析】　少数未成熟性畸胎瘤中可混有其他生殖细胞肿瘤成分，如卵黄囊瘤、无性细胞瘤、胚胎性癌等。混合性生殖细胞瘤是由两种或两种以上的生殖细胞肿瘤成分构成的肿瘤，恶性程度较高，好发于儿童、少年及青年妇女。混合性生殖细胞瘤的发病机制尚未十分明确，多数认为系来源于具有潜在的多向分化能力的原始生殖细胞，后者可分化为胚胎细胞类肿瘤（畸胎瘤、胚胎性癌），也可分化为非胚胎细胞类肿瘤（卵黄囊瘤、绒毛膜癌）。通常来源于组织发生早期阶段的肿瘤，如卵黄囊瘤、绒毛膜癌恶性程度要超过后期的生殖细胞肿瘤。由于混合性生殖细胞瘤成分混杂，所以在病理上常可见多种肿瘤成分并存。混合性生殖细胞瘤中畸胎瘤与卵黄囊瘤是最常见的组合。在儿童病人中，超过 30%的未成熟性畸胎瘤可检测到其他生殖细胞肿瘤成分，常为卵黄囊瘤成分。未成熟性畸胎瘤混合其他生殖细胞肿瘤时，25%的病人会复发。这类病人经过含顺铂方案化疗后，预后较好（3 年生存率＞80%）。

AFP 是一种在胚胎时期由肝细胞和卵黄囊合成的 α 球蛋白，存在于胎儿血清中，但出生后几乎消失。正常人血清中仅含极微量的 AFP，除肝细胞病变外，某些生殖系统癌变病人血清中，AFP 含量也可升高。AFP 在未成熟性畸胎瘤中可高浓度局灶性聚集在未成熟腺上皮中，它的检测对未成熟性畸胎瘤有协助诊断意义。由于未成熟性畸胎瘤可发生于新生儿及婴幼儿，而 AFP 在该时期的正常儿童中表达水平也较高，因此单纯依靠 AFP 水平判断肿瘤性质并不十分可靠。AFP 阳性还应与卵黄囊瘤相鉴别。若未成熟性畸胎瘤含有大量卵黄囊成分，则 AFP 表达水平可增加，这是由于卵黄囊大量表达 AFP 异质体 AFP-L2 所致。

血清 AFP 作为术后复发和转移的早期监测指标，在未成熟性畸胎瘤的诊断和治疗中意义重大，可作为判断预后的因子。本例为未成熟性畸胎瘤合并卵黄囊瘤，故术前血清 AFP 升高明显，术后辅助放、化疗，AFP 下降至正常，提示治疗有效，预后较好。术后 1 年复查，病变未复发。

二、精原细胞瘤

精原细胞瘤（seminoma）是一种由大小一致、胞质糖原丰富、透明或嗜酸性染色、细胞膜边界清楚、细胞核圆形、一个或多个核仁细胞组成的原始生殖细胞肿瘤，细胞形态类似原始生殖细胞。原发于生殖腺的精原细胞瘤最常见于睾丸，生殖腺外的精原细胞瘤可见于纵隔、中枢神经系统及腹膜后。纵隔精原细胞瘤与性腺精原细胞瘤在形态上无法区分。

（一）病原学

纵隔精原细胞瘤的细胞起源仍有争议。除性腺以外，精原细胞瘤还可出现在人体中线的其他部位，如松果体、腹膜后、骶尾骨区。在胚胎发育期，原生殖细胞从卵黄囊向胚胎生殖嵴移动时，可能会停留在沿中线分布的异常位置；另外可能起源于胸腺肌样细胞或隐匿性睾丸曲细精管内生殖细胞肿瘤。然而，与腹膜后精原细胞瘤不同，纵隔生殖细胞瘤病人没有观察到睾丸上皮内肿瘤。

纵隔和性腺精原细胞瘤之间的组织发生学关系仍有争议。纵隔精原细胞瘤的遗传学分析显示与性腺精原细胞瘤类似的非随机性染色体改变类型，尤其是精原细胞瘤存在 12p 染色体异常，提示这两个部位的精原细胞之间有密切的病理发生学联系。然而，其他研究指出：两种精原细胞瘤之间存在明显不同。一项研究表明，与睾丸精原细胞瘤相比，纵隔精原细胞瘤表达 CAM5.2（80% vs21%）、角蛋白（68% vs0%）、PLAP（93%vs50%）和房肽素（70%vs46%）的比率更高，这可能说明后者的肿瘤细胞分化程度更成熟。*Kit* 基因突变分析显示睾丸精原细胞瘤与纵隔精原细胞瘤具有不同的突变模式。

虽然先天性睾丸发育不全是非精原细胞瘤性纵隔生殖细胞肿瘤的一个危险因素，但其中尚未见精原细胞瘤的报道。

（二）流行病学

原发性纵隔精原细胞瘤于 1951 年最早由 Friedmen 描述，属于性腺外胚胎源性低度恶性肿瘤，多位于前纵隔，偶位于后纵隔，占所有性腺外精原细胞肿瘤病例的 8%。纯精原细胞瘤占纵隔所有肿瘤的 1%～5%，在原发性纵隔生殖细胞肿瘤所占比率为 9%～39%，仅次于畸胎瘤。除个别病例以外，几乎所有的纵隔精原细胞瘤都发生于男性，年龄范围为 13～79 岁，约 2/3 的病例发生在 30～49 岁。

(三)临床特点

纵隔精原细胞瘤多发生于前纵隔，少量病例发生于后纵隔。20%病人为体检或常规 X 线胸片发现肿块而就诊。症状多出现在病程晚期，临床表现无特异性，主要表现为胸痛、胸闷、气短、咳嗽，重者伴有上腔静脉综合征等全身症状。随着肿瘤增大，发生转移时可出现转移引起的相应症状，如癌性疼痛、胸腔积液及心包积液等。由于呈缓慢进行性生长，同时临床症状不明显，发现时肿瘤体积可能已经相当大。

大多数纵隔精原细胞瘤都呈局限性包块，大体检查或镜下均无侵犯邻近组织(如胸膜、心包及大血管)的证据。如果存在远处转移，则好发于肺、胸壁、脑、胸膜、肝、肾上腺及骨组织。淋巴结转移最常见于颈部和腹部淋巴结(在一项研究中各占 25%和 8%)。

(四)影像学表现

肿瘤多位于前纵隔，可沿大血管间隙向四周呈浸润性生长，累及中上纵隔，体积较大，心脏、大血管不同程度地受压移位(图 6-7-33)，但临床压迫症状相对轻微，提示肿瘤的缓慢生长特性。肿瘤呈椭圆形(图 6-7-34)或不规则形(图 6-7-35)，其长轴多与睾丸下行的路径一致。肿瘤边缘光滑或模糊，这与肿瘤是否具有完整的包膜有关。肿瘤较大时多呈分叶状，边缘不光整，常侵犯邻近的组织结构；肿瘤较小时，包膜完整，边缘光滑。肿块以实性成分为主，常伴囊变坏死区(图 6-7-36)，囊变区与肿块大小不成比例，少部分则表现为不同程度出血、钙化(图 6-7-37)，病理上与睾丸精原细胞瘤相似，多表现为含囊变坏死的软组织肿块，质地中等，镜下细胞间质含丰富血管。

CT 平扫肿瘤呈均匀一致的低密度或伴有多少不等的点片状更低密度坏死灶，增强扫描呈轻中度强化，强化程度逐渐上升，呈进行性缓升型，不同于高度恶性肿瘤“快进快出”的强化方式，提示肿瘤血管相对贫乏，恶性程度较低(图 6-7-38)。单纯性精原细胞瘤于 CT 增强后可在病灶内发现不同程度的条状血管影，组织病理学检查，镜下可见该肿瘤内增生纤维间隔内血管影，并将肿瘤细胞分隔成巢状改变，该 CT 征象可较好地反映其病理改变。

纵隔胸膜易受肿瘤侵袭，导致纵隔胸膜呈“波浪状”(图 6-7-39)“锯齿样”“小结节样”改变，并可伴胸腔积液。肿瘤发生远处转移与其低度恶性的生物学行为有关(图 6-7-40)。

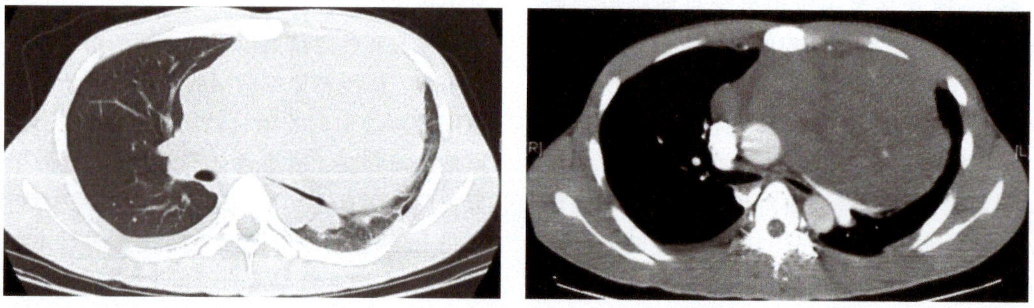

图 6-7-33 男，22 岁。咳嗽 3 月余。前上、中纵隔巨大团块影，挤压周围组织，密度较均匀，边缘分叶，增强扫描略强化，右侧少量胸腔积液

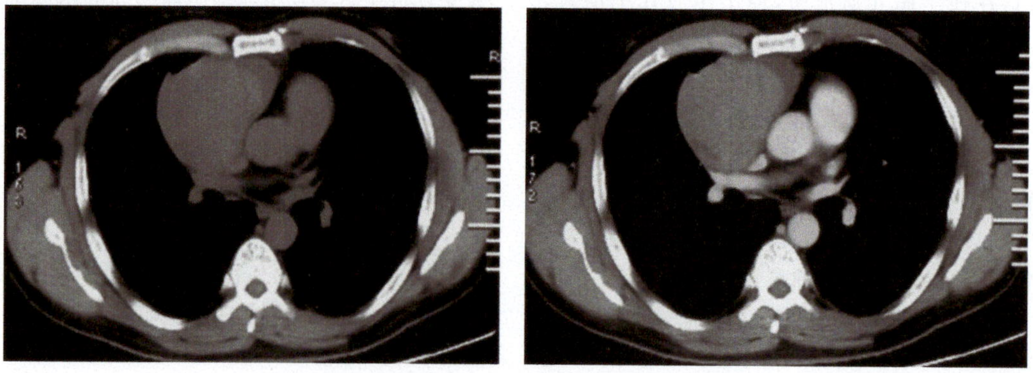

图 6-7-34 男，41 岁。右前、中纵隔椭圆形肿块，边界清楚，密度均匀，平扫 CT 值约 44HU，增强扫描轻度强化，CT 值约 62HU

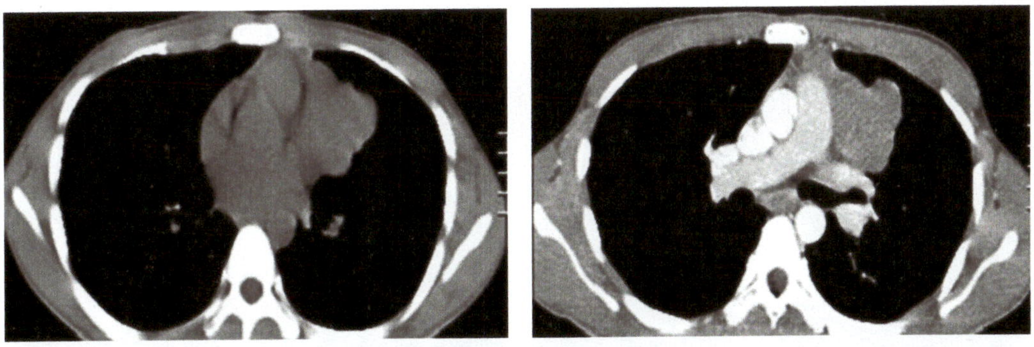

图 6-7-35　男，17 岁。前纵隔呈分叶状的不规则实质性肿块

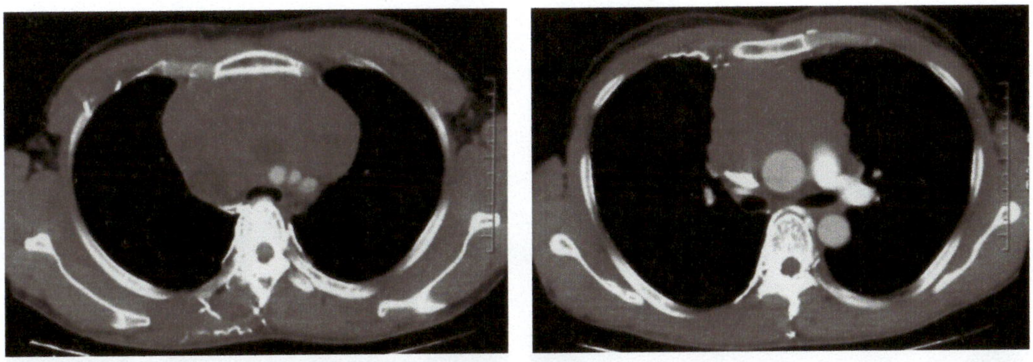

图 6-7-36　男，37 岁。前纵隔实性肿块，内见坏死、囊变

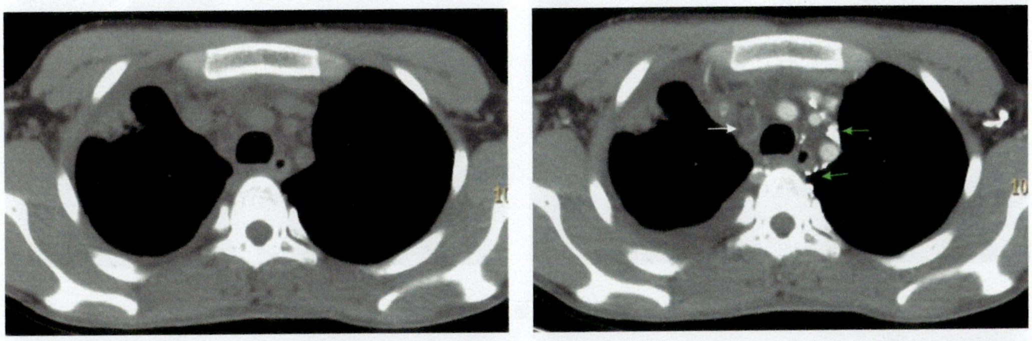

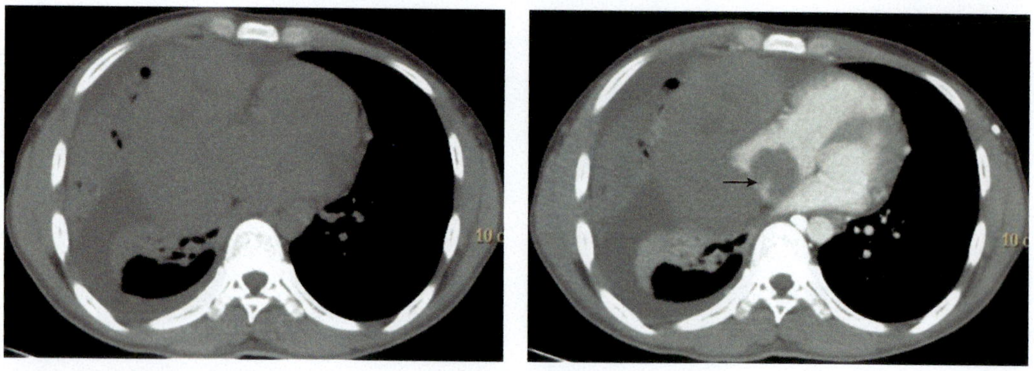

图 6-7-37　男，39 岁。肿块推移、浸润上腔静脉（白箭），侧支循环建立（绿箭），病变内可见钙化（红箭），心脏受累（黑箭），腋窝淋巴结肿大，右侧胸腔积液

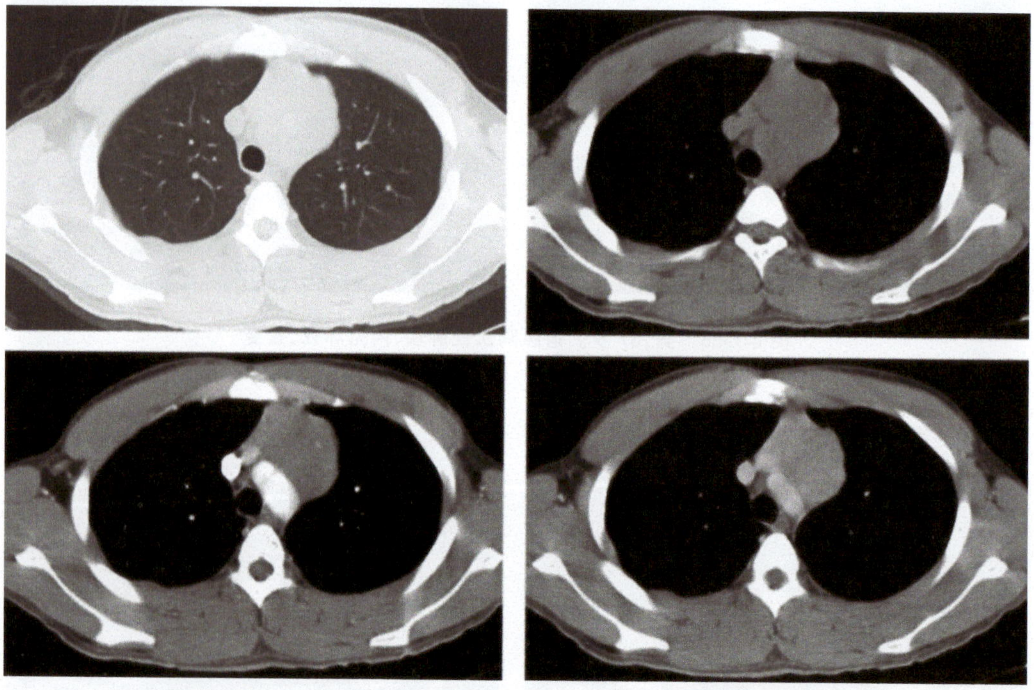

图 6-7-38　男，18 岁。平扫、动脉期、静脉期呈渐进性强化，CT 值分别为 40HU、45HU、52HU

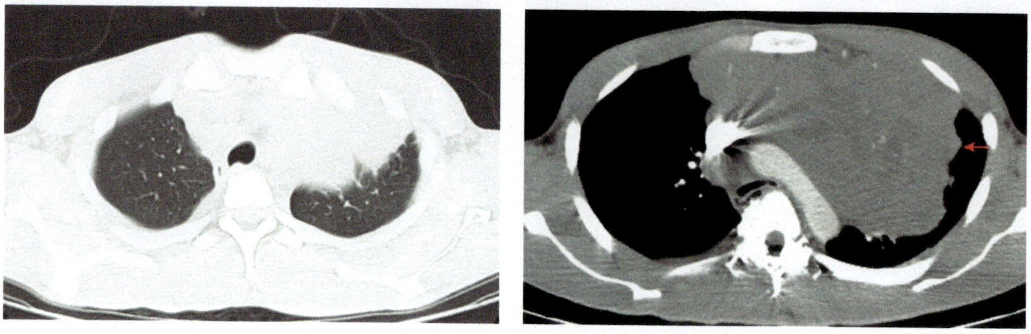

图 6-7-39　男，23 岁。纵隔胸膜受侵，呈波浪样改变（红箭）

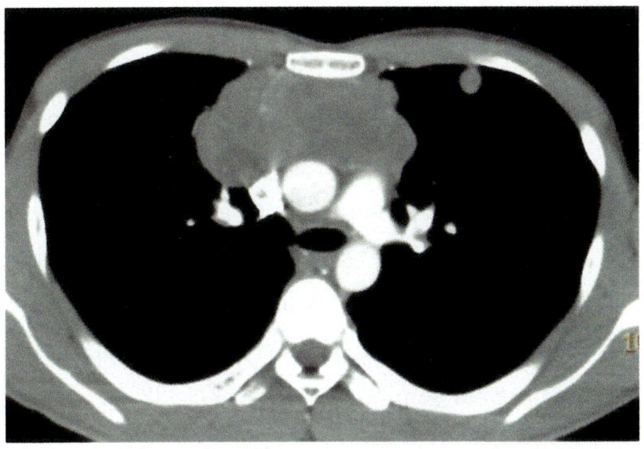

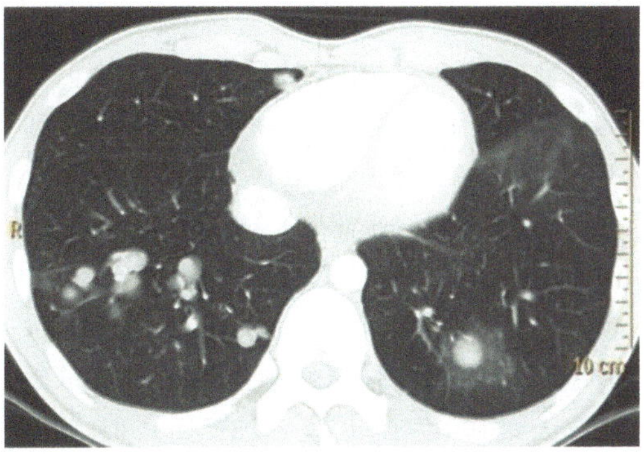

图 6-7-40　男，20 岁。精原细胞瘤并双肺转移

（五）诊断

确立诊断主要依据组织病理学检查。其病理形态似睾丸精原细胞瘤，瘤细胞多角形或不规则形，包膜清楚，胞质透明，核圆形，核仁大且呈不规则缠绕状，肿瘤排列成巢团状，纤维间隔内有大量的淋巴细胞、浆细胞浸润（图 6-7-41）。淋巴细胞浸润是纵隔精原细胞瘤最常见的组织学特征。切片中亦可见核分裂象、坏死、出血、多核巨细胞、囊性变、合体滋养层细胞、肉芽肿性反应及残留的胸腺组织，细胞有丝分裂现象罕见。免疫组化显示 80%～90%病人 PLAP 阳性（图 6-7-42），70%波形蛋白阳性，CD117 阳性（87.5%～100%）常见于细胞膜和核周高尔基体，较 PLAP 具有更高敏感性和染色强度（图 6-7-43）。OCT3/4 免疫染色阳性表达（图6-7-44）和FISH检测12p染色体异常对诊断亦有

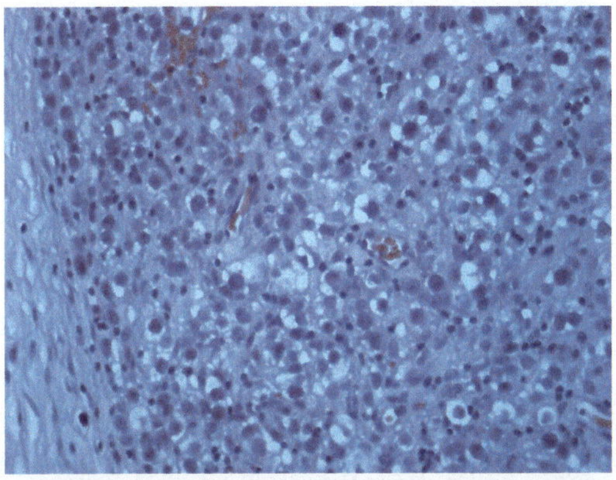

图 6-7-41　肿瘤细胞巢状分布，细胞常为大多角形，胞膜清晰，胞质细颗粒状或透明，内含糖原，细胞核圆形，核仁清楚。间质淋巴细胞浸润（HE×400）

图 6-7-42　PLAP×200

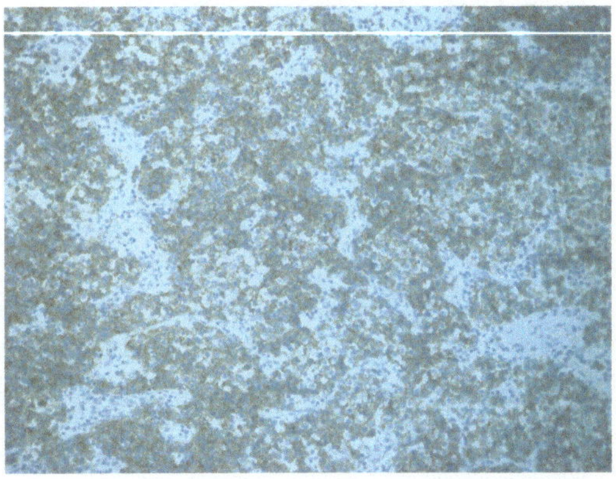

图 6-7-43　CD117×200

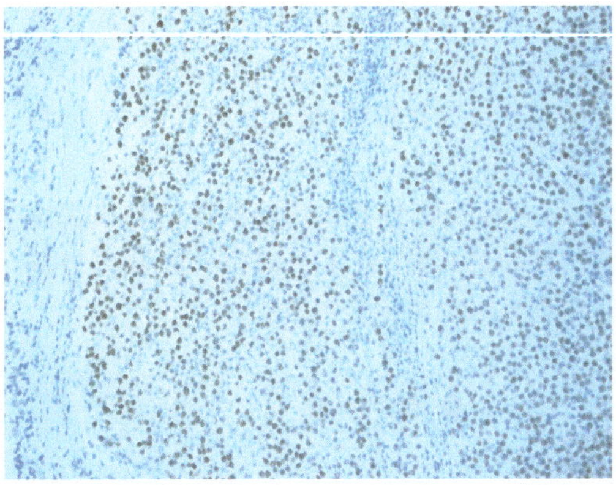

图 6-7-44　OCT3/4×200

重要意义。尽管超过70%病例显示角蛋白染色阳性，但染色往往为局灶性弱阳性并局限于核周。β-hCG染色显示散在的合体滋养层细胞阳性，约5%病例中个别精原细胞瘤细胞亦为阳性，CEA、EMA和AFP为阴性。由于存在丰富糖原，纵隔精原细胞瘤通常为PAS染色阳性。

hCG、AFP及LDH等血清学检查可帮助诊断与鉴别诊断。该病大部分病人伴有血清LDH的升高，10%～30%单纯原发性纵隔精原细胞瘤病人有β-hCG的轻度升高（成人≤100U/L，儿童≤25U/L），但AFP水平一般不升高，可能与其恶性程度较低有关。

（六）治疗

纵隔精原细胞瘤对放、化疗较为敏感，预后好，临床上通常采用手术、化疗、放疗三者相结合的综合治疗方案。病变早期，肿瘤呈局限型的病人优先选择手术治疗，切除肿瘤全部或大部。但是，该病发现时通常体积较大，病程多处于中、晚期，局部手术治疗往往不彻底。若术中探查发现与周围大血管及气管有广泛浸润，则只有不足20%的病人能根治切除，术后应辅助以放、化疗。

精原细胞瘤是放射高度敏感性肿瘤，纵隔放疗作为首选治疗由来已久，长期生存率可达60%～80%。Hainsworth等推荐放疗剂量为35～40Gy，放射野包括纵隔和双侧锁骨上区。如肿瘤面积较大，可先给予前上纵隔小面积照射，然后再行包括肿瘤在内的大面积常规照射。亦有个别报道术后照射野内发生第二原发癌。对于手术完全或大部分切除肿块者行术后放疗更有利于防止复发，复发转移后再行放疗仍有效。

对肿瘤较大的病人，化疗已成为首选，标准的化疗采用以顺铂为主的联合方案。肿瘤广泛转移者也可采用以顺铂为基础的联合化疗，缓解率近90%。化疗后影像学检查如仍有残余病灶，可考虑手术切除，有增大趋势更应及时手术。

（七）预后

该病预后一般较好，长期生存率（≥5年）较高。治疗后1年内几乎无复发转移现象；几乎所有病人存活时间超过3年；5年以上生存率达到80%～90%。少数病人局部复发或远处转移，常见转移部位为肺、纵隔淋巴结及骨。Hurt等认为病人年龄>35岁，伴有发热、上腔静脉综合征及锁骨上或颈部淋巴结肿大者多提示预后差。肝转移（两个或多个部位）、除肺以外其他内脏的转移均是不良的预后因素。

参考文献

Friedman NB. The comparative morphogenesis of extragenital and gonadal teratoid tumors. Cancer, 1951, 4(2):265-276.

Hainsworth JD, Greco FA. Extragonadal germ cell tumors and unrecognized germ cell tumors. Semin Oncol, 1992, 19:119-127.

Hainsworth JD. Diagnosis, staging and clinical characteristics of the patient with mediastinal germ cel l carcinoma. ChYET Surg Clin N Am, 2002, 12(4) : 6652-6720.

HUrt RD, Bruckman JE, Farrow GM, et al. Primary anterior mediastinal seminoma. Cancer, 1982, 49(8): 1658-1663.

Nakaraura H, Takeshima H, Makino K, et al . C-kit expression in germinoma: an immunohistochemistry-based study. J Neurooncol, 2005, 75(2):163-167.

Okur E, Halezeroglu S, Somay A, et al. Unusual intrathoracic location of a primary germ cell tumor. Eur J Cardiothorac Surg, 2002, 22(4):651-653.

Sung MT, MacLennan GT, Lopez-Beltran A, et al. Primary mediastinal seminoma: A comprehensive assessment integrated with histology, immunohistochemistry, and fluorescence in situ hybridization for chromosome 12p abnormalities in 23 cases. Am J Surg Pathol, 2008, 32(2):146-155.

病例解析

1. 病例1：男，30岁。咳嗽、胸闷22天。病人22天前无明显诱因出现咳嗽，咳少许白痰，夜间胸闷。17天前胸部CT检查发现前纵隔占位。症状逐渐加重，胸闷、憋气明显，无法平卧，进食有梗噎感，体重减轻15kg。辅助检查：血LDH 2520U/L（正常范围109～245U/L）、AFP正常、β-hCG 89U/L（正常值<3U/L）。

胸部CT：前纵隔巨大肿块影，挤压周围组织，边缘分叶，密度较均匀，增强扫描轻度强化，可见条状血管影，双侧胸腔积液，右侧明显（图6-7-45）。

【诊断】 纵隔精原细胞瘤。

【诊断依据】 前上纵隔巨大占位，浅分叶，上腔静脉受累（图6-7-45黑箭），伴上腔静脉综合征及双侧胸腔积液，首先考虑恶性肿瘤。前纵隔占位性病变主要有胸腺瘤、淋巴瘤和生殖细胞肿瘤。胸腺瘤多见于中年人，30岁以前少见，病变多偏向一侧，本例不符合该诊断。淋巴瘤侵袭性明显，纵隔脂肪间隙多受累，浸润范围常超过前纵隔，纵隔和其他部位可见肿大淋巴结，多合并心包积液和胸腔积液，低密度坏死、囊变常见，本例需除外。病人为青年男性，生殖细胞肿瘤需考虑。该病变边界尚清，未见脂肪密度、骨骼、毛发样物质，畸胎瘤不考虑；卵黄囊瘤肿块内坏死、出血、囊变明显，血

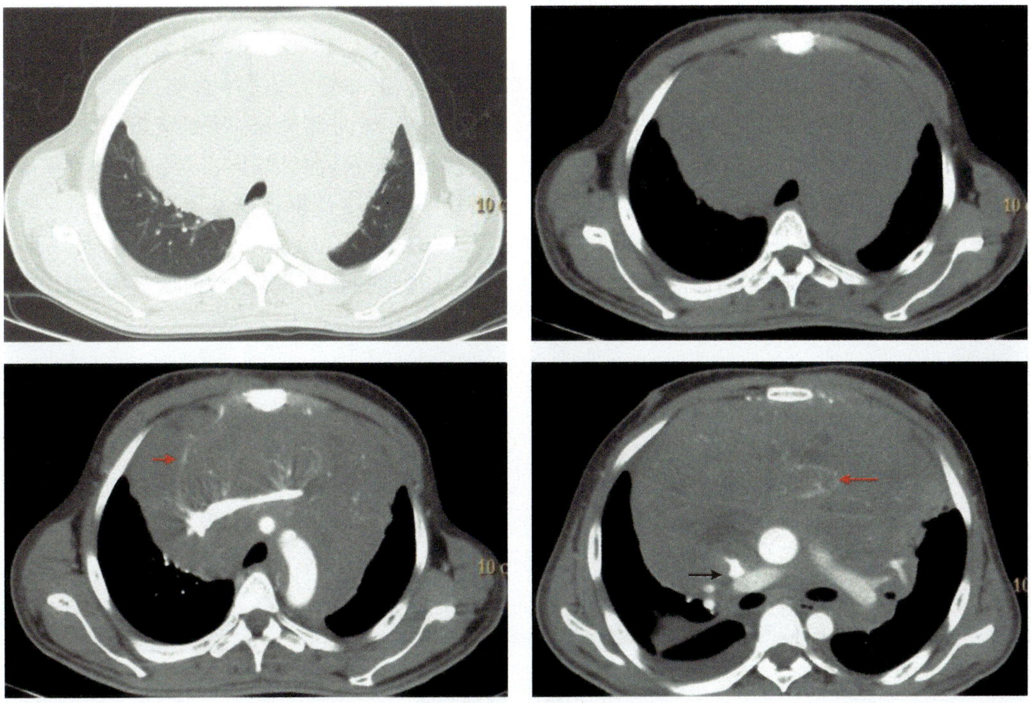
图 6-7-45　胸部 CT1

清 AFP 水平多明显升高，不支持；病变密度尚均匀，略有坏死，增强扫描轻度强化，内可见条状血管影(图 6-7-45 红箭)，结合血 LDH 明显升高、β-hCG 升高、AFP 正常，首先考虑精原细胞瘤。病人穿刺活检病理：镜下见瘤细胞呈圆形，形态较一致，瘤细胞核仁明显，间质淋巴细胞浸润，符合生殖细胞瘤(精原细胞瘤)(图 6-7-46)。免疫组化：CD117(＋)、PLAP(＋)、CK(－)、CAM5.2(－)、AFP(－)、CD30(－)、CD15(－)、CD20(－)、CD3(－)。病人颈部 B 超未发现肿大淋巴结，腹部 B 超提示前列腺、双侧精囊、睾丸未见异常，最终诊断为原发性纵隔精原细胞瘤。化疗 1 周期后 β-hCG 为 2.89U/L，降至正常。

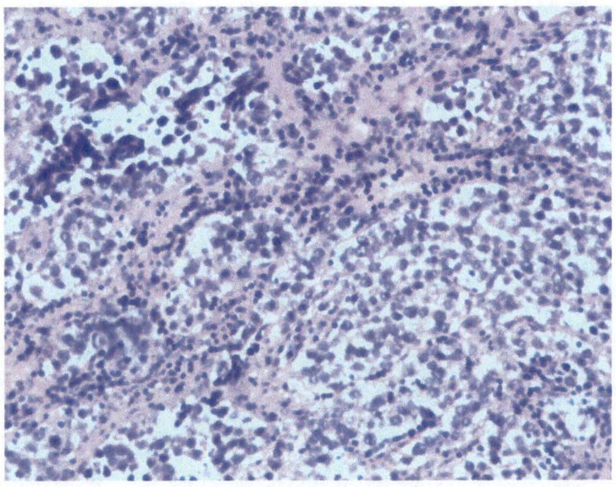
图 6-7-46　瘤细胞呈圆形，形态较一致，瘤细胞核仁明显，肿瘤排列成巢团状，纤维间隔内有大量的淋巴细胞浸润

【分析】　单纯精原细胞瘤可根据血清标志物检测进行诊断，血清 LDH 水平往往升高。10%～30%单纯原发性纵隔精原细胞瘤病人 β-hCG 轻度增高，AFP 一般不升高，β-hCG 浓度大于 100ng/ml 或 AFP 升高提示合并非精原细胞瘤成分。

纵隔原发性精原细胞瘤好发于前纵隔，可沿大血管间隙向四周呈浸润性生长，累及中上纵隔，肿块较巨大，多为分叶状、形态略不规则的实性肿块，与邻近组织间的脂肪层消失，大多密度均匀、无脂肪密度，罕见钙化。常侵及胸膜、心包和上腔静脉等邻近器官组织，上腔静脉综合征是纵隔原发性精原细胞瘤的非特异性间接征象。增强后肿块呈均匀或不均匀强化。强化相对较轻微，其内可见少量条索状明显强化影，有利于该病的诊断与鉴别诊断，但其确诊仍需组织病理学及免疫组化检查。

纵隔内的精原细胞瘤需和纵隔内其他常见肿瘤进行鉴别，主要有：①胸腺上皮肿瘤，为前上纵隔最好发的肿瘤，临床常合并重症肌无力，囊变坏死和钙化常见，强化程度高于精原细胞瘤，当肿瘤具有侵袭性时常累及邻近胸膜和心包，偏侧生长方式有助于鉴别。②淋巴瘤，多为两侧性生长，可见肿块周围有肿大的淋巴结与肿块融合或孤立存在，病灶有多结节融合成块征象。肿块较大时可出现坏死、囊变。③纵隔神经内分泌肿瘤，也可表现为较大软组织肿块，呈浸润生长，密度不均匀，内部多有大片状坏死灶，多累及纵隔胸膜，易形成心包积液和胸腔积液，占位效应显著，肿瘤也易产生显著的上腔静脉综合征等；若纵隔内病变同时伴有内分泌改变，如库欣综合征等临床表现，则支持纵隔神经内分泌肿瘤的诊断，否则鉴别诊断困难。

2. 病例2：男，36岁。低热、干咳7个月，面部肿胀2个月。病人于2015年2月无明显诱因开始出现间隔低热，体温38℃左右，伴右侧肩部疼痛及干咳。2015年7月出现面部肿胀，颈部增粗。2015-08-11在当地医院行CT示：前纵隔区占位。并行前纵隔肿物穿刺，活检病理不支持淋巴瘤及胸腺瘤。

胸部CT（2015-09-14）：前纵隔团块影，挤压周围组织，增强扫描轻度强化，内见囊变、坏死（图6-7-47）。

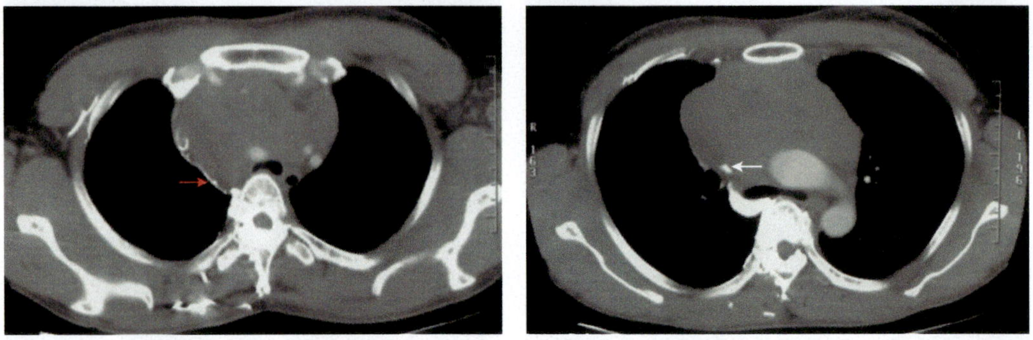

图 6-7-47 胸部 CT2

【诊断】 纵隔精原细胞瘤。

【诊断依据】 青年男性，前上纵隔占位，位置居中，上腔静脉受累（图6-7-47白箭），侧支循环建立（图6-7-47红箭），增强扫描轻度强化，内见囊变、坏死，结合病人有上腔静脉综合征症状，外院活检病理不支持淋巴瘤及胸腺瘤，首先考虑精原细胞瘤诊断。病人再次行CT引导下穿刺，病理：纤维组织内可见肿瘤细胞浸润，免疫组化结果显示：PLAP（＋）、CD117（＋＋）、OCT3/4（＋）、SALL4（＋＋）、AE1/AE3（－）、CD20（－）、CD3（－）、CD56（－）、LCA（－）、Syn（－）、CD30（－）、CgA（－）、EMA（－）、NSE（－）、TTF-1（－）、Ki-67（＋20%），支持生殖细胞来源肿瘤，考虑精原细胞瘤。诊断明确后给予BEP方案化疗，具体方案为：依托泊苷200mg（d1～5）＋顺铂40mg（d1～5）＋博来霉素1.5万U（d1，d8，d15）。化疗2周期后复查胸部CT提示病灶较前明显缩小（图6-7-48）。病人于2015-12-10再次行CT引导下前纵隔肿物穿刺，病理结果示：纤维组织，局部呈囊壁样改变，被覆柱状上皮细胞及黏液上皮，细胞未见明显异质性，考虑为良性囊肿性病变，未见明确恶性病变，不除外畸胎瘤可能。化疗4周期后复查纵隔肿物较前增大（图6-7-49）。之后病人未行其他治疗。2016-03-08复查胸部CT示：前上纵隔软组织肿物，最大截面约10.4cm×7.5cm，较前增大，强化不均匀，推压，包绕周围大血管，纵隔、双肺门未见明确肿大淋巴结（图6-7-50）。

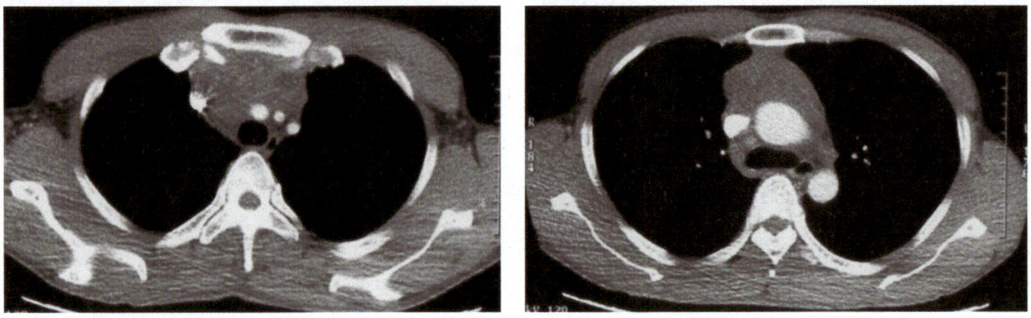

图 6-7-48 化疗2周期后病变较前明显缩小（2015-10-27）

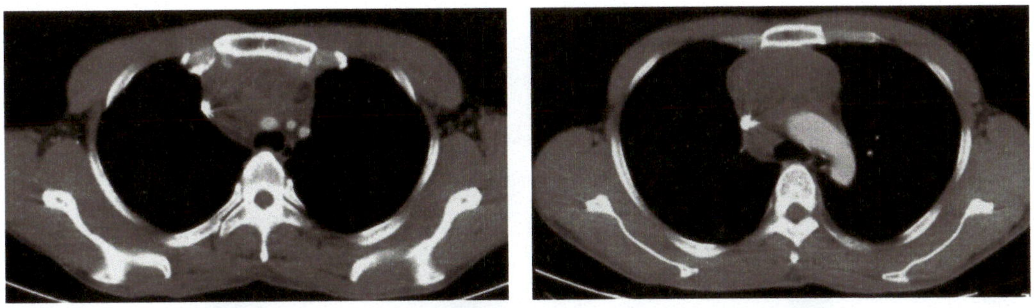

图 6-7-49　化疗 4 周期后病变较前增大(2015-12-18)

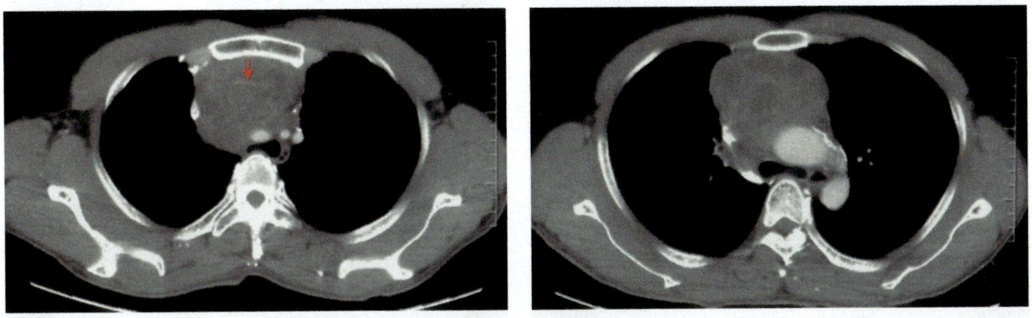

图 6-7-50　病变较前增大，坏死囊变明显，可见条状血管影(红箭)(2016-03-08)

【分析】　纵隔精原细胞瘤的发生机制尚不清楚，一般认为在胚胎发育中，原始生殖细胞在移行过程中迷走或异位到生殖腺外引起。Sung 等报道用 FISH 法检测 22 例纵隔精原细胞瘤显示 12p 染色体异常，提示此病可能与 12p 染色体异常有关。肿瘤发病部位多靠近胸腺，故有学者认为瘤细胞来源于胸腺的始基细胞。也有学者认为其系潜在睾丸性肿瘤转移至纵隔导致，但有睾丸及纵隔同时发生精原细胞瘤的报道罕见，且本病也可见于女性。该病治疗以手术切除为主，配合放、化疗。预后与年龄、肿瘤周围侵犯及有无远处转移等相关。

约 1/4 纵隔精原细胞瘤病例中，可在肿瘤内或周边发现残留胸腺组织。在 10% 的胸腺残留组织中会发生多房性胸腺囊肿样的明显囊性改变，可能反映了胸腺上皮残留组织在精原细胞瘤细胞诱导下发生的囊肿样转化。本例临床、影像和病理均示初始化疗效果尚可，4 周期化疗前重新穿刺病理示局部呈囊壁样改变，被覆柱状上皮细胞及黏液上皮，细胞未见明显异质性。与影像表现囊肿样示较前增多相符。该病理未见明显脂肪密度和钙化，不除外取材较少所致，故该例是否合并畸胎瘤诊断有待商榷。其囊变增加可能为胸腺上皮残留组织发生了囊肿样转化。化疗 4 周期后病变进展，可能与病人年龄较大(＞35 岁)，伴有发热、上腔静脉综合征等症状有关。该病的诊断应重视临床症状、影像及病理检查相结合，同时应注意鉴别，避免误诊及漏诊。尽早发现并综合治疗，可提高病人生存率，延长生存期。

3. 病例 3：女，32 岁。体检发现胸腔内肿物。

胸片：右上纵隔半球状块影，纵径大于横径。密度均匀，边缘清楚。侧位见病灶位于后纵隔(图 6-7-51A)。胸部 CT：右后上纵隔近脊椎软组织密度影，增强扫描呈均匀性强化(图 6-7-51B～E)。MRI：右后上纵隔及 T_3～T_5 椎体水平椎管内异常信号灶，注入 GD-DTPA 后，病灶呈明显强化(图 6-7-52)。

【诊断】　无性细胞瘤。

【诊断依据】　术中右后上纵隔、椎间孔、T_3～T_5 椎管内髓外硬膜下等处见肿瘤，椎间孔有明显扩大，椎体有破坏，肿瘤切开呈鱼肉样，术后行 T_3～T_6 椎体固定术。病理示小圆形恶性肿瘤，肿瘤细胞浸润骨髓，符合无性细胞瘤。免疫组化：PLAP(＋)，CD117(＋)，CD10(＋)，β-hCG(灶性＋)，CK(－)，EMA(－)，Vimentin(－)，CD30(－)，AFP(－)，GFAP(－)，SMA(－)，Des(－)，HHF35(－)，S-100(－)，HMB45(－)，CD20(－)，CD3(－)，LCA(－)，CEA(－)。病人术后 3 个月复查未见复发，无脊髓及脊神经根损伤、压迫等症状。

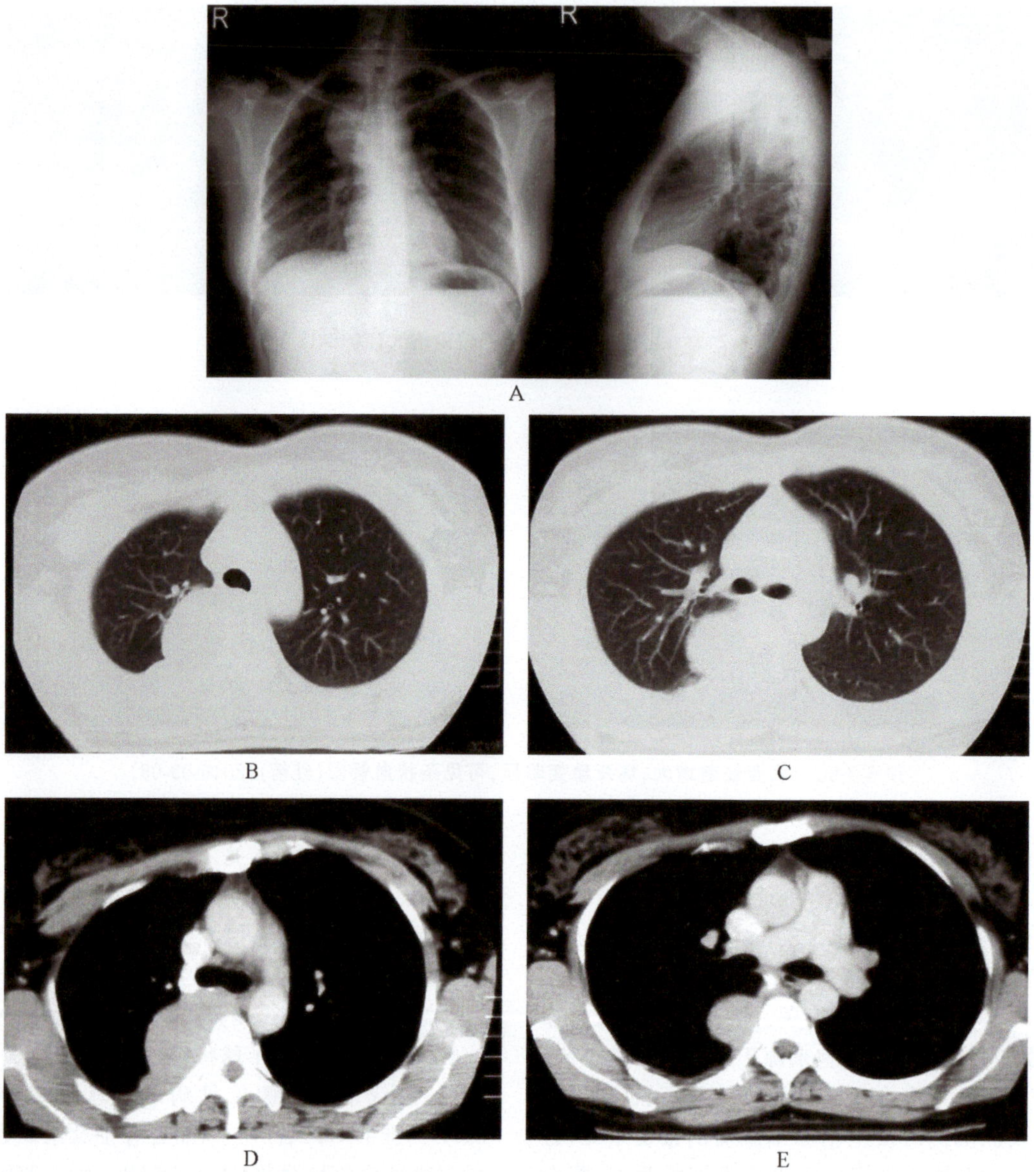

图 6-7-51　胸部 CT3

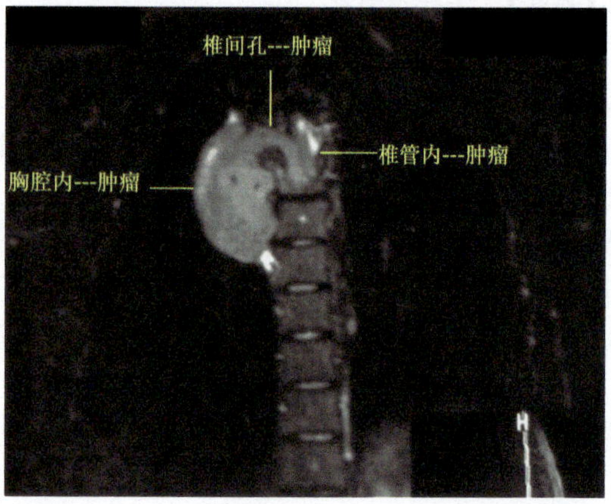

图 6-7-52　MRI

【分析】　无性细胞瘤(dysgerminoma)为低、中度恶性的实性肿瘤，多原发于卵巢，原发于纵隔实属罕见。按肿瘤细胞组织成分可为单纯型和混合型，后者常合并绒毛膜癌、畸胎瘤或卵黄囊瘤成分。该病好发于青春期及生育期妇女，高发年龄段为 10～30 岁，罕见于绝经后及婴儿期。治疗以手术加放、化疗为主，预后较好。

无性细胞瘤是由单一增生的原始生殖细胞构成的肿瘤，镜下与精原细胞瘤非常相似，瘤细胞体积大而圆，比较一致，胞质因含糖原而透明。核大，呈圆形或卵圆形，大小形态一致，小泡状，核仁明显，核分裂象常见。瘤细胞排列成片块、巢状或条索。瘤细胞间常有不等量的淋巴细胞浸润及多少不等的纤维组织。偶尔可见合体滋养细胞分化和囊腔形成。由于肿瘤细胞形态和组织化学特性与未分性别的原始生殖细胞极相似，故命名为无性细胞瘤。本瘤的实质与间质无恒定的比例，有报道认为瘤实质与间质对比，可提示该瘤恶性程度的高低，实质多者恶性度高，反之恶性度低，因此可据以判断预后。此外，有些病例组织学表现为伴有上皮样肉芽肿改变，由组织细胞、淋巴细胞、浆细胞（偶见朗格汉斯细胞）及异物巨细胞组成。

免疫组化对无性细胞瘤的诊断及鉴别诊断有所帮助。多数无性细胞瘤呈 Vimentin、PLAP、CD117、OCT3/4、D2-40 阳性，有时可出现细胞骨架蛋白，如 CK、Desmin、GFAP、S-100、CEA 阳性。而 CD30、CA 125、CA15-3、CA19-9、WT1、CD56、CgA、ER、hCG、ER、PR、Syn、Calretinin、CD99、Inhibin-α、MC 阴性。

该病主要与胚胎性癌相鉴别。两者瘤细胞核含有一个或多个明显核仁，但胚胎性癌核多形性更明显，胞质双染性而非透明，间质散在淋巴细胞，无肉芽肿，合体滋养层细胞样巨细胞常见。而无性细胞瘤中细胞类型及结构一致，间质含有较多淋巴细胞且常有肉芽肿，合体滋养层细胞样巨细胞少见。免疫组化检测对两者鉴别诊断有一定帮助，无性细胞瘤 CD117(＋)，CD30(－)；而胚胎性癌 CD117(－)，CD30(＋)。

三、卵黄囊瘤

卵黄囊瘤（yolk sac tumour，YST），亦称内胚窦瘤（endodermal sinas tumor，EST），是一种由卵黄囊发生的高度恶性生殖细胞肿瘤。1939 年 Schiller 提出本病是胚胎期中肾组织迷路进入邻近的性腺发育而成，故命名为卵巢中肾瘤。1946 年 Teilum 首先发现卵巢中该瘤的疏松网状结构与胚外体腔中的中胚叶很相似，提出本病的生殖细胞起源理论，称此瘤为胚外中胚叶瘤；并于 1959 年发现肿瘤中的血管周围结构与 Duval 所描述的大鼠胎盘的内胚窦样结构（Schiller-Duval 小体）明显相似，因此将本病命名为内胚窦瘤。其后逐渐发现胚胎的卵黄囊与内胚窦瘤非常近似，并研究证明在肿瘤细胞内和肿瘤细胞间质中存在 AFP，从而确认此瘤与卵黄囊关系密切，20 世纪 70 年代之后越来越多的学者称本病为卵黄囊瘤。

（一）流行病学

80%～90%的 YST 原发于生殖腺内（卵巢、睾丸），10%～20%发生于生殖腺外器官，如纵隔、中枢神经系统、阑尾、腹膜后及盆腔等，成人 YST 主要发生在性腺，尤其是女性的卵巢；而儿童则好发于性腺外部位，男性多于女性。

纵隔 YST 发生可分为两个不同的年龄群：在婴幼儿，YST 是最常见恶性生殖细胞肿瘤组织学亚型，通常是唯一的组织学亚型，但偶尔伴有畸胎瘤样成分。发病年龄为新生儿至 7 岁，75%以上病人 3 岁前就已发病，女性儿童多见；相反，在青春期后病人，仅有约 10%的纵隔肿瘤只含有 YST 组织成分。与睾丸 YST 相比，纵隔 YST 发病率更高，这也许归咎于肿瘤发生时所处的细胞环境不同。此外，YST 经常作为混合性生殖细胞肿瘤中的一种成分出现。类似于其他青春期后病人的纵隔恶性 GCT，YST 几乎仅发生于男性病人，发病年龄 13～66 岁。

（二）临床特点

纵隔 YST 好发于婴幼儿及 20～30 岁男性病人，累及部位几乎仅限于前纵隔。疾病早期常无明显症状，可有咳嗽、发热、胸痛等。随着瘤体的增大，可出现压迫症状。如压迫肺脏、气管可能导致胸闷及呼吸困难症状；压迫食管会形成吞咽困难；压迫喉返神经或气管可能出现呛咳、声音嘶哑症状；甚至有些肿瘤会压迫上腔静脉、心房，从而导致上腔静脉综合征等。YST 另一个临床特点是具有内分泌性，90%的病人出现 AFP 水平升高。AFP 是 YST 特异性诊断指标之一，同时也可作为该病的预后判断和术后复发监测的重要指标。

（三）影像学表现

纵隔 YST 的 CT 表现缺乏特征性，多表现为纵隔内的单发巨大肿块影（图 6-7-53），发生部位均为前上或前中纵隔，肿块多偏向一侧胸腔（图 6-7-54），呈分叶状，常侵犯周围组织，可见胸腔积液（图 6-7-55）。肿瘤生长迅速，大部分病例的肿块呈不均质密度，瘤内常有出血、坏死及囊变而形成的低密度区（图 6-7-56）。肿块较小时可表现为均质密度。钙化少见（图 6-7-57），多合并其他类型生殖细胞瘤（图 6-7-58）。增强扫描表现为不均匀中-高度强化，部分延迟强化，以分隔（图 6-7-59）及实性部分强化明显，可见血管条状强化（图 6-7-60），提示肿瘤血管丰富。肿瘤强化方式与其病理基础有关，内胚窦样结构特点（肿瘤细胞密集，绕血管放射状排列）及富含血管的组成决定了其明显不均匀强化特点。该病极具侵犯性，浸润式生长，肿瘤早期对周边纵隔结构就有侵犯，易通过血行发生转移（图 6-7-61）。

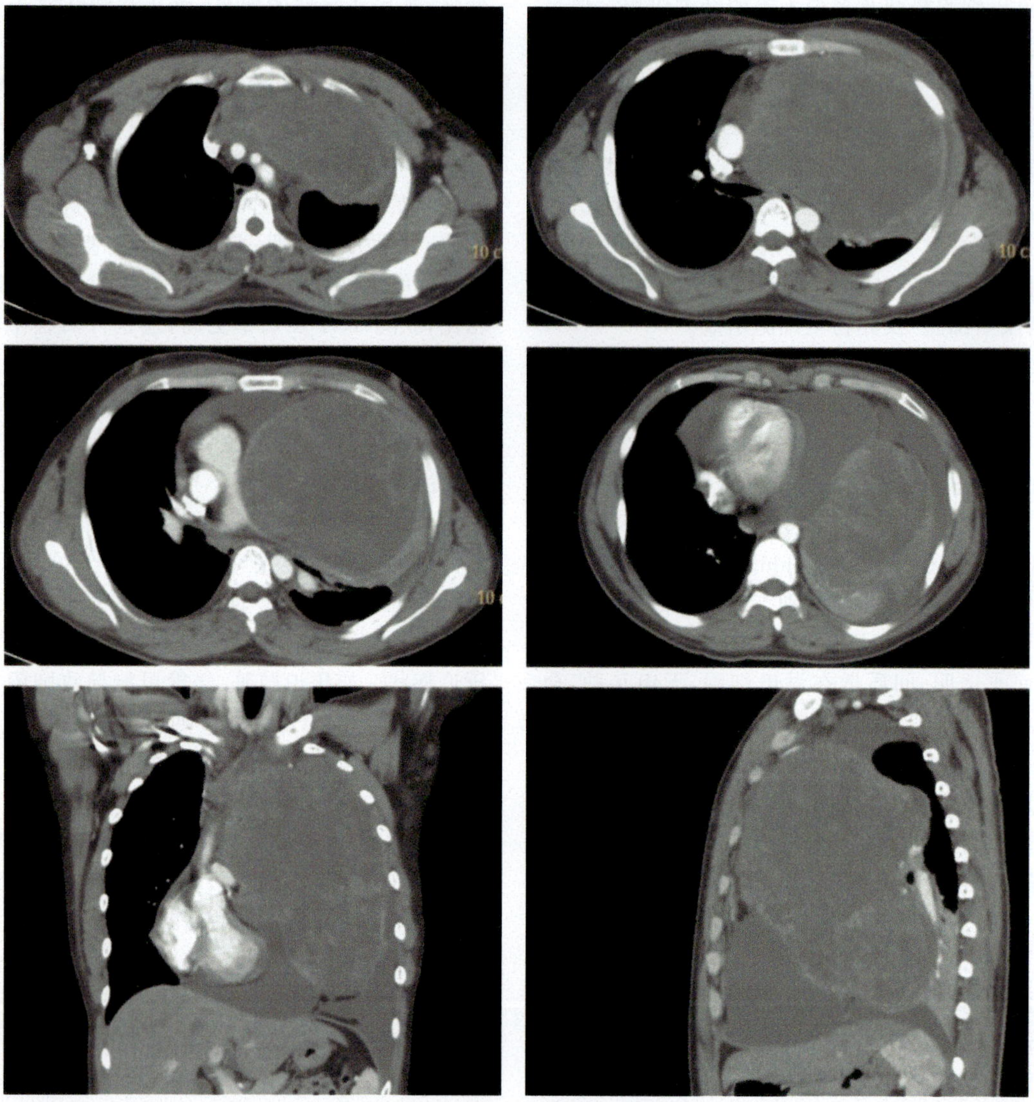

图 6-7-53　男，24 岁。咳嗽、胸闷 1 个月。左侧前纵隔巨大肿块影，增强扫描密度不均，心包积液，左侧胸腔积液

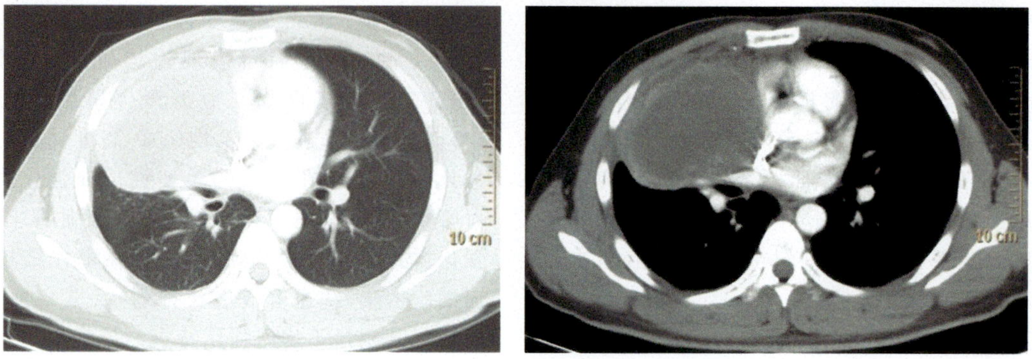

图 6-7-54　男，22 岁。咳嗽 10 天。右前纵隔偏侧肿块影，AFP>1000ng/ml

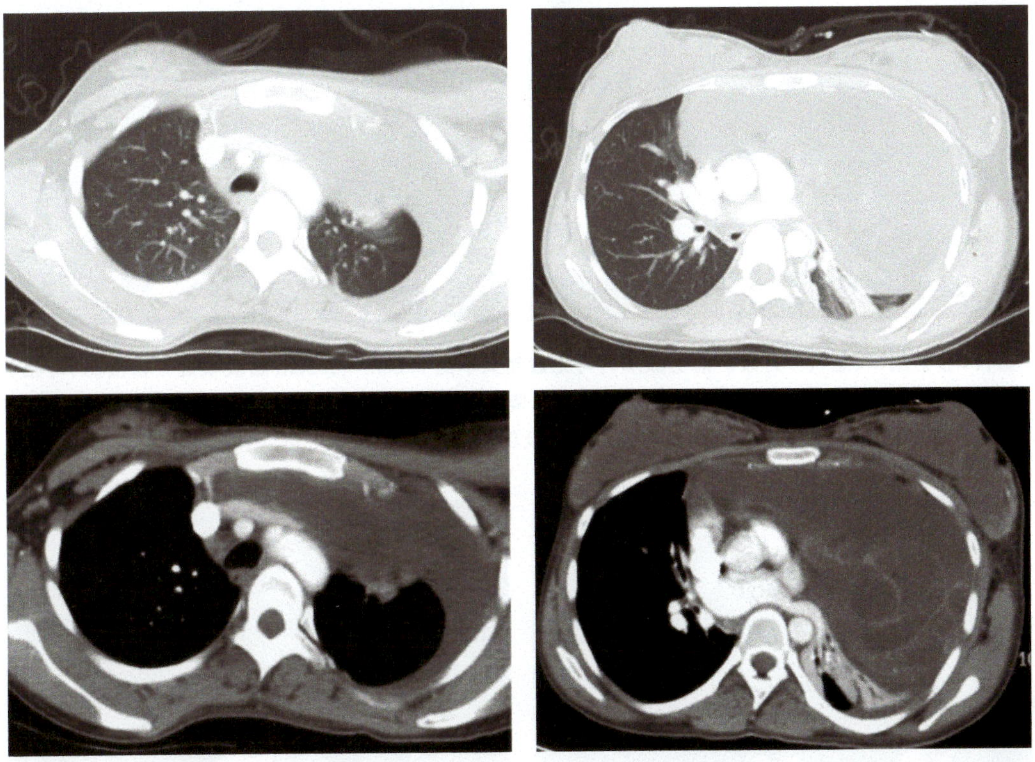

图 6-7-55　女，21 岁。咳嗽 3 个月，加重伴胸闷 1 个月。左纵隔巨大囊实性肿块并左侧肺不张、左侧胸腔积液。AFP＞1210ng/ml

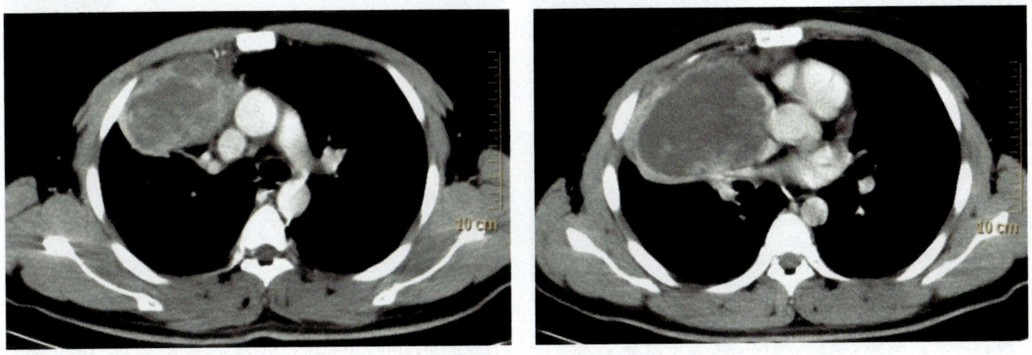

图 6-7-56　男，23 岁。咳嗽 20 天。病变内囊变、坏死明显，边界不清

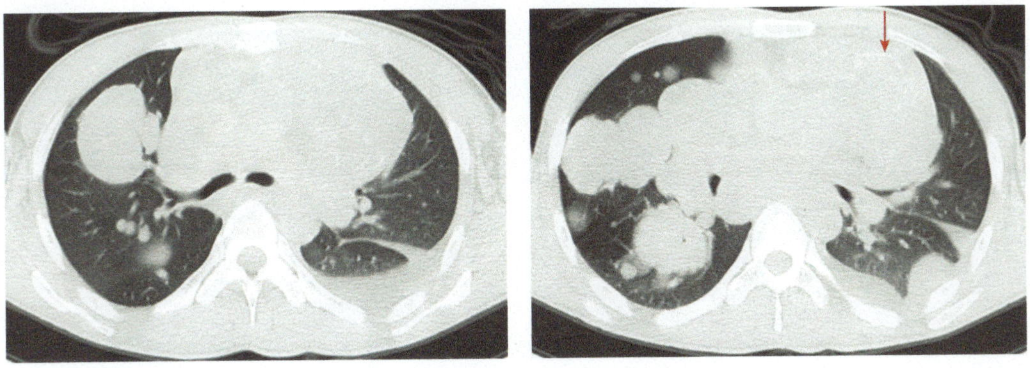

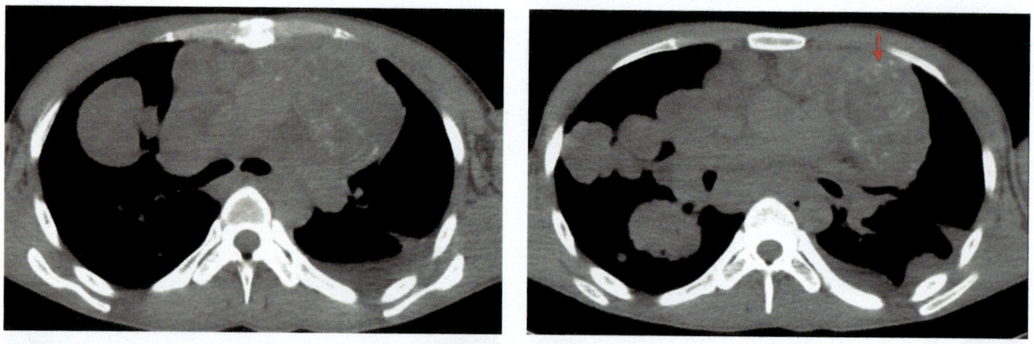

图 6-7-57　男，24 岁。胸闷、憋气 1 月余。前上纵隔内可见截面大小约 9.6cm×5.5cm 团块状混杂密度影，与相邻大血管及心影分界不清，病变内可见泥沙样钙化（红箭），纵隔内可见明显增大淋巴结。双肺内可见多发大小不等团块状软组织密度影。病理诊断：纵隔卵黄囊瘤并双肺及纵隔多发转移

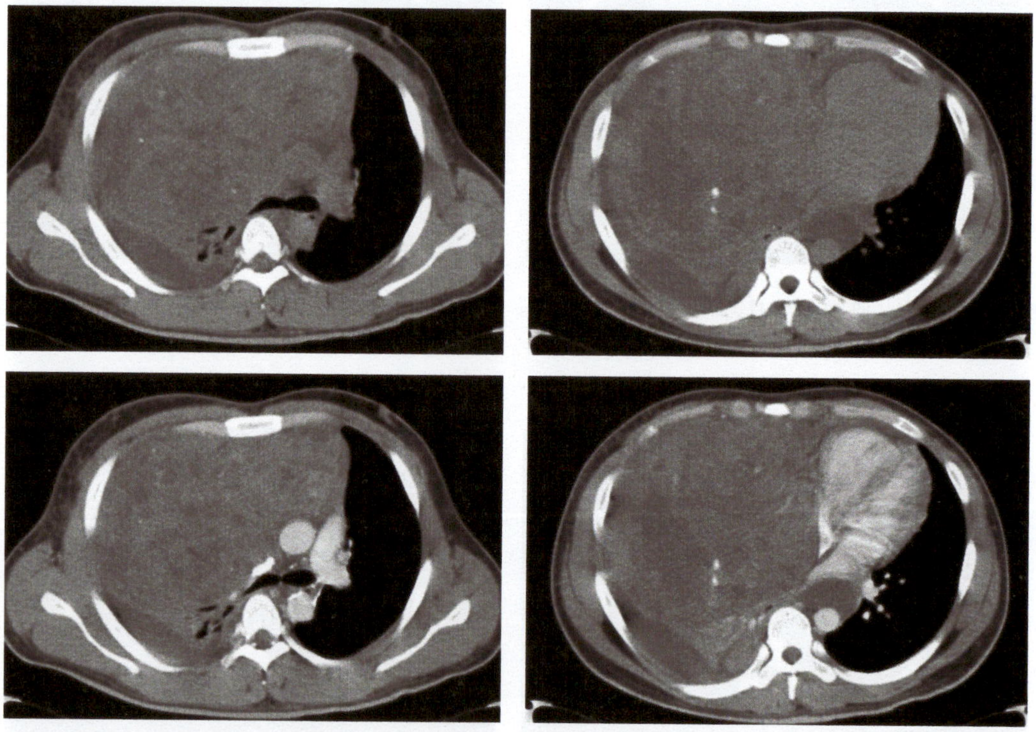

图 6-7-58　男，25 岁。咳嗽、咳痰、胸闷、憋气 1 月余。AFP＞1210ng/ml，β-hCG＜301.4U/L。穿刺病理：镜下部分细胞呈圆形，部分呈囊性，内衬立方及扁平上皮，免疫组化标记显示部分向生殖细胞分化，部分向上皮分化，考虑混合性生殖细胞肿瘤

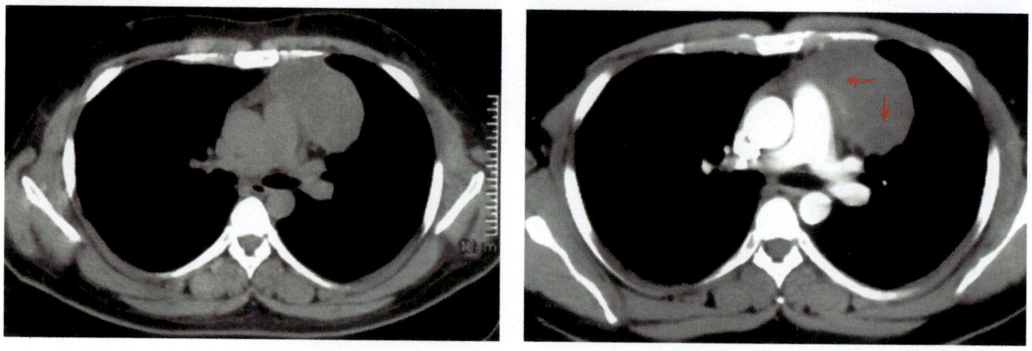

图 6-7-59　男，25 岁。左前上纵隔肿块，增强扫描分隔强化明显（红箭）

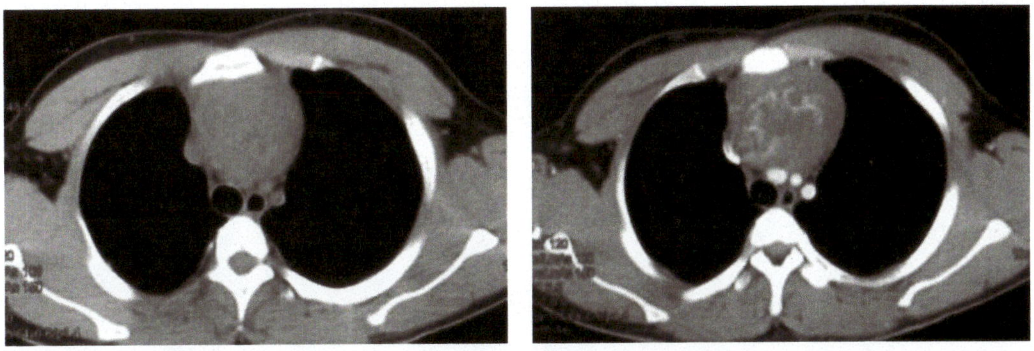

图 6-7-60　男，24 岁。前纵隔类圆形肿块，位置居中，增强扫描可见血管影

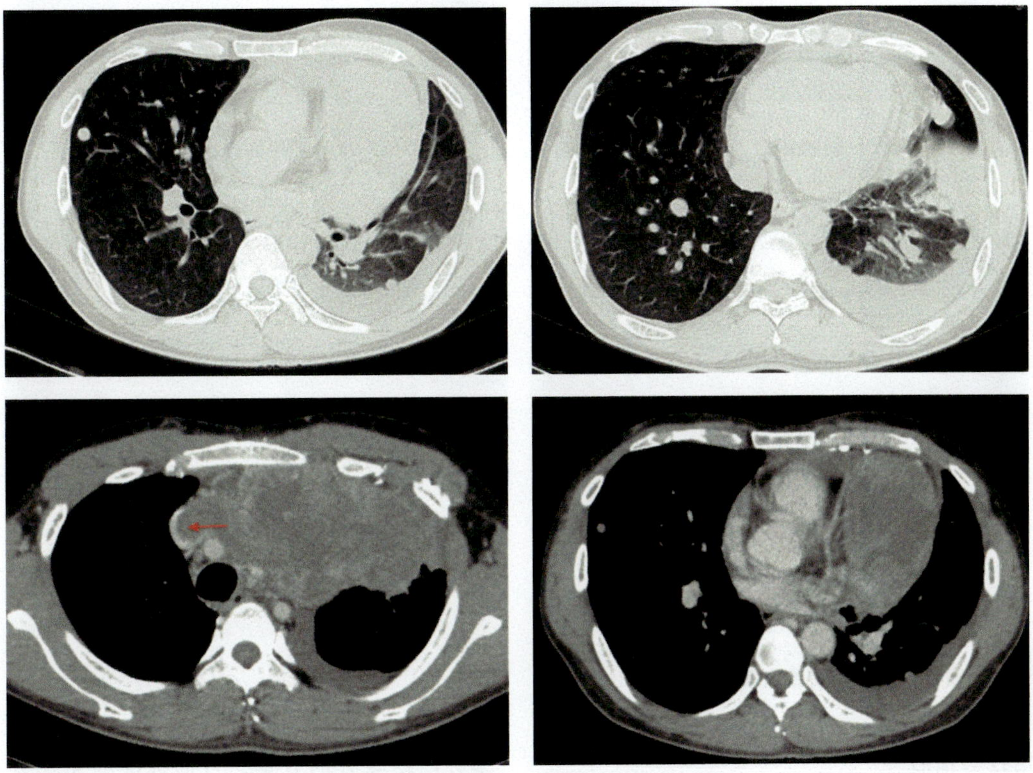

图 6-7-61　男，30 岁。纵隔卵黄囊瘤并双肺多发转移，侵及胸膜和上腔静脉（红箭），心包及左侧胸腔积液

（四）组织病理学

大体上，纯 YST 为实性或囊实性肿瘤，质软，典型切面为白色、灰色或灰白色，略成凝胶或黏液样。常可见多个蜂房样小囊腔，内含黏液，因肿瘤生长迅速，其内常见出血及坏死灶。

肿瘤病理组织形态学特征类似于更为常见的性腺（卵巢、睾丸）部位的同类肿瘤，低倍镜下肿瘤由多种不同的构型混合组成，肿瘤细胞呈弥漫性生长趋势，其特征性组织学表现为：疏松的网状结构，相当于原始卵黄囊壁的基本结构，由嗜碱性的黏液样基质、网状的微囊和（或）裂隙样构成的特征性结构；上皮性囊腔相当于卵黄囊（胚外内胚层）；特征性血管周围结构，相当于胚外中胚层向卵黄囊腔内的乳头状突起；肿瘤组织间质显示广泛的黏液变性，肿瘤细胞和间质内可见到特征性的圆形嗜酸性透明小体（玻璃样小体），PAS 阳性。

（五）诊断

YST 的确诊有赖于病理检查，病理镜检可见疏松的网状结构（图 6-7-62）、内胚窦结构（图 6-7-63）、管泡状结构及透明小体，疏松的网状结构是 YST 诊断的主要依据。Schiller-Duval 小体及透明小体有助于诊断。Schiller-Duval 小体结构类似肾小球，中心为毛细血管，内缘由肿瘤细胞覆盖，有包膜包绕，包膜外缘（壁层）亦衬有肿瘤细胞。Schiller-Duval 小体仅出现在50%～75%的 YST，故不是诊断所必须。网状结构的间隙内或瘤细胞内可见到透明小体，由多种蛋白组成，PAS 染色阳性。透明小体在 YST 中十分常见，但其也可以在少数胚胎性癌和其他一些上皮性肿瘤中存在。免疫组化显示 AFP(图 6-7-64)、CK(图 6-7-65)阳性对诊断本病有特异性。少数病例中，波形蛋白会显示局灶阳性，但在胚胎性癌中为阴性。

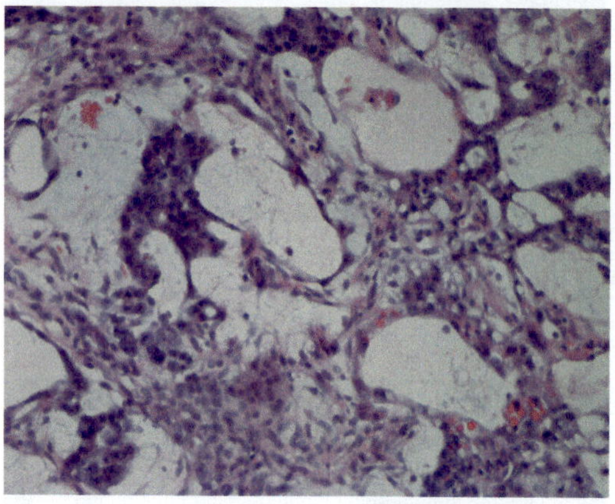

图 6-7-62 疏松网状结构，内含黏液(HE×20)

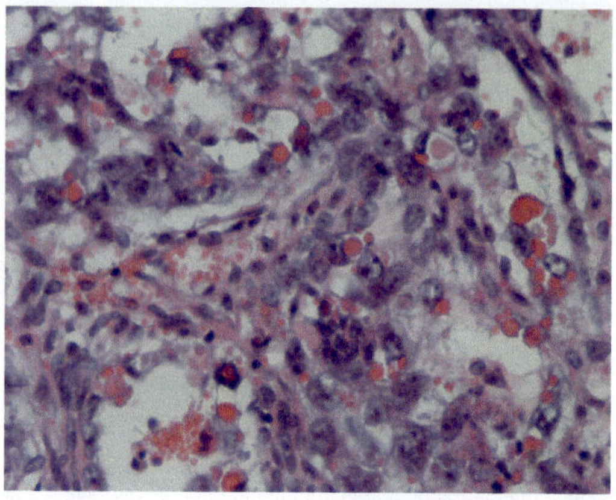

图 6-7-63 内胚窦样结构(HE×40)

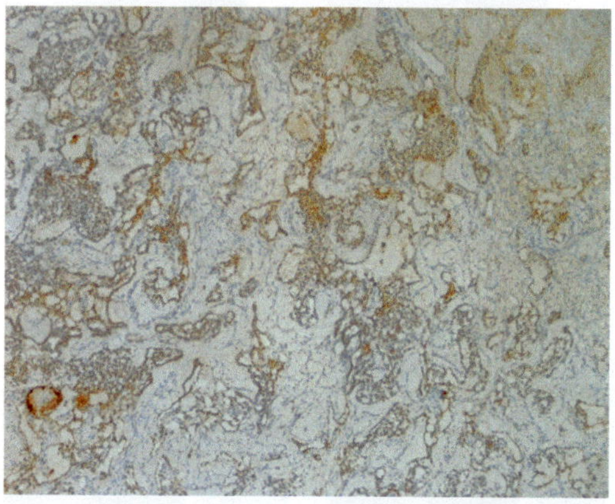

图 6-7-64 瘤细胞胞质 AFP 弥漫阳性

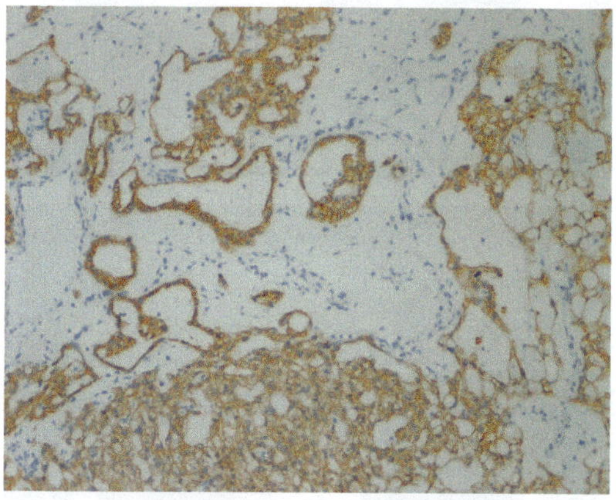

图 6-7-65 CK 阳性

(六)治疗与预后

纵隔 YST 恶性度高，早期容易扩散或沿血管、淋巴管转移，预后差。肿瘤常侵及附近组织，不易彻底切除，因此预后更差，平均生存期为 6 个月至 1 年，死亡原因多数为肿瘤组织的蔓延转移。根治性手术再辅以化疗，能有效提高术后生存期。即使可能由于肿瘤的特性，或其生长的位置或侵及邻近重要器官导致不能完整被切除，姑息性切除加化疗也可以缓解肿瘤症状，并有效地延长生存时间。术前化疗、手术切除纵隔残余肿瘤、术后辅助化疗为基础的综合治疗是目前治疗的主要模式。也有学者提出应以化疗为主，仅对于临床难以确诊或者化疗后有肿瘤组织残存的病人采用手术治疗。其化疗方案一般选择用顺铂或卡铂等铂类药物为基础，并联合异环磷酰胺、博来霉素、依托泊苷等多种药物联合的方案。目前标准的化疗方案为 BEP(博来霉素＋依托泊苷＋顺铂)，纵隔 YST 对这 3 种药物并不十分敏感。其他常用方案还包括 VAC(长春新碱＋多柔比星＋环磷酰胺)和 PVB(顺铂＋长春新碱＋博来霉素或平阳霉素)等。多数文献未推荐放疗治疗本病，这可能与肿瘤恶性程度高，较早发生全身转移及肿瘤对放疗不敏感有关。

参考文献

Abdel Rahman A R, Ebied E N, Nouh M A, et al. Primary yolk sac tumor of the lung. Ann Thorac Surg, 2009, 87(6): 1925-1926.

Cates CA, Etchells DE, Dorrell ED, et al. Horner's syndrome in yolk sac tumour of the mediastinum. Br J Ophthalmol, 1999, 83(12): 1406.

DeSmet AA, Silver TM, Hart WR. Endodermal sinus tumor of the anterior mediastinum. South Med J, 1977, 70(6): 757-758.

Harano K, Ando M, Sasajima Y, et al. Primary yolk sac tumor of the omentum: a case report and literature review. Case Rep Oncol, 2012, 5(3): 671-675.

Moran CA, Suster S. Mediastinal yolk sac tumors associated with prominent multilocular cystic changes of thymic epithelium: a clinicopathologic and immunohistochemical study of five cases. Mod Pathol, 1997, 10(8): 800-803.

Sham JS, Chan FL, Lau WH, et al. Primary mediastinal endodermal sinus tumors: CT evaluation. Clin Imaging, 1989, 13(4): 299-304.

Teilum G. Oestrogen production by Sertoli cells in the etiology of benign senile hypertrophy of the HUman prostate; testicular lipoid cell ratio and oestrogen-androgen quotient in HUman male. Acta Endocrinol (Copenh), 1950, 4(1):43-62.

Teilum G. Endodermal sinus tumor of the ovary and testis-comparative morphogenesis of the so-called mesoephroma ovarii (Schiller) and extraembryonic (yolk sac allantoic) structures of the rat's placenta. Cancer, 1959, 41(12):1092-1105.

Truong LD, Harris L, Mattioli C, et al. Endodermal sinus tumor of the mediastinum. A report of seven cases and review of the literature. Cancer, 1986, 58(3): 730-739.

病例解析

1. 病例 1：男，25 岁。胸闷、憋气伴右侧胸痛 20 余天。病人 20 天前无明显诱因出现胸闷、憋气，伴有间断性右侧胸骨旁疼痛，呈刀割样，休息后无缓解。行胸部 CT 检查示前纵隔偏右侧异常密度影，未做任何治疗。近 3 天病人自觉胸闷、憋气症状较前加重，行 B 超检查示右侧胸腔积液，行胸腔穿刺，引流出 400ml 暗红色血性液体，病人胸闷、憋气症状较前好转，为求进一步治疗而入院。

胸部 CT：前纵隔偏右侧见不规则软组织密度影，最大截面积约 9.0cm×6.7cm，边界尚清，其内密度不均匀，上腔静脉受压向左移位，纵隔及双侧肺门内未见明显肿大淋巴结，右侧胸腔积液（图 6-7-66）。

【诊断】 纵隔卵黄囊瘤。

【诊断依据】 前上纵隔偏侧性巨大占位性病变，可暂不考虑淋巴瘤诊断，病人<40 岁，不符合胸腺瘤好发年龄。病人为青年男性，首先考虑生殖细胞肿瘤。肿块偏侧生长，侵及上腔静脉（图 6-7-66 红箭）和右侧胸膜，增强扫描示囊变、坏死明显，界线不清，实性部分强化明显，且有延迟强化，首先考虑卵黄囊瘤诊断。入院后完善相关检查，血 AFP>1210ng/ml，β-hCG<0.10U/L。颈部 B 超检查示：甲状腺大小形态正常，实质回声尚均匀。双侧颈旁及双锁骨上区未见肿大淋巴

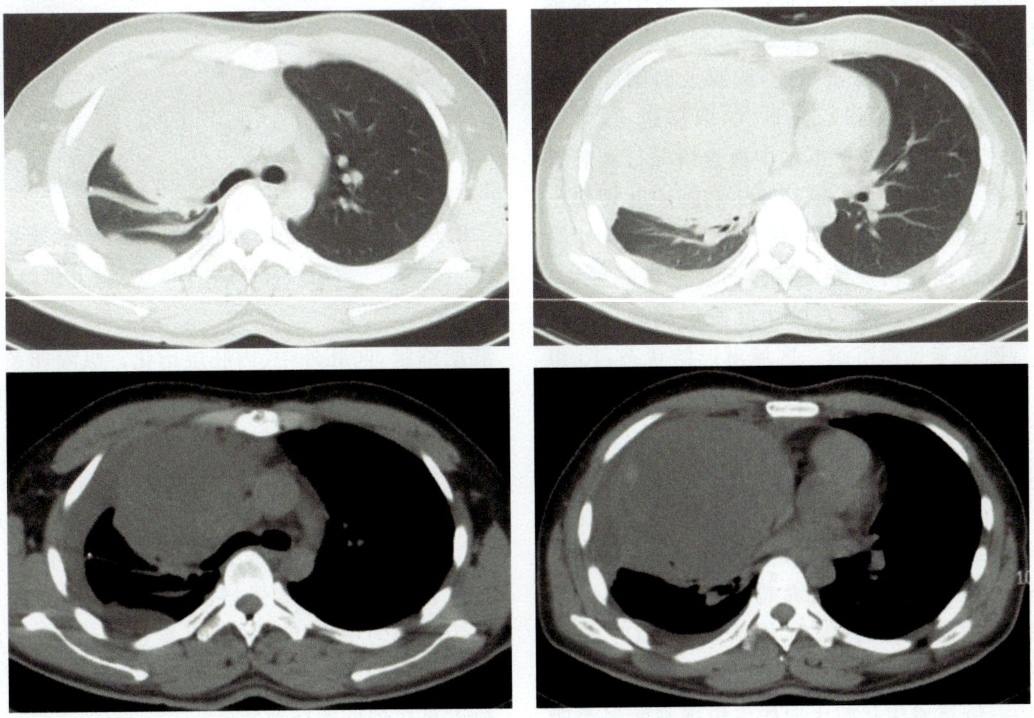

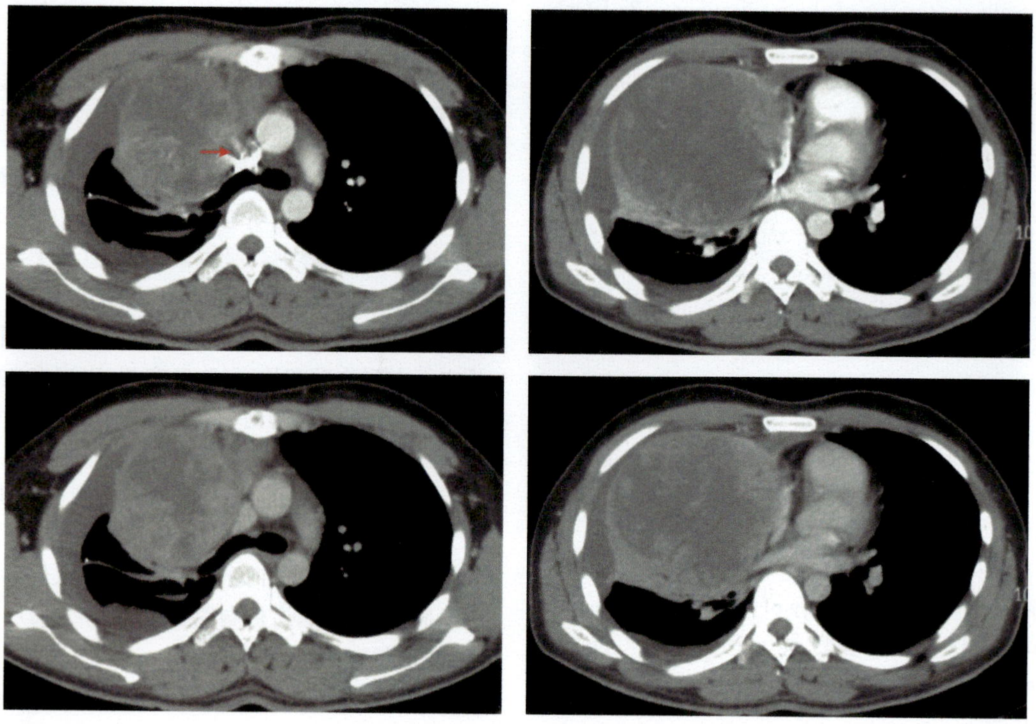

图 6-7-66 胸部 CT1

结显像。腹部 B 超检查未见异常，双侧睾丸、附睾未见异常。胸腔积液细胞学检查未见癌细胞。全身骨扫描检查未见异常。病人行手术治疗，术中于右侧胸腔内见团块状巨大肿瘤，大小约 15cm×14cm×12cm，质软，呈分叶状，形状不规则，包膜不完整，内含灰白色胶冻状坏死物，肿瘤呈侵蚀性生长，侵蚀右肺中叶大部分、右肺上叶前段及右肺下叶背段部分肺组织，并与心包、胸壁、纵隔胸膜形成紧密粘连，胸腺及周围脂肪组织广泛受累，10 组、11 组淋巴结肿大，取样送检，术中见少量暗红色胸腔积液。依据术中探查情况行胸腔镜辅助下右胸右上纵隔巨大肿瘤切除＋右肺中叶切除＋右肺上叶楔形切除＋右肺下叶楔形切除＋胸腺切除术。术后大体切面灰白灰红，质细，病理：（纵隔肿瘤）卵黄囊瘤（图 6-7-67），侵犯右肺中叶脏层胸膜。右肺中叶支气管断端未见瘤组织。区域淋巴结状态：10 组（0/1）、11 组（0/3）。部分胸壁组织查见瘤组织。免疫组化：SALL4（＋）、CKpan（＋）、CD117（＋）、GCP3（部分＋）、PLAP（部分＋）、TTF-1（部分＋）、CD30（－）、CK7（－）、OCT3/4（－）、D2-40（－）、Ki-67（＋60%～70%）。术后复查 AFP 降至正常。

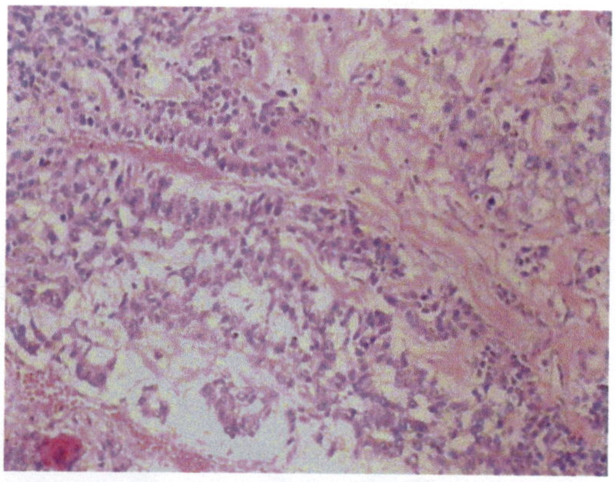

图 6-7-67 肿瘤细胞结构多样，形成管状、乳头状、网状等结构，衬以扁平或立方上皮细胞

【分析】 尽管纵隔的卵黄囊瘤有可能是卵巢或睾丸等性腺微小肿瘤转移而来，但本例 B 超和 CT 检查均未发现有性腺和腹部肿块，故认为本例为原发性纵隔卵黄囊瘤。卵黄囊瘤起源于原始生殖细胞或多潜能胚胎细胞，向胚外中、内胚层衍化。纵隔卵黄囊瘤缺乏特异性症状，好发于青少年男性，病灶常局限于前纵隔，很少跨区生长。肿块多巨大，偏侧生长，心脏和大血管显著受压、移位。肿块局部边界不清，容易侵袭周围大血管，常见远处转移，淋巴结转移少见或出现较晚。平扫密度不均，易出血、坏死、囊变而形成的低密度区，本例明显。增强扫描动脉期间隔和实质部分表现为不均匀中-高度强化，可有延迟强化，考虑是肿瘤细胞外间隙含有的大量黏液基质及大量间质纤维化阻滞了对比剂的灌注所致。

Teilum 用荧光法在肿瘤的内胚窦上皮细胞中和肿瘤细胞内外的玻璃小体中均可显示 AFP。AFP 是一种在胚胎时期由肝细胞和卵黄囊合成的球蛋白，存在于胎儿血清中，但出生后几乎消失。正常人血清中仅含极微量的 AFP，除肝细胞病变外，某些生殖系统癌变病人血清中，AFP 含量也可升高。在恶性性腺肿瘤中只有卵黄囊瘤细胞可以产生 AFP，其升高可见于血液、体液、分泌物等，故上述液体测定 AFP 可作为特异性诊断卵黄囊瘤及评估预后的指标。如果此值升高，结合影像学表现可基本明确诊断。AFP 半衰期仅 5 天，故血清 AFP 能对肿瘤情况做出迅速反应：AFP 水平降低提示治疗有效，AFP 再次升高提示肿瘤出现复发或耐药。临床上，对于青年男性病人，出现上述临床及 CT 表现，可常规行血清 AFP 检测，以排除卵黄囊瘤可能。本病确诊需行病理检查，对于适合的病例，术前针吸细胞学穿刺活检是本病诊断的金标准。

2. 病例 2：男，24 岁。查体发现纵隔占位 20 天。血 AFP＞1210 ng/ml，β-hCG 正常。

胸部 CT：前上纵隔偏右侧见一最大截面约 7.6cm×5.2cm 不规则软组织肿块，边界欠清，与邻近结构分界不清，邻近血管受压，周围脂肪间隙混浊，增强扫描病变呈不均匀强化，以边缘强化为著，内部呈分房样改变，纵隔、肺门未见明显增大的淋巴结（图 6-7-68）。

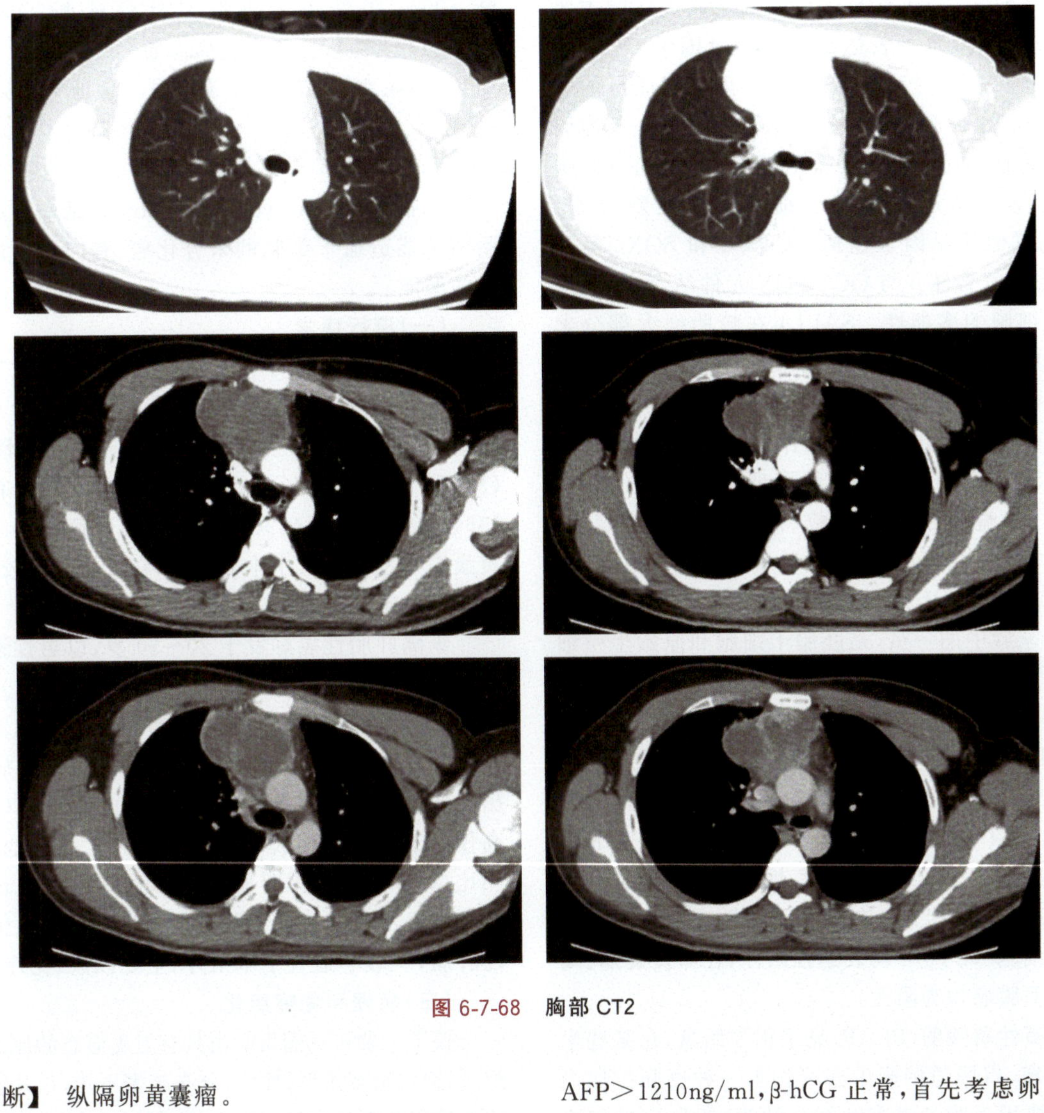

图 6-7-68　胸部 CT2

【诊断】　纵隔卵黄囊瘤。

【诊断依据】　青年男性，前上纵隔偏侧占位性病变，首先考虑生殖细胞肿瘤。肿块偏侧生长，侵及上腔静脉和右侧胸膜，增强扫描以边缘强化为著，内部呈分房样改变，坏死、囊变明显，且有延迟强化，结合血 AFP＞1210ng/ml，β-hCG 正常，首先考虑卵黄囊瘤诊断。病人行全身麻醉下胸骨正中劈开纵隔肿瘤切除术。术中见肿瘤位于前上纵隔，囊实性，大小约 10cm×9cm×8cm，侵及右侧纵隔胸膜及部分右肺上叶，与心包关系密切，与上腔静脉及左右无名静脉交汇处关系密切。完整切除纵隔、前纵隔脂肪、受累纵隔胸膜及部分右肺上叶。手术病理:(纵隔肿瘤)卵黄囊瘤,肿瘤 9cm×6cm×5.5cm,未见肺组织受累;萎缩的胸腺组织;无名血管鞘送检组织未见肿瘤。免疫组化:CK(+)、AFP(+)、SALL4(+)、PLAP(-)、CD30(-)、CD117(灶性+)、WT-1(-)、CD20(-)、CD5(-)、OCT3/4(-)、Vimentin(-)、Ki-67(+30%)。

【分析】 *SALL4* 是人类婆罗双数样基因(*sal-like*)家族成员,是近年来发现的原癌基因。*SALL4* 基因是 2002 年由 Baradie AL 等发现的一种锌指蛋白转录因子,是果蝇 *Splat*(8a1)的同源异型基因,定位于人类染色体 20q13,包括*SALL4A* 和*SALL4B* 两种亚型。研究证实 SALL4 是调控 *SALL* 基因家族表达的主要因子,可通过调节自身表达或另一转录因子 OCT3/4 表达的方式,进而调控其他 SALL 基因家族成员的表达;是维持胚胎干细胞功能的重要调控基因,在细胞周期调控及细胞凋亡中起重要作用,SALL4 可通过影响表观遗传学机制进而调控干细胞自我更新过程。SALL4 与其他转录因子包括 OCT3/4 和 SOX2 等相互作用,形成复合体并与 OCT-SOX 元件结合,共同维持胚胎干细胞的多能性。SALL4 在畸胎瘤大部分未成熟成分中呈阳性表达,而在成熟成分中呈阴性表达;在卵黄囊瘤、无性细胞瘤、精原细胞瘤、胚胎性癌、绒毛膜癌中均弥漫性强阳性表达,可作为 GCT 鉴别诊断的标志物。SALL4 同样可不同程度地表达于其他肿瘤中,如淋巴瘤、急性白血病、肝癌、胃癌、肾母细胞瘤、恶性黑素瘤等,这可能反映了恶性肿瘤的类干细胞分化。

OCT3/4 是*POU5F1* 基因(6p2113)编码的 POU 转录因子家族中的一员,是胚胎干细胞和原始生殖细胞自我更新和多能性的关键,其表达的异常变化往往与多数体细胞克隆异常相关。原始生殖细胞缺乏 OCT3/4 将导致凋亡而不是分化。已知生殖细胞的发生受到 BMP、Kit/KL、FGF 和 TGF 等信号通路的调节,而 OCT3/4 作为转录因子,参与了对 BMP、FGF 等信号通路的调节。OCT3/4 的过表达与生殖细胞分化异常、GCT 的形成相关。在所有胚胎性癌和精原细胞瘤成分的细胞 OCT3/4 均表达强阳性,在卵黄囊瘤、畸胎瘤和绒毛膜癌均为阴性。

胎盘碱性磷酸酶(PLAP)见于正常胎盘,在某些生殖系统肿瘤、胃肠道肿瘤中亦可作为一种癌胚抗原而表达。主要用于胎盘滋养叶细胞肿瘤、卵巢生殖细胞瘤和睾丸精原细胞瘤的诊断和鉴别诊断。精原细胞瘤、胚胎性癌、卵黄囊瘤等呈阳性表达,而未成熟畸胎瘤中呈阴性表达。

CD117 是 *C-kit* 原癌基因编码的具有酪氨酸激酶活性的跨膜蛋白,对精原细胞瘤较特异。CD30 表达于活化的淋巴细胞、R-S 细胞和大多数间变性大细胞淋巴瘤,在胚胎癌中有明显和稳定的表达,可用于精原细胞瘤与胚胎性癌及淋巴瘤的鉴别诊断。AFP 是由胚胎卵黄囊内胚层细胞、胎儿肝细胞及其肠道细胞合成的一种糖蛋白,可用于卵黄囊瘤和精原细胞瘤的鉴别诊断。

总之,PLAP、CD117 和 OCT3/4 均表达于精原细胞瘤和混合性生殖细胞肿瘤中精原细胞瘤成分,精原细胞瘤不表达 CK、LCA、CD30。卵黄囊瘤 AFP 呈强阳性表达,PLAP 和 CD117 呈部分弱阳性表达,OCT3/4 阴性。本例 SALL4 阳性表达支持 GCT 诊断,CD30 阴性可除外胚胎性癌诊断,AFP 阳性、OCT3/4 阴性符合卵黄囊瘤诊断。

(山东省立医院东院影像科 杨世峰 提供)

四、胚胎性癌

胚胎性癌(embryonal carcinoma)是一种起源于胚胎期多能造血干细胞的未分化癌,有向胚内或胚外分化的潜能。

(一)流行病学

纵隔胚胎性癌可单独或作为混合性 GCT 成分之一出现,两者发生率大致相同。在所有纵隔 GCT 中,胚胎性癌占 12%以上,在所有非精原细胞瘤性的 GCT(NSGCT)中占 30%~65%。胚胎性癌常伴有畸胎瘤(56%)、绒毛膜癌(22%)或精原细胞瘤(22%)。与卵黄囊瘤并发在成人中十分罕见,在青少年中较为常见。

(二)临床特点

纵隔胚胎性癌好发于 20~30 岁,以男性多见。临床表现为胸痛或肩痛(60%)、呼吸窘迫(40%)、声音嘶哑、咳嗽、发热(<10%)或上腔静脉综合征(12%)。男性乳房发育少见,无症状者亦罕见。25%的病人表现出临床症状时已有肺转移,30%的血清 β-hCG 水平升高仅见于伴有绒毛膜癌成分的病人。与其他 NSGCT 相比,影像学观察无明显不同,少数病人可出现先天性睾丸发育不全的特征。胚胎性癌为高度恶性生殖细胞性肿瘤,一般不适宜手术治疗,主要以放、化疗为主。

(三)病理和免疫组化

镜下主要可见瘤组织由具有上皮形态的原始大细胞组成,细胞呈多角形、柱状,分布疏密不均,呈片状、巢状、腺泡状或乳头状排列(图 6-7-69),肿瘤组织内可见合体滋养细胞及瘤巨细胞,大片出血,瘤性坏死组织。

在免疫组织化学中,85%~100%的胚胎性癌表达 CD30(图 6-7-70),而其他 GCT(除少量精原细胞瘤和卵黄囊瘤)和其他非造血肿瘤表现为 CD30 阴性。包膜染色明显，伴有不等量的胞质染色。大多数胚胎性癌 AE1/AE3、CK、OCT3/4（图 6-7-71）和 PLAP（图 6-7-72）可阳性，而上皮膜抗原（EMA）、CEA、波形蛋白通常为阴性。胚胎性癌具备两种不同的癌细胞，即原始未分化单核瘤细胞和合体滋养叶细胞，分别产生两种免疫抗原，AFP 和 β-hCG。在 30%病例中，AFP 可以出现在散在的肿瘤细胞或者小病灶中。1/3 病例在合体滋养细胞中出现 β-hCG 的表达。

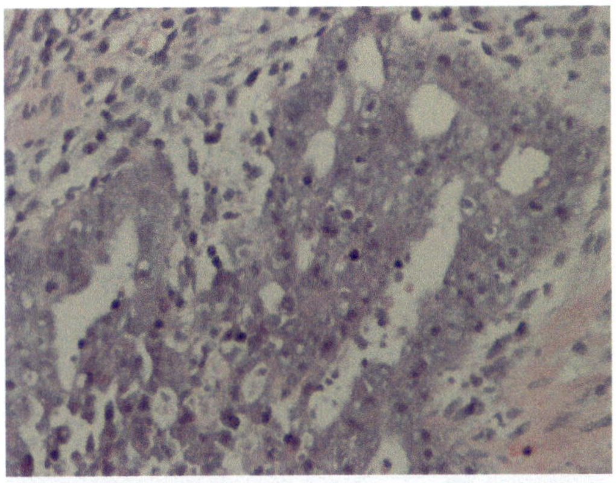

图 6-7-69　肿瘤细胞体积较大、核仁较大，紧密排列呈片状或乳头状（40×）

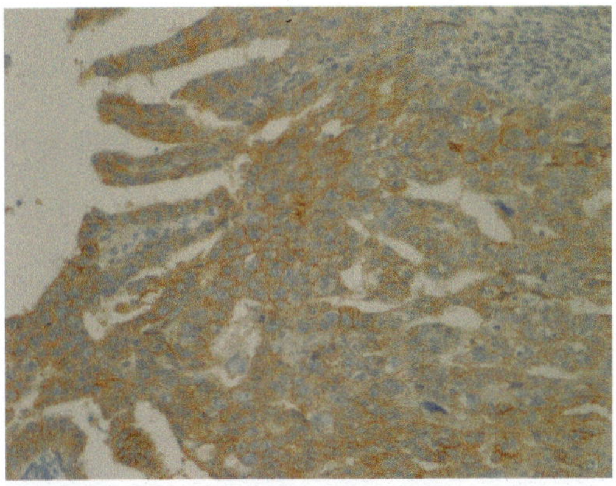

图 6-7-70　CD30 阳性（20×）

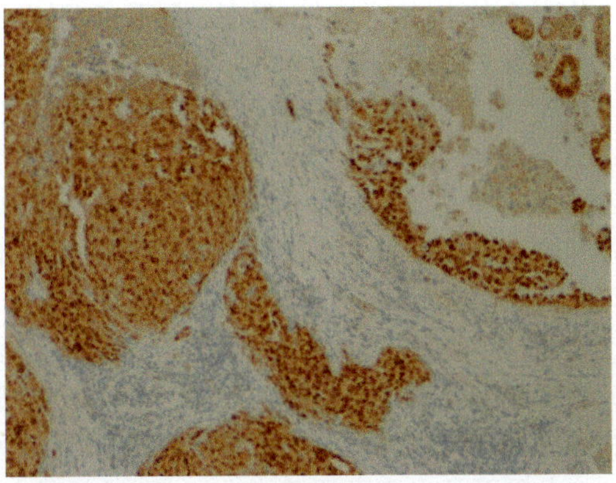

图 6-7-71　OCT3/4 阳性（10×）

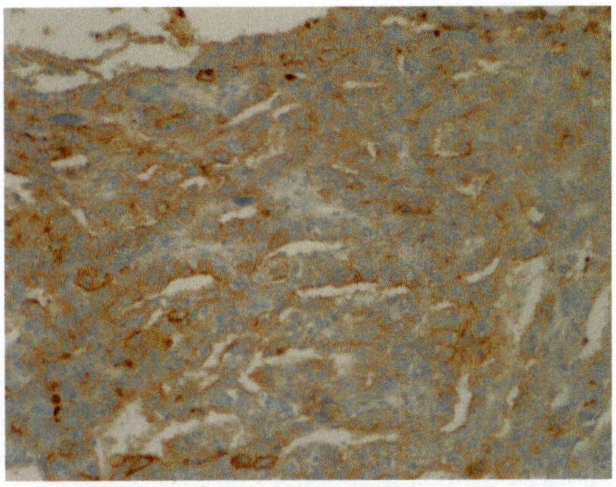

图 6-7-72　PLAP 阳性（20×）

（四）鉴别诊断

胚胎性癌与精原细胞瘤之间的区别在于更大程度的细胞核多形性、独特的上皮特征（乳头状小管状和腺泡状结构），均匀的细胞角蛋白强染色、常见的 CD30 表达及 CD117 反应阴性。卵黄囊瘤组织学与胚胎性癌有相似之处，但多形性较小，肿瘤形态多样，微囊状和网状多见，可见 Schiller-Duval 小体，常见透明小体和胞外基底膜样物质，AFP 免疫组化染色弥漫性阳性。胚胎性癌多以原始多形性单核大细胞为主，可伴有合体滋养细胞，但无 Schiller-Duval 小体及（或）嗜酸性基底膜样物质等结构，临床上可伴有内分泌异常，β-hCG 反应大多阳性，但卵黄囊瘤 β-hCG 多阴性。当合体细胞区域广泛时，胚胎性癌可能酷似绒毛膜癌，但是缺乏由合体滋养细胞层和细胞滋养层混合形成的双向从状结构，同时纯胚胎性癌缺乏类似绒毛膜癌的弥漫性 β-hCG 阳性反应。

参考文献

Cheng L，Zhang S，Talerman A，et al. Morphologic，immunohistochemical，and fluorescence in situ hybridization study of ovarian embryonal carcinoma with comparison to solid variant of yolk sac tumor and immature teratoma. HUm Pathol，2010，41(5)：716-723.

Hartmann JT，Einhorn L，Niehols CR，et al. Secondline

chemotherapy in patients with relapsed extargonadal nonseminomatous germ cell tumors: results of an international multicenter analysis. J Clin Oncol, 2001, 19(6): 1461-1648.

Smith HO, Berwick M, Verschraegen CF, et al. Incidence and survival rates for female malignant germ cell tumors. Obstet Gynecol, 2006, 107(5): 1075-1085.

病例解析

男，22岁。查体发现前纵隔占位2天。

胸部CT：右前纵隔肿块影，其内密度不均，增强后病灶未见明显强化，上腔静脉受压，肺门纵隔淋巴结无肿大(图6-7-73)。

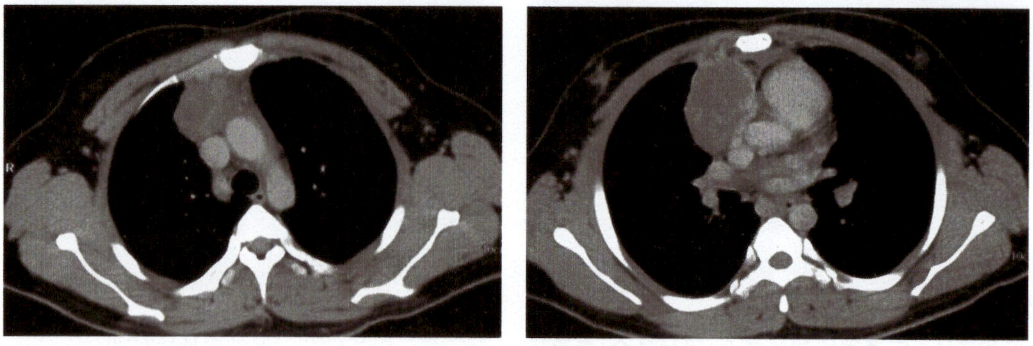

图6-7-73 胸部CT

【诊断】 生殖细胞肿瘤。

【诊断依据】 青年男性，偏侧肿块影，内坏死明显，界线不清，增强扫描无明显强化，首先考虑生殖细胞肿瘤。病人入院后血AFP 21.15ng/ml(0～20ng/ml)，β-hCG<0.11U/L(0～3U/L)。术中见肿瘤为囊实性，侵及右侧纵隔胸膜及右肺中、下叶，肿物上达左右无名静脉交汇处，下达膈顶，左侧与心包轻度粘连，钝性分离并完整切除肿瘤，术后病理为生殖细胞肿瘤，主要由精原细胞肿瘤成分和胚胎性癌成分组成，伴显著坏死性改变。肿瘤大小12cm×7.5cm×3.5cm。

【分析】 混合性生殖细胞瘤是由两种或两种以上的生殖细胞肿瘤成分构成的肿瘤，恶性程度较高，临床表现无特异性，发生于性腺者，多以发现肿块就诊，发生于纵隔者，多因周围脏器受压、受侵继发症状而就诊。混合性生殖细胞瘤的发病机制尚未十分明确，多数认为系来源于具有潜在的多向分化能力的原始生殖细胞，后者可分化为胚胎细胞类肿瘤(畸胎瘤、胚胎性癌)，也可分化为非胚胎细胞类肿瘤(精原细胞瘤、卵黄囊瘤、绒毛膜癌)。本例主要由精原细胞肿瘤和胚胎性癌组成。精原细胞瘤镜下瘤细胞形态结构较为均一，核分裂象较为少见，间质内可见淋巴细胞浸润。胚胎性癌镜下细胞排列形式多样，与卵黄囊瘤类似的是其细胞内外可找到PAS阳性透明小体，血清AFP亦呈阳性，但与之不同的是免疫组化hCG可呈阳性。

混合性生殖细胞瘤由于含有两种或两种以上肿瘤成分，其CT表现多种多样，与具体混合成分有关。肿块大小不一，多为单发，形态以圆形、卵圆形、分叶形为主。由于肿瘤病理成分多而复杂，CT上肿块密度常不均匀，部分肿瘤内部可见坏死及出血，坏死区可多中心分布，呈不规则形。某些瘤体还可见不同程度的钙化，钙化形态亦具多样性，可呈斑点状、条索状、结节状、斑片状。肿瘤边界多数不清，易向周围组织浸润及侵犯，如前纵隔肿瘤常向心包、胸膜腔侵犯。恶性程度高的混合性生殖细胞瘤可较早出现远处转移。增强扫描，肿瘤多呈逐渐强化的模式，静脉期较动脉期强化明显，强化程度与肿瘤血供相关，囊性及坏死区域无强化，瘤内分隔可见中度至明显强化。CT对于混合性生殖细胞瘤的诊断仍具有较高的实用价值，其目的在于了解病灶的部位、大小、成分，与周围组织器官的关系，判断病灶的恶性程度，对周围组织的侵犯，实质脏器有无转移等，为肿瘤的分期提供较大的帮助，并可作为临床进一步治疗的重要参考。

五、绒毛膜癌

绒毛膜癌(简称绒癌)是起源于胚胎滋养层细胞的高度恶性生殖细胞肿瘤，可分为原发性绒毛膜癌(非妊娠性绒毛膜癌)与继发性绒毛膜癌(妊娠性绒毛膜癌)。妊娠性绒毛膜癌绝大多数与妊娠有关，约50%继发于葡萄胎，25%继发于自然流产，20%发生于正常分娩，5%发生于早产和异位妊娠，以30岁左右青年女性多见。妊娠性绒毛膜癌恶性程度高，发病早期即可发生广泛的血行播散转移。其中80%发生肺转移。

原发性绒毛膜癌男女均可发病，多见于青少年或儿童。原发性绒毛膜癌与妊娠无关，可发生于未婚女性或年轻男性，是胚胎时期原始生殖细胞异常分化的结果。部位多位于性腺，睾丸绒毛膜癌发病年龄平均为 26 岁，卵巢绒毛膜癌病人平均年龄为 32 岁。性腺外多沿身体中轴线分布，如纵隔、脑松果体、肺、腹膜后、肝脏、胆囊、泌尿道、食管、胃、空肠、结肠、乳腺和腹股沟汗腺等。

(一)流行病学

男性绒毛膜癌的发病部位依据其发病率的高低依次为睾丸、纵隔、松果体、消化道、肺、腹膜后。单纯纵隔绒毛膜癌极其罕见，不发生在儿童。纵隔 GCT 中，单纯绒毛膜癌仅占 2.5%～5%；在纵隔恶性非精原细胞瘤型 GCT 中占 9%，在非畸胎瘤型 GCT 中占 4.3%。绒毛膜癌常与其他恶性肿瘤同时存在，如各种畸胎瘤、无性细胞瘤或精原细胞瘤等。

(二)临床特点

纵隔原发性绒毛膜癌病人几乎均为男性，好发于 20～40 岁。大多数为前纵隔巨大肿物，部分可发生于后纵隔。纵隔绒毛膜癌易侵及血管，早期即可发生血行转移，最常累及的器官为肺。病人多以原发部位或肺部转移症状就诊，主要临床表现包括咳嗽、胸痛、胸闷、气促、发热、咯血等，还有其他恶性肿瘤的非特异症状如体重减轻、乏力、恶心呕吐等。部分病人表现出纵隔肿瘤的压迫症状，主要为上腔静脉阻塞，即颜面部、颈部、躯干上部(即双上肢)水肿，颈静脉充盈，胸部及上腹部浅表静脉曲张等。由于血清 β-hCG 水平升高，部分病人会出现继发性激素变化，可表现为男性乳腺发育、睾丸萎缩、性欲减退等。病人血、尿 β-hCG 升高是特异性最强的实验室检查。

(三)影像学表现

纵隔绒毛膜癌常表现为前纵隔内体积较大的软组织肿块，可呈分叶状，与周围组织分界不清，根据内部成分的不同，密度常不均匀，可见出血坏死，亦可见脂肪或钙化。肿瘤增强后出现不均匀延迟强化，并见条状异常强化小血管影，提示肿瘤血供丰富(图 6-7-74)。

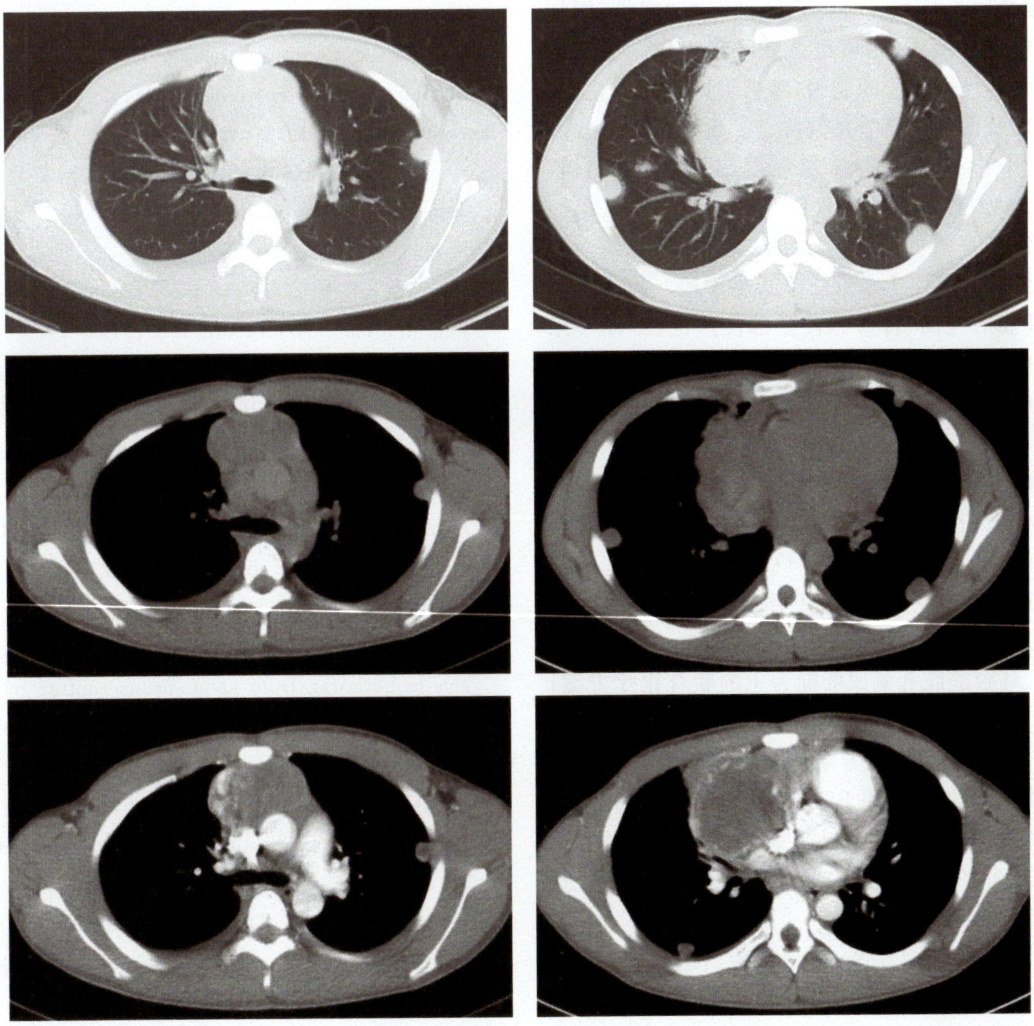

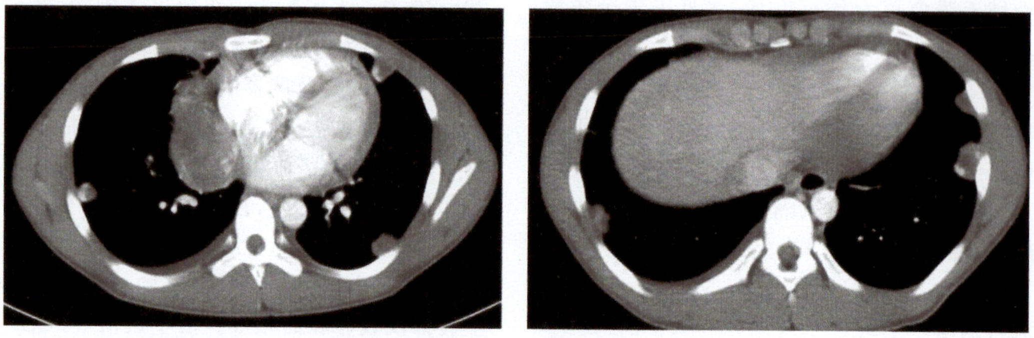

图 6-7-74 男，12 岁。右侧胸背部疼痛 1 周，咯血 3 天。β-hCG 7687U/L。前纵隔软组织密度肿块影，大小约 5.5cm×9.2cm，形态不规则，密度不均，不均匀强化，向后侵及心包。纵隔内气管前腔静脉后、主肺动脉窗区可见肿大淋巴结，大者直径约 1.1cm。双肺野示多发结节灶，大者约 1.5cm×2.4cm，不均匀强化。右侧胸腔及心包腔内可见少许液性密度影

（四）病理

纵隔绒毛膜癌是质软、伴有广泛出血和坏死的巨大肿瘤。镜下瘤组织由细胞滋养细胞、合体滋养细胞和中间型滋养细胞排列成不同的结构，巢状、条索状和片状，无胎盘绒毛结构。合体滋养细胞似"帽带"围绕细胞滋养细胞的周围，间质可见纤维素聚集。绒毛膜癌具有较强的侵蚀血管的能力，瘤组织内丰富的血窦、大片出血区及假绒毛结节是其特点。免疫组化常表现为 β-hCG 阳性（特别是合体滋养层细胞），CK 阳性，PLAP 及 EMA 约 50%为阳性。

（五）治疗

原发性绒毛膜癌手术治疗是必要手段。但往往因瘤体大、肿瘤活性高、转移和侵犯部位广泛，早期手术完全切除困难。手术也有可能促进血行转移，甚至导致术后病情急剧恶化。故主张术前经多疗程化疗，待血清 hCG 接近正常、肿瘤负荷明显减少时再行根治性手术，可降低复发。对化疗多个疗程后仍持续存在的局限、孤立的转移灶（如肺、脑等）行病灶切除，可获得缓解甚至痊愈。

化疗应以顺铂为基础，对不伴有其他成分的单纯性绒毛膜癌采用以放线菌素 D、依托泊苷、甲氨蝶呤、长春新碱、环磷酰胺和氟尿嘧啶为主的联合化疗方案；对合并有 GCT 成分者多采用顺铂、长春新碱、博来霉素的联合化疗方案（PVB 方案）；合并有腺癌成分者可加用丝裂霉素。近年多用 BEP（顺铂、依托泊苷和博来霉素）方案代替 PVB 方案，以减少神经毒性并增加反应率。出现脑部、肺部等转移者还应联合放疗。

（六）预后

血清 hCG 可作为诊断、疗效评定、随访及预后判断的标志物。由于纵隔绒毛膜癌具有高度侵袭性，且确诊困难，一旦延误诊断，往往错过早期最佳治疗时机。Yokoi 等综合文献分析男性原发性绒毛膜癌的平均生存时间仅 7.7 个月，1 个月内死亡率达 23.8%。

参考文献

Arendt J. Das Chorionepitheliom des Mannes. Fortschr. a. d. Geb. d. Rontgenstrahlen 1931,43:728-735.

Bachmann J, Ernestus K, Werner T, et al. Detection of primary choriocarcinoma in the mediastinum by F-18 FDG positron emission tomography. Clin Nucl Med, 2007, 32:663-665.

Bol'shakov LL. Primary chorionepithelioma of the mediastinum in a man. Arkh Patol, 1969, 31:77-79.

Cohen BA, Needle MA. Primary mediastinal choriocarcinoma in a man. Chest, 1975, 67:106-108.

Moran CA, Suster S. Primary mediastinal choriocarcinomas: a clinicopathologic and immunohistochemical study of eight cases. Am J Surg Pathol, 1997, 21:1007-1012.

Primary mediastinal choriocarcinoma. Br Med J, 1969, 2:135-136.

Ruan Z, Wang S, Wang Z, et al. A rare case of bilateral massive hemothorax from spontaneous rupture of a primary mediastinal mixed germ cell tumor. Ann Thorac Surg, 2012, 93:664-666.

Weiss AM, Frey N, Andreassian B, et al. Primary choriocarcinoma of the mediastinum in a man. Sem Hop, 1976, 52:1235-1238.

Yamane T, Egawa H, Deguchi N, et al. A case of primary mediastinal choriocarcinoma. Nihon Kokyuki Gakkai Zasshi, 2006, 44:48-54.

病例解析

男，20 岁。咳嗽、咳痰、咯血伴发热、胸闷 2 周。病人 2 周前无明显诱因出现阵发性咳嗽，咳白黏痰，咯少量鲜血，伴发热，体温最高 39℃，并有胸闷、胸痛。

胸部 CT：前纵隔巨大肿块，中心密度较低，周边部分明显强化，边界不清；双肺弥漫分布类圆形结节，边缘强化；纵隔内多发肿大淋巴结(图 6-7-75)。

【诊断】 纵隔绒毛膜癌并肺内转移。

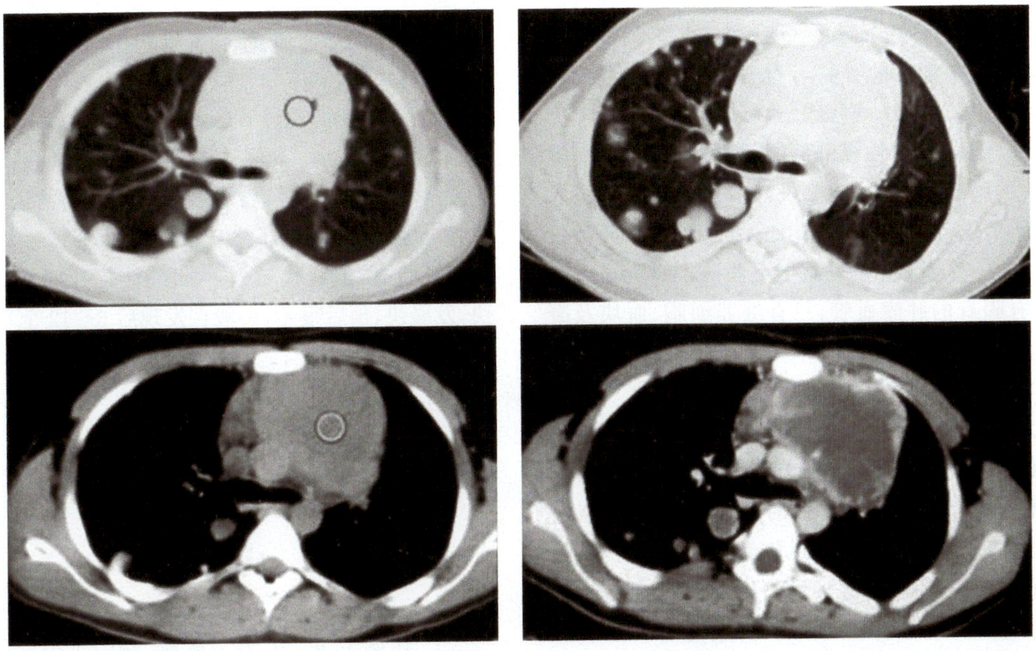

图 6-7-75 胸部 CT

【诊断依据】 20 岁男性，胸部 CT 示病变位于前上纵隔，向两侧侵袭，对邻近组织以推压为主，邻近胸膜无明显累及，纵隔淋巴结肿大，肺内转移明显。该影像主要是胸腺瘤、淋巴瘤和生殖细胞肿瘤的鉴别。胸腺瘤病人多大于 40 岁，小于 40 岁的病人非常少见；病变多偏向一侧，易侵及邻近胸膜，而肺内转移少见；本例病人年龄和影像均不支持该诊断。淋巴瘤易肺内转移，对心脏和大血管以推压、移位为主，本例较符合。但前纵隔淋巴瘤肿块周围多有大小不等的淋巴结，与肿块融合或孤立存在，多数在其余纵隔部位、肺门、腋窝或颈部见到增大的淋巴结，本例纵隔、腋窝无明显肿大淋巴结，病变边界清晰，无明显融合趋势，不符合淋巴瘤诊断。病人年龄较轻，肺内转移，更需考虑恶性生殖细胞肿瘤可能。精原细胞瘤密度多均匀，坏死不明显，恶性程度相对较低，本例不符合。胚胎癌、卵黄囊瘤和绒毛膜细胞癌均较少见，胚胎癌尤其少见，且影像无明显特异性，暂不考虑。卵黄囊瘤和绒毛膜癌均可见明显坏死囊变，且较易早期肺内转移，该例转移灶亦坏死明显，边缘可见明显强化，更支持绒毛膜癌诊断。

入院查体：T38.5 ℃，精神不振，口唇轻度发绀，浅表淋巴结未触及肿大，双肺呼吸音粗，右下肺可闻及少许湿啰音，心、腹、生殖系统、神经系统查体无异常。辅助检查：血常规示白细胞 17.32×10^9/L，N% 75.8 %，血红蛋白 139g/L；尿常规：红细胞 5.5/HPF(非均一性)，蛋白(+)；肿瘤标志物：CA125 56.03U/ml(正常值 0～39ng/ml)，Cufra21-1 50.77ng/ml(正常值 1～3.3ng/ml)，NSE：19.93ng/ml(正常值 0～16.3ng/ml)均明显升高，CEA、CA19-9 正常；凝血五项：D-二聚体 666μg/L，纤维蛋白原 4.57g/L；肝功能生化正常。B 超检查：肝胆胰脾肾及腹膜后无异常；双侧乳头深部均探及腺体回声；双侧睾丸略小、边界清晰、回声均匀。病人 B 超提示男性乳房发育、睾丸偏小，提示可能存在性激素分泌异常，故行相关检查。血 hCG>50 万 U/L，雌二醇>4300pg/ml，泌乳素 65.64ng/ml，血 AFP 104.9ng/ml。病人 AFP 升高幅度较低而 β-hCG 升高幅度较高，故首先考虑绒毛膜癌可能。由于绒毛膜癌本身能够分泌 hCG，可使男性乳腺发育、睾丸萎缩，故本例首先考虑绒毛膜癌。病人病情进展迅速，咳嗽、咳痰、胸闷、憋气进行性加重，且痰中带血量增多，反复发热，抗生素治疗无效。病人入院后 2 天出现肉眼血尿，考虑出现肾脏转移。行经皮引导下纵隔肿块穿刺，穿刺结果送检均为出血坏死物，另见少许角化物。第二次行 B 超引导下纵隔及肺内转移性肿块双部位穿刺活检，病理诊断：纵隔绒毛膜上皮癌，广泛坏死，肺组织内查见肿瘤；免疫组化：hCG（+），AFP（−），CEA（−），CK（+）。最终确诊为纵隔原发性绒毛膜上皮癌并肺、肾广泛转移。行 EMA-CO 方案抢救性化疗，化疗期间病人病情持续恶化，脉氧进行性下降至 30%～60%，胸闷喘憋明显，咳嗽剧烈，痰中带血量增多，于化疗第 4 天放弃治疗，自动出院，随访病人死亡，病程约 70 天。

【分析】 原发于男性纵隔的绒毛膜癌非常罕见，多以原因不明的刺激性干咳、胸痛、发热或痰中带血为主要临床症状，年龄通常在 20～30 岁，文献报道的最小年龄仅 13 岁，最大的为 72 岁。组织学上绒毛膜癌本身无血管和间质，也没有固有的肿瘤血管，只有滋养细胞、血块及凝固性坏死组织物构成的坏死灶。癌细胞侵入邻近组织血管引起出血，所以在肿瘤生长部位的共同特点是局部出血。故第一次穿刺送检即为出血坏死物并不能除外该诊断。肿瘤原发灶及转移灶均可发生破裂出血，具有相对典型的临床表现及影像学特征。由于肿瘤本身能够分泌绒毛膜促性腺激素，故可使男性乳腺发育，睾丸萎缩。原发性绒毛膜癌病人血、尿 β-hCG 明显升高，具有高度特异性及敏感性，其滴度和肿瘤负荷有关，可作为诊断及评估预后的重要指标，通过 β-hCG 测定及动态观察，并及时行活检可明确诊断。本例病人，应用高危绒毛膜癌首选化疗方案（EMA-CO）行抢救性化疗，终因病情进行性加重，呼吸衰竭，无法耐受而终止治疗。男性绒毛膜癌虽然化疗效果明显，但往往错过早期最佳化疗时机，且复发较快，发展快，预后很差，一般在发现后 6～12 个月内死亡。

第八节　纵隔软组织肿瘤

软组织肿瘤大多来源于间叶组织，是指从纤维、脂肪、平滑肌、血管、淋巴管等发生的肿瘤。这类肿瘤好发于四肢、躯干及腹腔，发生于纵隔者比较少见。纵隔软组织肿瘤大体分为脂肪源性肿瘤（胸腺脂肪瘤、脂肪瘤、脂肪肉瘤）、孤立性纤维性肿瘤、滑膜肉瘤和血管肿瘤（淋巴管瘤、血管瘤、上皮样血管内皮细胞瘤、血管肉瘤）。软组织肿瘤种类繁多，缺乏特异性表现，需结合临床、影像、病理等资料作出准确的诊断和治疗。

病例解析

1. 病例 1：男，26 岁。咳嗽、胸闷 1 个月。

胸部 CT：前上纵隔占位，边界清楚，呈脂肪密度影，肺门、纵隔未见肿大淋巴结（图 6-8-1）。

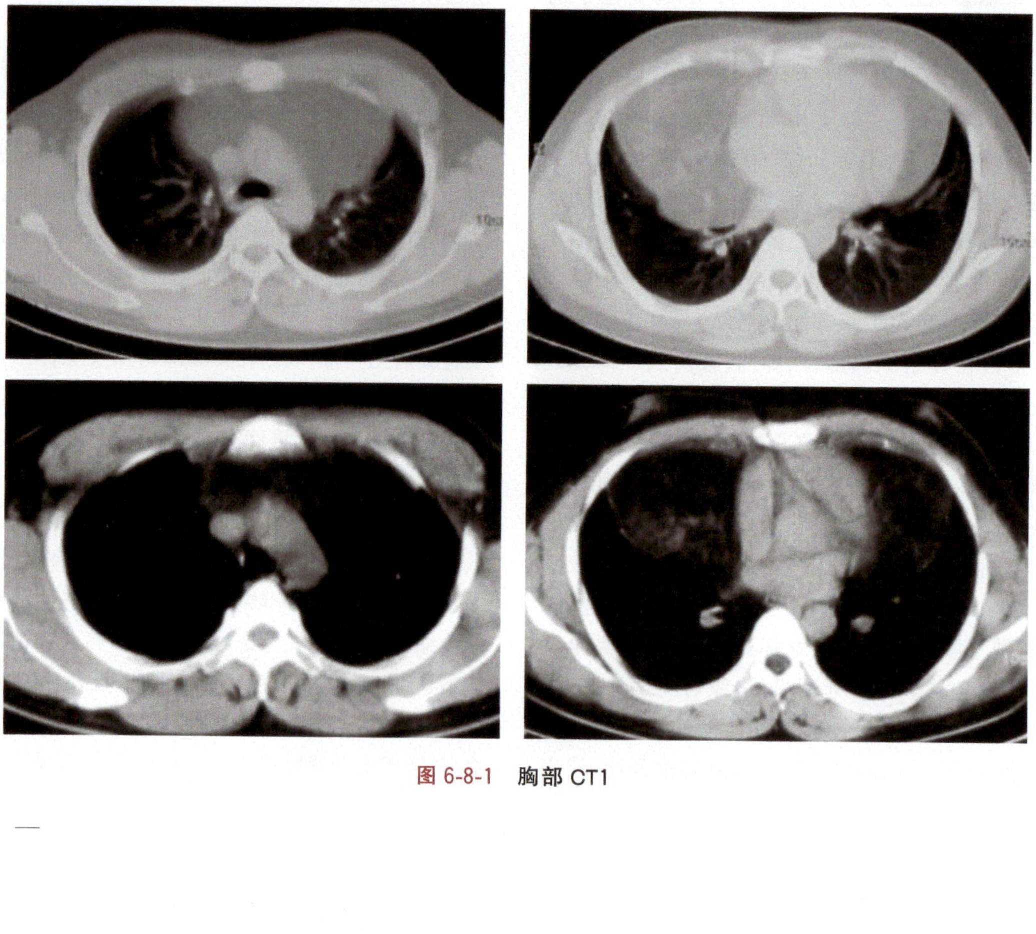

图 6-8-1　胸部 CT1

【诊断】　纵隔脂肪瘤。

【诊断依据】　青年男性，前上中纵隔及心脏两侧不对称分布低密度影，病变形态规则，与周围组织边界清楚，呈膨胀性生长，增强扫描无强化，密度与皮下脂肪相同，内混杂少许软组织密度影，支持纵隔脂肪瘤诊断。病人手术证实该诊断。

【分析】　脂肪瘤为良性间叶组织肿瘤，发生于纵隔者少见，多位于上中纵隔及心膈角部位。病理上肿瘤由成熟脂肪组织组成，外周有包膜，边界清楚。临床上脂肪瘤一般无特殊的临床症状，多在体检中发现，可能与脂肪瘤质地柔软很少压迫周围器官引起症状有关。肿瘤多巨大，可向上生长达颈部或沿肋间隙外突向胸壁。

脂肪瘤普通X线检查因无特征性，故诊断较难。CT与MRI的表现较具特征性。小的脂肪瘤多呈圆形或椭圆形，较大的形态可不规则。肿瘤边缘清楚，常呈上窄下宽，呈泪滴状，甚至贴于横膈上。CT常表现为边缘清楚、脂肪含量多少不一的混杂密度影。MRI脂肪瘤呈均匀高信号，与皮下脂肪同等信号密度。

纵隔脂肪瘤应与纵隔内脂肪蓄积和心包脂肪垫相鉴别。后两者均发生于肥胖病人，或有激素治疗病史的病人。CT与MRI上无明确肿块形态，无边界，呈弥漫性脂肪组织增多或心膈角处不规则片状脂肪密度影。脂肪肉瘤多包膜消失，呈分叶状向周围组织浸润生长，易与纵隔脂肪瘤相鉴别，但与分化良好的脂肪肉瘤难以鉴别。

2. 病例2：男，63岁。发现前纵隔占位1周，左侧胸痛，无其他不适。

胸部CT：左前纵隔（心膈角区）混杂密度影，内呈脂肪密度及软组织密度，增强扫描不均匀强化（图6-8-2）。

【诊断】　纵隔脂肪瘤。

【诊断依据】　左侧心膈角区混杂密度影，内呈脂肪密度及软组织密度，未见明显钙化灶，增强后软组织部分可见强化。此种影像需考虑畸胎瘤、错构瘤、脂肪瘤及脂肪肉瘤等。畸胎瘤多有多种成分，瘤内除含脂肪和实性部分外，常存在牙齿和（或）骨骼，本例不符。错构瘤常有钙化，单纯脂肪密度影未见明显钙化者少见。纵隔脂肪肉瘤后纵隔多见，有较多软组织影，呈侵袭性生长，本例不支持。本例病变界线尚可，邻近胸膜

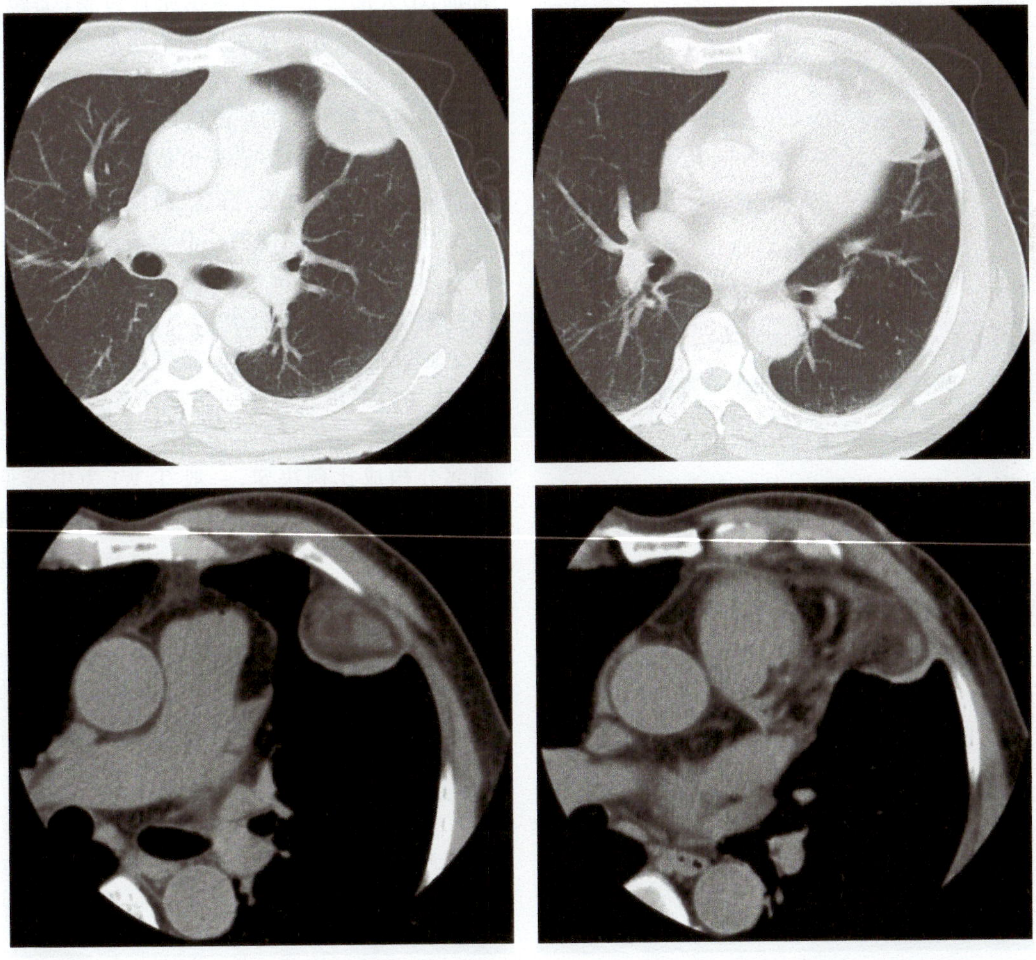

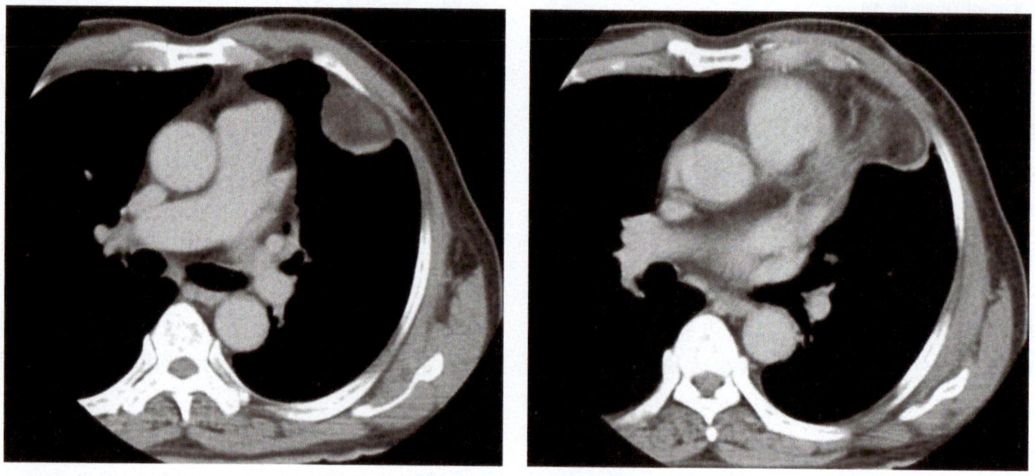

图 6-8-2 胸部 CT2

增厚，未见明显侵袭，且心膈角区为脂肪瘤好发部位，更支持纵隔脂肪瘤诊断。病人术中见左前纵隔实性肿瘤，大小约 3.5cm×3cm，与胸膜粘连，完整分离切除肿块，术后病理示血管脂肪瘤(图 6-8-3)。

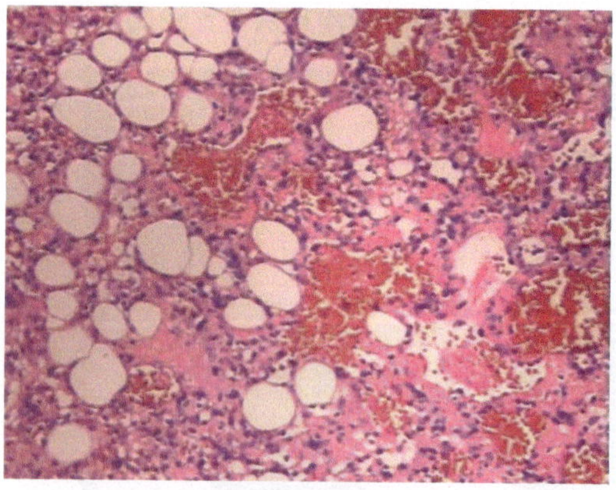

图 6-8-3 见较多成熟脂肪细胞和异常血管

【分析】 血管脂肪瘤又名血管性脂肪瘤、毛细血管扩张性脂肪瘤或血管纤维脂肪瘤，是脂肪瘤的一种亚型，由成熟脂肪和异常血管组成。约占脂肪肿瘤的 10%，1960 年由 Howard 和 Helwig 首次提出。肿瘤主要位于躯干和四肢的皮下组织，位于纵隔者罕见。临床上青少年多发，偶尔发生于中老年，病人早期多无明显症状，随着瘤体的增大往往会出现压迫症状，如咳嗽、胸闷、呼吸困难等，如肿瘤内血管成分较多时常伴疼痛。

根据血管脂肪瘤内血管成分含量的不同，肉眼观察肿瘤为暗红色或黄白色，光学显微镜下有如下病理特征：①大部分肿瘤均存在完整包膜；②镜下至少有 50%的血管脂肪瘤存在成熟的脂肪细胞；③镜下同时显示肿瘤内部存在血管瘤性增殖。肿瘤内部增生扭曲的毛细血管和形成的纤维蛋白血栓是其病理学诊断特点。血管脂肪瘤脂肪成分由成熟的脂肪组织构成，而血管成分为毛细血管、血窦、薄壁血管、含有平滑肌的厚壁血管或大小不同的小静脉或动脉构成，以薄壁血管最为典型，偶见发育良好的小动脉。瘤内看不到有丝分裂象和恶变倾向。

血管脂肪瘤的诊断依靠病理，X 线、CT 缺乏特异性，病变内部出现软组织密度并有强化有助于血管脂肪瘤的诊断(图 6-8-4)。其 MRI 信号亦由脂肪和血管两部分构成比例决定，一般 T_1WI 为中等偏高信号，T_2WI 为高信号，肿物内有扭曲扩张的血管影为其特异性表现。本病若血管成分含量较少，与普通脂肪瘤难鉴别。其治疗以手术切除为主。

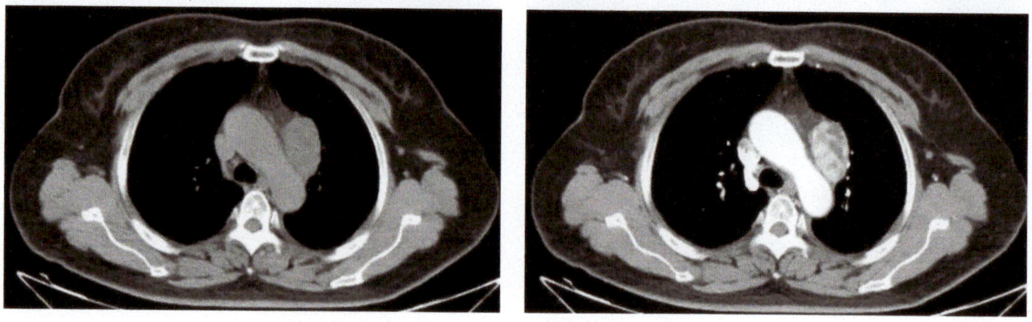

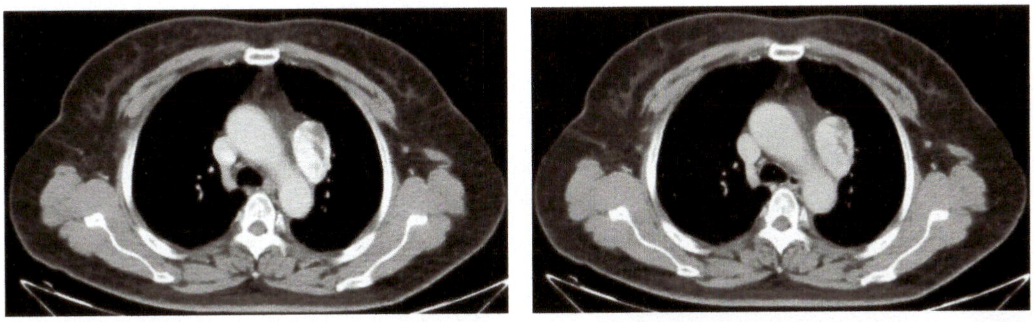

图 6-8-4　女，54 岁。主动脉弓旁血管脂肪瘤，动脉期明显强化，静脉期进一步强化，延迟期强化减退

（武警浙江省总队嘉兴医院　孟　威　提供）

3. 病例 3：男，16 岁。发现纵隔占位 2 年。胸部 CT：左侧前中纵隔及左侧胸腔占位性病变，呈软组织及脂肪混杂密度影，边缘锐利，纵隔无移位，增强扫描无明显强化（图 6-8-5）。

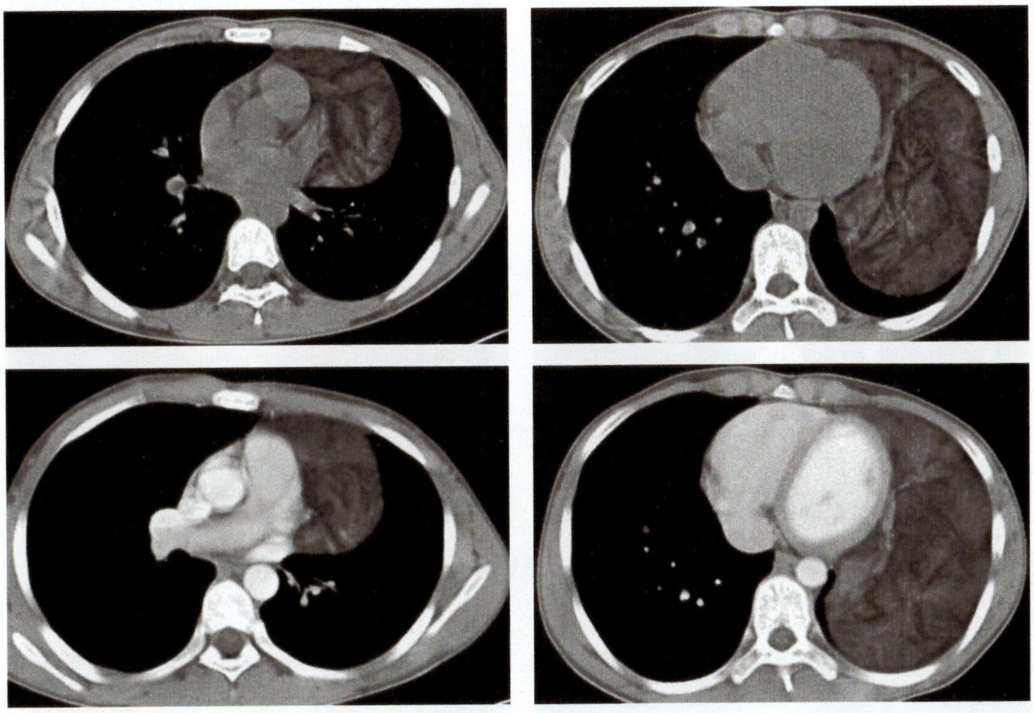

图 6-8-5　胸部 CT3

【诊断】　胸腺脂肪瘤。

【诊断依据】　青少年男性，无明显临床症状，病灶起源于前、上、中纵隔，偏于左侧，病变巨大，边界清楚，呈软组织、脂肪混杂密度，增强扫描无强化，为胸腺脂肪瘤的影像特点，最终经手术病理证实（图 6-8-6）。

【分析】　胸腺脂肪瘤是来源于胸腺间叶组织的一种罕见的良性肿瘤，发病机制不清楚，部分学者认为胸腺脂肪瘤起源于胸腺瘤，后来逐渐被脂肪组织包绕或替代。胸腺脂肪瘤以青少年多见，无明显的性别差异。肿瘤多位于前纵隔、心包旁、主动脉前上方，因其生长缓慢，瘤体柔软，且常向组织薄弱处生长，在胸腔内可因体位变动或呼吸活动而变形，故对心肺压迫小，一般早期无临床症状。部分病人由于肿瘤较大压迫邻近组织而出现咳嗽、胸部不适、活动性呼吸困难、阵发性心动过速等。肿瘤包膜完整，质地柔软，瘤体一般较大，可与胸膜及心包致密粘连，罕见重症肌无力等伴瘤综合征。

CT 图像上，肿瘤由脂肪及胸腺组织构成，表现为大片低密度脂肪成分内有线状、条索状、岛状高密度胸腺组织，且胸腺组织呈旋涡状软组织密度影位于脂肪

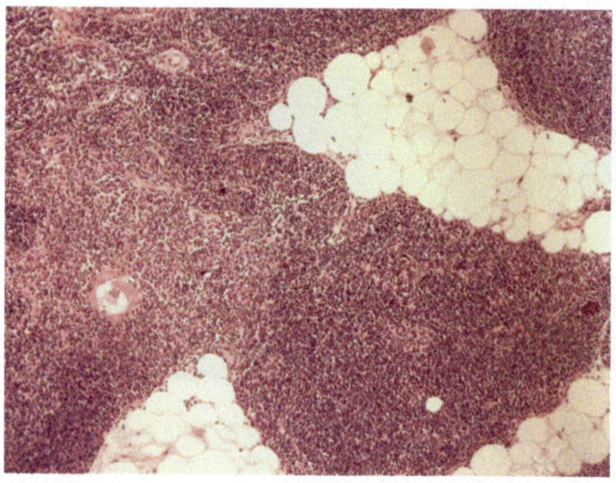

图 6-8-6 胸腺脂肪瘤，可见胸腺小体和脂肪成分

内(图 6-8-7)，或类圆形软组织密度影镶嵌于脂肪之中(图 6-8-8)。通常，脂肪及软组织成分含量相当，亦有少数病例以脂肪成分为主，类似纵隔脂肪瘤，肿块的占位效应较轻，但常能显示肿块与胸腺相连，观察肿瘤与正常胸腺位置的关系有助于与纵隔脂肪瘤相鉴别。典型 MR 表现为与皮下脂肪同等信号密度肿块，内见与纤维组织或胸腺组织相似的中等信号区域。

胸腺脂肪瘤的鉴别诊断包括纵隔脂肪瘤、纵隔脂肪肉瘤、纵隔脂肪瘤病、成熟的畸胎瘤及膈疝等。纵隔脂肪瘤表现与胸腺脂肪瘤相近，但与胸腺的关系不如后者密切，颈胸部脂肪瘤更好发于颈部和胸壁。纵隔脂肪肉瘤与含软组织的胸腺脂肪瘤表现相近，但前者具有侵袭性和占位效应。纵隔脂肪瘤病的脂肪组织遍布全纵隔及其他部位如心包脂肪垫和躯干等，病人往往有内源性或外源性皮质激素增高或明显肥胖。成熟的畸胎瘤常位于前、上纵隔，肿块呈分叶状，内含脂肪、液体和钙化。膈疝内可含有肠管，而且可见肿块通过膈肌裂孔与腹腔相连。由于胸腺脂肪瘤具有潜在的无限制长大的可能，一经诊断，应及时手术切除，预后良好，一般无复发或恶变。

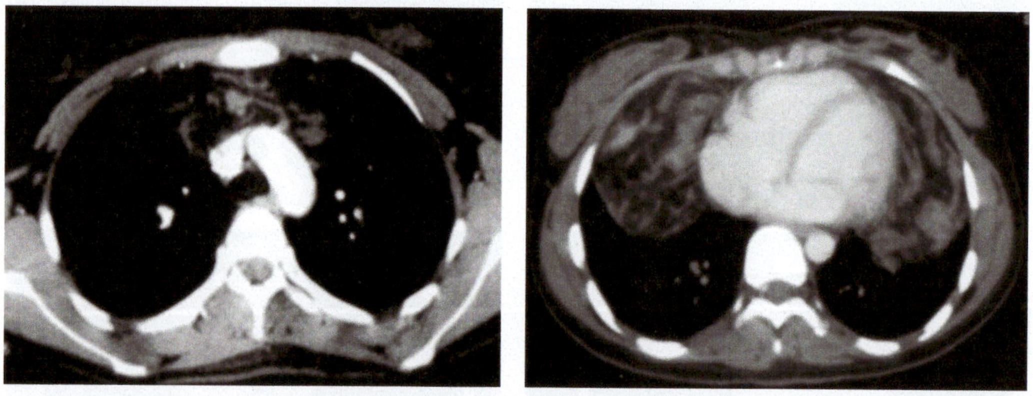

图 6-8-7 女，17 岁。胸腺组织呈旋涡状软组织密度影位于脂肪内

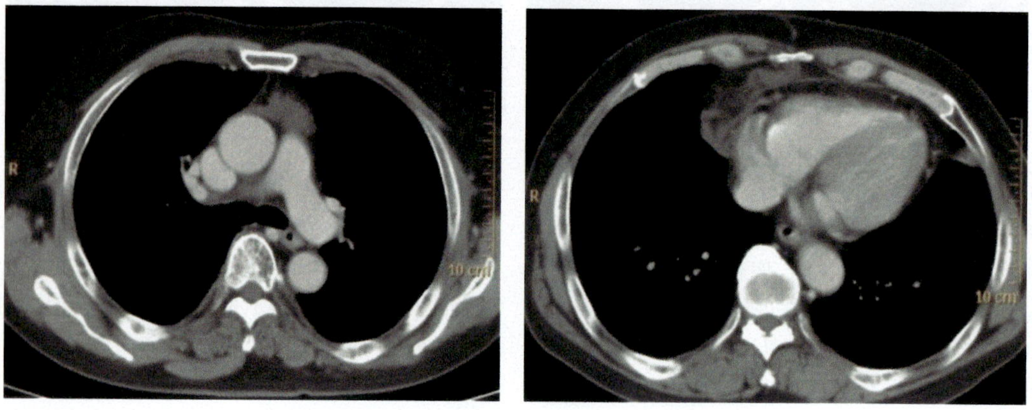

图 6-8-8 男，71 岁。类圆形软组织密度影镶嵌于脂肪之中

4. 病例 4：女，42 岁。发现纵隔肿物半年。

胸部 CT：后下纵隔内见块状软组织影，边界不清，密度不均匀，内可见脂肪密度影。增强扫面可见有不均匀强化（图 6-8-9）。

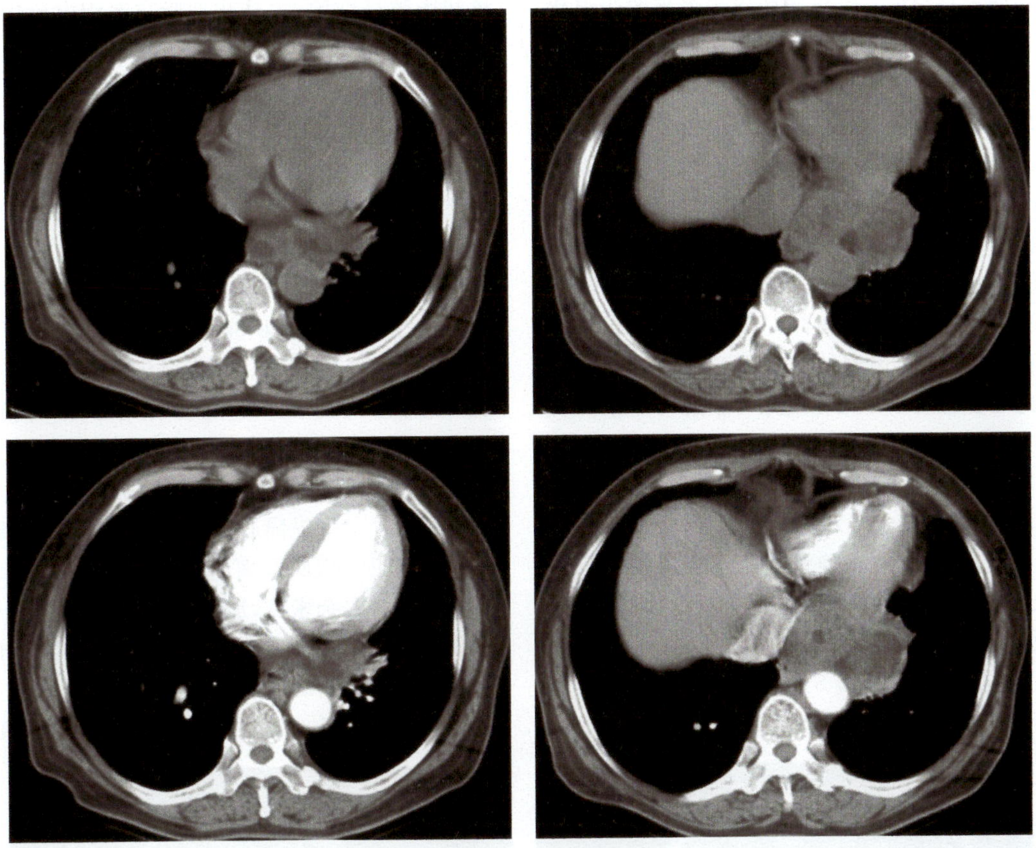

图 6-8-9　胸部 CT4

【诊断】　后纵隔脂肪肉瘤。

【诊断依据】　后纵隔肿瘤，内见脂肪密度和软组织密度影，增强扫描软组织密度影可见强化，首先考虑脂肪肉瘤。手术见肿物体积 9cm×7cm×6cm，包膜较完整，切面灰黄色，实性，切面局部呈黏液状。镜下见病变由分化良好的脂肪肉瘤样成分及去分化成分构成，分化良好的脂肪肉瘤成分由脂肪细胞与散在其内的不典型细胞及脂肪母细胞组成，不典型细胞核深染、核形不规则。脂肪母细胞内含单个或多个脂肪空泡，挤压细胞核（图 6-8-10）。免疫组化显示 Vimentin 阳性（图 6-8-11）。病理诊断：后纵隔去分化脂肪肉瘤。

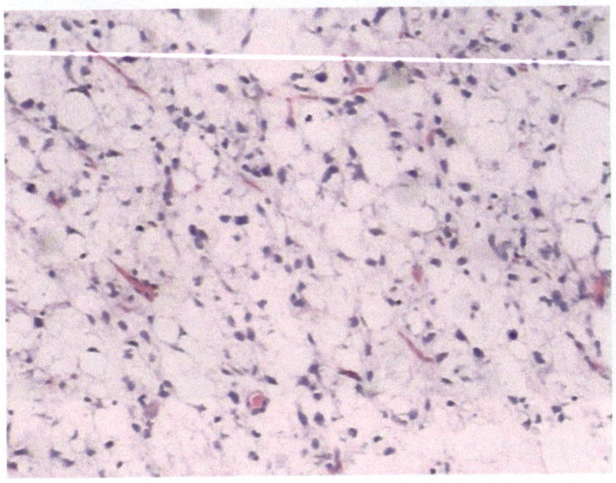

图 6-8-10　脂肪肉瘤病理图

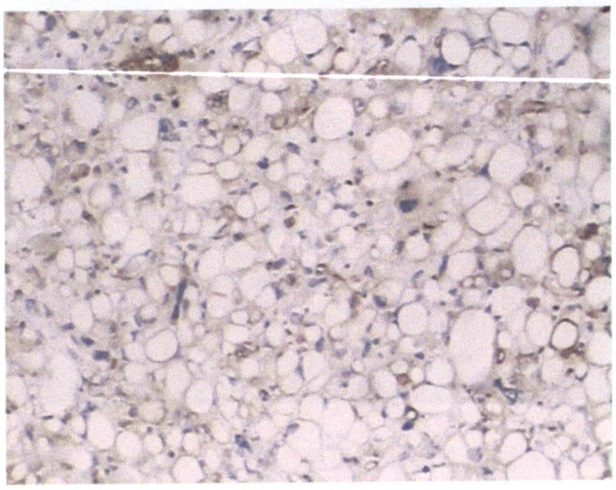

图 6-8-11　Vimentin 阳性

【分析】 脂肪肉瘤是成人最常见的软组织肉瘤，起源于间叶组织，通常原发于四肢和后腹膜，原发于纵隔的脂肪肉瘤十分罕见。纵隔脂肪肉瘤多来源于退化的胸腺组织或纵隔胸膜脂肪组织，病理上由成熟和未成熟的脂肪组织，以及纤维组织和黏液性组织构成，多位于后纵隔及心膈角区，好发于 40 岁以上人群。纵隔脂肪肉瘤因为肿瘤体积较大且纵隔空间小（本例为 9cm×7cm×6cm）或侵犯纵隔内的重要结构，如心脏、气管、支气管、食管等，可导致胸痛、咳嗽、呼吸困难、吞咽困难等临床症状。纵隔脂肪肉瘤的 X 线片无特异性表现，一般显示纵隔增宽。胸部 CT 可见肿瘤脂肪密度影，密度取决于脂肪肉瘤的细胞间变及纤维性和黏液性组织的混合程度。分化程度低的脂肪肉瘤很少或无脂肪成分。分化程度高的脂肪肉瘤包膜可完整，与周围组织器官界线清楚。脂肪肉瘤可以表现为全部为脂肪密度、混杂密度或全部为软组织密度，所以没有脂肪样密度并不能排除本病，确诊本病还要依赖组织病理学检查。脂肪肉瘤以体积大和组织学亚型多为特点，且与临床症状和预后密切相关。

WHO 将脂肪肉瘤分为 5 种：高分化、去分化（即本例）、黏液型、多形性和混合型脂肪肉瘤（图 6-8-12）。其中去分化和多形性脂肪肉瘤预后较差。高分化型脂肪肉瘤由较成熟的脂肪细胞构成，伴有散在深染异形核和脂肪母细胞；去分化型脂肪肉瘤由分化良好的脂肪肉瘤区和去分化的恶性脂肪肉瘤区混合而成；约 10%的高分化型脂肪肉瘤可转化为去分化型脂肪肉瘤。单纯的黏液样脂肪肉瘤是丰富的黏液背景中有少量梭形细胞，最有诊断意义的形态学特点是“鸡爪样”薄壁丛状毛细血管网。多形性脂肪肉瘤恶性程度最高，在脂肪肉瘤中最为少见。

脂肪肉瘤可合并胸腔积液或心包积液，但细胞学多为阴性，提示胸腔积液、心包积液细胞学检查对脂肪肉瘤的诊断作用有限。免疫组化在脂肪肉瘤的鉴别诊断中意义不大。S-100 阳性有助于识别脂母细胞；HMB45 有助于和血管平滑肌脂肪瘤相鉴别。分化好的脂肪肉瘤需与脂肪瘤、胸腺脂肪瘤相鉴别。胸腺脂肪瘤好发于前下纵隔心隔角区，其内可有胸腺组织，多无周围侵犯。脂肪瘤多密度均匀，界线清楚。脂肪肉瘤一般多为混杂密度，形态多不规则，生长较快及易侵犯周围结构。纵隔脂肪肉瘤也需与纵隔实性畸胎瘤相鉴别。纵隔脂肪肉瘤的特征性表现是含有脂肪密度影及肿瘤内部可见线状及条索状影，脂肪密度不均匀，

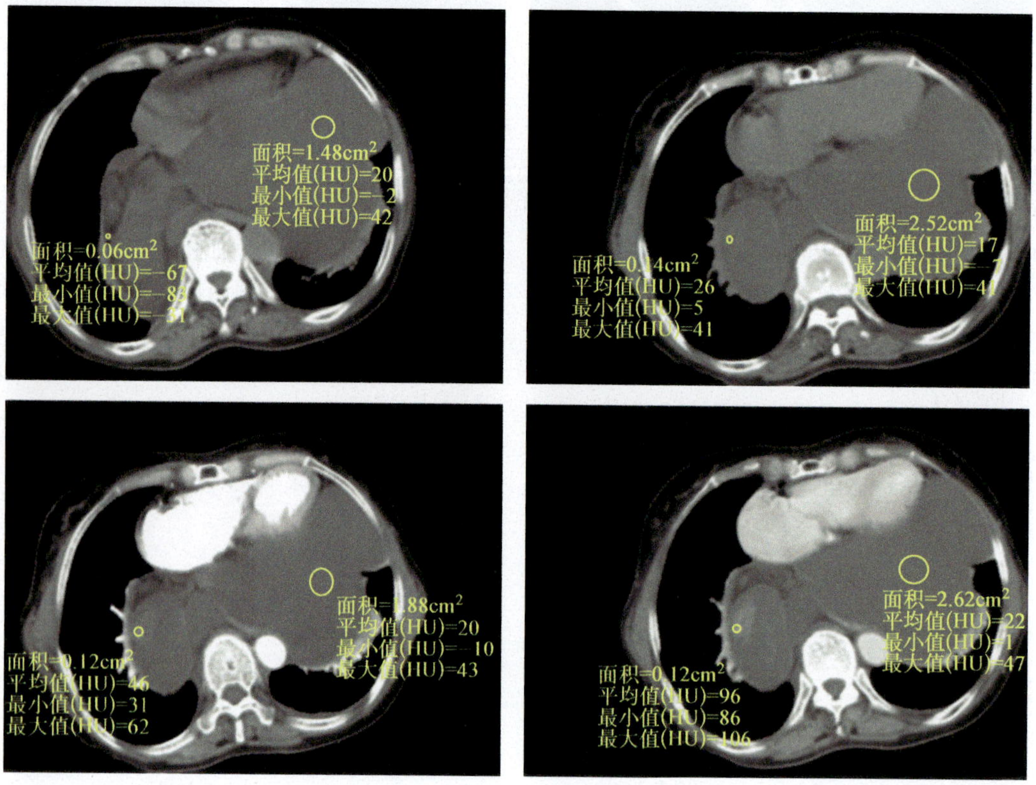

图 6-8-12 男，64 岁。左腰背部疼痛 5 月余。胸部 CT：后纵隔巨大囊实性占位，内可见成熟脂肪密度。手术病理：后下纵隔混合型脂肪肉瘤，部分为分化良好的脂肪肉瘤，部分为黏液型脂肪肉瘤和低、中度恶性去分化脂肪肉瘤

偶可见钙化；而纵隔实性畸胎瘤除了实体部分的软组织密度、液体部分的水样密度和脂肪组织的脂肪密度外，钙化和骨化较常见，特征性表现是可出现脂肪-液体平面，有时在此界面出现线状及条索状混杂密度影的毛发团。

手术治疗是纵隔脂肪肉瘤较理想的治疗方法。化疗和放疗效果差，多用于手术后辅助治疗。脂肪肉瘤容易复发，尤其是首次病发后 6 个月内。需要坚持随诊，预防复发。发生于纵隔的脂肪肉瘤比其他部位的脂肪肉瘤预后差。

5. 病例 5：男，55 岁。咳嗽伴气促 1 个月，加重 1 天。病人 1 个月前劳累后出现咳嗽、气促，偶咳少量白色泡沫痰，痰中带血丝一次，量少。入院前 1 天因活动后气促明显加重而就诊。胸部 CT（2016-02-17）示右侧胸腔积液，局部包裹；两肺下叶炎症；前纵隔结节。2012-09-21 行左足背结节切除术，术后病理提示软组织肿瘤。2014-04-25 行右背部肿块切除术；2014-05-13 左背部肿块切除术，2015-11-06 行右大腿肿块切除术；2016-01-11 行左足背部肿块切除术。后 4 次手术病理均为黏液性脂肪肉瘤。

胸部 CT：右侧低密度肿块影，增强扫描边缘强化（图 6-8-13）。

超声：普通 B 超示右侧胸腔肿块形似胸腔积液（图 6-8-14）；肿瘤声学造影见胸腔内肿瘤明显强化（图 6-8-15）。

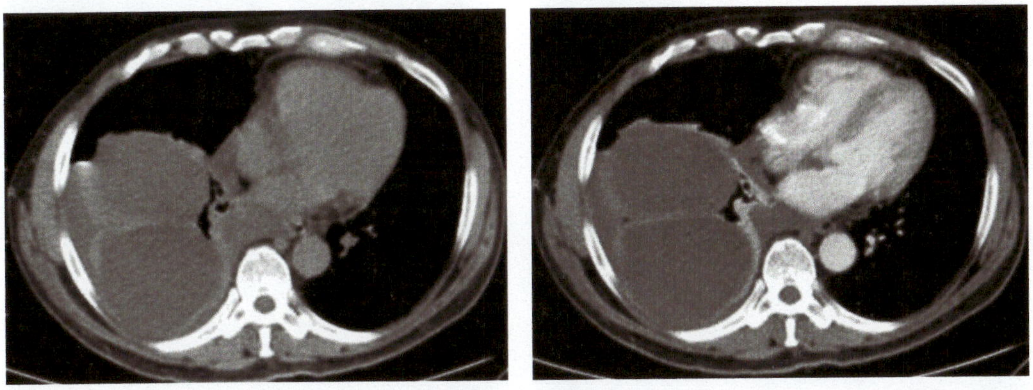

图 6-8-13　胸部 CT5

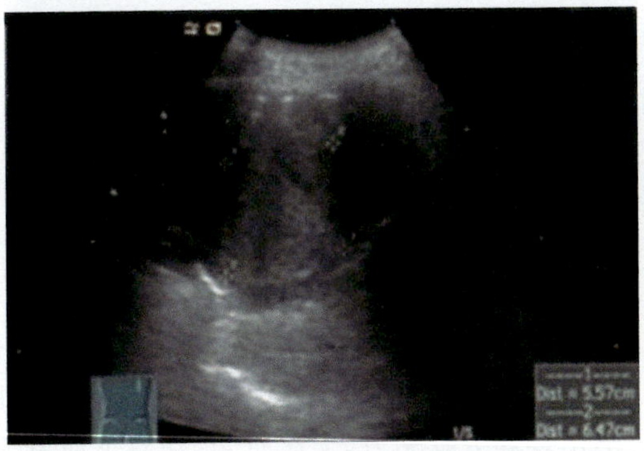

图 6-8-14　普通 B 超

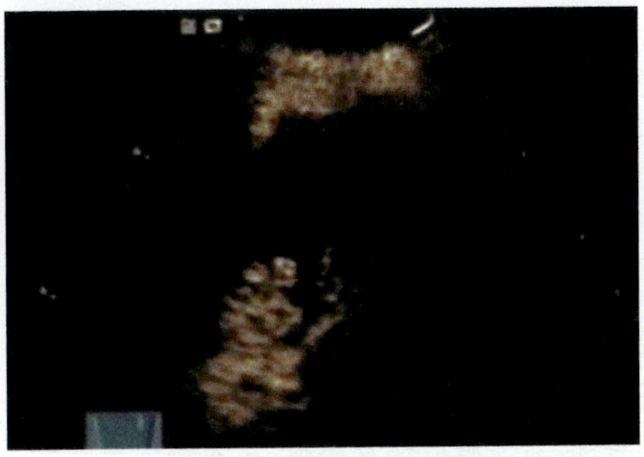

图 6-8-15　肿瘤声学造影

【诊断】　黏液型脂肪肉瘤。

【诊断依据】　中年男性，右侧胸腔巨大肿块影，形似包裹性积液，鉴于病人既往 4 次不同部位手术均为黏液性脂肪肉瘤，胸腔病变亦考虑该诊断。2016-02-22 行电子支气管镜及荧光支气管镜检查：右肺下叶背段及基底段外压性狭窄，伴右下叶前基底段完全阻塞（图 6-8-16）；气管及各叶段支气管未见明显异常荧光。右下叶前基底段活检病理：间叶源性恶性肿瘤，活检组织内肿瘤组织少。结合酶标记及病史，倾向黏液样脂肪肉瘤。免疫组化：Ki-67（＋18%），TTF-1（－），CK7（－），CEA（－），CK5（－），P63（－），P40（－），NapsinA（－），Vimentin（＋），AE1/3（－），EMA（－），S-100（部分＋），SMA（＋/－），Calponin（＋/－），DES（－），MyoG（－），MyoD1（－），CD34（－）。病人行肿瘤切除术，胸内探查见右肺下叶一直径 4cm×5cm 肿块，质硬，肿块局限于肺内，部分累及中叶和脏层胸膜，冷冻切片病理提示脂肪肉瘤，故行右肺中下叶切除。术后病理：切面见质嫩肿块(图 6-8-17)，灰黄、灰白、灰红色，结合形态及病史，符合黏液样/圆细胞脂肪肉瘤(图 6-8-18、图 6-8-19)；支气管切缘未见肿瘤累及。支气管周围淋巴结 0/1 枚；第 4 组淋巴结 0/3 枚，第 7 组淋巴结 0/5 枚。

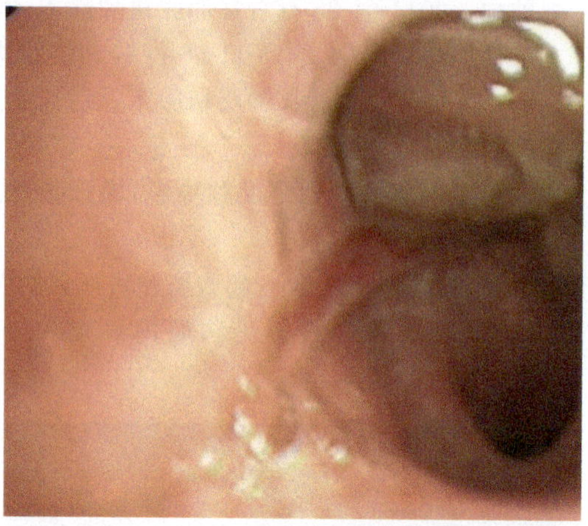

图 6-8-16 支气管见右下叶前基底段完全阻塞

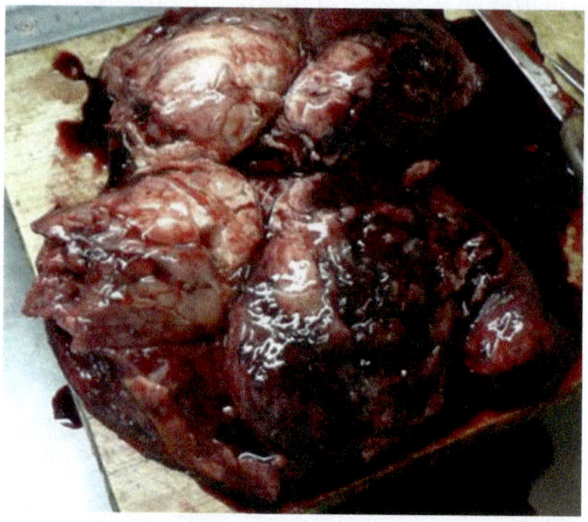

图 6-8-17 肿瘤大体标本

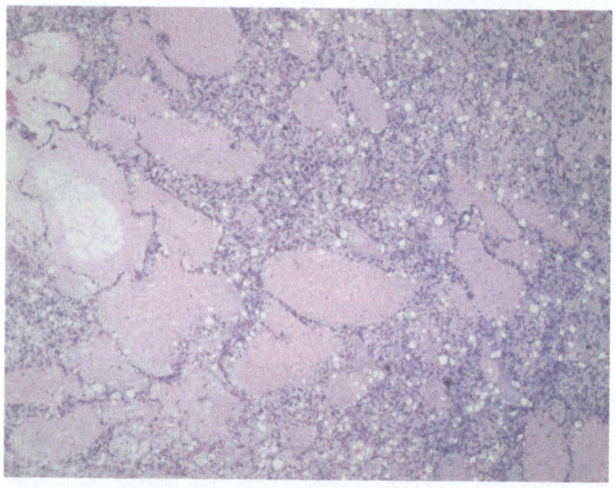

图 6-8-18 HE 染色，40×

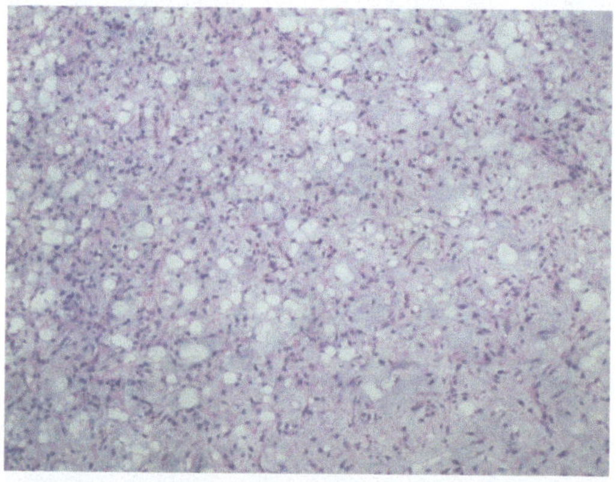

图 6-8-19 HE 染色，100×

术后 1 个月，病人四肢多发肿块且迅速增大，伴下肢、臀部胀满感及腹胀、腹痛、大便变细、解便费力，行 PET-CT 示：脂肪肉瘤术后，中上腹腔、左侧膈肌脚、左上臂、右侧臀部、右大腿后部及小腿、左大腿内侧肌间隙多发转移，CT 值平均为 30HU，FDG SUV_{max} 1.7～4.2(图 6-8-20)。因腹腔肿瘤巨大，手术风险大，疗效差，无法行手术治疗，故行 AP 方案(培美曲塞 1g/d d1＋奈达铂 160mg/d d1)化疗 6 次，化疗间隙，病人行腹部和四肢病灶放疗。治疗期间，病人腹部病灶由 20cm × 12cm × 14.5cm 缩小至 15.5cm × 9cm×9.5cm，超声提示病灶内部出现不均匀液化，病人腹痛消失，腹胀明显减轻；四肢肿块缩小至难以触及，肺部病灶无明显变化，其他部位未发现明显新发病灶。病人再行 4 次单方案(培美曲塞 1g/d d1)维持化疗，期间腹部和四肢病灶较前变化不明显，但左下肺结节由 1.2cm×1.3cm 逐渐增大至直径 3.9cm 左右，右肺中叶和左肺门出现新发小结节。2016-11-11 病人突然出现双下肢无力，无法行走，伴双下肢麻木，肌力下降，尿潴留，再次住院治疗。查体：神志清楚，颈抵抗(＋)。双上肢肌力Ⅴ级，右下肢肌力Ⅱ级，左下肢肌力Ⅲ级，头面及双上肢针刺觉对称，第 7～8 胸椎水平以下针刺觉减退，深感觉减退。双上肢腱反射(＋＋)，双下肢腱反射(＋)，右侧病理征未引出，左侧病理征(＋)，胸腰部无叩压痛。双侧指鼻完成可，双侧跟膝胫无法完成，独立行走不能。入院后，病人下肢肌力和感觉进行性减退，并出现心悸、气促逐渐加重。胸椎磁共振检查：第 2 胸椎体及附件、第 1～3 胸椎水平椎管内髓外异常信号，考虑肿瘤转移灶；附见右肺后肋膈角区见异常信号。骨三相显像检查：右侧第 5～7 前肋、右侧第 7 后肋骨代谢增高，术后改变可能，转移待排；左侧骶髂关节病变，转移不除外；右侧骨盆病变，考虑转移；余可见全身骨未见明显异常。胸部 CT：右肺中下叶脂肪肉瘤术后，两肺多发结节，考虑转移瘤；腋下及纵隔、肺门多发肿大淋巴结，左侧腋下肿块，两侧胸腔积液，胸壁皮下软组织水肿；心包外前下纵隔可见不规则异常低密度影，CT 值－80HU 左右（图 6-8-21）。甲状腺饱满伴小结节状低密度灶。肝脏多发低密度为主病灶。诊断为脂肪肉瘤晚期全身多发转移，给予甘露醇脱水、呋塞米利尿、甲钴胺营养神经等治疗效果不佳，病人于 2016-11-19 死亡。

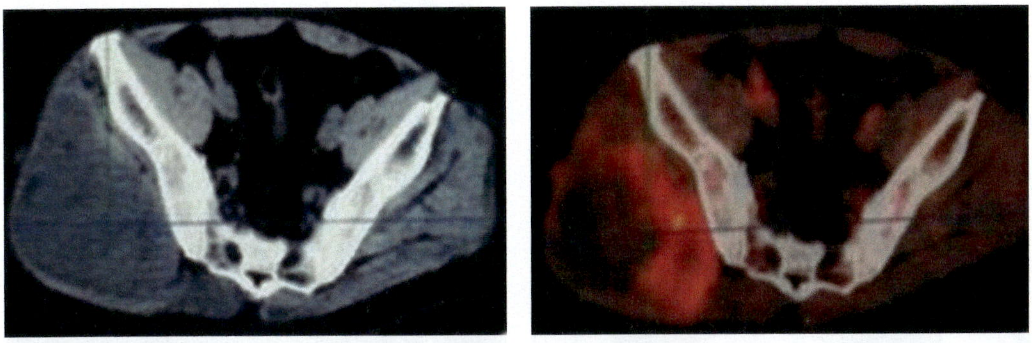

图 6-8-20　PET-CT 可见臀部肿瘤周边摄取增高

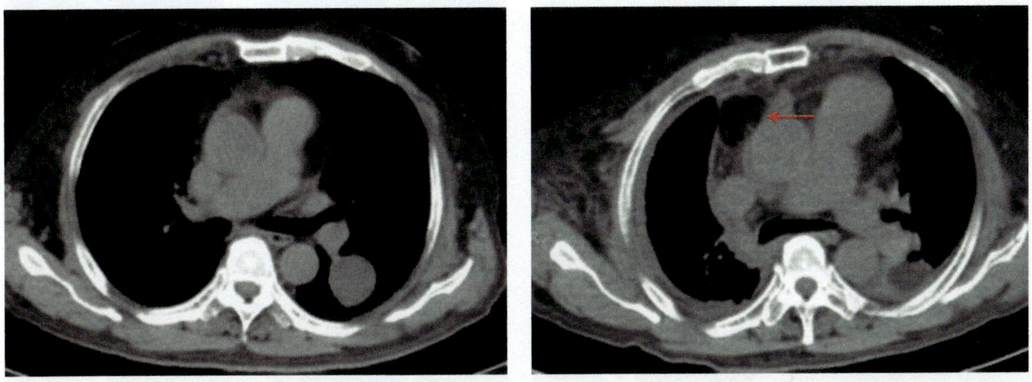

图 6-8-21　2016-11-17 CT（右）与 2016-10-09（左）相比，心影增大，前下纵隔见异常低密度影（红箭）

【分析】　黏液型脂肪肉瘤最为常见，多形性脂肪肉瘤最少见。黏液型脂肪肉瘤有较明显的转移倾向，当细胞丰富或圆细胞成分比例高时，更易发生转移，是影响预后的最重要因素之一，因此活检取材应尽量完整、充分，以便准确评估细胞丰富区所占比例。黏液型脂肪肉瘤为无痛性占位性病变，边界欠清，对邻近组织造成压迫而导致相应的临床症状。因其好发于四肢深部软组织和腹膜后，故病变早期不易被发现，发现时往往已发展成巨大肿块。单纯黏液型脂肪肉瘤转移少见，但术后可原位复发。黏液型脂肪肉瘤除了脂肪成分外还有较多的水样成分，虽然缺乏包膜，但在 CT 和 MRI 影像学上多表现为水样密度、界线相对较清楚的肿块，大部分病灶无明显强化，易与良性肿瘤、水样囊性病变相混淆，少数毛细血管网丰富者可有强化，病理上脂肪母细胞聚集的区域则表现为脂肪密度影，造成误诊。

本例病人的胸部 CT 和普通超声表现类似于包裹性胸腔积液，在 CT 上增强前后的 CT 值均为 18HU 左右，无明显强化，故首次入院检查时胸部 CT 和腹部 B 超均判定为包裹性胸腔积液。但肿瘤声学造影检查中，注射 Sono Vue 超声造影剂后病灶有明显强化，可较好地显示。病人临终前，胸部 CT 可见前下纵隔紧邻心包的异常脂肪密度占位性病灶（CT 值为－80HU 左右），与既往 CT 相比并结合病史，判断为脂肪肉瘤转移灶可能。病人四肢的病灶 CT 值较高，可达 30HU 左右。由此可见，黏液型脂肪肉瘤的不同发展阶段可有多种细胞成分构成，不同的 CT 值反映了不同的病理构成。虽然国外文献报道，脂肪肉瘤在 PET/CT 检查中表现为低代谢的肿块，但本例病人的病变部分表现为高 FDG 代谢，不同部位的病灶不仅 CT 值高低不同，SUV 值相差也较大(1.7～4.2)。

本病的治疗首选手术完整切除，因文献报道较少发生淋巴转移，可不行常规淋巴结清扫。本例病人3年内行5次手术，肿瘤切除后不久即有其他部位出现新发肿瘤病灶，但始终未见淋巴结肿大和淋巴结转移表现，与文献报道相符。文献报道黏液型脂肪肉瘤对放、化疗均不敏感。但本例病人对放疗较敏感，放疗后局部病灶可明显缩小、液化；病灶在AP方案化疗期间虽未见明显转移，但在单药维持化疗期间进展迅速，术后生存期仅半年余。

（上海交通大学医学院附属新华医院呼吸内科 王妍敏　韩锋锋　提供）

6. 病例6：男，59岁。咳嗽、憋喘2年，加重1个月。病人2年前无明显诱因出现咳嗽、憋喘，受凉后或冬季明显，病情反复。1个月前憋喘明显，咳少量白痰，无发热、胸痛及咯血。入院查体：右肺可闻及少量湿啰音。

胸部CT：左前上纵隔软组织肿块，边缘清晰，增强扫描不均匀强化和延迟强化；食管中段管壁增厚，伴钙化，增强扫描轻度强化(图6-8-22)。

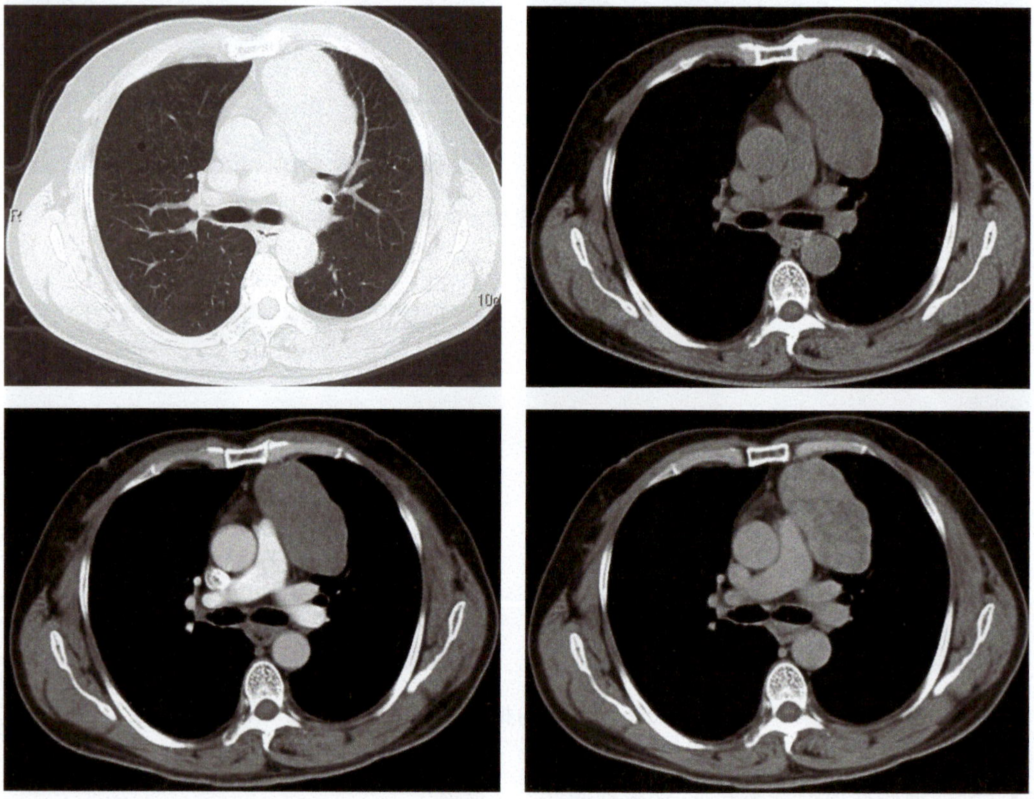

图 6-8-22　胸部 CT6

【诊断】　纵隔孤立性纤维性肿瘤。

【诊断依据】　中年男性，左前上纵隔病变，偏侧生长，边界清楚，未侵及邻近组织，暂不考虑淋巴瘤和生殖细胞肿瘤。增强扫描不均匀强化和延迟强化，需考虑孤立性纤维性肿瘤可能，胸腺瘤待除外。病人胃镜检查示食管黏膜光滑，距门齿25～28cm食管前壁外压性微隆起。病人全身麻醉下行纵隔肿瘤及食管肿瘤切除术，术中见左胸腔内肿瘤包膜完整，质韧，有蒂与左肺上叶和心包连接；肿瘤大小为11cm×10cm×4.5cm，病理可见瘤细胞呈短束状排列，胶原纤维束粗大；免疫组化示CD34、Bcl-2阳性，CD117、结蛋白(Desmin)、S-100蛋白阴性。诊断为孤立性纤维性肿瘤。术中见一生姜样肿瘤位于食管中段肌层，食管黏膜完整；肿瘤大小为5.5cm×1.8cm×1.5cm，病理可见瘤细胞呈梭形，束状排列，胞质红染，可见核周空泡；免疫组化示CD117、CD34、Desmin阳性，诊断为食管间质瘤。

【分析】　纵隔孤立性纤维性肿瘤(SFT)是一种来源于树突状间质细胞的罕见肿瘤，可发生于全身的任何部位，包括纵隔。通常表现为生长缓慢的单发肿块，密度均匀，边界清晰，增强扫描后无或轻度强化，多数表现为中度以上强化(图6-8-23)，可有渐进性或延迟强化(图6-8-24)，可见坏死、囊变(图6-8-25)。当肿瘤较大时，常因肿块巨大出现相应压迫症状或伴感染时被发现，常有咳嗽、胸痛、呼吸困难，甚至持久性呃逆、低血糖、肥大性骨关节病等表现，本例即因咳嗽、憋喘就诊，CT 检查发现左上纵隔孤立性肿块。

鉴别诊断：①胸腺瘤，瘤体较小时影像上较难区分，少数胸腺瘤可伴有钙化或囊变，临床上常伴有肌无力表现；②巨大淋巴结增生症，表现为纵隔孤立性淋巴结增大，可伴钙化，增强扫描后呈明显强化；③纵隔囊肿，可来源于胸腺或淋巴组织，密度多较低，增强扫描无强化；④病变发生于后纵隔时要与神经源性肿瘤区别。

光镜下 SFT 细胞呈梭形，排列呈束状、编织状，密集区与稀疏区相间隔，富含胶原，可呈玻璃样变，血管样结构丰富。免疫组化示 CD34、波形蛋白、Bcl-2 为阳性，S-100、Desmin、角蛋白常为阴性。SFT 确诊后应及时手术切除。SFT 大多预后良好，但亦可恶变。

食管间质瘤（esophageal stromal tumor, EST）是发生于食管的表达 CD117 的间叶源性肿瘤，为胃肠道间质瘤（GIST）的一部分，发病率低，男性中老年人多见，好发于食管下段，中段次之，常有胸骨后隐痛、烧灼感及吞咽困难等表现。良性 EST 胃镜检查示食管呈外压性改变，局部黏膜光滑不规则隆起；CT 示食管内类圆形软组织肿块，也可向腔外生长，与邻近组织间隙清晰，管腔受压狭窄；增强均匀强化。组织学上 EST 有梭形细胞和上皮样细胞两种类型，瘤细胞排列结构多样。CD117 的敏感性和特异性高，组织学符合典型 GIST，且 CD117 阳性可诊断为 GIST。EST 首选手术治疗，根据肿瘤大小、有无浸润等可行肿瘤完整切除或食管部分切除术。EST 对放疗和化疗不敏感。近年来 GIST 的生物靶向治疗成为热点。SFT 和 EST 均属间叶源性肿瘤，本例合并发生，临床罕见，因肿瘤较大，具有低度恶性潜能，需长期随访，该例随访 38 个月未见复发与转移。

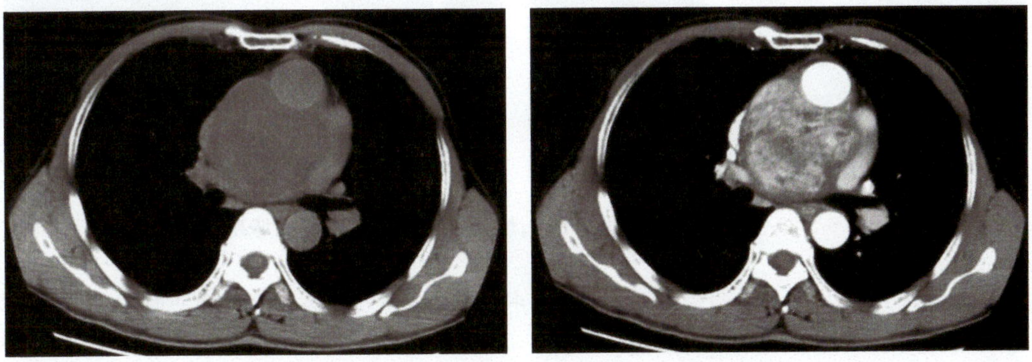

图 6-8-23　男，53 岁。中纵隔 SFT，增强扫描强化明显

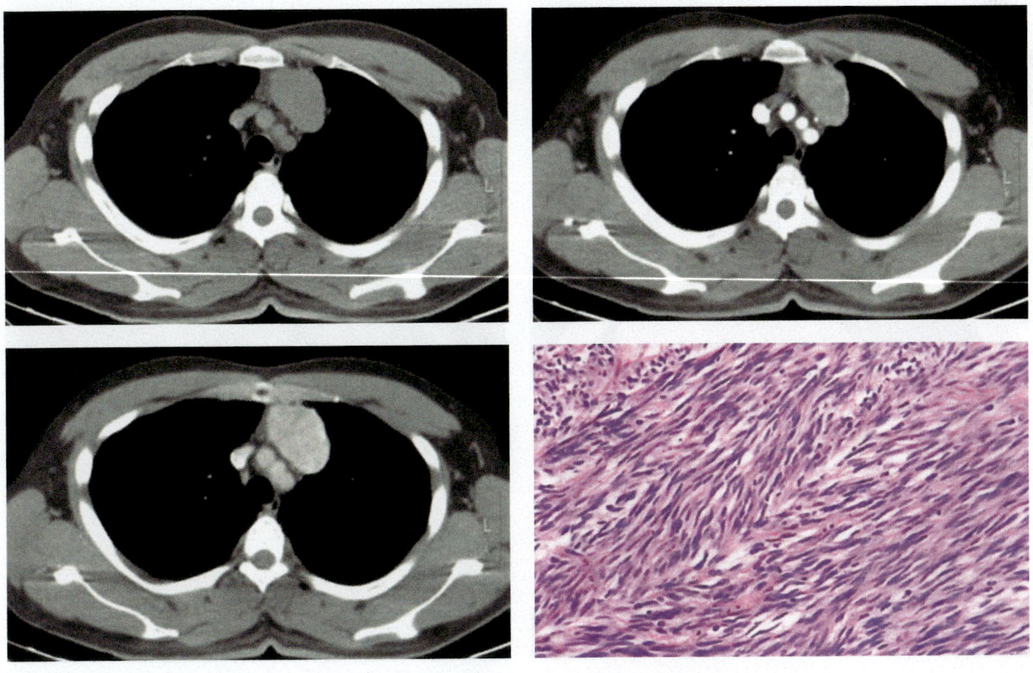

图 6-8-24　男，28 岁。前纵隔 SFT，静脉期强化较动脉期明显

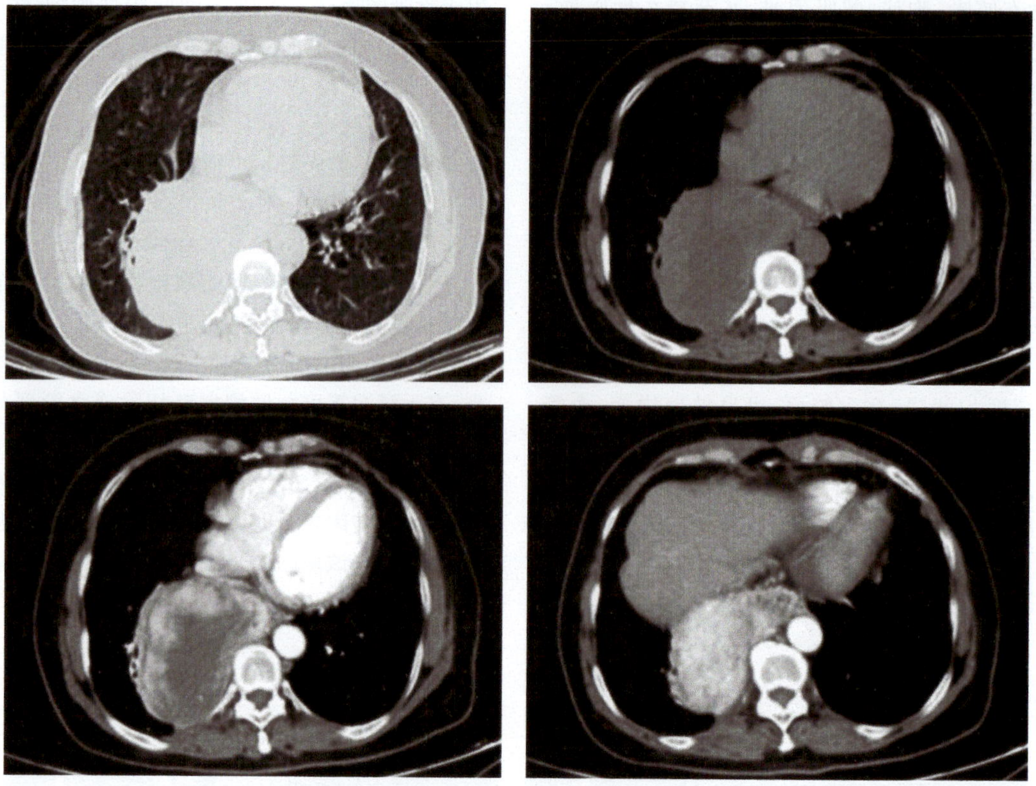

图 6-8-25 女，62 岁。后纵隔 SFT，增强扫描强化明显，内见坏死、囊变

（山东省金乡县人民医院呼吸内二科　丁雁启　提供）
（涟水县人民医院　武　东　提供）

7. 病例 7：男，54 岁。右上腹痛伴咳嗽 20 天。

胸部 CT：后纵隔不规则肿块影，增强扫描后病灶不均匀强化（图 6-8-26）。

【诊断】 恶性孤立性纤维性肿瘤。

【诊断依据】 本例为后纵隔不规则肿块影，肿块有分叶改变，诊断较难。术后病理为恶性孤立性纤维瘤。

【分析】 纵隔 SFT 以起源于前纵隔为主，表现为前纵隔内单发类圆形、梭形的大小不一的肿块，也有少数累及前、中、后纵隔而呈弥漫性生长。SFT 主要通过病理学特征及生长方式判断其良、恶性。恶性 SFT 占 12%～20%，生长方式主要包括瘤体浸润性生长、界线不清楚、胸腔内见积液及体积较大等（图 6-8-27）。镜下主要表现为梭形肿瘤细胞呈弥漫性分布，并形成细胞密集区与疏松区，前者多见细胞异型性分布及病理性核分裂象，或表现为局灶性坏死及向周围组织浸润等。经证实的良性 SFT 中，部分虽然在形态上呈良性，

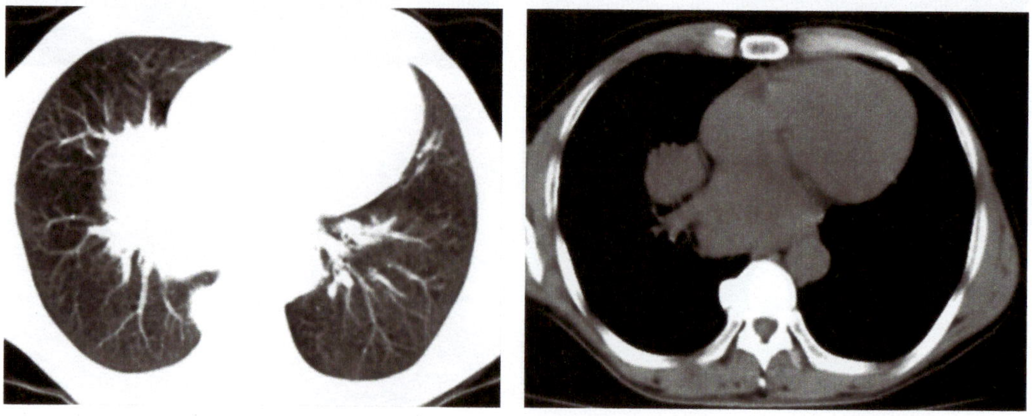

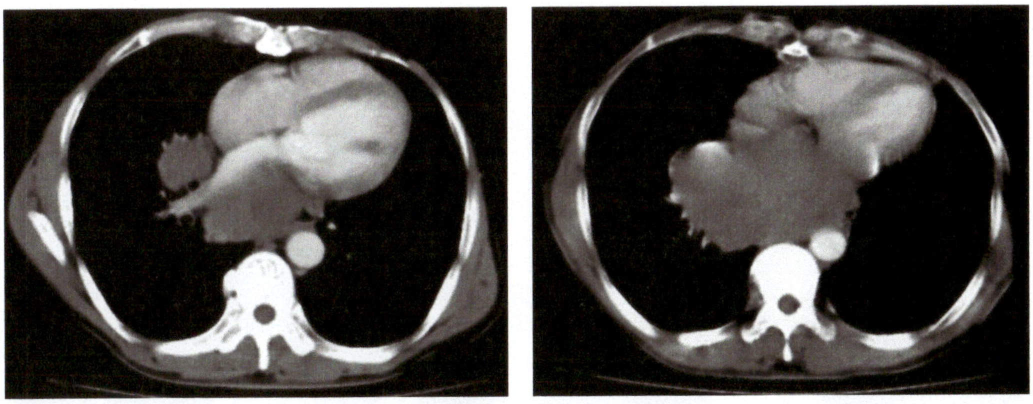

图 6-8-26 胸部 CT7

但其组织学上仍然可见少量细胞异型性及部分区域的肿瘤细胞呈增生活跃，这种现象被称为低度恶性转变。免疫组织化学染色是确诊 SFT 的关键，并需与间皮瘤、神经纤维瘤和其他的梭形细胞间叶肿瘤相鉴别。典型的免疫组化特征是 CD34、Bcl-2 和 CD99 阳性，而α-SMA、Desmin、pan-Cytokeratin 和 S-100 均为阴性。CD34 是用于鉴别诊断的最佳标记，但是在一些罕见的 CD34 阳性的梭形细胞肿瘤，如隆突性皮肤纤维肉瘤、CD34 阳性的纤维瘤、血管肉瘤等，Bcl-2、CD99、CD31 和Ⅷ因子可以帮助鉴别诊断。

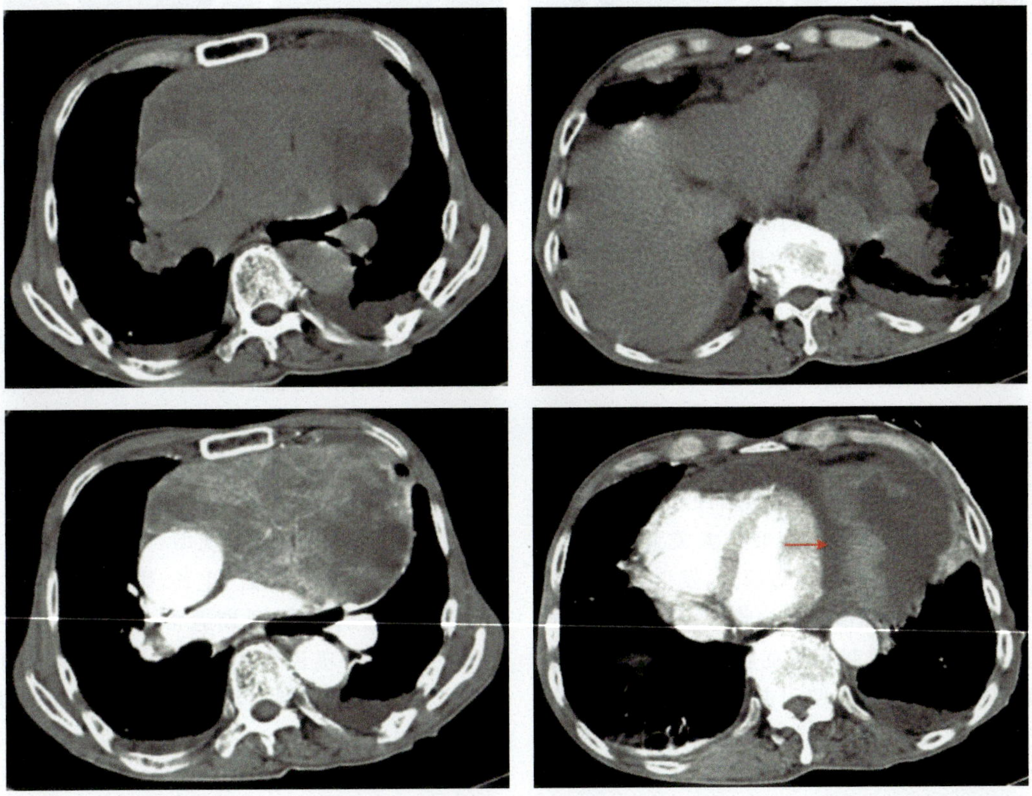

图 6-8-27 男，72 岁。低度恶性 SFT。肿瘤体积较大，内部密度不均匀，纵隔脏器受压移位，增强扫描地图样强化，瘤内血管丰富，心包积液（红箭），双侧胸腔积液

（山西省晋城市人民医院放射科 范 卡 提供）

（莆田市第一医院放射科 阮彬林 提供）

8. 病例8：女，23岁。胸闷、憋气1个月，发现纵隔占位4天。

胸部CT：前纵隔及左侧胸腔内巨大占位性病变，增强扫描病变内坏死明显，实质区强化和延迟强化（图6-8-28）。

【诊断】 纵隔滑膜肉瘤。

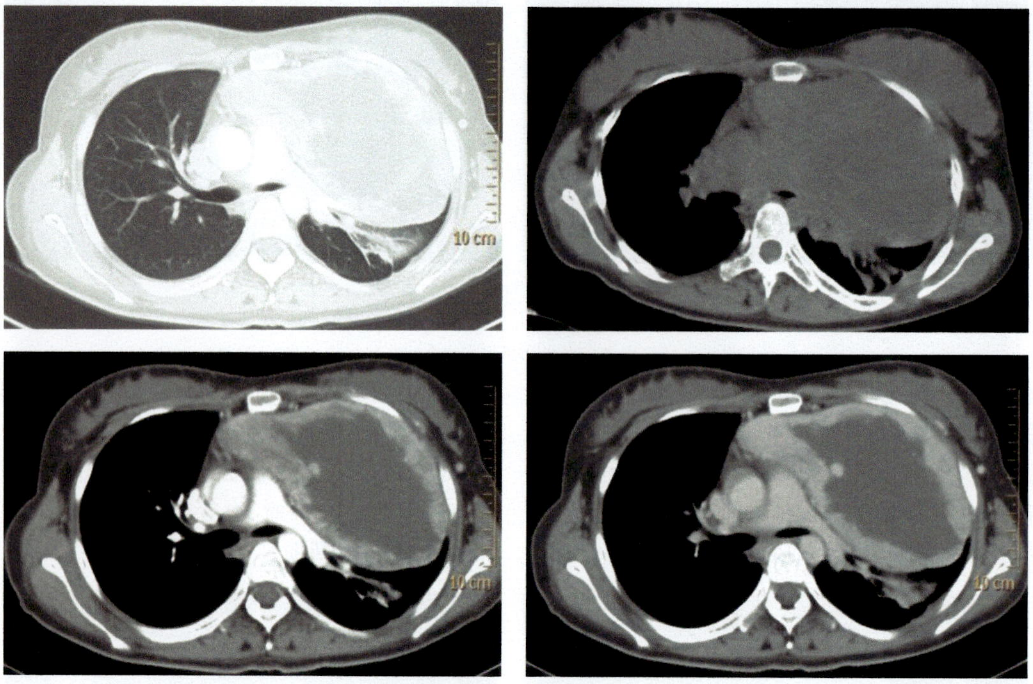

图 6-8-28　胸部 CT8

【诊断依据】 纵隔肿物穿刺活检：软组织肉瘤，结合免疫组化，符合滑膜肉瘤。免疫组化：广谱CK（灶状+）、EMA（灶状+）、Bcl-2（弱+）、Ki-67（+20%～30%）、CD34（−）、CD99（−）、SMA（−）、S-100（−）、CD117（−）、CR（−）、Desmin（−）。

【分析】 滑膜肉瘤并非来自滑膜细胞，而是由未分化间叶细胞发生的具有滑膜分化特点的恶性肿瘤。滑膜肉瘤是恶性程度较高的软组织恶性肿瘤，好发于20～40岁成年人，发病部位以四肢的大关节为多，也可发生于头颈部、眼睑及胸腹腔等部位，发生于纵隔的滑膜肉瘤非常少见。纵隔滑膜肉瘤临床表现缺乏特异性，可压迫邻近的组织引起相关症状，如压迫气管、支气管引起呼吸困难，侵犯胸壁引起局部包块、患侧胸痛，压迫上腔静脉引起水肿等。免疫组织化学检查间叶性标志物 Vimentin 与上皮性标记物（CK、EMA）联合表达阳性，对典型滑膜肉瘤的诊断很有帮助。

纵隔滑膜肉瘤肿块主体位于纵隔，局部突向肺野，发生于前纵隔的病灶可侵及胸壁形成局部的软组织包块，邻近的骨质可见包绕或破坏，可以侵犯心脏大血管（图6-8-29）、胸壁、肋骨及胸椎，很少伴有肺门或纵隔淋巴结肿大。CT主要表现是类似或略低于肌肉密度的肿块，边缘清楚或不清楚。密度多不均匀，肿块内可见低密度坏死灶或囊样变，部分病灶内可见钙化（图6-8-30），有时伴同侧胸腔积液，可见胸膜转移（图6-8-31）。增强扫描病灶多呈均匀或不均匀强化。

本病主要应与纵隔型肺癌、淋巴瘤、胸腺瘤、神经源性肿瘤及纵隔原发性的其他肉瘤相鉴别。纵隔型肺癌是肺癌的一种特殊表现型，好发于40岁以上的男性，多靠近纵隔胸膜肺门生长，影像学上与纵隔占位性病变较难鉴别，病人早期通常会出现不同程度刺激性干咳及其他呼吸道症状。纵隔淋巴瘤多位于中、上纵隔，多呈多发结节状，容易融合呈分叶状团块，肿块边缘多不规则，密度不均，有时肿瘤包绕血管，并向四周纵隔浸润。胸腺瘤多发生于前纵隔，部分可以合并重症肌无力。神经源性肿瘤多发生在中线脊柱旁，多有包膜，边界清楚，易囊变。其他原发肉瘤如平滑肌肉瘤，影像鉴别困难，免疫组织化学可帮助鉴别。本病恶性程度高，预后差，术后可复发。

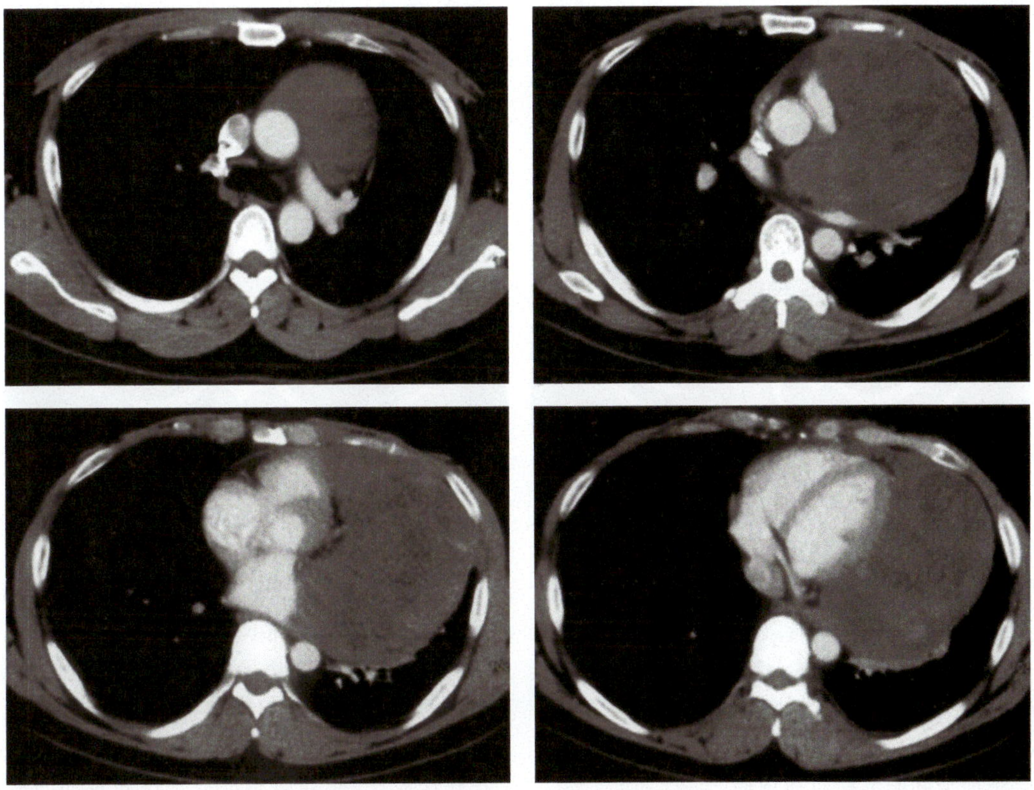

图 6-8-29　男,29 岁。心包滑膜肉瘤

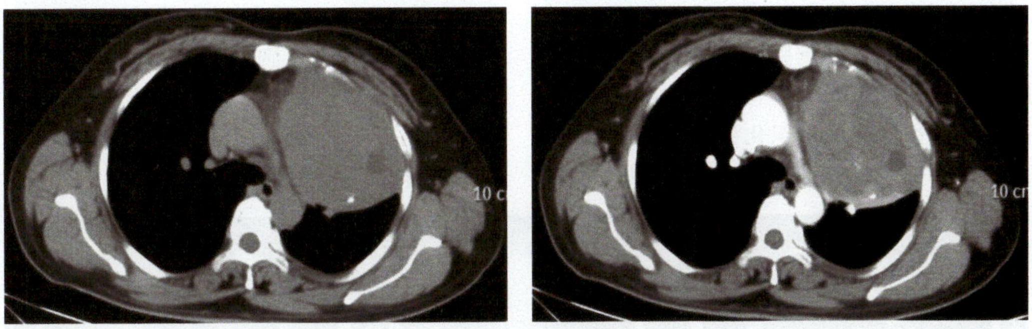

图 6-8-30　女,35 岁。胸闷、胸痛 1 个月。肿块内可见点状钙化和囊变影

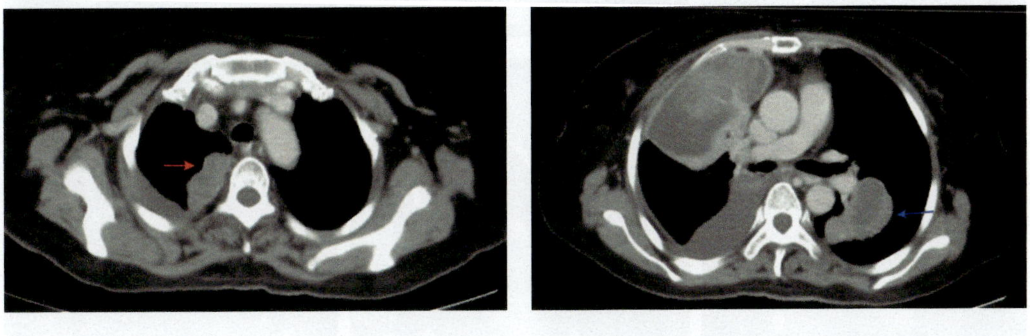

图 6-8-31　女,52 岁。右纵隔滑膜肉瘤并同侧胸膜转移(红箭)、胸腔积液,右肺转移(蓝箭)

9. 病例 9：女，26 岁。胸闷不适半年，胸痛、呼吸急促 1 个月。

胸部 CT：右前纵隔肿块影，与肺组织交界区边界清晰，增强扫描病灶呈不均匀强化，周围组织及气管受压改变，纵隔未见明显肿大淋巴结(图 6-8-32)。

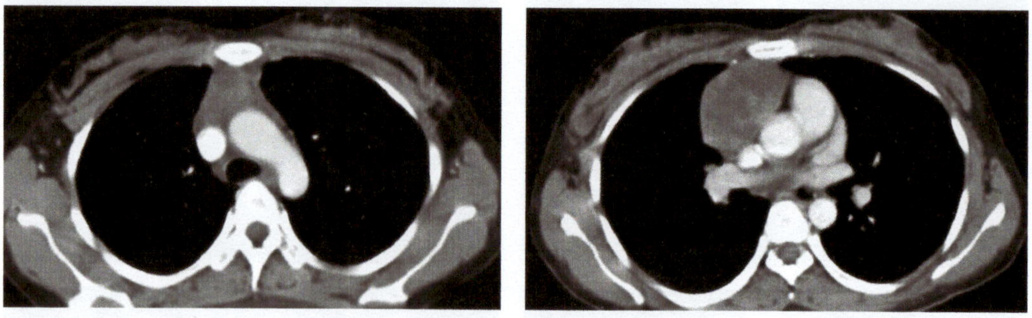

图 6-8-32　胸部 CT9

【诊断】 胚胎型横纹肌肉瘤。

【诊断依据】 病人手术见肿块局部可见包膜，包膜大部分不完整，向后侵及纵隔血管，可见粘连，部分向后累及中纵隔，向上累及胸廓入口处，病变无法完全切除，纵隔内未见转移淋巴结。切开标本见肿瘤质地稍硬，呈灰白色，局部呈胶冻样改变及多灶性小片状坏死区。术后病理为胚胎型横纹肌肉瘤。

【分析】 横纹肌肉瘤是起源于间叶组织的恶性程度很高的肿瘤，可发生于体内任何部位的横纹肌，分布广泛。纵隔内各间隙正常组织学结构无横纹肌细胞，纵隔横纹肌肉瘤最常发生于胸腺生殖细胞肿瘤内，或可能作为肉瘤样的一种成分出现，但偶尔也可原发，其起源可能是多能性原始间叶组织化生为横纹肌细胞，或可能来自周围的骨骼肌。主要组织学类型为胚胎型、腺泡型和多形型。

本病儿童多见，预后较成人佳，一般年龄越大，预后越差。绝大多数部位为前纵隔，临床罕见，影像学缺乏特异性。肿瘤的边界常不清晰，易累及周围结构，表现为两者之间脂肪间隙消失，可沿血管间隙累及中纵隔，手术较难完整切除。其密度大多数不均匀，可见小片状坏死灶，部分病变可见液化和囊变。增强扫描无特异性，可轻度、中等、显著强化，强化均匀或不均匀。治疗包括化疗、放疗和手术治疗等多种方式。

10. 病例 10：男，15 岁。胸痛 3 天。

胸部 CT：左下胸巨大囊性占位，平扫、动脉期、静脉期 CT 值分别为 12.92HU、23.85HU、28.93HU(图 6-8-33)。

【诊断】 脉管瘤。

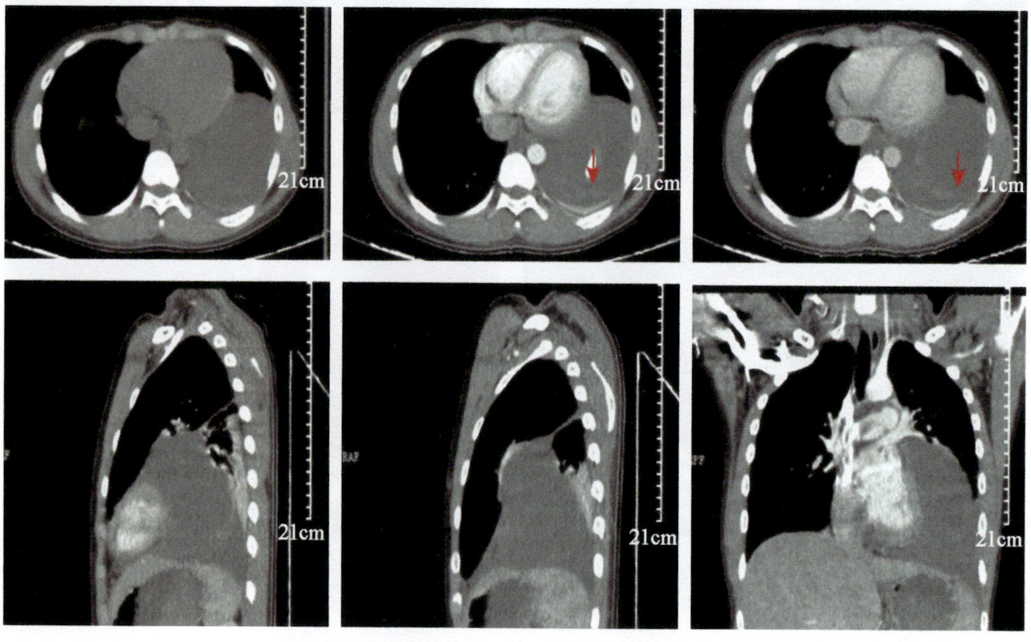

图 6-8-33　胸部 CT10

【诊断依据】 青少年男性，左后纵隔巨大囊性占位，边缘光滑，冠状面重组见病变包绕心脏生长，塑形性明显。增强扫描边缘强化，内见线性分隔强化(图 6-8-33 红箭)，延迟强化，首先考虑脉管瘤可能。病人术后示左胸腔海绵状脉管瘤(海绵状淋巴管瘤或混合性海绵状血管-淋巴管瘤)。

【分析】 脉管包括血管与淋巴管，脉管性疾病是血管或淋巴管内皮细胞异常增生所形成的肿瘤或畸形。19 世纪人们开始探讨脉管性疾病，1863 年细胞病理学之父 Virchow 根据先天性脉管病变的组织学特点，将其分为单纯性血管瘤(毛细管型血管瘤)、海绵状血管瘤和蔓状血管瘤(动静脉畸形)。Wegner 于 1877 年又提出“淋巴血管瘤”的概念。1982 年，Mulliken 和 Glowacki 等根据脉管病变的临床表现、血管内皮细胞的组织病理学特点及生物学特性，将其分为真性血管瘤和脉管畸形。血管瘤的概念现指以血管内皮细胞异常增殖为特征的血管源性肿瘤，并有成血管现象和肥大细胞聚集。血管瘤具有增生期和消退期的动态变化阶段。脉管畸形的内皮细胞正常，以血管或淋巴管的异常扩张为特征，除中线型微静脉畸形外，均不能自行退化并随年龄增长而增大。随后 10 余年间，学者们在此基础上不断对其进行补充和完善，先后增加了先天性血管瘤、低流速脉管畸形、高流速脉管畸形等多种概念。该分类系统，有利于这类疾病的临床诊断、治疗及预后的评估，1996 年被国际脉管病变研究协会(ISSVA)所采纳。

2002 版脉管性疾病的分类：①血管瘤。②脉管畸形：微静脉畸形；静脉畸形；动静脉畸形；淋巴管畸形：分为微囊型与大囊型两类；混合畸形：含静脉-淋巴管畸形和静脉-微静脉畸形。该分类应用淋巴管畸形代替淋巴管瘤的概念，包括微囊型(相当于过去的毛细淋巴管瘤和海绵状淋巴管瘤)和大囊型(相当于过去的囊肿型淋巴管瘤或淋巴囊性水瘤)。目前，ISSVA 分类标准将脉管性疾病分为脉管肿瘤和脉管畸形两大类。脉管肿瘤分为良性、局部侵袭或交界性、恶性三类。良性肿瘤主要包括婴幼儿血管瘤、先天性血管瘤(快速消退型、不消退型、部分消退型)、从状血管瘤、上皮样血管瘤、化脓性肉芽肿(又称毛细血管扩张性肉芽肿、息肉样毛细血管瘤)等。局部侵袭性或交界性肿瘤主要包括 Kaposi 样血管内皮细胞瘤、网状血管内皮细胞瘤、乳头状淋巴管内血管内皮细胞瘤、复合型血管内皮细胞瘤、Kaposi 肉瘤等。恶性肿瘤主要包括血管肉瘤和上皮样血管内皮细胞瘤。脉管畸形包括低流速脉管畸形(毛细血管畸形、静脉畸形、淋巴管畸形)、高流速脉管畸形(动脉畸形、动静脉瘘、动静脉畸形)和混合性脉管畸形(同时含有 2 种或 2 种以上畸形的脉管成分)。但日常工作中仍习惯上沿用“脉管瘤”的名称。

脉管瘤的病理学特点为内皮细胞增生活跃且生长周期缩短，细胞具有胚胎血管内皮的特征，镜下内皮细胞分布呈团状或条索状。脉管畸形的病理学特点：内皮为成熟扁平细胞，细胞核无或极少有增殖分裂现象，脉管数目增多，管腔异常扩张，血管间可发生畸形交通。其管壁中层的弹力纤维成分减少或缺乏，导致管壁张力下降及变薄。该疾病一旦发生，不会自行消退，部分病灶在年幼时生长缓慢，部分病灶若不给予治疗则迅速增大。

脉管瘤多为良性，儿童及青少年多见，无性别差异，好发于皮肤和黏膜，发生于胸部者非常罕见。脉管瘤 CT 表现兼有血管瘤和淋巴管瘤的特点，平扫为弥漫性、类圆形低密度灶，密度不均，增强扫描强化形式由血管、淋巴管成分多少而定。血管成分多时表现为边缘不清，强化不均，内见网格条索状明显强化影(异常发育血管)；淋巴管成分多时表现为边缘强化、边界较清楚，内部低密度部分强化不明显。若儿童或青少年胸部 CT 发现较大肿块，增强后部分呈血管样强化影、部分强化不明显，应考虑本病的可能。

后纵隔脉管瘤主要与以下肿瘤进行鉴别，①神经源性肿瘤：为后纵隔最常见肿瘤，多位于后纵隔脊柱旁沟内，少数发生在椎间孔内呈哑铃状，以神经鞘瘤及神经纤维瘤多见，临床症状多不明显，肿瘤边界清楚，呈圆形、卵圆形，部分可见分叶，大多数神经源性肿瘤密度均匀，少数不均者可有钙化和囊变，当肿块呈现分叶征及囊变成分较多时与本病不易鉴别。②前肠囊肿：中、后纵隔多见，包括支气管囊肿及食管囊肿，常表现为与食管、支气管相连的囊性肿块，边缘规则，密度均匀，无明显强化，囊壁强化。③后纵隔畸胎瘤：少见，如找到肿块内脂肪及钙化成分即可诊断。

(宁波市李惠利东部医院放射科　张玉琴　提供)

11. 病例 11：女，59 岁。胸痛、胸闷半个月。病人半个月前突感右下胸部疼痛，休息无缓解，渐感胸闷。当地医院抗感染治疗 10 余天后胸痛消失，仍感胸闷。查体发现右侧甲状腺软性包块，胸部强化 CT 示右侧胸腔占位、右侧胸腔积液。右胸前壁穿刺：血性胸腔积液。右颈 B 超示甲状腺右叶偏低回声结节，考虑静脉瘤可能。咳嗽时右侧颈部包块明显增大(可逆性)。胸部 B 超考虑多囊性病变，内为液体。

胸部 CT：右侧胸腔内巨大占位病变，边缘清晰，密度均匀，肿块与中纵隔关系密切，包绕上腔静脉、右无名静脉及右肺动脉，增强扫描无强化(CT 值为 30HU)，右侧少量胸腔积液(图 6-8-34)。

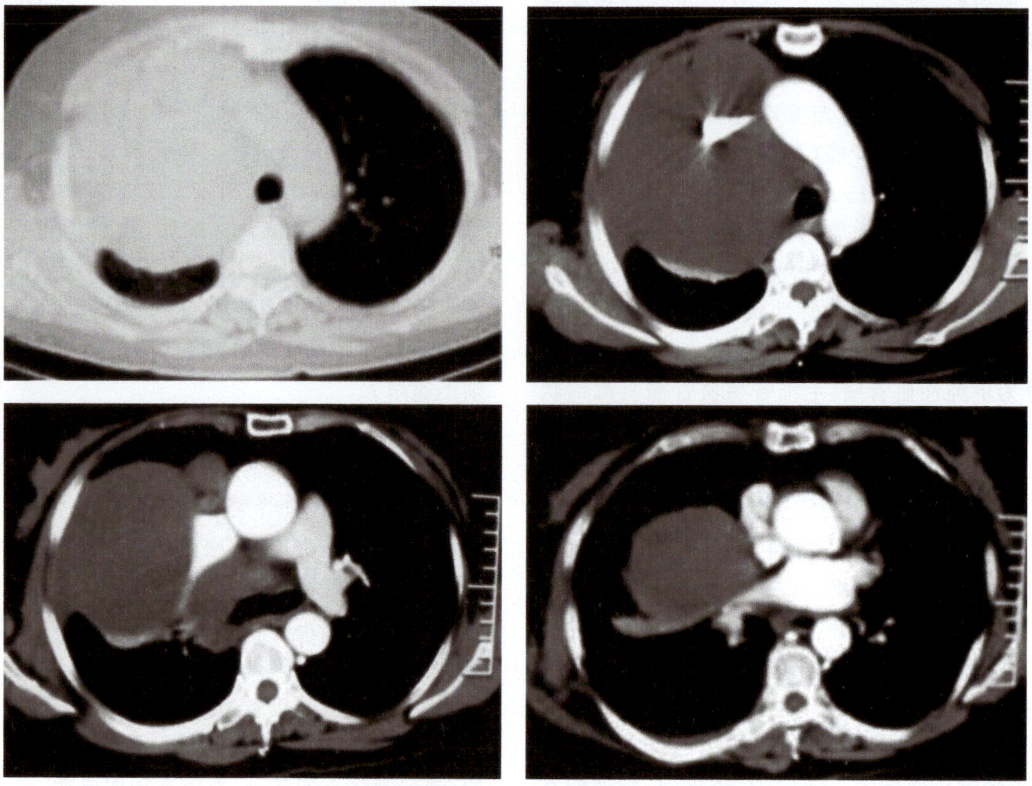

图 6-8-34 胸部 CT11

【诊断】 淋巴管瘤。

【诊断依据】 老年女性，既往体健。胸部 CT 示右侧纵隔起源于巨大多发囊性占位性病变，边界清晰，向右上肺突入，包绕上腔静脉致其狭窄，邻近结构明显受压移位，周围肺组织压迫性不张，纵隔未见明显肿大的淋巴结。增强扫描未见明显强化，CT 值为 30HU，提示为水样密度。B 超提示肿物为多囊性病变，首先考虑该病变为囊肿可能。纵隔囊肿样病变包括胸腺囊肿、支气管囊肿、食管囊肿、心包囊肿和淋巴管瘤等。胸腺囊肿多位于前纵隔，与胸腺关系密切；支气管囊肿多与气管关系密切，边界清楚；食管囊肿多见于后纵隔；心包囊肿心膈角区域多见，均与本例不不符。淋巴管瘤好发于颈部和腋窝，结合病人颈部软组织肿块，大小随压力而改变，提示肿块可能与颈根部相连，更支持淋巴管瘤诊断。病人术中见淋巴管囊壁，术后病理证实为淋巴管瘤。

【分析】 淋巴管瘤是一种少见的淋巴管畸形，由增生及结构紊乱的淋巴管组成，并非真性肿瘤，可能是一些在淋巴囊发育过程中不能与输出淋巴管相通，或者是由被隔离部分淋巴组织的胚胎性残留物形成，也可因淋巴管继发性损伤（手术、外伤）所致。婴幼儿多见，90%于 2 岁以前起病，男女无统计学差异。由于淋巴管沿血管神经轴分布，因此在全身各部位均可发生，以头颈部最为常见，也可发生在纵隔、四肢、腋窝、腹腔、盆腔、腹膜后等位置。

胸部淋巴管瘤是比较罕见的疾病，通常表现为纵隔内的囊性病变；表现为肺内病变的淋巴管瘤极为罕见，常表现为结节性或多囊性的肿块。成年纵隔淋巴管瘤较为罕见，占纵隔肿瘤不到 5%，绝大多数位于前、上纵隔，右侧多于左侧。绝大多数的胸内淋巴管瘤是颈部来源，在胸内常为多腔。原发纵隔者可为单腔。囊性淋巴管瘤通常不引起明显临床症状，病人症状取决于囊肿的膨胀度及对周围组织的挤压力和功能影响。绝大多数病人以头颈部、胸外包块或体检时发现纵隔、腹腔等部位的囊性包块就诊，查体包块柔软，有囊性感，多数表面光滑，无压痛。当肿瘤生长到一定体积，压迫周围组织脏器，可引起咳嗽、胸闷、气短、呼吸困难等症状。

淋巴管瘤 CT 表现为较大的多囊状低密度肿物，密度均匀。肿物多为浸润性生长或随周围结构塑形，可深入血管、气管或肌肉之间，肿块内可见囊壁或分隔，增强扫描肿块内容物无强化，囊壁可轻度强化（图 6-8-35）。纵隔淋巴管瘤可压缩或推移气管、上腔静脉、左无名静脉或头臂动脉。三维超声能够显示有薄壁分隔的囊性肿块。磁共振可能是诊断淋巴管瘤的最佳方法，特征为 T_1 加权像呈低信号、T_2 加权像呈高或等信号。

原发纵隔淋巴管瘤主要应与纵隔内其他囊性肿块相鉴别，如支气管囊肿、食管囊肿、心包囊肿、胸腺囊肿等。支气管囊肿占纵隔囊性肿物的 50%～60%，主要位于中纵隔气管旁和隆突下，与气管或主支气管有密切关系，少数位于后纵隔。食管囊肿几乎均发生于食管壁或附着在食管壁上。心包囊肿多见于右侧心膈角区，左心膈角区次之，CT 可清楚显示肿块与心包的关系。胸腺囊肿多位于前纵隔，该肿瘤不向颈部延伸，无颈部囊性肿块。另外，由于部分血管淋巴管瘤内含较粗大的血管成分，增强扫描可呈不规则点、条样强化，易被误认为恶性肿瘤内的血管成分而造成误诊。

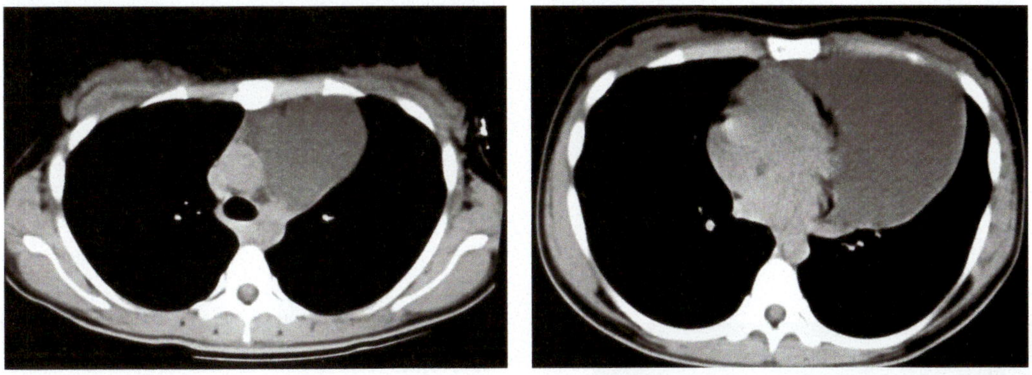

图 6-8-35　女，22 岁。手术探查见左胸纵隔巨大囊性肿物，有完整的包膜，肿物占据 2/3 胸腔，囊肿与左心室和胸腺关系密切，肿物的蒂部位于左前纵隔的前胸壁，供应血管来自左侧乳腺内动脉。病理：囊性淋巴管瘤

12. 病例 12：男，15 岁。胸闷 1 年，加重 3 天。

胸部 CT：右中纵隔占位性病变(图 6-8-36)。

【诊断】　纵隔淋巴管瘤。

【诊断依据】　青少年男性，病史较长，右侧中纵隔占位性病变，内有点状钙化，淋巴瘤不首先考虑；年龄不支持胸腺瘤诊断；位置不支持生殖细胞肿瘤诊断。病变密度低于胸壁肌肉，边缘不清，整体考虑囊性病变；包绕纵隔血管，但无明显侵袭，增强扫描无明显强化，淋巴管瘤可能性大。病人 B 超检查示双侧颈部、腋窝、腹股沟区淋巴结可见。EBUS-TBNA 检查见到少数淋巴细胞，未见其他病理细胞(细胞成分少见)。术后病理：镜下可见扩张的脉管相互沟通，间质为疏松结

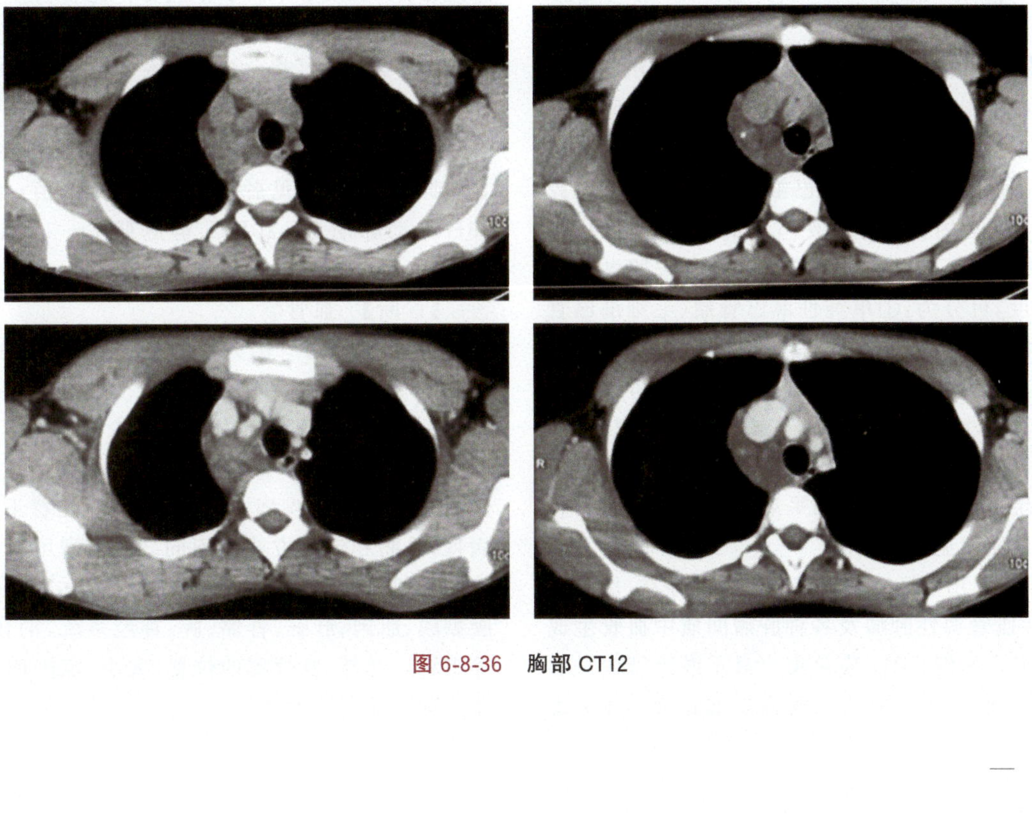

图 6-8-36　胸部 CT12

缔组织和薄壁毛细血管(图 6-8-37)。免疫组化:CD31(+)(图 6-8-38)、D2-40(+)(图 6-8-39)。结合病理和免疫组化诊断为纵隔淋巴管瘤,局部伴出血和胆固醇结晶形成。

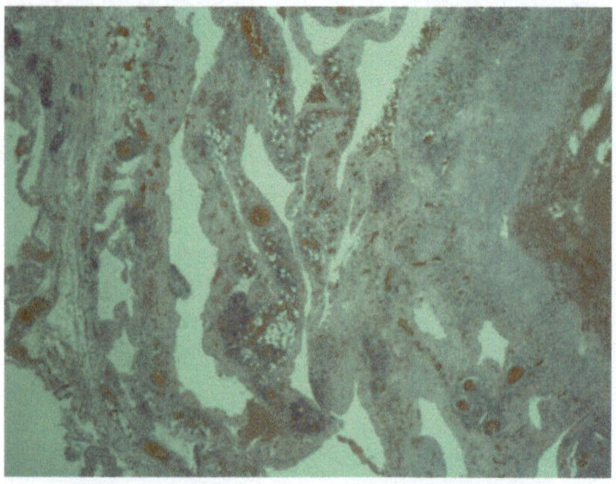

图 6-8-37　HE(×100)

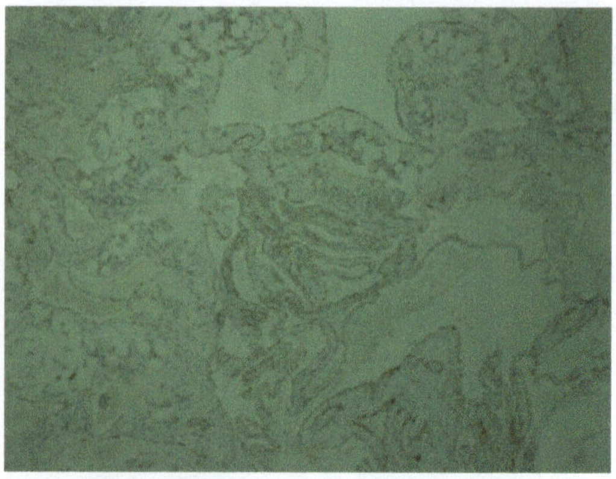

图 6-8-38　CD31 阳性(×100)

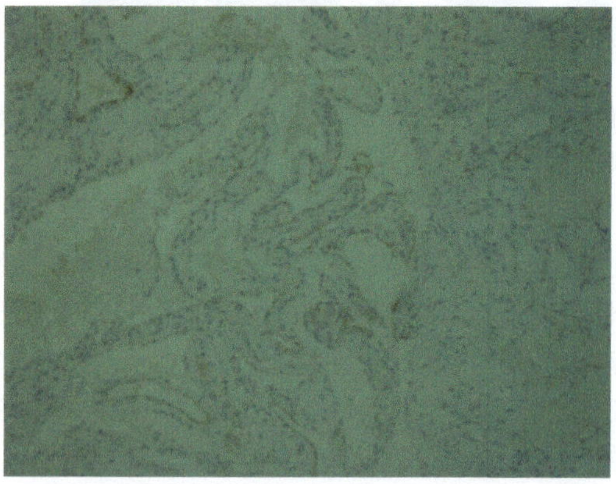

图 6-8-39　D2-40 阳性(×100)

【分析】 淋巴管瘤为分化良好的淋巴组织的局灶性增生。在组织学上,其主要表现为有内皮细胞衬里的扩张的淋巴管数量增加,并可观察到结缔组织基质和梭形的平滑肌细胞,以及淋巴细胞、成纤维细胞和胶原纤维束等。腔内含有淋巴液,呈乳白色或淡黄色,部分病灶囊壁较厚,并可有囊间纤维间隔。按照淋巴管的扩张程度,可分为:①单纯性淋巴管瘤(毛细淋巴管瘤),由网状毛细淋巴管组成,主要累及表皮;②海绵状淋巴管瘤,由较大的扩张的淋巴管构成,浸润周围组织,多见于四肢、腋部、胸壁等;③囊状淋巴管瘤(又称囊性水瘤、淋巴水瘤),由肉眼可见的单房性或者多房性囊性肿块构成,伴有胶原和平滑肌,以颈部、纵隔和后腹膜等区域多见。

CD31 主要用于证明内皮细胞组织的存在,用于评估良、恶性血管源性肿瘤及各种肿瘤间质中血管生成状况的研究。本例 CD31 染色突出显示淋巴管内衬的上皮细胞。D2-40 是一种淋巴管内皮细胞特异性标志物,能特异性标记淋巴管而不标记血管。因此,这两种分子标志物在鉴别脉管性肿瘤的起源及判断肿瘤转移途径等方面具有重要作用。

淋巴管瘤需与淋巴管瘤病相鉴别。这两者可以表现出类似的组织形态学,但淋巴管瘤病通常累及双肺多个器官。所以,本例的诊断最有可能是一种局限性的淋巴管瘤。淋巴管瘤的治疗方法有局部穿刺抽吸、硬化剂注射、局部注入糖皮质类固醇激素、放疗和手术切除。目前仍以外科手术切除的效果最好。纵隔淋巴管瘤虽为良性,但有向周围浸润性生长特点,随瘤体增大、出血或感染,可压迫周围脏器、发生乳糜胸等,故宜早期诊断、积极手术。手术应尽早施行且应彻底切除肿瘤囊壁,以免增加复发概率。

13. 病例 13:男,37 岁。查体发现前纵隔占位性病变。

胸部 CT:前上纵隔囊性病变,边缘清晰,钙化明显,肺门、纵隔未见肿大淋巴结。CT 值:平扫 15~28HU、动脉期 7~20HU、静脉期 7~32HU(图 6-8-40)。

【诊断】 血管瘤。

【诊断依据】 病人手术病理证实为血管瘤(图 6-8-41)。

【分析】 血管瘤是最常见的先天性血管系统发育异常,不是一种单一的疾病,而是以血管为主要构成的性质不一的一组疾病,不同的种类存在着不同的自然病程,诊断和治疗方法也不同。血管瘤可以发生在身体的任何部位,多见于皮肤和皮下组织,还可发生于口腔黏膜、肌肉、肝脏、骨骼、脾、神经系统、消化道、肾脏等组织。此外,血管瘤的位置、大小、范围因种类和个体不同存在着较大差异。

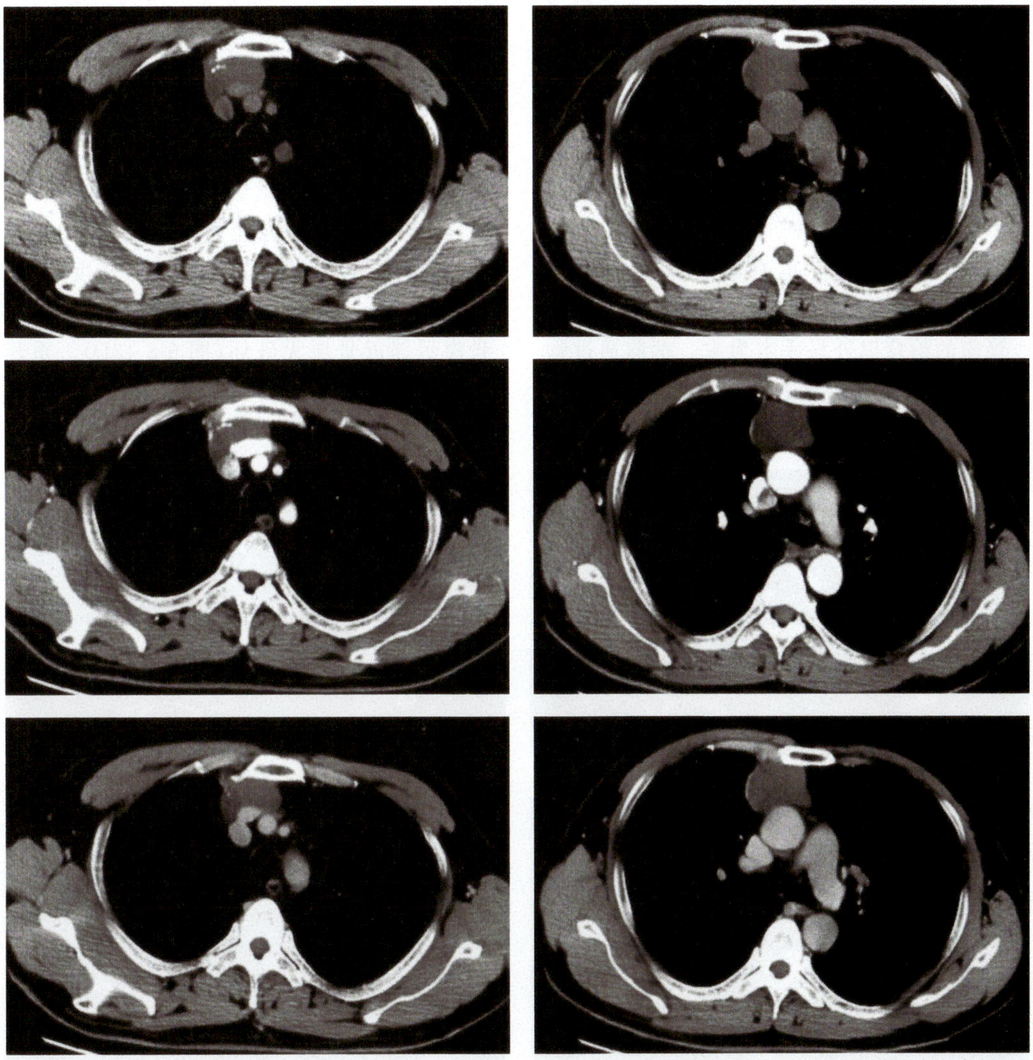

图 6-8-40　**胸部 CT13**

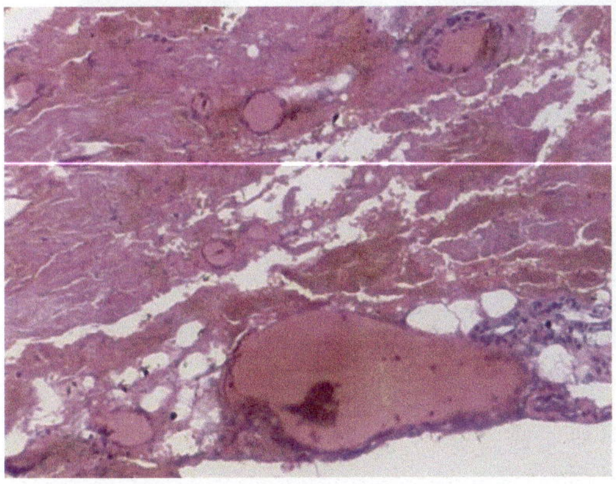

图 6-8-41　**血管瘤病理图**

血管内皮细胞的增殖和血管生成是影响血管瘤增殖退化病理演变的关键。血管瘤的形成可能是妊娠 9 个月左右时，发育尚不成熟的血管内皮细胞受到雌激素、蛋白激酶 C、缺氧等因素的刺激，引起血管形成因子的分泌增加，从而造成其与血管形成抑制因子之间的平衡失调，导致内皮细胞增殖，进而导致血管瘤的形成。临床上，血管瘤一般包括毛细血管瘤、先天性毛细血管畸形（又称为葡萄酒色斑或鲜红斑痣）、海绵状静脉畸形（通常称为海绵状血管瘤）和先天性动静脉畸形（又称高流量血管畸形或蔓状血管瘤）。

纵隔血管瘤是一种罕见的良性脉管源性肿瘤，在所有纵隔肿瘤中发生率低于 1%，其中海绵状血管瘤最为多见。病灶多位于前纵隔，位于中纵隔或后纵隔少见。大部分纵隔血管瘤病人无症状，部分病人可由于肿块压迫或与周围组织粘连而引起胸闷、胸痛、呼吸困难等非特异性症状。

纵隔血管瘤胸部 CT 平扫表现为低密度的软组织

肿块，边界清晰，肿块内部可见点状静脉石，为血栓钙化所致，具有一定的特征性，增强扫描呈多灶性或弥漫性不均匀性强化，强化方式与瘤体内组织成分、血窦内血栓及血流有关。本例强化不明显，为诊断带来了困难。

有学者回顾性分析纵隔血管瘤的 MRI 特点，发现病灶于 T_1WI 常呈等信号，T_2WI 呈高信号，Gd-DTPA 增强扫描可见到边缘强化。也有学者认为病灶在 T_2WI 脂肪抑制序列呈现高信号具有特征性。

纵隔血管瘤的治疗以外科手术为主。术前通过胸部增强 CT 检查，可了解肿瘤与胸腔内大血管的关系，以及肿瘤的血供情况，以便选择更合适的手术方式。根据 CT 值的大小，能够较准确地鉴别肿瘤的良恶性、囊性或实性。手术中应先找到并处理血管，以减少术中大出血的危险。

14. 病例 14：女，65 岁。体检发现左上后纵隔占位 4 个月。

胸部 CT：左后上纵隔脊柱旁椭圆形软组织密度影，密度不均匀，边缘光整，增强扫描动脉期轻度不均匀强化（图 6-8-42A），其内可见低密度无强化坏死区，静脉期（图 6-8-42B）和延迟期（图 6-8-42C）强化明显，骨窗示邻近骨质无破坏（图 6-8-42D）。重建示病灶内缘突入椎间孔（图 6-8-42E、F）。

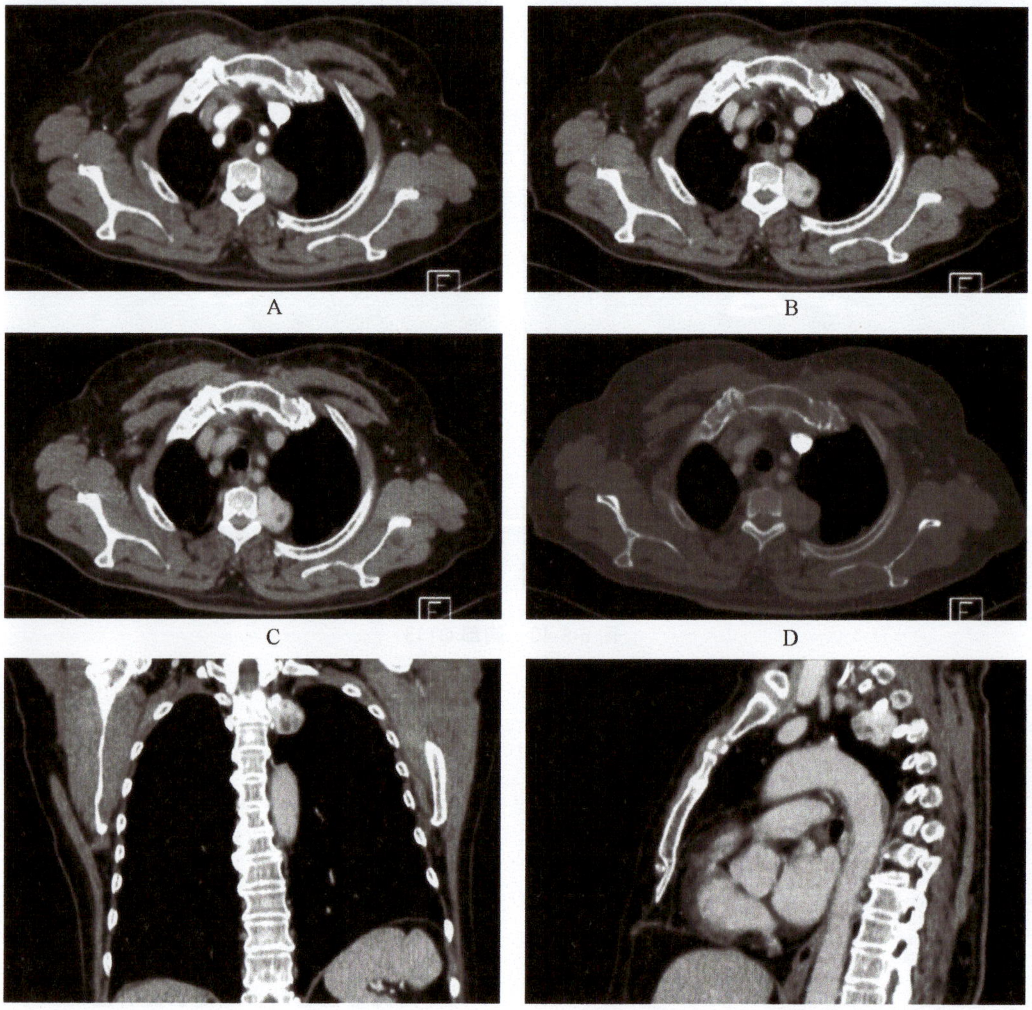

A B C D E F

图 6-8-42 胸部 CT14

【诊断】 左后上纵隔毛细血管瘤。

【诊断仪据】 手术所见：肺裂发育尚可，左侧第 2 肋脊柱旁可见直径约 3cm 左右肿块，质软，表面完整光滑，不能推动。肿块基底部与肋骨粘连紧密，血供丰富。送检灰褐碎组织，4cm×3cm×1.5cm，灰褐色、质韧。病理：镜下见大量小血管弥漫增生（图 6-8-43），考虑为纵隔毛细血管瘤。

【分析】 毛细血管瘤与海绵状血管瘤的区别除血

管腔的大小外，镜下形态及大体标本也有很大不同。该瘤由弥漫增生的小血管构成，无平滑肌层，肉眼肿瘤切面可见弥漫小血管腔，质实，不同于海绵状血管瘤的蜂窝状改变。

纵隔毛细血管瘤可发生于任何年龄，多发生在 40 岁之前，尤以 10 岁以下高发，无明显性别差异，好发于前纵隔。可呈浸润性生长，故形态可不规则，其中可有静脉石，外围有包膜，部分病人可出现纵隔结构的压迫症状，多数病人没有临床症状。本例即无任何临床症状，于体检时发现。肿瘤如位于后纵隔脊柱旁，可引起邻近肋骨的骨质缺损或骨质增生肥大，也可呈哑铃状生长，一端在后纵隔内形成肿块，另一端在椎管内可压迫脊髓引起症状。本例虽在脊柱旁，并未引起骨质缺损或骨质增生改变，可能与该瘤生长时间相对较短有关。

本例发病部位及其不均匀强化的特点易被误诊为神经源性肿瘤，特别是神经鞘瘤。神经源性肿瘤在后纵隔肿瘤中最为常见，绝大多数位于后纵隔脊柱旁沟的神经组织，可发生于任何年龄，增强扫描多数呈不均匀强化。少数病人可见肿块内散在的、针尖状的钙化。CT 表现与血管瘤鉴别有一定的困难。但毛细血管瘤的强化程度比大部分神经源性肿瘤更为明显。

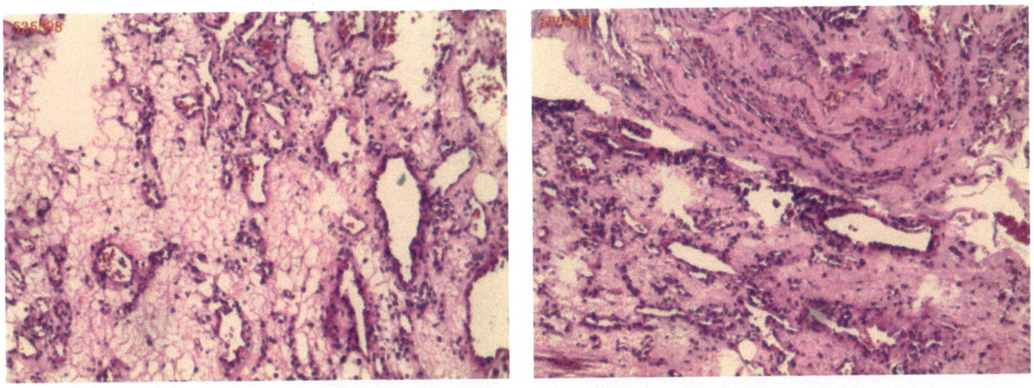

图 6-8-43　**肿瘤由增生的毛细血管组成，呈分叶状、结节状排列。小叶间为纤维结缔组织，小叶内为管径较大的营养性血管，部分管腔扩张，部分管腔被挤压呈裂隙状**

（南昌大学第一附属医院影像科　赵　静　龚洪翰　章晨蕾　提供）

15. 病例 15：女，23 岁。体检时发现纵隔肿物。

胸部 CT：前纵隔偏左侧主动脉弓旁椭圆形软组织密度影，边界较清，平扫 CT 值为 36～46HU，内见针尖样钙化影；增强扫描病灶中央呈星芒状强化，随时间延迟，强化范围向周围扩大（图 6-8-44）。

【诊断】　血管瘤。

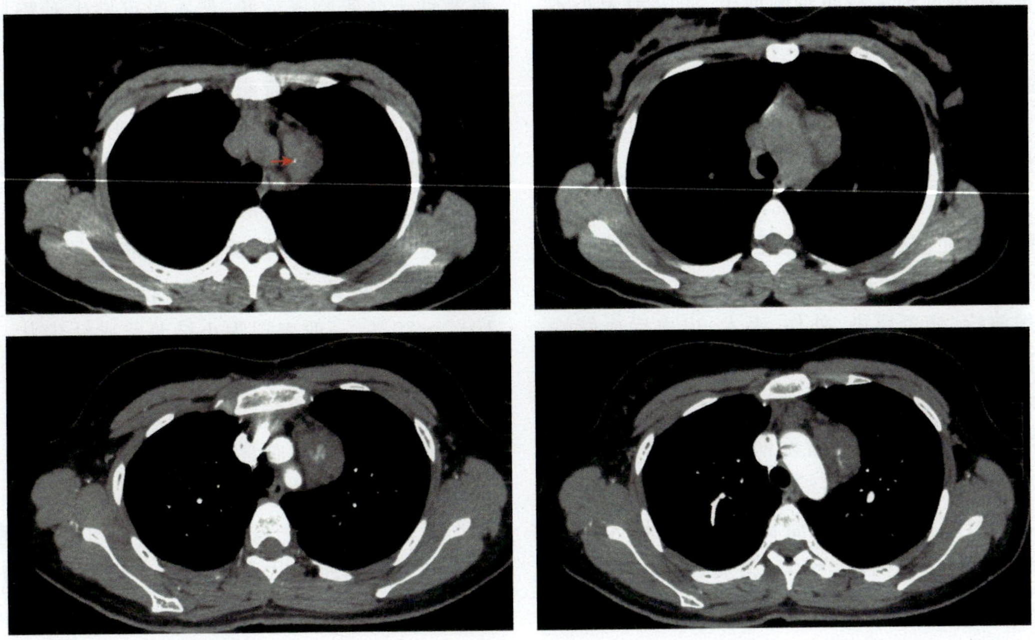

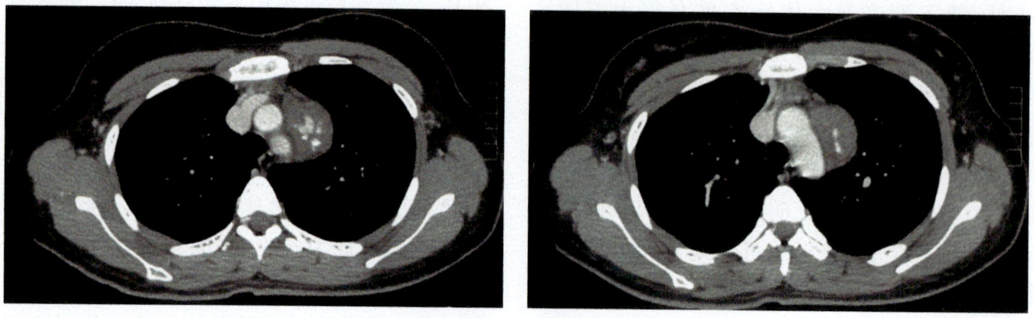

图 6-8-44 胸部 C15

【诊断依据】 青年女性，查体发现前纵隔主动脉弓旁间隙软组织密度肿物，边缘光滑，边界较清，平扫见针尖样钙化影（图 6-8-44 红箭），增强扫描仅病灶中央星芒状强化，静脉期延迟强化，强化范围增加，考虑为血管影，首先考虑血管瘤诊断。术后病理：海绵状血管瘤（图 6-8-45）。

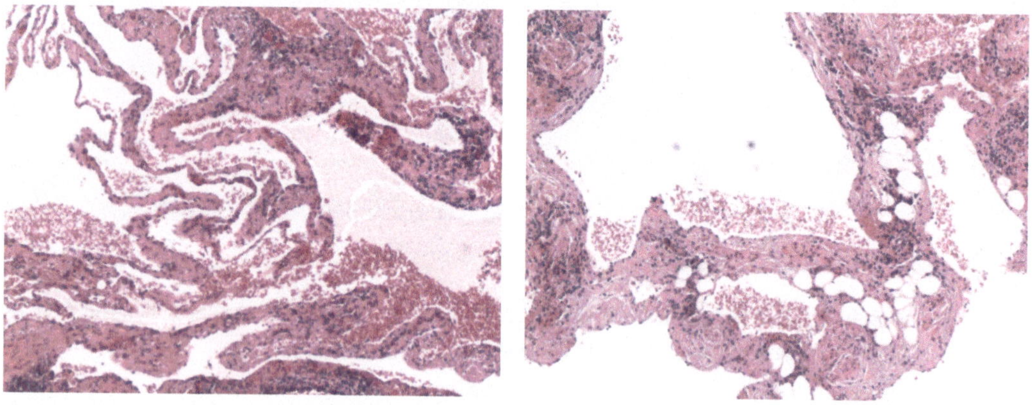

图 6-8-45 可见明显厚壁瘤样扩张的血管，分布较紊乱，平滑肌细胞增生，腔内充满红细胞

【分析】 海绵状血管瘤由扩张的大小不等的海绵状血管窦构成囊性肿块，其壁厚薄不一，腔内充满红细胞为其特征，还可见到平滑肌细胞增生，瘤内为大小不等的衬有血管内皮的血管组织，其中有毛细血管及血窦，血窦腔内充血或有钙化的血栓存在（静脉石）。该病并非真正的肿瘤，而是一种缺乏动脉成分的血管畸形。该病病因有先天性学说和后天性学说。婴儿病人和家族史支持先天性来源的假说，近年来研究证明海绵状血管瘤为不完全外显性的常染色体显性遗传性疾病，基因位于染色体 7q 长臂的 q11q22 上。后天性学说认为常规放疗、病毒感染、外伤、手术、出血后血管性反应均可诱发海绵状血管瘤。

海绵状血管瘤具有多中心发病倾向，常合并皮肤、肝、脾、肾脏等其他部位的血管瘤病变，也可见于一些少见病如 Klippel-Trenaunay 综合征等。病人一般无临床症状，多为体检时发现，肿瘤较大时可出现邻近脏器受压的症状，如呼吸困难、咳嗽、胸痛、声音嘶哑、吞咽困难等，纵隔内血管瘤若生长迅速可压迫上腔静脉、胸导管、迷走神经、膈神经、喉返神经、胸膜等，引起上腔静脉梗阻综合征、霍纳综合征、膈肌麻痹、声音嘶哑、刺激性干咳等临床症状，严重时可发生动静脉瘘、瘤体破裂出血。

纵隔海绵样血管瘤，好发于前纵隔及后纵隔，中纵隔少见。CT 平扫表现为纵隔内形态不规则、密度较低、密度不均匀的软组织密度肿块，病灶大小不等，肿瘤局限、较小时，呈圆形或类圆形，边缘光整；呈弥漫性生长时，表现为一侧或两侧纵隔增宽，呈波浪状。部分病灶内可见钙化灶或静脉石。静脉石出现率为 10%～20%，一般表现为小结节状或针尖状，具有一定特征性。增强后多表现为不同程度强化，强化方式可能与瘤体内组织成分、血窦内血栓及血流有关。海绵状血管瘤里扩张的血管窦腔间质组织有明显炎性纤维化和平滑肌组织增殖，这可能是造成肿瘤强化不均匀或不强化的原因之一。造影剂的注射方式、速度、延迟时间亦会影响海绵状血管瘤的强化类型。薄层 CT 检查利于发现病灶内小的钙化灶，动态多期增强扫描有利于体现病灶内血管的强化方式，怀疑海绵状血管瘤者，行薄层扫描及延迟扫描，有利于术前诊断。

（吉林大学第一医院放射科　曹殿波　提供）

16. 病例 16：女，55 岁。体检时发现前纵隔肿物。

胸部 CT：前纵隔胸腺区结节样软组织密度影，最大层面大小约 2.0cm×1.8cm，呈分叶状，增强扫描呈不均匀性强化（图 6-8-46）。

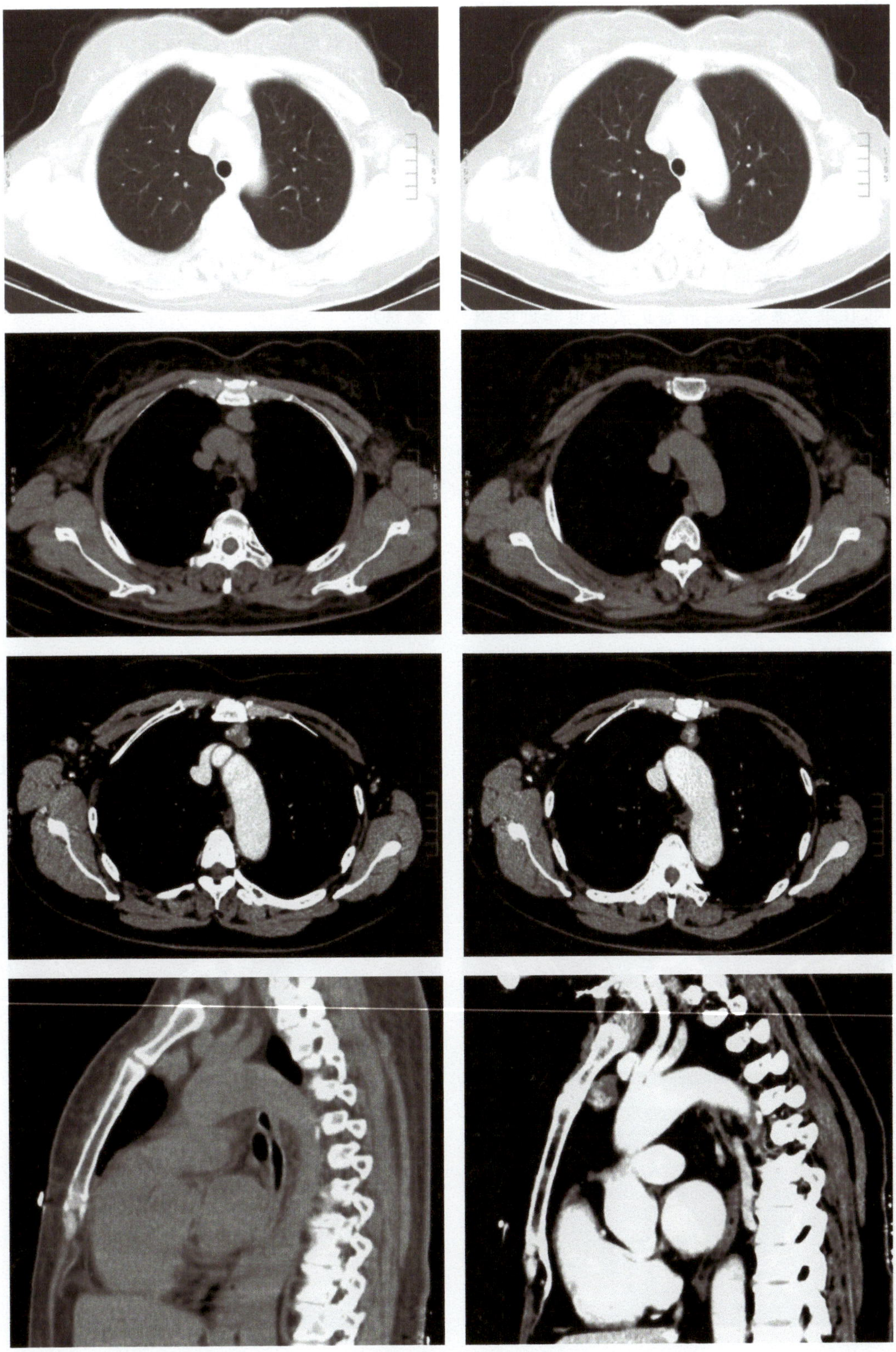

图 6-8-46　胸部 CT16

【诊断】 胸腺海绵状血管瘤。

【诊断依据】 病人全身麻醉下行胸腔镜全胸腺切除术，胸腺与周围组织无粘连，未见异常血管与胸腺沟通，在切除胸腺标本中发现大小约 2.0cm×1.8cm 的病变，质地柔软、富有弹性，呈分叶状。病理：胸腺海绵状血管瘤，内有血栓形成。

【分析】 海绵状血管瘤是出生时即出现的一种低血流量静脉畸形，多发生于头面部、口腔黏膜、四肢、肝脏、脊柱及其他部位。胸腺海绵状血管瘤为纵隔海绵状血管瘤的一种，在临床上极为罕见，Lungenschmid 等在 1990 年首先报道，2012 年 Roldán-Banos 报道了另一例胸腺海绵状血管瘤。胸腺海绵状血管瘤好发于儿童及青壮年，随着年龄增长，有些会自行消失。多数病人无症状，在继发感染或当肿瘤扩大压迫邻近组织时可能会产生胸痛、咳嗽、呼吸困难等临床症状，反复出血及囊性变可能会引起肿物迅速增大。

胸腺海绵状血管瘤影像学多表现为发生于前纵隔的圆形或椭圆形软组织肿块，边界清楚；肿瘤内可见因血栓机化而形成的钙化灶；大多数肿瘤于动态增强 CT 扫描可显示渐进性强化征象，少数可不强化。胸腺海绵状血管瘤极易与其他纵隔肿瘤混淆，鉴别诊断包括胸腺瘤、淋巴瘤、畸胎瘤、胸骨后甲状腺肿等。胸腺瘤常偏侧生长，密度较均匀，生长较大时，与血管接触面类似一直线，连同肿瘤其他边缘可形成 D 征（位于纵隔左侧）或者反 D 征（位于纵隔右侧），增强扫描多均匀强化，可有钙化，但点状钙化少见。淋巴瘤质地较软，常包绕纵隔大血管向两侧生长，钙化少见，增强扫描多呈轻度强化。而胸腺海绵状血管瘤一般表现为纵隔内边界清楚的独立肿块，常偏向一侧。畸胎瘤多为混杂密度，内可见软组织密度、脂肪密度、水样密度、钙化，肿块内脂肪液平面具有一定的特征性。胸腺海绵状血管瘤一般密度较均匀，以软组织密度为主，少有脂肪密度，畸胎瘤内的骨化及牙齿影也可与胸腺海绵状血管瘤相鉴别。甲状腺病变多发生在前、上纵隔上部，且发生在一侧，向上与颈部甲状腺相连，气管受压向对侧和后方移位。而胸腺海绵状血管瘤与甲状腺的关系不大。胸腺海绵状血管瘤还需与富血供的 Castleman 病相鉴别，后者增强早期病灶即明显强化，程度近似纵隔内大血管，较均匀，且持续时间较长。

（吉林大学第一医院胸外科　王　伟　崔有斌　提供）

17. 病例 17：男，16 岁。胸闷 1 月余。

胸部 CT：前上纵隔胸腺区不规则软组织肿块影，平扫病变边缘可见钙化影，增强扫描可见强化和延迟强化（图 6-8-47）。

MRI：前纵隔肿块影，T_1WI 等信号（图 6-8-48A）、T_2WI 高信号（图 6-8-48B），增强扫描 T_1WI 明显强化（图 6-8-48C、D）。

【诊断】 胸腺血管瘤。

【诊断依据】 胸部 CT 示前纵隔胸腺区不规则软组织肿块影，平扫病变边缘可见钙化影，增强扫描动脉期病变中心明显强化，强化幅度与大血管等同，静脉期与大血管同时衰减，提示为血管成分；MRI 示 T_1WI 等信号、T_2WI 高信号，增强扫描 T_1WI 明显强化；以上特

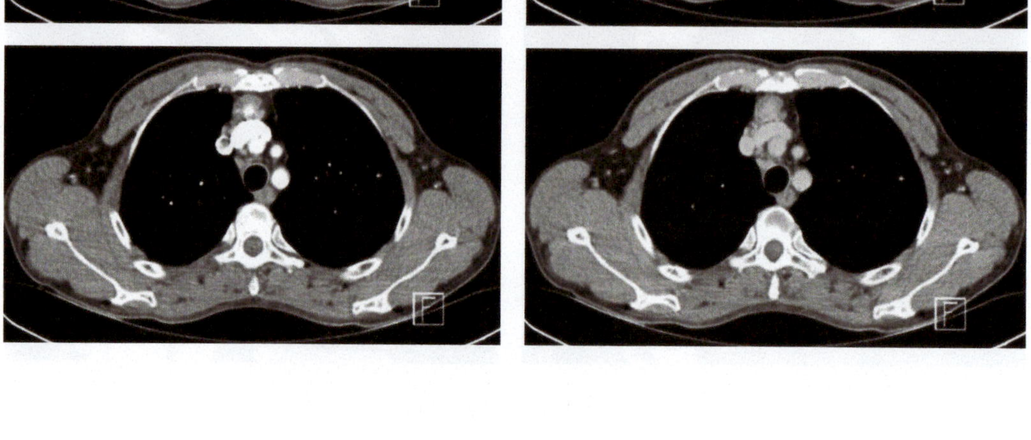

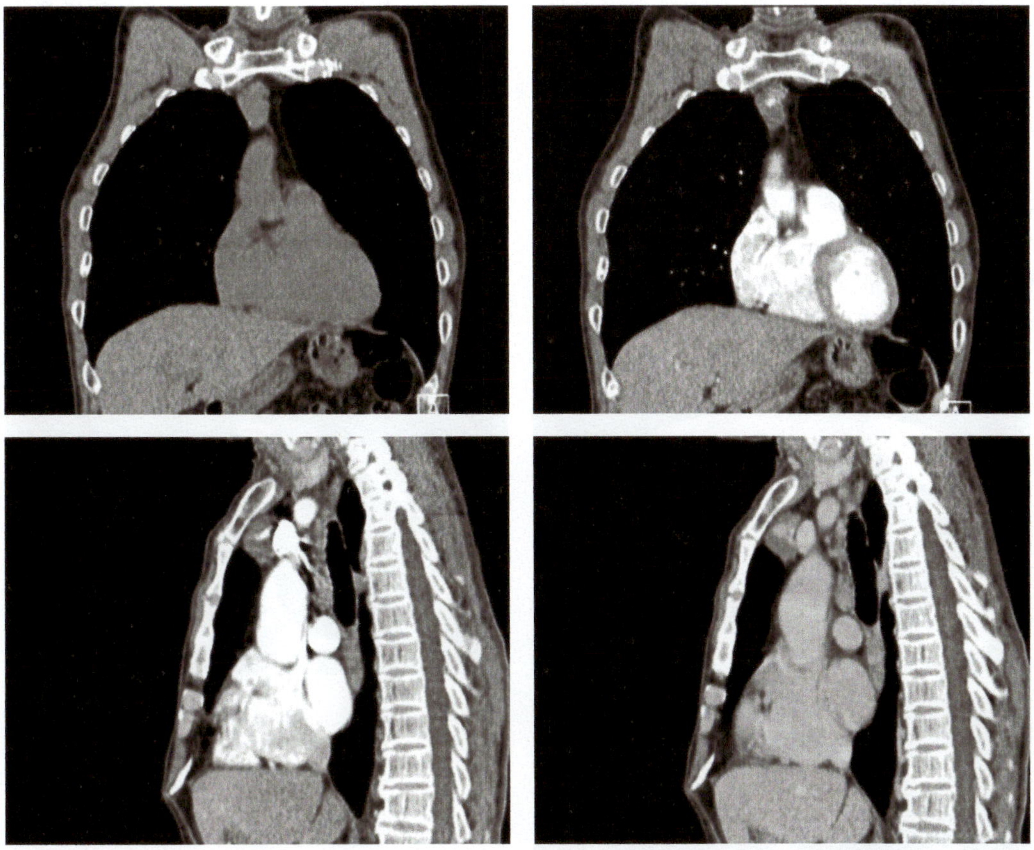

图 6-8-47　胸部 CT17

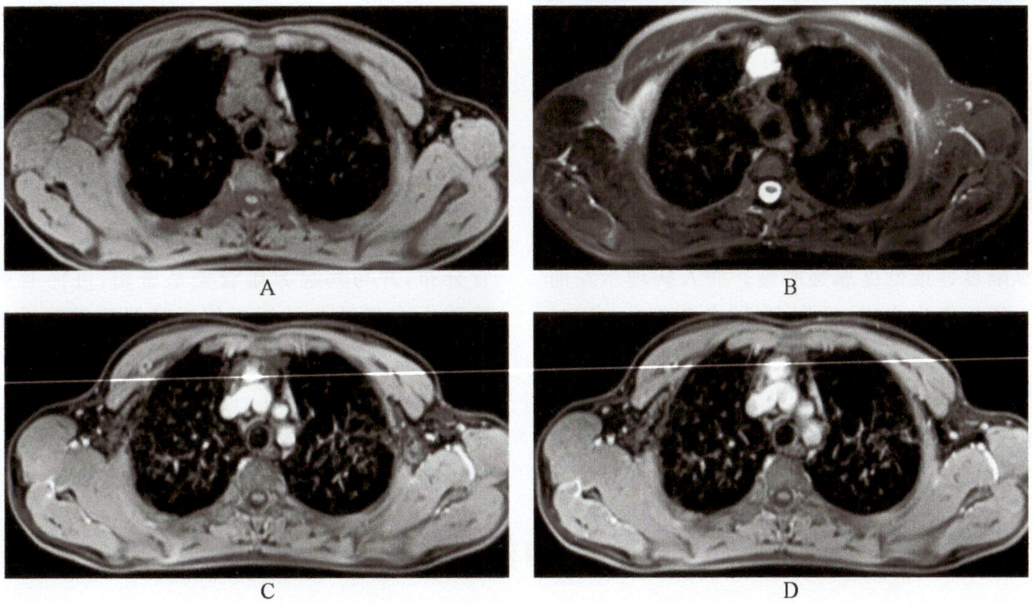

图 6-8-48　MRI

点支持胸腺血管瘤诊断。术中所见：前上纵隔内大小约5cm×3cm大小囊性肿物，包膜完整，周围大量胸腺脂肪组织包围。送检标本：灰黄灰褐碎组织9cm×7cm×2cm，大部分为脂肪组织，部分组织呈灰红灰褐色，大小为4cm×3cm×1.5cm，切面暗红色，血凝块样物附着，其中部分组织呈灰褐色，大小为3.5cm×1.5cm×0.6cm，切面灰褐质韧。病理：（纵隔）胸腺血管瘤，另见淋巴结5枚，呈反应性增生。

（南昌大学第一附属医院影像科　章晨蕾　何玉麟　提供）

18. 病例18：女，62岁。因外伤体检发现纵隔占位1周。

胸部CT：左前纵隔软组织肿块影，上自胸骨柄后方至心包上方，最大径约6.0cm，平扫CT值为36.49HU，密度稍不均匀，内见多发小片状低密度坏死区，被膜下见点状及线样钙化影，增强扫描轻度强化，动脉期CT值为45.18HU；病灶外侧缘呈弧形，边缘清晰，与肺组织间示假包膜形成，内侧缘与纵隔大血管分界欠清，纵隔大血管轻度受压移位，邻近胸壁结构未见侵犯，纵隔内未见肿大淋巴结影（图6-8-49）。

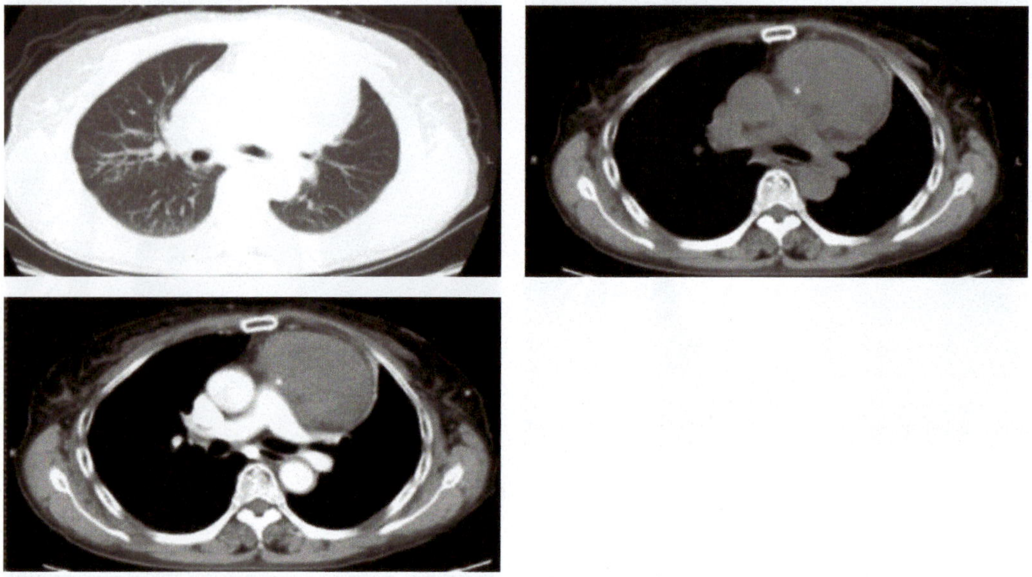

图6-8-49　胸部CT18

【诊断】　纵隔良性或低度恶性肿瘤。

【诊断依据】　老年女性，查体发现左前上纵隔占位，边界清晰，对纵隔以推压为主，侵袭不明显，病变外有假包膜，内见钙化和小灶性坏死，增强扫描略强化，首先考虑纵隔良性或低度恶性肿瘤。病人病理示左前上纵隔上皮样血管内皮瘤，低度恶性；免疫组化：CD31（+）、CD34（+）、SMA（+）、CD117（散在+）、S-100（−）、Dog-1（−）、Ki-67（约+5%）。

【分析】　上皮样血管内皮瘤是一类罕见的血管源性肿瘤，主要发生于四肢软组织及肝、肺，原发于纵隔者较为少见。纵隔上皮样血管内皮瘤多位于前纵隔，其次为后纵隔，位于中纵隔者极为少见，可单发，也可多中心起源。影像学表现为纵隔内类圆形低密度肿块，边缘较光滑，内可见脂肪密度影及钙化，病灶沿血管分布，并与其起源血管关系密切，可伴有胸膜增厚、胸腔内多发结节及侵犯邻近脏器等侵袭性表现，增强扫描多有强化。纵隔肿瘤一经诊断，除淋巴源性肿瘤外均应考虑手术治疗。该病具有潜在恶性，即使完整切除，也有局部复发可能，建议术后行局部放疗。

（江苏省兴化市人民医院呼吸内科　李　军　提供）

第九节　神经源性肿瘤

神经源性肿瘤是常见的纵隔肿瘤，几乎90%发生于后纵隔，占纵隔肿瘤的20%～47%。原发性纵隔神经源性肿瘤以良性肿瘤多见，恶性肿瘤多见于儿童，约占10%。

一、起源和分类

纵隔神经源性肿瘤多起源于脊神经和椎旁的交感神经链，仅少数起源于迷走神经、膈神经和肺内神经等。组织学上根据肿瘤的细胞起源分成3类。

1. *起源于神经鞘细胞的肿瘤* 如神经鞘瘤、神经纤维瘤、恶性神经鞘瘤，绝大多数成人纵隔神经源性肿瘤属于此类。神经鞘瘤好发于肋间神经和脊神经后根，神经纤维瘤好发于肋间神经和交感神经干。在硬膜内神经根上生长的肿瘤可穿过椎间孔向外扩展，使椎间孔扩大；肋间神经的肿瘤有时伸入椎管，这2种情况使肿瘤呈哑铃形。局灶性恶变的神经鞘瘤、原发恶性神经鞘瘤（恶性施万瘤）和神经纤维肉瘤少见，常侵犯邻近组织，可发生远处转移。

2. *起源于神经节细胞的肿瘤* 如节细胞神经瘤、节细胞神经母细胞瘤和神经母细胞瘤，这类肿瘤多见于儿童及青年人。节细胞神经瘤为良性肿瘤，是儿童、青少年最常见的良性纵隔神经源性肿瘤，多发生于交感神经链，在椎旁沟中向外突出，生长缓慢，直径常在5cm以上。节细胞神经母细胞瘤为恶性肿瘤，较少见，其恶性度介于节细胞神经瘤和神经母细胞瘤之间。神经母细胞瘤为高度恶性肿瘤，很少见，好发于婴幼儿，易侵犯邻近的胸椎及肋骨，血行转移以肝和骨多见。

3. *起源于副神经节细胞的肿瘤* 如嗜铬细胞瘤（嗜铬性副神经节瘤）和非嗜铬性副神经节瘤（化学感受器瘤），临床少见。

（一）神经鞘瘤

神经鞘瘤（schwannoma）起源于神经鞘的施万细胞（Schwann cells），是后纵隔最常见的神经源性肿瘤，以良性单发多见，发病高峰在30～50岁，男女无性别差异。

根据2007年WHO神经系统肿瘤分类标准，良性神经鞘瘤分为富细胞性神经鞘瘤、丛状神经鞘瘤和黑色素性神经鞘瘤三种；恶性神经鞘瘤分为上皮样型恶性外周神经鞘瘤、腺型恶性外周神经鞘瘤和恶性神经鞘瘤伴间叶分化（亦称恶性蝾螈瘤，具有横纹肌肉瘤分化的恶性外周神经鞘瘤）。富细胞性神经鞘瘤包膜比较完整，细胞核分裂象和不典型性细胞不成比例地增多，S-100蛋白强阳性。丛状神经鞘瘤可见细胞核排列呈栅栏状，核分裂象极少见，一般少于2个/HPF，S-100蛋白呈弥漫强阳性。黑色素型神经鞘瘤较少见，多发于中年人。镜下见肿瘤由多边形上皮样和梭形瘤细胞混合构成。核分裂象多少不一，S-100蛋白强阳性。

2016版神经系统肿瘤新分类将黑色素性神经鞘瘤从普通型神经鞘瘤中剥离，成为一个独立肿瘤实体，而非普通神经鞘瘤的一个亚型。其原因是黑色素性神经鞘瘤的临床特征和基因表型均与普通型神经鞘瘤有所不同：黑色素性神经鞘瘤发病年龄较普通型神经鞘瘤年轻10岁，约50%沙砾体型黑色素性神经鞘瘤为Carney综合征病人，伴有17q染色体*PRKAR1A*基因缺失，且10%黑色素性神经鞘瘤呈恶性临床过程，而普通型神经鞘瘤常常伴有merlin（NF2基因产物）表达缺失，很少复发，罕见恶变。

恶性外周神经鞘瘤增加了亚型"恶性外周神经鞘瘤伴神经束膜分化"，这一亚型又称为"恶性神经束膜瘤"，其侵袭性较普通型恶性外周神经鞘瘤低，但更易出现转移。免疫组化检测S-100阴性，EMA阳性表达。另外，新分类标准中将旧版中的"恶性蝾螈瘤、腺性恶性外周神经鞘瘤"等特殊组织学结构归入"恶性外周神经鞘瘤伴异源性分化"亚型中。故2016版分类中恶性外周神经鞘瘤包括恶性外周神经鞘瘤伴神经束膜分化、上皮样恶性外周神经鞘瘤和恶性外周神经鞘瘤伴异源性分化三种亚型。

在发病机制方面，有文章指出整合酶相互作用因子1（integrasein teractor 1，*INI1*）基因外显子突变可能是引起家族性神经鞘瘤病的关键因素。神经纤维瘤2（neurofibromatosis type 2，*NF2*）基因外显子突变常见于散发性神经鞘瘤中。*NF2*基因缺失可引起其附近多态性DNA标志物中发生基因杂合子丢失。亮氨酸锌指样转录调节因子1（leucine-zipper-like transcriptional regulator 1，*LZTR1*）基因在非*INI1*、*NF2*基因突变的神经鞘瘤中起到了关键作用，LZTRl基因在家族性神经鞘瘤与散发性病例中的突变率分别是100%与73%。合成该突变基因产物的抑制剂可能是未来治愈此病的新方向。

根据神经鞘瘤生长位置及瘤体大小，病人可有不同的临床表现。一般情况下，由于神经鞘瘤易发在后纵隔区域，多数呈外向型生长，容易对肺及心脏造成压迫，因此病人经常以胸闷、憋气为首发症状就诊，部分病人由于瘤体对胸膜刺激可有胸痛或感觉异常的症状，亦有部分病人出现肢体麻木等神经压迫症状。除此之外，还有相当数量的病人并无明显症状，多于体检时发现。

良性神经鞘瘤一般呈质地坚韧的实性结构，圆形或椭圆形，有完整的包膜，滋养血管通过瘤蒂进入瘤体，瘤体与周围组织界线清楚。恶性神经鞘瘤可有局部外侵，瘤体与周围组织边界欠清，手术彻底切除难度大，易复发。

神经鞘瘤肿物切面呈粉红色、白色或黄色，直径通常小于5cm。镜下可见肿瘤标志性特点，即多细胞的Antoni A区和多细胞Antoni B区交替出现（图6-9-1），包膜多完整（图6-9-2）。两种成分的相对含量变化较大，一般来说，肿瘤体积较大时，可含有两种结构，当体积较小时，往往仅表现为AntoniA区。Antoni A区多由紧密排列的梭形细胞构成，细胞核常扭曲，胞质界线不清，偶见透明核内空泡。细胞呈束状排列。在高度分化的 Antoni A 区，细胞核可呈栅栏状排列，细胞呈旋涡状排列（图 6-9-3），并可见 Verocay 小体，后者由两排排列整齐的细胞核构成，其间由纤维性细胞胞突分隔开来。有时亦可见到核分裂象，若肿瘤具有神经鞘瘤的典型特征，可以忽略核分裂象。Antoni B 区的细胞排列较不规则，且细胞成分较少。在疏松的基质中，梭形或卵圆细胞随机散在分布，同时基质中常常出现微囊结构、纤细的胶原纤维及多少不等的炎细胞浸润。在 Antoni B 区中可以见到不规则分布的大血管，这也是神经鞘瘤的特征之一。恶性神经鞘瘤可见核分裂象、细胞异型性和侵犯周围组织。免疫表型：瘤细胞可表达 S-100（图 6-9-4）、Vimentin（图 6-9-5）、Ⅳ型胶原蛋白、钙调磷酸酶（CaN）、基膜成分（如层粘连蛋白）、神经生长因子受体（NGF）等，胶质原纤维酸性蛋白（GFAP）和 CD68 偶尔可呈局灶阳性，一般不表达 CK、CD117、SMA、Desmin、NF 和桥粒素。

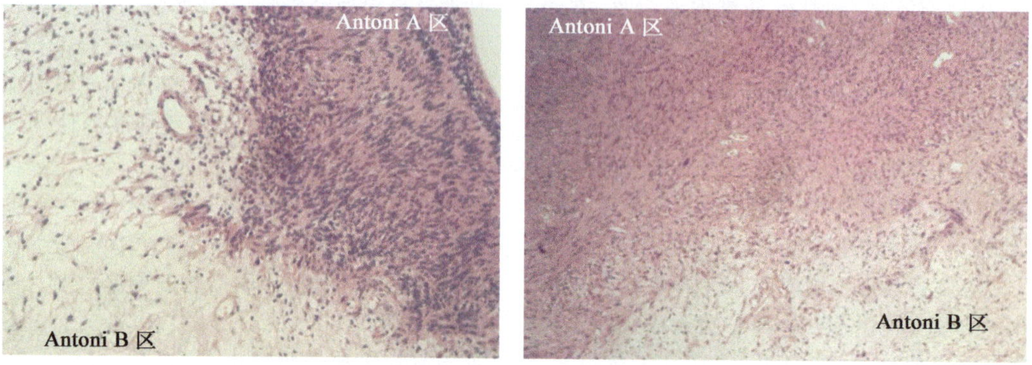

图 6-9-1 Antoni A 区，富于细胞，细胞核细长，波浪状；Antoni B 区：细胞较少，在黏液样基质内疏松排列，伴有细胞胶原带，可见少数肥大细胞，厚壁血管明显

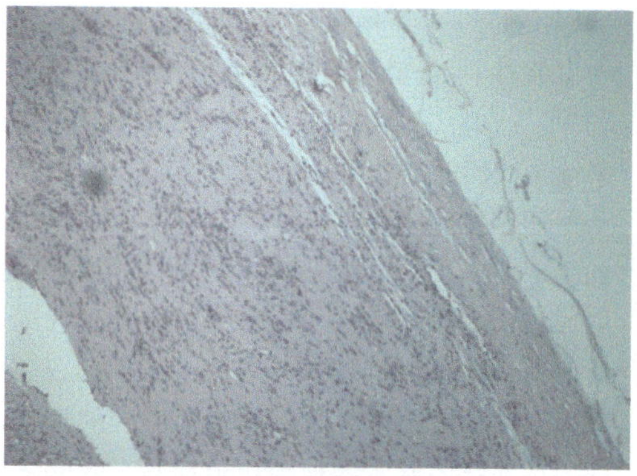

图 6-9-2 神经鞘瘤，包膜完整（HE×100）

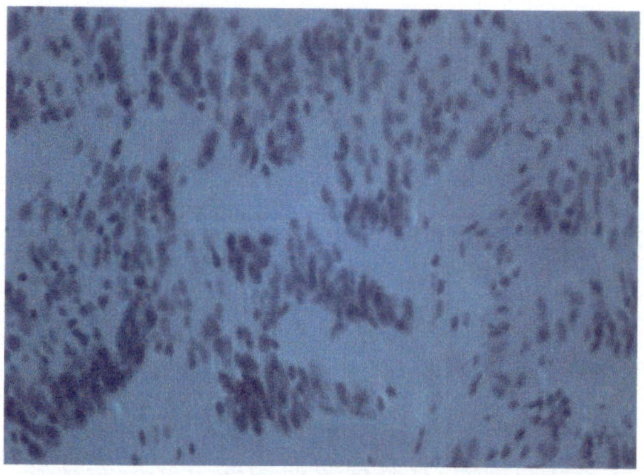

图 6-9-3 肿瘤细胞呈栅栏状排列（HE×400）

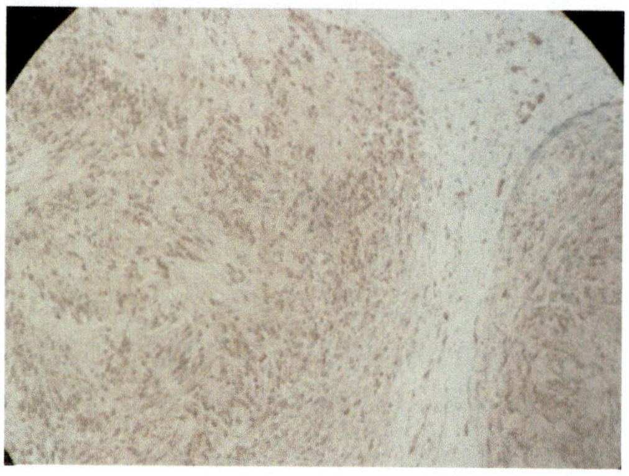

图 6-9-4 肿瘤细胞胞核 S-100 弥漫阳性（200×）

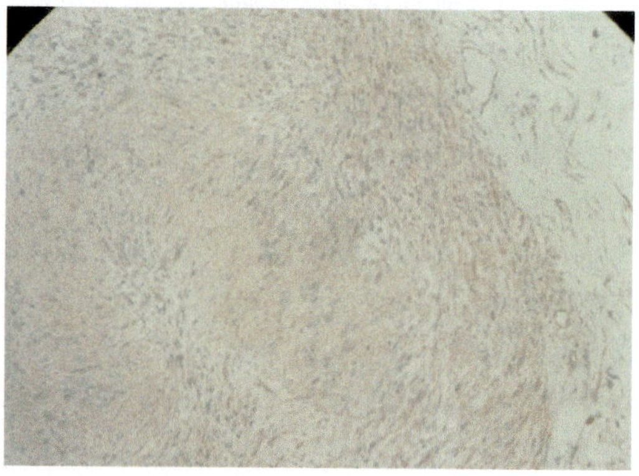

图 6-9-5 Vimentin 阳性（200×）

由于胸壁神经鞘瘤可位于脏层、壁层胸膜或脏-壁层之间，受生长空间的限制，其在 CT 上一般表现为境界清晰的孤立性低密度团块影，多呈类球形，包膜完整（图 6-9-6），常伴有出血（图 6-9-7）和囊性变（图 6-9-8），部分病灶内见脂肪密度、条带状稍高密度影及小点状钙化灶（图 6-9-9）。一般肿块相对较小，多<5cm。平扫时肿瘤密度低于肌肉组织，这主要是因为肿瘤细胞排列疏松，间质成分多，细胞间水肿液及黏液成分较多。另外，神经鞘瘤与肌肉组织相比衰减少，这与施万细胞黏液基质水分含量高有关。增强扫描常常不均匀强化，且有延迟强化的倾向。相邻椎体或肋骨可见光滑压迹，若肿瘤呈哑铃状生长于椎管内外，则椎间孔可扩大（图 6-9-10）。

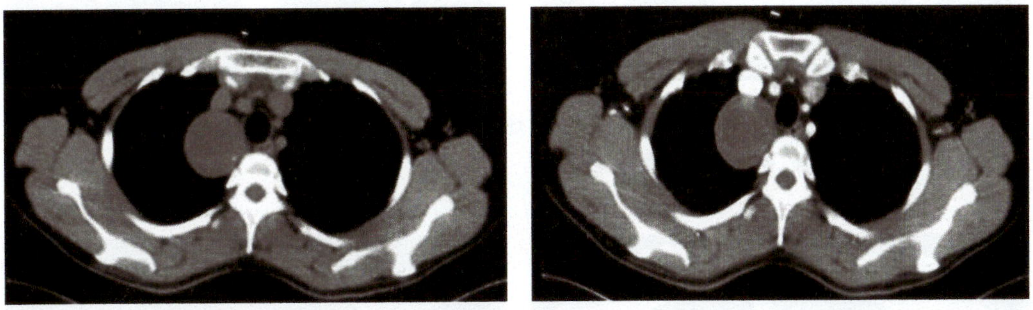

图 6-9-6　男，31 岁。右侧额部无汗、眼睑下垂 2 月余。术中探查：右上纵隔气管旁至右无名静脉、上腔静脉之间可见隆起的球形质实病灶，上界位于右锁骨下动脉后方上缘，下界位于 4R 组淋巴结水平。打开上纵隔胸膜，肿物包膜完整，根部位于后胸壁交感神经链周。完整切除肿物，剖开可见肿物呈黄白色囊实性。病理诊断：神经鞘瘤，伴黏液变性。免疫组化：Vimentin（＋），PGP9.5（＋），S-100（＋），Ki-67（约 5%），SMA（－），Desmin（－）

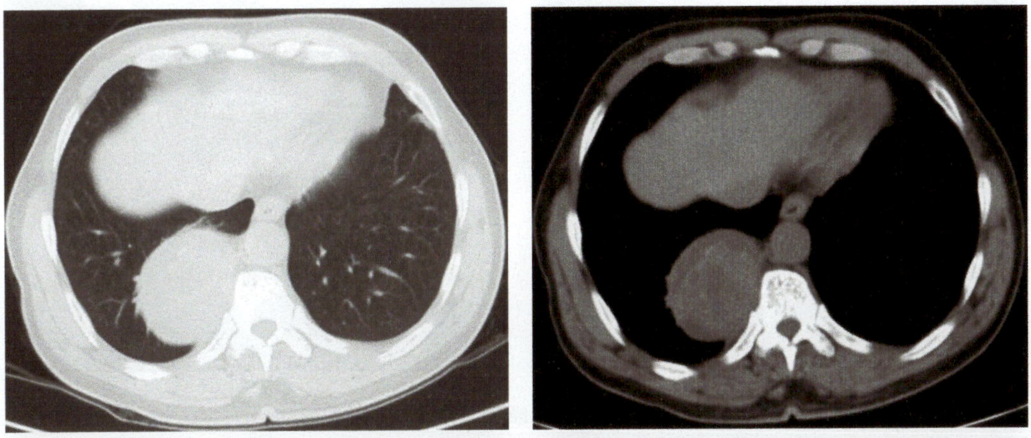

图 6-9-7　男，58 岁。右后纵隔球形软组织肿块影，平扫密度不均，外周密度较低，增强扫描轻度强化，且有延迟强化，强化面积增加。病理：神经鞘瘤伴出血、坏死及退行性变

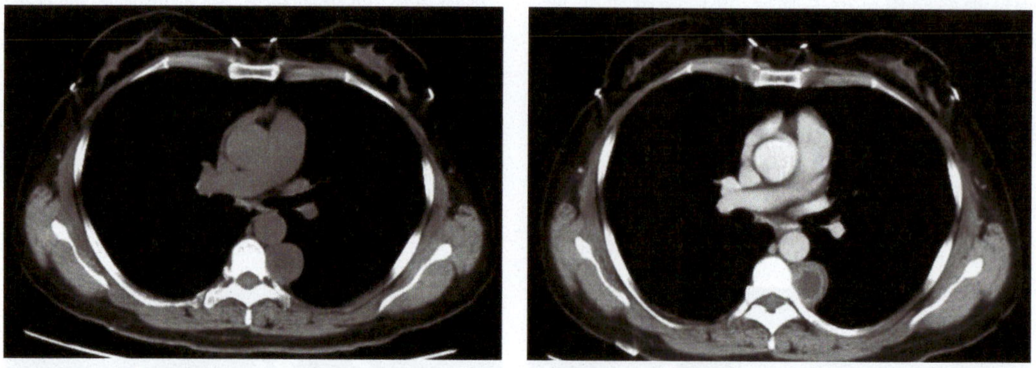

图 6-9-8　女，47 岁。左侧后纵隔脊柱旁结节影，病灶边缘光整，增强扫描呈环形强化，中心呈圆形低密度改变。病理：神经鞘瘤伴囊性变

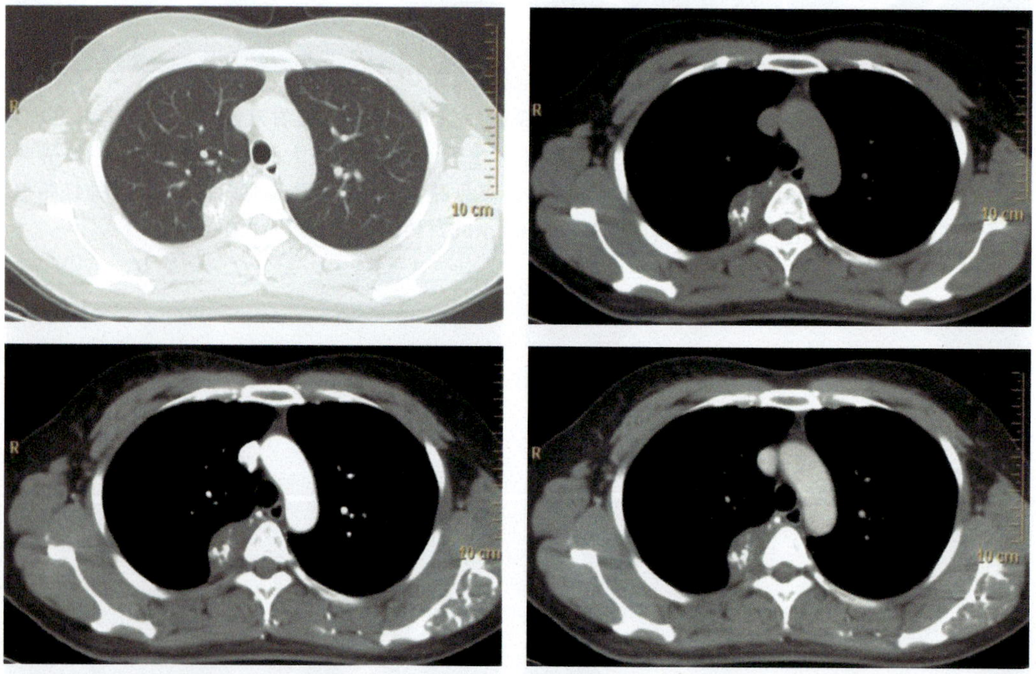

图 6-9-9　女，36 岁。神经鞘瘤伴出血、坏死、钙化

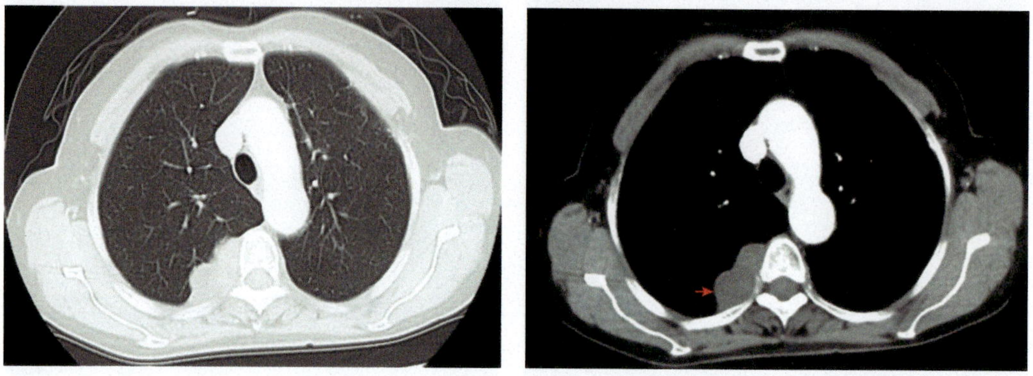

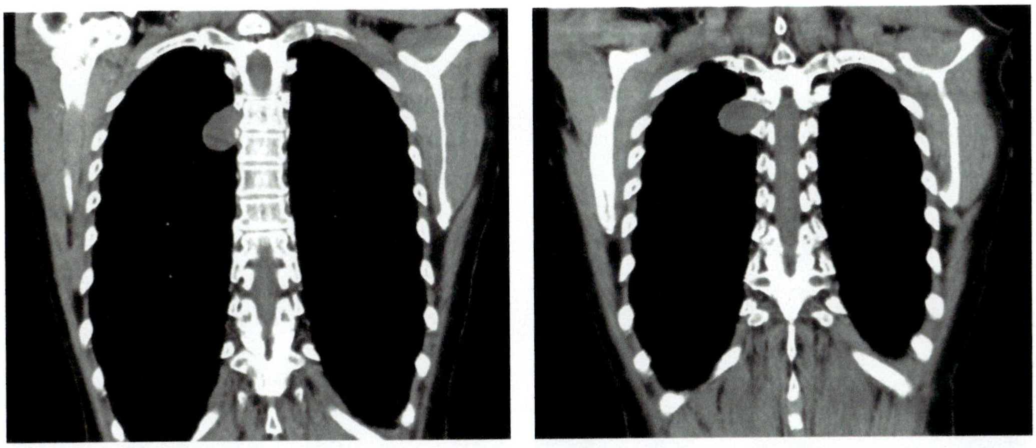

图 6-9-10　女，62 岁。胸部疼痛 20 天。右后上纵隔神经鞘瘤，包膜完整（红箭），冠状位重建肿瘤与椎体关系密切，邻近肋骨受压

（邢台医专第二附属医院影像科　崔　刚　提供）

MRI 是另一种可用于神经鞘瘤诊断的辅助检查，常可见瘤体内不均匀混合信号，相比 CT，MRI 具有良好的软组织分辨力，能行多方位成像，不仅能准确显示肿瘤发生的部位、形态及其与周围血管神经的关系，还能显示肿瘤组织病理信号特点，从而提示肿瘤内黏液变、胶原纤维、出血、囊变等病理变化。Antoni A 区细胞排列呈旋涡状或栅栏状，有较丰富的血供，且经 CT 扫描呈较高密度，经 MRI 扫描显示 T_1WI 呈等信号，T_2WI 呈中等或高信号，MRI 增强扫描呈中度以上强化；Antoni B 区瘤细胞较稀疏，呈网状排列，基质含水量较高，CT 扫描示低密度，T_1WI 示低信号，T_2WI 示高信号，强化不明显（图 6-9-11）。

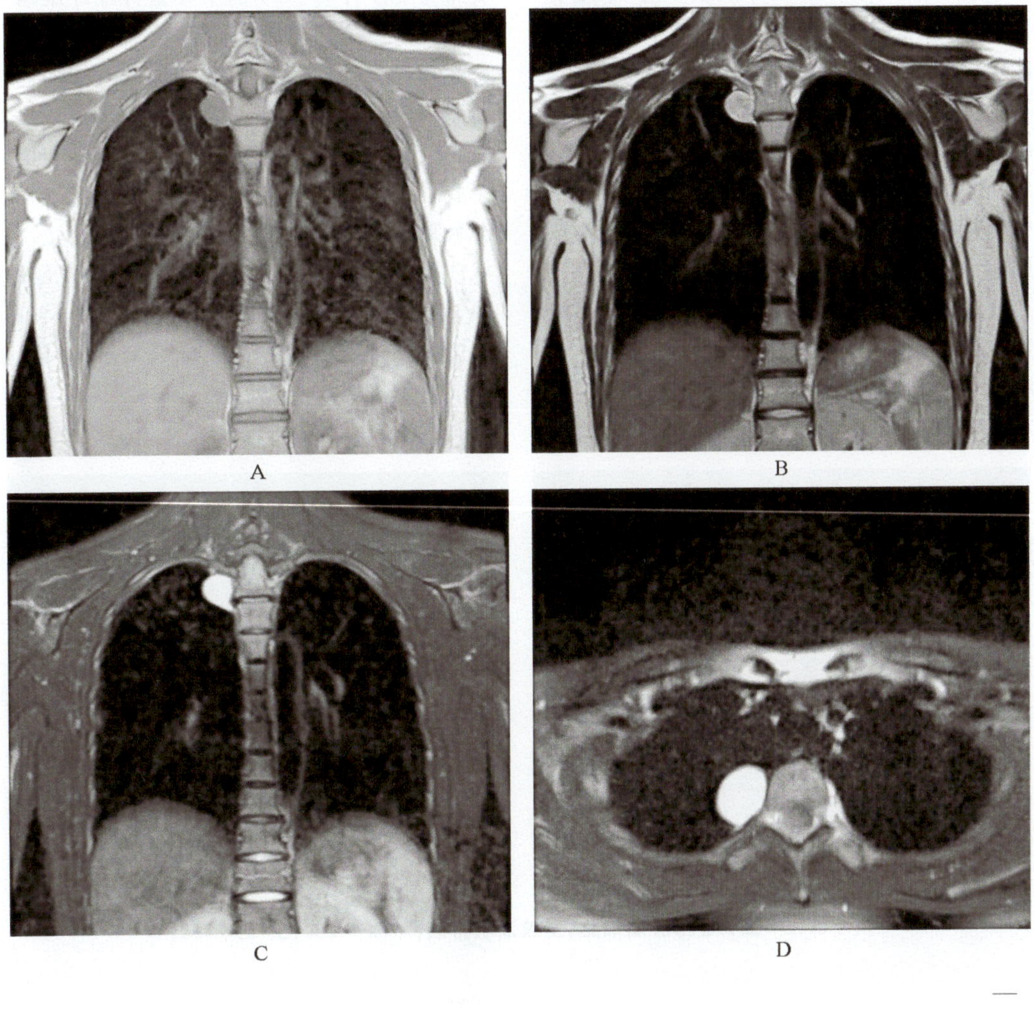

A　B　C　D

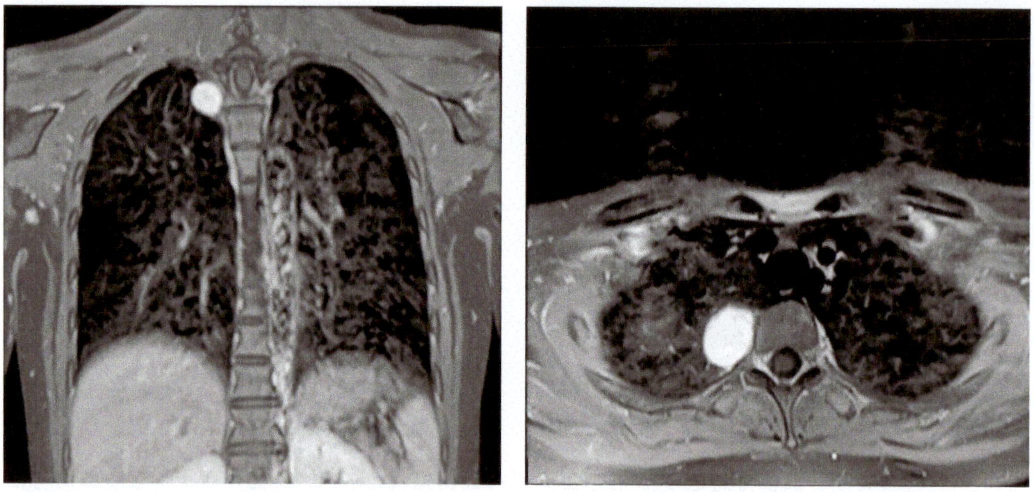

E　　F

图 6-9-11　女，15 岁。右后上纵隔神经鞘瘤。MRI 示 T_1WI 低信号、T_2WI 高信号，增强扫描明显强化。以上信号均欠均匀。A. 冠状位不压脂 T_1WI 序列瘤体呈低信号；B. 不压脂 T_2WI 序列瘤体呈高信号；C. 冠状位压脂 T_2WI 序列瘤体呈高信号；D. 轴位压脂 T_2WI 序列瘤体呈高信号；E. 冠状位压脂增强 T_1WI 强化明显；F. 轴位压脂增强 T_1WI 强化明显

（佛山市南海区中医院影像科　刘远方　提供）

（二）神经纤维瘤

神经纤维瘤（neurofibroma）可单发或多发，单发者属非遗传性，恶变率低，多发者称神经纤维瘤病，可发生肉瘤变性。病理学表现为增生的神经鞘散布于波状胶原束间及程度不等的黏液变性（图 6-9-12）。神经纤维瘤多发或伴有其他系统疾病时，称为神经纤维瘤病。既往神经纤维瘤仅有丛状神经纤维瘤亚型，虽然在形态学描述中提及神经纤维瘤可有不典型细胞核（不典型神经纤维瘤），但未明确其为亚型。2016 版神经系统肿瘤指南正式增加了不典型神经纤维瘤亚型，诊断指标包括富细胞性、散在核分裂象、细胞形态单一和（或）编织状生长方式，形态学与低级别恶性外周神经鞘膜肿瘤难以鉴别。*CDKN2A* 和 *CDKN2B* 基因缺失被认为是神经纤维瘤恶变的征象，而这两个基因的改变常常见于伴有 NF1 的不典型神经纤维瘤中，提示不典型神经纤维瘤是恶性神经鞘膜肿瘤的前驱病变。

神经纤维瘤多见于 20～30 岁病人，生长缓慢，无包膜，呈球形，极少发生变性、囊腔形成或出血，但切除后易复发。最常发生于后纵隔、后肋椎沟内，大多来源于脊柱旁的交感神经和脊髓神经。位于前纵隔的神经源性肿瘤多来源于肋间神经或迷走神经，病人多无症状或症状轻微。CT 平扫表现为边界清楚的低密度肿块，增强后可见轻度强化或无强化（图 6-9-13），肿瘤的密度及强化程度取决于肿瘤内神经鞘细胞、胶原束、变性成分的比例。

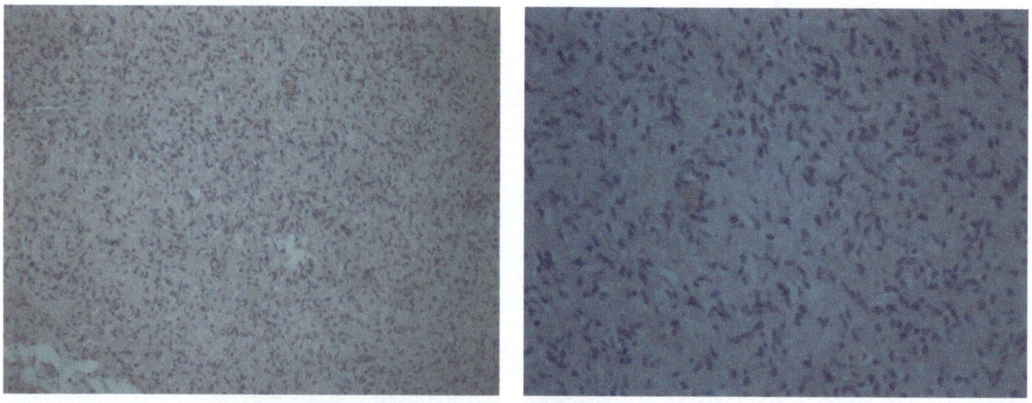

A　　B

图 6-9-12　细长梭形肿瘤细胞，呈波浪状排列（A. HE×200；B. HE×400）

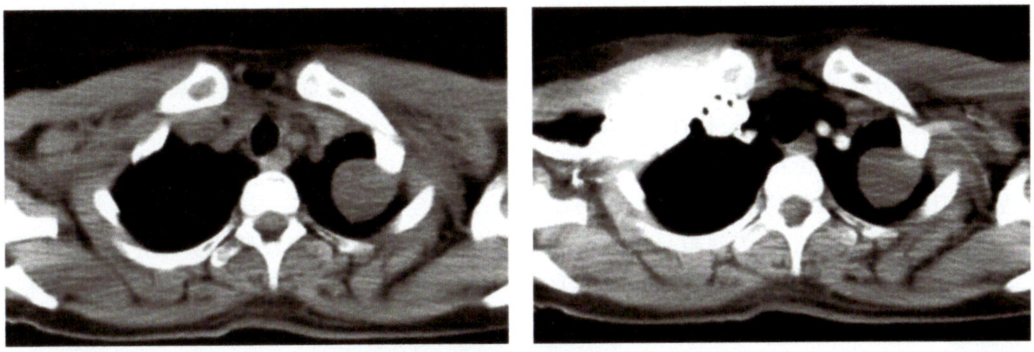

图 6-9-13　女，43 岁。间断胸背部疼痛 3 个月。神经纤维瘤，增强扫描无强化

（三）节细胞神经瘤

节细胞神经瘤又称神经节细胞瘤、节细胞神经纤维瘤，与节细胞神经母细胞瘤及神经母细胞瘤同为起源于交感神经节原始神经嵴细胞的周围神经肿瘤，其中神经母细胞瘤属于恶性肿瘤，节细胞神经瘤属于良性肿瘤，而节细胞神经母细胞瘤介于两者之间。

节细胞神经瘤病理学表现由大量黏液基质、增生的神经纤维细胞、相对少量的成熟神经节细胞增生和间质血管增生及脂肪样变区组成（图 6-9-14）。神经节细胞大小不等，多成多角形，胞质丰富，可见 Nissl 颗粒，核仁明显，可见 2 个或多个核仁。

节细胞神经母细胞瘤为节细胞神经瘤与神经母细胞瘤的过渡阶段，由神经母细胞、分化程度不一的神经节细胞、增生的神经鞘细胞和神经胶质组成。

神经母细胞瘤可见瘤细胞呈圆形、卵圆形，似淋巴细胞，但比淋巴细胞大，胞质少，核染色深，可见核分裂象；可见菊形团或假菊形团样结构，肿瘤细胞周围有嗜酸性神经纤维网，这些纤维性物质由缠结的轴突团块组成，可以通过银染色、免疫组化染色、电镜显示（图 6-9-15）。

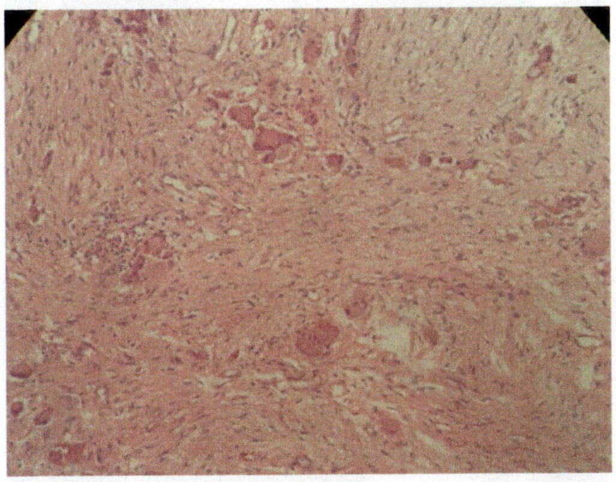

图 6-9-14　节细胞神经瘤：肿瘤由神经节细胞、神经鞘细胞和神经纤维组成。神经纤维束之间见单个或丛状分布的神经节细胞，后者体积大，多角形，核大而圆，核仁明显，胞质红染

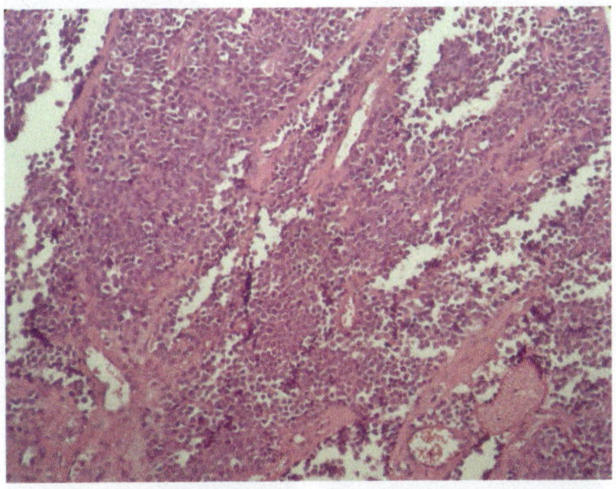

图 6-9-15　神经母神经瘤：肿瘤细胞片状分布，部分区域可见假菊形团，其间多灶性坏死。小圆形肿瘤细胞，部分呈空泡状。核大小相对一致，染色质散在或细颗粒状，细胞质稀少。间质内较多血窦

节细胞神经瘤在所有年龄均可发病，42%～60% 发生于儿童和青壮年，20 岁以下青少年多见，女性较男性常见。节细胞神经瘤生长缓慢，一般不产生临床症状，病人多因肿瘤产生压迫症状或者因其他疾病就诊时体检发现。另外，文献报道交感神经节中存在小强荧光（SIF）细胞（组成中间神经元）和小嗜铬细胞瘤，可分泌神经化学物质或激素，从而引起出汗或者高血压等症状。部分节细胞神经瘤可以分泌血管活性肠肽，从而导致腹痛和腹泻。

节细胞神经瘤影像学表现具有以下特点，①部位：由于此病起源于交感神经链的神经嵴细胞，因此好发于脊柱旁（图 6-9-16），向下可进入腹膜后，向上达颈深

部，这一特定解剖部位和肿瘤生长方式使其形态具有一定特异性。由于胚胎时神经脊细胞会进入胎儿肾上腺的皮质，会有极少数分化成交感神经节细胞，因此肾上腺也是其好发部位。②形态及生长特性：肿瘤呈半圆形或长圆形，上下径比前后径和横径长，内缘部较扁平。CT 重建和 MRI 冠、矢状位均能清晰显示其形态特征(图 6-9-17)。生长方式多沿组织间隙呈嵌入式生长或包绕其他组织，但病变并不侵及邻近组织及器官(图 6-9-18)。③包膜：肿瘤包膜可完整或不完整显示，呈等密度，并可轻度增强，病理上肿瘤均可见纤维性包膜，内含不同数量的黏液样基质。④钙化：瘤内发生钙化较常见，以点状、针尖状及小斑块状钙化为主(图 6-9-19)，也可见结节状较大钙化，钙化多位于病变周边，对定性诊断有一定意义。⑤平扫及强化表现：CT 平扫大部分呈密度较低的实性肿块，密度多低于肌肉。病灶一般无明显坏死囊变，只有当病灶体积较大、含有

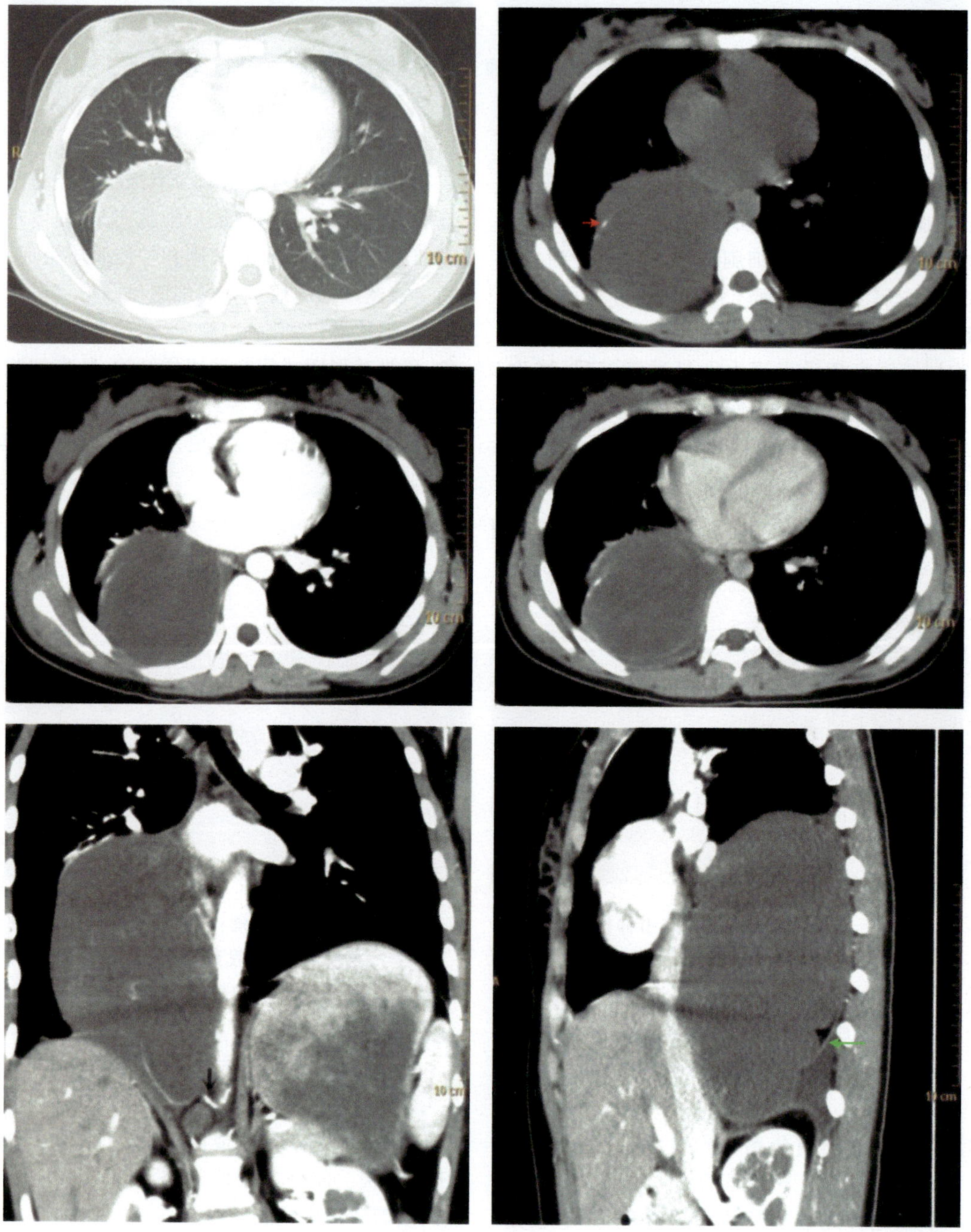

图 6-9-16　女，14 岁。后纵隔椭圆形肿块影，边缘可见钙化(红箭)，包膜完整(绿箭)，增强扫描强化不明显，由降主动脉供血(黑箭)，沿脊柱走行，膈肌受压下移。病理：节细胞神经瘤

大量黏液时才呈囊性改变；增强扫描后一般不强化（图 6-9-20）或少量条线形强化，这与肿瘤内含有相对多量的黏液基质（不强化）、相对少量的神经节细胞和间质血管（少许强化）有关（图 6-9-21）。延迟扫描肿瘤的强化程度呈进行性轻度增加的趋势，延迟强化的原因主要是肿瘤细胞外间隙内大量的黏液阻碍了对比剂的灌注，故动脉期强化不明显。⑥部分节细胞神经瘤内可以出现脂肪成分（图 6-9-22）。

节细胞神经瘤预后良好，切除彻底者不易复发。节细胞神经母细胞瘤为局部恶性，很少发生转移，预后较好。神经母细胞瘤恶性程度较高，对化、放疗敏感性较差。早期发现、早期治疗可以明显提高恶性肿瘤的生存期，年龄越小，治疗效果愈佳。

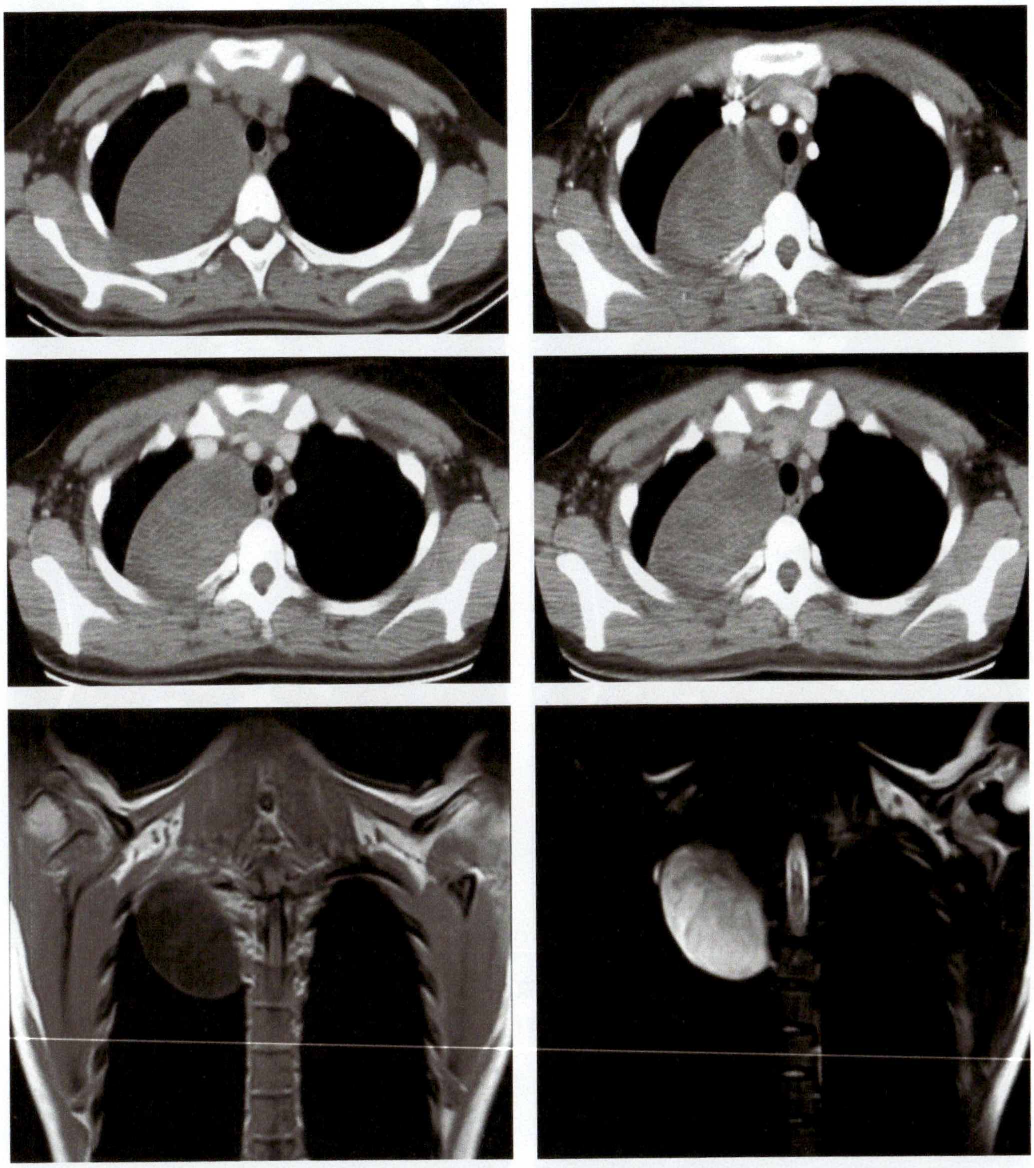

图 6-9-17　女，14 岁。胸部 CT：右后上纵隔软组织肿块，边界清楚，增强扫描轻度强化和延迟强化。MRI：T_1 为低信号，内见少许条状高信号，T_2 以高信号为主伴少许低信号，病灶内侧条状高信号与胸椎旁交感干相连，提示病变起源于后纵隔交感神经链。病理：节细胞神经瘤

（河北医科大学第二医院影像科　罗　震　提供）

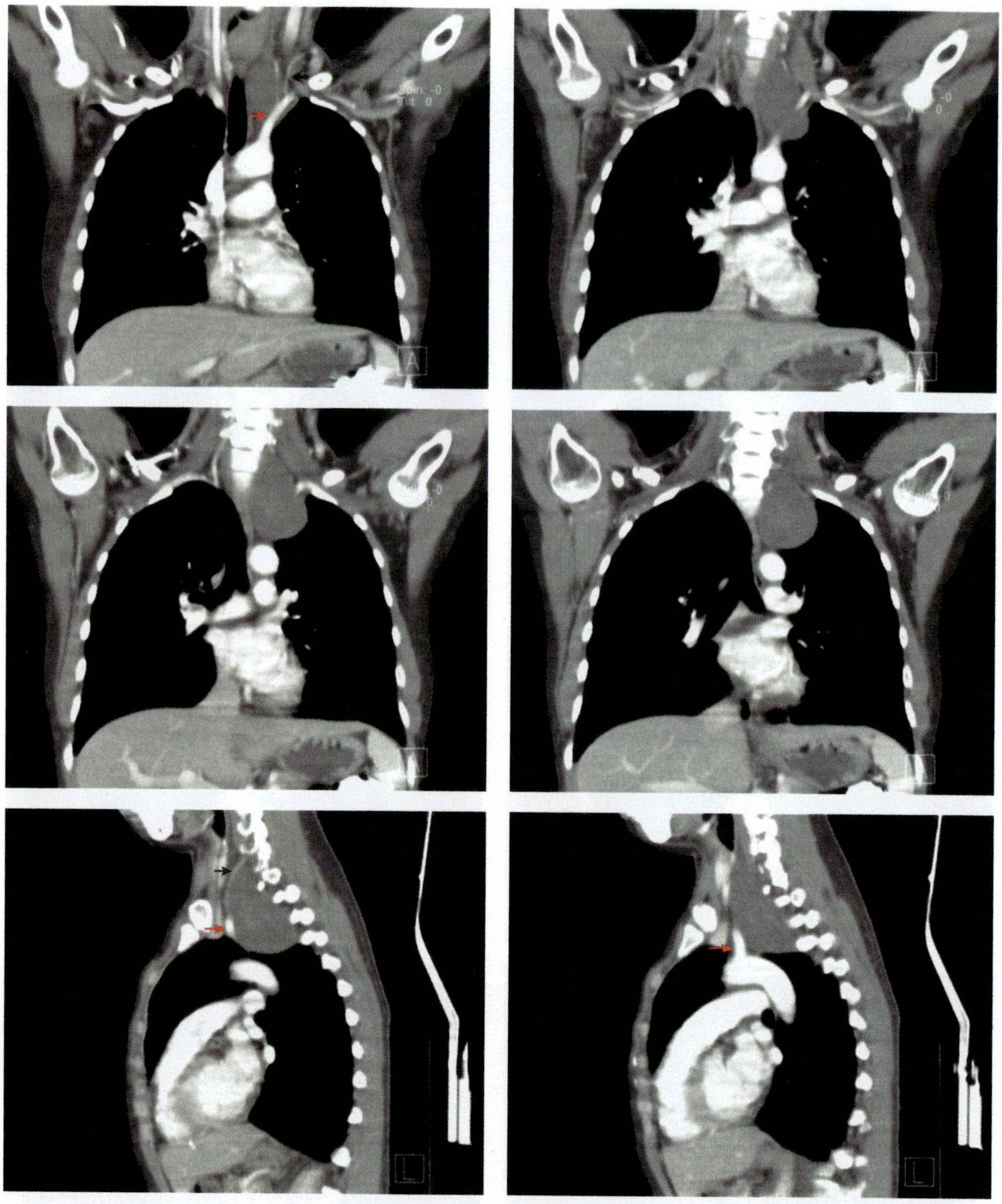

图 6-9-18　女，30 岁。纵隔节细胞神经瘤，包绕左锁骨下动脉（红箭），但未破坏血管（血管管径正常），可见左锁骨下动脉发出 2 条细小血管穿行于肿瘤表面（黑箭，血管漂浮征）

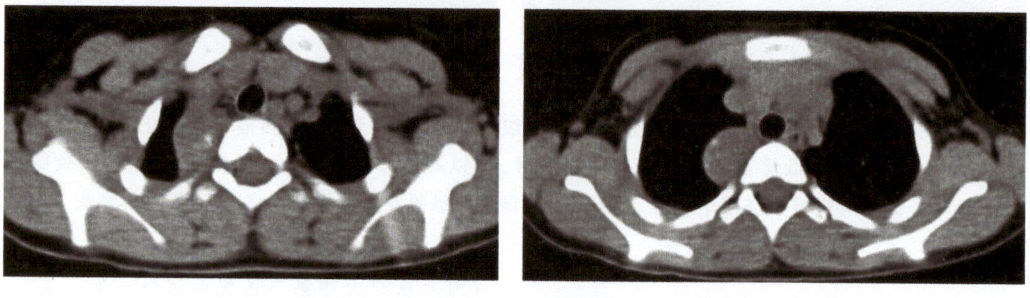

图 6-9-19　女，8 岁。右后上纵隔脊柱旁软组织密度影，边缘光滑，边缘可见多发点状钙化。病理结果：节细胞神经瘤。免疫组化：Syn（+）、NSE（+）、CD99（+）、S-100（+）、Ki-67（+1%）

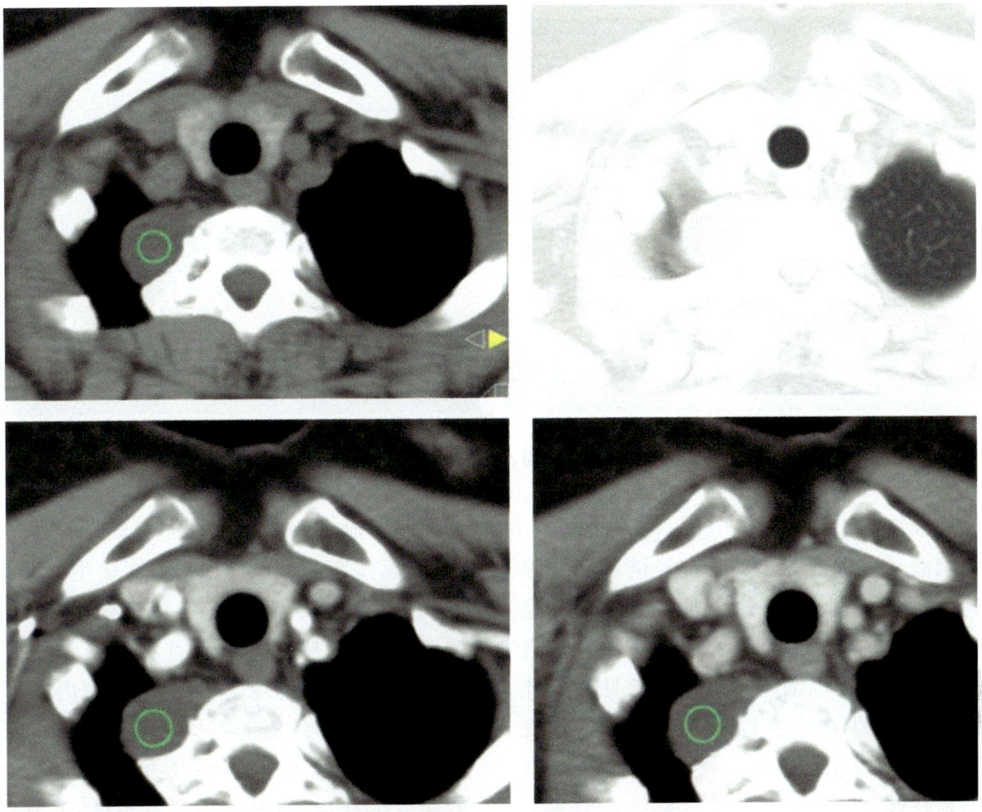

图 6-9-20　女，56 岁。右上后纵隔节细胞神经瘤，增强扫描强化不明显

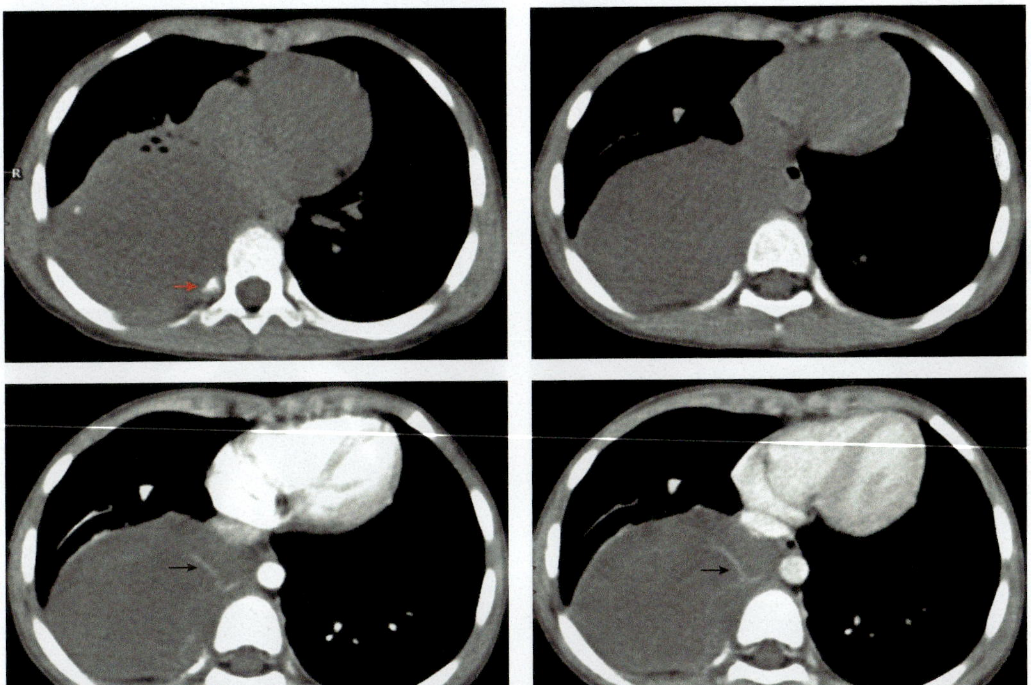

图 6-9-21　女，6 岁。右胸腔内脊柱旁类圆形软组织块影，内见点状钙化和粗大钙化（红箭），增强扫描肿块呈轻度渐进性强化，内见血管影（黑箭）。病理结果：节细胞神经瘤。免疫组化：S-100（+）、NSE（−）、NF（−）、Ki-67（+1%）

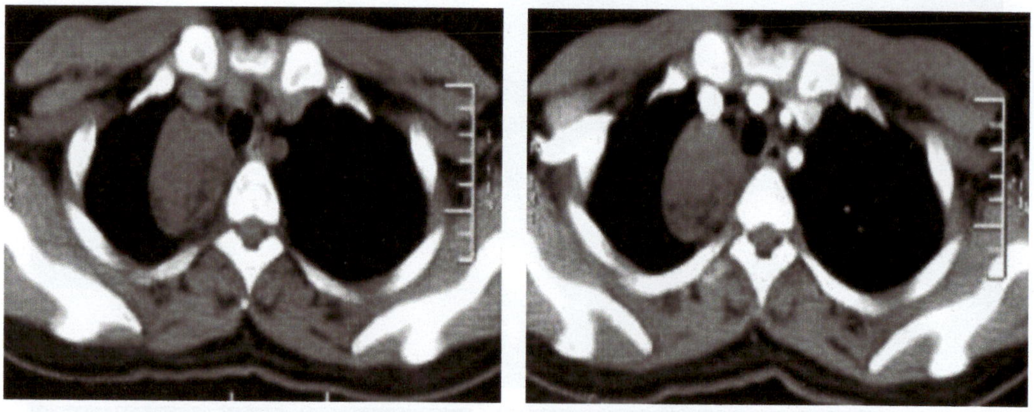

图 6-9-22　女，46 岁。节细胞神经瘤，增强扫描强化不明显，其内可见脂肪密度

（四）神经母细胞瘤

神经母细胞瘤是一种来源于交感神经链及肾上腺神经嵴细胞的胚胎性肿瘤。在胚胎发育过程中，神经嵴细胞不断分化成神经母细胞，后者再进一步分化成熟成为神经节细胞。神经母细胞瘤是儿童常见的颅外实体恶性肿瘤，90%发生在 5 岁以下，男多于女，好发于肾上腺（40%）、腹膜后（30%），发生于纵隔者占 10%～20%，5%在颈部。

纵隔神经母细胞瘤以后纵隔多见，且易侵犯邻近椎管、破坏椎弓根，肋骨侵犯非常少见。病人常表现为反复咳嗽、呼吸困难、低热等呼吸系统症状，推测是由于纵隔神经母细胞瘤占位病变的存在，易使气道、肺组织受压，致气道受阻、肺组织膨胀不全而出现反复咳嗽、感染及呼吸困难等表现。病人也可以有持续的疼痛症状、神经麻痹、Horner 综合征等。大多数临床表现无特异性，常为偶然发现。

CT 表现为椎旁的椭圆形肿块，向肺野内突出，边界清楚。肿瘤内出现钙化是婴幼儿神经母细胞瘤的特征，其发生率为 50%～80%，钙化主要发生于坏死区，表现为粗糙、细点状，不定形钙化（图 6-9-23），与神经鞘瘤、节细胞神经瘤的小点状钙化有显著区别。肿瘤边缘光滑，大而不规则，有时因肿瘤内发生大面积的坏死和出血而导致密度不均匀（图 6-9-24）。

MRI 信号多变，很多是非特异性的。T_1WI 呈等或稍低信号，与胸壁肌相等或稍低，T_2WI 呈不均匀稍高信号。MRI 信号主要取决于肿瘤内是否有出血、坏死、囊变及钙化。

神经母细胞瘤恶性程度高，易早期发生多部位转移，骨髓是常见的转移部位，有无骨髓转移关系到神经母细胞瘤分期，对治疗方案制订和预后有较大影响。化疗和手术治疗是神经母细胞瘤治疗的主要手段，联合其他方法可以取得好的疗效。相对其他部位的神经母细胞瘤，发生于纵隔的神经母细胞瘤预后较好，治疗存活率较腹膜后神经母细胞瘤高。

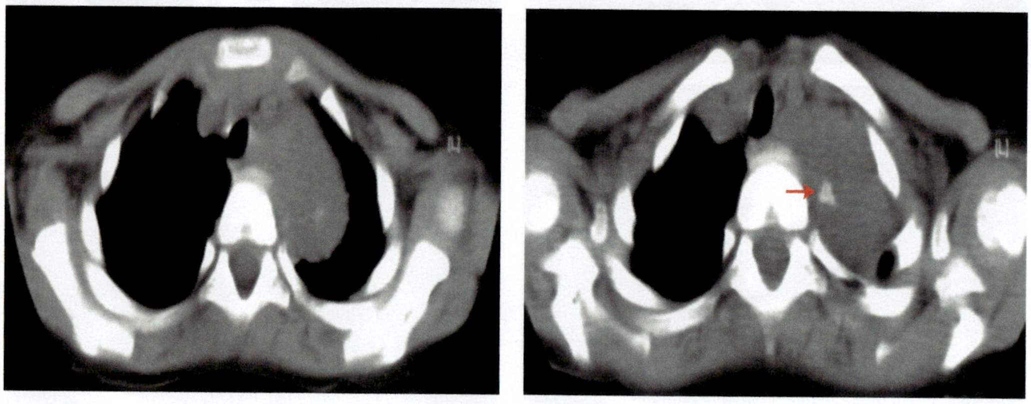

图 6-9-23　男，3 岁。因发热伴咳嗽就诊。左后上纵隔软组织密度影，内见粗大钙化

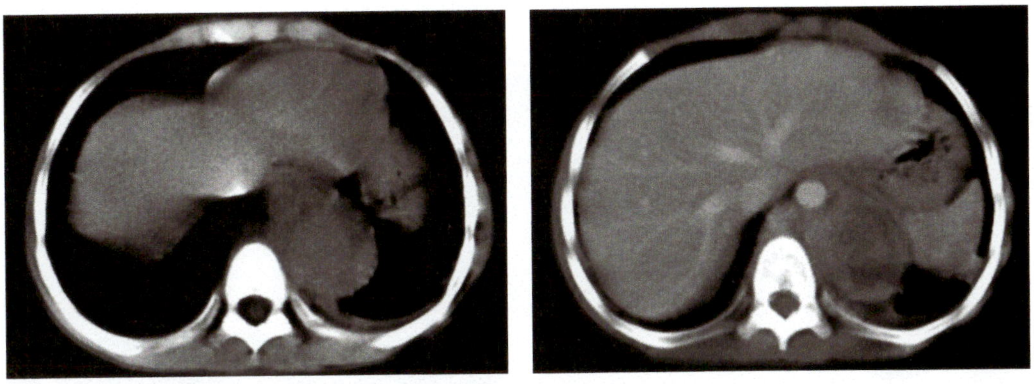

图 6-9-24　男，13 岁。胸背部疼痛不适数年，加重 1 周。左后纵隔不规则软组织密度影，增强扫描不均匀轻度强化，内见无强化低密度区，左侧少量胸腔积液。手术病理：后纵隔神经母细胞瘤

（五）副神经节细胞瘤

副神经节细胞瘤是一种起源于副神经节细胞的肿瘤，按其主细胞对铬盐的反应有嗜铬性与非嗜铬性之分。嗜铬性副节瘤以肾上腺髓质为主要代表，由其发生的肿瘤习惯称嗜铬细胞瘤；而非嗜铬性副节瘤为原发于肾上腺髓质外的肿瘤，往往简称副节瘤或化学感受器瘤等。

副神经节细胞瘤临床表现多样，最常见的临床表现为阵发性或持续性高血压，高血压可单纯出现或也可伴随其他表现，如头痛、心悸、多汗。除血压升高外，也可表现为恶心、呕吐、腹痛等胃肠道症状及因眼底视盘水肿、出血而出现视物模糊。如果肿瘤体积较大，对邻近的组织器官造成推移和压迫，便会出现继发的相应症状。当临床高度怀疑病人患有副神经节细胞瘤时，首先进行肿瘤标志物 NSE 及 24 小时尿香草扁桃酸（VMA）测定。

纵隔副神经节细胞瘤见于任何年龄，以 20～40 岁居多，发病率几乎无性别差异。组织学上副神经节细胞瘤为多血管性肿瘤，由硬化的血管基质小梁分隔的均匀细胞团组成，肿瘤内可见被肿瘤细胞岛分隔的明显血管间隙（图 6-9-25、图 6-9-26）。因此副神经节细胞瘤在 CT 上表现为脊柱旁圆形或类圆形的软组织肿块，内有单一或多发低密度区，为肿瘤内部陈旧性出血、坏死、囊变所致，钙化少见。瘤体占位效应明显，对周围脉管及脏器有推移、挤压作用，可见腔静脉瘤栓形成。增强扫描动脉期肿瘤实质部分呈明显强化，多位于外周，密度近似主动脉密度，中央为坏死囊变区（图 6-9-27）。静脉期瘤体强化程度未见明显降低，有时甚至强化更明显（图 6-9-28）。

副神经节细胞瘤影像学检查的价值在于为临床提供精准的解剖学信息，如肿瘤的位置、大小及有无转移。通过增强扫描及三维重建，可判断肿瘤与周围组织及大血管的关系、肿瘤供血血管及血供状况、是否形成瘤栓等，可为术前制订手术方案提供信息。

副神经节细胞瘤大多数为良性临床经过，约 10% 为恶性，可侵犯包膜及血管，并可发生淋巴结、肺、骨等器官的转移，组织学区别良、恶性较为困难，转移是唯一确切的恶性标准。

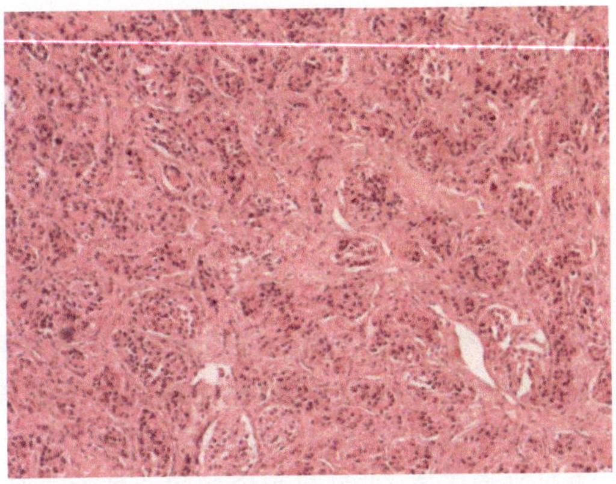

图 6-9-25　肿瘤细胞呈巢团状或假腺样排列，间质富于血窦

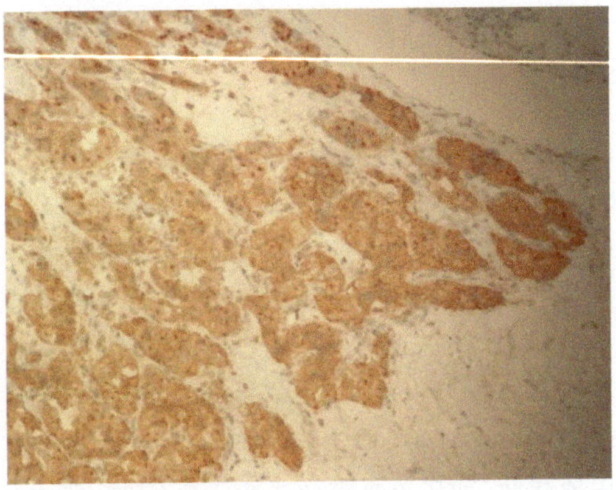

图 6-9-26　CgA 阳性

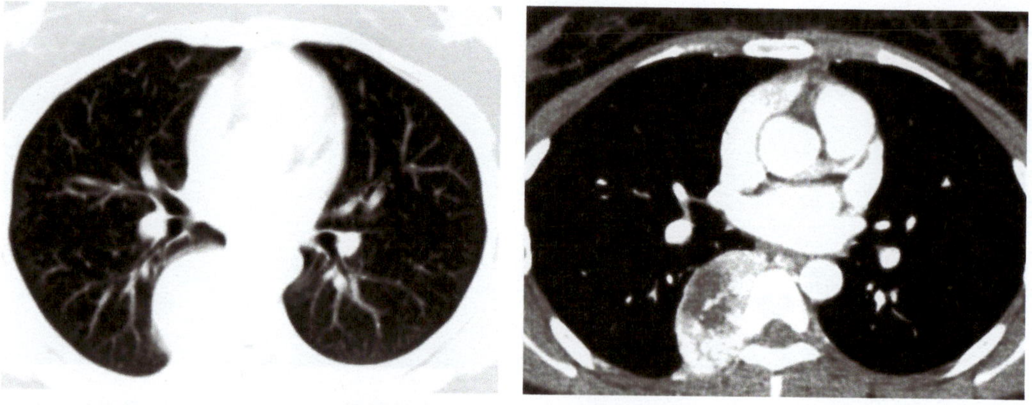

图 6-9-27　女，23 岁。右后纵隔副神经节细胞瘤，边缘清楚，强化明显，内有不强化低密度区

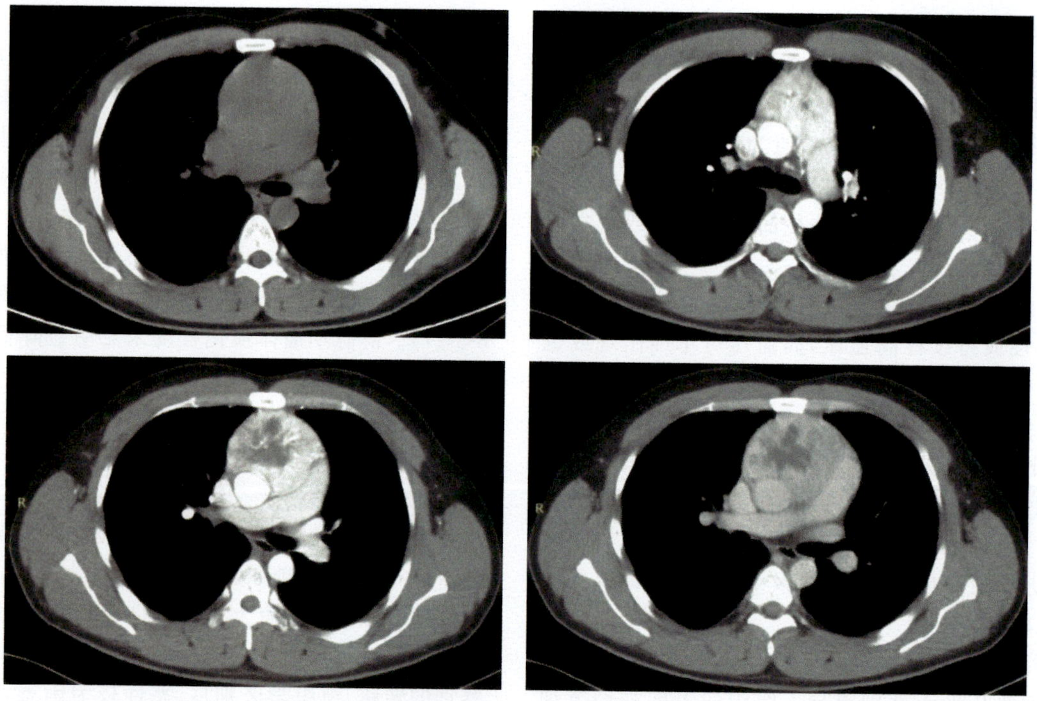

图 6-9-28　男，29 岁。前纵隔副神经节细胞瘤，动脉期强化明显，静脉期和延迟期强化幅度和大血管一致

二、临床表现

成人最常见的神经源性肿瘤为神经纤维瘤和神经鞘瘤，以 20～55 岁最多见；儿童中最常见的是神经母细胞瘤和节细胞神经瘤，大部分发生在 10 岁以内。绝大部分病人无任何临床症状，多因体检或其他疾病进行影像学检查偶然发现，临床上也无明显阳性体征。部分病人可以有轻度的胸部不适、刺激性咳嗽、胸闷和气短等症状。肿瘤较大时，病人可以伴有邻近的组织或器官受压迫症状，如压迫食管致进食下咽困难，压迫气管支气管致咳嗽和呼吸困难，哑铃型肿瘤压迫脊髓、脊神经及交感神经链时致肢体麻木或同侧 Horner 综合征，严重时出现大小便失禁，甚至不完全截瘫。由于一般无明显临床症状或症状轻微，发现时肿瘤常较大。

三、影像学表现

神经源性肿瘤在 CT 上多表现为纵隔内光滑、边界清楚、密度均匀一致的圆形或类圆形的阴影，多位于后纵隔脊柱旁或椎旁沟内，上纵隔较下纵隔更多见。良性者边缘光滑、锐利，可在邻近椎体、椎间孔及肋骨上见光滑压迹，或引起相应椎间孔扩大。恶性者边缘不规则并侵蚀、破坏邻近结构。部分肿瘤可有钙化（神经鞘瘤、节细胞神经瘤和神经母细胞瘤）和囊性变（主要是神经鞘瘤）。完全囊性变的神经鞘瘤在临床上容易被误诊为纵隔囊肿。

后纵隔不同起源的神经源性肿瘤的 CT 表现具有各自特点。钙化最大、最多的是神经母细胞瘤；实质部分强化最明显的是副神经节细胞瘤；肿瘤长径和宽径之比差异最悬殊的是节细胞神经瘤；囊变发生最多最彻底的是神经鞘瘤。神经纤维瘤由于组织学上与神经鞘瘤有较多相同成分，当单发时两者 CT 鉴别诊断较困难，但有多个病灶，增强后轻度强化或不强化时诊断神经纤维瘤病较易。

四、治疗

纵隔神经源性肿瘤病人确诊后，除存在广泛转移外，应尽早进行手术切除肿瘤。术中选择手术入路十分重要，应根据肿瘤的部位、大小及侵入椎管等情况来考虑。近年来随着电视胸腔镜技术的发展，对于后纵隔肿瘤的治疗理念也逐渐发生了变化，一方面后纵隔神经源性肿瘤具有完整的包膜，易与周围组织分离，另一方面后纵隔解剖结构相对简单，对于未侵入椎管肿瘤胸腔镜手术非常有优势。采用胸腔镜对肿瘤进行切除，可保持胸廓的相对完整性，且创伤较小，病人术后康复快，值得推广。对于体积巨大的恶性肿瘤，术前放疗可以杀灭肿瘤细胞、缩小瘤体，以便进行手术治疗。对于手术残留、复发及转移者也可采取局部放射治疗，放疗还可以缓解骨转移灶的疼痛。对于恶性肿瘤围术期的辅助治疗，术前化疗可用于减小肿瘤体积以利于手术进行，术后化疗可以杀灭残留的肿瘤病灶，降低肿瘤复发和转移的概率。

五、预后

神经鞘瘤、神经纤维瘤、节细胞神经瘤和副神经节细胞瘤预后良好，恶性神经鞘瘤、节细胞神经母细胞瘤和神经母细胞瘤预后不良，以神经母细胞瘤的恶性度最高、生长最快，完整切除的机会较少，转移的机会最高，故预后最差。

参 考 文 献

Abramowicz A, Gos M. Neurofibromin in neurofibromatosis type 1-mutations in NF1 gene as a cause of disease. Dev Period Med, 2014, 18(3): 297-306.

Boneschi M, Erba M, Giuffrida GF, et al. Mediastinal functioning paraganglioma: a case report. MinervaChir, 1993, 48 (23-24): 1455-1458.

Fletcher CDM, Unni KK, Mertens F. World Health Organization classification of tumor. Pathology and genetics of tumors of soft tissue and bone. Lyon: IARC Press, 2002: 86-90.

Lammert M, Friedman JM, Kluwe L, et al. Prevalence of neurofibromatosis 1 in German children at elementary school enrollment. Arch Dermatol, 2005, 141(1): 71-74.

McClenathan JH, Bloom RJ. Peripheral tumors of the intercostals nerves. Ann Tnorac Surg J, 2004, 78(2): 713-714.

Moureau-Zabotto L, Chetaille B, Bladou F, et al. Solitary fibrous tumor of the prostate: case report and review of the literature. Case Rep Oncol, 2012, 5(1): 22-29.

Otal P, Mezghani S, Hassissene S, et al. Imagine of Retroperitoneal Ganglioneuroma. Eur Radiol, 2001, 11 (6): 940-645.

Scheithauer BW. Development of the WHO classification of tumors of the central nervous system: a historical perspective. Brain Pathol, 2009, 19(4): 551-564.

Smith MJ, Walker JA, Shen Y, et al. Expression of SMARCBl(INll) mutations in familial schwannomatosis. Hum Mol Genet, 2012, 21(24): 5239-5245.

Straus GD, Guckien JL. Schwannoma of the tracheobronchial tree: a case report. Ann Otol Rhinol Laryngol, 1951, 60 (1): 242-246.

Tagnchi S, Mori A, Suzuki R, et al. Mediastinal schwannoma diagnosed preoperatively as a cyst. Tex Heart Inst J, 2014, 41(1): 76-79.

Weiss B, Widemann BC, Wolters P, et al. Sirolimus for progressive neurofibromatosis type 1associated plexiform neurofibromas: a neurofibromatosis Clinical Trials Consortium phase Ⅱ study. Neuro Oncol, 2015, 17(4): 596-603.

Yamagnchi M, Yoshino I, Fukuyama SJ, et al. Surgical treatment of neurogenic tumors of the chest. Ann Thorac Cardiovasc Surg, 2004, 10(3): 148-151.

病例解析

1. 病例 1：男，21 岁。发现后纵隔占位 10 天。

X 线胸片：左后纵隔圆形密度增高影，边缘光滑，其内密度不均，大小为 4cm×4cm（图 6-9-29）。

胸部 CT：T_7～T_8 左侧椎间孔扩大，局部见哑铃状软组织肿块，向胸腔内突出，相应部位硬膜囊受压（图 6-9-30）。

MRI：左侧后纵隔及 T_7～T_8 椎体水平椎管内异常信号灶，注入 GD-DTPA 后，病灶呈明显不均质强化，符合神经鞘瘤 MR 表现（图 6-9-31）。

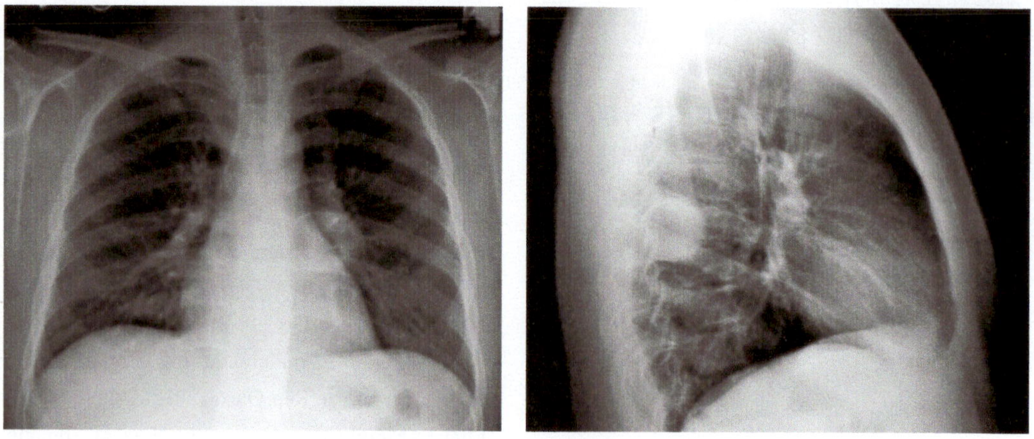

图 6-9-29　胸部 X 线片 1

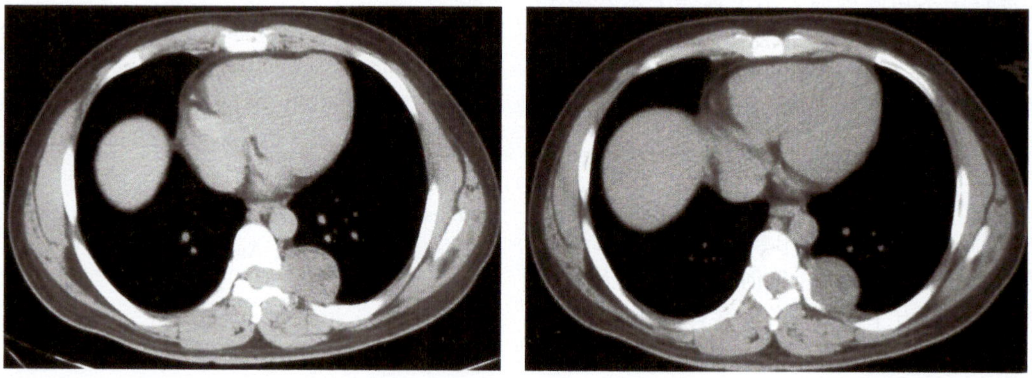

图 6-9-30　胸部 X 线 CT1

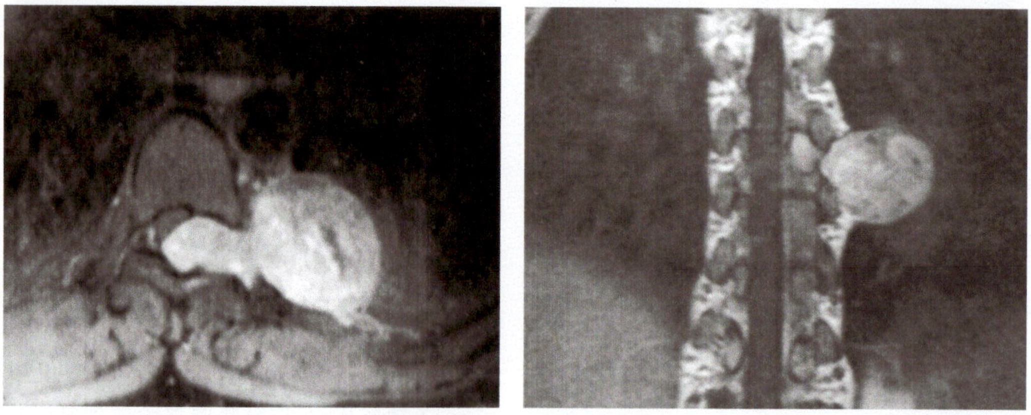

图 6-9-31　MRI1

【诊断】 神经鞘瘤。

【诊断依据】 青年男性，后纵隔境界清晰的团块影，与椎管关系密切，符合神经鞘瘤表现。术中见肿瘤位于硬膜下，椎间孔明显扩大，肿瘤通过椎间孔与胸腔肿块相连，呈哑铃形，边界清楚，大小为 4.5cm×3.5cm×2.5cm，完整切除。病理示后纵隔神经鞘瘤伴出血囊变。

【分析】 哑铃型后纵隔神经源性肿瘤多数为神经鞘瘤和神经纤维瘤，系神经源性肿瘤由椎间孔处发生，沿着受侵的神经双向生长，包括一个较大的后纵隔部分的肿瘤和较小的椎管内部分，两者通过狭小的椎间孔相连。神经鞘瘤起源于外周运动神经、感觉神经和脑神经的鞘膜，包膜多完整，常与其所发生的神经粘连在一起，与脊髓多无明显粘连，呈偏心性生长，病灶长轴多与受累神经走行方向一致。

病人的临床症状取决于肿瘤起源部位、生长方式及其对脊髓和邻近组织的压迫程度。肿瘤胸内部分可引起胸痛、咳嗽、呼吸困难、Horner 综合征等症状；椎管内肿瘤部分可引起神经根痛和脊髓压迫体征，出现相应的肢体运动、感觉、反射及括约肌功能障碍。但部分病人可无症状，在体检或因为其他疾病就诊时发现。胸部 MRI 能明确显示肿瘤本身情况及与周围组织的关系，可以显示肿瘤的位置形态特点、椎间孔扩大情况、骨质受压侵蚀情况、椎间隙的增大表现，尤其对判断脊髓及脊神经根受压的程度有重要意义，较 CT 检查价值高。纵隔哑铃形神经源性肿瘤多为良性，通常包膜完整、与周围组织粘连不重、无明显外侵，可根据具体情况制订手术方案。

2. 病例 2：女，61 岁。咳嗽、咳痰 1 周。

胸部 X 线片：右上纵隔增宽，半球形光滑肿块影（图 6-9-32）。

胸部 CT：右后纵隔球形软组织密度影，边缘光滑，增强扫描不均匀强化，边缘可见低密度区，骨窗示肿块周围骨质未见骨质破坏区（图 6-9-33）。

MRI：不压脂 T_1WI 序列肿块信号以等信号为主，边缘可见小片状稍低信号影（图 6-9-34A 红箭），椎间孔无明显扩大。T_1WI 等信号区在不压脂 T_2WI 序列为高信号（图 6-9-34B 白箭），T_1WI 低信号区在 T_2WI 为高信号（图 6-9-34B 绿箭），整体信号不均匀，实变区信号内亦可见小点片状高信号影。增强扫描，压脂 T_1WI 序列实性区明显强化（图 6-9-34C、D 白箭），强化不均匀，低信号区强化不明显（图 6-9-34C、D 绿箭），肿块边缘亦可见均匀强化（图 6-9-34C、D 黄箭）。

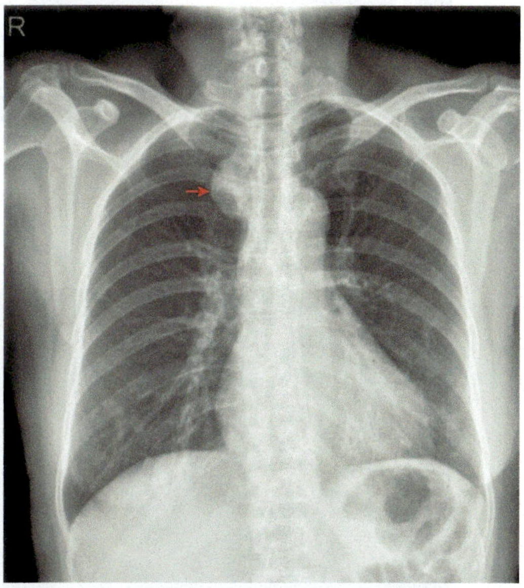

图 6-9-32　胸部 X 线片 2

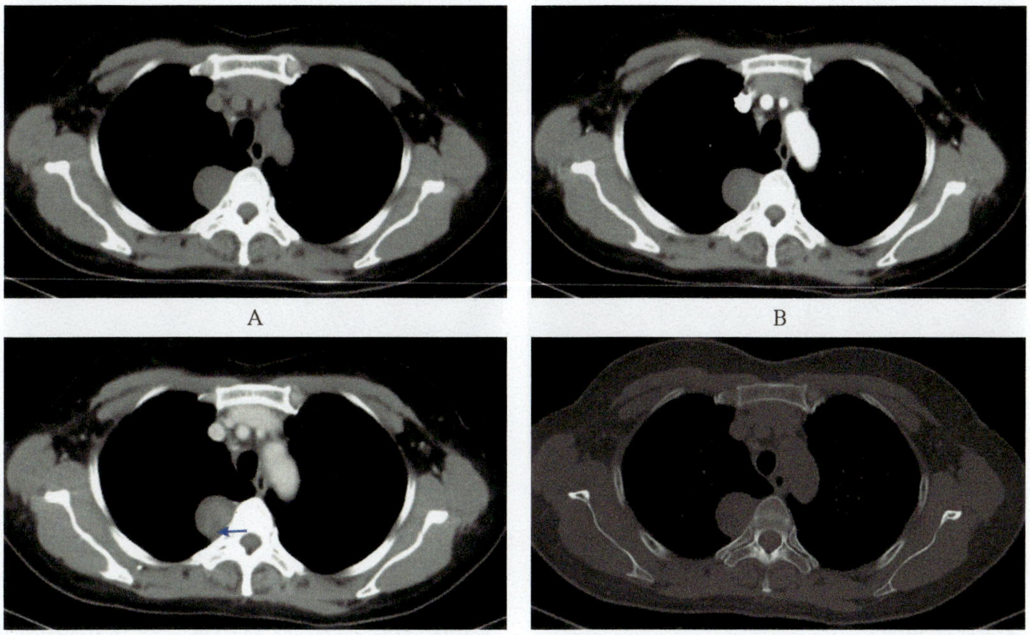

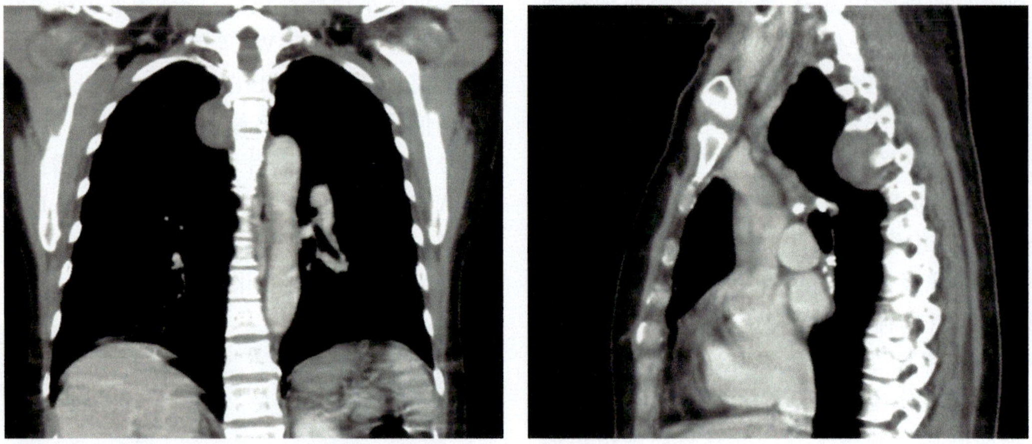

E　　F

图 6-9-33　胸部 CT2

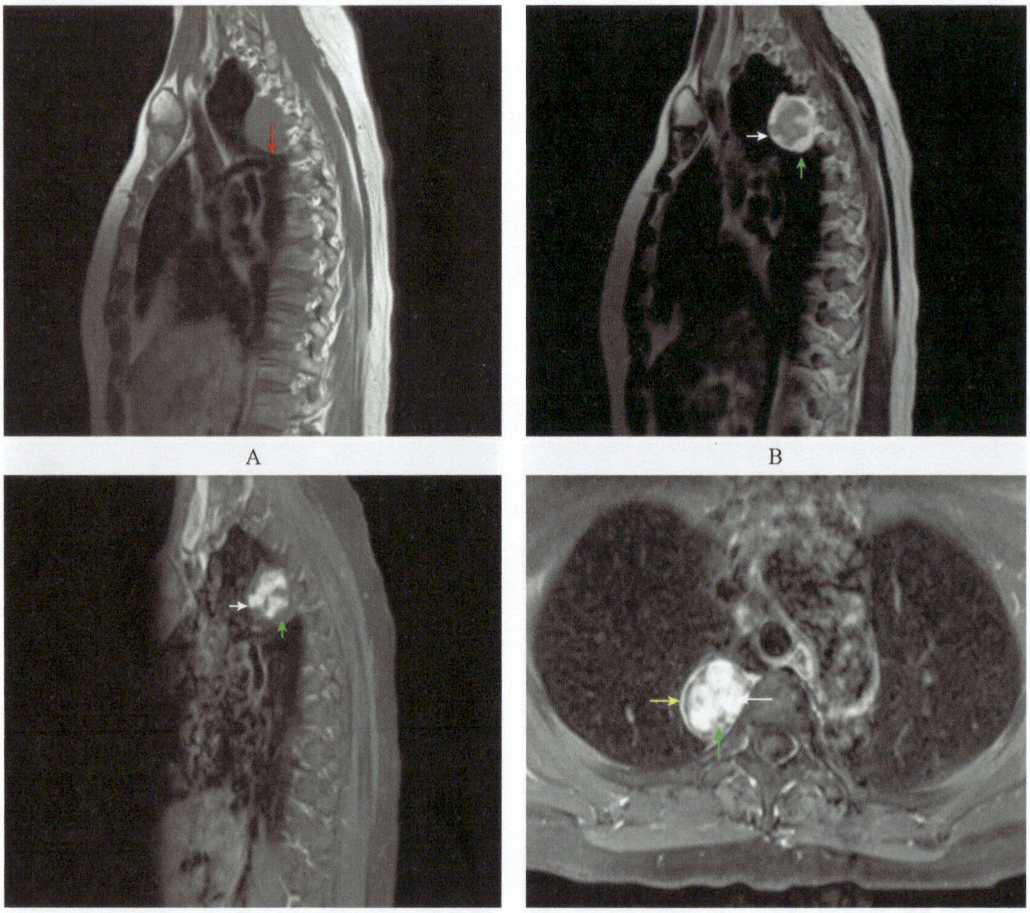

A　　B

C　　D

图 6-9-34　MRI2

【诊断】 神经鞘瘤。

【诊断依据】 老年女性，右后上纵隔球形软组织密度影，边缘光滑，胸部 CT 增强扫描动脉期（图 6-9-33B）轻度强化，静脉期进一步强化（图 6-9-33C），为不均匀强化，边缘可见强化不明显低密度区（图 6-9-33C 蓝箭），骨窗示肿块周围骨质未见骨质破坏区（图

6-9-33D)。MRI 检查示 T_1WI 以等信号为主(Antoni A 区),边缘可见小片状稍低信号影(Antoni B 区),椎间孔无明显扩大。T_1WI 等信号区在 T_2WI 为稍高信号,T_1WI 低信号区在 T_2WI 为高信号。增强扫描,T_1WI 实性区(Antoni A 区)明显强化,强化均匀,低信号区(Antoni B 区)强化不明显,肿块边缘亦可见均匀强化,提示病变有较完整包膜。结合胸部 X 线片、CT 和 MRI 表现,首先考虑神经鞘瘤诊断。胸腔镜下探查胸腔:右后上纵隔肿物,大小约 2cm×2cm×1cm,质硬,肿物与肺组织无粘连,包膜完整,肉眼未见明显外侵。术后大体标本:灰红暗红组织一块,体积 3cm×3cm×2cm,切面灰黄暗红,实性,质中(图 6-9-35)。病理:瘤细胞排列较紧密,核长梭形,染色质较细致,核仁不明显,呈栅栏状排列,部分区域瘤细胞疏松、水肿(图 6-9-36)。诊断:(右后纵隔)神经鞘瘤。

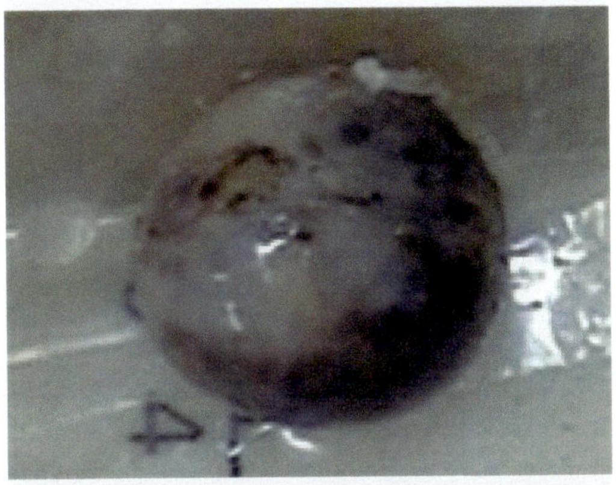

图 6-9-35　大体标本

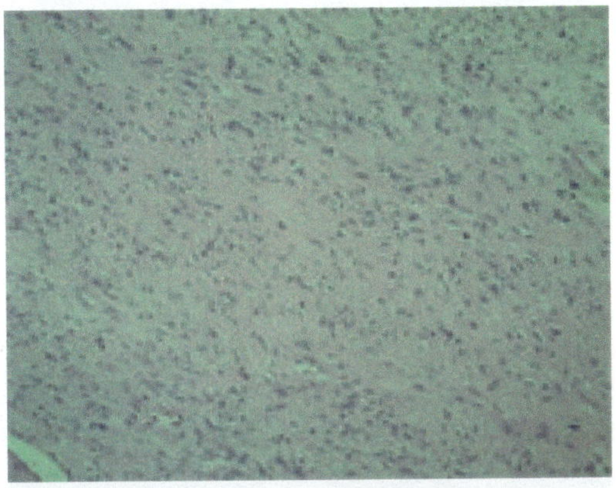

图 6-9-36　瘤细胞排列紧密,呈栅栏状排列

【分析】 纵隔神经鞘瘤好发于胸腔上半部分后纵隔脊柱旁沟,对于极少数发生在前、中纵隔的肿瘤,容易误诊为如胸腺瘤、畸胎瘤等。病理上神经鞘瘤主要有 Antoni A 区和 Antoni B 区组成。增强扫描后,Antoni A 区组织呈渐进性均匀明显强化;Antoni B 区组织分布区和囊变区及出血等部分则不强化或强化不明显。神经鞘瘤的 MRI 软组织分辨力高,且不同软组织信号也存在较大差异,可通过多方位、多参数成像对神经鞘瘤部位、大小、形态进行清晰显示,且可观察到明显信号特点及神经鞘瘤与周围血管神经关系、软组织受累情况。神经鞘瘤瘤体实质部分 T_1WI 多呈等信号,T_2WI 多呈等信号或稍高信号。坏死囊变区因含水量较多 T_1WI 信号更低,T_2WI 呈较高信号。若合并有亚急性出血则 T_1WI、T_2WI 均表现较高信号改变。神经鞘瘤 MRI 的 T_2WI 序列利于肿瘤病理变化及组织特征的显示,具体表现为 T_2WI 上中央低信号、周围高信号,即形成"靶征",该征象的出现与病变中央为大量紧密排列的瘤细胞成分、周围结构为疏松的黏液样组织密切相关。本例完全符合该特点。

(佛山市南海区中医院影像科　刘远方　提供)

3. 病例 3:男,39 岁。胸闷 1 个月。

胸部 CT:左侧脊柱旁球形软组织肿块,边缘光滑清楚,平扫密度不均匀,内有囊变坏死区。邻近肋骨受压。增强扫描肿块实性部分强化,囊变区无强化,边界较清楚(图 6-9-37)。

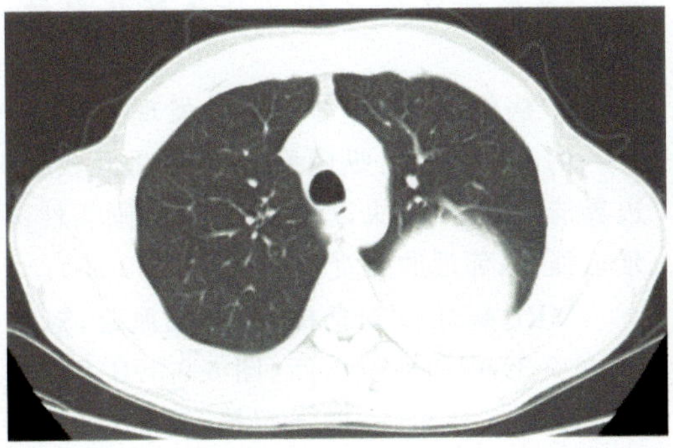

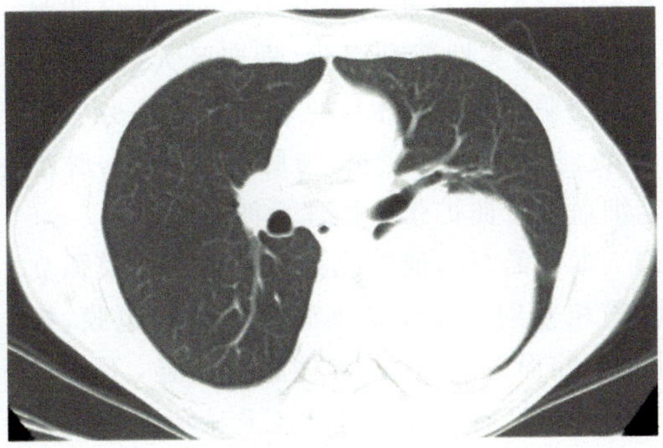

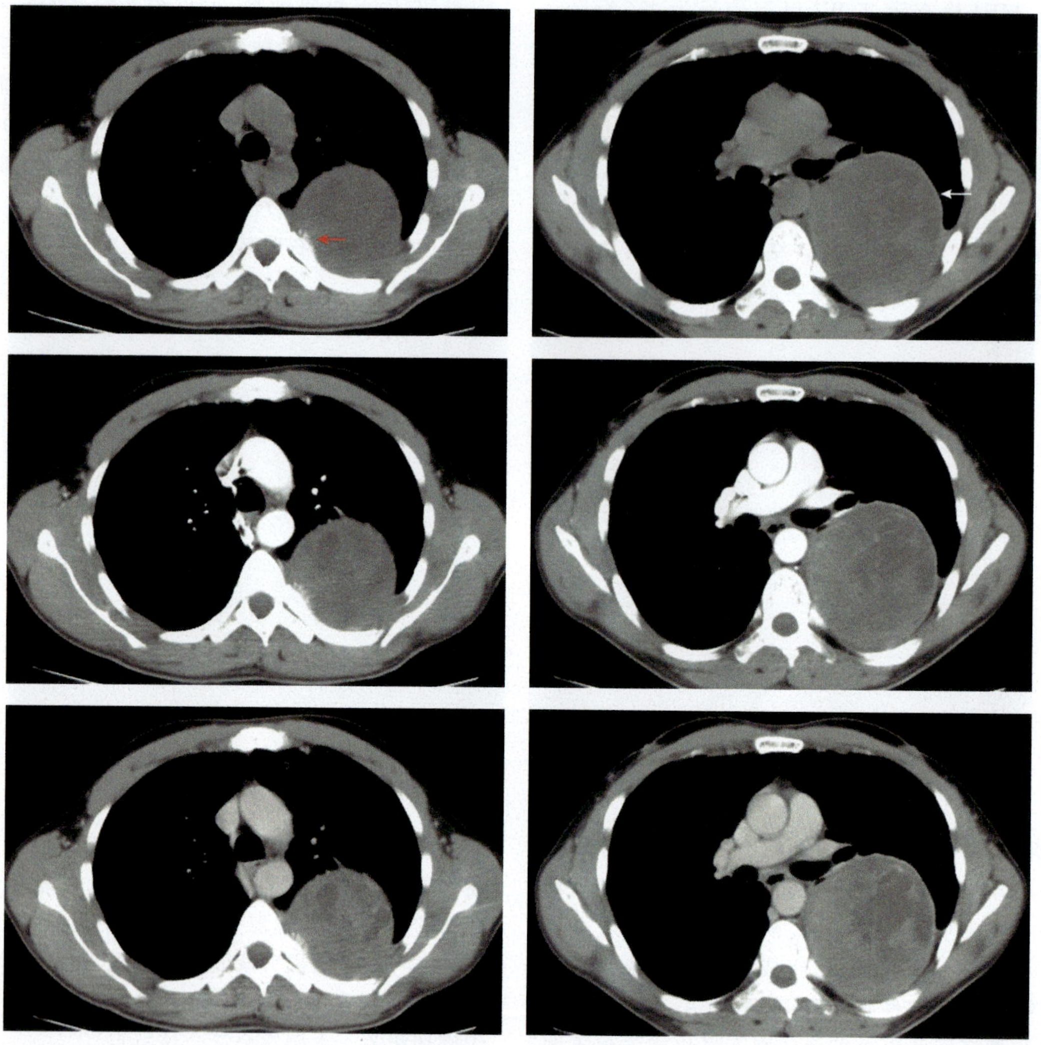

图 6-9-37 胸部 CT3

【诊断】 神经鞘瘤。

【诊断依据】 青年男性，左侧后纵隔脊柱旁巨大占位，仅有胸闷这一压迫症状。肿块呈类圆形，有包膜（图 6-9-37 白箭），外缘脂肪间隙清晰，提示无胸壁侵袭。病变推压邻近肺组织，邻近肋骨可见骨质受压、破坏、增生（图 6-9-37 红箭）；病变密度不均匀，可见明显的囊变区，增强扫描实性部分强化，囊变区无强化，以上特点符合神经鞘瘤表现。术中见后纵隔脊柱旁一直径约 8cm 肿块，质韧，包膜完整，与肺粘连紧密，肿瘤表面大量毛细血管纡曲扩张。病理示神经鞘瘤。

【分析】 本例需与其他神经源性肿瘤和胸膜孤立性纤维性肿瘤相鉴别。神经纤维瘤没有明显包膜，极少发生变性、囊腔形成或出血，本例囊变明显，不支持该诊断。节细胞神经瘤以青年多见，CT 显示肿块多长而扁，呈条形或三角形，常沿间隙生长，形态具有一定特征性，可有小点状钙化及大小不等的囊变区。增强后可有轻度强化或无强化，一般不侵犯邻近骨质。神经母细胞瘤好发于婴幼儿及儿童，成人罕见，肿块侵袭性较强，增强扫描多表现为不均匀中度或明显强化，钙化多见，本例不符合。胸膜孤立性纤维瘤肿瘤体积较大时强化明显，多呈地图样强化，易鉴别。

（武警浙江省总队嘉兴医院放射科 孟 威 提供）

4. 病例 4：男，20 岁。体检发现左纵隔肿物 1 周。

胸部 CT：左后纵隔脊椎旁类圆形软组织密度影，边界清楚光滑，中央以囊性为主，周围实性部分强化和延迟强化；邻近肋骨受压凹陷（图 6-9-38）。

MRI：病灶位于脊椎旁，胸膜掀起，冠状位不压脂（图 6-9-39A）和轴位压脂（图 6-9-39B）T_2WI 序列肿块中心以高信号为主；增强扫描，冠状位（图 6-9-39C）和矢状位（图 6-9-39D）压脂 T_1WI 序列瘤体边缘呈环形强化。

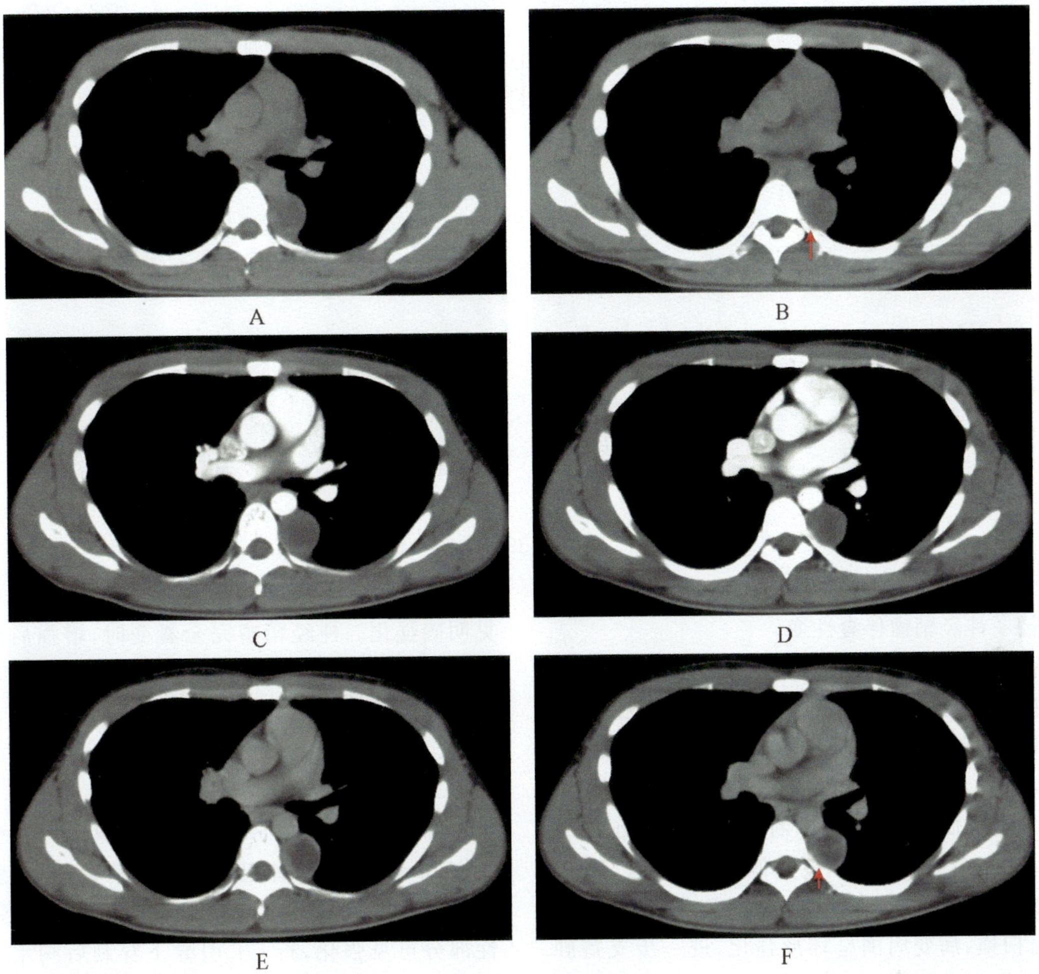

图 6-9-38　胸部 CT4

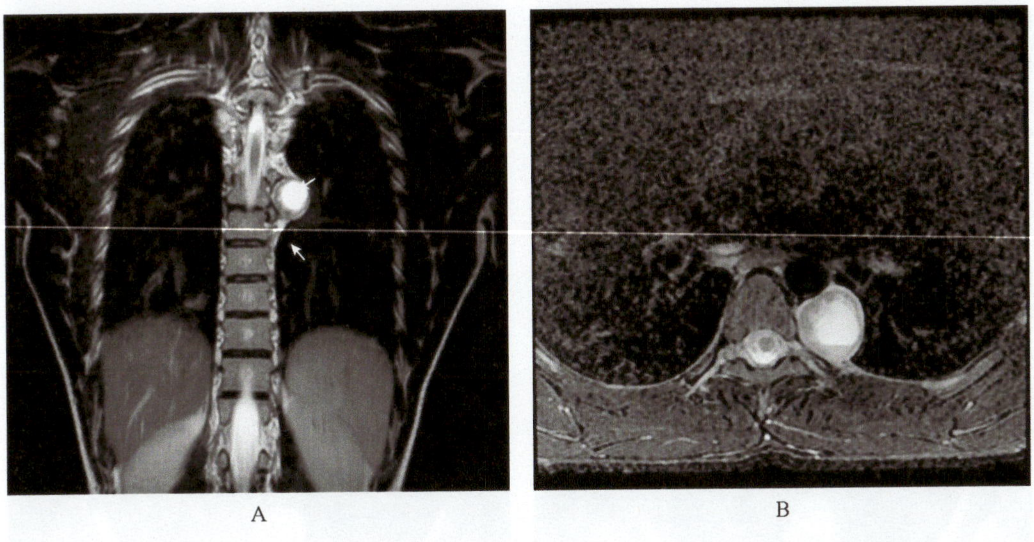

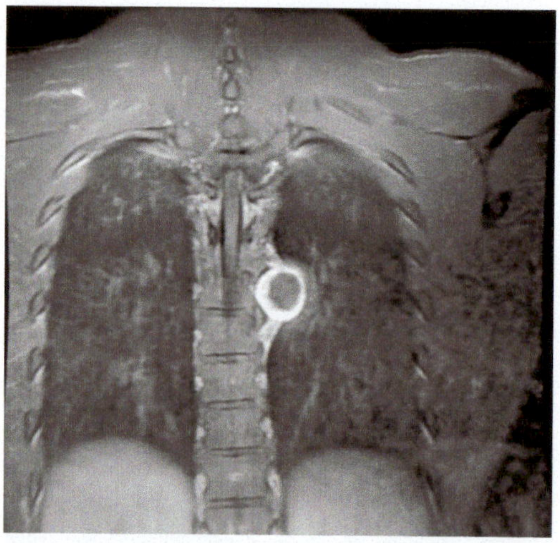

C

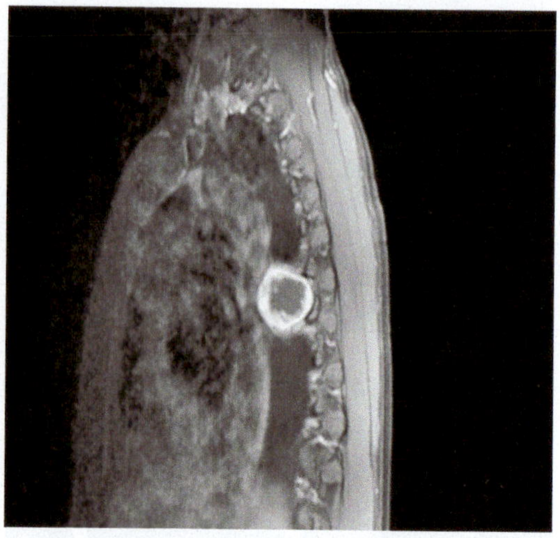

D

图 6-9-39 MK

【诊断】 神经鞘瘤伴囊性变。

【诊断依据】 左后纵隔脊椎旁类圆形软组织密度影，边界清楚光滑，中央为低密度区，增强扫描无强化，考虑为囊性变，周围实性部分动脉期强化(图 6-9-38C、D)，静脉期进一步强化(图 6-9-38E、F)，邻近肋骨受压凹陷(图 6-9-38 红箭)，提示该诊断。MRI 检查示胸膜掀起(图 6-9-39 白箭)，提示病变来源于胸膜外。T_2WI 序列肿块中心以高信号为主，提示病变为水样密度，T_1WI 增强扫描，病变周围呈环形强化，进一步支持肿块内部坏死囊变，支持神经鞘瘤伴囊性变诊断。术后大体：灰白肿物一个 3.5cm×3.5cm×1.5cm，表面光滑，切面囊性，内壁粗糙，壁厚 1cm。病理：(左后纵隔)神经鞘瘤伴囊性变。

【分析】 神经鞘瘤囊变 CT 多表现为后纵隔脊柱旁区界线清楚的圆形、椭圆形肿块，密度均匀或不均匀，囊壁厚薄不一，增强扫描残留实性成分强化，囊变坏死区不强化。囊变明显时易被误诊为包裹性积液和纵隔囊肿等疾病。包裹性积液呈水样密度，增强后未见明确强化。神经鞘瘤完全囊变时，增强后囊液不强化，但可见包膜强化。纵隔囊肿囊壁可强化，但少有相邻椎体或肋骨边缘光滑的压迹和肋间隙增宽，可鉴别。

(广州军区武汉总院放射科　阳昱恒　提供)

5. 病例 5：女，58 岁。胸闷 1 周。

胸部 CT(2015-05-19)：左侧后纵隔脊柱旁类圆形肿块，呈囊实性，与肺组织分界较清楚，左侧胸腔积液(图 6-9-40A、B)。胸部 CT(2015-05-21)：增强扫描实性部分可见强化，行 CT 引导下穿刺后胸水较前增多(图 6-9-40C、D)。

【诊断】 神经鞘瘤。

【诊断依据】 根据肿块的位置、形态及肿块内密度不均、囊变明显并有胸腔积液，考虑来源于纵隔的神经鞘瘤。最终病理示良性神经鞘瘤。

【分析】 神经鞘瘤较小时密度均匀，较大时可囊变、坏死、钙化，亦可引起胸腔积液，常与恶性肿瘤较难鉴别。胸腔积液常伴发于炎性病变或恶性肿瘤中，良性肿瘤很少引起胸腔积液。有报道良性神经鞘瘤可引

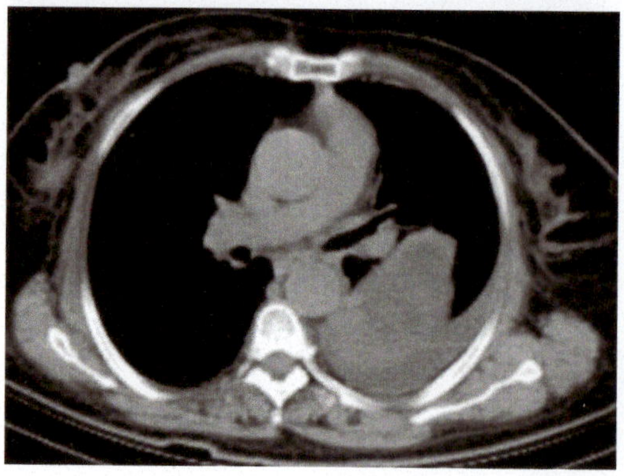

A

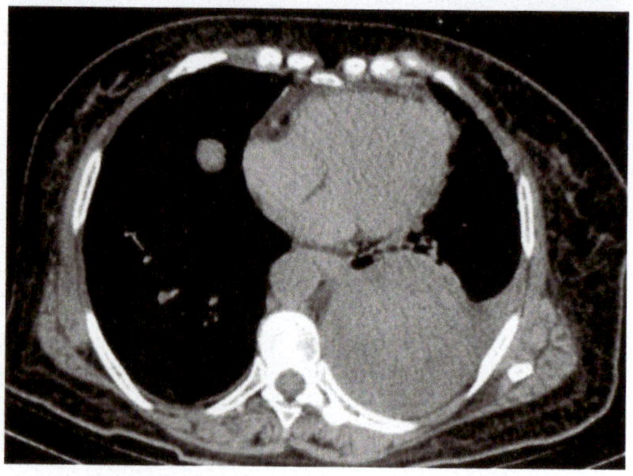

B

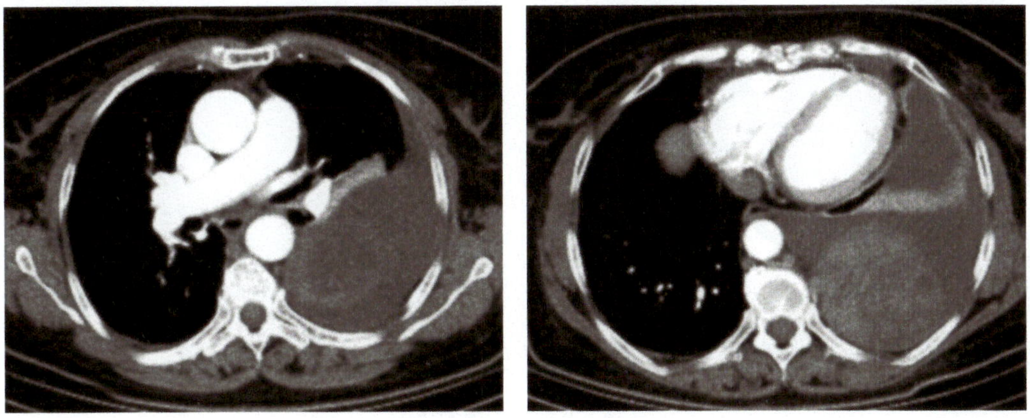

C　　　　D

图 6-9-40　胸部 CT5

起血性胸腔积液，是肿瘤内部破裂并刺激胸膜产生。该病人诊断性穿刺后胸腔积液明显增多亦考虑肿瘤出血可能。本例虽然肿瘤体积较大，但边界清楚，增强后可见包膜强化，且邻近骨质未见明显破坏征象，支持良性神经鞘瘤诊断。恶性病变多表现边界不清，邻近组织多有受侵表现，部分可见远处转移征象。神经鞘瘤较大且出现胸腔积液时应与恶性胸膜间皮瘤鉴别，前者可见包膜，且与邻近组织分界清楚；恶性间皮瘤较多表现胸膜不规则弥漫增厚，沿胸膜表面有多个结节，病人常表现为胸痛，但随着胸腔积液增多，疼痛症状有所好转。

（邢台市临西县人民医院放射科　徐玉波　提供）

6. 病例 6：男，44 岁。体检发现肺部病变。

胸部 CT：左胸廓入口及右肺上叶胸膜下见软组织肿块影，均与胸膜广基接触，增强扫描轻度强化，未见明显坏死（图 6-9-41）。

【诊断】 多发性神经鞘瘤。

【诊断依据】 右侧胸壁、左胸廓入口相应肋间可见软组织肿块突向肺内，与胸壁相交成钝角，边界清晰，提示肿块来源于胸壁。邻近肋骨呈弧形凹陷性压迹，无骨质破坏。增强后病变轻度强化，左胸廓入口病灶有小囊变区，此为神经鞘瘤的特点。两处病灶位置、形态、密度、骨质吸收情况都相仿，考虑为多发性神经鞘瘤。病人手术证实为（左侧胸廓入口、右侧胸壁）神经鞘瘤。

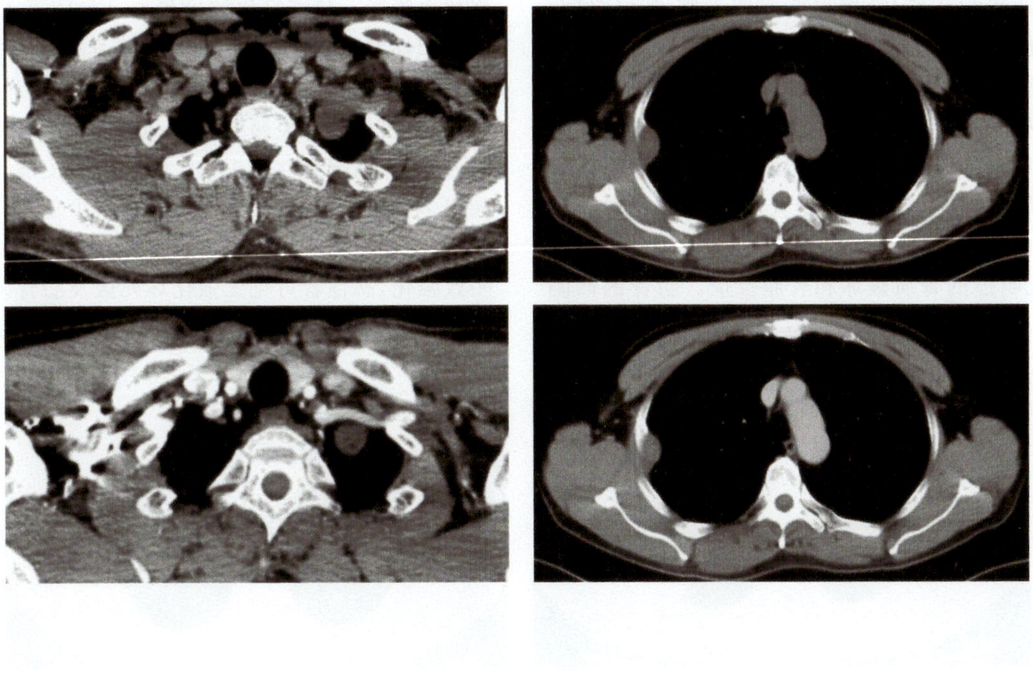

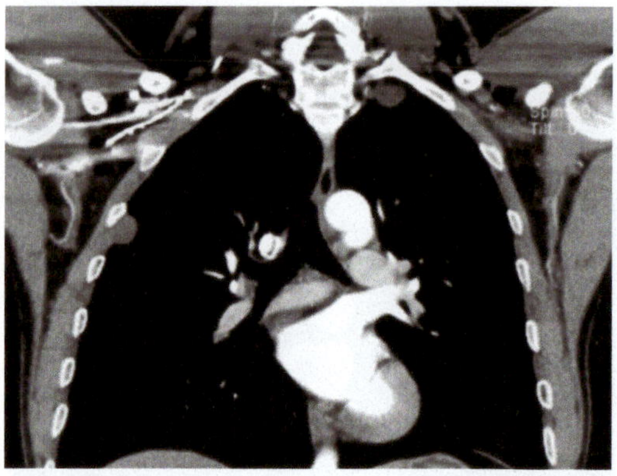

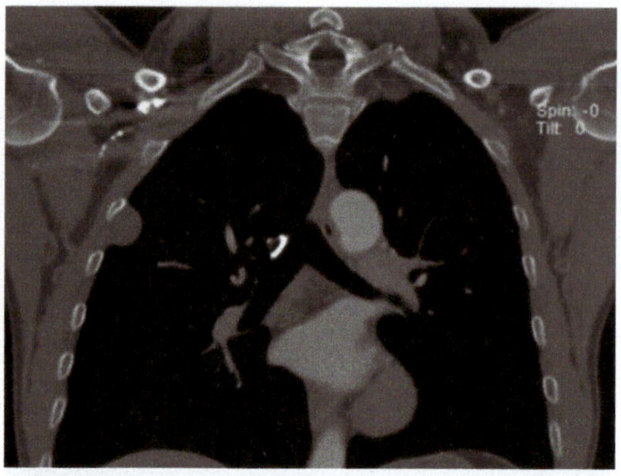

图 6-9-41 胸部 CT6

【分析】 神经鞘瘤好发于脊柱、躯干及肌肉深部，多以单发为主，多发少见(图 6-9-42)，可发生于全身任何部位的神经走行区。胸部神经鞘瘤 70%～80%位于后纵隔脊柱旁沟区，起源于肋间或脊神经根的胸壁神经鞘瘤仅占 5.4%。胸壁神经鞘瘤起源于脊神经的胸神经后支和前支，后支由椎旁向后穿过肌肉向皮下走行；前支包括肋间神经和肋下神经，向前行于肋间沟，肋间神经主干沿肋间肌走向前胸壁并发出皮支，同时发出侧支支配肌肉运动、脏层胸膜和骨膜的感觉。胸壁神经鞘瘤可发生于上述任何区域。虽然胸壁神经鞘瘤沿着神经走行起源，但可以远离神经根生长，因此，该类肿瘤临床症状常常不明显，一般无明显的临床症状，多为体检或偶然发现，少数病人仅仅表现为胸部不适或隐痛，当累及肋间神经时，可引起相应的肋间神经痛。

以下征象有助于判断肿瘤起源于胸壁：①由于胸壁神经鞘瘤可位于脏层、壁层胸膜或者脏-壁层之间，受生长空间的限制，多呈边界清晰的圆形、椭圆形肿块，一般肿块相对较小，多<5cm。肿块凸向肺内者，与相应胸壁交角成钝角且邻近肺野清晰。若病变较大，病灶中心层面位于肺内，可以与胸壁成锐角。②肿瘤常位于肋间隙，相应肋间隙增宽，缓慢生长的肿块对邻近肋骨进行慢性压迫，容易导致骨质吸收形成凹陷切迹，但无明显的骨质破坏和骨膜反应。肋骨的凹陷切迹和肋间隙的改变对诊断有提示意义。部分良性肿瘤可伴有骨质吸收，但往往不引起肋间隙增宽，而胸壁恶性肿瘤由于软组织肿块形成，可导致肋间隙增宽，但邻近骨质破坏较常见，肋间隙增宽及邻近骨质压迫吸收为肋间神经鞘瘤较典型 CT 表现。③邻近周围组织器官受推压改变，边界清晰。④平扫密度略低或等于肌肉组织，增强后轻、中度不均匀强化，其内常见囊变坏死区，边缘光滑，多有完整包膜。

鉴别诊断：①胸壁结核，表现为肋骨附近的较低密度软组织肿块，中央多见坏死囊变，CT 增强检查呈环形强化是其特征，可伴有继发性骨质破坏或骨膜增生，如同时伴有肺内、胸膜及纵隔淋巴结等其他部位的结核更有提示意义。②胸膜孤立性纤维性肿瘤，肿瘤实质部分密度较神经鞘瘤高，瘤体较密实，内部坏死少见，即使出现坏死区，范围多较小，增强病灶内部可见强化血管影。免疫组化波形蛋白、CD34 及 CD99 呈弥漫强阳性对于诊断具有较高的特异性。③神经纤维瘤，多见于青少年，同样具有 Antoni A 区和 Antoni B 区，肿瘤密度与神经鞘瘤相仿，但瘤体形态多不规则或呈分叶状，内部变性较少见。④胸膜间皮瘤，多表现为胸膜多发结节或肿块，孤立性肿块很少见，常合并胸腔积液，可见石棉肺及胸膜斑改变，增强扫描良性多均匀一致强化，恶性者可见无强化坏死区及肋骨破坏。

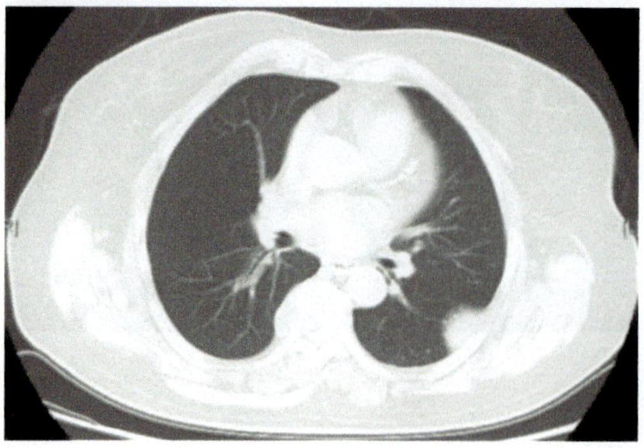

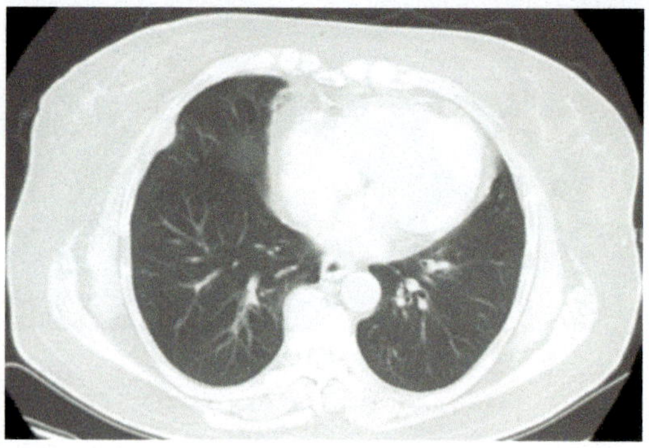

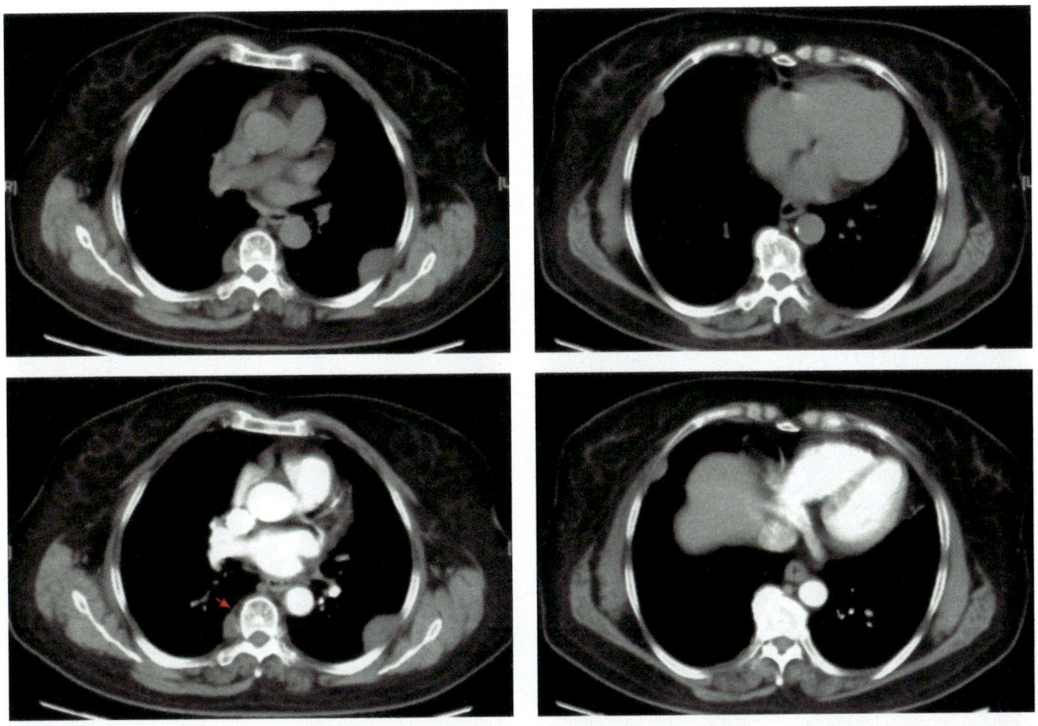

图 6-9-42 女，68 岁。胸痛 2 月余。CT 示双侧胸壁可见 3 个大小不等的突向肺野的半球形软组织密度灶，边界清楚，密度尚均，右后纵隔椎间孔旁病变明显位于胸膜外（红箭），增强扫描轻度强化。病人术中见左胸腔后部胸膜外有一直径约 2cm 肿瘤，右胸腔前部胸膜外有一直径约 1cm 肿瘤，后纵隔椎间孔处见一直径约 1cm 肿瘤，均无明显外侵。行胸腔镜双侧胸壁肿瘤切除术。术后病理：（左、右胸壁及右后纵隔）神经鞘瘤，体积分别为 3.5cm×2.5cm×2cm，2cm×2cm×0.8cm 和 1.5cm×1.5cm×0.8cm，部分区域细胞生长活跃。免疫组化：S-100（＋）、CD34（－）、SMA（－）、Ki-67（＋5%～8%）

（上饶市肿瘤医院影像科 苏青青 提供）

7. 病例 7：女，47 岁。胸痛、胸闷 3 个月。

胸部 CT：左侧主动脉弓旁占位性病变，内见钙化，实性成分平扫、动脉期、静脉期 CT 值分别为 55HU、65HU、76HU，周围低密度区平扫和增强后 CT 值均为 31HU（图 6-9-43）。

【诊断】 神经鞘瘤。

【诊断依据】 中年女性，左侧主动脉弓旁囊实性病变，边缘光滑，与周围组织界线清楚，可见强化和钙化，不符合淋巴结、支气管囊肿和异位胸腺瘤表现，病人年龄、发病部位、强化方式和钙化特点均支持神经鞘瘤诊断。病人行手术治疗，术中见肿物位于左侧前上纵隔，大小约 5cm×4cm×3cm，肿瘤下缘毗邻主动脉弓及左肺动脉主干，沿左颈总动脉、左锁骨下动脉向上延伸至颈根部与左头臂静脉相邻，质韧，呈囊实性，表面光滑，被覆纵隔包膜，肿瘤累及左迷走神经及喉返神经起始部，无胸腔积液及胸壁结节，病理为（纵隔）神经鞘瘤。

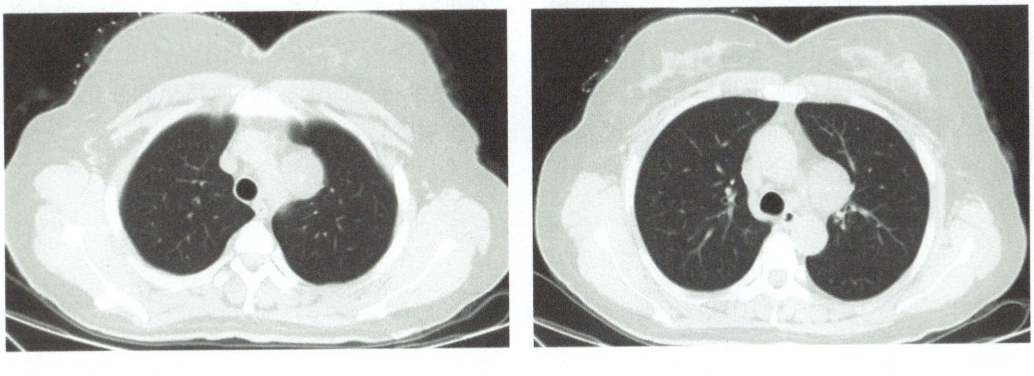

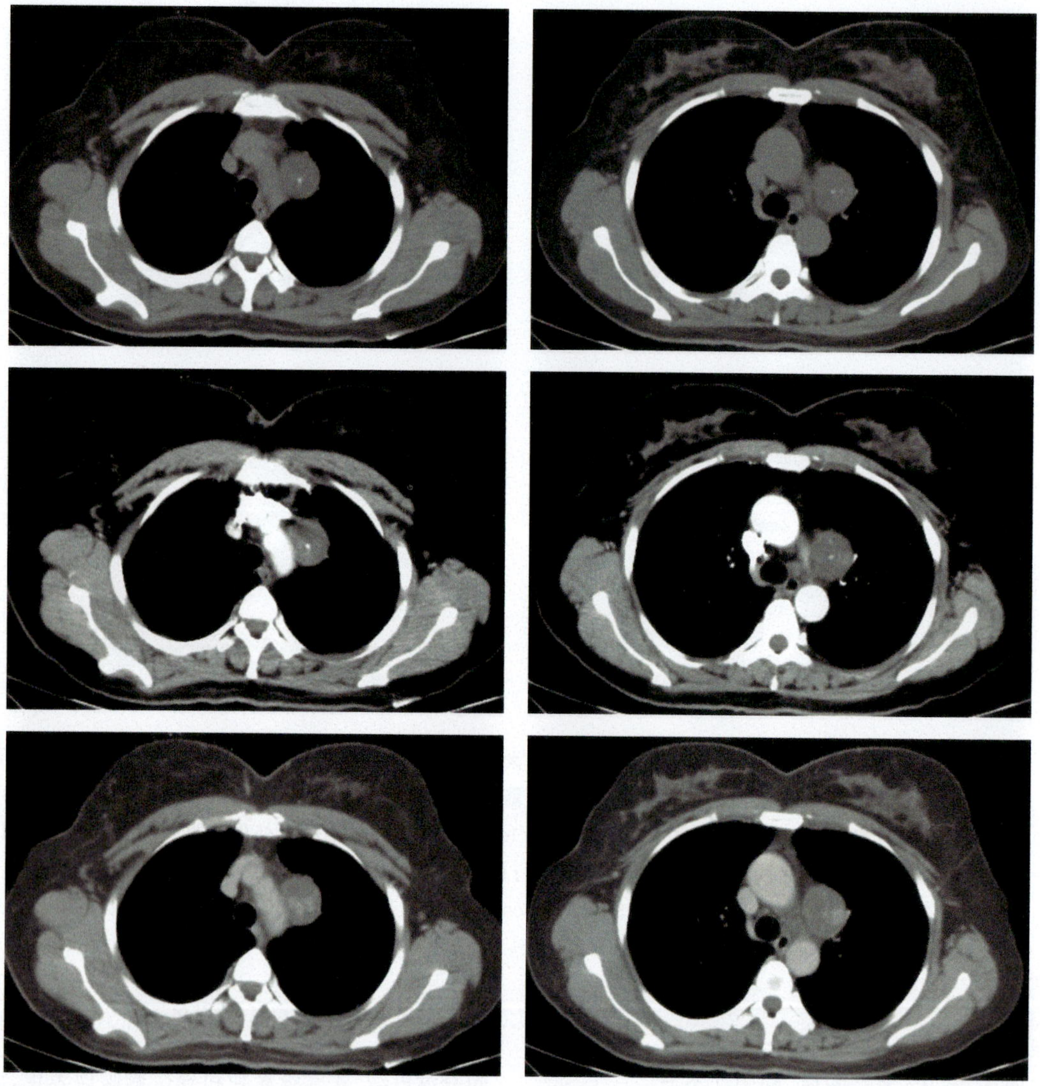

图 6-9-43 胸部 CT7

【分析】 纵隔神经鞘瘤好发于脊神经后根和肋间神经，大部分发生于胸腔的上 1/3 或上半部分后纵隔脊柱旁沟的神经组织，紧贴于椎体外侧椎间孔附近，部分肿瘤可存在于椎管内。对极少数发生于前、中纵隔迷走神经及喉返神经或膈神经的肿瘤，临床上极易误诊为胸腺瘤、支气管囊肿、畸胎瘤、胸骨后甲状腺肿、淋巴瘤、胸膜间皮瘤等。其他部位如左心房、食管等更是罕见，误诊更多。迷走神经从颅底发出后经过颈部、纵隔直到腹腔支配内脏器官。在胸部，左、右迷走神经的走行和位置各异。左迷走神经在左颈总动脉与左锁骨下动脉之间下降至主动脉弓的前面，经左肺根的后方，分出数小支分别加入左肺丛，然后在食管前面分散成若干细支参与构成食管前丛，并向下延续成迷走神经前干。右迷走神经经右锁骨下动脉的前面，沿气管右侧下降，继在右肺根后方分出数支，参加右肺丛，然后分出分支在食管后面构成食管后丛，在食管下端合成迷走神经后干。病变位于左(图 6-9-44)、右(图 6-9-45)迷走神经的走行区，而钙化和强化方式符合典型神经鞘瘤者，需考虑该诊断。

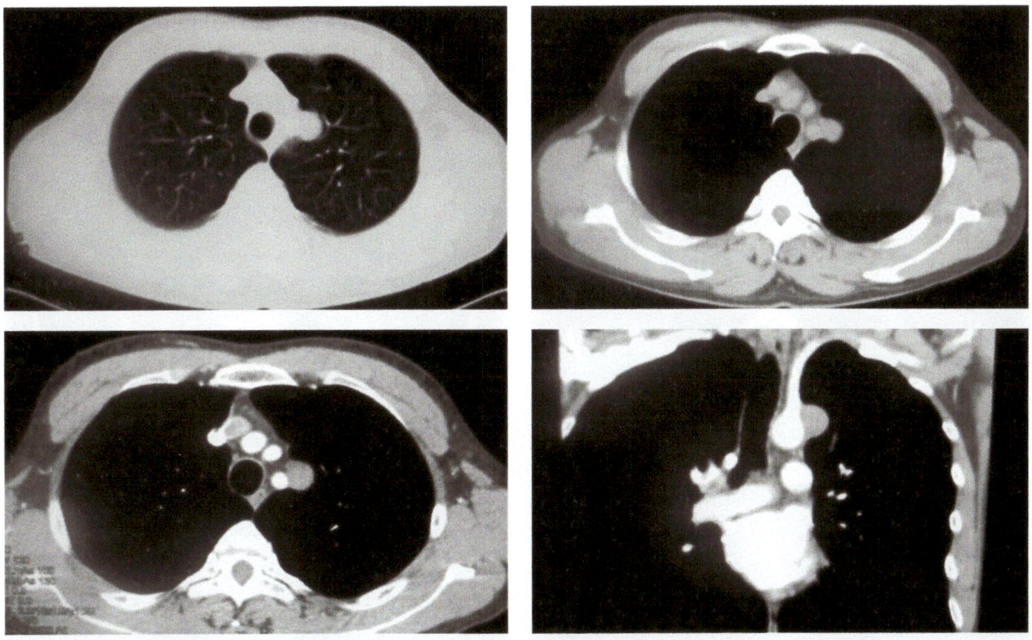

图 6-9-44　男，40 岁。平扫、动脉期 CT 值分别为 16. 1HU、26. 9HU。术中见病变与迷走神经关系密切，考虑从迷走神经发出，术后病理：神经鞘瘤

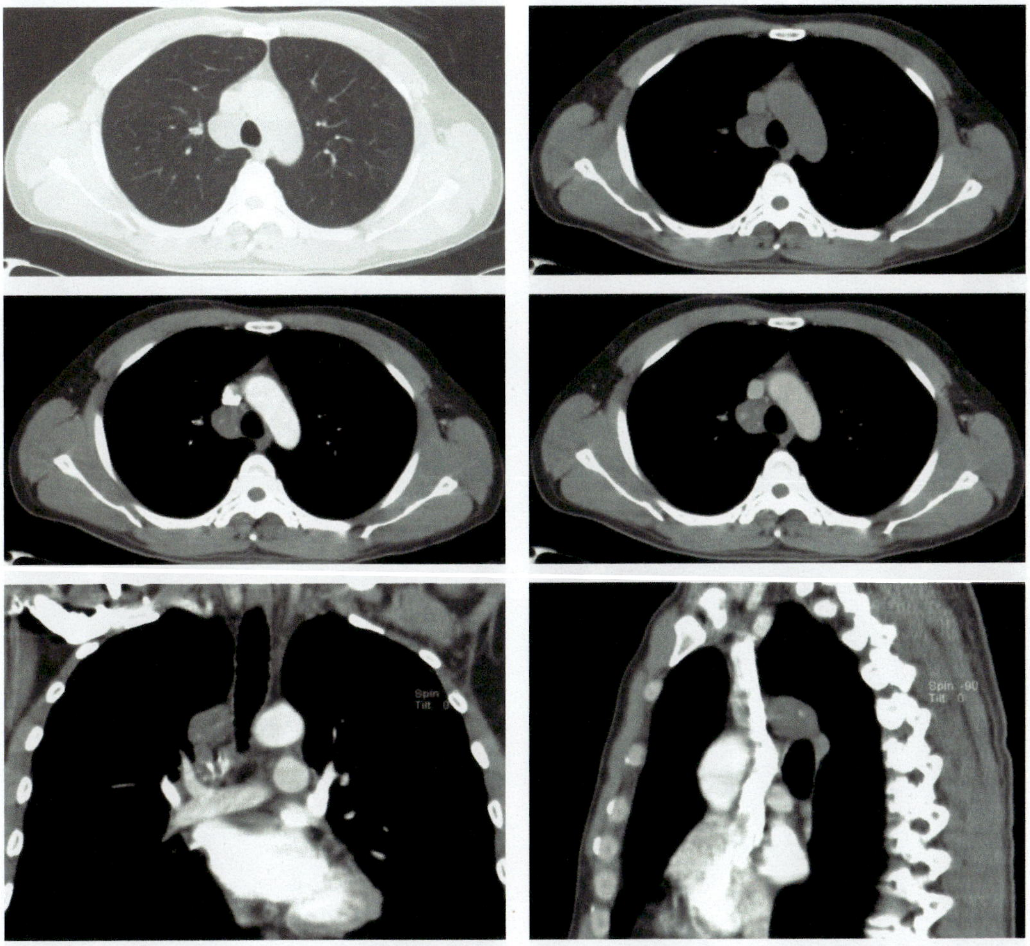

图 6-9-45　男，42 岁。胸痛、胸闷 3 个月。神经鞘瘤伴广泛出血、坏死及少许钙化。平扫、动脉期、静脉期 CT 值分别为 31. 9HU、42. 5HU、44. 0HU

8. 病例 8：女，52 岁。查体发现膈肌占位。

胸部 CT：左侧膈肌和心脏间椭圆形软组织密度影，内见低密度区，增强扫描轻度强化和延迟强化，低密度区不强化(图 6-9-46)。

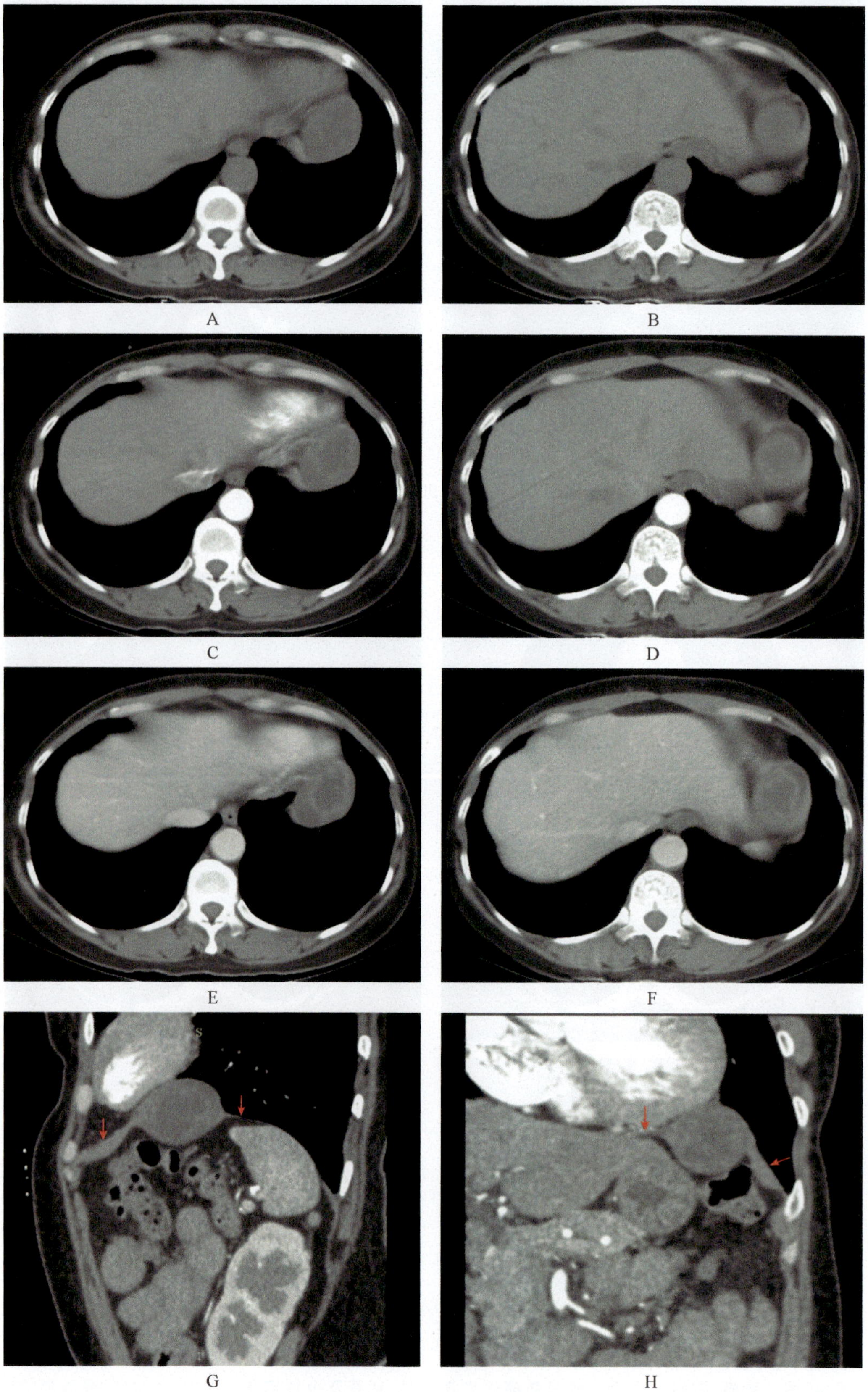

图 6-9-46 胸部 CT8

【诊断】 左侧膈肌神经鞘瘤伴囊性变。

【诊断依据】 左侧膈肌和心脏间光滑椭圆形软组织密度影，矢状位（图 6-9-46E）和冠状位（图 6-9-46F）重建显示病变起源于膈肌（图 6-9-46 红箭），与周围组织界线清晰，内密度不均，可见低密度区，增强扫描轻度强化（图 6-9-46C、D）和延迟强化（图 6-9-46E、F），低密度区不强化，首先考虑膈肌神经鞘瘤伴囊性变。病人术中见肺发育良好，膈肌肌部与心脏之间约 4.0cm 大小肿物，肿物包膜完整，膈神经进入肿物，切除肿物及膈神经 0.5cm。病理：镜下见神经鞘细胞，考虑（膈肌）神经鞘瘤伴囊性变。

【分析】 临床上膈肌肿瘤罕见，良、恶性肿瘤发病率相等，多数起于膈肌中心腱部或前方肌部，为光滑或分叶状的软组织肿块，突入下肺野。原发性膈肌良性肿瘤包括脂肪瘤、血管瘤、淋巴管瘤、纤维血管瘤、神经源性肿瘤、畸胎瘤、皮样囊肿等，以脂肪瘤为多见。原发性恶性膈肌肿瘤多起源于肌纤维，如纤维肉瘤、纤维肌肉瘤、纤维血管内皮瘤；混合细胞肉瘤、横纹肌肉瘤罕见。原发于膈肌、膈神经的神经鞘瘤更为罕见。因为周围神经性神经鞘瘤常见于大神经干，尤其是四肢的屈侧腕、肘、膝关节附近。膈肌神经鞘瘤表现缺乏特异性，早期无异常，随着肿瘤的增大，压迫肺时可出现胸闷、气短、咳嗽等症状。

膈肌肿瘤的诊断比较困难，除应与来自膈肌上下的肿物鉴别外，靠近心脏、纵隔者需与心脏或纵隔病变区别。本例发生于膈肌肿瘤常见部位，边缘清楚，与膈肌关系密切，故术前考虑到膈肌肿物可能，术后治疗效果良好。

（鸡西矿业集团总医院影像科　孙玉宁　提供）

9. 病例 9：女，28 岁。间断咯血 2 个月。病人 2 个月前无明显诱因出现咯血，为鲜红色，4～5 口，之后自行停止。2 个月来间断出现咯血约 4 次，未治疗。

胸部 CT：右中间支气管球形影并阻塞性肺炎（图 6-9-47）。

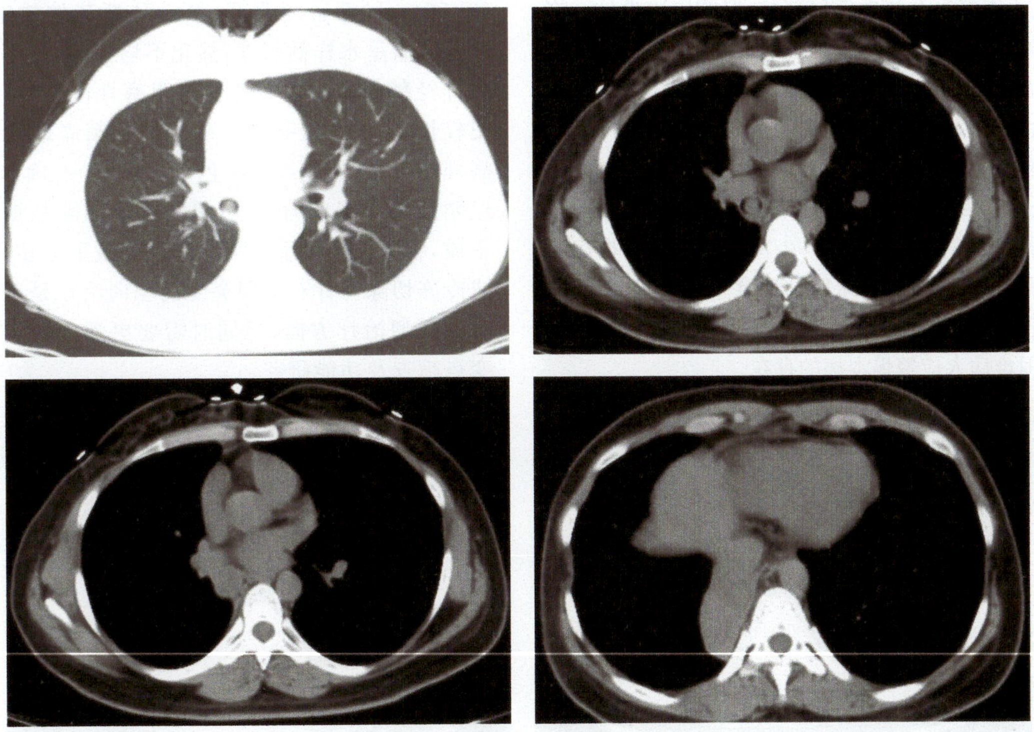

图 6-9-47　胸部 CT9

【诊断】 气管神经鞘瘤。

【诊断依据】 病人行气管镜检查，病变位于中间支气管（图 6-9-48），活检病理：活检组织中查见增生的梭形细胞呈轻度异型并较多急慢性炎细胞浸润，另见部分出血，示神经源性肿瘤，考虑神经鞘瘤。手术探查：肿物沿中间支气管生长，上至近上叶开口，下至基底段开口，2.2cm×2cm×1.8cm 大小，质韧。下叶肺不张并部分实变，中叶肺萎缩不全。上叶肺未触及结节。斜裂发育好，水平裂未发育。7 组、11 组、12 组和上下叶支气管旁淋巴结肿大。行右肺中下叶切除＋支气管成形术，手术病理"支气管"良性间叶源性肿瘤，考虑为神经鞘瘤（图 6-9-49）。右肺中下叶肺组织呈急、慢性炎，并查见肺泡腔内水肿。送检上叶支气管旁、下叶支气管旁及 7 组、11 组、12 组淋巴结均呈慢性反应性增生。

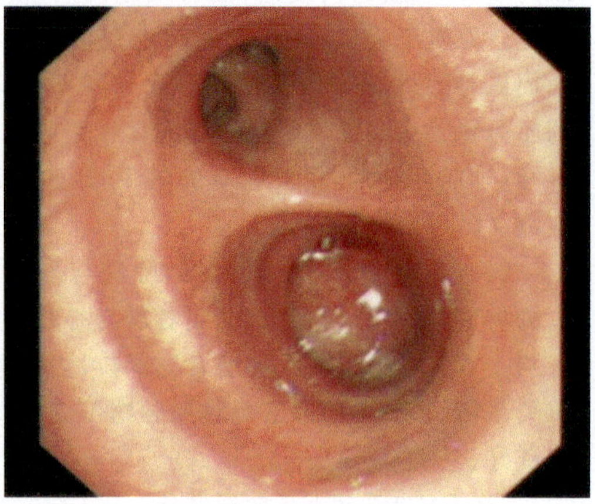

图 6-9-48　右中间支气管肿块影，表面光滑，血供丰富

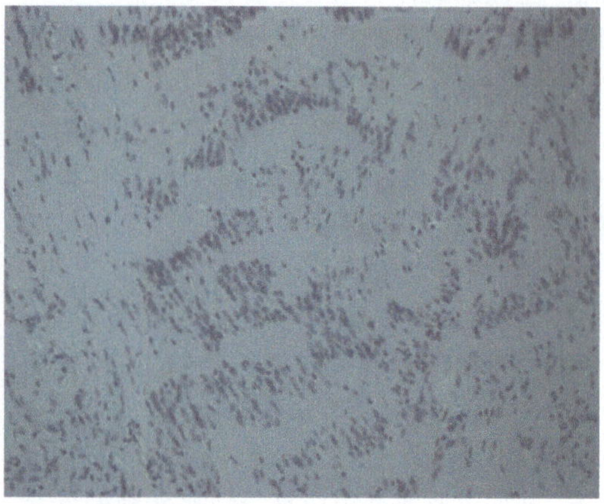

图 6-9-49　栅栏状排列的肿瘤细胞(200×)

【分析】　1951 年 Straus 等首先报道 1 例原发于肺内支气管树的神经鞘瘤，并通过组织培养研究证实该肿瘤起源于神经鞘膜的施万细胞。气管内神经鞘瘤较罕见，可发生于支气管及肺内任何部位，但肺周边少见。临床症状多样，与肿瘤的大小、部位、生长速度等有关。大部分病人表现为刺激性干咳、反复发作的难以控制的呼吸困难，偶见有以咯血或痰中带血为临床表现的报道。由于患病初期肿瘤体积较小，临床症状轻微，仅表现为刺激性干咳、活动后气短，普通胸片不易发现病灶。只有当肿瘤横径达到气管横径的 1/2～2/3，病人呼吸困难症状进行性加重时，才可引起临床医师注意。因此，对于应用多种支气管舒张剂、抗感染等治疗效果不佳或进行性加重的呼吸困难病人应警惕本病的存在。

临床诊断中影像学检查仍是诊断气管肿瘤的有效方法，胸部增强 CT 和 MRI 及三维重建对评估气管肿瘤的部位，以及其与邻近组织血管的受累有帮助(图 6-9-50)。肿瘤密度偏低，低于肺部其他软组织肿瘤，部分肿瘤呈水样低密度；强化不均匀、程度不等。气管内神经鞘瘤易伴发慢性气道阻塞性改变，可能与其病史较长、生长缓慢有关。确诊神经鞘瘤最终需要组织病理学检查，免疫组化染色 S-100(+)有确诊价值。神经鞘瘤绝大多数为良性，单纯肿瘤切除是重要的治疗手段，临床常采用手术切除和气管镜下电切、激光切除或冷冻切除。针对基因突变的靶向治疗是未来具有潜力的新型治疗方向，但同时需要更深入的相关基因突变点筛查及功能研究。

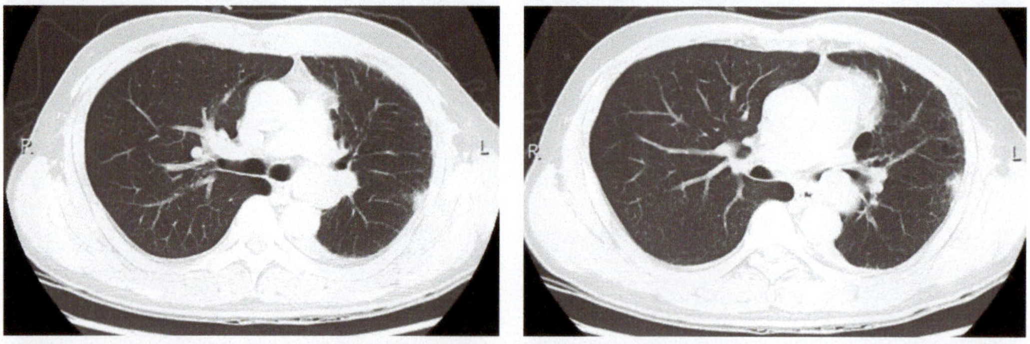

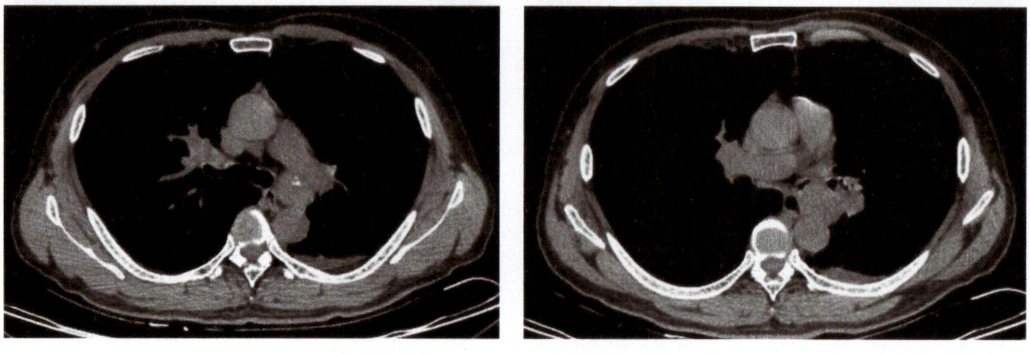

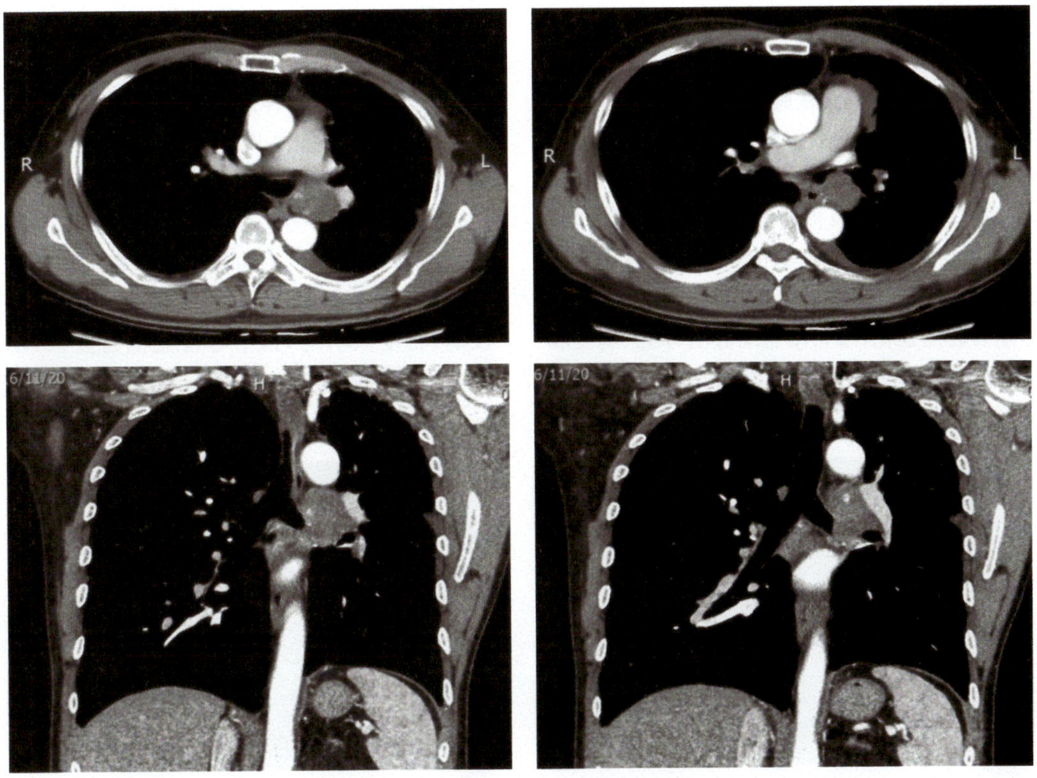

图 6-9-50　**男，52 岁。气管神经鞘瘤**

10. 病例 10：女，34 岁。反复胸闷 2 个月。

胸部 CT：右胸壁下部可见向肺内凸出软组织密度肿块，内壁光整、清晰，外缘以宽基底与胸壁紧密相连，前下缘贴肝脏，分界不清楚，相邻局部胸膜增厚，邻近肋骨无破坏。其内密度不均匀，可见大片状无强化的低密度区，实性软组织内见点状钙化影，增强扫描中等程度强化（图 6-9-51）。

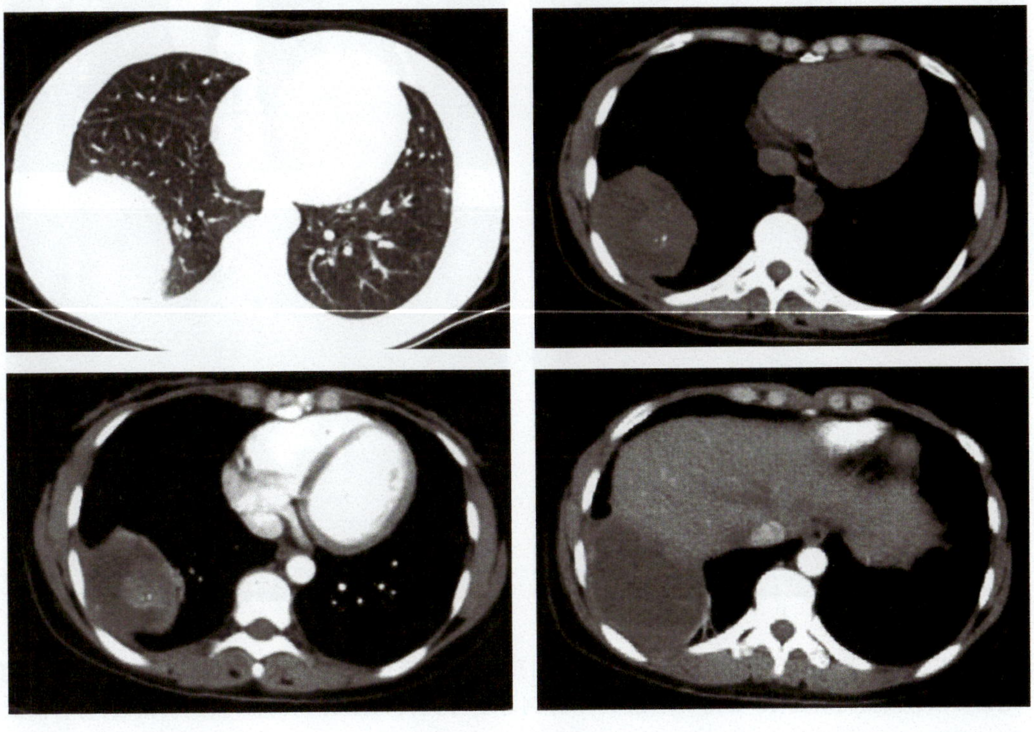

图 6-9-51　**胸部 CT10**

【诊断】 神经鞘瘤。

【诊断依据】 青年女性，囊实性病变，周边光滑完整，似有包膜，首先考虑神经源性肿瘤。神经源性肿瘤包括神经纤维瘤、神经鞘瘤、节细胞神经瘤和嗜铬细胞瘤等。神经鞘瘤常伴有囊变、坏死，增强扫描强化较明显，常呈环状强化或不均匀强化；神经纤维瘤往往不均匀强化，且可出现多发纤维瘤病；节细胞神经瘤很少发生囊变或坏死，部分病例可见钙化，增强扫描动脉期常无强化，部分于延迟期有轻度强化；嗜铬细胞瘤亦有坏死、囊变和出血，增强扫描呈快速、明显的持续性强化，且临床常伴阵发性高血压，不难与其鉴别。本例病变内有钙化、囊变、坏死，增强扫描边缘强化明显，支持神经鞘瘤诊断。手术切除肿物，病理：(右侧胸壁)恶性神经鞘瘤。

【分析】 恶性神经鞘瘤是一种少见的周围神经系统肿瘤，是起源于外周神经施万细胞或显示神经鞘膜分化的恶性肿瘤。恶性神经鞘瘤的组织发生方式有3种：散发型，NF1的恶变，其他肿瘤放疗后或神经鞘瘤、节细胞瘤的恶变。恶性神经鞘瘤在胸部多发生在后纵隔，肿瘤常较大，直径常超过5cm；边缘可清楚或模糊浸润；密度多不均匀，中心可见低密度区(出血及坏死区)；增强后肿瘤的实性部分常为轻度至中度强化(图6-9-52)。恶性神经鞘瘤常呈侵犯性生长，切除后易复

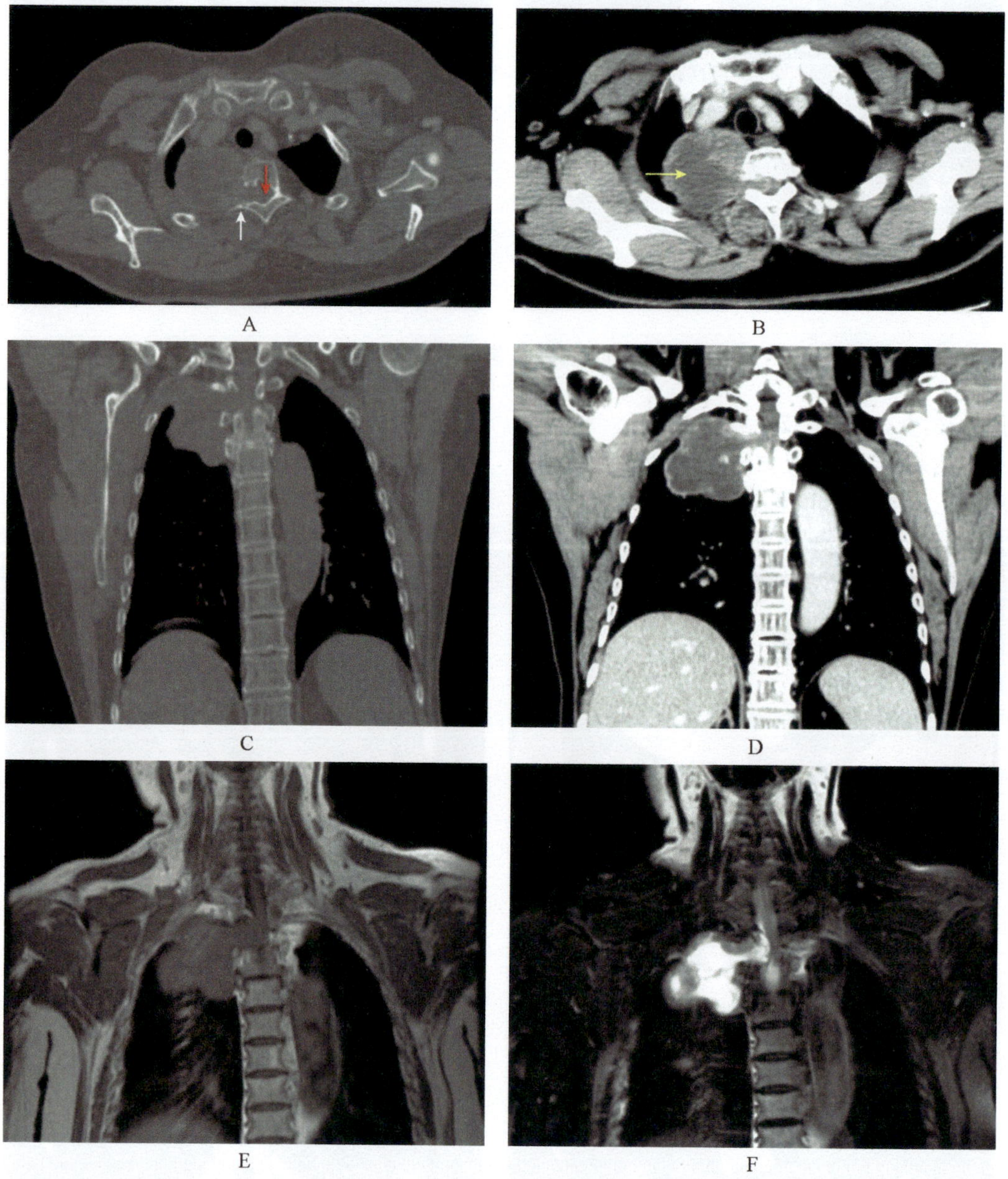

图 6-9-52 女，61岁。右后上纵隔不规则软组织肿块影，椎间孔扩大(红箭)，邻近骨质受压(白箭)，肿瘤坏死、囊变(黄箭)，增强扫描外周强化明显(A～D)。MRI示T_1WI序列等信号(E)，T_2WI序列高信号(F)。病理：符合低度恶性周围神经鞘瘤。免疫组化：SMA(－)、S-100(＋＋＋)、p53(＋)、Actin(－)、Ki-67增殖指数大于5%

发，放疗可局部控制肿瘤，但治愈极少见。恶性神经鞘瘤与其他胸壁巨大肿瘤常难以鉴别，应注意与恶性局限性胸膜间皮瘤及肋骨骨肉瘤相鉴别，后两种病变一般多伴有邻近肋骨破坏，恶性胸膜间皮瘤还常伴有胸腔积液。文献报道，恶性神经鞘瘤行根治手术后，5 年生存率可达 75%，因此，手术彻底切除仍是神经鞘瘤最有效的治疗方法。

11. 病例 11：女，17 岁。反复咳嗽 3 个月。

胸部 CT：前纵隔巨大软组织密度影，推压纵隔和左侧邻近肺组织，增强扫描不均匀强化，内见坏死囊变，边缘清晰（图 6-9-53）。

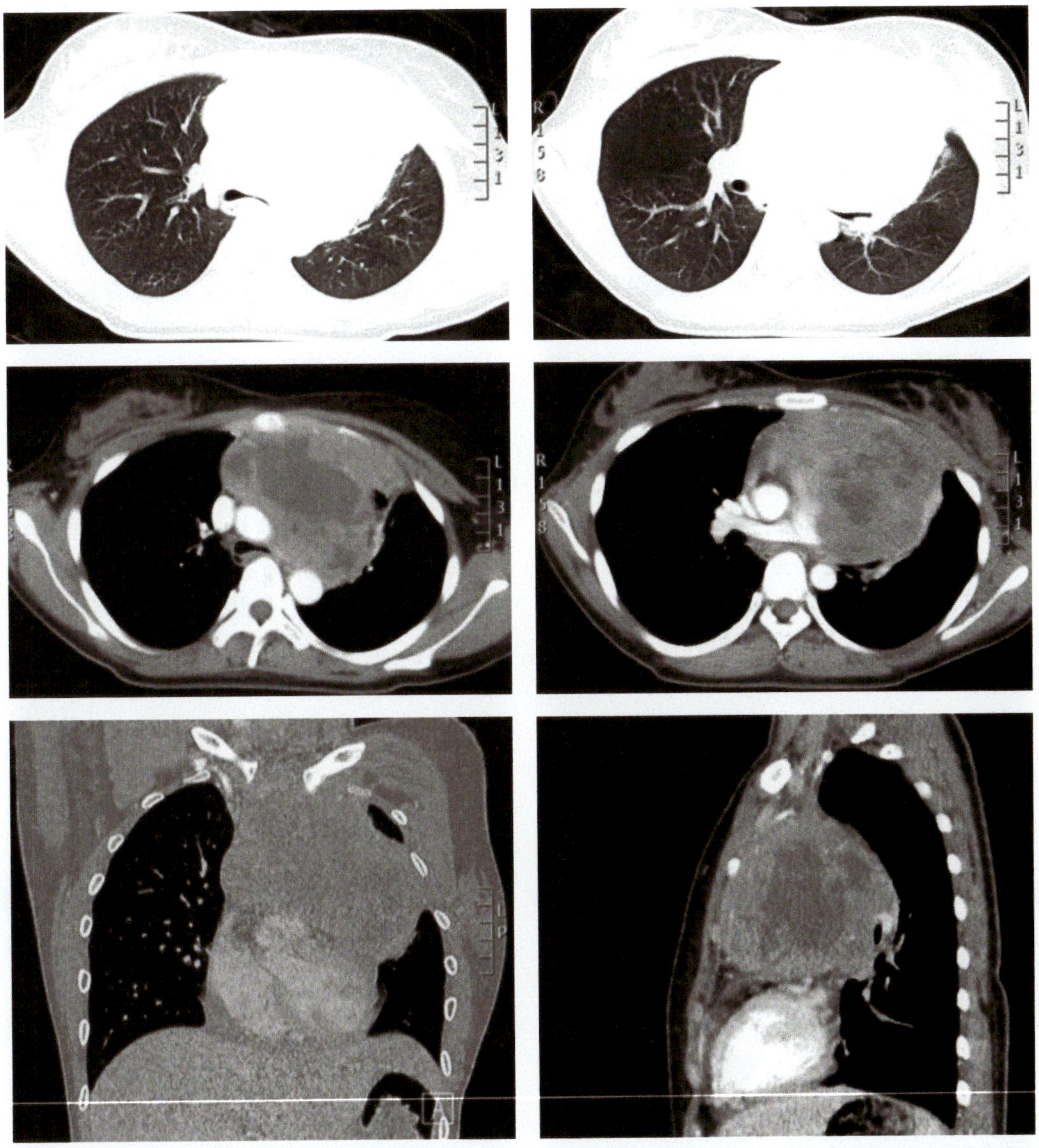

图 6-9-53 胸部 CT11

【诊断】 上皮样型恶性外周神经鞘瘤。

【诊断依据】 穿刺病理：间叶组织源性恶性肿瘤，免疫组化：CK（－），Vimenrin（＋），CD99（＋），S-100（＋），SMA（－），TTF-1（－），CR（－），MC（－），CD34（－），AFP（－），PLAP（－），Syn（－），Bcl-2（－），OCT3/4（－），HMB45（－），Ki-67（80%），支持神经来源，考虑上皮样型恶性外周神经鞘瘤。

【分析】 2002 年世界卫生组织（WHO）神经系统肿瘤分类将原来的神经肉瘤、神经纤维肉瘤、恶性施万细胞瘤及恶性神经鞘瘤统称为恶性外周神经鞘瘤（malignant peripheral nerve sheath tumors，MPNST），占所有软组织肉瘤的 5%～10%，占神经源性肿瘤的 13%～20%。软组织肉瘤符合以下标准之一即可诊断 MPNST：①肿瘤起源于外周神经；②肿瘤起源于已存在的良性神经肿瘤；③肿瘤表现为由免疫组化或电镜证实的施万细胞或周围神经分化而来的组织学特征。

MPNST 多见于 30～50 岁成人，发病无性别差异，儿童和青少年少见。MPNST 可见于身体任何部位，但以躯干近中线部位多见，亦可见于四肢及其他外周组织部位。约 50%的 MPNST 病人合并有多发性神经纤维瘤病，与外周神经纤维瘤恶变相关。

MPNST 大体多为梭形或球形肿块，切面灰白、灰红色，常伴有出血、坏死，可有假包膜。组织学特征包括紧密和疏松的束状结构交替出现。瘤细胞呈束状或旋涡状排列，瘤细胞梭形，上皮样瘤细胞亦存在，但相对少见。核具有多形性，弯曲，波浪状，核染色质深，核分裂象一般＞4 个/10 HPF，可出现原始神经上皮、平滑肌、骨、横纹肌母细胞等异源性分化。免疫组化染色示 MPNST 肿瘤细胞 S-100 蛋白呈阳性，阳性率为 50%～90%。通常灶性着色，当肿瘤复发时，S-100 蛋白常出现失表达，随着肿瘤的异质性增大，恶性程度增高，S-100 蛋白阳性率减低。部分病例可表达 Desmin、Actin、CD34 等，这与肿瘤的异源性成分及含有不同比例的成纤维细胞有关。S-100 蛋白是一种周围神经施万细胞特异性标记抗体，而波形蛋白 Vimentin 是一种细胞中间丝蛋白抗体，在多数软组织肿瘤均可表达，但纤维组织中较为明显，常作为间叶组织肿瘤与上皮组织肿瘤鉴别的第一线抗体。本例中，S-100 蛋白及 Vimentin 均阳性表达，对 MPNST 的确诊具有重要意义。S-100 蛋白阴性的 MPNST 诊断难度更大，镜下寻找良性神经源性肿瘤成分或术中肿块与神经的关系有助于诊断。

上皮样型 MPNST 以上皮样细胞为主要成分，或单纯由上皮样细胞组成。MPNST 预后与肿瘤大小、肿瘤解剖部位深度及组织学分级等有关，肿瘤体积越大，位置越深，组织学分级越高，预后越差。肿瘤组织有明显坏死时常提示预后不佳。Ki-67 增殖指数是软组织 MPNST 预后的独立因素，当 Ki-67 增殖指数＞20%时，提示预后差。

（常德市第二人民医院影像科　刘　杰　提供）

12. 病例 12：男，45 岁。咳嗽、憋气 2 个月，活动时加重。查体：左胸廓饱满，左前胸叩诊浊音，左肺呼吸音低，双肺未闻及干、湿啰音，心音遥远，肝、脾正常。血常规：白细胞 14.28×10^9/L，肝功能：白蛋白 31.79g/L，γ-谷氨酰转酞酶 69U/L。

胸部 CT：前上纵隔巨大肿块，向左侧突出，边缘欠光整，病变周围组织受压向后方移位，肿块与心包亦分界不清。病变密度不均，大部分为囊性密度，可见少许实性成分，平扫 CT 值约 24HU，病灶前部可见少许点状钙化灶。增强扫描实性成分呈中等程度强化，动脉期 CT 值约 46HU，静脉期 CT 值 65HU，囊性成分未见强化。左肺上叶受压，局部实变，并可见少许条索状影。心包腔内可见少许液性密度影。肺门、纵隔未见肿大淋巴结（图 6-9-54）。

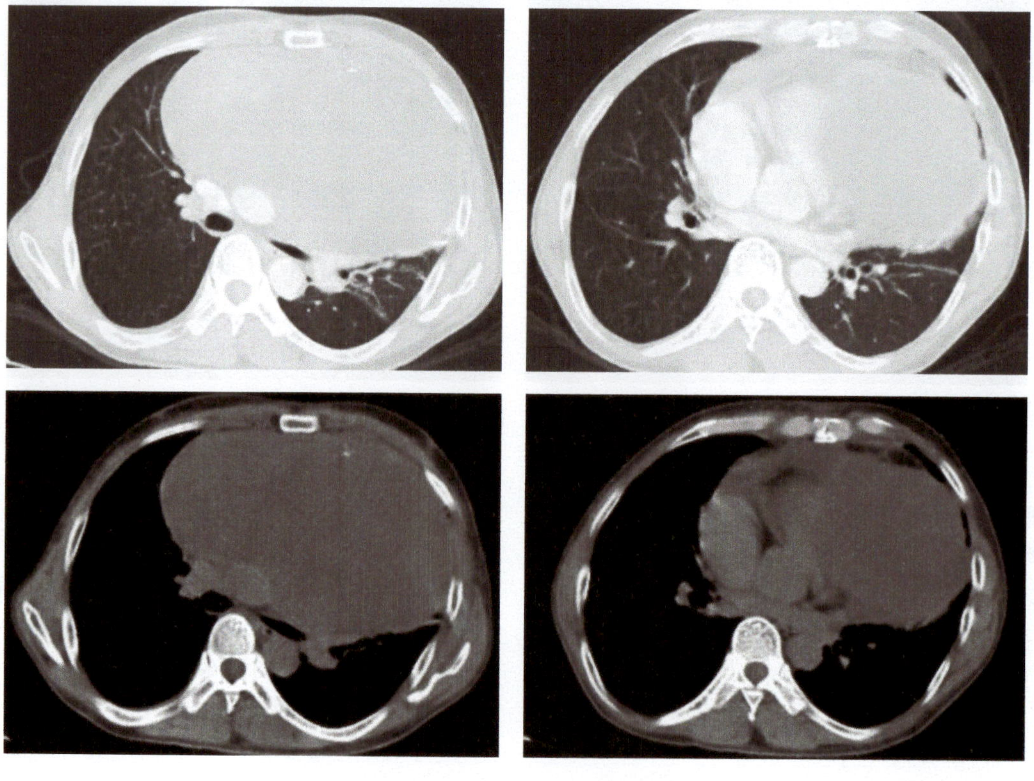

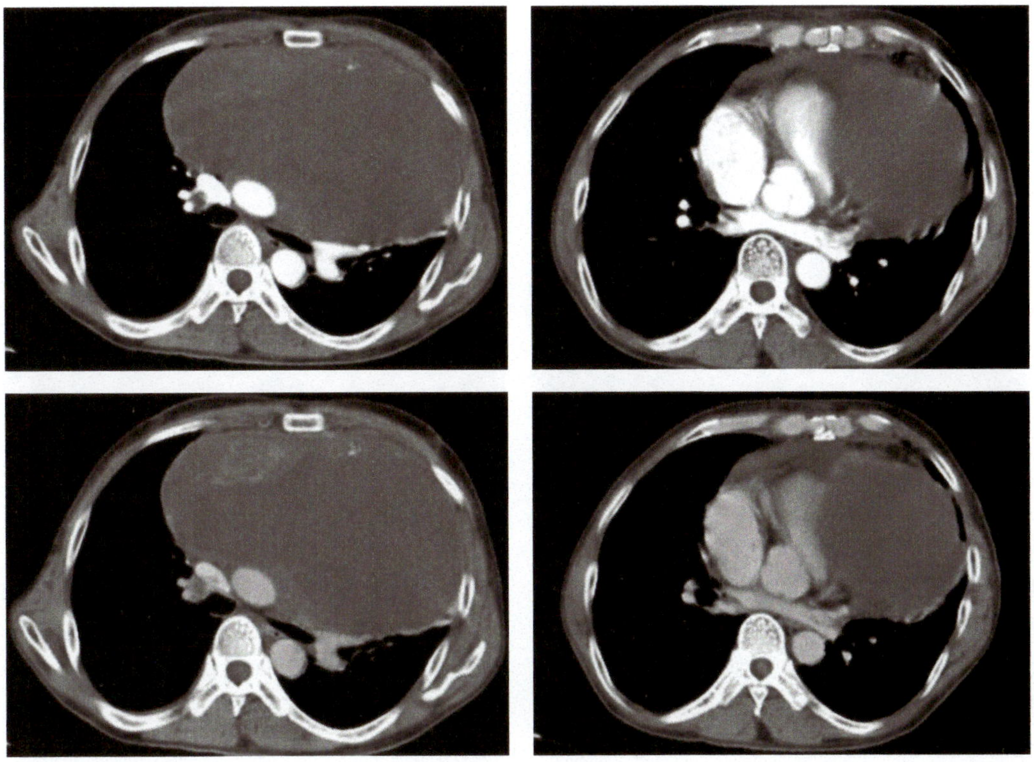

图 6-9-54　**胸部 CT12**

【诊断】　前纵隔恶性肿瘤。

【诊断依据】　手术所见：前纵隔肿块 26cm×20cm×18cm 大小，包膜不完整，上至颈根部，下达心包，向两侧胸腔延伸生长，浸润左头臂静脉、左锁骨下动脉、膈神经、迷走神经(左)、主动脉弓及心包壁层的左半部，左肺门前方亦有片状浸润。病理所见：灰红色不规则肿块，大小为 24cm×22cm×10cm，切面灰黄灰红色，质稍细，黏滑感，部分区域质韧，灰白色，无包膜。镜下见肿瘤主要由梭形细胞构成，部分细胞呈上皮样(图 6-9-55)，部分细胞呈长梭形，排列成旋涡状(图 6-9-56)，肿瘤内可见软骨分化(图 6-9-57)。免疫组化：CD99(＋)，Bcl-2(＋)，CK8/18 上皮(＋)，S-100 蛋白(－)，MBP(－)，NF(－)，EMA(－)，GFAP(－)，CD34(－)，Desmin(－)。病理诊断：恶性周围神经鞘瘤伴软骨肉瘤样分化和腺上皮分化(图 6-9-58)，侵犯心包壁。

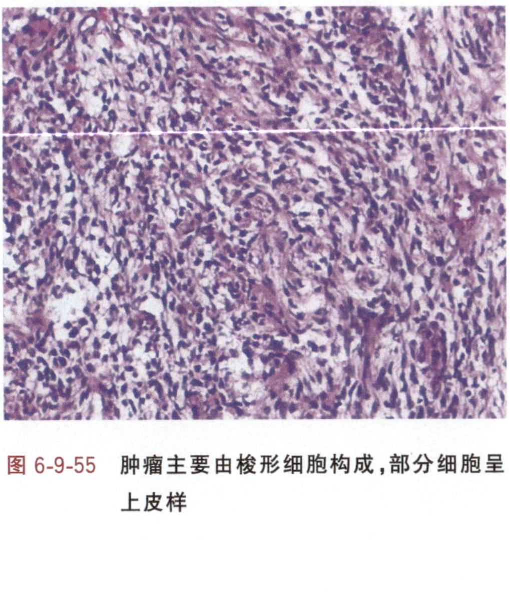

图 6-9-55　**肿瘤主要由梭形细胞构成，部分细胞呈上皮样**

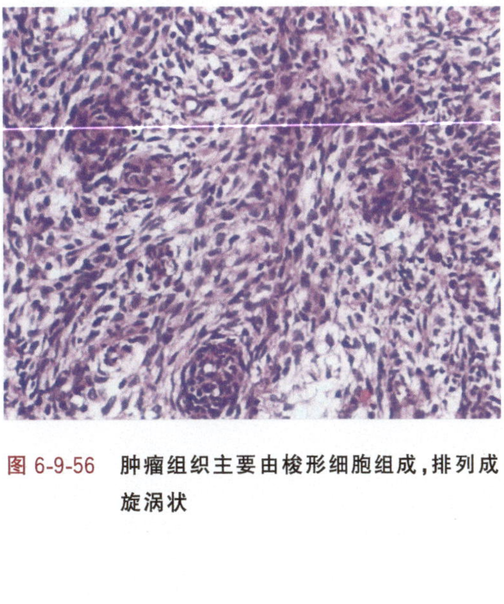

图 6-9-56　**肿瘤组织主要由梭形细胞组成，排列成旋涡状**

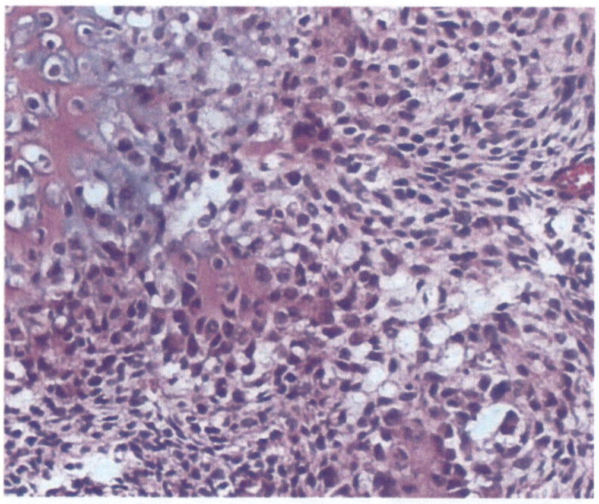

图 6-9-57 肿瘤内可见软骨分化

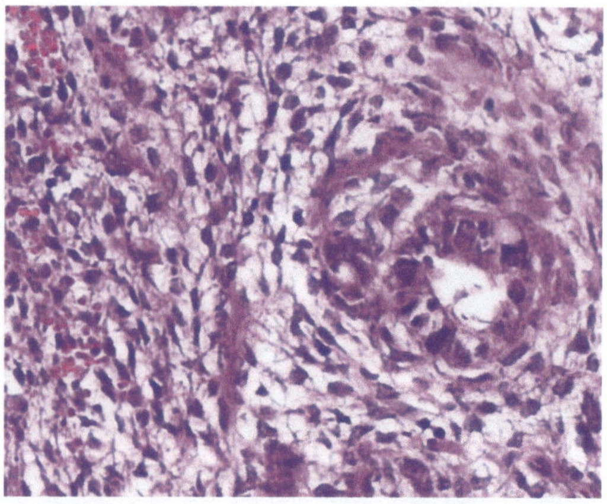

图 6-9-58 肿瘤内可见腺上皮分化

【分析】 位于前、中纵隔的神经源性肿瘤虽然只占 10%，但恶性发生率远远高于后纵隔。根据 2007 年 WHO 神经系统肿瘤分类标准，恶性神经鞘瘤分为上皮样型恶性外周神经鞘瘤、腺型恶性外周神经鞘瘤和恶性神经鞘瘤伴间叶分化(亦称恶性蝾螈瘤，具有横纹肌肉瘤分化的恶性外周神经鞘瘤)。2016 版恶性外周神经鞘瘤新分类增加了亚型“恶性外周神经鞘瘤伴神经束膜分化”，将旧版中的“恶性蝾螈瘤、腺性恶性外周神经鞘瘤”等特殊组织学结构归入“恶性外周神经鞘瘤伴异源性分化”亚型中。本例病理符合新分类中的恶性外周神经鞘瘤伴异源性分化亚型。

前上纵隔神经源性肿瘤需与其他前上纵隔肿瘤相鉴别。胸腺上皮肿瘤发病年龄较大，1/3 病人合并重症肌无力症状，多向一侧突出，向两侧生长者少见，主要以圆形或椭圆形多见，边缘呈波浪状或结节状突出，肿块较大时内部密度不一致，可见坏死液化或蛋壳样钙化。生殖细胞肿瘤多见于儿童或青壮年，常见的是成熟型畸胎瘤，多为囊性，伴有实性成分，可含有软组织、液体、脂肪或钙化等多种成分，因脂肪成分 CT 值较低，可资鉴别。淋巴瘤通常伴有其他部位淋巴结肿大，肿块易侵及血管间隙；神经源性肿瘤边缘多光滑锐利，无结节样融合，其他部位淋巴结肿大少见。巨大淋巴结增生症可累及胸部任何部位，中纵隔及肺门部最常受累，少见部位可发生于前纵隔，5%～10%的病灶可见中央分布的分支状或斑点状钙化，增强后可见强化，强化程度从轻度强化到显著强化。本例肿瘤与心包分界不清，病理发现侵犯心包壁。而良性肿瘤极少向周围侵犯，故邻近结构受侵是恶性病变的重要征象。前纵隔神经源性肿瘤影像表现缺乏特异性，最终确诊依赖病理组织学检查。

13. 病例 13：女，20 岁。体检发现纵隔旁占位。

胸部 CT：右侧后纵隔软组织密度肿块，边缘光滑，增强扫描可见强化(平扫 28HU，强化 48HU)，内见低密度区(图 6-9-59)。

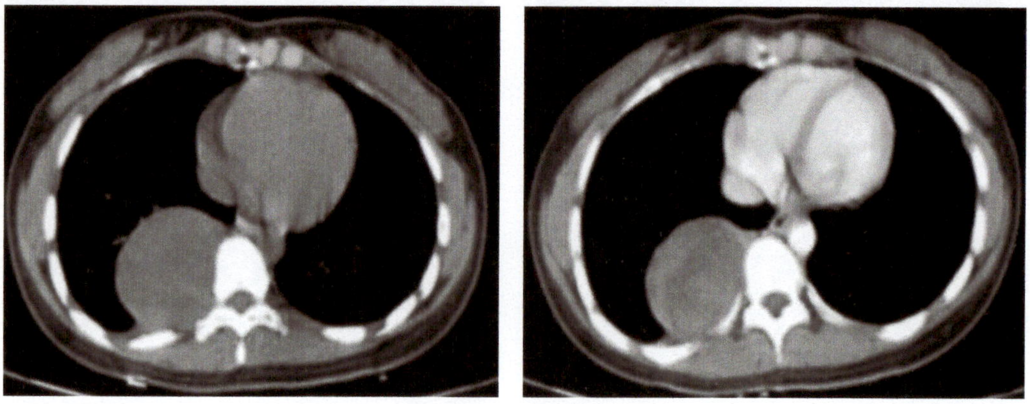

图 6-9-59 胸部 CT13

【诊断】 神经纤维瘤。

【诊断依据】 后纵隔脊柱旁占位性病变，呈膨胀性生长而非浸润性生长，可见到邻近胸椎及肋骨受压，考虑良性神经源性肿瘤。肿块与骨骼肌密度相近，轻度强化，囊变、坏死不明显，符合神经纤维瘤诊断。病人年龄 20 岁，亦为神经纤维瘤的好发年龄，神经鞘瘤更常见于 30 岁以上病人。肿瘤无明显纵轴长于横径表现，不符合节细胞神经瘤诊断。该例最终经病理证实为神经纤维瘤。

【分析】 神经纤维瘤是一种起源于神经主干或末梢神经的神经膜细胞及神经束膜细胞的神经源性良性肿瘤，该病任何年龄均可发病，无明显的性别差异。神经纤维瘤可单发，也可以作为Ⅰ型神经纤维瘤病(NF-Ⅰ)的一部分。CT 上为密度均匀、边缘光滑、境界清楚的圆形或椭圆形肿块。平扫时呈低密度，钙化罕见，一般 CT 值范围为 20～25HU，主要由于富含脂质的神经鞘细胞、脂肪细胞及黏液样变性所致，体积较大肿瘤的中心坏死囊变是形成低密度的另一种原因；增强扫描后强化的程度决定于神经鞘细胞、胶原束和脂肪变等肿瘤成分的比例，胶原束越密集，强化越好。

14. 病例 14：男，76 岁。胸痛 1 个月。

胸部 CT：右侧胸壁肋间隙可见哑铃状软组织密度影，密度稍低于肌肉，其内密度均匀，边界清楚，邻近组织受压推移，肌间脂肪清楚，邻近肋骨受压变薄，增强扫描动脉期强化不明显，静脉期轻度强化。主动脉弓壁见充盈缺损(图 6-9-60)。

【诊断】 神经纤维瘤。

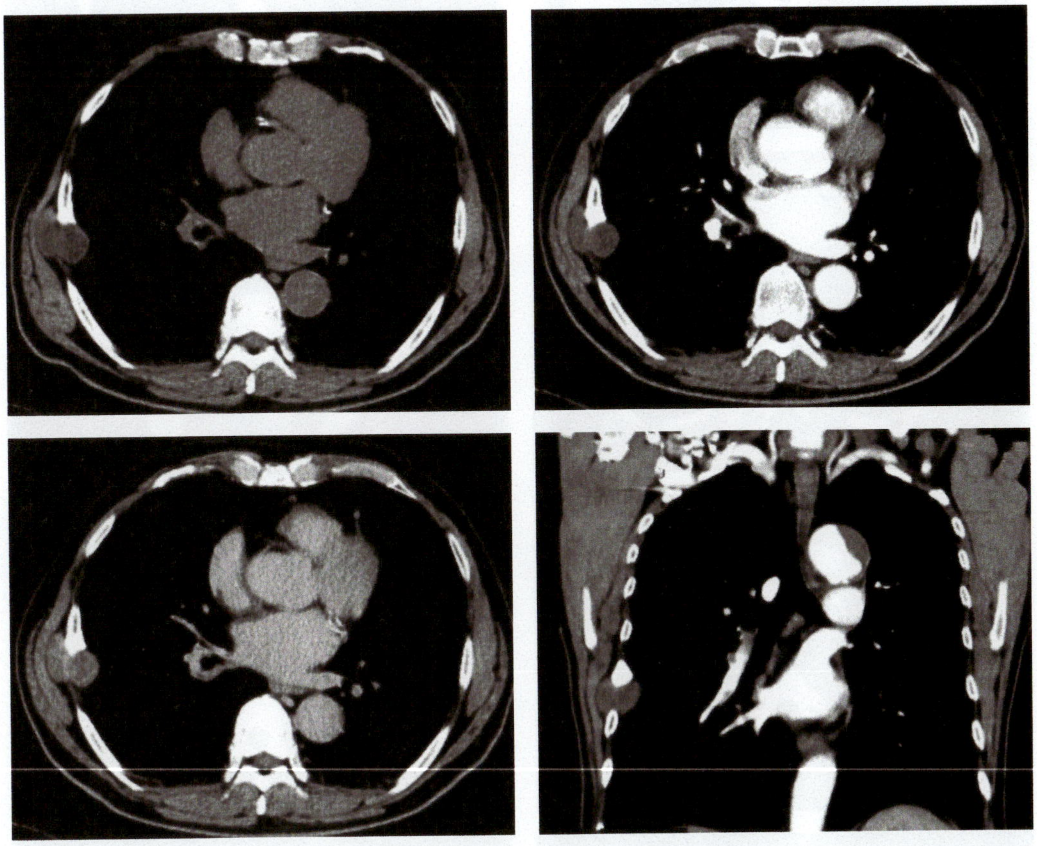

图 6-9-60　胸部 CT14

【诊断依据】 病变跨肋间隙生长，呈典型哑铃状，邻近肋骨骨质受压，首先考虑神经鞘瘤或神经纤维瘤。病变密度均匀，动脉期无强化，静脉期有轻度强化，更符合神经纤维瘤特征。神经鞘瘤常伴有出血和囊性变，增强扫描多呈不均匀强化，且有延迟强化的倾向，本例不符合。病理：瘤细胞梭形，局灶核不规则深染，染色质不均匀，未见核分裂，间质疏松。S-100(＋)，NSE(±)，Calretin(－)，CD68(－)。考虑神经纤维瘤，细胞增生活跃。

【分析】 神经纤维瘤是一种分化良好的神经鞘膜肿瘤，主要由施万细胞、成纤维细胞和神经束膜样细胞组成，常见残留的有髓或无髓轴索。肿瘤组织主要由胞核呈卵圆形或梭形、胞质较少的波浪状施万细胞和成纤维细胞组成，周围包绕胶原纤维，黏液基质阿利新蓝染色呈阳性。与神经鞘瘤相比，神经纤维瘤施万细胞形态较小、细胞突起纤细，常规光学显微镜不易发现；肿瘤组织可见散在的不典型胞核（不典型神经纤维瘤）或细胞密度增加（细胞性神经纤维瘤）；核分裂象罕见；胶原纤维增生形成胶原束，似“胡萝卜”碎片。肿瘤细胞沿神经纤维生长并包绕之，有时可累及神经背根或交感神经节。呈弥漫性生长的大神经纤维瘤常可见特征性触觉小体样结构，特别是假 Meissnerian 小体，亦可见黑色素细胞；极少部分神经纤维瘤显示出神经束膜样分化。肿瘤血管不发生透明变性。

15. 病例 15：男，17 岁。右侧胸痛 3 月余。病人 2006 年 11 月份发现偶尔咳嗽时右侧下胸部疼痛。曾行右胸壁活检，病理为横纹肌组织、增生纤维脂肪组织及血管组织。

胸部 CT：右侧前胸壁及后胸壁多发软组织密度影，增强扫描呈病灶中心轻度强化和延迟强化。腰大肌后方椎体旁见低密度病灶，强化不明显。右侧肾上腺区类圆形低密度病灶，轻度强化（图 6-9-61）。

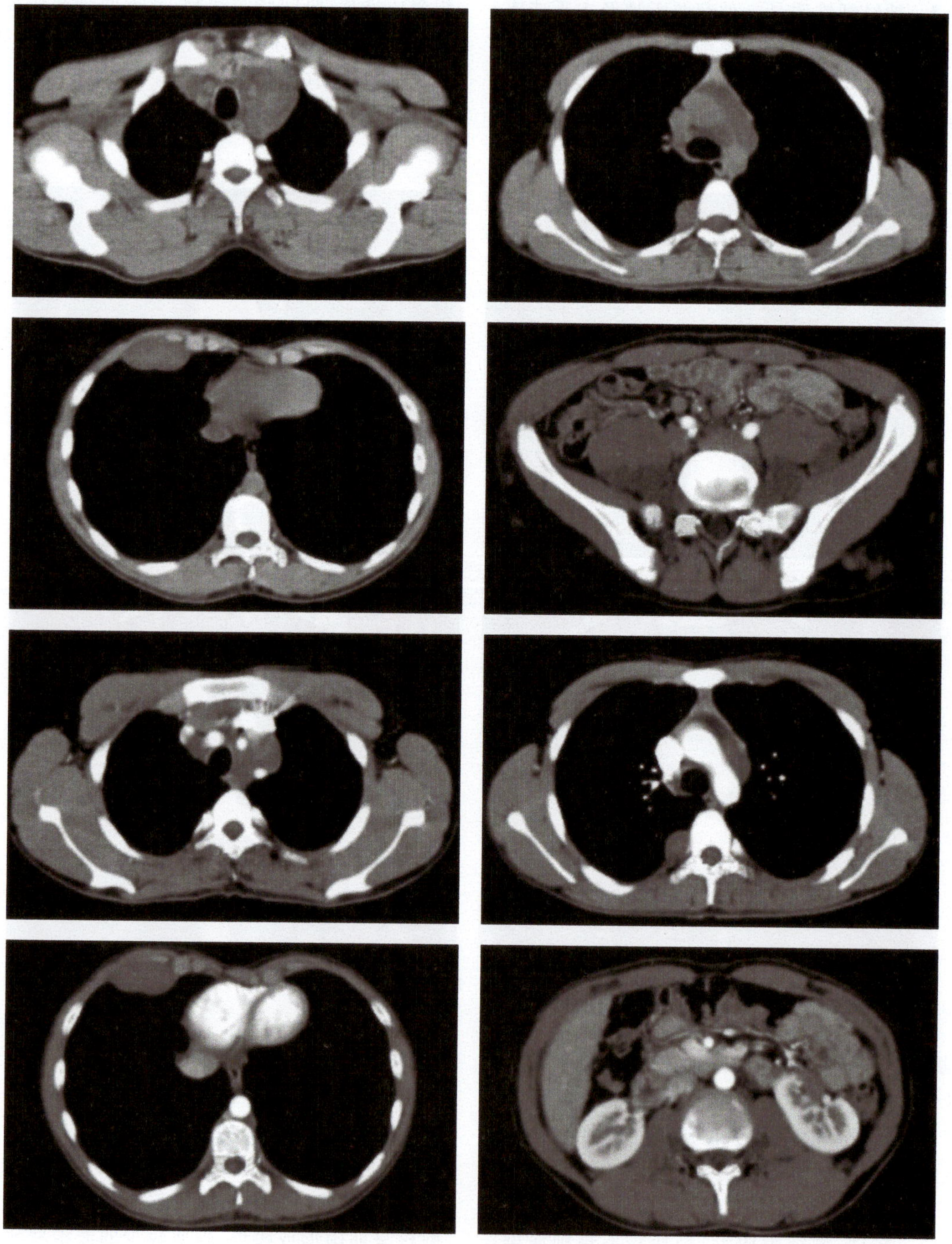

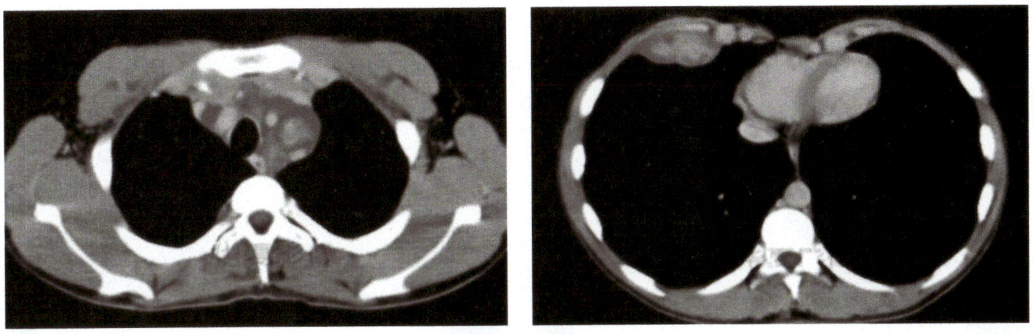

图 6-9-61　胸部 CT15

【诊断】　神经纤维瘤病。

【诊断依据】　青少年男性，胸膜、纵隔、右侧肾上腺、双侧腰大肌低密度影，病变密度均匀，边界清楚，累及多部位、多器官，首先考虑神经纤维瘤病并经病理证实。

【分析】　神经纤维瘤病（neurofibromatosis，NF）是一种良性的周围神经疾病，属于常染色体显性遗传病。其组织学上起源于周围神经鞘神经内膜的结缔组织，常累及起源于外胚层和中胚层的器官，如神经系统、骨骼、眼和皮肤等，是常见的神经皮肤综合征之一。NF 主要累及胸壁者罕见。胸壁神经纤维瘤多发生于肋间神经，亦可见于胸壁其他神经，沿神经走行分布可侵犯肋骨。胸部 X 线片、CT 示纵隔两侧广泛隆起软组织影及沿侧胸壁多发的肿块影。一般无症状，肿瘤增大可压迫肋间神经而致胸背部疼痛，可有支配区神经症状。除胸壁受累外，NF 胸部受累还可以表现为胸部肿瘤和间质性肺病。少数情况下，可与多发肺部囊性病变相关。影像学常表现为肺大疱（图 6-9-62），以双上肺为主；亦可表现为肺气肿、肺囊肿、磨玻璃影和网状影（图 6-9-63）。本病有恶变可能，治疗以手术为主。

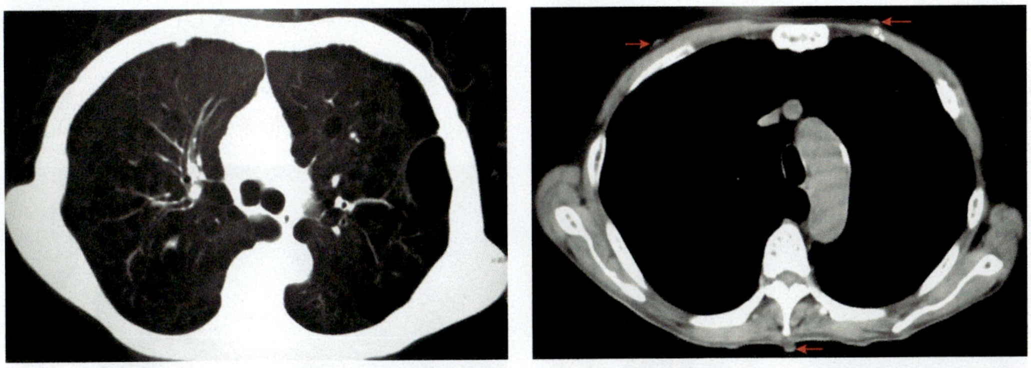

图 6-9-62　男，60 岁。神经纤维瘤病，双肺肺气肿、肺大疱，皮下多发结节影（红箭）

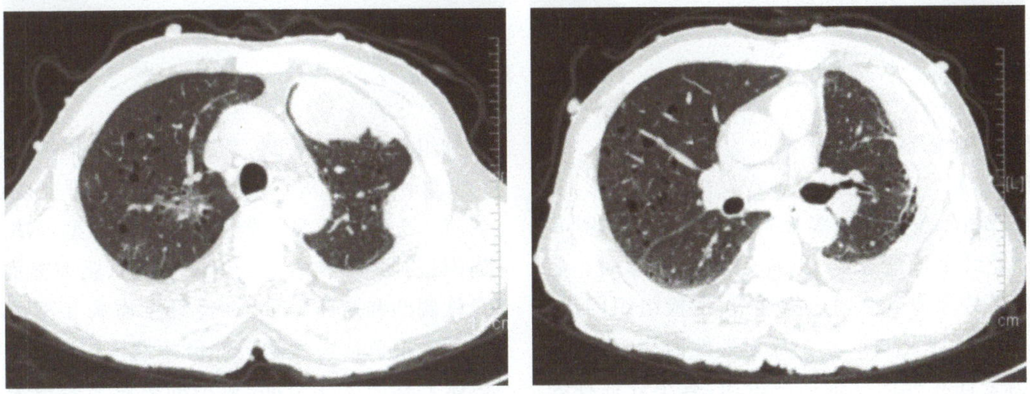

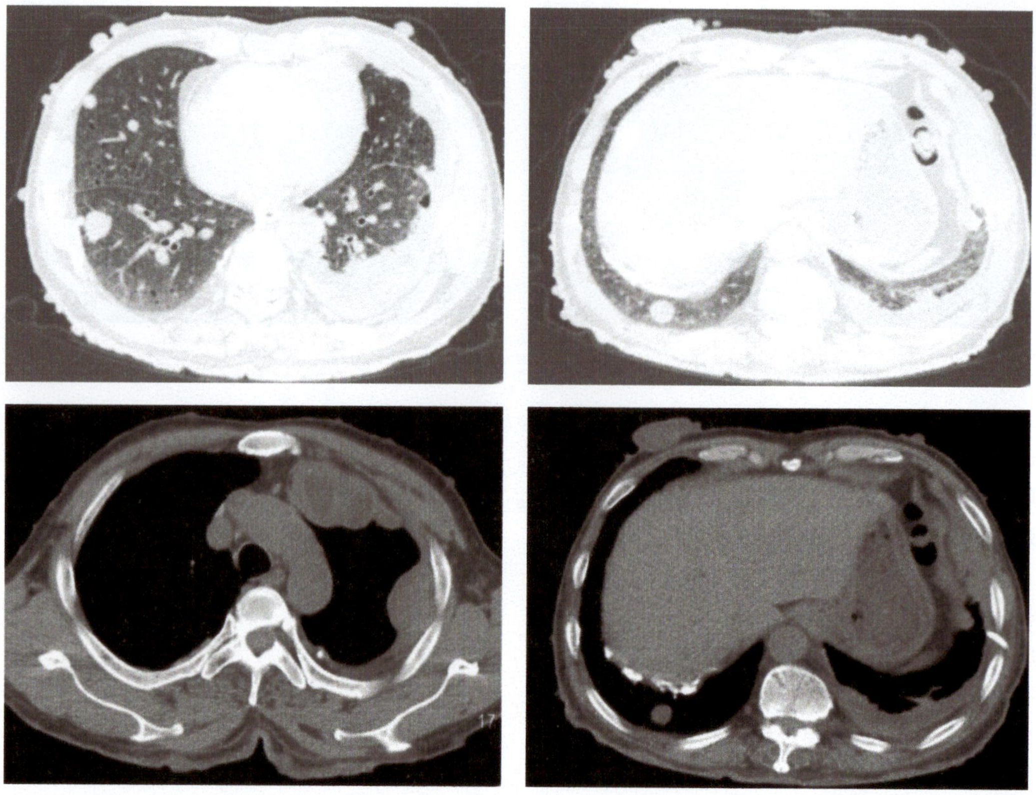

图 6-9-63 **男，60 岁。神经纤维瘤病，双肺肺囊肿、多发结节肿块影，左侧胸腔积液，皮肤表面多发带蒂肿物**

（河北省衡水市人民医院 CT 室　刘树荣　提供）

16. 病例 16：男，52 岁。腹痛 4 天。既往有“神经纤维瘤病”病史。父亲有“神经纤维瘤病”。

胸部 CT：双肺多发结节、肿块影，左主支气管结节影。皮肤表面多发带蒂肿物（图 6-9-64）。

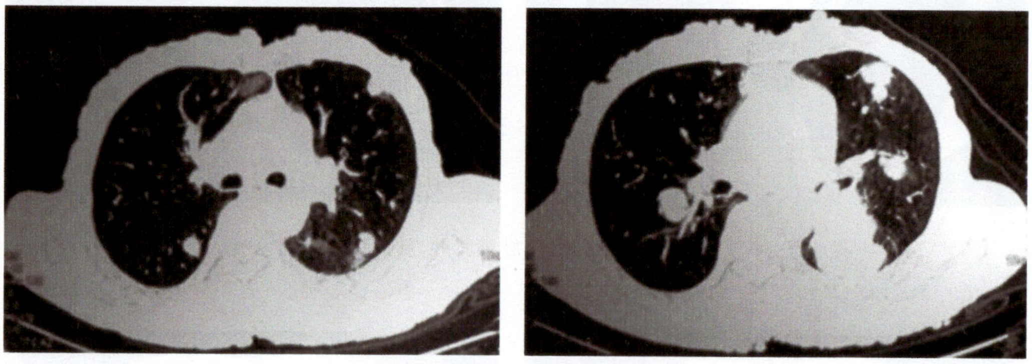

图 6-9-64 **胸部 CT16**

【诊断】 神经纤维瘤病。

【诊断依据】 中年男性，双肺多发结节肿块影，左主支气管结节影，查体皮肤表面多发带蒂肿物（图 6-9-65），有神经纤维瘤病家族史，首先考虑该诊断。病人行气管镜下左主支气管新生物活检：送检组织碎片，镜下见一小片为炎性息肉，一小片为炎性肉芽组织，其余大部分为变性坏死的纤维结缔组织，有小灶性神经纤维组织并生长活跃，考虑为神经纤维瘤。

【分析】 1988 年美国国立卫生研究院（NIH）提议将 NF 分为两型：神经纤维瘤病 I 型（NF-Ⅰ），又称周围型神经纤维瘤病，常伴有骨骼、肌肉方面的改变如脊柱侧凸和后凸畸形；神经纤维瘤病Ⅱ型（NF-Ⅱ），是一种常染色体显性遗传性斑痣性错构瘤病，由 22 号染色体上基因突变引起，典型的影像学表现为双侧前庭

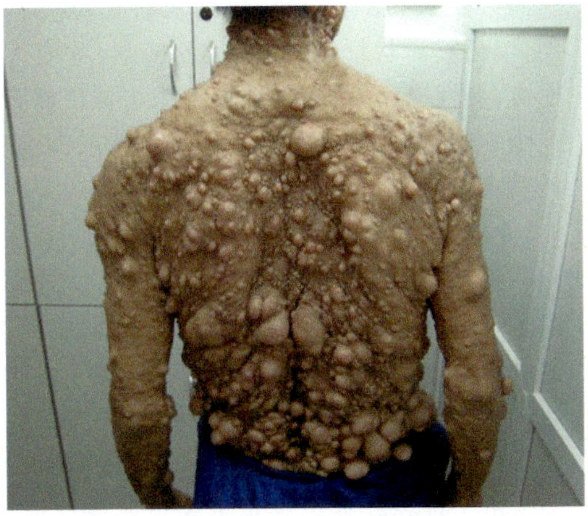
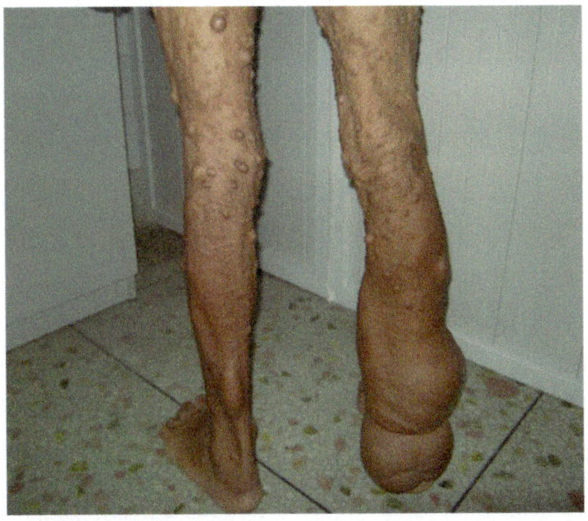

图 6-9-65　**皮肤表面多发带蒂肿物**

神经鞘瘤、多发性脑膜瘤和脊髓室管膜瘤。

NF-Ⅰ首先由 Von Recklinghausen 于 1882 年发现并报道，占所有 NF 的 85%～90%，恶变发生率为 5%～10%。NF-Ⅰ发生率为 1/3000～1/2600，可发生于任何种族，男女均可发病，25%～50%的病人有家族史。其发病机制为*NF-Ⅰ*基因突变所致，该基因位于 17 号染色体长臂 11 区 2 带(17q11.2)，编码神经纤维瘤蛋白。该蛋白包含 2818 个氨基酸，分子量为 327 000，主要表达在神经元细胞、施万细胞、少突细胞、星形胶质细胞等，其减少甚至缺乏可引起一系列神经皮肤病变。该病临床特点为于身体非暴露部位皮肤出现边缘不整、大小不一且不凸出皮面的牛奶咖啡色斑(图 6-9-66)，在脑神经或周围神经出现多发性神经纤维瘤，腋窝或腹股沟雀斑，并常导致骨骼异常和眼部损伤(Lisch 结节)等。99%的 NF-Ⅰ病人会出现牛奶咖啡斑，多于生后偶然发现，2 岁前出现，4 岁后牛奶咖啡斑很少出现。牛奶咖啡斑多为色素均匀沉着，边界光滑，大小及数量与疾病的严重程度无关，通常不会向恶性转变，阳光照晒可使其颜色加深，随着年龄增长可以消退。腋窝或腹股沟雀斑发生率为 90%，大多在 3～5 岁出现。也可出现在皮肤皱褶区域，如颈部(图 6-9-67)或女性的乳房下。雀斑颜色与牛奶咖啡斑相同，但是比牛奶咖啡斑小，多成簇出现。

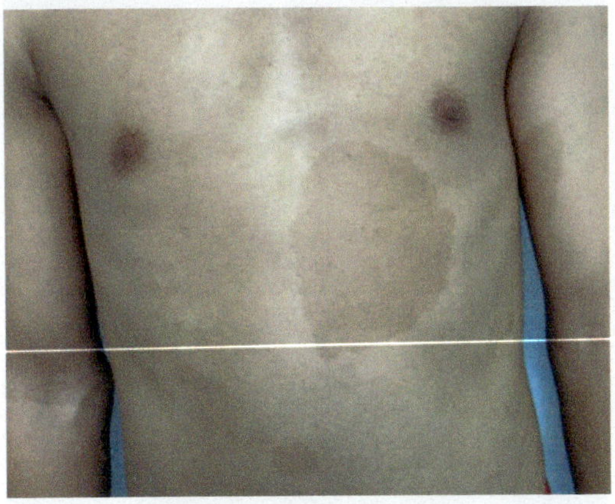

图 6-9-66　**牛奶咖啡斑**

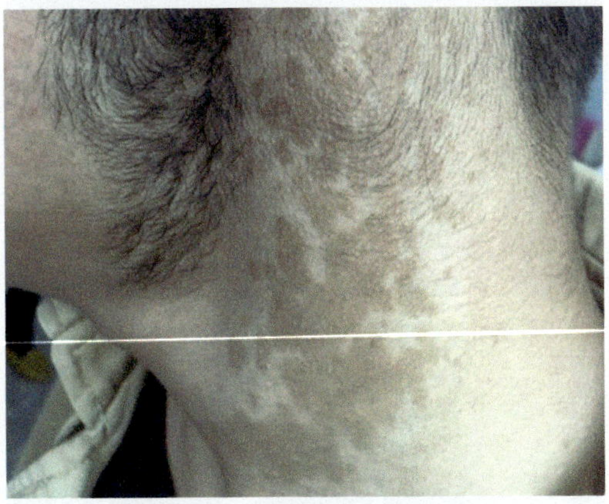

图 6-9-67　**颈部雀斑**

NF-Ⅰ根据发病部位的不同，其临床症状及影像表现多种多样，但其影像学表现多较为典型，诊断明确。该病本身不影响正常寿命，除非良性肿瘤影响了重要脏器的功能。NF-Ⅰ具体有以下几种表现形式：①中枢型，即中枢神经系统中的神经纤维瘤、神经鞘瘤，常伴发脑膜瘤及胶质瘤等。②外周型，主要累及外周神经系统或全身皮下形成大小不等、边界不清的肿瘤，或局限于某一区域，即所谓丛状神经纤维瘤。③内脏型，主要累及内脏如胃肠道等。

1997 年美国国立卫生研究院(NIH)制定的 NF-Ⅰ

的临床诊断标准需至少满足以下2条可诊断：①全身6处或以上牛奶咖啡斑，青春期前直径＞5mm，青春期后直径＞15mm（最长直径）；②2处及以上任何类型的神经纤维瘤或1处丛状神经纤维瘤；③腹股沟区或腋窝处出现雀斑；④视神经胶质瘤；⑤2个或以上Lisch结节，即虹膜错构瘤；⑥一个明显特征性骨骼病变：如蝶骨发育不良，长管状骨皮质菲薄，伴有假关节形成；⑦一个一级亲属（父母、子女和兄弟姐妹）满足以上NF-Ⅰ诊断标准。NF-Ⅰ的诊断包括临床诊断及基因诊断，对于临床疑似病人可行基因检查协助诊断。

肺和支气管的神经纤维瘤病因不明，一般认为是支气管的自主神经纤维发生，但常不能找到其发源的神经。气管、支气管神经纤维瘤早期临床症状缺乏特异性，常易误诊为哮喘、慢性支气管炎、肺炎等。当肿瘤体积大而阻塞管腔，或发生于直径较小的支气管时，多表现为咳嗽、咳痰、发音困难及呼吸困难等症状。发生于支气管的神经纤维瘤与发生于其他部位的神经纤维瘤形态学上一致。大体上，神经纤维瘤多呈结节状或息肉状，境界清楚，无包膜，部分肿瘤境界不清楚，呈浸润性生长，瘤体表面、切面灰白色，质实、质韧或较硬，可见旋涡状纤维，也可呈胶冻状，肿瘤大者易发生出血、囊性变。镜下观，肿瘤组织主要由施万细胞和成纤维细胞组成，肿瘤细胞排列呈束状或波浪状，间质常见黏液变性。由于其位置特殊，病人临床症状较为明显，应给予及时治疗。

神经纤维瘤对放疗及药物治疗均无明显疗效，内镜下摘除和手术切除是神经纤维瘤的主要治疗方法。彻底切除肿瘤是获得局部治愈的关键。由于神经纤维瘤多沿神经干生长，手术后相应神经功能会受到不同程度的影响，手术应尽量减小对神经功能的影响。

由于神经纤维疾病是常染色体显性遗传疾病，目前尚无有效的措施能阻止或逆转该病。对于神经纤维瘤病病人，其子女具有50%可能发病，故应考虑绝育，对于短期迅速增大的瘤体则有恶变的可能，故应注意进行自我监测。

17. 病例17：男，27岁。体检发现纵隔肿块。

胸部CT：右上后纵隔脊柱旁肿块影，密度低于肌肉组织，边缘清楚，增强扫描强化不明显（图6-9-68）。

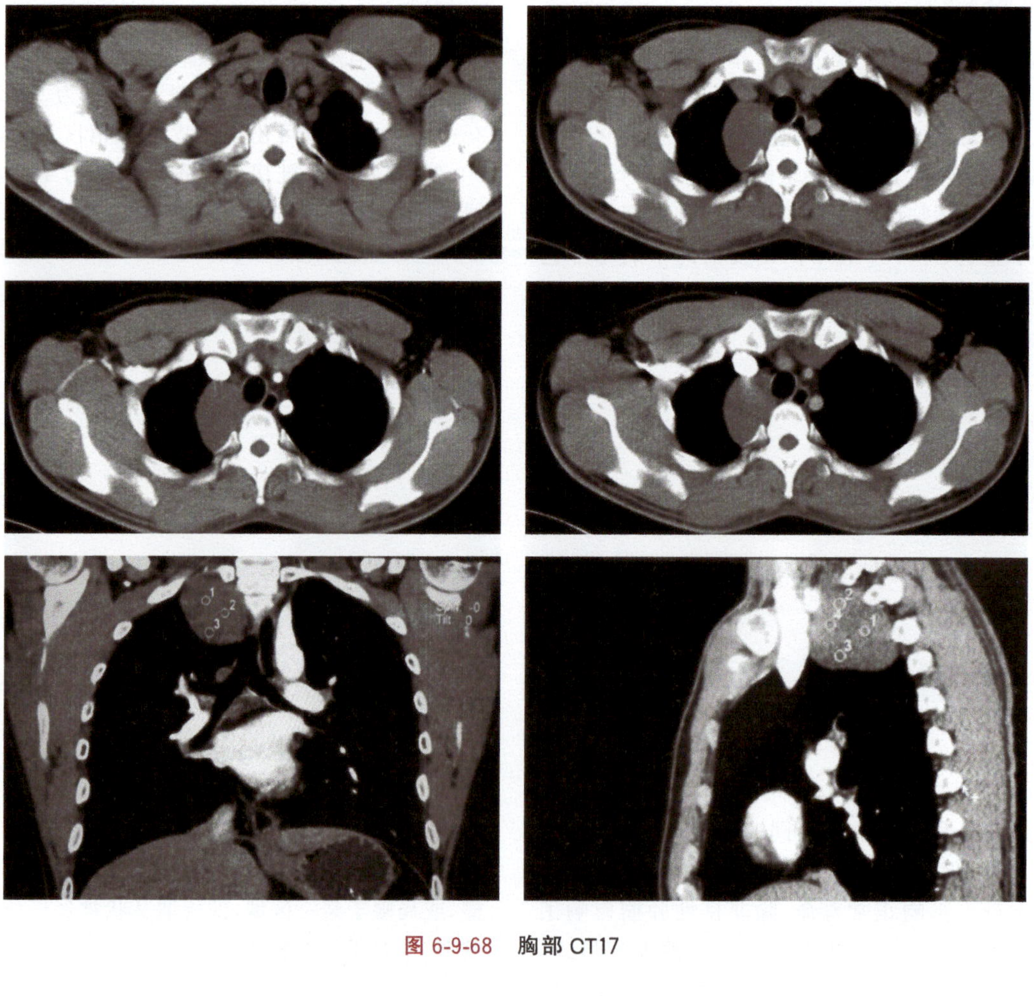

图6-9-68　胸部CT17

MRI：边界清楚的卵圆形后纵隔肿块，T_1WI 为等信号(图 6-9-69A)，T_2WI 为稍高信号(图 6-9-69B)，其内可见斑片状低信号影，STIR 病灶以高信号为主(图 6-9-69C)，可见斑片状低信号影，T_1 强化轴位示肿块轻度略不均匀强化(图 6-9-69D)，病灶境界清楚，呈水滴样，纵径大于前后径及左右径，肿块紧邻胸壁和脊椎，无局部侵犯征象，未侵入椎间孔或椎管内。

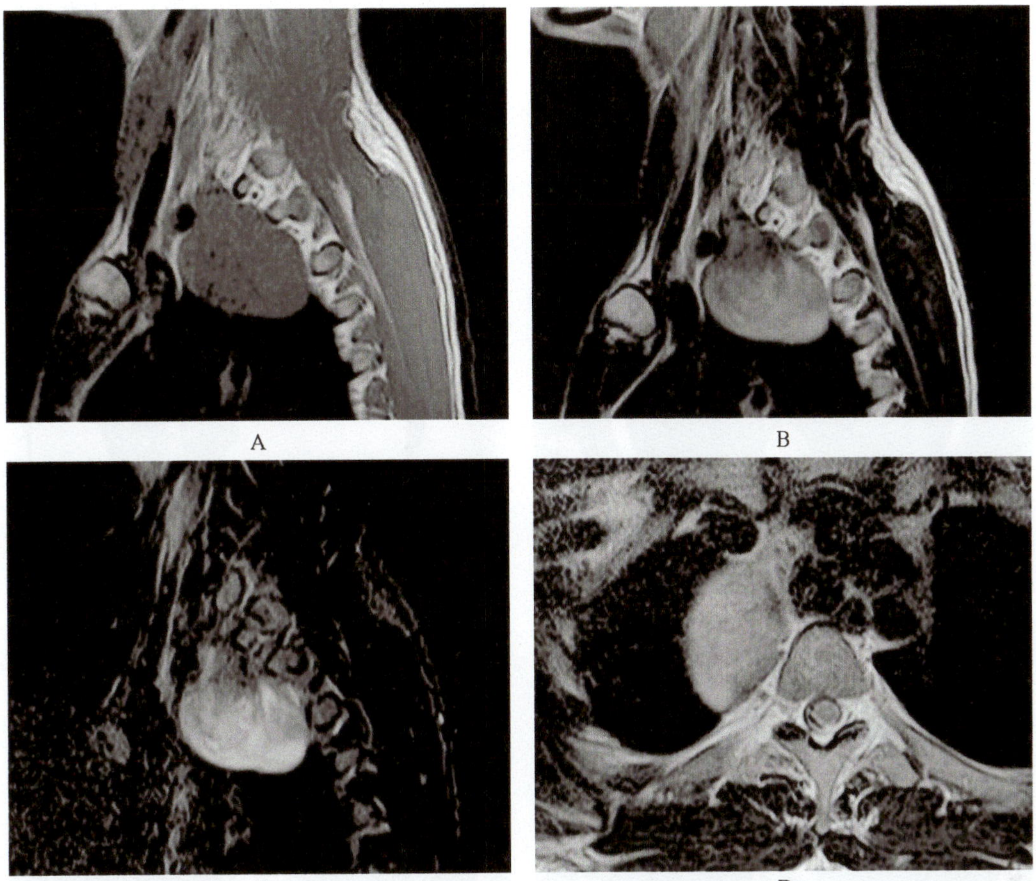

A　B　C　D

图 6-9-69　MRI

【诊断】　节细胞神经瘤。

【诊断依据】　本例肿块在 CT 及 MRI 上呈梭形，密度较低，低于肌肉组织，未侵入椎间孔，增强扫描强化不明显，首先考虑神经源性肿瘤。神经源性肿瘤较常见的是神经鞘瘤，神经鞘瘤常与椎间孔关系密切，远离椎间孔时常位于胸膜外肌间隙内，局部肋骨可出现压迫性改变，本例不符合。其次是节细胞神经瘤或节细胞神经母细胞瘤，这两种肿瘤均来源于交感神经，一般无坏死、囊变，密度都比较低，根据其内容含蛋白量的不同密度可以有差异，可以出现沙砾样或斑片状的钙化，后者为低度恶性，可呈侵袭性生长，并可以出现骨转移，但节细胞神经母细胞常发生在 2 岁以前的婴幼儿，5 岁以后非常少见。该病人从年龄、肿瘤生长方式、强化方式等方面综合考虑更符合节细胞神经瘤。病人术中见实性灰白色肿物，镜下见神经纤维组织增生，散在神经节细胞，病理诊断节细胞神经瘤。

【分析】　节细胞神经瘤属于周围神经母细胞肿瘤家族，是其中侵犯性最小的肿瘤，节细胞神经母细胞瘤和神经母细胞瘤也属于该疾病谱，属于恶性肿瘤。大多数节细胞神经瘤属于原发性，也有极少数是来自恶性周围神经母细胞瘤，该过程可以为自发性或治疗诱导分化导致。

节细胞神经瘤多位于后纵隔，与交感神经节分布一致。其他部位包括腹膜后、肾上腺和咽后部。节细胞神经瘤可有内分泌功能，但大部分激素在肿瘤内即被代谢(这与神经内分泌肿瘤不同)。

节细胞神经瘤通常无典型表现，多为影像学检查时偶然发现。症状包括对邻近组织产生压迫效应，包括气道、神经根和中心血管。内分泌性肿瘤可产生儿茶酚胺而有高血压和脸红的表现。影像学多表现为边界清楚的卵圆形肿块。CT 上，肿瘤表现为椎旁肿块，肋间隙可有增宽，20%～60%的病例可有钙化。MRI 上，肿瘤表现为长 T_1、等到长 T_2 信号(与肿瘤内黏液样基质含量有关)。增强扫描，多表现为轻度均匀或轻度不均匀强化。

尽管节细胞神经瘤属良性病变，但肿瘤也可以产生局部侵犯，对邻近软组织、血管、神经和骨产生压迫效应。少数病例中，肿瘤还有可能发生恶性变。治疗首选手术切除，预后较好。化疗和放疗通常没有作用。

（上饶市肿瘤医院影像科　苏青青　提供）

18. 病例 18：女，8 岁。患儿 4 年前出现咳嗽、咳痰等呼吸道感染症状，抗炎治疗后症状好转，但每隔半个月或 1 个月发作一次，均给予抗炎对症治疗。胸部 X 线片检查发现纵隔占位性病变。

胸部 CT：右后上纵隔椎旁软组织类圆形肿块，密度均匀，边缘清晰，相邻肺组织推压，增强扫描强化不明显，内见线样血管影(图 6-9-70)。

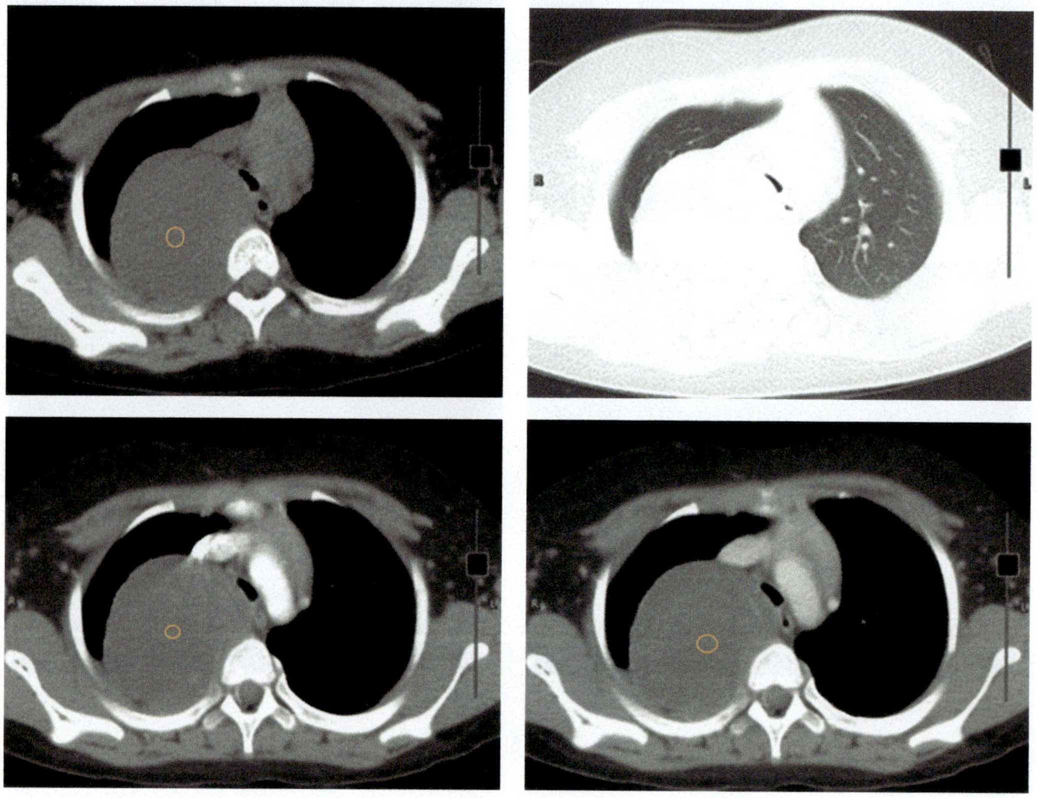

图 6-9-70　胸部 CT18

【诊断】 节细胞神经瘤。

【诊断依据】 右侧脊柱旁沟区低密度肿块，边界光滑、清晰，密度均匀，肿块前缘可见被推挤的肺组织，提示病变来源于肺外，病变与纵隔宽基底相交，邻近骨质未见明显骨质吸收、破坏，提示为良性病变，首先考虑节细胞神经瘤。依据如下：节细胞神经瘤是儿童最常见的纵隔良性神经源性肿瘤；病灶纵径大于前后径，其内可见斑点状钙化；CT 平扫时为均匀低密度影，增强后动脉期及静脉期扫描尽管病灶的 CT 值变化不大，但内部可见血管样强化结构，静脉期比动脉期明显，提示病变非囊性，可以与支气管囊肿相鉴别；节细胞神经瘤的强化方式不一，但一般瘤体早期强化不明显，延迟扫描后肿瘤呈进行性均匀性轻度强化，也可表现为无明显强化，本例符合。病人术中见肿瘤位于右后上纵隔，大小约 12cm×10cm×8cm，包膜完整，内侧与纵隔大血管粘连，上达右侧胸膜顶，下达右第 3 肋间，后方与胸椎体粘连。术后病理为节细胞神经瘤。免疫组化：Syn(＋)、NSE(＋)、CD99(＋)、S-100(＋)、Ki-67(＋1%)。

【分析】 节细胞神经瘤由分化良好的神经节细胞、施万细胞和神经纤维组成，需要与其他起源于外周神经系统的肿瘤相鉴别。神经母细胞瘤好发于婴幼儿及儿童，CT 平扫瘤内多数密度不均匀，且生长速度快，早期即可发生转移，并可发生出血性坏死；增强扫描表现为不均匀中度或明显强化，一般可与本病做出鉴别。神经鞘瘤 CT 平扫呈等密度，肿瘤多呈不均匀强化常见，且易发生囊变坏死；节细胞神经瘤不具备其强化模式且较少发生囊变坏死，可与其鉴别。神经纤维瘤无明显包膜，故境界不及节神经细胞瘤清楚。节细胞的上下径通常较左右径及前后径大，而神经鞘瘤与神经纤维瘤不具有这样的特点。另外，可以通过形态上的差别进行鉴别，神经鞘瘤和神经纤维瘤形态较规则，呈类圆形，而节细胞神经瘤略扁或不规则；节细胞神经瘤可包绕血管生长但不侵犯血管壁，神经鞘瘤和神经纤维瘤无此特点。

（淄博市淄川区中医院CT室　高顺生　提供）

19．病例 19：女，17 岁。查体发现后纵隔病变。

胸部 X 线片和胸部 CT：后纵隔占位性病变，与周围组织界线清晰，增强扫描轻度强化，其内可见强化的血管影，冠状位重建可见病变沿脊柱纵向走行（图 6-9-71）。

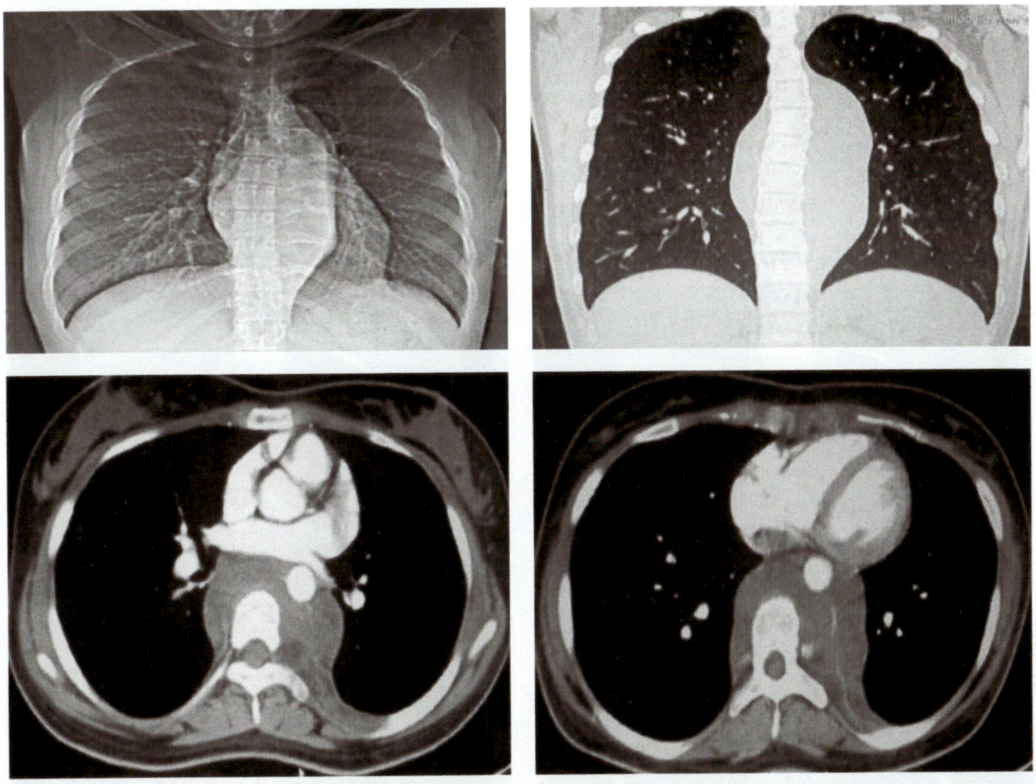

图 6-9-71　胸部 X 线片和胸部 CT19

【诊断】　节细胞神经瘤。

【诊断依据】　青少年女性，后纵隔占位性病变，无明显临床症状，病变与周围组织界线清晰，可除外淋巴瘤、纵隔型肺癌等恶性疾病；该部位为神经源性肿瘤好发部位，首先考虑该类疾病。病变并未侵及邻近组织及器官，邻近椎管无扩张，病灶无明显坏死囊变，不支持神经鞘瘤和神经纤维瘤。病变以半圆形包绕脊柱纵向生长，冠状位显示肿瘤为梭形，沿脊柱两侧长轴生长，纵径比前后径和横径长，首先考虑为节细胞神经瘤。增强扫描轻度强化，可见明显条线形强化，提示肿瘤内含有相对多量的黏液基质（不强化）、相对少量的神经节细胞和间质血管（少许强化），强化特点符合节细胞神经瘤并经穿刺病理证实。

【分析】　节细胞起源于原始神经嵴细胞，组织学上由成熟的神经节细胞和梭形细胞混合而成。根据其成分比例的不同又分为三型：A 型肿瘤以梭形细胞（神经纤维）为主，内含少量成熟型神经节细胞，又称为节细胞神经纤维瘤；B 型肿瘤中神经节细胞与神经纤维比例大致相当；C 型肿瘤中除了含有神经节细胞和神经纤维外，还含有神经母细胞。A 型最常见，B 型次之，C 型最少见。

该例性别、年龄、症状和影像学特点均支持节细胞神经瘤，且节细胞神经瘤是一种起源于交感神经节原始神经嵴细胞的良性神经源性肿瘤，好发于脊柱两旁的周围神经链，故病变沿脊柱两侧生长虽属罕见，但仍符合其分布特点。发生于后纵隔者可合并有脊柱侧弯，其发生机制尚不明确，有学者认为系椎体骺板受肿瘤刺激致其过度生长所致，也有学者认为系凸侧肌肉被破坏萎缩所致。节细胞神经瘤临床上无特异性的表现，病灶常表现为境界清楚的稍低密度影，有时可见散在点状钙化，增强扫描无明显强化，对周围组织无浸润，病灶较大时可对周围病灶有推压。当临床特点与此相符时，要考虑节神经细胞瘤可能。

（浙江大学医学院附属第二医院胸外科　柴　瑩　提供）

20．病例20：女，16岁。体检发现左肺占位5天。

胸部CT：左肺较大软组织密度肿块影，大小约9.4cm×11.5cm，边缘清晰，密度欠均匀，内可见斑点状钙化，肿块向纵隔内生长，包埋左锁骨下动脉，推压左颈总动脉及左无名静脉，增强后肿块局部呈轻度强化，大部分未见强化，并可见左锁骨下动脉发出细小血管穿行肿块（图6-9-72）。

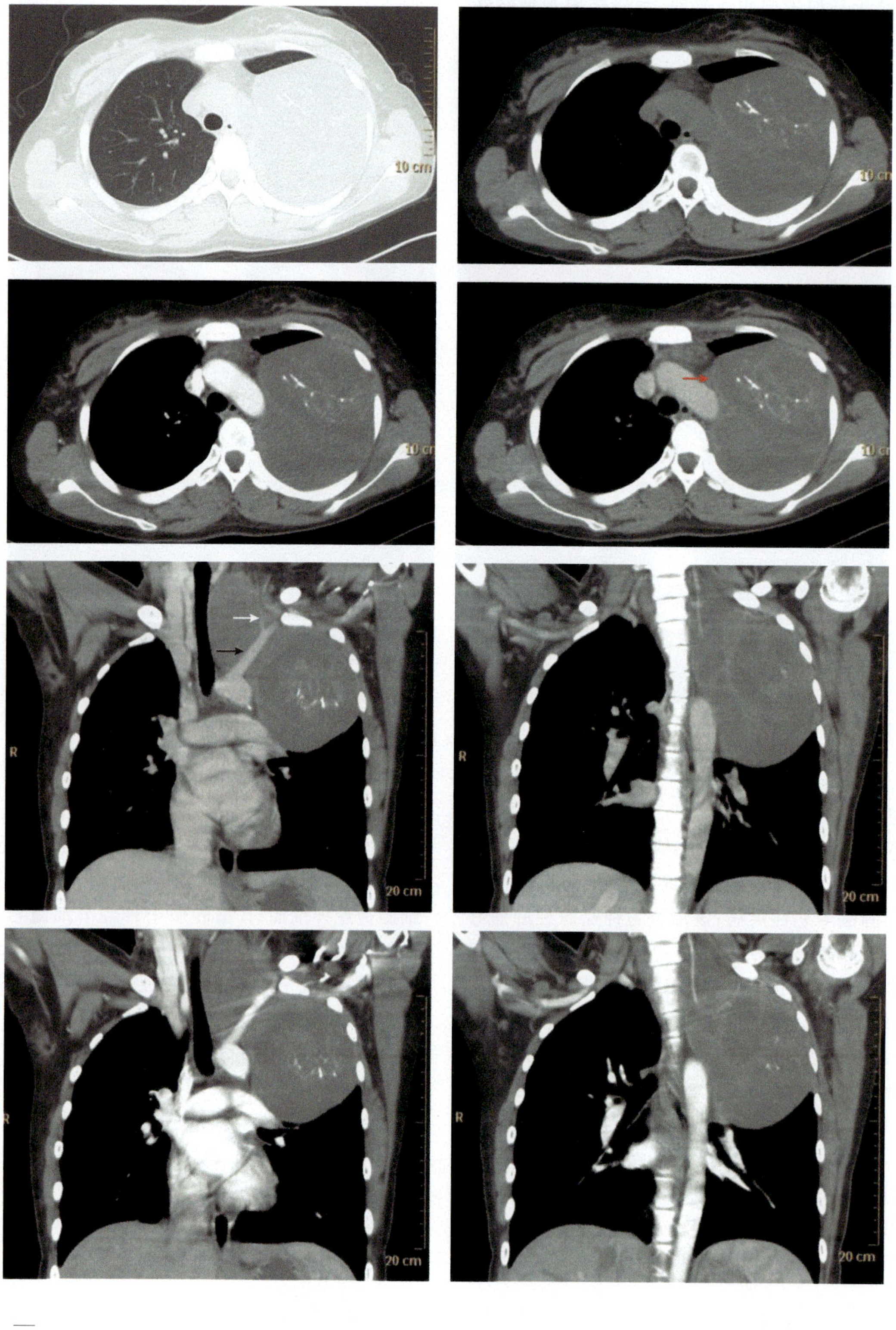

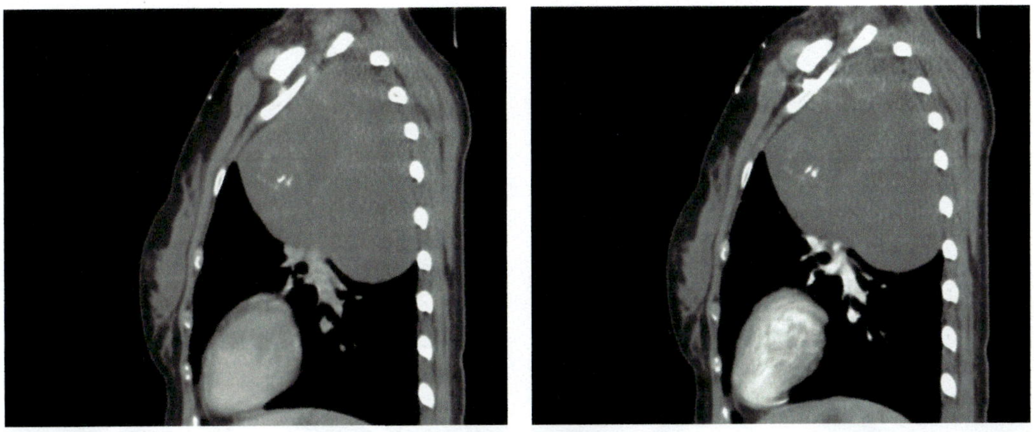

图 6-9-72　**胸部 CT20**

【诊断】　节细胞神经瘤。

【诊断依据】　青少年女性，左肺较大软组织密度肿块影，边缘清晰，包膜完整（图 6-9-72 红箭），形态规则，密度欠均匀，内可见斑点状钙化，增强扫描强化不明显，重建示肿瘤肿块在纵隔内嵌入式生长于邻近的结构间隙，包埋左锁骨下动脉（图 6-9-72 黑箭），推压左颈总动脉及左无名静脉，并可见左锁骨下动脉发出细小血管穿行肿块（图 6-9-72 白箭），呈“血管漂浮征”。周围血管被包绕（血管腔无狭窄）是节细胞神经瘤较特异性影像学表现，与肿瘤常沿血管结构、交感神经走向延伸的特性有关。综合该例年龄、性别和影像特点，首先考虑节细胞神经瘤。病人入院查肿瘤标志物 CEA、NSE、Cyfra21-1 等均正常，甲胎蛋白 1.48ng/ml，人绒毛膜促性腺激素 ＜0.100U/L，行 CT 引导下肺组织穿刺活检，病理：符合节细胞神经纤维瘤。

【分析】　神经节细胞肿瘤来源于胚胎神经嵴的交感神经元细胞，分为良性节细胞神经瘤、恶性节细胞神经母细胞瘤和神经母细胞瘤 3 类。这 3 种类型反映了交感神经源性肿瘤的分化成熟过程。节细胞神经瘤是一种分化良好的肿瘤，常见于青少年，多生长缓慢，直径常＞5cm，由成熟的节细胞及神经纤维细胞和施万细胞组成。恶性节细胞神经母细胞瘤和神经母细胞瘤是高度恶性的儿童肿瘤，占幼儿恶性肿瘤的 8%～10%，75%诊断时年龄＜5 岁，20%发生于后纵隔。神经母细胞瘤完全由神经母细胞及数量不等的神经纤维丝组成，没有节细胞。节细胞神经母细胞瘤在施万细胞间质成分及神经母细胞成分的背景下，可见数量不等的不同分化程度的神经节细胞。节细胞神经母细胞瘤和神经母细胞瘤易与其他小圆细胞肿瘤混淆（如淋巴瘤等）。淋巴瘤细胞不产生神经纤维，免疫组化标记 CD45 阳性，而 NF 阴性。节细胞神经母细胞瘤和神经母细胞瘤中，神经母细胞和节细胞 Syn、CgA 和 NSE 阳性，神经纤维细胞和施万细胞 S-100、Vimentin 和 NF 阳性，而 CD45 阴性。

21. 病例 21：女，5 岁。咳嗽，胸闷 1 月余。

胸部 CT：后纵隔脊柱左侧椭圆形肿块影，前外边缘较清，局部可见钙化，邻近肋骨局部受侵，后缘与胸壁部分界线欠清，呈较低密度，增强可见线状强化影（图 6-9-73）。

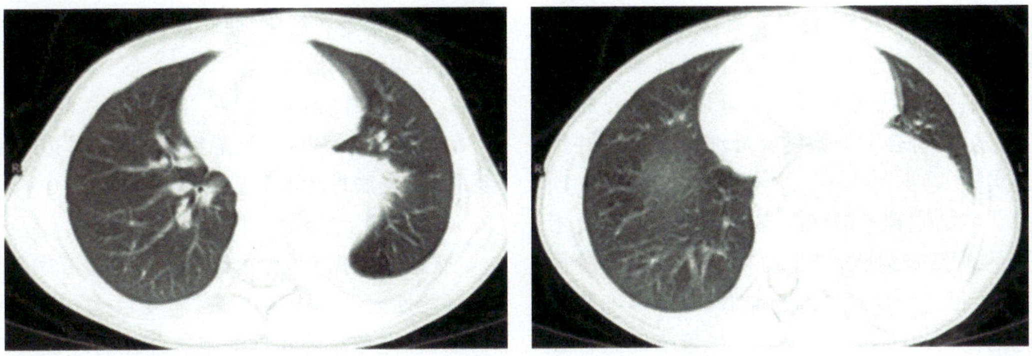

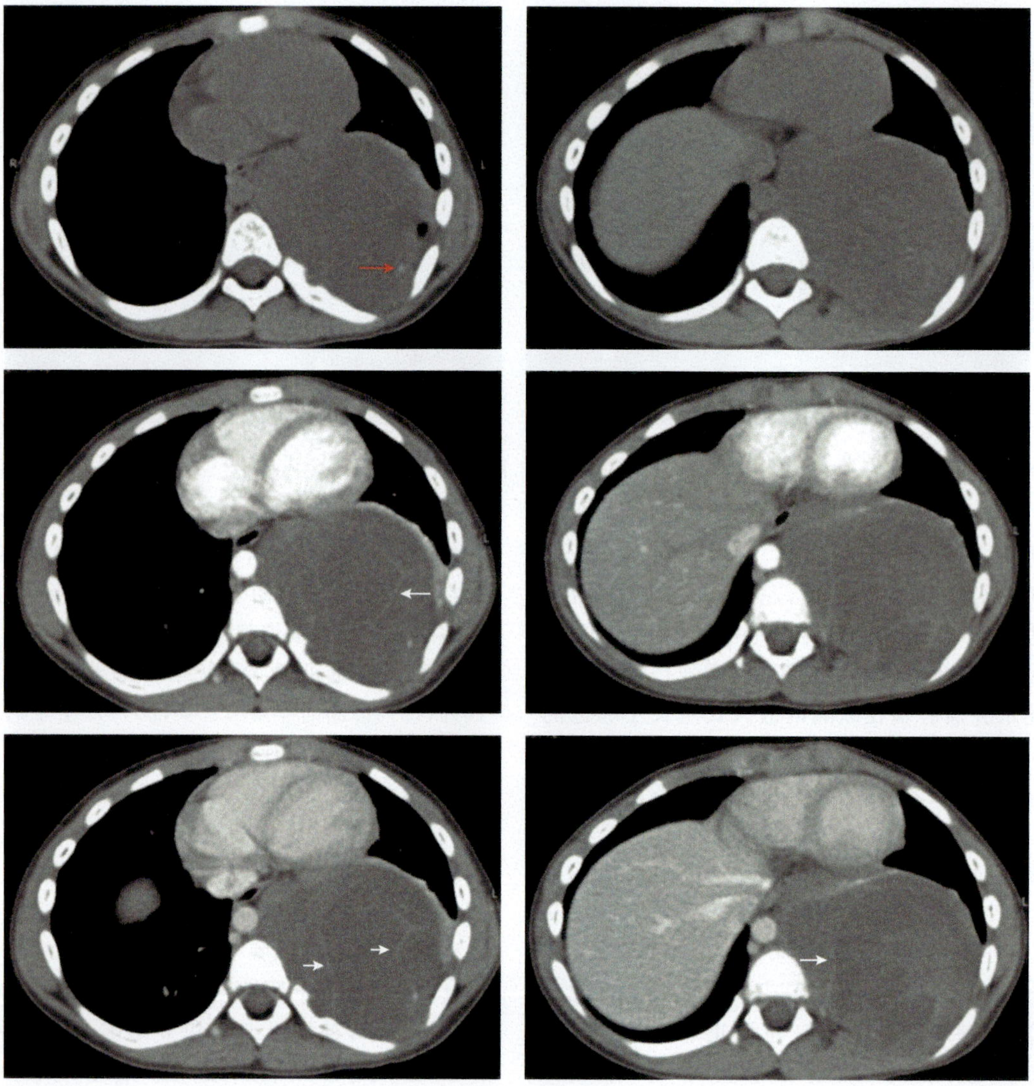

图 6-9-73 胸部 CT21

【诊断】 节细胞神经母细胞瘤。

【诊断依据】 左后纵隔的巨大低密度灶，其内可见斑点状钙化(图 6-9-73 红箭)，增强扫描轻度强化，可见血管影(图 6-9-73 白箭)和低密度区，邻近肺组织部分受压不张，病变下缘与胸膜分界不清，结合年龄因素，首先考虑节细胞神经母细胞瘤或神经母细胞瘤可能。病变侵袭不明显，考虑低度恶性可能性大，点状钙化，坏死不明显，更符合节细胞神经母细胞瘤特点并经手术病理证实。

【分析】 节细胞神经母细胞瘤由神经母细胞及不同分化程度的神经节细胞、增生的神经鞘及神经胶质纤维构成，恶性程度较神经母细胞瘤低，神经母细胞和神经节细胞的比例决定其恶性程度。尽管节细胞神经母细胞瘤或神经母细胞瘤病理类型不同，但都属于恶性交感神经肿瘤。节细胞神经瘤和节细胞神经母细胞瘤 CT 平扫均表现为与胸壁肌相等或稍低的均匀软组织密度，节细胞神经母细胞瘤较节细胞神经瘤更易出血、坏死、囊变和钙化，使肿瘤密度不均匀，增强扫描均匀或不均匀强化。

22. 病例 22：男，6 岁。左胸占位。

胸部 CT：左后上纵隔巨大球形影，边缘清楚，内有钙化，呈膨胀性生长，邻近胸膜增厚(图 6-9-74)。

【诊断】 后纵隔神经母细胞瘤。

【诊断依据】 后纵隔球形肿块，考虑神经源性肿瘤可能性大。病人为儿童，病变巨大，边缘光滑，钙化明显，首先考虑神经母细胞瘤并经病理证实。

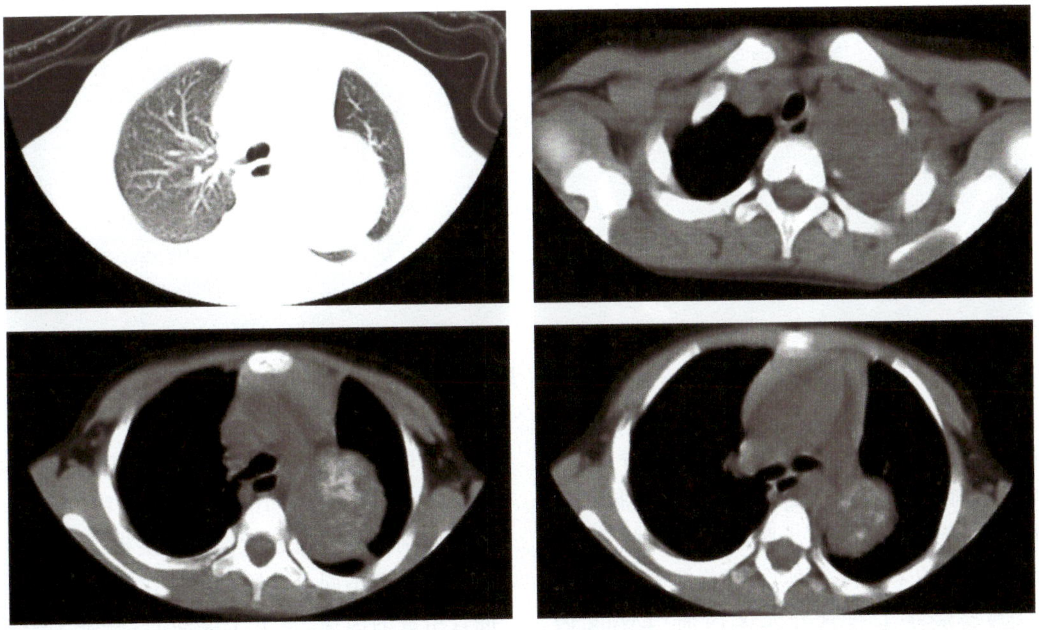

图 6-9-74　胸部 CT22

【分析】　神经母细胞瘤起源于胚胎期神经嵴，由未分化的神经母细胞增殖形成，2～5 岁为发病高峰年龄，60%～80%的病例见于 2 岁以下的小儿。原发于纵隔的神经母细胞瘤以后纵隔常见，起源于脊柱旁交感神经链。病人最常见的临床表现为胸痛、咳嗽，并可因气道受压而出现呼吸困难，但大多数临床表现无特异性，常为偶然发现。CT 平扫主要表现为与胸壁肌相近或稍低的软组织密度肿块，可以密度均匀，也可因肿瘤内部出现钙化、出血、坏死、囊变而表现为不均匀密度。肿瘤内常见钙化，钙化常呈散在分布的斑点状或斑片状，肿瘤大小与钙化无关。增强 CT 扫描肿瘤呈轻至中度均匀或不均匀强化。

本病需与后纵隔节细胞神经瘤、神经鞘瘤和神经纤维瘤相鉴别。节细胞神经瘤与本病同源，为良性肿瘤，由成熟神经节细胞和神经纤维构成。CT 扫描呈密度均匀的软组织肿块，钙化的概率相对较少，有完整包膜，增强后强化不明显。神经鞘瘤和神经纤维瘤常经椎间孔侵入椎管呈哑铃形，多数密度或信号均匀一致，钙化罕见。发生在前纵隔和成人的神经母细胞瘤罕见，CT/MRI 表现与后纵隔病灶相似，需与前纵隔常见肿瘤相鉴别。

（南京医科大学附属无锡市人民医院影像科　石双任　提供）

23. 病例 23：女，8 岁。查体发现纵隔占位。

胸部 CT：左侧后纵隔较大肿块，边缘不规整，密度不均匀，内见坏死、钙化（图 6-9-75）。

【诊断】　后纵隔神经母细胞瘤。

【诊断依据】　神经母细胞瘤大多发生于儿童，瘤灶体积较大，形态不规则，肿瘤密度欠均匀，75%～80%的神经母细胞瘤瘤体内有钙化（图 6-9-75 红箭），肿瘤紧贴椎旁和后胸壁，为浸润性生长，可沿脊柱旁沟向上、下蔓延，对周围组织器官有明显推移和侵犯，对大血管有明显的包埋，可伴相邻胸膜增厚，少数可出现胸腔积液。肿瘤还可以越过中线向对侧生长，也可向邻近椎管内生长。增强扫描肿瘤呈轻度不均匀强化。本例影像符合该诊断，最终经病理证实。

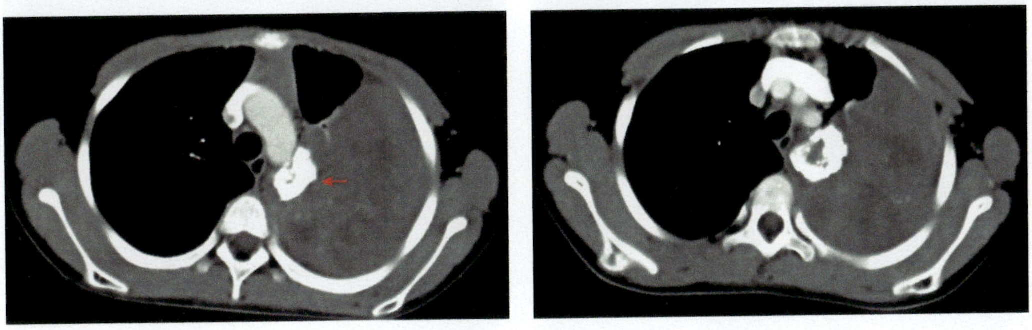

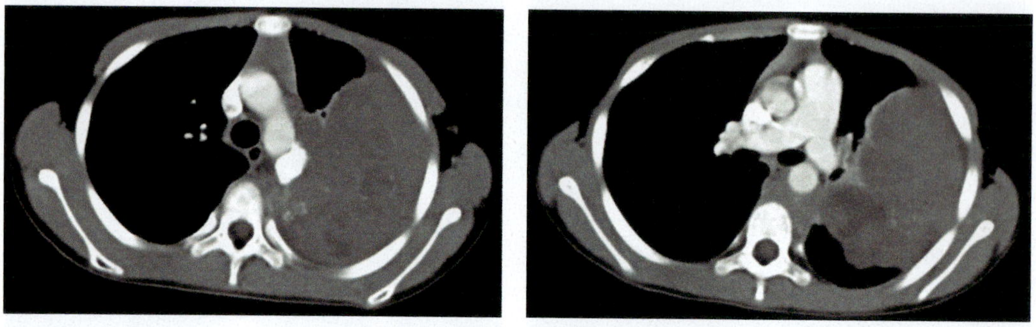

图 6-9-75　胸部 CT23

【分析】 神经母细胞瘤起源于原始神经脊细胞，可发生在肾上腺髓质、颈/胸部后纵隔、腹主动脉旁及骶前交感链。神经母细胞瘤属小圆细胞恶性肿瘤，镜下由具有高核质比的未分化小圆形、蓝色细胞构成，排列呈巢状。其形态学上与骨外尤文肉瘤（Ewing 肉瘤）/原始外胚层肿瘤（PNET）、横纹肌肉瘤、淋巴瘤类似，需行免疫组化助诊。NSE、CgA 在神经母细胞瘤的诊断中具有相对特异的价值，这与肿瘤来源于交感肾上腺素神经元有关。NSE 对于神经母细胞瘤具有高度特异性和敏感性，其升高往往提示晚期及预后不良。淋巴瘤 LCA 及淋巴瘤系列标志物阳性，神经内分泌源性标志物阴性。PNET 是发生自脑、脊髓及交感神经以外的神经外胚层恶性肿瘤，多见于青少年，好发于四肢，以臀部、大腿、肩部及上臂多见，肿瘤病理学形态类似神经母细胞瘤，瘤细胞 NSE 强阳性，其他神经内分泌标记 CgA、Syn、S-100 也可不同程度阳性，CD99 阳性对鉴别诊断价值较大。胚胎型横纹肌肉瘤是由原始圆形细胞和不同分化阶段的横纹肌母细胞以不同比例混合组成的肉瘤，多见于婴幼儿，好发于头颈部、泌尿生殖道和腹膜后，分化较好的病例可见胞质嗜伊红的大圆形和卵圆形横纹肌母细胞，免疫组化瘤细胞 MyoD1、Desmin、Myoglobin、Myogenin 阳性。

（山东大学齐鲁医院青岛分院放射科　管　帅　提供）

24. 病例 24：男，36 岁。胸闷 1 个月。

胸部 CT：右侧后纵隔椭圆形肿块，边缘清楚，邻近椎体受压，增强扫描外周强化明显，中心囊变、坏死，无强化（图 6-9-76）。

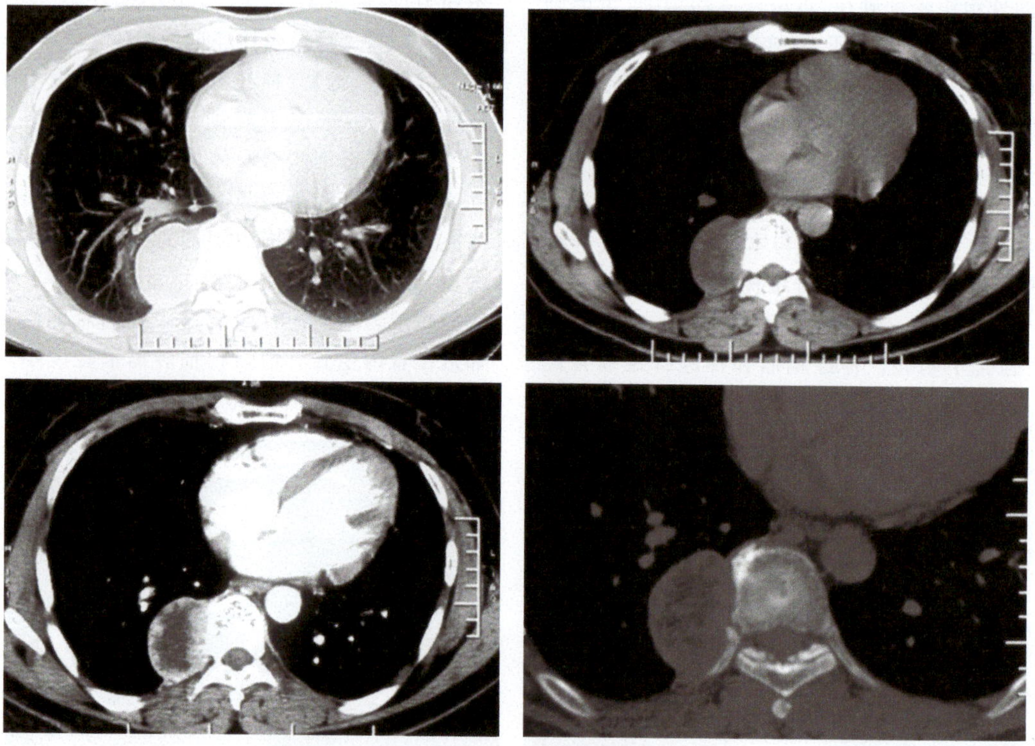

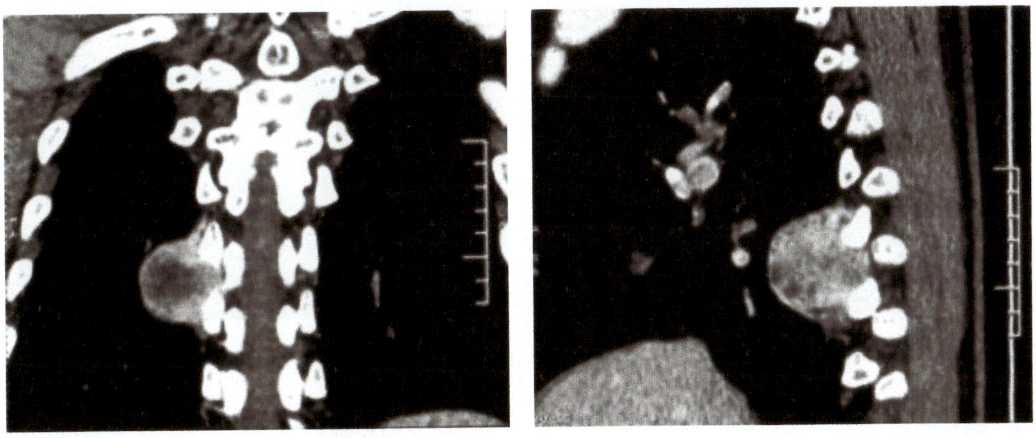

图 6-9-76　**胸部 CT24**

【诊断】 副神经节细胞瘤。

【诊断依据】 发生于后纵隔的肿瘤最常见的是神经源性肿瘤，如神经鞘瘤、神经纤维瘤、节细胞神经瘤等，但上述肿瘤强化如此显著的非常罕见。副神经节细胞瘤多表现为脊柱旁圆形或类圆形的软组织肿块，边缘可呈分叶状，呈膨胀性生长，肿瘤体积较大。平扫时瘤体密度略欠均匀，可见散在的小片状低密度灶（出血、坏死和囊变），钙化少见。增强扫描肿瘤实质部分呈明显强化，多位于外周，密度近似血管密度，中央低密度区强化不明显，为坏死囊变区。本例影像符合该诊断并经手术病理证实。

【分析】 副神经节由含有儿茶酚胺的神经节细胞聚集分布形成，在体内分布很广，自颅底到盆底均有分布，副神经节细胞瘤可发生于任何副神经节存在的部位。原发于肾上腺髓质的副神经节细胞瘤称为嗜铬细胞瘤，原发于肾上腺髓质外的均称为副神经节细胞瘤，简称副节瘤。发生于纵隔的副神经节细胞瘤大部分起源于主动脉或主肺动脉副神经节，心房或心包的岛样组织。大多为非功能性，无明显症状，少数可分泌去甲肾上腺素，从而临床上可出现嗜铬细胞瘤的典型症状。肿瘤生长较为缓慢，瘤体占位效应明显，对周围脉管及脏器有推移、挤压作用。其典型的影像学特点为单发，富血供，可伴有钙化、囊变是其典型特点。增强扫描后动脉期显著、不均匀和持续性强化，静脉期瘤体强化程度未见明显降低，有时甚至强化更明显，延迟后除低密度区常均匀强化。

25. 病例 25：女，27 岁。查体发现胸膜病变 2 天。

胸部 CT：右侧胸膜局部软组织密度影，增强扫描强化不明显（图 6-9-77）。

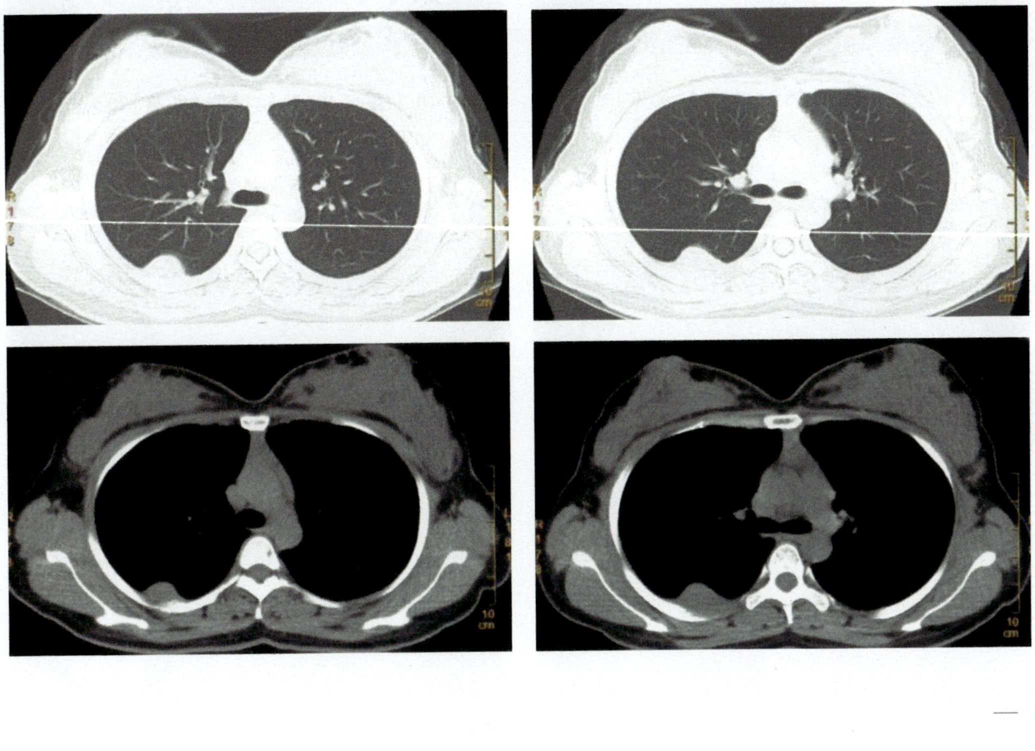

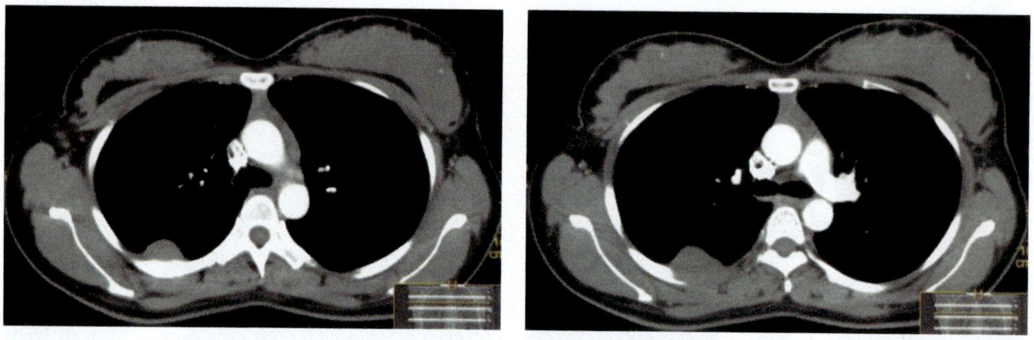

图 6-9-77 胸部 CT25

【诊断】 颗粒细胞瘤。

【诊断依据】 病人穿刺病理：(右侧胸膜)颗粒细胞瘤(图 6-9-78、图 6-9-79)。免疫组化：S-100(+++)、α-inhibin(+)、Vimentin(+++)、Desmin(-)、CD68(++)、NSE(+)、CR(-)、CK(-)、D2-40(-)、Ki-67 2%(图 6-9-80～图 6-9-83)。

【分析】 颗粒细胞瘤(granular cell tumor，GCT)是一种少见的软组织肿瘤，可以发生于任何部位，1926 年 Abrikossoff 首次报道了舌 GCT，认为来源于骨骼肌，称为颗粒细胞肌母细胞瘤，其余部位的肿瘤均来源于神经鞘施万细胞。但也有不支持的证据，免疫组化施万细胞及神经鞘瘤细胞通常 GFAP 阳性，而 GCT 阴性；GCT 细胞培养的核型不表现有 2 号染色体长臂的缺失或单倍体，而这正是神经鞘瘤的一个特点。因此，有学者认为 GCT 不是一个特殊病变，而是一种退行性改变，导致胞质内溶酶体的聚集，这种情况主要见于神经鞘细胞及各种其他类型细胞，不论它们原先是正常的或是某一良性或恶性肿瘤的组成部分(如恶性神经

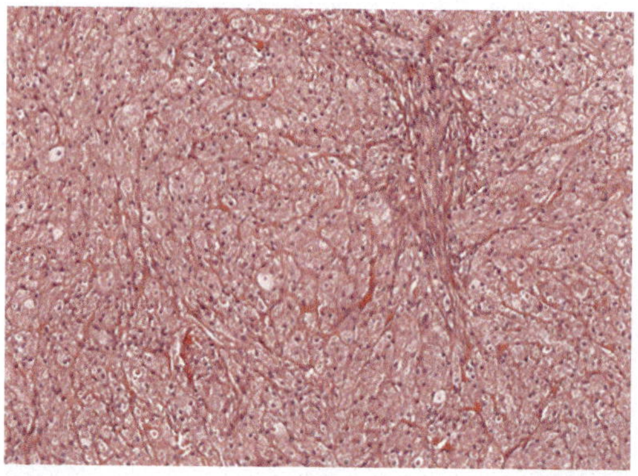

图 6-9-78 HE×20

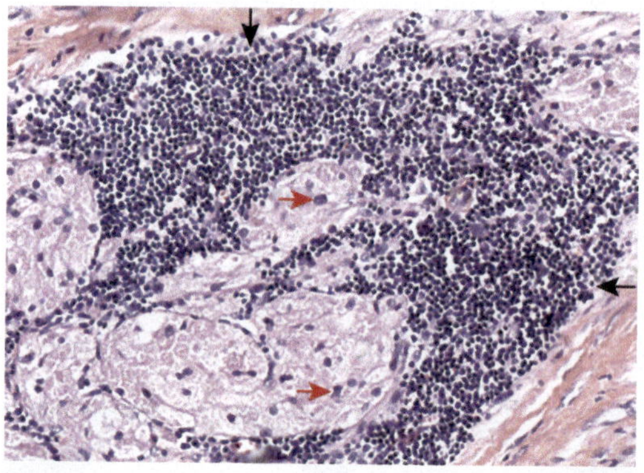

图 6-9-79 HE×40，颗粒细胞(红箭)和淋巴细胞(黑箭)

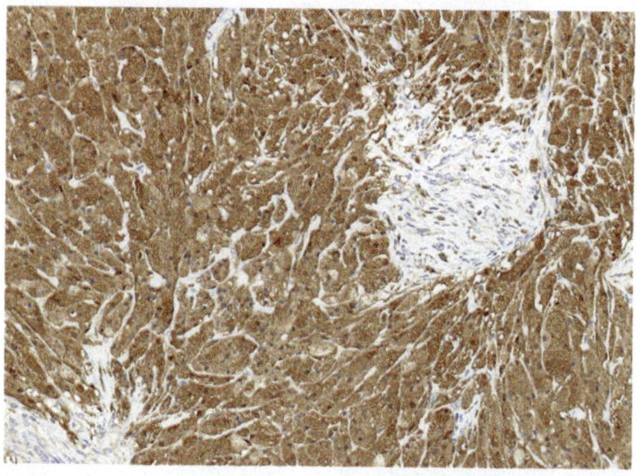

图 6-9-80 S-100×20

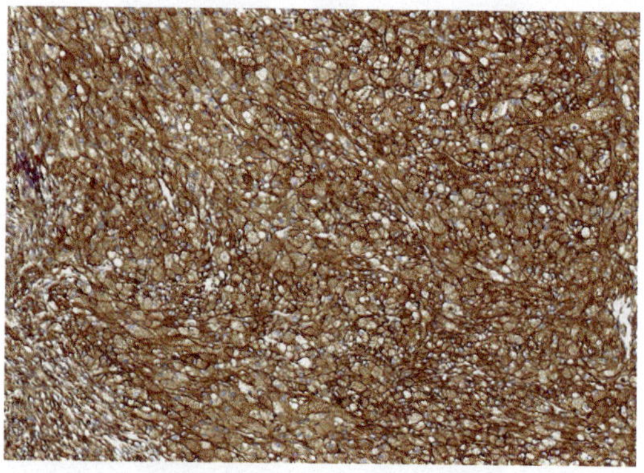

图 6-9-81 Vimentin×20

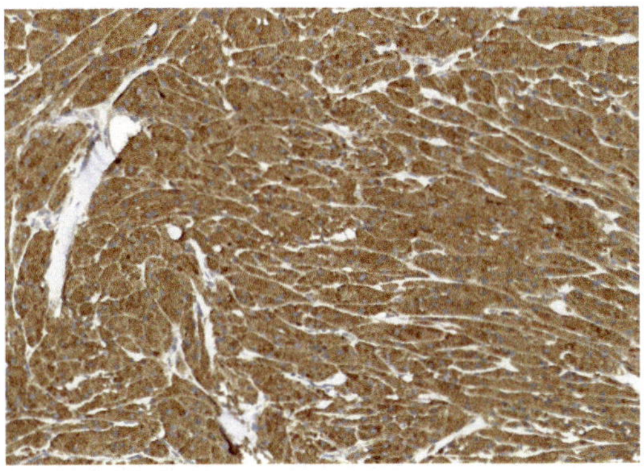

图 6-9-82　CD68×20

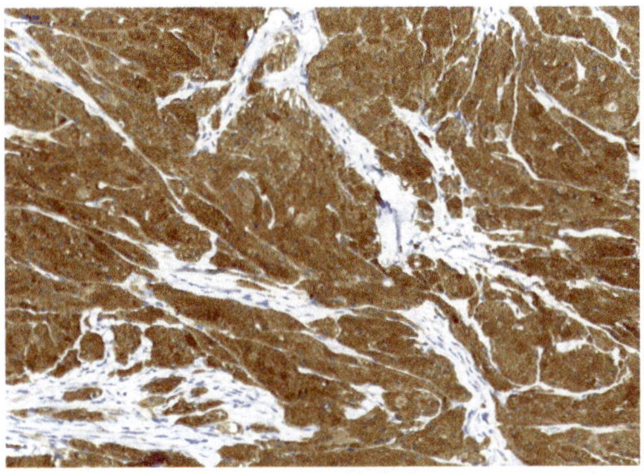

图 6-9-83　NSE×20

鞘瘤、平滑肌肉瘤或血管肉瘤等)。只有当整个病变呈颗粒样改变时,才做出颗粒细胞瘤的诊断,对于其他病例则以增加其基本成分来命名,注明局灶伴颗粒样改变。

GCT 可发生于任何年龄,常见于 40～60 岁,少见于儿童。女性发病者较男性多 2 倍。GCT 可发生于任何部位,50%以上累及头颈部,其好发部位依次是舌(40%)、皮肤及皮下组织(30%)、乳腺(15%)、呼吸道(10%)及胃肠道(6%～10%)等,呼吸道 GCT 以喉最多,气管、支气管极少见。GCT 多表现为无痛的孤立结节,个别病例受累部皮肤出现溃疡,10%～15%的病人可多发,文献报道最高可达 50 余个结节,可在同一时间或数年内出现。有家族性多发倾向的报道,但很少见。

体表的肿瘤多位于真皮或皮下,少数位于黏膜下,也可见于浅部软组织或横纹肌间,乳腺者位于乳腺实质内。肿瘤边界可清晰或有局部浸润,直径多<3cm,个别可达 6cm;切面均质性,质地较硬,呈灰白、灰黄色或淡黄褐色。镜下瘤细胞排列呈巢状、带状或索状,被薄的纤维组织分隔,偶见瘤细胞呈片状排列。肿瘤细胞呈圆形、卵圆形或多角形,胞质丰富,可见嗜酸性粗颗粒或嗜酸性小球。瘤细胞大部分分化良好,少数有轻、中度异型性,核分裂象少见(图 6-9-84)。多数病例可见到瘤细胞与周围神经有密切关系,颗粒细胞常围绕神经纤维生长或完全替代神经纤维,但可证实其中有残留的轴突存在,有时成簇的颗粒细胞在神经鞘内生长(图 6-9-85)。免疫组化瘤细胞 S-100、NSE、Vimentin 和 CD68 阳性,GFAP、嗜铬粒、突触素、NF、EMA、CK、Desmin 及 HMB45 阴性。S-100 和 NSE 提示病变为神经源性;Vimentin 和 CD68 阳性,而 CK 和 EMA 均阴性,提示为间叶软组织来源。电镜下瘤细胞胞质丰富的颗粒为自噬空泡,空泡内充满颗粒髓鞘样物、线粒体、粗面内质网及微丝,绝大多数微丝为神经微丝。PAS 染色胞质内颗粒呈阳性。

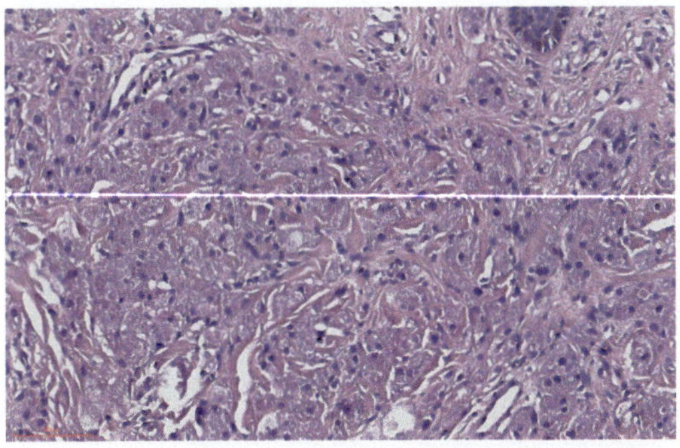

图 6-9-84　会阴 GCT。肿瘤细胞体积较大,圆形、卵圆形或多角形,核小,圆形或卵圆形,位于中央,细胞质内可见粗大的嗜酸性颗粒

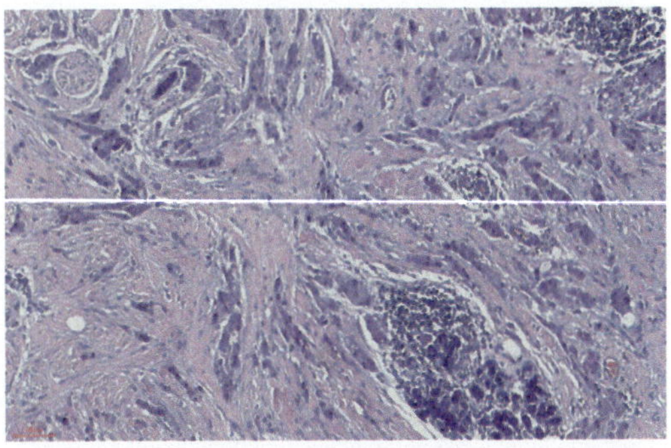

图 6-9-85　乳腺 GCT。肿瘤细胞围绕神经纤维生长,部分向周围浸润性生长,可见瘤细胞浸润到乳腺小叶内

GCT需与以下疾病相鉴别，①恶性颗粒细胞瘤(MGCT)：组织形态十分相似。一般认为，与恶性有关的特性包括：肿瘤性坏死、出现较多的梭形细胞、有明显核仁的空泡状核、核分裂象活跃(＞2个/10 HPF)、高核质比及细胞的多形性，并且认为，有上述3个或＞3个特征的为恶性，而有1个或2个特征的考虑为非典型性颗粒细胞瘤；镜下病变要求是肿瘤的大部分不是局灶性改变。其他与恶性或侵袭性行为有关的特性有肿瘤直径＞5 cm、快速生长等。还有一些病例形态上不完全为恶性，但有明显浸润性生长，甚至有淋巴结转移，其生物学行为也是恶性。MGCT预后差，常有远处转移，最常见的转移部位是区域淋巴结、肺和骨等。②腺泡状软组织肉瘤(ASPS)：两者的相同点是细胞圆形、多边形，瘤细胞胞质内富于颗粒，但腺泡状软组织肉瘤的瘤细胞排列成巢状或腺泡状，由富于血管的间质包绕，巢与巢之间为互相连通的管腔呈裂隙状或扩大成窦状的毛细血管网；而颗粒细胞瘤腺泡状结构不典型，且不规则，瘤细胞成簇、成片地夹杂于纤维间隔之间，无毛细血管网。③反应性颗粒细胞增生：手术或其他创伤引起的反应性颗粒细胞增生常伴随炎症反应，有时可见坏死区域，增生的颗粒细胞缺乏条索状、带状和巢状的排列方式。

大多数GCT生长缓慢，临床呈良性过程，切除后局部复发比较少见。局部广泛切除，必要时加上区域淋巴结清扫仍为最主要的治疗手段。对位于食管、喉、胃肠道等黏膜部位的GCT，由于在内镜下往往很难完整切除，有学者认为即使存在阳性切缘，其复发率也很小，所以主张切除后密切随访。对于体积较大的GCT，考虑到有潜在恶性或易复发的倾向，可能需要扩大切除范围。化疗和放疗已被证实并不能明显改善恶性GCT的临床病程。

（临沂市中心医院呼吸科　邢士刚　提供）

（济宁医学院附属医院病理科　王全义　提供）

第 7 章

其他疾病

第一节　肺内淋巴结

肺内淋巴结(intrapulmonary lymph nodes, IPLN)指位于 4 级支气管以远，肺实质内的淋巴结。而位于支气管分叉处、肺 4 级支气管平面以上的淋巴结则称为支气管周围淋巴结。

一、病因

IPLN 是先天存在还是后天形成目前尚不明确，目前认为其由正常淋巴组织发展而来，为后天获得。病人多为中老年，男性多见，但儿童也可发生。主要症状为咳嗽、咳痰等轻微呼吸道症状，多数病人可无明显临床诱因。鉴于绝大多数 IPLN 病人有吸烟史，有学者认为吸烟是 IPLN 的诱因。

淋巴结的一侧隆突，连接数条输入淋巴管，另一侧凹陷，称为“门”，有输出淋巴管和神经、血管进出。淋巴结表面包有被膜，被膜的结缔组织伸入淋巴结内形成小梁，构成淋巴结的支架。淋巴结被膜下为皮质区，中心及门部为髓质区。皮质区有淋巴小结、弥散淋巴组织和皮质淋巴窦(简称皮窦)。髓质包括由致密淋巴组织构成的髓索和髓质淋巴窦(简称髓窦)。淋巴窦的窦腔内有许多淋巴细胞和巨噬细胞。从输入淋巴管流入的淋巴液首先进入皮窦再流向髓窦，最后经输出淋巴管离开淋巴结。

IPLN 因具有被膜、淋巴滤泡和淋巴窦(图 7-1-1～图 7-1-4)，故为肺内真正淋巴结而非淋巴组织。IPLN 的病理包括玻璃样变性、炭末沉着、纤维化等，因切除淋巴结中均可见炭末沉着，有学者推测肺内淋巴结是由于吸入性颗粒物的刺激造成局部的炎症、免疫反应，淋巴组织反应性增生，形成淋巴结。

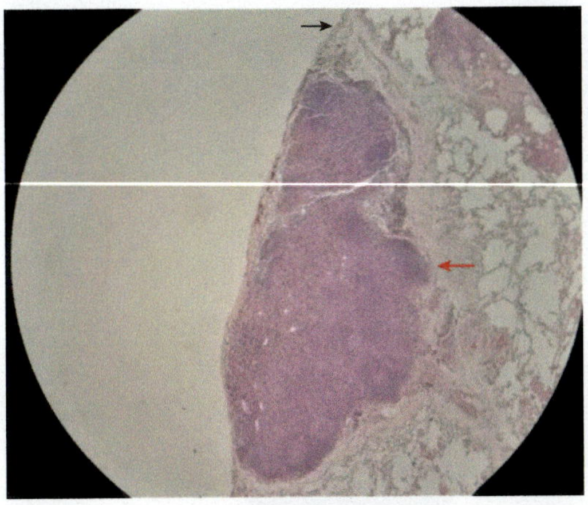

图 7-1-1　**肺内淋巴结紧邻胸膜(黑箭)，呈类三角形(红箭)，边界清楚**

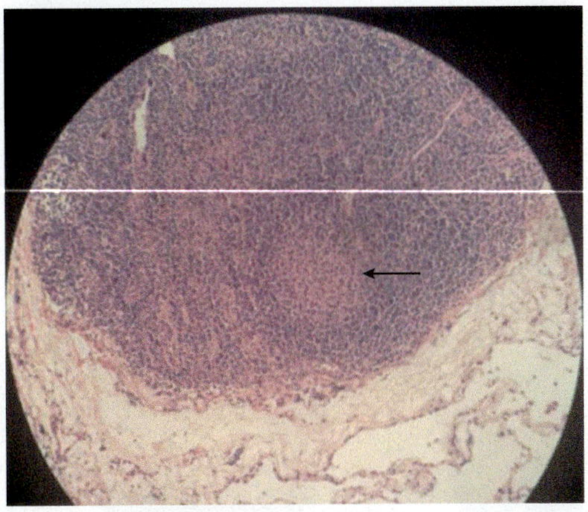

图 7-1-2　**淋巴滤泡**

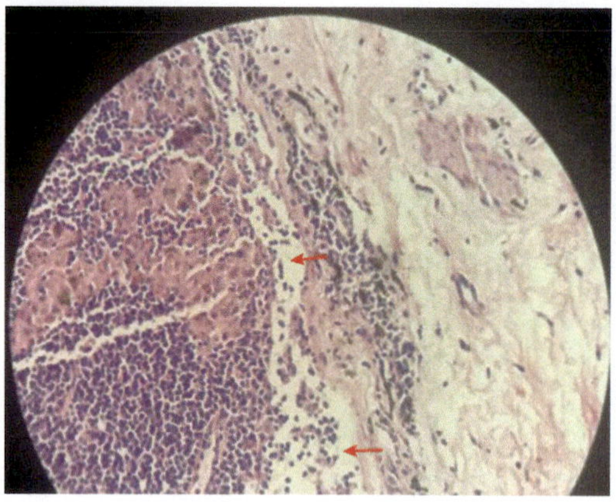

图 7-1-3 边缘窦(红箭)

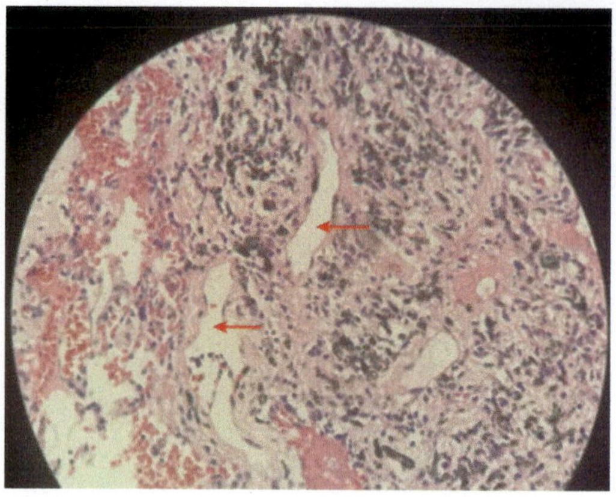

图 7-1-4 输入淋巴管(红箭),周围见炭末沉着

(舟山市肺癌研究中心　王兆宇　提供)

二、影像学表现

IPLN 影像上常位于胸膜(图 7-1-5)或叶间胸膜(图 7-1-6)下,其长径均小于 1cm,距胸膜或叶间胸膜距离小于 2cm,多在 1cm 以内,也可以表现为与胸膜或叶间胸膜相贴的结节,常可见与胸膜和(或)肺纹理相连的线状密度影。相对而言,双肺下叶的淋巴引流更多,胸膜下方的淋巴管网更为丰富,因此吸入刺激原后,更易引起下叶淋巴结的增大。这可能是肺内淋巴结多见于下叶、胸膜下的原因。

典型 IPLN 的形状为三角形,也可以为梭形、圆形或椭圆形(图 7-1-7)。多为质地均匀的实性结节,不伴有肺门、纵隔淋巴结肿大。诊断 IPLN 的关键是在薄层扫描见到 1～5 条细线状影与胸膜、叶间胸膜及肺静脉相连(图 7-1-8)。IPLN 与胸膜和(或)肺纹理相连的线状密度影是增厚的小叶间隔,内含增粗的淋巴管。

IPLN 需与小肺癌、肺转移瘤进行鉴别。IPLN 除细线状影外,边缘清晰,无分叶、毛刺,是与肺癌鉴别的关键。肺转移瘤多为圆形,且无线状影与胸膜或肺静脉相连(图 7-1-9)。对怀疑 IPLN 的病例,建议行薄层扫描,因为在 5mm 层厚图像,肺内淋巴结可以由于部分容积效应表现为磨玻璃密度结节,而且对线状影及病变形状的显示也欠清晰。肺内淋巴结的临床影像学特点缺少特异性,无法仅由影像学表现与恶性结节相鉴别。此外,肺癌病人中肺内淋巴结的检出率可高达 11.3%。因此对怀疑肺内淋巴结者,应定期复查,并依据其倍增时间来预测结节的良、恶性,必要时可活检明确(图 7-1-10)。

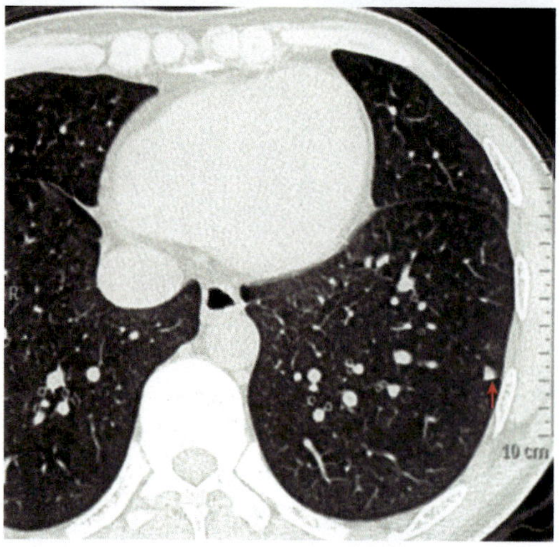

图 7-1-5 胸膜下 IPLN

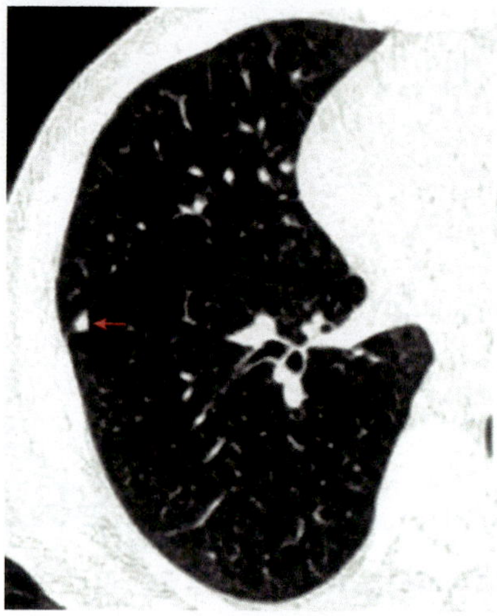

图 7-1-6 叶间裂下 IPLN

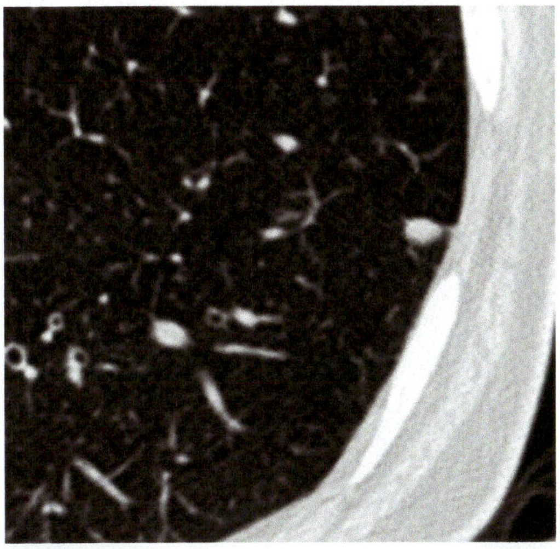

图 7-1-7　椭圆形 IPLN

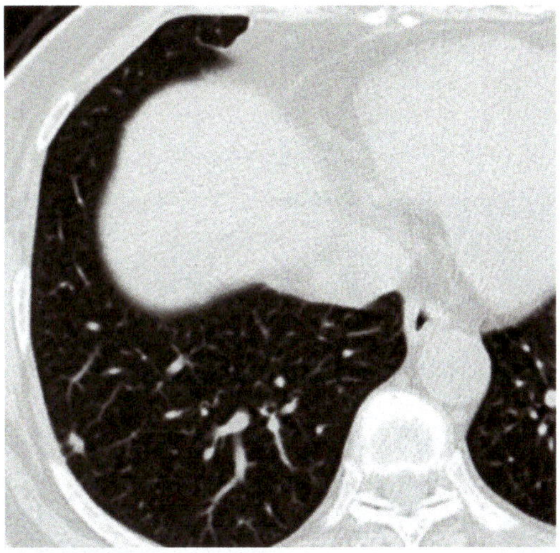

图 7-1-8　IPLN 周围有多条细线影相连

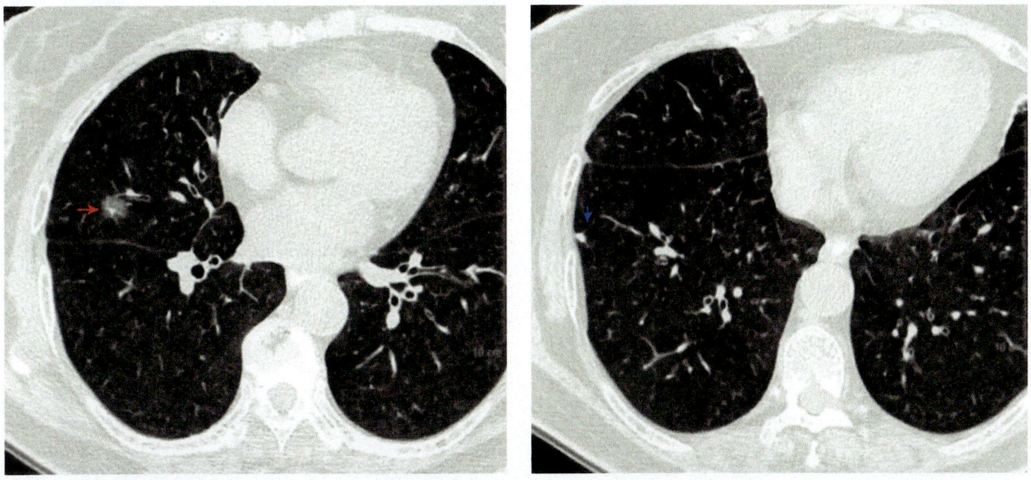

图 7-1-9　右肺中叶肺腺癌(红箭)并右肺下叶胸膜下 IPLN,周围有细线影相连(蓝箭)

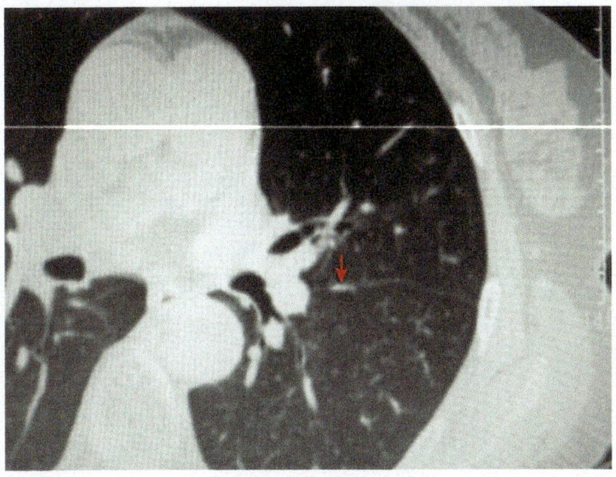

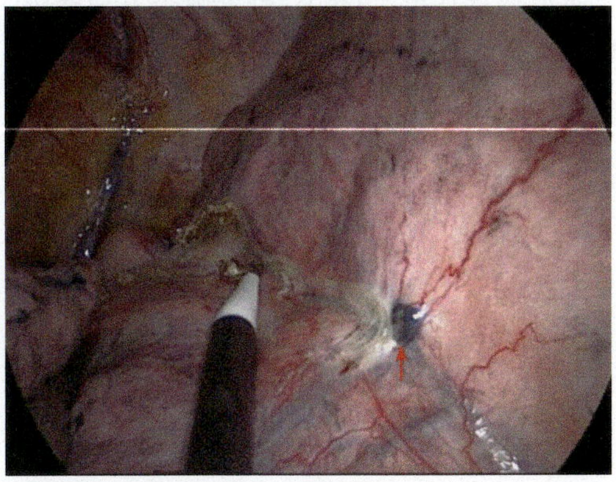

图 7-1-10　女,65 岁。叶间裂 IPLN(红箭)

(南通市第三人民医院胸外科　安超伦　提供)

病例解析

男，52 岁。咳嗽 1 月余，加重 7 天。病人 1 个月前无明显诱因出现刺激性干咳，未治疗。7 天前上述症状加重。病人有吸烟史 25 年，平均每天 20 支，戒烟 1 年余。

胸部 CT：双肺胸膜下多发结节影(图 7-1-11)。

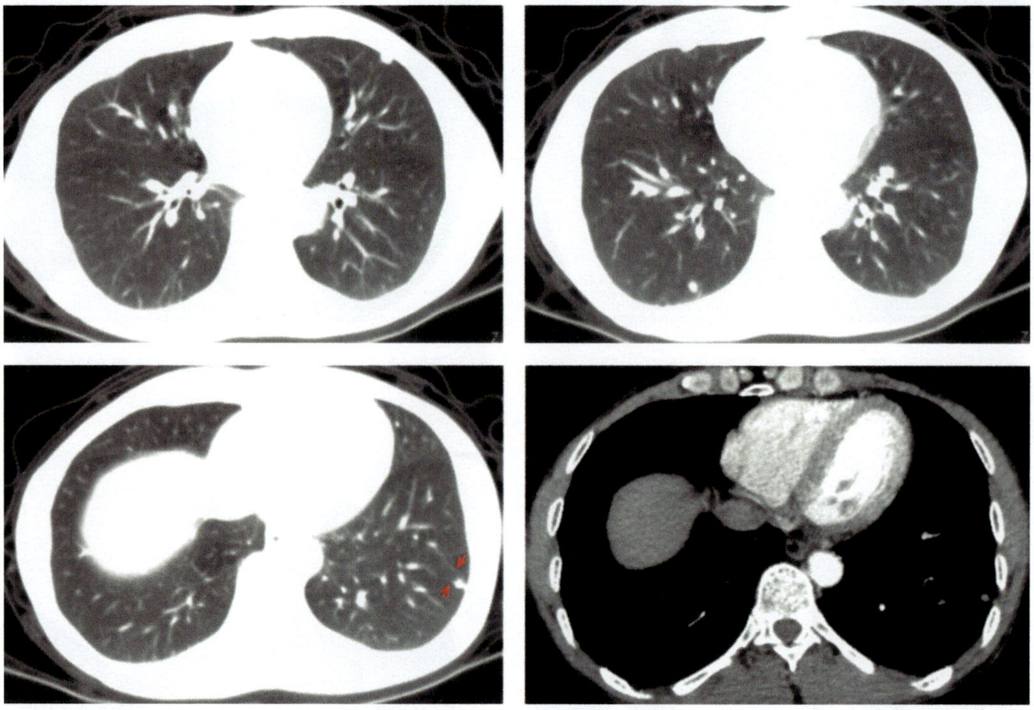

图 7-1-11　胸部 CT

【诊断】　肺内淋巴结。

【诊断依据】　中年男性，有吸烟史，双肺多发结节影，形态多样，边缘光滑，无分叶、毛刺，邻近胸膜，无胸膜牵拉，个别有细线影相连(图 7-1-11 红箭)，首先考虑肺内淋巴结诊断。病人全身麻醉下行胸腔镜下肺叶楔形切除术。术后病理：(左上、左下、右下肺结节切除标本)肺内淋巴结反应性增生，伴玻璃样变肉芽肿形成，其内可见炭末沉着(图 7-1-12)。

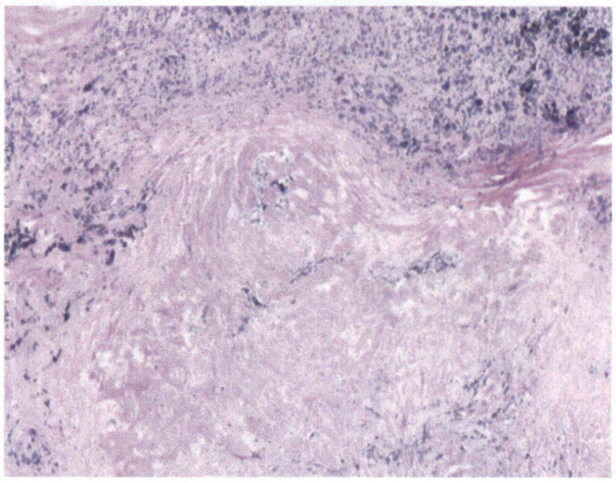

图 7-1-12　肺内淋巴结反应性增生，伴玻璃样变肉芽肿形成，其内可见炭末沉着

第二节　转移性钙化

转移性钙化表现为正常组织中非正常的钙沉积。主要由系统性的钙磷失衡引起。常见于慢性肾衰竭、甲状旁腺功能亢进、特殊的肿瘤(多发性骨髓瘤)和高钙血症,其他原因还包括广泛骨破坏(转移性癌)导致的高磷血症、肾脏和肝脏移植后、维生素 D 增多、乳-碱综合征(因长期进食大量牛奶或钙剂,并服用大量可吸收的碱剂引起的高钙血症、碱中毒及不同程度的肾功能损害等一组临床症候群)等。该病儿童及成年人均可发病,男女发病率无明显差异,60%病人表现为系统性钙化,40%病人为局部钙化。

一、发病机制

转移性钙化是终末期肾病维持性血液透析病人的严重并发症,长期钙磷代谢紊乱使得甲状旁腺组织增生肥大,以分泌更多的甲状旁腺激素来代偿维持正常电解质水平,最终导致继发性甲状旁腺功能亢进(secondary hyperparathyroidism SHPT)。其病理生理学机制与敏感的钙化抑制、诱导和排除平衡有关。许多学者认为 SHPT 和钙磷乘积是形成钙化的主要危险因素。当钙磷乘积≥55(mg/dl)^{2}时,容易出现转移性钙化,而当钙磷乘积>72(mg/dl)^2 时的死亡危险较 42～52(mg/dl)^2 的病人增加 34%。钙磷乘积还与冠状动脉钙化积分呈正相关。其他危险因素还包括年龄、透析龄、炎症、糖尿病、高磷血症和不适当的钙负荷。除上述危险因素外,内源性钙化抑制因素的丧失,钙化碎片清除的不足,镁、维生素 K 和维生素 D 的作用及骨分化转移中钙化诱导物的作用均与转移性钙化有关。某些药物可以诱导转移性钙化的发生。透析病人通常应用的维生素 D 与华法林有增效作用。华法林通过抑制凝血因子在肝脏的羧化作用和基质 Gla 蛋白(MGP)在周围的羧化作用,引起维生素 K_1 和维生素 K_2 的缺乏,从而导致转移性钙化的发生,特别是血管钙化。

二、临床表现

钙化好发部位为皮下、关节周围软组织、血管壁中层及内膜、内脏等。肺实质、胃壁和肾髓质最常见,主要是由于这些部位为相对碱性的环境,容易导致钙盐的沉积。一般少量的转移性钙盐沉积,有时可被溶解、吸收,病人常无明显症状,多在 X 线、心脏超声检查时被发现;当大量钙盐沉积时,则难以完全吸收。它可以作为一种异物长期存在于机体组织中,对机体的影响依具体情况而有所不同,如血管壁钙化后可以变硬、变脆,容易引起破裂出血,36%～76%的维持性透析病人存在血管钙化,并与心血管事件的发生及其死亡率密切相关;小-中动脉钙化可以导致皮肤、皮下组织、肌肉、筋膜及内脏器官组织缺血坏死,称钙化防御;冠状动脉钙化导致血管狭窄,明显加速了动脉硬化性心血管疾病的发生和发展,其心血管不良事件发病率明显高于肾功能正常者;心瓣膜在变性、坏死基础上的钙化则可使瓣膜变硬、变形,从而引起血流动力学改变,引起房室传导阻滞和心力衰竭。心脏瓣膜钙化是反映全身异位钙化程度的重要标志。严重病例可死于心力衰竭、心律失常和败血症。

三、影像学表现

胸部 CT 的典型影像表现为松散、边界不清、直径为 3～10mm 的结节影。结节位于肺小叶中心,一般呈桑椹形或缩小的棉花团形,以上野分布为主,主要原因为上肺叶高通气-灌注比,相比下肺叶导致 PCO_2 分压较低,造成的相对高的 pH(碱性,pH 为 7.51)。钙化一般发生在结节的周围,呈环征。胸壁动脉钙化常见,多位于胸大肌和胸小肌之间(图 7-2-1)。也可表现为广泛磨玻璃密度影(图 7-2-2)、斑片状实变及少见的肺动脉和左心房壁钙化。

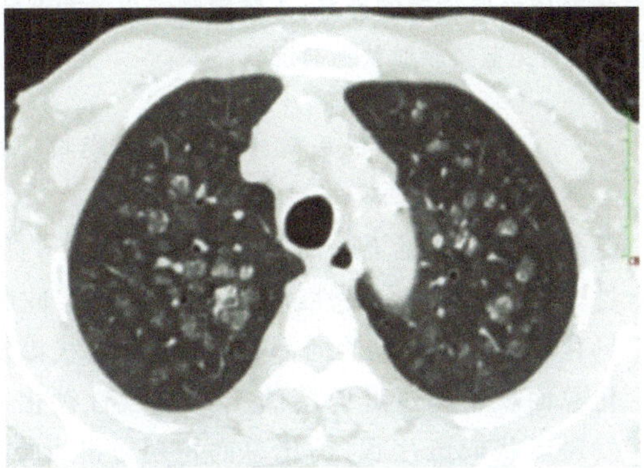

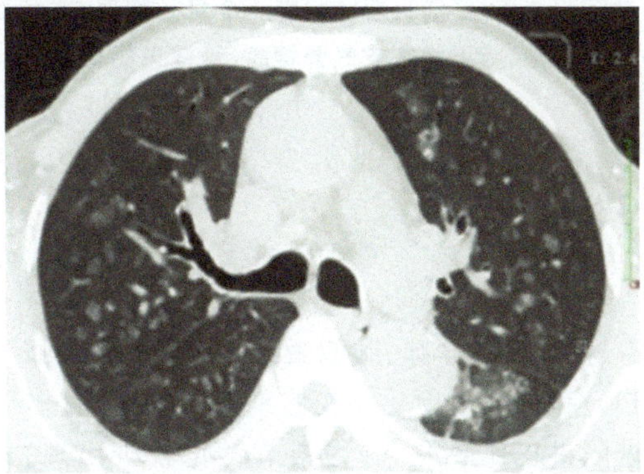

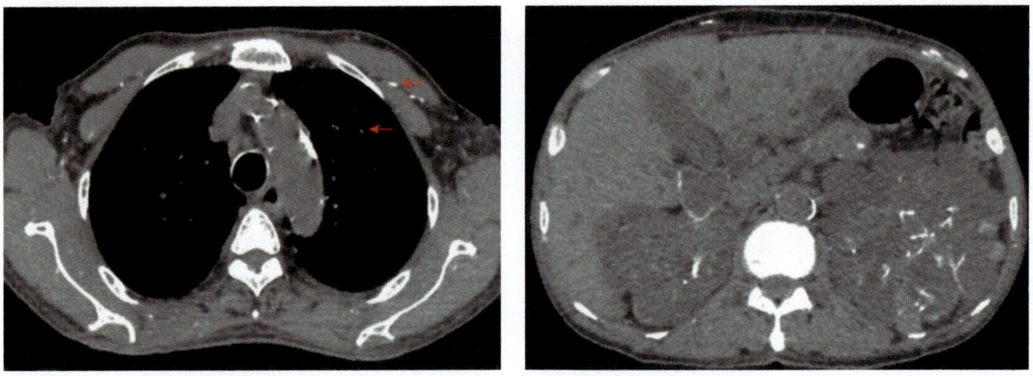

图 7-2-1　男，71 岁。尿毒症病史，双肺多发结节影，上中肺野为主，肺内、胸壁、血管、气管、肝脏、肾脏内均见钙化，肺内钙化呈环征

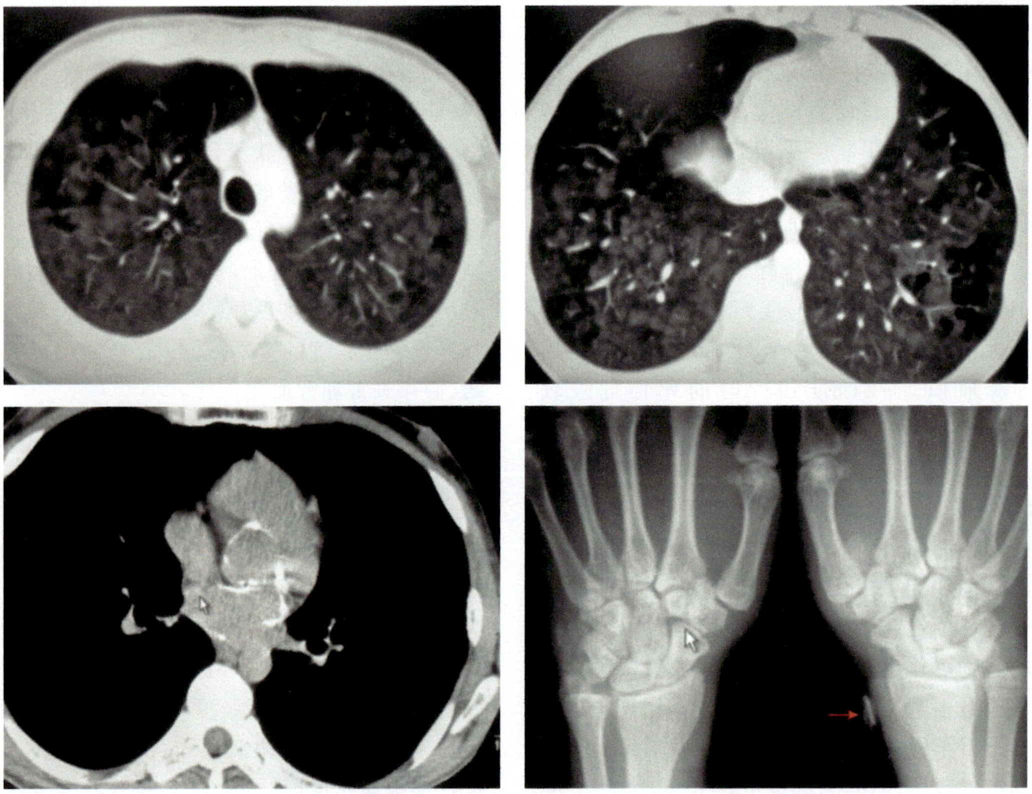

图 7-2-2　男，22 岁。慢性肾功能不全（尿毒症期）病史 3 年，继发性甲状旁腺功能亢进，长期透析治疗。发现右腕关节处钙盐沉积 1 年（红箭），双肺阴影 4 个月。胸部 CT 示双肺棉花团样磨玻璃密度影，心脏瓣膜钙化。右上叶尖段支气管镜活检：肺组织细支气管管腔、管壁见钙化灶，间隔增宽，可见蓝染颗粒状钙盐沉着

（福建省人民医院呼吸科　林劲榕　提供）

四、鉴别诊断

该病需与结节病、矽肺、肺泡微结石症、弥漫性肺骨化症（DPO）和系统性硬化症相鉴别。①结节病：多为肺门及纵隔淋巴结钙化，肺内结节钙化较少出现。钙化结节最常见于肺门、气管旁和隆突下，钙化呈局灶性分布，也可为弥漫性、蛋壳样钙化。②矽肺：淋巴结钙化率达 50%，包括局部钙化，为斑点状单发钙化，钙化总面积不超过淋巴结的 1/2；弥漫性钙化，钙化呈多发斑点状或斑片状，钙化总面积超过淋巴结的 1/2；蛋

壳样钙化，钙化呈环状位于淋巴结的边缘，范围超过淋巴结周长的 2/3；全钙化，整个淋巴结均为钙化密度。③肺泡微结石症：多有家族史，双肺弥漫分布直径约 1mm 的粟粒样结节，边缘模糊，沿支气管血管束分布，纵隔窗见双肺内散在点状、条索状高密度影在两下肺近背侧胸膜处融合成片（火焰征），纵隔胸膜下集聚呈线样钙化（白描征）。④DPO：是一种肺实质内的异位骨组织形成的疾病，病灶主要位于肺泡间、小叶间、胸膜下结缔组织和肺泡中。其与转移性钙化的区别在于病灶肺组织可见到明确的骨及骨髓组织。依据骨化组织在肺实质内的分布，DPO 可分为树枝型和结节型。树枝型的特点是骨化灶沿着终末气道呈树枝状分布，偶尔可突入肺泡腔；结节型则在周围肺组织或胸膜下形成边界较为清楚的结节，骨化灶位于肺泡内。两个亚型都由成熟的板层骨构成，骨小梁一般小于 1 cm，小梁周边伴或不伴骨母细胞或破骨细胞。两个亚型的最主要区别在于，树枝型骨化灶内多可见脂肪及骨髓组织，而结节型则大多不含脂肪及骨髓组织。⑤系统性硬化症：25%的系统性硬化症病人中有钙质沉着，通常是局限性硬皮病，为营养不良性钙化。营养不良性钙化的病理生理变化包括组织结构性损伤、组织缺血缺氧、组织老化及易于钙化的遗传基因等。

五、治疗

当病人出现转移性钙化时，应该仔细分析原因，实施个体化治疗方案，力争去除导致钙化的一些因素（如高磷血症、高钙血症等）。转移性钙化的防治包括控制钙磷摄入、药物及甲状旁腺切除术等。对于无甲状旁腺功能亢进者，静脉给予硫代硫酸钠是第一线治疗选择。对于 SHPT 者，则推荐甲状旁腺切除术和次全切除术。对于非手术适应证者，可以应用盐酸西那卡塞和双磷酸盐治疗。盐酸西那卡塞可以独特地激活甲状旁腺中的钙受体，降低甲状旁腺素的分泌，降低血钙、血磷水平，调控钙磷乘积，从而起到治疗作用。

尽管使用“转移性”的术语，但是该病是一个相对良性的疾病，且具有良好的长期预后。

参考文献

Aladrén Regidor MJ. Cinacalcet reduces vascular and soft tissue calcification in secondary hyperparathyroidism (SHPT) in hemodialysis patients. Clin Nephrol, 2009, 71: 207-213.

Cadavid JC, DiVietro ML, Torres EA, et al. Warfarin-induced pulmonary metastatic calcification and calciphylaxis in a patient with end-stage renal disease. Chest, 2011, 139: 1503-1506.

Chertow GM, Block GA, Correa-Rotter R, et al. Effect of cinacalcet on cardiovascular disease in patients undergoing dialysis. N Engl J Med, 2012, 367: 2482-2494.

Hayashi M, Takamatsu I, Kanno Y, et al. A case-control study of calciphylaxis in Japanese end-stage renal disease patients. Nephrol Dial Transplant, 2012, 27: 1580-1584.

Ketteler M, Rothe H, Krüger T, et al. Mechanisms and treatment of extraosseous calcification in chronic kidney disease. Nat Rev Nephrol, 2011, 7: 509-516.

Mulligan RM. Metastatic calcification. Arch Pathol, 1947, 43: 177-230.

Salgueira M, Martínez AI, Milán JA. Regression of vascular calcification in a patient treated with cinacalcet: a case report. Nefrologia, 2011, 31: 602-606.

Tristano AG. Metastatic calcification of the hand in a patient undergoing hemodialysis. Am J Med, 2004, 116: 572-573.

病例解析

男，51 岁。泡沫尿 6 年，血液透析 1 年余，气喘 2 月余。病人 6 年前无明显诱因出现泡沫尿，尿色稍黄，查生化（2010-04-19）示：肌酐 340μmol/L、尿素氮 14.4mmol/L，未给予治疗。2012-02-29 因“双下肺感染，右侧胸腔积液”就诊于当地医院，查尿常规：尿隐血（+++）、尿蛋白（+++）；血生化：肌酐 275.7μmol/L；给予保肾（尿毒清颗粒 5g 3 次/日）、降压（硝苯地平控释片 1 粒 2 次/日）、抗血小板聚集（双嘧达莫 1 粒 3 次/日）等对症支持治疗，上诉情况未见好转。2012-03-19 行 ANCA 四项示 MPO-ANCA 阳性（+）、MPO-ANCA 浓度 154RU/ml，行肾穿刺术，病理示：弥漫硬化性肾小球肾炎；中度肾小管萎缩及间质纤维化，动脉硬化 4 分。给予免疫抑制（醋酸泼尼松片 45mg 口服 1 次/日）、保护肾功能、保肝、护胃、补钙、降血压、抗感染、改善血液循环、抗凝、预防栓塞、营养支持等治疗后好转出院。出院后激素逐渐减量，复查肌酐进行性升高，2015-03 复查肌酐高达 704μmol/L，给予规律血液透析，醋酸泼尼松片 15mg/d。2 个月前病人出现胸闷、气喘，给予抗感染、平喘等处理，症状改善。5 天前病人夜间睡眠不能平卧，轻微活动后气喘加重，伴咳嗽，少许白痰，于 2016-9-27 入院治疗。既往大理石矿山工作史 10 余年。查体：慢性病容，贫血貌，双下肢轻度凹陷性水肿。辅助检查：血气分析示 pH 7.384、PaO_2 71.4mmHg、$PaCO_2$ 33.7mmHg、实际碳酸氢根 19.7mmol/L、标准碳酸氢根 20.9mmol/L；生化：尿素氮 18.3mmol/L、肌酐 553.0μmol/L、尿酸 438.1μmol/L、葡萄糖 14.8mmol/L、白蛋白 37.2g/L、钙 2.9mmol/L↑、磷 2.62mmol/L↑。心电图：窦性心动过速。全段甲状旁腺素（2012-2016）波动于 33.44～79.1pg/ml↑。

胸部 CT（2012-03-22）：双肺弥漫分布结节影，双肺炎症并右侧胸腔积液（图 7-2-3A、B）。胸部 CT（2014-12-10）：双肺弥漫分布结节影，纵隔淋巴结钙化（图 7-2-3C、D）。胸部 CT（2015-10-23）：双肺弥漫分布结节影和钙化影，纵隔淋巴结钙化（图 7-2-3E、F）。胸部 CT（2016-09-27）：双肺内病灶、双肺门及纵隔淋巴结钙化，较前大致相仿；甲状腺双侧叶低密度影，考虑腺瘤可能（图 7-2-3G～J）。

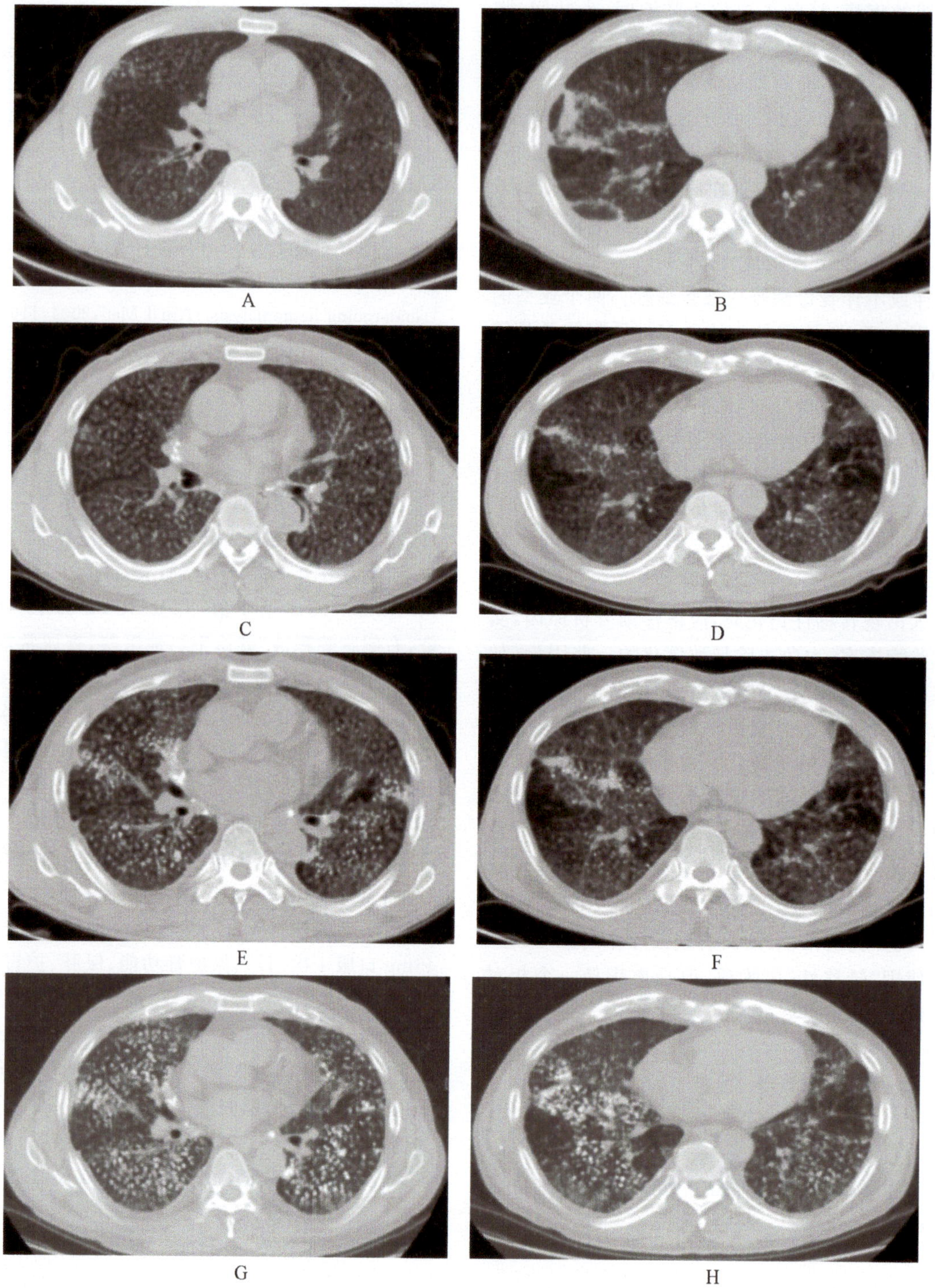

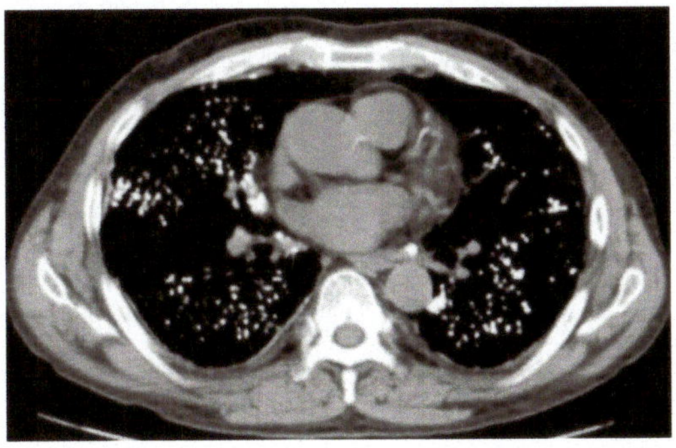

I

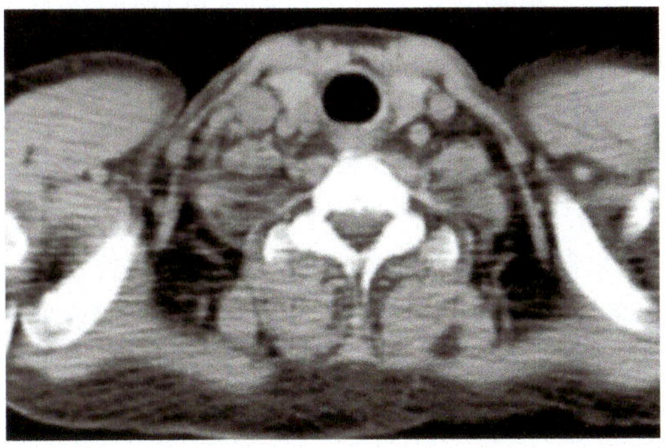

J

图 7-2-3　**胸部 CT**

【诊断】 ANCA 相关性血管炎性肾损害；慢性肾功能不全尿毒症期；继发性甲状旁腺功能亢进；转移性肺钙化；矽肺。

【诊断依据】 中年男性，双肺弥漫性分布结节影，有明确职业史，矽肺诊断明确。病人 2012 年确诊 ANCA 相关性血管炎并弥漫硬化性肾小球肾炎，对症治疗，2 年内肺部影像无明显变化。2015 年 3 月诊断为慢性肾功能不全尿毒症期，给予血液透析。2015 年 10 月复查胸部 CT 示双肺弥漫性分布钙化影。2016 年肺部病变无明显变化，颈部 CT 示甲状腺腺瘤。结合病人全段甲状旁腺素一直高于正常值，钙、磷升高，上述诊断明确。病人虽有矽肺病史，透析前肺内未见钙化，且钙化无聚拢趋势，不支持矽肺所致，考虑为转移性肺钙化。

【分析】 国外研究显示，尸检和骨扫描发现 60%～80%的透析病人存在转移性肺钙化（metastatic pulmonary calcification，MPC）。MPC 多发生于原发性或继发性骨病。肝移植、结节病、肉芽肿性传染病、病毒及寄生虫感染、肺淀粉样变、肺血管疾病及肺泡微石症等可伴肺钙化。Mulliganl 在 1947 年最先提出 MPC 的概念，认为 MPC 是由于长期钙及磷酸盐水平增高，导致钙在肺组织中沉积，继发于以前没有肺软组织损伤的钙代谢异常。当钙磷乘积>70 时，MPC 最可能发生，但 MPC 偶尔也发生于钙磷乘积正常的病人，最常见的原因为慢性肾衰竭、原发或继发性甲状旁腺功能亢进及破坏性骨损害等。甲状旁腺亢进的主要病变包括腺瘤、增生和腺癌，其中腺瘤为 80%～90%，增生为 15%～20%，腺癌为 1%～2%。79%透析病人和 44%尿毒症病人存在器官钙化，且均有肺钙化。透析病人易并发转移性肺钙化可能与慢性酸中毒、甲状旁腺功能亢进和间断碱中毒促使钙盐沉积有关。

MPC 的影像学表现为散在分布的斑片影或磨玻璃影，也可表现为多发的弥漫性钙化结节影，以肺间质或基底段分布为主，也可整个肺叶弥漫分布。高分辨 CT 有利于早期发现和诊断 MPC；^{99m}Tc 亚甲基二磷酸盐（^{99m}Tc-MDP）骨扫描有提示作用；支气管镜能排除间质性肺炎、结节病等。

MPC 通常无明显症状，或逐步发展为进展性呼吸困难，但部分可导致暴发性呼吸衰竭及死亡。由于血钙升高可致钙盐沉积在正常肺泡、肺泡间隔、支气管壁及肺血管壁等，病理检查可见肺泡及肺泡间隔钙质沉着，肺组织变硬，肺泡间隔增宽进而纤维化。病人呼吸困难症状与钙盐肺内沉积过多导致的限制性功能障碍及弥散功能障碍有关。

本例病人以气喘为主要表现，可能与大量的钙盐沉积肺部，导致病人肺通气及弥散功能障碍有关。长期的血液透析病史高度提示该疾病。及早诊断并治疗原发病对于改善 MPC 病人的症状及预后有非常重要的意义。

第三节　淀粉样变

淀粉样变（amyloidosis）是一组表现各异的临床综合征，其共同点为细胞外淀粉样蛋白质和蛋白质衍生物沉积，可侵犯全身多个器官。当淀粉样变替代正常细胞结构，弥漫性浸润影响正常器官功能时，会引起相应临床症状或体征，有时也可表现为局灶性（淀粉样瘤）肿块病变。

一、病因

淀粉样物首先由德国学者 Sehleiden 于 1838 年发现。1854 年 Rudolf Virchow 首先描述了在本病组织中沉积的物质，并根据其对碘及硫酸的显色反应(实际是与淀粉样变中的葡萄糖胺聚糖发生反应)与淀粉相似而命名为淀粉样物质。近代的研究证实，此类物质是组织细胞所合成与分泌的多种蛋白质而非淀粉样糖类，但仍然沿用“淀粉样变”这一传统命名。1984 年 Glenner 在阿尔茨海默病(Alzheimer disease)中首次分离出淀粉样蛋白原纤维，具有交叉 β 中心结构，因此将这种蛋白命名为 β-蛋白，之后又被称为 β-淀粉样蛋白，其前体称为淀粉样前体蛋白。淀粉样蛋白沉积物沉积于细胞外基质中，通常包括三种成分：异常折叠的非纤维样糖蛋白(血清淀粉样 P 物质)、黏多糖和原纤维蛋白。原纤维蛋白折叠成 β-折叠片，有特征性的刚果红染色(阳性)，在显微镜偏振光下可以看到特异病症的红-绿双折射现象。错误折叠蛋白的聚集行为使沉积物不但不溶解，而且巨噬细胞也不能将其降解。上述蛋白质的产生机制迥异，化学组成及生化性质也不相同，合并的临床情况各异，相应的治疗对策也有所不同。这些蛋白质不同的生化组成已成为现代淀粉样变性分类的基础。

二、流行病学

常规尸检中淀粉样变的发生率为 0.2%～0.5%，多发性骨髓瘤病人中淀粉样变的发生率为 6%～15%，类风湿关节炎病人中淀粉样变的发生率为 20%～25%，截瘫病人中淀粉样变的发生率为 23.6%，家族性地中海热病人中淀粉样变的发生率为 26%～40%，慢性肺结核和麻风病病人中淀粉样变的发生率高达 50%。

三、分类

淀粉样蛋白种类繁多，目前已发现的淀粉样蛋白有 30 余种，可分为原发性和继发性，局灶性和系统性，隐匿无症状性和危及生命性。依据淀粉样纤维丝形成的前体蛋白类型，可将淀粉样变分为原发性淀粉样变(AL 型淀粉样变)、继发性(淀粉样蛋白 A 型，AA)淀粉样变、遗传性或家族性淀粉样变等主要类型，还包括透析相关性淀粉样变、老年性淀粉样变和局限性淀粉样变。

1. *原发性轻链型淀粉样变*　又称为免疫球蛋白轻链型(light-chain amyloidosis，AL)淀粉样变(AL 型淀粉样变)，是由单克隆免疫球蛋白轻链错误折叠形成淀粉样蛋白，并沉积于组织或器官，造成组织结构破坏、器官功能障碍并进行性进展的疾病，往往全身累及，主要与克隆性浆细胞异常增殖有关，少部分与淋巴细胞增殖性疾病有关。

AL 型淀粉样变组织病理诊断如下：刚果红染色呈砖红色，高锰酸钾预处理后仍为阳性，偏振光显微镜下呈现出苹果绿色双折光；电镜下表现为直径 8～14nm、无分支、排列紊乱的纤维丝状结构；X 线衍射显微镜下可见其 β 片层结构；免疫球蛋白游离轻链(κ、λ)抗体免疫组化或免疫荧光检查结果为单一轻链阳性。根据组织病理结果中单克隆轻链沉积的类型，可将 AL 型淀粉样变分为 λ 轻链型和 κ 轻链型。临床上以 λ 轻链型为主，约占 AL 型淀粉样变性的 80%。κ 轻链型病人更容易沉积在肝脏和血管壁，λ 轻链型具有更强的致淀粉样变的特性，更倾向于沉积在肾小球。

AL 淀粉样变是西方国家最常见的淀粉样变类型，其每年新增发病率为 10/百万。男性发病率高于女性，平均发病年龄为 55～60 岁，中位生存期为 1.5 年。可以导致除脑以外的任何器官受累，心脏和肾脏受累见于 70% 的病人。AL 型淀粉样变病人中，肾功能不全很常见。肾衰竭和充血性心力衰竭是 AL 型淀粉样变病人最常见的死亡原因。在无任何医疗干预的情况下，AL 型淀粉样变继发引起的心力衰竭可使病人的平均生存期从 24 个月减少至 9 个月。AL 型淀粉样变病人除了血液系统疾病(如多发性骨髓瘤和原发性巨球蛋白血症)一般不合并其他疾病。至少 30% 的 AL 型淀粉样变病人会最终进展为多发性骨髓瘤，而多发性骨髓瘤病人中有 6%～15% 伴发淀粉样变，多与轻链过多沉积于组织有关，以 κ 轻链多见。

我国 AL 型淀粉样变病人从出现症状到确诊的平均时间为 7 个月。病人首发症状主要为乏力(40%)、水肿(80.6%)、直立性低血压(30.2%)和消瘦(27.3%)。其他临床表现有紫癜(12%)、反复腹泻(10.6%)、充血性心力衰竭(9.4%)、呼吸困难(9.8%)和感觉异常(6.1%)。25% 的病人在确诊时存在肾功能不全。中国病人肾脏、心脏和胃肠道受累的比例明显高于西方国家。

原发性轻链型淀粉样变的诊断要满足以下 5 条标准：①具有受累器官的典型临床表现和体征；②血、尿中存在单克隆免疫球蛋白；③组织活检可见无定形粉染物质沉积，且刚果红染色阳性(偏振光下可见苹果绿双折光)；④沉积物经免疫组化、免疫荧光、免疫电镜或质谱蛋白质组学证实为免疫球蛋白轻链沉积；⑤除外多发性骨髓瘤、华氏巨球蛋白血症或其他淋巴浆细胞增殖性疾病。

2. *继发性淀粉样变(AA 型淀粉样变或反应性淀粉样变)*　是长期炎症反应的严重并发症。在炎症、感染时，血清中淀粉样 A 蛋白(amyloid A protein，AA 蛋白)增多，沉积在器官，导致器官功能障碍。肾脏、肝脏和脾脏是其主要沉积部位，但较少累及肺脏。该型往往继发于克罗恩病、成人或青少年类风湿关节炎、Rett 综合征、强直性脊柱炎、家族性地中海热、干燥综合征、皮肌炎、血管炎、慢性骨髓炎、结核、梅毒、肾盂肾炎、支气管扩张、囊性纤维化、系统性红斑狼疮和寄生虫感染等。肿瘤（如霍奇金病和肾细胞癌）也和继发性淀粉样变的发生密切相关。在发展中国家继发性淀粉样变多发生于未经治疗的长期感染后，以结核病、麻风病（尤其瘤型麻风病）伴发淀粉样变较多见，但不同国家或地区的发生率差别很大。在欧美发达国家和我国，结核病、麻风等慢性感染的发生率已显著下降，继发性淀粉样变多数由结缔组织病引起，其中以类风湿关节炎最常见。

继发性淀粉样变的中位生存期为 4.5 年。发病率逐年增加，这可能与合并慢性疾病病人寿命增加密切相关。

3. 遗传性淀粉样变　为常染色体显性遗传，是由于遗传基因突变导致淀粉样物质沉积，这些淀粉样蛋白包括甲状腺素转运蛋白（transthyretin，TTR）、淀粉样载脂蛋白 A1（Apo A1）、淀粉样载脂蛋白 A2（Apo A2）、凝溶胶蛋白（gelsolin）、溶菌酶、淀粉样纤维蛋白原 Aα 链、淀粉样半胱氨酸蛋白酶抑制剂 C 等。

1/3 的继发性淀粉样变为家族性（遗传性）或老年性系统性淀粉样变（senile systemic amyloidosis，SSA），分别由 *TTR* 突变型和野生型所致。甲状腺素转运蛋白淀粉样变（ATTR）34.6％发展为慢性肾病，10％进展为终末期肾衰竭。

TTR 是同源四聚体血清蛋白，其主要负责转运视黄醛结合蛋白-维生素 A 复合体和甲状腺素。*TTR* 发生突变可以解聚为二聚体或者单体，不断形成淀粉样蛋白原纤维，导致淀粉样物质沉积。单体是形成淀粉样纤维的唯一形式。到目前为止，发现有 110 余种 *TTR* 突变可以导致其异常折叠，形成淀粉样物质累及外周神经、自主神经和心脏，7 种突变可以导致其沉积于肾脏。*TTR* 基因突变最早是在家族性淀粉样多发神经病变（FAP）病人中发现，主要因 30 位缬氨酸被丙氨酸取代（V30M）所致。FAP 的发病年龄为 20～70 岁，早于老年性系统性淀粉样变病人。其主要临床表现有外周感觉运动神经的障碍、消瘦、自主神经系统的损害。部分病人以心脏受累为主、无或轻微神经受累，表现为家族性淀粉样变心肌病（FAC）。目前已报道的基因突变中，＞50％病人会出现心脏受累，其中主要累及心脏的突变是 *V122I*，最常见于美国非洲裔黑种人中。TTR 导致的心肌病变中位生存期较轻链型淀粉样变病人长，但是会逐渐进展为难治性心力衰竭并死亡。突变型 ATTR 病人的 2 年和 5 年生存率约为 98％和 75％，然而 *V122I* 突变的 FAC 病人中位生存期仅为 27 个月。鉴于突变蛋白产生于肝脏，因此肝移植可以避免这种家族性疾病的进展。早期肝移植延长生存期，但会有神经损害，生存质量差，甚至术后会并发淀粉样心肌病。

野生型 ATTR 很容易漏诊，主要导致老年性系统性淀粉样变，主要沉积于心脏组织，主要临床表现为心脏传导阻滞，收缩和舒张功能障碍，同时累及肠道组织、神经及腺体等脏器。通常以老年人右心衰竭起病，常有腕管综合征史。老年性系统性淀粉样变发病年龄多大于 70 岁，80 岁人群发病率高达 25％，并且有随着年龄增长，其检出率有增加的趋势。野生型 TTR 所致的淀粉样变预后佳，平均生存期为 43～75 个月。

WHO 淀粉样变分类中还包括了其他淀粉样蛋白相关疾病，如阿尔茨海默病、2 型糖尿病和传染性海绵状脑病。淀粉样变可以分为局灶性（10％～20％）和系统性（80％～90％）。系统性淀粉样变淀粉样蛋白可出现在皮下脂肪、直肠黏膜、骨髓、尿液和或血液中。相反，局灶性淀粉样变表现为局灶性淀粉样沉积，仅累及单一器官。有时，淀粉样变也可分为典型性（累及实质脏器）和非典型性（累及肾脏、肝脏、脾脏或肾上腺以外器官）。

四、呼吸系统淀粉样变

50％的淀粉样变病人会有呼吸道淀粉样蛋白沉积，肺淀粉样变可作为全身淀粉样变的一部分，也可仅累及呼吸道。大多数呼吸道淀粉样变是系统性 AL 型。呼吸道淀粉样变的 3 种常见方式：气管支气管型、结节实质型和弥漫性肺泡间隔型。淋巴结、喉部、胸膜和膈肌也常会出现淀粉样变累及。肺淀粉样变的症状和体征是非特异性的。常见临床表现：气促、咳嗽、咳痰、咯血和胸闷。肺功能检查根据临床可表现为：正常、阻塞性病变（气管支气管淀粉样变）或限制性病变（弥漫性肺泡间隔淀粉样变或胸腔积液）。近端气道淀粉样变在流量-容积环上可表现为呼吸道不可逆性的永久性阻塞。

1. 气管支气管型　多为单独发病，也可见于系统性淀粉样变。通常表现为气管支气管弥漫性受累，黏膜下层淀粉沉积斑块形成，但沉积物很少单发，与气管内新生物表现不同。气管支气管型病人中，男性多于女性，50～60 岁常见。病人往往无症状，也可表现为咯血、喘鸣、咳嗽、声音嘶哑、呼吸困难和喘息等。气管支气管树上的斑块会引起气管狭窄或远端气道梗阻，导致复发性肺炎或阻塞性肺不张的出现。组织学上，淀粉样变一般出现在上皮下间质组织中，环绕在气管和腺泡周围，这会导致继发性萎缩的出现。

气管支气管淀粉样变在HRCT上可表现为：局灶性肿瘤样结节（图7-3-1）、多发散在斑块或管壁环形增厚（图7-3-2），伴或不伴主支气管、肺叶或段支气管管腔狭窄。支气管壁增厚伴结节和钙化也很常见（图7-3-3）。气管隆突上下区域长段条状及轨道样钙化最具特异性，钙化可同时累及大气道前壁、侧壁及后壁，以冠状位CT重建显示此征象最佳，可提供早期诊断线索。各级气管支气管树管腔狭窄可导致肺不张、复发感染、支气管扩张和阻塞后空气陷闭等。支气管镜检查是诊断支气管淀粉样变的主要手段，镜下可见支气管壁多处或单灶隆起或普遍狭窄，隆起呈光滑无蒂结节、大小不等，有时支气管完全阻塞。长段气道狭窄在冠状位及矢状位重建显示更佳。长段管腔狭窄的气道壁增厚显示为高密度影，应高度怀疑淀粉样变。

气管支气管淀粉样变需鉴别诊断的主要为弥漫性气道病变，如骨化性气管支气管病、复发性多软骨炎、肉芽肿性多血管炎、结节病、炎性肠病、气管支气管炎、气管支气管副球孢子菌病和结核。相比其他弥漫性气道病变，复发性多软骨炎和骨化性气管支气管病一般不累及气管和支气管后部、膜部（但淀粉样变会累及）。骨化性气管支气管病是一种罕见疾病，往往表现为大气道骨性或软骨结构的形成，没有淀粉样蛋白沉积。与淀粉样变类似，肉芽肿性疾病、炎性肠病和气管支气管炎可出现黏膜圆形或不规则增厚。可通过相应临床症状进行鉴别诊断，组织活检有助于明确诊断。肉芽肿性多血管炎可以导致支气管树溃疡形成，这在淀粉样变中很罕见。

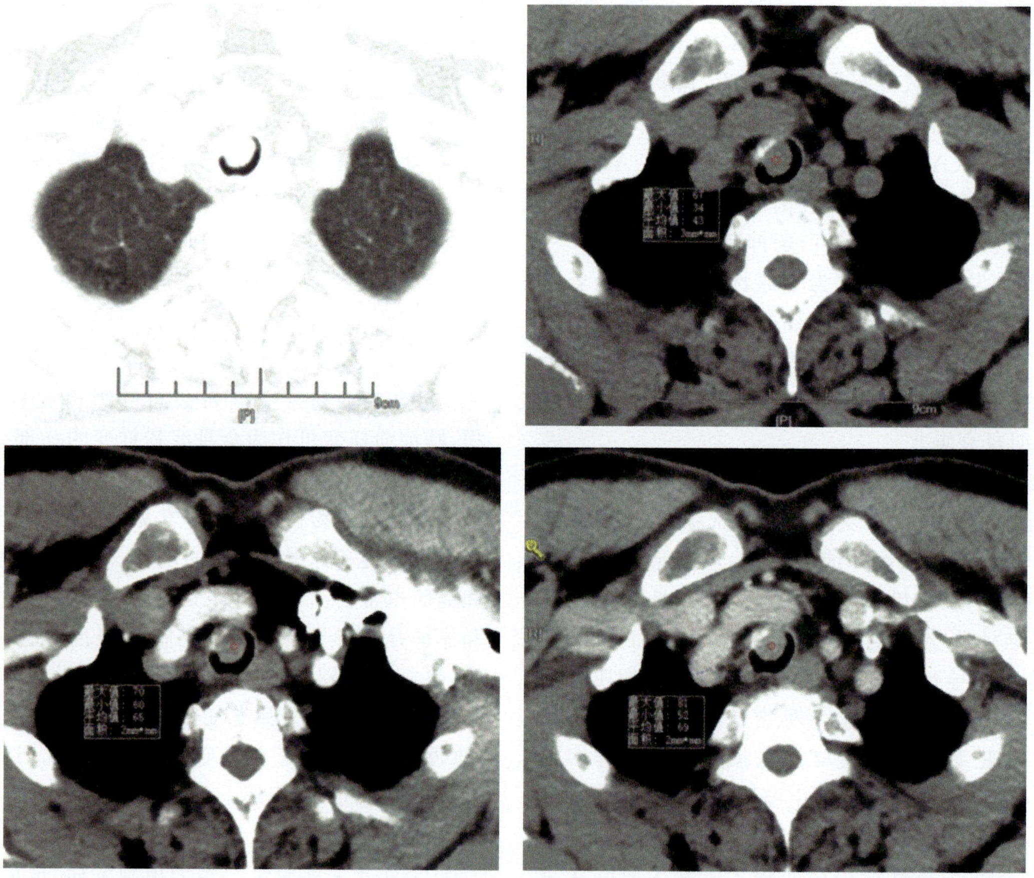

图7-3-1　男，54岁。胸闷、气短10天。主支气管右侧壁椭圆形肿物，边缘光滑，平扫、动脉期、静脉期CT值分别为43HU、65HU、69HU。术后大体：气管腔内隆起形肿物，大小1.8cm×1.5cm×1.5cm，表面光滑，切面棕黄，质中。病理：组织被覆复层柱状上皮及鳞状上皮，皮下见大小不等、形态不规则、红染块状淀粉样物质，其附近见灶性浆细胞等炎细胞浸润。刚果红染色阳性，考虑气管黏膜淀粉样变

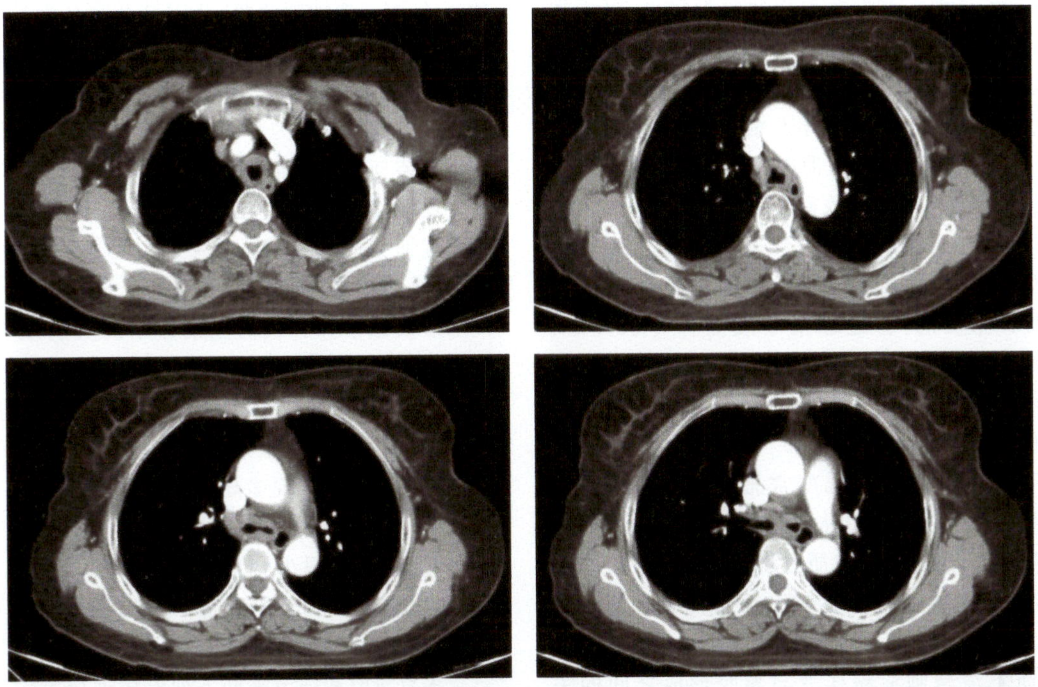

图 7-3-2　女，65 岁。咳嗽、咳痰、胸闷、憋喘 3 年，加重伴咯血 20 余天。气管自上而下至段支气管以上水平管壁广泛增厚，膜部受累，管腔狭窄，增强扫描示增厚的管壁轻度强化。气管镜活检示支气管黏膜上皮下查见炎性渗出及玻璃样变性的纤维结缔组织，刚果红染色阳性，符合淀粉样变

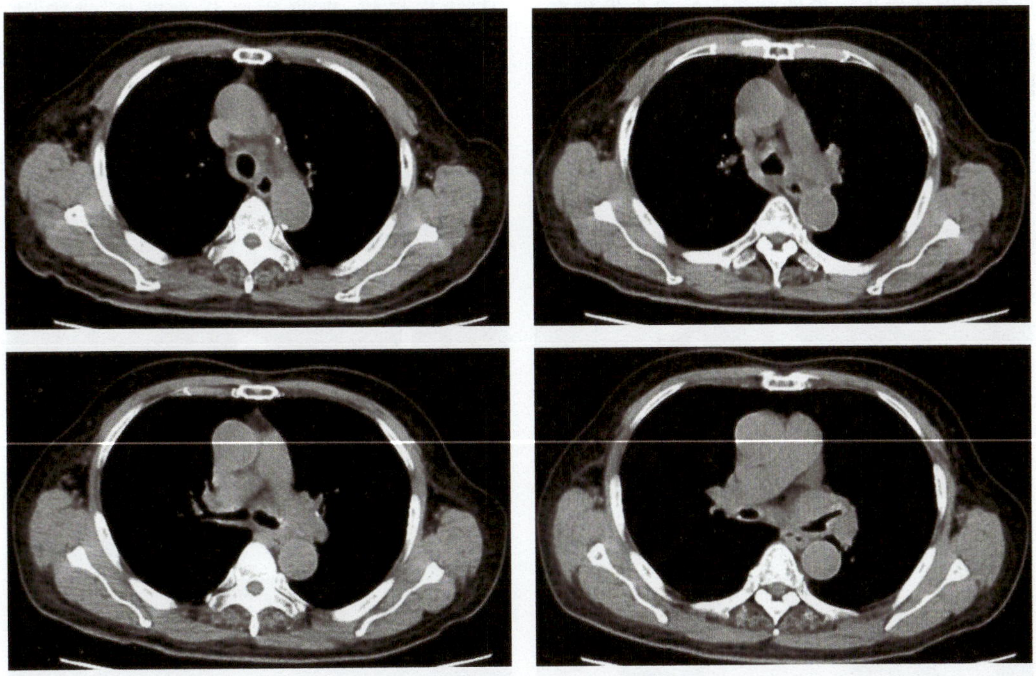

图 7-3-3　男，75 岁。咳嗽、咳痰、胸闷、憋气 2 个月。气管管壁环形增厚，膜部受累，支气管管腔狭窄、钙化，左主支气管狭窄明显，纵隔淋巴结肿大。气管镜检查示左右主支气管明显狭窄，左侧明显，管腔分泌物较多，远端支气管通畅。狭窄部位黏膜增厚，表面欠光滑，触之易出血。左主支气管活检病理示黏膜组织慢性炎，局部见片状淀粉样变性区

2. 结节实质型　此型淀粉样变较为罕见，可表现为单发或多发结节，一般为局灶AL型。病人通常无症状，偶尔会出现咳嗽、气促和咯血等症状。组织学上，结节实质淀粉样变一般只累及结节周围肺泡间质。中央区域的正常肺实质结构消失，被含有大量多核巨细胞、淋巴细胞和浆细胞的致密淀粉样变实质取代。

结节实质淀粉样变(图7-3-4)在HRCT上表现为5个特征性表现：①常累及胸膜外部或下缘，下叶更常见，往往是双侧性的；②边缘清晰或呈分叶状外观；③结节中央可见不规则钙化(在50%的病人中可见)；④大小形状不一，从0.5～15cm不等；⑤生长缓慢，常需数年时间，有时也会出现空洞。

多发结节实质型淀粉样变常见于干燥综合征和(或)淋巴增生疾病病人，如黏膜相关淋巴组织结外边缘区淋巴瘤和淋巴细胞性间质性肺炎(LIP)。在这些疾病中，淀粉样变往往局限于肺部，常合并肺大疱或薄壁囊腔。

目前尚不清楚肺淀粉样变与囊腔形成之间的关联，可能包括下列3个主要机制：炎性细胞浸润导致气道狭窄发生，继而出现活瓣性气道阻塞；淀粉样蛋白沉积使肺泡壁脆性和破坏增加；淀粉样蛋白沉积环绕于毛细血管周围和组织间质中，导致肺泡毛细血管闭塞，组织缺血肺泡壁破坏发生。囊性肺部疾病很少发生在没有干燥综合征或淋巴增生性疾病病人中。

淀粉样变肺部囊性改变与LIP的发生密切相关。在HRCT上可表现为：磨玻璃影、小叶间隔增厚、小叶中心结节、气腔实变和肺囊腔。LIP往往存在肺功能异常，可见于多种疾病，如干燥综合征、获得性免疫缺陷综合征和系统性红斑狼疮。若干燥综合征病人HRCT上有多发结节和囊腔往往提示为肺淀粉样变和淋巴增生性疾病，特别是当结节与囊腔毗邻时(图7-3-5)。这时组织病理学检查可发现，在囊腔壁有淀粉样蛋白沉积和淋巴细胞浸润伴相应细支气管狭窄。需除外有上述特征的恶性淋巴瘤，可通过肺活检进行鉴别诊断。

多发结节和肿块需鉴别诊断的疾病众多，包括原发性或转移性肿瘤和肉芽肿性疾病。多灶性钙化结节或肿块常见于播散感染后，如结核和组织胞浆菌病；有时也可发生在其他感染性疾病中，如球孢子菌病和芽生菌病；其他可出现多灶性钙化结节或肿块的疾病包括肺玻璃样变肉芽肿和软骨瘤。除了骨肉瘤和软骨肉瘤，多灶性钙化很少会出现在转移性疾病中。对于转移性黏蛋白腺癌(包括乳腺、结肠、甲状腺和卵巢)，也很少出现肺部钙化灶，即使原发肿瘤存在钙化灶。

多发囊腔和结节需同下列疾病进行鉴别诊断，包括朗格汉斯细胞组织细胞增生症(LCH)、LIP和结节性硬化合并淋巴管平滑肌瘤病、小结节型肺细胞增生。LCH结节直径通常<1cm，位于小叶中心，囊性病变一般不累及肋膈角；但对于淀粉样变，结节直径与之不同，且囊腔常与结节相邻，囊腔位置分布随机。LIP结节直径通常<5mm，位于小叶中心，边缘不清。结节性硬化合并淋巴管平滑肌瘤病及小结节型肺细胞增生中，结节直径通常<1cm，主要分布在肺上叶或外周区域。

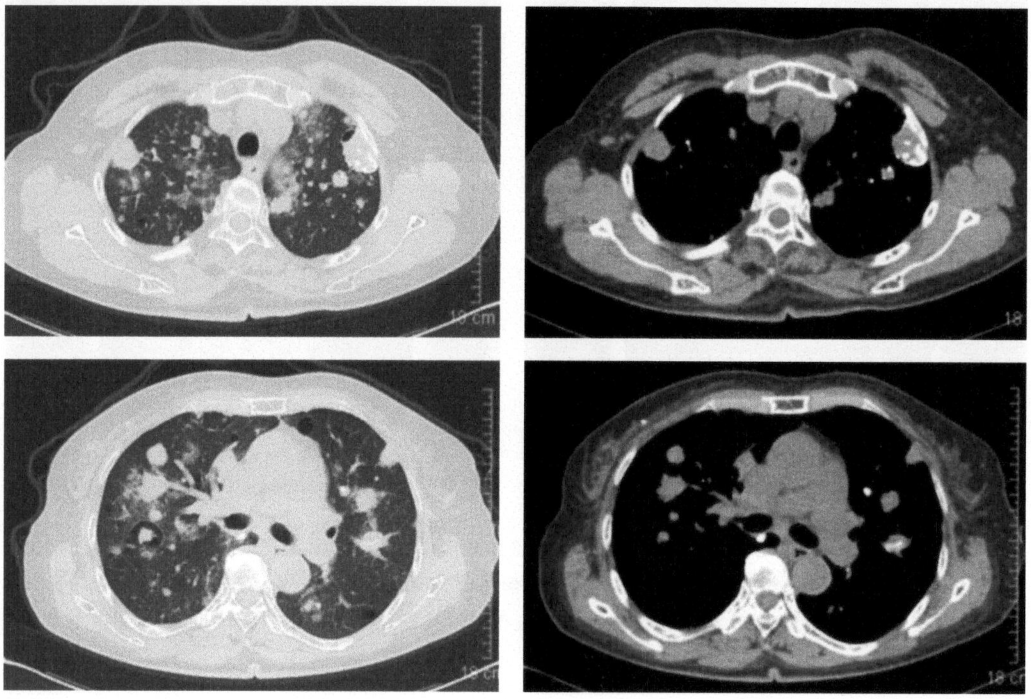

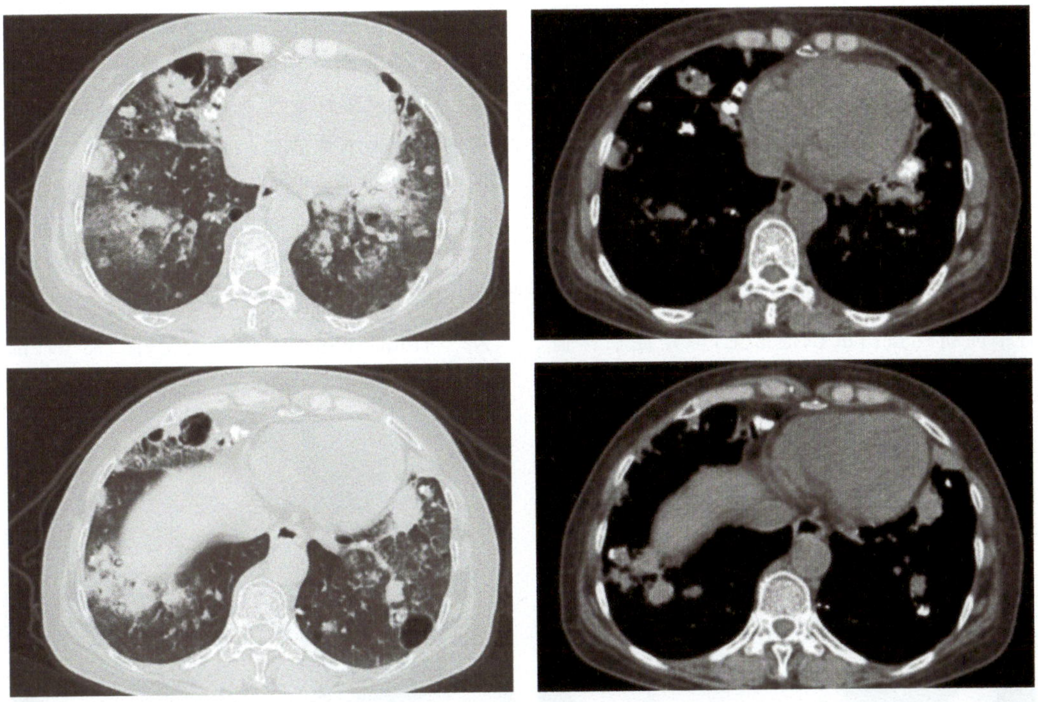

图 7-3-4　女，62 岁。咳嗽、间断咯血 10 年余。双肺大小不等结节影，以外周和胸膜下分布为主，部分结节可见钙化、空洞，部分区域可见磨玻璃、实变、囊腔影

（福州肺科医院影像科　王　洁　提供）

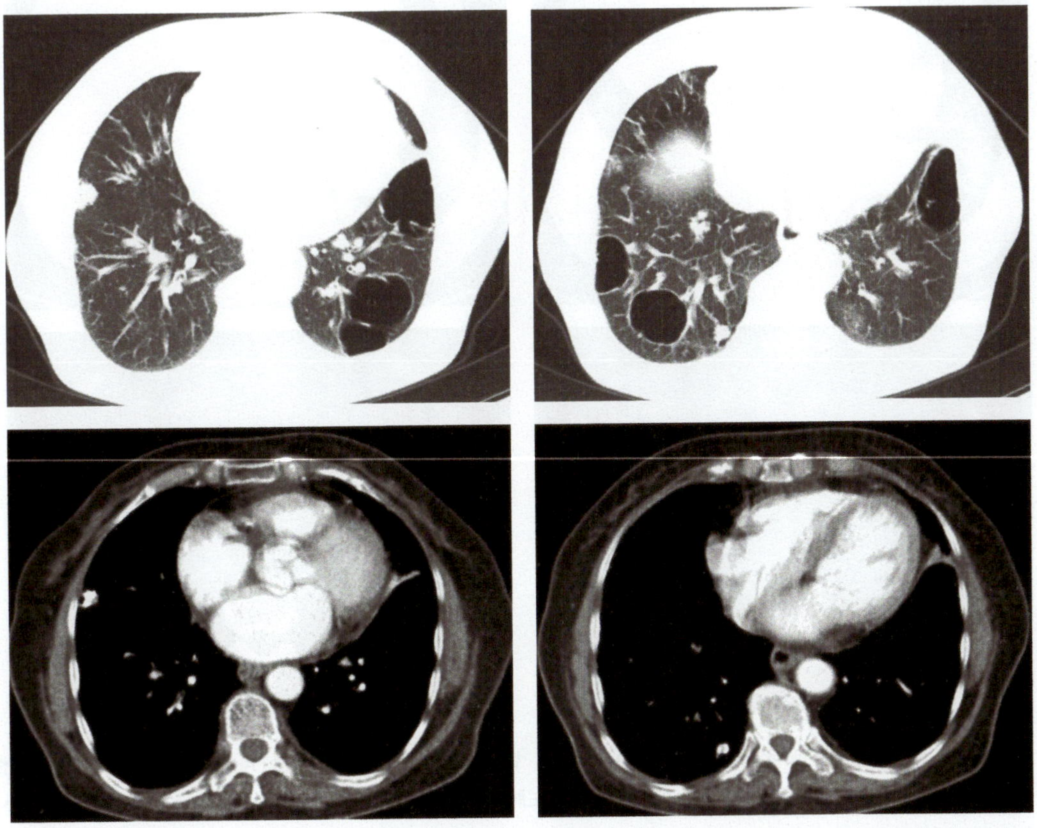

图 7-3-5　女，40 岁。干燥综合征合并 LIP、淀粉样变。双肺胸膜下分布为主的多发大小不等囊腔影伴钙化结节

3. 弥漫性肺泡间隔型　是呼吸道肺淀粉样变中最罕见的一种。大多数这类病人为系统性淀粉样变，临床上表现为复发性肺炎，很可能是弥漫性肺泡间隔淀粉样变沉积所致。组织学上，淀粉样变可沉积于小血管、肺实质和间质中。在间质中，淀粉样变往往沉积于内皮和内皮基底膜中，往往表现为统一线性模式或多发小结节。

80%～90%的 AL 淀粉样变病人可出现血管累及。肺血管中淀粉样蛋白沉积很常见，但是淀粉样血管病变的相应临床表现很罕见。淀粉样蛋白沉积在血管壁可导致内皮功能障碍，最终导致肺动脉高压的出现。呼吸衰竭好发于弥漫性肺泡间隔淀粉样变，一旦发生往往提示预后差。肺泡间隔淀粉样变的罕见临床表现除肺动脉高压外，还包括复发性胸腔积液和由于淀粉样病变沉积在肺血管中导致的肺梗死伴咯血。

弥漫性肺泡间隔型在 HRCT 上的主要表现：异常网状影、小叶间隔增厚、磨玻璃影、多发小结节（直径为2～4mm）及胸膜下融合实变（图7-3-6）。部分实变和

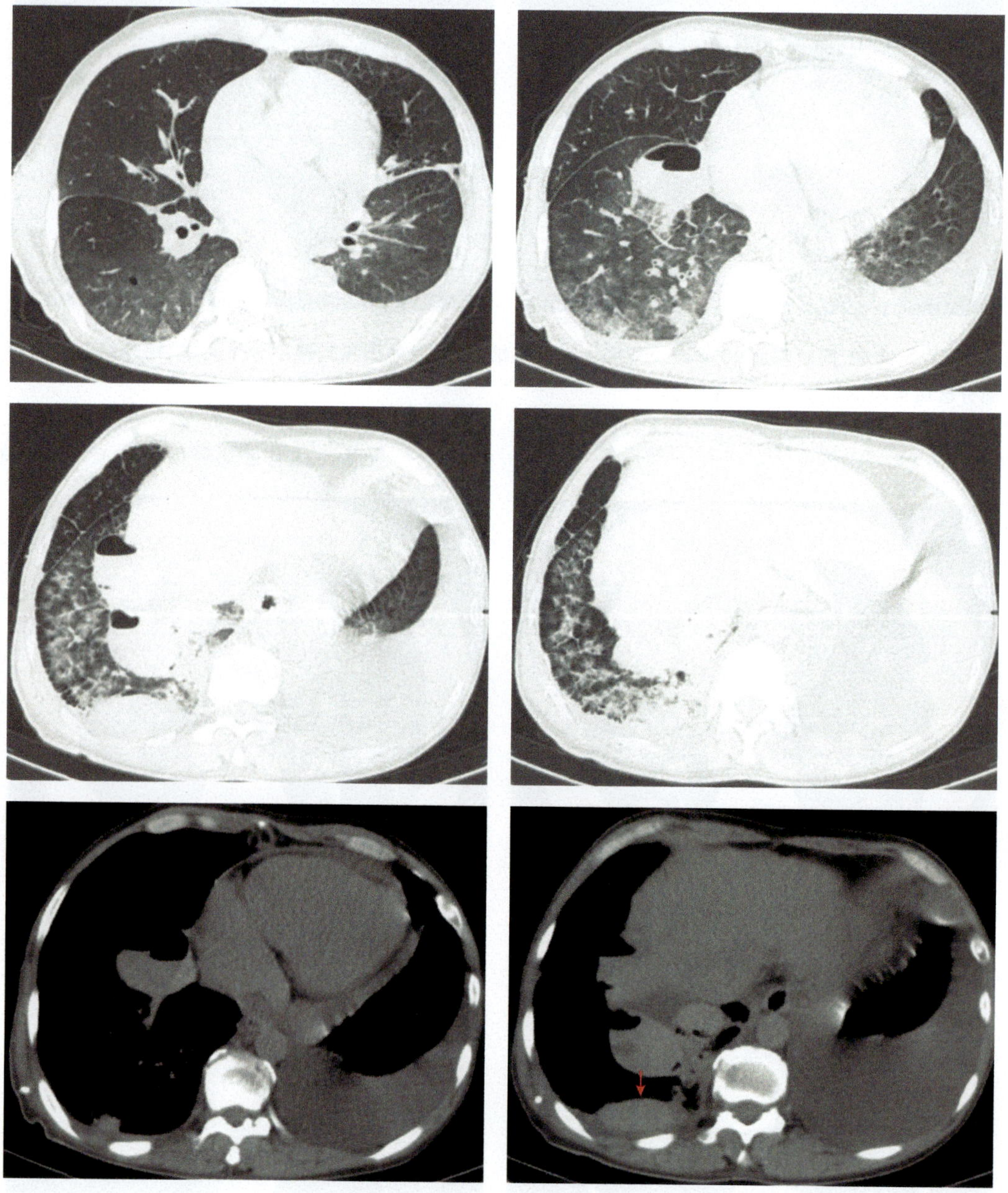

图 7-3-6　男，52 岁。眼睑水肿、下肢水肿，活动后气急 1 年余。肾活检示肾淀粉样变肾病（AL-λ 轻链型）。双肺弥漫性、光滑性小叶间隔增厚；右肺下叶多发空洞影，内有液平面，左肺下叶胸膜下椭圆形实变影（红箭）；双侧胸腔积液，心包积液

（杭州市中医院呼吸科　胡晶晶　提供）

结节区可见钙化(图 7-3-7)。小叶间隔增厚可为结节性的,也可沿着支气管血管周围结构和裂隙存在。肺囊性变少见,常见于系统性淀粉样变病人表现干燥综合征时。囊性变可能与钙化或无钙化的软组织结节有关,可能是干燥综合征导致的 LIP,也可能是淀粉样变(淀粉样蛋白沉积导致的小气道阻塞)所致。

主要鉴别诊断:肺炎、间质性肺疾病(如间质纤维化、类风湿肺和硬皮病)和肿瘤性疾病(如癌性淋巴管炎)。转移性钙化和肺泡微石症中也可出现实变伴钙化。前者往往见于高钙血症状态、肾移植后或静脉使用注射钙制剂。HRCT 常表现为小叶中心结节、结节磨玻璃影伴大量边界不清结节。但与淀粉样变不同的是,转移性钙化中没有小叶间隔增厚出现。肺泡微石症是一种罕见疾病,病因不明,典型表现为肺泡内沉积球形钙化结石。HRCT 中表现为弥漫性磨玻璃影、胸膜下线性钙化、小结节、结节状裂缝、胸膜下结节、铺路石样改变、致密实变和胸膜下囊腔。CT 上间隔钙化是钙盐沉积于肺泡间隔所致。与肺内结节型淀粉样变性比较,弥漫性肺泡间隔型病人预后非常差,中位生存期为 16 个月。进展性肺功能恶化和症状加重是其典型表现。

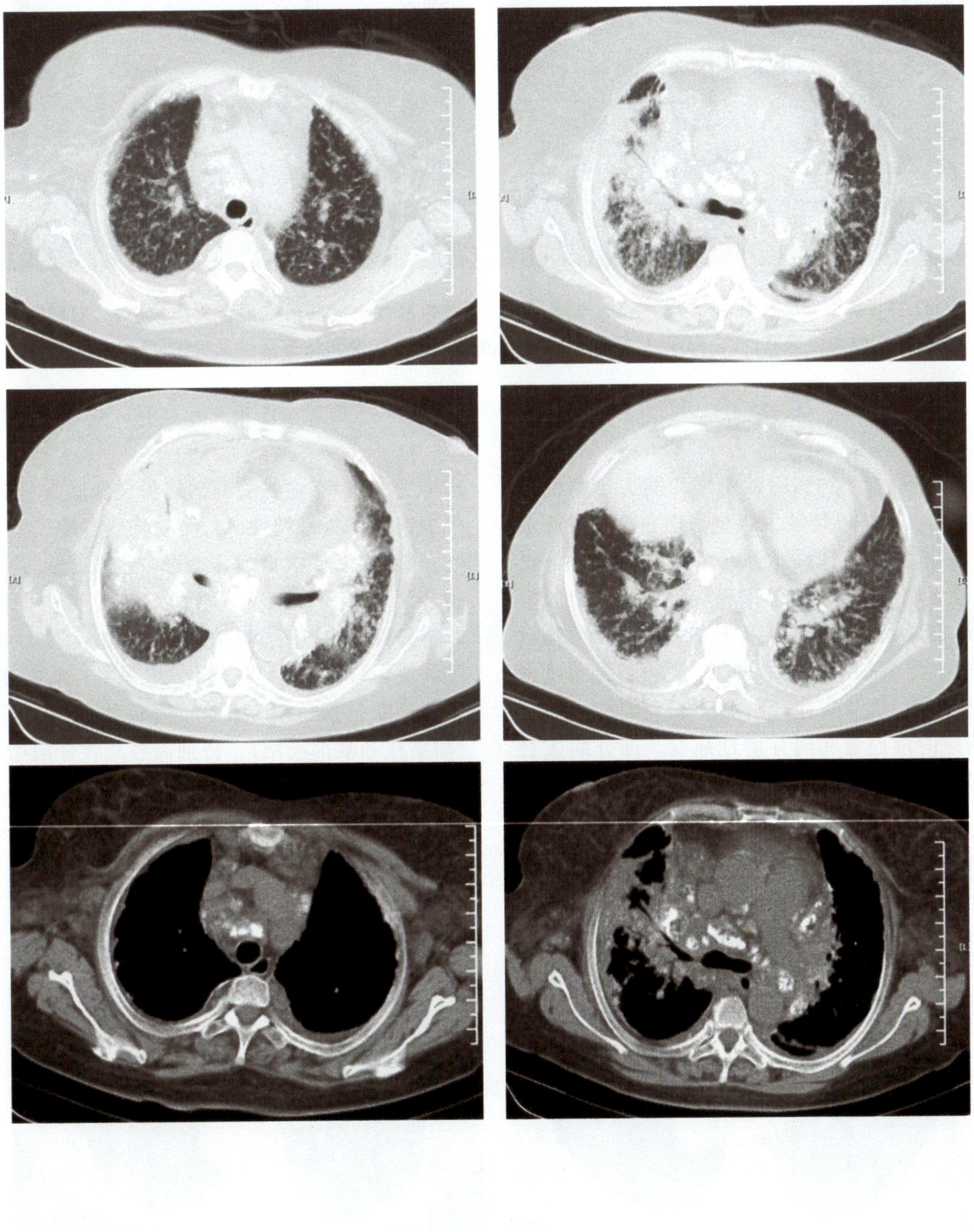

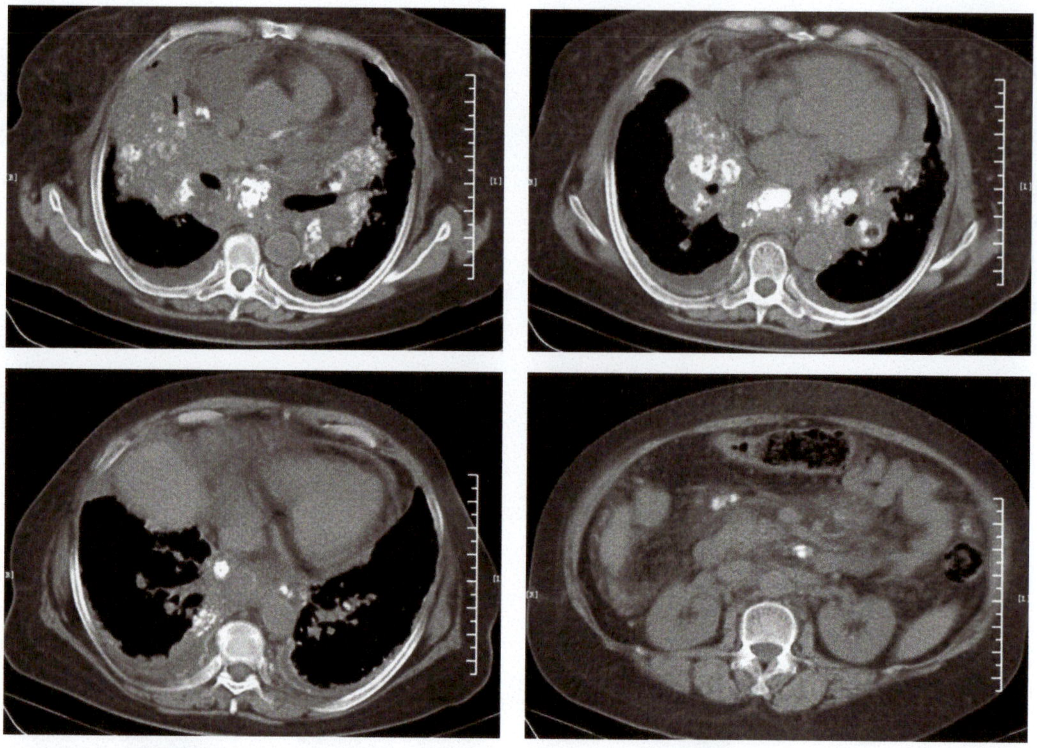

图 7-3-7　女，62 岁。确诊肺淀粉样变 3 年。咳嗽、气短 1 周。双肺弥漫性小叶间隔增厚伴大小结节影，右肺实变伴空气支气管征；双侧胸腔积液、心包积液；纵隔淋巴结肿大、钙化，部分实变和结节区可见钙化，腹腔内见钙化

（上海市普陀区人民医院呼吸科　施永美　提供）

4. 其他部位　约 20% 的淀粉样变病人可累及淋巴结。肺门或纵隔淋巴结肿大很少出现在局灶性肺淀粉样变中，一旦发生往往提示系统性病变可能。淋巴结累及一般无临床症状，偶尔出现气管压迫和上腔静脉阻塞。淋巴结淀粉样变 HRCT 表现多样，钙化常见，呈斑点状（图 7-3-8）。有时 HRCT 上淋巴结呈低密度影。鉴别诊断：结节病、矽肺、煤矿工人的肺尘埃沉着病、经治疗的淋巴瘤和肉芽肿性病变。部分病人会出现胸膜累及，表现为胸膜增厚和持续性胸腔积液。

喉部受累是头颈部局灶性淀粉样变最常见病变类型。0.5%～1% 的良性喉部病变为淀粉样变，发病年龄为 50～60 岁，发病率随着年龄增长而增加，男∶女发病率为3∶1。有症状的喉部淀粉样变通常是局灶性的，极少情况下为系统性 AL 淀粉样变。按发病率从高到低，喉部病变依次好发于喉室、前庭皱襞、声带、会厌、杓会厌皱褶和声门下。喉部淀粉样变在 HRCT 上是非特异性的，病变边界清晰，位于黏膜下，为均质软组织肿块，呈高密度影或钙化，增强 CT 上病变不明显。鉴别诊断包括透明肌瘤样息肉、肿瘤、肉芽肿性病变（如结核和喉部硬结）。特别需要与软骨肉瘤进行鉴别诊断，这是喉部钙化肿块的最常见病因。磁共振成像（MRI）上，淀粉样变的信号强度类似于骨骼肌，这一点有助于鉴别诊断，因为软骨肉瘤在 MRI 上不会有上述表现。

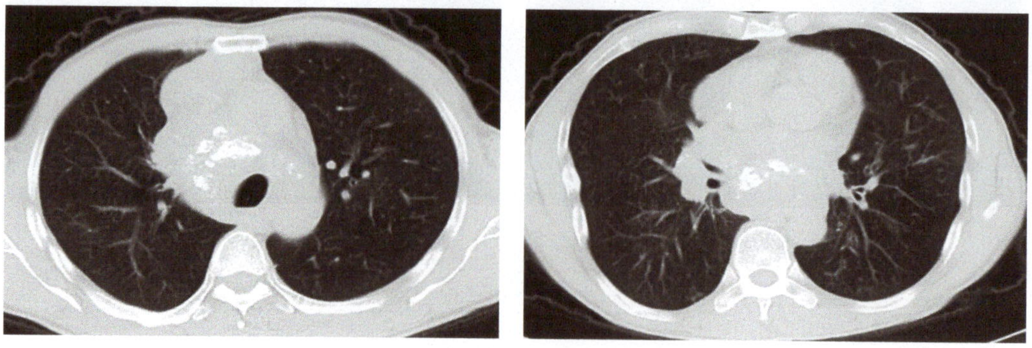

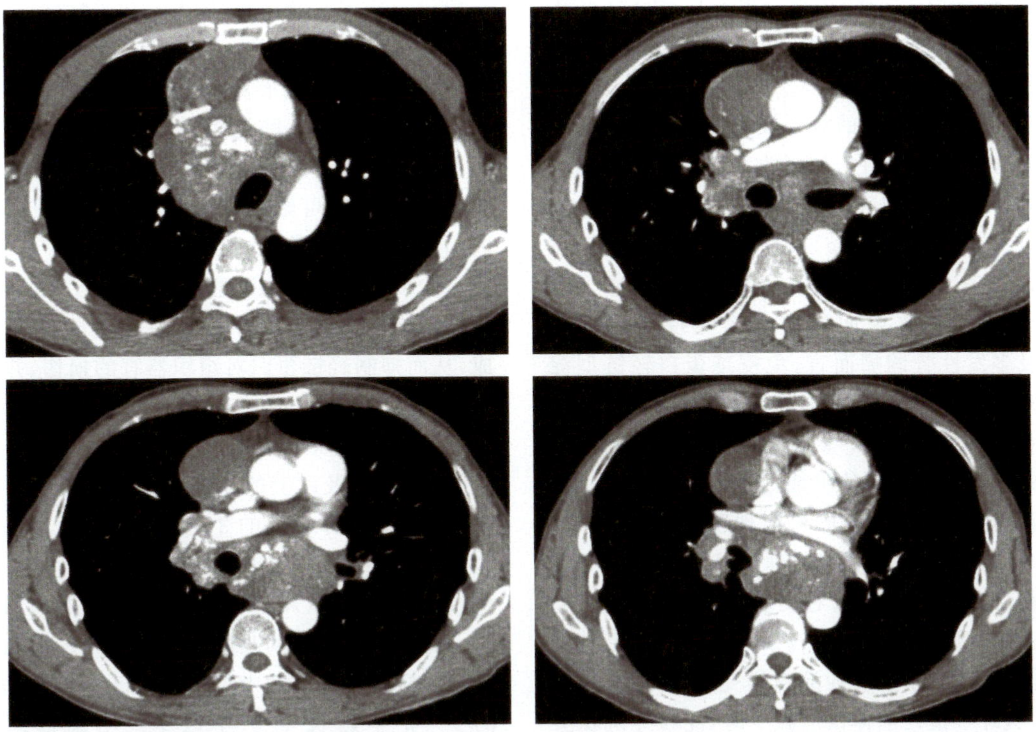

图 7-3-8　**男，54 岁。咳嗽、咳痰、气促 3 年，加重 2 个月。肺门、纵隔淋巴结肿大，钙化明显，增强扫描轻度强化。淋巴结活检病理：送检组织见大片淀粉样物质伴少量淋巴细胞浸润，考虑淀粉样变。免疫组化：Lamda（＋＋），刚果红偏振光显微镜下呈现出淡绿折光**

（福州肺科医院　黄梅萍　提供）

五、病理

淀粉样变是细胞外蛋白折叠错误导致的病理性沉积。淀粉样蛋白是一种均匀无结构的嗜酸性物质，苏木精-伊红染色时呈粉红色。用偏振光显微镜观察时为苹果绿色，刚果红染色呈橘红色，硫黄素 T 染色呈黄绿荧光色。需将淀粉样变和淀粉样沉积物进行鉴别诊断。淀粉样沉积物也是一种无结构的嗜酸性物质，但其组织化学染色和免疫组化染色均为阴性。淀粉样沉积物常与非淀粉样免疫球蛋白轻链沉积病的发生相关。

淀粉样变边界清晰，由致密无结构的嗜酸性淀粉样蛋白构成，周围有炎症细胞浸润。这些炎症细胞主要由肉芽肿反应生成，主要是浆细胞和淋巴细胞。活检标本行免疫组化染色后可确定淀粉样变的类型。AL 型淀粉样变在免疫荧光显微镜下可见 κ 或 λ 链表达。AA 型淀粉样变血清淀粉样 A 蛋白染色阳性。含有淀粉样蛋白组织行激光显微切割术和串联质谱法是目前最准确明确淀粉样沉积物亚型的方法。通过激光显微切割技术可将相关细胞从刚果红染色的石蜡切片上分离出来。通过以质谱法为基础的蛋白质组学分析技术，可明确淀粉样蛋白的类型。染色体异常，如 18 单体（最常见）和 7-、9-、11-、18-与 X-三体，在 AL 型淀粉样变病人中很常见。

六、诊断

通过组织活检进行刚果红染色对于该病的诊断是必需条件。可以从出现症状的组织（如肾）中或容易取得的组织（如皮下脂肪、骨髓、唾液腺）中取得诊断性活检样本。从有症状的器官中取得的活检样本的诊断阳性率高于从易得组织中取得的样本。有症状的器官活检的阳性率＞95％，脂肪为 75％～80％，而骨髓仅为 50％～65％。但侵袭性器官活检并非推荐的诊断手段，因为骨髓活检及皮下脂肪穿刺对于该病的检出率高达 85％。当然，若通过骨髓及皮下组织活检进行刚果红试验为阴性，但仍高度怀疑此病，进行适当的器官活检是必需的。其次，血、尿免疫固定电泳及免疫球蛋白轻链试验对于该病的诊断也具备相当的价值。约 50％AL 型淀粉样变病人蛋白电泳中可见单克隆蛋白，若进一步做免疫电泳或免疫固定法，则阳性率可达

72%。中位M蛋白14g/L,少数>30g/L,约1/4病人出现丙种球蛋白血症。在一组429例AL型淀粉样变性病人在就诊时73%有尿蛋白。约9%的病人其浓缩尿电泳示白蛋白峰。70%的病人经免疫电泳或者免疫固定法测得尿中有M蛋白,50%为λ型,23%为κ型,27%为阴性。24小时尿轻链排出量为0.01~6.6g,平均为0.4g,约36%病人>3g。总之,在诊断为AL型淀粉样变性的病人中,约89%的病人血清或尿中发现M蛋白。相较于意义未明的单克隆免疫球蛋白病(MGUS)及多发性骨髓瘤而言,免疫球蛋白轻链型淀粉样变表现为λ链比例很高,κ链比例较低,λ链∶κ链可高达3.8∶1。反之,若λ∶κ在正常范围内(0.26~1.65)∶1,则诊断为该疾病的可能性不大。

血清淀粉样P物质(SAP)可出现于所有淀粉样沉积中,SAP显像可用于发现和明确系统性淀粉样变的内脏淀粉样沉积。SAP显像对实质脏器沉积敏感,如肝脏、肾脏和脾脏,对肺部成像效果较差。有学者针对超过1000名各种类型系统性淀粉样变病人SAP显像评估证实,当纤维蛋白前体供应减少时,淀粉样沉积会逐渐消退,即使比较缓慢。

脱氧葡萄糖正电子发射断层扫描(FDG PET-CT)和淀粉样蛋白锝显像有助于明确淀粉样蛋白沉积,虽然目前尚不清楚这些技术的确切机制。对于部分病人,可使用双相FDG PET-CT成像对恶性肿瘤和淀粉样沉积进行鉴别诊断。淀粉样沉积早期成像中,FDG会出现延迟成像、活性下降;但恶性肿瘤不会有上述改变。

七、治疗

虽然淀粉样变是一种良性病变,但是当病变导致气道阻塞或呼吸衰竭发生时,往往是致命的。淀粉样变性的治疗途径主要有以下3种:最常见也最有效地治疗是通过干扰前体蛋白产生,从而阻止淀粉样纤维丝的形成和淀粉样蛋白的产生和沉积;第2种治疗途径是稳定前体蛋白的天然结构,从而阻止其转变成错折叠的蛋白;第3种途径则直接以淀粉样沉积物为靶标,通过破坏淀粉样蛋白纤维的结构稳定性使其不能继续维持β折叠构象。目前临床治疗的方法主要针对第1种途径。

淀粉样变治疗方法多种多样,包括非手术治疗和积极治疗。肺结节性淀粉样变通常是无症状的,可以给予非手术观察治疗。这类病人需同惰性B细胞淋巴组织增生性疾病鉴别诊断。气管支气管淀粉样变病人可给予局部支气管镜球囊扩张、支架放置、激光手术或放射治疗。对于无症状的局部淋巴结淀粉样变病人,一般给予非手术治疗;若病人有相关症状,则应考虑手术切除、激光或放射治疗。胸膜淀粉样变伴胸腔积液病人可给予反复胸腔穿刺、胸部引流管放置和胸膜固定术治疗。弥漫性肺泡隔淀粉样变预后较差,通常需要全身化疗或造血干细胞移植。若病人不适宜接受造血干细胞移植,可给予左旋苯丙氨酸氮芥(马法兰)和大剂量地塞米松联用,也能改善生存率。

大多数系统性AL型淀粉样变与浆细胞病有关,治疗策略为通过抑制单克隆浆细胞降低轻链蛋白生成,从而抑制轻链蛋白对组织器官的损伤,并最终通过人体的自我清除机制获得器官缓解。因此,现阶段的治疗目标是高质量的血液学缓解,即达到理想的部分缓解(VGPR)及以上的血液学缓解。器官缓解往往发生在获得血液学缓解的3~12个月后。主要治疗药物包括皮质类固醇、细胞毒性药物、大剂量马法兰和自体造血干细胞移植(ASCT)、蛋白酶体抑制剂和免疫调节剂。随着化疗方案的改进和支持治疗水平的提高,AL型淀粉样变性病人的中位生存期已从20世纪90年代的1~2年延长至5年以上。明确诊断后,只有5%~30%的AL型淀粉样变病人生存期≥10年。

在新药时代,马法兰联合泼尼松(MP)方案已不再是最优方案。但地塞米松代替泼尼松后缓解率和总体生存率有明显提高。Palladini等报道了他们在不符合移植标准的病人中的马法兰加地塞米松治疗经验。血液学缓解率为67%,器官缓解率为48%。这些病人的中位总体生存率为5.1年,无进展生存期为3.8年。

符合条件的病人可进行骨髓抑制化疗和ASCT治疗。大剂量马法兰联合ASCT可以使大约40%的病人获得血液缓解。但是此方案仅适用于低危病人(约占诊断病人的10%)。ASCT可以应用于肾脏受累的病人,不适用于基于烷化剂和免疫调节剂治疗的病人。进行移植的病人,约1/3被证实可完全缓解,这些病人的生存中位数为13.2年。移植相关死亡率达40%,有研究发现当NT-proBNP<5000pg/ml,肌钙蛋白<0.06ng/ml时,治疗相关死亡率<1%。所以要严格选择移植病人。

硼替佐米是一种蛋白酶体复合物抑制剂,能够延迟包括多发性骨髓瘤在内的肿瘤生长,获得较好、较快的血液学缓解率及器官缓解率。可以用于ASCT之前或者之后。硼替佐米目前作为AL型淀粉样变的一线治疗药物,而且在心脏受累的病人中应用越来越广泛。硼替佐米加地塞米松方案的有效率为65%,80%的中危病人可以获得5年生存。由于硼替佐米的神经毒性,包含硼替佐米的方案应避免应用于外周神经受累的病人。新一代的口服蛋白酶体抑制剂(伊莎佐米)及不可逆蛋白酶体抑制剂(卡非佐米)的研究正在进行。

免疫调节剂不推荐为一线治疗,主要应用于对烷化剂和硼替佐米治疗无效的病人。对于血清白蛋白<25g/L 的原发性 AL 型淀粉样变病人,应当在严格预防性抗凝的基础上,谨慎地使用免疫调控剂。沙利度胺通常和环磷酰胺、地塞米松联合使用。中位治疗 7 个月后,有 33%的病人疗效佳,但 29%的病人死亡,50%病人出现液体潴留、嗜睡、感染、低血压、神经病变。梅奥分期Ⅲ期的病人应当避免使用沙利度胺。来那度胺的血液学效应率 41%~47%,可用于复发和沙利度胺难治性的病例。剂量大于 15mg 会出现副作用。适用于终末期肾衰竭病人。心脏损害的一些指标会增高,且和死亡率相关。泊马度胺是沙利度胺类似物,研究显示血液学效应率 48%,一年无疾病进展率为 59%,总生存率为 76%。

有研究显示抗浆细胞 CD38 单抗(daratumumab)、抗 SLAMF7 单抗(elotuzumab)对于骨髓瘤有效,daratumumab 已经在做治疗 AL 型淀粉样变的临床研究。

AA 型淀粉样变的主要治疗手段是控制慢性炎症。如应用抗生素、皮质类固醇、生物制剂如 TNF-α 单抗及 IL-1 受体拮抗剂等。

研究已发现,系统性 AA 型淀粉样变病人强化抗炎治疗后、AL 型淀粉样变病人化疗后、家族性淀粉样多神经病和透析相关淀粉样变病人在肝脏和肾脏移植后,淀粉样变逐渐消退。需密切监测随访和治疗淀粉样变(约每 6 个月 1 次)。器官功能并不能完全反映淀粉样变程度,特别是对于系统性淀粉样变病人。

八、疗效判断

对疾病进行分期有助于病人的预后。目前常用的分期系统有美国梅奥分期系统和肾脏分期系统。梅奥分期系统主要基于肌钙蛋白 T(TnT)及 NT-proBNP 两种心肌标志物,2012 年修订版中又增加了血清游离轻链差值(dFLC)。梅奥分期系统目前已在临床中广泛使用。肾分期系统有助于判断病人进展至终末期肾衰竭的风险。

AL 型淀粉样变性的疗效判断分为血液学反应和器官反应两类,血液学反应分完全缓解(CR)(轻链绝对值及比值正常,血/尿免疫固定电泳阴性)、理想的部分缓解(VGPR)(dFLC 下降至<40mg/L)、部分缓解(PR)(dFLC 下降>50%)、无反应(未达到 PR)和进展等类型。进展包括:若达到 CR,可检测到 M 蛋白或轻链比值异常(轻链绝对值必须翻倍);若达到 PR,血 M 蛋白增加 50%至>5g/L 或尿 M 蛋白增加 50%至>200mg/d(必须出现可见的峰);轻链增加 50%至>100mg/d。器官反应主要评价心脏、肾、肝及外周神经这四种主要的受累器官。在治疗期间需每隔 30~60 天进行一次疗效评估。

参考文献

Comenzo RL, Vosburgh E, Falk RH, et al. Dose-intensive melphalan with blood stem-cell support for the treatment of AL(amyloid light chain) amyloidosis : survival and responses in 25 patients. Blood, 1998, 91: 3662-3670.

Costa T, Martins V, Martins Y, et al. Amyloidosis and the respiratory tract. Acta Med Port, 2009, 22: 105-112.

Crowley E, Mathur P, Carlos WG. Tracheobronchial Amyloidosis: Recognize Before Compromise. Chest, 2013, 144(4): 50.

Ding L, Li W, Wang K, et al. Primary tracheobronchial amyloidosis in China : analysis of 64 cases and a review of literature. J Huazhong Univ Sci Technolog Med Sci, 2010, 30: 599-603.

Hanon S, De Keukeleire T, Dieriks B, et al. Primary tracheobronchial amyloidosis: a series of 3 cases. Acta Clin Belg, 2007, 62: 56-60.

Kalra S, Utz JP, Edell ES, et al. External-beam radiation therapy in the treatment of diffuse tracheobronchial amyloidosis. Mayo Clinic Proceedings. Mayo Clinic, 2001, 76: 853-856.

Lang SM, Täuscher D, Füller J, et al. Multifocal primary amyloidosis of the airways: Case report and review of the literature. Respiratory Medicine Case Reports, 2015, 15: 115-117.

Nugent AM, Elliott H, McGuigan JA, et al. Pulmonary amyloidosis : treatment with laser therapy and systemic steroids. Respiratory Medicine, 1996, 90: 433-435.

Rauba D, Lesinskas E, Petrulionis M, et al. Isolated nasal amyloidosis: a case report. Medicina, 2013, 49(49): 497-503.

Therneau TM, Kyle RA, Melton LJ, et al. Incidence of monoclonal gammopathy of undetermined significance and estimation of duration before first clinical recognition. Mayo Clin Proc, 2012, 87: 1071-1079.

病例解析

1. 病例 1:女,39 岁。活动后气促 2 年余,进行性加重。

胸部 CT:气管管壁弥漫性不均匀增厚,可见明显钙化，膜部受累，左主支气管及左上叶支气管狭窄，壁呈骨样密度增厚，管壁内缘多不光整，左主支气管内可见软组织密度影，左侧阻塞性肺气肿较明显（图 7-3-9）。

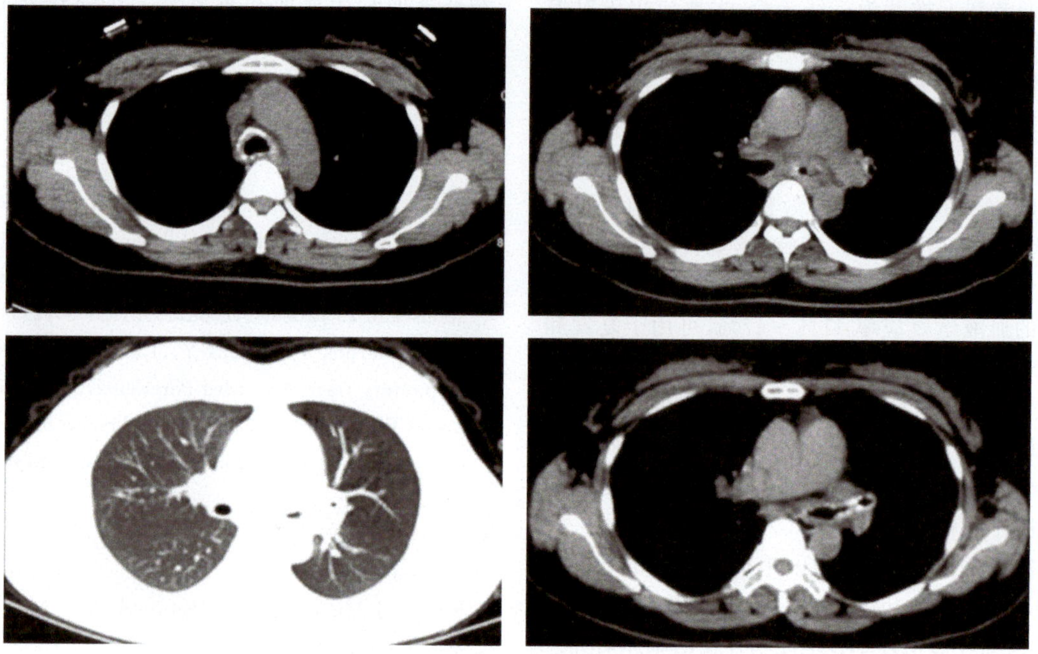

图 7-3-9 胸部 CT1

【诊断】 气管、支气管淀粉样变。

【诊断依据】 病人胸部 CT 表现为气道壁结节样软组织增厚，可见环形和点状钙化，膜部明显受累，气管、左主支气管及左上叶支气管均受累，左主支气管壁可见结节样突出，左肺上叶阻塞性肺气肿，符合气管支气管淀粉样变影像学诊断。鉴别诊断需考虑复发性多软骨炎和骨化性气管支气管病。3 种病变均可表现为气管支气管弥漫性狭窄、管壁增厚及钙化，但后两者一般不累及气管后部和膜部，本例不支持。病人气管镜活检黏膜及黏膜下见大片淀粉样物质沉积，刚果红染色阳性。

【分析】 淀粉样物质是蛋白样物质，由于遇碘时，可被染成棕褐色，再加硫酸后呈蓝色，与淀粉遇碘时的反应相似，故称之为淀粉样变。该病人无多发骨髓瘤病史，风湿系列阴性，其他部位检查也无系统性淀粉样变的证据，考虑原发性气管支气管淀粉样变。原发性气管、支气管淀粉样变多由浆细胞分泌的免疫球蛋白轻链片段（AL 型蛋白）沉积于气道黏膜所致；继发性气管、支气管淀粉样变则由血清淀粉样蛋白 A（AA 型蛋白）引起，是机体炎症状态下的急性期产物。临床上大部分具有明显呼吸道症状的病人多是由于 AL 型蛋白沉积造成的。

呼吸困难、咳嗽、咯血和声音嘶哑是气管支气管淀粉样变的常见症状。因气道狭窄、分泌物滞留常有继发感染，此时咳嗽呈持续性伴咳脓痰，可有发热和白细胞增高。支气管阻塞可造成肺叶或肺段不张，反复感染后可出现肺实变表现。淀粉样物沉积导致血管脆性增加和凝血机制障碍，故咯血颇为常见。肺功能的改变可能为淀粉样物沉积导致管腔狭窄，气流受阻而出现阻塞性通气功能障碍；沉积的淀粉样物使肺组织顺应性下降，伴随病程进展，可合并肺气肿，并可出现限制性通气功能障碍；因肺实质乃至肺泡壁多无损害，一般不出现弥散功能障碍。

呼吸系统淀粉样变系呼吸道良性病变，但预后多不佳，预后与病变部位、类型和气道狭窄的程度有关，死因多为咯血、肺部感染及呼吸功能衰竭，目前尚无特异有效的治疗方法。对无症状者可暂不进行干预治疗，但应随访观察；对有症状，尤其是出现呼吸困难者应积极治疗。目前主要包括：①介入治疗，局限性病变可经一次或多次外科或内镜介入手术切除而根治，累及气道的 AL 型淀粉样变病人可经支气管镜应用激光、电灼、冷冻等介入治疗，以解除气道梗阻，球囊扩张、放置支架等在治疗淀粉样变致气道狭窄中有较好的近期疗效。②体外放疗，放疗可改善临床症状，有助于减少肺部感染的发生及肺功能恢复，现被推荐作为因大面积病变或合并远端病变而不适合支气管镜下再通治疗的病人的一线治疗方案，尤其是有严重症状或肺功能下降的病人。但其作用机制、最佳治疗剂量及远期效果尚不确定。

③ 药物治疗，常用药物有马法兰、糖皮质激素、秋水仙碱、环磷酰胺及二甲基亚砜、硼替佐米，联合自体干细胞移植疗效更佳，但远期疗效仍不理想。亦有报道针对淀粉样物质 β 片层结构的单克隆抗体可改善某些病人的器官功能和淀粉样蛋白沉积。

气管支气管型淀粉样变病人的 5 年生存率为 30%～50%。近端气道受累比中、远端气道受累的病人预后差。尽管已有该病自愈的报道，但是病人仍然会反复尝试切除病变来控制进行性加重的呼吸系统症状。

（解放军福州总医院呼吸与危重医学科　叶　嘉　提供）

2. 病例 2：女，58 岁。憋闷 9 个月，加重 3 个月。病人 9 个月前活动后出现胸闷、憋气，伴咳嗽、咳痰，乏力、口干、眼干。3 个月前无明显诱因症状加重。给予抗炎、提高免疫力等治疗，症状不缓解，呼吸困难进行性加重。既往史：便隐血阳性，可疑肾小球肾炎病史 3 个月。30 年前曾从事油漆工作 2 年，长期接触淀粉。查体：双侧颈部淋巴结肿大，质硬。辅助检查：血常规示 WBC 5.87×10^9/L；N% 84%；CRP 99.33mg/L；免疫指标均阴性；肿瘤指标 CA125、CA19-9、AFP、CEA 阴性。

胸部 CT：双肺弥漫性小叶间隔增厚，沿支气管血管束分布，叶间裂增厚，呈结节样改变，右肺中叶实变，有支气管充气征，纵隔淋巴结肿大，双侧胸腔积液（图 7-3-10）。

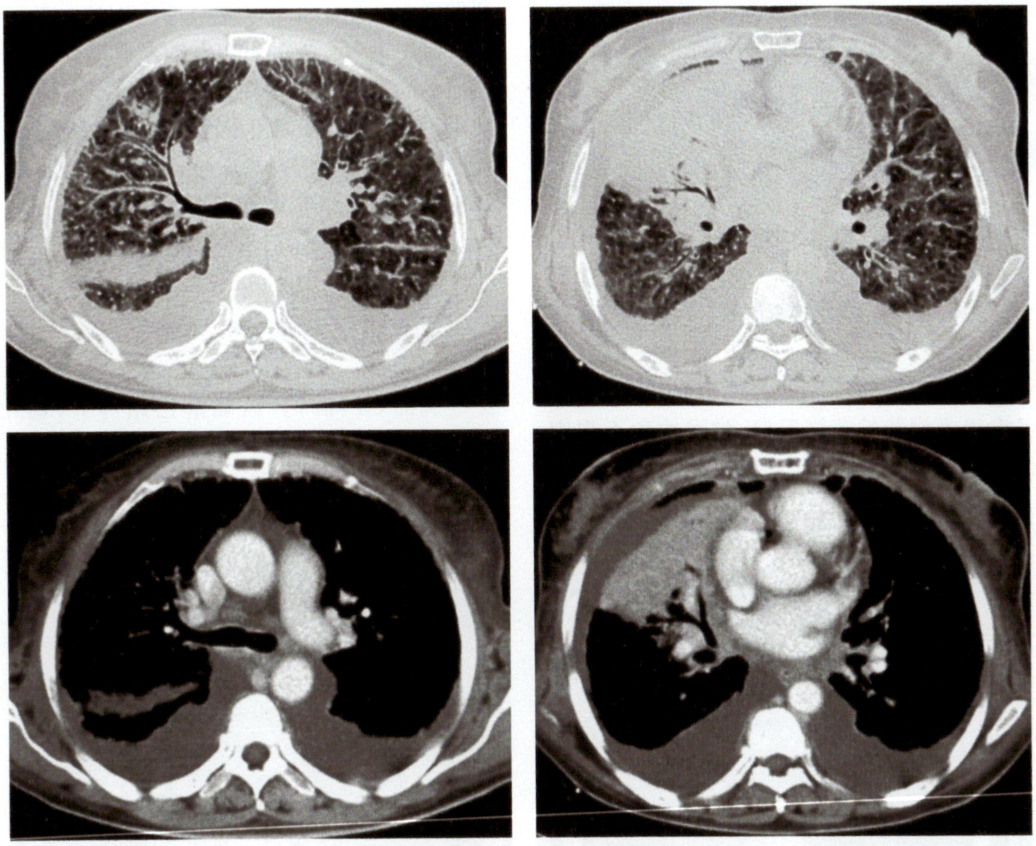

图 7-3-10　胸部 CT2

【诊断】　弥漫性肺泡间隔型淀粉样变。

【诊断依据】　中年女性，胸部影像表现为异常网状影、小叶间隔增厚、磨玻璃影、叶间裂增厚且呈结节样改变、沿淋巴管分布的多发小结节，以间质分布为主。右肺中叶实变明显，可见气管充气征和钙化，纵隔淋巴结肿大，双侧胸腔积液，以上特点符合弥漫性肺泡间隔型淀粉样变。病人有乏力、口干、眼干症状，不除外结缔组织病特别是干燥综合征的可能，而干燥综合征常为淀粉样变诱因。本例需与结节病、癌性淋巴管炎和淋巴增殖性疾病相鉴别。结节病症状以干咳和呼吸困难多见，肺内表现多为双肺多发结节影，沿支气管血管束分布，可累及胸膜和叶间裂，可有肺实变及胸腔积液，但以单侧胸腔积液多见，病变内钙化少见，本例不支持。癌性淋巴管炎多见于腺癌，CT 显示小叶间隔不均匀增厚，肺叶内细小网状结节影，以肺野中外带和肺底多见；多有不均一结节状增粗的支气管血管束（套袖征)从肺门向外周呈放射状,部分分支末梢直达胸膜,本例网状改变和套袖征不明显,可除外该诊断。淋巴增殖性疾病主要为淋巴瘤,其影像多种多样,较难鉴别,最终鉴别需依靠病理。病人行肺穿刺活检,病理示:肺组织、肺泡上皮增生伴轻度非典型增生,肺泡间隔和肺膜下纤维化和淀粉样变性;灶状炎细胞浸润伴吞噬炭末的组织细胞、浆细胞和嗜酸性小体;局灶骨化(图 7-3-11)。免疫组化结果示:TTF-1(+),p53(+),Ki-67(+)。特殊染色:PAS(粉染),抗酸(-),六胺银(-),淀粉染色(粉染)。

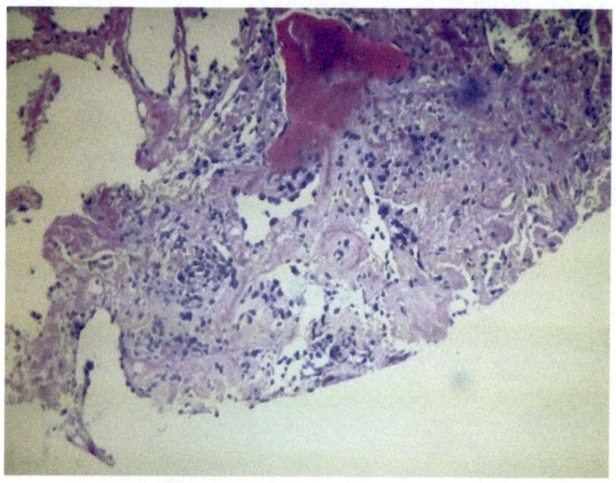

图 7-3-11 **淀粉样变表现**

【分析】 淀粉样变的影像学表现是非特异性的。胸部 CT 可表现为网状结节样浸润、弥漫性和不规则气道壁增厚伴钙化、管腔狭窄和胸膜斑块。气管支气管淀粉样变往往会表现为支气管壁增厚、肺部团块状或结节状阴影、不规则气道腔狭窄等。气管壁呈光滑同心性、结节状或不对称性增厚,管腔呈弥漫性或局限性狭窄,可出现特征性条形钙化影,此外还可出现阻塞性肺炎、肺不张、肺气肿和支气管扩张等。结节性淀粉样变往往表现为外周胸膜下结节,大小不一(0.5~5cm),边界清晰,可有轻度分叶、钙化和空洞形成。这些结节通常局限于下叶。肺泡间隔淀粉样变可表现为小叶间隔增厚、弥漫性间质或肺泡浸润,偶尔会表现为实质结节。淋巴结淀粉样变往往表现为纵隔和肺门淋巴结肿大,伴斑点状钙化灶。

淀粉样变引起胸腔积液相对少见,可以为单侧或双侧,可以为渗出液或漏出液。淀粉样变引起胸腔积液的机制尚不是非常明确,若胸腔积液的性质为漏出液,考虑为全身因素如心脏所累所致的充血性心力衰竭、肾脏受累所致的肾病综合征及肝脏受累所致的低蛋白血症等,也可由淀粉样物质阻碍淋巴回流及肺血管内淀粉样物质沉积导致肺静脉压升高所致。若为渗出液,考虑为淀粉样物质在胸膜沉积,引起胸膜弥散性炎症所致。

(北京世纪坛医院影像科 孙小丽 提供)

3. 病例 3:男,67 岁。查体发现肺门、纵隔淋巴结肿大。

胸部 CT:肺门、纵隔淋巴结肿大,钙化明显(图 7-3-12)。

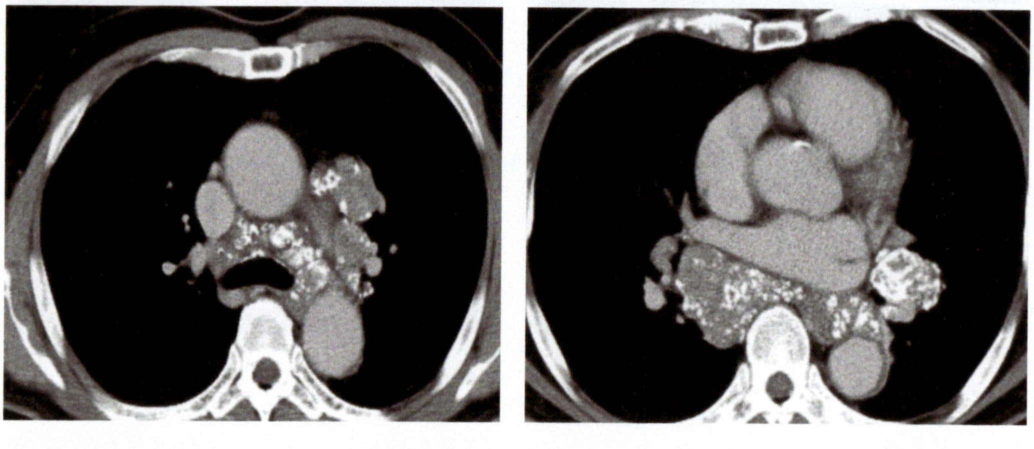

图 7-3-12 **胸部 CT3**

【诊断】 肺门、纵隔淋巴结淀粉样变。

【诊断依据】 老年男性,胸部 CT 示肺门、纵隔淋巴结肿大并广泛钙化,病人无职业病及其他全身性疾病史,首先可排除结核、矽肺、恶性疾病或由于其他全身性疾病所累及的肺、纵隔病变。结节病以肺门、纵隔对称性淋巴结肿大为典型表现,但钙化如此明显者少见。Castleman 病临床以深部或浅表淋巴结显著肿大为特点,部分病例可伴全身症状和多系统损害,本例亦不符合。病人无明显临床症状,首先考虑良性疾病,结合病人气管壁亦见钙化,肺门、纵隔淋巴结淀粉样变首选。病人淋巴结活检见淀粉样物质沉积,部分钙化、骨化,刚果红染色阳性。肺门、纵隔淋巴结淀粉样变诊断明确。

【分析】 淀粉样变以肺门、纵隔淋巴结肿大为突出表现者较少见，可同时伴或不伴有肺内改变。鉴别诊断主要包括：①矽肺，淋巴结蛋壳样钙化被认为是矽肺的特征性改变，常有职业病史。②结节病，早期以肺门、纵隔淋巴结对称性肿大为主，随着病变发展，淋巴结可缩小，淋巴结钙化少见，极少蛋壳样钙化。③淋巴结结核，活动期淋巴结肿大，常伴干酪样坏死，CT 表现中心低密度，增强扫描见环形增强。非活动期时淋巴结逐渐缩小，钙盐沉着，钙化常为点状和层状。④Castleman 病，为慢性淋巴组织增生性疾病，分为局灶性和多中心性两种，前者一般无临床症状，影像表现纵隔单个巨大淋巴结肿大。后者常有发热、贫血和红细胞沉降率增快，多部位淋巴结肿大，淋巴结内可有特征性细沙粒、枯枝样钙化。由于本病淋巴结富血供，CT 增强扫描表现有明显强化。

4. 病例 4：男，58 岁。咳嗽、胸闷半个月。既往糖尿病病史 10 年，血糖控制可。辅助检查：尿常规示葡萄糖（＋＋＋）。血生化：葡萄糖 8.09mmol/L。肿瘤标志物：NSE 67.7μg/L。

胸部 CT：气管及左右主支气管管壁增厚、钙化，纵隔淋巴结肿大，右肺下叶结节影（图 7-3-13）。

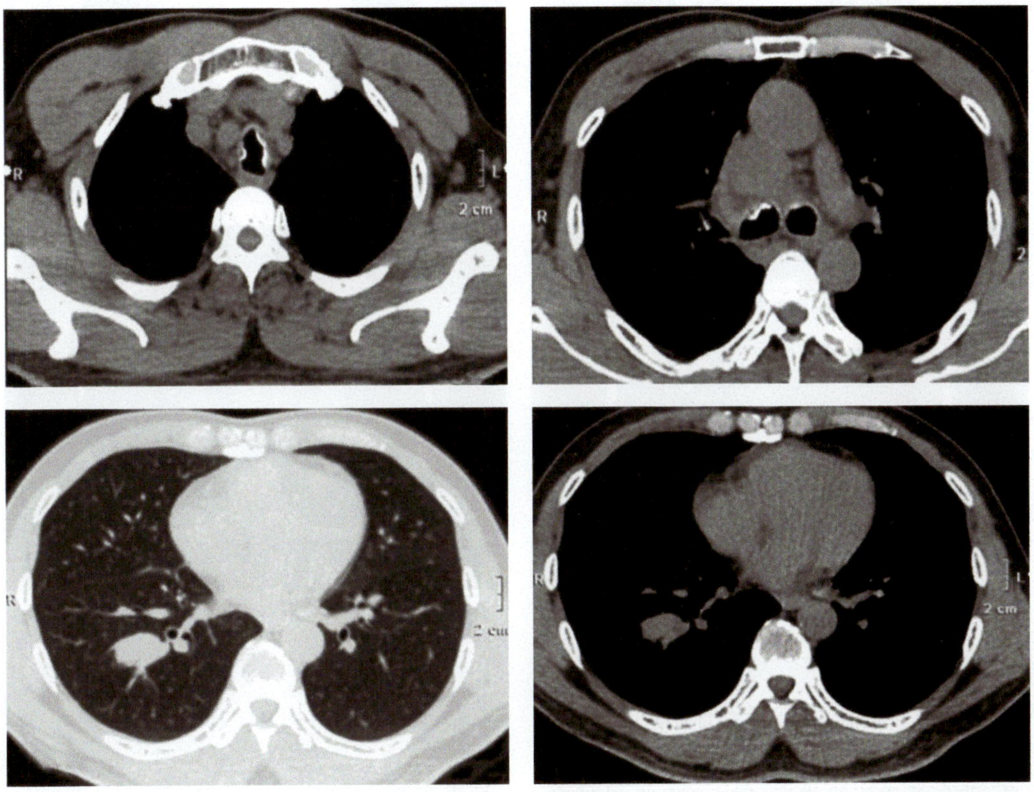

图 7-3-13　胸部 CT4

【诊断】 气管支气管淀粉样变。

【诊断依据】 该病影像学示气道内钙化明显，主要考虑淀粉样变、骨化性气管支气管病（TBO）和复发性多软骨炎。复发性多软骨炎是一种罕见的，以具有退变、结构破坏、纤维化的软骨炎症反复发作为特征的自身免疫综合征，可导致耳、鼻、周围关节、喉及气管支气管树软骨破坏。影像学最早表现为软化，可能继发于水肿及软骨炎症；然后气道壁增厚，软骨部开始钙化；后期表现为狭窄伴有瘢痕。CT 多表现为气道壁密度增高；钙化常呈泥沙样或布丁样。本例无其他脏器损害，管口无明显狭窄，气管壁弥漫性增厚及钙化，不支持该诊断。淀粉样变和 TBO 较难鉴别，但右肺下叶结节影和纵隔淋巴结肿大为诊断和鉴别诊断提供了线索。病人支气管镜活检病理示呼吸上皮黏膜慢性炎症，间质内大量浆细胞浸润，可见骨化。PAS（－），刚果红染色（＋）。纵隔淋巴结活检病理结果：小细胞肺癌，免疫组化：CK（＋）、TTF-1（＋）、Syn（＋）、CD56（＋）、CD20（－）、CD 79a（－）、CD5（－）、CD3（－）、CD43（－）、TdT（－）、Vimentin（－）。

【分析】 淀粉样变分为原发性和继发性，原发性淀粉样变病因不清，可能与遗传有关；继发性淀粉样变可继发于慢性感染（结核、麻风、梅毒等）、慢性炎症（类风湿关节炎等)、肿瘤。诊断依靠病理:HE 染色见均质嗜伊红物质沉积,刚果红染色阳性。部分淀粉样变病例也存在骨化及钙化,与 TBO 鉴别主要依靠刚果红染色结果。本例肺内可见占位性病变及纵隔淋巴结肿大,结合淀粉样变性可继发于肿瘤,故最后诊断为肺小细胞肺癌并气管支气管淀粉样变。

(济南军区总医院呼吸内科　刘书盈　提供)

5. 病例 5:女,43 岁。咳嗽、胸闷 7 天。病人 7 天前受凉后出现干咳、胸闷,活动后加重,活动耐力下降,前胸部刺痛感。15 年前行"舌腺囊腔切除术"。种植棉花 20 年,发病前 1 周接触发霉玉米。

胸部 CT(2014-06-26):两肺多发大小不等结节影,密度较高,钙化明显,部分病灶有厚壁空洞形成,纵隔淋巴结未见肿大(图 7-3-14)。

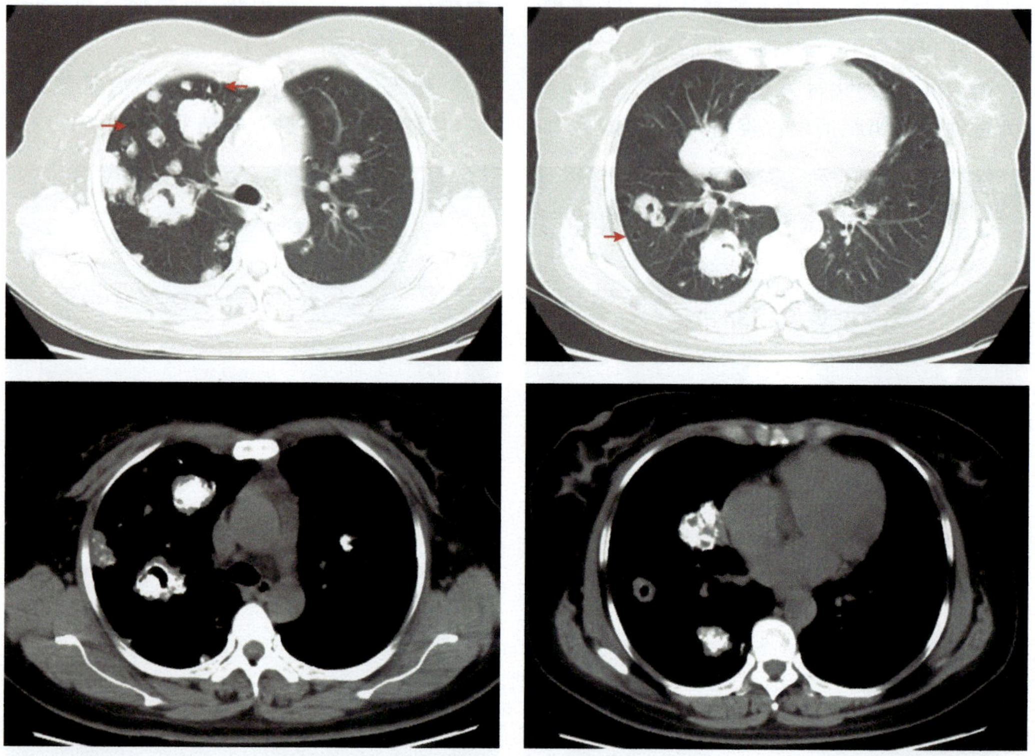

图 7-3-14　胸部 CT5

【诊断】　继发性淀粉样变;干燥综合征。

【诊断依据】　中年女性,双肺多发大小不等结节影,钙化明显,首先考虑淀粉样变,病人 CT 尚可见多发气囊影(图 7-3-14 红箭),部分气囊影与钙化灶相邻,考虑为结缔组织病特别是干燥综合征所致继发性淀粉样变可能性大。入院查体:面部红斑,全身皮肤较硬,面部皱纹较少,口唇无发绀。辅助检查:血常规示 WBC 2.57×10^9/L、N 1.16×10^9/L;RF-IgA、RF-IgG、RF-IgM、SSA 均升高,抗核抗体阳性;真菌 D-葡聚糖检测阴性;肿瘤标志物阴性;结核抗体阴性;大便隐血弱阳性;肺功能:轻度限制性通气功能障碍;泪膜破裂时间(BUT):左右眼均为 1 秒;Schrimer 试验:右眼 8mm/5min,左眼 7mm/5min;角膜荧光染色:右眼下方角膜有多处片状染色,左眼下方角膜有散在小片状及大片状染色;双侧腮腺造影:干燥综合征(4 级)。右肺穿刺活检示淀粉样物质(图 7-3-15)。免疫组化:CK(—),S-100(—)(图 7-3-16),CD34(—)。特染:刚果红(+)(图 7-3-17)、PAS(+)(图 7-3-18),六胺银(—)。最终考虑肺淀粉样变。

【分析】　结缔组织病继发淀粉样变,最多见于类风湿关节炎,继发于干燥综合征者亦不少见。干燥综合征是一种常见的自身免疫病,B 淋巴细胞异常激活造成腺体局部炎症浸润在发病机制中起到重要作用,临床上多以口眼及其他腺体干燥为主要表现,并可有全身多系统受累。淀粉样变是指一组表现各异的临床综合征,其共同特点为均具有细胞外淀粉样物质沉积。干燥综合征与淀粉样变都有淋巴细胞异常激活和分泌的过程,干燥综合征病人继发淀粉样变部位主要为皮肤、唇腺、呼吸系统、肾等。两者发生于支气管肺部主要有 3 种表现形式:气管支气管型、结节性实质型和弥漫性肺泡间隔型淀粉样变,也可混合存在。临床表现隐匿且无特异性,以咳嗽、气促等呼吸道症状最常见。

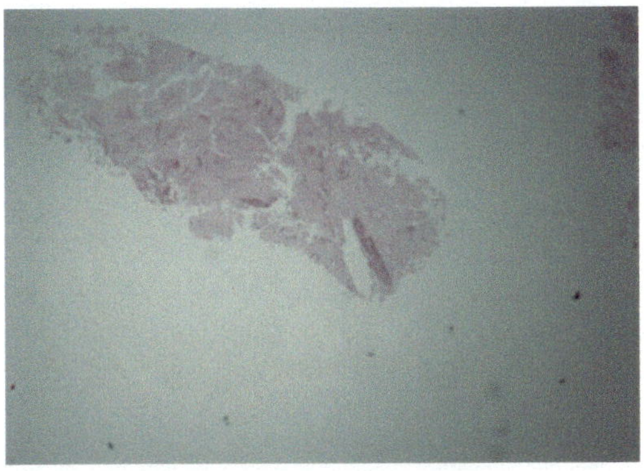

图 7-3-15　**淀粉样物质**

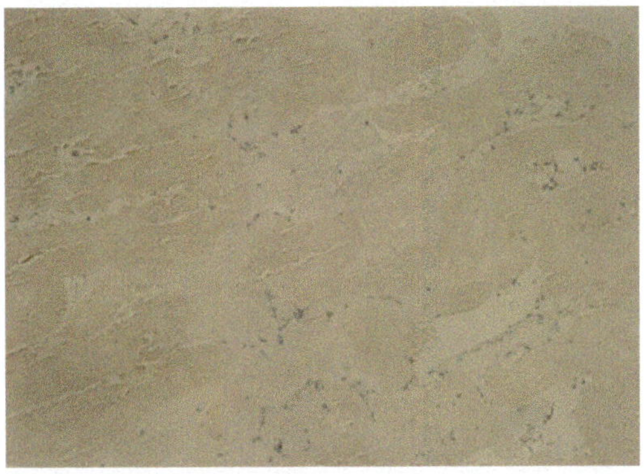

图 7-3-16　**S-100(－)**

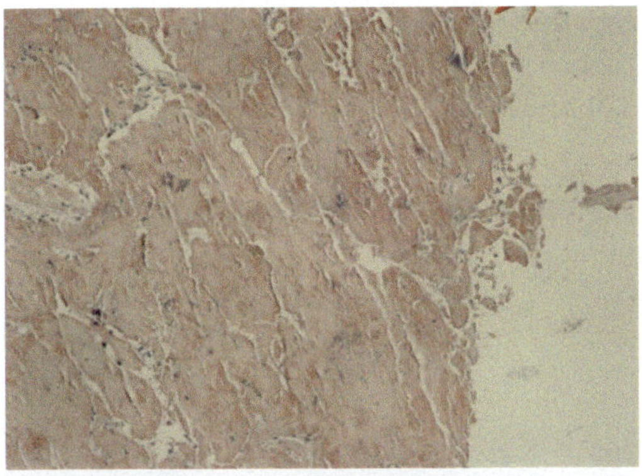

图 7-3-17　**刚果红(＋)**

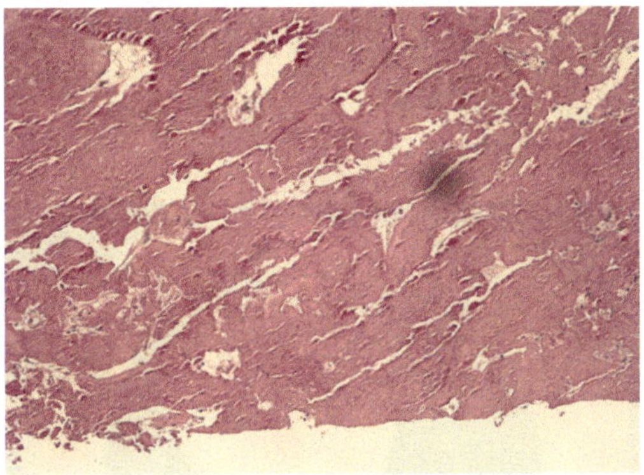

图 7-3-18　**PAS(＋)**

有近 1/4 的病人无呼吸道症状，多为进行肺部影像学检查时才发现异常。病人的呼吸道症状与气道受累的部位和程度有关。其中气管支气管淀粉样变较多表现为咳嗽、咯血、胸痛等。结节性实质型常无临床症状，影像学检查显示孤立或多个界线清楚的结节，多位于肺下叶周边部，为淀粉样物质和淋巴组织增殖细胞在间质或支气管外的渗出沉积所致。结节进展缓慢，约 1/3 形成空洞或钙化，临床上易误诊为肿瘤、结核、淋巴瘤等。还可表现为薄壁大疱及肺囊腔，可能与气道狭窄和单向阀机制有关。弥漫性肺泡间隔型常出现活动后呼吸困难。对于伴有难治性肺炎、肺 CT 表现为多发不明原因的伴空洞或钙化的肺部结节、肺大疱的干燥综合征病人，需警惕有无继发淀粉样变的可能。

淀粉样变目前尚无根治方法，也无确切证据表明药物治疗能够有效延长病人的生存期。弥漫性肺泡间隔型淀粉样变常出现活动后呼吸困难并进行性加重，后期引起呼吸衰竭，需用糖皮质激素和(或)免疫抑制剂治疗。该治疗虽能有效改善肺功能及合并症，但对结节疗效不大。而对于没有肺间质病变、临床无症状、局限性的肺结节性淀粉样变预后良好，可以密切随访观察为主。该例诊断明确后未特殊治疗，3 年后复查胸部 CT(2017-04-06)，病变进展不明显(图 7-3-19)。

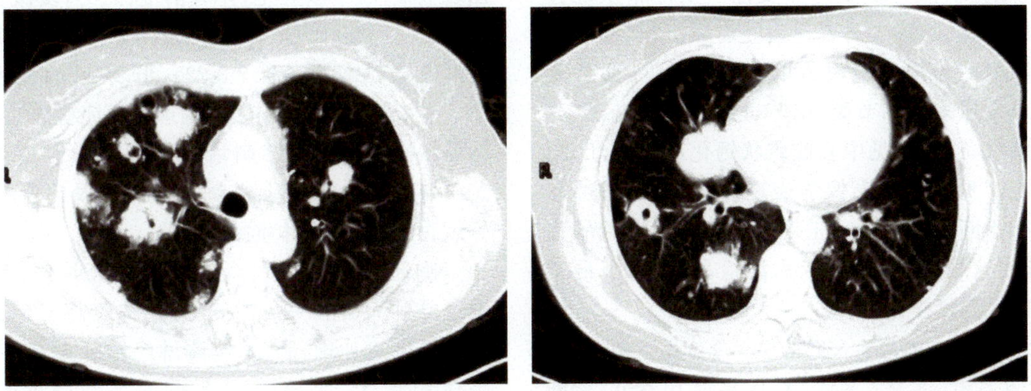

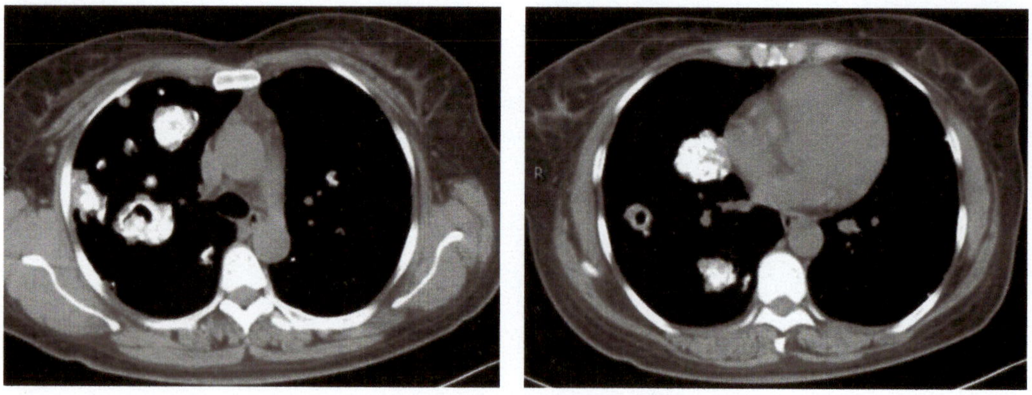

图 7-3-19 病变 3 年进展不明显

6. 病例 6：女，50 岁。右侧胸痛 6 个月。

胸部 CT：右肺下叶胸膜下占位(图 7-3-20)。

【诊断】 淀粉样瘤。

【诊断依据】 病人行右肺下叶楔形切除术，病理为淀粉样瘤(直径为 4.5cm)。

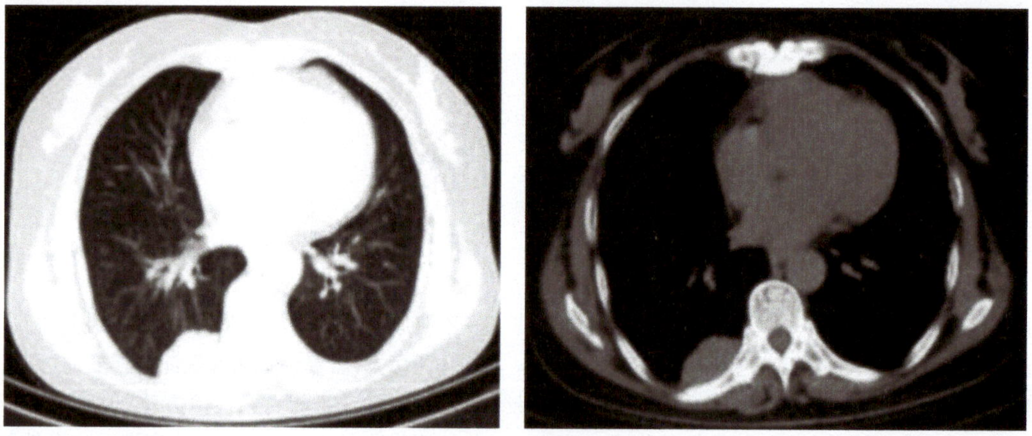

图 7-3-20 胸部 CT6

【分析】 淀粉样瘤可发生于气管、支气管和双肺，不同部位病变可共同存在，多为单发，可原发，亦可继发。支气管淀粉样瘤起病隐匿，发展缓慢，随着病程进展，临床上逐渐出现咳嗽、痰中带血、胸痛或呼吸困难、喘息等症状，亦可在体检时偶然发现。本例全身检查未发现异常病变，故可诊断为原发性。在排除系统性淀粉样变后，60%的病人只表现为肿瘤样沉积，称为淀粉样瘤。肺内淀粉样瘤表现为以右下肺多见，通常表现为肺的单发或多发结节影，结节可以是边缘光滑、分叶状或毛刺状，偶尔可见中心或点状钙化或骨化灶，结节形成空洞罕见。由于影像学表现多样，仅仅通过影像表现进行诊断非常困难。正确的诊断需要完整的临床病史，即使这样，确诊通常依靠活检，沉积物中最常检测到 AL 型淀粉样蛋白。

(河北省邢台市临西县人民医院 徐玉波 提供)

7. 病例 7：男，58 岁。多饮、多尿、多食 10 余年，诊断为“2 型糖尿病”，长期使用胰岛素治疗，具体不详，不规律监测血糖。既往有“慢性乙型肝炎”病史 10 余年。2014 年 6 月出现四肢麻木，有泡沫尿，偶有咳嗽、咳痰、气促，考虑为 2 型糖尿病并周围神经病变。2014 年 10 月腹胀、厌食、乏力，诊断为“肝硬化失代偿期”。此后 2 年病人反复出现咳嗽，以干咳为主，伴有消瘦、乏力，多次行胸部 CT 示纵隔淋巴结肿大及肺部感染(图 7-3-21)。2015 年 12 月行淋巴结活检术(图 7-3-22)、肝穿刺活检术(图 7-3-23～图 7-3-26)及纵隔镜术，病理均示淀粉样变，考虑系统性淀粉样变。骨髓穿刺活检病理示骨髓增生尚活跃。2016 年 6 月出现腹泻，进食极少，油腻及肉食等食物均可导致腹泻。2 年来体重减轻 40kg。

胸部 CT(2014-04)：右肺上叶斑片影，肺门、纵隔淋巴结肿大(图 7-3-21A～D)。胸腹部 CT(2015-06)：右肺上叶斑片影，肺门、纵隔淋巴结肿大，偶见钙化；肝脏体积增大，实质内见大小不等低密度灶(图 7-3-

21E～J)。胸腹部 CT(2016-08):右肺上叶斑片影，肺门、纵隔淋巴结肿大，散在钙化；肝脏体积增大，实质内见大小不等低密度灶，分布较密集，部分相互融合(图 7-3-21K～P)。胸部 CT(2017-01):右肺上叶、左肺中叶、右肺下叶斑片结节影，右肺下叶磨玻璃影，肺门、纵隔淋巴结肿大，散在钙化(图 7-3-21Q～V)。

【诊断】 系统性淀粉样变。

【诊断依据】 中年男性，有肝硬化、2 型糖尿病并周围神经病变病史，纵隔多发淋巴结肿大并钙化，既往淋巴结活检、肝穿刺活检及纵隔镜检查均示淀粉样变。系统性淀粉样变诊断明确。

【分析】 该例纵隔淋巴结对称性肿大，且呈渐进性钙化，极易被误诊为结节病。结节病中年女性多见，症状多为干咳和呼吸困难，病理为诊断的金标准。淀粉样变是由于淀粉样蛋白沉积在细胞外基质，造成沉积部位组织和器官损伤的一组疾病，可累及肾、心脏、肝、皮肤软组织、外周神经、肺、腺体等多种器官及组织。其中系统性轻链(AL)型淀粉样变是临床最常见的一种系统性淀粉样变性。随着我国人口老龄化和环境致病因素的加剧，AL型淀粉样变的发病率也呈现

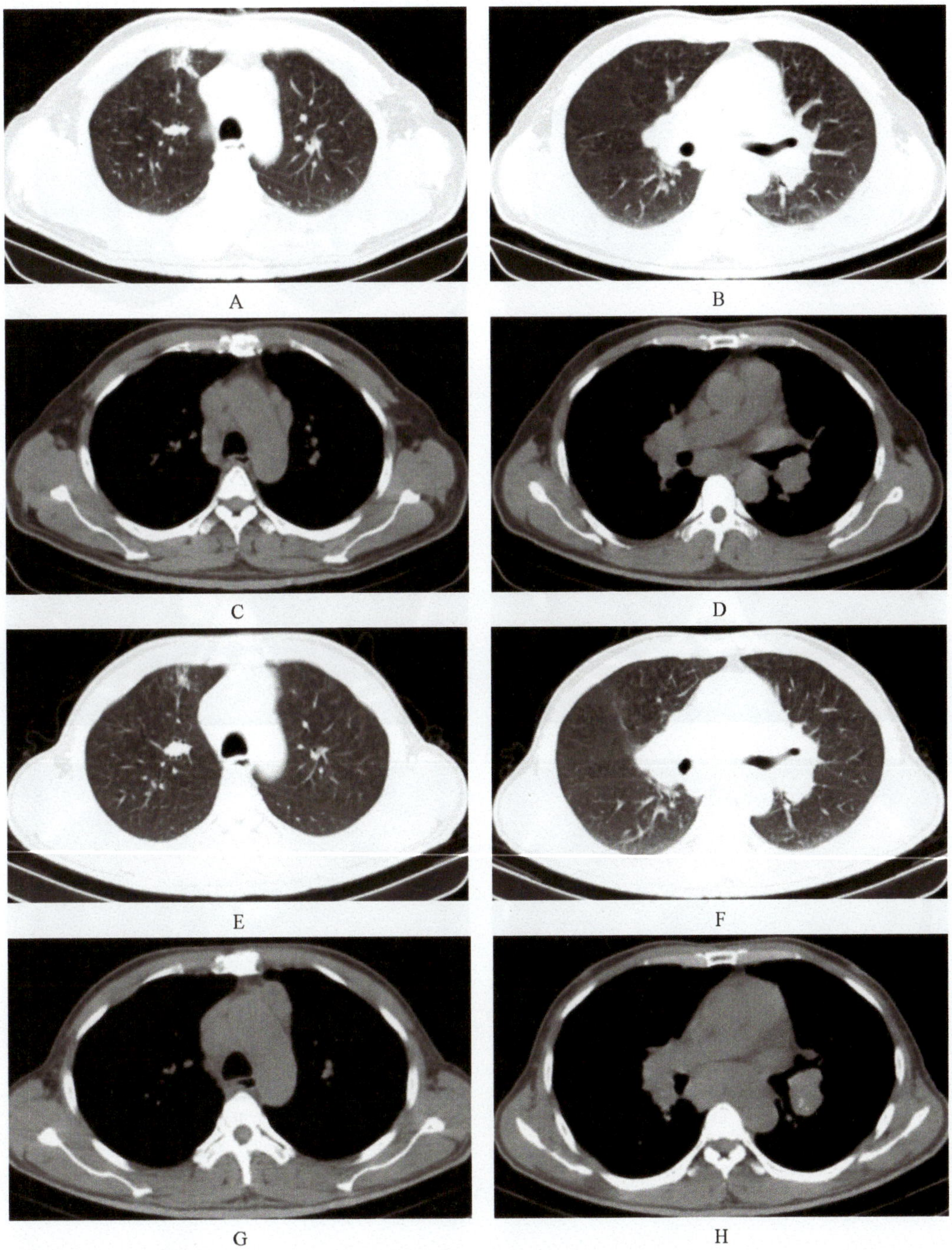

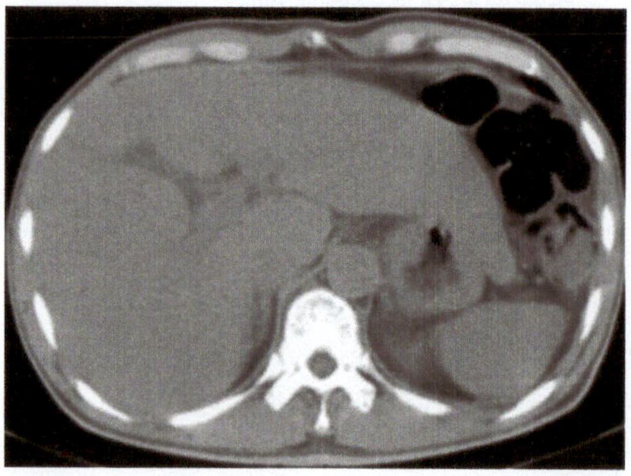

I

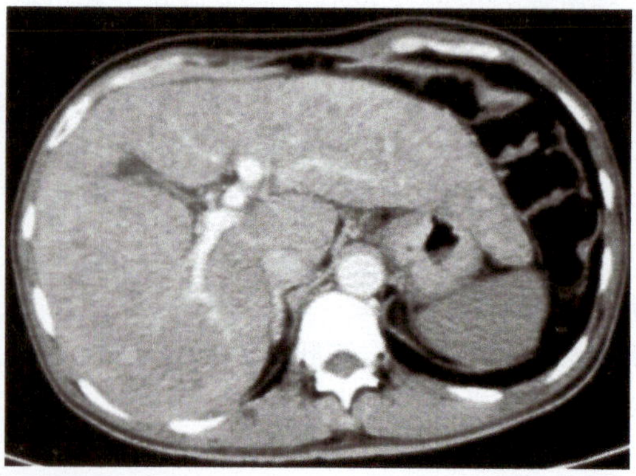

J

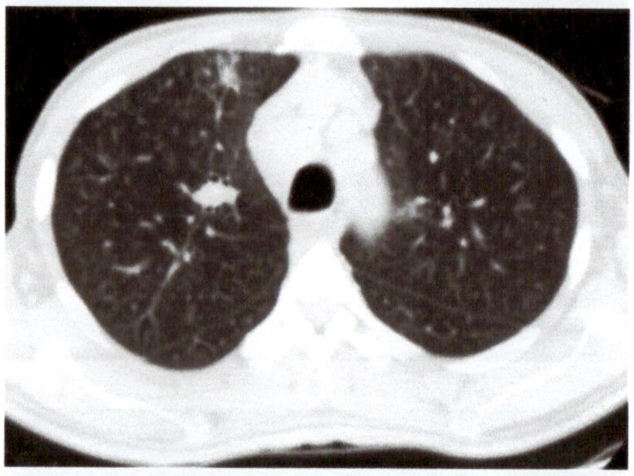

K

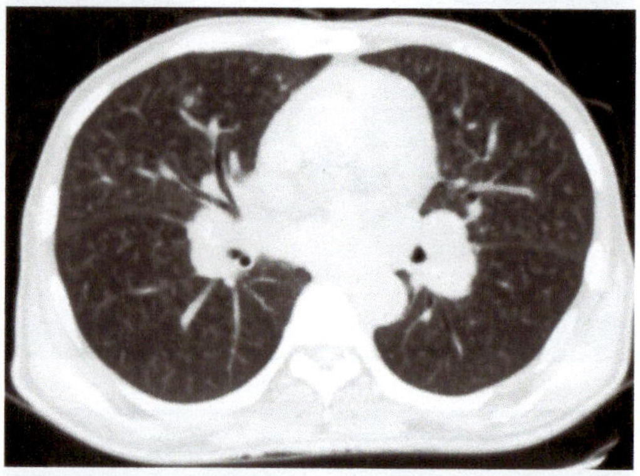

L

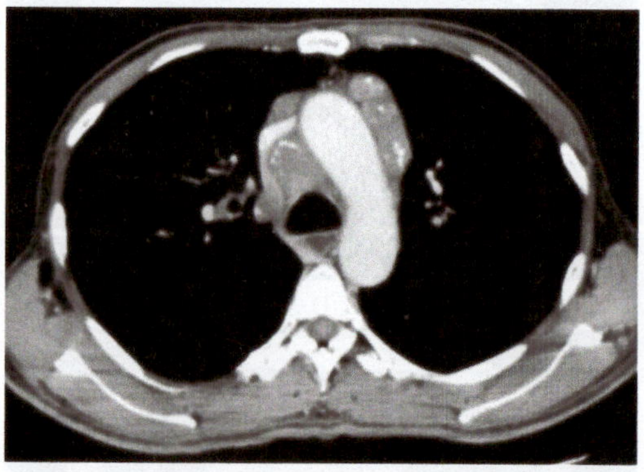

M

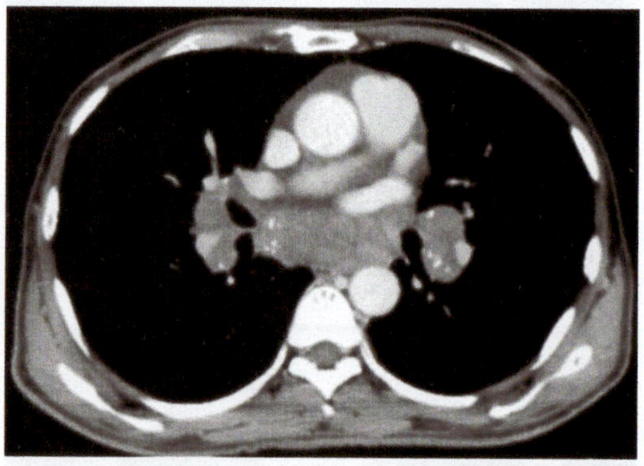

N

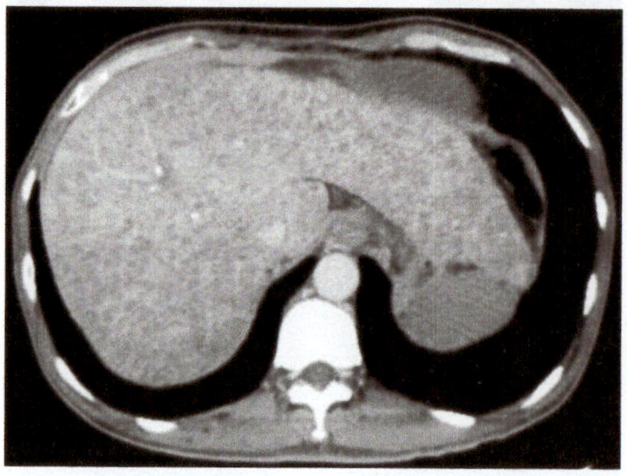

O

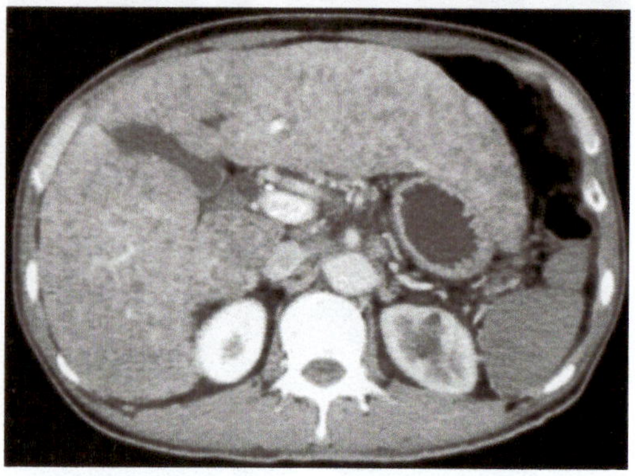

P

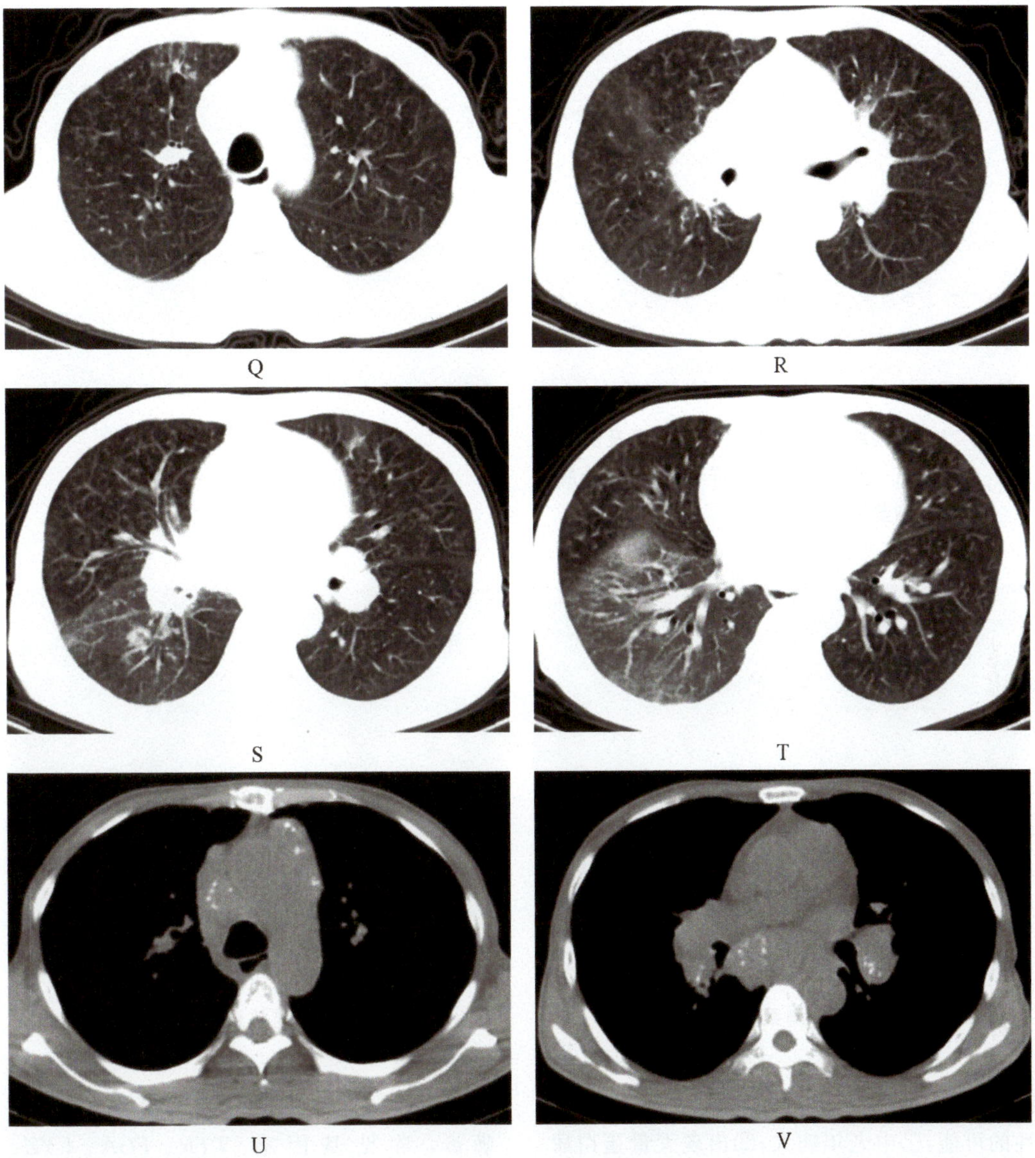

图 7-3-21　胸部 CT7

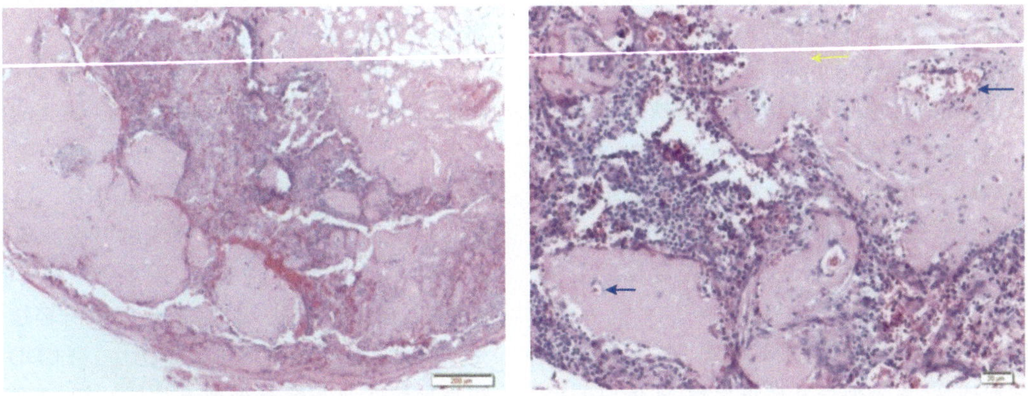

图 7-3-22　淋巴结血管周围大量淀粉样物质沉积（黄箭），导致血管壁明显增厚，管腔狭窄（蓝箭）

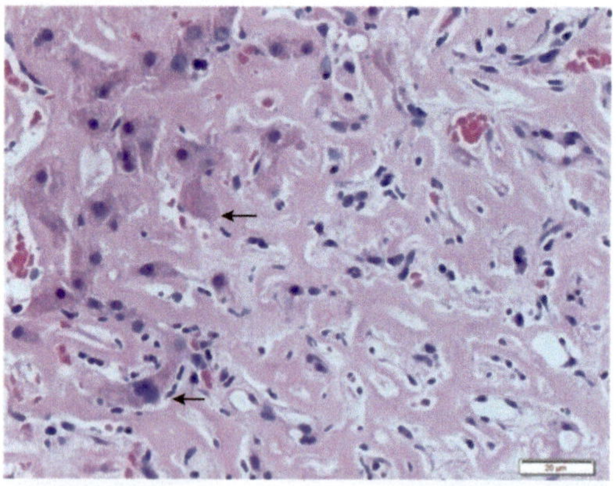

图 7-3-23　送检肝穿刺组织见部分胆囊及肝窦内见一些粉染的淀粉样物沉积，部分肝细胞萎缩消失(黑箭)

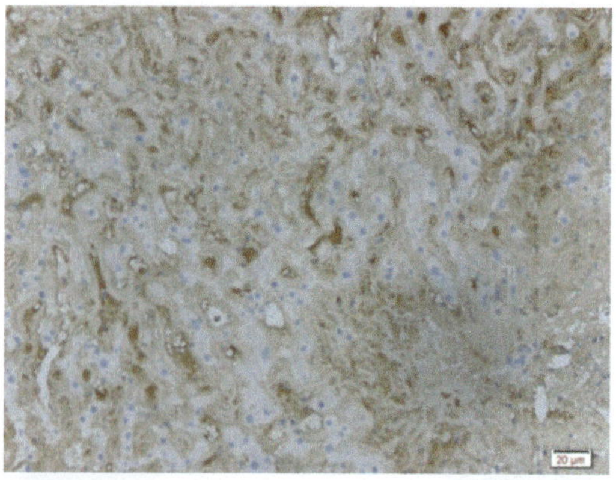

图 7-3-24　K(+)

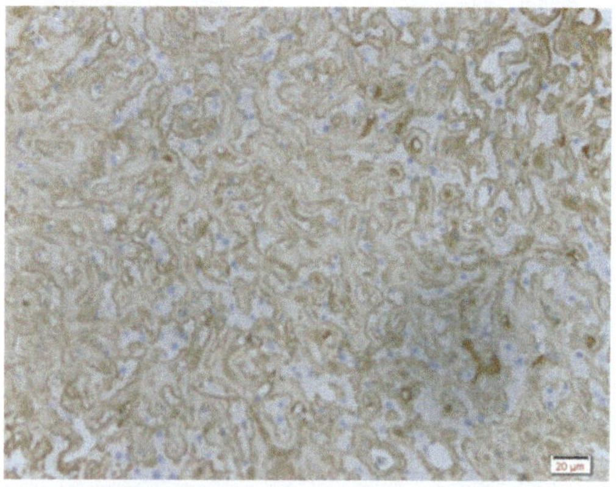

图 7-3-25　刚果红(橘红色)

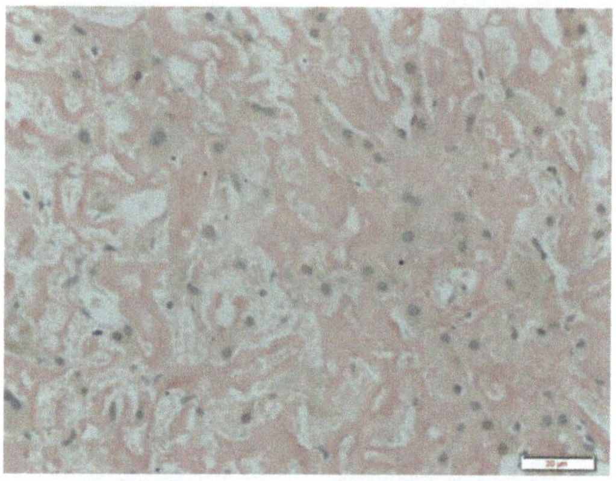

图 7-3-26　病变符合(肝)淀粉样变

出逐年升高的趋势。如有下述情况临床应注意 AL 型淀粉样变性的可能：①中老年病人；②出现大量蛋白尿或表现为肾病综合征，蛋白尿以白蛋白尿为其特点；③多不伴血尿；④易出现低血压尤其是直立性低血压，或既往高血压而近期血压正常或偏低；⑤严重肾衰竭时仍存在肾病综合征；⑥肾体积增大，即使慢性肾衰竭终末期，肾体积也无明显缩小；⑦左心室肥大，不伴高血压或左心室高电压；⑧不明原因 N 端脑钠肽前体升高。此外，非缺血性心肌病变伴或不伴充血性心力衰竭、肝增大伴碱性磷酸酶的显著升高、膀胱或肠道功能不全的自主神经病变、假性肠梗阻和腹泻与便秘交替、眶周紫癜、舌体和腺体增大等表现也应高度怀疑淀粉样变。

AL 型淀粉样变需与两类疾病相鉴别：一类是其他类型的淀粉样变，另一类是其他可出现 M 蛋白的疾病。需鉴别的其他类型淀粉样变主要有 AA 型淀粉样变性、遗传性淀粉样变和局部 AL 型淀粉样变。遗传性淀粉样变性种类较多，需要借助基因分析来进一步确诊，常见基因有 *TTR*、*FGA*、*LYZ*、*APOA1*、*APOA2*、*GSN*、*CST3* 和 *B2M* 等。如常规方法对淀粉样变的分型仍有困难，可采用激光显微切割联合质谱分析的方法，能够在绝大部分情况下准确判断淀粉样物质的类型。

系统性淀粉样变尚需与轻链沉积病(light chain deposition disease，LCDD)和 POEMS 综合征鉴别。LCDD 也由轻链蛋白沉积所致，因刚果红染色阴性，又称为非淀粉样轻链沉积病(NALCDD)。LCDD 和 AL 均为单克隆免疫球蛋白异常增殖引起的疾病，多继发于淋巴、浆细胞增生性病变，最常受累器官是肾，其次是肝、心血管及皮肤等。LCDD 沉积的轻链片段 80% 是 κ 链，而淀粉样变则以 λ 链为主。LCDD 的轻链沉积呈颗粒状而非纤维样或 β 片层结构，不能结合刚果红和硫黄素。LCDD 中轻链片段是免疫球蛋白的恒区，典型的单克隆轻链免疫荧光呈强阳性。系统性淀粉样变沉积的轻链片段是免疫球蛋白的可变区，所以其抗 κ 和 λ 轻链抗体免疫荧光只呈现弱阳性。75%的 LCDD 与潜在的浆细胞失衡有关，可合并多发性骨髓瘤、巨球蛋白血症和 B 细胞淋巴瘤等。POEMS 综合征即多发性神经病变、器官肿大、内分泌异常、单克隆 γ 球蛋白血症以及皮肤综合征，为一种浆细胞病，临床表现酷似系统性和局灶性淀粉样变，但组织活检组织中无淀粉样物质。

肝淀粉样变多由系统性淀粉样变累及肝脏所致，主要是单克隆免疫球蛋白轻链（主要为 AL-κ 型）在肝组织中的过量沉积，主要沉积在肝实质内、肝窦内、中央静脉、门静脉间质和细胞间隙内，进而导致肝大、肝功能异常、腹水和门静脉高压、肝衰竭，甚至死亡。肝淀粉样物质在肝内沉积的范围与肝功能异常并无相关性。大多数肝淀粉样变起病隐匿，可见轻微肝区不适或疼痛，但多数病人无临床症状，往往经体检发现肝功能异常。通常病人血清转氨酶多正常或仅轻度升高，血清胆红素可达 17.1μmol/L 以上，但临床黄疸者甚少。碱性磷酸酶升高（60%）最为多见，但一般也很少超过正常值上限的 2 倍，伴有胆汁淤积者则可明显升高，亮氨酸氨基肽酶和 5'-核苷酸酶也常出现升高。病人凝血酶原时间多见延长，少数可出现低白蛋白血症和高胆固醇血症。CT 示肝大，病变呈片状低密度区，强化不明显，肝内血管僵直、纤细（受淀粉样物质压迫），脾脏亦见类似肝脏改变。

（海南医学院第一附属医院放射科　陈　红　提供）

第四节　脂肪栓塞综合征

脂肪栓塞形成的定义为肺微循环出现脂肪滴，无论其有无临床表现。脂肪栓塞综合征（fat embolism syndrome，FES）是由组织内的脂肪、脂类物质在乳化能力减弱、理化性质失常的血液中聚集成较大体积的脂肪滴，栓塞于肺、脑、肾脏等器官的血管中而引发的综合征。这些症状和体征往往出现在外伤（如长骨骨折）或其他医疗性操作（如关节置换术、髓内固定和抽脂手术等）24～72 小时之后，包括肺损伤、神经症状（如昏迷、运动型失语症等）、皮肤瘀斑和弥散性血管内凝血。

一、栓子来源

脂肪栓塞的栓子常来源于长骨骨折、手术、脂肪组织严重挫伤和烧伤，这些损伤可导致脂肪细胞破裂和释出脂滴，由破裂的骨髓血管窦状隙或静脉进入血液循环而引起脂肪栓塞。有脂肪肝存在时，由于上腹部猛烈挤压、撞击，可使肝细胞破裂释出脂滴进入血流。

除创伤外，某些代谢性疾病（糖尿病）、酗酒、胶原性疾病、减压病、化疗、骨髓炎、镰状细胞病及严重的感染（重症胰腺炎）等也可诱发 FES。近年来，随着整形手术的普及，医源性脂肪填充造成的脂肪栓塞病例报道也逐渐增多。

脂肪栓子可通过肾小球随尿排出，亦可被肺泡上皮细胞吞噬，并脱落在肺泡内随痰排出。少量脂肪栓塞组织和器官可无肉眼变化，仅在组织的冷冻切片脂肪染色时始见小血管腔内有脂滴。

二、发病机制

FES 发病机制主要有机械学说（血管外源说）和生化学说（血管内源说）。此外还有凝血学说、炎症反应学说和细胞凋亡学说等。

机械学说由 Gauss 于 1924 年提出，在创伤性因素存在下，如骨折、软组织损伤等，骨髓及软组织中脂肪组织离开原有位置，处于游离状态。脂肪栓子从静脉入右心，再到达肺，直径大于 20μm 的脂滴栓子引起肺动脉分支、小动脉或毛细血管的栓塞；血中脂肪粒又为肺血管内红细胞、乳糜微粒和血小板提供了附着表面，进一步加重了阻塞。直径小于 20μm 的脂滴栓子可通过肺泡壁毛细血管经肺静脉至左心或通过右向左分流孔道（如卵圆孔、房室间隔缺损等）进入体循环，进而栓塞其他组织器官，如脑、皮肤、肾或视网膜等。栓塞脑则出现意识障碍、神经功能缺失，如偏瘫、偏身感觉障碍、失语等；栓塞皮肤则出现皮肤瘀点、瘀斑；栓塞肾则肾功能受损；栓塞视网膜则出现视力下降等。

由于在临床上有无骨损伤却出现脂肪栓塞综合征者，这类情况不能用上述理论来解释，所以 1927 年 Lehmann 和 Moore 提出了生化学说。机体正常时，血液中脂类以乳糜微粒的形式存在，通过蛋白载体形成脂蛋白颗粒。乳糜微粒清除速度快，半衰期为 10 分钟。正常人空腹 12 小时后不能检出。创伤和感染中毒症等可引起应激状态，交感神经兴奋，儿茶酚胺分泌增多，儿茶酚胺有促使大量外周脂肪入血和活化脂肪酶的双重作用，造成机体脂肪动员，使乳糜微粒增加、聚集，在血管内形成直径更大、游离的脂肪球。较大的脂肪球可直接栓塞毛细血管和小血管，引起相应的组织器官缺血缺氧，导致功能异常。脂肪球也可在血液中降解成游离脂肪酸，游离脂肪酸进入血液循环，产生血管毒性反应，对脑和其他组织造成损伤，造成卒中及凝血功能障碍。

目前倾向于机械学说和生化学说同时存在，两者分别发生在 FES 的不同阶段，机械学说发生在 FES 早期，生化学说发生在 FES 后期。

三、临床表现

FES 常见于骨外伤，特别是下肢的闭合长骨骨折，股骨尤为常见。骨外伤合并 FES 常见于 10～40 岁人群，男性多见。FES 在损伤后 1～3 天会出现多系统功能失调，典型三联征为呼吸功能不全、脑功能障碍及皮肤出血点三联征，但 50％的病人可无皮疹。最初的临床表现一般为肺部症状，包括呼吸困难、呼吸急促、低氧血症和呼吸衰竭，其中 96％的病人可能出现低氧血症。查体可闻及干、湿啰音。有肺动脉高压和右心功能不全时可出现相应体征，如颈静脉怒张、右心室扩大、肺动脉瓣听诊区第二心音亢进、三尖瓣听诊区收缩期杂音、肝大、下肢水肿等。X 线片及胸部 CT 可见散在或大片非感染性浸润灶，呈广泛性、弥漫性分布，严重者呈暴风雪样改变(图 7-4-1)。若无并发症，肺部阴影可在 1 周左右消失。当呼吸发生变化后，神经功能一般也开始出现障碍。神经功能异常表现为轻微头痛、嗜睡、烦躁不安、易怒，严重时定向力障碍、谵妄、癫痫样发作甚至昏迷、死亡。可伴有呕吐、尿失禁、抽搐及自主神经功能紊乱等。可出现神经系统定位体征，但往往很快恢复正常，较少遗留后遗症。从脂滴释出的游离脂肪酸还能引起局部中毒，损伤内皮细胞，出现特征性的瘀斑皮疹，也可能与血小板黏附在脂滴上、数量迅速减少有关。瘀斑通常出现在眼结膜、头面部、颈部、前胸部和腋窝处。通常在伤后 48～72 小时出现，亦可早至 6～12 小时即少量出现。皮肤黏膜出血点或瘀斑多在 1 周内消失。另外，还有一些非特异性的症状，如发热、视网膜病变。血小板减少和不明原因贫血在 FES 病人的发病率分别为 37％和 67％。严重的 FES 病人还可能并发弥散性血管内凝血。FES 的暴发型病例还可能出现心室衰竭、急性呼吸窘迫综合征、休克甚至死亡。

FES 临床表现差异很大，Sevitt 将其分为三种类型，即暴发型、完全型(典型症状群)和不完全型(部分症状群，亚临床型)。暴发型伤后短期清醒，很快发生昏迷，谵妄，有时出现痉挛、手足搐动等脑症状，可于 1～3 天死亡，有类似急性右心衰竭或肺梗死的表现，但很难做出临床诊断，通常最后由尸检证实。完全型表现为创伤后的一个无症状间歇期，多在 48 小时内出现典型的脑功能障碍症状，且常进展为木僵或昏迷。睑结膜及皮肤在外观上有特殊点状出血点，多在前胸及肩颈部。呼吸困难，通常伴有心动过速和发热。临床上此型较易诊断。不完全型骨折创伤可出现轻度发热、心动过速、呼吸快等非特异症状，或仅有轻度至中度低氧血症，而缺少症状和相应的实验室检查所见，大多数数日而自愈，只有少数发展为 FES，由于这类病人缺乏明显症状，故易被忽略。这类病人如处理不当，可突然变成暴发型或完全型，尤其在搬动病人或伤肢活动时可以诱发。

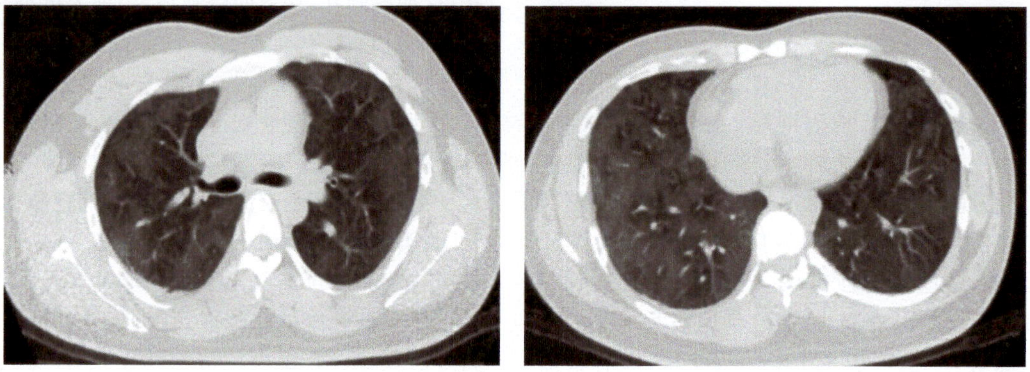

图 7-4-1　男，23 岁。小腿骨折后 10 余天，手术后两天出现昏迷。胸部 CT 示双肺弥漫性分布的磨玻璃阴影

四、诊断

FES 目前仍没有有效的诊断标准，只能根据临床表现、影像学资料和易感因素诊断。现多采用 1974 年 Gurd 和 Wilson 制定的脂肪栓塞诊断标准，① 主要标准(3 项)：皮肤、黏膜点状出血；出现呼吸困难、血氧饱和度下降等呼吸系统症状，胸部 X 线片及肺部 CT 可出现相应影像学表现；非颅脑外伤的神经系统症状，包括意识模糊、嗜睡、抽搐及昏迷。② 次要标准(2 项)：低氧血症，PaO_2 ＜7.98kPa(60mmHg)；血红蛋白＜100g/L。③ 参考标准(7 项)：体温＞38℃；心率＞120 次/分；血小板计数＜150×10^9/L；尿或痰中有脂肪滴；红细胞沉降率＞70mm/h；血清脂肪酶升高或血中有游离脂肪滴；眼底检查发现视网膜栓子或视网膜脂肪瘀斑。凡有上

述主要标准 2 项以上，或主要标准仅有 1 项，而次要标准、参考标准有 4 项以上时，可确定脂肪栓塞的临床诊断。无主要标准，只有次要标准一项及参考标准 4 项以上者，疑为隐性脂肪栓塞。另外一种有效的检测方式为直接肺活检，检查其中是否有脂质。有研究发现，支气管肺泡灌洗液样本若染色后发现＞30％的肺泡细胞含有中性脂肪，则需要考虑 FES 的存在。

五、治疗

由于目前没有能直接溶解脂肪栓子的药物，治疗的主要方法为生命支持，对症处理、预防感染、提高血液乳化脂肪的能力等，以防止脂肪栓塞的进一步加重，纠正 FES 的缺氧和酸中毒，防止和减轻重要器官的功能损害，促进受累器官的功能恢复。

FES 如能早期诊断、处理得当，可以降低病死率和病残率。治疗总原则是对骨折断端进行稳妥的固定，减少骨折断端对组织的再次损伤，以减少脂肪栓子的来源，早期手术固定（骨伤后 24 小时之内）发生 FES 的概率低于延迟固定。在暂时无法实现手术固定的情况下，也可以考虑采取外固定的方法。此外，由于多发伤的病人通常容易出现呼吸衰竭（肺水肿和肺炎）和多系统脏器衰竭，早期制动可以减少并发症的发生。骨折后 1 周内，需要卧床休息、抬高患肢，减少不必要的搬动，以免移动骨折端，加重损伤，诱发 FES 的发生。应积极抗休克治疗，补充有效血容量，以减少因休克诱发和加重脂肪栓塞的发生与发展。

脂肪栓塞死亡率最高的病因是肺栓塞，可高达 50％，脂肪栓子堵塞在肺循环中发生低氧血症，引起呼吸系统的衰竭，故纠正低氧血症、保持呼吸顺畅是最重要、最基本的预防措施。一般轻症者，可以鼻管或面罩给氧，对重症病人，应迅速建立通畅的气道，短期呼吸支持者可先行气管内插管，长期者应做气管切开。一般供氧措施若不能纠正低氧血症状态，应做呼吸机辅助呼吸。

肝素和皮质类固醇激素在临床上较常用。肝素能够增加血液脂肪酶的活性，帮助清除血液中脂肪粒。因此，在临床治疗 FES 病人时，一直被推荐使用。但值得注意的是，激活的脂肪酶可以使血液中游离脂肪酸的浓度升高，而游离脂肪酸又是 FES 发病环节中的一个重要组成部分。因此，使用肝素治疗 FES 具有潜在的风险，同时肝素可增加病人出血的风险，这些都提醒我们在治疗时，应该监测相关指标。目前没有试验证据支持将肝素和其他抗凝药物作为 FES 的常规用药。早期大剂量糖皮质激素的应用可以使脂肪滴颗粒变小，降低游离脂肪酸浓度，从而减少游离脂肪酸对肺泡的炎性损害。亦可降低血小板的附着，稳定溶酶体膜，降低毛细管通透性，减轻肺水肿，维持肺的气体交换功能。同时还可以减轻高热、呼吸困难及咳嗽等症状。白蛋白可与游离脂肪酸结合，使后者毒性作用大大降低，故对脂肪栓塞有治疗作用。另外，白蛋白可以很好地维持血浆胶体渗透压，防止重要器官的水肿，有利于 FES 的预防及治疗。抑肽酶可降低骨折创伤后一过性高脂血症，防止脂肪栓塞对毛细血管的毒性作用；抑制骨折血肿激肽释放和组织蛋白分解，减慢脂滴进入血流速度；可以对抗血管内高凝和纤溶活动。烟酸又称维生素 B_3，可明显降低血清胆固醇及三酰甘油的浓度，烟酸可降低辅酶 A 利用，通过抑制环磷酸腺苷的合成而影响胆固醇的形成，血中三酰甘油分解减少，降低血中的游离脂肪酸，减少脂肪栓子的形成。由于脑细胞对缺氧最敏感，因此脑功能的保护十分重要。对有因脑缺氧而昏迷的病人，应用冰袋或冰帽头部降温。头部降温可以大大降低脑组织的新陈代谢，从而相应减轻脑缺氧状态和脑细胞损害。脱水有利于减轻脑水肿，改善颅内高压状态和脑部的血液循环。有条件的病人可用高压氧治疗。

FES 病人的预后比较理想，随着生命支持技术的进步，目前死亡率已经＜10％。

参考文献

Ding BS，Zhou YJ，Chen XY，et al. Lung endothelium targeting for pulmonary embolism thrombolysis. Circulation，2003，108(23)：2892-2898.

Gurd AR，Wilson RI. The fat embolism syndrome. J Bone Joint Surg Br，1974，56(3)：408-416.

Herway ST，Slotto J，Harlan E，et al. Cerebral fat embolism syndrome. Anesthesiology，2016，124(5)：1167.

Lilienfeld DE，Chan E，Ehland J，et al. Mortality from pulmonary embolism in the United States：1962 to 1984. Chest，1990，98(5)：1067-1072.

Mellor A，Soni N. Fat embolism. Anaesthesia，2001，56：145-154.

Scheifer C，Lionnet F，Bachmeyer C，et al. Cerebral fat embolism in hemoglobin SC disease. Am J Med，2017，130(5)：e187-e189.

Spöhr F，Böttiger BW. Safety of thrombolysis during cardiopulmonary resuscitation. Drug Saf，2003，26(6)：367-379.

Takada M，Chiba S，Nagai T，et al. Inflammatory responses to neutral fat and fatty acids in multiple organs in a rat model of fat embolism syndrome. Forensic Sci Int，2015，254：126-132.

病例解析

男，23岁。左下肢骨折术后2天，胸闷、憋喘1天。病人2天前骑摩托车时与迎面而来的轿车相撞，撞后神志清，于当地医院检查示左胫骨骨折，胸部CT检查未见异常(2014-07-10)，行骨折切开复位内固定术。1天前无明显诱因突发胸闷、憋喘，家属诉曾有10余分钟内无应答，随后意识恢复正常，曾呕吐1次，为胃内容物，未行特殊处理，胸闷逐渐加重，5小时前当地医院行胸部CT(2014-07-12)示双肺多发磨玻璃密度阴影(图7-4-2)。急诊入院治疗。查体：T 38.8℃，P 123次/分，R 29次/分，BP 135/69mmHg，神志清，全身皮肤及黏膜无黄染及出血点，双肺呼吸音粗，可闻及散在湿啰音。左下肢无菌敷料覆盖、绷带包扎，有渗液、渗血。辅助检查：血常规示WBC 9.89×10^9/L、N% 82.61%、RBC 3.79×10^{12}/L、Hb 109g/L、PLT 125×10^9/L；血气分析：pH 7.46、PCO_2 29mmHg、PO_2 41mmHg；ESR 75 mm/h；D-二聚体6.6mg/L；白蛋白26g/L。心脏超声：三尖瓣轻中度反流，轻度肺动脉高压(PASP 47mmHg)，左心室射血分数70%。

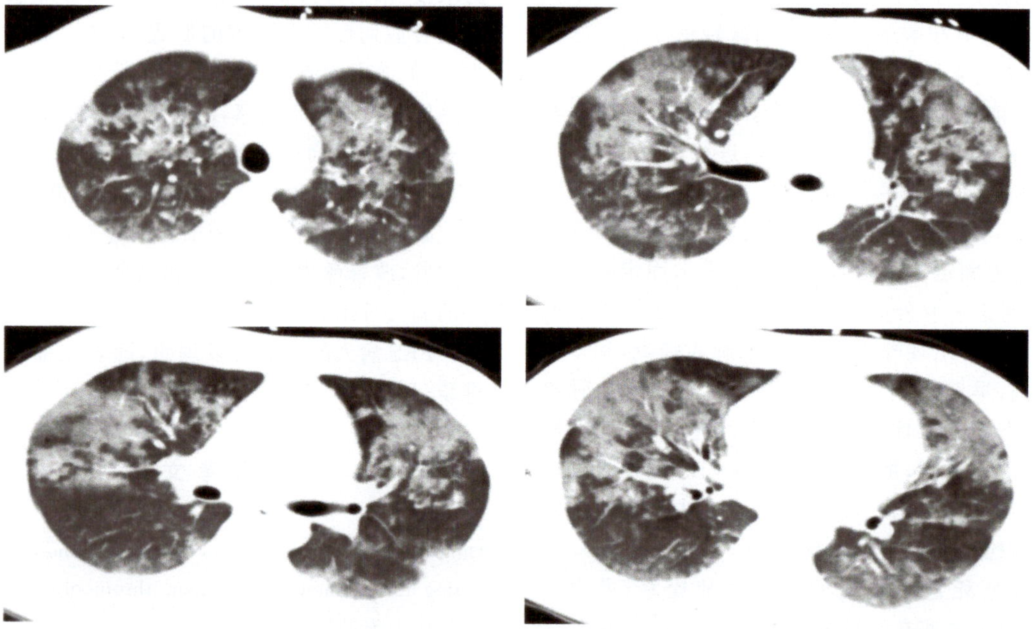

图7-4-2 胸部CT

【诊断】 脂肪栓塞综合征。

【诊断依据】 青年男性，有外伤骨折史和手术史；术后1天出现胸闷、憋喘，有一过性意识丧失和呕吐史；胸部CT示2天内明显进展，为双肺多发斑片、磨玻璃影，铺路石征明显；发热，心率快，血气分析示Ⅰ型呼吸衰竭，血红蛋白和血小板均降低，ESR明显升高，轻度肺动脉高压，以上均支持该诊断。病人入院后给予无创机械通气、预防感染、低分子肝素、激素等对症治疗，病人病情明显缓解，4天后复查，血常规：WBC 11.97×10^9/L、RBC 3.92×10^{12}/L、Hb 115g/L、PLT 309×10^9/L；ESR 39mm/h。外伤后8天复查胸部CT(2014-07-18)病变明显吸收(图7-4-3)。

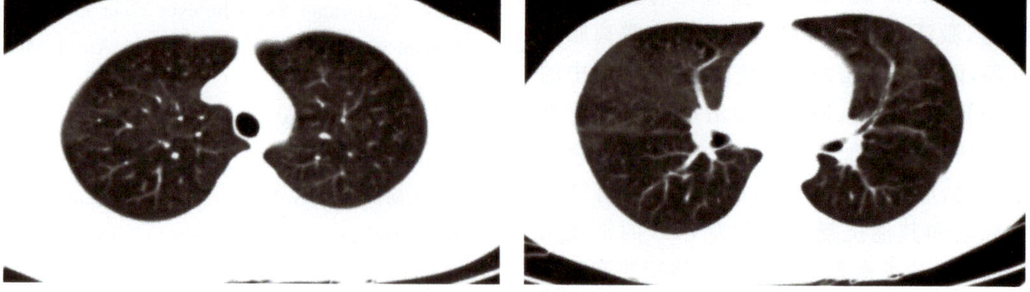

图7-4-3 病变明显吸收(2014-07-18)

【分析】 FES 多见于创伤后，绝大多数发生于长骨骨折、骨盆骨折或下肢关节置换术后。少数见于大面积软组织损伤、腹部手术(如胆囊切除术)、开胸术、体外循环、心脏直视手术、胸外心脏按压术、骨髓移植术、肾脏移植术、妇产科难产伤、严重烧伤和吸脂术等。骨折或外科操作后骨髓内脂肪是脂肪栓子的重要来源，而损伤后静脉的开放及局部压力增高，是促进脂肪滴进入血流的原因。90%的长骨骨折和重大创伤病人都有脂肪栓塞，但只有少数人发生 FES。影响创伤后发生 FES 的因素有骨折部位、骨折类型、骨折后治疗方式。闭合性骨折比开放性骨折更易出现脂肪栓塞。骨折后及时固定可以降低发生 FES 的危险性，石膏和牵引等非手术治疗、延迟手术固定(48 小时后)可增加 FES 发生率。肺脏毛细血管内皮细胞可以分泌脂蛋白酯酶，当脂肪栓子被肺毛细血管捕捉后，脂蛋白酯酶将其水解成游离脂肪酸和甘油，局部高浓度游离脂肪酸诱发严重的炎性反应，炎细胞浸润，损伤肺泡上皮细胞和血管内皮细胞，导致肺泡结构破坏、表面活性物质合成减少、毛细血管通透性增高、肺水肿、出血，严重者发生 ARDS。

肺部异常改变多出现在伤后 72 小时内。胸部影像学出现时间明显迟于外伤时间，有助于与肺挫伤、吸入性肺损伤等相鉴别。FES 还须注意与休克、败血症等鉴别。脂肪栓塞一般血压不下降，没有周围循环衰竭，血液无休克时的浓缩，且反而稀释，并有血红蛋白下降、血小板减少、血细胞比容减少等。休克可以增加损伤部位的脂肪吸收，伤后 2～3 天脉搏突然增快，除休克外，临床应除外败血症(感染或同时存在的脓毒性休克，可以引起脂肪栓塞)。由于 FES 的临床症状和体征很不典型，有的病人可以没有临床症状，这对症状的诊断造成了极大的困难。对严重骨折病人，尤其是多处骨折者，伤后初期出现不明原因的意识障碍，伴或不伴有高热、心率快、呼吸困难者，如可以排除休克、感染、DIC，则应高度怀疑 FES；对伤后有明显低氧血症，又不能用其他原因解释者，也应高度怀疑。

(聊城市人民医院呼吸内科　王凤强　赵培革　提供)

第五节　IgG4 相关性肺疾病

2001 年，日本学者 Hamano 等首次报道 1 例硬化性胰腺炎病人血清 IgG4 水平显著增高，提出了 IgG4 相关性疾病(IgG4-related disease，IgG4-RD)是一种累及多个脏器的硬化性疾病。IgG4-RD 是一种免疫介导的纤维化炎性病变，可累及多个脏器(>90%)，受累器官细胞浸润或纤维化可引起脏器肿大伴硬化而出现阻塞或压迫症状，甚至导致脏器功能衰竭。主要病理表现为淋巴浆细胞浸润、席纹状纤维化、闭塞性静脉炎、$IgG4^+$ 浆细胞增多和轻、中度嗜酸粒细胞浸润。依据受累器官不同，出现不同的临床表现，如 IgG4 相关胰腺炎、IgG4 相关硬化性胆管炎、IgG4 相关硬化性胆囊炎、IgG4 相关涎腺炎、IgG4 相关腮腺炎、IgG4 相关泪腺炎及 IgG4 相关腹膜后纤维化等。

一、IgG4 概述

IgG4 是一个在结构和功能上都十分独特的抗体。其分子在健康人体中为最少的 IgG 亚型，仅占 IgG 分子(包括 IgG1、IgG2、IgG3、IgG4 亚型)的 5%甚至更少。免疫球蛋白分类和亚分类由它们重链的恒定结构域(CH 区)的序列决定。尽管 IgG4 的重链恒定区与其他 IgG 亚型有 95%的同源性，但第二恒定区的氨基酸差异导致了 IgG4 对补体 C1q 和 Fcγ 受体的结合力微小到可以忽略。因此，在理论上，IgG4 并不能有效地激活经典补体途径，并被认为在免疫活化中作用有限。

IgG 分子是由浆细胞所分泌的一种对称的双价抗体。传统上认为一种 IgG 能识别并结合一种抗原，即 1 分子 IgG 可结合 2 分子相同的抗原。但因 IgG4 的 2 条重链间二硫键的不稳定性，非共价键的断裂可导致半分子随意的分离和再重组，1 个 IgG4 抗体的半分子(1 条重链和 1 条轻链)可与另一个 IgG4 抗体的半分子进行交换，通过这种半分子交换，IgG4 可形成一种不对称的、双重特异性的抗体，同时拥有两种抗原结合位点的 IgG4 分子表现为功能性单价(即 1 分子抗体可以结合 2 分子不同的抗原，而对于同一种抗原而言，1 分子抗体只结合 1 分子抗原)，IgG4 这种独特的特性被称为半抗体变换反应。Fab 臂交换导致抗体交联抗原和形成免疫复合物能力的减弱，不易形成大的免疫复合物。

IgG4 的另一特性是可以结合其他 IgG 的 Fc 段，IgG4 和 IgG 相互作用发生在 Fc 段的特定区域，与其抗炎功能有关。

二、发病机制

IgG4-RD 发病的具体机制尚不清楚。目前认为与 Th2 细胞介导的免疫应答、调节性 T 细胞(Treg)活化及产生的 IgG4 抗体刺激炎症反应并引起相应组织破坏有关。

IgG4 的产生与 IgE 类似，主要由 Th2 细胞调控。Th2 细胞因子如白细胞介素-4(IL-4)和 IL-13 促进了 IgG4 和 IgE 的产生。与之相反，IL-10、IL-12 和 IL-21 则打破了 IgG4 与 IgE 之间的平衡，使之更偏向于 IgG4 的产生。IL-4、IL-5、IL-10、IL-13 及转化生长因子 β(TGF-β)在 Th2 细胞主导的免疫反应中过度表达，随后调节 T 细胞活化。这些细胞因子导致了嗜酸粒细胞增多、血清 IgG4 和 IgE 水平升高和进行性纤维化等 IgG4-RD 的特征性表现。大量炎细胞的浸润可引起病灶扩大，促发纤维化，最终导致器官损害。

另一项免疫学特征是 Treg 的活化。与经典自身免疫疾病相比，IgG4-RD 病人组织内转录因子 P3(FOXP3)mRNA 的表达水平更高，也有更多的 $CD4^+$ $CD25^+$ Treg 细胞在受累组织和外周血中出现。Treg 的活化使 TGF-β 过度表达，而 TGF-β 的促成纤维细胞功能可能在纤维化中起到一个主要作用。

三、临床表现和辅助检查

IgG4-RD 可累及几乎所有器官，最常见的部位包括涎腺、胰腺、胆道、后腹膜及甲状腺，各器官病变可同时或相继出现，我国以胰腺、涎腺及胆道病变为主，多为多器官受累。IgG4-RD 主要发生于成人，男性多于女性，年龄主要为 60～65 岁，以头、颈部器官受累为主的 IgG4-RD，如 Mikulicz 病(系多种原因导致两侧泪腺、唾液腺对称性无痛性肿胀的一组疾病)，则男性与女性的发病率几乎相等。该病相对进展较缓，可表现出各种器官累及症状，或仅出现影像学或实验室指标异常(如肝酶升高)而不出现任何症状。IgG4-RD 常见临床表现是受累器官肿胀和过敏性疾病，许多受累器官表现为肿瘤样膨大/团块，另外，许多病人伴有过敏性症状，如湿疹、哮喘和外周血中嗜酸粒细胞升高，其中 40%以上的病人合并有支气管哮喘或慢性鼻窦炎等过敏性疾病。病人也可有发热、体重下降等全身症状出现，但均不常见。

IgG4-RD 病人血清内自身免疫性抗体一般正常或有轻度升高，如抗核抗体(ANA)、抗 DNA 抗体、类风湿因子、抗中性粒细胞胞质抗体等。支气管肺泡灌洗液检查可出现淋巴细胞或巨噬细胞的升高，$CD4^+$/$CD8^+$ 的比值一般较低，IgG4 水平升高。高血清 IgG4 水平是一个非特异性的表现，可见于 5%的正常人，以及 10%的胆胰系统恶性肿瘤和其他感染性及炎性疾病。

四、诊断标准

2012 年日本发表了 IgG4-RD 的诊断标准：①临床检查显示 1 个或多个器官弥漫性/局限性肿胀或肿块形成；②血清学检查 IgG4 升高(＞135mg/dl)；③组织学检查显示大量淋巴细胞和浆细胞浸润，伴纤维化，且组织中浸润的 $IgG4^+$ 浆细胞与浆细胞的比值＞40%，在高倍镜视野下 $IgG4^+$ 浆细胞＞10 个。三者皆有即可确诊，很可能诊断：1＋3；可能诊断：1＋2。

血清 IgG4 升高是诊断 IgG4-RD 的重要指标，也是该病的诊断标准之一。血清 IgG4 升高与受累器官数量呈正相关，即病人疾病越严重，其血清 IgG4 水平越高，所以血清 IgG4 检查至关重要。然而需要注意的是，血清 IgG4 的特异性并不高，其水平升高可见于多种其他疾病。不同文献报道血清 IgG4 敏感性也不同，3%～30%的 IgG4-RD 病人血清 IgG4 浓度正常。此外，有研究发现，IgG4-RD 病人外周血浆母细胞显著升高，且与疾病活动性相关，该指标可能为本病的重要生物学标志。其他指标，如部分病人补体可降低，对疾病活动性判断有一定帮助。

随后在美国波士顿市召开的关于 IgG4-RD 的国际研讨会上达成了新的专家共识：IgG4-RD 的诊断主要依靠病理特征，而非 $IgG4^+$ 细胞的计数和比值，但 $IgG4^+$ 浆细胞计数和比值是诊断必不可少的条件。同时该共识强调：应避免使用“根据组织学改变确诊 IgG4-RD”的表达，更恰当的表述应该是“组织学改变提示 IgG4-RD”。

2012 年 5 月国际病理学界发表了 IgG4-RD 病理表现的诊断共识：①诊断 IgG4-RD 主要依赖其组织病理学特征，次要标准是其组织内的 IgG4 阳性细胞计数及 $IgG4^+$/IgG^+ 细胞比例。②IgG4 组织病理特征包括以下 3 个方面：大量淋巴浆细胞浸润；纤维化，特征性的形态为席纹状；闭塞性静脉炎。IgG4-RD 的病理形态特征会根据受累部位的微解剖结构、病灶的时间而有所改变。如席纹状纤维化常见于 IgG4 相关性胰腺炎、IgG4 相关性腹膜后纤维化、IgG4 相关性间质性肾炎，但很少在 Mikulicz 病和 IgG4 相关性淋巴结病中见到。IgG4 相关性肺疾病也可能呈现一些不同于经典组织病理改变的特征，如缺乏席纹状纤维化的改变。③IgG4 阳性细胞计数的阳性界点：$IgG4^+$/IgG^+ 细胞比例＞40%是 IgG4-RD 诊断的必要条件，但不作为充分条件。因为诊断时器官的纤维化程度不同，故难以选择统一的阳性界点作为标准。

IgG4 免疫组化的半定量分析能帮助鉴别诊断。所有免疫球蛋白亚组在受累组织中均可能出现，但

IgG4 占主要地位。$IgG4^{+}$ 浆细胞浸润也可能在恶性肿瘤组织中出现，但通常是散在稀疏的。在极少数情况下，一些恶性肿瘤病人中血清 IgG4 的浓度也可能会升高，然而，IgG4 水平＞270mg/dl 不太可能出现在恶性肿瘤中。2014 年 IgG4-RD 诊断及治疗的国际专家共识认为该疾病的诊断评估应基于全面的病史收集、体格检查、特定的实验室检查和恰当的影像学检查，强烈建议活检确定 IgG4-RD 的诊断，以排除恶性肿瘤和其他类 IgG4-RD 的疾病。

除 IgG4-RD 外，有多种疾病可出现血清 IgG4 水平升高、组织病理 $IgG4^{+}$ 浆细胞浸润，如原发性硬化性胆管炎、ANCA 相关性血管炎、淋巴细胞增生性疾病、干燥综合征、类风湿关节炎等。所以 IgG4-RD 的诊断必须进行全面、系统的评估，同时完善组织活检对于除外其他类似疾病具有重要意义，单纯 $IgG4^{+}$ 浆细胞出现不足以诊断 IgG4-RD。席纹状纤维化和阻塞性静脉炎对 IgG4-RD 的诊断具有特异性，但确诊仍需结合临床。

五、鉴别诊断

在影像学方面，类 IgG4-RD 样疾病常为感染、恶性肿瘤或脂质肉芽肿病，病变进展迅速，常伴有脾大等特征。在病理学方面，类 IgG4-RD 样疾病可表现为细胞浸润（提示恶性肿瘤）、炎性肌纤维母细胞瘤、大量中性粒细胞浸润、坏死性血管炎（坏死显著）、原发性肉芽肿性炎症、巨噬细胞或组织细胞异常等特征。在疾病谱方面，类 IgG4-RD 样疾病包括风湿性疾病、胃肠道疾病、恶性肿瘤和其他炎性疾病。在类 IgG4-RD 样疾病中，干燥综合征占 19%，血管炎约占 25%（包括 ANCA 相关性血管炎 17%，巨细胞动脉炎 5%，大动脉炎 3% 和白塞病＜1%），肝胆胰疾病占 9%（包括原发性硬化性胆管炎占 3%，特发性或药物诱导性胰腺炎占 3%，2 型急性间质性胰腺炎占 2%和炎性肠病占 1%），恶性肿瘤占 9%（包括淋巴瘤占 2%，胰腺癌占 3%和其他恶性肿瘤占 4%），其他炎症性疾病占 22%（包括结节病占 4%，脂质肉芽肿病占 2%，罗道病占 1%和 Castleman 病占 3%）。IgG4-RD 在受累器官方面和干燥综合征相似，但在临床和组织病理学方面有很大差异，IgG4-RD 眼干症状及类风湿因子（RF）、抗核抗体、抗 SSA 抗体和抗 SSB 抗体发生率较干燥综合征为低，但过敏性鼻炎和支气管哮喘更常见。

六、IgG4 相关性肺疾病

IgG4-RD 属于自身免疫性疾病，肺脏是常受累的器官之一。肺部受累常与肺外病变共存（可同时发生或先后出现），少数病人可单独肺部发病。IgG4 相关性肺疾病（IgG4-RLD）临床表现缺乏特异性，主要表现为干咳、气喘、痰中带血、咯血、胸腔积液或胸部不适，部分病人可出现全身非特异性症状如乏力、低热、体重下降等。有多达 75%的病人可无症状，而是在胸部影像学检查中意外发现。

IgG4-RLD 可以累及肺实质、肺间质和纵隔，病理检查见淋巴细胞和 $IgG4^{+}$ 浆细胞弥漫性浸润肺间质，即支气管血管束、小叶间隔、小叶内间质及胸膜区；纤维化病变和闭塞性静脉炎则多见于实性肺结节和胸膜结节。其基本病理学分型可分为炎性假瘤样、间质性肺炎样和淋巴瘤样肉芽肿样。

IgG4-RD 肺部受累的影像表现分为 4 型：①实性结节型，可见闭塞性静脉炎及动脉炎。②肺泡间质型（图 7-5-1～图 7-5-3），表现为两下肺弥漫网状影，伴支气管扩张，病理上相应表现为肺泡间隔大量胶原沉积，伴囊状扩张。③圆形磨玻璃型，多发圆形磨玻璃影为其特征，显微镜下可见肺间质单核细胞浸润，偶尔可见淋巴滤泡形成，常被误认为是非特异性间质性肺炎（NSIP）。④支气管血管束型，表现为支气管血管束和小叶间隔增厚。对应肺组织标本沿支气管及间质分布的淋巴细胞、浆细胞及纤维组织。目前这种分型基本被公认用于 IgG4-RD 的影像学分型。IgG4-RLD 亦可表现为胸膜疾病、气管支气管狭窄等。胸膜疾病多表现为胸膜增厚和胸腔积液（图 7-5-4）。

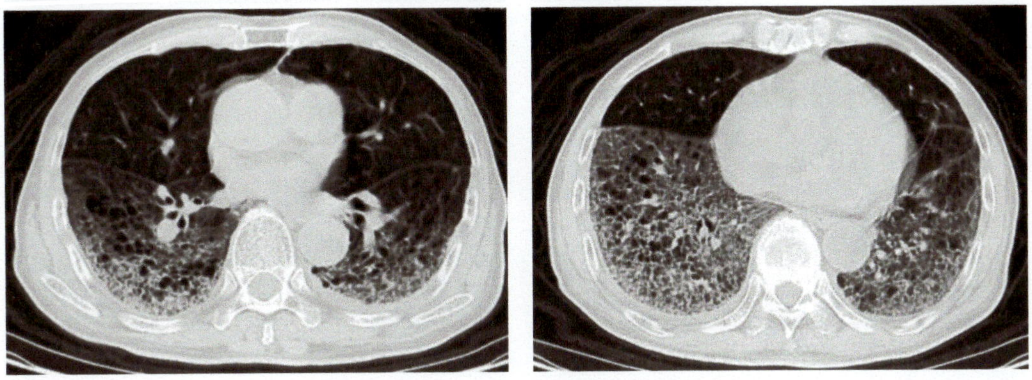

图 7-5-1　男，77 岁。肺泡间质型 IgG4-RLD

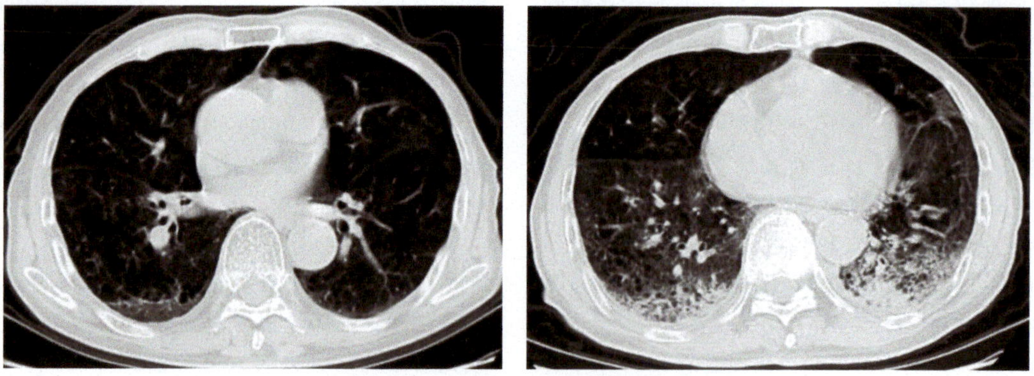

图 7-5-2　甲泼尼龙 40mg 静脉滴注治疗 2 周，病变吸收

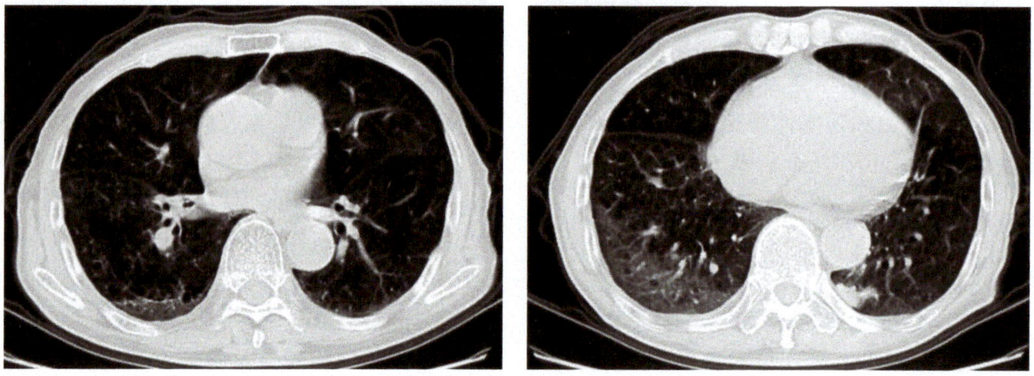

图 7-5-3　口服美卓乐联合甲氨蝶呤 7.5mg 每周 1 次，3 个月后复查，病变进一步吸收

（杭州市第一人民医院呼吸科　叶　健　提供）

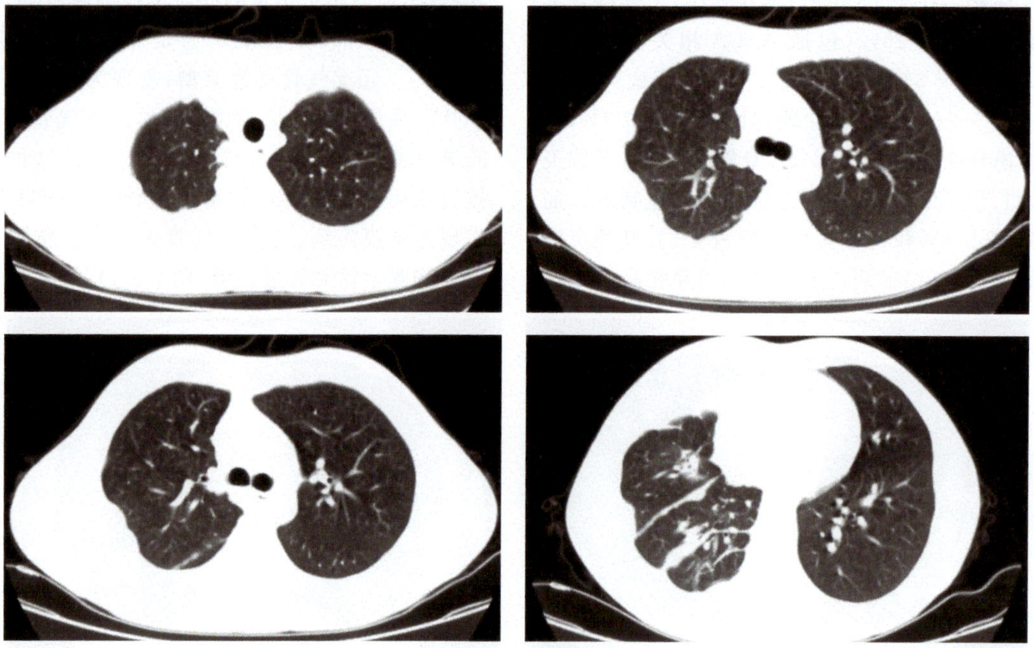

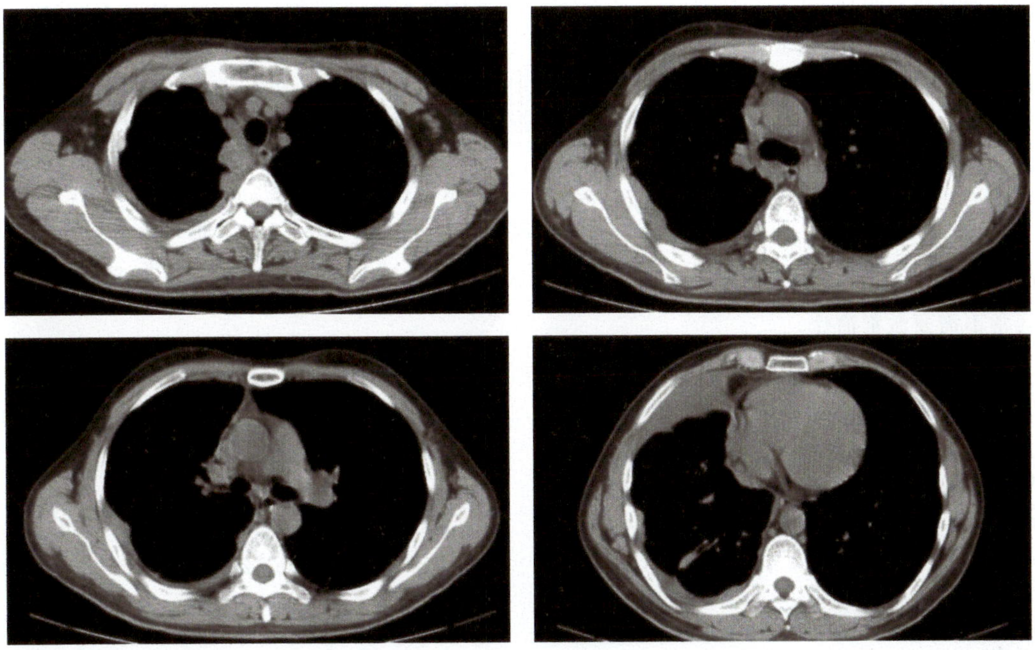

图 7-5-4　男，27 岁。右侧胸腔积液，右侧胸壁可见结节样密度增高影，纵隔淋巴结肿大。胸腔镜下见血性胸腔积液、粘连，胸膜上、膈肌上、肺表面见大量结节，质韧。病理：送检组织呈慢性炎，局部间皮细胞增生，可见大量浆细胞及淋巴细胞浸润，结合免疫组化 $IgG4^{+}$ 浆细胞＞20 个/HPF，符合 IgG4 相关性疾病

虽然 IgG4-RLD 的影像学表现有一定特点，但仍缺乏显著特异性，实性结节型和圆形磨玻璃型病变需要与肺癌相鉴别，而支气管血管束型和肺泡间质型与肺淋巴组织增生性疾病、结节病、NSIP 等弥漫性肺疾病的影像学表现有相似之处。

七、治疗

所有有症状的、活动性 IgG4-RD 病人均需要进行治疗，部分需要紧急治疗；一部分无症状的 IgG4-RD 病人也需要进行治疗。早期干预可防止病变进展为慢性和不可逆的纤维化阶段。对于部分无临床症状，但经辅助检查发现重要脏器受累者，如胆道系统、肾脏、主动脉、纵隔、腹膜后、肠系膜和其他器官等也需治疗，如不及时治疗，可造成重度、不可逆后果。然而，并非所有 IgG4-RD 均需立即治疗，如对于无症状性淋巴结病或轻度颌下腺增大的病人，可暂不治疗。

部分病人需紧急治疗，因为特定器官不受控制的疾病会导致不可逆损害。推荐需要紧急治疗的情况为以下几种：主动脉炎（炎性主动脉瘤会继续增大，并有破裂风险）；腹膜后纤维化[进展性疾病可能会导致不可逆的神经损伤或疼痛和（或）输尿管梗阻或肾衰竭]；近端胆管狭窄（未治疗疾病可导致重复感染性胆管炎，甚至造成最终不可逆的纤维化和肝硬化）；小管间质性肾炎（未治疗疾病可能会导致不可逆的慢性肾脏疾病）；硬脑膜炎[未治疗疾病可使病人有神经缺陷和（或）癫痫风险]；胰腺增大（未治疗疾病可能会导致不可逆的胰腺外分泌和内分泌功能障碍）；心包炎（未治疗疾病可能会导致心脏压塞或缩窄性心包炎）。

对于所有活动的、初治的 IgG4-RD 病人，首选糖皮质激素进行诱导缓解，除非病人存在糖皮质激素治疗的禁忌证，治疗有效率达 80%以上。治疗后受累器官的炎症病变或肿大现象明显改善，血清 IgG4 浓度降低。推荐剂量为泼尼松 30～40mg/d，剂量可根据病人体重或受累脏器的严重程度进行调整，维持 2～4 周，3～6 个月后逐渐减量至 5mg/d，2.5～5 mg/d，维持数年。临床改善被认为至少需满足以下 3 个标准中的 2 个：①总体临床状态改善；②血清 IgG4 浓度显著降低；③影像学异常好转。

部分病人单一激素治疗不能控制疾病，且长期激素治疗带来毒副作用，对于这些病人在开始治疗时需应用激素和免疫抑制剂（硫唑嘌呤、甲氨蝶呤、环磷酰胺等）联合治疗。治疗反应的一个主要决定因素是受累器官的纤维化程度，未治疗的 IgG4 相关性疾病通常会从淋巴浆细胞炎症进展至广泛的纤维化。如果病人已有明显纤维化，则可能对激素的治疗反应较差。为此，可根据病人受累器官解剖学部位和邻近结构选择手术切除，如某些高度纤维化眼眶疾病更适用手术干预，纤维化眶周炎性假瘤和硬化性肠系膜炎病人对手

术切除较内科治疗反应更佳。

该病为慢性疾病，治疗减量或停药后容易复发，在成功诱导治疗后，维持治疗对某些病人有益。对成功诱导治疗后复发的病人，建议使用糖皮质激素重新开始治疗，在缓解后维持治疗阶段考虑联合免疫抑制剂治疗。对反复发作、难治的病人可应用抗 CD20 单克隆抗体利妥昔单抗进行 B 细胞清除。剂量为 1g，2 次/天，中间间隔 15 天。利妥昔单抗治疗的病人在诱导缓解期通常不需要激素治疗。

参考文献

Joshi D, Webster GJ. Biliary and hepatic involvement in IgG4-related disease. Aliment PharmacolTher, 2014, 40(11-12): 1251-1261.

Kamisawa T, Funata N, Hayashi Y, et al. A new clinicopathological entity of IgG4-related autoimmunedisease. J Gastroenterol, 2003, 38(10): 982-984.

Khosroshahi A, Wallace ZS, Crowe JL, et al. International consensus guidance statement on the management and treatment of IgG4-related disease. Arthritis Rheumatol, 2015, 67: 1688-1699.

Raj R. IgG4-related lungdisease. Am J Respir Crit Care Med, 2013, 188(5): 527-529.

Rodriguez EA, WilliamsFK. A mass in the junction of the body and tail of the pancreas with negativeIgG4 serology: IgG4-related disease with negative serology. Am J Case Rep, 2015, 16: 305-309.

Saeki T, Kawano M, Mizushima I, et al. The clinical course of patients with IgG4-related kidney disease. Kidney Int, 2013, 84: 826-833.

Stone JH, Zen Y, Deshpande V. IgG4-related disease. N Engl J Med, 2012, 366(6): 539-551.

Tabata T, Kamisawa T, Takuma K, et al. Serial changes of elevated serum IgG4 levels in IgG4-related systemic disease. Intern Med, 2011, 50: 69-75.

Umehara H, Okazaki K, Masaki Y, et al. Comprehensive diagnostic criteria for IgG4-related disease(IgG4-RD), 2011. Mod Rheumatol, 2012, 22(1): 21-30.

Zhao YH, Wang Q, Zhou R, et al. MRI and CT fingdings of the patient with IgG4-related disease: a casereport. Chin J Magn Reson Imaging, 2015, 6(3): 218-220.

病例解析

1. 病例 1：男，67 岁。间断发热、咯血 4 月余。

胸部 CT(2014-11-02)：右肺上叶后段团块状实变影，纵隔淋巴结肿大（图 7-5-5A、B）。胸部 CT(2014-12-03)：抗炎治疗 1 个月，病变较前进展（图 7-5-5C、D）。胸部 CT(2015-03-04)：病变较前进一步进展（图 7-5-5E、F）。

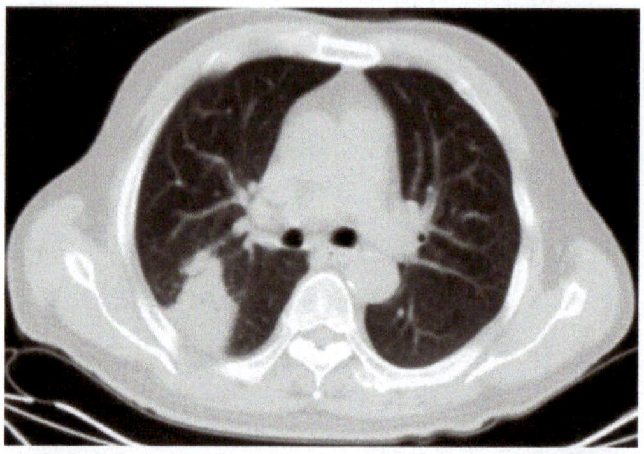

A

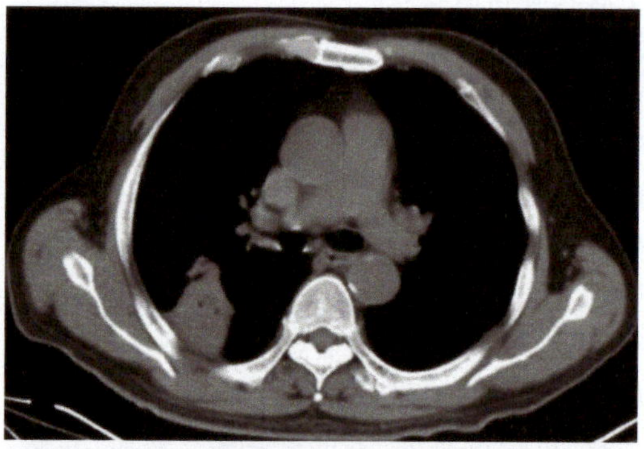

B

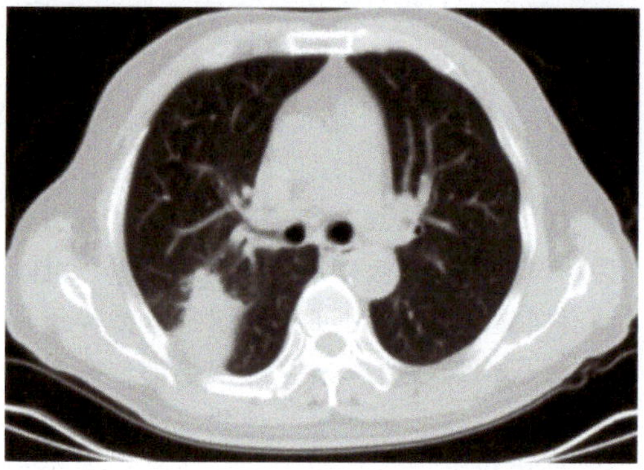

C

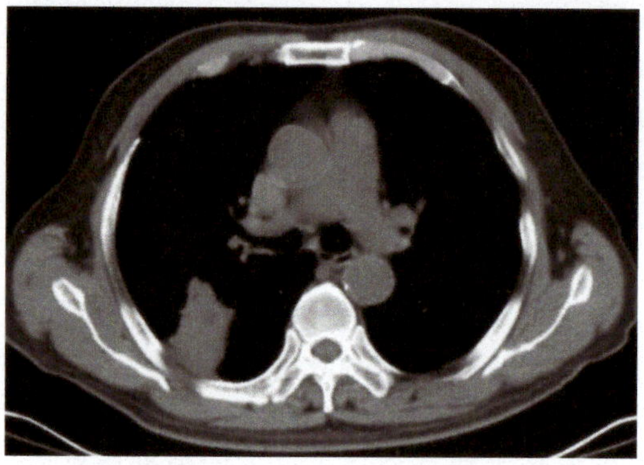

D

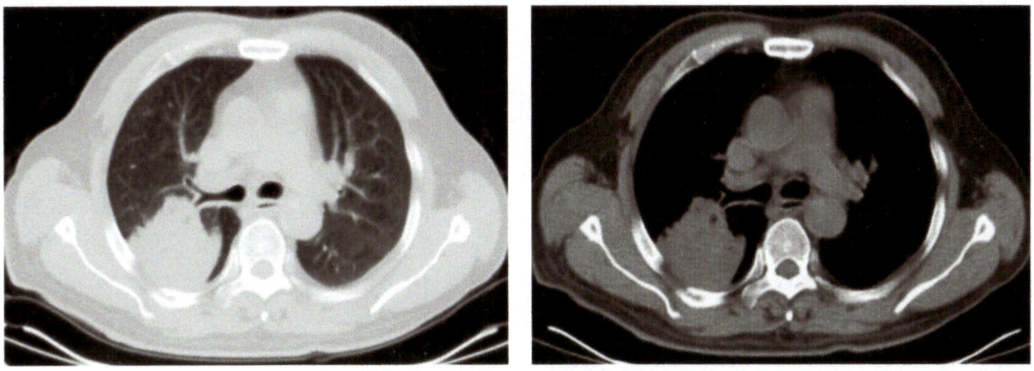

E F

图 7-5-5 胸部 CT1

【诊断】 慢性炎症。

【诊断依据】 老年男性，右肺上叶后段团块影，抗炎治疗无效，但病变进展缓慢，不支持肿瘤诊断。病变与斜裂和肋胸膜宽基底相连，邻近胸膜增厚；病变边缘平直，刀切征明显；近肺门侧向心性弓形凹陷，内收明显；病变内可见低密度坏死区，见多个小空泡影，再结合病变肺段性分布，周围可见炎性渗出，近侧支气管轻度扩张，影像学符合慢性炎症。穿刺活检：肺泡间隔及支气管血管束周围大量炎症细胞浸润，以淋巴细胞、浆细胞为主，伴有少量中性粒细胞及嗜酸粒细胞。免疫组化示 $IgG4^+$ 的浆细胞浸润明显。血清检测：IgG 1620mg/L（800～1700mg/L），IgG4 1490mg/L，IgG4 相关性疾病诊断明确，全身检查其他脏器未受累。

【分析】 IgG4-RD 存在肺部受累由日本学者 Hamano 等于 2001 年首先提出，2004 年由 Duvic 和 Desrame 等首次详细报道。IgG4-RD 以多脏器受累较常见，也可单独肺部受累。2012 年日本学者曾估计 IgG4-RD 肺受累发生率为 14%～54%，IgG4-RD 发病率为 0.28～1.28/10 万。对于确定诊断的 IgG4-RLD 须进行全身评估，了解其他器官受累情况，包括是否合并硬化性胰腺炎、硬化性胆管炎、间质性肾炎、纵隔及腹膜后纤维化等。IgG4-RLD 的诊断需要综合考虑病人的临床症状、影像学表现、实验室指标和病理组织学检查。对于单纯肺部受累的 IgG4-RLD，其临床和实验检查往往提示非特异性改变，胸部影像学表现多样，缺乏特异性，易误诊、漏诊。临床有如下特征须考虑 IgG4-RLD，并进行相关血清学及免疫组织化学检测：①查体发现或病人出现乏力、低热、体重下降的全身非特异性表现，或出现干咳、气短等呼吸系统表现。②胸部 CT 表现为肺内结节或团块影，单发或多发；肺间质病变。③病理显示有较多浆细胞浸润的肺部疾病；纤维化性肺疾病，如 NSIP、机化性肺炎伴有浆细胞浸润；血管壁有淋巴细胞、浆细胞浸润，但缺乏纤维素样坏死及肉芽肿性血管炎。④血清免疫学指标轻度升高，但不足以诊断已知结缔组织疾病。

（天津市第五中心医院放射科 贺伟光 提供）

2. 病例 2：男，23 岁。右侧胸痛 1 个月，发热半个月，左侧胸痛 8 天。病人 1 个月前出现右侧胸痛，深呼吸及咳嗽时明显。行胸部 CT 检查考虑“肺结核、结核性胸膜炎”（图 7-5-6A～D）。给予抗结核治疗半个月，胸痛减轻，但出现发热，体温最高达 38.3℃，午后为著，伴咳嗽、咳痰，痰为白色，量少，不易咳出。上腹部胀痛，进食后明显，伴呃逆、食欲缺乏，胃镜检查示胆汁反流性胃炎，Hp 强阳性。停用抗结核药物。8 天前出现左侧胸痛，深呼吸及活动后明显，为进一步诊治而入院。查体：体温 37.5℃，上腹部轻按压痛，无反跳痛及肌紧张。辅助检查：血常规示白细胞 11.76×10^9/L、N% 74%；ESR 87mm/h；痰抗酸染色阴性。胸部 CT（2015-02-05）示多发结节影，右肺上叶为主，较前进展（图 7-5-6E～H）。入院后继续给予 HRZE4 联药物抗结核治疗 15 天，临床症状无任何改善，并出现牙龈肿痛。复查胸部 CT（2015-02-21）示双肺胸膜下散在斑片、结节及片状磨玻璃影，右上肺为著，部分小叶间隔增厚，病变较前增多（图 7-5-6I～L）。病人仍发热，血常规：白细胞 18.17×10^9/L、N% 77.9%；ESR 94mm/h；痰抗酸染色 3 次阴性；自身免疫抗体均阴性。2015-02-25 停用抗结核药物，2015-02-26 应用甲泼尼龙 40mg 静脉滴注，次日体温恢复正常。复查胸部 CT（2015-03-02）示病变变化不明显。2015-03-04 日改为美卓乐 24mg 口服，2015-03-10 日改为美卓乐 16mg 口服。2015-03-12 停用激素，病人胸闷、气短症状再次加重，出现间断无规律低热，复查胸部 CT 示双上肺磨玻璃影及小叶间隔增厚好转，余效果欠佳。北京协和医院会诊后考虑不除外真菌感染，给予米卡芬净抗真菌治疗 7 天，病人仍发热。2015-03-18 行纤维支气管镜检查，镜下未见明显异常。刷片及灌洗液抗酸染色(－)、肿瘤细胞(－)，灌洗液 TB-DNA(－)。盲检病理：支气管黏膜及肺组织慢性炎症，纤维组织增生，部分肺泡上皮轻度增生。2015-03-30 于北京协和医院行经皮肺穿刺：肺组织慢性炎症，肺泡间隔增宽，可见较多淋巴细胞、浆细胞浸润。北京协和医院呼吸科会诊考虑临床诊断为肺结核，建议继续抗结核治疗，给予异烟肼、左氧氟沙星、阿米卡星、乙胺丁醇继续治疗。经抗结核治疗 1 个月后，病人仍发热，体温最高达 38℃，症状较前明显加重，咳嗽、咳痰，痰量较前增多，稍活动就明显胸闷、气短。心脏彩超示心包少量积液。骨髓穿刺：粒系毒性颗粒伴缺铁表现。复查胸部 CT(2015-04-30)示病变较前变化不明显。停用抗结核药物。

胸部 CT(2015-01-13)：右肺上叶多发结节影(图 7-5-6A～D)。胸部 CT(2015-02-05)：右肺上叶多发结节影(图 7-5-6E～H)。胸部 CT(2015-02-21)：双肺胸膜下散在斑片、结节及片状磨玻璃影，部分小叶间隔增厚，病变较前增多(图 7-5-6I～L)。

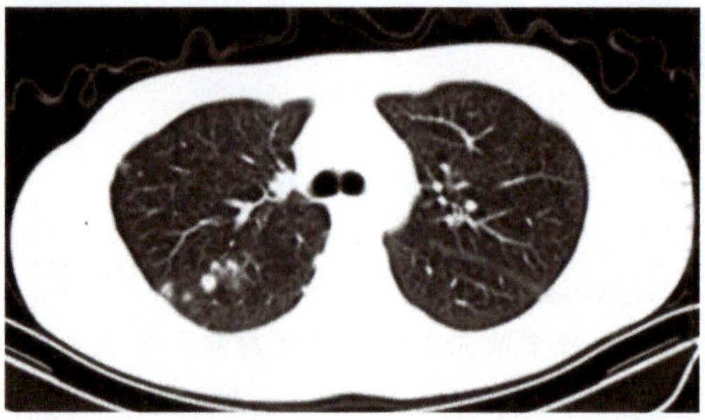

A

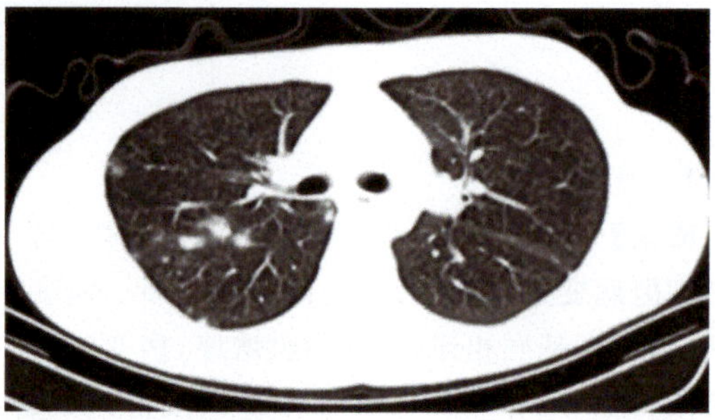

B

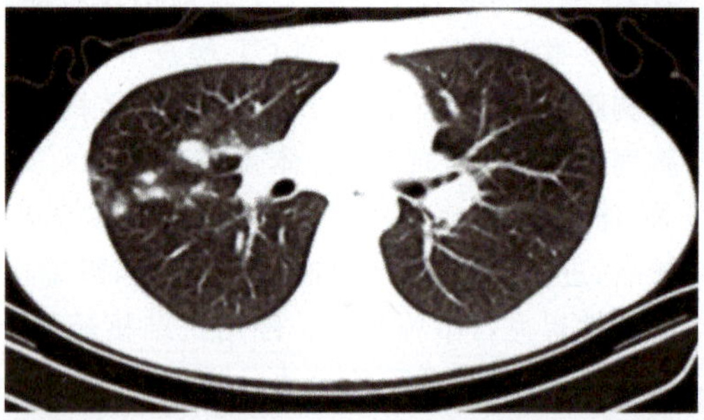

C

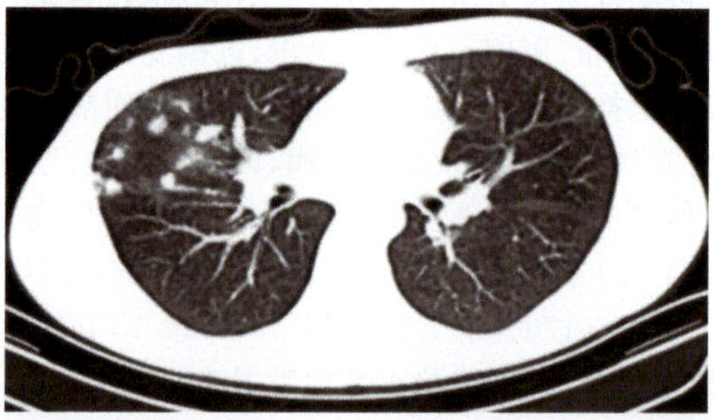

D

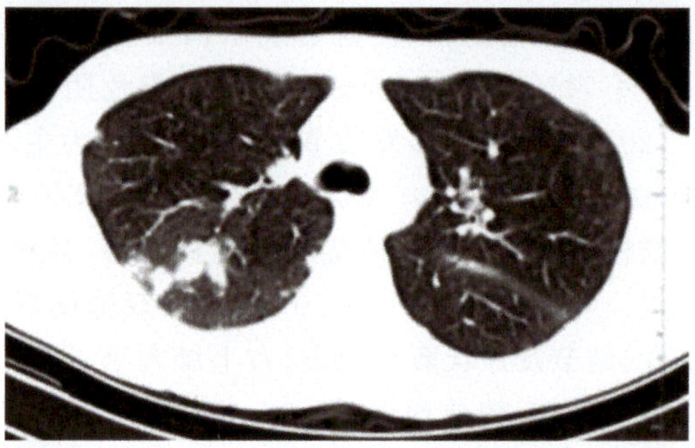

E

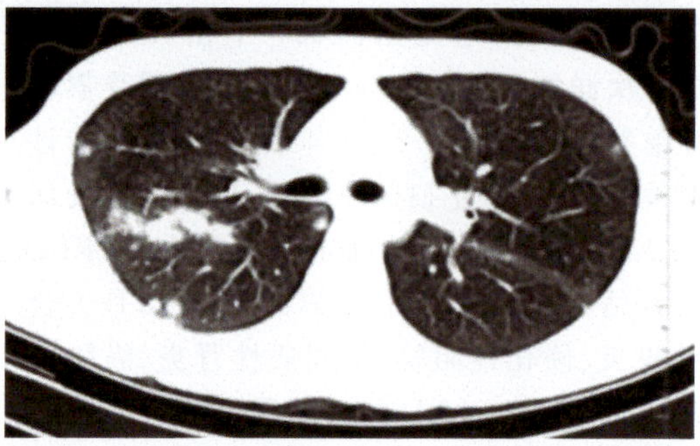

F

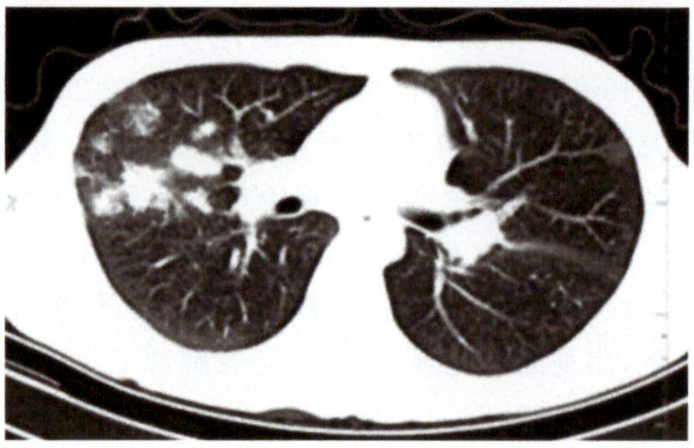

G

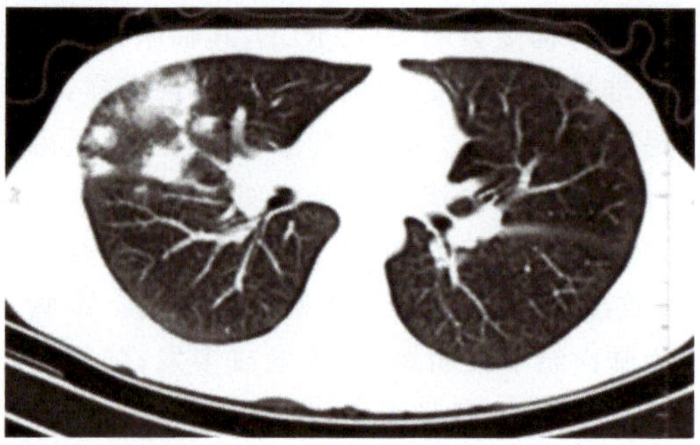

H

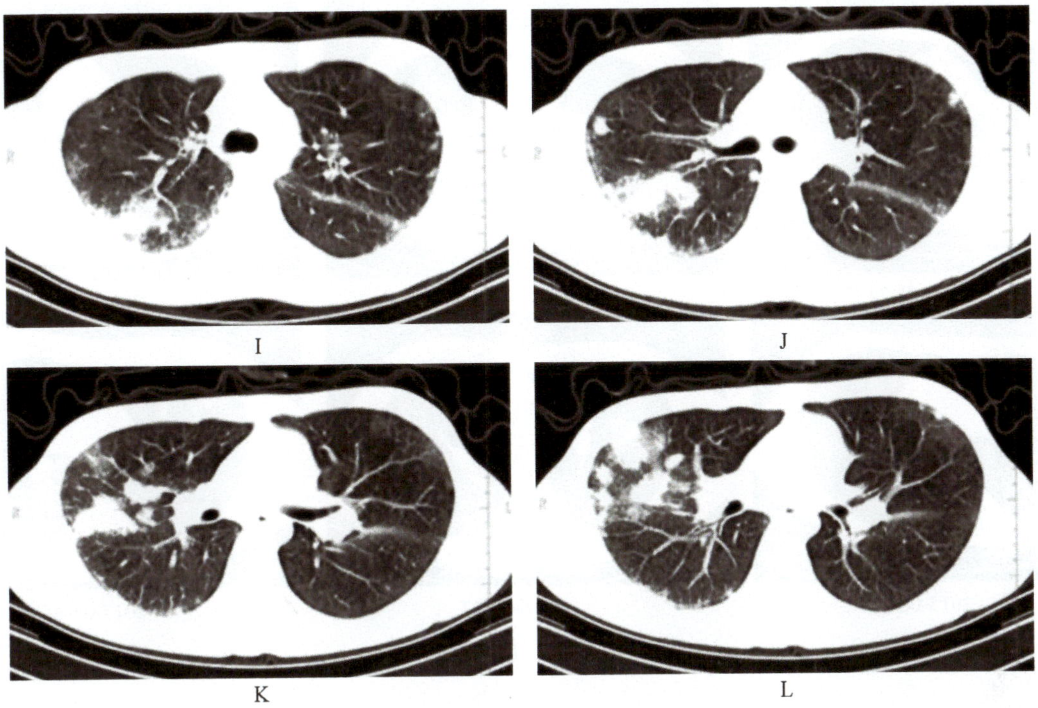

图 7-5-6　胸部 CT2

【诊断】 IgG4 相关性肺疾病。

【诊断依据】 青年男性，有呼吸系统症状，抗炎、抗结核、抗真菌治疗均无效。影像学以双肺多发结节、斑片磨玻璃影和小叶间隔增厚为主，形态多样，穿刺病理见较多淋巴细胞、浆细胞浸润，结合病人经激素治疗症状缓解，影像学有吸收趋势，首先考虑 IgG4 相关性肺疾病。2015-05-15 会诊既往病理，加做免疫组化：CD138(＋)，CD38(＋)，IgG4/IgG(＞40％)，IgG4(＋100 个/HPF)。查血清 IgG4 226mg/dl，IgG4 相关性肺疾病诊断成立。给予激素和环磷酰胺联合治疗，半个月后病人临床症状明显减轻，治疗 2 个月后临床症状基本消失。2015-06-24 复查胸部 CT 病变较前吸收，2016-07-17 复查胸部 CT 病变进一步吸收，2017-05-01 复查胸部 CT 示病变稳定(图 7-5-7)。

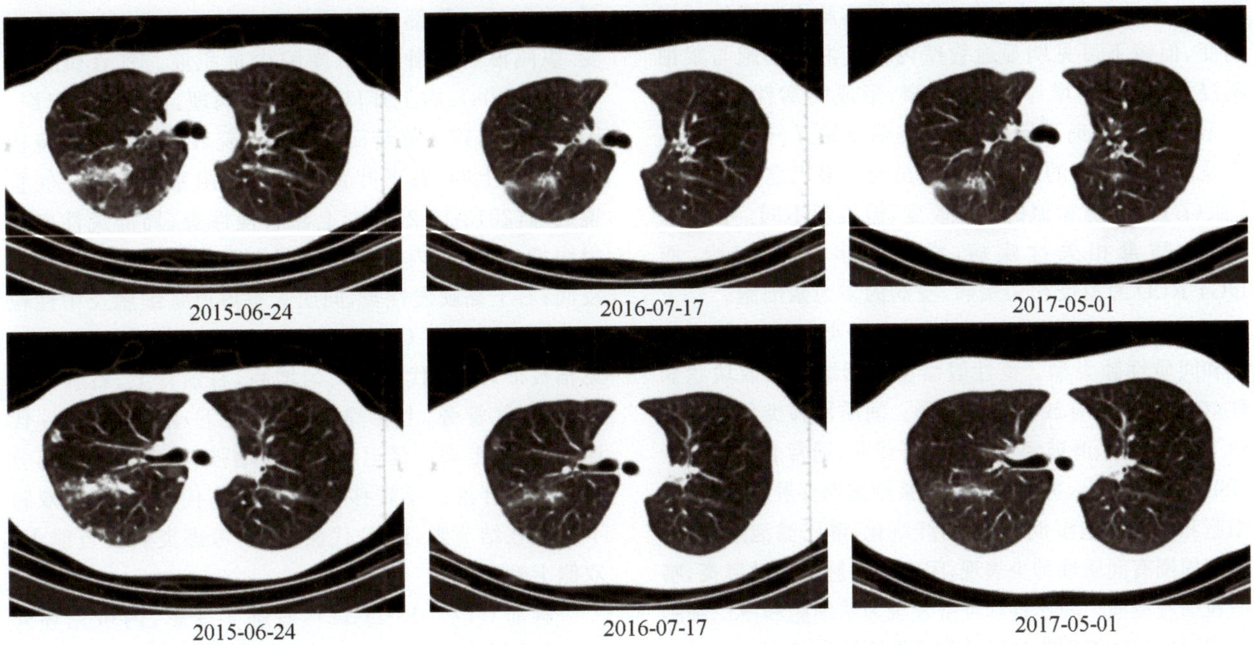

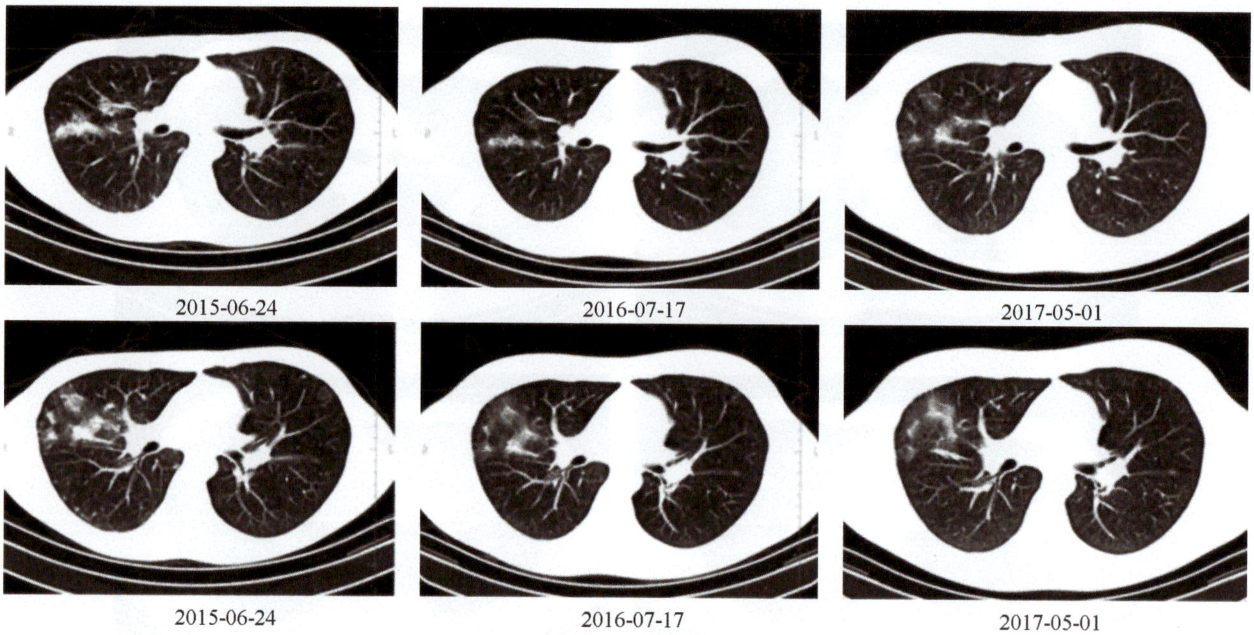

图 7-5-7 胸部 CT3

【分析】 IgG4-RLD 的诊断需要临床医师综合临床-影像-病理特征。IgG4-RLD 基本病理学改变亦包括淋巴浆细胞性炎症浸润、不同程度的组织纤维化及闭塞性静脉炎三大特征。在炎症浸润中，$IgG4^+$ 浆细胞为主要的细胞类型，其次为淋巴细胞和吞噬细胞。炎症细胞浸润常沿支气管束和小叶间隔分布，也可弥漫性分布。另外，嗜酸粒细胞浸润也较多见。与胰腺受累的组织病理学表现不同的是，其特征性席纹状纤维化并未出现在胶原纤维化和成纤维细胞增生更显著的肺内。在闭塞性动静脉炎为主要病变时，疾病表现为淋巴瘤样肉芽肿样改变。大体标本肺内出现结节样病变，但镜下可见明显血管壁内大量淋巴细胞与浆细胞浸润，血管壁增厚，管腔狭窄，形成闭塞性脉管炎。与系统性血管炎不同的是，这类病变缺乏纤维素性坏死及肉芽肿结节的形成。故其虽与肺淋巴瘤样肉芽肿1级(LYG-1)有相似的病理改变，但机制不同。LYG-1为 EB 病毒相关性疾病，浸润的多为 T 细胞，而 IgG4-RLD 为免疫相关疾病，浸润的多为浆细胞。

IgG4-RLD 影像学主要可分为两种类型，即炎性假瘤型和间质性肺炎型。炎性假瘤型包括结节状或块状病灶，在肿块周围有放射性网状影。间质性肺炎型表现为两下肺网状影、磨玻璃影和间质纤维化，通常表现类似于 NSIP。组织学上，炎性假瘤型是浆细胞肉芽肿，主要是浆细胞和淋巴细胞浸润，不规则纤维化，淋巴滤泡形成，在结节周围有间质性肺炎表现，闭塞性静脉炎和动脉炎，嗜酸粒细胞浸润。间质性肺炎型表现为浆细胞和淋巴细胞浸润所致的肺泡间隔增厚及弥漫性纤维化。

血清 IgG4 除对诊断有帮助外，还能评估疗效，预测疾病复发。激素治疗后，血清 IgG4 常与临床症状缓解及影像学病变吸收相一致，但激素减量后部分病人复发，因此需对 IgG4-RLD 病人进行严密临床随访。

(河北省胸科医院结核内四科 耿书军 提供)

3. 病例 3：男，45 岁。反复咳嗽、咳痰 6 个月，加重 10 天。病人 6 个月前无明显诱因出现阵发性咳嗽、咳灰白色黏痰，胸部 CT 检查示右肺病变，抗感染治疗后症状稍缓解，复查 CT 病灶无吸收。10 天前病人出现咳嗽、咳痰加重，黄黏痰，伴发热，体温最高达 38.5℃，恶心、呕吐。胸部 CT(2013-10-02)示右肺上、下叶病变，纵隔淋巴结肿大，右胸腔少量积液。气管镜检查(2013-10-08)：右上开口新生物。病理：炎性肉芽组织。因抗感染治疗无好转而入院。入院后再次行气管镜检查提示右上叶、右下叶背段新生物阻塞支气管。气管镜病理(2013-10-21)：右上黏膜慢性炎，局部炎性肉芽组织增生，间质内大量淋巴浆细胞及少量中性粒细胞浸润；右下黏膜慢性炎，间质大量淋巴浆细胞及中性粒细胞浸润。PET-CT(2013-10-23)：右肺实变影，内可见枯枝征，FDG 代谢不均匀增高，右锁骨上、右肺门及纵隔内(气管旁、上腔静脉前、隆突下)淋巴结 FDG 代谢活跃，以上病灶延迟后进一步增强，考虑肺癌伴部分组织坏死伴淋巴结转移可能，建议高代谢灶活检；双肺下叶散在结节影，FDG 代谢活跃，考虑炎病变可能大；双侧上额窦炎。

胸部 CT(2013-11-12)：右肺实变影，内可见坏死和支气管充气征，管腔内见新生物(图 7-5-8)。

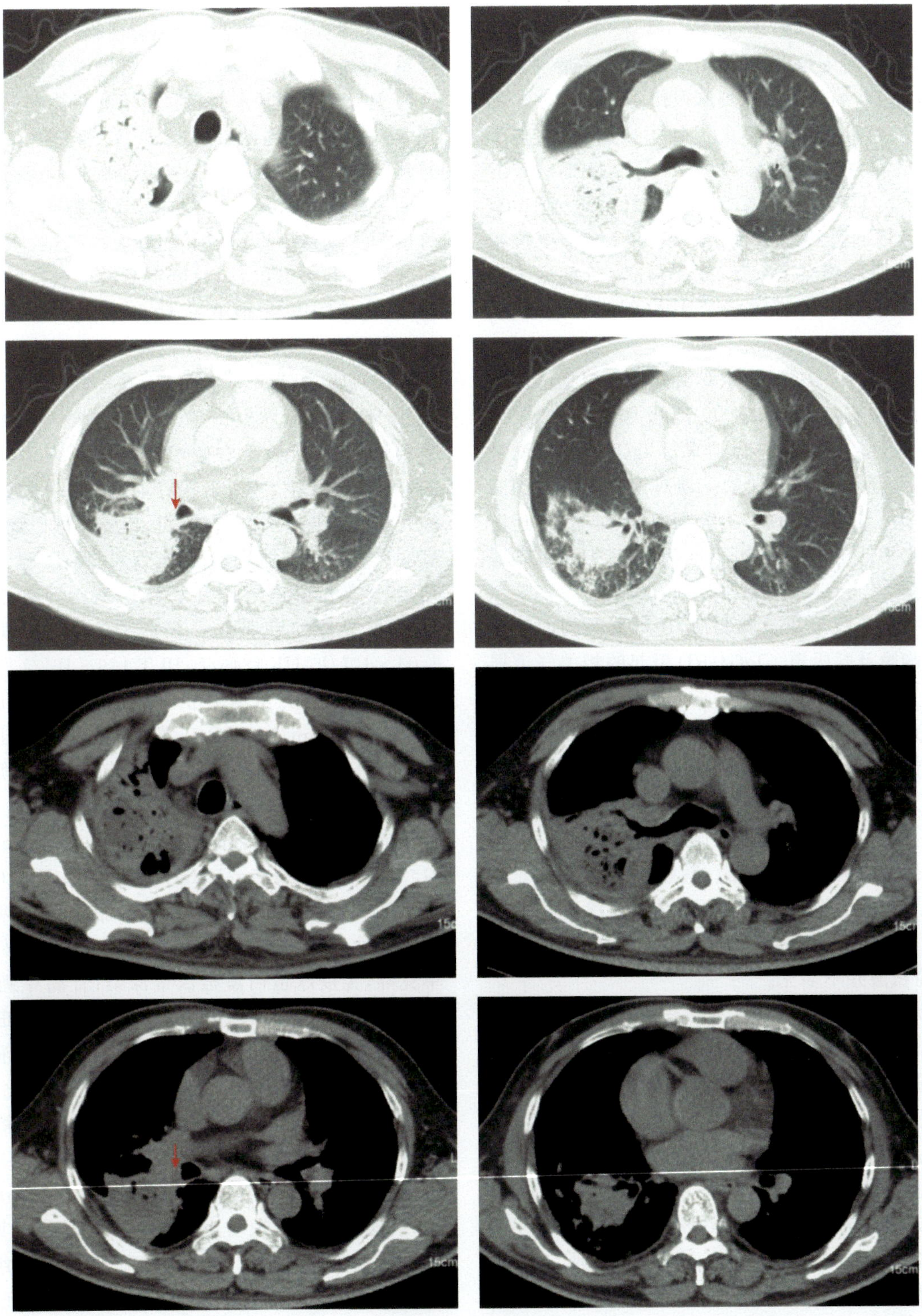

图 7-5-8　胸部 CT4

【诊断】 IgG4 相关性肺疾病。

【诊断依据】 病人影像学表现为右肺实变影，可见支气管充气征，抗生素治疗无效，社区获得性肺炎不支持。病变侵及管腔，两次气管镜检查均见右侧气管内新生物(图 7-5-8 红箭)，肺部恶性肿瘤不能除外，但两次病理结果均提示右上黏膜慢性炎，局部炎性肉芽组织增生，均不支持恶性肿瘤诊断，且病变内坏死边界清楚，亦不符合肺癌坏死影像特点。活检病理间质内大量淋巴浆细胞浸润，需考虑 IgG4 相关性肺疾病可能。病人经皮肺活检，病理：肺组织 1 条，肺泡结构实变及破坏，小区尚可；炎性纤维组织增生及多量淋巴细胞、浆细胞浸润，局灶性泡沫细胞及组织细胞增生。结合临床及免疫组化结果，考虑炎性病变，炎性假瘤形成。免疫组化结果 IgG（＋30～60 个/HPF），IgG4（＋30～60 个/HPF），($IgG4^+/IgG^+>20\%$)。血 IgG4 325mg/dl。该例最终诊断为 IgG4-RLD，给予甲泼尼龙 40mg bid 静脉滴注半个月，复查胸部 CT 病变有所吸收，出院后给予美卓乐 20mg tid 口服并逐渐减量，病人症状缓解。

【分析】 IgG4-RD 的组织学共同特征包括淋巴浆细胞性炎症、组织纤维化和硬化、静脉炎和 $IgG4^+$ 浆细胞聚集。尽管这些特点综合起来对 IgG4-RD 来说是特征性的，但其中任何单独的一项对这种疾病的诊断价值均不大。IgG4-RD 单一脏器病变时可有血清 IgG4-RD 水平低于 135mg/dl 的病例，临床工作中需警惕，此时可参考 IgG4/IgG 值来诊断，以免漏诊。

IgG4-RD 不仅可累及肺实质，还可累及胸内淋巴结、纵隔、胸膜及呼吸道。IgG4-RD 引起的相关气道损伤较为少见。纤维支气管镜检查可见支气管狭窄、支气管壁充血水肿，类似于结节病的表现，肺功能检测表现为阻塞性通气功能障碍。另一种气道损伤是因纵隔纤维化和支气管扩张导致的中央气道被压迫。引起支气管扩张症的原因可能与外周肺实质的纤维化有关。本例病变侵及管腔，实属罕见。胸膜损伤主要为脏层胸膜和壁层胸膜的结节样改变。纤维蛋白渗出和胸膜反应在累及胸廓的 IgG4-RD 的组织学活检中较为常见，而胸腔积液并不多见。

（浙江省人民医院呼吸科　任卓超　提供）

4. 病例 4：男，74 岁。食欲减退伴全身淋巴结肿大 1 年。病人 2014 年 5 月出现食欲减退，消瘦明显，口干，偶有眼干。渐出现颌下淋巴结肿大，伴颈部、腋窝、腹股沟多发淋巴结肿大，眼睑肿胀。胸部 CT 检查示纵隔内多发淋巴结肿大，心脏彩超：心包腔少量积液。给予改善循环治疗，症状无明显改善。2014 年 7 月行左颈部淋巴结摘除活检术，冷冻病理：反应性增生，部分淋巴细胞生长稍活跃；活检病理：淋巴瘤可能，建议行免疫组化协助诊断。2014 年 8 月 6 日行 PET-CT 检查：①颈部、纵隔、双肺门、双侧腋窝、腹腔及腹膜后、双侧腹股沟内多发淋巴结葡萄糖代谢增高。②双侧眼眶泪腺区对称性软组织增厚影，葡萄糖代谢增高。③垂体葡萄糖代谢局限性增高影，建议行 MRI 检查。④鼻咽部葡萄糖代谢增高，考虑炎性病变。⑤心包积液。⑥前列腺肿大，葡萄糖代谢不均匀增高。2014 年 8 月 26 日行眼眶 MRI：双眼泪腺增大，外直肌增粗，考虑炎性假瘤可能。泪腺活检：①右侧泪腺间质纤维化，炎细胞浸润；②左腋窝淋巴结反应性增生。综合以上特点，诊断“木村病”，给予醋酸泼尼松 30mg/d，症状好转，激素逐渐减量，3 个月后停药。2014 年 12 月再次出现乏力，食欲减退，腹部不适，全身片状红斑，无明显瘙痒，入院诊治。查体：双侧腮腺肿大，右颈部可触及 1 枚直径约 1.5cm 的肿大淋巴结，双侧腋下可触及数枚肿大淋巴结，双侧腹股沟可触及数枚肿大淋巴结，均无压痛，质地中等，边界尚清。

【诊断】 IgG4 相关性疾病。

【诊断依据】 老年男性，有发热、乏力、消瘦、口干、眼干、全身片状红斑症状；全身多处淋巴结肿大；双眼泪腺增大，活检示右侧泪腺间质纤维化，炎细胞浸润；双侧腮腺肿大；激素治疗有效，停用激素后复发。病人病史较长，一般情况尚可，不支持淋巴瘤等肿瘤性病变。病人多脏器受累，以头颈部（眼、腮腺、颈部淋巴结）和多部位淋巴结肿大为主，激素治疗有效，需考虑 IgG4 相关性疾病可能。辅助检查：血常规示 WBC $6.04\times10^9/L$、Hb 124g/L、PLT $136\times10^9/L$、嗜酸粒细胞正常；肝肾功、电解质正常；血脂正常，心肌酶谱正常；ESR 92mm/h；CRP 正常；肿瘤标志物阴性；T-SPOT 阴性；尿常规、大便常规正常；免疫三项：免疫球蛋白 G 4610mg/dl、补体 C3 25.3mg/dl、补体 C4 1.73mg/dl；免疫球蛋白亚类：IgG1 23.8g/L、IgG2 21.5g/L、IgG3 3.89g/L、IgG4 450g/dl；CD3、CD4、CD8 淋巴细胞亚群阴性；ANCA、抗磷脂抗体系列、抗 C1q 抗体阴性；Coombs 试验（＋）；免疫固定电泳：Lambda 单克隆，免疫球蛋白渗透区带深染；骨髓穿刺活检：骨髓增生不均一。垂体、前列腺 MR 正常，心脏超声：大量心包积液。心包穿刺：引流出血性心包积液 700ml；常规：满视野红细胞、白细胞 0～2 个；生化：总蛋白 89.1g/L、葡萄糖 2.73mmol/L，细菌、真菌涂片、抗酸染色、细菌培养均阴性，心包积液反复查脱落细胞学未查见瘤细胞。病人于 2015 年 4 月 16 日颈部淋巴结活检，病理示淋巴组织增生，局部结构破坏，可见较多嗜酸粒细胞（图 7-5-9），形态结合临床及免疫组化结果（图 7-5-10）支持为 IgG4 相关性淋巴组织增殖性疾病，但细胞增生较为活跃，注意密切随访，必要时行 TCR 基因重排或再取淋巴结活检。再次行右侧腹股沟淋巴活检，淋巴组织异型增生，淋巴结结构破坏，可见大量浆细胞、浆样细胞、异型大细胞，可见 Dutcher 小体（图 7-5-11）。免疫组化：IgG4 细胞数＞200 个/HPF，支持为 IgG4 相关性淋巴细胞组织增殖性疾病，局部细胞增生活跃。基因克隆性检测报告：①内对照显示各产物、

DNA 完整，适合本检测；②未检测到该样品 TCR 基因单克隆性重排。病人诊断为 IgG4 相关性疾病，给予泼尼松 30mg/d、甲氨蝶呤 10mg 1 次/周和叶酸片 5mg/d，对症支持治疗，病情缓解，颈部淋巴结消失。

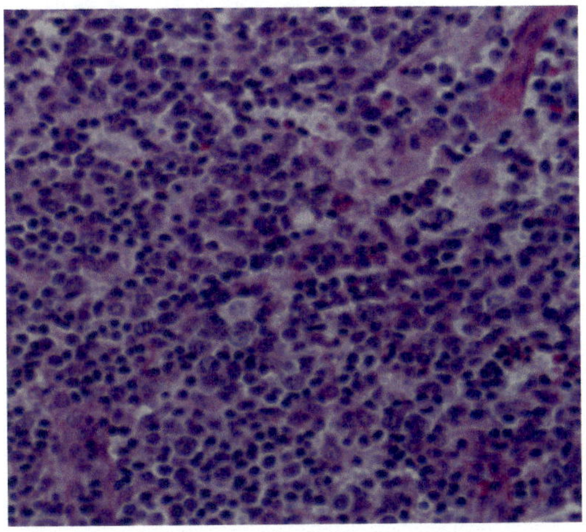

图 7-5-9　**颈部淋巴结活检病理**

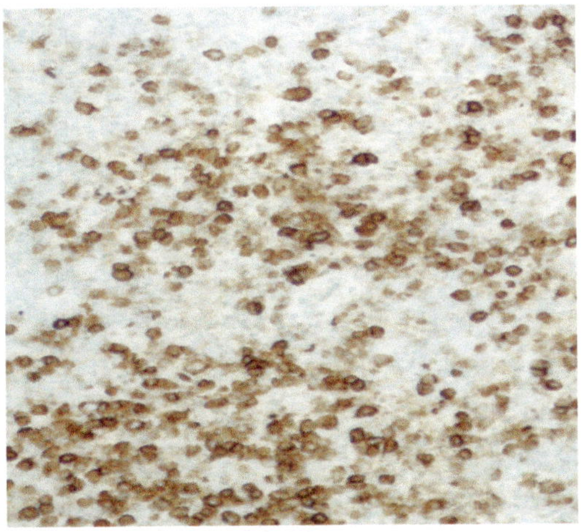

图 7-5-10　**免疫组化见较多 $IgG4^+$ 浆细胞浸润，$IgG4^+/IgG^+$ 浆细胞数比＞40%**

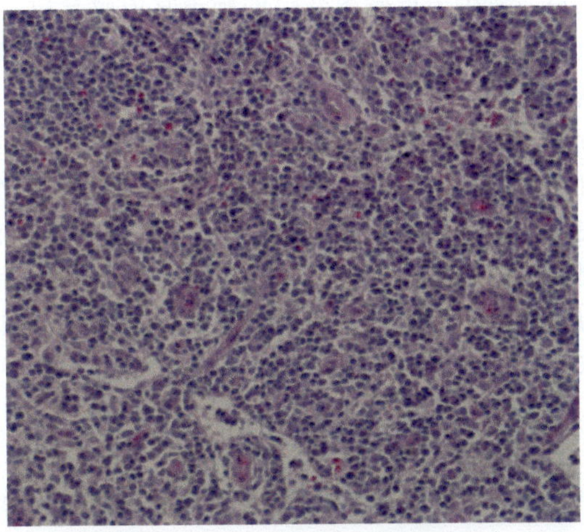

图 7-5-11　**腹股沟淋巴活检病理**

【分析】 本例病人为老年男性，病史较长，先后出现颈部、纵隔、双肺门、双侧腋窝、腹腔及腹膜后、双侧腹股沟内多发淋巴结，并出现双眼泪腺增大，双侧腮腺肿大，心包积液及口干、眼干。病人临床表现及病理符合 IgG4-RD 诊断标准，并需排除以下疾病，①恶性肿瘤：该病人先后出现多处淋巴结肿大，需考虑恶性肿瘤尤其淋巴瘤可能。IgG4 本身就是由浆细胞产生的免疫球蛋白，具有肿瘤特性的单克隆浆细胞淋巴瘤，也可以分泌 IgG4，导致肺组织病理中 IgG 及 IgG4 免疫组织化学染色阳性，血清 IgG4 增高。因此，血清 IgG4 增高也可见于淋巴瘤。淋巴瘤在疾病性质、病理形态学改变、治疗及预后与 IgG4-RD 均有较大区别，临床须进行鉴别。该病人肿瘤标志物不高，病程较长，一般情况无恶性疾病消耗性表现，血象无明显异常，结合基因克隆性检测、骨髓穿刺活检和淋巴结活检病理，可排除淋巴瘤诊断。需要注意的是，IgG4-RD 恶性肿瘤的发病风险增高，尤其是恶性淋巴瘤。②干燥综合征：病人有眼干、口干及泪腺、唾液腺肿大症状，需考虑干燥综合征可能，但病人的腮腺呈持续性肿大，而非反复肿大，且泪腺活检示右侧泪腺间质纤维化，炎细胞浸润，符合 IgG4-RD 病理表现，且抗核抗体、类风湿因子、抗 SSA/Ro 抗体和抗 SSB/La 抗体等自身抗体阴性，故干燥综合征可能性不大。③木村病：又称为嗜酸粒细胞增多性淋巴肉芽肿，是血管丰富、内皮细胞增生和大量淋巴细胞、嗜酸粒细胞浸润的慢性进行性免疫性疾病。本病发病机制不清，有学者推测可能由于某些抗原诱导 IgE 介导的Ⅰ型变态反应或改变 T 细胞的免疫调节作用，从而导致淋巴因子释放。本病以亚洲中青年男性多见，20～50 岁病人占 70%，好发于头颈部皮肤，也可累及眼眶，预后良好。临床上主要表现为头颈部无痛性皮下软组织肿块（占 76%），腮腺、下颌腺（43%）、肾脏（12%～16%）和周围淋巴结常受累（31%），外周血嗜酸粒细胞和血清免疫球蛋白 E 增高。头颈部皮肤病变呈紫蓝色，边界不清，突出于皮肤表面的结节或肿块。眼睑皮肤和结膜受累，表现为单个或多个紫蓝色结节，说明病变内有较多血管和炎症浸润。病变侵犯泪腺时使泪腺肿大，泪腺附近的上睑红肿，临床症状与泪腺炎症类似；但大多数病变位于眼眶上方，形成肿块，使眼球前突，肿块可侵犯提上睑肌使上睑下垂；侵及上直肌使眼球上转受限，有时肿块与眶骨膜粘连。眼眶病变一般不合并全身病变，脉络膜病变可伴有头颈部皮肤结节。肾脏受损常表现为蛋白尿。CT检查发现泪腺、眼外肌肿大。组织病理学以淋巴细胞浸润、血管增生及局部嗜酸粒细胞浸润为特点。

IgG4-RD对糖皮质激素治疗有效，但激素减量后部分病人复发，因此对IgG4-RD病人须进行严密临床随访。

（西京医院呼吸科　韩新鹏　提供）

第六节　子宫内膜异位症

子宫内膜异位症是具有生长功能的子宫内膜组织出现在子宫腔被覆黏膜以外的身体其他部位的一种病变，多见于育龄妇女，30～40岁好发，发病率约为10%。主要的临床表现有下腹痛、痛经、不孕、月经异常、性交不适等。随着腹腔镜技术的应用与发展，子宫内膜异位症的确诊率可达95%。

依据子宫内膜异位的组织、器官不同可分为内在性子宫内膜异位症和外在性子宫内膜异位症。内在性子宫内膜异位症是指子宫内膜局限于子宫肌层，又称子宫腺肌病；外在性子宫内膜异位症是指子宫内膜累及子宫以外的组织或器官，卵巢受累最为常见，占80%左右，其次为直肠子宫陷凹腹膜、肠道、膀胱、输尿管等，发生于肺部者非常罕见，临床上亦称为月经性咯血。

一、发病机制

子宫内膜异位症的发生、发展机制尚不明确，有多种学说从多个方面对其病因学进行了阐述，如体腔上皮化生学说、内膜种植学说、转移学说、免疫学说、卵泡不破裂黄素化综合征学说和医源性等。体腔上皮化生学说认为在胚胎期体腔上皮异位其中，日后组织可化生，而在其他部位形成子宫内膜异位症；种植学说认为月经期间脱落的子宫内膜碎屑，经输卵管伞端种植于子宫腔表面以外的其他脏器或组织继续生长，从而发展成子宫内膜异位症；转移学说即破碎的子宫内膜进入淋巴管或血管，随淋巴或血液循环而播散至子宫以外的其他部位继续生长；医源性是指由医务人员在做手术时意外地将子宫内膜移植于切口处，产生子宫内膜异位症。

异位部位的子宫内膜镜下结构与正常的子宫内膜相同，由腺体、间质、纤维素及血液成分组成，子宫内膜异位症病灶的组织病理学检查发现子宫内膜腺体和子宫内膜间质即可确诊。

子宫内膜异位症是一种良性病变，但具有类似恶性肿瘤的远处转移和种植生长能力，并且有1%的恶变率，其组织学类型可为癌或肉瘤。

二、肺子宫内膜异位症

肺子宫内膜异位症（pulmonary endometriosis，PEM）少见，是具有功能的子宫内膜组织生长在肺实质而引起的病变。PEM病人多有规律的月经期内咯血，每于月经来潮时发作，持续时间长短不一，直至经期结束。发生于近胸膜部位的肺子宫内膜异位症，可累及胸膜，伴发气胸或胸腔积液，从而引起胸闷或憋气或胸痛等症状。PEM发生机制可能为盆腔外科手术或分娩时，子宫内膜细胞通过静脉或淋巴播散到肺所致，而肺黏膜可能对卵巢分泌的雌激素较敏感，雌激素可使其毛细血管扩张，脆性增强，肺毛细血管随雌激素的周期性改变发生周期性破裂出血。PEM的病情轻重与盆腔内子宫内膜异位症的严重程度相关，确诊需临床症状及术后组织病理学评估相结合。

三、诊断

影像学检查对于PEM诊断具有重要价值，但须结合临床病史。诊断要点：①生育期女性，与月经周期有关的临床症状（如周期性的咯血、胸痛、自发性气胸和胸膜渗出等）；②咯血通常发生在月经前后数天内；③既往有痛经、引流产、分娩、宫腔操作和盆腔手术等病史；④X线、CT平扫表现为类似肺炎的渗出性病变或轮廓清楚的肺内结节、胸腔积液、薄壁囊腔或肺大疱等征象，有的出现支气管阻塞和周围肺不张。如相同肺段在两次经期出现类似肺内改变（图7-6-1），而月经期后肺内无异常发现或咯血停止，在排除其他肺部疾病后，可确诊。

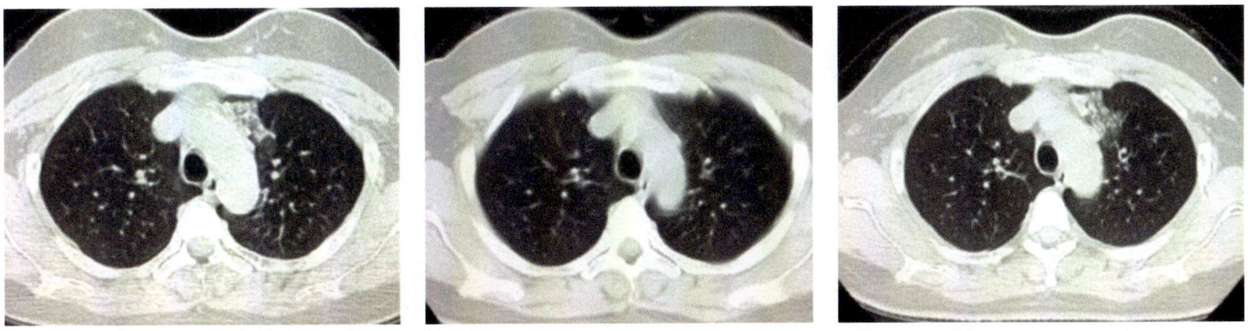

图 7-6-1　女，31 岁。月经期咯血。胸部 CT 时间分别为 2016-12-05、2016-12-19 和 2017-01-09

（山东大学齐鲁医院放射科　齐滋华　提供）

四、治疗

子宫内膜异位症的治疗包括非手术治疗和手术治疗。选择治疗方案时要考虑病变的部位、症状、严重程度及病人的生育要求等。药物治疗包括口服避孕药、孕激素、孕激素受体调节剂、促性腺激素释放激素激动剂等，其作用机制为通过服用能降低体内雌激素水平的激素类药物，以达到闭经及促使异位内膜萎缩的目的。主要问题：长期口服药物易引起卵巢抑制，不适用于未生育的女性，而且妊娠时不能用药，口服药物导致的假孕及假绝经，复发率较高等。手术的适应证为药物治疗失败、无法耐受的副作用或症状反复发作。胸膜病变多为多发病灶，其手术治疗效果不如肺部单一病灶的疗效。目前多采用胸腔镜处理周围病变，中央型病变则需切除肺叶，还可酌情施行胸腔固定术和膈肌修补术。术后为减少复发，仍应给予一段时间的药物治疗。对那些反复复发的病人，还应进一步评估盆腔是否有子宫内膜异位症，并给予治疗以消除异位子宫内膜的来源。子宫内膜异位症病人比正常女性罹患卵巢癌、乳腺癌和其他癌症及自身免疫性和过敏性疾病的风险更高。因此，对该类病人要高度重视，严密随访，防止复发和癌变。

参考文献

Axel L. Cerebral blood flow deteminat ion by rapid sequence computed tomography. Radiology，1980，137：679-686.

Kanematsu M，Hoshi H，Imaeda T，et al. Det ection and characteriation of hepatic tumors；value of conbined helical CT hepatic art eriography and CT during arterial portography . AJR，1997，168：1193-1198.

Sandst ede JJ，Tschanmier A，BeerM，et al. Optimization of automatic bolus tracking for timing of arterial phase of helical liver CT. Eur Radiol，2001，11：1396-1400.

Uchida M，Edamitsu O，Chang Y，et al. Dynamic study of the liver with helical scanning：determination of hepatic contrast enhancement in routine studies. Nippon Igaku Hoshasen Gakkai Zasshi，1996，56：502-506.

Zerman RK，Clements LA，Sliverman PM，et al. CT of the liver：a survey of pervading methods for administrat ion of contrast material. AJR，1998，150：107.

病例解析

1. 病例 1：女，32 岁。间断咯血半年余，加重 5 天，发热 3 天。病人半年前无明显诱因反复出现痰中带血丝、暗红色、量较少，不影响日常生活，未系统治疗。5 天前咳嗽、咳痰加重，痰中带血增多，暗红色血痰，约 20ml/d。3 天前发热，体温 38.5℃。应用头孢类抗生素治疗，效果不佳。月经及婚育史：15 岁，3～7 天/25～28 天。平素月经周期经常提前 3～5 天。近 2 个月月经周期明显不规律，痛经。25 岁结婚，人工流产 1 次，一直未育。辅助检查示血常规：白细胞 4.18×10^9/L、N% 48.3%、L% 37.8%、红细胞 3.97×10^{12}/L、血红蛋白 118g/L、血小板 193×10^9/L；ESR 26 mm/h；血结核抗体阴性；3 次痰查抗酸杆菌阴性；支原体、衣原体抗体阴性；血肿瘤系列正常；C-ANCA、P-ANCA 阴性；风湿系列阴性。

胸部 CT：右肺下叶背段结节影，内有点状钙化，周围点状及磨玻璃样渗出性病变，局部胸膜牵拉增厚，纵隔淋巴结不大（图 7-6-2）。

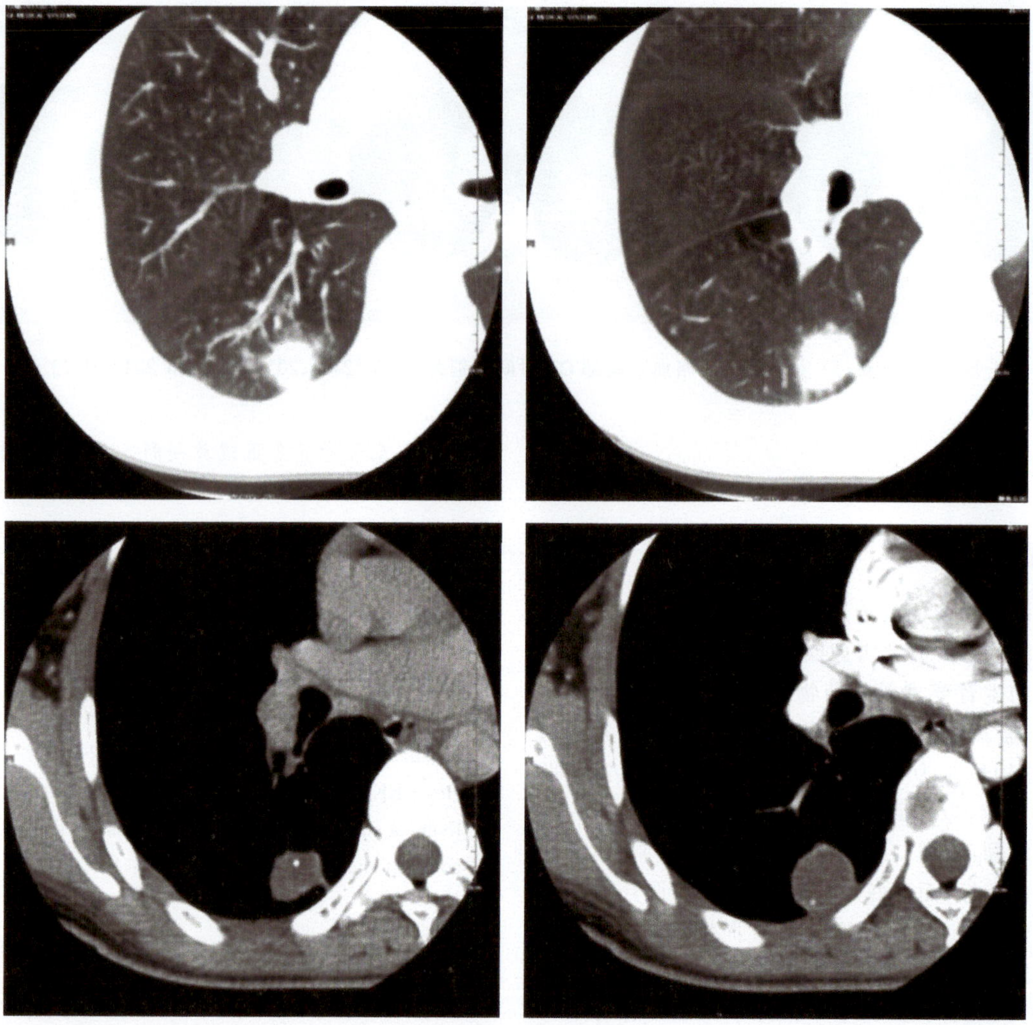

图 7-6-2 胸部 CT1

【诊断】 肺子宫内膜异位症。

【诊断依据】 年轻女性，反复发作性痰中带血，发热，血象正常，病变周围有点状、斑片状渗出性改变，内有钙化，需考虑结核诊断，但病人无结核中毒症状，相关检查支持点不足，暂不考虑；病人影像学为孤立性球形病变，周围有渗出，邻近胸膜增厚，无胸膜凹陷症，病变边缘均质强化，内有钙化点，肿瘤不支持；病变局限，无明显晕征，内有液化、坏死，真菌不支持；病人无牧区生活史和生食鱼虾史，血常规嗜酸粒细胞比例正常，寄生虫病不支持；病人无儿茶酚胺综合征表现，类癌不支持。病人影像符合炎性改变，结合月经史近期异常，与咯血时间较一致，有人工流产史，首先考虑子宫内膜异位症。病人入院后予止血、抗炎及对症治疗，痰中带血一度消失，后因月经来潮，再次出现痰中带血。CT 引导下经皮肺穿刺活检示：肺组织局灶性纤维化并陈旧性充血及含铁血黄素沉积，结合病史考虑子宫内膜异位症。

【分析】 由于异位内膜的组织结构与正常的子宫内膜相同，PEM 引起的病理改变与月经周期中子宫内膜的变化相一致，即分泌期内膜增殖变厚，黄体期内膜脱落出血。周期性的脱落出血使积聚在组织间隙内的血液囊腔破溃与支气管相通，囊内血液随气道排出，表现为不同程度的咯血。PEM 的临床表现以月经性咯血最常见，偶可伴有慢性咳嗽、呼吸困难及反复低热。咯血症状多在月经开始后的 2～3 日出现，也可先于月经 1～2 日。但并非每个月经周期都会发病。咯血量有个体差异，基本与月经量相平行。多数病人有盆腔手术史或分娩史，而使用宫内节育器者发生率更高。PEM 需与肺炎、周围型肺癌、转移瘤、结核球、血管瘤、曲菌球等相鉴别。临床常根据月经期反复发作咯血的病史，结合月经周期与临床症状及胸部影像征象出现和消散的相互关系，排除肺部其他疾病而确诊 PEM。本例病人反复出现的周期性月经期前后的痰中带血，且有人工流产手术史，在排除结核、肿瘤、肺栓塞、血管炎、结节病等疾病，结合肺穿刺病理结果，最终确诊。

（山东省胸科医院呼吸科　胡　华　提供）

2. 病例 2：女，40 岁。咳嗽、咯血 4 年，加重半年。

胸部 CT：右肺中叶外侧段薄壁偏心空洞，周围可见磨玻璃和纤维条索影（图 7-6-3）。

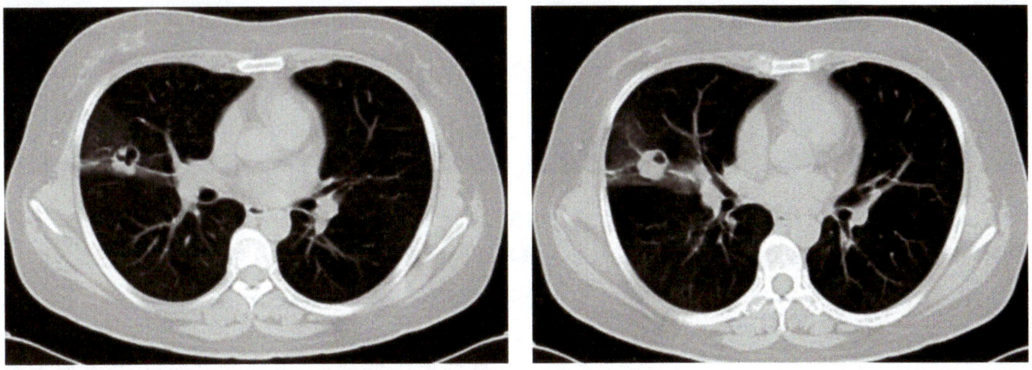

图 7-6-3　胸部 CT2

【诊断】 肺子宫内膜异位症。

【诊断依据】 本例为孤立空洞性病变，首先需鉴别其良、恶性。该空洞为薄壁偏心空洞，空洞位于近肺门侧，提示引流良好，内壁光整，虽有壁结节，考虑为坏死不完全所致。病变边缘清楚，周围可见渗出影和纤维条索，邻近胸膜无明显牵拉，结合病人病史较长，首先考虑炎性空洞而非肿瘤性空洞。病人无结核中毒症状，病变周围无树芽征和卫星灶，肺结核不支持。薄壁空洞，无感染病史，肺脓肿不考虑。病变单一，无其他脏器损害，肉芽肿性多血管炎和真菌感染均不支持。育龄期女性，病史较长，以咯血为主要主诉，需考虑寄生虫病和子宫内膜异位症可能。仔细询问病史，病人无诱发寄生虫感染病史，病人咯血常是在月经期，强烈提示子宫内膜异位症诊断并最终经穿刺病理证实。

【分析】 CT 对 PEM 的诊断具有重要价值，病变多位于右侧，影像学表现呈多样性，可表现为斑片状浸润影、粟粒样密度增高影，或孤立性结节、薄壁空洞等。诊断要点在于影像学表现随月经周期呈现动态变化，几乎所有病人于月经期过后复查，肺内病灶可消失或大部分消失，而再次发作检查时发现病变始终位于相同肺段。

第七节　髓外造血

髓外造血（extramedullary hematopoiesis，EMH）是一种代偿功能，当骨髓的造血功能遭到破坏或不能满足机体的需要时，骨髓外造血组织可恢复胚胎时期的造血功能，以弥补骨髓造血功能的不足。

一、发病机制

EMH 的发病机制目前尚未清楚，“骨髓溢出”理论最被认可。Lawson 等认为 EMH 组织的形成是增生的骨髓组织穿过骨皮质溢出所致，在皮质外骨膜下造血。此外，由于 EMH 一般更好发于肝脏、脾脏和淋巴结，因此有学者认为，EMH 与骨髓外处于休眠状态的造血干细胞被激活有关。

二、临床表现

EMH 可发生于任何年龄，以 40 岁多见，无明显性别差异。常见的髓外造血组织有肝、脾、淋巴结等，少见部位如骶骨前、脊柱旁、肺和胸膜、后纵隔、皮肤、脑、骨盆（图 7-7-1）及肾上腺等。多伴随骨髓增殖性疾病、霍奇金淋巴瘤、白血病、先天性溶血性贫血（地中海贫血、镰状细胞贫血）及骨髓放疗术后等。通常无明显症状，常因其他疾病而偶然发现。发生在脾的可因脾梗死而出现疼痛，发生在胸膜的可有胸腔积液，发生在脑的可出现相应神经系统症状（如头痛、癫痫、偏瘫等）。EMH 亦可导致严重的并发症如肺不张、大量血性胸腔积液、乳糜胸、脊髓压迫、急性肾衰竭等。

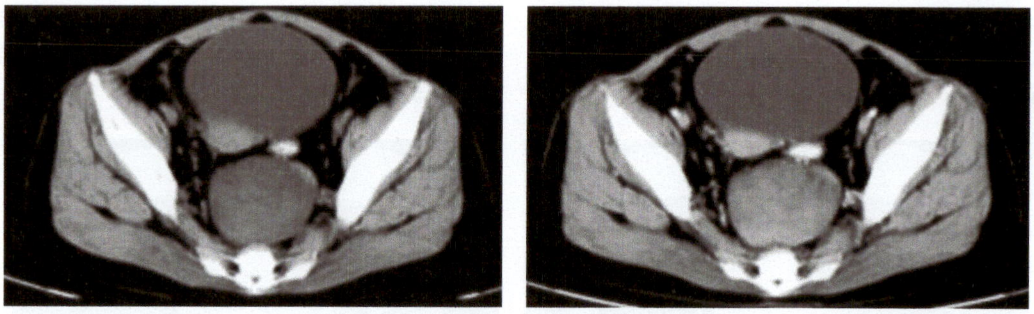

图 7-7-1 女性，33 岁。体检发现盆腔肿块。血常规示慢性增生性贫血改变。病理：骶前脂肪和造血组织，未见骨小梁，脂肪组织为成熟脂肪细胞，造血组织由髓系、红系和巨核系细胞组成，其比例基本正常，符合髓外造血

三、影像学表现

胸内 EMH 一般多位于脊柱旁沟内，因为纵隔脊柱旁骨膜下存在少量具有潜在造血功能的造血组织，在病理状态下可因造血功能的需要而过度增生。发生在脊柱旁的 EMH，可以出现在颈部、胸部或腰骶部，但以胸腰部比较多见，尤其是下胸椎（T_7 ~ T_{10} 水平）后纵隔。单发病灶罕见（图 7-7-2），病变多对称分布，呈半圆形或分叶状，部分病灶为纵行波浪状，边缘光滑的软组织密度块影，多发而大小不等（图 7-7-3）。病变密度均匀，内可有脂肪密度，无钙化、囊变及坏死。增强扫描病灶呈均匀轻度或中等强化（图 7-7-4）。EMH 为良性增生性病变，对邻近组织主要表现为推压等占位效应，不会出现浸润性侵犯，肿块附近的椎体、肋骨无骨质破坏及椎间孔增宽。肿块基底与脊柱、纵隔或胸壁相连，脊椎、肋骨等骨质可表现为膨大，髓腔增宽，皮质变薄，髓腔内骨小梁增粗，形成栅栏样或肋中肋改变（图 7-7-5）。

MRI 能区分正常、异常骨髓，为识别 EMH 最佳影像学方法。MRI 表现为等 T_1、等长 T_2 信号，与脾信号相仿，病灶周围有脂肪组织包绕具有特征性，T_2 加权压脂呈高信号，增强后明显均匀强化。

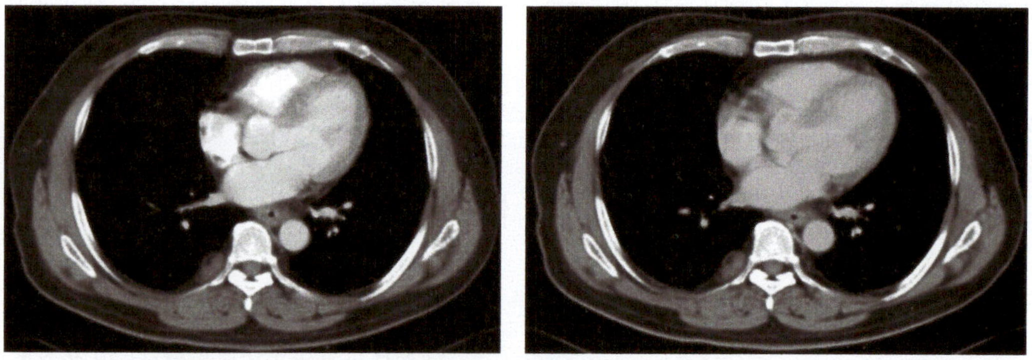

图 7-7-2 男，40 岁。食管癌放化疗后，单侧 EMH

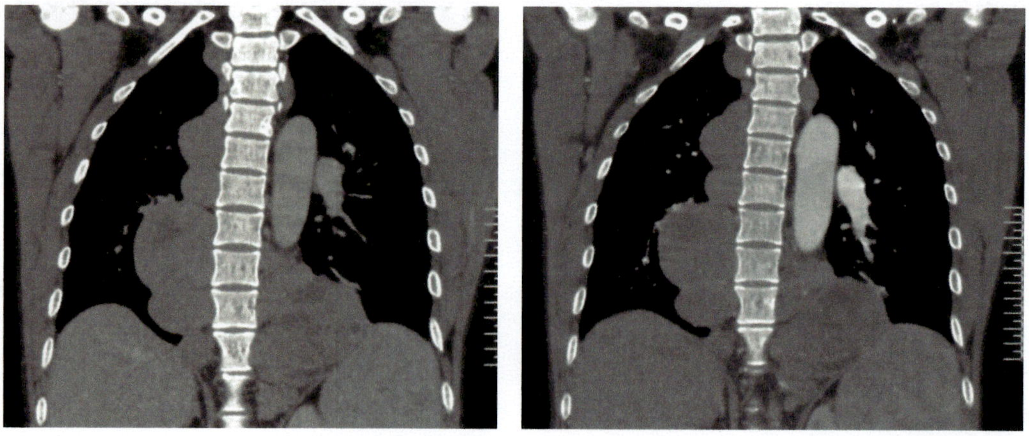

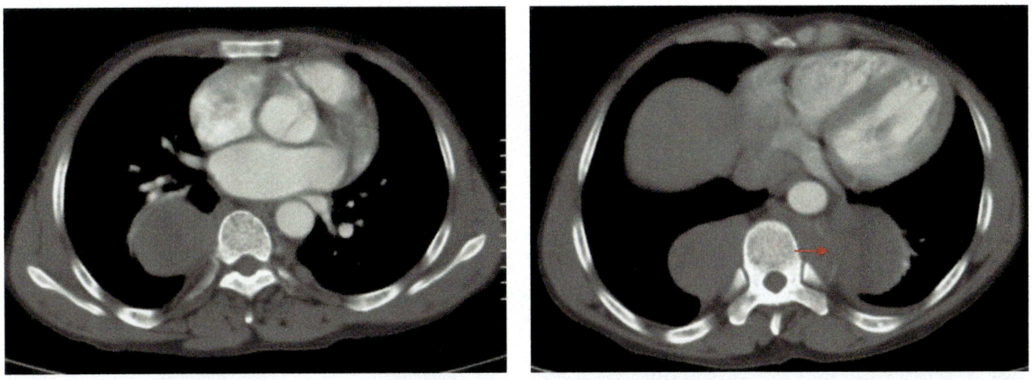

图 7-7-3　男，49 岁。肝、脾大，贫血。后纵隔两侧胸椎旁沟内多发大小不等的软组织块影，分布范围 T_2～T_{12} 水平，以下段胸椎旁分布较多、较大，呈半圆形、丘状、扁平状，宽基底附于椎旁或后肋旁，边缘光滑，其内密度不均，增强后呈中度不均匀强化，并见穿行其内粗大肋间动脉（红箭）

（河南省胸科医院影像科　杨　慧　提供）

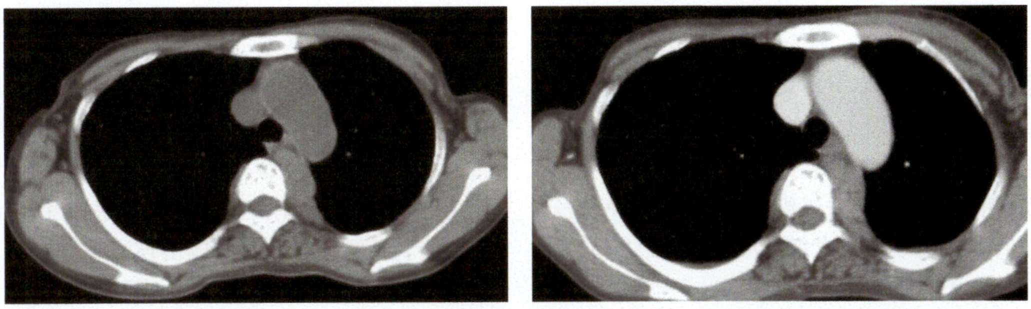

图 7-7-4　女，52 岁。有轻度贫血病史 7 年。双侧后纵隔靠近脊柱旁多发结节状、扁平形块影，边界光整，密度均匀，无明显骨质破坏，增强扫描轻度强化

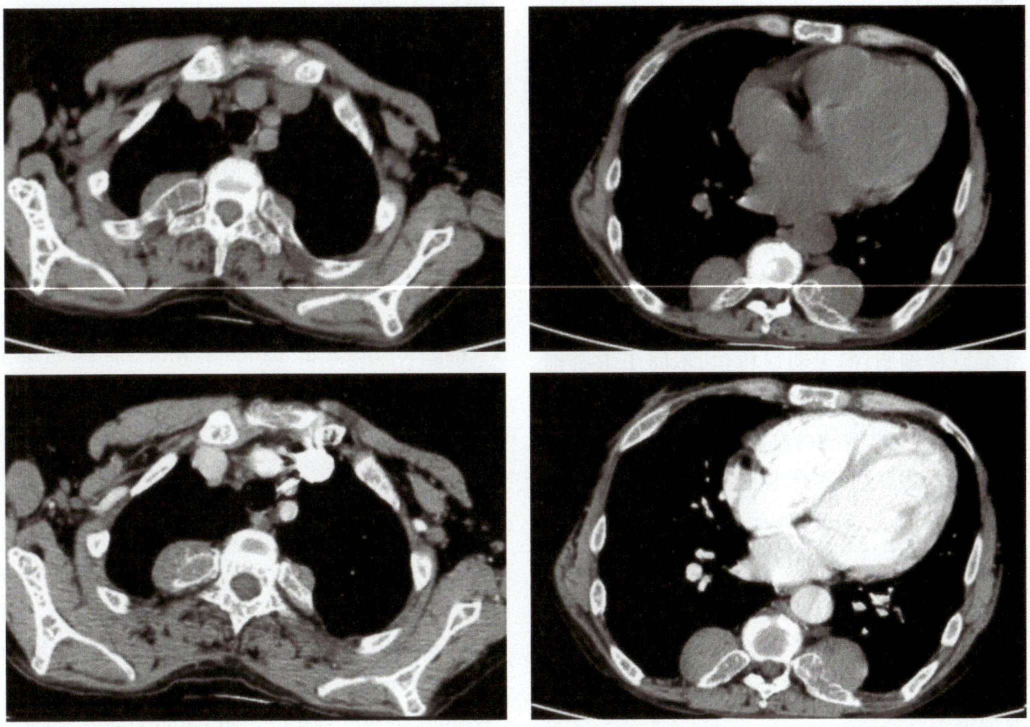

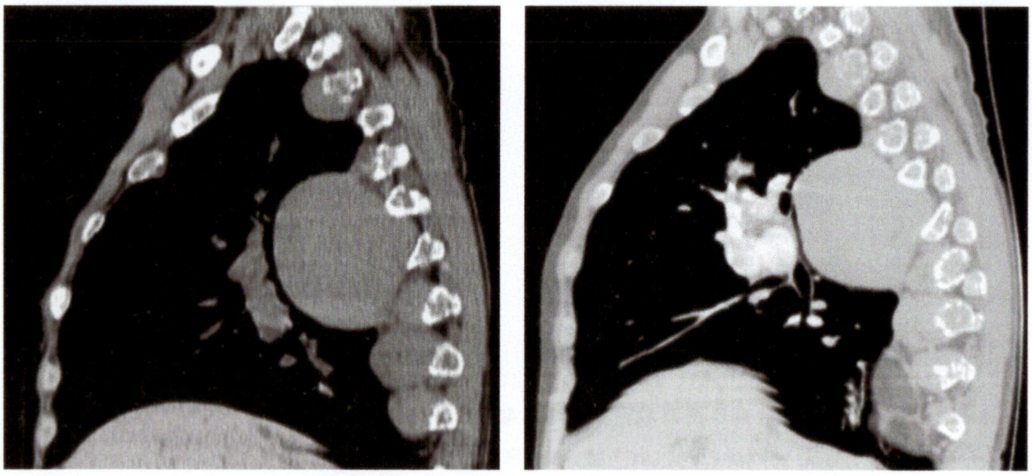

图 7-7-5　男，42 岁。地中海贫血病史。后纵隔脊柱旁大小不等软组织肿块，边缘光整，密度均匀，增强扫描轻度均匀强化，邻近肋骨膨大变形，骨小梁粗大，椎体骨质疏松，呈栅栏状

四、组织病理学

EMH 组织大体多为暗红色肿块，有包膜，切面呈深(紫)色，似血块样，质软而脆。镜下以红细胞系、粒细胞系、巨核细胞系三系造血细胞弥漫增生为特征，类似于骨髓成分，无或可见极少量脂肪组织。有时可以某种成分增生为主。在高倍镜下识别大细胞形态符合巨核细胞，背景中小细胞为不同成熟阶段的红细胞及粒细胞是正确诊断的关键。免疫组化粒细胞抗髓过氧化物酶抗体(MPO)阳性、巨核细胞Ⅷ因子阳性有助于诊断。

五、鉴别诊断

EMH 需与以下疾病相鉴别，①神经鞘瘤：为后纵隔最常见的肿瘤，一般为单发，20～40 岁多见，无贫血病史及血液系统疾病的相关症状，MRI 病变密度信号可不均匀，病灶邻近骨质多有受压、吸收及椎间孔增宽等改变。②霍奇金淋巴瘤：主要发生在前纵隔，常伴有 B 系症状，包括发热、盗汗、体重减轻等，浅表淋巴结多肿大，镜下可见单核或双核 R-S 细胞，背景为较多成熟炎细胞，并可有纤维组织增生；而 EMH 是各阶段不同种类的造血细胞增生，虽可见巨核细胞，但无明显核仁，不同于 R-S 细胞。③白血病：以外周血和骨髓原始造血细胞异常增生及骨髓和全身脏器同一类型的白血病细胞广泛浸润为特征，一般不形成实体性肿块，临床常有贫血、出血、发热、感染、肝脾淋巴结肿大等。④Castleman 病：常伴有血液学和免疫学异常，可与 EMH 混淆。但前者主要见于淋巴结，且在 CT 和 MRI 上有特征性表现。⑤髓性脂肪瘤：大体常有包膜，切面呈实性、质软、多彩，镜下原始造血前体细胞成分较少，成熟脂肪组织相对较多，为无功能性肿瘤，多不伴有血液系统疾病。

六、治疗

EMH 是一种良性病变，目前针对纵隔髓外造血无特殊治疗，主要针对原发病处理，如地中海贫血、遗传性球形红细胞增多症等，但如果出现相关由瘤样增生所致的并发症，则需要根据情况进行相应治疗，如引起的神经、脊髓压迫症状或出现自发性出血致呼吸困难，则建议立即进行手术治疗。手术切除、放疗及羟基脲等可以缓解症状，但需考虑手术出血及放疗、羟基脲引起的贫血加重。脾切除可以消除红细胞破坏场所，减少髓外造血复发，为遗传性球形红细胞增多症并 EMH 的首选治疗。

参考文献

Chu KA, Hsu CW, Lin MH, et al. Recurrent spontaneous massive hemothorax from intrathoracic extramedullary hematopoiesis resulting in respiratory failure. J Formos Med Assoc, 2015, 114(3): 282-284.

Haidar R, Mhaidli H, Taher AT. Paraspinal extramedullary hematopoiesis in patients with thalassemia intermedia. Eur Spine J, 2010, 19(6): 871-878.

Lawson JP, Ablow RC, Pearson HA. The ribs in thalassemia Ⅱ The pathogenesis of the changes. Radiology, 1981 (140): 673-679.

Mistry H, Ranaweera N, Laws DE. Intrathoracic extramedullary haemopoiesis in a patient with hereditary spherocytosis. Thorax, 2015, 70(9): 913-914.

Moran CA, Suster S, Fishback N, et al. Extramedullary hematopoiesis presenting as posterior mediastinal mass: a study of four cases. Mod Pathol, 1995, 8(3): 249-251.

Santini M, Fiorelli A, Vicidomini G, et al. Intrathoracic extramedullary haematopoiesis manifested as a neoplastic lesion within anterior mediastinum. Ann Thorac Surg, 2009, 88(6): 2001-2004.

Sohawon D, Lau K K, Lau T, et al. Extra-medullary haematopoiesis: a pictorial review of its typical and atypical locations. J of Med Imaging & Radiation Oncology, 2012, 56(5): 538-544.

Yeom SY, Lim JH, Han KN, et al. Extramedullary hematopoiesis atthe posterior mediastinum in patient with hereditary spherocytosis: a case report. Korean J Thorac Cardiovasc Surg, 2013, 46(2): 156-158.

病例解析

男，46 岁。查体发现左后纵隔脊柱旁占位性病变。血常规：白细胞 14.6×10^{9}/L、N% 85.34%、红细胞 2.53×10^{12}/L、血红蛋白 48g/L、血细胞比容 0.16↓、红细胞平均体积 63.8fl↓、红细胞平均红蛋白量 19.1pg↓、红细胞平均红蛋白浓度 299g/L↓、红细胞分布宽度 27.2↑。

胸部 CT 和 MRI：左后纵隔脊柱旁软组织包块，其内密度均匀，邻近胸椎及肋骨骨质未见异常（图 7-7-6、图 7-7-7）。

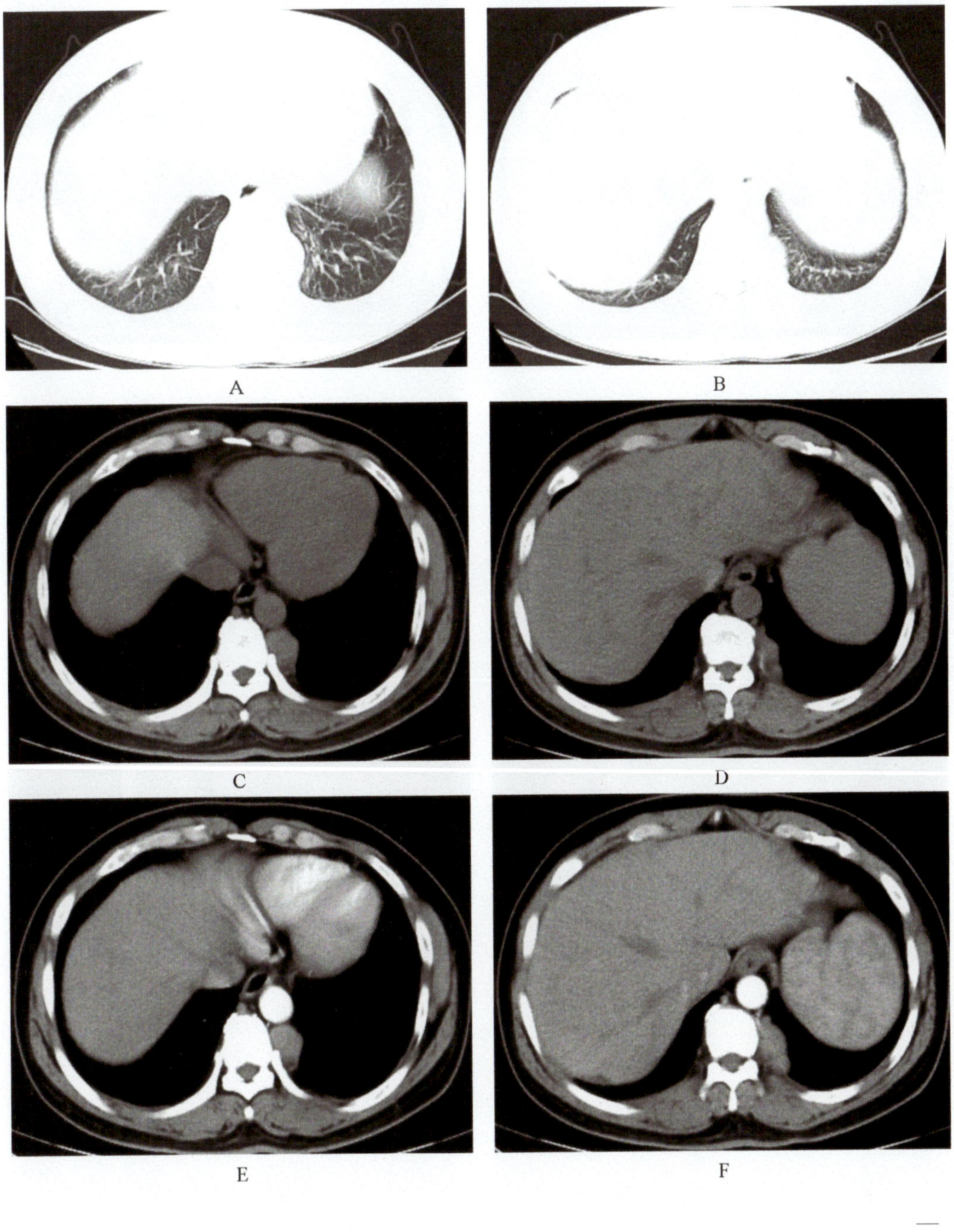

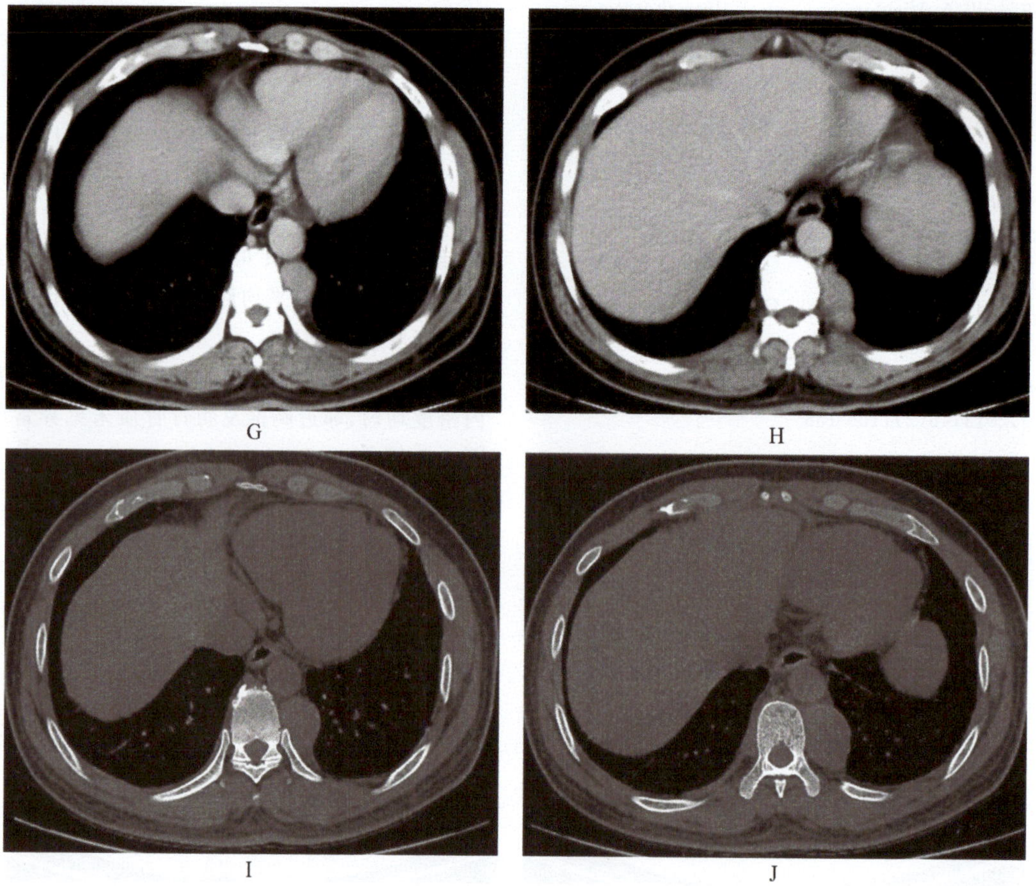

图 7-7-6　胸部 CT

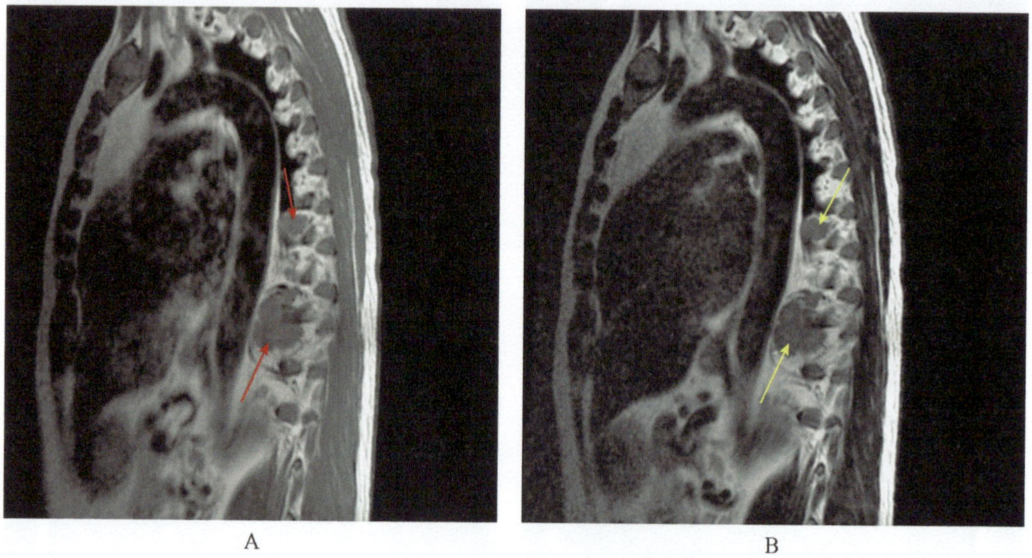

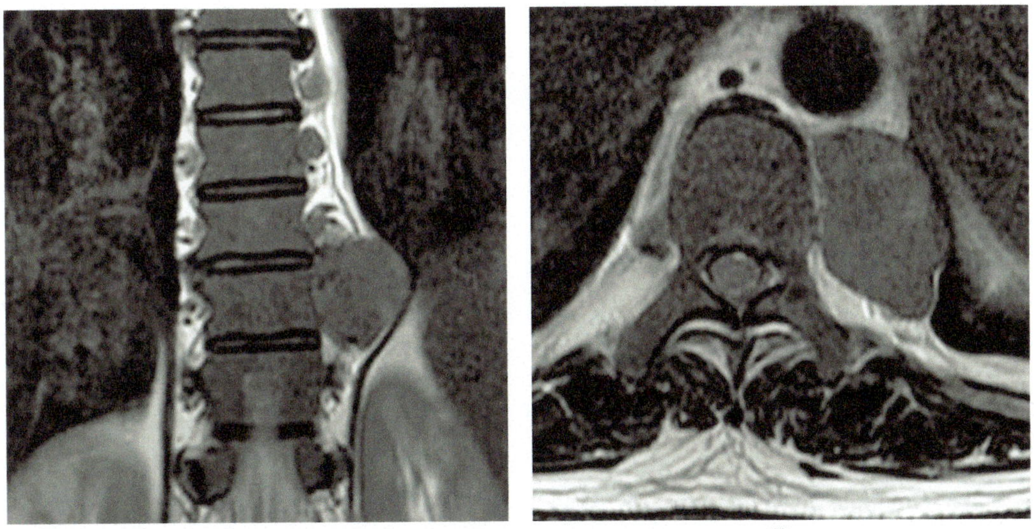

C　　　　D

图 7-7-7　MRI

【诊断】　髓外造血。

【诊断依据】　中年男性，血常规提示贫血明显。胸部CT示左后纵隔脊柱旁软组织包块，其内密度均匀，增强扫描轻度强化(图7-7-6E、F)和延迟强化(图7-7-6G、H)，可见血管穿行，骨窗示邻近胸椎及肋骨骨质未见异常(图7-7-6I、J)。MRI检查 T_1WI示胸椎旁可见两个等信号团块状影(图7-7-7A红箭)，T_2WI示等稍高信号，信号均匀(图7-7-7B黄箭)，冠状位 T_2WI显示脊柱旁大小不等结节(图7-7-7C)，呈稍高信号(与肌肉信号相比)，横位 T_2WI显示脂肪间隙存在，骨质未见破坏，信号稍高于肌肉，与椎体信号基本相同(图7-7-7D)，提示可能存在共同来源，结合病人有贫血，考虑髓外造血可能。病人行手术切除，术中见左侧胸腔无积液，胸腔未见粘连，肺裂全，左后纵隔第7肋间及第10肋间紧邻脊柱缘分别可见一类圆形大小为2cm×2cm×1.5cm及一长卵圆形大小约为5cm×3cm×2cm肿物，质软、暗红色、血供丰富、包膜完整，蒂部分别位于左侧第7椎间孔及第10椎间孔，交感神经链分别纵行通过肿物表面，与肿物粘连紧密，第7及第10肋间神经血管分别从肿瘤中穿出，较大肿物内侧邻近胸降主动脉，余心包、膈肌未见明显异常。病理：符合髓外造血改变。免疫组化：CD61(散在大细胞+)，CD34(−)，TdT(散在+)，PAX-5(散在+)。

【分析】　出生前造血分为3个阶段，卵黄囊造血期：始于人胚第3周，停止于第9周。肝造血期：始于人胚第6周，至第4～5个月达到高峰。骨髓造血期：始于人胚第4个月，第5个月后成为造血中心，从此肝脾造血渐减退。刚出生时全身骨髓普遍造血，5岁后由四肢远侧呈向心性退缩。正常成人红骨髓主要见于全身扁平骨，肱骨及股骨近端残留少量，其余为黄骨髓。黄骨髓平时无造血功能，但在生理需要或疾病代偿时，黄骨髓、肝、脾甚至淋巴结可恢复造血功能，称为EMH。

EMH病因：慢性溶血性疾病(包括先天性如地中海贫血、镰状红细胞症、球形红细胞症，后天性如继发感染或自身免疫疾病)；造血功能障碍疾病(如骨髓纤维化、白血病、淋巴瘤、骨髓多发转移等)。机制：①重新恢复造血，为补偿骨髓造血功能的不足，胚胎时期具有造血功能器官中的间叶细胞恢复造血。②建立新的造血灶，在特定条件下循环于病人周围血中的造血细胞，归巢于胚胎时期有过造血功能的器官进行造血。③反应性增生，骨髓造血组织功能不足时，处于休眠状态的造血干细胞被异常刺激。

几乎身体所有部位都能参与EMH，包括脾脏、肝脏、淋巴结、胸腺、乳腺、前列腺、子宫阔韧带、腹膜后组织等，肝脏、脾脏和脊柱旁胸区是EMH最常见发生部位。纵隔脊柱旁骨膜下存在少量具有潜在造血功能的造血组织，在病理状态下可因造血功能的需要而过度增生，表现为两侧脊柱旁瘤样增生软组织块影，同时合并其他部位造血组织增生。

脊柱-硬膜旁-肋骨旁EMH组织起源仍有争议，这个组织可能是通过椎体或肋骨变薄的骨小梁穿通到骨皮质外所致；也有观点提出慢性贫血刺激硬膜外间隙的残余胚胎造血细胞造血；肋间血管分支也被认为参与造血组织发展；其他观点归因于造血栓子现象。

(深圳市龙岗区人民医院影像科　向子云　提供)

第八节　浆细胞瘤

浆细胞瘤是一种B细胞来源的恶性淋巴瘤。根据不同表现可分为4型：①多发型，即浆细胞骨髓瘤(PCM)，又称多发性骨髓瘤，该型在临床上最常见；②孤立型，即骨孤立型浆细胞瘤(SPB)；③髓外型，即髓外浆细胞瘤；④白血病型，即浆细胞白血病(PCL)，定义为循环血中存在浆细胞(>20%或绝对值>2×10^9/L)。

一、多发性骨髓瘤

多发性骨髓瘤(multiple myeloma，MM)是一种以骨髓微环境中浆细胞克隆性过度增生并分泌单克隆免疫球蛋白(M蛋白)或轻链为特征的恶性疾病，肿瘤可发生在多数骨骼，每一骨骼又可发生多处病灶，故常称为MM。MM在恶性血液疾病中居第二位，占血液系统恶性肿瘤的10%，占所有癌症的1%。

(一)临床特点

MM多发生在40岁以上中老年人，男性多于女性，发病率逐渐上升，但随着更新、更有效治疗方案的问世，其5年生存率已经从1975年的25%提高至2003年的34%。MM常见症状包括骨髓瘤相关器官功能损害的表现，即CRAB症状(血钙增高，肾功能损害，贫血，骨病)，以及淀粉样变等靶器官损害相关表现。MM初期为肿瘤细胞在骨髓腔内蔓延，骨外形正常，后期可破坏骨皮质，侵入软组织。最常受侵犯的部位为中轴骨及四肢骨近端等红骨髓集中区，四肢末端骨骼受侵少见。影像学主要表现为弥漫性骨质疏松和多发性穿凿样骨质破坏。

(二)诊断

1. 定义　MM是基因突变与骨髓微环境相互作用的结果，以在血或尿中检测到单克隆蛋白为特征。早期为一种癌前状态，称为意义未明的单克隆免疫球蛋白疾病(MGUS)，此时骨髓浆细胞浸润不足10%。当浆细胞浸润达10%～60%，称为冒烟型MM(SMM)。当骨髓浆细胞浸润超过60%，多已发生器官损害，称为症状型MM。有些症状型MM仅表现为1个或多个局灶性病灶，不伴有骨髓浸润，称为孤立型或多发型浆细胞瘤。

MGUS目前被定义为三种临床亚型，即非IgM(IgG或IgA)型MGUS、IgM型MGUS和轻链型MGUS。每种亚型都有其独特的阶段和进展，如非IgM型MGUS进一步转化为恶性程度更高的冒烟型MM后，每年发展为MM的比例高达10%；IgM型MGUS则倾向于发展为华氏巨球蛋白血症，而很少转化为IgM型MM；轻链型MGUS则代表了轻链型MM的癌前病变。非IgM型MGUS诊断需符合下述3项标准：①血清单克隆免疫球蛋白(非IgM)<3g/dl；②骨髓中克隆性浆细胞<10%；③临床上无高钙血症、肾功能损伤、贫血和骨骼破坏表现。IgM型MGUS诊断需符合下述3项标准：①血清单克隆IgM<3g/dl；②骨髓中淋巴样浆细胞<10%；③无贫血、体质性症状、高黏血症、淋巴结病或脾大。轻链型MGUS诊断需符合下述全部标准：①异常游离轻链比值<0.26或>1.65；②异常轻链水平升高(升高的κ轻链伴比值>1.65；升高的λ轻链伴比值<0.26)；③免疫固定电泳无免疫球蛋白重链表达；④临床上无器官损伤表现；⑤骨髓中克隆性浆细胞<10%。

冒烟型(无症状)骨髓瘤(SMM)定义为：血清M蛋白水平升高(IgG≥3g/dl；IgA>1g/dl)或尿中免疫球蛋白>1g/24h和(或)骨髓克隆性浆细胞≥10%，无相关器官或组织受损(无终末器官损害，包括骨受损)或症状。SMM的异质性极高，部分SMM病人的临床进程及其结局与MGUS类似，表现为极低的进展率(不足1%)，预后较好；然而有些SMM病人却表现为快速进展至症状性MM，其2年内的进展率达到50%～80%，预后不佳。

活动性(症状性)MM定义为满足以下一项或多项：血钙升高(>11.5mg/dl)；肾功能不全(肌酐>2mg/dl)；贫血(血红蛋白<10g/dl或低于正常2g/dl)；骨病(溶骨性病变或骨质疏松)。

孤立型浆细胞瘤被分为2个类型：骨髓无克隆性浆细胞和骨髓有克隆性浆细胞但<10%。孤立型浆细胞瘤诊断需符合下述标准：①活检证实由克隆性浆细胞所致的骨或软组织损伤；②骨髓中无克隆性浆细胞；③X线、CT或MRI证实脊椎和骨盆(除孤立性损伤部位外)正常；④临床无CRAB表现。孤立型浆细胞瘤伴最低限度骨髓侵犯需符合下述4条：①活检证实由克隆性浆细胞所致的骨或软组织损伤；②骨髓中克隆性浆细胞<10%；③X线、CT或MRI证实脊椎和骨盆(除孤立性损伤部位外)正常；④临床无CRAB表现。

MM诊断需符合下述标准：①骨髓中克隆性浆细胞≥10%或活检证实骨或髓外浆细胞瘤。②下列标准≥1

项，A. 高钙血症：血清钙水平＞2.75mmol/L（11.5mg/dl）；B. 肾功能损伤：肌酐清除率＜40ml/min 或血清肌酐水平＞177μmol/L）；C. 贫血：血红蛋白低于正常值下限＞20g/L 或血红蛋白＜100g/L；D. 骨骼破坏：骨 X 线片、CT 或 PET-CT 发现 1 处或多处溶骨性损害；E. 骨髓中克隆性浆细胞≥60%；F. 受累/非受累血清游离轻链的比值≥100（受累血清游离轻链水平必须≥100mg/L）；G. MRI 发现＞1 处 5mm 以上的骨骼破坏。

2. 分型　MM 依照异常增殖的免疫球蛋白类型分为：IgG 型、IgA 型、IgD 型、IgM 型、IgE 型、轻链型、双克隆型及不分泌型。每一种又可以根据轻链类型分为 κ 型和 λ 型。

3. 分期　临床诊断分期通常采用 Durie-Salmon 分期和 ISS 分期。Durie-Salmon 分期系统反映病人的肿瘤负荷，ISS 分期系统对病人的预后有较好的预测作用。

Durie-Salmon 分期分为Ⅰ期、Ⅱ期和Ⅲ期。其中Ⅰ期须满足：血红蛋白＞100g/L，血清钙水平≤2.75mmol/L；骨骼 X 线特征为骨骼结构正常或孤立型骨浆细胞瘤；血清骨髓瘤蛋白产生率较低：IgG＜50g/L，IgA＜30g/L；本-周蛋白＜4g/24 h。Ⅱ期为满足下列 1 条或者更多：血红蛋白＜85g/L，血清钙水平＞2.75mmol/L；Ⅲ期骨骼检查中溶骨病损＞3 处，血清骨髓瘤蛋白产生率高：IgG＞70g/L，IgA＞50g/L；本-周蛋白＞12g/24 h；亚组标准：A 组肾功能正常（血肌酐＜176.8 μmol/L），B 组肾功能异常（血肌酐≥176.8 μmol/L）。

ISS 分期也分为Ⅰ期、Ⅱ期和Ⅲ期。其中Ⅰ期须满足：β_2-微球蛋白＜3.5mg/L，白蛋白≥35g/L；Ⅱ期介于Ⅰ和Ⅲ期之间；Ⅲ期的特点：β_2-微球蛋白≥5.5mg/L，白蛋白＜35g/L。

4. 辅助检查　必需检测项目是诊断 MM 最为基本而不可或缺的内容。有条件者可以开展血清游离轻链（free light chain，FLC）、浆细胞的流式细胞学检测、荧光原位杂交（FISH）、基因表达谱（gene expression profiling，GEP）、正电子发射计算机体层成像 CT（PET-CT）等检查。

血清 FLC 分析包含 2 部分：一是游离 κ 链（正常值为 3.3～19.4mg/L）；二是游离 λ 链（正常值为 5.7～26.3mg/L）。通过 κ 游离轻链与 λ 游离轻链比率（rFLC）可以得出克隆类型，其正常值为 0.26～1.65。如果 rFLC＜0.26，则为 λ 游离轻链单克隆型；如果 rFLC＞1.65，则为 κ 游离轻链单克隆型。FLC 是对血清免疫球蛋白游离轻链的检测，在筛查 MM 和相关浆细胞疾病时，FLC 检测比血清蛋白电泳和血清免疫固定电泳具有很高的敏感性。FLC 检测对 MM、MGUS、SMM 和骨髓孤立型浆细胞瘤有预后评估作用。使用 FLC 检测可以对轻链淀粉样变和低分泌型 MM 病人进行定量检测。对于可测得尿 M 蛋白的 MM 病人，FLC 检测不能代替 24 小时尿蛋白电泳监测。同时，血清 FLC 检测有助于监测部分非分泌型骨髓瘤病人的疾病缓解和进展。

影像学检查是诊断骨髓瘤骨病及髓外病变的重要手段，指南推荐应用 MRI、CT 及 PET-CT 扫描（图 7-8-1）。活动性骨髓瘤 PET 检查呈阳性，PET-CT、MRI 检查的敏感性高于 X 线片。当有症状区行常规影像学检查未显示异常时推荐进行 PET-CT、MRI 检查。持续 PET-CT 检查呈阳性是症状性 MM 病人预后不良的预测因子。

目前的分期系统并没有体现细胞遗传学和分子生物学的特征。而不同的细胞遗传学改变提示 MM 不同的预后。MM 病人中较常见的细胞遗传学异常为 13 号染色体单体和 13q 缺失、IgH 基因易位、17p13 缺失等。FISH 技术可检测到所有 MM 细胞在细胞分裂间期存在的染色体异常。用于预后评估的 FISH 抗原谱应包括 t(4;14)、t(14;16)、17p13、t(11;14)、13 号染色体缺失以及 1 号染色体扩增。根据这些信息可确定生物学亚型及给出预后建议。

尽管 GEP 目前并未常规用于临床实践，但是 GEP 是一个很有价值的工具，可能有助于估计疾病的侵袭性和帮助制订个体化治疗。

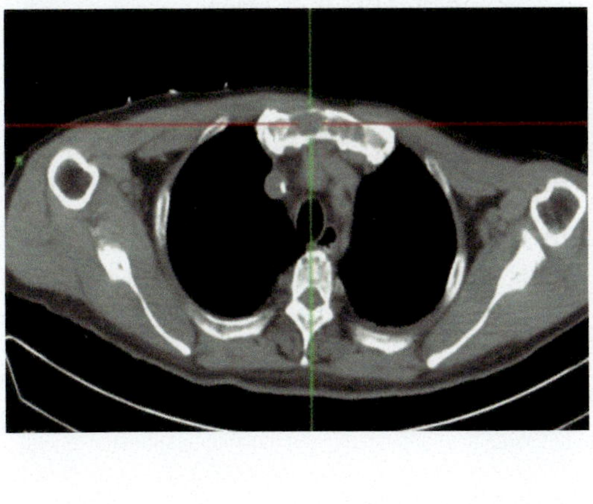

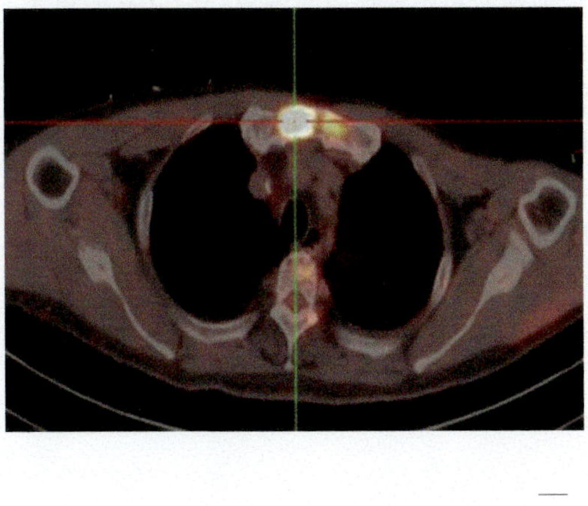

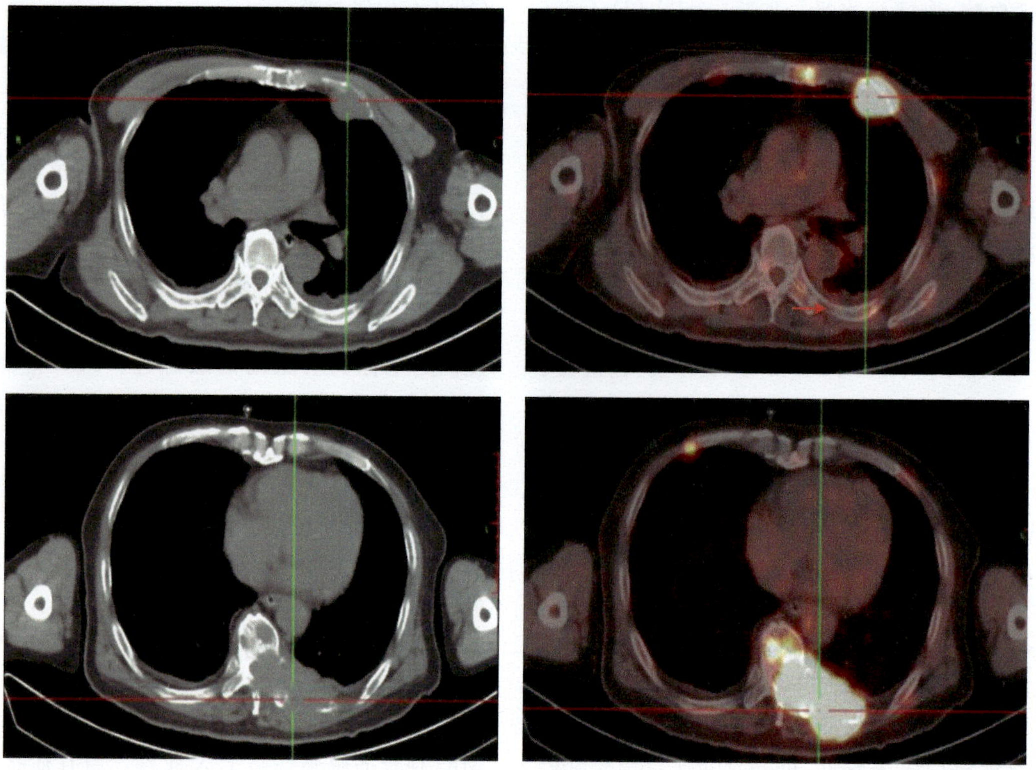

图 7-8-1　男，62 岁。腹胀半月余，加重 10 天。PET-CT 图像示颅骨多发、蝶骨、双侧锁骨、双侧肩胛骨、胸骨、脊柱多发椎体、双侧多根肋骨、骨盆诸骨多处溶骨性骨质破坏，部分形成软组织肿块，其中 T_9 及左侧第 9 后肋溶骨性骨质破坏，周围形成较大软组织肿块累及相邻椎管，呈团块状放射性浓聚，最高 SUV21.2。双侧肱骨、双侧股骨骨髓内示结节状放射性摄取增高，最高 SUV9.0。双肺未见异常放射性摄取，双侧胸腔少量液性密度影。纵隔及两侧肺门未见异常肿大淋巴结或淋巴结浓聚

（三）治疗

MM 是否治疗需根据有无终末器官损害和疾病是否活动决定。当下流行的治疗药物包括蛋白酶体抑制剂（如硼替佐米、卡非佐米）和免疫调节制剂（如来那度胺、泊马度胺），已经在治疗有效率及病人生存率上有了明显改善。

1. *孤立型浆细胞瘤*　分为骨型和骨外型。骨型浆细胞瘤定义为浆细胞瘤来自骨组织，而无其他病变证据。来自软组织的孤立型浆细胞瘤被称为骨外型。对孤立型浆细胞瘤初始治疗中强调放疗（45Gy 或更大剂量），对于骨外型则为先对受累野放疗（45Gy 或更大剂量），如有必要，继而行手术治疗。2015 年美国国立综合癌症网络（NCCN）指南将孤立型浆细胞瘤治疗后定期随访和监测时间定为 3～6 个月，需连续测定 M 蛋白，以确认疾病的敏感性。

2. SMM　为无症状及无器官或组织受损的病程阶段，还包括 Durie-Salmon Ⅰ 期骨髓瘤病人。此类骨髓瘤因为须经历数月至数年时间才会发生疾病进展，故病人并不需要立即治疗，但转化为症状性骨髓瘤的风险终身存在，应密切随访。NCCN 指南推荐以每 3～6 个月的间隔对 SMM 病人进行观察或强烈推荐适合的病人参加临床试验。治疗后需定期随访和监测，建议每年 1 次或在有临床指征时进行骨检查。对于骨髓中异常浆细胞比率≥60％的 SMM 病人，应该按照症状性 MM 进行治疗。其原因是部分 SMM 病人 2 年内进展为症状性 MM 的概率超过 50％。因此，随着技术的更新，将有更多的高危因素被识别出，针对高危的 SMM 病人提早治疗有助于改善病人的预后。

3. *活动性（症状性）MM*

（1）初始治疗：对于活动性 MM 的病人可采用初始诱导治疗，某些病人在诱导治疗后可接受高剂量化疗及自体造血干细胞移植来巩固。适合移植病人的主要治疗方案首选的仍为以硼替佐米为主的化疗。很多用于移植候选者的方案同样可用于非移植候选者，含马法兰的方案影响干细胞存储，因此只适用于非移植候选者。

（2）干细胞移植治疗：干细胞移植（stem cell transplant，SCT）包括自体 SCT、序贯 SCT 和异基因 SCT。

自体 SCT 可达到很高的缓解率，是有移植治疗指征病人初始诱导治疗后的标准治疗。序贯 SCT 是指在第 1 次疗程后的 6 个月内有计划地进行第 2 个大剂量治疗及 SCT 疗程。

(3)维持治疗：自体 SCT 后的维持治疗推荐采用沙利度胺单药维持、沙利度胺联合泼尼松维持、来那度胺单药维持和硼替佐米单药维持。对于异基因 SCT 的病人，若移植后有反应或是疾病稳定，可以观察或是参加维持治疗临床试验，NCCN 指南中指出了对于高危 MM 病人采取异基因 SCT 后，采用低剂量来那度胺维持治疗具有可行性。对异基因 SCT 无反应或异基因移植后复发的病人，可接受供者淋巴细胞输注，以激发有利的移植物抗骨髓瘤效应，或在临床试验或非临床试验环境下采用其他骨髓瘤治疗方案。在非移植有效的初始治疗后，NCCN 指南推荐采用来那度胺单药、硼替佐米单药、硼替佐米/沙利度胺、硼替佐米/泼尼松作为维持治疗的选择方案。

(4)进展性或复发性骨髓瘤的治疗：复发性/难治性 MM 定义为 A. 异基因或自体 SCT 后病变复发的病人；B. 初始自体或异基因 SCT 后伴原发性进展性病变的病人；C. 不适合 SCT 病人在初始主要治疗后病变进展或复发时。2015 年 NCCN 指南增加帕比司他联合硼替佐米和地塞米松作为已行至少 2 种治疗(包括免疫调节剂和硼替佐米)的 1 类推荐方案。加入卡非佐米/来那度胺/地塞米松作为 1 类推荐方案。有文献报道，复发性/难治性 MM 病人应用 daratumumab 后预后较好。daratumumab 是一类人 IgG 单克隆抗体，以恶性浆细胞表面大量表达的 CD38 分子为靶点。以免疫干预疗法为基础的方案已逐步成为治疗 MM 的研究热门方向，包括抗原受体 T 细胞、骨髓浸润淋巴细胞、树状突细胞融合疫苗等，而且该疗法药物毒性低、安全性高，可以与其他疗法联用。

二、髓外浆细胞瘤

髓外浆细胞瘤(extramedullary plasmacytoma，EMP)是指原发于骨髓造血组织以外的浆细胞肿瘤，是恶性单克隆浆细胞病变中较为罕见的一种，占全身浆细胞瘤的 3%～5%。EMP 中位发病年龄为 55～60 岁，与骨孤立型浆细胞瘤相当，低于 MM。绝大多数(75%～86%)发生于男性，且发病率随年龄增长而增高。可发生于任何髓外组织或器官，约 80%发生在发生在头颈部。其中 40%发生于鼻腔和鼻旁窦，20%出现在鼻咽，18%累及口咽，唾液腺、喉部、眼眶、硬腭也可受到侵犯。胃肠是 EMP 第二好发部位(10%)，其中又以小肠居多，然后是胃、结肠和食管。皮肤是 EMP 第三好发部位，主要出现在躯干和腹部的皮肤。另外，部分脏器也有受累的报道，如肺、胰腺、肝、乳腺等。

(一)临床特点

EMP 一般起病缓慢，多无症状或在体检时发现，临床症状与肿瘤侵犯的部位直接相关：发生于鼻咽部可伴有嗅觉丧失、鼻腔阻塞、鼻出血、头痛等；肺部病变一般有咳嗽、咳痰、咯血、胸痛等；后腹膜浆细胞瘤可表现为腹痛、血淀粉酶升高。

EMP 在影像学上无特殊表现，一般为圆形或椭圆形的光滑、边界清楚、质地均质肿块，周围没有坏死病灶。原发性肺浆细胞瘤影像学上通常表现为肺内结节，但也有小叶实变和弥漫浸润性病灶，好发于肺上叶。

(二)病理

浆细胞瘤检查的组织学特点为孤立性结节性病变，与周围组织无明显界线，镜检瘤细胞形态较单一，弥漫分布，由成熟、未成熟及间变性浆细胞组成，可见双核浆细胞、胞体较大的浆母细胞和巨大浆细胞。分化差的浆细胞瘤核异型显著，核仁明显，核分裂象多。瘤细胞内可见核内包涵体(Dutcher 小体)或嗜酸性包涵体(PAS 阳性包涵体)。

EMP 免疫组织化学染色肿瘤细胞 CD138、CD38、CD79a、CD45RB、PC、CD45、EMA、CD20 可为阳性，CD15 阴性。其中 CD138 为诊断浆细胞瘤较有特异性的标志。

(三)诊断

诊断 EMP 有 3 个基本条件：①病变应位于骨组织以外的软组织中，有瘤性浆细胞组成的孤立性病灶，有或无淋巴结受侵，有或无远处转移；②除外发生于骨髓的浆细胞瘤，或正常骨髓中浆细胞数所占骨髓细胞成分的比例＜10%；③通过全身检查排除 MM，主要通过骨骼活检和影像学检查排除骨的孤立型浆细胞瘤和 MM。

(四)鉴别诊断

EMP 需与浆细胞肉芽肿相鉴别。后者一般为由慢性炎症所致的局限性肿块或病灶。本病可见于身体任何部位，病理表现为浆细胞浸润的肉芽肿性病变。X 线检查及检验检查均无异常。一般为单发，病人常感不适、体重减轻、贫血、红细胞沉降率升高、免疫球蛋白升高，40%病例可触及肿块。浆细胞瘤由密集成团的成熟的及未成熟的细胞两者组成。而浆细胞肉芽肿镜下基本结构为肉芽肿，在纤维肉芽组织基础上，有弥漫性成熟浆细胞浸润，其中有大量密集的成熟浆细胞，可伴有少量的淋巴细胞等其他炎细胞浸润，胞质嗜碱性，核偏位，染色质排成轮辐状，核周可见透明晕散在的因浆细胞退化而形成的鲁塞尔(Russell)小体,偶见个别浆母细胞,没有异常分裂象。肉芽肿内可见淀粉样物质沉着。病变晚期可见纤维组织增生,透明变性或黏液变性。由于浆细胞均为形态正常的细胞,末梢血液检查白蛋白/球蛋白值正常,可与真性浆细胞瘤和骨髓瘤区别。免疫组化:浆细胞肉芽肿内的浆细胞为多克隆性,IgG、IgA、IgM、κ 和 λ 轻链均可显示阴性反应。

(五)治疗

因 EMP 有较高的放射敏感性,单纯的放疗可以有较高的控制率,因此一般首选放疗,放疗剂量一般建议大于 40Gy。当病灶比较局限、有足够的切缘范围时,对于原发腮腺、甲状腺及颈淋巴结等部位的 EMP,以及放疗不敏感的病灶、放疗后残留灶或放疗后复发的病灶,可以采用手术治疗,效果较好。肿瘤直径大于 5 cm 或局部侵袭范围较大、分化较差、复发等病例应该积极化疗,化疗方案可参考多发性骨髓瘤的化疗方案。常用的药物有马法兰、环磷酰胺、多柔比星和泼尼松等。

(六)预后

EMP 恶性程度较低,少数病人可见淋巴结肿大,较少远处转移或发展为 MM,预后较好,10 年无病生存率为 50%～80%。目前认为该病肿瘤附近的淋巴结和骨骼受累并不影响预后。复发常在 2 年内,发生率为 10%～20%。该病约 30%有经数年后发展为 MM 的可能,应终身随访。

当 EMP 转化为 MM 时可出现骨痛、骨骼肿物、贫血、发热、出血倾向、反复感染及肾功能障碍等临床表现。正确认识该病,合理治疗,可以达到满意的疗效,取得良好的生存质量。

参考文献

Atadja P. Development of the pan-DAC inhibitor panobinostat (LBH589) : successes and challenges. Cancer Lett, 2009,280: 233-241.

J Soesan M, Paccagnella A, Chiarion－Sileni V, et al. Extramedullary plasmacytoma: clinical behaviour and response to treatment. Ann Oncol, 1992, 3(1): 51-57.

Korolkowa, Wojcikiewicz E, Deptala A, et al. Extramedullary plasmacytoma of the head and neck. Otolaryngol Pol, 2004, 58(5): 1009-1012.

Krishnamoorthy N, Bal MM, Ramadwar M, et al. A rare case of primary gastric plasmacytoma: an unforeseen surprise. J Cancer Res Ther, 2010, 6(4): 549-551.

Lonial S, Dimopoulos M, Palumbo A, et al. Elotuzumab therapy for relapsed or refractory multiple myeloma. N Engl J Med, 2015, 373(7) : 621-631.

Palumbo A, Cavallo F, Gay F, et al. Autologous transplantation and maintenance therapy in multiple myeloma. N Engl J Med, 2014, 371: 895-905.

Palumbo A, Falco P, Corradini P, et al. Melphalan, prednisone, and lenalidomide treatment for newly diagnosed myeloma: a report from the GIMEMA-Italian Multiple Myeloma Network. J Clin Oncol, 2007, 25: 4459-4465.

Palumbo A, Rajkumar SV, San Miguel JF, et al. International Myeloma Working Group consensus statement for the manage ment, treatment, and supportive care of patients with myeloma not eligible for standard autologous stem-cell transplantation. J Clin Oncol, 2014, 32: 587-600.

San-M iguel JF, Hungria VT, Yoon SS, et al. Panobinostat plus bortezomib and dexamethasone versus placebo plus bortezomib and dexamethasone in patients with relapsed or relapsed and refractory multiple myeloma: a multicentre, randomised, double-blind phase 3 trial. Lancet Oncol, 2014, 15: 1195-1206.

Siegel DS, Martin T, Wang M, et al. A phase 2 study of single-agent carfilzomib (PX-171-003-A1) in patients with relapsed and refractory multiple myeloma. Blood, 2012, 120: 2817-2825.

病例解析

1. 病例 1:男,59 岁。腰痛 2 个月。MRI 示 T_{11}、T_{12},L_3～L_5 及 S_1 多发异常信号,首先考虑转移。

胸部 CT:左肺上叶、右肺下叶脊柱旁沿肋骨走行病变,增强扫描可见强化,右肺下叶可见骨质破坏(图 7-8-2)。

【诊断】 多发性骨髓瘤。

【诊断依据】 中年男性,腰痛 2 个月,MRI 示多发骨损害。胸部强化 CT 示病变强化明显,其内可见血管影(图 7-8-2 红箭),鳞癌可暂不考虑,因鳞癌破坏性强,血管不会如此完整。骨与软组织的淋巴瘤多均匀强化,软组织肿块也较大,但强化一般不显著,本例亦不首先考虑。发生于胸部骨的损害,如果软组织肿块较大,且强化显著,一般是溶骨性改变,成骨罕见,一般不到 1%,该例有骨痛和溶骨性改变,首先考虑浆细胞瘤或多发性骨髓瘤可能。另外,肋骨的浆细胞瘤(图 7-8-3)有一个显著特点,即向胸内发展显著,向胸外发展不明显,而且胸膜受侵犯,覆盖在肿瘤表面,俗称"猫在毯下"征,本例亦符合。入院后辅助检查:血常规示 WBC7.65×10^9/L、Hb92g/L;体液免疫:IgG

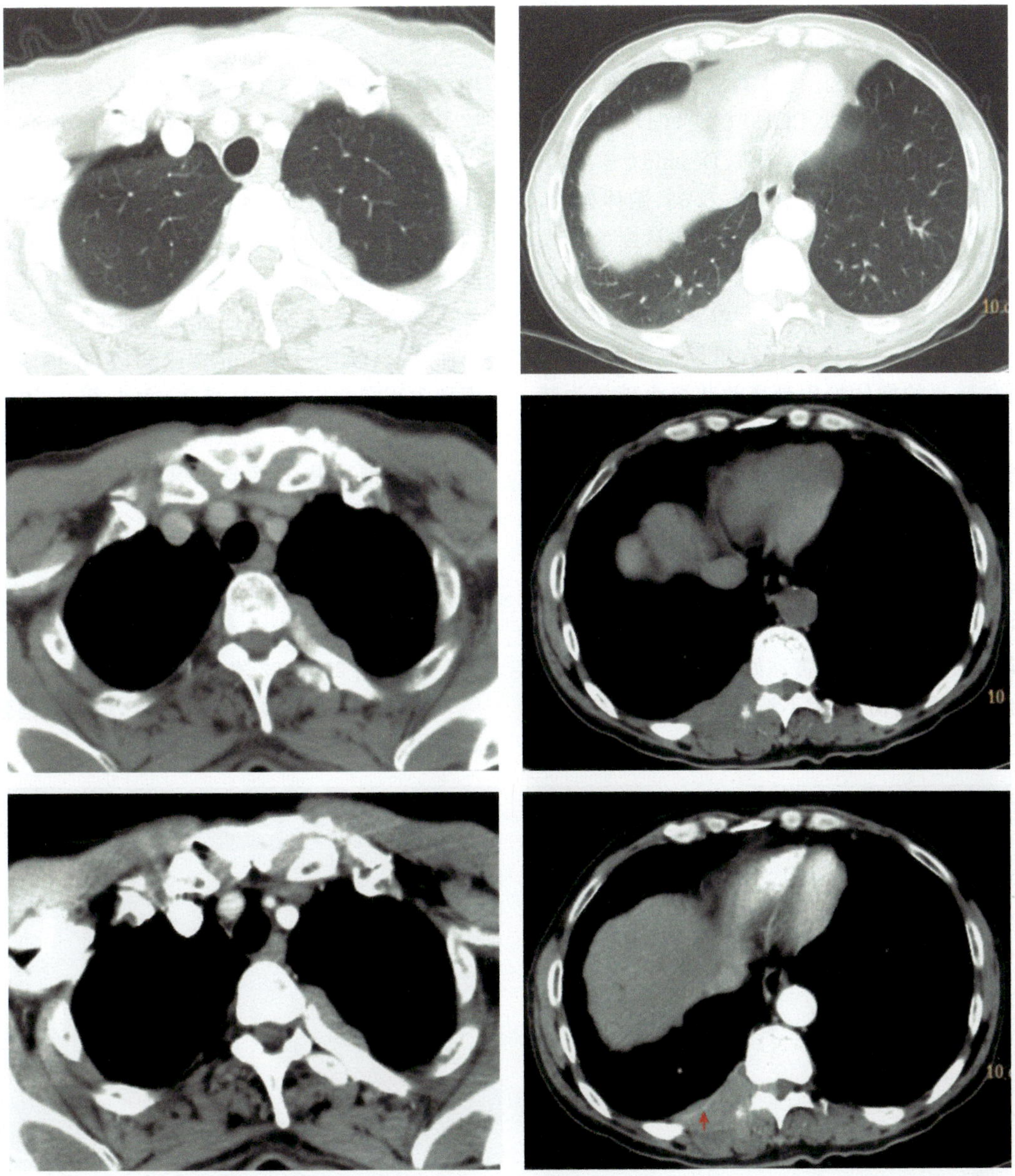

图 7-8-2 胸部 CT1

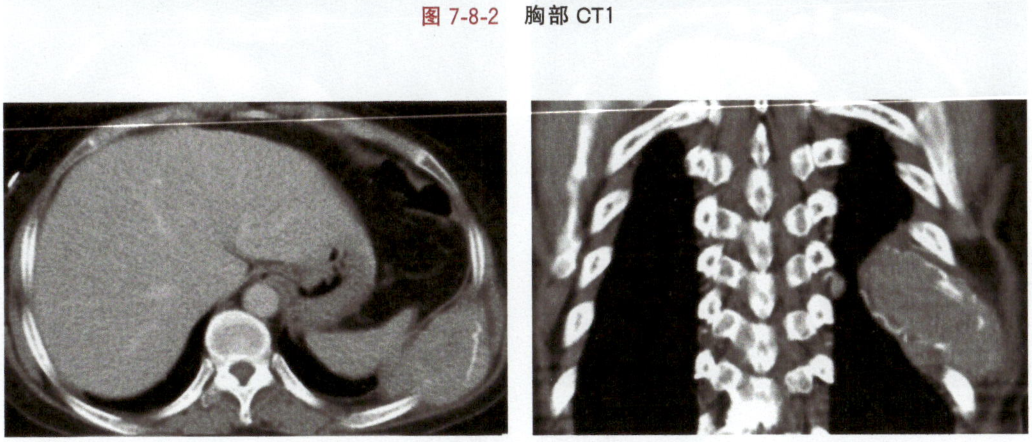

图 7-8-3 女，59 岁，骨孤立型浆细胞瘤

77.02g/L（7.51～15.60g/L），本-周蛋白：κ 轻链 63.30g/L（6.29～13.50g/L），λ 轻链 0.40g/L（6.29～13.50g/L）。胸腔肿物穿刺活检示浆细胞瘤。免疫组化：CD38/CD30（+），CD138（+），CD79a（+），CD20（-），CD45RO（-），CR（-），Desmin（-），CK（广谱+）。骨髓穿刺：原幼浆细胞占 0.53，胞体偏大，形态较规则，可见双核浆细胞。最终临床诊断为多发性骨髓瘤（IgG-κ）。

【分析】 MM 累及脊柱以胸腰椎多见，常为多个脊椎同时受累，也可一个椎体内有单发或多发病灶。CT 以多椎体受累的椎体松质骨斑片状溶骨破坏为特征。MM 的典型影像学特征出现率较低，因此需要临床、影像、实验室及病理相结合，以提高对该病的诊断水平。MM 易发于骨髓丰富的部位，因瘤细胞在骨髓内增殖，引起溶骨性骨破坏，所以，最初症状常为骨痛、病理性骨折和贫血。而且，因瘤细胞分泌单株免疫球蛋白，常见本-周蛋白随尿排出。不仅伴有贫血，还常伴有肾衰竭和髓外浸润等损害。如果临床上发现成年人多处骨痛或者骨损伤；病因不清的贫血，维生素 B_{12}、叶酸、铁正常；有高钙血症，甲状旁腺激素在一定程度上减少，维生素 D 正常，没有恶性肿瘤或结节病病史，未使用过噻嗪类利尿剂等药物；原因不明的肾损伤；病理性骨折及血清球蛋白增高，则应考虑 MM 的可能，应行骨髓穿刺。局部病灶有软组织肿块者，最好行 CT 引导下穿刺活检。

本例入院后即行 CT 引导下穿刺活检证实为浆细胞瘤，先于临床其他检查取得明确诊断。该病鉴别诊断包括：①骨质疏松，多见于老年女性，骨皮质完整，无骨小梁缺损区，无短期内进行性加重趋势，脊柱表现明显而广泛，颅骨一般无异常改变；②骨转移瘤，转移灶表现为正常骨中溶骨性破坏，大小不一，边缘模糊，发生于脊椎骨者，常呈跳跃式分布，最早发生于椎体，并向后侵犯椎弓根，椎旁软组织肿块常见，经检查可找到原发灶；③甲状旁腺功能亢进症：青少年多见，常有全身骨质疏松，齿槽骨及指骨骨膜下骨质吸收，颅骨有颗粒状细小透光区，肾脏可有多发结石，实验室检查有高血钙和低血磷，尿中无本-周蛋白。

2. 病例 2：男，62 岁。双侧髋部疼痛 2 个月。

胸部 CT：后纵隔占位性病变，增强扫描强化明显，双侧胸腔积液（图 7-8-4）。

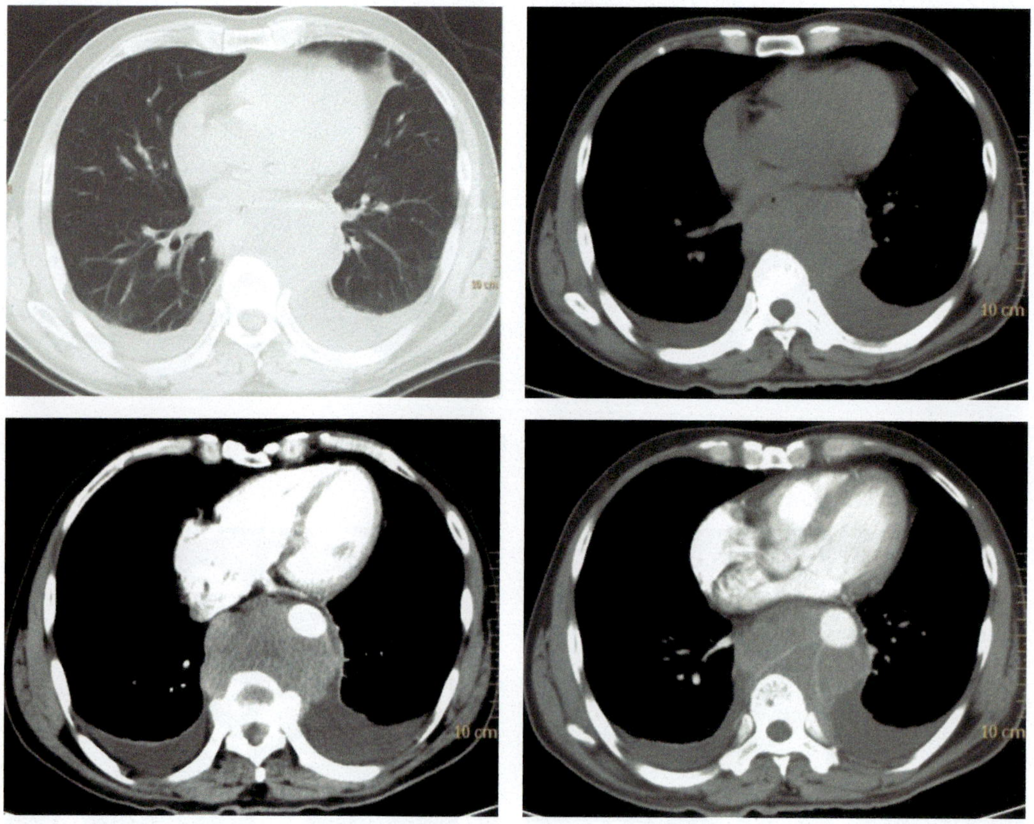

图 7-8-4 胸部 CT2

【诊断】 多发性骨髓瘤。

【诊断依据】 该例为后纵隔占位性病变，鉴于淋巴瘤较少侵及后纵隔，该例不首先考虑。小细胞肺癌多易转移至淋巴结，形成“冰冻纵隔”，且多有压迫症状（声音嘶哑、吞咽困难等），本例纵隔淋巴结不大，无明显压迫症状，不支持该诊断。后纵隔鳞癌多有骨质破坏，本例病变边缘光滑，密度均匀，包绕降主动脉和脊柱，对周围组织无明显侵袭，不支持该诊断。后纵隔巨大病变亦需考虑胸膜孤立性纤维瘤和肉瘤，前者多呈不均匀强化和延迟强化，后者多有坏死，本例呈均匀强化，无明显坏死，不支持上述诊断。该例需考虑多发性骨髓瘤可能。辅助检查：尿本-周蛋白阴性；IgA 4.05g/L（0～4g/L）；肿瘤标志物 NSE、CEA、Cyfra21-1、CA19-9、CA125 均正常。病人后纵隔肿瘤穿刺细胞学示恶性肿瘤，考虑为浆细胞源性。病理示浆细胞骨髓瘤（图 7-8-5）。免疫组化：CD38（＋）、CD138（＋）、CD79a（＋）、CD20（－）、CD3（－）、CD7（－）、CAM5.2（－）。骨扫描、MRI 检查提示椎骨骨质均有破坏。骨髓穿刺：有核细胞增生活跃，浆细胞比例明显增加，占 30%，其中幼稚浆细胞占 4%。病人胸腔积液穿刺抽液为渗出液，病理涂片可见大量重度核异质浆样细胞。病人无心、肝、肾等脏器损害，无低蛋白血症，最终诊断为：多发性骨髓瘤 IgA 型并胸膜浸润。

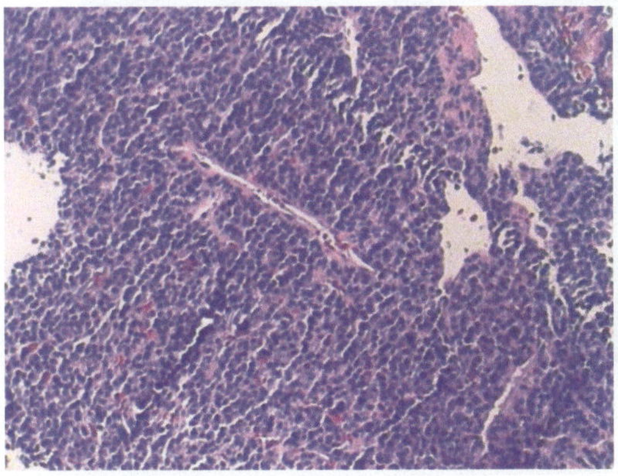

图 7-8-5　肿瘤细胞弥漫、密集分布，间质量少。细胞类圆形，胞核偏位，部分呈车辐状，胞质较丰富，嗜碱性，见核周空晕

【分析】 MM 肺部浸润较少见，依据肺部影像学表现可分为 3 型，①肺炎型：多是继发细菌性肺炎的结果或瘤细胞的肺泡、支气管浸润；②胸膜型：表现为胸腔积液；③结节型：表现为肺门、纵隔淋巴结肿大。各型可同时并存。约 6% 的 MM 中可出现胸腔积液，多由于低蛋白血症、心脏淀粉样变继发心力衰竭、肺部感染、肺栓塞、慢性肾衰竭、骨髓瘤细胞胸膜浸润等所致。其中感染是最常见因素，可因免疫功能低下或化学治疗后骨髓抑制继发。瘤细胞浸润胸膜产生胸腔积液的发生率一般低于 1%。其机制可能与部分细胞黏附分子表达丢失有关，该过程削弱了瘤细胞与骨髓基质细胞及细胞外基质的黏附能力，发生髓外转移。积液中找到骨髓瘤细胞是确诊瘤细胞胸膜浸润的主要依据。

胸腔积液为呼吸科临床常见的综合病症，有关胸腔积液鉴别诊断多集中于鉴别结核性胸膜炎与恶性胸腔积液。MM 病人多合并有 Ig 异常，抵抗力低下，易合并感染，胸腔积液多表现为渗出液，极易误诊为感染性疾病，如细菌性胸膜炎、结核性胸膜炎等。有报道显示 40% 瘤细胞胸膜浸润病人为 IgG 型，其他类型相对少见。发生胸膜浸润的病人生存期很少超过 4 个月，且胸腔积液为高度恶性骨髓瘤的表现，常规化学治疗效果差，早诊断、早治疗可缓解病情，提高生活质量及改善预后。

3. 病例 3：女，27 岁。咳嗽、咳痰 4 个月。病人 4 个月前无明显诱因出现咳嗽、咳白色泡沫痰。辅助检查：血常规、肿瘤标志物、肝功能、生化等指标无异常。

胸部 CT（2010-04-06）：两肺可见多发结节状、斑片状及不规则高密度影，大部分邻近胸膜，内可见支气管充气征及多发空洞，增强后不均匀强化，右肺中叶不张，部分病灶内部可见钙化，纵隔多发淋巴结肿大（图 7-8-6A～F）。胸部 CT（2010-05-13）：病变较前无显著变化（图 7-8-6G、H）。

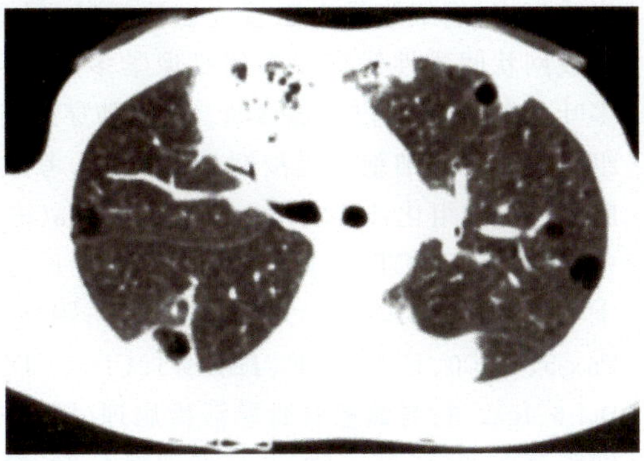

A

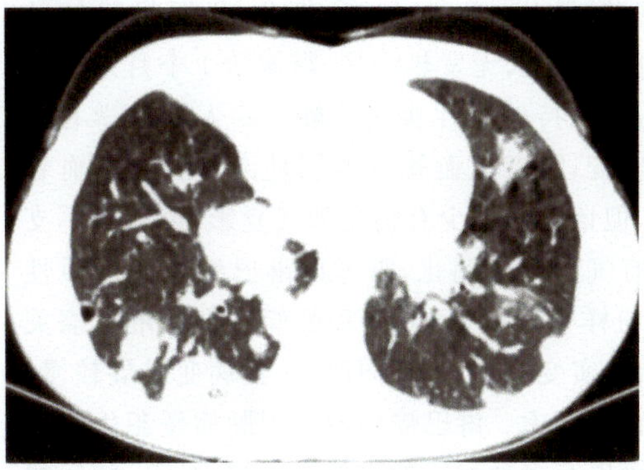

B

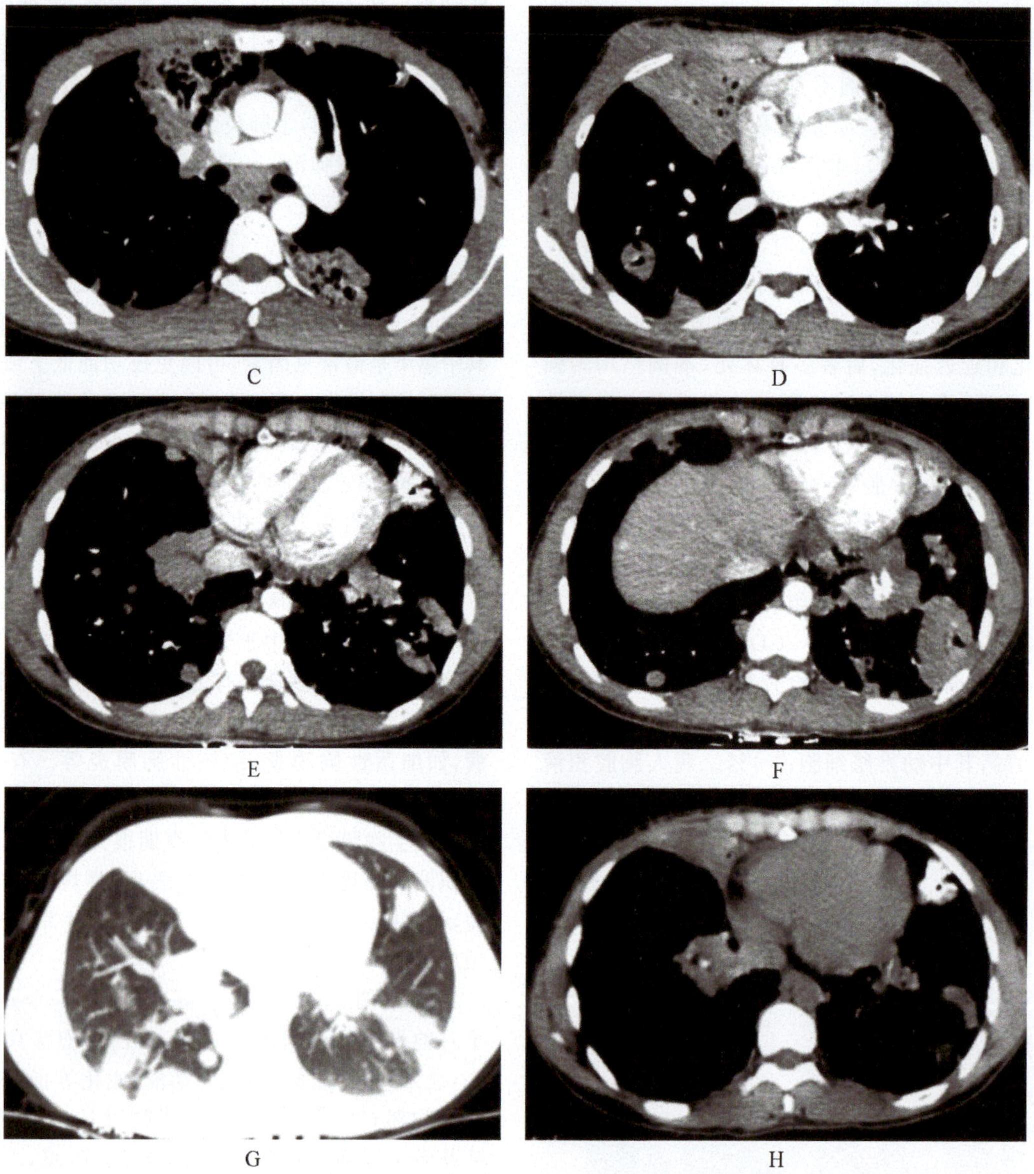

图 7-8-6　胸部 CT3

【诊断】　肺淋巴瘤。

【诊断依据】　青年女性，双肺多发病变，影像学表现实变、结节、肿块、空洞、气囊、钙化，纵隔淋巴结肿大。病人病史较长，无发热症状，影像学 1 个月左右变化不明显，不支持感染性疾病诊断。病人影像学有结节、空洞、实变，需考虑血管炎特别是肉芽肿性多血管炎的可能，但该类疾病少有钙化和气囊影，影像学不支持。病人有气囊影和钙化，需考虑淋巴细胞性间质性肺炎和淀粉样变可能，两者均和肿瘤特别是淋巴瘤关系密切，结合实变、结节和空洞改变，且病变进展较慢，淋巴瘤需首先考虑。淋巴瘤肺浸润因肿瘤侵犯生长的方式不同可以有多种形式的影像学表现：纵隔、肺门的淋巴结病变直接侵犯蔓延至肺内，形成肿块或结节；瘤组织浸润破坏肺泡间隔进入肺泡间隙，在肺内出现渗出或实变；瘤细胞沿淋巴管或血管播散，侵犯肺间质，形成网状间质性病变。本例影像学多发、多形、多态、多叶分布，符合肺淋巴瘤诊断。病人肺穿刺病理送检软组织内见浆样细胞弥漫浸润（图 7-8-7），考虑髓外浆细胞瘤。免疫组化：Bcl-2（＋＋＋＋）、CD79a（＋＋＋）、Igκ（＋＋＋＋）、OCT-2（＋）、CD38（＋＋＋＋）、CD138（＋＋＋＋）、Ki-67（核＋10％）、CD43（＋）；阴性抗体类型：Pax-5、S-100、EMA、CK、HMB45、CD3、CD20、CD10、Bcl-6、Igλ。行骨骼髂骨骨髓活检病理（图 7-8-8）：三系细胞存在，粒细胞 0.50，有核红细胞 0.30，粒红细胞比

1.6∶1；巨核细胞 2～8 个/HPF，骨髓中少量浆细胞、非肿瘤性病变；免疫组化：Hotpoint 阴性，ALIP 阴性，CD38(＋)，CD34(＋)，CD138(＋)，κ、λ 均阴性。ECT 骨扫描未见骨骼受累。查血常规基本正常。血清蛋白电泳：白蛋白 53.9%↓、α_1-球蛋白 5.3%↑、α_2-球蛋白 11.9%↑、β-球蛋白 9.5%、γ-球蛋白 19.4%↑。免疫固定电泳：IgG-λ 在 r 区可见异常浓集区带。血清 β_2-微球蛋白 2.28mg/L↑。免疫球蛋白 A、G、M 均正常，C 反应蛋白正常。尿蛋白阴性。根据上述检查、检验结果诊断为原发性肺浆细胞瘤(PPP)。此后病人接受 3 个周期的 VAD(长春新碱＋多柔比星＋地塞米松)方案化疗，3 个周期化疗后复查 CT 提示肿块较前明显变小(图 7-8-9)。此后病人因经济原因未再进行治疗及随访。

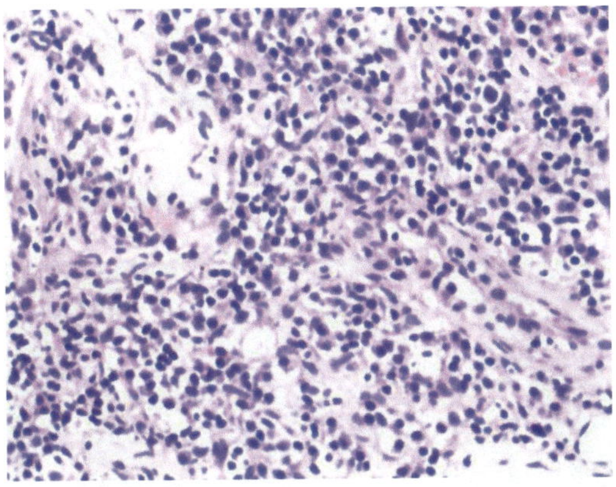

图 7-8-7 浆样细胞弥漫浸润

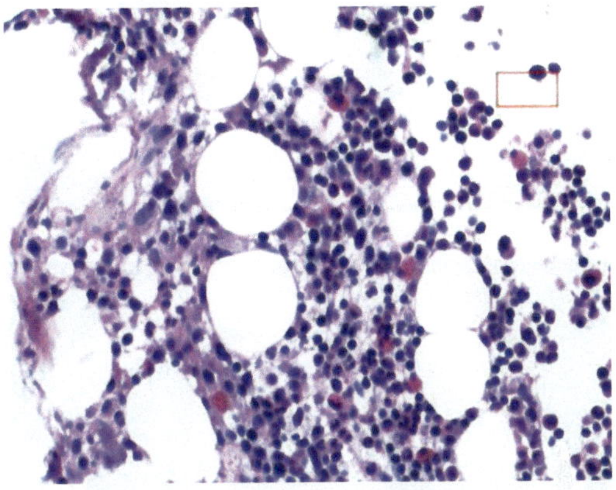

图 7-8-8 三系细胞存在，见少量浆细胞

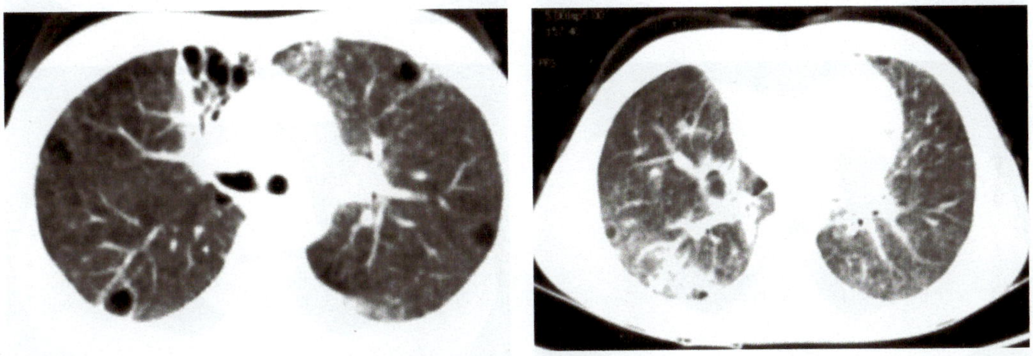

图 7-8-9 病变较前吸收

【分析】 髓外浆细胞瘤(EMP)是原发于骨骼、骨髓之外的浆细胞实体瘤，与原发于骨髓的 MM 和原发于骨骼的、单个孤立的孤立型浆细胞瘤的临床表现、治疗及预后均有所不同，是一种较少见的恶性浆细胞病。

PPP 是 EMP 中的一种极为罕见的情况，常表现为肺内单发或多发结节、肿块影，常被误诊为肺结核、感染、肺癌等。本例病人 CT 可见钙化，其形成原因推测可能类似于 MM 中大量轻链或轻链可变区域组织中形成淀粉样物质所致。与 MM 不同，EMP 可以无血清 M 蛋白或尿本-周蛋白，但约 25% 的病人可存在血清单克隆 γ-球蛋白(M 蛋白组分)。PPP 的诊断有赖于肺部病灶的病理检查找到单克隆浆细胞肿瘤，免疫组化中 CD138(＋)、CD79a(＋)及 CD20(－)，并应当剔除外骨骼及造血组织的原发病灶，无血清或尿 M 蛋白，本例符合此诊断标准。

单发的 PPP 多可通过外科手术切除或放疗消除，疗效一般较好，但也有部分病人术后复发。而表现为多发肿块影的 PPP 多接受化疗，常使用的化疗药物有美法仑和泼尼松，治疗反应通常较好，化疗后肿块完全消失，但化疗的长期预后仍有待观察。本例病人经过化疗后临床症状消失，复查 CT 也提示肿块明显缩小，但并未出现文献报道中所述的完全消失的情况，可能与该例病人病变范围较广存在一定的关系。

4. 病例 4：男，51 岁。发热 6 天，咳嗽、咳痰、胸痛

3 天，伴畏寒、寒战。

胸部 CT（2015-07-20）：双肺多发实变影，右肺为主（图 7-8-10A～D）。胸部 CT（2015-08-18）：病变较前变化不大（图 7-8-10E、H）。

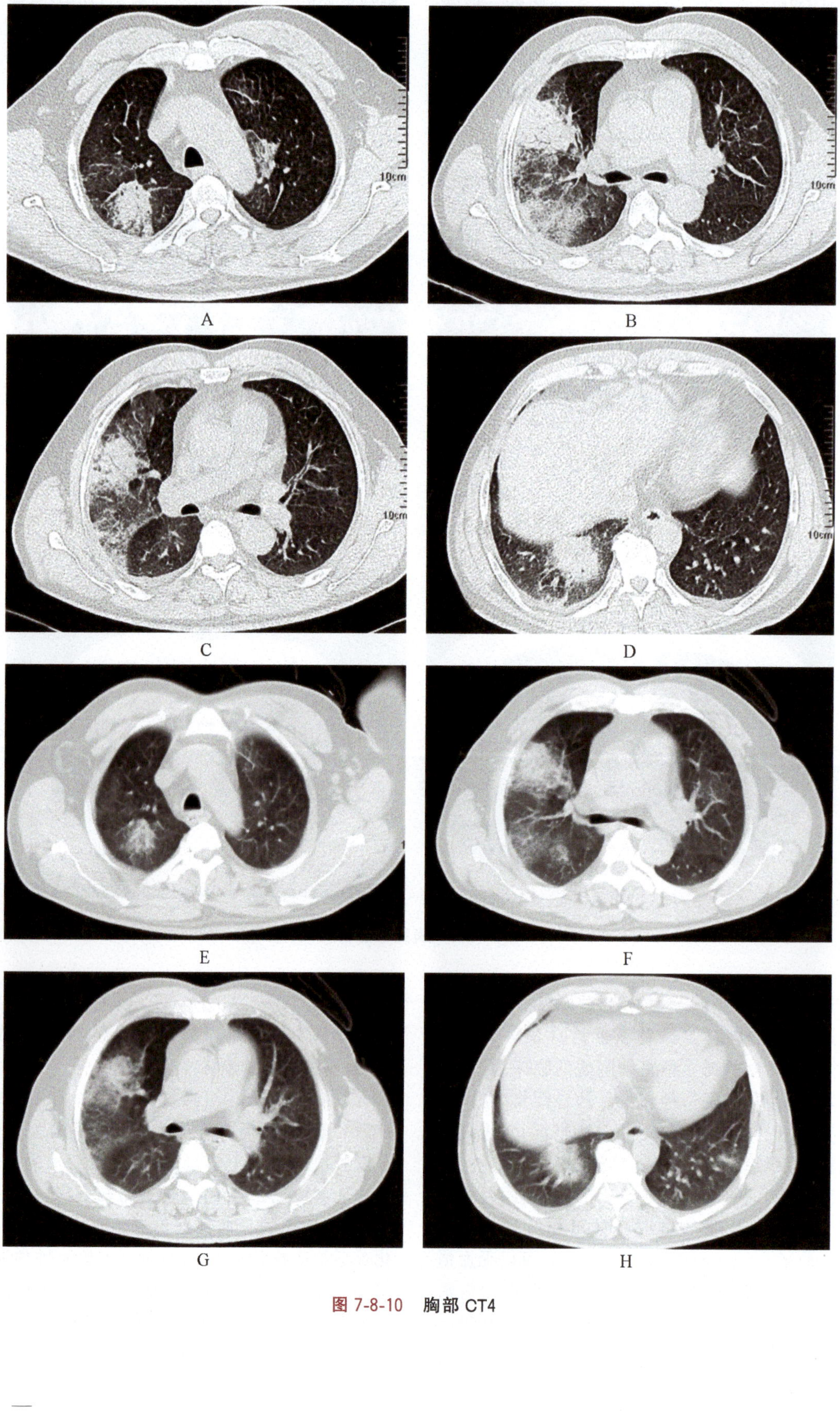

图 7-8-10　**胸部 CT4**

【诊断】 髓外浆细胞瘤。

【诊断依据】 病人行 CT 引导下右肺上叶穿刺活检，病理示浆细胞增生性病变，免疫组化呈单克隆增生，考虑浆细胞瘤。免疫组化：CD38（浆细胞＋），CD138（＋），CD20（＋），CD3（个别＋），Ki-67（＋，＜2%），κ（＋）、λ（－）。骨髓穿刺细胞学：粒系细胞占 54.5%，红系细胞占 24.5%；浆细胞占 2.0%，吞噬细胞易见。血清蛋白电泳及免疫球蛋白电泳中检测出 M 成分 IgG-κ，尿轻链在参考范围。PET-CT：双肺多发异常改变，伴代谢不同程度增高，结合病史，符合浆细胞瘤改变，余全身 PET-CT 检查未见明显异常。综合上述检查，最终诊断为原发性肺髓外浆细胞瘤（PPP）。

【分析】 EMP 既可以单独存在也可以与其他疾病同时存在。在影像学上缺乏特征性表现，一般呈现为圆形或椭圆形、光滑、边界清晰、均质的肿块，周边没有坏死灶，类似于淋巴瘤的表现，可伴有周围骨组织破坏。活检是唯一准确可靠的诊断依据。EMP 临床分为 3 期：Ⅰ期为局限于原发部位；Ⅱ期严重破坏周围组织或累及其引流的淋巴结；Ⅲ期发生远处转移。

PPP 需与同样好发于肺的 MALT 淋巴瘤相鉴别。MALT 淋巴瘤起源于肺间质和支气管黏膜下淋巴组织，肿瘤性 B 细胞主要围绕反应性滤泡的边缘区浸润，故名。组织形态上，镜下由 4 种基本细胞构成：以小 B 细胞及单核细胞样 B 细胞为主，散在免疫母细胞和中心母样细胞，有时向浆细胞分化。免疫表型上，MALT 淋巴瘤细胞表达 B 细胞标记，典型的免疫表型是 CD19、CD20、CD79a 阳性，CD5、CD10、CD23、Cyclin D1 阴性。20%～60%的病人中可发现单克隆丙种球蛋白（IgM 占 80%，少数为 IgG 或 IgA）。

低分化 EMP 需与弥漫性大 B 细胞淋巴瘤（DLBL）相鉴别。DLBL 与低分化 EMP 在形态学上难以区分，免疫组织化学有助于鉴别。多数 DLBL 表达 B 细胞标记 CD19、CD20，不表达浆细胞特异性标志 PC-1（plasma cell antigen-1）或 PC-2，DLBL 浆母细胞型及免疫母细胞型可丢失一种或多种 B 细胞标记，呈 CD19 或 CD20 阴性，并可表达浆细胞相关标记 PC、CD38，但常呈 LCA、EMA、IgM 阳性，可与低分化 EMP 相鉴别。

（济宁医学院附属医院呼吸科　蒋胜华　提供）

第九节　Castleman 病

Castleman 病（Castleman's disease，CD）是一种病因不明的交界性慢性淋巴结增生性疾病，由 Benjamin Castleman 在 1954 年首先报道，1956 年正式命名。该病多发生于颈部、纵隔、肺门及腹部等淋巴结较多的部位，可表现为单发或多发，部分病例可伴全身症状和多系统损害。由于本病病人的淋巴结多明显肿大，部分直径可达 10cm 以上，故又称巨大淋巴结增生症；组织病理检查则以淋巴滤泡及毛细血管显著增生为特征，因此也被称为血管滤泡性淋巴结增生症。该病不仅可累及淋巴结，还可累及结外组织，如肺、心包、喉、眼、肝、肾等多器官系统，而且镜下可以没有淋巴结结构，故普遍用 Castleman 病命名。

一、组织学分型

Flendrig 根据病理组织学特点将 CD 分为 2 个基本类型：透明血管型和浆细胞型。Keller 等把兼有两者特点的变异性称为混合型。透明血管型约占 90%，浆细胞型约占 10%，混合型罕见。根据其器官受累和淋巴结分布情况临床可分为局灶型或单中心型 CD（localized CD，LCD）和弥散型或多中心型 CD（multicentric CD，MCD），前者病理以透明血管型为主且多无明显临床症状，后者病理以浆细胞型为主，表现为分散的肿大淋巴结且伴有不同程度的全身症状。亦有学者建议根据人类疱疹病毒（HHV-8）和 HIV 的感染情况进一步将 MCD 分为 HHV-8 阴性 MCD（又称特发性 MCD，idiopathic MCD）、HHV-8 阳性且 HIV 阳性 MCD 及 HHV-8 阳性但 HIV 阴性 MCD。

CD 组织学的共同特点：①具有完整的淋巴结基本结构；②淋巴滤泡增生；③血管增生。透明血管型 CD 主要以发育异常的滤泡及滤泡间区大量小血管增生和淋巴窦消失为特点，发育异常的滤泡外套层淋巴细胞呈同心圆样排列、围绕生发中心，呈洋葱皮样外观，透明变性血管通过外套层进入生发中心。可见淋巴细胞、浆细胞及嗜酸粒细胞浸润，在大多数受累淋巴结内仍保留淋巴结结构。浆细胞型病理学表现为滤泡间区大量浆细胞浸润，血管增生和洋葱皮样改变不明显，生发中心无或少量透明变性的血管。混合型镜下表现为透明血管型病变伴有局灶浆细胞增生，又或者在浆细胞型的病变基础上出现不等量的透明血管型滤泡。

二、发病机制

该病的病因和发病机制不清，可能与病毒感染、免疫缺陷、细胞因子调节异常和血管增生等有关。目前能成为潜在治疗靶点的机制主要涉及 HHV-8 和白细胞介素-6（IL-6）。

HHV-8 是一种人类嗜淋巴组织病毒，与 Kaposi

肉瘤的发生、发展相关，被认为是 Kaposi 肉瘤相关疾病病毒。HHV-8 感染与 MCD 发病有关，特别在 HIV 感染相关的 MCD 中尤为重要。HIV 阳性的 MCD 病人几乎全部感染 HHV-8，而在反应性淋巴结增生病人中仅有约 7%感染 HHV-8，差异显著。HHV-8 感染与 CD 相关的可能机制：病毒编码 IL-6 类似物，继而刺激 B 细胞增殖并抑制凋亡，同时诱导血管内皮生长因子（vascular endothelial growth factor，VEGF）的表达，促进新生血管形成。而 B 细胞增殖后，可进一步增加 IL-6 的表达，促进疾病发展。考虑到巨细胞病毒（CMV）与 Epstein-Barr 病毒（EBV）和 HHV-8 同属疱疹病毒科，而疱疹病毒与淋巴增殖性疾病存在较明确的相关关系，有研究者尝试探索 CMV 和 EBV 与 CD 发病机制之间的关联。目前尚缺乏有说服力的证据支持上述两种病毒与 CD 发病的相关性，但仍存在某种未知病毒感染导致 CD 发病的可能性。另外，与 HIV 无关的 MCD 中仅有约 40%感染 HHV-8，说明免疫缺陷在该病中的作用。CD 可表现自身免疫性血细胞减少，RF、Coombs 和 ANA 阳性，亦提示其发病可能与自身体免疫机制有关。

IL-6 是白细胞介素家族的重要成员之一，对细胞的生长、分化及某些基因的表达有调节和诱导作用，由多种细胞合成分泌并作用于相关组织和器官。IL-6 能促进 B 细胞增生，并促进 B 细胞向浆细胞转化，参与浆细胞浸润过程；同时又能刺激 VEGF 的分泌，进一步刺激血管内皮生长并增加其通透性，可导致富血供皮肤损害及全身水肿。IL-6 是导致 CD 发生发展的重要因子，相关基础研究亦显示 IL-6 的过度表达可诱导大鼠出现类 MCD 综合征。CD 病人血清、增生淋巴结生发中心的 B 细胞及部分滤泡树突状细胞中 IL-6 表达明显增加，而血清 IL-6 炎症因子水平与全身症状呈明显的正相关。研究显示利用人重组抗 IL-6 因子受体抗体进行治疗后，MCD 全身症状显著好转，治疗后的淋巴结活检提示增生的滤泡显著减少，表明增生的淋巴滤泡与 IL-6 炎症因子直接相关。目前认为 IL-6 是与 CD 发病最为密切相关的细胞因子，也是未来治疗的重要靶点。除 IL-6 外，目前研究也积累了一些其他细胞因子与 CD 发病相关的证据，但这些证据多来自少量样本，且各因子间存在复杂的相互关系，故尚需后续研究进一步明确。

由于透明细胞型 CD 生发中心大量毛细血管增生，故有学者认为血管增生可能参与 CD 的发生。VEGF 是目前研究最多的血管生长刺激因子之一，可促进血管内皮细胞增殖，从而诱导血管新生。VEGF 在 CD 病人的血清、淋巴结生发中心、滤泡间区浆细胞及淋巴结组织培养上清液中表达均增加，提示 VEGF 可能通过刺激滤泡间区和生发中心的血管增生参与 CD 发病，但两者是否存在因果关系尚不清楚。

三、临床表现

CD 可发生于淋巴结存在的任何部位，60%～70%发生于胸部纵隔（图 7-9-1），10%～14%发生于颈部，5%～10%发生于腹部（图 7-9-2），2%～4%发生于腋窝部，在纵隔内多以单个结节肿块为主（图 7-9-3）。LCD 相对多见，高发年龄为 30～40 岁，男女无明显差异。大部分无全身症状，多因无痛性淋巴结肿大就诊，偶有胸痛、咳嗽、背部疼痛和呼吸困难等非特异性症状，实验室检查亦多无明显异常，偶可见红细胞沉降率加快、贫血、肝肾功能异常等。

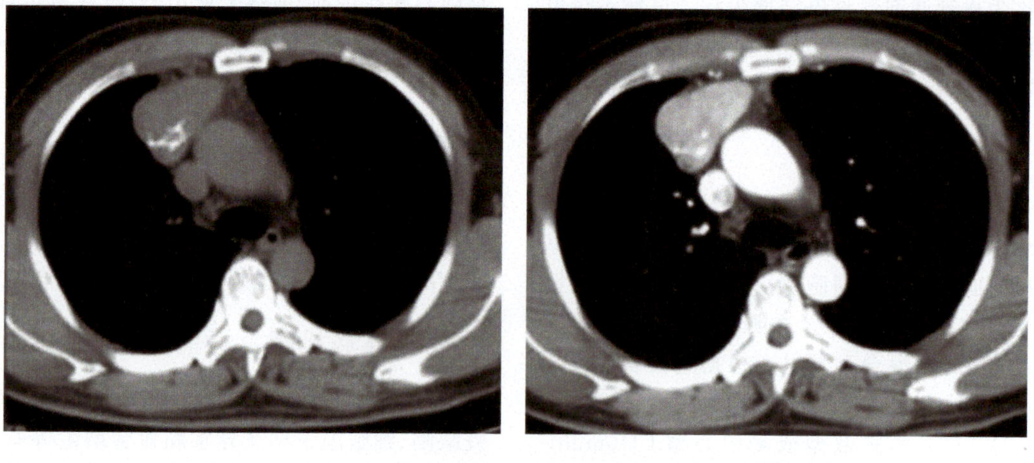

图 7-9-1　女，48 岁。左前上纵隔团块影，内见钙化，增强扫描强化明显

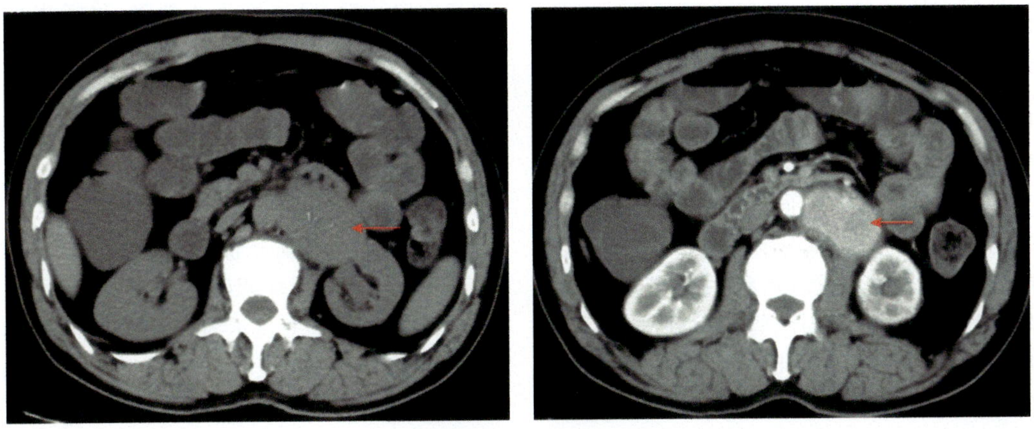

图 7-9-2　男，38 岁。腹膜后占位性病变，增强扫描强化明显

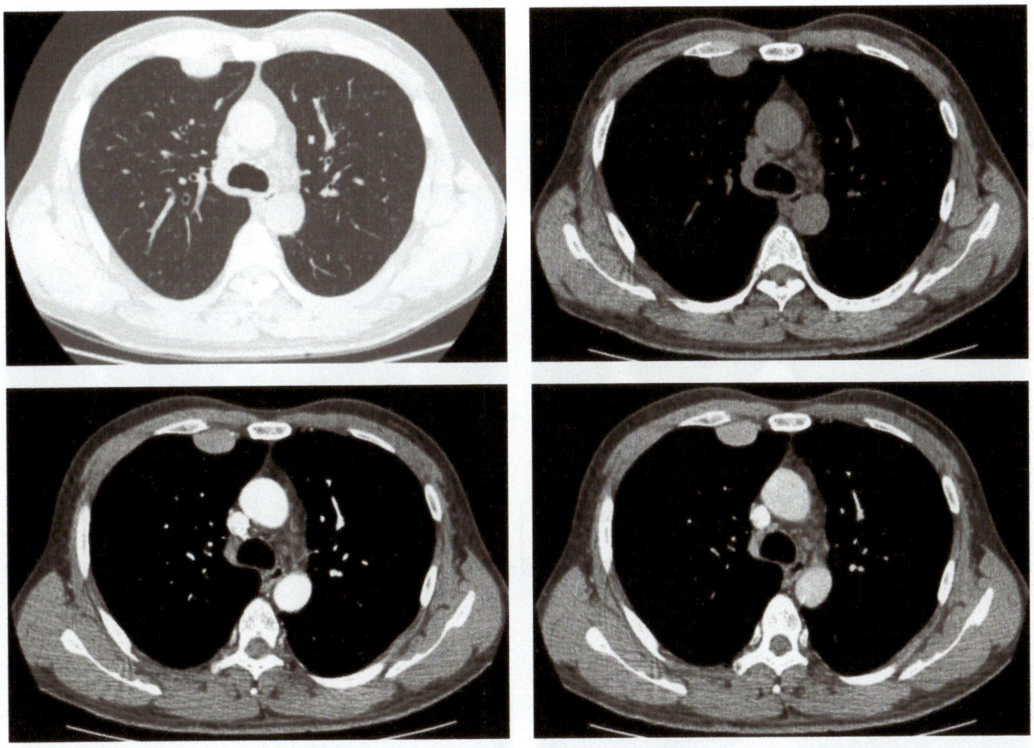

图 7-9-3　男，47 岁。右侧内乳动脉旁椭圆形密度影，平扫、动脉期、静脉期 CT 值分别为 42.32HU、76.37HU 和 96.28HU

（浙江省嘉善县第一人民医院影像科　王　群　提供）

MCD 多见于中老年人，高发年龄为 40～60 岁，大部分为浆细胞型，病人有多部位淋巴结肿大，伴全身症状如长期低热或高热、乏力、消瘦、肝脾大、贫血、血小板减少、γ-球蛋白增高、高免疫球蛋白血症、低白蛋白血症等，常有多系统受累的表现，如多发性神经血管病变、皮肤病变、肾病综合征、重症肌无力、干燥综合征、自身免疫性血细胞减少及血栓性血小板减少性紫癜等。Dispenzieri 等报道约 32％的 MCD 病人合并 POEMS 综合征（包括多发性神经病变、器官肿大、内分泌异常、M 蛋白增高及皮肤改变）。少部分病人在病程中还可并发卡波西肉瘤或恶性淋巴瘤。累及肺部时，肺脏病理学以淋巴细胞性间质性肺炎（LIP）多见，机制是大量淋巴细胞在肺实质内的浸润，胸部影像学上主要表现为磨玻璃影、气腔实变、边缘模糊并呈小叶中心性分布的小结节、支气管血管束增厚、小叶间隔增厚及薄壁肺气囊等。

四、影像学表现

LCD多为透明血管型，在CT上表现为单发的圆形或类圆形软组织密度影(图7-9-4)，体积较大，伴或不伴有周围淋巴结增生。因膨胀性生长，故病变体积较大时可对周围组织器官有不同程度的推挤或压迫。肿块密度较均匀，边缘清晰，部分有浅分叶，并伴有多位于病灶中央的弧形、线形或斑点状钙化(图7-9-5)，为中央区增生的小血管管壁增厚、管腔变窄，并有明显玻璃样变性、大面积硬化和纤维化，在此基础上发生钙盐沉积，并沿小血管的走行呈阶段性分布所致。囊变、出血或坏死少见，这与其丰富的血供和淋巴组织自身特性有关。增强扫描时早期显著均匀强化，强化程度与大血管相仿，这是由于透明血管型有较多的供养血管，加之病灶的毛细血管异常增生和扩张所致。病灶外周亦可出现点样异常强化的血管影或条索状明显强化影，为环绕病灶周边的分支血管(图7-9-6)。因增生的血管壁玻璃样变或纤维化及血管内皮细胞过度增生致血管腔狭窄，对比剂进入减慢，故强化有一定的延迟，延迟扫描仍可持续强化(图7-9-7)。瘤体内可见灶状或条状低密度影(图7-9-8)，病理证实为较多平行走行的纤维组织及发生玻璃样变性的血管结构，而不是缺血坏死。部分出现病灶的环形强化，这种显像可能与淋巴结周围包膜的延迟强化特征有关。病理为浆细胞型的LCD血管成分较少，一般呈轻度或中度强化，内部可发生缺血性坏死(图7-9-9)。

MCD在CT上显示为多个软组织结节或肿块影，但体积一般较局灶型小，多发病灶无融合迹象(图7-9-10)。由于MCD病理上多为浆细胞型，或以浆细胞为主的混合型，血供不如透明血管型丰富，因此MCD的强化没有LCD明显。MCD在影像学检查中还可见肝脾大及腹水或胸腔积液表现。MRI检查多表现为T_1加权像上稍高于骨骼肌信号，T_2加权像上表现为不同类型的高信号，可见流空血管影，增强扫描表现为明显的强化。

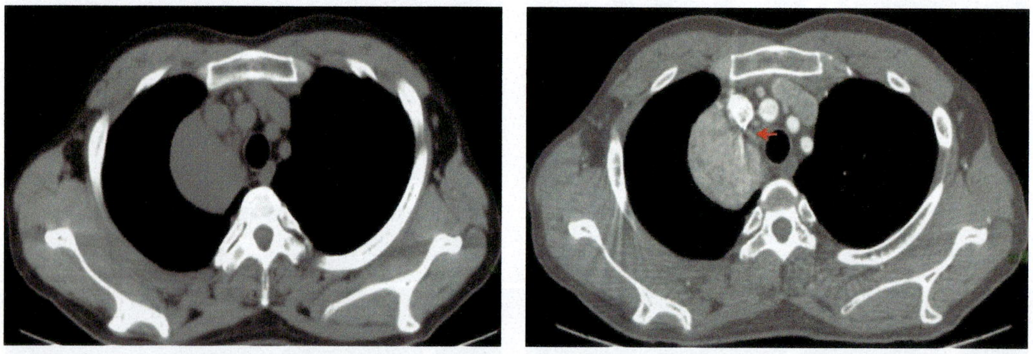

图7-9-4　男，34岁。中纵隔气管右侧类圆形软组织肿块，边缘光整，增强扫描病灶明显均匀强化，周围可见线条样滋养血管(红箭)

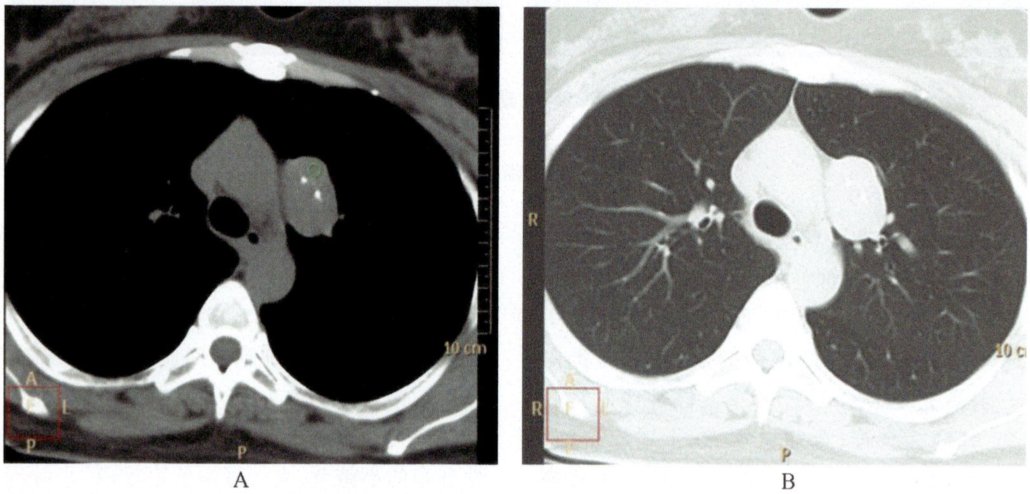

A　　　　B

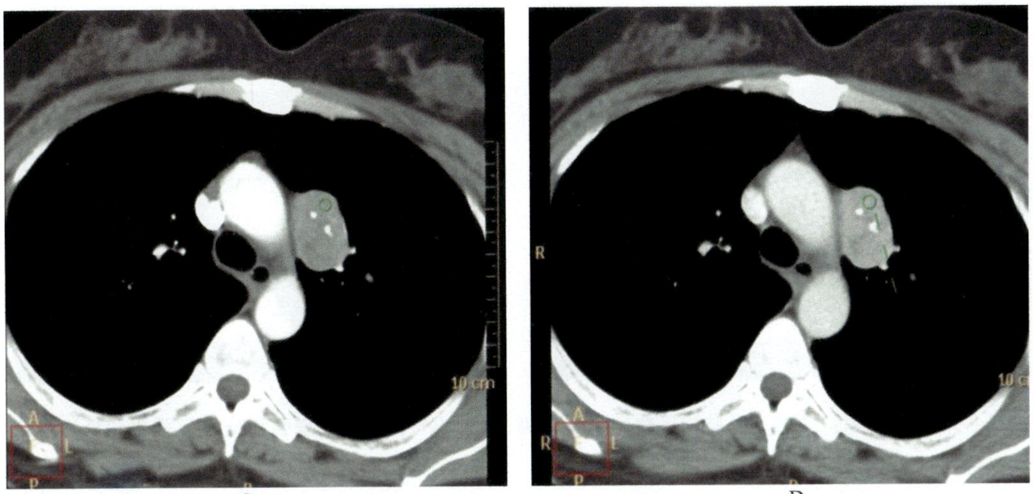

C　　　　D

图 7-9-5　女,46 岁。中纵隔主动脉弓左旁类圆形软组织肿块影,病变中心可见点状钙化,增强扫描强化明显,且有延迟强化

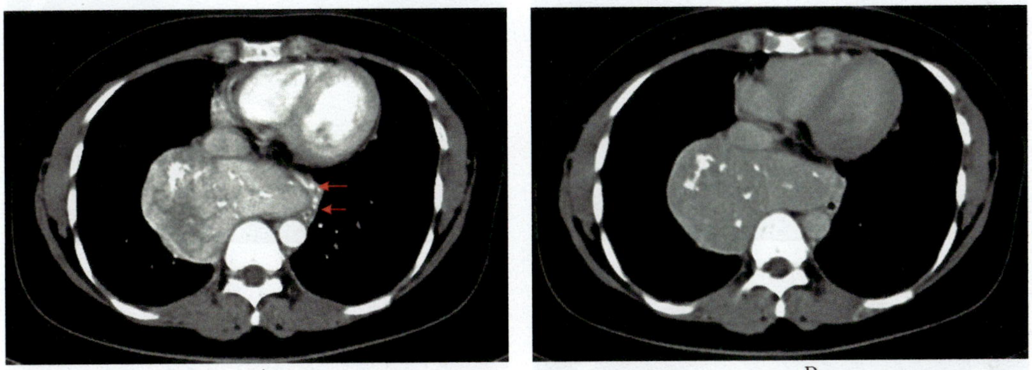

A　　　　B

图 7-9-6　女,34 岁。后纵隔团状软组织影,病灶向右膨出,边缘光滑,增强扫描病灶明显不均匀强化,内见斑点状、条状钙化及点条状低密度影,周围可见多发血管影(A 红箭),延迟扫描病灶强化减退程度与胸主动脉相仿(B)

（莆田市第一医院影像科　阮彬林　提供）

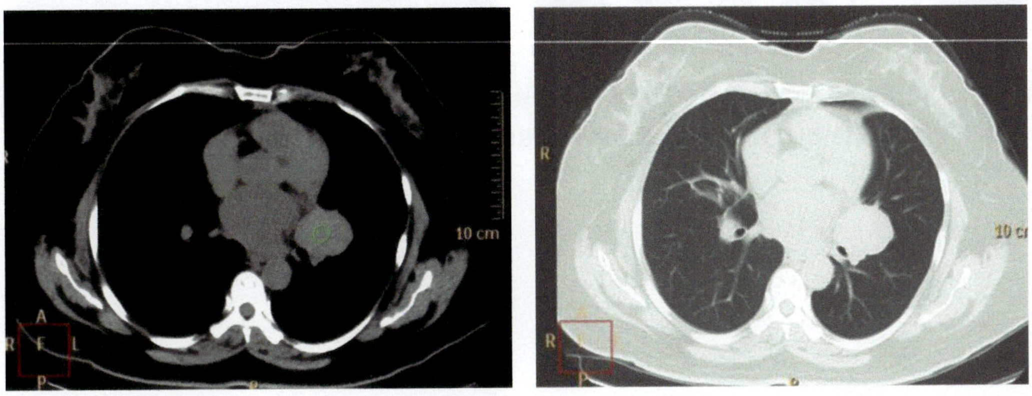

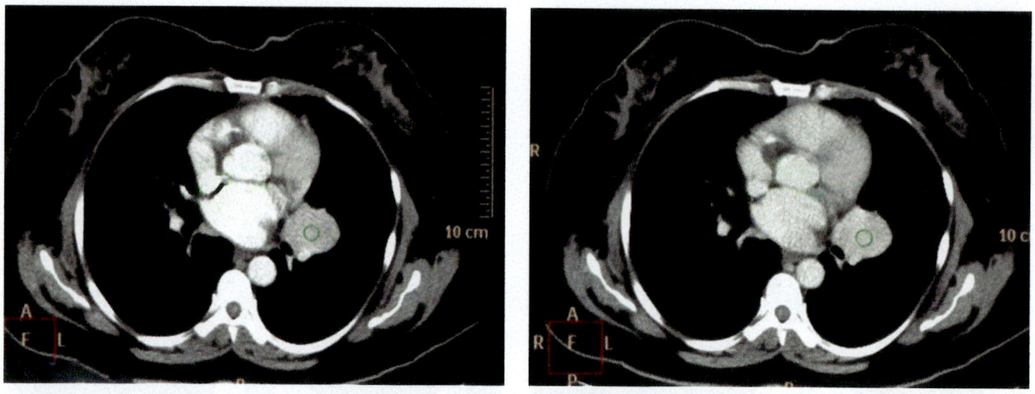

图 7-9-7　女，48 岁。左肺下叶肺门区软组织肿块影，密度均匀，略分叶，增强扫描可见强化和延迟强化

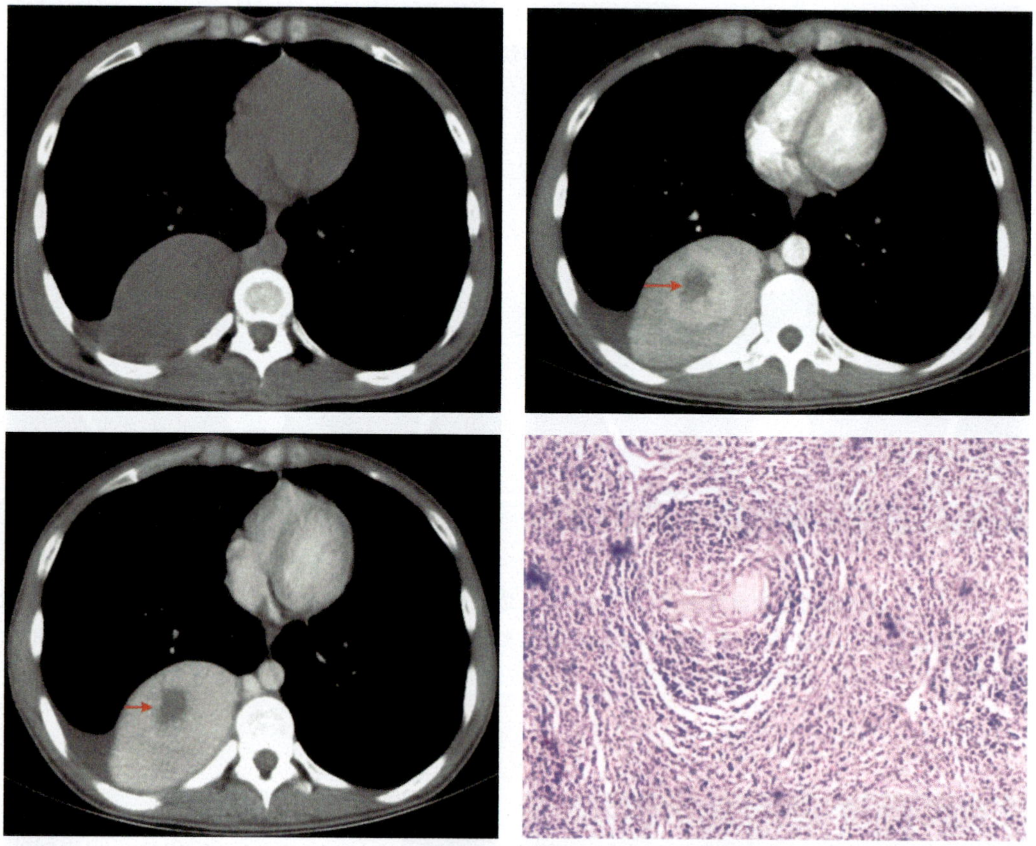

图 7-9-8　男，45 岁，透明血管型 LCD。后下纵隔软组织肿块，密度均匀，边界清楚。动脉期和静脉期病变强化明显，中央低密度灶，无强化（红箭）。病理：滤泡内和滤泡间淋巴组织增生，呈同心圆状或洋葱样排列

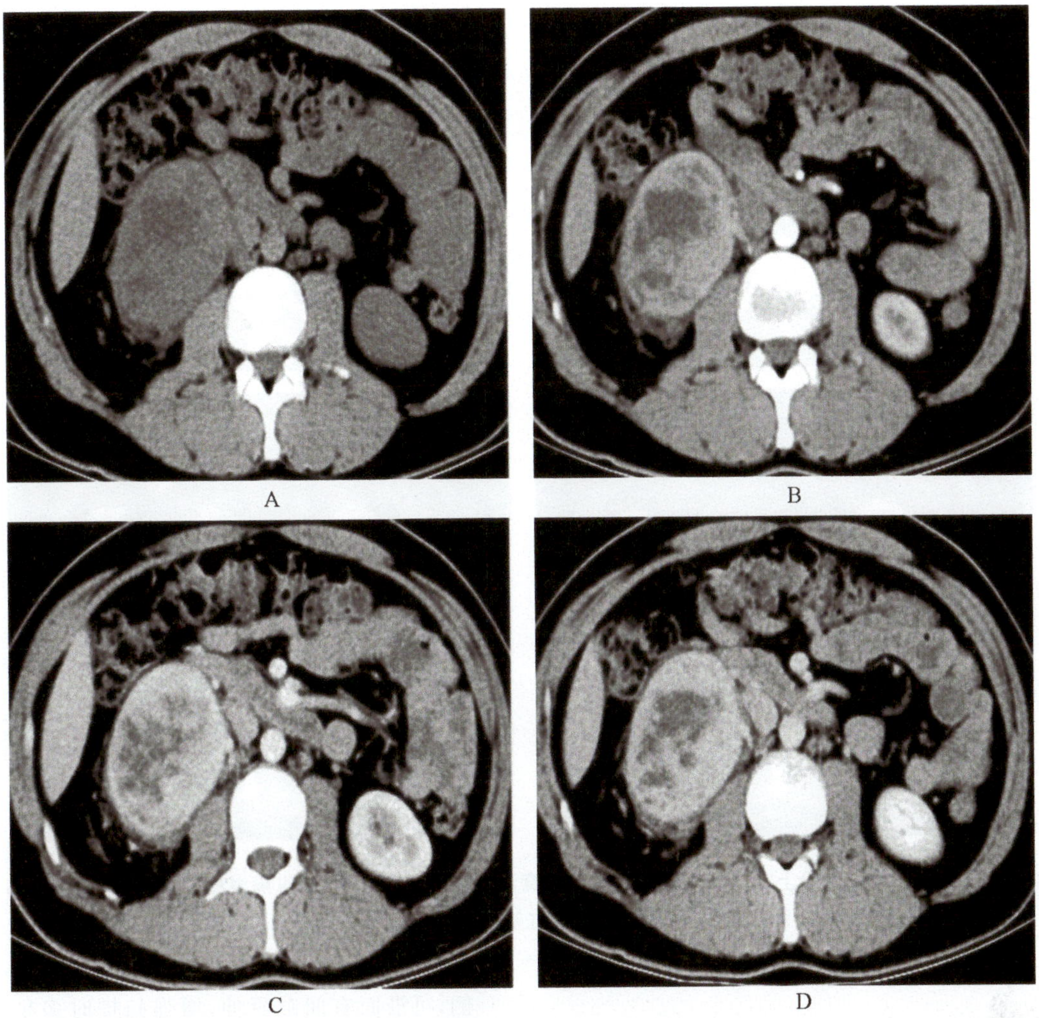

图 7-9-9　男，55 岁，浆细胞型 LCD。平扫示腹膜后软组织肿块影，密度不均，内见斑片状低密度坏死灶 A；B～D 分别为动脉期、门静脉期及延迟期图像，病变呈渐进性强化，低密度坏死区无强化

（图 7-9-8、图 7-9-9　济宁市第一人民医院 CT 室　于永梅　提供）

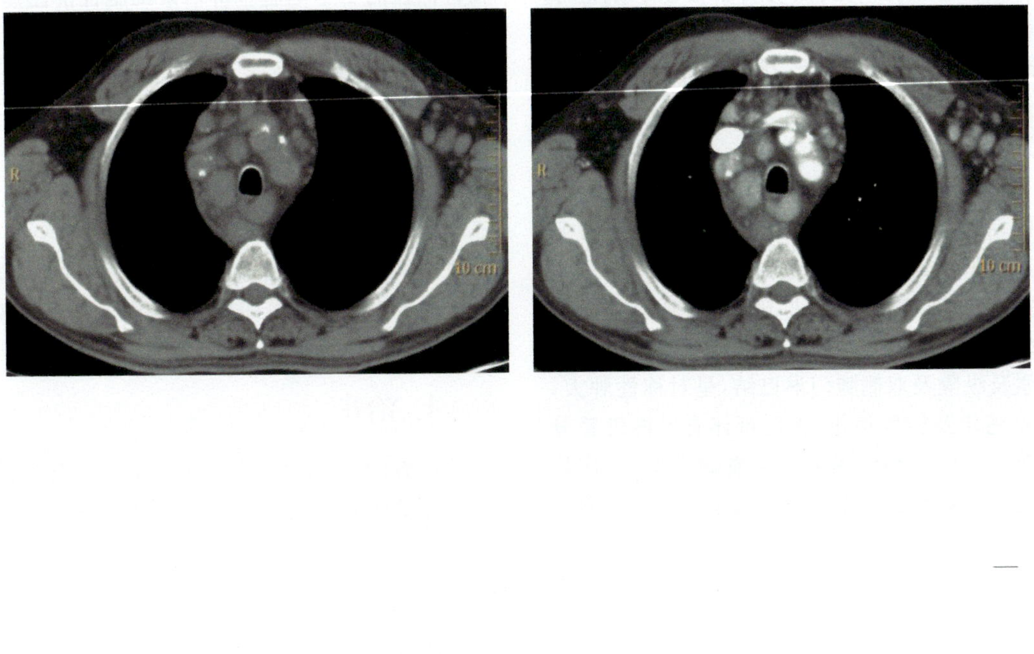

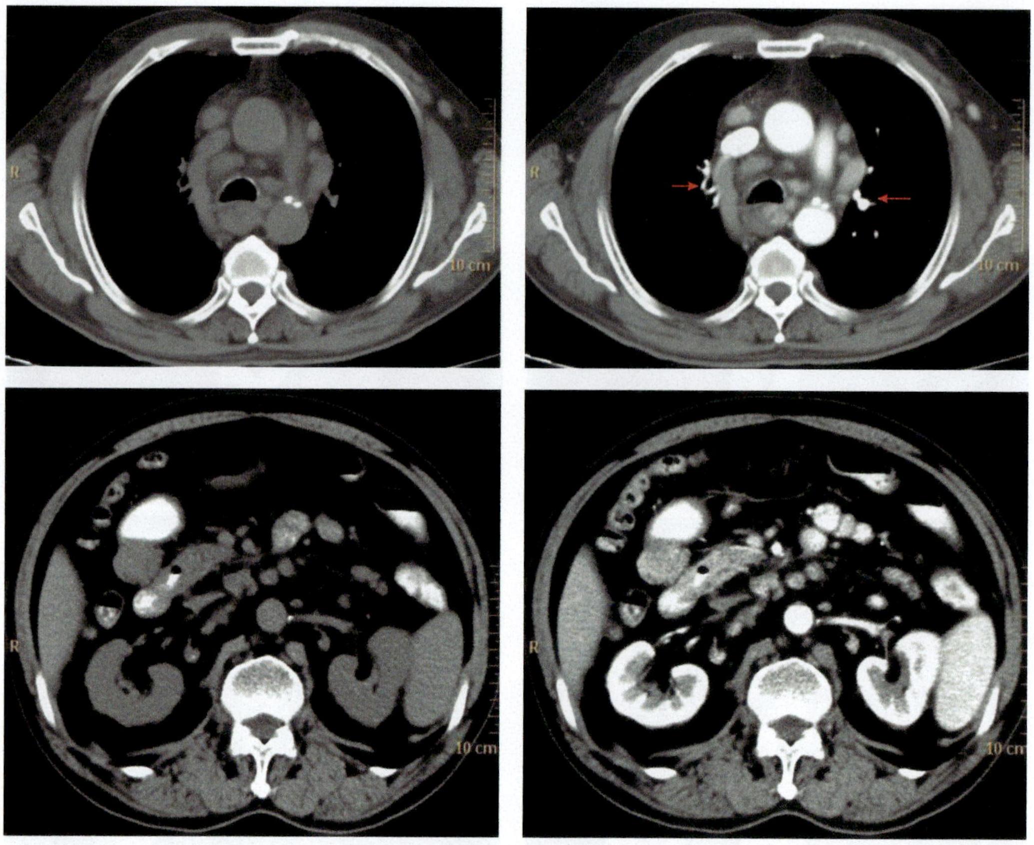

图 7-9-10　男，67 岁。发现锁骨上、纵隔、上腹部及左侧腋窝淋巴结肿大 9 年，多个纵隔淋巴结点状钙化，增强扫描可见强化，低于血管密度，淋巴结周围可见血管影（红箭）

五、诊断

CD 的诊断标准由 Frizzera 于 1988 年提出并沿用至今，包括① LCD 型：单一部位淋巴结肿大，组织病理学上具有特征性增生，除外可能的原发病，多无全身症状、贫血、免疫球蛋白升高等（浆细胞型除外），肿物切除后长期存活。② MCD 型：具有特征性组织病理学改变，显著淋巴结肿大累及外周淋巴结，有多系统受累表现，排除其他病因，手术、放疗、化疗仅获部分缓解。

六、鉴别诊断

胸部 CD 需与肺癌、结节病、纵隔胸腺瘤、淋巴瘤、淋巴结结核、肿瘤淋巴结转移等相鉴别。肺癌除有刺激性干咳、胸痛、咯血及肺外症状外，周围型肺癌多具有分叶、毛刺、空泡、空洞、胸膜凹陷征、血管集束征等征象；中央型肺癌多伴有肺不张、肺门淋巴结肿大等。结节病常累及纵隔及双侧肺门淋巴结，呈对称性肿大，可有蛋壳样钙化及轻度强化，肺内可伴有沿淋巴管分布的小结节；CD 以单侧纵隔淋巴结发病多见，且病灶多明显强化。纵隔胸腺瘤最常发生于前纵隔，多偏于一侧，可沿固有间隙延伸，增强扫描时多呈不均匀强化，与 CD 有一定的鉴别价值。淋巴瘤的影像表现与 CD 相似，多累及纵隔多组淋巴结，部分融合，密度一般较均匀，多无坏死、囊变及钙化，轻到中度强化，两者的鉴别诊断依靠组织病理学检查。淋巴瘤镜下难以找到完整的淋巴结结构，少有血管增生，霍奇金淋巴瘤可查见特征性的 R-S 细胞。淋巴浆细胞性淋巴瘤以浆细胞样淋巴细胞为主，且为单克隆性；而 CD 则以浆细胞增生为主，且为多克隆性。免疫组化 CD 的诊断中无特异性标记，但可用于帮助鉴别诊断其他淋巴瘤。淋巴结结核除典型的结核症状外，因病灶中心多伴有干酪样坏死，因此在增强扫描时，可出现环形强化或多房样不均匀改变。另外，少见于纵隔的副神经节细胞瘤及异位嗜铬细胞瘤亦表现为显著强化，需加以鉴别，要点在于两者多与大血管毗邻，病灶内常见坏死囊变，临床有恶性高血压表现。

七、治疗

目前，大多数观点认为 CD 是一种良性疾病，少数病例可发展为其他肿瘤，如恶性淋巴瘤、浆细胞瘤、Kaposi 肉瘤等。CD 应根据临床和病理分型选择治疗方法。LCD 应手术切除，绝大多数病人可长期存活，复发者少，浆细胞型的全身症状在病变淋巴结切除后可迅速消失。

MCD 如病变侵及少数部位，亦可手术切除，术后加用化疗或放疗。病变广泛者迄今无特效治疗方法，单用糖皮质激素治疗可使部分病人病情缓解，但易反复。因 MCD 大多具有侵袭性，故推荐多药联合化疗，多根据病情的侵袭程度进行选择，通常选用治疗淋巴瘤的联合方案：COP（环磷酰胺＋长春新碱＋泼尼松）、CHOP（环磷酰胺＋多柔比星＋长春新碱＋泼尼松）或 CVAD（环磷酰胺＋吡柔比星＋长春新碱＋地塞米松）方案，在 50％以上的病人中展示出持久的疗效，但停药后也会出现复发。因联合化疗可使化疗相关性感染的发生率增高，需密切监测。对于一般情况较差或无须迅速缓解病情的病人，单药化疗是比较合理的选择，包括口服长春新碱、苯丁酸氮芥、环磷酰胺或干扰素可能疗效更好。

抗 CD20 单抗（利妥昔单抗）已应用于 MCD 的治疗，可有效改善淋巴结肿大及伴随的全身症状。利妥昔单抗的临床反应包括血清 IL-6 水平的下降及其他 HIV 阳性病人病例中，随着 HHV-8 病毒水平下降而下降的细胞因子。在更严重的疾病情况下，出现了器官衰竭和体力下降的征象时，利妥昔单抗联合依托泊苷等化疗药物，可以提高 5 年生存率到 90％。此外，还可采用人源性抗 IL-6 及其受体的单克隆抗体、α-干扰素和造血干细胞移植等治疗方法，高免疫球蛋白血症时可行血浆置换。

八、预后

胸内 LCD 经外科手术切除后临床症状消失，预后良好，长期存活率较高。若病理为浆细胞型及混合型则需密切随访，预防复发。MCD 明确诊断后需行全身治疗，但只能起到缓解症状的作用。MCD 病人远期预后较差，大多数在数月或数年后因并发感染、多脏器功能衰竭及向恶性肿瘤转化而死亡，中位生存期约 27 个月，5 年死亡率高达 35％。

参考文献

Bower M, Newsom-Davis T, Naresh K, et al. Clinical features and outcome in HIV-associated multicentric Castleman,s Disease. Clin Oncol, 2011, 29(18), 2481-2486.

Bowne WB, Lewis JJ, Filippa DA, et al. The management of unicentric and multicentric Castleman,s disease: a report of 16 cases and a review of the literature. Cancer, 1999, 85(3): 706-717.

Casper C. Defining a role for antiviral drugs in the treatment of persons with HHV-8 infection. Herpes, 2006, 13(2): 42-47.

Casper C. The aetiology and management of Castleman disease at 50 years: translating pathophysiology to patient care. Br J Haematol, 2005, 129(1): 3-17.

Castleman B, Iverson L, Menendez VP. Localized mediastinal lymphnode hyperplasia resembling thymoma. Cancer, 1956, 9(4): 822-830.

Castleman B, Towne VW. Case records of the Massachusetts General Hospital: weekly clinicopathological exercises-founded by Richard C. Cabot. N Engl J Med, 1954, 251(10): 396-400.

Flendrig J. Benign giant lymphoma: clinicopathologic correlation study. Chicago: Yearbook Medical Publishers, 1970, 296-299.

Jacobs SA, Vidnovic N, Patel H, et al. Durable remission of HIV-negative, Kaposi,s sarcoma herpes virus-associated multicentric Castleman disease in patient with rheumatoid arthritis treated with methotrexate. Clin Rheumatol, 2007, 26(7): 1148-1150.

Jongsma TE, Verburg RJ, Geelhoed-Duijvestijn PH. Castleman,s disease: A rare lymphoproliferative disorder. Eur J Intern Med, 2007, 18(2): 87-89.

Keller AR, Hochholzer L, Castleman B. Hyaline-vascular and plasma-cell types of giant lymph node hyperplasia of the mediastinum and other locations. Cancer, 1972, 29(3): 670-683.

病例解析

1. 病例 1：女，56 岁。口腔黏膜糜烂 2 个月，皮肤红斑、水疱 1 个月，胸闷、声嘶 10 天。

胸部 CT：中上纵隔主动脉弓右旁软组织密度影，边界清晰，周围脂肪间隙存在，气管受压右移。增强扫描明显不均匀强化（图 7-9-11）。

【诊断】 Castleman 病伴副肿瘤天疱疮。

【诊断依据】 病变位于中纵隔，沿淋巴结链生长，密度均匀，与周围组织边界清晰，向右推压气管，向后推压食管，增强扫描肿块明显强化，强化时间与大血管同步，强化幅度与血管相近，其内密度不均匀，未见明显坏死结构存在，符合 CD 特征，结合口腔黏膜溃烂、皮肤病变及胸闷、声嘶等压迫症状，提示 CD 合并副肿

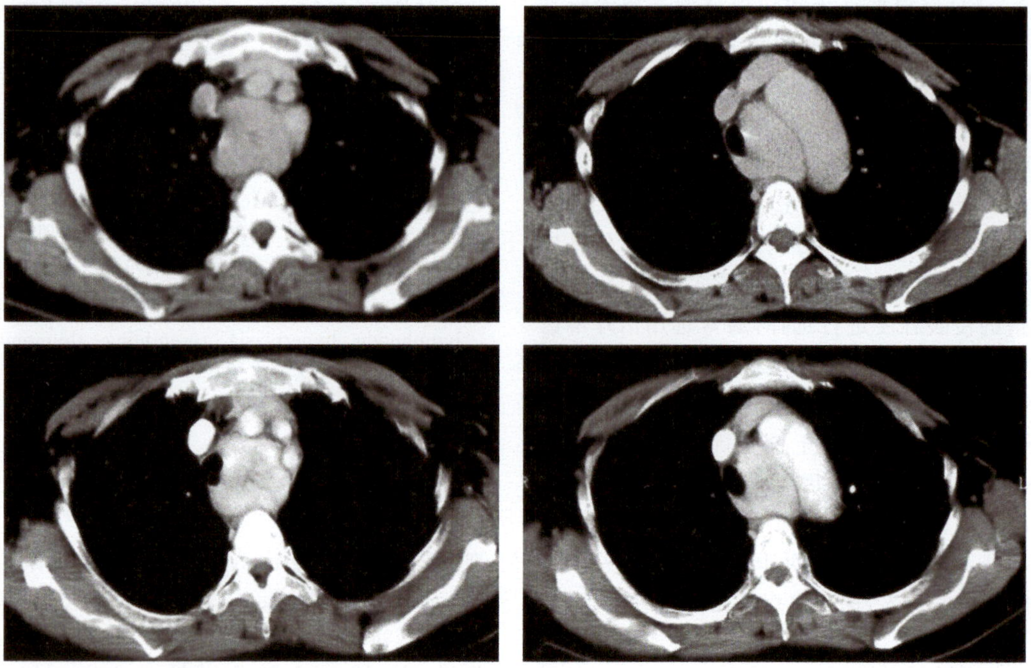

图 7-9-11 胸部 CT1

瘤天疱疮，最终口腔黏膜活检证实为天疱疮，手术病理证实为透明血管型 CD。中纵隔好发支气管源性、食管源性及淋巴性病变，前两者以囊肿多见，本例不符合。淋巴性病变有淋巴结结核、淋巴瘤及结节病所致淋巴结肿大和 CD 等。淋巴结结核多有结核中毒症状，因病灶中心多伴有干酪样坏死，增强扫描可出现环形强化或多房样不均匀改变；结节病单纯表现为纵隔孤立性淋巴结肿大少见；淋巴瘤以血管前间隙淋巴结肿大常见，且常为多组淋巴结肿大，多有融合倾向，易与 LCD 鉴别。

【分析】 副肿瘤天疱疮（paraneoplastic pemphigus，PNP）是一种与自身免疫有关的获得性大疱性疾病，由 Anhalt 等于 1990 年首先报道，典型临床表现为严重的黏膜糜烂（特别是口腔黏膜的糜烂）和多形性的皮肤损害。此病诱因以淋巴细胞增生性肿瘤多见，如非霍奇金淋巴瘤、慢性淋巴细胞白血病、CD、胸腺瘤等，我国以伴发 CD 较多见。PNP 好发于中青年，男女均可罹及，首发症状为广泛、严重的口唇和口腔黏膜糜烂、溃疡、分泌物增多及疼痛，其中口唇糜烂及血痂见于大部分病人，且黏膜损害随病情发展呈进行性加重，激素治疗反应性较差。皮肤损害表现多形性，以松弛性的水疱、多形红斑样皮损和扁平苔藓样皮疹为多见。皮疹常出现在口腔损害之后，初为局限性，之后可泛发全身。

与 CD 有关的 PNP 约为 15%，其中多数为透明血管型。PNP 可合并呼吸系统受累，其病理多为闭塞性细支气管炎（BO），而 CD 合并 PNP 的病人中 BO 的发病率尤其高，其发病机制可能为肿瘤相关自身抗体沉积在特定区域的细支气管黏膜，产生不可逆的病理改变，最终可出现呼吸衰竭并危及生命。呼吸系统受累是影响 PNP 预后的一个重要因素，是导致病人死亡的主要原因之一。因此，临床医生应对 PNP 有一定的认识，遇到顽固的难治性皮肤黏膜损害时要考虑 PNP 的可能，以早期发现潜在的肿瘤，早期治疗，改善疾病预后。

2. 病例 2：男，41 岁。查体发现左肺门占位。肺部肿瘤标志物均阴性。

胸部 CT：左肺门处类圆形肿块，跨叶分布，边界清楚，内有斑点、分支样钙化，增强扫描强化明显（图 7-9-12）。

【诊断】 Castleman 病。

【诊断依据】 左肺门跨斜裂单发类圆形肿块，密度均匀，病变围绕左肺门支气管和肺动脉分支生长，各支气管管腔通畅，未显示狭窄、管壁增厚等来自支气管上皮恶性肿瘤的证据；左肺动脉被包绕，但无狭窄或局限性充盈缺损，综上所述，本例病变首先考虑为淋巴结。病变内可见斑点状、分支状钙化影，与胸主动脉同步强化，强化程度相似，内未见出血、坏死、囊变区，支气管呈轻度受压改变，未见阻塞、中断，符合 CD。鉴别诊断需考虑硬化性肺细胞瘤（PSP）和中央型肺类癌。

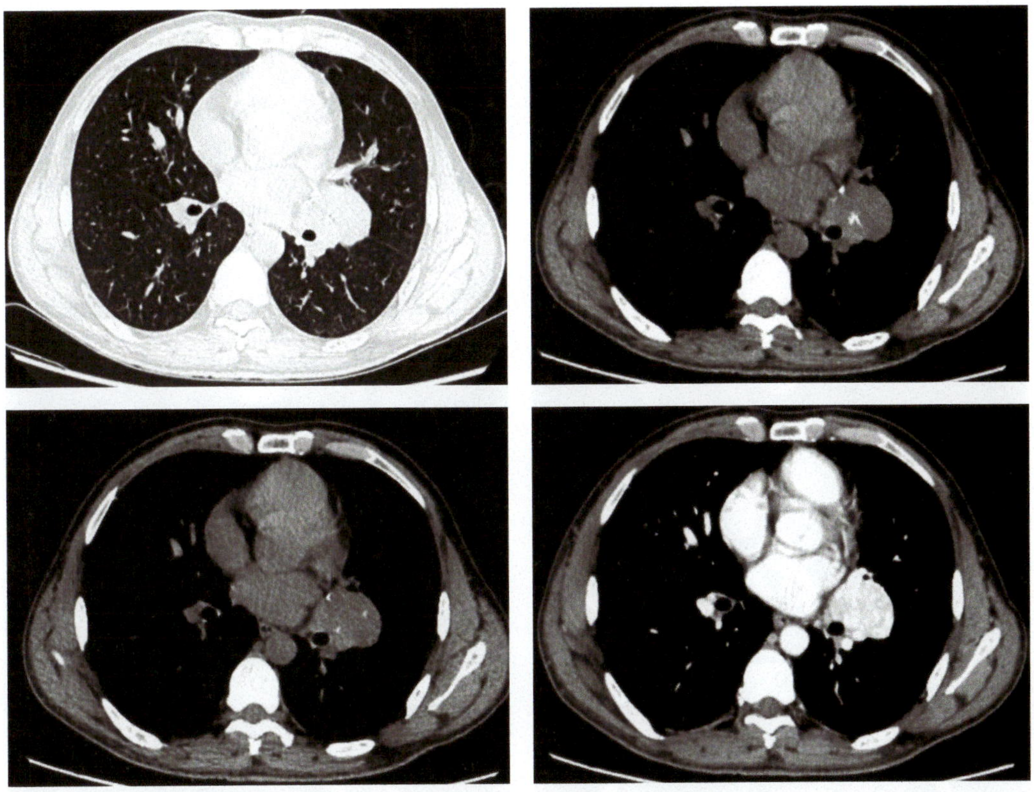

图 7-9-12　胸部 CT2

PSP 强化多不均匀，钙化多为边缘性沙砾样钙化，没有分支状钙化特点，PSP 容易出现贴边血管征及尾征，且好发于女性。中央型肺类癌病灶易出现分叶，典型者有冰山征。病人术中见肿瘤主体位于左肺舌段，约 2cm×2cm×2cm 大小，圆形质硬，无明显包膜，表面胸膜无皱缩，区域淋巴结无肿大。术后病理：Castleman 病，透明血管型。免疫组化：CD3（相应细胞＋）、CD20（相应细胞＋）、Ki-67（滤泡间区约＋5％）、CD21（FDC＋）、Bcl-2（＋）、Bcl-6（－）。

【分析】　肺门 LCD 表现为肺门区单发较大软组织肿块，因包膜完整，呈膨胀性生长，故其边缘多较光滑，轮廓清晰，对周围支气管呈压迫改变，无明显浸润及破坏，双侧肺野多无异常表现。临床症状可表现为因支气管树受压而出现胸闷、咳嗽等症状。病灶中心可见分枝状、枯枝状或放射状、颗粒状钙化，是肿块内增生的血管组织玻璃样变或退变后钙盐沉积所致，故多呈血管样铸型的分枝状及枯枝状。透明血管型内有丰富的增生毛细血管及周围粗大供血血管，且侧支循环良好，在多期增强扫描呈动脉期、静脉期、延迟期显著或明显强化的特质，呈早进晚出的强化方式，与邻近大血管强化方式基本同步，具有特征性。

肺门 LCD 主要应该与肺门区肺癌相鉴别，肺门 LCD 病多见于中青年人，肿块较大时通常对周围支气管只是推压移位，不会直接侵犯支气管。若肿块中心存在枯枝样钙化，在增强扫描时表现为早期明显强化及对比剂早进晚出的特点有助于与肺门区肺癌相鉴别。

3. 病例 3：男，25 岁。外伤后查体发现纵隔占位。

胸部 CT：右中上纵隔巨大软组织密度肿块影，密度不均，边界清楚，有多发斑点、斑片状钙化，占位效应显著，相邻血管、气管、支气管受压移位，主动脉弓向下向左移位，增强扫描动脉期呈中度不均匀强化（图 7-9-13C），静脉期进一步强化，强化程度与胸主动脉相似（图 7-9-13D），右侧气胸和胸腔少量积液（图 7-9-13）。

【诊断】　Castleman 病。

【诊断依据】　青年病人，纵隔巨大肿物而无症状，且边界清晰，首先考虑良性肿瘤，淋巴瘤及高危型胸腺瘤暂不考虑；无坏死、囊变和脂肪密度，暂不考虑畸胎瘤；肿物位于右中、上纵隔，低危型胸腺瘤也暂不考虑；胸内甲状腺肿瘤往往与颈部甲状腺相连，本例不符。病变内见粗大钙化，未见明显坏死及脂肪密度，邻近气管、支气管及大血管等纵隔结构受压移位，增强后呈不均匀强化和延迟强化，边界较清晰，支持 Castleman 病诊断。右侧少量气胸及胸腔积液考虑外伤所致。

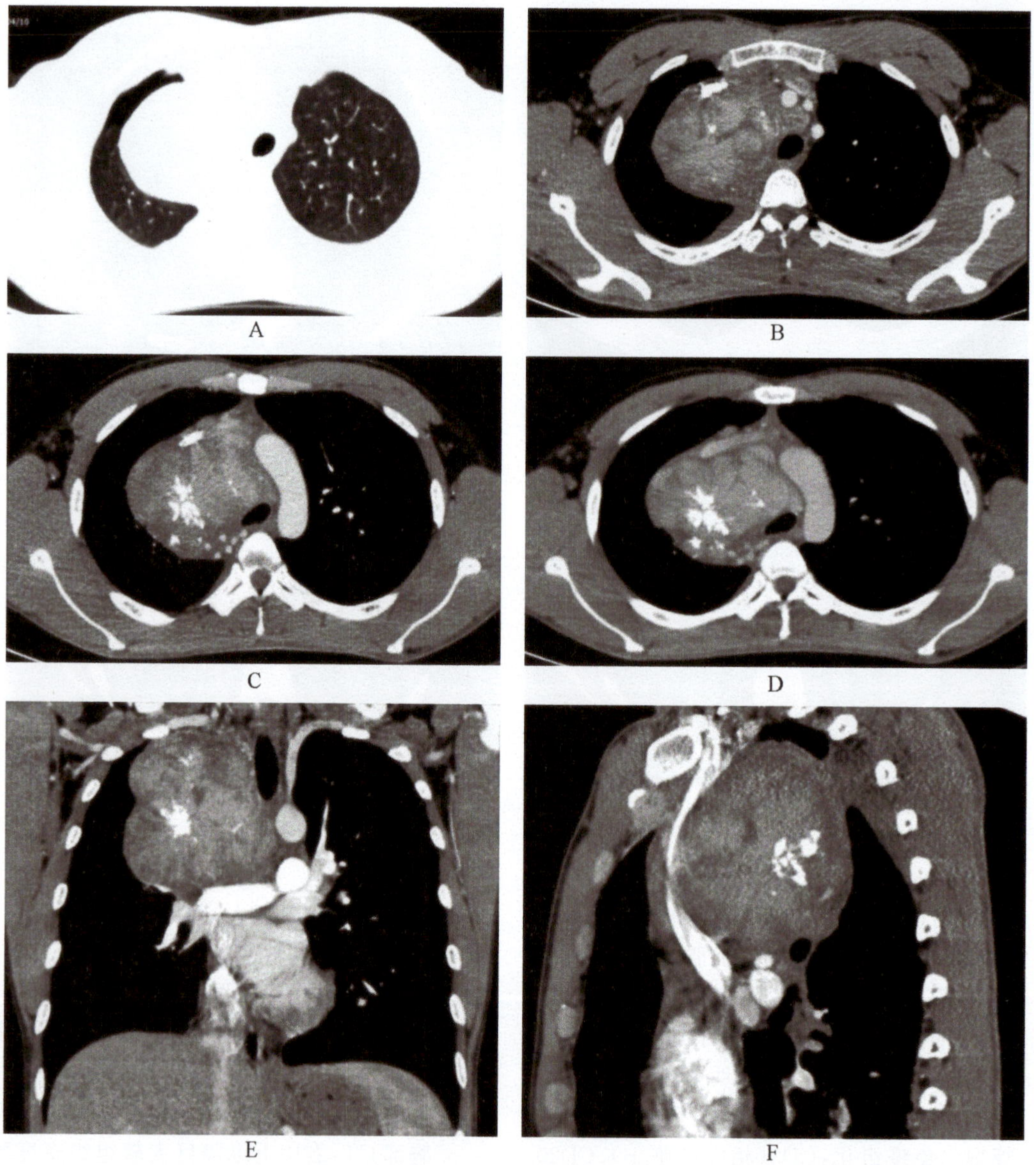

图 7-9-13 胸部 CT3

【分析】 CD 可见于全身任何部位，如腋窝、腹股沟、肠系膜等，纵隔是该病最常发生部位，其中以肺门和中纵隔最为常见，其次为前、后纵隔，少数可发生于胸膜和胸壁，偶尔见于叶间裂内。LCD 病灶越大，钙化率越高，中心粗大的钙化灶较点状钙化多见，具有典型特征的表现是病灶中心粗大的向外周放射状生长的树枝样钙化。肿块＜5cm 时多均匀强化，而＞5cm 时则可不均匀强化，内可见小片状、裂隙状、点状非强化区。病变均匀性强化与其丰富的血供、瘤内血管不典型增生及异常毛细血管扩张相关，不均匀强化与使用对比剂剂量、注射速度有关。静脉期强化程度增高、不变或略减低。

该病需与淋巴瘤和转移瘤相鉴别。典型淋巴瘤多表现为多组淋巴结增大，表现为单发淋巴结增大者罕见，多位于前纵隔，增强后呈轻、中度强化，与 LCD 表现不同，但 MCD 与淋巴瘤的鉴别有赖于组织活检病理检查。纵隔内单发转移瘤较少，多数转移瘤增强扫描呈环形强化，可以鉴别；少数富血供肿瘤如肾癌、甲状腺癌等淋巴结转移时也可表现为明显强化，此时需要结合病人肿瘤病史鉴别。

（湖南省常德市石门县人民医院影像中心　孙　飞　提供）

4. 病例 4：女，32 岁。体检发现纵隔占位 1 周。

胸部 CT：右后纵隔肿块影，边缘光滑，密度均匀，内见片状钙化，增强扫描强化明显，右胸腔少量积液，肺门纵隔淋巴结未见明显肿大（图 7-9-14）。

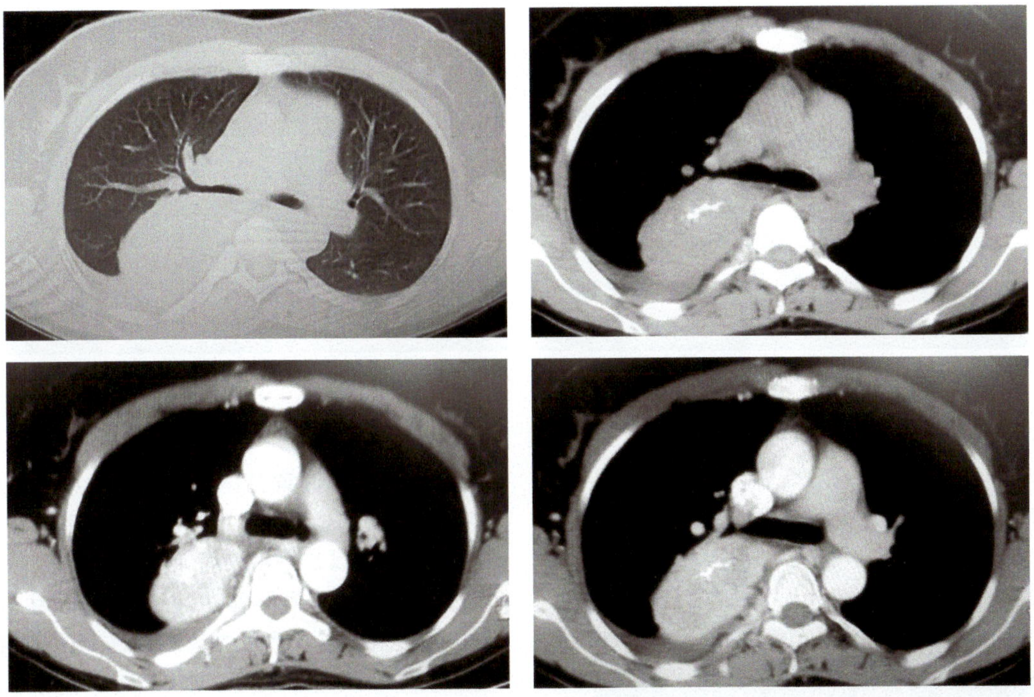

图 7-9-14　胸部 CT4

【诊断】 Castleman 病。

【诊断依据】 肿块宽基底与纵隔胸膜相贴，周围肺组织、支气管、血管受压推移改变；右侧胸腔积液，与肿块形成逗点征，提示病变与胸膜关系密切。增强扫描强化明显，且呈延迟强化，病灶中心可见粗大的树枝样钙化，支持 Castleman 病诊断。病人手术证实病变为胸膜来源，血供丰富，有一供血血管直接来自于主动脉，术后病理：肿瘤为弥漫淋巴样组织，淋巴滤泡多，考虑 Castleman 病。

【分析】 位于后纵隔的 LCD 需与神经源性肿瘤相鉴别。后者多见于后纵隔脊柱旁沟内，圆形或椭圆形，少数呈分叶状，边缘光滑锐利，其中神经鞘瘤易发生坏死、囊变，增强扫描呈不同程度强化，但强化程度低于胸主动脉密度，可压迫、侵蚀邻近的肋骨、椎体或椎间孔。MR 表现 T_1WI 呈低信号，T_2WI 呈高低混杂信号，中心坏死囊变未见强化。CD 主要沿淋巴链分布，呈类圆形或椭圆形，发生囊变坏死少见。副神经节细胞瘤同样有丰富的扩张扭曲血管，CT 平扫密度不均匀，易见出血坏死区，增强呈不均匀强化；MR 的 T_2WI 呈明显不均匀高信号影。病人常有持续性高血压病史，有头痛、心悸、易出汗等交感神经兴奋表现。实验室检查见去甲肾上腺素、肾上腺素、多巴胺明显升高。

（青海大学附属医院心胸外科　王　伟　提供）

5. 病例 5：男，28 岁。查体发现左侧后上纵隔占位 20 天。

胸部 CT：左后上纵隔巨大类圆形影，边缘尚规整，密度欠均匀，增强扫描内侧中度以上强化，CT 值 105～125HU，外侧为水样密度影，CT 值 6～10HU，内部示分隔影，邻近肺组织和血管受压，左侧胸腔积液（图 7-9-15）。

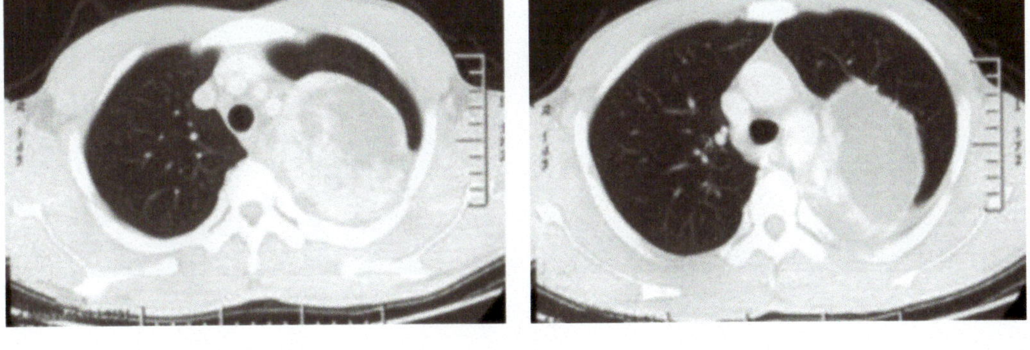

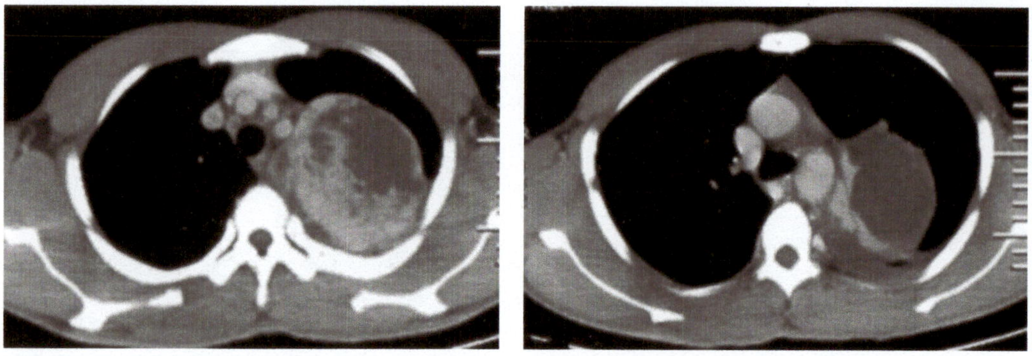

图 7-9-15 **胸部 CT5**

【诊断】 Castleman 病伴淋巴管囊肿。

【诊断依据】 病人开胸后吸引出 800ml 淡黄色液体，病变位于左后上纵隔，大小约 10cm×8cm×8cm，为囊实性改变，血供丰富，营养血管来源于肋间动脉，手术病理为 Castleman 病伴淋巴管囊肿（图 7-9-16）。

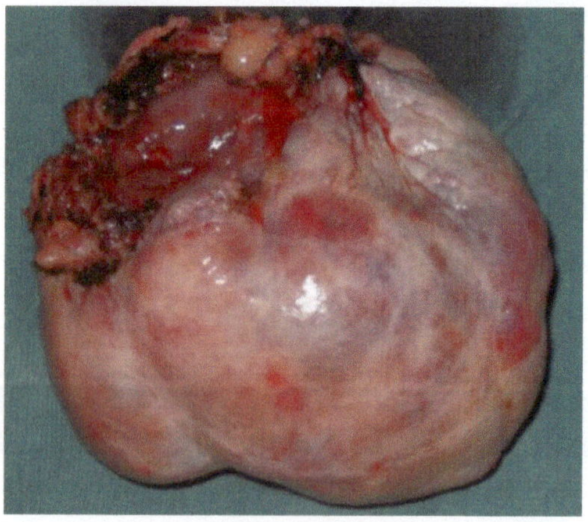

图 7-9-16 **术后大体标本**

【分析】 淋巴管囊肿也称为囊性淋巴管瘤、囊样水瘤，一般为良性，可呈单房或多房改变。囊肿的内壁衬以内皮细胞，外壁为纤维结缔组织，腔内含有淋巴液，呈乳白色或淡黄色。淋巴管囊肿可发生于纵隔任何部位，大小不等，大者可充满整个胸腔。由于该囊肿质地柔软，可以长得很大而无明显临床症状。CT 通常表现为圆形或卵圆形囊性肿块影，多发生在前、中纵隔，边界多清晰，少数可界线不清，包绕纵隔生长，囊肿密度常均匀，CT 值接近于水，个别因含有毛细血管和小薄壁细管而呈软组织密度。增强检查囊液不增强，囊壁可轻度细线样强化，极少有钙化。CT 值可依肿物囊性或实体而有差异。本例为 Castleman 病伴淋巴管囊肿，临床罕见。

6. 病例 6：男，60 岁。咳嗽、咳痰、气短 5 天。病人 5 天前无明显诱因出现咳嗽、咳黄色黏痰，呼吸费力，伴胸痛，呈持续性钝痛，深呼吸明显加重。查体：两侧腋下可触及多发肿大淋巴结，最大位于左侧，大小约 1.7cm×1.0cm，边界尚清，质硬，活动可，触痛（－）。辅助检查：NSE 17.71ng/ml（0～16.3ng/ml）；C 反应蛋白 123.1mg/L（0～10mg/L）；肺功能正常。

胸部 CT（2016-10-17）：腋窝、纵隔多发肿大淋巴结，气管前腔静脉后淋巴结平扫、动脉期、静脉期 CT 值：41HU、68HU、76HU；隆凸下淋巴结平扫、动脉期、静脉期 CT 值：45HU、87HU、62HU（图 7-9-17）。

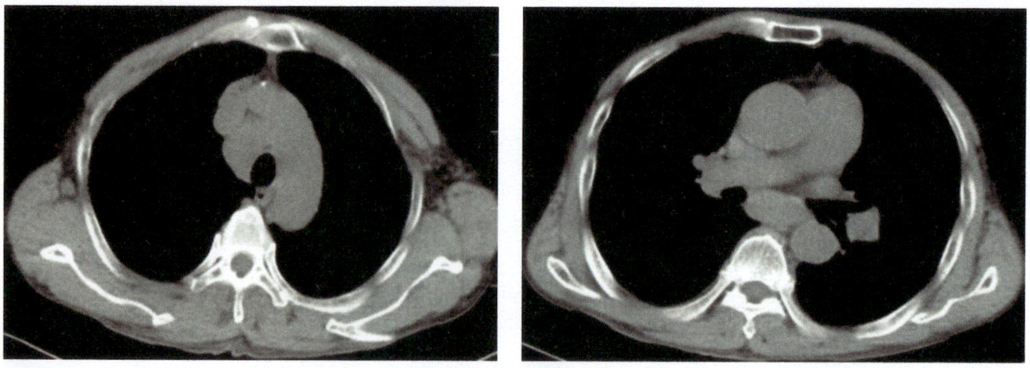

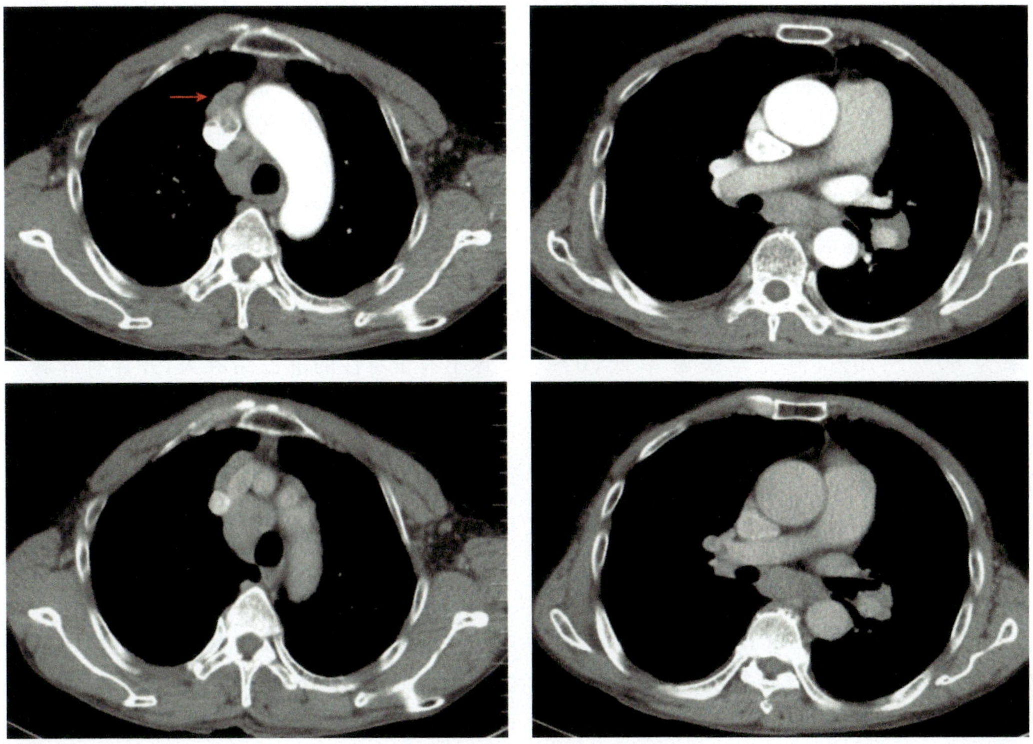

图 7-9-17　**胸部 CT6**

【诊断】 多中心型 Castleman 病。

【诊断依据】 老年男性，纵隔多发淋巴结肿大，上腔静脉前见狭长淋巴结，首先考虑良性病变。增强扫描无环形强化，亦无结核中毒症状，淋巴结结核不考虑；可见强化和延迟强化，多中心型 Castleman 病需考虑，病人腋下可触及多发肿大淋巴结，不支持结节病诊断，更支持多中心型 Castleman 病。病人局部麻醉下行“双侧腋下淋巴结切除术”，病理：结合形态及免疫组化考虑为 Castleman 病，浆细胞型（多中心型）。免疫组化：CD20（滤泡＋），CD79a（滤泡＋为主），CD3（相应细胞＋），CD10（GC＋），Bcl-6（GC 弱＋），Bcl-2（GC－），CD138（浆细胞＋），κ：λ（2：1），CD21（FDC＋），HHV-8（－），Ki-67（GC 高表达）。诊断明确后，给予 CAP（环磷酰胺 1.0g d1、表柔比星 100mg d1、泼尼松 100mg d1～5）方案化疗。复查胸部 CT（17-03-06）见纵隔肿大淋巴结显著缩小（图 7-9-18）。

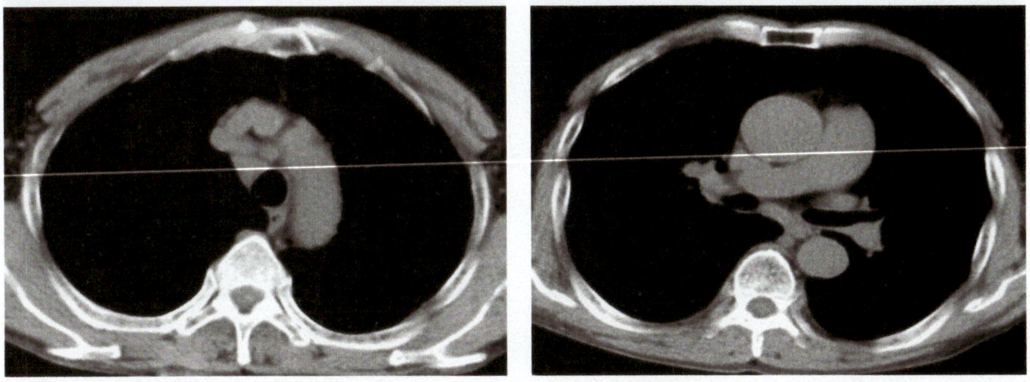

图 7-9-18　**治疗后病变较前缩小**

【分析】 本例为老年男性，肿瘤标志物轻微升高，其他并无特征性表现，影像学仅表现为纵隔、肺门、腋窝多发淋巴结肿大，需考虑淋巴瘤、淋巴结结核及其他感染所致的淋巴结肿大、结节病、淋巴结转移瘤和 MCD 等疾病。MCD 病人临床表现的异质性极大，有的病人可仅表现为多发性淋巴结肿大，而无任何全身症状；也有病人可出现血小板减少、水肿、骨髓纤维化、肾功能不全、肝脾大等严重症状。MCD是一种缺乏标准治疗、死亡率较高的罕见疾病，对于何种病人适合积极干预或等待观察尚无明确共识。若病人仅有多发淋巴结肿大，而无明显影响生活质量的临床症状，则可考虑等待和观察，不急于进行积极的医疗干预。由于在MCD病人中可观察到炎症因子水平的升高，且IL-6、IL-10等细胞因子可能与该病的发生存在密切关联，故糖皮质激素是较为常用的全身性治疗药物。糖皮质激素的有效率为60%～70%，但完全缓解率低（0～20%），且持续时间较短，故目前一般不考虑糖皮质激素单药治疗MCD，主要用以控制症状及作为联合治疗方案的一部分。对于症状明显、一般情况差、生活质量严重受损或存在器官衰竭证据的MCD病人，可考虑单药或联合化疗，联合或不联合利妥昔单抗治疗等。对于联合化疗失败的病人，曾有采用自体干细胞移植治疗成功的零星报道。随着对MCD发病机制了解的逐渐深入，已有学者针对MCD进行免疫调节治疗。其中，沙利度胺能通过降低TNF-α、IL-6和IL-10的水平发挥抗炎作用，而这些细胞因子水平的升高已被证实与MCD的发病相关。此外，沙利度胺还能抑制新生血管生成，而这可能也是部分CD的发病机制之一。已有单用（或联用）该药治疗MCD的成功报道。基于IL-6和包括HHV-8在内的病毒感染在MCD发病中的重要作用，已有研究探索了抗病毒治疗及针对IL-6通路的妥西珠单抗（tocilizumab，IL-6受体抗体）和西司妥昔单抗（siltuximab，IL-6抗体）在MCD中的疗效。

总之，MCD临床和影像均缺乏特征性，但如果临床上有全身性的淋巴结肿大，并伴有肝脾大、贫血、肾功能不全等症状，影像上多部位多发的淋巴结增大、境界清楚、无融合趋势、增强扫描延迟强化、肺实质浸润等征象应考虑MCD可能。

（河北省迁安市人民医院CT室　郭桂华　提供）

7. 病例7：女，40岁。体检发现双肺病变2年。查体：颈部、腋窝淋巴结肿大。

胸部CT：双肺散在大小不等囊状、实性和磨玻璃样结节影，颈部、双侧腋窝、双肺门、纵隔多发肿大淋巴结，增强扫描可见强化，部分内有坏死（图7-9-19）。

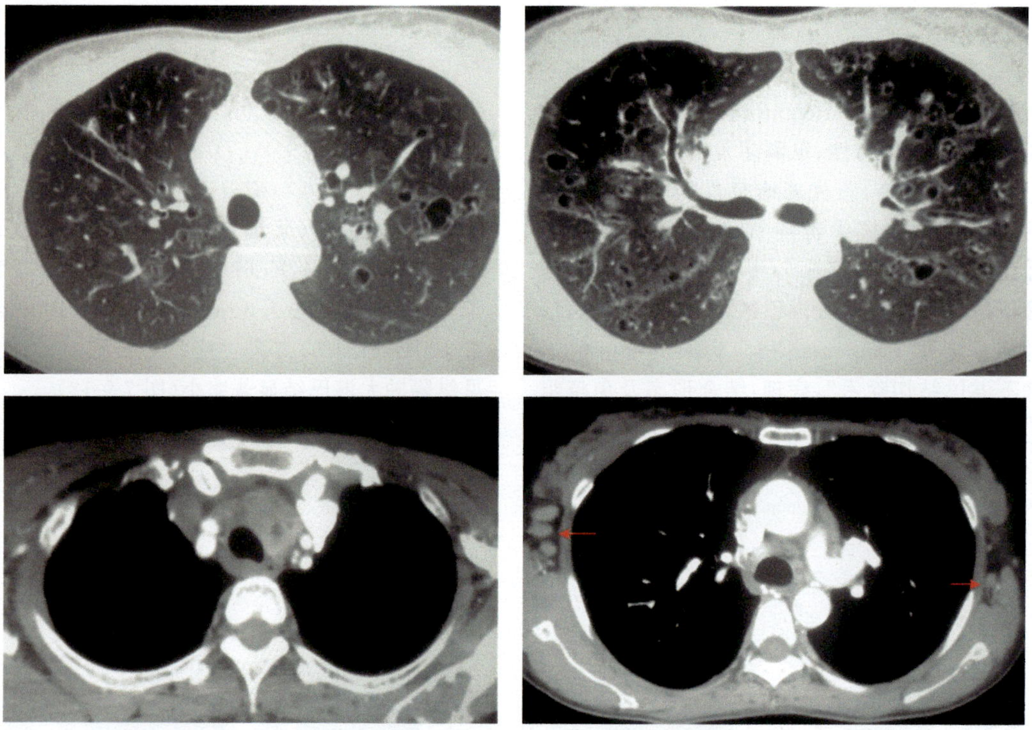

图7-9-19　胸部CT7

【诊断】　多中心型Castleman病。

【诊断依据】　青年女性，病史较长，无明显临床症状，查体发现多部位淋巴结肿大。影像学见纵隔、腋窝（图7-9-19红箭）多发淋巴结肿大，融合不明显，轻、中度强化，肺窗见两肺弥漫分布的多发气囊影、支气管扩张、小叶间隔增厚及小叶中心性分布的多发结节影。病人双肺弥漫性病变，类似淋巴细胞性间质性肺炎（LIP）样表现，诊断需考虑：①病毒感染，尤其是EB病毒感染，可以导致全身淋巴结肿大及肺内 LIP 样表现；但病人病史和临床症状不支持该诊断。②结缔组织疾病，尤其是干燥综合征，可以有 LIP 样肺内表现、严重高球蛋白血症、大量蛋白尿等表现，也常伴发全身多发淋巴结肿大、淋巴增生性疾病，需行自身抗体、口腔和眼科检查明确诊断，本例也不支持。③淋巴增生性疾病，鉴于该病人已有 2 年的病程，主要考虑良性或低度恶性的淋巴增生性疾病，如 MALT 淋巴瘤、Castleman 病等，MALT 淋巴瘤表现为全身浅表淋巴结肿大者少见。④浆细胞疾病，多发性骨髓瘤从发病年龄和临床表现均与本病人不符合。综合考虑多中心型 Castleman 病可能性大。病人腋窝淋巴结活检病理示送检淋巴结组织结构基本保存，淋巴滤泡增生，套区增宽，生发中心萎缩，髓窦轻度扩张，副皮质区及髓质区见大量浆细胞浸润，细胞中等大小，椭圆形，染色质呈车轮状，胞质嗜碱性。免疫组织化学：κ(＋)、λ(＋)、CD138(少量＋)、MUM1(＋)、CD20/CD79a(滤泡＋)、CD3/CD5/CD7(滤泡间区＋)、CD21/CD23(FDC 网＋)、CD34(血管＋)、CD4/CD8(少量＋)、Bcl-2(生发中心－)、Cyclin D1(－)，结合临床，确诊多中心型 Castleman 病累及肺组织。

【分析】 MCD 比较少见，是一种全身性的淋巴结病，常伴有发热、乏力、盗汗、多克隆高球蛋白血症、红细胞沉降率增快、IL-6 增高、肝脾大、贫血、肾功能不全及 POEMS 综合征等，临床表现比较复杂，部分病人最终可发展为淋巴瘤。MCD 主要表现为一组或多组肿大淋巴结，互相之间不融合，直径往往小于 LCD，密度均匀。由于 MCD 病理上多为浆细胞型，或以浆细胞为主的混合型，因此 MCD 的强化没有 LCD 明显，并有延时强化的特点。本例病人纵隔颈部、腋窝淋巴结广泛增大，大小不等，轮廓清楚且未见明显融合，大部分密度均匀，增强动脉期病灶大部分呈中等度均匀强化，与文献报道相符。MCD 可以累及淋巴结外器官，肺组织受累较罕见，以肺内间质性为主，肺实变少见。尚可表现为小叶中心性模糊小结节、支气管血管束增粗、小叶间隔增厚及胸膜下结节、支气管扩张等。随着病程进展，肺内 MCD 可发展为多发大小不一的结节和肿块、散在多发不规则斑片影、散在薄壁空腔或空洞，磨玻璃密度灶多沿支气管血管束分布，提示肺内淋巴管病变，本例符合。MCD 的确诊依靠病理结果，若合并 LIP 样表现具有一定的提示意义。

（桂林市第 181 医院呼吸内科　史海广　提供）

8. 病例 8：男，34 岁。咳嗽 3 年，憋喘 11 个月。病人 3 年前(2013-03)偶有咳嗽，未予以重视，皮肤瘙痒，无皮疹及色素沉着，外用药物(具体叙述不清)治疗效果不佳。2 年前(2014-03)咳嗽加重，发现锁骨上淋巴结肿大，皮肤瘙痒同前，出现皮疹。胸部 CT 检查示双肺多发气囊影和沿气管血管束走行小结节影，纵隔淋巴结肿大。左锁骨上查见淋巴结 7 枚，直径为 0.2～1cm，淋巴结活检病理：(左锁骨上)淋巴结反应性增生，可见较多浆细胞浸润，伴窦组织细胞增生，淋巴窦扩张。1 年前(2015-07)就诊于山东省立医院，考虑肺结节病可能性大，给予泼尼松 35mg，每 2 周减 5mg，减至 20mg 时，咳嗽症状及复查 CT 无缓解，停用激素。2015-10 出现喘憋，上 4 层楼觉喘憋气短。2016-03 咳嗽、喘憋有所加重。辅助检查：血常规示 Hb 118g/L；尿常规：BLD(＋＋＋)，PRO(＋＋)，镜检红细胞 30/μl (≤18/μl)；凝血：APTT 44.6 秒(23～38 秒)，FIB 4.98g/L；血生化：TP 89.7g/L，ALB 31.8g/L，GLB 57.9g/L；ESR 110mm/h；β_2-微球蛋白 4.6mg/L；RF 75.7U/ml。查体：双肺呼吸音粗，可闻及少许湿啰音，双侧锁骨上可触及数个直径在 0.5～1cm 肿大淋巴结，四肢皮肤可见抓痕，抗感染和激素(甲泼尼龙 40mg 静脉滴注 10 天)治疗无明显疗效。皮肤病理：(臀部)皮肤组织表皮网篮状角化，棘层增厚，上皮角延长，真皮浅层见少量嗜色素细胞。2016-06 行胸腹部 CT 示双肺多发片状、蜂窝状及多发薄壁囊状影，纵隔、双侧肺门、腋窝多发肿大淋巴结；腹膜后淋巴结增大；脾大。2016-07 咳嗽，晨起痰色黄黏稠，量少，上 2 层楼即觉喘憋气短，可耐受慢走 1000m，皮肤瘙痒，可见红色皮疹。就诊于北京协和医院，实验室检查：ALB 27g/L；尿免疫固定电泳 3 项：游离 κ 型 M 蛋白、游离 λ 型 M 蛋白、完整 M 蛋白均阴性，免疫固定电泳(IgG＋A＋M)均阴性；轻链 κ 4379mg/dl；轻链 λ 1840mg/dl；κ/λ2.38(1.35～2.65)；T-IgE：总 IgE 1776kU/L，IgG 37.22g/L，IgA 4.85g/L↑，IgM 4.44g/L↑；C3、C4 正常；TNF-α：11.6pg/ml(＜8.1pg/ml)；IL-6：21.3pg/ml (＜5.9pg/ml)，IL-8、IL-10 正常。

胸部 CT：双肺多发结节影和气囊影，纵隔淋巴结肿大(图 7-9-20)。

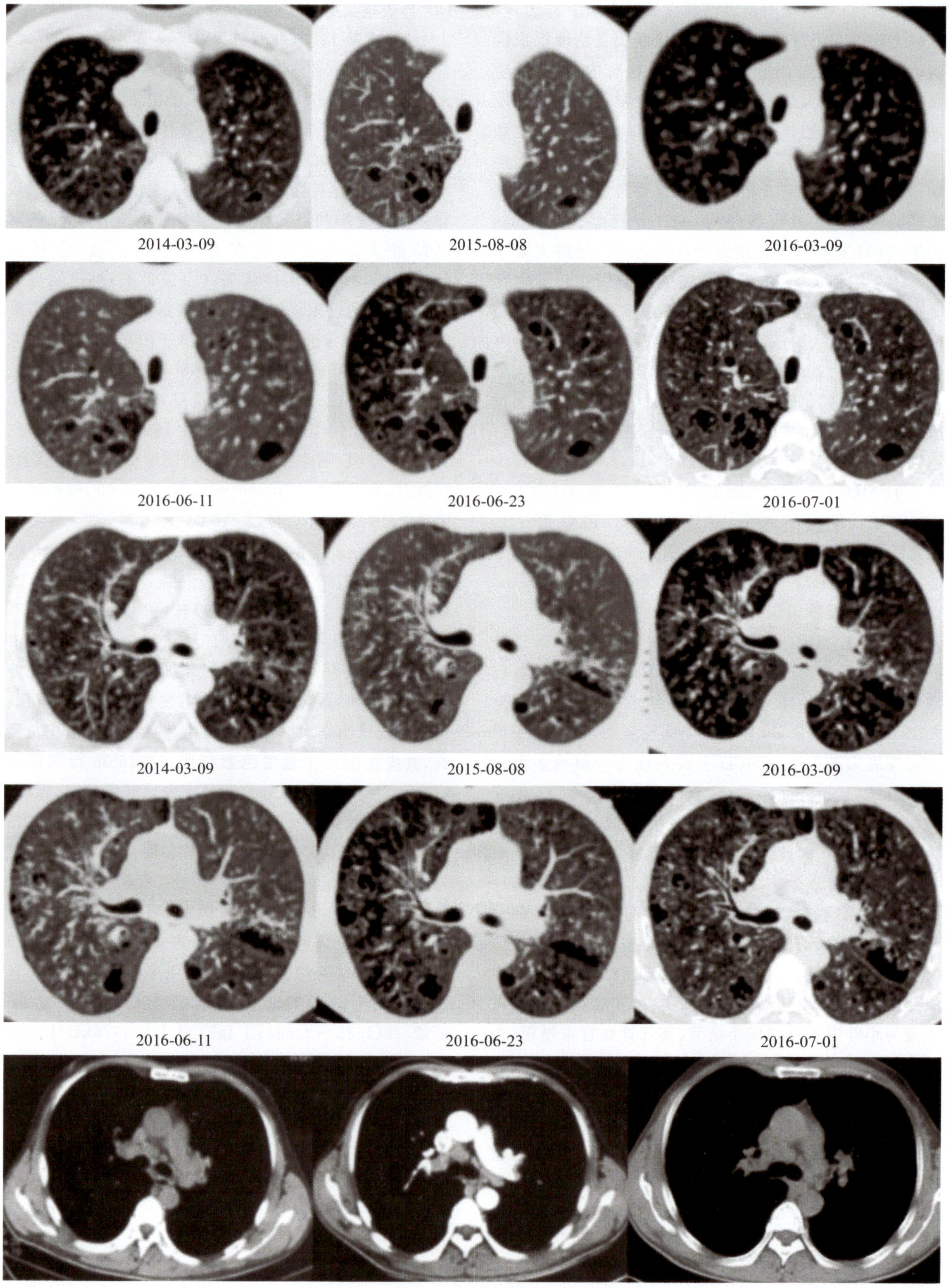
2014-03-09
2015-08-08
2016-03-09
2016-06-11
2016-06-23
2016-07-01
2014-03-09
2015-08-08
2016-03-09
2016-06-11
2016-06-23
2016-07-01
2016-03-09
2016-06-23
2016-07-01

图 7-9-20　**胸部 CT8**

【诊断】 多中心型 Castleman 病。

【诊断依据】 青年男性，咳嗽、憋喘、皮肤瘙痒，病史较长，进行性加重，逐渐出现皮疹，抗生素、激素治疗疗效差。肺门、纵隔、腋窝、锁骨上、腹膜后等部位淋巴结肿大，且逐渐增多增大，伴有脾大。辅助检查示 IL-6 升高、贫血、低蛋白血症、高免疫球蛋白血症，有蛋白尿、血尿，胸部 CT 示多发气囊影，符合淋巴细胞性 LIP 表现，可见小叶中心性分布的小结节、支气管血管束和小叶间隔增厚，病人多脏器受累，影像学示囊、结节、淋巴结增逐渐增多、增大，以上特征支持多中心型 Castleman 病诊断。经北京协和医院会诊：(淋巴结)病变符合 castleman 病，浆细胞型。应用沙利度胺 100mg qn，环磷酰胺 500mg qw(d1，8，15，22)，泼尼松 65mg，每周 2 次(d1～2，8～9，15～16，22～23)。2016-8-19 随访，咳嗽症状有所减轻，喘憋有所好转，可耐受上 3 层楼，无皮疹及皮肤瘙痒。

【分析】 与 LCD 相比，MCD 往往持续时间较长，病人常有发热、体重下降、多部位淋巴结肿大、肝脾大、水肿等临床症状，辅助检查异常的有贫血、血小板减少、C 反应蛋白升高、抗核抗体阳性、高球蛋白血症、IL-6 增高及 Coombs 试验阳性等，并可进展为严重的全血细胞减少症、多器官衰竭或恶性肿瘤。由于 MCD 临床表现具有多样性，并且涉及多个系统疾病，其诊断相对困难。本例以多发气囊影表现为主，需与结缔组织病、PLCH、BHD 综合征、肺淀粉样变、淋巴瘤和轻链沉积病(LCDD)等鉴别。结缔组织病继发 LIP 以干燥综合征和系统性红斑狼疮多见，均有结缔组织病相关临床表现和血清学证据，且结缔组织病多部位淋巴结肿大者少见，可资鉴别。PLCH 多有吸烟史，多系统受累，病变以结节和气囊影为主，动态变化明显，气囊影分布较 MCD 广泛，且较少累及肋膈角，后期可有明显纤维化和气胸变现，结合病理，鉴别较易。BHD 综合征是常染色体显性遗传病，多有家族发病史，典型临床表现为皮肤多发性纤维毛囊瘤、肺囊肿、自发性气胸和双侧多发肾细胞癌，甚至还可出现直肠息肉、直肠癌、卵巢囊肿、视网膜斑痕等改变。肺部气囊影多大而少，为鉴别要点。肺淀粉样变表现为薄壁囊腔时，邻近多有结节影，钙化多见，可鉴别。淋巴瘤表现为气囊影者较少见，且多有其他部位淋巴结肿大，淋巴结融合明显，可鉴别。LCDD 是一种少见的由浆细胞异常增生所导致的单克隆免疫球蛋白在全身组织中沉积的系统性疾病，几乎均有肾脏受累。其发病机制类似于原发性淀粉样变，只是沉积的轻链片段 80% 是 κ 链，而淀粉样变则以 λ 链为主。LCDD 以轻链的恒区为主，其典型的单克隆轻链免疫荧光呈强阳性；而淀粉样变沉积的轻链片段是免疫球蛋白的可变区，所以其抗 κ 和 λ 轻链抗体免疫荧光只呈现弱阳性。LCDD 的轻链沉积呈颗粒状而非纤维样或 β 片层结构，不能结合刚果红和硫黄素；而淀粉样变的轻链沉积在电镜下呈纤维样或 β 片层结构，能与刚果红结合，在偏光显微镜下呈现绿色双折光，与硫黄素结合产生黄绿色荧光。LCDD 常并发于多发性骨髓瘤或其他疾病如淋巴瘤或原发性巨球蛋白血症等，导致单克隆轻链过度产生。LCDD 必须符合下列条件才能确定诊断：正常的免疫球蛋白不下降；血中或尿中的轻链经电泳后出现超带；伴有临床多发性骨髓瘤症状；尿中的本-周蛋白阳性且属于 κ 或 λ 型。该例无多发性骨髓瘤病史和肾脏明显受累，不支持该诊断。

(北京协和医院呼吸内科　黄　慧　提供)